PSYCHIATRIE DER GEGENWART

FORSCHUNG UND PRAXIS

Herausgegeben von

K.P. Kisker, J.E. Meyer, C. Müller,
E. Strömgren

Band I

Zweite Auflage

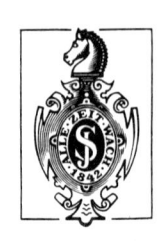

Springer-Verlag Berlin Heidelberg New York 1979

GRUNDLAGEN UND METHODEN DER PSYCHIATRIE

Teil 1

Bearbeitet von

G. Assal, A. Bader, G. Benedetti, J. Bergold, W. Blankenburg, M. Bleuler,
L. Ciompi, B. Cooper, K. Dörner, J. Fahrenberg, H. Feldmann, H. Hecaen,
H. Heimann, G. Hofer, K. P. Kisker, H. Legewie, A. Lorenzer,
L. Navratil, L. N. Robins, N. Sartorius, B. B. Svendsen†, P. Watzlawick

Mit 28 Abbildungen

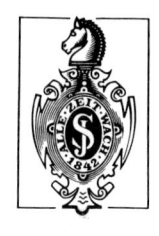

Springer-Verlag Berlin Heidelberg New York 1979

Professor Dr. Dr. K.P. Kisker, Medizinische Hochschule, Psychiatrische Klinik, Karl-Wiechert-Allee 9, D-3000 Hannover 61
Professor Dr. J.E. Meyer, Psychiatrische Universitätsklinik, von-Siebold-Str. 5, D-3400 Göttingen
Professor Dr. C. Müller, Hôpital de Cery, Clinique Psychiatrique Universitaire, Canton de Vaud, CH-1008 Prilly
Professor Dr. E. Strömgren, Psychiatrisches Krankenhaus, DK-8240 Risskov

ISBN 3-540-08725-7 Springer-Verlag Berlin Heidelberg New York
ISBN 0-387-08725-7 Springer-Verlag New York Heidelberg Berlin

CIP-Kurztitelaufnahme der Deutschen Bibliothek: Psychiatrie der Gegenwart/Forschung und Praxis/hrsg. von K.P. Kisker ... – Berlin, Heidelberg, New York: Springer. NE: Kisker, Karl Peter [Hrsg.] Bd. 1. → Grundlagen und Methoden der Psychiatrie, Grundlagen und Methoden der Psychiatrie. – Berlin, Heidelberg, New York: Springer. Teil 1./Bearb. von G. Assal ... – 2. Aufl. – 1978. (Psychiatrie der Gegenwart; Bd. 1). NE: Assal, G. [Bearb.]

Das Werk ist urheberrechtlich geschützt. Die dadurch begründeten Rechte, insbesondere die der Übersetzung, des Nachdruckes, der Entnahme von Abbildungen, der Funksendung, der Wiedergabe auf photomechanischem oder ähnlichem Wege und der Speicherung in Datenverarbeitungsanlagen bleiben, auch bei nur auszugsweiser Verwertung, vorbehalten. Bei Verwertung für gewerbliche Zwecke ist gemäß §54 UrhG eine Vergütung an den Verlag zu zahlen, deren Höhe mit dem Verlag zu vereinbaren ist.
© by Springer-Verlag Berlin Heidelberg 1979.
Printed in Germany
Die Wiedergabe von Gebrauchsnamen, Handelsnamen, Warenbezeichnungen usw. in diesem Werk berechtigt auch ohne besondere Kennzeichnung nicht zu der Annahme, daß solche Namen im Sinne der Warenzeichen- und Markenschutz-Gesetzgebung als frei zu betrachten wären und daher von jedermann benutzt werden dürften.
Satz, Druck und Bindearbeiten: Universitätsdruckerei H. Stürtz AG, Würzburg 2122/3130-543210

Vorwort

Mit den *Grundlagen und Methoden der Psychiatrie* schließt die 2. Auflage der *Psychiatrie der Gegenwart* ab. Vieles gäbe es angesichts dieses Schlußpunktes zu bedenken, manches hat die vier Herausgeber im Laufe der Jahre beschäftigt, hat ihnen Anlaß zu ausgiebigen Gesprächen gegeben. Autoren sagten zu und sagten ab, neue Perspektiven eröffneten sich und mußten entsprechend gewürdigt werden. Dankbar gedenken wir der Vorgänger, H.W. GRUHLE †, W. MAYER-GROSS †, R. JUNG, M. MÜLLER.

Das Ziel blieb bis zuletzt dasselbe: Die *Psychiatrie der Gegenwart* soll kein Handbuch im klassischen Sinn sein, soll keine lückenlose Darstellung des gesamten psychiatrischen Wissens bieten. Sie strebt auch nicht bibliographische Vollständigkeit an. So spiegelt denn die Auswahl der Themen, ihre Gewichtung nach Seitenzahl vorwiegend das wider, was die vier Herausgeber für besonders wichtig und neu erachteten.

Am Ende dieser 2. Auflage angelangt, könnte es verlockend sein, sich im Rückblick ein Urteil über die Fortschritte der Psychiatrie im Zeitraum von 15 Jahren zu bilden. Dies auf beschränktem Platz darzustellen, würde jedoch den Rahmen eines Vorwortes sprengen. Und gerade hier würden sich wohl die unterschiedlichen Meinungen der Herausgeber offenbaren, würde der Konsensus, der sich in der Themen- und Autorenwahl herauskristallisiert hatte, kaum mehr möglich.

So soll denn nur im Rahmen der *Grundlagen und Methoden der Psychiatrie*, deren erster Band hier vorliegt und deren zweiter unmittelbar folgt, auf gewisse Unterschiede gegenüber der 1. Auflage hingewiesen werden.

Kein Zweifel, 1978 treten die psychodynamisch-psychotherapeutischen Elemente sowie die sozial- und geisteswissenschaftlichen Grundlagen noch deutlicher hervor und haben stärkeres Gewicht als 1967 erhalten. Dies entspricht nicht einer billigen Modeströmung, sondern hat seine Begründung in der Tatsache, daß sich in den vergangenen 10 Jahren zahlreiche neue Erkenntnisse in hervorragenden Publikationen niedergeschlagen haben. Sie galt es zu sichten und zu ordnen. Der kritische Leser wird bedauern, daß die biologische Grundlagenforschung nicht ausgiebiger zu Wort kommt. Insbesondere wird er mit Verwunderung zur Kenntnis nehmen, daß ein neuroanatomisches Kapitel fehlt. Dieses hatten sich die Herausgeber von einem prominenten Vertreter des Faches erbeten, der jedoch aus persönlichen Gründen verzichten mußte. Ein Ersatz war in nützlicher Frist nicht möglich. Aber auch andere Lücken sind bedauerlich, und als Rechtfertigung kann höchstens der Wunsch der Herausgeber vermerkt werden, nur dann Neues als Kapitel aufzunehmen, wenn es zu einer übersichtlichen Reife gediehen war.

Während es also beispielsweise darum ging, in den Kapiteln zur Psychopathologie oder zur Psychophysiologie Altbewährtes mit neueren Ergebnissen zu konfrontieren, in der endokrinologischen Psychiatrie und in der psychiatrischen Therapie das bisher Bekannte auf den neuesten Stand zu bringen, mußte in mehreren Kapiteln Neuland betreten werden. Dazu zählen die Herausgeber vor allem die Neuropsychologie, die Primärprävention, die lerntheoretischen Grundlagen, Epidemiologie und transkulturelle Psychiatrie. Auch zur Kritik an der Psychiatrie mußte in dieser 2. Auflage in gesonderter Weise Stellung bezogen werden. Das von einem der Herausgeber beigesteuerte Kapitel über Antipsychiatrie fand ungeteilten Beifall, während sich nicht alle Herausgeber mit dem Kapitel über kritische Gesellschaftstheorien und Psychiatrie befreunden konnten, das lebhafte Diskussionen auslöste und wohl auch unter den Lesern auslösen wird. Dazu ist zu sagen, daß ja ganz allgemein die Herausgeber nicht für jede Zeile verantwortlich gemacht werden können, sie waren und sind seit der 1. Auflage des Werkes der Meinung, daß den Autoren größtmögliche Freiheit in der Darstellung ihrer Auffassungen zu lassen sei.

Dies zum hier vorliegenden ersten Band der „Grundlagen". Im später folgenden wird der Leser dann gewichtige Beiträge zu einer biologisch orientierten Grundlagenforschung finden, die den Bogen von der Neuropathologie und Neurochemie über die Neurophysiologie bis zu den pharmakologischen und anderen körperlichen Behandlungsverfahren und schließlich zur Genetik spannen.

Wollte man die Analyse der Unterschiede zwischen den beiden Auflagen vertiefen, so würden wohl diese Kapitel die eindrücklichsten Wandlungen anzeigen: Die Insulintherapie ist in Ehren untergegangen, die Psychochirurgie hat sich eingeschränkt, dafür hat die Entwicklung der Pharmakotherapie gewaltige Sprünge gemacht.

Eines steht jedenfalls fest: Die Psychiatrie verharrte in dieser Zeitspanne nicht in starren Positionen. Sie ist weiterhin im Vorwärtsschreiten begriffen, was auch ihre Kritiker einwenden mögen.

Der Dank der Herausgeber gilt uneingeschränkt allen Autoren, auch denjenigen, die sich durch besonders hartnäckiges Säumen ausgezeichnet haben.

Mit Betrübnis und Bedauern mußten die Herausgeber vom Tod Herrn B. Borup Svendsens Kenntnis nehmen, der vor der Drucklegung seines Kapitels über psychiatrische Therapie der psychisch abnormen Rechtsbrecher verstorben ist.

Dem Springer-Verlag sind die Herausgeber für die bewährte Zusammenarbeit dankbar.

Frau Dr. G. Rieger und Herrn Dr. D. Schott, Göttingen, danken wir für die Zusammenstellung des Sachregisters.

Oktober 1978   Die Herausgeber

Inhaltsverzeichnis

A. Klinische und psychopathologische Grundlagen

Psychopathologie. Von H. Heimann. Mit 2 Abbildungen 1
Psychodynamik als Grundlagenforschung der Psychiatrie. Von G. Benedetti 43
Psychophysiologie. Von J. Fahrenberg. Mit 1 Abbildung 91
Neuropsychologie. Von G. Assal und H. Hecaen 211
Endokrinologische Psychiatrie. Von M. Bleuler 257
Zum Problem der psychiatrischen Primärprävention. Von L. Ciompi 343
Psychiatric Therapy of Mentally Abnormal Offenders. Is it Possible? By B.B. Svendsen† . . 387

B. Psychologische Grundlagen

Theoretische Grundlagen psychologischer Forschungsmethoden in der Psychiatrie. Von H. Legewie. Mit 5 Abbildungen. 451
Lerntheoretische Grundlagen für Theorie und Praxis der Psychiatrie. Von J. Bergold. Mit 3 Abbildungen 493
Grundlagen und Probleme der Einstellungsforschung. Von H. Feldmann. Mit 5 Abbildungen. 545
Sprache, Persönlichkeitsstruktur und psychoanalytisches Verfahren. Von A. Lorenzer . . . 577

C. Sozial- und geisteswissenschaftliche Grundlagen

Kommunikation und Interaktion in psychiatrischer Sicht. Von P. Watzlawick. Mit 1 Abbildung 599
Longitudinal Methods in the Study of Normal and Pathological Development. By L.N. Robins 627
Demographic and Epidemiological Methods in Psychiatric Research. By B. Cooper. With 1 Figure 685
Crosscultural Psychiatry. Von N. Sartorius 711
Ethnopsychiatrie. Von G. Hofer 739
Psychiatrie und Gesellschaftstheorien. Von K. Dörner 771
Antipsychiatrie. Von K.P. Kisker 811
Psychiatrie und Philosophie. Von W. Blankenburg 827
Psychiatrie und Kunst. Von A. Bader und L. Navratil. Mit 10 Abbildungen 877

Namenverzeichnis 915

Sachverzeichnis 973

Mitarbeiterverzeichnis

ASSAL, G., Prof. Dr., Centre Hospitalier Universitaire Vaudois, Service de neurochirurgie, CH-1011 Lausanne

BADER, A., PD Dr., Clinique Psychiatrique Universitaire, Centre d'études de l'èxpression plastique, Hôpital de Cery, CH-1008 Prilly

BENEDETTI, G., Prof. Dr., Psychiatrische Universitätspoliklinik, Petersgraben 1, CH-4031 Basel

BERGOLD, J., Prof. Dr., Psychologisches Institut der FU, Fachbereich Philosophie und Sozialwissenschaften (FB 11), Grunewaldstr. 35, D-1000 Berlin 41

BLANKENBURG, W., Prof. Dr., Psychiatrische Klinik 1, Züricher Str. 40, D-2800 Bremen 44

BLEULER, M., Prof. Dr., Bahnhofstr. 49, CH-8702 Zollikon/Zürich

CIOMPI, L., Prof. Dr., Sozialpsychiatrische Universitätsklinik, Murtenstr. 21, CH-3010 Bern, CH-1008 Prilly

COOPER, B., Prof. Dr., Sonderforschungsbereich 116, Psychiatrische Epidemiologie an der Universität Heidelberg, Zentralinstitut für Seelische Gesundheit, J 5, D-6800 Mannheim 1

DÖRNER, K., Prof. Dr., Universitäts-Krankenhaus Eppendorf, Psychiatrische und Nervenklinik, Martinistr. 52, D-2000 Hamburg 20

FAHRENBERG, J., Prof. Dr., Psychologisches Institut der Universität, Allgemeine und Persönlichkeitspsychologie, Peterhof, D-7800 Freiburg

FELDMANN, H., Prof. Dr., Nervenkliniken der Universität, Psychiatrische Klinik und Poliklinik, von-Siebold-Str. 5, D-3400 Göttingen

HECAEN, H., Prof. Dr., Unité de Recherches Neuropsychologiques et Neurolinguistiques, 2, rue d'Alésia, F-75014 Paris

HEIMANN, H., Prof. Dr., Zentrum für Psychiatrie und Neurologie der Universität, Abt. Allgemeine Psychiatrie mit Poliklinik, Nervenklinik, Osianderstr. 22, D-7400 Tübingen

HOFER, G., Prof. Dr., Medizinische Hochschule Hannover, Psychiatrische Klinik, Arbeitsgruppe Vergleichende Psychopathologie, Karl-Wiechert-Allee 9, D-3000 Hannover 61

KISKER, K.P., Prof. Dr. Dr., Medizinische Hochschule, Psychiatrische Klinik, Karl-Wiechert-Allee 9, D-3000 Hannover 61

LEGEWIE, H., Prof. Dr., Technische Universität Berlin, Fachbereich 2, Gesellschafts- und Planungswissenschaften, Institut für Psychologie, Dovestr. 1–5, D-1000 Berlin 10

LORENZER, A., Prof. Dr., Fachbereich Gesellschaftswissenschaften, Abteilung für Sozialisation – Sozialpsychologie der Universität, Senckenberganlage 13–17, D-6000 Frankfurt

NAVRATIL, L., Primarius Dr., Niederösterreichisches Landeskrankenhaus für Psychiatrie und Neurologie, A-3400 Klosterneuburg

ROBINS, L.N., Prof. Dr., Washington University, School of Medicine, Department of Psychiatry, Barnes and Renard Hospitals, 4940 Audubon Avenue, USA-St. Louis, MI 63110

SARTORIUS, N., Dr., World Health Organization, Division of Mental Health, CH-1211 Genf 27

SVENDSEN, B.B., Dr. †, Justitsministeriets Psykiatriske Undersøgelsesklinik, Afdeling A, Nytorv 21, DK-1450 Kopenhagen K

WATZLAWICK, P., Prof. Dr., Mental Research Institute, 555 Middlefield Road, USA-Palo Alto, CA 94301

A. Klinische und psychopathologische Grundlagen

Psychopathologie

Von

H. Heimann

> Klarheit über die Grenzen unserer wissenschaftlichen Erkenntnis schützt vor mancher Verirrung und trägt dazu bei, daß das Erreichbare schärfer ins Auge gefaßt und in gesammelter Arbeit rascher gefördert wird.
> Robert Gaupp, 1903

Inhalt

A. Einleitung 2
    I. Selbstverständnis der Psychopathologie 2
    II. Methodenpluralismus 3
    III. Kritik des „medizinischen Modells" am Beispiel der „interaktionalen Psychopathologie" (Glatzel) 3
    IV. Erweiterung des „medizinischen Modells" und Zusammenfassung 4
B. Methodologische Grundlagen 6
    I. Beobachtungen am Kranken und Denkmethoden 6
    II. Bedeutung der Arzt-Patienten-Situation. Historische Situation 7
    III. Analogie zur Arbeit des Historikers 8
    IV. Methodologischer Dualismus in der Psychopathologie 9
    V. Reduktionistisches Vorgehen beider Erfahrungsrichtungen. Phänomen 10
    VI. Beziehung zwischen beiden Erfahrungsrichtungen 10
    VII. Theoretische Haltung und praktisches Engagement 11
    VIII. „Verstehen" und „Erklären" 12
    IX. Intuition und diskursive Methodik 12
    X. Autorität und empirische Fakten 13
    XI. Psychopathologie und Sprache 13
    XII. Kritik der Quantifizierung 15
    XIII. Psychopathologie als Erfahrungswissenschaft (Zusammenfassung) 17
C. Zur Psychopathologie der Schizophrenie 21
    I. Reduktive Methodik und ganzheitliche Ansätze 21
    II. Klinische Deskription und testpsychologische Methodik 24
    III. Untersuchungen zur Störung der Aufmerksamkeit 25
    IV. Untersuchungen zur Größenkonstanz 27
D. Zur Psychopathologie depressiver Syndrome 29
    I. Phänomenologische Differenzierung und Klassifikation depressiver Syndrome . . 29
    II. Differenzierung von Depressivität und Ängstlichkeit 30
    III. Psychopathologische Prädiktoren für den Behandlungserfolg mit Antidepressiva . . 31

    IV. Zyklische Schwankungen der Symptomatik innerhalb der depressiven Phase   31
    V. Psychopathologische Charakterisierung biochemischer Untergruppen depressiver Syndrome   32
    VI. Depressive Grundsymptomatik und psychophysiologische Reaktivität   32
  E. Schlußbemerkungen zur Psychopathologie in der Zukunft und zur Abgrenzung psychischer Störungen von seelischer Gesundheit   36
  Literatur   38

A. Einleitung

I. Selbstverständnis der Psychopathologie

Die Hindernisse, die sich heute einer Darstellung der neueren Forschungsergebnisse in der Psychopathologie entgegenstellen, sind zahlreich. Sie beginnen mit dem Selbstverständnis der Psychopathologie als eigenständiger Disziplin und dem Selbstverständnis des Psychopathologen, der im herkömmlichen Sinne Kliniker ist. Ist Psychopathologie „eine unabhängig von naturwissenschaftlich medizinischen und diagnostischen Rücksichten auf abnorme psychische Phänomene gerichtete Grundlagenwissenschaft der Psychiatrie"? (JANZARIK, 1976). Als eine solche unabhängige Grundlagenwissenschaft begreift sie JANZARIK und beklagt in seiner Heidelberger Antrittsrede ihre Krise, die seiner Meinung nach im wesentlichen durch ein banales Desinteresse der jüngeren Psychiater begründet sei, welche eher zu einem therapeutischen Aktionismus tendieren als zur Reflexion über das, was ihnen in der Begegnung mit psychisch gestörten Menschen entgegentritt.

Diesen eher pessimistischen Feststellungen eines klinischen Psychopathologen, der die klinische Psychopathologie durch eine Reihe wichtiger deskriptiver Beiträge bereichert hat, steht eine diametral entgegengesetzte Äußerung eines klinischen Psychologen gegenüber: Nach den Worten von RUDOLF COHEN ist die Psychopathologie heute noch kein Boden, auf dem man ein festes Haus bauen kann, sondern „noch ein Morast — ungeheuer fruchtbar für unzählige Arten wissenschaftlicher Forschung". Diese gegensätzliche Beurteilung der heutigen Lage der Psychopathologie spiegelt ein unterschiedliches Selbstverständnis, wie es sich in den letzten Jahrzehnten mehr und mehr abzeichnet: Auf der einen Seite *Psychopathologie als eigenständige Grundlagenwissenschaft der Psychiatrie*, methodisch scharf umrissen, in der Tradition der Erlebnisphänomenologie von JASPERS (1948) und der Heidelberger Schule stehend, auf der anderen Seite *Psychopathologie als ein noch weitgehend offenes Arbeitsfeld für erfahrungswissenschaftliche Methoden* verschiedenster Provenienz. Diese Spannung deutet sich schon in der Behandlung der Psychopathologie der ersten Auflage dieses Handbuches an, wenn z.B. MAX MÜLLER in der Einleitung feststellt, daß die Psychopathologie „zu einem gewissen Abschluß gebracht worden sei, ohne daß die seitherige Forschung wesentliche neue Gesichtspunkte erbracht hätte", und wenn dann nach dem allgemeinen Kapitel von WYRSCH (1963) über Bedeutung und Aufgabe der Psychopathologie P. MATUSSEK (1963) die *vorwiegend experimentellen* neuen Ansätze zur Erforschung der Wahrnehmung, der Halluzination und des Wahns in souveräner Form zusammenfaßt.

In den letzten Jahrzehnten sind als gleichwertige Partner neben den klinischen Psychopathologen, der klinische Psychologe und mit etwas Abstand der Soziologe getreten, die mit den in ihren Disziplinen entwickelten Methoden neue Aspekte der abnormen psychischen Phänomene herausgestellt haben. Deshalb ist es für den einzelnen schwierig, wenn nicht gar unmöglich, alle wesentlichen Ergebnisse der modernen Psychopathologieforschung kompetent zu würdigen. Durch den Einbruch eigenständiger psychologischer und soziologischer Methodik hat sich sozusagen die Geographie der psychopathologischen Landschaft verändert, ähnlich einer Gegend, in welcher plötzlich einige Vulkane ausbrechen. Daß sich dadurch nicht nur die Perspektive dieser Landschaft ändert, sondern auch die Ansichten über die Bedeutung vorhandener und neuer Gebirgszüge, ist verständlich, denn man starrt in einer solchen Situation wohl zunächst auf diejenigen Erhebungen, die am meisten Rauch ausstoßen.

II. Methodenpluralismus

Nun müßte man eigentlich erwarten, daß durch die Vielfalt der Methoden, mit welchen heute gestörtes seelisches Leben untersucht wird — von den klinisch deskriptiven, den psychodynamischen, den neuropsychologischen, den experimentalpsychologischen bis hin zu den soziologischen — eine Relativierung möglicher Standpunkte erzielt worden wäre, dadurch, daß sich die einzelnen Aspekte, welche diese Methoden aus der lebendigen Fülle seelischer Störungen herausheben, klarer scheiden lassen und sich einer sachlicheren Würdigung ihrer Bedeutung für die Praxis der Erkennung und die Theorie der Entstehung seelischer Störungen darbieten. Dies wäre sozusagen eine Fortsetzung, Erweiterung und Klärung des von JASPERS (1948) in seinen frühen Arbeiten und in der „Allgemeinen Psychopathologie" zum Rüstzeug des Psychopathologen erklärten methodologischen Bewußtseins (HEIMANN, 1950). In Wirklichkeit ist jedoch genau das Gegenteil eingetreten, nämlich eine Radikalisierung einzelner Standpunkte und ein dogmatischer Anspruch auf Ausschließlichkeit. Dies gilt nicht nur für die von ideologisierten soziologischen Thesen geprägte Antipsychiatrie, sondern auch für andere auf geschlossenen theoretischen Systemen basierende Ansätze, z.B. den psychoanalytischen oder den lerntheoretischen. Gemeinsam ist diesen Tendenzen, durch eine Methode eröffnete Aspekte seelischer Störungen zu einem Erklärungsmodell zu verabsolutieren und sich gegen herkömmliche Modelle — es handelt sich in der Regel um das sog. „medizinische Modell" — abzusetzen. Das geschieht gewöhnlich nicht ohne grobe Mißverständnisse.

III. Kritik des „medizinischen Modells" am Beispiel der „interaktionalen Psychopathologie" (Glatzel)

Beispielsweise entwirft GLATZEL (1977) eine „interaktionale Psychopathologie", in welcher er behauptet, daß die klassische Psychopathologie psychische Phänomene als „Eigenschaften" eines „Objektes Krankheit" auffasse. Er unterstellt JASPERS und der klassischen Psychopathologie (damit ist wohl die Heidelberger Schule gemeint) die Annahme, daß z.B. Symptome der Schizophrenie am Kranken unmittelbar vorfindliche seelische Qualitäten nach Art von Eigenschaften sind, die man freilegen, erkennen, aber auch übersehen könne. Um dieser Gefahr der „Ontologisierung" psychopathologischer Phänomene zu entgehen, versucht GLATZEL eine Typologie von Beziehungsstörungen aufzustellen, denn seiner Meinung nach ist Schizophrenie etwas, das sich in der Beziehung ereignet: „Schizophrenie entlarvt sich nicht in der Beziehung, sie wird in der Beziehung."

Daß GLATZEL das „medizinische Modell" verzerrt darstellt, wird deutlich, wenn wir an Krankheiten der inneren Medizin denken, z.B. an den Diabetes. Niemand wird das Symptom: Erhöhung des Blutzuckers, als Eigenschaft des Morbus Diabetes auffassen, sondern diese Erhöhung ist Folge des Insulinmangels. Dieser wiederum ist eine Folge von dispositionellen und Umweltfaktoren. Weder EUGEN BLEULER (1911) noch KRAEPELIN haben Wahn, Autismus oder Halluzination als Eigenschaften des Morbus Schizophrenie betrachtet, und seit GAUPP (1903) und ERNST KRETSCHMER ist es üblich, psychische Störungen als multifaktoriell bedingt anzusehen. Besonderheiten des Verhaltens und Erlebens, welche in der Psychopathologie bisher als Symptome oder Syndrome bezeichnet wurden, *sind gemeinsame Endstrecken komplexer Bedingungszusammenhänge,* wobei durchaus auch situative Bedingungen eine bedeutsame, in manchen Fällen überragende Bedeutung spielen können, ähnlich wie etwa die Zuckerbelastung für die Erkennung einer Schwäche der Insulinproduktion.

Psychopathologische Phänomene sind jedoch auf einem höheren Komplexitätsniveau, deshalb schwieriger zu erfassen und abzugrenzen. Die Klärung ihrer Begriffe und die Präzisierung der zu ihrer Beschreibung gebräuchlichen Termini ist ein wesentlicher Beitrag der letzten Jahre der empirischen Psychopathologieforschung. Dabei ist klar geworden, daß es sich bei den Termini, die zur Bezeichnung psychopathologischer Phänomene verwendet werden, *um sprachliche Konventionen handelt,* und bei Definitionen zur Abgrenzung nicht um *Real-Definitionen,* sondern um *Nominal-Definitionen* (R. COHEN, 1970; HEIMANN, 1977). Ob wir Schizophrenie eine „Krankheit" nennen, weil wir z.B. mit subtilen psychologischen Methoden bestimmte Basisstörungen bei einer klinisch definierten Gruppe von Menschen nachweisen können (vgl. z.B. SÜLLWOLD, 1977; STRAUBE, 1975), die sich bei anderen klinisch definierten Gruppen nicht nachweisen lassen, Basisstörungen, die auf eine bestimmte Systemschwäche zentral-nervöser Strukturen hinweisen, oder ob wir Schizophrenie, „ohne die Ebene des beobachtenden Laien" zu verlassen, mit GLATZEL als „Typus einer Beziehungsstörung" auffassen und „Situationen" beschreiben, in welcher sich dieser „Typus ausspricht oder realisiert", oder ob wir gar Schizophrenie als eine besondere Konsequenz eines gestörten Daseinsentwurfs begreifen (im Sinne von L. BINSWANGER, 1957), ist nicht nur eine Frage des Standpunkts, sondern letztlich wissenschaftssprachliche Konvention. Entscheidend für die Frage, welchen Standpunkt man einnimmt und welchen sprachlichen Konventionen man sich in seiner Arbeit unterwirft, ist die *Praktikabilität* und die *Verständlichkeit,* d.h. das Wozu eines terminologischen Systems.

IV. Erweiterung des „medizinischen Modells" und Zusammenfassung

Wenn SALZINGER (1973), ein Lerntheoretiker, dem sog. „medizinischen Modell" vorwirft, es habe versagt, weil es die Bedeutung der „Stimulusseite" für die Beschreibung pathologischen Verhaltens vernachlässigt habe, vermag er wiederum nur eine Verzerrung des ursprünglich von GRIESINGER (1845) postulierten Modells zu sehen, denn auch ein Lerntheoretiker ist gezwungen, dispositionelle Faktoren für die multifaktorielle Entstehung psychischer Störungen anzunehmen, wobei „dispositionell" schon bei GRIESINGER nicht gleichbedeutend mit genetischer Determiniertheit ist, sondern genetische Anlage *und* lebensgeschichtliche Verstärkung umfaßt, die wir heute lerntheoretisch erklären oder auf einer symbolischen Ebene psychoanalytisch deuten können. Nur in einer unzulässigen Verkürzung kann das „medizinische Modell" als gleichbedeutend mit genetischer Determination oder mit Organizität gleichgesetzt werden (vgl. dazu auch HEIMANN, 1976). Niemand wird heute die Bedeutung frühkindlicher, vor allem das erste Lebensjahr betreffenden Entwicklungsbedingungen für die Entstehung psychopathologischen Verhaltens bestreiten, Bedingungen, die für den Menschen durch die Entwicklung der Sprache eine symbolische Ebene haben (vgl. LOCH, 1977; BRÄUTIGAM, 1977). Und niemand wird die Bedeutung sozialer Faktoren vor allem für die Fixierung psychischer Verhaltensstörungen leugnen können (etwa im Sinne von LEMERT). Würde man dagegen mit SCHEFF (1973) oder SZASZ (1974) diesen sozialen Faktoren die alleinige Bedeutung für die Entstehung psychopathologischer Phänomene zuschreiben, müßte geklärt werden, wie der später psychisch Kranke im Stadium der „primären Abweichung" (LEMERT), bevor die soziale Reaktion eintritt und zur Stabilisierung des abweichenden Verhaltens führt, in seine Außenseiterposition geraten ist.

Diese einleitenden Bemerkungen zur heutigen Lage der Psychopathologie lassen sich in folgenden zwei Punkten zusammenfassen:

1. Wer sich wissenschaftlich mit psychischen Störungen befaßt, befindet sich im Boote des „medizinischen Modells", wenn dieses in dem ursprünglichen Sinne GRIESINGERS gefaßt wird und nicht zum Prokrustesbett der „Organizität" oder der „Erblichkeitsdogmatik" hypostasiert wird. Freilich werden die Akzente für die drei Faktorenbündel, den biologischen, den psychodynamisch-psychologischen und den soziologischen, von den verschiedenen Richtungen sehr unterschiedlich gesetzt und das mit Recht, denn je nach dem methodischen Maßstab, den wir an psychische Störungen anlegen, werden andere Aspekte von Zusammenhängen und pathogenetischen Faktoren in den Vordergrund treten.

2. Die Wahl der wissenschaftlichen Methoden in der Psychopathologie entscheidet *über Möglichkeiten und Grenzen* der mit diesen Methoden zu gewinnenden psychopathologischen Erkenntnisse. Die eine und einzige Methode, die alles „erklärt" oder „verstehen läßt", gibt es nicht! Unsere erste Aufgabe ist deshalb *methodologische Grundlagen* zu erarbeiten, welche es ermöglichen, die Ergebnisse, die heute mit den verschiedenen Methoden von den verschiedenen Disziplinen gewonnen werden, miteinander in Beziehung zu bringen und ihre Bedeutung für Praxis und Theorie zu beurteilen. Gerade die Vielfalt der Aspekte, die durch die verschiedenen Methoden eröffnet werden, sind für die gegenwärtige Situation der Psychopathologie charakteristisch und verweisen sie auf ihre *ursprüngliche Aufgabe*. Dies besteht in der *Aufnahme jeder möglichen, methodisch begründeten Hypothese* und in der *Reflexion über ihre Bedeutung, ihre Begründung und die ihr eigenen Begrenzung*. Wir stehen damit auf dem sicheren Boden des methodologischen Bewußtseins im Sinne von JASPERS, auch wenn im Lichte

der Wissenschaftsentwicklung heute manche seiner methodischen Postulate überholt sind. Beispielsweise werden wir festzustellen haben, weshalb die auf DILTHEY (1924) zurückgehende Unterscheidung zwischen „Erklären" und „Verstehen" psychischer Phänomene heute unhaltbar ist.

Bei dieser Rückbesinnung auf die methodologischen Grundlagen in der Psychopathologie werden wir uns auf Methoden beschränken, die wir „wissenschaftlich" nennen, weil sie *rational begründet* sind, weil *ihre Ergebnisse nachvollziehbar* und *überprüfbar* und ihre *methodischen Schritte durchschaubar* sind. Man wird uns deshalb den Vorwurf des „Szientismus" machen können, wie er in den letzten Jahren von gewisser Seite (z.B. HABERMAS, 1968) gegen wissenschaftliche Erkenntnis in dem von uns verstandenen Sinne vorgebracht wird, dazu noch mit dem Spott über die Naivität der Vorstellung, „daß Erkenntnis die Realität beschreibe".

Dieser Vorwurf ist unberechtigt, insofern als Psychopathologie keine Angelegenheit von Träumern im Elfenbeinturm ist, sondern aus der täglichen Konfrontation mit der Realität des psychisch Kranken erwächst. Diese Realität gilt es besser zu erfassen, zu beschreiben und zu deuten. Psychopathologie ist heute, anders als zu Beginn des Jahrhunderts, konfrontiert mit einer Praxis aktiver, somatischer, psychotherapeutischer und soziotherapeutischer Behandlungsmethoden, und ihre Erkenntnisse werden gewogen an der Bedeutung für diese Praxis. Empirische Begründung, Praktikabilität und Verständlichkeit sind gefordert und haben in den letzten 15 Jahren dazu geführt, daß die erfahrungswissenschaftlichen Methoden, die Versuche zur Objektivierung und Quantifizierung psychischer Größen und die Einführung mathematischer Modelle zur statistischen Überprüfung von Hypothesen die zeitgenössische Psychopathologie bestimmen. Die Relation dieser Entwicklung mit den deskriptiven Grundlagen und den theoretischen Deutungsmodellen der psychodynamischen und soziologischen Forschung soll in dem nächsten Abschnitt dargestellt werden.

B. Methodologische Grundlagen

I. Beobachtungen am Kranken und Denkmethoden

Überblickt man die Geschichte der Psychopathologie im Hinblick auf die Frage nach den von den Psychopathologen bevorzugten Methoden, fällt auf, daß die Beobachtung des Patienten in der Arzt-Patienten-Situation oder — allgemeiner und moderner ausgedrückt — in einer irgendwie gearteten Interview-Situation zwar die Grundlage bildet für alle Aussagen über seelische Störungen, daß aber diese Aussagen auf Denkmethoden beruhen, welche anderen Disziplinen entnommen werden, z.B. philosophischen Strömungen oder psychologischen Theorien. Dies geht z.B. besonders eindrücklich aus der Übersicht hervor, die JANZARIK (1976) seit den Anfängen der Psychopathologie bis zu ihrer heutigen „Krise" gibt. Am Anfang steht die Elementenpsychologie, mit dem Postulat trennbarer psychischer Funktionen bei KRAEPELIN, es folgt der Gegensatz zwischen Natur- und Geisteswissenschaften von DILTHEY bei JASPERS mit der grundsätzlichen Trennung von Erklären und Verstehen psychischer Vorgänge, die Gestalttheorie bei CONRAD (1958), die phänomenologischen und existentialphilosophischen Ansätze bei BINSWANGER, STRAUSS (1960), V. GEBSATTEL (1954) oder ZUTT, oder die methodischen Kriterien der Krügerschen Ganzheitspsychologie bei JANZARIK (1959), um nur einige wenige bekannte Vertreter zu erwähnen. Man könnte die methodologische Situation der Psychopathologie auf ein Postulat von KARL WILHELM IDELER (1846), einem Antipoden GRIESINGERS, zurückführen, welcher in einem Aufsatz über „das Verhältnis der Seelenheilkunde zu ihren Hilfswissenschaften" feststellt, daß die Seelenheilkunde „nichts Ureigenes und Selbständiges" habe, durch dessen Darstellung sie sich als Wissenschaft selbst konstituieren könne. Sie könne nur aus der „innigen Durchdringung und organischen Verschmelzung philosophischer und medizinischer Begriffe" hervorgehen.

Eine Ausnahme bildet vielleicht die Psychoanalyse in ihren Anfängen bei FREUD, deren Aussagen und theoretische Systembildungen bzw. Abwandlungen in enger Beziehung zu den Beobachtungen und Interpretationen im Umgang mit einzelnen Patienten und ohne wesentliche Anleihen bei anderen Disziplinen erfolgte (LOCH, 1977).

II. Bedeutung der Arzt-Patienten-Situation. Historische Situation

Wenn wir davon ausgehen, daß alle Aussagen über psychopathologische Phänomene auf Beobachtungen am einzelnen Kranken basieren, ist zu beachten, daß diese Beobachtungen nur in einer irgendwie gearteten menschlichen Beziehung möglich sind, ob diese Beziehung nun den Charakter einer Beratungssituation mit mehrfachen Aussprachen hat, oder eine psychotherapeutische Situation ist mit einer vom Therapeuten geforderten besonderen, auf die Komplexität unbewußter Vorgänge des Patienten gerichteten Haltung, ob es eine explorative Situation ist, in welcher sich der Patient in einem explorativen Gespräch der mehr oder weniger kundigen Führung seines Gegenüber unterwirft, oder ob es sich gar um eine normierte Exploration oder eine Test-Situation handelt, z.B. ein halbstandardisiertes Interview zur gezielten Erlangung bestimmter Informationen über Verhalten und Erleben des Patienten (z.B. die PSE von WING et al., 1974).

Allen diesen Situationen ist gemeinsam, daß sie in der Lebensgeschichte sowohl des Patienten wie des Therapeuten oder Experimentators eine einmalige historische Konstellation bedeuten. Dadurch ergeben sich für die Aussagen über psychopathologische Phänomene, den Protokoll- oder Beobachtungssätzen (d.h. das, was in unmittelbarer Anschauung oder persönlicher Gegenwart in zeitlichen und räumlichen Koordinaten angebbar ist) dieselben Probleme, wie sie sich dem Historiker stellen, nämlich die Einmaligkeit, hier einer zwischenmenschlichen Konstellation, ihre Unwiederholbarkeit und die Frage der Authentizität des in der zeitlichen Beobachtungseinheit Wahrgenommenen und Beschreibbaren.

Dies ist jedoch nur die eine Seite des Problems psychopathologischer Aussagen. Sie zu verallgemeinern und ihre ausschließliche Relevanz zu postulieren, würde in die Irre führen, denn streng genommen wären historisch einmalige Situationen unvergleichbar, die in ihnen gewonnenen Einsichten hätten keine Bedeutung für ähnliche Konstellationen und ein echter Zuwachs an Erfahrung wäre nicht möglich.

III. Analogie zur Arbeit des Historikers

Von Bedeutung ist jedoch, was zu leicht vergessen wird, daß am Anfang psychopathologischer Aussagen methodische Schritte stehen, *die der historischen Methode vergleichbar* sind (im Sinne von BOCHENSKI, 1975), nämlich die Notwendigkeit, *aus der Fülle der in einer menschlichen Beziehung erlebten Phänomene bestimmte auszuwählen, einzugrenzen* und *zu benennen*. Wie für die Dokumente, die der Geschichtswissenschaftler zur induktiven Erklärung braucht (BOCHENSKI), gilt für den Psychopathologen, „daß in der Auswahl" (der zu bearbeitenden Phänomene) „letzten Endes eine subjektive Wertung entscheidet". Jedoch gilt hier wie dort: „Die Willkür wirkt nur in der Wahl der Phänomene. Ist diese einmal vorgenommen, dann erfolgt die weitere Bearbeitung nicht weniger objektiv als in den Naturwissenschaften" (objektiv = intersubjektiv verifizierbar). Eine voraussetzungsfreie Auswahl der Phänomene, die dann induktiv weiter verarbeitet werden, ist nicht möglich. In erster Linie bestimmen Lebenserfahrung, Weite des Horizontes, Interessen und menschliche Kommunikationsfähigkeit das, was in der Arzt-Patienten-Situation auffällt und thematisiert werden kann. Deshalb ist es eine lebenslange Aufgabe dessen, der sich mit psychisch Gestörten befaßt, seine Erfahrungsbasis und seine kommunikativen Möglichkeiten zu reflektieren und zu erweitern. Erst in zweiter Linie ist auch das „Expertenwissen" für die „Willkür" der Auswahl von Phänomenen im kommunikativen Prozeß verantwortlich und natürlich die besondere Intention, die in der Rollenerwartung des Patienten und des Arztes liegt, vom Psychopathologen aus gesehen das Wozu der Materialsammlung. Diese hier beschriebenen Vorgänge sind jedoch nur ein Spezialfall der Voraussetzungen sozialen Handelns im Alltag, das nach LUHMANN (1968) oder nach H. v. HENTIG (1973) reduktiv ist, d.h. sich notwendigerweise auf Aspekte und Ausschnitte möglicher Verhaltens- und Erlebnisweisen des Gegenüber beschränken muß.

Vor allem ist jedoch der letzte Schritt, die *Benennung* der Phänomene, der problematischste. Benennung hat nur Sinn, wenn Benanntes mitteilbar wird, d.h. wenn Konsens besteht über seine Bedeutung. Welche Sequenzen aus einer Interview-Situation isoliert und benannt werden, welche Einheiten einer zwischenmenschlichen Begegnung und nach welcher Methode bzw. von welchem theoretischen Standpunkt aus interpretiert werden, ist letztlich eine Konvention. Ob ich ein phobisch-anankastisches Syndrom neurotisch nenne und mich um eine lebensgeschichtliche Interpretation bemühe, welche in einer psychotherapeutischen Beziehung aufgearbeitet werden kann, oder ob ich dasselbe Syndrom in seine besonderen Einzelphänomene symptomatologisch aufgliedere und damit eine Reihe von Symptomen oder Merkmalen aufzeige, um eine differenzierte Wirkung einer therapeutischen Intervention, auch einer medikamentösen oder soziotherapeutischen, zu bestimmen, ist eine pragmatische Entscheidung der Praxis, also Konvention, und läßt sich nicht gegeneinander ausspielen.

Auf der anderen Seite ist zu beachten, daß sich eine irgendwie geartete Interview-Situation nicht nur in der geistigen Stratosphäre der Einmaligkeit ereignet, sondern sich phylogenetisch und ontogenetisch erworbener Schablonen bedient, die biologisch verankert sind. Auf die Bedeutung nichtverbaler Kommunikation hat erst kürzlich FEER wieder hingewiesen. Diese Erfahrungsanteile in der Arzt-Patienten-Situation sind für den diagnostischen Prozeß von großer Bedeutung und können objektiviert werden (vgl. dazu PAYK, 1973; BUSCH u. RENFORDT, 1973; HEIMANN, 1961). Dies ist in besonderem Maße für psychopathologische Phänomene zu berücksichtigen, weil psychische Störungen zu einer Einschränkung der Freiheitsgrade eines Individuums führen, Aussagen über solche Störungen daher eher einer Verallgemeinerung zugänglich sind als Erleben und Verhalten gesunder Individuen, was nicht bedeutet, daß der psychisch Kranke gelegentlich gegen soziale Normen zu verstoßen vermag, die der Gesunde unreflektiert respektiert und in seinem Erleben in Bereiche verschoben sind, die ihm nur in Extremsituationen oder im Traum zugänglich werden können. Deshalb ist es leichter, charakteristische Phänomene im Verhalten und Erleben eines depressiven Patienten oder eines Alkoholdeliranten deskriptiv zu fassen, als etwa charakteristische situationsüberdauernde Merkmale im Verhalten und Erleben Gesunder.

IV. Methodologischer Dualismus in der Psychopathologie

Ausgangspunkt einer empirischen Psychopathologie ist demnach die Beobachtung und Beschreibung des einzelnen Patienten. Erst in einem zweiten Schritt werden die beobachteten, als psychopathologisch relevant erkannten Phänomene auf theoretische Modellvorstellungen bezogen, interpretiert oder analysiert. Dabei kann man vereinfachend zwei Erfahrungsrichtungen unterscheiden, die in dem folgenden Schema dargestellt sind:

Phänomen	
Deskription	
Quantifizierung (Reduktion) Objektive Beobachtungssprache (Häufigkeiten)	Bestimmung individueller Strukturzusammenhänge
Test (Skalierung)	Lebensgeschichtliche Interpretation
Bedingungszusammenhänge	Typologie auf Grund exemplarischer Fälle

Individuum = Einheit der Stichprobe

Phänomen: Symptom = Zeichen für etwas

Nomothetische Erfahrungsrichtung

Generalisierende Betrachtungsweise gerichtet auf allgemeine Gesetzmäßigkeiten

Individuum = individuelle Ganzheit

Phänomen: hat seine Bedeutung in sich selbst

Idiographische Erfahrungsrichtung

Individualisierende Betrachtungsweise gerichtet auf die Erfassung der konkreten Einzelgestalt

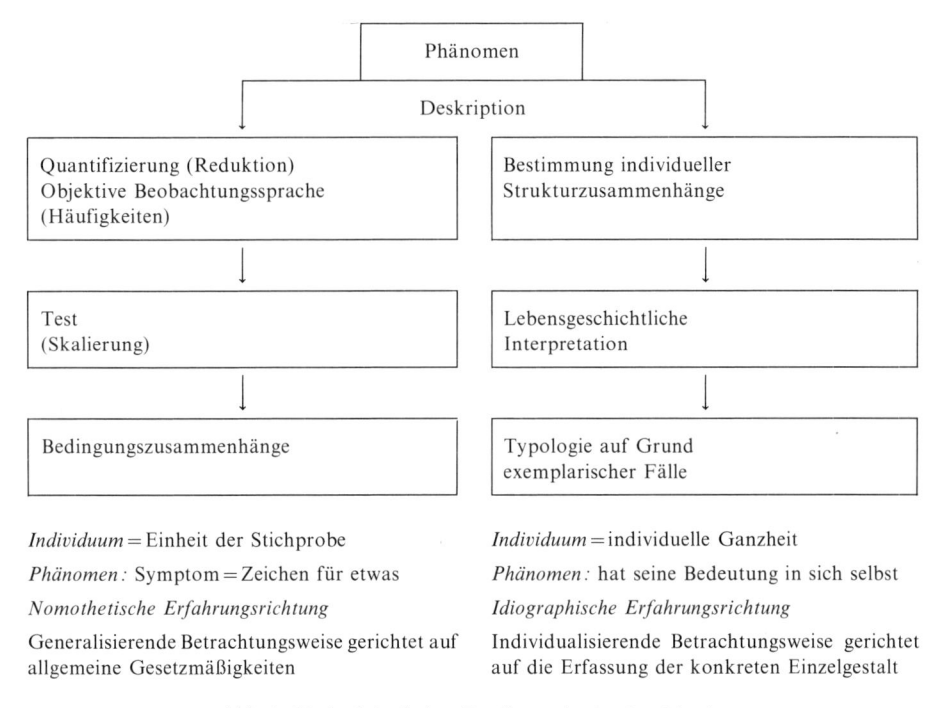

Abb. 1. Methodologischer Dualismus in der Psychiatrie

Vom beschreibbaren psychopathologischen Phänomen führt die individualisierende Betrachtungsweise zur Bestimmung individueller Strukturzusammenhänge, zur lebensgeschichtlichen Interpretation und schließlich zu einer Typologie auf Grund exemplarischer Fälle. In dieser Betrachtungsweise wird das Individuum gesehen als individuelle Ganzheit und das Phänomen hat seine Bedeutung in sich selbst.

Die generalisierende Betrachtungsweise dagegen fordert bereits für die Deskription eine objektive Beobachtungssprache, wobei unter objektiv „die nachprüfbare Übereinstimmung der verwendeten Begriffe zwischen verschiedenen Beobachtern desselben Phänomens" verstanden wird. Diese Übereinstimmung läßt sich bei der Anwendung eines Merkmalskatalogs in Konkordanzkoeffizienten zwischen den Beobachtern ausdrücken und statistisch überprüfen. Objektive Beobachtungssprache ist methodologisch bereits eine Reduktion, denn die individuelle Einzelgestalt des Kranken verschwindet in dem überprüfbaren Merkmalszusammenhang. Zur skalierten Erfassung führen hierauf Testverfahren, welche nicht nur eine Objektivitätsprüfung, sondern auch eine empirische Prüfung der Zuverlässigkeit und Gültigkeit zulassen. Mit Hilfe dieser skalierten Beobachtungsinstrumente lassen sich psychische Phänomene messen und vergleichen, weil sie auf entsprechenden Modellen abgebildet sind. Messung und Vergleich ergeben Einsichten in Bedingungszusammenhänge, welche allgemeinen und nachprüfbaren Gesetzmäßigkeiten entsprechen. Das Individuum wird durch diese quantifizierende Reduktion zur Einheit in der Stichprobe, das Phänomen zum Symptom, d.h. zu einem Zeichen für etwas.

V. Reduktionistisches Vorgehen beider Erfahrungsrichtungen. Phänomen

Beide Erfahrungsrichtungen, die generalisierende und die individualisierende, sind im Sinne von BOCHENSKI *reduktiv*, indem sie aus der Fülle möglicher Phänomene einer zwischenmenschlichen Interaktion bestimmte auswählen, die einer Generalisierung oder einer Typisierung zugänglich sind, und weil die Bearbeitung sich induktiver Schlußfolgerungen bedient.

Um allen Mißverständnissen vorzubeugen, muß hervorgehoben werden, daß der Begriff *Phänomen* in unserem Schema der beiden Erfahrungsrichtungen in der Psychopathologie nicht im Sinne der philosophischen Phänomenologie (Wesenschau), sondern erfahrungswissenschaftlich als das gefaßt ist, was im Umgang mit dem Patienten unmittelbar beobachtet und erfahren werden kann, was sich in Beobachtungs- oder Protokollsätzen beschreibend erfassen und mitteilen läßt. Phänomenologische Auslegung oder daseinsanalytische Interpretation gehören dagegen schon zur idiographischen Erfahrungsrichtung, weil sie am Patienten Erfahrenes zur Interpretation voraussetzen. Das zeigt sich z.B. besonders eindrücklich an den von LUDWIG BINSWANGER (1957) beschriebenen Daseinsgestalten Schizophrener oder an den Studien von BLANKENBURG.

VI. Beziehung zwischen beiden Erfahrungsrichtungen

Es wäre nun freilich falsch, zwischen den von uns hervorgehobenen zwei Erfahrungsrichtungen einen absoluten Gegensatz zu konstruieren nach der ursprünglichen Intention von WINDELBAND, nämlich die generalisierende Betrachtungsweise ausschließlich für die Naturwissenschaften, die individualisierende dagegen für die Geisteswissenschaften in Anspruch zu nehmen, also eine naturwissenschaftliche einer geisteswissenschaftlichen Psychopathologie gegenüberzustellen. In der Praxis und in der Forschung verhalten sich beide Erfahrungsrichtungen dialektisch, sie sind aufeinander bezogen und ruhen auf erfahrungswissenschaftlichen Prämissen, nämlich den beobachtbaren Phänomenen. Zum Beispiel zeigt die individualisierende Untersuchung von Patienten mit endogenen Depressionen, daß die vitale Verstimmung und morgendliche Verschlechterung für solche Zustandsbilder „typisch" ist. *Diese Aussage ist für die generalisierende Betrachtungsweise zunächst nur eine Hypothese, die einer Verifizierung bedarf.* Die Überprüfung an größeren Stichproben endogen-depressiver mit der quantitativen Symptomerfassung, z.B. mit dem AMP-System, ergab denn auch, daß die morgendliche Verschlechterung der vitalen Verstimmung nur bei ungefähr 40% endogen Depressiver zu beobachten ist (ANGST et al., 1968). Ein anderes Beispiel ist der „Typus melancholicus", den TELLENBACH (1976) als Persönlichkeitsstruktur endogen Depressiver mit Hilfe einer idiographisch gerichteten Methodik entwarf. Als Hypothese operationalisierte v. ZERSSEN (1976) neben andern Hypothesen das individualisierende Postulat von TELLENBACH (1976) und untersuchte mit einer generalisierenden Methodik dieselbe Patienten-Kategorie im Hinblick auf ihre Persönlichkeitsstruktur. Er konnte den Typus, den TELLENBACH (1976) an exemplarischen Fällen entworfen hatte, mit quantitativer Methodik verifizieren.

VII. Theoretische Haltung und praktisches Engagement

Der methodologische Dualismus in der Psychopathologie kann ferner noch zu einem weiteren Mißverständnis Anlaß geben, das in der Literatur und in Diskussionen immer wieder auftaucht: Da die generalisierende Betrachtungsweise mit Naturwissenschaft und „naturwissenschaftlichem Erklären" identifiziert wird und die auf den Einzelfall gerichtete individualisierende Haltung mit verstehender Psychologie, wird fälschlicherweise behauptet, daß therapeutisches Engagement nur mit einer verstehenden, einfühlenden Haltung verbunden sein könne. Hier liegt eine Verwechslung zwischen Theorie, methodischer Vertiefung, wissenschaftlicher Forschung und therapeutischer Praxis vor. In ihrer Monographie „Grundlagen und Methoden der Sozialpsychiatrie" behaupten z.B. BATTEGAY et al. (1977), daß „Verstehen im Gegensatz zu naturwissenschaftlichem Erklären auch ein Sich-Engagieren" bedeute. Das sich persönlich Engagieren für einen psychisch Kranken ist jedoch stets eine Frage der Motivation des Therapeuten und des Umgangs in der therapeutischen Praxis. Auch die idiographische Erfahrungsrichtung in der Psychopathologie, wenn sie zu kommunizierbaren Ergebnissen gelangen will, bedarf der kritischen Distanz und es besteht in dieser Hinsicht höchstens ein gradueller Unterschied zu der generalisierenden Betrachtungsweise. Kein geringerer als GRIESINGER (1872) hat das schon sehr deutlich gesehen, wenn er zu seinen Studenten sagt: „Glauben Sie nicht, daß die menschliche Teilnahme erlöschen müsse, wo die wissenschaftliche Forschung beginnt. Weitgehende Humanitätsfragen sind noch zu lösen auf dem Gebiet der Psychiatrie. Die großen Gedanken kommen aus dem Herzen..."

VIII. „Verstehen" und „Erklären"

Schließlich ist noch ein Mißverständnis aufzuklären, welches seit JASPERS (1948) die psychopathologische Forschung durchzieht, *der Gegensatz zwischen Verstehen und Erklären*, der nach DILTHEY (1924) einen absoluten Gegensatz zwischen Naturerkenntnis und Geisteswissenschaften fundiert. „Die Natur erklären wir, das Seelenleben verstehen wir", so formuliert es DILTHEY lapidar. Ein Zusammenhang sei in der Naturwissenschaft nur durch ergänzende Schlüsse vermittels einer Verbindung von Hypothesen gegeben, wogegen den Geisteswissenschaften ein Zusammenhang des Seelenlebens als ein ursprünglich Gegebener überall zugrunde liege. Der erlebte Zusammenhang sei hier das erste, das Unterscheiden der einzelnen Glieder das nachfolgende. Schon JASPERS relativierte zwar diesen absoluten Gegensatz, indem er feststellt, daß es keinen realen Vorgang, sei er physischer oder psychischer Natur, gebe, der nicht im Prinzip kausaler Erklärung zugänglich wäre. Jede Grenze des Verstehens sei ein neuer Anstoß zu kausaler Fragestellung. Obwohl er für die Psychopathologie an der Unterscheidung zwischen Verstehen und Erklären festhält und damit — wenigstens im deutschen Sprachraum — bis heute Anlaß gibt, grundsätzliche Unterscheidungen zwischen einer naturwissenschaftlichen und einer geisteswissenschaftlichen Psychopathologie zu treffen — ein Beispiel ist die Monographie von BATTEGAY et al. (1977) —, wurde für die Psychologie sehr bald deutlich, daß dieser methodologische Gegensatz kein absoluter sein kann, sondern daß Verstehen sozusagen etwas mit Anschauung, Intuition und damit mit einer besonderen Art kognitiver Leistung zu tun hat (einer der sozialen Interaktion dienenden phylogenetisch alten), die ethologisch im Ausdrucksverständnis, in der „sozialen Intelligenz" gegründet ist, wie N. BISCHOF (1970) überzeugend gezeigt hat. Erkenntniskriterium des Verstehens ist ein Evidenzerlebnis, das nach BISCHOF analog zu den zwei Phasen des Triebverhaltens, nämlich der Spannungslösung in der Konsumation nach der Spannung des Appetenzverhaltens entspricht. Es ist „das befreiende Erlebnis, daß die vielen zusammenhanglosen defekten Bruchstücke sich — mehr oder minder plötzlich — zu einem prägnanten Ganzen fügen, in dem ein Sinn aufstrahlt". BISCHOF ist nun der Auffassung, daß das Eintreten der Konsumation ähnlich wie bei Triebabläufen die Herbeiführung des erstrebten Effektes (beispielsweise die Zuführung der Nahrung, den Einbau lebenswichtiger Stoffe) keineswegs unfehlbar gewährleistet. Ebensowenig wie das Erlebnis der Liebesvereinigung die Befruchtung garantiere, garantiere das Erlebnis der Evidenz die Wahrheit. METZGER (1952) stellt dazu fest: „Das Verstehen wird aus einem unverbindlichen Spielen mit Möglichkeiten der Deutung zu strenger Wissenschaft erst in dem Augenblick, wo der Nachdenkende den Unterschied zwischen einleuchtend und wahr in seiner Tragweite erfaßt und infolgedessen die Notwendigkeit einsieht und das Bedürfnis empfindet, jede — auch jede eigene — Vermutung auf ihre (logische und faktische) Stichhaltigkeit zu prüfen (sie zu ‚verifizieren')."

IX. Intuition und diskursive Methodik

Es läßt sich deshalb kein Gegensatz zwischen Verstehen und Erklären im Sinne der Natur- und der Geisteswissenschaften postulieren und in der Psychopathologie kein Gegensatz dieser Methoden begründen. Das Verstehen ist sozusagen die Vorstufe, ein intuitives Erfassen von Möglichkeiten der Deutung, das Erklären die diskursive kritische Prüfung, die nur möglich ist, wenn der Suchende im Sinne rationaler methodischer Prüfung seine intuitiven Deutungen überdenkt. Dabei bedeutet „diskursiv" alle möglichen Hypothesen kritisch zu überprüfen und zu widerlegen, um diejenige festzuhalten, d.h. zu verifizieren, die unter den möglichen der kritischen Prüfung standhält. BISCHOF zeigt sehr deutlich, daß zwischen den beiden Tendenzen, intuitives Schauen („Verstehen") und diskursives Prüfen („Erklären"), eine Spannung entstehen kann, daß aber beide Extreme allein jedwelche Wissenschaft verderben, diese kann „nämlich allein dann Frucht tragen, wenn schöpferische Phantasie und kritische Disziplin sich in ihr eine spannungsvolle Balance halten". „Theoretische und künstlerische Intuition orientieren sich also beide unmittelbar und exklusiv an der *Prägnanz* ihres Produktes und nicht an seiner Relation zu anderen. Empirische Wahrheit aber ist gerade eine solche Relation, sie ist − in der Terminologie des scholastischen Realismus − adaequatio intellectus et rei und gerade sie wird von der intuitiven Evidenz eben nicht vorausgesetzt, sondern vielmehr verheißen."

X. Autorität und empirische Fakten

Für die empirische Forschung auch in der Psychopathologie gilt nun ferner, daß man zwar auf Gebieten, wo empirische Orientierungshilfen noch dünn gesät sind, die Meinung ausgewiesener Experten höher bewerten darf, als diejenige von Leuten, die bislang ihre Kompetenz noch nicht belegt haben. Das bedeutet auch, daß man die eigenen Anschauungen bezüglich psychopathologischer Sachverhalte mit dem Hinweis auf analoge Äußerungen anerkannter Autoritäten bestätigen kann, ein Verfahren, das vor allem für „Scholastiker" charakteristisch ist. Dort aber, wo Erfahrung der empirischen Forschung möglich ist, muß die Forderung nach intersubjektiver Verifizierbarkeit durch empirische Tatsachen an Stelle der Autoritäten treten (BISCHOF, 1970).

Dieses empirische Wissen ist für die Psychopathologie in den letzten 20 Jahren vor allem durch die experimentelle Forschung, aber auch durch die Vertiefung biographischer und psychodynamischer Untersuchungen derart angewachsen, daß es heute schwer fällt, sich der „Diktatur des Proletariats der Tatsachen" (VETTER, 1949) zu entziehen und sich allein auf Meinungen von Autoritäten zu berufen.

XI. Psychopathologie und Sprache

Wenn wir davon absehen, daß psychische Störungen selbst die Sprachstrukturen der Alltagssprache, z.B. sprachliche Wendungen in ihrer Beziehung zum sprachlichen Kontext (PETERS), verändern, oder Sprache in ihrer syntaktischen oder semantischen Struktur abwandeln oder zerstören (Beispiele bei SPOERRI, 1964), Sprachverhalten des Patienten also selbst zum diagnostischen Kriterium wird, ist für die Gewinnung der phänomenalen Basis jeder psychopathologischen Arbeit die Rolle der Sprache mitzuberücksichtigen. Was der Patient über sein Erleben aussprechen kann, was mitteilungsfähig und was darüber hinaus im Adressaten aus sprachlichen Äußerungen erschließbar wird, kann − neben den beschreibbaren Phänomenen der nichtverbalen Kommunikation — Gegenstand psychopathologischer Benennung auf der Ebene deskriptiver Phänomene werden. Für eine psychopathologische Gewichtung der Mitteilungen des Patienten ist jedoch *seine Schichtszugehörigkeit, seine Erlebniswelt als sprachlicher Ausdruck eine Grenze*, und hier besteht eine Gefahr für Verkennung und psychopathologische Fehlinterpretation schon auf phänomenaler Ebene. Für den Psychopathologen gilt deshalb in besonderer Weise der Luthersche Satz, daß man dem Volke auf den Mund schauen müsse, sonst läuft man Gefahr, aus schichtspezifischer Voreingenommenheit Fehlschlüsse zu ziehen und aus einer überspannnten Expertenstellung spezifische Ausdrucksmöglichkeiten des Patienten zu verkennen. Diese Gefahr ist vor allem dann gegeben, wenn sich der psychopathologische „Experte" anheischig macht, aus einer beschränkten Zahl von Informationen über einen Patienten weitreichende diagnostische Schlüsse zu ziehen, die seine weitere Lebensgeschichte bestimmen können. Hier hat auch die *berechtigte Kritik der Soziologie* angesetzt, weil das „Expertenwissen" i.S. von FREIDSON (1975) auf dem Gebiete der Psychopathologie nicht so durchsichtig, einfach und „technisch" vertrauenerweckend ist, wie etwa in der Chirurgie, denn es bleibt in besonderer Weise mit der alltäglichen Lebenserfahrung und Flexibilität des Psychopathologen verbunden, also mit reflektierten oder unreflektierten Vorerfahrungen des Untersuchers. Freilich ist anzumerken, daß die hier ansetzende, auf theoretischen soziologischen Überlegungen basierende „Labeling-Theorie" (GOFFMANN, SCHEFF) zu sehr an den Äußerlichkeiten der „schlechten" Patientenkarriere in „schlechten" Institutionen hängen bleibt, als daß sie eine differenzierte auf den Patienten als lebensgeschichtliches Subjekt eingehende soziologische Basis der psychopathologischen Betrachtungsweise schaffen könnte. Für unser Thema erhält sie als Kritik der fahrlässigen Expertenansprüche jedoch Bedeutung.

Die *psychotherapeutische Erfahrung* zeigt überdies, daß die sprachliche Verständigung über Erlebnisbereiche des Patienten ein *Annäherungsprozeß* ist, der Behutsamkeit und Selbstkritik erfordert, ein Prozeß, der letztlich zu keinem endgültigen Abschluß gelangen kann, es sei denn, daß man aus praktischen Bedürfnissen, *der bereits erwähnten Willkür der Selektion* des zur psychopathologischen Bearbeitung zu gewinnenden Materials, bestimmte Grenzen dieser Annäherung setzt. Sie können mehr oder weniger weit gesteckt sein und gleichen den mehr oder weniger engen Maschen eines Netzes, welches zur Erfassung der Phänomene ausgelegt wird.

In diesem Zusammenhang ist besonders zu beachten, daß zwischen den heute üblichen *Symptomkatalogen* oder *Items einer Rating scale* und *subtilen Beschreibungen von beobachteten Phänomenen in einer psychotherapeutischen Situation kein grundsätzlicher Unterschied besteht*, beide sind sprachliche Annäherungen zur Erfassung psychopathologischer Phänomene. Sie unterliegen derselben Kritik sprachlicher Ausdrucksbegrenzung und unterscheiden sich nur in den verschiedenen Erfassungsgraden, ähnlich den unterschiedlichen Vergrößerungen eines Mikroskops.

Deskriptive Termini verschiedenster Provenienz und bezogen auf verschiedenste Phänomene im psychopathologischen Bereich unterliegen prinzipiell einer *Prüfung auf Objektivität im Sinne von intersubjektiver Verifizierbarkeit*, weil nur diese Prüfung eine Verständigung darüber ermöglicht, was der weiteren psychopathologischen Bearbeitung unterliegt. Dieser Feuerprobe der intersubjektiven Verifizierbarkeit dürfen sich auch deskriptive Termini der psychodynamischen Betrachtungsweise in der individualisierenden Erfahrungsrichtung nicht entziehen, weil sie auch hier die Basis für jede weitergehende wissenschaftliche Aussage bilden (THOMÄ). Andernfalls besteht die Gefahr, daß solche Aussagen sich nur auf Phänomene beziehen, die „in mente" des Untersuchers und nicht „in re" des Erlebens eines Patienten sind.

XII. Kritik der Quantifizierung

Um psychopathologische Phänomene zu quantifizieren, sind prinzipiell zwei Wege beschritten worden:

1) wurde in Analogie zu psychologischen Testverfahren psychopathologisches Verhalten operationalisiert, graduell abgestuft und in quantitativen Skalen zusammengefaßt, welche Dimensionen des Verhaltens und Erlebens faktorenanalytisch bestimmen und Patienten oder Patientengruppen in Gesamt- oder Teilscores charakterisieren lassen (vgl. BAUMANN). Beispiele dafür sind die IPS von LORR et al. (1962), die HAMILTON-Depressionsskala und ähnliche (vgl. dazu auch MOMBOUR, 1975).

2) wurde versucht, die in der Klinik gebräuchlichen deskriptiven Begriffe definitorisch schärfer zu fassen und in ein System zu vereinigen, welches erlaubt, die übliche psychiatrische Beschreibung durch einen definierten Merkmalsraum zu ersetzen, z.B. das AMP-System (ANGST et al., 1969; SCHARFETTER, 1972). Gegenüber globalen Urteilen über das Ausmaß psychischer Störungen, wie sie früher üblich waren, haben diese Verfahren den Vorzug einer differenzierten quantitativen Beschreibung, welche Vergleiche ermöglicht, z.B. zwischen Krankheitsgruppen oder zwischen Therapieresultaten. Das durch dieses Vorgehen entstandene Problem der Datenfülle wurde durch die Methode der Faktorenanalyse als einer Methode der Datenreduktion angegangen, ein Verfahren, das nicht unproblematisch ist und von vielen Seiten Kritik erfuhr (z.B. R. COHEN, 1970). Neben dieser mehr der technischen Frage der Datenverarbeitung und der damit verbundenen Informationsreduktion geltenden Kritik ist jedoch eine grundsätzliche Kritik der Quantifizierung zu bedenken, welche sich auf die Unvergleichbarkeit und die Variabilität psychopathologischer Einzelphänomene beruft, die einer Quantifizierung entgegenstehen sollen.

Wenn wir *psychopathologische Phänomene als gemeinsame Endstrecken komplexer Bedingungszusammenhänge* auffassen, bleibt das, was wir in operationalisierten Termini und quantitativ abgestuften Skalen bezeichnen, stets *eine komplexe Größe*. Ein Kennwert, z.B. ein Gesamtscore in einer Skala, enthält deshalb heterogene Fakten: Der gleiche Score z.B. in der Depressionsskala nach HAMILTON (1960) kann einen Patienten mit mehr somatischen Depressionsbeschwerden oder mit mehr psychischen depressiven Symptomen charakterisieren. Nimmt man nun den Gesamtscore als Grad für die Schwere des Krankheitsbildes, ist dies nur in Annäherung richtig. Vergleicht man einen solchen Score oder Kennwert z.B. mit der Temperaturmessung in der Achselhöhle, wird sofort einsichtig, daß ein Verhaltensscore eine komplexe Größe darstellt. Die Temperatur der Achselhöhle dagegen ist zwar auch eine gemeinsame Endstrecke komplexer Bedingungszusammenhänge, aber *als Kennwert ist sie eindeutig definiert.* Das gilt für die meisten am Substrat gewonnenen, z.B. für die biochemischen, neurophysiologischen oder psychophysiologischen Kennwerte, die alle eindeutig definierbare Größen komplexer Bedingungszusammenhänge sind.

Die Heterogenität der Meßwerte von psychopathologischen Skalen zeigt sich auch, wenn man verschiedene Skalen an derselben Patienten-Population vor und nach der Behandlung miteinander vergleicht. Wir haben bei zwei solchen Untersuchungen an depressiven und an schizophrenen Patienten zeigen können, daß die Skalen nicht dieselben Informationsanteile in den verschiedenen quantitativen Abstufungen über den gesamten Skalenbereich berücksichtigen, sondern daß sie Verschiedenes messen, wenn die Patienten vor der Behandlung schwerer betroffen sind als nach der Behandlung. Es zeigte sich dabei, daß die Gesamtscores der verschiedenen Skalen in Abhängigkeit von der Schwere der Erkrankung und auch in Abhängigkeit von den Diagnosen unterschiedlich miteinander korrelieren. Wären sie echte Meßinstrumente, müßten sie über den Skalenbereich gleichmäßig hoch oder niedrig miteinander korrelieren, je nachdem ob sie gleiche oder verschiedene Informationsanteile in verschiedenen Graden der psychopathologischen Ausprägung berücksichtigen. Die Korrelationen liegen jedoch vor der Behandlung in der Regel niedriger als nach der Behandlung (vgl. dazu HEIMANN und SCHMOCKER, 1974).

Wenn also auf dem Gebiete der Psychopathologie *Quantifizierung und Messung nur in Analogie zu biologischen Meßverfahren Geltung besitzen,* wenn *Kennwerte* solcher Verfahren *nur in Annäherung den Charakter von Quantitäten* beanspruchen dürfen, wäre es dennoch töricht zu meinen, all diese Bestrebungen seien nutzlos! Es wurde durch sie eine sehr viel feinere, vor allem feiner abgestufte Deskription psychopathologischen Verhaltens und Erlebens ermöglicht, eine Deskription, die echte Vergleiche zuläßt und darin der freien Beschreibung überlegen ist. Quantitative Verfahren der Verhaltens- und Erlebensbeschreibung haben zudem den Vorteil, daß ihre *Zuverlässigkeit* überprüft werden kann.

Dennoch bleibt die Frage nach der *Validität* solcher Beschreibungen bestehen und ist immer wieder neu zu stellen, d.h. *die Frage nach dem Realen, welches damit bezeichnet wird.* Es ist dies jedoch eine Frage, die für alle beschreibende Termini gilt, sowohl auf Symptom- wie Syndromebene, aber auch für jene, die Interaktion und psychodynamische Daten erfassen. Eine kritische Prüfung der quantitativen Verfahren zeigt zudem, daß ähnlich wie in der Intelligenzforschung oder in der Untersuchung des Altersabbaus psychischer Leistungen (vgl. HERON und CHOWN) nicht der Gesamtscore analog dem Intelligenzquotienten, sondern Profilvergleiche für psychopathologische Aussagen und quantitative Beschreibungen wirkungsvoller sind (vgl. ANGST et al., 1974).

Was wir für die Beziehung der generalisierenden und der individualisierenden Erfahrungsrichtung betont haben, daß sie sich gegenseitig fruchtbar ergänzen müssen, ist in diesem Zusammenhang besonders wichtig. Auf dem Gebiete der Psychopathologie läßt sich nicht alles quantifizieren, es braucht die individualisierend vorgehende freie Deskription als Korrektur zu einer allzu naiven Quantifizierungseuphorie, dies auch auf Gebieten, wo sich die Quantifizierung erfolgreich durchgesetzt hat, z.B. in der Therapieforschung, weil nirgends so wie auf unserem

Gebiete die *Rückbesinnung auf die Grundlagen der Datengewinnung* bedeutungsvoll bleibt und neue Einsichten verspricht, vor allem dann, wenn Untersuchungen mit quantitativen Methoden widersprüchliche Ergebnisse liefern.

XIII. Psychopathologie als Erfahrungswissenschaft
(Zusammenfassung)

1. Aus der Rückbesinnung auf die methodologischen Grundlagen der Psychopathologie ist klar geworden, daß es heute nicht mehr möglich ist, *eine Psychopathologie als geschlossenes System* auf einer philosophischen, psychologischen oder soziologischen theoretischen Grundlage aufzubauen. Diese Versuche müssen notwendigerweise scheitern, weil sie eine methodologische Verengung bedeuten und den unfruchtbaren Streit der Schulen verewigen. *Psychopathologie bezeichnet ein Gegenstandsgebiet und umfaßt alle wissenschaftlichen Methoden, welche zu Protokollaussagen über gestörtes seelisches Leben führen und diese in einen geordneten Zusammenhang bringen.* Eine Kritik dieser Methoden muß von der Objektivität der Protokollaussagen, d.h. von ihrer intersubjektiven Verifizierbarkeit ausgehen und von der Bewährung, die psychopathologische Aussagen in ihrer Beziehung zu den biologischen, den psychodynamischen und den Basiswissenschaften der Psychiatrie liefern.

Psychopathologie ist deshalb heute *keine in sich geschlossene Grundlagenwissenschaft mehr*, sozusagen keine Königin mit ihrem eigenen Hofstaat, sondern sie ist eine Dienerin geworden für die Erarbeitung der Grundlagen einer effizienteren somatischen, psychotherapeutischen und soziotherapeutischen Behandlung psychiatrischer Patienten. Deshalb kann sie sich den Forderungen der neueren Erkenntnisse über Gehirnfunktionen, der Neurophysiologie, der Biochemie und der Neuropsychologie ebenso wenig verschließen wie den methodischen Bedürfnissen einer auf die Lebensgeschichte des Patienten gerichteten psychodynamischen Forschung oder den soziologischen Aspekten, der sozialen Rolle, der sozialen „Karriere" und seiner sozialen Bedeutung als Patient für die Primärgruppe (für die Rolle, die Schizophrene zur Erhaltung des Familiengleichgewichts spielen vgl. KAUFMANN, 1972; das analoge Problem für Neurotiker wurde von RICHTER bearbeitet). Deskriptive psychopathologische Aussagen müssen deshalb in Beziehung gesetzt werden mit Ergebnissen der Methoden dieser Basiswissenschaften der Psychiatrie.

2. Die generalisierende und die individualisierende Erfahrungsrichtung sind heute keine getrennten Wege zur Vertiefung unseres Wissens über psychopathologische Phänomene, sondern Ergänzungen, wobei die am Einzelfall beobachteten und als typisch erkannten Phänomene zu Hypothesen der generalisierenden Betrachtungsweise werden, die mit den entsprechenden objektiven und quantitativen Methoden bestätigt oder widerlegt werden.

Auch das Postulat verschiedener Psychopathologien, z.B. einer naturwissenschaftlichen und einer geisteswissenschaftlichen, auf der Basis der Gegenüberstellung von „Erklären" und „Verstehen" ist heute überholt. Fruchtbar im Sinne weiterführender Erkenntnisse über psychische Störungen ist die Ergänzung intuitiver auf „sozialer Intelligenz" beruhender Anschauung, Beschreibung und Deutung und die darauf folgende diskursive kritische Prüfung im Sinne möglicher Widerlegung oder Verifizierung von Hypothesen durch Prüfung von Voraussagen, die von diesen Hypothesen abgeleitet sind (HEIMANN, 1972). Die methodologische Besinnung zeigt somit, daß das wissenschaftliche Vorgehen in der Psychopathologie als einer Erfahrungswissenschaft von anderen Erfahrungswissenschaften nicht zu unterscheiden ist, daß aber der Gegenstand in seiner Komplexität und Spannung zwischen Individualität des Patienten und generalisierbaren, objektivierbaren, intersubjektiv verifizierbaren Bedingungszusammenhängen die besonderen Schwierigkeiten der Psychopathologie darstellt (vgl. HEIMANN, 1972).

3. Sowohl die individualisierende wie die generalisierende Betrachtungsweise basieren auf Protokollaussagen, d.h. auf am Patienten in räumlich-zeitlichen Koordinaten angehbaren beobachteten Phänomenen. Diese müssen analog dem Vorgehen des Historikers aus der Fülle erlebter Erscheinungen in einer kommunikativen Beziehung zwischen Patient und Untersucher herausgearbeitet und benannt werden.

Die babylonische Sprachverwirrung auf unserem Gebiet ist die Folge unkritischer Sprachschöpfungen und Neologismen, die zwar ihrem Schöpfer Befriedigung und Ruhm verschaffen, jedoch nur selten der intersubjektiven Verständigung in der Praxis dienen. Die heute sich abzeichnenden Bemühungen in verschiedenen Ländern und Sprachen zu einem einheitlichen, begrenzten und kommunizierbaren Merkmalsraum für die Beschreibung psychischer Störungen zu gelangen, wozu das AMP-System einen wesentlichen Anstoß gegeben hat, führte bereits zu beachtlichen Ergebnissen, und es ist zu hoffen, daß andere deskriptive Systeme, welche die Aspekte der Kommunikation zwischen Patient und Untersucher direkter berücksichtigen als die herkömmlichen psychopathologischen Termini, in ihrer Beobachtungssprache von persönlichen Präferenzen und subjektiv bedingten Liebhabereien in ähnlicher Weise empirisch gereinigt werden (vgl. BOBON et al.). Nur auf diesem Wege wird die Psychopathologie als eine für die Praxis nützliche und dem ganzen Gebiete der Seelenheilkunde dienende Wissenschaft Bestand haben.

4. Als Erfahrungswissenschaft geht die Psychopathologie nicht anders vor als andere Erfahrungswissenschaften, was in dem folgenden Schema dargestellt wird, das BOCHENSKI (1975) für die reduktiven Denkmethoden in der Wissenschaft herausgearbeitet hat:

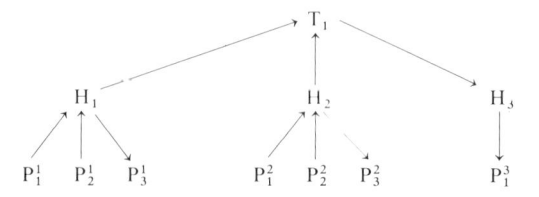

$$
\begin{array}{c}
T_1 \\
\nearrow \uparrow \searrow \\
H_1 \quad H_2 \quad H_3 \\
\nearrow \uparrow \nwarrow \quad \nearrow \uparrow \searrow \quad \downarrow \\
P_1^1 \; P_2^1 \; P_3^1 \quad P_1^2 \; P_2^2 \; P_3^2 \quad P_1^3
\end{array}
$$

Abb. 2. Schema des methodischen Vorgehens in den Erfahrungswissenschaften (reduktive Denkmethodik) nach BOCHENSKI (1975)

Von den Protokollsätzen, d.h. von beschreibbaren Beobachtungen P_1^1 und P_2^1, wird eine Hypothese aufgestellt, deren Voraussage durch Beobachtung von P_3^1 verifiziert werden kann. Dasselbe wiederholt sich bei P^2, es kommt zur zweiten Hypothese, die miteinander in einer theoretischen Konstruktion T_1 verbunden werden können. Von dieser Theorie läßt sich eine dritte Hypothese ableiten, welche auf der Beobachtungsebene P_1^3 verifiziert oder widerlegt werden kann. Diese formale Struktur des methodischen Vorgehens soll in den beiden folgenden Kapiteln über die neueren Ergebnisse der Psychopathologie der Schizophrenie und der depressiven Syndrome konkretisiert werden.

5. Auf ein besonderes Problem, das für die Humanwissenschaften im allgemeinen gilt, muß noch hingewiesen werden, das gewöhnlich zu wenig beachtet wird, wenn man den Übergang vom Einzelfall und der idiographischen Erfahrungsrichtung auf eine Stichprobe und auf die nomothetische Erfahrungsrichtung im Auge hat. Es ist das *Problem der Wahrscheinlichkeit als Erkenntnisform*. Der naive Beurteiler, dem die physikalischen Nahwirkungsgesetze seit NEWTON zur unreflektierten Selbstverständlichkeit geworden sind, kann sich Gesetzmäßigkeit, Experiment und Voraussage nur in diesen Dimensionen vorstellen. Auf der Komplexitätsstufe der Verhaltenswissenschaften (Psychologie, Sozialwissenschaft, Psychopathologie etc.) sieht er sich jedoch *Individuen* gegenüber, *die in ihrem Verhalten zahlreiche Freiheitsgrade* aufweisen, so daß eine Stichprobe von Individuen für den naiven Betrachter das Gegenstück zur absoluten Gesetzmäßigkeit der physikalischen Nahwirkungsgesetze darstellt, nämlich die völlige Regellosigkeit.

Wahrscheinlichkeitsaussagen sind nun für den naiven Betrachter sozusagen Aussagen, die nur auf ungenügender Methodik beruhen, jedoch prinzipiell auf den Grad der absoluten Gesetzmäßigkeit der Nahwirkungsgesetze gebracht werden könnten. JUHOS zeigt nun, daß *Wahrscheinlichkeitsregeln* und *Voraussagen* eine *eigene Erkenntnisform* darstellen, und zwar immer dort, wo die *Ausgangslage eines Systems nicht klar definiert* und/oder die *Endlage nicht absolut eindeutig bestimmt* werden kann. Würde eine Perfektion der Methoden jedes einzelne Individuum in seiner Ausgangslage und seinen Endzustand absolut genau bestimmen lassen, die Wahrscheinlichkeitsaussage also verschwinden, würde dies eine tautologische Beziehung, d.h. die Identität des Ausgangspunktes des Systems zum Endpunkt, bedeuten.

Wahrscheinlichkeitsregeln und Voraussagen sind deshalb nicht einfach unexakte Regeln und Voraussagen, sondern entsprechen in der Erfahrungswissenschaft einem besonderen Gegenstandsbereich und einer eigenen Erkenntnisform. Wenn man also in der Psychopathologie behauptet, der Mensch sei als Individuum unvergleichbar, deshalb gäbe es keine gesetzmäßigen Voraussagen für Stichproben, erweist sich dies als Irrtum. Individuen können unter bestimmten Gesichtspunkten zu Klassen vereinigt werden, deren Ausgangslage zwar unbestimmt ist oder nur in bestimmten Grenzen festgelegt werden kann. Die einwirkenden Variablen auf diese Stichprobe führen zu einem Endzustand, der wiederum in gewisser Hinsicht unbestimmt ist, so daß die Wahrscheinlichkeitsbeschreibung eine angemessene Form der Erkenntnis derartiger Beziehungen darstellt.

Wahrscheinlichkeitsaussagen sind heute in der Psychopathologie verbreitet und geben zuverlässige, wenn auch *relative* Informationen über Zusammenhänge psychischer Größen, über Entwicklungen von psychischen Störungen u.ä. Die Relativität der Erkenntnisform von Wahrscheinlichkeitsaussagen mag zwar den naiven Betrachter enttäuschen, sie sind jedoch dem Gegenstandsbereich angemessener als scheinbar exakte, auf der Intuition basierende Typologien, deren behauptete Absolutheit nur auf einem Mangel an Überprüfung mit einer sauberen in der generalisierenden Erfahrungsrichtung erprobten Methodik beruht (vgl. dazu auch HEIMANN, 1972).

6. Wenn wir davon ausgehen, daß generalisierende Aussagen über psychopathologische Bedingungszusammenhänge und ihren Beziehungen zu Variablen der Grundlagenwissenschaften der Psychopathologie nur als Wahrscheinlichkeitsaussagen formuliert und geprüft werden können, ist abschließend noch ein Problem zu erwähnen, welches für Variablen der Humanwissenschaften überhaupt gilt: Die als Variablen in der Psychopathologie herausgearbeiteten Größen (z.B. Häufigkeiten von Merkmalen oder Ausprägungskoeffizienten von bestimmten Qualitäten pathologischen Verhaltens und Erlebens etc.) lassen sich nie vollständig isolieren. Es bestehen zwischen ihnen, anders als in den exakten Naturwissenschaften, bei genügend großen Stichproben meist signifikante korrelative Beziehungen, die jedoch, weil sie zwar von Null verschieden, aber extrem klein sind, für eine Interpretation keine Bedeutung haben (MEEHL).

Diese *Interdependenz der psychopathologischen Variablen* hat jedoch zur Folge, daß die für ein Entscheidungsexperiment — in unserem Schema der reduktiven Denkmethodik (S.18) die Überprüfung der Hypothese H_3 durch Beobachtungen auf dem phänomenalen Niveau P^3 — formulierten Null-Hypothesen eine gewisse Unschärfe besitzen, also im streng logischen Sinne „falsch" sind (vgl. MEEHL, 1962). Deshalb können Verifizierungen oder Falsifizierungen der Alternativhypothesen und damit einer Theorie, aus welcher sie abgeleitet wurden, nur mit gewissen Vorbehalten interpretiert werden. Gerade an diesem Problem zeigt es sich, daß nicht der Aufwand an statistischen Verfahren für eine Widerlegung oder vorläufige Bestätigung theoretischer Vorstellungen entscheidend ist. Auch multivariate statistische Methoden helfen nicht aus diesem Dilemma. Nur die intelligente und von der Sachkenntnis geführte Phantasie in der *Variation der Bedingungen*, d.h. die Überprüfung der abgeleiteten Hypothesen mit Hilfe verschiedener, die unterschiedlichsten Ausgangslagen berücksichtigenden experimentellen Ansätze können hier weiterführen, und es bedarf vieler konsequenter Untersuchungen, um theoretische Vorstellungen zu erhärten oder in Frage zu stellen. Dabei wird ein an klaren theoretischen Konzepten orientiertes, sich jedoch ständig mit der Praxis konfrontierendes Vorgehen in der generalisierenden Erfahrungsrichtung erfolgreicher sein als ein zielloses „experimentelles" Herumprobieren mit sog. „empirischen Tatsachen".

C. Zur Psychopathologie der Schizophrenie

> Viel sind Erinnerungen.
> Und wo die Erde, von Verwüstungen her,
> Versuchungen der Heiligen,
> Großen Gesetzen nachgeht, die Einigkeit
> Und Zärtlichkeit und den ganzen Himmel
> nachher
> Erscheinend singen
> Gesangeswolken. Denn immer lebt
> Die Natur. Wo aber allzusehr sich
> Das Ungebundene zum Tode sehnt,
> Himmlisches einschläft, und die Treue
> Gottes,
> Das Verständige fehlt.
>
> Hölderlin

I. Reduktive Methodik und ganzheitliche Ansätze

Der nachfolgende Abschnitt beabsichtigt keine extensive Darstellung der neueren Ergebnisse psychopathologischer und klinisch-psychologischer Untersuchungen der Krankheitsgruppen, die wir schizophren nennen. Vielmehr ist beabsichtigt, den methodischen Übergang von der individualisierenden zur generalisierenden Betrachtungsweise in der psychopathologischen Schizophrenieforschung an einigen neueren Untersuchungen zu illustrieren und zu zeigen, inwiefern sich auch im experimentellen Bereich der Schizophrenieforschung mit Hilfe isolierender Fragestellungen wesentliche Einsichten in die Komplexität des Umgangs Schizophrener mit ihrer Umwelt nachweisen lassen.

Wir können davon ausgehen, daß die deskriptive Bestandesaufnahme psychopathologischer Phänomene von schizophrenen Psychosen, die im täglichen Umgang mit schizophrenen Anstaltspatienten gewonnen wurde, bereits von den Schöpfern der Schizophrenielehre, EMIL KRAEPELIN, EUGEN BLEULER (1911) und der Heidelberger Schule im wesentlichen abgeschlossen wurde. Was sich anschloß, waren Versuche, auf Grund von psychologischen, psychoanalytischen oder existential-philosophischen Positionen aus schizophrenes Leben in seiner Entwicklung besser zu verstehen und zu deuten (vgl. ARIETI, 1955; BENEDETTI, 1973). Dabei wurden die Erfahrungen, die der Kliniker am einzelnen Patienten gewann, in neue Zusammenhänge und Perspektiven gebracht, die einerseits das deskriptive Rüstzeug des Klinikers auf dieser Ebene als vordergründig, statisch und isolierend in Frage stellen, andererseits jedoch von ganzheitlichen oder psychodynamischen Prämissen aus nicht zu praktikableren, d.h. für die diagnostische und therapeutische Praxis brauchbareren Termini auf der phänomenalen Ebene des klinischen Alltags führten.

Für die Vermutung, daß die Diskussionen sich mehr um die theoretischen Positionen und das aus psychologischen oder philosophischen Quellen abgeleitete Vokabular und weniger um tatsächlich Beobachtetes bzw. Verifizierbares drehten, ließen sich zahlreiche Beispiele aus der Schizophrenieliteratur der letzten 40 Jahre geben. Es ist deshalb nicht verwunderlich, daß sich die neueren Anstrengungen in der Forschung gerade *auf die phänomenale Ebene der klinischen Erfahrung* richten und hier vor allem die Begründbarkeit, Abgrenzung und Klärung deskriptiver Termini im Auge haben. Eine Klärung des diagnostischen Prozesses und eine bessere Eingrenzung psychopathologischer Termini soll zu einer sicheren Basis für die Bestimmung der Phänomene führen, welche einer therapeutischen Beeinflussung unterzogen werden (vgl. z.B. KENDELL et al., 1974). Interessant ist auch, daß sogar die Symptome ersten Ranges von KURT SCHNEIDER (1959) heute in der Psychiatrie der Vereinigten Staaten zur Abgrenzung der schizophrenen Störungen eine Renaissance erleben (HIPPIUS, 1977).

Die sich hier anzeigende Rückkehr zu beobachtbaren und mitteilbaren „Tatsachen" und die Abkehr von theoretischen Gebäuden, die das Ganze des schizophrenen Kranken zu umfassen versuchen, kann über zwei Dinge nicht hinwegtäuschen: Erstens haben gute Kenner der Psychopathologie schizophrener Kranker immer darauf hingewiesen, daß sich schizophrene Erlebens- und Verhaltensweisen nicht nur durch eine große Mannigfaltigkeit auszeichnen, sondern auch durch die Diskrepanz zwischen den in der Arzt-Patienten-Beziehung für den Kenner erlebbaren feinen Störungen und Entgleisungen der Kommunikation und den Unvollkommenheiten ihrer verbalen Charakterisierung. Ich erinnere nur an das bekannte „Praecox-Gefühl" von RÜMKE oder an die Feststellung WYRSCHs (1949), daß auf der Symptomebene das eigentlich Charakteristische schizophrener Daseinsweisen in der Regel durch das Adjektiv „schizophren" angemerkt werden müsse. Das bedeutet, daß Kranke, die wir schizophren nennen, nicht einfach halluzinieren oder nicht nur Besonderheiten in ihrem Umgang mit der sie umgebenden Welt aufweisen, die man als „autistisch" oder „ambivalent" bezeichnen kann, sondern daß man dies näher spezifizieren müßte dadurch, daß man das Adjektiv „schizophren" diesen Symptomen hinzufügt, wodurch natürlich die Frage nach dem Eigentlichen des „Schizophrenen" erst recht gestellt ist (vgl. MÜLLER-SUUR, 1950).

In diesem Zusammenhang sind die Arbeiten von JANZARIK zu erwähnen, welche von einem strukturdynamischen Ansatz die psychopathologischen Konstellationen der Schizophrenie beschreiben. Der strukturdynamische Ansatz faßt unter dem Begriff der „Dynamik" Antrieb und Emotionalität zusammen als „Impulse, Intentionen, Bereitschaften, Gerichtetheiten, ebenso wie das Gesamt emotionaler Zuständlichkeiten" (JANZARIK, 1959). Als „Repräsentation" versteht JANZARIK die Inhalte, welche geeignet sind, die Kontinuität seelischer Dynamik zu determinieren, und als „Struktur" das in Anlehnung an KRÜGER betrachtete gesamte seelische Gefüge als komplexes Gebilde, welches sowohl dispositionelle, als auch persönliche Verhaltensmuster umfaßt. Unter den Veränderungen der dynamischen Grundkonstellation ist hier vor allem die „dynamische Entleerung" zu nennen, welche mit einer Antriebsverminderung und einer Affektverarmung verbunden ist und zu einer allgemeinen Desaktualisierung von Werten führt, unabhängig von deren qualitativer Tönung. Die „dynamische Entleerung" (JANZARIK, 1968) ist die für die Schizophrenie typische Entgleisung der Dynamik. Sie zeigt sich im Verlust emotionaler Ansprechbarkeit und Spontaneität, teilnahmsloser Kühle, Unberührbarkeit, Interesselosigkeit, Initiativearmut, Mangel an Ausdauer und Zielgerichtetheit, bei Erschöpfbarkeit, Konzentrationsschwäche. In ihrer reinsten Form findet sie sich bei den schleichend fortschreitenden symptomarmen Schizophrenien junger Menschen. BERNER hat versucht, die JANZARIKsche Konzeption der dynamischen Grundkonstellationen neuro-psychologisch und lerntheoretisch zu verankern (BERNER, 1977) und er betrachtet die „dynamische Entleerung" als Primärstörung der Schizophrenie, die sich am deutlichsten in symptomarmen und hebephrenen Formen zeigt. Bei BERNER gewinnt die strukturdynamische Betrachtung JANZARIKs eine Konkretisierung in neuropsychologischen Befunden, welche auch lerntheoretische und psychoanalytische Aspekte einschließen.

Der Begriff der „dynamischen Entleerung" zielt auf Phänomene, die in der Schizophrenieforschung immer wieder diskutiert wurden, insbesondere auf ein den endogenen Psychosen gewissermaßen gemeinsames, irreversibles defektuöses Kernsyndrom. CONRAD (1958) bezeichnete es als „Reduktion des energetischen Potentials". HUBER (1966) untersuchte die bei Schizophrenen auftretenden sog. schizophrenen Defekte und grenzte sie von den reversiblen Basisstadien ab. Beide Begriffe bezeichnen nach HUBER einen phänomenalen und transphänomenalen Sachverhalt. Sie sind sowohl erlebnismäßig-subjektiv als auch phänomenal-objektiv in Ausdruck und Verhalten faßbar als psychopathologische Syndrome, und HUBER vermutet, daß sie einer aktuellen Störung oder bleibenden Schädigung der seelischen Dynamik näher sind als andere schizophrene Phänomene, etwa die akzessorischen Symptome von EUGEN BLEULER. Reine Defekte als bleibende Veränderungen und reversible Basisstadien als vorübergehende, doch im Querschnittsbild nicht sicher von den reinen Defekten abzugrenzende Minderungen des energetischen Potentials im Sinne von vorübergehenden Störungen der Aktivität, der Adynamie und der „Asthenie", wären nach HUBER demnach die psychopathologischen Korrelate des postulierten schizophrenen Prozesses.

„Dynamische Entleerung", „reine Defekte", „reversible Basisstadien" im Rahmen der Schizophrenie zielen alle auf die klinisch schwer faßbaren Grundstörungen der Schizophrenie. Sie sind rein deskriptiv bei JANZARIK gefaßt, bei BERNER im Hinblick auf funktionelle Veränderungen in den Aktivierungssystemen, und bei HUBER in Analogie zu organischen Defekten. Hier zeigt sich die in dem nächsten Abschnitt zu erwähnende Grenze der deskriptiven Methode und das Bedürfnis, mit einem theoretischen Modell über diese Grenze hinauszugelangen. Dem kritischen Betrachter fällt auf, daß gerade im Bereiche der Psychopathologie der Schizophrenie die hier anvisierte Basisstörung terminologisch so vielfältige Formulierungen hervorgebracht hat, beginnend mit der „intrapsychischen Ataxie" von STRANSKY. Der terminologischen Fruchtbarkeit steht die mangelnde Präzision der psychopathologischen Erfassung dieser Phänomene gegenüber, welche in ihrer Inkonsistenz den Kliniker immer wieder verwirren und, beispielsweise in der schweizerischen psychiatrischen Tradition der Betrachtung langdauernder schizophrener Verläufe, auch Zweifel an einer echten Defektsymptomatik aufkommen ließ (M. BLEULER; CH. MÜLLER u. L. GIOMPI).

Zweitens führt eine noch so feine und empirisch gesicherte Deskription von Verhalten und Erleben schizophrener Patienten methodisch an eine Grenze. Wie wir gesehen haben, ist es notwendig, aus der Fülle des im direkten Umgang mit solchen Patienten Erfahrenen und Erlebten Phänomene herauszugreifen, d.h. Sequenzen zu benennen, die man für besonders charakteristisch, also wichtig erachtet. Nur sie werden einer weiteren Bearbeitung unterzogen, z.B. dadurch, daß man sie in ein theoretisches Modell einbaut, welches zur Klärung oder wenigstens zur Ordnung des Beobachteten führt und zu einer Verständigung über das, was mit „schizophren" gemeint ist. Die Grenze ist mit dem klinisch erfahrbaren Bereich bezeichnet, über den hinaus der kritische Untersucher oder Therapeut nur mit Hilfe theoretischer Vorstellungen gelangt bzw. durch neue empirische Bezugssysteme, die er aus anderen Ebenen, z.B. neurophysiologischen, biochemischen oder soziologischen bezieht.

Aus dem von uns charakterisierten Wissenschaftsverständnis ist ersichtlich, daß die Berufung auf „Ganzheit", auf den Menschen als Person oder auf existentialontologische Begriffe wie „Dasein" und „Existenz" die Forschung auf dem Gebiete der Psychopathologie Schizophrener nicht weiterführen kann. Gewiß ist es notwendig, im Umgang mit schizophrenen Kranken die reduktiven Tendenzen, die notwendigerweise jeder empirischen Forschungsmethodik anhaften, im Auge zu behalten, also zu wissen, daß ein schizophrener Mensch immer mehr ist als was unsere Deskriptionen oder theoretischen Thesen über ihn aussagen können. Andererseits können jedoch sowohl für eine rational begründete Therapie wie für eine rational begründete Rehabilitation schizophrener Kranker immer nur Teilaspekte seiner menschlichen Existenz berücksichtigt werden. *Generalisie-*

rende Aussagen über solche Teilaspekte können nicht auf Konzepten gründen, die einen Totalitätsanspruch erheben. Also nicht das Ganze des Menschseins, auch nicht eine irgendwie geartete Ganzheitspsychologie oder Philosophie können uns auf empirischem Gebiet weiterführen oder die theoretische Basis für Modellvorstellungen abgeben, welche zu kritisch überprüfbaren Hypothesen führen, obwohl wir gerade als Kliniker und Therapeuten im Umgang mit unseren Patienten gezwungen sind, auf das Ganze einer menschlichen Existenz, auch mit unserer eigenen, einzugehen. *Diese Spannung zwischen Praxis und Forschung, also zwischen menschlich existentieller kommunikativer Haltung und modellhaft theoretischer Reduktion ist auszuhalten.* An ihr führt kein noch so raffinierter ideologischer Kniff vorbei.

II. Klinische Deskription und testpsychologische Methodik

Unter der Voraussetzung, daß man die Berechtigung anerkennt, Verhaltens- und Erlebnisweisen von psychisch Kranken deskriptiv festzulegen, die besonderen Kombinationen von Symptomen (als „Zeichen für etwas") zu untersuchen, also in Analogie zur übrigen Medizin Syndrome zu beschreiben (vgl. dazu P. BERNER, 1977: Das endomorph-schizophrene Achsensyndrom), ist die Frage nach der Hierarchie solcher Symptome innerhalb des Syndrombegriffs zu stellen, z.B. wie schon EUGEN BLEULER (1911) nach *den primären Störungen als direkte Auswirkung eines hypothetischen Prozesses* und den *sekundären Störungen als Reaktionen und Verarbeitungsvorgängen der primären Störungen durch den Organismus zu fragen.* Interessanterweise hat gerade dieser Ansatz, der sich in den letzten 20 Jahren für die experimentelle Forschung auf dem Gebiete der Schizophrenie besonders fruchtbar erwiesen hat, zunächst für Untersuchungen mit einer psychologischen Methodik der generalisierenden Erfahrungsrichtung kaum eine Rolle gespielt. Man erwartete von Testmethoden zunächst nur eine globale und quantitative Abgrenzung zwischen schizophrenen und nichtschizophrenen Krankheitsbildern (vgl. z.B. PLAUM, 1975). *Auf der Komplexitätsstufe zwischenmenschlicher Kommunikation lassen sich jedoch keine quantitativen Normwerte angeben, die ein für alle Mal feststehen,* wie etwa mit geeigneten Testverfahren für intellektuelle Leistungen.

Dagegen ist es möglich, mit Hilfe einer experimentellen Methodik bei Schizophrenen *auf einem infraklinischen Niveau Störungen in der Beziehung zur Umwelt zu untersuchen und zu objektivieren,* welche bei anderen Krankheitsgruppen und bei der Durchschnittsbevölkerung fehlen. Solche Störungen sind auf dem Gebiet der Informationsaufnahme und -verarbeitung zu postulieren und sie wären, falls ein Nachweis gelingt, primärer Ausdruck eines „Prozesses" oder einer dispositionsbedingten Systemschwäche (vgl. MEEHL, 1962), die dann neurophysiologisch oder biochemisch geklärt werden könnten. Sie wären primär und würden im Patienten Anlaß geben für einen sekundären Überbau, der sich auf der klinischen Ebene in speziellen Symptomen äußert, die ihrerseits *Ausdruck von reparativen Mechanismen im Persönlichkeitsgefüge des Kranken* darstellen. Die Grundannahme einer solchen Konzeption besteht darin, daß der als schizophren erkannte Patient in seinen kommunikativen Möglichkeiten eingeschränkt ist, jedoch nun nicht derart, daß wir Normwerte festsetzen und ihn einfach quantitativ davon absetzen, sondern, daß wir untersuchen, *unter welchen Umweltbedingungen* welche *psychopathologischen Symptomverkoppelungen zu voraussagbaren Veränderungen in bestimmten kognitiven Leistungen, also in der Informationsaufnahme und -verarbeitung, führen.*

III. Untersuchungen zur Störung der Aufmerksamkeit

Beobachtungen an einzelnen Patienten führten schon EUGEN BLEULER 1911 (im Gegensatz etwa zu GRUHLE) zu der Annahme, daß die Aufmerksamkeit bei Schizophrenen alteriert sei: „Die Auslese, die die normale Aufmerksamkeit unter den Sinneseindrücken trifft, kann bis auf Null herabgesetzt sein, so daß fast alles registriert wird, was den Sinnen zugeht. Die bahnende wie die hemmende Eigenschaft der Aufmerksamkeit ist also in gleicher Weise gestört."

Als *Aufmerksamkeit* kann man jene komplexen psychischen Vorgänge bezeichnen, welche es dem Organismus ermöglichen, Umwelt in adäquater Form, d.h. seinen augenblicklichen Bedürfnissen angemessen, aufzunehmen (vgl. TECCE u. COLE; MCGHIE u. CHAPMAN, 1961; BROEN, 1968). Wenn man also von den klinischen Beobachtungen an schizophrenen Patienten ausgeht, welche belegen, daß die Beziehung zur Umwelt in besonderer Weise gestört ist („gestörte Ich-Umwelt-Balance" im Sinne von AVENARIUS, 1976), ist es naheliegend, *auf der Suche nach „Basisstörungen" das Aufmerksamkeitsverhalten Schizophrener experimentell zu untersuchen.* Die komplexen Vorgänge der Aufmerksamkeit haben als wesentliche Aufgabe *die Informationsreduktion,* d.h. aus der Fülle möglicher, auf den Organismus eindringender Informationen diejenigen auszuwählen, die in jedem Zeitpunkt seinen inneren und äußeren Bedürfnissen angepaßt sind. BROADBENT (1968) hat dafür ein Modell entwickelt, das auf der Konzeption eines begrenzten Fassungsvermögens der informationsverarbeitenden Zentren beruht.

Zunächst ist die Umwelt bereits durch eine unterschiedliche Intensität auf der Stimulusseite strukturiert (SILVERMANN, 1972). Der Organismus seinerseits untersucht in unterschiedlichem Maße das ihn umgebende Umfeld (Aufmerksamkeitsbreite nach BROEN, 1968; "Scanning" nach SILVERMANN, 1972), und er beachtet durch gezielte Hemmungs- und Erleichterungsmechanismen die für ihn relevanten Informationen, strukturiert somit das Aufmerksamkeitsfeld entsprechend seinen Bedürfnissen. Von klinischen Beobachtungen ausgehend läßt sich die Hypothese aufstellen, daß der akut Schizophrene *in seiner selektiven Aufmerksamkeit durch ein Versagen gezielter Hemmungsmechanismen* abgelenkt, gestört ist und deshalb nicht in der Lage ist, sich adäquat mit seiner Umgebung auseinanderzusetzen. Er ist durch irrelevante Zusatzinformationen leichter störbar (CHAPMAN u. CHAPMAN, 1973). Diese Hypothese wurde in einfachen Wahrnehmungsexperimenten zuletzt von STRAUBE (1975) gestützt: *Akut halluzinatorisch-paranoide schizophrene Patienten* konnten aus wolkigem Umfeld heraus angedeutete geometrische Figuren schlechter erkennen als eine klinische Vergleichsgruppe und Normale, weil sie gemäß der hypothetischen Voraussage jene für die Wahrnehmungsaufgabe irrelevanten Reize nicht in genügendem Maße zu unterdrücken vermochten. Das traf jedoch für chronische Schizophrene, die akute paranoid-halluzinatorische Schübe hinter sich hatten, nicht mehr zu, wahrscheinlich weil diese Patienten gelernt hatten, ihr Aufmerksamkeitsfeld extrem einzuengen, um einer Überflutung der informationsverarbeitenden Zentren auszuweichen.

Ist die *höhere Störbarkeit akut Schizophrener durch irrelevante* Stimuli eine Grundbedingung für ihre gestörte Beziehung zur Umwelt, müßte sie sich auch auf anderen Wahrnehmungssektoren, insbesondere auch *bei der Wahrnehmung von Sprache,* nachweisen lassen, wenn die experimentellen Bedingungen gleichzeitig den Patienten Störreizen aussetzen, z.B. Stimmengewirr oder Geräusche, in welchen die wahrzunehmenden Sprachstrukturen eingebettet sind (GERVER, 1967). GERVER prüfte bei Schizophrenen, einer nicht schizophrenen Kontrollgruppe psychiatrischer Patienten und bei normalen Probanden einerseits den Einfluß eines Hintergrundgeräusches verschiedener Intensität auf die Sprachwahrnehmung und gleichzeitig die Auswirkung einer unterschiedlichen syntaktischen und semantischen Strukturierung der dargebotenen Sätze nach der Methode von MILLER und SELFRIDGE (1950). Seine Ergebnisse zeigen in der Tat, *daß die Schizophrenen größere Schwierigkeiten hatten als die beiden Kontrollgruppen, zwischen Signal und Hintergrundgeräusch zu differenzieren.* In der Ausnützung von Sprachregeln für das Behalten vorgesprochener Sätze, die einen unterschiedlichen Grad von Strukturiertheit aufweisen, unterschieden sich die Schizophrenen jedoch nicht von den Kontrollgruppen.

Wir haben in zwei Studien diese Untersuchung an akut schizophrenen Patienten mit entsprechenden Kontrollgruppen zu replizieren versucht, haben jedoch widersprüchliche Ergebnisse erhalten. Eine systematische Variation der Lautstärke des Hintergrundgeräusches zeigte nicht den erwarteten Leistungsabfall bei akut Schizophrenen.

Anders verhält es sich, wenn man akut schizophrene Patienten auffordert, Wortlücken in Sätzen zu ergänzen und ihnen gleichzeitig 8 relevante und 8 irrelevante Worte anbietet. Hier läßt sich eine Störung der Unterdrückung irrelevanter Worte nachweisen (STRAUBE u. KLEMM, 1975). In die gleiche Richtung weisen die Untersuchungen von CHAPMAN und CHAPMAN (1973), welche zeigen konnten, daß Schizophrene im Umgang mit Sprache dort assoziativen Störreizen in ausgeprägterem Maße ausgesetzt sind, wo auch Normale einen sog. „normal response bias" aufweisen, d.h. dort, wo es darum geht, aus verschiedenen möglichen Reaktionen eine bestimmte auszuwählen, die der Aufgabe angemessen ist. Auch Normale machen in diesen Konstellationen Fehler, die Schizophrenen jedoch in ausgeprägterem Maße, weil es ihnen nicht gelingt, sich von aufdrängenden Assoziationen zu lösen. Im allgemeinen sind es bei diesen Sprachaufgaben *emotionale Worte oder Assoziationen,* welche die Störung in Erscheinung treten lassen. N. COHEN hat nachweisen können, daß bei Schizophrenen der aktive Umgang mit Sprache in einer kommunikativen Situation gestört ist, nicht aber die einfache passive Sprachwahrnehmungsleistung.

Eine *generelle Theorie,* welche als Grundlage akut schizophrener Verhaltensstörungen die *Annahme einer Störung der selektiven Aufmerksamkeit* durch fehlende Modulation von Hemmfunktionen postuliert und dadurch die Ableitung weiterer Hypothesen auf dem phänomenalen Niveau erlaubt, ist durch diese und andere experimentelle Untersuchungen teils gestützt, teils auch wieder in Frage gestellt. Entsprechend unseren generellen Ausführungen zu Wahrscheinlichkeitsaussagen auf dem Gebiete der Psychopathologie und der Bestätigung bzw. Widerlegung von grundlegenden Theorien (S. 9) müssen demnach weitere Untersuchungen *in systematischer Variation der Versuchsbedingungen aufgrund von hypothetischen Voraussagen folgen,* um diese Theorie, die für die neurophysiologische und biochemische Grundlagenforschung von großer Bedeutung wäre, noch differenzierter zu sichern.

Eine Übersicht über zahlreiche experimentelle Studien, die an schizophrenen Patienten aufgrund von Hypothesen gemacht wurden, welche auf diesen theoretischen Vorstellungen basieren, zeigt, daß die schwachen Punkte für die Überprüfung dieser Hypothesen in der Regel *bei der Patientenselektion* liegen. GERVER (1967) hat z.B. für die Selektion seiner schizophrenen Patienten den Eppstein-Test für "overinclusive thought disorder" durchgeführt und nur solche Schizophrene in die experimentelle Stichprobe aufgenommen, die eine starke Tendenz zur „Overinclusion" gezeigt haben. Diese bestimmte Selektion von Patienten ermöglichte GERVER vielleicht den Nachweis, daß es dieser Untergruppe Schizophrener weniger gut gelingt, irrelevante Informationen unbeachtet zu lassen, denn bei solchen Patienten ist die Wirkung der erwarteten akustischen Störreize eher anzunehmen. In Zukunft müssen deshalb für experimentelle Untersuchungen zur Überprüfung theoriegeleiteter Hypothesen die verschiedenen Ebenen der Beschreibung zur Stichprobenwahl besser berücksichtigt werden, nicht nur diagnostische Kriterien und differenzierte klinisch-psychopathologische Daten, sondern auch Besonderheiten der psychophysiologischen Reaktivität (vgl. dazu STRAUBE u. HEIMANN, im Druck: Arzneim.-Forsch.).

Die Bedeutung einer Differenzierung von Stichproben auf der psychopathologisch-klinischen Ebene für experimentelle Ergebnisse zeigt sich paradigmatisch in der im folgenden Abschnitt kurz diskutierten Studie zur Größenkonstanz Schizophrener.

IV. Untersuchungen zur Größenkonstanz

Schizophrene oder auch Untergruppen Schizophrener, die nach klinischen Gesichtspunkten zusammengestellt sind (beispielsweise paranoide versus nichtparanoide), reagieren bei kognitiven Leistungsuntersuchungen sehr unterschiedlich auf die experimentellen Umweltbedingungen. Es läßt sich eine Interaktion nachweisen zwischen dem psychopathologischen Bild und gewissen Bedingungen der experimentellen Stimuluskonstellation. Das ergab z.B. die Studie von MEYER-OSTERKAMP und COHEN (1973) zur *Größenkonstanz* bei Schizophrenen. Das Wesentliche und für alle weiteren experimentellen Untersuchungen wohl zu Bedenkende ist, daß bei Schizophrenen die *Größenkonstanz,* d.h. die kognitiven Leistungen, deren Resultate es uns ermöglichen, Objekte unabhängig von ihrer Distanz (also unabhängig von der Größe ihres Abbildes auf der Netzhaut) einigermaßen ihrer wirklichen Größe entsprechend einzuschätzen, *bei Schizophrenen weder generell erhöht, noch generell erniedrigt ist.* Sie ist vielmehr abhängig von der Schizophrenieform und der Art der Umweltbedingungen. Je nach Symptomatologie und je nach der Art der Umweltbedingungen reagieren Schizophrene *in einer anderen oder in derselben Weise wie normale Probanden.*

Dieses Ergebnis führt zu einer grundsätzlichen Konsequenz für die Diskussion psychischer Störungen überhaupt. Geht man in den infraklinischen Bereich und sucht mit psychologischen Testmethoden, die eine systematische Variation der Umweltfaktoren erlauben, nach Basisstörungen bei schizophrenen Patienten, dann ist zu erwarten, *daß wir nicht ein für alle Mal einen pathologischen Bereich an sich, ähnlich einem statischen Phänomen, nachweisen können, sondern daß klinisches Bild und Reizbedingungen eine Interaktion eingehen, welche bewirkt, daß der Patient nur unter bestimmten Bedingungen anders reagiert als der Gesunde, also nicht ein total anderer ist. Das Krankhafte zeigt sich demnach als Beeinträchtigung der Variabilität in der Anpassung an Umweltbedingungen,* nicht in stabilen und einfachen quantitativ feststellbaren Abweichungen von Normwerten, die generell festzulegen sind. Die psychophysiologische Aktivierung schizophrener Patienten ist z.B. auch nicht generell erhöht oder erniedrigt, wie VENABLES zunächst vermutet, sondern die erforderliche Modulation der Aktivierung entsprechend den Anforderungen einer bestimmten Situation gelingt den Patienten nicht, und zwar in Abhängigkeit von dem klinischen Bild, ob akut oder chronisch, ob paranoid oder nicht paranoid.

Die Ergebnisse der Untersuchung von MEYER-OSTERKAMP und COHEN (1973) belegen demnach eindrücklich, daß schon *ganz basale infraklinische psychische Vorgänge* in komplexer Weise mit *sog. sekundären, der inneren Stabilität dienenden Symptomen* (RAUSH) verbunden sind. Patienten mit paranoider Symptomatik beurteilten z.B. in dieser Untersuchung als Gesamtgruppe die Größenkonstanz von Objekten *realitätsgerechter* als nicht paranoide Schizophrene *und die normalen Probanden, und zwar wohl deshalb, weil die Veränderungen der Umweltbedingungen auf paranoide Patienten in geringerem Maße urteilverändernd wirkten, als auf Normale.* Auch dort, wo normale Probanden durch bestimmte Reizkonstellationen eher zu überkonstanten Urteilen tendierten, also das zu schätzende Objekt als größer taxierten, zeigten die paranoiden Patienten häufiger optimale Größenkonstanz! Das bedeutet, daß Paranoide in ihrer Beziehung zur Umwelt sich als „überstabilisiert" erweisen.

Die von uns angeführten experimentellen Untersuchungen belegen, ähnlich wie auf der klinisch-psychopathologischen Ebene, *daß es wohl nicht möglich ist, primäre, d.h. direkt auf einer Grundstörung basierende psychische Störungen auf dem infraklinischen Niveau zu isolieren* und *unabhängig von sekundären reaktiven, die innere Situation des Patienten stabilisierenden Symptomen zu erfassen.* Dies ist jedoch auch nicht erforderlich, weil es genügt, in differenzierter Weise die Beziehungen beider, der primären und der sekundären Phänomene, mit Hilfe einer experimentellen Variation der situativen Bedingungen nachzuweisen. Dadurch lassen sich erst eine gezielte Behandlung der „Systemschwäche" oder adäquate rehabilitative Maßnahmen rational begründen und die psychophysiologischen Grundlagen einer effizienteren Behandlung schizophrener Patienten erarbeiten.

D. Zur Psychopathologie depressiver Syndrome

> Alle Wunden hören auf zu bluten,
> Alle Schmerzen hören auf zu brennen.
> Doch, entkrochen seines Jammers Fluten,
> Kann der Mensch sich selbst nicht mehr
> erkennen.
>
> Mund und Augen sind ihm zugefroren,
> Selbst des Abgrunds Tiefe ist vergessen,
> Und ihm ist, als hätt' er nichts verloren,
> Aber auch, als hätt' er nichts besessen.
>
> Hebbel

I. Phänomenologische Differenzierung und Klassifikation depressiver Syndrome

„Ähnlichkeiten der Verstimmung bedürfen phänomenologischer Differenzierung", das postulierte kürzlich noch einmal TELLENBACH (1977). Er gesteht allerdings zu, daß diese Differenzierung für depressive Syndrome schwieriger sei als für Syndrome gehobener Stimmung verschiedener Ätiologie und meint, daß das von ihm in Übereinstimmung mit KURT SCHNEIDER (1959) herausgehobene „Grundsyndrom" der vitalen Verstimmung, das „endomorphe" Darniederliegen der leibnahen Vitalgefühle — basierend auf der phänomenologischen Konzeption der Gefühlszustände durch MAX SCHELER — dem Psychopathologen ein trennscharfes Kriterium zur Abgrenzung der endogenen Melancholie von anderen depressiven Syndromen in die Hand gebe.

So treffend die durch KURT SCHNEIDER an einzelnen Fällen diagnostisch geklärter endogener Melancholien beschriebene Vitalstörung imponiert, so unsicher wird der kritische Diagnostiker, wenn er die zahlreichen an großen Stichproben depressiver Patienten mit einer quantitativen deskriptiven Methode erhobenen Resultate zur Kenntnis nimmt, welche für eine klare symptomatologische Abgrenzung endogen depressiver Patienten von Depressiven anderer Genese keine zuverlässigen Kriterien geben. TELLENBACH macht es sich zu einfach, wenn er behauptet, es gelinge dem Diagnostiker im Einzelfall stets, „endomorphe depressive Syndrome" von organischen, neurotischen oder reaktiven depressiven Syndromen abzugrenzen und diese Abgrenzung sei von therapeutischer Relevanz. Die der idiographischen Erfahrungsrichtung einleuchtende Hypothese, daß es innerhalb depressiver Syndrome auf der Ebene der Symptomatologie klar erkennbare und für die ätiologische Diagnose beweisende Unterschiede gebe, ist heute durch zahlreiche Untersuchungen der generalisierenden Erfahrungsrichtung nicht bestätigt worden. Schon der Zwitterbegriff „endo-reaktive Dysthymie" von WEITBRECHT (1973) zeigt, daß in der Praxis des Diagnostikers ein Bedürfnis besteht, Übergänge zu bezeichnen. Allein auf der Basis beschreibbarer Symptome und ohne anamnestische Daten und hereditäres Familienbild ist auch heute die Differentialdiagnose endogen versus nicht endogen im Bereiche depressiver Syndrome fragwürdig.

Bei depressiven Syndromen liegt die psychopathologische Problematik gewissermaßen umgekehrt als bei schizophrenen Störungen. Während hier die Vielgestaltigkeit auf symptomatologischer Ebene das Hauptproblem für eine Klärung des psychopathologischen Aufbaus dieser Syndrome bildet und die Erfassung einer Basisstörung erschwert, *ist es bei den depressiven Syndromen die Monotonie des Erscheinungsbildes, die sich einer syndromalen oder ätiologischen Klassifizierung entgegenstellt.* KENDELL (1976) hat kürzlich in einem Überblick die verschiedenen heute gebräuchlichen Klassifikationen depressiver Syndrome diskutiert und die Verwirrung hervorgehoben, welche auf diesem Gebiete besteht: 8 einfache Typologien, die von verschiedenen Autoren vorgeschlagen wurden, benutzen 1–5 Kategorien; ferner gibt es 2 hierarchische Klassifikationen (WINOCUR, 1974; KIELHOLZ, 1972) und 2 dimensionale (KENDELL, 1976; EYSENCK). In der 9. Revision der WHO-Klassifikation werden sogar 9–13 verschiedene Kategorien existieren, in welche ein depressiver Patient eingeteilt werden kann! Nach seiner Meinung besteht somit eine große Uneinigkeit über die psychopathologische Klassifikation. Es zeichnet sich jedoch das Bedürfnis ab, einen Typus A depressiver Syndrome (psychotisch/endogen) von einem Typus B (reaktiv/neurotisch) abzugrenzen, wenn auch über die Beziehung zwischen beiden Typen keine einheitliche Vorstellung besteht. Eine solche Abgrenzung ist kategorial denkbar oder dimensional. Cluster-Analysen mit verschiedenen Methoden und an verschiedenen Stichproben durch mehrere Autoren (OVERALL et al., 1966; PILOWSKY et al., 1969; PAYKEL, 1971; EVERITT et al., 1971) haben zwar Anhaltspunkte für den Typus A depressiver Syndrome ergeben, der sich relativ klar abhebt, jedoch jeweils verschiedene Typen, die dem Typus B zuzuordnen wären. MENDELS und COCHRANE (1968) sind der Auffassung, daß Typus A der „Krankheit Depression" in Reinkultur entspricht, während Typus B eine Mischung verschiedener psychischer Störungen mit einer unspezifischen depressiven Symptomatologie darstelle, sozusagen eine Verwässerung des endogenen Kernfaktors. KILOH et al. (1972) betrachten den Typus A depressiver Syndrome als eigentlichen Morbus, als Krankheitseinheit mit einer biologischen Basis, während der Typus B nur eine Facette des breiten Spektrums neurotischer Reaktionen auf Streß darstelle.

II. Differenzierung von Depressivität und Ängstlichkeit

Ein ebenso ungelöstes Problem auf psychopathologischer Ebene ist *die Unterscheidung und Beziehung zwischen Depressivität und Ängstlichkeit*, welche der idiographischen Erfahrungsrichtung so einfach erscheinen. Zwar findet der Kliniker auch hier Extremtypen und unterscheidet von jeher zwischen gehemmten und agitierten depressiven Syndromen, wobei die Agitiertheit mit vorherrschender Ängstlichkeit verkoppelt wurde. Es zeigte sich jedoch, daß auch gehemmt Depressive Angst äußern (KIELHOLZ, 1976). Eine von uns durchgeführte symptomstatistische Analyse an 100 depressiven Patienten ergab, daß symptomstatistisch betrachtet gehemmte und agitierte depressive Syndrome keine eindimensionale Verteilung zeigen, d.h. Hemmung auf der einen, Agitiertheit auf der anderen Seite (HEIMANN, 1969). Die Patienten, die nach statistischer Symptomverkoppelung in die agitierte Gruppe klassifiziert wurden, wiesen zudem auch die für die gehemmte Gruppe charakteristischen Symptome auf und darüber hinaus noch die Zeichen zentraler Erregung. Dies spricht dafür, daß die vom Patienten geäußerten Angstgefühle, innere Unruhe oder die an ihm zu beobachtende psychomotorische Erregung *nicht primär* zum depressiven Syndrom gehören, sondern *eine Reaktion auf die depressive Grundsymptomatik bilden*, was auch durch psychophysiologische Befunde bei Depressiven nahegelegt wird (LADER, 1975). Faktorenanalytische Untersuchungen durch MENDELS und COCHRANE (1968) mit 6 Selbstbeurteilungsskalen ergaben keine faktorielle Trennung in Depressivität und Ängstlichkeit. In der Selbsteinschätzung der Patienten scheinen sich die vom Konzeptionellen her theoretisch und ätiologisch trennbaren Begriffe fast völlig zu überlappen, was ebenfalls für die enge Beziehung bzw. Mischung von depressiver und Angstsymptomatik spricht.

III. Psychopathologische Prädiktoren für den Behandlungserfolg mit Antidepressiva

Auch die Suche nach *Prädiktoren auf der Symptomebene für Therapieresistenz* bzw. *Ansprechen auf antidepressive Behandlung* verlief enttäuschend. ANGST et al. (1974) konnten in den 12 Skalen des AMP-Systems Therapie-responder von Nicht-respondern auf eine Imipraminbehandlung psychopathologisch nicht unterscheiden. Auch hier zeigt sich also, daß die aus dem Umgang mit einzelnen endogen-depressiven Patienten abgeleitete und vom intuitiven Verständnis einleuchtende Hypothese (TELLENBACH, 1977), wonach die Vitalstörung die Zielsymptomatik für eine Pharmakotherapie darstellt, der Überprüfung mit einer sauberen Methodik aus der generalisierenden Erfahrungsrichtung nicht standhält. Zu ähnlich negativen Resultaten kamen auch WITTENBORN (1968) und RASKIN (1968).

IV. Zyklische Schwankungen der Symptomatik innerhalb der depressiven Phase

Die tägliche Beobachtung im Umgang mit depressiven Patienten läßt die Meinung aufkommen, daß depressive Zustände symptomatologisch *eine große Stabilität* zeigen, etwa auch deshalb, weil die Patienten häufig berichten, es gehe ihnen gegen Abend besser, also die bekannten Tagesschwankungen ihrer depressiven Verstimmung aufweisen. (Wir haben schon erwähnt, daß dieses Symptom aufgrund einer Symptomstatistik an einer großen Zahl endogen-depressiver Patienten durch ANGST et al. (1968) nur in ca. 40% der Fälle nachgewiesen werden konnte.)

Systematische Untersuchungen über die Stabilität der depressiven Symptomatik während einer längeren Zeitperiode sowohl durch Fremdbeurteilung wie durch Selbstbeurteilung der Patienten widerlegen diese Meinung. SUPPRIAN (1975) ließ in stündlichen Abständen während 10 Tagen endogen-depressive Patienten zwischen 9 Uhr morgens und 24 Uhr eine Selbstbeurteilungsskala zur Messung depressiver Verstimmungs- und Antriebsstörung (Eppendorfer Stimmungsantriebsskala ESTA II) ausfüllen und konnte zeigen, daß sich auf der Ebene subjektiver Befindlichkeit bei diesen depressiven Patienten sehr komplizierte, manchmal zwei- und mehrgipflige Tagesläufe nachweisen lassen. Die

Tagesschwankungen lassen sich in ihrer Gestalt also nicht einer starren Schablone einordnen, sie sind variabel und unterliegen einem Umbau von Tag zu Tag, der seinerseits eine Zeitgestalt einhält, von welcher SUPPRIAN vermutet, daß sie periodischen Schwankungen im Stimmungsantriebssystem folgen, die nicht zirkardian organisiert sind.

Autokorrelationsanalysen von systematischen und langfristigen Untersuchungen der Stimmung depressiver Patienten legten HUBA et al. (1976) vor. Tägliche Beurteilungen um 10, 14 und 20 Uhr durch geschultes Personal auf einer Thermometerskala zwischen extremer Depression, Normothymie und extremer Manie an bipolaren und unipolaren depressiven Patienten über eine Zeitstrecke von 47–168 Tagen ergaben während einer depressiven Phase erhebliche interindividuelle Unterschiede in der Stabilität der depressiven Verstimmung von Tag zu Tag. Diese Stabilität war in Perioden tiefer Depression entgegen der Erwartung weniger ausgeprägt als in Perioden relativ mäßiger Depression und die Autoren konnten in 3 Fällen zyklische Schwankungen, sog. Minizyklen, in der Stimmung von der Größenordnung zwischen einer und zwei Wochen nachweisen. Beide Untersuchungen geben Hinweise darauf, daß sich auch auf der Symptomebene bei einer Kerngruppe endogen-depressiver Patienten rhythmische Veränderungen feststellen lassen, die vielleicht in Beziehung stehen zu gestörten zirkadianen Rhythmen biologischer Funktionen (vgl. dazu PFLUG et al., 1976).

V. Psychopathologische Charakterisierung biochemischer Untergruppen depressiver Syndrome

Die Hoffnung, auf psychopathologischer Ebene Unterschiede zwischen bedeutsamen Differenzen auf biochemischer Ebene zu finden, wurde bisher auch enttäuscht. Depressive, bei welchen sich eine Störung im Noradrenalin-Stoffwechsel durch eine verminderte MHPG-Ausscheidung im Urin vermuten läßt (MHPG = Metabolit des Noradrenalins vorwiegend aus dem ZNS), unterscheiden sich psychopathologisch nicht von anderen Depressiven, bei welchen eine solche Deffizienz im Noradrenalin-Stoffwechsel nicht nachzuweisen ist (MAAS et al., 1972; SCHILDKRAUT, 1974; BECKMANN et al., 1975; DELEON-JONES et al., 1975). Dasselbe gilt für Patienten, die im Liquor nach Probenicidgabe einen unterschiedlichen Anstieg der 5-Hydroxyindolessigsäure (Metabolit des Serotonins) zeigen. Die Patienten, bei welchen aufgrund dieser Untersuchung eine Störung im Serotonin-Stoffwechsel des Gehirns anzunehmen ist, unterscheiden sich auf psychopathologischer Ebene nicht von denjenigen, bei welchen eine solche Störung nicht vorliegt (VAN PRAAG, 1977).

VI. Depressive Grundsymptomatik und psychophysiologische Reaktivität

Wenn man untersucht, wie die depressive Grundsymptomatik immer wieder dargestellt und diskutiert wurde, fällt auf, daß nicht nur in den mehr philosophisch geprägten Analysen (vgl. z.B. STRAUS, 1960; v. GEBSATTEL, 1954; TELLENBACH, 1976 und vor allem BINSWANGER, 1960), sondern auch von den klinisch deskriptiv orientierten Autoren im Anschluß an MAX SCHELER und KURT SCHNEIDER (1959), z.B. von SCHULTE oder WEITBRECHT (1973), die emotionalen Dimensionen des Selbstwertes, der Schuld, der Versündigung, des Verlustes von Hoffnung und erträglicher Zukunft ins Zentrum der psychopathologischen Betrachtung gerückt werden. Zwar wird immer betont, daß depressive Störungen besonders körpernahe Erlebnisweisen beeinträchtigen (z.B. auch von WYRSCH) und andererseits wird hervorgehoben, daß die körperlichen Symptome — Appetitstörungen, zerhackter Schlaf, frühes morgendliches Erwachen, psychosomatische Angstäquivalente etc. — mit depressiven Syndromen eng verbunden sind. Es wird auch auf die Antriebsstörung verwiesen (BERNER, 1977) und auf die „dynamische Restriktion" sozusagen als Grundkonstellation gehemmt depressiver Verhaltensweisen (JANZARIK).

HEINZ LEHMANN hat die Symptome depressiver Syndrome in drei Kategorien eingeteilt:
1. Psychische Symptome,
2. Symptome des Verhältnisses des Patienten zu seiner Umwelt (organismische Symptome: LEHMANN, 1974),
3. körperliche Symptome.

Die psychischen Symptome gruppieren sich in Zeichen der Hoffnungslosigkeit, Zeichen der fruchtlosen Grübelei, meistens bezogen auf eine Schuld oder einen Verlust und Zeichen der Selbstentwertung. Die Symptome des Verhältnisses des Patienten zu seiner Umwelt lassen sich als Zeichen des Verlustes charakterisieren: Verlust des Interesses an der Umwelt und an sozialen Kontakten, Verlust der Genußfähigkeit und Verlust der Leistungsfähigkeit. Obwohl diese Symptomgruppe nicht spezifisch ist für Depressionen, weil sie auch bei körperlichen konsumierenden Krankheiten vorkommen können, betrachtet sie LEHMANN *als Kern des depressiven Syndroms* und grenzt sie gegen die körperlichen Symptome ab, welche in zahlreichen Schattierungen ausdrücken, wie Depressive ihre vitale Verstimmung erleben: Appetitstörungen, Schlafstörungen und Libidostörungen etc.

Die Kernsymptome des depressiven Syndroms sind für die weiterführende empirische psychopathologische Forschung von besonderem Interesse, weil sie das Verhältnis des Patienten zu seiner Umwelt, seine Bereitschaft auf Anregungen und Möglichkeiten des Lustgewinns und der Steigerung der Lebensfreude einzugehen, betreffen. Unter der Voraussetzung, daß diese Kernsymptome bei einem Patienten ohne feststellbare somatische Krankheit vorhanden sind, verweisen sie auf eine *psychophysiologische Grundtendenz des Rückzugs* und diese muß sich in einer veränderten psychophysiologischen Reaktivität des Organismus widerspiegeln, nämlich in einer herabgesetzten vegetativen Antwort auf Umweltstimulierung.

Das Verhalten und das Erleben des Gesunden lassen sich charakterisieren als Möglichkeiten, Lust zu erleben, Aktivität zu genießen und in seiner psychischen Verfassung nach Neuem zu streben, also „Neugierverhalten" zu zeigen und für Zukünftiges offen zu sein. Der Verlust dieser Fähigkeiten in der Depression kann nach AKISKAL und MCKINNEY neurophysiologisch auf einen Defekt in dem sog. „Belohnungssystem" aufgefaßt werden. Selbststimulierungsexperimente an Tieren haben zur Entdeckung dieses phylogenetisch alten Systems geführt, das sich vom Locus caeruleus und dem retikulären System über den lateralen Hypothalamus ins limbische System fortsetzt („median forebrain bundle" nach OLDS u. MILNER, 1954). Stimulierung dieser Strukturen führt beim Tier zu Lustempfindungen, die es bei entsprechenden technischen Anordnungen durch Selbststimulierung aufrechterhält. Auch beim Menschen haben stereotaktische Stimulierungen in diesem Bereich zu Lusterlebnissen geführt. Jedes Verhalten, welches mit einer Erregung dieses Systems gekoppelt ist, wird dadurch verstärkt. Die Koppelung von positiven Empfindungen, also von Lust, mit den verschiedensten Aktivitäten, und zwar auch auf verschiedenen Ebenen, ist nach CAMPELL (1975) die Voraussetzung für die Entwicklung und Verstärkung von Verhaltensmustern. Antagonistisch zu diesem „Belohnungssystem" wurde ein sog. „Bestrafungssystem" nachgewiesen, welches periventrikulär von der dorsomedialen Gegend des Mesenzephalons über mediale Anteile des Hypothalamus in andere Strukturen des limbischen Systems ausstrahlt. Seine Reizung führt zu unangenehmen Sensationen und die Koppelung von Aktivierung des Systems mit Situationen und Antrieben zu „Vermeidungsverhalten".

Die Verlustbilanz der Kernsymptomatik depressiver Syndrome, das Verhalten der Abwendung von der Umwelt und der Spontaneitätsverlust, lassen sich psychophysiologisch auf einen Defekt im „Belohnungssystem" oder auf ein Ungleichgewicht zwischen beiden Systemen zugunsten des „Bestrafungssystems" zurückführen. *Dabei ist nicht nur an genetisch bedingte Defekte oder Systemschwächen zu denken, sondern ebenso an eine durch lebensgeschichtliche Erfahrungen erworbene schwache Koppelung zwischen Spontanverhalten und Belohnung. Dieses psychophysiologische Modell depressiver Syndrome ergibt eine Ergänzungsreihe im Sinne von* KENDELL (1976) zwischen *genetisch bedingten bzw. frühkindlich erworbenen Dispositionen* zu einer Auslenkung des Gleichgewichtes der beiden Systeme und *späteren, lebensgeschichtlichen Erfahrungen,* z.B. streßartige Belastungen durch Verluste, psychische Erschöpfung, körperliche Krankheiten etc. *Das Ausmaß depressiver Verstimmung* wäre andererseits durch den Grad des schließlich resultierenden Ungleichgewichts zu ungunsten des „Belohnungssystems" bedingt, so daß in tieferen Formen depressiver Verstimmung jede beliebige Umweltsituation, jede Aufgabe vom Patienten mit quälender Unlust erlebt wird. In dieses psychophysiologische Modell lassen sich sowohl biologische Fakten, nämlich die Ergebnisse der Genetik, wie auch die psychoanalytischen Beobachtungen über frühkindliche Frustrierungen, sowie die Konzepte der Lerntheoretiker, z.B. die „gelernte Hoffnungslosigkeit" nach SELIGMANN (1975), einordnen. Auch die klinischen Beobachtungen, wonach selbst bei später phasisch sich entwickelnden sog. endogenen Depressionen zu Beginn ein exogener Stressor steht, läßt sich mit dem Modell vereinbaren; wenn einmal durch einen solchen Stressor das Ungleichgewicht zwischen den beiden Systemen angestoßen ist, können auch periodische Phänomene durch eine Destrukturierung zirkadianer Rhythmen erklärt werden, deren Steuerung auch im Hypothalamus lokalisiert ist (vgl. dazu PFLUG et al., 1976).

Gemäß dem auf S.18 dargestellten Vorgehen der Erfahrungswissenschaften können wir von dem psychophysiologischen Modell depressiver Syndrome auf der theoretischen Ebene zwei Hypothesen ableiten und diese auf der phänomenalen Ebene überprüfen:

1. Die psychophysiologische Reaktivität Depressiver ist durch eine mangelnde Ansprechbarkeit auf Umweltreize bzw. durch eine verstärkte Dämpfung der Antworten auf solche Reize charakterisiert.
2. Die verminderte oder fehlende psychophysiologische Reaktivität Depressiver ist nicht krankheitsspezifisch, sondern syndromspezifisch.

Die erste Hypothese läßt sich an der *Orientierungsreaktion* und ihrer *Habituierung* bei Depressiven überprüfen: Trifft auf einen Organismus ein unbekannter Reiz, stellt sich psychophysiologisch die Orientierungsreaktion ein, die an einem Aktivierungsmuster verschiedener vegetativer Variablen gemessen werden kann. Wiederholt sich der Reiz in gleichmäßiger Folge, wird diese Reaktion gedämpft durch einen aktiven Hemmungsvorgang, welcher Habituation genannt wird (LADER, 1975). In Übereinstimmung mit ALEXANDER und HORNER (1961), LADER und WING (1969) haben wir bei depressiven Syndromen eine verminderte oder sogar fehlende Orientierungsreaktion im Hautwiderstand nachgewiesen (HEIMANN, 1978; HEIMANN et al., 1977). Depressivität als Rückzug und Verlustbilanz von Spontaneität und Genußfähigkeit fände demnach ein Korrelat in der fehlenden Orientierungsreaktion bzw. ihrer verstärkten Habituierung.

Auf der Syndrom- und Symptomebene haben wir postuliert, daß die bei Depressiven zu beobachtende *Ängstlichkeit eine Reaktionsbildung auf die depressive Grundsymptomatik* sei. Deshalb war zu erwarten, daß wir psychophysiologisch nicht nur eine Inhibition der Orientierungsreaktion und eine verstärkte Habituation finden, sondern auch das Gegenteil, nämlich eine *andauernde erhöhte Aktivierung als Korrelat einer erhöhten Ängstlichkeit*. Dieser *aktivierte Typus* im Rahmen depressiver Syndrome zeigte sich z.B. an einer Vermehrung der Spontanfluktuationen im Hautwiderstand und einer fehlenden oder stark verlangsamten Habituation der vegetativen Reaktionen auf Außenreize. Psychophysiologisch fanden wir auch einen gemischten Typ, welcher verstärkte spontane Fluktuationen bei fehlender oder verminderter Orientierungsreaktion auf Außenreize zeigte.

Die *zweite Hypothese* läßt sich an der Verteilung der von uns gefundenen psychophysiologischen Typen überprüfen, wenn man die untersuchten Patienten diagnostisch nach vorwiegend endogenen und vorwiegend neurotisch-reaktiven Depressionen einteilt. Auch diese zweite Hypothese, wonach die depressive Inhibition bzw. angstbedingte Aktivierung *nicht krankheits-, sondern syndromspezifisch ist*, ließ sich bestätigen. Inhibierte und aktivierte Typen finden sich sowohl bei endogenen wie bei neurotisch-reaktiven depressiven Syndromen, wenn auch in unterschiedlicher Häufigkeit. Die näheren Einzelheiten, insbesondere die Bedeutung der tonischen und phasischen Aktivierung müssen in den Originalarbeiten nachgelesen werden.

Wir haben inzwischen an einer neuen Stichprobe von 232 depressiven und depressiv-ängstlichen Patienten die ersten Befunde bestätigt und Methoden entwickelt, um die Patienten aufgrund ihrer psychophysiologischen Reaktivität quantitativ zu klassifizieren in sog. *dimensionale Typen* (vgl. v. ZERSSEN, 1976a). Durch diese Methoden, welche die intuitive Typisierung aufgrund visueller Beobachtungen der registrierten Hautwiderstandskurven ausschalten, ergaben sich dieselben Typen der psychophysiologischen Reaktivität bei depressiven Patienten (vgl. HEIMANN, 1978).

Als *dritte Hypothese* unseres *psychophysiologischen Modells depressiver Syndrome* läßt sich postulieren, daß auch *in anderen physiologischen Systemen* sich die *Rückzugstendenz* Depressiver manifestieren müsse, z.B. an *einer verminderten Erwartungsspannung*, wenn auf dargebotene Signale eine Antwort verlangt wird. Dazu eignet sich die Untersuchung der „Contingent Negative Variation" (CNV), d.h. die langsame, negative Potentialschwankung im EEG, die beim Gesunden in der Erwartungssituation auftritt, z.B. wenn von dem Probanden verlangt wird, daß er nach einem Vorwarnsignal auf das nächste Signal eine Taste betätigen muß. In dieser experimentellen Situation zeigen Depressive nach den Untersuchungen von SMALL keine solchen negativen Potentialschwankungen (CNV), obwohl sie die Taste nach dem 2. Signal korrekt betätigen, also eine herabgesetzte Erwartungsspannung (SMALL u. SMALL, 1971).

Der nächste methodische Schritt würde nun wieder auf die symptomatologische und syndromale Ebene zurückführen, zu der Frage nämlich, inwiefern sich unterschiedliche psychophysiologische Typen auf der phänomenalen Ebene in der Fremd- und in der Selbstbeurteilung erkennen bzw. unterscheiden lassen. Andererseits müßte auch untersucht werden, ob diese Typen auf der biochemischen Ebene mit den Methoden, die uns heute zugänglich sind, zu charakterisieren sind, bzw. ob sie in verschiedener Weise *auf Antidepressiva* ansprechen.

E. Schlußbemerkungen zur Psychopathologie in der Zukunft und zur Abgrenzung psychischer Störungen von seelischer Gesundheit

Im letzten Abschnitt haben wir am Beispiel der Erforschung depressiver Syndrome etwas ausführlicher dargestellt, wie sich heute psychopathologische Analysen in Beziehung mit den für den Fortschritt der Behandlung bedeutsamen Grundlagendisziplinen der Neurophysiologie und Biochemie entwickeln lassen. Selbstverständlich könnten *ähnliche theorie- und hypothesengeleitete empirische Untersuchungen der Psychopathologie auf dem Gebiete psychotherapeutischer und soziologischer Forschung erfolgen*. Der *Psychopathologe* müßte dazu ohne Schuldkomplexe die für das Verständnis beispielsweise der depressiven Disposition wesentlichen Einsichten psychoanalytischer Gesichtspunkte aufgreifen, sie operationalisieren und sie auf ihre Bedeutung für die depressive Disposition überprüfen. Der *Psychoanalytiker* oder der *Soziologe* ihrerseits müßten auf den Triumph verzichten, zu meinen, sie allein hätten das Ei des Columbus psychischer Störungen in der Tasche. Sie müßten versuchen, unvoreingenommen und *selbstkritisch auf der phänomenalen Ebene* immer wieder neu zu beobachten *und Erfahrenes bereitwillig und offen in neue theoretische Zusammenhänge zu stellen*.

Diese *utopische Vision einer neuen und umfassenden Psychopathologie,* die sich weder selbstherrlich von den Entwicklungen der Grundlagendisziplinen abschließt, noch sektiererhaft einer einzelnen, gerade aktuellen Methode verfällt, ist u.E. für die Zukunft bedeutsam. Es ist *eine offene Psychopathologie,* deren Ansätze und Methodik wir hier zu skizzieren versucht haben, eine Psychopathologie, welche wirklich versucht, *jede mögliche methodisch begründete Hypothese über psychische Störungen aufzugreifen, ihre Bedeutung zu reflektieren, ihre Begründung zu überprüfen und vor allem ihre methodische Begrenzung abzustecken.* Von dogmatischen Zwängen und Scheuklappen befreit, aber *gehalten durch kritische, an der diskursiven erfahrungswissenschaftlichen Methodik geschulte Offen-*

heit, wird sie ein Feld unerhörter Spannungen und Überraschungen und damit Grundlage *für eine sich immer wieder an der Praxis orientierenden Erneuerung unserer Kenntnisse über psychische Störungen.* Das läßt sie auch und gerade für unsere jüngeren Kollegen zu einem Arbeitsgebiet werden, für das sich der Einsatz lohnt.

Unsere Ausführungen zur Psychopathologie der Schizophrenie und der depressiven Syndrome lassen in Umrissen *ein neues Verständnis krankhafter psychischer Störungen erkennen*: Während man allzu lange an dem Prinzip von BROUSSAIS, einem französischen Psychiater zu Beginn des letzten Jahrhunderts, zur Bestimmung des Krankhaften festgehalten hat, ein Prinzip, dem der berühmte AUGUSTE COMTE allgemeine Anerkennung in der Medizin verschaffte und das besagt, daß sich Krankhaftes nicht qualitativ, sondern nur quantitativ vom Gesunden unterscheidet, *zeigen alle Ergebnisse der psychopathologischen und experimentellen Forschung, die wir hier zusammengefaßt haben, daß sich Pathologisches auf der Ebene der komplexen psychischen Interaktionen nicht von ein für alle Mal feststehenden Normwerten abgrenzen läßt.* Krankhaftes im psychischen Bereich zeigt sich nicht an einem Zuviel oder Zuwenig an Aktivierung oder an einem generellen Verlust der Kommunikationsfähigkeit, wenn man von extremen pathologischen Situationen absieht und sich mit den Störungen des psychiatrischen Alltags beschäftigt.

In Übereinstimmung mit CANGUILHEM können wir feststellen, *daß die seelische Gesundheit eines Menschen eine Reihe von Sicherungen und reparativen Möglichkeiten auch in extremen Situationen bedeutet und daß sie die spontane Möglichkeit von Expansion und Eingehen von Risiken beinhaltet. Seelische Krankheit dagegen bedeutet Retraktion, Vermeidung von Risiken und deshalb Verminderung von Freiheitsgraden des Verhaltens oder Erlebens.* Eine Beeinträchtigung der psychophysiologischen Reaktivität etwa bei depressiven Syndromen, aber auch, wie neuere Untersuchungen gezeigt haben, bei gewissen schizophrenen Zuständen ist eine *Begrenzung der intraindividuellen Variabilität und Modulationsfähigkeit nicht Verminderung oder Steigerung absoluter Meßgrößen. Nicht absolute Meßgrößen bestimmen demnach die Krankhaftigkeit einer Reaktionsweise, sondern ihre mögliche Variabilität in Funktion der Anforderungen einer gegebenen Situation.* Die Entdeckung der Situationsbezogenheit pathologischen seelischen Verhaltens und die Erfassung des Krankhaften auf diesem Komplexitätsniveau *als verminderte Variabilität* ist nicht neu. GOLDSTEIN hat diese Verhältnisse bereits in den Zwanzigerjahren exemplarisch an der „Katastrophenreaktion" der Hirntraumatiker demonstriert. Dennoch ist es ein Fortschritt und für alle, die sich um ein besseres Verständnis psychischer Störungen bemühen, ein ungeheurer Anreiz, daß die experimentelle Forschung auf dem Gebiete der Schizophrenie und der depressiven Syndrome gerade diese differenzierten Verhältnisse für die Bestimmung des Krankhaften aufgezeigt hat. Seelische Krankheit heißt also für den Betroffenen nicht *ein total anderer zu sein als der Gesunde,* sondern nur, sich in bestimmten Situationen anders zu verhalten, anders zu erleben, vor allem weniger Risiken eingehen zu können, verletzlicher zu sein, über weniger Freiheitsgrade zu verfügen. Um dies nachzuweisen, bedarf es *differenzierter Untersuchungsbedingungen* und für eine *adäquate Behandlung vielfältiger und differenzierter Behandlungsmethoden.*

Literatur

Akiskal, H.S., McKinney, W.T.: Overview of recent research in depression. Arch. gen. Psychiat. **32**, 285–305 (1975).
Alexander, L., Horner, S.R.: The effect of drugs on the conditional psychogalvanic reflex in man. J. Neuropsychiat. **2**, 246–261 (1961).
Angst, J., Battegay, R., Bente, D., Berner, P., Broeren, W., Cornu, F., Dick, P., Engelmeier, M.-P., Heimann, H., Heinrich, K., Helmchen, H., Hippius, H., Pöldinger, W., Schmidlin, P., Schmitt, W., Weis, P.: Das Dokumentations-System der Arbeitsgemeinschaft für Methodik und Dokumentation in der Psychiatrie (AMP). Arzneimittel-Forsch. (Drug Res.) **19**, 399–405 (1969).
Angst, J., Baumann, H., Hippius, H., Rothweiler, R.: Clinical aspects of resistance to Imipramine therapy. Pharmacopsychiat. **7**, 211–216 (1974).
Angst, J., Graf, P., Hippius, H., Pöldinger, W., Weis, P.: In: Cycles biologiques et Psychiatrie: (Ajuriaguerra, Ed.). Genève: Georg & Cie.; Paris: Masson 1968, pp. 339–351.
Arieti, S.: Interpretation of Schizophrenia. New York: Brunner 1955.
Arieti, S.: The present states of psychiatric therapy. Amer. J. Psychiat. **124**, 1630–1639 (1968).
Avenarius, R.: Über Autismus. Nervenarzt **44**, 234–240 (1973).
Avenarius, R.: Der Verlust der Ich-Umwelt-Balance im Beginn der endogenen Psychose. Nervenarzt **47**, 482–487 (1976).
Battegay, R., Benedetti, G., Rauchfleisch, U.: Grundlagen und Methoden der Sozialpsychiatrie. Göttingen-Zürich: Vandenhoeck u. Ruprecht 1977.
Baumann, U.: Diagnostische Differenzierungsfähigkeit von Psychopathologie-Skalen. Arch. Psychiat. Nervenkr. **219**, 89–103, 1974.
Beckmann, H., Goodwin, F.K.: Antidepressant response to tricyclics and urinary MHPG in unipolar patients. Arch. gen. Psychiat. **32**, 17–21 (1975).
Benedetti, G.: Schizophrenie. In: Lexikon der Psychiatrie (Chr. Müller, Hrsg.), S. 440–458. Berlin-Heidelberg-New York: Springer 1973.
Berner, P.: Psychiatrische Systematik. Bern-Stuttgart-Wien: Huber 1977.
Binswanger, L.: Schizophrenie. Pfullingen: Neske 1957.
Binswanger, L.: Melancholie und Manie. Pfullingen: Neske 1960.
Binswanger, L.: Der Mensch in der Psychiatrie. Pfullingen: Neske 1975.
Bischof, N.: Verstehen und Erklären in der Wissenschaft vom Menschen. In: Wohin führt die Biologie? (M. Lohmann, C. Hauser, Hrsg.), S. 175–211. München: DTV 1970.
Blankenburg, W.: Die Verselbständigung eines Themas zum Wahn. Jb. Psychol. Psychother. Anthropol. **13**, 137–164 (1965).
Blankenburg, W.: Voraussetzungen der Projektionstheorie. Conf. Psychiat. **18**, 207–220 (1975).
Bleuler, E.: Dementia praecox oder die Gruppe der Schizophrenien. Handbuch der Psychiat., Spez. Teil, 4. Abt., 1. Hälfte (v. G. Aschaffenburg, Hrsg.), S. 56. Leipzig-Wien: Deuticke 1911.
Bleuler, E.: Lehrbuch der Psychiatrie. 13. Auflage, neubearb. v. Manfred Bleuler. Berlin-Heidelberg-New York: Springer 1975.
Bleuler, M.: Die schizophrenen Geistesstörungen im Lichte langjähriger Kranken- und Familiengeschichten. Stuttgart: Thieme 1972.
Bobon, D.P., Dick, P., Dufour, H., Fanielle, J., Heimann, H., Huber, J.-P., Luccioni, H., Mirel, J., Mombour, W., Mormont, C., Pirée, S., Pringuey, D.: L'échelle A.M.P.: un pas vers l'intégration européenne en psychopathologie quantitative. In: P. Warot (Ed.), C.R. 75. Congr. Psychiat. Neurol. franc. Paris: Masson 1978.
Bochenski, J.M.: Die zeitgenössischen Denkmethoden. UTB 6, 7. Aufl. München: Francke 1975.
Bräutigam, W.: Psychoanalytische und psychosomatische Gesichtspunkte. Vortrag Symposium: „Neue Strategien in der Depressionsforschung" a.d. Weitenburg, 25.–28.5.1977 (im Druck).
Broadbent, D.: Perception and Communication. Oxford: Pergamon Press 1968.
Broen, W.E.: Schizophrenia: Research and Theory. New York: Academic Press 1968.
Broussais: Zitiert nach Canguilhem, G.: Le normal et le pathologique. Paris: Presses Univ. de France 1975.
Busch, H., Renfordt, E.: Neue Strategien psychiatrischer Urteilsbildung durch Anwendung audiovisueller Techniken. 2. Mitteilung: Zur Bedeutung verbaler und averbaler Informationen für die Beurteilung depressiver Patienten. Pharmakopsychiat. **9**, 235–241 (1976).
Campbell, H.J.: The pleasure areas. London: E. Methuen 1975.
Canguilhem, G.: Le normal et le pathologique. Paris: Presses Universitaire de France, 1975.

Chapman, L.J., Chapman, J.P.: Schizophrenic cognition deficit as a function of scoring standards. J. abnorm. Psychol. **84**, 114–121 (1973).
Cohen, B.D., Camhi, J.: Schizophrenic performance in a word-communication task. J. abnorm. Psychol. **72**, 240–246 (1967).
Cohen, R.: Objektive Klassifikationsverfahren. In: Bulletin schweiz. Akad. med. Wiss. **25**, 136 (1970).
Comte, A.: Cours de philosophie positive, t. III (1838), 48^e Leçon, Paris, Scleicher, 1908. Zitiert in Canguilhem, G.: Le normal et le pathologique. Paris: Presses Univ. de France 1975.
Conrad, K.: Die beginnende Schizophrenie. Stuttgart: Thieme 1958.
Deleon-Jones, F., Maas, J.W., Dekirmenjian, H., Sanchez, J.: Diagnostic subgroups of affective disorders and their urinary excretion of catecholamine metabolites. Amer. J. Psychiat. **132**, 1141–1148 (1975).
Dilthey, W.: Ideen über eine beschreibende und zergliedernde Psychologie. Gesammelte Schriften, Bd. 5. Leipzig-Berlin: Teubner 1924.
Everitt, B.S., Gourlay, A.J., Kendell, R.E.: An attempt at validation of traditional psychiatric syndromes by cluster analysis. Brit. J. Psychiat. **119**, 399–412 (1971).
Eysenck, H.J.: The classification of depressive illness. Brit. J. Psychiat. **117**, 241–250 (1970).
Feer, H.: Nichtverbale Kommunikation und ihre Implikationen für die Psychiatrie. Conf. Psychiat. (im Druck).
Freidson, E.: Dominanz der Experten zur sozialen Struktur der medizinischen Versorgung. München: Urban u. Schwarzenberg 1975.
Gaupp, R.: Über die Grenzen der psychiatrischen Erkenntnis. Zbl. Nervenk. **14**, 1–14 (1903).
Gebsattel von, V.E.: Prolegomena einer medizinischen Anthropologie. Berlin-Göttingen-Heidelberg: Springer 1954.
Gerver, D.: Linguistic rules and the perception and recall of speech by schizophrenic patients. Brit. J. soc. clin. Psychol. **6**, 204–211 (1967).
Glatzel, J.: Das psychisch Abnorme. München-Wien-Baltimore: Urban u. Schwarzenberg 1977.
Goffman, E.: The moral career of the mental patient. Psychiatry **22**, 123–142 (1959) Übersetzt: Die moralische Karriere des psychisch gestörten Patienten. In: Der Krankheitsmythus in der Psychopathologie (Keupp, H., Hrsg.). München-Berlin-Wien: Urban und Schwarzenberg 1972.
Goffman, E.: Stigma. Über Techniken der Bewältigung beschädigter Identität. Frankfurt: Suhrkamp 1967.
Goldstein, K.: Der Aufbau des Organismus. Den Haag: M. Nijhoff 1934.
Goldstein, K.: Beobachtungen über die Veränderungen des Gesamtverhaltens bei Gehirnschädigung. Mschr. Psychiat. Neurol. **68**, 217–242 (1928).
Granach von, M., Cooper, J.E.: Changes in rating behaviour during the learning of a standardized psychiatric interval. Psychol. Med. **2**, 373–380 (1972).
Griesinger, W.: Die Pathologie und Therapie der psychischen Krankheiten, für Ärzte und Studierende. Stuttgart: A. Krabbe 1845.
Griesinger, W.: Vortrag zur Eröffnung der Psychiatrischen Klinik in Berlin 1867. Gesammelte Abhandlungen, Vol. 1, 127–151. Berlin: Hirschwald 1872c.
Gruhle, H.W.: Psychiatrie für Ärzte, Fachbücher für Ärzte, Band III. Berlin: Springer 1918.
Habermas, J.: Erkenntnis und Interesse. Frankfurt: Suhrkamp 1968.
Hamilton, M.: A Rating Scale for Depression. J. Neurol. Neurosurg. Psychiat. **23**, 56–62 (1960).
Heimann, H.: Der Einfluß von Karl Jaspers auf die Psychopathologie. Mschr. Psychiat. (Basel) **120**, 1–20 (1950).
Heimann, H.: Karl Wilhelm Idelers „Versuch einer Theorie des religiösen Wahnsinns" – nach 100 Jahren. Bibl. psychiat. neurol. **100**, 68–78 (1957).
Heimann, H.: Ausdrucksphänomenologie der Modellpsychosen (Psilocybin). Bibl. psychiat. neurol. **141**, 69–100 (1961).
Heimann, H.: Typologische und statistische Erfassung depressiver Syndrome. In: Das depressive Syndrom (Hippius, H., Selbach, H., Hrsg.). München-Berlin-Wien: Urban u. Schwarzenberg 1969.
Heimann, H.: Grundsätzliche Überlegungen zur erfahrungswissenschaftlichen Methodik in der Psychiatrie. Nervenarzt **43**, 345–350 (1972).
Heimann, H.: Psychiatrie und Menschlichkeit. Conf. psychiat. **19**, 24–34 (1976).
Heimann, H.: Wirkung von Psychopharmaka und zugrundeliegende theoretische Vorstellungen. Pharmakopsychiat. **10**, 119–129 (1977).
Heimann, H.: Changes of psychophysiological reactivity in affective disorders. Arch. Psychiat. Nervenkr. **225**, 223–231 (1978).

Heimann, H.: Psychophysiologie depressiver Syndrome. In: Das ärztliche Gespräch (H. Hippius, Hrsg.). (im Druck).
Heimann, H., Schmocker, A.M.: Zur Problematik der Beurteilung des Schweregrades psychiatrischer Zustandsbilder. Arzneimittel-Forsch. (Drug res.) 24, 1004–1006 (1974).
Heimann, H., Schmocker, M., Straube, E.: The psychophysiological basis of the pharmacotherapy of endogenous psychotics. In: New dimensions in Psychiatry 2 (S. Arieti, G. Chrzanowski, Eds.). New York-London-Sydney-Toronto: Wiley 1977, p. 363.
Hentig von, H.: „Komplexitätsreduktion" durch Systeme der „Vereinfachung" durch Diskurs? In: Theorie der Gesellschaft oder Sozialtechnologie. Beiträge zur Habermas-Luhmann-Diskussion. Frankfurt/Main: Suhrkamp 1973.
Heron, A., Chown, S.: Age and function. London: Churchill 1967.
Hippius, H.: Die Schizophrenie in der deutschen Tradition der Psychiatrie. Vortrag Weltkongreß Honolulu 1977, Psychiatrica clinica (im Druck).
Huba, G.J., Lawlor, W.G., Stallone, F., Fieve, R.R.: The use of autocorrelation analysis in the longitudinal study of mood patterns in depressed patients. Brit. J. Psychiat. 128, 146–155 (1976).
Huber, G.: Reine Defektsyndrome und Basisstadien endogener Psychosen. Fortschr. Neurol. Psychiat. 34, 410–424 (1966).
Huber, G.: Psychiatrie. Stuttgart: Schattauer 1974.
Ideler, K.W.: Das Verhältnis der Seelenheilkunde zu ihren Hilfswissenschaften. Allg. Z. Psychiat. 3, 394 (1846).
Janzarik, W.: Dynamische Grundkonstellationen in endogenen Psychosen. Berlin-Göttingen-Heidelberg: Springer 1959.
Janzarik, W.: Schizophrene Verläufe. Berlin-Heidelberg-New York: Springer 1968.
Janzarik, W.: Psychopathologische Vorüberlegungen zur Verlaufstypik schizophrener Syndrome. In: Verlauf und Ausgang schizophrener Erkrankungen (G. Huber, Hrsg.), S. 11–21. Stuttgart-New York: Schattauer 1973.
Janzarik, W.: Die Krise der Psychopathologie. Nervenarzt 47, 73–80 (1976).
Jaspers, K.: Allgemeine Psychopathologie. 5. Aufl. Berlin-Heidelberg: Springer 1948.
Jukos, B., Katzenbrunn, W.: Wahrscheinlichkeit als Erkenntnisform. Berlin: Duncker und Humblot 1967.
Kahn, E.: Was ist das Schizophrene am Schizophrenen? Mschr. Psychiat. Neurol. 124, 328–333 (1952).
Kaufmann, L.: Familie, Kommunikation und Psychose. Bern-Stuttgart-Wien: Huber 1972.
Kendell, R.E.: The Role of Diagnosis in Psychiatry. Oxford-London-Edinburg-Melbourne: Blackwell 1975.
Kendell, R.E.: The classification of depressions: A review of contemporary confusion. Brit. J. Psychiat. 129, 15–28 (1976).
Kendell, R.E., Pichot, P., Cranach v., M.: Diagnostic criteria of English, French, and German Psychiatrists. Psychol. Med. 4, 187–195 (1974).
Kielholz, P.: Angst, psychische und somatische Aspekte. Bern: Huber 1967.
Kielholz, P.: Diagnostic aspects in the treatment of depression. In: Depressive Illness: Diagnosis, assessment, treatment (Kielholz, P., Ed.). Bern: Huber 1972.
Kiloh, L.G., Andrews, G., Neilson, M., Bianchi, G.N.: The relationship of the syndrome called endogenous and neurotic depression. Brit. J. Psychiat. 121, 183–196 (1972).
Kraepelin, E.: Psychiatrie. 8. vollst. umgearb. Aufl., 4 Bd. Leipzig: Barth 1909–1915.
Kretschmer, E.: Der sensitive Beziehungswahn. 4. erweiterte Aufl. (W. Kretschmer, Hrsg.). Berlin-Heidelberg-New York: Springer 1966.
Lader, M.: The psychophysiology of mental illness. London-Boston: Routledge and Kegan 1975.
Lader, M., Wing, L.: Physiological measures in agitated and retarded depressed patients. J. Psychiat. Res. 7, 89 (1969).
Lehmann, H.E.: Schlußdiskussion. I. Wie soll und kann der Arzt in der nicht psychiatrischen Praxis Depressionen diagnostizieren? In: Die Depression in der täglichen Praxis. (P. Kielholz, Hrsg.), S. 321. Bern-Stuttgart-Wien: Huber 1974.
Lemert, E.M.: Social pathology. New York: McGraw-Hill 1951.
Loch, W.: Grundriß der psychoanalytischen Theorie (Metapsychologie). In: Die Krankheitslehre der Psychoanalyse (W. Loch, Hrsg.), 2. Aufl. Stuttgart: S. Hirzel 1977.
Lorr, M., Klett, C.J., McNair, D.M., Lasky, J.J.: Inpatient multidimensional psychiatric scale (IMPS). Palo Alto, Calif.: Consulting Psychologists Press 1962.

Luhmann, N.: Vertrauen. Ein Mechanismus der Reduktion sozialer Komplexität. Stuttgart: Enke 1968.
Maas, J.W., Fawcett, J.A., Dekirmenjian, H.: Catecholamine metabolism, depressive illness, and drug response. Arch. gen. Psychiat. **26**, 252–262 (1972).
Matussek, P.: Psychopathologie II: Wahrnehmung, Halluzination und Wahn. In: Psychiatrie der Gegenwart, Bd. I/2, 1. Aufl., S. 12–76. Berlin-Göttingen-Heidelberg: Springer 1963.
McGhie, A., Chapman, J.: Disorders of attention and perception in early schizophrenia. Brit. J. med. Psychol. **34**, 103–116 (1961).
Meehl, P.E.: Schizotaxice, Schizotypy, Schizophrenia. Amer. Psychol. **17**, 827–838 (1962).
Meehl, P.E.: Theory – Testing in Psychology and Physics: a methodological paradox. Phil. Sci. **34**, 103 (1967).
Mendels, J., Cochrane, C.: The nosology of depression: An endogenous-reactive concept. Amer. J. Psychiat. **124**, (Suppl.) 1–11 (1968).
Metzger, W.: Das Experiment in der Psychologie. Studium Generale **5**, 142–163 (1952).
Meyer-Osterkamp, S., Cohen, R.: Zur Größenkonstanz bei Schizophrenen. Monogr. a. d. Gesamtg. d. Psychiat. 7. Berlin-Heidelberg-New York: Springer 1973.
Miller, G.A., Selfridge, J.A.: Verbal context and the recall of meaningful material. Amer. J. Psychol. **63**, 176–185 (1950).
Mombour, W.: Klassifikation, Patientstatistik, Register. In: Psychiatrie der Gegenwart, Bd. III, 2. Aufl. (K.P. Kisker, J.-E. Meyer, C. Müller, E. Strömgren, Hrsg.), S. 81–118. Berlin-Heidelberg-New York: Springer 1975.
Müller, Ch., Ciompi, L.: Lebensweg und Alter der Schizophrenen. Eine katamnestische Langzeitstudie bis ins Senium. Berlin-Heidelberg-New York: Springer 1976.
Müller, M.: Einleitung zu Bd I/2. Psychiatrie der Gegenwart, 1. Aufl. Berlin-Göttingen-Heidelberg: Springer 1963.
Müller-Suur, H.: Das psychisch Abnorme, S. 79 ff. Berlin-Göttingen-Heidelberg: Springer 1950.
Olds, J., Miluer, P.: Positive reinforcement produced by electrical stimulation of septal area and other regions of rat brain. J. comp. physiol. Psychol. **47**, 419–427 (1954).
Overall, J.E., Hollister, L.E., Johnson, M., Pennington, V.: Nosology of depression and differential response to drugs. J. Amer. med. Ass. **195**, 946–950 (1966).
Payk, T.R.: Mimik und Physiognomie in der Psychopathologie. Psychiat. Clin. **6**, 271–287 (1973).
Paykel, E.S.: Classification of depressed patients: a cluster analysis derived grouping. Brit. J. Psychiat. **120**, 147–151 (1971).
Peters, U.H.: Wortwitz und schizophrene Sprachstörung. Conf. psychiat. (im Druck).
Pflug, B., Erikson, R., Johnsson, A.: Depression and daily temperature – A long term study. Acta psychiat. scand. **54**, 254–266 (1976).
Pilowsky, I., Levine, S., Boulton, D.M.: The classification of depression by numerical taxonomy. Brit. J. Psychiat. **115**, 937–945 (1969).
Plaum, E.: Eine multikonditionale Analyse schizophrener kognitiver Störungen. Diss. Frankfurt 1975.
Praag van, H.M.: Significance of biochemical parameters in the diagnosis, treatment, and prevention of depressive disorders. Biol. Psychiat. **12**, 101–131 (1977).
Raskin, A.: The prediction of antidepressant drug effects: Review and critique. In: Psychopharmacology, a review of progress (D.H. Efron, Ed.). Washington: Publ. Health Service Publ. Nr. 1836, 1968, p. 757.
Rausch, H.L.: Perceptual constancy in schizophrenia. J. pers. **21**, 176–187 (1952).
Richter, H.E.: Patient Familie. Reinbek bei Hamburg: Rowolt 1970.
Rümke, H.C.: Eine blühende Psychiatrie in Gefahr. Berlin-Heidelberg-New York: Springer 1967.
Salzinger, K., Salzinger, S.: Behavior Theory for the Study of Psychopathology. In: Psychopathology: Contributions from the social, behavioral, and biological sciences (Hammer, M. et al., Eds.). New York-London-Sydney-Toronto: Wiley 1973, pp. 111–126.
Scharfetter, Ch.: Das AMP-System. 2., korrigierte u. erweiterte Auflage. Zusammengestellt v. Ch. Scharfetter. Berlin-Heidelberg-New York: Springer 1972.
Scheff, T.J.: Being mentally ill. A sociological theory. Aldine, Chicago, 1966. Deutsch: ders.: Das Etikett Geisteskrankheit. Soziale Interaktion und psychische Störung. Frankfurt/M.: Fischer 1973.
Scheler, M.: Der Formalismus in der Ethik und die materiale Wertethik. Halle a.S., Verlag von Max Niemeyer, 1913 und 1916.

Schildkraut, J.J.: Biochemical criteria for classifying depressive disorders and predicting responses to pharmacotherapy: Preliminary findings from studies of Norepinephrine metabolism. Pharmakopsychiat. **7**, 98–107 (1974).

Schneider, K.: Klinische Psychopathologie, 5. Aufl. Stuttgart: Thieme 1959.

Schulte, W.: Über das Wesen melancholischen Erlebens und die Möglichkeiten der Beeinflussung. Stuttgart: Hippokrates 1965.

Schulte, W.: Melancholie in Forschung, Klinik und Behandlung (W. Schulte, W. Mende, Hrsg.). Stuttgart: Thieme 1969.

Seligmann, M.E.P.: Helplessness. San Francisco: Freemann 1975.

Silverman, J.: Stimulus intensity modulation and psychological disease. Psychopharm. **24**, 42–80 (1972).

Small, F.G., Small, J.F.: Contingent negative variation (CNV) Correlations with psychiatric diagnosis. Arch. gen. Psychiat. **25**, 550–554 (1971).

Spoerri, Th.: Sprachphänomene und Psychose. Basel-New York: Karger 1964.

Stransky, E.: Von der Dementia praecox zur Schizophrenie. Schweiz. Arch. Neurol. Psychiat. **72**, 319–330 (1953).

Straube, E.: Experimente zur Wahrnehmung Schizophrener. Arch. Psychiat. Nervenkr. **220**, 139–158 (1975).

Straube, E., Heimann, H.: Untersuchungen zur Psychophysiologie der Schizophrenie. Arzneimittelforschung (im Druck).

Straube, E., Klemm, W.: Sprachverhalten Schizophrener. Versuch eines experimentellen Ansatzes. Arch. Psychiat. Nervenkr. **221**, 67–85 (1975).

Straus, E.: Psychologie der menschlichen Welt. Gesammelte Schriften. Berlin-Göttingen-Heidelberg: Springer 1960.

Süllwold, L.: Symptome schizophrener Erkrankungen. Berlin-Heidelberg-New York: Springer 1977.

Supprian, U.: Zur chronopathologischen Struktur der depressiven Tagesschwankungen. Arch. Psychiat. Nervenkr. **220**, 9–22 (1975).

Szasz, T.S.: Die Fabrikation des Wahnsinns. Olten: Walter 1974.

Tecce, J.J., Cole, J.O.: Psychophysiologic responses of schizophrenics to drugs. Psychopharmacologia **24**, 159–200 (1972).

Tellenbach, H.: Melancholie. 3. erw. Aufl. Berlin-Heidelberg-New York: Springer 1976.

Tellenbach, H.: Psychopathologie der Cyclothymie. Nervenarzt **48**, 335–341 (1977).

Thomä, H., Grünzig, H.-J., Böckenförde, H., Kächele, H.: Das Konsensusproblem in der Psychoanalyse. Psyche **30**, 978–1027 (1976).

Venables, P.H.: Input dysfunction in schizophrenia. In: Progress in experimental personality research (Maher, B.A., Ed.). New York: Academic Press, 1964, pp. 1–47.

Vetter, A.: Natur und Person. Stuttgart: Klett 1949.

Waldmann, H.: Zur Psychopathologie der Tagesschwankung beim depressiven Syndrom. Arch. Psychiat. Nervenkr. **213**, 177–199 (1970).

Weitbrecht, H.J.: Psychiatrie im Grundriß, 3. Aufl. Berlin-Heidelberg-New York: Springer 1973.

Windelband, W.: Geschichte und Naturwissenschaft, 3. Aufl. Straßburg: Heitz 1904.

Wing, J.K., Cooper, J.E., Sartorius, N.: Measurement and classification of psychiatric symptoms. An instruction manual for the PSE and CATEGO Programme. London-Cambridge: University Press 1974.

Winokur, G.: The division of depressive illness into depression spectrum disease and pure depressive disease. Intern. Pharmakopsychiat. **9**, 5–13 (1974).

Wittenborn, R.J.: The prediction of the individual's response to antidepressant medication. In: Psychopharmacology, a review of progress. (D.H. Efron, ed.). Washington: Publ. Health Service Publ. Nr. 1836, 1968, p. 749.

Wyrsch, J.: Die Person des Schizophrenen. Studien zur Klinik, Psychologie, Daseinsweise. Bern: P. Haupt 1949.

Wyrsch, J.: Psychopathologie I: Bedeutung und Aufgabe. Ich und Person. Bewußtsein. In: Psychiatrie der Gegenwart, Band I/2, 1. Aufl., S. 1–22. Berlin-Göttingen-Heidelberg: Springer 1963.

Zerssen von, D.: Der „Typus melancholicus" in psychometrischer Sicht. Z. klin. Psych. Psychother. **24**, 200–220, 305–316 (1976).

Zutt, J.: Auf dem Wege zu einer anthropologischen Psychiatrie. Berlin-Heidelberg-New York: Springer 1973.

Psychodynamik als Grundlagenforschung der Psychiatrie

Von

G. BENEDETTI

Inhalt

A. Übersicht 44
   I. Einführung 44
   II. Wesen der Psychodynamik 45
   III. Hauptergebnisse der Psychodynamik 46
B. Die Erforschung der Kindheit als Grundlage der Psychodynamik 47
   I. Längsschnittstudien 47
   II. Transkulturelle Psychodynamik der Kindheitsverhältnisse 48
   III. Hauptakzente der gegenwärtigen Psychodynamik in der Psychoanalyse 49
   IV. Psychoanalytische Forschung der Nachkriegszeit in der Lehre der postnatalen Psychodynamik 50
      1. Anna Freud (1936) 50
      2. René Spitz (1957) 51
      3. Margrit Mahler (1968) 51
      4. Heinz Kohut (1971) 52
C. Die grundlegenden psychodynamischen Themen der Kindheit 53
   I. Muttersymbiose, Trennung und Abhängigkeit 53
   II. Sexualität 55
   III. Aggressivität 58
   IV. Moralisches Empfinden und Verhalten 62
D. Die spekulative Dimension 65
   I. Die Hauptinstanzenlehre 65
   II. Die psychostrukturelle Konzeptualisierung der Psychodynamik 66
   III. Die Testpsychologie als Versuch der Verifizierung 69
E. Die Frage der psychodynamischen Spezifizität 71
   I. Allgemeine Betrachtungen über psychische Kausalität 71
   II. Spezifische psychodynamische Mechanismen in der psychosomatischen Medizin . . . 71
F. Ausblick auf psychodynamische Entwicklungslinien 76
   I. Soziale Psychodynamik 76
   II. Psychodynamik und Psychotherapie der Psychosen 79
Literatur 81

A. Übersicht

I. Einführung

Psychiatrische Grundlagenforschung erfolgt im wesentlichen durch nichtpsychiatrische (hirnanatomische, verhaltenspsychologische usw.) Untersuchungen, welche zu Ergebnissen führen, die die naturwissenschaftliche Struktur psychischer Vorgänge teilweise erklären können. Bei der Psychodynamik als Grundlagenforschung verhält es sich insofern anders, als diese vor allem in ihrer psychoanalytischen Substanz aus der begrifflichen Verarbeitung von Beobachtungen hervorgegangen ist, die man innerhalb der Psychotherapie und auf dem Hintergrund einer bestimmten Auslegung des Menschen gemacht hat. Unter diesen Umständen hat die Psychodynamik der verschiedenen psycho-funktionellen Krankheitsbilder trotz ihrem Anspruch auf Erklärung der zugrundeliegenden psychologischen Mechanismen nicht dieselbe verifizierende Bedeutung wie andere Ergebnisse der psychiatrischen Grundlagenforschung: sie geht im *Verständnis* jener Krankheitsbilder auf. Sie ist keine „Erklärung", sondern eine gedankliche Gestaltung unseres Verständnisses des Kranken; nicht zufällig ist sie oft untrennbar von einer klinischen Beschreibung der entsprechenden Krankheitsbilder. Immerhin nähert sich die psychiatrische Psychodynamik dem Anspruch echter Grundlagenforschung, wenn sie, solcher Einwände sich bewußt, diese weder stillschweigend übersieht, noch als absolute Grenzen hinnimmt, sondern sich in der ständigen Auseinandersetzung mit ihnen um die Erhellung des Grundes bemüht. Ferner soll eine psychodynamische Übersicht bei allem Bewußtsein des psychoanalytischen Ursprungs verhaltenspsychologische und testpsychologische Beiträge heute zunehmend berücksichtigen.

Während sich ihr Bereich durch solche Überlegungen erweitert, gestattet uns der Rahmen der vorliegenden Arbeit einige wesentliche Einschränkungen:

a) Der Grundriß dieses Handbuches ermöglicht uns eine Beschränkung auf die *allgemeine Psychodynamik*. Die Psychodynamik der Neurosen, der Schizophrenie, der endokrinen Erkrankungen findet sich in diesem Werk unter den entsprechenden Kapiteln ausführlich dargestellt und braucht hier nicht noch einmal zusammengefaßt zu werden. Themenkreise wie frühkindliche Beziehungen, Sexualität, Aggressivität, Psychodynamik der moralischen Gefühle, die Frage der psychodynamischen Spezifizität usw. werden uns eher beschäftigen.

b) Bei aller Berücksichtigung führender Autoren, ohne deren Erwähnung unmöglich an eine Übersicht zu denken wäre, deren ausführliche Besprechung sich aber bei der Zugänglichkeit ihrer Veröffentlichungen erübrigt, werden wir unser Augenmerk oft auf solche Autoren richten, die mindestens im psychiatrischen und europäischen Bereich weniger bekannt sind.

c) Bei der unübersehbaren Anzahl der Arbeiten seit FREUD bis in unsere Tage, die an sich ein Ganzes, wohl das psychodynamische Gesicht der Psychiatrie dieses Jahrhundert zeigen, werden wir den Hauptakzent auf Beiträge der Nachkriegszeit legen. Auch in diesen Grenzen bleibt die Aufgabe überwältigend. Wir sind uns bewußt, daß nicht nur keine auch von ferne annähernde Vollständigkeit der wesentlichen Beiträge möglich ist, sondern der Mut persönlicher Stellungnahmen bei Auswahl und Entwurf nottut.

II. Wesen der Psychodynamik

Beginnen wir mit der Frage: Was ist Psychodynamik?

Darunter versteht man das Wechselspiel psychischer Kräfte, Triebe, Motivationen, Charakterhaltungen, Widerstände, Ängste usw., sowohl untereinander wie auch in der Beziehung zwischen Organismus und Umwelt.

Psychodynamik ist die Lehre, wie Psychisches aus Psychischem hervorgeht.

Folgende Anmerkungen seien aber hervorgehoben:

a) Das psychodynamische Wechselspiel kann nicht anders als durch *verstehende Identifikation* mit dem Objekt unserer Untersuchungen erfaßt werden. Wir müssen uns in unser Gegenüber „einfühlen", um zu beschreiben, was in ihm vorgeht. Da die Möglichkeiten der Einfühlung starken individuellen Variablen unterstellt sind, sind psychodynamische Begriffe immer *Interpretationen*. Sie entsprechen einem ausgesprochenen Modell, das sich der Forscher von der intrapsychischen Wirklichkeit seiner Patienten macht. Selbst verhaltenspsychologische Beobachtungen machen hier keine Ausnahme.

Gedanken- und Erfahrungsaustausch zwischen verschiedenen tiefenpsychologischen Schulen kann nicht zu einer Standardisierung der Ansichten führen, da der Mensch nur in der Vielfalt der Stellungnahmen verstanden werden kann.

b) Psychodynamik selbst und intuitives wie überlegtes Verständnis für die Psychodynamik anderer gehört zum Menschsein. Seit Jahrhunderten äußert sie sich in Poesie und Dramatik. Ihre Einführung in modernes medizinisches, naturwissenschaftlich orientiertes Denken ist ein *Werk der Psychoanalyse*. Frühere Versuche einer Abgrenzung der Psychodynamik gegenüber der Psychoanalyse sind heute einer Auffassung gewichen, welche die *Psychodynamik als den bleibenden Beitrag der Psychoanalyse zur Psychiatrie* betrachtet. Andere Begriffsebenen der Psychoanalyse (die libidoökonomische, die topographische, die psychostrukturelle) sind „metapsychologische" Konstruktionen; sie stellen starke Abkürzungen der beobachteten Phänomene dar, welche weitgehend nicht verifizierbar sind und nur den speziell an psychoanalytischer Spekulation Interessierten angehen.

Die Psychodynamik ist jener Teil der Psychoanalyse, der den *beobachteten klinischen Phänomenen* am nächsten steht, also nicht etwa versucht, Verstandenes völlig in naturwissenschaftliche Begriffe wie Libido oder Todestrieb, Teilobjekte und Selbstteilen, Triebmischungen und -entmischungen umzusetzen, sondern es in Formeln wiedergibt, die den ganzen Menschen als Motivationsbündel berücksichtigen. Freilich tut auch hier eine dialektische Auseinandersetzung mit dem spekulativen Teil der Psychoanalyse not.

c) Die Psychodynamik arbeitet mit einigen psychoanalytischen Begriffen, deren Anwendung sich in der klinischen Erfahrung bewährt hat und die uns beim tiefenpsychologischen Verstehen aller psychischen Phänomene unentbehrlich geworden sind: Wie die Polarität von Bewußtsein und Unbewußtem, von Trieb und moralischer Kontrolle (Überich), von Aggressivität und Liebe, von Umwelt und Ich; wie Austausch zwischen Ich und Umwelt durch Projektionen und Introjektionen, welche das Weltbild und das Ichbild (Selbst) schaffen; wie die Grunderfahrung der Angst als eine Ichreaktion in der Auseinandersetzung mit den Trieben, mit den moralischen Forderungen, mit den Informationen der Wahrnehmungen; wie die Eindämmung der Angst durch Abwehrmechanismen (Verdrängung, Verleugnung, Isolierung, Sublimierung); wie die Entwicklung von Krankheitssymptomen, von psychosozialen Verhaltensweisen im Wechselspiel von Angst, Abwehr und Wunscherfüllung.

Die Berechtigung dieser Begriffe als Ergebnisse empirischer Beobachtungen, wie auch der Wandel dieser Begriffe in unserer psychiatrischen Gegenwart soll, soweit dies möglich ist, erläutert werden.

III. Hauptergebnisse der Psychodynamik

Die bisherige Forschung hat zu einigen fundamentalen Resultaten geführt:

a) *Die Abgrenzung von Lebensstufen* untereinander, welche durch Ausreifen besonderer psychischer Fähigkeiten, Motivationen und Modi der Interaktionen mit der Umwelt sowie entsprechender typischer psychosozialer Antworten charakterisiert sind. Eine psychoanalytisch fundierte Entwicklungspsychologie ist entstanden, welche uns die Lebensgeschichte von Patienten verstehen läßt. Besonders die Psychodynamik der Kindheit gilt heute als wichtiges Forschungsgebiet und steht durch jüngste Beiträge (BETTELHEIM, 1952; ERIKSON, 1956; JACOBSON, 1954; KERNBERG, 1967; KOHUT, 1971; MAHLER, 1968, 1971; SPITZ, 1957) immer im Brennpunkt des Interesses.

b) Die Psychodynamik der einzelnen wichtigen Neuroseformen, der psychomatischen Erkrankungen und der funktionellen Psychosen ist erforscht worden. Die Erkenntnis des psychischen Kräftezusammenspiels, sowohl innerhalb des gegenwärtigen Krankheitserlebens wie auch in dessen Zusammenhang mit besonderen früheren lebensgeschichtlichen Stufen, ist zu einem wesentlichen, unentbehrlichen Teil der Psychiatrie geworden. Daß wir diese Seite der Psychodynamik nur streifen, enthebt uns nicht der Aufgabe, an ihre Wichtigkeit zumindest zu erinnern.

c) Die sich häufenden Darstellungen von *einzelnen Krankheitsfällen,* deren Berichte heute die Literatur füllen, kann uns ebenfalls nicht beschäftigen. Doch möchten wir darauf hinweisen, daß bei der Schwierigkeit, das Verstehen konkreter menschlicher Phänomene auf Verstandesformeln zu reduzieren (wodurch man leicht in Pseudoerklärungen verfällt), die anschauliche Darstellung dessen, was in der Innerlichkeit von einzelnen Menschen geschieht, vielleicht den überhaupt wichtigsten Teil der Psychodynamik ausmacht. Unabhängig von ihrem Beitrag zur Neurosenlehre und zur psychoanalytischen Entwicklungspsychologie lassen uns die psychodynamischen Falldarstellungen nacherleben, wie psychodynamisches Verständnis des einzelnen Kranken Symptomatik und Verlauf der Krankheit ändern.

d) Die letzten 20 Jahre haben zu ausgedehnten Untersuchungen bei *Gruppen* von Individuen und *Familien* geführt, die unter verschiedenen psychodynamischen Gesichtspunkten spezielle psychodynamische Verfahren entwickelten. Auch ganze Spitalstrukturen werden heute psychodynamisch untersucht.

e) Die *Verhaltenspsychologie* fühlt sich nicht zu einer psychodynamischen Terminologie verpflichtet; auch ist sie mit anderen Anliegen entstanden als die Nachprüfung psychoanalytischer Postulate. Bei allen verschiedenen Orientierungen ihrer Denkansätze bereichert sie aber die klinische Psychodynamik mit einer Fülle von Einsichten, die experimentell unterbaut sind. Viele sind der

Psychiatrie wenig geläufig und sollen in unserer Übersicht, zusammen mit Hauptergebnissen der Psychoanalyse, erwähnt werden.

B. Die Erforschung der Kindheit als Grundlage der Psychodynamik
I. Längsschnittstudien

Zur psychodynamischen Grundlagenforschung gehören heute die psychologischen *Längsschnittstudien* bei Menschen, die seit der Geburt bis ins erwachsene Alter von einer Forschergruppe durch jährliche Untersuchungen durchgeführt werden. Solche Studien sind bei dem großen Zeit- und Kostenaufwand und dem lebenslangen Verzicht auf unmittelbare wissenschaftliche Ergebnisse selten, dafür aber um so grundlegender. Die „Fels Research" (KAGAN u. MOSS, 1962) publizierte 1962 das Ergebnis einer 1929 begonnenen Längsschnittstudie bei 89 weißen Kindern, unter denen keine psychiatrischen Fälle waren, die jedoch ein weites Spektrum menschlicher Probleme aufwiesen. Von psychodynamischem Interesse waren insbesondere folgende Befunde:

a) Viele Verhaltensweisen zwischen dem 6. und dem 10. Lebensjahr und einige zwischen dem 3. und dem 6. (passive Rückzugstendenzen, Familienabhängigkeit, aggressive Erregbarkeit, sexuelle Rollenidentität, soziale Ängstlichkeit usw.) ließen sich mit entsprechendem Verhalten im erwachsenen Leben in Beziehung bringen und dieses mit größerer Wahrscheinlichkeit *voraussagen*. — Bei anderen Verhaltensweisen, wie kindlicher Zwangshaftigkeit und irrationaler Angst, fehlte dagegen der Zusammenhang.

b) *Weniger hoch* für die Zukunft prädiktiv, aber statistisch signifikant war das (in den vier Kategorien von Protection, Restriction, Hostility und Acceleration erfaßte) mütterliche Verhalten. (Es scheint mir wichtig, diesen Befund zu kommentieren: Die alte psychodynamische These, daß mütterliches Verhalten für kindliches und späteres Verhalten des herangewachsenen Kindes kausal sei, wird etwas eingeschränkt. Es sei in diesem Zusammenhang die moderne Auffassung erwähnt, daß nicht nur elterliches Verhalten das Kind, sondern auch kindliches Verhalten die Eltern beeinflußt (BLEULER, 1972).)

c) Für das erwachsene Verhalten des Individuums waren *nicht die späteren*, sondern die frühkindlichen Interaktionen mit der Mutter und namentlich das mütterliche Verhalten zwischen dem 0. bis 3. Lebensjahr des Kindes von prognostischer Bedeutung. (Hier sehe ich eine teilweise indirekte Bestätigung der alten psychoanalytischen These vom Ursprung der menschlichen Neurose in der Kindheit. Ein Beispiel einer solchen Interaktion: Mütterliche Überbeschützung bis zum 3. Lebensjahr steht (selbst wenn sich das mütterliche Verhalten später ändert) in statistisch signifikantem Zusammenhang zu folgendem Bild in der Pubertät: Passive Reaktion auf Frustrationen, emotionelle Abhängigkeit von den Erwachsenen, Anpassung an die Erwartung der Anderen, Angst vor körperlichen Verletzungen usw. Die Spätfolgen der kindlichen Ereignisse (sog. „Sleeper Effect") weisen auf ein Merkmal der psychischen Kausalität hin, das die alte Psychiatrie mit ihrer Betonung des unmittelbaren zeitlichen Zusammenhanges für die Annahme „psychogener Reaktionen" völlig übersah: Die psychodynamische Reihenfolge verläuft lange Zeit verborgen, „unterirdisch"; die *unbewußte* Dimension gehört wesensmäßig zu ihr.)

II. Transkulturelle Psychodynamik der Kindheitsverhältnisse

Die Bedeutung der Kindheitserlebnisse für die spätere Psychiatrie der Erwachsenen ist in Felduntersuchungen *normaler* charakterlicher Entwicklung in primitiven Kulturen durch soziologisch orientierte Analytiker und psychoanalytisch ausgebildete Anthropologen und Soziologen (BENEDECT, 1934; KARDINER, 1945; LINTON, 1945; MEAD, 1955) besonders in den Nachkriegsjahren hervorgehoben worden.

Diese Arbeiten wurzeln in der *direkten* Beobachtung sowohl der Kinder und derer Erziehung wie auch der gesellschaftlichen Strukturen, in denen sie aufwachsen. Sie gehen von der psychoanalytischen Denktradition aus, daß es möglich ist, soziale Phänomene aus der Lebensgeschichte der einzelnen Individuen zu erklären.

Einige eingehendere Hinweise auf diese Forschung: KARDINER (1945) versteht die psychodynamische Struktur der Gesellschaft bei den *Aloresen* durch die Analyse der primären Bedürfnisse der *Kinder*. Diese wachsen ohne die bei uns und in anderen Kulturen übliche mütterliche und väterliche Fürsorge auf; sie sind sich und den älteren Geschwistern überlassen; aus dieser „lieblosen" Erziehung der Kinder wird — freilich nicht prädiktiv, sondern rückblickend — der tatsächlich vorhandene mißtrauisch-feindselige Charakter der Erwachsenen verstanden. — Oder: Bei der Kindererziehung der Comache-Indianer wird die Aggression auf die Umgebung gelenkt; das erscheint dem Forscher im Einklang mit der kriegerischen Tradition dieses vom Krieg lebenden, sich auf Kosten der Nachbarn bereichernden Stammes. — Ähnlich argumentiert M. MEAD, wenn sie findet, daß eine von ihr untersuchte primitive Gesellschaft, die Arapesch, freundlich, friedlich, hilfreich, eine andere aber, die Mundugumor, bei gleichen Lebensbedingungen mißtrauisch, arrogant und äußerst streitbar sind; die verschiedene soziale Beeinflussung der Kinder in ihrer Entwicklung ist das Entscheidende für die verschiedenen Persönlichkeiten, die sich aus ihnen entwickeln.

Einige Anmerkungen zu dieser Forschung:

a) Anschaulichkeit und Verstehensevidenz der angenommenen Zusammenhänge werden mit kausalen Erklärungen der Phänomene verwechselt. Man übersieht ferner, daß die kulturelle Tradition sowohl die Art der Kindererziehung wie auch, auf anderen Wegen, die Art etwa der Aggressivität des ganzen Stammes beeinflussen kann. Durch die Geschichte des menschlichen Denkens wiederholt sich der übereilte Sprung vom Verstehen zum Erklären: Theologisierung, Psychologisierung, Politisierung des Menschen. Was sonst Modell ist, das uns zur psychotherapeutischen Hilfe befähigt und sich daraus rechtfertigt, wird zur Einseitigkeit im Versuch, eine individuell psychologische Reihenfolge absolut zu setzen und die Eigendynamik der sozialen Phänomene auf diese zurückzuführen. Diese Einseitigkeit wird durch die umgekehrte, moderne Einseitigkeit der Antipsychiater veranschaulicht, welche individuelle Lebensgeschichte nur noch als Ausdruck der sozialen Struktur würdigen. Gewiß ist jede Auffassung vom Menschen Wagnis und Stellungnahme. Moderne Auffassungen orientieren sich eher an Fakten und Beobachtungen und werden deshalb um so eher mit wissenschaftlicher Fundierung verwechselt [1].

---

[1] An diesem Punkt zeigt sich aber auch eine Folge des Selbstmißverständnisses der Psychodynamik als einer Naturwissenschaft; anstatt sich auf die Überlegung zu beschränken, daß unser Denken medizinische Krankheitsbilder um so weniger kausal erfassen kann, je mehr es kommunikativ gerichtet ist, will man etwa in der Testpsychologie den objektiven Wert einer meditativ um ein Menschenbild bemühten Psychodynamik, wie die von FROMM (1947) oder die von JUNG (1947), im Vergleich zum Freudschen Modell zahlenmäßig quantitativ nachprüfen, wie z.B. KLINE (1972) es versucht.

b) Ist es die soziale Struktur, welche das Kind prägt, oder die Kindheitserfahrung, welche umgekehrt das erwachsene Alter beeinflußt? Die Frage der *psychodynamischen Wechselwirkung*, die ADLER erstmals stellte, wird erneut in einer psychiatrischen Gegenwart aktuell, welche einst festgelegte Begriffe wie „Gesundheit", „Neurose", „Psychopathie" im Rahmen einer im Wandel begriffenen Soziität in Frage stellt. Von der amerikanischen unterscheidet sich die europäische psychoanalytische Erforschung der primitiven Kulturen (PARIN et al., 1963) in wesentlichen Akzenten und Intentionen: Hier versucht man, aus dem Verhalten untersuchter Individuen Schlüsse zu ziehen auf Überich- und Ich-Strukturen kollektiver Natur, die in der Struktur der Gesellschaft begründet sind und ohne Rückschluß auf kausale Determinanten in der Kindheit.

III. Hauptakzente der gegenwärtigen Psychodynamik in der Psychoanalyse

Die „prägenitalen Entwicklungsphasen", vor allem die frühkindlichen Zweierbeziehungen (BALINT, 1970) zwischen Kind und Mutter, haben in den vergangenen drei Jahrzehnten das Interesse der Forscher zahlenmäßig mehr auf sich gezogen als die von FREUD vornehmlich untersuchte ödipale Dreierbeziehung. Situationen wie der kindliche Autismus (im Sinne E. BLEULERS), die postnatale Psychotraumatisierung als eine psychodynamische Prädisposition zur Schizophrenie, die tiefe „benigne oder maligne" therapeutische Regression (BALINT, 1970), die narzißtische Problematik sind besonders untersucht worden.

Frühe Objekte und frühe Verluste füllen einen wesentlichen Teil der gegenwärtigen psychodynamischen Forschung aus. Die Erfahrung des Objektverlustes wird auf verschiedener Ebene untersucht: In der Quasiübertragung bei narzißtischen Patienten (KOHUT, 1971); als Grundlage des Verhaltens von Kleinkindern (MAHLER, 1968, 1971; SPITZ, 1957); als vermutetes Psychotrauma in der Lebensgeschichte von erwachsenen neurotischen Patienten. Man behauptet, daß es im 1. Lebensjahr zu gespaltenen „guten" und „schlechten" Teilbildern des Selbst und der Mutter kommt (KERNBERG, 1967; MASTERSON, 1972). Erst im weiteren Verlauf der Ich-Entwicklung wird eine Synthese der abgespaltenen Bilder von Objekt und Selbst möglich; eine vereinte Objekt-Repräsentanz wird von einer vereinten Selbst-Repräsentanz abgegrenzt; allmählich wird das Kind in die Lage gebracht, auf die ganze Mutter zu reagieren und zu erkennen, daß dieselbe Person sowohl befriedigen wie auch verwirren kann.

So wie von Teilobjekten einerseits, so ist andererseits auch von verschiedenen „Selbst-Repräsentanzen" die Rede ("sectorial positions of that realm of the psyche, in which id and ego form a continuum", KOHUT (1971)).

Neben den frühen Objektverlusten ist die Lehre der frühen Introjekte zu erwähnen. Zwar sind bei mangelnder Fähigkeit des Kleinkindes, sich mitzuteilen (weshalb KLINE bei seinen Versuchen, psychoanalytische Theorien testpsychologisch nachzuprüfen, eine Verifizierung der Lehre MELANIE KLEINS von vornherein aufgibt (KLINE, 1972)), gewagte Spekulationen möglich.

Ungeachtet der verschiedenen, hier entworfenen Modelle (die eine gewisse Berechtigung bekommen, sofern sie auf den Anspruch auf Erfassung der metapsychologischen Wirklichkeit verzichten und, wie KUBIE, RUBINSTEIN (1965) schon vor Jahren anregten, als „Metaphern" verstanden werden, welche die therapeutische schöpferische Phantasie (BENEDETTI, 1976) oder die operativen Arbeitshypothesen begünstigen) ist aber die Vorstellung, daß maligne Introjekte die Psyche des Schwerkranken zerstören, den Identitätssinn verfälschen, die Unterscheidung von Selbst und Umwelt erschweren, den Patienten sich selbst entfremden, in der Schizophrenie, bei Borderline-Patienten, in der Depression, in der Zwangsneurose, für die Psychotherapie anregend gewesen. Hier soll auch auf den von WINNICOTT (1953) und FAIRBAIN (1952) unabhängig voneinander eingeführten Begriff von „transitional object" in der Psychotherapie bei Kindern hingewiesen werden: Diese im Spiel entwickelte Übergangsobjekte vertreten dem Kinde sowohl Aspekte der Umwelt wie Teile des eigenen Selbst, sind also einerseits Nachfolger ursprünglich symbiotischer Verhältnisse und andererseits Hilfsmittel im Selbstverständnis und in der Exploration einer sonst fremden Umwelt.

IV. Psychoanalytische Forschung der Nachkriegszeit in der Lehre der postnatalen Psychodynamik

Unter den vielen Stimmen der Psychodynamik im Kindesalter wählen wir nach eigenem Ermessen einige, die das Gesamtbild andeuten. Wie begrenzt diese Auswahl ist, sagen schon einige Namen von hervorragenden Autoren, die wir aus räumlichen Gründen nicht besprechen können: BOWLBY (1958), ERIKSON (1956), WINNICOTT (1953), KERNBERG (1967).

1. Anna Freud (1936)

Direkte Beobachtungen der psychodynamischen Wechselwirkungen zwischen Kleinkind und Umwelt und deren Interpretation im Hinblick auf die Entwicklung der erwachsenen Persönlichkeit finden wir im psychoanalytischen Werk von ANNA FREUD. Ein wichtiger Befund dieser Autorin ist die Einsicht in das regelmäßige Sich-Überschneiden von Entwicklungsphasen, die im ursprünglichen Freudschen Modell schärfer voneinander abgegrenzt waren, namentlich der oralen und der analen Phase (FREUD, 1936). Man darf die Stadien der Libidoentwicklung nicht mehr als gesonderte Einheiten auffassen. Hier sehen wir eine eindrückliche Entsprechung zu ähnlichen und späteren Gedankengängen von M. MAHLER (1968), die in ihrer Forschungsarbeit kleinkindlichen Autismus und symbiotische Psychose ursprünglich wohl im Sinne einer strengen zeitlichen Sequenz voneinander unterschied, um später die diesen Syndromen zugrundeliegenden Mechanismen gegeneinander abgrenzte, um später deren sich phänomenologisches Überschneiden in der Zeit und also deren relativ gemeinsame Psychogenese doch zu betonen. Dies wirft einiges Licht auf die später zu erörternde Frage der Spezifität psychodynamischer Mechanismen in der psychosomatischen Medizin.

Ferner finden wir im Werk von A. FREUD Befunde, die — auf psychodynamischem Weg erhoben — jedoch auch auf die Grenzen der Psychodynamik hinweisen. Wenn nach A. FREUD starke Reaktionen von Ekel und Scham *vor* dem Beginn der Reinlichkeitserziehung auftreten, oder bei kleinen Knaben ein sorgendes, beschützendes, männlich-väterliches Verhalten bereits vor dem Beginn der phallischen Entwicklungsphase beobachtet wird, und zwar *ohne* daß ein Vater als Vorbild und Nachahmungsobjekt vorhanden gewesen ist, oder wenn eine spielerische Nachahmung des Geschlechtsverkehrs bei Kleinkindern festzustellen ist, *ohne* daß aber Gelegenheit zur Beobachtung desselben bei Erwachsenen vorhanden war (was dagegen bei Primitiven wie den Trobiandern nach MALINOWSKI (1929) der Fall ist), dürfen wir annehmen, daß es anthropologische Konstanten der menschlichen Entwicklung gibt, bei denen wir uns gewöhnt hatten, sie als nur psychodynamisch zu betrachten.

Die direkte Beobachtung der Psychodynamik an Kleinkindern hat uns die Unmöglichkeit vor Augen geführt, die ungeheure Mannigfaltigkeit der Erlebnisweisen und Erlebnisvollzüge des Kindes durch freie Assoziation des Erwachsenen in der Analysestunde weitgehend zu rekonstruieren. Wir hören z.B. durch A. FREUD, daß viele traumatische und autoerotische Erlebnisse von Kindern später „teleskopartig" unter nur eine (oder wenige) erinnerte Begebenheit(en) subsummiert werden. Das meiste bleibt also unbewußt.

Die Arbeit von A. FREUD ist aber vor allem durch die genauere Beobachtung der *psychodynamischen Struktur der Abwehrformen* bekannt. Mit dieser Forschung setzt die von FREUD (1923) und von ADLER (1923) begonnene Ich-Psychologie nicht weniger als durch die Forschung von HARTMANN (1964) und KRIS (1951) ein.

2. René Spitz (1957)

Die Arbeiten von SPITZ können zur psychodynamischen Grundlagenforschung gezählt werden, da sie psychoanalytische Problemstellung mit Verhaltensbeobachtung von Kleinkindern verbinden. Sie übergehen freilich die in der neueren Zeit betonte Einwirkung des Kindes auf die Mutter (MAHLER, 1968, 1971; BLEULER, 1972). Sie haben bereits in der Nachkriegszeit die Bedeutung der mütterlichen Karenz sowie der mütterlichen Ambivalenz für die psychische Entwicklung des Kindes durch sorgfältige Untersuchungen (Interviews, Filme) der Mütter und ihrer Probleme von Institutionen, wo mütterlicher Ersatz fehlte, durch langjährige Katamnesen der Kinder gezeigt und Gedankengänge bestätigt und erweitert, welche die frühe Psychoanalyse mit dem Begriff der Oralität andeutete. Freilich ist die von SPITZ aufgestellte psychodynamische Spezifität der psychischen und psychosomatischen Krankheitsbilder im Kindesalter kaum bestätigt und allgemein anerkannt worden:

1. Passive offene Ablehnung des Kindes durch die Mutter führt zum Koma (siehe auch RIBBLE, 1938).
2. Aktive Ablehnung: Erbrechen.
3. Ängstliche Besorgnis: Dreimonatskolik.
4. Feindseligkeit in der Gestalt der verhüllten Besorgnis: Atopische Dermatitis.
5. Wechsel von Verwöhnung und Feindseligkeit: Übererregbarkeit.
6. Zyklische Verstimmungen: Koprophagie.
7. Teilweise affektive Karenz: Analytische Depression.
8. Totale Karenz: Marasmus.

Bei allem Vorbehalt gegenüber solchen kausal-linearen Beziehungen kann man dem Nachweis einer schweren kindlichen Pathologie bei Mutterdeprivation zustimmen; es ist bedauerlich, daß keine Längsschnittstudien zur Abklärung der Spätfolgen im erwachsenen Alter hinzugekommen sind.

3. Margrit Mahler (1968)

Symbiose und Individuation sind nach MARGRIT MAHLER zwei einander entgegenlaufende Prozesse der kindlichen Entwicklung: Die Symbiose mit der Mutter ist maximal bei der Geburt und nimmt dann langsam ab; die Individuation ist bei der Geburt minimal und nimmt dann langsam immer festere Formen an, um beim ca. 3jährigen Kind mit der Errichtung von Objektkonstanz zu einem Abschluß zu kommen. Bis zum Beginn des 2. Lebensmonats durchläuft das Kind eine Phase des „absoluten primären Narzißmus" oder des „primären normalen Autismus". Dieser *normale Autismus* ist durch die hohe sensorische Reizschwelle des Säuglings bedingt. Die bedürfnisbefriedigende Brust oder Flasche wird noch als „Selbst" empfunden. Aber die rudimentären primären Ich-Funktionen, besonders die der Wahrnehmung, führen zu Erinnerungsspuren, die mit „undifferenzierter" Triebenergie besetzt werden. Dazu wird durch neurale Reifungsvorgänge die Schwelle der sensorischen Reize gesenkt. Dies führt aber zur Gefahr, daß das noch rudimentäre Ich des Säuglings durch phasenunspezifische Beanspruchung traumatisiert wird. MAHLER faßt die libidinöse Besetzung der symbiotischen Mutter-Kind-Beziehung als Schutz davor auf; die Schwelle für Reize, die von außerhalb dieser Beziehung kommen, ist höher, oder umgekehrt spricht das Kind viel sensibler auf die Reize an, die von seiner Bezugsperson kommen. Mit dieser verstärkten libidinösen Besetzung beginnt die eigentliche Phase der „Symbiose". In dieser Phase der dyadischen Beziehung wird jede Unlust — „jenes organische Unbehagen, welches ein Vorläufer der Angst ist" — außerhalb der Dyade projiziert. Das *Stadium der Symbiose* ist durch folgende Merkmale charakterisiert: Durch halluzinatorische und illusorische Mechanismen des Primärvorganges wird die somatopsychische omnipotente Fusion mit der Mutterrepräsentanz gewährleistet. Während der Zeit der absoluten Symbiose bilden sich Repräsentanzen von Teilobjekten und die Fähigkeit des Säuglings für noch sehr kurze Aufschubshandlungen. In dieser Zeit werden die ersten Anteile des erworbenen Ichs gebildet. Vom 4. Monat an beginnt die Phase der *Loslösung* (Verschiebung der libidinösen Besetzung der Mutter-Kind-Dyade nach außen). Die erste der beiden *Subphasen* der Loslösung findet in der Zeit vom 8.–12. Monat statt: Das Kind beginnt die Umwelt mit Interesse zu betrachten, es beginnt den Fremden als Nicht-Mutter zu erkennen (SPITZ, 1957; siehe auch: Achtmonatsangst). Die zweite Subphase, zwischen dem 12.–18. Monat, ist durch den Beginn der freien Fortbewegung gekennzeichnet. Der Glaube des Kindes, die „magischen Kräfte" der Mutter zu teilen, der Zustand des idealen Selbst, beginnt nun während dieser Subphase durch die zunehmende Wahrnehmung der Realität zu sinken, und damit kommt es zur vermehrten Angst vor der Trennung von der Mutter. Dies ist der Beginn der dritten Subphase, die der Wiederannäherung, im Alter von 18–36 Monaten. Da das Kind in seiner Auseinandersetzung mit der Realität seine Omnipotenzgefühle verliert, will es der Anwesenheit seiner Mutter vermehrt sicher sein und kommt vermehrt zu ihr zurück. In dieser Phase beginnt das Kind, seine kognitive Objektpermanenz und, mit Hilfe der Ich-Identifikation, die Verinnerlichung zu entwickeln.

Die Voraussetzung für die *Psychose* ist, daß dem Kind die vertrauensvolle Erwartung mangelt (siehe: Das Urvertrauen bei ERIKSON (1956)). Dies kann in zwei verschiedenen Situationen geschehen: a) Wenn das Kind in einer normalen Umwelt übergroße (konstitutionell bedingte) Ansprüche hat; b) Wenn die (abnorme) Umwelt gegenüber normalen Ansprüchen des Kindes versagt. Je nachdem, wo das Kind sich in seiner Entwicklung befindet, wenn die Versagung auftritt, verfügt es auch über verschiedene Abwehrmechanismen, um sich gegen diese Versagung zu schützen. *Wenn die totale Versagung schon im 1. Lebensjahr auftritt, reagiert das Kind mit dem sogenannten „frühkindlichen Autismus"* (KANNER, 1937); es bildet eine autistische Schale um sich selbst, so daß es sich allein genügt und von außen nicht mehr gestört werden kann. *Wenn die Versagung erst im 2. Lebensjahr oder später auftritt*, zieht sich das Kind auf den Zustand der regressiven Symbiose mit der Mutter zurück — *im symbiotischen Syndrom*. In diesem psychotischen Zustand ist es nicht fähig, einen konstanten Realitätsbezug aufrecht zu erhalten. Das Kind muß auf eine „Spiegelform" (KOHUT, 1971) der Identitätsbewahrung zurückgreifen, da es über keinen Identifikations- und Verinnerlichungsprozeß verfügt.

4. Heinz Kohut (1971)

Im Gegensatz zu MAHLER oder zu SPITZ gehört KOHUT zu jener zweiten Gruppe von Autoren, welche die Psychodynamik frühkindlicher Zustände zur Grundlage der Beobachtung, Beschreibung und Therapie von *erwachsenen* neurotischen Patienten gemacht haben.

1. Mit KOHUT werden als narzißtisch diejenigen Neurosen verstanden, deren Ursprung in einer schweren Enttäuschung des Kindes durch das ursprüngliche Liebesobjekt liegt, bevor die „idealisierende Libido" infolge von wiederholten physiologischen kleinen Enttäuschungen durch die Realität schrittweise vom Objekt abgezogen, internalisiert und zum Aufbau der Selbstachtung und des den Lebenssinn schenkenden „idealisierten Überichs" verwendet wird. Sinnentleerung, depressiv-dysphorische Verstimmungen, wechselnde Abhängigkeit vom Liebesobjektersatz, sekundäre Sexualisierung einer prägenitalen Problematik mit gelegentlich narzißtischen Perversionen, Unfähigkeit zu psychoneurotischer Übertragung mit Tendenz zu Spiegelübertragungen, sind die vom Autor beschriebenen psychodynamischen Folgen. Der Hauptwert dieser Forschung liegt in einer differenzierteren Sicht dessen, was man früher summarisch unter „Charakterneurosen" verstanden hat; ferner in der psychodynamisch-strukturellen Erfassung von neurotischen Bildern, die eher dem „Borderline-Spektrum" angehörten [2]. Der Begriff der „Spiegelübertragung" hat sich, bei geeigneter Abwandlung, auch für die Psychotherapie bei Schizophrenen als brauchbar erwiesen.

2. Auch Pubertätskrisen werden heute vermehrt vom Gesichtspunkt des Narzißmus her untersucht, wobei eine Brücke zum besseren soziologischen Verständnis der aktuellen Jugend geschlagen wird. Vergleiche JACOBSON (1954): Die Richtung der Ich- und Überich-Entwicklung wird durch „narzißtische Objektbeziehungen und primitive Identifizierungen mit glorifizierten Objekten bestimmt". „Solche Menschen setzen im Kampf gegen ihre Abhängigkeitstendenzen die Eltern in der Adoleszenz herab und wenden sich von ihnen ab, aber als Erwachsene fahren sie fort, andere Personen und Gruppen nachzuahmen, bei ihnen Anlehnung zu suchen, um dann wieder gegen sie zu rebellieren, sie wütend und enttäuscht aufzugeben..." Manche heutige jugendliche Gruppen sucht und pseudopolitische Kultur dürfte nach einem derartigen Schema verlaufen. Die narzißtische Gefährdung der Persönlichkeit bei Verlust haltgebender Liebesobjekte in verunsicherter Familie und Gesellschaft ist an die Stelle der früher häufigen hysterischen Charakterstruktur getreten. KOHUT betont, daß spezifisch umschriebene Störungen im narzißtischen Bereich gewöhnlich der Kern ausgedehnter Störungen wie Perversionen, Süchte und Verwahrlosungen sind. Er spricht von der „Sexualisierung der narzißtischen Störung", eine Formulierung, die den weiten Weg der Psychoanalyse von der ursprünglich sexuellen Fundierung aller neurotischen Störungen zeigt. KOHUT versteht z.B. homosexuelle Phantasien seiner Patienten als sexualisierte Aussagen über die eigene narzißtische Störung.

---

[2] Siehe hier auch die Grundlagenarbeiten von KERNBERG (1967), MASTERSON (1972).

C. Die grundlegenden psychodynamischen Themen der Kindheit

I. Muttersymbiose, Trennung und Abhängigkeit

Vielleicht keine andere menschliche Situation ist von der Psychoanalyse so eingehend untersucht worden wie die affektive Deprivation und Frustration der Kindheit bei erwachsenen, psychisch kranken Menschen. Dieser Befund, der einerseits gerade infolge seiner Wiederholung in der ganzen Psychopathologie an spezifischer pathogenetischer Bedeutung verloren hat, hat jedoch die Psychiatrie humanisiert, den psychisch Leidenden uns nahe gebracht.

In unzähligen Zusammenhängen, von denen wir nur einige wiedergeben, ist die affektive Deprivation des Kindes gefunden worden: z.B. unerfüllte Abhängigkeitsbedürfnisse, die zu feindseligem, neurotischem Verhalten führen (BANISTER u. RAVDEN, 1944; BENDER, 1947; LOWREY et al., 1943), im Vergleich zwischen kriminellen und nicht kriminellen Jugendlichen (BOWLBY, 1944; FRIEDLANDER, 1949; GLUECK u. GLUECK, 1950), bei institutionalisierten Kindern (GOLDFARB, 1945; LOWREY, 1940; SPITZ, 1957), bei adoptierten Kindern (MENLOVE, 1965), bei gehemmten und aggressiven Kindern (HEWITT u. JENKINS, 1946; LEWIS, 1954), bei zwangsneurotischen Patienten (BARNETT, 1966; SULLIVAN, 1947), bei Depressiven (BROWN, 1961) und ganz besonders bei Schizophrenen, von denen die Literatur so umfangreich ist, daß wir auf unsere zusammenfassenden Arbeiten hinweisen (BENEDETTI, 1969).

Daß elterliche Feindseligkeit und Interesselosigkeit eine große Bedeutung in der psychodynamischen Psychiatrie haben müssen, verstehen wir rückblickend aus verschiedenen Gründen: Einmal handelt es sich um die spezifisch der Psychiatrie zugängliche Form der Entmenschlichung, welche Politik und Theologie, andere Lehren vom Menschen, auf anderen Ebenen untersuchen.

Dann haben wir es beim Kind mit einem verletzbaren menschlichen Wesen zu tun, dessen Signale des Mißbehagens von den Erwachsenen leicht übersehen werden, dessen Aneignung von operativen Geschicklichkeiten stark von Ermutigung und Annahme abhängt, dessen Liebesbedürfnisse keine weite Objektwahl außerhalb der eigenen Familie haben. Wenn einerseits die natürliche Liebe der Eltern zu ihren Kindern den menschlichen aggressiven Regungen eine schützende Schranke setzt, so kann bei der Wehrlosigkeit des Kindes *Unterdrückung* in keinem anderen menschlichen Bereich so schnell und so gründlich vonstatten gehen. Die klassische psychoanalytische These, wonach die Grundlagen der Neurosen in den Erfahrungen der ersten Kindheitsjahre liegen, wird heute durch systematische Untersuchungen der psychotraumatisierenden Bedeutung der frühen Trennung von der Mutter bestätigt. Diese haben z.B. gezeigt, daß kleine Kinder schon innerhalb der Norm auf Trennungen mit Appetitverlust, ältere aber mit Überessen reagieren; nur Jugendliche verarbeiten rasch das Trauma (HEINICKE u. WESTHEIMER, 1965). Kurze Abwesenheit der Mutter beeinflußt Spiel, Plaudern und Lokomotorik ganz kleiner Kinder negativ, aber schon weniger das Verhalten von bereits Zweijährigen (COX u. CAMPBELL, 1968). Daß psychische Abhängigkeit beim Kleinkind zu angstvollen Phantasien der Verschmelzung mit der Mutter führen kann, ist von MAHLER auf der klinischen Ebene (1968) beobachtet worden. Experimentelle Studien zeigen uns andererseits, daß versagte Abhängigkeitsbedürfnisse bei hochabhängigen Kindern zu einer Zunahme an Phantasien führt, in denen nicht nur beschützende, sondern auch bedrohende Gestalten auftreten, besonders im Zusammenhang mit oralen Situationen (BELLER u. HAEBERLE, 1961). Diese und andere Studien legen nahe, daß übermäßige Abhängigkeitsstrebungen, gleich ob sie umweltlich (KAGAN u. MOSS, 1962) oder genetisch (FREEDMAN, 1965; SCHAFFER u. EMERSON, 1964) bedingt sind, ängstliche Konflikte auslösen und somit eine Grundlage von Neurosen bilden können. Der bekannte Befund von HARLOW (1959), daß bei Affen die Anwesenheit der Mutter die Entwicklung lokomotorischer Fähigkeiten und explorativer Interessen ermöglicht, ist bei menschlichen Kindern wiederholt worden: Und zwar sowohl bei 14 normalen Einjährigen (AINSWORTH et al., 1967) wie auch bei Kindern im Vorschulalter, welche in Streß-Situationen wieder die Nähe der Mutter suchen (ROSENTHAL et al., 1962; ROSENTHAL, 1967a, b). Sogar bei Erwachsenen steigert eine Bedrohung die Abhängigkeitstendenzen (SARNOFF u. ZIMBARDO, 1961; SCHACHTER, 1959; HELMREICH u. COLLINS, 1967). So wie die Abhängigkeit wird auch die *Autonomie* des erwachsenen Jugendlichen durch Verhältnisse der Kindheit beeinflußt. Diese alte Einsicht der Psychoanalyse ist heute durch empirisch statistisch arbeitende Autoren verifiziert worden: WATSON (1957) fand z.B., daß Kinder, die in warmen und verstehenden Familien aufgezogen wurden, unabhängiger sind als Kinder, welche in ebenfalls warmherzigen, aber einengenden Familien aufwuchsen. MCCORD et al. (1962) und andere fanden, daß Abhängigkeit von Erwachsenen in der Adoleszenz mit hohen elterlichen Ansprüchen, strengen elterlichen Supervisionen und, bei Buben, durch die Eltern bedingten Einengungen korrelierte. Es finden sich in der Literatur viele ähnlich tönende Arbeiten. Auch liegen heute Längsschnittstudien vor, wie diejenige von KAGAN und MOSS (1962), nach denen mütterliches Verhalten während den ersten 3 Lebensjahren des Kindes eine dauernde Auswirkung auf die Charakterentwicklung hat; ja, manche mütterlichen Verhaltensweisen lassen uns die späteren Merkmale der Persönlichkeit des Kindes besser voraussagen als spätere mütterliche Haltungen oder als aktuelle soziale Verhältnisse. Die heutige Forschung ist charakterisiert durch das Bestreben, psychodynamische Verhältnisse bei *gesunden* Kindern zu erfassen. Verschiedene Gründe lassen sich für diese Wende vom neurotischen zum normalen Kind vermuten: Einmal ist es die Entwicklung der Verhaltens- und der Testpsychologie, welche erst gestatten, über das alte Labor der Psychoanalyse hinauszuschauen; dann auch der Versuch, normale Entwicklungspsychologie nicht erst aus der Psychopathologie zu schließen, wie die Psychoanalyse es immer tun mußte, sondern allenfalls als Bestätigung oder Korrektur der Einsichten der letzteren.

Eine Folge dieser Forschung ist die Einsicht, daß eine Funktion mütterlichen Verhaltens darin liegt, normale Abhängigkeitsbedürfnisse beim Kleinkind nicht nur zu erfüllen, zu versagen, zeitlich zu verlängern, zu fixieren usw., sondern zunächst zu wecken. Erst diese gestatten dem Kind, in die normale symbiotische Entwicklungsphase (MAHLER, 1968) zu treten, deren Fehlen zu autistischer Abwehr gegen die Welt führt. Welche mütterlichen Verhaltensweisen sind aber dazu geeignet? Experimentelle Untersuchungen (SCHAFFER u. EMERSON, 1964) zeigen uns, daß Mütter, welche sofort auf das kindliche Schreien antworten, die kindliche Abhängigkeit mehr fördern als Mütter, die ihre Antwort verschieben. Auch visuelle Stimulierung ist wichtig. Die klassische Forschung von SPITZ über die „smiling response" (1957) wird fortgesetzt durch den Befund von GEWIRTZ (1965), daß Lächeln als Antwort auf ein unbekanntes Gesicht häufiger bei Kindern auftritt, die in Familien aufgezogen wurden als bei solchen, die in einem Kibbutz oder im institutionellen Rahmen aufwuchsen. Schließlich spielt die Menge der dem Kind gewidmeten Zeit und Aufmerksamkeit eine Rolle (ebenfalls gewisse „auslösende" Gebärden wie das Aufheben des Kindes vom Boden (MACCOBY u. MASTERS, 1970), wobei interessanterweise solche Gebärden viel stärker wirken, wenn sie von der Mutter und nicht von einer fremden Person ausgeführt werden (WAHLER, 1967). Unter den Gandakindern fanden AINSWORTH und SALTER (1963), daß nicht mütterliche Wärme oder die Art der Ernährungsroutine, sondern die Zeitdauer, welche die Mutter während des Tages dem Kind widmete, dessen Sicherheit begründet. Neben solchen quantitativen Faktoren spielen aber auch andere eine Rolle: Mütter von sicheren Kindern „informierten" diese besser und waren besser über ihre Kinder informiert. Die Intensität der kindlichen Bindung korrelierte ferner mit der Fähigkeit der Mutter, das Trinken an der Brust zu genießen. Ähnliche Befunde berichtet RHEINGOLD (1956). Die Bedeutung einer taktilen Stimulierung, die HARLOW bei kleinen Affen (1959) beobachtete, wird nun experimentell bei menschlichen Kindern (CASLER, 1965) unterstrichen. Führt elterliche Wärme zur Abhängigkeit im erwachsenen Kindesalter? Viele Autoren fanden hier sogar eine negative Korrelation: HATFIELD et al. (1967) stellen z.B. eine positive Korrelation zwischen mütterlicher Wärme und kindlicher Unabhängigkeit fest. Dagegen häufen sich die Befunde, nach denen Abhängigkeit mit Ablehnung und Feindseligkeit assoziiert ist (McCORD et al., 1962; WINDER u. RAU, 1962; SEARS et al., 1957; SMITH, 1958), womit eine ältere Vermutung der Psychoanalyse indirekt bestätigt wird.

II. Sexualität

Zu den bedeutendsten Beiträgen FREUDS zur Entwicklung der Persönlichkeit gehört sein Verständnis der komplexen Interaktionsmuster innerhalb der Familie; der Bindungen, Fixierungen, Abhängigkeiten der Kinder von ihren Liebesobjekten; der Ängste und psychischen Gefahren, welche sich aus der phantasmatischen Verarbeitung dieser frühen Objektbeziehung ergeben und die zu tiefen Ambivalenzen führen. Die Grundlage des Konfliktes in der Sicht der psychoanalytischen Theorie ist bekanntlich die Rivalität des Kindes mit seinem gleichgeschlechtlichen Elternteil *(Ödipuskomplex)*. Eine Hauptlinie der modernen Psychodynamik liegt aber in den Versuchen, dieser Grundlage etwas von ihrem Ausschließlichkeitscharakter zu nehmen. Dies ist sowohl außerhalb wie innerhalb der psychoanalytischen Denktradition geschehen; einige kurze Hinweise auf Hauptrichtungen in der Literatur sollen dies veranschaulichen.

a) Währenddem ursprünglich die Soziologie sowie die Anthropologie der primitiven Kulturen auf psychoanalytische Modelle reduziert wurden, neigen heute viele Autoren dazu, psychoanalytische Modelle soziologisch zu relativieren. FROMM (1947) deutet z.B. den Urkonflikt zwischen Vater und Sohn als Produkt der patriarchalischen Gesellschaft, wo der Sohn Selbständigkeit und Freiheit gegen die willkürliche Autorität des Vaters anstrebt (MULLAHY, 1952).

Ältere Autoren wie MALINOWSKI (1929) haben die Ubiquität des Ödipuskomplexes bei primitiven Kulturen, etwa bei den Trobiandern, in Frage gestellt.

b) Mehrere voneinander stark abweichende Autoren, wie MELANIE KLEIN, MARGIT MAHLER, HEINZ KOHUT, haben alle die frühen Abschnitte der psychischen Entwicklung untersucht, welche vor dem klassischen sexuellen Rivalitätskonflikt liegen. Hier ergeben sich neurotische und psychotische Störungen aus Mangelerscheinungen in der elterlichen Pflege (Liebesdefizit, Widersprüche, elterliche Projektionen usw.) und der komplexen Kommunikationssymbolik. Sie resultieren in Fehlentwicklung jener introjektiven und projektiven psychischen Vorgänge beim Kind, welche Selbstidentität, Objektkonstanz, Selbst-Weltbild, idealisiertes Überich (um einige neue Termini der psychoanalytischen Sprache zu erwähnen) begründen. Obschon weltweite Forschungen die charakterbildende Rolle der Sexualität, etwa auf der kognitiven oder auf der moralischen Ebene, wesentlich eingeschränkt haben, bleiben die Einsichten FREUDS in vielen Hinsichten fundamental. Es fehlt heute nicht an Arbeiten, auch aus dem verhaltenspsychologischen Lager, welche diese Einsichten unwillkürlich oder unbewußt stützen. Die empirische Forschung von SEARS et al. (1965) zeigt z.B., daß die Identifikation des Kindes mit dem Elternteil gleichen Geschlechts weite Bereiche seiner Persönlichkeit bestimmt: Geschlechtstypisierung, erwachsene Rollenbildung, Selbstkontrolle, destruktive Aggressionen, sozialisierte Aggressivität, Schuldgefühle und andere Manifestationen des Gewissens, Formen des Selbstbedauerns usw. werden mitgeprägt. Man spricht heute von der Identifikation als von einem Prozeß, der einerseits in der Sexualität gründet, andererseits vereinheitlichend verschiedene Bereiche der Sozialisierung zusammenschließt.

Die Aufmerksamkeit der Kinder ist von Anfang an auf das Verhalten des gleichgeschlechtlichen Elternteils gerichtet (MACCOBY u. WILSON, 1957). Kinder lernen sehr rasch, daß die Folgen des sozialen Verhaltens vom Geschlecht beeinflußt werden. Wenn z.B. familiäre Abhängigkeit bei einem Mädchen im entsprechenden Milieu noch ermutigt wird, mag sie bei einem Knaben scharf abgelehnt werden. Lange hat man in der psychodynamischen Literatur diskutiert, ob spezifische seelische Unterschiede zwischen beiden Geschlechtern umwelt- oder instinktbedingt seien. Die Bedeutung der Umwelt wird heute bestätigt, besonders auf dem Gebiet der Aggressivität (SEARS et al., 1957), aber auch in anderen Bereichen (CARLSON, 1963; DROPPLEMAN u. SCHAEFER, 1961; FAULS u. SMITH, 1956). Statistisch signifikante Befunde zeigen, daß die prägenden Einflüsse sehr früh in der Charakterentwicklung auf den Plan treten; schon 13monatige Mädchen sind z.B. abhängiger als Knaben im gleichen Alter, sie explorieren weniger aktiv ihre Umwelt (GOLDBERG u. LEWIS, 1969). Es geht dabei nicht um bloße biologische Dispositionen; die Geschlechter der Kinder unterscheiden sich sehr bald in der raschen Wahrnehmung der elterlichen Merkmale und im raschen Erlernen der von den Eltern erwarteten Verhaltensweisen (BENNETT u. COHEN, 1959; EMMERICH, 1959; FINCH, 1955; KAGAN, 1956; KAGAN u. LEMKIN, 1960). Feminine Mädchen haben Väter, die aktiv geschlechtsspezifisches Verhalten bei ihnen ermutigen (MUSSEN u. RUTHERFORD, 1963). Spielt dabei nur die sexuelle Identifikation eine Rolle oder haben andere Dimensionen der Erziehung eine sexuelle Reichweite? Die Form der sexuellen Identität des heranwachsenden Kindes ist besonders im Zusammenhang mit dem charakterlichen Merkmal der „Abhängigkeit" untersucht worden. Haltungen wie Toleranz oder Strenge der Eltern können sie mitbestimmen. Man findet etwa, daß eine ängstliche, untolerante oder einengende Haltung beider Eltern zu „femininen" Zügen bei Kindern beiden Geschlechts führt (SEARS et al., 1965). Umgekehrt fordere elterliche Intoleranz die Unabhängigkeit, das Durchsetzungsvermögen, die Erfolgslust des Kindes (BALDWIN, 1949; SEARS, 1961; WATSON, 1957). „Einengende" Eltern haben oft abhängige, ängstliche, konformistische Kinder (LEVY, 1943; WATSON, 1957). Ältere psychoanalytische Eindrücke werden hier durch Experimente bei nicht neurotischen Kindern unausgesprochen bestätigt; 6- bis 12jährige Kinder, welche mit verbundenen Augen über schwankende schmale Brücken gehen mußten, akzeptierten die Hilfe von Versuchsleitern in einem Ausmaß, das mit der elterlichen Beschützungstendenz korrelierte. Das Geschlecht des Kindes wirkt dabei differenzierend. Während bei Knaben Abhängigkeit durch seelischen Intimitätsmangel in der Beziehung zum Vater, also durch ungenügende Identifizierung mit dem männlichen Modell, sowie auch durch mütterliche „Kälte", gefördert wird, korreliert sie beim Mädchen mit allzu großer mütterlicher Toleranz (SEARS, 1963). Entsprechend der klassischen psychoanalytischen Auffassung (FENICHEL, 1945), daß der Knabe sich bei dauernder Abwesenheit des Vaters eher mit der Mutter identifiziert und dazu neigt, weibliche oder homosexuelle Züge des Erlebens zu entwickeln, haben mehrere Autoren (BACH, 1946; LYNN u. SAWREY, 1959; SEARS et al., 1946) gefunden, daß normale Kinder von abwesenden Vätern eine geringere männliche Selbstidentität entwickeln.

Infolge der Bedeutung der Sexualität für die ganze Persönlichkeitsentwicklung werden durch die geschlechtliche Identitätsbildung auch andere Verhaltensmerkmale beeinflußt. Die Bereitschaft, bei der Bewältigung der Realität Lust zu verschieben (also Realitätsprinzip gegen Lustprinzip auszutauschen, FREUD), war geringer bei 8- bis 9jährigen Knaben, die in der Abwesenheit ihrer Väter aufwuchsen (MISCHEL, 1958, 1961). Interessanterweise fand man diese Retardierung bei 11jährigen Knaben nicht mehr. Anhand zahlreicher Daten wird die Vermutung geäußert, daß soziale, extrafamiliäre Einflüsse sich in diesem Alter bereits geltend machen (BRIM u. WHEELER, 1966).

Damit erreichen wir eine Ebene der Forschung, die durch die klassische Psychoanalyse wenig beachtet wurde: Die spätere Beeinflussung der sexuellen Identität durch das soziale System, in dem das Kind aufwächst.

Es mag sein, daß nicht nur eine Weitsicht der modernen Forschung im Hinblick auf die soziale Realität aufgetreten ist, sondern daß vielmehr ein objektiver Wandel der sozialen Verhältnisse und ihrer Bedeutung für den einzelnen Menschen, welcher noch vor wenigen Jahrzehnten mehr als heute „inner directed" war (RIESMAN et al., 1950), dafür verantwortlich ist. Jedenfalls steht fest, daß die sexuelle Identität des Kindes heute von der Identifizierung mit den Eltern in einem weniger signifikanten Ausmaß bestimmt wird, als die Psychoanalyse vermutete, da sich eben doch viele andere soziale und kognitive Einflüsse geltend machen (D'ANDRADE, 1966; KOHLBERG, 1966). Die sexuelle Identität sei nicht mit 4 bis 5 Jahren, bis zur Auflösung des Ödipuskomplexes, abgeschlossen, sondern sie werde fortdauernd durch den ganzen Lebenszyklus beeinflußt (BRIM u. WHEELER, 1966). Längsschnittstudien an Normalen zeigen sowohl eine Dimension der Kontinuität in der Persönlichkeitsentwicklung (KA-

GAN u. MOSS, 1962; KELLY, 1955) wie auch die Fortwirkung der sozialen Einflüsse über das ganze Leben (LIVSON u. PESKIN, 1967; MUSSEN, 1962). Ein Beispiel unter vielen: Kriminelle Knaben unterschieden sich in keiner klinisch oder testpsychologisch faßbaren Weise je nachdem, ob sie zusammen mit ihren Vätern oder ohne diese aufgewachsen waren. MISCHEL (1958, 1961) weist ferner darauf hin, daß Homosexualität — sowohl offene wie auch latente Tests wurden durch Antworten im Sodium-Amytal-Schlaf durchgeführt — keineswegs von der Ab- oder Anwesenheit des Vaters in der Familie abhängt. Freilich heißt das noch nicht, daß durch diese Befunde klassische psychoanalytische Einsichten erschüttert sind; so fand GREENSTEIN (1966), daß unter den kriminellen Knaben diejenigen homosexuell wurden, die von ihren Vätern offen verführt worden waren. Die Wechselwirkung von familiären und sozialen Faktoren hängt wesentlich von der Stellung der Familie in der Sozietät ab. Entstammen die Kinder einer Gruppe, die eine abgeschlossene Minderheit in der Gesellschaft darstellt, wie z.B. die Mittelklasse, so ist ihre Unabhängigkeit gegenüber sozialen Normen größer (MINUCHIN, 1965). Die Unterscheidung dieser Erscheinungen — im Hinblick auf ihre verschiedenen psychodynamischen Perspektiven und auf ihren Wandel in der Psychotherapie — ist im Laufe der psychoanalytischen Entwicklung immer wieder differenzierter untersucht worden. Gerade auf dieser Ebene, wo es möglich geworden ist, mit einem Minimum an metapsychologischen Konstruktionen menschliches Verhalten psychodynamisch zu verstehen, liegen die wesentlichsten Fortschritte der Psychoanalyse. Dazu einige kurze Beispiele:

a) Man unterscheidet heute zwischen der *Identifikation* aus Liebe, die S. FREUD (1940) in der Beziehung zum gleichgeschlechtlichen Elternteil schilderte und welche die Aggressivität des Kindes gegen ihn ausgleicht, und der rein defensiven Identifikation mit dem Aggressor (A. FREUD, 1936), d.h. mit den destruktiven, strafenden Eltern.

b) Man unterscheidet die maligne *Regression*, die BALINT (1970) als reiner Abwehrmechanismus schildert, von der konstruktiven Regression, in deren Rahmen der Patient die wesentlichen affektivsymbolischen Erfahrungen seiner sonst lückenhaften Persönlichkeitsentwicklung in einer Dualisierung mit dem Therapeuten machen kann.

c) Man unterscheidet die *Übertragung*, wo die von S. FREUD (1940) beschriebene Widerstandskomponente liegt (wo der Patient eine frühere neurotische Einstellung in der Beziehung zum Therapeuten *agiert*, statt sie durch Erinnerung und Einsicht zu überwinden), von der Übertragung, die dem Patienten gestattet, neue gute narzißtische Erfahrungen in der Ausrichtung auf einen idealisierten Therapeuten zu machen (KOHUT, 1971).

d) Man unterscheidet die perverse *Symbiose* zwischen der Mutter und dem später psychotisch erkrankten Kinde, wo Phänomene der gegenseitigen Ausbeutung, der manipulierenden Identifizierung mit dem Anderen stattfinden (LIDZ, 1968; LIDZ u. LIDZ, 1949; SEARLES, 1974 u.a.), von der physiologischen Symbiose (MAHLER, 1968, 1971), die einem Kinde ermöglicht, die unbewußte Einheit mit der Welt durch die Mutter oder durch den therapeutischen Partner herzustellen (BENEDETTI, 1976; SEARLES, 1974).

III. Aggressivität

a) Die Entwicklung unserer Gesellschaft bringt es mit sich, daß gewisse von der Psychoanalyse aufgeworfene Fragen aktueller werden, andere dagegen an Bedeutung verlieren. In unserer Gesellschaft ist weniger die Verdrängung der Sexualität als vielmehr die Frage der Aggressivität — beginnend bei derjenigen von kriminellen Jugendlichen bis hin zu den großen politischen Spannungen — zu einem weltweiten Problem von auch psychiatrischer Relevanz geworden. Um auf psychiatrischem Gebiet zu bleiben: Inadäquate Überichbildungen, Unreife des Ichs, Überstimulierung der aggressiven Triebe werden immer wieder in psychodynamischen Arbeiten nahegelegt (DITTMAN u. GOODRICH, 1961; LOWREY et al., 1943; REDL u. WINEMAN, 1965).

Ein Merkmal der heutigen Forschung liegt in der häufigen Fragestellung, ob psychoaggressive Vorgänge, welche die Sozietät auflösen, einfach als krankhaft anzusehen sind oder als Hinweise darauf, daß uns heute in einer Zeit der Gesellschaftskrise ein psychisches Gesundheitsmodell im Stiche läßt, weil in führenden familiären und sozialen Normen doch verborgene Dimensionen der Gewalt enthalten sind. Derartige psychodynamische Fragen sind nicht mit naturwissenschaftlicher Objektivität zu beantworten, sondern nur im Einsatz der Psychiatrie, wo sie sich als Psychotherapie versteht.

b) Obschon die eigentlichste Entdeckung der Psychoanalyse *die unbewußte Triebdynamik* gewesen ist, *ist in der modernen Psychodynamik die Tendenz unverkennbar, Vorgänge des Ich und des Selbst als zentral in der funktionellen Psychopathologie anzusehen.* Einige Beispiele auf dem Gebiet der Aggressivität: Während man früher allein von der Versagung *libidinöser* Bedürfnisse und vom *Todestrieb* sprach, betonen neuere Studien an kriminellen Jugendlichen und bei aggressiven Ausnahmezuständen (KOHLBERG, 1966; REDL u. WINEMAN, 1965) die Rolle der *Ichfunktionen*. Eine ähnliche Entwicklung *vom Trieb weg zum Ich, zum Selbst, zur narzißtischen Problematik* hat sowohl auf dem Gebiet der *Depressionen* (BIBRING, 1953) wie auch auf demjenigen der frühinfantilen (narzißtischen) Neurosen (KOHUT, 1971) stattgefunden. Diese Entwicklung ist übrigens von FREUD selber durch seine *Betonung der Ichvorgänge* (1923) eingeleitet worden.

c) Die alte Psychoanalyse legte großen Wert auf die Versagungen, welche in engem Zusammenhang mit spezifischen Triebsituationen (der Oralität, der Analität, der Genitalität) auf libidinös besetzte Körperzonen bezogen waren. Es hat sich jedoch wohl in allen Richtungen der postfreudschen Psychoanalyse die Erfahrung durchgesetzt, daß *die ganze Kommunikation, die ganze Familiensprache, die ganze phantasmatische und intrapsychische Beziehung zwischen Eltern und Kind rings um das umschriebene Psychotrauma gestört sind.* Freilich sind gewisse Entwicklungsstufen des Kindes in bestimmten Familien mehr als andere gefährdet. *Aber auf ein und derselben Entwicklungsstufe wird nicht nur der engere Bereich,* z.B. der Analität, *sondern die Ganzheit der intrafamiliären Beziehungen gleichsinnig gestört* (BECKER, 1964; BECKER et al., 1962; MCCORD, 1964; SEARS et al., 1957). Mit ERIKSON spricht man von *Oralität, Analität usw. nur als von „Modi" oder Grundmuster der Bezugnahmen, statt von erogenen Zonen im alten anatomisch-physiologischen Sinne.*

d) Die Strenge der *Kontrolle* (etwa durch den Vater, die moralische Zensur, das Überich, die Gesellschaft) hat immer eine zentrale Rolle in der Theorie der Verdrängung gespielt. Die psychoanalytische These lautet, daß es ohne Erziehungskontrolle und ohne physiologische, erfolgreiche, gesunde Verdrängung keine Charakterbildung (anders und moderner ausgedrückt: keine Sozialisierung) geben kann, daß aber inadäquat strenge oder lieblose oder widersprüchliche Kontrollmaßnahmen zu neurotischen Verdrängungen, Widerständen, Affektisolierungen, Regressionen usw. führen. Heute führt man genauere Untersuchungen an einer großen Zahl auch normaler Kinder an, um diese psychodynamischen Einzelerfahrungen zu objektivieren. Man findet im großen und ganzen, daß sie richtig waren. Freilich kann man jetzt so auch genauer differenzieren. Zum Beispiel spielen Geschlechtsunterschiede dabei eine Rolle; väterliche Kontrollstrenge führt zu Aggressivität bei Knaben, weniger bei Mädchen. Andere Studien (KAGAN u. MOSS, 1962) bemühen sich, spezielle Korrelationen in der Auswirkung der elterlichen Aggressivität auf das Kind in bezug auf das Geschlecht und das Alter des Kindes festzustellen. Ferner scheint auch das Alter der Knaben eine Rolle zu spielen, da die Korrelation bei fortschreitendem Alter locker wird.

Studien bei kriminellen Jugendlichen haben wiederholt eine ungünstige Verbindung von Nachlässigkeit und Ablehnung durch die Eltern gezeigt (GLUECK u. GLUECK, 1950; HEALY u. BRONNER, 1936; McCORD et al., 1961). Man weist ferner darauf hin, daß bei aggressiven Kindern und Jugendlichen weniger die Zensurierung der asozialen Verhaltensweisen, als vielmehr die Ermutigung sozial wünschbaren Verhaltens mangelhaft ist (BANDURA u. WALTERS, 1963; McCORD, 1964). Vergleiche zwischen gehemmt-neurotischen und aggressiv-ausagierenden Kindern zeigen, daß die elterliche Unterdrückung bei den ersten größer ist (LEWIS, 1954; ROSENTHAL et al., 1962). Wie zu erwarten, bestehen eindrucksvolle Korrelationen zwischen elterlicher Abwehr und kindlicher Aggressivität (BORSTON u. COLEMAN, 1956; LESSER, 1952) wie auch umgekehrt zwischen mütterlicher Wärme und kindlicher Befriedigung (BAYLEY u. SCHAEFER, 1964). Sogar eine Korrelation zwischen Glauben an aggressive Gottheiten und aggressiver Kindererziehung ist statistisch nachgewiesen worden! (LAMBERT et al., 1959).

e) Sehr eingehend ist in den letzten Jahrzehnten, besonders in der Familientherapie und in der Psychodynamik der Psychosen, die Wechselwirkung zwischen elterlichem Verhalten und kindlicher Entwicklung untersucht worden. Es handelt sich dabei ganz ausschließlich um Erfahrungen mit abnormen Kindern und Erwachsenen sowie bei pathologischen Familien-Settings.

Sie haben die Erfahrungen der früheren Psychoanalyse, die vorwiegend an Einzelfällen gewonnen wurden, in einer großartigen Weise bestätigt und weitergeführt. Besonders wichtig war dabei der Umstand, daß viele neue Erfahrungen durch direkte Beobachtung der Kinder und der Familien und nicht erst aufgrund anamnestischer Rekonstruktionen von Analysepatienten gemacht wurden.

Ein dritter Schritt auf dieser Ebene scheint mir in den Beobachtungen von gesunden Kindern und in den durch solche Beobachtungsdimensionen immer möglicher werdenden Anwendungen der Statistik zu liegen. Diese Vorteile gleichen die Nachteile der Oberflächlichkeit aus, die bei psychodynamischen Untersuchungen bald überall dort einsetzt, wo der vertiefende Geist der Psychotherapie fehlt.

Was sind nun *die Folgen elterlicher Aggressivität beim Kind?* Große Untersuchungen im obigen Sinne zeigen *drei Hauptlinien*, die alle die Psychoanalyse bei Neurotikern geschildert hatten: *Erstens kann elterliche Aggressivität noch größere Aggressivität bei Kindern hervorrufen.* Sehr aggressive Buben haben Eltern, die mehr Gebrauch von Drohungen machen als Eltern von sich durchsetzenden, aber nicht aggressiven Buben (McCORD et al., 1961). Größeren Gebrauch von körperlichen Strafen findet man bei Eltern von kriminellen Buben (BRANDURA u. WALTERS, 1963; GLUECK u. GLUECK, 1950). Auch bei Buben aus intakten Familien im Vorschulalter fand SEARS (1957, 1961) eine starke

Korrelation zwischen Strenge der elterlichen Strafen und Ausmaß der kindlichen Aggressivität. Bei Untersuchungstechniken, welche die Subjektivität der Probandenberichte verwerten, wurden ähnliche Befunde erhoben; wurde das Strafmaß der Erziehung z.B. von den Eltern selber und die Aggressivität der Kinder durch ihre Schulkameraden beurteilt, so war die Korrelation zwischen beiden Datenreihen hoch signifikant (ERON et al., 1963). Testuntersuchungen bestätigten solche Befunde: Wurden in der Familie für Aggressionen hohe Strafen gesetzt, so führten diese zu größerer Aggressivität der Kinder beim Puppenspielen (HOLLENBERG u. SPERRY, 1951). Das Verhältnis ändert sich nicht, wenn wir vom Puppenspielen auf den Aberglauben übergehen: Bei primitiven Kulturen fanden WHITING und CHILD (1953) und WRIGHT (1954), daß zwischen Strenge der Sozialisation und Entwicklung von Phantasien von bösen Geistern eine hoch signifikante Korrelation besteht.

Die zweite Entwicklungslinie führt von der Aggressivität der Eltern zu der Hemmung der Kinder. Eine hohe Korrelation wurde gefunden zwischen sozialer Hemmung der Kinder und einer Verbindung von Strenge und Kälte der Eltern (BAUMRIND, 1967). Kinder aber, welche in toleranten Familien aufwuchsen, waren freundlicher und wiesen bei projektiven Tests weniger Feindseligkeiten auf (BALDWIN, 1949; WATSON, 1957). Da aber die Untersuchung normaler Kinder meistens eine „überraschend kleine Evidenz für die hemmende Wirkung elterlicher Strafen liefert" (FESHBACH, 1970), möchten wir daraus schließen, daß die von der Psychoanalyse herausgearbeitete Beziehung zwischen elterlicher Aggressivität und kindlicher Hemmung vor allem innerhalb der Neurose und der Psychose gilt. Dasselbe dürfte für *die dritte psychodynamische Beziehung, nämlich diejenige zwischen elterlicher Aggressivität und kindlicher Selbstaggressivität,* gelten. Die meisten Befunde liegen hier auf der Ebene einer psychiatrischen Literatur, die nur allzu bekannt ist (vergleiche insbesondere die sehr häufigen Befunde von psychotischer Selbstdestruktivität in den meisten Psychotherapien von Schizophrenen). Aber auch die Norm kennt im Ansatz die Möglichkeit dieser Entwicklung: Längsschnittstudien bei 12jährigen, deren Mütter 7 Jahre vorher interviewt worden waren, zeigten z.B. eine eindrucksvolle Korrelation zwischen Strenge der Strafen im Kleinkindalter und späterer Selbstaggressivität (SEARS, 1961; SEARS et al., 1957). Wenn man sich hier fragt, welche Faktoren dafür verantwortlich sind, daß elterliche Aggressivität in die eine oder die andere Richtung des kindlichen Verhaltens transformiert wird, und wenn man von wahrscheinlichen psychobiologischen Faktoren absieht, findet man, daß verschiedene Momente, wie erzieherische Inkonsequenz, Beruf des Vaters, Geschlecht und Alter des Kindes bei der Bestrafung eine Rolle spielen. Die aggressivsten Kinder waren z.B. solche, deren Mütter im ganzen tolerant waren, jedoch gelegentlich hart straften (SEARS et al., 1957). Was die Väter anbetrifft, so förderten ihre Strafen sowohl bei den Buben wie bei den Mädchen starke Aggressionen, wenn der soziale Status hoch war (LEFKOWITZ et al., 1963). Vergleichende Untersuchungen in verschiedenen sozialen Klassen zeigten aber, daß mehr als die Zugehörigkeit zu einer Klasse die Art der Bestrafung wesentlich war, wobei körperliche Züchtigungen am meisten mit Aggressivität der Kinder bei projektiven Test korrelierten (ALLINSMITH, 1954; MILLER u. SWANSON, 1960).

f) Unsere letzte Frage lautet: Wie kann Aggressivität beim heranwachsenden Kinde reguliert werden? Die experimentellen Befunde sowohl psychoanalytischer wie auch verhaltenspsychologischer Autoren waren einstimmig: Wesentlich waren eine liebeorientierte Strenge in der Erziehung (ALLINSMITH, 1954; SEARS, 1961), eine rational denkende Disziplinierung und elterliche Wärme (BANDURA u. WALTERS, 1963; BAUMRIND, 1967; LESSER, 1952). Die Tiefe des empathischen Verhältnisses ist negativ zur Aggressivität korreliert (FESHBACH, 1970), aber auch die Festigkeit der Charaktere, namentlich die Ichstärke, bindet die Aggressivität (LIVSON u. MUSSEN, 1957).

IV. Moralisches Empfinden und Verhalten

Es war eine grundlegende psychologische Tat FREUDS, zu erkennen, daß der Grundstein zum moralischen Gefühl beim Menschen durch die Identifizierung mit den ersten Liebesobjekten, also mit den Eltern, stattfindet und daß die Errichtung des Elternbildes auf der innerseelischen Bühne (als Überich) das Kind eigentlich frei von der äußeren Autorität macht.

Fasziniert durch die Auffassung, daß eine solche Identifizierung des Kindes wesentlich durch sexuelle Kräfte bedingt sei — etwa durch das Bedürfnis, sich mit dem gleichgeschlechtlichen Elternteil zu identifizieren, um das verbotene, versagte ödipale Objekt aufzugeben — vernachläßigte FREUD die Vielfalt der familiären und sozialen Momente, welche im Prozeß der Sozialisierung eine wesentliche Rolle spielen. An diesem Punkt setzt die moderne psychodynamische Forschung ein. Heute fragen wir, ob die Art, wie moralische Informationen von den Eltern dem Kinde vermittelt werden, moralische Identifikationen und Sozialisierungsprozesse beeinflussen. Die Beantwortung dieser Frage wird für die psychiatrische Beurteilung so vieler Störungsabläufe in den Sozialisierungsprozessen von neurotischen und psychopathischen Kranken von Bedeutung sein. Vorerst zeichnen sich folgende Teilantworten ab:

a) die Entfaltung von erzieherischer Macht korreliert nicht mit der Tiefe der Sozialisierung.

Einzelne Befunde lauten: Eltern von aggressiven Adoleszenten verwenden Vernunftargumente viel weniger als Eltern von sozialisierten Adoleszenten (BANDURA u. WALTERS, 1963). Schulbuben entwickelten selbstkritische Haltungen in dem Ausmaß, wie die ihnen gestellten moralischen Aufgaben „kognitiv strukturiert" waren (ARONFREED et al., 1963). Machtanwendung durch die Mutter korreliert mit der Schwäche der moralischen Entwicklung beim Kinde (HOFFMAN, 1970). Besonders in den sozial unteren Klassen, die eine mehr äußere als innere Orientierung haben (KOHN, 1963) und wo von den Eltern vielmehr sofortiges Nachgeben der Kinder als eine weitreichende charakterliche Veränderung angestrebt wird (KOHN, 1959), zeigen sich solche Verhältnisse.

b) Die Rolle des Vaters ist wesentlich. Knaben, die in Abwesenheit ihrer Väter aufgewachsen waren, wiesen niedrigere „scores" für moralische Entwicklung auf (HOFFMAN u. SALTZSTEIN, 1967) als Kontrollen; Knaben aber, die sich mit ihren Vätern identifizierten, machten mehr moralische Urteile als solche, die sich nicht identifizierten (HOFFMAN, 1970). Bei Mädchen wurden solche Unterschiede weniger gefunden.

c) Alle psychoanalytischen Autoren betonen in ihren Falldarstellungen, wie sehr bejahende Affekte in der Familie Sozialisierungsprozesse fördern.

Die statistischen Forschungen beim Kinderdurchschnitt bestätigten diesen Befund vollauf. Ein Klima positiver Affekte fördert Sozialisierung und kognitive Selbstkritik (GRUSEC, 1966). 200 Buben und Mädchen wurden auf ihren Verantwortungssinn hin untersucht. Die wenig Verantwortlichen berichteten alle, daß sie von ihren Vätern abgelehnt und vernachlässigt worden waren (BRONFENBRENNER, 1960). Strenge väterliche Disziplin und mütterliche Wärme korrelierte mit hoher Verantwortung bei Knaben. Änderte sich aber die affektive Lage zu Hause, so korrelierte die Erziehungsstrenge negativ mit verantwortungsvollem Verhalten.

Es ist von Interesse, zu hören, daß Geschlechtsunterschiede der Kinder dabei eine gewisse Rolle spielten. Zwar war auch bei den Mädchen elterliche Vernachlässigung und Ablehnung mit geringerem Verantwortungssinn assoziiert. Jedoch korrelierte elterliche Strenge unter solchen Umständen negativer als bei den Knaben mit Verantwortungsfähigkeit. Höchsten Verantwortungssinn fand man bei Mädchen, die ihre Väter als sehr mild („low moderate") im Vergleich zu den Buben („high to moderate level") bezeichneten.

d) Gegensätze zwischen Erziehungsnorm und Selbstidentität des Erziehers sind, wie von der Psychoanalyse längst hervorgehoben, konflikthaft. Kinder (MISCHEL u. LIEBERT, 1966), die zur strengen Selbstkontrolle erzogen wurden, verhielten sich verschieden, je nachdem, ob sie sich auf ein dementsprechendes lebendiges Modell der Eltern stützen konnten oder nicht. Im positiven Falle zeigten sich deutliche Phänomene der „Introjizierung"; die Kinder konnten dann schon früh, auch in Abwesenheit der Eltern, ihre intrapsychisch strukturierten Normen und Kriterien gegenüber ihren Spielgenossen zum Ausdruck bringen.

e) Moralische Entwicklung hängt mit der Fähigkeit zusammen, Versagungen zu ertragen, nicht durch Rückzug oder Aggressivität, sondern mit Ausdauer der Selbst- und Objektbeziehung auf sie zu reagieren, woraus sich ein Indikator der Ichstärke ergibt (KOHUT, 1971). Die Fähigkeit, Versagungen zu ertragen, hängt von einem erzieherischen Verhalten ab, das konstruktives Benehmen jahrelang belohnt (DAVITZ, 1952). Kinder aber, die bei sozialen Auseinandersetzungen in ihrer Aggressivität ermutigt wurden, reagierten ebenfalls mit Aggressivität auf Versagungen.

f) Das Bedürfnis, anderen zu helfen, sich bis zur Selbstaufopferung einzusetzen, wird untersucht. Die frühe Psychoanalyse hatte die These vertreten, daß die individuelle Bereitschaft, mehr zu geben als man bekommt, Verdrängung der Ichtriebe voraussetzt. Allmählich findet hier eine neue Akzentsetzung statt, die sich darin zeigt, daß Strebungen nach Altruismus und Mitmenschlichkeit nicht mehr bloß als Reaktionsbildungen (WHITE, 1959) aufgefaßt, sondern im Zusammenhang mit Strukturwachstum, Ichbildung, autonomen Ichbedürfnissen gesehen werden (HARTMANN, 1964). HOFFMAN und SALTZSTEIN (1967) fanden z.B., daß Sorge um andere Menschen bei Mädchen positiv zu einer liebe- und informationsreichen Erziehung („induction and affection") und negativ zu autoritärer Erziehung („power assertion") korrelierte.

Bei Knaben scheint eine Verbindung von Liebe und Autorität der beste Faktor zur Sozialisierung zu sein. Interessanterweise berichten auch ELMIS und

MILGRAN (1966), daß Individuen, welche sich gegen die Aufforderungen des Versuchsleiters wehrten, fingierten Opfern einen schmerzhaften elektrischen Schock zu erteilen, häufiger angaben, von ihren Eltern eine aus Liebe und Autorität resultierende Erziehung bekommen zu haben, im Gegensatz zu den sich dem Versuchsleiter unterwerfenden Probanden. Diese Befunde scheinen mir die positive Bedeutung der in unserer Kultur heute allzu verpönten Autorität, besonders für Männer, zu rehabilitieren.

g) Eine durch viele amerikanische Untersuchungen (BANDURA et al., 1963; LIEBERT u. OPRA, 1968; STEIN, 1967; WALTERS et al., 1963) nahegelegte Einsicht — welche für die große psychodynamische Bedeutung der Massenmedien in unserer Sozietät relevant sein dürfte — ist diejenige, daß Kinder, welche in Filmen zuschauen, wie Versuchungen nachgegeben wird oder wie aggressive Taten durchgeführt werden, immer enthemmter werden und an Triebkontrollen einbüßen, und zwar unabhängig davon, ob die beobachteten Modelle für ihre Taten in den Filmen belohnt werden oder nicht. Filmmodelle können Hemmung und Selbstkontrolle nie steigern, sondern nur abschwächen; sie spornen nie zu Opfertaten an, welche dem natürlichen Luststreben des Kindes zuwiderlaufen — selbst dann nicht, wenn affektive Beziehungen zu den Versuchsleitern vorhanden sind.

h) Wie wirkt sich Identifizierung auf die moralische Entwicklung aus? (BRODBECK, 1954; BRONFENBRENNER, 1960; JACOBSON, 1954; KAGAN, 1958; MOWRER, 1950; SANFORD, 1955; SEWARD, 1954; SLATER, 1961; STOKE, 1950; WHITING, 1960.) Die klassische psychoanalytische Rolle der Identifizierung in der moralischen Entwicklung wird heute teils weiter entwickelt, teils aber in Frage gestellt. Klassisch ist indessen die Unterscheidung geworden zwischen zwei verschiedenen Typen von Identifizierung: Die „anaklitische" und die „Identifikation mit dem Aggressor". Der erstere, durch viele psychoanalytische Autoren hervorgehoben, gründet in der Angst des Kindes vom elterlichen Liebesverlust; das Kind versucht, das Elternbild zu inkorporieren, einschließlich seiner moralischen Normen. Der zweite Typ ist bekanntlich durch A. FREUD (1936) herausgearbeitet worden: Das von den Eltern bestrafte Kind fürchtet den Konflikt und versucht nun, dem Aggressor durch Übernahme seiner Haltung ein Gegengewicht gegenüberzustellen. Es ist untersucht worden, ob bei anaklitischer oder defensiver Identifikation das Gewissen mit der Art der elterlichen Disziplin assoziiert ist, doch scheinen die Befunde die These der Identifikation als eines einheitlichen Prozesses wenig zu unterstützen. Es scheint, daß die Psychodynamik des Liebesentzuges nicht allein über Prozesse der Identifizierung mit den Eltern verläuft. Die Tatsache nämlich, daß Liebesentzug mit einer Abnahme offener Aggressivität gegen Gleichaltrige assoziiert ist, jedoch nicht mit den Merkmalen der Identifizierung, spricht dafür, daß seine Wirkung darin besteht, feindselige Impulse mit Angst zu besetzen und somit unter Kontrolle zu behalten (BANDURA u. WALTERS, 1963; HOFFMAN u. SALTZSTEIN, 1967; SEARS, 1963). Studenten wurden befragt (PERDUE u. SPIELBERGER, 1966) über Erinnerungen aus der Kindheit; zum Beispiel sollten sie versuchen, die Zeitdauer des elterlichen Ärgers nach Bestrafungen einzuschätzen. Die angegebene Zeit wurde als Maßstab für die Dauer des Liebesentzuges aufgefaßt; sie korrelierte mit der allgemeinen Ängstlichkeit der Subjekte nach dem „Taylor Manifest Anxiety Scale". Daraus wird der Schluß gezogen, daß der wesentliche Beitrag des Liebesrückzuges zur Sozialisierung in einer Angstförderung besteht.

D. Die spekulative Dimension

I. Die Hauptinstanzenlehre

Die psychische Instanzenlehre (welche also zwischen Es, Ich, Überich unterscheidet) ist freilich eine metapsychologische Abstraktion, denn testpsychologische Nachprüfungen haben nicht vermocht, solche Instanzen mit derselben Objektivität festzustellen, wie man in der Dialektik von Bewußtsein und Unbewußtem verschiedene Bewußtseinsgrade empirisch nachweisen kann. Immerhin hat sich die Instanzenlehre in der Psychodynamik als außerordentlich fruchtbar erwiesen; sie hat verschiedene wesentliche Entwicklungen ermöglicht:

a) Die Konzeptualisierung des Es hat wesentliche Anregungen durch die Entwicklung der Tierpsychologie, der Verhaltenspsychologie, der Neuropsychologie erhalten. Das ursprüngliche Bild eines strukturarmen Es ist dem biologischen Konzept eines streng artikulierten Triebwerkes gewichen. Bei den Tieren entwickelt sich eine Psychodynamik, welche z.B. die verschiedenen psychischen Reaktionen auf Eingriffe untersucht, die durch gezielte Angriffe auf nervöse Strukturen nur einige Triebmechanismen verletzen oder die ganze Triebmotivation auslöschen. Ratlosigkeit im ersten Falle (etwa nach Ausschaltung gewisser mütterlicher Verhaltensweisen durch gezielte limbische Eingriffe bei Ratten), Indifferenz im zweiten (Abtragung des Cortex) sind die Folgen. Die Neuropsychologie eröffnet der menschlichen Psychodynamik durch die Beziehungen zu neurologischen Erkrankungen wahrscheinlich eine neue Perspektive.

b) Die zunehmende Bedeutung der Ichpsychologie (FREUD, 1923; ERIKSON, 1956; HARTMANN, 1964; KOHUT, 1971; KRIS, 1951; RAPAPORT, 1967) kennzeichnet die heutige Psychoanalyse. Währenddem für die frühere Psychoanalyse vor allem die Triebdynamik, die verdrängten Triebaffekte und -Vorstellungen im Zentrum des Interesses standen, wendet sich die neuere Psychoanalyse der Ichstruktur, der Psychodynamik der Abwehrmechanismen zu, deren erste systematische Untersuchung wir der Forschung von A. FREUD verdanken. Dementsprechend wird heute der Hauptakzent auf das unbewußte abwehrende Ich (das dem Patienten in der Analyse gedeutet wird) mehr als auf die Inhalte unbewußter Phantasien, freier Assoziationen, latenter Traumgedanken gelegt. Das Ich wird heute wesentlich sowohl als spezifische Abwehrstruktur (FREUD, 1923) wie als eine vom Es autonome, eigenen Gesetzmäßigkeiten folgende Instanz aufgefaßt, die nicht mehr als Reaktion des Es auf die Umwelt, sondern in einer *konfliktfreieren* Sphäre aus einer dem Es gleichursprünglichen Matrix entsteht (HARTMANN, 1939).

c) Die Entwicklung der Ichpsychologie hat nicht nur in den vergangenen Jahrzehnten neue psychodynamische Aspekte von früher ausschließlich unter dem Gesichtspunkt der Triebdynamik untersuchten psychischen Syndromen erhellt, sondern erst kürzlich durch die Miterfassung der Subjektivität im Begriff des *Selbst* (KOHUT, 1971) und der *Identität* (ERIKSON, 1956) ganz neue Ausblicke in der Neurosenlehre eröffnet.

d) Auf der Ebene des *Überichs* unterscheidet man heute zwischen einem ursprünglichen Überich, das auf Introjektion von Autorität zurückgeht und dessen Strenge mit den Jahren abnimmt (HARTMANN, 1960; JACOBSON, 1954), und einem autonomen Überich (FROMM, 1954), für dessen Vorhandensein neuerdings empirische Beweise sprechen. HOFFMAN (1970) hat z.B. zwischen zwei Gruppen von Kindern unterschieden, welche aufgrund einer Testanalyse ihrer Antworten der Kategorie des „humanistisch-flexiblen" und derjenigen des „konventionell-starren" Gewissens zugeteilt wurden. Nur die letztere Gruppe zeigte Schuldgefühle angesichts bestimmter Triebregungen, unabhängig von den sozialen Folgen ihres Tuns oder ihrer Phantasien, also nur den Verdrängungsmechanismen entsprechend. Während die Eltern dieser zweiten Gruppe von Kindern die erzieherische Technik des Liebesrückzuges bei deren moralischem Versagen anwendeten, erzogen die anderen ihre Kinder zur Wiedergutmachung. Ihre Disziplin war also diskriminierender, bewegte sich zwischen freier Disziplin und Toleranz und berücksichtigte mehr die konditionierenden Umstände.

Die psychotherapeutische Psychodynamik untersucht freilich Phänomene der zweiten Kategorie; hier wird z.B. von „desintegrierenden Mutterintrojekten" in psychotischen Situationen (SEARLES, 1974) gesprochen.

II. Die psychostrukturelle Konzeptualisierung der Psychodynamik

Es ist deutlich geworden, daß der Spekulation über die intrapsychischen Mechanismen, besonders der frühen, postnatalen Beziehungen, Tor und Tür geöffnet worden sind. Da die Psychodynamik solcher, der direkten Beobachtung nur teilweise zugänglichen Verhältnisse sich nicht behavioristisch versteht, sondern z.B. die — willkürlich gedeuteten — Spielphantasien von kleinen Kindern (KLEIN, 1972) oder die deutenden Rekonstruktionen der Kindheit von erwachsenen Kranken (BALINT, 1970; KOHUT, 1971) verwertet, entwickelt sie sich in Denksystemen, die je nach dem Forscher variieren müssen und sich der Verifizierung entziehen.

Es soll im folgenden keine systematische Darstellung versucht werden, sondern es sollen bunt durcheinander gewürfelte Thesen, Postulate, Auffassungen kurz wiedergegeben werden, die Widersprüche im spekulativen Panorama der metapsychologisch sich verstehenden Psychodynamik andeuten. Es werden hier also Annahmen erwähnt, die aus dem sie tragenden Gedankengebäude herausgenommen worden sind und die vielleicht in dieser Heraushebung und durch den Widerspruch zu anderen noch abstrakter wirken. Ihre Systematisierung hat in der Praxis den wesentlichen Vorteil, psychotherapeutische Arbeitsweisen anzuregen. Nach FREUD ist z.B. die ursprüngliche Bedeutung der Objektbeziehung die Triebbefriedigung (FREUD, 1900); nach FAIRBAIN findet das Ich aber vor allem seine Strukturverwirklichung in den Beziehungen zu Objekten, welche in das „zentrale Ich" internalisiert werden und so deren Strukturierung ermöglichen (FAIRBAIN, 1952). Nach SULLIVAN werden Objektbeziehungen als interpersonal konzeptualisiert (SULLIVAN, 1947). Selbst das Wesen der ersten Objektbeziehungen ist umstritten: Nach BALINT sind sie der Anfang allen persönlichen Lebens, das nach FREUD und KOHUT aber autoerotisch und narzißtisch ist. KOHUT (1971) trennt eine narzißtische Libido von einer Objektlibido; die „Urformen der Liebe" BALINTS (1970) sind nach ihm „anthropomorphic errors in empathy". So verschieden die Strukturierung des Ichs aufgefaßt wird, eben so verschieden auch diejenige des Überichs. Verschiedene psychodynamische Komponenten sind im Verlaufe der Jahre konzeptualisiert worden:

a) Die Herkunft des Überichs besteht in der Notwendigkeit, die ursprüngliche, infantil-narzißtische Vollkommenheit durch Inkorporierung der idealisierten Elterngestalt wieder zu erlangen (FREUD, 1914).

b) Eine Komponente der Herkunft des Überichs liegt in der Identifikation mit dem Aggressor. Diese Abwehr stellt eine präliminare Phase in der Entwicklung des Überichs dar.

c) Besonders wichtig ist die Identifizierung mit der moralischen Seite der Eltern, die zur Unterdrückung der Triebspannungen gebraucht wird (RAPAPORT, 1967; REICH, 1954).

d) Entscheidend in der Herkunft des Überichs sind nach MELANIE KLEIN (1972) die präödipalen Identifikationen. Dieser letztere Begriff macht es aber nach RAPAPORT (1967) unmöglich, einen zeitlichen Unterschied zwischen Ich- und Überich-Identifikationen anzunehmen. Währenddem FREUD (1923) meinte, daß das Überich seine Sonderstellung der Tatsache verdankt, die allererste, je stattgefundene Identifikation darzustellen, definiert ANNI REICH, daß wir die allerersten Identifikationen als Ich-Identifikationen verstehen, d.h. als solche, die zu keinen Differenzierungen innerhalb des Ichs führen, sondern im Ich völlig integriert sind (REICH, 1954).

Es ist dabei nicht immer klar, inwieweit sich solche Denkansätze widersprechen oder vielmehr verschiedene genetische Stufen und Funktionen am Überich schildern. Weitgehend fehlt diesen Arbeiten der Synthese die kritische Durchsicht; wo diese ausnahmsweise bei großen Theoretikern wie RAPAPORT (1967) möglich war, ließen sich wesentliche Unklarheiten in fundamentalen Dingen nicht vermeiden [3] oder es bleiben manche Grenzziehungen unscharf:

RAPAPORT schlägt vor, zwischen Internalisierung, Introjizierung und Inkorporierung zu unterscheiden. Die subtilen, diesen Unterscheidungen zugrunde liegenden psychodynamischen „Beobachtungen" haben eben alle eine interpretative Komponente; sie beobachten das bereits Interpretierte. Wenn nach MELANIE KLEIN (1972) einerseits die Introjektion eines verfolgenden Objektes durch die Projektion des Zerstörungstriebes auf das Objekt bestimmt ist, andererseits der Zerstörungstrieb durch die Introjektion der „bösen Brust" mitbegründet ist, so bewegen wir uns im Kreise herum. Der Unterschied zwischen Selbst und Nicht-Selbst, den man am Anfang postnatalen Lebens postuliert, wird auch spekulativ gedachte Erlebnisse vom Kinde getroffen, wie z.B. die Wahrnehmung einer eher nach außen als nach innen gerichteten Aggressivität (JACOBSON, 1954), die wiederholte Erfahrung einer bedürfnisbefriedigenden äußeren Quelle, die das Kind von der bösen Spannung befreit (MAHLER, 1968, 1971), oder umgekehrt der Verlust der Symbiose mit dem ursprünglichen Liebesobjekt des primären Narzißmus (FREUD, 1914). Die Einverleibung von guten und schlechten Objekten hängt vom erotischen Trieb, bzw. von einer nicht neutralisierten Aggressivität ab, die ihren Gipfel in der Periode der oralen Aggressivität erreicht (MAHLER, 1968, 1971); sie kann aber auch differenziert erfolgen (FAIRBAIN, 1952), indem zunächst die bösen Objekte zwecks einer besseren Kontrolle durch das Ich introjiziert werden und später durch die nachträglich introjizierten guten Objekte kontrolliert werden. Von den Introjizierungsvorgängen unterscheidet JACOBSON (1954) die „physiologischen Entladungen von Triebenergien nach innen", d.h. gegen das „Selbst", als die früheste Form der Triebentladungen; sie wendet den Terminus „physiologisch" an, um somatische Vorgänge zu bezeichnen, die sie bereits psychodynamisch „erfaßt".

Bei MAHLER (1968, 1971) spielen die Wahrnehmungen eine große Rolle in der frühen Struktur der Selbstidentität: „Das Körperich enthält zwei Gruppen von Selbstbildern: Einen inneren Kern vom Körperbild und eine äußere Schicht von sensoriell perzeptiven Bildern, welche zu den Grenzen des Körperselbst beitragen." Bei MELANIE KLEIN (1972) spielt aber die Phantasie des Kleinkindes die größere Rolle; die Selbst- und Objektbilder bilden den frühen Kern eines Ichideals.

Im Versuch, Begriffe zu präzisieren, streitet man sich manchmal um Worte: RAPAPORT (1967) wirft z.B. E. JACOBSON (1954) die Verwechslung von „Self" und „Self-representation" vor, worauf die Autorin sich auf die Behandlung FREUDS von Objekt und Objektrepräsentanz als Synonyme beruft.

Die Auffassung vom Entstehen einer psychodynamischen Struktur durch die Zeitsequenz, in der *verschiedene Stufen* voneinander zu differenzieren sind, ist manchmal ein Ausweichen aus derartigen Dilemmas. Wenn diese Auffassung nicht einer Verlegenheit entstammt, bringt sie uns auf bessere Einsichten. Denken wir an die Freudsche Unterscheidung von primären und sekundären Prozessen, oder unterscheiden wir mit FREUD (1940) und RAPAPORT (1967) das erste vom zweiten Bewußtseinsmodell. Nach dem ersten Freudschen Modell ergab sich das Bewußtsein aus der Triebbesetzung der Wahrnehmungen, Vorstellungen, Ideen. Gedächtnisspuren erreichen das Bewußtseinsniveau nur in dem Maße, wie sie Triebvorstellungen sind, also mit einer Situation der Befriedigung assoziiert werden (RAPAPORT, 1967). Dieser Intuition folgte ein halbes Jahrhundert später die Beobachtung von SPITZ, daß das Kleinkind in seinen ersten Lebensmonaten nur Gegenstände wahrnimmt, welche an eine frühere Befriedigung erinnern (SPITZ, 1957). Erst mit 9 Monaten beginnt das Kind, „Sachen" wahrzunehmen. FREUD aber lehrte (1900, 1915), daß erst im Laufe des „Sekundärprozesses" das Bewußtsein von der Triebbesetzung unabhängig wird. RAPAPORT entwickelte hier die

---

[3] "The notions of self, of ego, superego, id, as well as those of personality and identity are abstractions which belong to different levels of concept formation" meint KOHUT (1971).

Theorie, daß Bewußtsein von intrapsychischen oder äußeren Reizen erst durch das „Recruitment" von Aufmerksamkeitsbesetzungen oder Überbesetzungen möglich wird. Im Gegensatz zu den Triebbesetzungen können die Überbesetzungen von jeglichem Reiz mobilisiert werden. RAPAPORT versucht, auf früheren Gedankengängen von FREUD (1900) fußend, darzustellen, daß die Entstehung des Denkens psychodynamisch zu verstehen ist: Eine faszinierende, aber gewagte Spekulation! Er stellt der Ideation (=halluzinatorische Vorstellung des Triebes) das Denken als experimentierende Handlung mit kleinen Besetzungsmengen gegenüber. Er meint, daß die Ideation durch eine partielle und eine starre Entladung, das Denken aber durch Verschiebungen und Ersatz charakterisiert seien. Die erste bediene sich der Triebbesetzungen, die zweite der „neutralisierten Besetzungen". Man spürt aus solchen Formulierungen das Anliegen des Psychoanalytikers, die intrapsychischen Vorstufen des psychodynamischen Modells zu erfassen; ähnlich wie ein Neuropsychologe zergliedert er das Verhalten. Aber in der Psychoanalyse bleibt es bei der Konzeptualisierung! Ein spekulatives Element haftet dieser Psychodynamik wesensmäßig an; die Warnung dürfte nicht übertrieben sein, nach einer Theoriebildung immer wieder zu den Phänomenen zurückzukehren, um zu prüfen, inwieweit wir durch das Modell in unseren *therapeutischen* Verstehensmöglichkeiten weiterkommen. Tatsache ist, daß spekulative Modelle helfen, therapeutischen Einsatz dort zu fördern, wo sich sonst Verständnis- und Hilflosigkeit ausbreiten würden. Das Denkmodell der Psychoanalyse kommentiert KOHUT (1971) in folgender Weise: „Es ist nicht nötig, daß ein solches Modell auf einer Reihenfolge von Beobachtungen beruht; es darf in hypothetischen Konstruktionen basieren in dem Maße, wie es auf systematische Art und Weise die zu gebrauchenden Konstruktionen koordiniert und die Hoffnung ernährt, in einer einheitlichen Weise auf einen phänomenalen Bereich Bezug zu nehmen."

Vielleicht ist es aber auch eine Folge unseres Mißtrauens gegenüber spekulativen psychodynamischen Theorien, wenn heute in vielen psychoanalytischen Schulen (ROSENFELD, 1965) Übertragung und Gegenübertragung das Wesentliche geworden sind, da es sich dabei um besser beobachtbare Phänomene handelt.

Die Metapsychologie als gedankliche Fortsetzung der Psychodynamik erscheint nach all dem bisher Gesagten stark umstritten. Die Unduldsamkeit FREUDS gegenüber psychoanalytisch Andersdenkenden kann auch unter dem Gesichtspunkt verstanden werden, daß die Metapsychologie, die in den Anfängen der Psychoanalyse *eine einzige* war, ihre wissenschaftliche Autorität einbüßt, sobald sie sich verzweigt. Denn die einzige Verifizierung ihrer hypothetischen Konstruktionen konnte nur noch in deren rationalem, logischem Anspruch auf die Notwendigkeit der Schlußfolgerungen begründet sein. Eine ganz diesseits der Metapsychologie liegende Psychodynamik müßte sich aber auf die alte psychoreaktive Dimension der klassischen Psychiatrie beschränken und wäre dann in ihrem eigentlichen Anliegen unzulänglich. Es geht in der Psychodynamik nicht bloß darum, festzustellen, welches kindliche Verhalten welchem elterlichen Verhalten folgt, sondern auch darum, die intrapsychische Kette der phantasmatischen Verarbeitung *über unbewußte Stufen und Abwehrmechanismen* zu verfolgen.

Ganz ohne Metapsychologie kann es also in der Psychodynamik nicht gehen. RAPAPORT (1967) wirft den Neo-Psychoanalytikern, den „Kulturalisten", vor, daß sie die bloße Adaption des Selbst an die Umwelt untersuchen, nicht aber jene feinen Denkvorgänge beachten, welche eben die intrapsychische Verwandlung dieser Umwelt darstellen. Diese Feststellung ist einerseits zutreffend. Die Schwäche der Psychoanalyse liegt andererseits darin, daß sie psychodynamische Begriffe als Formeln braucht, die Sachverhältnisse wie die Physik ausdrücken sollen. Man täuscht hier eine Allgemeingültigkeit der Beobachtungen vor. *Es gibt in der Tat keine für jeden Forscher gleiche psychodynamische Beobachtung;* die theoretische Orientierung des Forschers bestimmt die Art der Beobachtungen, die er macht. Sofern sich die Psychoanalyse als Naturwissenschaft versteht, ist dies unzulässig. Nur als Geisteswissenschaft darf und soll sie von bestimmten Stellungnahmen ausgehen, welche dann bereits die Kristallisationspunkte der Beobachtungen sind.

III. Die Testpsychologie als Versuch der Verifizierung

Die neuere Testpsychologie (z.B. KLINE, 1972) hebt hervor, daß die meisten psychodynamischen Feststellungen subjektive Interpretationen sind, die nicht quantifiziert werden können. Den Versuch, durch Test-Batterien psychodynamische Hypothesen und Theorien zu prüfen, bezeichne ich allerdings als *fragwürdig*, weil die empirische Evidenz der Psychodynamik in Wechselwirkungen zwischen Patienten und Therapeuten gründet, welche auch für die Therapeuten, wie jüngere Studien, z.B. im Bereich der Schizophrenie-Therapie, gezeigt haben (SEARLES, 1974), unbewußte Züge haben. Oft gibt es keine Wahrheit oder keine Realität an sich, sondern nur eine, die durch die Stellungnahme geschaffen wird und nur im Kontext der Arzt-Patient-Integration gültig ist (BENEDETTI, 1976). Da aber die Psychoanalyse trotz ihrer Entwicklung zu einer Reihe sich oft widersprechender Metapsychologien Anspruch auf Naturwissenschaftlichkeit erhebt, sind die testpsychologischen Versuche einer Nachprüfung mit allem Vorbehalt auf ihre erkenntnistheoretische Reichweite notwendig geworden. Freilich kommt es auch zwischen ihnen, trotz allen Quantifizierungsversuchen, zu manchen Widersprüchen. Die sexuelle Triebdynamik der Charakterentwicklung ist durch Modelle mit Bezeichnungen wie „oralem Charakter" (ABRAHAM, 1965b; GLOVER, 1965), „analem Charakter" (ABRAHAM, 1965a; FREUD, 1908; JONES, 1923; MENNINGER, 1943), „urethralem" (JONES, 1933) und „phallischem" (JONES, 1915; REICH, 1945) Charakter beschrieben worden. Von diesen Begriffen finden die zwei ersten einige Unterstützung durch die testpsychologische Grundlagenforschung. Sowohl bei normalen wie bei abnormen (LAZARE et al., 1966) Individuen wird ein Syndrom erkannt, dessen Züge den Syndromen ähnlich sind, die durch die Psychoanalyse geschildert werden (BELOFF, 1957; CATTELL, 1957; FINNEY, 1961, 1963, 1966; GRYGIER, 1961; HAZARI, 1957; KLINE, 1972; PICHOT u. PERSE, 1967; SANDLER u. HAZARI, 1960), teilweise aber auch durch BARNES (1952) und GOTTHEIL (1965).

Etwas zwiespältig sind die Ergebnisse in bezug auf den „oralen Charakter": Bejahend (GOLDMAN-EISLER, 1948, 1950, 1951; LAZARE et al., 1966), teilweise negierend (BARNES, 1952; KROUT u. KROUT, 1954; GRYGIER, 1961). Bisherige Versuche, analen und oralen Charakter kausal auf diese Weisen der Mutter-Kind-Interaktion zurückzuführen — das wäre das eigentliche psychodynamische Anliegen — haben sowohl zu negativen Ergebnissen (THURSTON u. MUSSEN, 1951; BELOFF, 1957; STRAUSS, 1957; SEWELL u. MUSSEN, 1952; SEWELL, 1952; BERNSTEIN, 1955; HETHERINGTON u. BRACKBILL, 1963; SEARS et al., 1957) wie auch zu positiven (FINNEY, 1963) geführt — analer Charakter geht auf mütterliche Rigidität zurück (YARROW, 1954). — Evidenz für Oralerotik (SEARS, 1953). — Charakterliche Abhängigkeit steht in Beziehung zu oralen Frustrationen (SCOFIELD u. SUN, 1960). — Unterschiedliche Charakterzüge von Chinesen und Amerikanern entstehen durch die verschiedene Kinderpflege (WHITING u. CHILD, 1953).

Bei kritischer Durchsicht des gesamten testpsychologischen Materials gelangt KLINE (1972) zu vorwiegend negativen Ergebnissen, gibt aber methodologische Bedenken zu.

Es überrascht, daß KLINE (1972) feststellt, die Theorie vom Ödipuskomplex und von der Kastration sei in der testpsychologischen Literatur gut belegt, während Studien über die Mutterdeprivation, denen durch die neuere Psychiatrie eine größere Bedeutung beigemessen wird, als zu uneinheitlich in bezug auf Quellen, Methoden, Material und für wenig stichhaltig gehalten werden.

> Bei der kritischen Durchsicht dieser Arbeiten über Mutterdeprivation ist andererseits zu sagen, daß das positive psychodynamische Selbstverständnis vieler Autoren wie BOWLBY (1944) in seiner Studie von 44 jugendlichen Dieben, und in einer anderen Studie von 60 Kindern in einem Lungensanatorium; BERG und COHEN (1959) in ihrer Untersuchung von 40 schizophrenen und 40 neurotischen Frauen; LEWIS (1954) in einem Kontrast zu den kritischen testpsychologischen Aussagen stehen.
>
> Freilich muß dem Psychiater die Kontroverse insofern relativ unwichtig erscheinen, als es für ihn, nicht wie für KLINE (1972), um die Nachprüfung Freudscher Hypothesen geht; der Einwand z.B., daß BOWLBY (1944) Intelligenztests anwandte, die „für die Freudsche Theorie irrelevant sind", ist umgekehrt für das psychiatrische Interesse irrelevant.
>
> Auch psychodynamische Hypothesen bzw. psychoanalytische Theorien über die Struktur von funktionellen Krankheitsbildern sind durch die neuere Testpsychologie nachgeprüft worden. Qualifizierte Unterstützung für die psychoanalytische Theorie der Phobien wird z.B. der großen Arbeit von DIXON et al. (1957) über 125 männliche und 125 weibliche Kranke aus der Tavistock-Klinik zugemessen. Auch die Arbeit von LECKIE und WITHERS (1967) über die Depression bestätigt die Gültigkeit psychoanalytischer Theorien. Im übrigen sieht KLINE (1972) in seiner großen Übersicht weiterer testpsychologischer Literatur Beweise für die Verbindung von paranoider Schizophrenie und verdrängter Homosexualität mit Kastrationsangst, Stottern mit analer Fixierung, peptischem Ulkus und Colitis mit oraler und analer Fixierung.
>
> Manche Evidenz für das Vorkommen des Ödipuskomplexes (FRIEDMAN, 1950; HALL, 1963; FRIEDMAN, 1952; MICHAL-SMITH et al., 1951; WHITING et al., 1958; HALL u. VAN DE CASTLE, 1963) wie für die Kastrationskomplexe (FRIEDMAN, 1952; SCHWARTZ, 1955, 1956; LASKY u. BERGER, 1959) wird durch eine Reihe von Arbeiten nahegelegt.

Gelingt der testpsychologischen Nachprüfung der Psychodynamik jene naturwissenschaftliche Objektivität, die als Vorbild dem biologischen Forschungsmodell entnommen ist? Oder mißversteht sich die Testpsychologie bei der exakten Verarbeitung eines Materials, das doch in subjektiven Stellungnahmen gewonnen wurde? Wir möchten diese Frage aufwerfen, um auf den illusorischen Charakter mancher objektiver Nachprüfung hinzuweisen. Ein Beispiel: In den sechziger Jahren unternahm HALL (HALL, 1963; HALL u. VAN DE CASTLE, 1963) den Versuch, die Evidenz für die Objektivität des Ödipuskomplexes anhand einer Übersicht von Träumen nachzuprüfen. Er fand, daß in den zu Tausenden gesammelten Träumen von Männern mehr fremde Männer vorkommen als fremde Frauen; ferner ergab sich, daß fremde Männer häufiger in Träumen von Männern als in denjenigen von Frauen vorkommen oder daß es mehr aggressive Zusammenstöße mit fremden Männern als mit fremden Frauen gibt, vor allem in den Träumen der Männer. Daraus schloß er auf die Richtigkeit der ödipustheorie. Nicht einmal die Tatsache, daß die geträumten fremden Männer nur in einem geringen Prozentsatz der Fälle von den Träumern mit dem eigenen Vater assoziiert wurden, erschütterte seine Gewißheit. Uns scheint, daß die Nachprüfung der ödipalen Theorie *auf der Grundlage eines ödipalen Vorverständnisses der männlichen Aggressivität* geleistet wird.

E. Die Frage der psychodynamischen Spezifizität

I. Allgemeine Betrachtungen über psychische Kausalität

Der Streit, was in der Psychodynamik Verstehen und was Erklären ist, mag so alt wie die Psychoanalyse selbst sein und geht als Problem in seiner schärfsten Formulierung bekanntlich auf JASPERS (1946) zurück. Tatsächlich ist auf dem Weg des sich einfühlenden Verstehens, das die ganze mitmenschliche Stärke des psychoanalytischen Zuganges zum leidenden Menschen begründet, ein wissenschaftlich befriedigendes Erfassen von psychischer Kausalität kaum möglich. Sowohl die Schwierigkeit, komplexe psychodynamische Zusammenhänge auf einer breiten statistischen Skala darzustellen, wie auch die Rolle der Gegenübertragung in der Erkenntnisverarbeitung vereiteln jene Objektivität des Gesichtspunktes, die wir als Wissensideal zu Recht oder Unrecht immer der Naturwissenschaft entlehnen.

Auf dem Hintergrund dieser Einsicht ist das Bemühen der modernen Forschung zu verstehen, psychische Kausalität annähernd durch statistische Korrelation zu erfassen. Das ist in der heutigen Forschung überzeugend dort gelungen, wo allgemeine psychologische Daten und Verhaltensweisen (z.B. abhängiges oder aggressives Verhalten definiert durch konkrete Reaktionsmuster) in einem statistisch signifikanten zeitlichen Zusammenhang mit dem Verhaltensmuster der frühen Kindheit und mit gewissen Haltungen der Eltern gebracht wurden. Weniger überzeugend sind spezifische kausale psychodynamische Zusammenhänge in der Klinik erfaßt worden. Handelt es sich um die Schizophrenie (BLEULER, 1972) oder um die Zwangsneurose (BENEDETTI, 1969) oder um die endogene oder neurotische Depression (BENEDETTI, 1969), so werden wir mit einer Vielfalt von sich widersprechenden, psychodynamischen Hypothesen konfrontiert. Wir wollen davon ein Beispiel geben, indem wir die seit Jahrzehnten umstrittene Frage der psychodynamischen Spezifizität in der Psychosomatik kurz besprechen.

II. Spezifische psychodynamische Mechanismen in der psychosomatischen Medizin

Der Versuch, psychosomatische Neurosen anhand von psychodynamischen Befunden gegenüber den somatischen Erkrankungen zu differenzieren, ist ein großartiger Versuch der Psychiatrie, im Prinzip mit dem Versuch vergleichbar, hirnorganische Krankheiten rein psychopathologisch von den funktionellen Psychosen abzugrenzen. Während die letztere Differentialdiagnose durch den Begriff des psychoorganischen Syndroms gesichert ist, wird die erstere von zwei Seiten in Frage gestellt: Einmal fehlt es nicht an Versuchen, wesentliche körperliche Erkrankungen, wie Herzinfarkt oder Lungentuberkulose, psychosomatisch zu verstehen; ja, es gibt Autoren, die mit GRODDECK (1973) meinen, jegliche Krankheit sei psychosomatisch — womit die Spezifizität des psychosomatischen Begriffes aufhört. Auf der anderen Seite wird die Möglichkeit eines konstanten und umschriebenen Verhältnisses zwischen psychodynamischen Konflikten und Organkrankheiten selbst von führenden Psychosomatikern wie WOLFF (1963) bezweifelt. Nicht ganz mit Unrecht, wiederholen sich doch, wohl mit Varianten in verschiedenen Zusammenhängen, manche menschliche Hauptkonflikte in den verschiedenen Syndromen. So wird beim *Magenulkus* von vielen Autoren (ALEXANDER, 1951; BRÄUTIGAM u. CHRISTIAN, 1975; MIRSKI, 1961/62) orale Ansprüchlichkeit, Liebesabhängigkeit, verdrängte rezeptive Wünsche nach Versorgtsein gefunden. Infantil abhängige und fordernde Einstellungen, Empfindlichkeiten gegenüber Versagungen, die bei ihrer Intensität und beim Versagen der betreuenden Personen zu dauernden Enttäuschungen führen, werden von ALEXANDER (1951) aber auch bei Diabetikern hervorgehoben; sie rufen Aggressionen bei Überanpassung an das sorgende und versagende Milieu hervor, die zusätzlich verdrängt werden und die psychosomatische Lage somit aggravieren. Wir haben hier ein Modell, das in wesentlichen Zügen auch bei vielen depressiven Kranken hervorgehoben wurde. Die oral ohnmächtige Aggressivität wird sowohl bei diesen wie bei den Ulkuskranken (GRACE u. GRAHAM, 1952) betont. Warum die Aggressivität das einemal gegen den Magen, das anderemal gegen das Selbst gerichtet ist, kann uns keine befriedigende Theorie[4], sondern nur ein Verstehen des Einzelpatienten beantworten, das nicht streng kausal denkt, sondern im voraus um die Biographie, um den Stellenwert des Magens oder der Stimmung in jener Lebensgeschichte weiß und erst auf diesem Hintergrund eindrucksvolle, auch unbewußte kausale Zusammenhänge erfaßt.

Wenn nach KARUSCH et al. (1968) und BRÄUTIGAM und CHRISTIAN (1975) die Aggressivität des Patienten mit Colitis ulcerosa bei Verlust des Realobjektes identifikatorisch und schuldhaft gegen das eigene Selbst gerichtet wird, befinden wir uns ebenfalls in der Nähe der Formulierungen FREUDs über die Melancholie.

Die Gegenüberstellung von passiven, abhängigen, depressiven Typen und von hyperaktiven, aggressiven Typen wird erwähnt beim Ulkus, bei der neurotischen Magenfunktionsstörung, beim Kolitispatienten (BRÄUTIGAM u. CHRISTIAN, 1975). Passive Menschen mit infantilen Zügen, kindlichen Abhängigkeitstendenzen, mangelndem Durchsetzungsvermögen, Anerkennungsbedürfnissen, Opferhaltung, Demütigungsgebärden vor den Stärkeren werden bei Colitis ulcerosa (BRÄUTIGAM u. CHRISTIAN, 1975; FREYBERGER, 1969), bei emotionaler Diarrhöe (BRÄUTIGAM u. CHRISTIAN, 1975) sowie in der Depression geschildert. Auslösend für die Kolitisschübe soll ein hoffnungsloser Kampf um die Vollkommenheit sein — eine Lage, die wir aber bei den narzißtischen Neurosen KOHUTs wiederfinden (KOHUT, 1971).

Der ständige Kampf des Patienten gegen aufsteigende, feindlich-aggressive Regungen steht nach ALEXANDER (1951), BRÄUTIGAM und CHRISTIAN (1975)

---

[4] Biologische Radikale, wie z.B. die genetisch bedingte Hypersekretion von Pepsinogen im Blut, können wie im Falle des Ulcus Duodeni eine Prädisposition zur psychosomatischen Erkrankung darstellen.
Solche Risikostudien könnten bei Zwillingen, sowie bei allen Krankheiten gemacht werden, wo nicht der Norm entsprechende biologische Anlagen entdeckt wurden, z.B. bei der rheumatoiden Arthritis. Eine andere Möglichkeit, eine Prädisposition für spätere psychosomatische Erkrankungen hervorzurufen, liegt vielleicht in der frühen Konditionierung des autonomen Nervensystemes. Diese Konditionierung findet nicht nach der klassischen Art statt, sondern ist zu verstehen als instrumentelle Konditionierung mit afferenten Verbindungen vom autonomen Nervensystem zum Zentralnervensystem und Feedback-Vorgängen zwischen diesen zwei Systemen (REISER, 1975).

im Mittelpunkt der Psychodynamik bei der Hypertonie, wird aber heute auch als zentral in der Zwangsneurose gefunden (BENEDETTI, 1972; BARNETT, 1966; SCHULTZ-HENCKE, 1969), da sie zu einem wesentlichen Teil in den symbolischen Zwangskontrollen von aggressiven Gefühlen begründet ist. Die „Helferhaltung", die QUINT (1971) bei denselben Kranken findet, läßt sich bei Magendystonikern feststellen, welche eigene Abhängigkeitsbedürfnisse durch Helfenwollen von anderen verdrängen. Aber auch für thyreotoxische Kranke sei es charakteristisch, daß Abhängigkeitsbedürfnisse nicht ausgedrückt, sondern durch Übernahme von Verantwortlichkeit und Anstrengung abgewehrt werden.

Situationen der Mißhandlung, der ohnmächtigen Abhängigkeit, wo das Opfer sich an mißhandelnde Partner ausgeliefert erlebt, wurden beschrieben sowohl in der Urtikaria (BRÄUTIGAM u. CHRISTIAN, 1975; GRACE u. GRAHAM, 1952) wie auch in der Schizophrenie. Zwar gestalten sich die betreffenden Krankengeschichten nicht ähnlich, aber deren Reduzierung auf ähnlich klingende psychodynamische Formeln verfälscht die Fülle der Zusammenhänge; ihr Wesen liegt in der Sprache der Phänomene und nicht in einfachen zugrundeliegenden „Mechanismen". Schuldhaft erlebte sexuelle Regungen finden nach ALEXANDER (1951) bei der atopischen Neurodermitis statt; die Haut ist ein Konversionsorgan; das Kratzen wird als autoerotischer Ersatz verstanden, das gleichzeitig Schuldgefühle sühnt — ein Modell, das uns stark an die *Hysterie* FREUDS erinnert.

„Der dem Symptom der chronischen Diarrhöe zugehörige, verdrängte psychologische Faktor ist das mächtige Bedürfnis, zu schenken und wiedergutzumachen" (ALEXANDER, 1951). Der Wunsch nach Geltung und Leistung mit dem latenten Bewußtsein eigener Schwäche und Überforderung wird aber auch bei männlicher Impotenz (BENEDETTI, 1977) und bei emotionaler Diarrhöe beschrieben. Wenn beim Asthma bronchiale eine Tendenz des Patienten angenommen wird, aus der Beseitigung der Noxe durch Hypersekretion, Anschwellung usw. sich von spannungsgeladenen Situationen zu distanzieren, so wird praktisch derselbe Vorgang auch bei der Ileitis terminalis vermutet oder geschildert; wir finden dasselbe Schlüsselwort der Distanzierung (GRACE u. GRAHAM, 1952).

Die Mütter von Kolitiskranken werden als kontrollierend und perfektionistisch, als dominierend und autonomieentmutigend (BRÄUTIGAM u. CHRISTIAN, 1975) geschildert — wie die Mütter von Zwangsneurotikern. Sie hatten ein übermäßiges Bedürfnis, die Darmfunktion des Kindes, der sowohl bei den einen wie auch bei den anderen eine große psychodynamische Bedeutung beigemessen wird, zu kontrollieren, jedes offene, aggressive Benehmen zu unterdrücken und jedes Zeichen der Unabhängigkeit zu entmutigen. Diese Feststellung von SPERLING (1946) könnte eigentlich für beide Kategorien gelten. Die emotionell unterentwickelte Mutter, die das Kind als Last erlebt, dieses vernachläßigt und selbst unerfüllte Geborgenheitsbedürfnisse hat, wird überall gefunden, bei Ekzemkindern (BRÄUTIGAM u. CHRISTIAN, 1975) wie in der Schizophrenie (ROSEN, 1946, 1950). Die Ambivalenz gegenüber (Eltern) Personen, die einerseits Schutz, andererseits Beengung bedeuten, findet man charakteristischerweise bei Herzphobien (BRÄUTIGAM u. CHRISTIAN, 1975), aber seit FREUD (1909) im allgemeinen eigentlich bei allen Phobien.

Umgekehrt werden bei ein und demselben Syndrom von verschiedenen Autoren verschiedene typische psychodynamische Zusammenhänge angenommen:

Chronische Obstipation wird von GRACE und GRAHAM (1952) mit einer charakterlichen Entschlossenheit gesehen, im Zusammenhang mit hoffnungslosen Situationen durchzuhalten [5].

ALEXANDER (1951) hingegen bestimmt den psychodynamischen Fokus so: „Ich kann von niemandem etwas erwarten und brauche daher auch niemandem etwas zu geben. Ich muß mich daran halten, was ich habe." Andere Regungen neben diesen werden von SCHWIDDER (1965) hervorgehoben (z.B. Assoziierung mit schmutzigen Impulsen, die als Schuld abgelehnt werden). Wieder andere Autoren denken an die Freudsche Trias von Eigensinn, Sparsamkeit und Ordnungsliebe.

Beim Asthma bronchiale sind verschiedene psychodynamische Profile gefunden worden, z.B.: „das unterdrückte Weinen" als verdrängte Ausdrucksform des sich Anvertrauens in der Kindheit bei Angst vor mütterlichen Vorwürfen (ALEXANDER, 1951) oder als unterdrückte Wut gegen die Mutter (HALLIDAY, 1937); die Neigung zum Festhalten, zum Nichthergeben als retentive Tendenz (Schule von Schultz-Encke); die Gefahr der Verschmelzung mit dem Mutterobjekt, nach BRÄUTIGAM und CHRISTIAN (1975)[6].

1. Eine kritische Durchsicht könnte so lauten:

a) Die psychodynamischen Strukturen sind sehr komplex und setzen sich aus verschiedenen, einzeln faßbaren Mechanismen zusammen. Für das Zustandekommen des Symptoms spielen viele Faktoren, wahrscheinlich Erregungsmengen des Affektes (z.B. der *Grad* der Abhängigkeit, MIRSKY, 1961/62), die sich einer naturwissenschaftlichen Messung entziehen, eine Rolle. Die Verwandlung von Verstehenszusammenhängen in kausale Faktoren hat eine begrenzte und bedingte Reichweite.

b) Beim Verstehen erfassen wir zunächst einmal immer Einzelindividuen; allgemeine Formen sind Abkürzungen individueller, differenzierender, psychodynamischer Bilder. Diese Individualität des Verstehens ist einerseits die Crux allen kategorialen Denkens in der Psychodynamik. Auf der anderen Seite stiften Arbeitshypothesen eine begriffliche Ordnung in der Erfahrung der einzelnen Patienten. Sie helfen uns, gezielt zu fragen, Vermutungen aufzustellen, sich für Forschungsprogramme zu begeistern. Eine große Seite der psychotherapeutischen Hilfe ist nur auf diesem Weg zustandegekommen. Psychodynamische Theorien sind wie Ordner in einem Archiv, die uns helfen, Ordnung zu halten, um unseren Kranken besser beistehen zu können. Diese Hilfe ist in der Vielfalt der Schulen und der möglichen Denkansätze immer vorhanden, an keine Theorie gebunden, aber sich aus der Notwendigkeit der Theorien nährend.

c) Mechanismen wie z.B. die vielfach in verschiedenen Krankheitsbildern festgestellten Verdrängungen von Abhängigkeitswünschen durch Helfenwollen, Leistungseinsatz, Verantwortlichkeit, oder Verdrängung von Aggressionen durch Anpassung sind Schablonen oder Grundmuster der menschlichen Seele, die

---

[5] Dieses psychodynamische Profil wird von ALEXANDER (1951) beim Reizkolon gefunden: Kranke, welche ohne Hoffnung auf Erfolg schwere und belastende Arbeiten weiter hartnäckig verfolgen.

[6] Letztere wird aber auch bei Herzphobikern, die Todesfälle als sich selbst betreffend erleben, geschildert (nach BRÄUTIGAM u. CHRISTIAN, 1975).

wir immer wieder bei den verschiedensten Menschen, auch bei klinisch gesunden Lehranalysanden, finden. Es gehört zu den eindrucksvollsten Beobachtungen der letzten Jahre, wie häufig gesunde Menschen Störungen und Beschwerden haben (BRÄUTIGAM u. CHRISTIAN, 1975; FAHRENBERG, 1969).

2. Andererseits ist der Moment für eine endgültige kritische Auslese noch nicht gekommen. Man beachte folgende Gesichtspunkte:

a) Es gehört zur modernen wissenschaftlichen Psychodynamik, daß sie sich nicht mit jener Verbindung von Beobachtung und Spekulation begnügt, welche für eine frühere Phase der Theoriebildung genügte, sondern in Blindversuchen die speziellen Annahmen zu begründen sucht. Es ist nun interessant festzustellen, daß die einstige Vermutung, daß verschiedene psychodynamische Theoriebildungen bei aller Gegensätzlichkeit ihrer menschlichen Stellungnahme beim Kranken etwas Wahres antreffen, sich darin bewahrheiten, daß Blindversuche „mit einer Trefferquote, die mit einer Wahrscheinlichkeit von 001 weit höher als die Zufallswahrscheinlichkeit lag", begründet sind (BRÄUTIGAM u. CHRISTIAN, 1975).

Aber auch das Modell der krankheitsspezifischen psychodynamischen Konflikte, das ALEXANDER (1951) ursprünglich rein beobachtend-spekulativ entwickelte, ermöglichte bei Blindversuchen eine Trefferquote von 41% beim Erstinterview und von 51% bei der Schlußdiagnose, gegenüber einer bei falscher Hypothese zu erwartenden Trefferquote von 14% (zit. in BRÄUTIGAM u. CHRISTIAN, 1975). Solche Ergebnisse sollen uns bei der kritischen Beurteilung eines psychodynamischen Modells aufgrund der in Publikationen zusammengefaßten, verbalen Aussagen vorsichtig stimmen; dahinter steckt eine Fülle von Erfahrungen, mit denen die damit Vertrauten Wesentlicheres zu erschließen vermögen, als das ihren distanzierten Kritikern möglich wäre.

b) *Die Vielfalt der psychodynamischen Mechanismen,* die in einem Syndrom gefunden werden, braucht kein Widerspruch zu sein, wenn man sich vor Augen hält, daß verschiedene psychologische Motivationsbündel denselben Ausdruckskanal finden können. Bei der Anorexia nervosa haben wir z.B. bei verschiedenen Patienten folgende Hauptmotive gefunden:

α) Das Verlangen nach materieller Unabhängigkeit von den Eltern bei großer infantiler verdrängter Anspruchlichkeit;

β) Die Ablehnung des eigenen weiblichen, mit der Mutter identifizierten Körperbildes;

γ) die regressiv auf orale Ebene verschobene Angst der Frau, penetriert zu werden;

δ) den Versuch, latent-psychotische Fragmentierungen durch Ausschaltung der körperlichen und Triebbereiche durch Reduzierung des Selbst auf reinen Geist zu bannen (bei Borderline-Fällen). Nicht eine simple mechanistische Formel, sondern nur eine die Hauptmerkmale zusammenfassende, phänomenologische Anschauung kann dann versucht werden.

c) Einzelne psychische Befunde sind experimentell doch gut erhärtet, wie z.B. die Dermatitis von Kleinkindern nach Verlust des mütterlichen Hauptkontaktes (SPITZ, 1957) oder die Feststellung (SPITZ, 1957), daß die mit Ekzem auf den Mutterverlust reagierenden Kinder nur in 15% der Fälle die Phase der Achtmonateangst durchgemacht hatten — in welcher das Kind lernt, zwischen vertrauten und fremden Personen zu differenzieren.

Am ehesten spezifisch wirken die psychodynamischen Mechanismen, welche aus der körperlichen *Physiognomie* des erkrankten Körperorgans oder der physiologischen Funktion abgeleitet werden: z.B. nervöses Erbrechen als Ausdruck des Protestes, des Ekels, der Abscheu und des Widerwillens. Währenddem die Reduzierung auf einfache, angenommene Mechanismen fragwürdig erscheint, können manche Befunde gleichsam Symbole und Stellvertreter sein und eine ganze psychodynamische Situation beleuchten. Nach der Statistik von ROSENTHAL (1952) antworten nur 12% der Mütter von ekzematösen Kindern auf die Frage, ob sie ihr weinendes Kind zu beruhigen versuchen, mit „ja"; bei den Kontrollmüttern hingegen sind es 60%.

Charakteristisch für die Vielschichtigkeit der Psychodynamik vieler Neurosen ist die psychotherapeutische Entdeckung, daß hinter einem fokalen, mit der vordergründigen klinischen Symptomatik zusammenhängenden Konflikt weitere Konflikte stecken; sie reichen von der Psychodynamik der Gegenwart bis zurück in diejenige der fernen Kindheit.

F. Ausblick auf psychodynamische Entwicklungslinien

I. Soziale Psychodynamik

Wenn eine erste Erweiterung der Freudschen Triebdynamik die Erforschung der „intrapsychischen Objekte" in frühester Kindheit vor allem durch die englische Psychoanalyse gewesen ist, so vollzog sich die zweite Erweiterung in der Psychodynamik der Familie durch die amerikanische Forschung. Es gehört zu den Paradoxien des philosophischen Denkens, daß FREUD, der eigentliche Entdecker des Psychotraumas in der psychischen Entwicklung des Menschen, die Familienforschung weitgehend vernachlässigte: Familie und Sozietät bedeuteten dem konservativen Mann (besonders nach der für ihn enttäuschenden Entdeckung, daß viele Angaben seiner hysterischen Patientinnen „Phantasien" waren) Realitätskonstanten; Gesundung bedeutete eine Anpassung an die Realität, neurotisches Elend in reales Elend verwandelnd. Welche große Wandlung durch den Aufschwung der Familiendynamik und Therapie in der gegenwärtigen Psychiatrie! Dazu gehört aber auch die ganze Lehre der Wechselwirkung zwischen Individuum und Sozietät (MITSCHERLICH, 1963). In dieser weltweiten Familienforschung geht es sowohl bei Psychotikern, Neurotikern oder Normalen darum, zu untersuchen, inwieweit unbewußte und bewußte Bedürfnisse der Familienangehörigen, vorab der Eltern, sowohl gegeneinander wie auch in bezug auf das Kind, das Verhalten des anderen in einer Weise verändern, die über den alten psychiatrischen Begriff der „einfachen Reaktion" hinausgeht. Eigene Angst wird z.B. als eine reale Gefahr für das Kind erlebt, vor der es beschützt werden soll; eigener Haß wird zu einer unangenehmen Seite der Persönlichkeit des Kindes; eigenes Streben nach sexueller Reinheit wird als Ichideal für das Kind angesprochen, usw. Dieses Kind wird in seiner Selbstidentität verfälscht, mit fremden Objekten ausgefüllt, die es nicht assimilieren und synthetisieren kann; es entwickelt kein Gefühl der freien Selbstverwirklichung, hat unbewußte oder bewußte Schuldgefühle beim Versuch, sich loszutrennen, fühlt sich für die Entwicklung der Eltern durch seine Person verantwortlich und kommt sich dann im eigenen Selbst in der Sozietät entfremdet vor. Exzessive ödipale Bedürfnisse der Eltern, die beschützen und beschützt werden wollen (verstärkt durch Enttäuschungen der Eltern untereinander und in der Sozietät), wecken Gegenbedürfnisse beim Kind, durch die es vom eigenen Elternteil entfremdet und unter den anderen versklavt wird. Gegenseitige Beschützung bei gleichzeitiger Zerstörung und Selbstzerstörung wird als Pseudomutualität geschildert. Intrafamiliäre Aggressionen werden dabei durch beschönigende Formeln zugedeckt, welche feindselige Interaktionen unter Aufrechterhaltung des Ichideales gestatten. Das psychodynamische Zusammenspiel von Rollen, Erwartungen, Projektionen läßt sich gedanklich verschieden zerlegen. RICHTER (1963/69, 1972) spricht bei seiner Familienanalyse von den Rollen eines Partner-Substitutes, eines Abbildes, eines idealen Selbst, eines negativen Selbst (des Sündenbocks oder auch des schwachen Teils), eines Bundesgenossen. Die sprachlichen Interaktionen bekommen dabei eine Doppelbödigkeit, die darin besteht, daß die verbale Aussage und Selbstrechtfertigung der affektiven Sachlage nicht mehr entsprechen oder dazu in Widerspruch stehen.

Diese doppelte Kommunikation ist besonders bei schizophrenen Familien (BATESON et al., 1956; JACKSON, 1960) und in der Folge von den meisten psychodynamischen Forschern (BENEDETTI, 1976; LIDZ, 1968; STIERLIN, 1976; THALER-SINGER u. WYNNE, 1955; WRAZLAWICK, 1971), aber in jüngerer Zeit auch bei zwangsneurotischen anzutreffen (BARNETT, 1966). Wie immer verbinden sich hier sorgfältige Beobachtungen der Forscher mit psychodynamischen Interpretationen, die den Anspruch auf kausale Spezifizität erheben, jedoch als Verstehensmodelle in neuen Zusammenhängen wiederholt oder neu entdeckt werden, in keinem Falle ausschließlich, in jedem Fall aber nützlich beim Versuch, dem Kranken nahe zu sein, ihn in unser Mitsein aufzunehmen.

Diese ganze Familienforschung — die wir hier in einem sehr kurzen Abriß andeuten — hat keine Spezifität der Krankheitsbilder, jedoch psychodynamisch Wesentliches hervorgehoben; das neurotische und das psychotische Leiden entsteht anschaulich aus unserer menschlichen Mitte heraus, aus geschichtlichen Stellungnahmen von Mitmenschen und Selbst und weist Strukturgesetze auf, die in keiner Anlage fertig gefunden, sondern dort nur vorbereitet werden.

Eine Parallelforschung dazu, die einige psychodynamische Relevanz hat, ist die Untersuchung der noch umspannenderen Beziehungen zwischen Individuum und Sozietät. Wir verweisen auf Arbeiten, die wir vor allem den Neopsychoanalytikern wie HORNEY (1950), FROMM (1955), SULLIVAN (1947), aber auch ERIKSON (1956) verdanken. Es sei hier nur vermerkt, daß die eine wesentliche Lücke der dynamischen Psychiatrie im Bindeglied zwischen familiärer und soziologischer Dynamik weiterhin besteht: In der Problematik, wie soziale Mechanismen das Selbstverständnis der Familie, die Erwartungen der Eltern an sich und somit an die Kinder, die Ängste und die Konflikte der Gruppen bestimmen, sind wir nicht sehr weit gekommen. Hypothesen werden formuliert, die auf eine soziopsychologische Beweisführung noch warten, wie z.B.: Übermäßige affektive Bedürfnisse einer gemeinschaftslosen Gesellschaft, die den Einzelmenschen nicht mehr wie in früheren Jahrhunderten weltanschaulich und wirtschaftlich schützt, überfordern den kleinen Intimraum der heutigen Familie und führen zu deren Desintegrierung, zu pathologischen Einstellungen, zu Neurosen (BALLY, 1955).

Wie unterscheiden sich Sozioneurosen, Familienneurosen, Charakterneurosen? Den Unterschied zwischen Charakterneurose und Familienneurose faßt RICHTER (1963/69, 1972) darin zusammen, daß bei der zweiten sich das „Kollektiv-Ich" der Familie verändert. Damit wird kein psychisches offensichtliches Organ, im Sinne der Freudschen Psychobiologie, gemeint, sondern eine gemeinsame Haltung, die oft durch eine gemeinsame Ideologie unterbaut ist. Es besteht die Möglichkeit, in diesem Sinne von Sozioneurosen oder „Soziosen" zu sprechen. Diese können auch die Norm, die „abweichende Mehrheit" sein, wenn neurovegetative Störungen heute in verschiedenen Weltteilen bei einer Häufigkeit von 70–90% gefunden werden (PFLANZ, 1967).

BARRON (1954) fand bei 80 Universitätsstudenten, die als reif, ausgeglichen, fähig eingestuft worden waren, daß sie auch „von Ängsten, unerfüllbaren Wünschen, Selbstverurteilung, provozierenden Haßregungen und Spannungen, welche schwer zu lösen sind, erfaßt werden." „Psychopathologisches ist immer in uns, Gesundheit ist eine bestimmte Art, auf Probleme zu reagieren, nicht deren Abwesenheit..." Die Explosion des psychischen Leidens in unserem gegenwärtigen psychiatrischen Bewußtsein macht uns ratlos. Handelt es sich um eine politische Angelegenheit, wie viele Psychiater und Antipsychiater (BASAGLIA, 1968; COOPER, 1971; LAING, 1959) heute behaupten? Oder sind wir Zuschauer einer durch Diagnose und „Wissenschaft" herbeigeführten Psychologisierung jenes alten, universalen, menschlichen Leidens, das schon Solon und Pascal kannten?

Bald ist in diesem Lichte die Neurose keine Minusvariante mehr, sie wird psychologisch Reflexion einer sozialen Lage der Ausbeutung, der Gewalt und der Ungerechtigkeit [7]. Eine Krise des kollektiven Überichs, wo der bei der heutigen Arbeitsorganisation (BALLY, 1955) von der Familienbühne und dem Familienbewußtsein verschwindende Vater ideologisch abgewertet wird, scheint heute systemspezifisch zu werden. Weltweite, unter sich verschiedenartige Phänomene wie die Suchtepidemie oder die Ausbreitung der Kriminalität werden so verstanden. Allerdings scheint das psychologische Verständnis hierfür unzulänglich. Wenn FROMM (1955) die Aufgabe unternimmt, die Zerrformen psychischer Abhängigkeit (Oralität) und Aggression (Analität) nicht bloß im Schoße der Familie, sondern der Sozietät, zu beschreiben und dabei den aufnehmenden, den ausbeutenden, den wirtschaftlich-gerichteten, den hortenden (ansammelnden) Charakter schildert, so ergibt sich aus dieser Analyse nicht, wie bei der traditionellen Charakterforschung, die Möglichkeit, hierzu spezifische Elternhaltungen (z.B. übermäßiges Beschützen, Feindseligkeit) zu untersuchen; nicht einmal die Möglichkeit der ethnographischen Psychodynamik, die psychodynamische Eigentümlichkeit einer „primitiven Kultur" im Vergleich zu der unsrigen, kann so untersucht werden.

---

[7] Diese Auffassung wird unbeabsichtigt schon durch Autoren vorbereitet, die sich noch der klassischen Diagnostik verpflichtet fühlen, diese jedoch von der Psychiatrie auf soziologische Zustände übertragen, wie z.B. ERIKSON (1956). Da seine Diagnose „Identitätsmangel" (oder Diffusion) allgemein auf die Gesellschaft angewandt werden kann, erklärt sie, so unspezifisch wie es sich gibt, alle vorkommenden Störungen – „und damit nichts" (WYSS, 1972).

II. Psychodynamik und Psychotherapie der Psychosen

Nachdem während den ersten Jahrzehnten dieses Jahrhunderts unter dem Einfluß der Freudschen Lehre der weite Bereich der Charakterstörungen, die früher vorwiegend als Psychopathien (SCHNEIDER, 1950) betrachtet wurden, mehr oder weniger als Neurosen oder Borderline-Fälle psychodynamisch verstanden wurde, besteht der zweite große Schritt der Psychiatrie in der Nachkriegszeit in einer psychodynamischen Erschließung der Psychosen, welche, ohne genetische und biologische Mechanismen zu entwerten, sie vielmehr in ihrer Verbindung mit psychodynamischen Mechanismen pathogen werden sah. Besonders die Verbindung vom Psychobiologischen und Psychodynamischen, wie sie vor allem M. BLEULER (1972) auf dem Gebiete der Schizophrenie entwickelt hat, ist kennzeichnend für die europäische Psychiatrie.

Der von JASPERS (1946) angenommene Unterschied zwischen Verstehen und Erklären nimmt keine Kenntnis davon, daß zwischen unmittelbarer Psychoreaktivität und Psychobiologie der Bereich der Psychodynamik liegt, d.h., der stellenweise *unbewußten* Probleme. Da die unbewußten Segmente der psychologischen Probleme auf der einen Seite nicht unmittelbar wahrgenommen werden können und auf der anderen Seite nicht im Biologischen aufgehen, ist deren Vergegenwärtigung durch eine Interpretation die wesentliche psychotherapeutische Aufgabe.

Die Psychoanalyse gründete (vor der Lehre der Gegenübertragung) in der Annahme, daß diese Aufgabe wesentlich eine erkenntnistheoretisch-objektive wäre. Erst die Psychotherapie des psychotischen Kranken, dessen Erleben uns ohne den Spiegel einer ausgeprägten Gegenübertragung *sinnlos* erscheint, hat uns erkennen lassen: Die psychodynamische Auslegung bedarf einer *psychischen Leistung* seitens des Beobachters, die nicht bloß kognitiver Natur ist (BENEDETTI, 1976). Neuere Forschungen im Bereiche der Schizophrenie-Therapie legen nahe, daß das Verstehen eine besondere Zuwendungskomponente der Beobachtung verlangt, die eigentümlicher, psychodynamischer Struktur ist: Teile der kranken Persönlichkeit werden durch den Therapeuten „introjiziert" (wie z.B. die Untersuchung seiner Träume zeigt); Teile der Persönlichkeit des Therapeuten werden andererseits durch Deutungen, welche Rationales anstelle des Irrationalen setzen, in den Kranken projiziert (BENEDETTI, 1976). Eine Identifikation des Kranken mit diesen therapeutischen Teilen (durch die Annahme der Deutungen) erscheint im gleichen Ausmaße möglich, wie der Therapeut sich seinerseits mit den introjizierten Erlebensfragmenten seines Kranken identifiziert. Die Notwendigkeit einer starken affektiven Zuwendungskomponente beim Beobachter macht aus der Psychodynamik der Psychose ein strukturell-duales Geschehen, das über die rein kognitive Reichweite unseres Denkens hinausgeht.

Durch die Einschaltung dieser Psychodynamik, welche Fakten nicht bloß vorfindet, sondern mitgestaltet, kann der ursprüngliche Bereich des Psychobiologischen als begrenzter angesehen werden; vieles, was im Bereich der funktionellen Psychose als Sinn-los erschien, wird in den Raum des menschlichen Verstehens, der Sinnkontinuität zurückgeführt, die eine Spiegelung der Verbindung von Arzt und Patienten durch wechselseitige Introjektions- und Projektionsmechanismen ist. Die teilweise Rückführung der psychotischen Sinnlosigkeit in das potentiell Verstehbare, in die psychodynamische Vermutung, in die riskierte Deutung (die freilich fehlschlagen kann, jedoch bei richtiger Gegenübertragung ein Einsatz des Deutenden ist) erscheint als eine Voraussetzung der Psychotherapie. Die Besserung des Kranken vollzieht sich auf dieser Ebene nicht nur als Fremdveränderung (etwa durch die Anpassung des Kranken an den Verstand, die Sprache, die Gesellschaft, den Arzt), sondern als Eigenveränderung des Arztes in der Anpassung des Therapeuten an den Kranken und die potentielle Humanität seines Bildes.

Nach dem Krieg hat sich in Europa und in Amerika eine *Psychotherapie der Psychosen* entwickelt, die zwar zahlenmäßig im experimentellen Stadium geblieben ist, jedoch Wesentliches zum Verständnis der psychopathologischen Struktur der Psychosen, zum Wesen der Psychotherapie und des psychologischen Arzt-Patienten-Verhältnisses überhaupt beigetragen hat. Es ist ferner von Interesse, daß bei aller Verschiedenheit der methodischen Ansätze (MÜLLER, 1969; RACAMIER, 1971; ROSEN, 1946, 1950; ROSENFELD, 1965; SECHEHAYE, 1947; STIERLIN, 1976; SULLIVAN, 1947; WILL, 1975) sich sowohl bei den autistisch-symbiotischen Kindern wie bei den erwachsenen Schizophrenen derselbe Grundsatz bewahrheitet hat: Es wird in der Psychotherapie versucht, die Abwehrmechanismen des Kranken „aufzuweichen" (nicht durchzubrechen, MAHLER, 1968), um in die besondere psychotische Welt gestaltend einzugehen. In die Welt des Kranken tritt aber der Therapeut, um diesem ein integrierendes positives Verständnis seines Selbst stellvertretend zu vermitteln (BALINT, 1970; BENEDETTI, 1976; MAHLER, 1968). Es wird in der Kinder- wie in der Erwachsenentherapie gleichsam beschrieben, wie der Patient lernt, zwischen Selbst und Objekt zu unterscheiden, die Umgebung wahrzunehmen, fragmentierte Ichfunktionen zu organisieren, daß dadurch der Therapeut sich als symbiotisches Objekt verwerten läßt. Gerade hier, wo es früher hieß, es seien keine Übertragungsphänomene möglich (FREUD, 1940), sind sorgfältige Beobachtungen über die Übertragungsformen gemacht worden (SEARLES, 1974), die klinisch als solche schwer erkannt werden: Vielleicht, weil sie „Teilobjekte" der Vergangenheit und nicht (so wie in der Neurose) ganze Partner betreffen; vielleicht, weil sie in Verwechslungen des eigenen Selbst mit der Umwelt münden (siehe hier die klassischen psychiatrischen Begriffe des Transitivismus und der Appersonierung). Wichtig in der Übertragungslehre ist auch die Erforschung der Gegenübertragung geworden, als deren Pioniere wir JUNG (1947) auf der einen Seite, FERENCZI (1952) auf der anderen Seite nennen möchten. In der Schizophrenie-Therapie hat es sich gezeigt, daß die unbewußte Gegenübertragung des Therapeuten der unbewußte Ursprung vieler Verhaltensweisen des Kranken sein kann (SEARLES, 1974). Dadurch wird (BENEDETTI, 1976) die Auffassung der Schizophrenie als reiner „Transmission" oder Introjizierung von Irrationalität erweitert; nicht nur die Familie (LIDZ, 1968; LIDZ u. LIDZ, 1949) oder die Sozietät (BASAGLIA, 1968), sondern unser psychiatrisches Unbewußtes spielt eine Rolle dabei; Schizophrenie kann auch unter dem Gesichtspunkt einer Internalisierung der Irrationalität der ganzen Existenz aufgefaßt werden. Der Begriff dessen, was im psychodynamischen Sinn Realität in der dualen Erfahrung der Therapie ist, entzieht sich logischen Bestimmungen: Die Wahnidee entspricht einer regressiven Projektion von in der Kindheit introjizierten bösen Objekten (TAUSK, 1919), aber auch einer Introjektion des therapeutischen Unbewußten (SEARLES, 1974) und schließlich einer wesentlichen Mitteilung des Kranken, die der Erfahrung der rationellen Mitteilbarkeit und Solidarität verloren gegangen ist.

Man kann in der gesamten psychodynamischen Schizophrenieforschung der Nachkriegszeit drei Grundanliegen voneinander unterscheiden, die ich in der Reihenfolge ihrer Beweiskraft anführen möchte:

a) Das Wichtigste, was geschehen ist, ist das Gespräch mit dem psychotisch Kranken. Vorbei sind die Zeiten, wo die psychotische Rede, etwa der „primäre Wahneinfall", als „unverständlich" galt. Psychiatrische Verständlichkeit hat sich als keine Eigenschaft an sich erwiesen, die der neutrale Beobachter registriert oder vermißt, sondern als die Folge einer intensiven Zuwendung zum Kranken, als Anzeichen dafür, daß Erkenntnis in der psychotischen Grenzsituation der Existenz einen unmißverständlichen, *dualen* Charakter bekommt. Auch wenn diese wirkliche Humanisierung des Gespräches mit dem Geisteskranken in der intensiven Gestalt der individuellen Therapie nur einem beschränkten Kreis von Kranken zugute kommt und die Prognose nur bei begabteren Psychotherapeuten signifikant statistisch beeinflußt, sind ihre Auswirkungen auf die Gruppentherapie und die psychosoziale Strukturierung des psychiatrischen Spitals unverkennbar.

b) Es ist anhand eindrucksvoller Krankheitsberichte möglich geworden, durch das Zusammenspiel von Introjektionen, Projektionen, Verschiebungen, Objekt- und Selbstspaltungen, Auflösung der Ichgrenzen usw. eine intrapsychische Psychodynamik der Schizophrenien zu entwerfen, die im Grunde basale psychobiologische Vorgänge gar nicht ausschließt (wie könnte man das ausschließen, was man mit dem psychodynamischen Instrument grundsätzlich nicht finden kann), aber das Netz der psychischen Mechanismen, nach denen Psychisches aus Psychischem hervorgeht, zwischen den beiden Polen von Konstitution und Symptom wesentlich erhellt.

c) Der Versuch ist in sehr vielen Varianten unternommen worden, die Schizophrenie des Erwachsenen aus dem Erleben des Kindes in der latent psychotischen Familie zu erklären.

Die Vielfalt der hier vorgeschlagenen Modelle, die sich überschneiden, aber auch in verschiedene Richtungen gehen, die Erfahrung mit biologischen Kindern von Schizophrenen, die in nicht schizophrenen Adoptionsfamilien aufwuchsen, und schließlich selbst die jüngsten psychodynamischen Beobachtungen an Borderline-Patienten und deren Familien durch KERNBERG (1967), ZINNER u. SHAPIRO (1975) u.a., welche von „Splitting" Phänomen, im Grunde ähnlich wie in der Schizophrenie, sprechen und solche Studien, welche psychodynamische Unterschiede zwischen diesen Familien und den Schizophrenen nicht erfassen, lassen diesen Versuch nur als Modell einer in dieser Hinsicht begrüßenswerten Kommunikation mit der Lebensgeschichte des Kranken annehmen.

Literatur*

Abraham, K.: Contributions to the theory of the anal character (1921). In: Selected Papers of Karl Abraham. London: Hogarth Press and Institute of Psychoanalysis 1965a

Abraham, K.: Character-formation on the genital level of libido development (1924). In: Selected Papers of Karl Abraham. London: Hogarth Press and Institute of Psychoanalysis 1965b

---

* Diese Literatur der im Text erwähnten Autoren gibt nur einen repräsentativen Ausschnitt der psychodynamischen Grundlagenforschung der Gegenwart wieder.

Adler, A.: Individual Psychology. London: Routledge 1946
Ainsworth, M., Salter, D.: The development of infant-mother interaction among the Ganda. In: B.M. Foss (Ed.), Determinants of infant behavior, Vol. II. New York: Wiley 1963
Ainsworth, M., Salter, D., Wittig, B.A.: Attachment and exploratory behavior of one-year-olds in a strange situation. In: B.M. Foss (Ed.), Determinants of infant behavior, Vol. IV. London: Methuen and New York: Wiley 1967
Alexander, F.: Psychosomatische Medizin. Berlin: De Gruyter 1951
Allinsmith, B.B.: Parental discipline and children's aggression in two social classes. Diss. Abstr. **14**, 708 (1954)
Aronfreed, J., Cutick, R.A., Fagen, S.A.: Cognitive structure, punishment, and nurturance in the experimental induction of self-criticism. Child Develop. **34**, 281–294 (1963)
Bach, G.R.: Father-fantasies and father-typing in father-separated children. Child. Develop. **17**, 63–80 (1946)
Baldwin, A.L.: The effect of home environment on nursery school behavior. Child Develop. **20**, 49–62 (1949)
Balint, M.: Therapeutische Aspekte der Regression. Die Theorie der Grundstörung. Stuttgart: Klett 1970
Bally, G.: Die eheliche und familiäre Gemeinschaft heute. Geistige Hygiene, Forschung und Praxis. In: Psychohygiene, Wissenschaft und Praxis, Bd. XII (Hrsg. H. Meng). Basel: Schwabe 1955
Bandura, A., Ross, D., Ross, S.A.: Imitation of film-mediated aggressive models. J. abnorm. soc. Psychol. **66**, 3–11 (1963)
Bandura, A., Walters, R.H.: Aggression in child psychology; sixtysecond yearbook of the National Society for the Study of Education, Part 1, 364–415, 1963. In: Carmichel's Manual of Child Psychology (Mussen, P.H., Ed.). New York: Wiley
Banister, H., Ravden, M.: The problem child and his environment. Brit. J. Psychol. **34**, 60–65 (1944)
Barnes, C.A.: A statistical study of the Freudian theory of levels of psychosexual development. Genet. Psychol. Monogr. **45**, 109–174 (1952)
Barnett, J.: On cognitive disorders in the Obsessional. In: Contemporary Psychoanalysis, Volume 2, Number 2, 122–134, 1966
Barron, F.: Personal Soundness in University Graduate Students. Berkeley: University of California Press 1954
Basaglia, F.: L'Istituzione Negata. Torino: Einaudi 1968
Bateson, G., Jackson, D., Haley, S., Wealand, S.: Toward a theory of schizophrenia. Behav. Sci. **I**, 251–264 (1956)
Baumrind, D.: Child care practices anteceding three patterns of preschool behavior. Genet. Psychol. Monogr. **75**, 43–88 (1967)
Bayley, N., Schaefer, E.S.: Correlations of maternal and child behaviors with the development of mental abilities. Monogr. soc. res. Child Develop. **29**, (6) 97 (1964)
Becker, W.C.: Consequences of parental discipline. In: M.L. Hoffman and L.W. Hoffman (Eds.). Review of child development research. Vol. 1, New York: Russell Sage 1964
Becker, W.C., Peterson, D.R., Luria, Z., Shoemaker, D.J., Hellmer, L.A.: Relations of factors derived from parent-interview ratings to behavior problems of five-year-olds. Child Develop. **33**, 509–535 (1962)
Beller, E.K., Haeberle, A.W.: Dependency and the frustation-aggression hypothesis. Unpublished paper. New York City: Child Development Center 1961
Beloff, H.: The structure and origin of the anal character. Genet. Psychol. Monogr. **55**, 141–172 (1957)
Bender, L.: Psychopathic behavior disorders in children. In: R.M. Lindner and R.V. Seliger (Eds.). Handbook of correctional psychology. New York: Rinehart 1947
Benedect, R.: Patterns of Culture. Boston: Houghton Mifflin Company, The Riverside Press Cambridge 1934
Benedetti, G.: The irrational in the Psychotherapy of Psychosis, J. Amer. Acad. Psychoanal. **1** (3), 243–251 (1973)
Benedetti, G.: Zwangserscheinungen bei neurotischen Entwicklungen. Praxis der Psychotherapie Bd. XVII, 5, 192–203 (1972)
Benedetti, G.: Der Geisteskranke als Mitmensch. Göttingen: Vandenhoeck und Ruprecht 1976

Benedetti, G.: Impotenz und Frigidität. Praxis der Psychotherapie **22**, 6, 257–264 (1977)
Benedetti, G., Kind, H., Johansson, A.S., Wenger, V.: Forschungen zur Schizophrenielehre bis 1965. Darmstadt: 1969
Benedetti, G., Rauchfleisch, U., Battegay, R., Benedetti, H., Rauchfleisch, R.: Die Schizophrenie in unserer Gesellschaft. Stuttgart: 1975
Bennett, E.M., Cohen, L.R.: Men and women: personality patterns and contrasts. Genet. Psychol. Monogr. **59**, 101–155 (1959)
Berg, M., Cohen, B.B.: Early separation from the mother in schizophrenia. J. nerv. ment. Dis. **128**, 365–369 (1959)
Bernstein, A.: Some relations between techniques of feeding and training during infancy and certain behaviour in childhood. Genet. Psychol. Monogr. **51**, 3–44 (1955)
Bettelheim, B.: Love is not enough; the treatment of emotionally disturbed children. Glencoe, Ill.: Free Press 1952
Bibring, E.: The Mechanism of Depression. In: Affective Disorders (Ed. P. Greenacre), pp 13–48. New York: International Universities Press 1953
Bleuler, M.: Die schizophrenen Geistesstörungen. Stuttgart: Thieme 1972
Bornston, F.L., Coleman, J.C.: The relationship between certain parents' attitudes toward childrearing and the direction of aggression of their young adult offspring. J. clin. Psychol. **12**, 41–44 (1956)
Bowlby, J.: The nature of the child's to his mother. Int. J. Psycho-Anal. **39**, 350 (1958)
Bowlby, J.: Forty-four juvenile thieves. Int. J. Psycho-Anal. **25**, 1–57 (1944)
Bowlby, J., Ainsworth, M., Boston, M., Rosenbluth, D.: The effects of mother-child separation: a follow up study. Brit. J. med. Psychol. **29**, 211–247 (1956)
Bräutigam, W., Christian, P.: Psychosomatische Medizin. Stuttgart: Thieme 1975
Brim, O.G., Jr., Wheeler, S.: Socialization after childhood: two essays. New York: Wiley 1966
Brodbeck, A.J.: Learning theory and identification: IV. Oedipal motivation as a determinant of conscience development. J. genet. Psychol. **84**, 219–227 (1954)
Bronfenbrenner, U.: Freudian theories of identification and their derivatives. Child Develop. **31**, 15–40 (1960)
Brown, F.: Depression and Childhood Bereavement. J. ment. Sci. **107**, 754–777 (1961)
Carlson, R.: Identification and personality structure in preadolescents. J. abnorm. soc. Psychol. **67**, 566–573 (1963)
Casler, L.: The effects of extratactile stimulation on a group of institutionalized infants. Genet. Psychol. Monogr. **71**, 137–175 (1965)
Cattell, R.B.: Personality and Motivation Structure and Measurement. Yonkers: New World Book Co. 1957
Cooper, D.: Psychiatrie and Antipsychiatrie. Frankfurt: Suhrkamp 1971
Cox, F.N., Campbell, D.: Young children in a new situation with and without their mothers. Child Develop. **39**, 123–131 (1968)
D'Andrade, R.G.: Sex differences and cultural institutions. In: E.E. Maccoby (Ed.), The development of sex differences, pp 174–204. Stanford, Cal.: Stanford University Press 1966
Davitz, J.: The effects of previous training on postfrustration behavior. J. abnorm. soc. Psychol. **47**, 309–315 (1952)
Dittman, A.T., Goodrich, D.W.: A comparison of social behavior in normal and hyperaggressive preadolescent boys. Child Develop. **32**, 315–327 (1961)
Dixon, J.J., de Monchaux, C., Sandler, J.: Patterns of anxiety: the phobias. Brit. J. med. Psychol. **30**, 34–40 (1957)
Droppleman, L.F., Schaefer, E.S.: Boys' and girls' reports of maternal and paternal behavior. Paper read at American Psychological Association, New York City, August 31, 1961. In: Charmichael's Manual of Child Psychology, p. 64. New York: Wiley
Elmis, A.C., Milgram, S.: Personality characteristics associated with obedience and defiance toward authoritative command. J. exp. Res. Person. **1**, 282–289 (1966)
Emmerich, W.: Parental identification in young children. Genet. Psychol. Monogr. **60**, 257–308 (1959)
Erikson, E.H.: Kindheit und Gesellschaft. Stuttgart: Klett 1961
Eron, L.D., Walder, L.O., Toigo, R., Lefkowitz, M.M.: Social class, parental punishment for aggression, and child aggression. Child Develop. **34** (4), 849–867 (1963)

Fahrenberg, J.: Körperlich-funktionelle Beschwerden und Persönlichkeitsmerkmale. Nervenarzt **40**, 111 (1969)
Fairbain, W.R.D.: Psychoanalytic Studies of the Personality. London: Tavistok 1952
Fauls, L.B., Smith, W.D.: Sex-role learning of five-year-olds. J. genet. Psychol. **89**, 105–117 (1956)
Fenichel, O.: The psychoanalytic theory of neurosis. New York: Norton 1945
Ferenczi, S.: Final Contributions to the Problems and Methods of Psychoanalysis. New York: Basic Books 1955
Feshbach, S.: Aggression. In: Carmichael's Manual of Child Psychology, (Ed.) P.H. Mussen, Vol. II. New York: Wiley 1970
Finch, H.M.: Young children's concepts of parent roles. J. Home Econ **47**, 99–103 (1955)
Finney, J.C.: The MMPI as a measure of character structure as revealed by factor analysis. J. cons. Psychol. **25**, 327–336 (1961)
Finney, J.C.: Maternal influences on anal or compulsive character in children. J. Genet. Psychol. **103**, 351–367 (1963)
Finney, J.C.: Relation and meaning of the new MMPI scales. Psych. **18**, 459–470 (1966)
Freedman, D.G.: Heredity control of early social behavior. In: B.M. Foss (Ed.), Determinants of infant behavior. Vol. III, pp 149–159. New York: Wiley 1965
Freud, A.: The Ego and the Mechanisms of Defense, Vol. II. New York: Intern. Universities Press 1936
Freud, S.: Die Traumdeutung. In: Gesammelte Werke Bd. 2, London: Imago Publishing 1900
Freud, S.: Charakter und Analerotik. In: Gesammelte Werke, Bd. 7. London: Imago Publishing 1908
Freud, S.: Zur Einführung des Narzissmus. In: Gesammelte Werke, Bd. 10. London: Imago Publishing 1914
Freud, S.: Gesammelte Werke. London: Imago Publishing 1940
Freyberger, H.: Psychosomatische Therapie bei Colitis ulcerosa. Med. Klin. **64**, 969 (1969)
Friedlander, K.: Neurosis and home background. In: A. Freud (Ed.), The psychoanalytic study of child. New York: International Universities Press 1949
Friedman, S.M.: An empirical study of the Oedipus complex. Amer. Psychol. **5**, 304 (1950)
Friedman, S.M.: An empirical study of the castration and Oedipus complexes. Genet. Psychol. Monogr. **46**, 61–130 (1952)
Fromm, E.: Man for himself. New York: Holt, Rinehart and Winston 1947
Fromm, E.: Psychoanalyse und Ethik. Zürich: Diana Verlag 1954
Fromm, E.: The Sane Society. New York: Holt, Rinehart and Winston 1955
Gewirtz, J.L.: The course of infant smiling in four child-rearing environments in Israel. In: B.M. Foss (Ed.) Determinants of infant behavior, Vol. III. London: Methuen 1965
Glover, E.: Notes on oral character formation. In: On the early development (Glover, E., Ed.). London: Mayo Publ. Co. 1956
Glover, E.: The significance of the mouth in psychoanalysis. In: On the early development (Glover, E., Ed.). London: Mayo Publ. Co. 1956
Glueck, S., Glueck, E.: Unraveling juvenile delinquency. Cambridge, Mass.: Harvard University Press 1950
Goldberg, S., Lewis, M.: Play behavior in the year-old infant: Early sex differences. Child. Develop. **40**, 21–31 (1969)
Goldfarb, W.: Psychological privation in infancy and subsequent adjustment. Amer. J. Orthopsychiat. **15**, 247–255 (1945)
Goldman-Eisler, F.: Breast-feeding and character formation. Int. J. Person. **17**, 83–103 (1948)
Goldman-Eisler, F.: Breast-feeding and character formation, II: The etiology of the oral character in psychoanalytic theory. J. Personality **19**, 189–196 (1950)
Goldman-Eisler, F.: The problem of orality and its origin in early childhood. J. ment. Sci. **97**, 765–782 (1951)
Gottheil, E.: Conceptions of orality and anality. J. nerv. ment. Dis. **141** (2), 155–160 (1965)
Grace, W.J., Graham, D.T.: Relationship of specific attidues and emotions to certain bodily diseases. Psychosom. Med. **14**, 243 (1952)
Greenstein, J.M.: Father characteristics and sex typing. J. person. soc. Psychol. **3**, 271–277 (1966)
Groddeck, G.: Das Buch vom Es. Frankfurt: Sozialistische Verlagsauslieferungen 1973
Grusec, J.: Some antecedents of self-criticism. J. person. soc. Psychol. **4**, 244–252 (1966)

Grygier, T.G.: The Dynamic Personality Inventory. London: N.F.E.R. 1961
Hall, C.S.: Strangers in dreams: an experimental confirmation of the Oedipus complex. J. Personality **31** (3), 336–345 (1963)
Hall, C.S., Van de Castle, R.L.: An empirical investigation of the castration complex in dreams. J. Personality **33** (1), 20–29 (1963)
Halliday, J.L.: Approach to asthma. Brit. J. med. Psychol. **17**, 1 (1937)
Harlow, H.F.: Love in infant monkeys. Sci. Amer. **200**, 68–74 (1959)
Hartmann, H.: Psychoanalysis and moral values. New York: International Universities Press 1960
Hartmann, H.: Essays on Ego Psychology. New York: International Universities Press 1964
Hatfield, J.S., Ferguson, P.E., Rau, L., Alpert, R.: Mother-child interaction and the socialization process. Child Develop. **38**, 365–414 (1967)
Hazari, A.: An Investigation of Obsessive-compulsive Character Traits and Symptoms in Adult Neurotics. Unpub. Ph. D. thesis. London: University of London 1957
Healy, W., Bronner, A.F.: New light on delinquency and its treatment. New Haven, Conn.: Yale University Press 1936
Heathers, G.: Emotional dependence and independence in a physical threat situation. Child Develop. **24**, 169–179 (1953)
Heinicke, C.M., Westheimer, I.: Brief separations. New York: International Universities Press 1965
Helmreich, R.L., Collins, B.E.: Situational determinants of affiliative preference under stress. J. person. soc. Psychol. **6**, 79–85 (1967)
Hetherington, E.M., Brackbill, Y.: Etiology and covariation of obstinacy, orderliness and parsimony in young children. Child Develop. **34**, 919–943 (1963)
Hewitt, L.E., Jenkins, R.L.: Fundamental patterns of maladjustment: the dynamics of their origin. In: Charmichael's Manual of Child Psychology (Hunen, P.H., Ed.), p. 250. New York: Wiley 1970
Hoffman, M.L.: Moral Development. In: Manual of Child Psychology, Vol. II. New York: Wiley 1970
Hoffman, M.L., Saltzstein, H.D.: Parent discipline and the child's moral development. J. person. soc. Psychol. **5**, 45–57 (1967)
Hollenberg, E.H., Sperry, M.S.: Some antecedents of aggression and effects of frustration in doll play. Personality **1**, 32–43 (1951)
Horney, K.: Neurosis and Human Growth. New York: Norton 1950
Jackson, D.D.: The Etiology of Schizophrenia. New York: Basic Books 1960
Jacobson, E.: Contributions of the metapsychology of psychotic identification. J. Amer. psychoanal. Ass. **2**, 239–262 (1954)
Jaspers, K.: Allgemeine Psychopathologie. Berlin: Springer 1946
Jones, E.: Urethalerotik und Ehrgeiz. Int. Z. Psychoanal. **3**, 156 (1915)
Jones, E.: Anal erotic character traits. In Papers on Psychoanalysis. London: Baillière, Tindall & Cox 1923
Jones, E.: The phallic phase. Int. J. Psychoanal. **14**, 1–33 (1933)
Jung, C.G.: Wirklichkeit der Seele, Psychol. Abhandlungen, Bd. IV, S. 90, Zürich: Rascher 1947
Kagan, J.: The child's perception of the parent. J. abnorm. soc. Psychol. **53**, 257–258 (1956)
Kagan, J.: The concept of identification. Psychol. Rev. **65**, 296–305 (1958)
Kagan, J., Lemkin, J.: The child's differential perception of parental attributes. J. abnorm. soc. Psychol. **61**, 440–447 (1960)
Kagan, J., Moss, H.A.: Birth to maturity: a study in psychological development. New York: Wiley 1962
Kanner, L.: Child Psychiatry. Springfield, Ill.: 1937
Kardiner, A.: The psychological frontiers of society. New York: Columbia University Press 1945
Karusch, A., Daniels, G.E., O'Connor, J.F., Stern, L.O.: The response to psychotherapy in chronic ulcerative colitis. Psychosom. Med. **30**, 255 (1968)
Kelly, E.L.: Consistency of the adult personality. Amer. J. Psychol. **10**, 659–681 (1955)
Kernberg, O.: Borderline Conditions and Pathological Narcissism. New York: Aronson 1967
Klein, M.: Zusammenfassung. In: Fact and Fantasy in Freudian Theory, Paul Kline. London: Methuen 1972
Kline, P.: Fact and Fantasy in Freudian Theory. London: Methuen 1972

Kohlberg, L.: A cognitive-developmental analysis of children's sex-role concepts and attitudes. In: E.E. Maccoby (Ed.), The development of sex differences, pp. 82–173. Stanfort, Cal.: Stanford University Press 1966

Kohn, M.L.: Social class and parental values. Amer. J. Sociol. **64**, 337–351 (1959)

Kohn, M.L.: Social class and the exercise of parental authority. Amer. sociol. Rev. **24**, 352–366 (1959)

Kohn, M.L.: Social class and parent-child relationship: an interpretation. Amer. J. Sociol. **68**, 471–480 (1963)

Kohut, H.: The Analysis of the Self. New York: International Universities Press 1971

Kris, E.: The Development of Ego Psychology. Samiksa **5**, 153–168 (1951)

Krout, M.H., Krout, T.J.: Measuring personality in developmental terms. Genet. Psychol. Monogr. **50**, 289–335 (1954)

Laing, R.D.: The Divided Self. London: Tavistock Publishing 1959

Lambert, W.W., Triandis, L.M., Wolf, M.: Some correlates of beliefs in the malevolence and benevolence of supernatural beings: a cross-societal study. J. abnorm. soc. Psychol. **58**, 162–169 (1959)

Lasky, J.L., Berger, L.: Blacky Test scores before and after genitourinary surgery. J. Proj. Tech. **23**, 57–58 (1959)

Lazare, A., Klerman, G.L., Armor, D.J.: Oral, obsessive and hysterical personality patterns: an investigation of psychoanalytic concepts by means of factor analysis. Arch. gen. Psychiat. **14**, 624–630 (1966)

Leckie, E.V., Withers, R.F.J.: A test of liability to depressive illness. Brit. J. med. Psychol. **40**, 273 (1967)

Lefkowitz, M., Walder, L., Eron, L.: Punishment, identification and aggression. Merrill-Palmer Quart. **9**, 159–174 (1963)

Lesser, G.S.: Maternal attitudes and practices and the aggressive behavior of children. Doctoral dissertation. Yale: Yale University 1952

Levy, D.M.: Maternal overprotection. New York: Columbia University Press 1943

Lewis, H.: Deprived children. London: Oxfort University Press 1954

Lidz, Th.: Familie, Sprache und Schizophrenie. Psyche XXII Jg. 9–11, 701–719 (1968)

Lidz, W.R., Lidz, Th.: The family environment of schizophrenic patients. Amer. J. Psychiat. **106**, 332 (1949)

Liebert, R.M., Opra, J.P., Jr.: Children's adoption of self-reward patterns: incentive level and method of transmission. Child Develop. **39**, 537–544 (1968)

Linton, R.: The Tree of Culture. New York: Knopf 1955

Livson, N., Mussen, P.H.: The relation of ego control to overt aggression and dependency. J. abnorm. soc. Psychol. **55**, 66–71 (1957)

Livson, N., Peskin, H.: Prediction of adult psychological health in a longitudinal study. J. abnorm. soc. Psychol. **72**, 509–518 (1967)

Lowrey, L.G.: Personality distortion and early institutional care. Amer. J. Orthopsychiat. **10**, 576–586 (1940)

Lowrey, L.G., Zilboorg, G., Bender, L., Brickner, R.M., Reeve, G.H., Lippman, H.S., Slavson, S.R., Slawson, J.: The treatment of aggression. Round Table. Amer. J. Orthopsychiat. **13**, 384–441 (1943)

Lynn, D.B., Sawrey, W.L.: The effects of father-absence on Norwegian boys and girls. J. abnorm. soc. Psychol. **59**, 258–262 (1959)

Maccoby, E.E., Masters, J.C.: Attachment and Dependency. In: Manual of Child Psychology, Vol. II. New York: Wiley 1970

Maccoby, E.E., Wilson, W.C.: Identification and observational learning from films. J. abnorm. soc. Psychol. **55**, 76–87 (1957)

Mahler, M.: On Human Symbiosis and the Vicissitudes of Individuation, Infantile Psychosis. New York: Internal Universities Press 1968

Mahler, M.: A Study of the Separation-Individuation Process and Its Possible Application to Borderline Phenomena in the Psychoanalytic Situation. Psychoanal. Study. Child **26**, 403–424, New York, 1971

Malinowski, B.: The sexual life of savages. New York: Halycon House 1929

Masterson, J.: Treatment of the Borderline Adolescent: A Development Approach. New York: Wiley-Interscience 1972

McCord, I.H.: Interparent similarity in patterns of childrearing and its relation to some dimensions of family structure. Unpublished doctoral dissertation, Purdue University, 1964. In: Charmichael's Manual of Child Psychology (P.H. Mussen, Ed.). New York: Wiley 1970

McCord, W., McCord, J., Howard, A.: Familial correlates of aggression in nondelinquent male children. J. abnorm. soc. Psychol. **62**, 79–93 (1961)

McCord, W., McCord, J., Verden, P.: Familial and behavioral correlates of dependency in male children. Child Develop. **33**, 313–326 (1962)

Mead, M.: Mann und Weib. Zürich: Diana Verlag 1955

Menlove, F.L.: Aggressive symptoms in emotionally disturbed adopted children. Child Develop. **36**, 519–532 (1965)

Menninger, W.C.: Characterologic and symptomatic expressions related to the anal phase of psychosexual development. Psychoanal. Quart. **12**, 161–193 (1943)

Michal-Smith, H., Hammer, E., Spitz, H.: Use of the Blacky Pictures with a child whose Oedipal desires are close to consciouness. J. clin. Psychol. **7**, 280–362 (1951)

Miller, D.R., Swanson, G.E.: Inner conflict and defense. New York: Holt, Rinehart and Winston 1960

Minuchin, P.: Sex-role concepts and sex typing in childhood as a function of school and home environments. Child Develop. **36**, 1033–1048 (1965)

Mirsky, I.A.: Körperliche, seelische und soziale Faktoren bei psychosomatischen Störungen. Psyche (Heidelberg) **15**, 26 (1961/62)

Mischel, W.: Preference for delayed reinforcement: an experimental study of a cultural observation. J. abnorm. soc. Psychol. **56**, 57–61 (1958)

Mischel, W.: Preference for delayed reinforcement and social responsibility. J. abnorm. soc. Psychol. **62**, 1–7 (1961)

Mischel, W., Liebert, R.M.: Effects of discrepancies between observed and imposed reward criteria on their acquisition and transmission. J. person. soc. Psychol. **3**, 45–53 (1966)

Mitscherlich, A.: Auf dem Weg zur vaterlosen Gesellschaft. München: Piper 1963

Mowrer, O.H.: Learning theory and personality dynamics. New York: Ronald Press 1950

Müller, Ch.: Die psychiatrische Klinik und die Psychotherapie der Schizophrenen. In: G. Benedetti, C. Müller, 2. Intern. Symposium über die Psychotherapie der Schizophrenie. Basel: Karger 1969

Mullahy, P.: Oedipus myth and complex. New York: Hermitage Press 1952

Mussen, P.H.: Long-term consequents of masculinity of interests in adolescence. J. cons. Psychol. **26**, 435–440 (1962)

Mussen, P.H., Rutherford, E.: Parent-child relations and parental personality in relation to young children's sex-role preferences. Child Develop. **34**, 589–607 (1963)

Parin, P.: Orale Eigenschaften des Ich bei Westafrikanern. Schweiz. Z. Psychol. **24**, 342–347 (1965)

Parin, P., Morgenthaler, F., Parin-Matthèy, G.: Die Weissen denken zuviel. Zürich: Atlantis 1963

Perdue, O., Spielberger, C.D.: Perceptions of anxious and nonanxious college students of their childhood punishment experiences. Ment. Hyg. **50**, 390–397 (1966)

Pflanz, M.: Transkulturelle Psychosomatik. Praxis **56**, 1091 (1967)

Pichot, P., Perse, J.: Analyse factorielle et structure de la personnalité. Paper in honour of Prof. Essen-Moller. Lund: University of Lund 1967

Quint, H.: Über die Zwangsneurose. Göttingen: Vandenhoeck & Ruprecht 1971

Racamier, P.C.: Perspectives actuelles sur les applications psychotherapiques et institutionnelles de la psychanalyse au traitement restructurant des psychotiques. In: Problematique de la psychose, Part II, Excerpta med. (Amst.) 1971

Rapaport, D.: A Historical survey of Psychoanalytic Ego Psychology. In: The collected Papers of David Rapaport. New York: Basic 1967

Redl., F., Wineman, D.: Controls from within: techniques for the treatment of the aggressive child. New York: Macmillan 1965

Reich, A.: Early Identifications as Archaic Elements in the Superego. J. Amer. psychoanal. Ass. **2**, 218–238 (1954)

Reich, W.: Character Analysis. New York: Orgone Institute 1945

Reiser, M.F.: Changing Theoretical Concepts in Psychosomatic Medicine. In: American Handbook of Psychiatry, Vol. V. E.S. Arieti, Basic Book, New York 1975

Rheingold, N.L.: The modification of social responsiveness in institutional babies. Soc. Res. Child Develop. Monogr. **23**, 154 (1956)

Ribble, M.A.: Clinical studies of instinctive leactive new born babies. Amer. J. Psychiat. **95**, 149–160 (1938)
Richter, H.E.: Eltern, Kind und Neurose. Hamburg: Rowohlt 1969; Stuttgart: Klett 1963
Richter, H.E.: Patient Familie. Hamburg: Rowohlt 1972
Riesman, D., Glaser, N., Denney, R.: The Lonely Crowd. New Haven: Yale University Press 1950
Rosen, J.N.: A Method of Resolving acute Catatonia. Psychiat. Quart. **20**, 183–198 (1946)
Rosen, J.N.: The Survival Function of Schizophrenia. Bull. Menninger Clin. **14**, 3 (1950)
Rosenfeld, H.A.: Psychotic States. A Psychoanalytical Approach. London: Hongarth Press 1965
Rosenthal, M.J.: Psychosomatic study of infantile eczema. Pediatrics **10**, 581 (1952)
Rosenthal, M.J., Finkelstein, M., Berkwits, G.K.: Father-child relationships and children's problems. A.M.A. Arch. gen. Psychiat. **7**, 360–373 (1962)
Rosenthal, M.K.: The generalization of dependency behaviors from mother to stranger. Unpublished doctoral dissertation, Standford University 1965. J. Child Psychol. **8**, 117–133 (1967a)
Rosenthal, M.K.: The effect of a novel situation and anxiety on two groups of dependency behavior. Brit. J. Psychol. **58**, 357–364 (1967b)
Rubinstein, B.B.: Psychoanalytic Mind-Body Problem. In: Psychoanalysis and Current Biological thoughts (Eds. N.S. Greenfield, W. Lewis) Madison: University of Wiscousin Press 1965
Sandler, J., Hazari, A.: The obsessional: on the psychological, classification of obsessional character traits and symptoms. Brit. J. med. Psychol. **33**, 113–121 (1960)
Sanford, R.N.: The dynamics of identification. Psychol. Rev. **62**, 106–118 (1955)
Sarnoff, I., Zimbardo, P.: Anxiety, fear and social isolation. J. abnorm. soc. Psychol. **62**, 356–363 (1961)
Schachter, S.: The psychology of affiliation. Stanford, Calif.: Stanford University Press 1959
Schaffer, H.R., Emerson, P.E.: Patterns of response to physical contact in early human development. J. Child Psychol. **5**, 1–13 (1964)
Schneider, K.: Die psychopathischen Persönlichkeiten, 9. Aufl. Leipzig: Deuticke 1950
Schultz-Hencke, H.: Lehrbuch der analytischen Psychotherapie. 3. Aufl. Stuttgart: Thieme 1969
Schwartz, B.J.: Measurement of castration anxiety and anxiety over the loss of love. J. Personality **24**, 204–219 (1955)
Schwartz, B.J.: An empirical test of two Freudian hypotheses concerning castration anxiety. J. Personality **24**, 318–327 (1956)
Schwidder, W.: Psychosomatik und Psychotherapie bei Störungen und Erkrankungen des Verdauungstraktes. Documenta Geigy **7**, 51 (1965)
Scofield, R.W., Sun, C.W.: A comparative study of the differential effect upon personality of Chinese and American child-training practices. J. soc. Psychol. **52**, 221–224 (1960)
Searles, H.F.: Der psychoanalytische Beitrag zur Schizophrenieforschung. München: Kindler 1974
Sears, P.S.: Child rearing factors related to the playing of sex-typed roles. Amer. J. Psychol. **8**, 431 (1953)
Sears, R.R.: Relation of early socialization experiences to aggression in middle childhood. J. abnorm. soc. Psychol. **63**, 466–492 (1961)
Sears, R.R.: Dependency motivation. In: M.R. Jones (Ed.) Nebraska symposium on motivation, pp. 25–64. Lincoln: University of Nebraska Press 1963
Sears, R.R., Maccoby, E.E., Levin, H.: Patterns of child rearing. Evanston, III: Row Peterson 1957
Sears, R.R., Pintler, M.H., Sears, P.S.: Effect of father separation on preschool children's doll play aggression. Child Develop. **17**, 219–243 (1946)
Sears, R.R., Rau, L., Alpert, R.: Identification and child rearing. Stanford, Cal.: Stanford University Press 1965
Sechehaye, M.A.: La réalisation symbolique, Nouvelle méthode de psychotherapie appliquée à un cas de schizophrénie. Rev. suisse psychol. psychol. appl. Suppl. 12. Bern: Huber 1947
Seward, J.P.: Learning theory and identification. J. genet. Psychol. **84**, 201–210 (1954)
Sewell, W.H.: Infant training and the personality of the child. Amer. J. Soc. **58**, 150–159 (1952)
Sewell, W.H., Mussen, P.H.: The effects of feeding, weaning and scheduling procedures on childhood adjustment and the formation of oral symptoms. Child Develop. **23**, 185–191 (1952)
Siirala, M.: Die Schizophrenie des Einzelnen und der Allgemeinheit. Göttingen: Vandenhoeck & Ruprecht 1961
Slater, P.: Toward a dualistic theory of identification. Merrill-Palmer Quart. **7**, 113–126 (1961)

Smith, H.T.: A comparison of interview and observation measures of mother behavior. J. abnorm. soc. Psychol. **57**, 278–282 (1958)
Sperling, M.: Psychoanalytic Study of Ulcerative Colitis in Children. Psychoanal. Quart. **15**, 302 (1946)
Spitz, R.: Die Entstehung der ersten Objektbeziehung. Stuttgart: Klett 1957
Stein, A.H.: Imitation of resistance to temptation. Child Develop. **38**, 157–169 (1967)
Stierlin, H.: Familientherapie von Adoleszenten. In: Familie und seelische Krankheit. Hamburg: Rowohlt 1976
Stoke, S.M.: An inquiry into the concept of identification. J. genet. Psychol. **76**, 163–189 (1950)
Strauss, M.A.: Anal and oral frustration in relation to Sinhalese personality. Sociometry **20**, 21–31 (1957)
Sullivan, H.S.: Conceptions of modern psychiatry. Washington, D.C.: William Allanson White Psychiatric Foundation 1947
Tausk, V.: Über die Entstehung des Beeinflussungsapparates in der Schizophrenie. Int. Z. Psychoanal. **5**, 1–33 (1919)
Thaler Singer, M., Wynne, L.C.: Thought disorders and family relations of schizophrenics. IV. Results and implications. Arch. gen. Psychiat. **12**, 201–212 (1955)
Thurston, J.R., Mussen, P.H.: Infant feeding gratification and adult personality. J. Personality **19**, 449–458 (1951)
Wahler, R.G.: Infant social attachments: a reinforcement theory interpretation and investigation. Child Develop. **38**, 1079–1088 (1967)
Walters, R.H., Leat, M., Mezei, L.: Inhibition and disinhibition of responses through empathetic learning. Canadian. J. Psychol. **17**, 235–243 (1963)
Watson, G.: Some personality differences in children related to strict or permissive parental discipline. J. Psychol. **44**, 227–249 (1957)
White, R.W.: Motivation reconsidered: the concept of competence. Psychol. Rev. **66**, 297–333 (1959)
Whiting, J., Child, I.: Child training and personality: a cross-cultural study. New Haven: Yale University Press 1953
Whiting, J.W.M.: Social structure and child rearing: a theory of identification. Paper read at Tulane University as part of the Mona Brorsman Sheckman Lectures in Social Psychiatry, March 17–19, 1960. In: Charmichael's Manual of Child Psychology (P.H. Mussen, Ed.), p. 359. New York: Wiley 1970
Whiting, J.W.M., Kluckhohn, H., Anthony, A.: The function of male initiation ceremonies at puberty. In: Maccoby, E.E., Newcomb, T.M., Hartley, E.L. (Eds.), Readings in social psychology. New York: Holt 1950
Will, J.: Die Zweierbeziehung. Hamburg: Rowohlt 1975
Winder, C.L., Rau, L.: Parental attitudes associated with social deviance in preadolescent boys. J. abnorm. soc. Psychol. **64**, 418–424 (1962)
Winnicott, D.W.: Transitional Objects and Transitional Phenomena. Int. J. Psycho-Anal. **34**, 89–97 (1953)
Wolff, H.G.: Headache and other headpain. New York: Oxford University Press 1963
Wrazlawick, P.: Patterns of psychotic communication. In: Problématique de la Psychose, Vol. II. Excerpta med. Foundation, 1971
Wright, G.O.: Projection and displacement: a cross-cultural study of folk-tale aggression. J. abnorm. soc. Psychol. **49**, 523–528 (1954)
Wynne, L.C.: Family research on the pathogenesis of schizophrenia. Intermediate variables in the study of families at high risk. In: Problématique de la Psychose, Vol. II. Excerpta med. (Amst.) 1971
Wyss, D.: Die tiefenpsychologischen Schulen von den Anfängen bis zur Gegenwart. Göttingen: Vandenhoeck & Ruprecht 1972
Yarrow, L.J.: The relationship between nutritive sucking experiences in infancy and non-nutritive sucking in childhood. J. genet. Psychol. **84**, 149–162 (1954)
Zinner, S., Shapiro, E.: Splitting in Family of Borderline Adoleycenty. In: Borderline States in Psychiatry (Mack, J.E., Ed.). New York: Grune and Stratton 1975

Psychophysiologie

Von

J. FAHRENBERG

Inhalt

A. Einleitung 92
   I. Psychophysiologie, Physiologische Psychologie und Psychosomatik 94
   II. Das psychophysische Problem 96
   III. Adäquatheitsbedingungen psychophysiologischer Methodik 99

B. Psychophysiologische Methodik 100
   I. Methodologische Prinzipien 100
   II. Methodenprobleme 100
   III. Testmethodische und begriffliche Überlegungen zur Aktivierungsdiagnostik 102
   IV. Untersuchungsmethoden 105
      1. Psychologische Untersuchungsmethoden 105
      2. Messung physiologischer Funktionen 107
      3. Messung klinisch-chemischer und endokriner Funktionen 107
      4. Vegetativ-endokrine Funktionsprüfungen 108
      5. Anthropometrie 108
      6. Spezielle psychophysiologische Paradigmen 109

C. Aktivierung – Streß – Emotion 109
   I. Aktivierungsprozesse und Aktivierungstheorien 109
   II. Streß-Theorien 119
      1. Streß-Schwellenmodell von COFER und APPLEY 120
      2. „Kognitives" Streß-Modell von LAZARUS 121
      3. Aspekte des Streß 122
      4. Kritik und Auflösung des Streß-Konzeptes 124
   III. Emotions-Theorien 125
      1. Taxonomie emotionaler Zustände 126
      2. Zur kognitiven Emotionstheorie 129
   IV. Kovariation, Dissoziation, selektive Aktivierung 131
      1. Physiologische Aktivierung und subjektive Körperwahrnehmung 131
      2. Neuere Beiträge zum Kovariations-Problem 133
      3. Selektive Aktivierung 134
      4. Phasische Herzfrequenz-Reaktionen und die Definition der Orientierungsreaktion 135
   V. Psychophysiologische Paradigmen 137
      1. Orientierungsreaktion und Habituation 137
      2. Selektive Aufmerksamkeit 138
      3. Konditionierungs-Lernen, Biofeedback und Selbstkontrolle 139
      4. Andere psychophysiologische Paradigmen 142
   VI. Einige Schlußfolgerungen zur multivariaten Aktivierungstheorie 142

D. Psychophysiologische Persönlichkeitsforschung 148
    1. Emotionale Labilität 149
    2. Extraversion − Introversion 149
    3. Stärke, Mobilität und andere Grundeigenschaften der höheren Nerventätigkeit . . 150
    4. Multivariate Untersuchungen 151
    5. Physiologische Individualität 152
    6. Psychophysiologische Zeitreihenstudien 153
E. Klinische Psychophysiologie 153
    I. Einleitung und Auswahl 153
    II. Psychosomatische (psychophysiologische) Krankheiten und Störungen 155
        1. Essentielle Hypertonie 158
        2. Herzinfarkt 161
        3. Ulkus ventriculi und duodeni 162
        4. Asthma bronchiale 163
        5. Psychovegetative Syndrome 164
        6. Psychophysiologisch orientierte Therapieverfahren 165
        7. Psychophysiologie in Klinik und Theorie 166
    III. Psychiatrische Krankheiten 169
        1. Angstzustände 169
        2. Depression 171
        3. Schizophrenie 172
        4. Psychopathie 174
        5. Hirnschädigung 175
    IV. Ausblick 175
Literatur 176

A. Einleitung

Psychophysiologie befaßt sich mit den psychophysischen Prozessen des Menschen; es sind jene Lebensprozesse, welche sowohl psychologischer als auch physiologischer Methodik zugänglich sind. — Diese Formulierung läuft auf eine Gleichsetzung der Psychophysiologie mit der Psychologie hinaus, denn nach einer sehr verbreiteten Meinung ist für alle psychologisch beschreibbaren Lebensprozesse auch eine physiologisch-materielle Basis zu postulieren. Psychophysiologie in einem *engeren* und zur Zeit angemessenem Begriffsverständnis ist die Lehre von jenen psychischen Prozessen des Menschen, welche eine markante bzw. leicht zugängliche physiologische Seite haben und deswegen eine explizite Beschreibung und Bedingungsanalyse in zwei einander ergänzenden, komplementären Bezugssystemen nahelegen.

In einer nur als Aufzählung möglichen Definition sind die Themen der *Allgemeinen Psychophysiologie*, u.a. Emotionen, Streß-Reaktion, Entspannung und Schlaf, selektive Aufmerksamkeit, Orientierung und Habituation und die allgemeinen Muster von infra- und zirkadianen bis zu längerfristigen psychophysischen Zustandsänderungen zu nennen, jedoch gewöhnlich nicht die Sinnesphysiologie und Psychophysik, welche in anderen Disziplinen behandelt werden. Die *Differentielle Psychophysiologie* hat das Ziel, individuelle Reaktionsmuster und relativ überdauernde Eigenschaften der psychophysischen Organisation zu beschreiben; sie hat ihren Ursprung in der psychiatrischen Neurosenlehre, insbesondere in der Lehre von der Nervosität, Neurasthenie und Hypochondrie, aber auch in der neueren Konstitutionslehre und Persönlichkeitsforschung. Durch diese Thematik der allgemeinen und differentiellen Psychophysiologie ist offenbar eine Grundlagendisziplin der Psychiatrie und der Psychosomatischen Medizin definiert. Der Bereich der *Klinischen Psychophysiologie* ist während der letzten Jahre über die Analyse von emotionalen Störungen und Streß-Reaktionen hinaus auch durch die Einführung diagnostischer und therapeutischer Strategien, welche ausdrücklich als psychophysiologisch bezeichnet werden, deutlicher geworden. So sind außer einigen differentialdiagnostischen Versuchen oder Beiträgen zur Symptomatologie psychiatrischer Krankheiten auch die Versuche zur wissenschaftlichen Fundierung von Entspannungstechniken (Autogenes Training u.a.) und von sonstigen Psychotherapie-Formen einschließlich des Biofeedback hervorzuheben. Ein zweiter großer Anwendungsbereich psychophysiologischer Konzepte und Methoden ist am Arbeitsplatz und im Alltag mit einer Analyse der Belastung und Beanspruchung gegeben; er könnte als *ökologische Psychophysiologie* bezeichnet werden.

Als gemeinsamer Bezugsrahmen dieser heterogenen Gebiete kann die Aktivierungs-, Streß- und Emotions-Theorie angesehen werden und als Leitmotiv das — bisher noch unzureichend operationalisierte — theoretische Konstrukt (Annahmengefüge) „psychophysischer Aktivierungsprozeß", dessen *Niveau* („psychophysische Aktiviertheit"), *Veränderung* („psychophysische Aktivierung"), *Konfiguration* („selektives psychophysisches Aktivierungsmuster") und *habituelle Eigenart* („psychophysische Reaktivität des Individuums") mit den Verfahren der „psychophysiologischen Aktivierungsdiagnostik" untersucht werden.

Das wichtigste Kennzeichen der Psychophysiologie ist die psychologisch-physiologische Doppelbetrachtung des möglichst unbehinderten Menschen in zumindest teilweise standardisierten Situationen. Dieser Dualismus der Beschreibungsweisen folgt aus der historischen und teils auch erkenntnistheoretischen Sonderstellung der Methodiken und Forschungsziele von Psychologie und Physiologie. Wenn man die Psychologie als Wissenschaft von *Verhalten und Erleben* bestimmt, so muß man neben der naturwissenschaftlich-verhaltensbiologisch orientierten Methodik folglich die erlebnispsychologische Methodik, d.h. Introspektion und biographische Analyse, damit oft auch den hermeneutischen Interpretationsstil, und schließlich die sozialwissenschaftliche Analyse als wesentliche Verfahren der Psychologie auffassen. Der Gebrauch dieser kategorial verschiedenen natur-, geistes- und sozialwissenschaftlichen Beschreibungsweisen besagt noch nichts über die Identität oder Dualität der beobachteten psychophysischen Lebensprozesse, welche sich auf der Ebene der somatischen Funktionen und Regulationen, auf der Ebene der — in der Regel — sozial bezogenen Verhaltensäußerungen und auf der kategorial verschiedenen Ebene der erlebten Innerlichkeit zeigen. Die verschiedenen Kategorialsysteme werden als komplementäre Formen angesehen, die zur Beschreibung der höheren Lebensprozesse gleichermaßen notwendig sind.

In diesem Grenzgebiet verschiedener Disziplinen ergeben sich also einige allgemeine Fragen, welche einleitend kurz zu behandeln sind. Zunächst sind es die methodischen und inhaltlichen Abgrenzungen der im akademischen Bereich gerade erst selbständig werdenden Psychophysiologie von ihren wichtigsten Nachbardisziplinen, zweitens ist nicht zu übersehen, daß die jeweilige Auffassung vom psychophysischen Problem (Leib-Seele-Problem) sowohl für die Zielsetzung als auch für die Methodenwahl und Modellbildung des Wissenschaftlers Konsequenzen haben wird.

I. Psychophysiologie, Physiologische Psychologie und Psychosomatik

Der Begriff *Psychophysiologie* bezieht sich wie Physiologische Psychologie und Psychosomatik auf den Zusammenhang psychischer und physischer Prozesse, jedoch wird in der Psychophysiologie eher die „Gleichberechtigung" (BERGER, 1921) von Psychologie und Physiologie betont, während in der Physiologischen Psychologie in der Regel ein physiologischer Reduktionismus und in der Psychosomatik — durch vieldeutige „Psychogenese"-Lehren verstärkt — manchmal eine psychologistische Auffassung erscheint. Die Begriffsgeschichte dieses Grenzgebietes verschiedener Disziplinen spiegelt die Auseinandersetzung wider, welche im 19. Jahrhundert zwischen „Psychikern" und „Somatikern" (s. FRIEDRICH, 1835; LEIBBRAND, 1937; MARGETTS, 1950, 1954; STAINBROOK, 1952) geführt wurde und bis in die Gegenwart reicht.

Das Wort Psychophysiologie wurde schon von NASSE (1822, S. 11) ungefähr im heutigen Sinn gebraucht (s. auch MASSIAS, 1830; HAGEN, 1847; LANGE, 1887; HERZEN, 1889; ZIEHEN, 1890, 1898; STERN, 1900; PFÄNDER, 1904; LEHMANN, 1912; BERGER, 1921). In der Idee einer physiologischen Physiologie, d.h. einer medizinisch-naturwissenschaftlich orientierten Erfahrungswissenschaft, äußerte sich eine deutliche Abwendung von der herrschenden, metaphysisch-spekulativen Psychologie und auch Psychiatrie (s. CABANIS, 1798; REIL, 1807, 1808; J. MÜLLER, 1827; CHARDEL, 1831; BENEKE, 1833; GRIESINGER, 1845; HAGEN, 1847; LOTZE, 1852; WUNDT, 1874; ZIEHEN, 1890). So wurden in diesem Zeitraum die ersten ausführlichen Beobachtungen über Zusammenhänge bzw. „Wechselwirkungen" körperlicher und psychischer Vorgänge mitgeteilt (FALCONER, 1788; TISSOT, 1798; HAYGARTH, 1800; BELL, 1806; J. MÜLLER, 1835/1840; DARWIN, 1872; TUKE, 1872; WUNDT, 1874; MOSSO, 1879; LANGE, 1887; LEHMANN, 1892). Im ersten Gebrauch des Wortes „psychisch-somatisch" (HEINROTH, 1818, II, S. 49), „Psycho-Somatologie" (NASSE, 1822, S. 11) und „somatisch-psychisch" (NASSE, 1838, S. 1, und JACOBI, 1838, S. 34) ist dann eine neue und vermittelnde Sichtweise zu erkennen. „Psychologus nemo nisi physiologus" — mit dieser ersten These seiner Promotion will J. MÜLLER (1822, zit. nach EBBECKE, 1951, S. 46) ausdrücken, daß sich die Psychologie nur mit einer bestimmten Lebensform des Organismus befaßt und daher ein Teilgebiet der — weit verstandenen — Physiologie ist; er äußert aber an anderer Stelle die Überzeugung, daß „die physiologische Untersuchung in ihren letzten Resultaten selbst psychologisch sein müsse" (1826, Vorwort).

Seit die Psychophysiologie zu einem selbständigen Lehr- und Forschungsgebiet an amerikanischen (JOHNSON u. MAY, 1973; FEUERSTEIN u. SCHWARTZ, 1977) und deutschen Universitäten geworden ist, haben sich mehrere Autoren um eine genauere Begriffsbestimmung bemüht (AX, 1964; DARROW, 1964; STERN, 1964; STERNBACH, 1966; LADER u. VENABLES, 1973; MULDER, 1973; LADER, 1975; in Frankreich FESSARD, 1954 und PAILLARD, 1966, in der UdSSR RUBINSTEIN, 1959; NEBYLITSYN, 1972; ANANJEW, 1974; KUSSMANN, 1974). Abgrenzungen sind möglich gegenüber der *Psychophysik* (FECHNER, 1860; BISCHOF, 1966), *Biologischen Psychologie/Psychiatrie* und *Psychobiologie* (HESS, 1968; GAZZANIGA u. BLAKEMORE, 1975), gegenüber dem Unterrichtsfach *Medizinische Psychologie* und insbesondere gegenüber der *Neuropsychologie* (HAIDER, 1971; GUTTMANN, 1972; PERRET, 1973; SPREEN, 1977), welche heute weitgehend synonym mit *Physiologischer Psychologie* (THOMPSON, 1967; GROSSMAN, 1967; MILNER, 1970; BIRBAUMER, 1975) die Suche nach den zentralnervösen Mechanismen, welche den Bewußtseinsprozessen und dem Verhalten zugrunde liegen, meint. Die Begriffe und hypothetischen Konstrukte der Psychologie sollen aus dieser — reduktionistisch wirkenden — Sichtweise — mit neurologischen Prinzipien kongruent gemacht (KRECH, 1950) oder zumindest in Einklang (GUTTMANN, 1972) gebracht werden.

Zusammenfassend lassen sich beim gegenwärtigen Stand der Psychophysiologie und Physiologischen Psychologie — mehr akzentuierend als definierend — folgende Merkmale unterscheiden:

Psychophysiologie	*Physiologische Psychologie*
Psychologisch-physiologische Doppelbetrachtung (Synopsis, Komplementarität)	Tendenz zur Reduktion psychologischer Konstrukte auf neurophysiologische Prozesse
U.a. auch psychologische Konstrukte und Kategorien ohne neurophysiologischen Bezug	Psychologische Konstrukte mit neurophysiologischem Bezug (Kongruenzforderung)
Vorwiegend humanwissenschaftlich	Vorwiegend bis ausschließlich tierexperimentell
Vorzugsthemen: Aktivierungsforschung, klinische und ökologische Fragestellungen	Vorzugsthemen: Basisprozesse der Informationsverarbeitung, Bedürfnisse, Lernen
Differenzierte psychologische Methodik zur Beschreibung von Befindens- und Verhaltensmustern	Relativ elementare (meist S-R-)Verhaltens-Paradigmen
Restriktion der physiologischen Methodik (Zumutbarkeit, Interferenzen)	Inventar der neurologischen Untersuchungsmethodik (Reizung, Direktableitung, Ausschaltung)
Ausdrückliche Berücksichtigung individueller Differenzen	Allgemein-psychologische Orientierung
Gesichtspunkt der Lebensnähe, z.T. auch Feldstudien	Hochkontrollierter Laborversuch
Experimente und Korrelationsstudien z.T. mit multivariater Datenanalyse	Experimente überwiegend mit univariater Datenanalyse

Unter *Psychosomatik* wurde ursprünglich vielfach die Doppelbetrachtung psychophysischer Störungen verstanden, z.B. der Schlaflosigkeit (HEINROTH, 1818) und der Seekrankheit oder ganz allgemein des „psychosomatischen Betriebes" (ROSENBACH, 1896), seit DEUTSCH (1922) zunehmend aber eine psychoanalytisch orientierte „Psychosomatische Medizin", in welcher der vage Begriff der „Psychogenese", das Wechselwirkungsmodell und verschiedene Spezifitätspostulate eine große Rolle spielen (s. auch BRÄUTIGAM u. CHRISTIAN, 1973; SCHMIDT u. BECKER, 1977). Um sich von dieser oft einseitigen und daher methodologisch fragwürdigen Ausrichtung abzuheben, ist in der neueren angloamerikanischen Literatur zunehmend der Begriff „psychophysiological disorders" statt „psychosomatic disorders" gewählt worden (s. APA, 1968, aber auch BIRBAUMER, 1977d).

II. Das psychophysische Problem

Das *psychophysische Problem* (Leib-Seele-Problem) wird von manchen Autoren als Scheinproblem angesehen und von anderen als unlösbare oder falsch gestellte Frage. Im Grenzgebiet von Physiologie und Psychologie kann dieses Problem jedoch selbst für den Empiriker nicht belanglos sein, denn offensichtlich müssen aus dem jeweiligen Standpunkt wichtige Vorentscheidungen zur Methodologie und zum Forschungsansatz folgen, ja sogar zu den diagnostischen und therapeutischen Strategien und zur Krankheitslehre, wie sich etwa an dem vieldeutigen Psychogenese-Begriff der Psychosomatischen Medizin zeigen läßt. So haben sich auch in neuerer Zeit mehrere Autoren um Klärungen bemüht, und die Explikation des jeweiligen Standpunktes sollte zur Norm für Publikationen dieses Fachbereichs werden (s. auch BISCHOF, 1966b).

Das psychophysische Problem enthält drei hauptsächliche Fragestellungen: 1) nach den Bedingungen des psychophysischen Niveaus, 2) nach dem ontologischen Aufbau und 3) nach den Adäquatheitsbedingungen für die Beschreibung psychophysischer Phänomene. Während die beiden ersten Fragen zumindest unsere gegenwärtigen Erkenntnismöglichkeiten zu übersteigen scheinen, ist die dritte Frage formal-ontologischer und methodologischer Art und deshalb eher voranzubringen. Wie können höhere Lebensprozesse, welche empirisch offensichtlich unter (erlebnis- und verhaltens-)psychologischen und physiologischen Gesichtspunkten beschreibbar sind, methodisch adäquat erfaßt werden, wenn man an den Grundsätzen möglichst vorurteilsloser (bzw. erkenntnis- und wissenschaftstheoretisch expliziter) Haltung und möglichst umfassender und doch sparsamer Beschreibung festhalten möchte? Wie ist eine dem Gesamtphänomen, z.B. einer Emotion, angemessene systematische Beurteilung und Bedingungsanalyse vorzunehmen, wie sind in dieser Hinsicht z.B. im Bereich der Psychosomatischen Medizin simplifizierende Pathogenesemodelle zu vermeiden und wie sind daher optimale Strategien zur Beeinflussung psychophysischer Prozesse zu planen?

Die hauptsächlichen Auffassungen des psychophysischen Problems sind seit langem bekannt (s. REININGER, 1930; WENZL, 1933; FEIGL, 1958; PONGRATZ, 1967; GRÜNTHAL, 1968; CHENG, 1975), aber sie wurden in neuerer Zeit weiterentwickelt und z.T. präzisiert: die Lehre vom *partiellen bionomen Parallelismus* (ROTHSCHUH, 1963, 1973), die Lehre von der *psycho-physischen Wechselwirkung* (ECCLES, 1975; POPPER u. ECCLES, 1977, trotz der Warnungen z.B. durch v. WEIZSÄCKER, 1949; ROSENBLUETH, 1970), die Lehre vom *Epiphänomenalismus* (z.B. WEIDEL, 1962) und vom *neuen Epiphänomenalismus* (ROHRACHER, 1967; CAMPBELL, 1970) sowie neuere Varianten der *Identitätslehre von psychischen und physischen Prozessen:* als dialektische Einheit (s. SMIRNOW, 1974; KUSSMANN, 1974), mit der Behauptung psychophysischer Äquivalenz (ALVERDES, 1954), unter Einsetzen des vermeintlich neutral-überbrückenden Wortes Information und kybernetischer Konzepte (v. BERTALANFFY, 1964), durch Isomorphie-Postulate (BISCHOF, 1966; BRANDT u. KIM, 1967; REENPÄÄ, 1973) oder durch die Lehre vom zweifachen Zugang (z.B. ALEXANDER, 1951) bzw. der doppelten Sprache (FEIGL, 1958; GRAHAM, 1967). Die verbreitete *Identitätslehre* und die Einheitspostulate psychophysischer Prozesse erweisen sich oft als Floskeln oder Zudeckbegriffe (MAY, 1956) für im Grunde doch dualistische oder epiphänomenalistische Haltungen, solange nicht dargelegt wird, ob die empirisch-phänomenale Eigenart psychischer Prozesse auch als kategoriale Besonderheit verstanden wird und worin gegebenenfalls diese Spezifik im einzelnen besteht. Die Zwei-Sprachen-Metapher läßt genau diese grundsätzliche Schwäche erkennen, denn die möglichen kategorialen Unterschiede werden übergangen, und das Problem wird auf lexikalische Zuordnung zweier Beschreibungsmodi eingeengt, statt nach dem in die Physiker-Sprache nicht übersetzbaren „Rest" der Psychologen-Sprache zu suchen (FAHRENBERG, 1979).

Eine fortgeschrittene Methodologie muß sich auf eine genauer ausgearbeitete Kategorienlehre (s. BAUMGARTNER et al., 1976) stützen können, welche allerdings für die Biologie weiter entwickelt zu sein scheint als für die psychologische Forschung (s. N. HARTMANN, 1950; M. HARTMANN, 1956; v. BERTALANFFY, 1932/1942; ROTHSCHUH, 1963; MEINERTZ, 1948; RYLE, 1969). Mit Kategorien sind hier weder absolute Erkenntnisformen noch Erfahrungsbegriffe, sondern Allgemeinbegriffe gemeint, welche das individuelle Vorverständnis und die empirischen Fragestellungen systematisch durchziehen und die Anordnung und theoretische Verknüpfung der Erfahrungsdaten zu einem Erkenntniszusammenhang ermöglichen. Sie geben dem Bezugssystem, in welchem der Erfahrungswissenschaftler seine Aussagen formuliert, eine durchaus veränderbare und entwicklungsfähige *Kategorialstruktur*.

Das vorgeschlagene *Komplementaritätsmodell* der Kategorialstrukturen (DELIUS u. FAHRENBERG, 1966) versucht — ohne Aussage zum psychophysischen Niveau und ohne ontologische Vorentscheidung — den üblichen empirisch-phänomenalen Dualismus der Beschreibungsweisen (Beobachtungsmethoden, Aspekte, Attribute, Sprachen) mit der Vorstellung der Einheit (Korrespondenz, Identität) des zugrundeliegenden Lebensprozesses zu verbinden. Von anderen Auffassungen unterscheidet sich das Komplementaritätsmodell durch den formalontologischen Ansatz und die methodologische Diskussion. Wesentlich sind die Kategorialanalysen des „Psychischen" und des „Physischen". Um Mißverständnisse und Kategorienfehler zu verhindern, muß im Begriff des Psychischen (Gesamtpsychisches, psychische Gesamtaktivität) zwischen den beiden sehr verschiedenen Phänomenenbereichen des objektivierbaren *Verhaltens* und der inneren Realität des *Erlebens* (Befinden und Bewußtsein) unterschieden werden. Während die Verhaltenspsychologie ohne kategoriales Novum an die naturwissenschaftliche Verhaltensphysiologie anschließt, sind Befindlichkeit und Umwelterleben, persönliche Sinn- und Wertbezüge und interpretierende Bewußtseinsakte Inhalte der durch eine Mannigfaltigkeit neuer Kategorien ausgezeichneten Erlebnis-/Bewußtseins-Psychologie. Diese Kategorien sind zur Beschreibung der höheren Lebensprozesse angemessen, bewährt, wissenschaftlich fruchtbar und deswegen unentbehrlich. Es kann kaum bezweifelt werden, daß diese Erlebnispsychologie sowohl zu einer umfassenden Anthropologie als auch zur wissenschaftlichen Psychologie gehört, denn eine Fülle wissenswerter und wesentlicher Themen würde sonst aus der Psychologie herausfallen und unerledigt bleiben. Die historische Wandlung des strikten Behaviorismus über den Neo-Behaviorismus zum sog. „kognitiven" Behaviorismus oder die Rückkehr der Aktivierungs- und Streß-Forschung zu den kognitionspsychologischen Fragestellungen der Emotionspsychologie sprechen für sich, auch wenn je nach wissenschaftstheoretischen Abgrenzungskriterien unterschiedliche Meinungen hinsichtlich der *Wissenschaftlichkeit*, Intersubjektivität, Rationalität und der fachlichen Zugehörigkeit solcher Aussagen über Bewußtsein und Erleben fortbestehen werden. Die beiden in ihrer Kategorialstruktur grundverschiedenen Bezugssysteme physiologisch-verhaltenspsychologischer und erlebnispsychologischer Analyse sind zur adäquaten Beschreibung und zum vollen Verständnis der höheren Lebensprozesse gleichermaßen notwendig, sie sind nicht äquivalent oder isomorph, geben nicht bloß Doppelbenennungen; sie schließen sich teilweise aus, sind andererseits aber aufeinander bezogen und ergänzen sich gegenseitig zum Gesamtbild, jedoch nicht in dialektisch-antithetischer, sondern in komplementärer Weise — es sind *komplementäre Bezugssysteme*, um Beobachtungen und Einsichten über psychophysische Prozesse zu ordnen.

Der Komplementaritätsgedanke vereint zwei einander ergänzende Untersuchungskonzepte oder zwei Begriffe verschiedener Stufe, enthält aber auch die menschliche Grunderfahrung der Subjekt-Objekt-Relation (s. BOHR, 1927, 1931, 1937; v. WEIZSÄCKER, 1955; MATSON, 1964; MEYER-ABICH, 1965). Der Begriff wird, indem man ihn auf die dritte Fragestellung des psychophysischen Problems überträgt, ausgeweitet und meint statt der wechselseitigen Ergänzung zweier *einzelner* Kategorien jetzt die *Kombination zweier Bezugssysteme*, welche in Kategorialstrukturen und in nachgeordneten Methodenhorizonten grundverschieden und wechselseitig ergänzungsbedürftig sind. Schon BOHR (1937) hat die Übertragung des Komplementaritätsbegriffs auf das psychophysische Problem und ebenso auf die Beziehung zwischen direktem Gebrauch und Bedeutungsanalyse eines Wortes kurz erwähnt. Es liegt nahe, die von FEIGL (1973, S. 9) in Anlehnung an FREGE (1892) gegebene Perspektive, phänomenologisch-psychologische Begriffe könnten „tatsächlich ein und dasselbe *bedeuten*, obgleich sie in ihrem Sinn und daher auch in den Bestätigungsweisen der in ihnen enthaltenen Aussagen weit auseinandergehen", hier noch weiterzuführen (FAHRENBERG, 1979).

Das Komplementärmodell psychophysiologischer Beschreibungen besagt z.B. für den zentralen Begriff der *Emotion:* Extensional bezeichnet „Emotion" eine Klasse von psychophysischen Zuständen und intensional *zwei* Klassen von Attributen, welche 1) innerhalb des Bezugssystems Physiologie/Verhaltenspsychologie nach dessen besonderem Kategoriensystem im Begründungszusammenhang von nomologischen Erklärungen oder statistischen Analysen ausgesagt, und *komplementär* 2) innerhalb des Bezugssystems der Erlebnis-/Bewußtseins-Psychologie nach dessen besonderem Kategoriensystem im Begründungszusammenhang von Innerlichkeit und Sinnhaftigkeit (Ichbezug, Intentionalität) hermeneutisch interpretiert und partiell auch statistisch analysiert werden. Diese Ausfaltung des Problems hebt die Verschiedenartigkeit sowohl der Methodik als auch der Wahrheitskriterien (Aussagenbegründung von verschiedenen Standpunkten aus) hervor und führt unmittelbar zu den Adäquatheitsbedingungen und methodologischen Konsequenzen.

Die Psychologie nimmt unter den Wissenschaften eine Sonderstellung ein, weil sich in ihr objektivierende Naturwissenschaft und geisteswissenschaftliche Hermeneutik verbinden müssen, um der gestellten Aufgabe gerecht zu werden. Der Mensch ist zugleich Objekt der Naturforschung, Subjekt eines Sinnzusammenhanges und schließlich Persönlichkeit, die durch Innerlichkeit und Lebensschicksal einmalig ist. Erst die Sonderung der Kategorien, Methoden und Teilerkenntnisse kann die verschiedenen Aspekte des „Psychischen" deutlich machen.

Da verschiedene Stellungnahmen zum psychophysischen Problem möglich und üblich sind, wäre es eine wichtige Aufgabe, die Konsequenzen solcher Vorentscheidungen für die Zielsetzungen und die Methodenwahl in der psychophysiologisch-psychosomatischen Grundlagenforschung, aber auch in der Krankheitslehre sowie Diagnostik und Therapie zu bedenken und vielleicht auch empirisch zu studieren (HOPPE, 1977). Auch neuere Darstellungen der Emotionstheorie (z.B. ARNOLD, 1970; BLACK, 1970; LEVI, 1975b) oder der Psychosomatischen Medizin (z.B. BRÄUTIGAM u. CHRISTIAN, 1973; BREDE, 1974; JORES, 1976) dokumentieren eine Vielfalt teils psychologistischer, teils physiologistischer Theorien oder Krankheitslehren, in denen nur ein Teilaspekt ernst genommen oder sogar verabsolutiert wird. MITSCHERLICHS (1975) Zurückweisung der „Affektphysiologie" und den verschiedenen vagen Formen der Psychogenese-Lehre (s. SCHMIDT u. BECKER, 1977; FAHRENBERG, 1967) entspricht auf der anderen Seite die weitgehende Negation des Bezugssystems Erleben/Bewußtsein in der physiologischen Psychologie (z.B. GROSSMAN, 1967; MILNER, 1970).

III. Adäquatheitsbedingungen psychophysiologischer Methodik

1. Psychophysische Prozesse erfordern eine explizite psychologisch-physiologische *Doppelbetrachtung* unter möglichst umfassender Berücksichtigung der beiden komplementären Bezugssysteme der Physiologie/Verhaltenspsychologie und Erlebnis-/Bewußtseins-Psychologie. Die unterschiedliche Verwendung des Begriffs „Verhalten" in der Literatur verlangt den Hinweis, daß Verhalten, sobald es teleologisch analysiert und mit Hilfe kognitions- und sozialpsychologischer Konzepte interpretiert wird, in das Bezugssystem der Erlebnis-/Bewußtseins-Psychologie hineinreicht.

2. Die *Untersuchungsmethodik* muß explizit als Methodenkombination angelegt sein, d.h. sie muß von vornherein einseitige Festlegungen vermeiden und eine „gleichberechtigte" Planung, Anwendung, Auswertung und auch Entwicklung spezieller Verfahrensweisen in beiden Methodenhorizonten enthalten. Minimalforderungen richten sich auf die Erkundung bzw. Definition der physiologisch-somatologisch *und* der psychologisch beschreibbaren Ausgangsbedingungen, situativen Bedingungen und Endbedingungen einer Untersuchung sowie auf die ausdrückliche Erkundung der individuellen Motive, Bewertungen und Hypothesenbildungen post hoc.

3. Eine *Synopsis* als Ziel psychophysiologischer Beschreibungen wird höchstens in Ausschnitten als lineare Korrelation zwischen Ablaufreihen von Befindensäußerungen, Verhaltensweisen und physiologischen Funktionen erreicht werden können. Deshalb sind über die zwar heuristisch wertvolle, aber nicht generalisierbare psychosomatische Kasuistik hinaus Typisierungen von Phänomenen und Fragestellungen notwendig. Dies wird in der multivariaten Aktivierungsforschung und in einzelnen psychophysiologischen Paradigmen wie selektive *Aufmerksamkeit, Orientierungsreaktion* und *Habituation*, induzierte *Emotion, Konditionierung* und *Training* psychophysischer Prozesse angestrebt.

4. Die theoretischen *Konstrukte* der Psychophysiologie, z.B. das der „psychophysischen Aktivierung", sind ausdrücklich als Annahmengefüge mit zwei Intensionsklassen von Attributen in zwei Bezugssystemen mit jeweils verschiedenen Begründungszusammenhängen und Wahrheitskriterien zu präzisieren bzw. künftig erst noch zu entwickeln.

5. Die *Bedingungsanalyse* psychophysischer Prozesse und die konsequenten *Strategien* bei diagnostischen, prognostischen und therapeutischen Aufgabenstellungen sind nur dann als angemessen anzusehen, wenn sie in beiden Bezugssystemen unternommen oder zumindest grundsätzlich geplant sind. Einseitige Auffassungen oder Reduktionsversuche würden ein eigenständiges Bezugssystem und vorhandene Methodiken ungenutzt lassen, sie sind deshalb als eingeschränkte, systematisch verzerrte und dadurch simplifizierte Empirie zu kennzeichnen und bedürfen ggf. ausdrücklicher *methodologischer Rechtfertigungen*.

B. Psychophysiologische Methodik

I. Methodologische Prinzipien

Beim gegenwärtigen Stand wird die psychophysiologische Methodik eine möglichst breite, mehrere psychologische und physiologische Kennwerte umfassende Beschreibung der interessierenden Prozesse anstreben müssen. Es existieren noch keine empirisch hinreichend gesicherten Modellvorstellungen oder Korrelationsstudien, aus denen sich einige wenige Kennwerte als Indikatoren der „Aktivierung" oder „Reaktivität" rechtfertigen lassen, so daß solche univariaten Untersuchungen grundsätzlich einen sehr beschränkten Aussagewert haben. Aus dieser Feststellung und vor allem aus den Adäquatheitsbedingungen psychophysiologischer Methodik (s. Abschnitt A) folgt die Forderung nach einem *multivariaten Arbeitsansatz*, welcher dann weitere methodologische Überlegungen nach sich zieht. Unter welchen Gesichtspunkten werden die Versuchspläne ausgewählt, welche psychologischen Daten und welche Parameter von welchen Biosignal-Registrierungen sollen berücksichtigt werden? Wie können eine Synopsis und eine zusammenhängende Bedingungsanalyse und Interpretation erreicht werden? Einige Anforderungen, welche zugleich typische Unterschiede und Abgrenzungen zur Methodik der Nachbardisziplinen angeben, lassen sich in einigen Prinzipien psychophysiologischer Untersuchungsmethodik formulieren (s. auch FAHRENBERG, 1978):

Prinzip der Komplementarität,
Prinzip humanwissenschaftlicher Orientierung,
Prinzip relativer Lebensnähe,
Prinzip der Zumutbarkeit und minimalen Rückwirkung,
Prinzip breiter und ökonomischer Anwendbarkeit,
Prinzip multivariater Beschreibung,
Prinzip der Konstruktion und Operationalisierung von Annahmegefügen.

In diesen Prinzipien sind einige wichtige Vorentscheidungen enthalten. Die Methodologie der Psychophysiologie umfaßt außerdem bestimmte und z.T. für diesen Bereich typische Methodenprobleme der primären *Datenerfassung* und sekundären *Datenanalyse* und natürlich die speziellen *Untersuchungsmethoden*.

II. Methodenprobleme

Im Vergleich zu manchen psychologischen Variablen scheint es sich auf den ersten Blick bei den üblichen Physiopolygraph-Registrierungen physiologischer Funktionen um objektive und klare Sachverhalte zu handeln. Tatsächlich besteht aber bei Aktivierungsprozessen eine — von deren Funktion her einsichtige — Fluktuation und Variabilität, eine Abhängigkeit von individuellen Unterschieden und den verschiedenartigsten psychologischen und physiologischen Randbedingungen, Nebeneffekten und Artefakten, so daß eine kaum überschaubare Anzahl von Varianzquellen zu bedenken ist. Die typischen Methodenprobleme der Datenerfassung werden hier vorrangig im Hinblick auf die physiologische Seite betont, denn die umfangreiche Diskussion psychologischer Methodik wird in diesem Werk von LEGEWIE aufgenommen und z.T. ebenfalls mit klinisch-psychologischer Perspektive in neueren Handbüchern dargestellt (GROFFMANN

u. MICHEL, 1978; PONGRATZ, 1977; SCHRAML u. BAUMANN, 1974). Eine genauere Ausführung der folgenden kurzen Problemübersicht und spezielle Literatur sind bei SCHÖNPFLUG (1969), LANG (1971), GREENFIELD und STERNBACH (1972), MARTIN (1973) und FAHRENBERG (1967, 1978) zu finden:

Definition der Untersuchungssituation und Kontrolle der psychologischen und physiologischen Randbedingungen, u.a. habituelle Persönlichkeitsmerkmale, präexperimentelle Einstellungen und Einflüsse, situative Bedingungen, Ruhe- und Ausgangsbedingungen, Interaktion von Funktionssystemen, Variation der experimentell interessierenden Reiz-, Umwelt- und Zustands-Größen, Klassifikation der Belastungsbedingungen.

Probleme der Parameterabstraktion, u.a. Meßkonzepte, und Meßvorschriften, phasische und tonische Aktivität, einfache und dynamische Reaktivitäts-Beurteilung, Zeitraster, rationale Kennwertselektion, Meßfehler und Artefaktkontrollen.

Spezifitäts-Problem, u.a. stimulusspezifische Reaktionsmuster (SSR-Prinzip), individualspezifische Reaktionsmuster (ISR-Prinzip) und motivationsspezifische Reaktionsmuster (MSR-Prinzip).

Ausgangswert-Problem, u.a. biologische Auffassung einer Ausgangswertabhängigkeit, statistische Artefakte, Korrekturverfahren, empirische Widersprüche.

Kovariations-Problem. Das allgemeine Kovariations-Problem ist wohl das Kernthema psychophysiologischer Forschung. Mit Kovariation ist hier die Behauptung gemeint, daß ein empirisch-statistisch beschreibbarer Zusammenhang (Kreuzkorrelationen) zwischen verschiedenen Variablen bzw. Teilfunktionen bestimmter psychophysischer Prozesse besteht und zwar 1) im *intraindividuellen* Fall (Kovariation von Funktionen in Reaktionsmechanismen und Zustandsänderungen nach der Methodik der Zeitreihen- und Längsschnitt-Betrachtung) und 2) im *interindividuellen* Fall (Kovariation von Funktionen in Syndromen und Eigenschaftsdimensionen nach der Methodik der Typen- und Eigenschafts-Betrachtung). Diese Kovariationen werden entweder nur für einzelne Funktionen oder für bestimmte Funktionsklassen, d.h. für vegetativ-endokrine, zentralnervöse, neuromuskuläre Merkmale, Erlebnismitteilungen und Verhaltensweisen, oder auch als globale Kovariationen über diese verschiedenen Funktionsklassen behauptet. Die Kovariation von psychologischen und physiologischen Funktionen wird hierbei im Sinne der Zwei- bzw. Drei-Ebenen-Metapher besonders beachtet.

Die heute in der Psychophysiologie verbreitete Überzeugung lautet, daß die Kovariation verschiedener Aktivierungsindikatoren interindividuell nur gering, intraindividuell relativ höher, jedoch oft inkonsistent, funktional dissoziiert oder durch intervenierende Prozesse modifiziert verläuft, d.h. zumindest relative oder teilweise Unabhängigkeiten der hypothetischen Aktivierungsindikatoren oder Teilsysteme bestehen (BIRBAUMER, 1975; FAHRENBERG, 1967, 1977; JANKE, 1974; JOHNSON u. LUBIN, 1972; LADER, 1975b; LANG, 1971; MYRTEK, 1975, 1978). Diese Meinung ist wohl als Einschätzung zahlreicher Einzelstudien im interindividuellen Bereich zu verstehen, denn eine breite deskriptive Basis mit einheitlicher Methodik steht für den intraindividuellen Ansatz noch aus. Zu diesem Sachverhalt wurden verschiedene Erklärungshypothesen formuliert, u.a.

Überlegenheit der intraindividuellen Betrachtung, Unangemessenheit des linearen Korrelationsmodells, Bedeutung der zeitlichen Phasenbeziehung, Bedeutung des Spezifitäts- und Ausgangswert-Problems, Bedeutung der differentiellen Validität (Kennlinien) und Bedeutung des untersuchten Variationsbereichs (s. FAHRENBERG, 1978).

Zusammenfassend kann zum Kernthema der Psychophysiologie noch keine verläßliche Aussage gegeben werden. Es bleibt möglich, daß durch die Kombination der geschilderten Methodenprobleme und Effekte erhebliche Varianzanteile unsystematisch beeinflußt und die „wahre" Kovariation verzerrt wird. Da die Varianzanteile der jeweiligen Effekte gegenwärtig kaum geschätzt werden können, ist dieser methodologische Rettungsversuch des globalen Kovariations-Postulats noch nicht widerlegbar. Bis diese Methodenprobleme besser kontrolliert und ihre Effekte deskriptiv besser aufgeklärt sind, erscheint es zweckmäßig, die globale Kovariations-Annahme (Generalfaktor-Hypothese der Aktivierung und der Reaktivität) zurückzuweisen und sich an speziellere Konstrukte zu halten. Der gegenwärtige Stand der Empirie kann allerdings auch als Hinweis auf den begrenzten Erkenntniswert einer allein korrelationsstatistischen Synopsis verschiedener Beschreibungsebenen aufgefaßt werden. Die Korrelationsforschung wäre dann als eine zum Aufspüren von Methodenproblemen und theoretischen Alternativerklärungen fruchtbare Suchstrategie anzusehen, welche zunehmend durch andere Strategien zu ergänzen und abzulösen ist.

III. Testmethodische und begriffliche Überlegungen zur Aktivierungsdiagnostik

Für die psychophysiologische Methodik werden von einigen Autoren besondere Indikationen und Vorzüge gesehen.

So wird die Objektivität der psychophysiologischen Registrierungen und die relative Unabhängigkeit von soziokulturellen Merkmalen, von sozialer Erwünschtheit und anderen Motiven behauptet (LAZARUS et al., 1966; KUGELMASS, 1973; INBAU u. REID, 1966), doch gibt es mehrere Hinweise, daß Statusmerkmale der Probanden sowie das Versuchsleiter-Verhalten doch eine Rolle spielen (s. AVERILL u. OPTON, 1968; FAHRENBERG, 1978). Körperfunktionen unterliegen — mit Ausnahme der Ausscheidungsfunktionen — vermutlich kaum bestimmten Verstärkungen während der Sozialisation, so daß sie vermutlich nur in geringem Maße soziokulturell institutionalisierte Muster spiegeln (AVERILL u. OPTON, 1968); andererseits ist die individuelle Kontrolle über physiologische Reaktionen oft gering und indirekt, aber keineswegs ausgeschlossen und zum Teil sogar in erheblichem Maße möglich. Psychophysiologische Methoden sind u.U. unter solchen Bedingungen verwendbar, welche kaum die Erhebung oder Interpretation verbaler und behavioraler Daten zulassen, z.B. bei kleinen Kindern, Schwerkranken, und im interkulturellen Vergleich, allerdings bringen diese Methoden dafür andersartige Anwendungsprobleme mit sich. Insgesamt ist jedoch eine wertvolle Untersuchungsmethodik gegeben, welche gerade auch in der Psychosomatischen Medizin, Psychiatrie und Psychotherapie-Forschung genutzt werden kann (z.B. LACEY, 1959; GROEN et al., 1967; LANG, 1971; MARTIN, 1973; VENABLES u. CHRISTIE, 1975; FOWLES, 1975b; Lader, 1975b).

Die Diskussion der wichtigsten Methodenprobleme psychophysiologischer Untersuchungen läßt zahlreiche offene Fragen und Unsicherheiten erkennen, welche zweifellos auch eine kritische Einstellung gegenüber schnell formulierten theoretischen Vorstellungen nahelegen. Mehrere Folgerungen zur Untersuchungsmethodik sind schon jetzt deutlich (FAHRENBERG, 1978):

1. Gründlichere, insbesondere auch psychologische Beschreibung der wichtigsten präexperimentellen und situativen Randbedingungen sowie bessere, direkte und post hoc Kontrollen.
2. Genauere Beschreibung und Klassifikation der Stimuli/Belastungen in psychologischen, physiologischen und technisch-physikalischen Kategorien.
3. *Multivariate* Beschreibungen der psychophysischen Prozesse anhand verschiedener Funktions-Klassen und Kennwert-Klassen, da Kovariations-Problem und Spezifitäts-Problem eine univariate Indikator-Strategie nicht zulassen.
4. Entwicklung von Konventionen zur Experimentalmethodik, zu den Meßkonzepten (Meßtechnik, Meßvorschriften, Parameterabstraktion, rationale Kennwertselektion), zu den Konzepten der Datenanalyse, aber auch eine zunehmende Einführung von Standards des Intra- und Inter-Laborvergleichs, z.B. durch Kennzeichnung von „Ruhephasen" und Probanden-Populationen mittels ausgewählter Kennwerte.
5. Zurückhaltende Interpretation des einzelnen „Aktivierungsindikators", da die Eigenschaften des Teilsystems, sein Variationsbereich und seine Reaktivität auf bestimmte Belastungsparameter (Kennlinien, differentielle Validität bzw. Decken- und Boden-Effekte), Interaktion mit anderen Teilsystemen und besondere Artefaktquellen sowie die zeitliche Stabilität näher bekannt sein sollten, bevor auf selektive oder auch allgemeine Aktivierungsprozesse geschlossen wird.
6. Berücksichtigung der wichtigsten Methodenprobleme, u.a. Spezifitäts-Problem, Ausgangswert-Problem, Kovariations-Problem, zumindest durch explizite Stellungnahmen und Entscheidung für eine der vertretbaren Alternativen.

Weitere Überlegungen zur *Testmethodik der Aktivierungsdiagnostik* setzen — in enger Wechselbeziehung mit der Theorie-Diskussion (s. Abschnitt C und D) — eine Klärung der sehr heterogenen Zielvorstellungen voraus.

Die Prinzipien der allgemeinen psychologischen Assessmenttheorie und Testmethodik sind noch nicht systematisch auf die Aktivierungsdiagnostik übertragen worden, obwohl dies in jeder Hinsicht fruchtbar wäre. Bisher sind die typischen Aufgabenstellungen höchstens ausschnittweise inventarisiert und formalisiert (s. GREENFIELD u. STERNBACH, 1972; JANKE, 1969, 1974; AVERILL u. OPTON, 1968; FAHRENBERG, 1967; LAUX, 1976; WEINRICH, 1974). Vor allem mangelt es auch an begrifflichen Festlegungen und grundsätzlichen, z.T. wissenschaftstheoretisch gefaßten Stellungnahmen. Während AVERILL und OPTON (1968) z.B. die akute Furcht-Reaktion als ein Beobachtungsprädikat (Zustandsprädikat) und die habituelle Ängstlichkeit als ein Dispositionsprädikat auffassen wollen, handelt es sich doch in beiden Fällen um Prädikationen, welche komplizierte Annahmengefüge (theoretische Konstrukte) mit Überschußbedeutungen bemühen und nicht durch einfache Reduktionssätze bestimmt werden können (s. HERRMANN, 1973). Die Aussagen über aktuelle psychophysische Zustände unterscheiden sich logisch-methodisch *nicht* grundsätzlich von Aussagen über relativ überdauernde psychophysische Persönlichkeitsmerkmale, wenn man von der empirischen Frage der zeitlichen und transsituationalen Stabilität absieht (s. FAHRENBERG, 1978).

Diese Klassenbegriffe sind abstrakt, und in der Fachliteratur findet sich eher eine unscharfe Terminologie, welche vielfach nicht erkennen läßt, ob mit dem Allgemeinbegriff „Aktivierung" ein universelles Konstrukt der organismischen Gesamtaktivität oder ein selektives Aktivierungsmuster (Furcht, Streß-Reaktion) anhand von Belastungs- oder von Veränderungs-Werten gemeint ist, oder ob sich „emotional labile" Individuen durch hohes Niveau der allgemeinen Aktiviertheit bzw. der Reaktivität auszeichnen, oder ob dieses Dispositionsprädikat selektiv nur für bestimmte Funktionsklassen gilt.

Tabelle 1. Übersicht zu den Klassen möglicher Konstrukte

Psychophysischer Prozeß	Daten-klassen	Generalisierte Aktivierung		Selektive Aktivierung	
		Allgemeine Effekte	Individuelle Unterschiede	Allgemeine Effekte	Individuelle Unterschiede
Aktuelle intra-individuelle Änderungen (states)	Ruhe- oder Belastungs-(Verlaufs-)Werte = Niveauaspekt	Psychophysische Aktivierung		Einzelne psychophysische Aktiviertheitsmuster (Zustandsmuster)	
	Veränderungs-(Differenz-)Werte = Reaktionsaspekt	Psychophysische Aktiviertheit		Einzelne psychophysische Aktivierungsmuster (Reaktionsmuster)	
				stimulus-spezifisches (SSR-)Verhalten	motivations-spezifisches (MSR-)Verhalten
Habituelle, d.h. zeitlich/trans-situational stabile Merkmale (traits)	Ruhe- oder Belastungs-(Verlaufs-)Werte = Niveauaspekt		Habituelle psycho-physische Aktiviertheit		psycho-physische Persönlich-keits-dimen-sionen (-typen)
	Veränderungs-(Differenz-)Werte = Reaktionsaspekt		Habituelle psycho-physische Reaktivität		psycho-physische Reaktions-typen; individual-spezifisches (ISR-)Verhalten

Zusammenfassend sind die Mehrdeutigkeit und die Unabgeschlossenheit des Annahmengefüges „psychophysische Aktivierung" als genereller oder selektiver, eindimensionaler oder konfigurativer, auf Belastungswerte oder Veränderungswerte bezogener Prozeß festzustellen. Es sind Dispositionsprädikate, welche sich auf latente Dimensionen und Reaktionsbereitschaften beziehen und nur teilweise durch Aktivierungsindikatoren operationalisierbar sind. Diese Konstruktionen sind erst ansatzweise ausgearbeitet und enthalten viele „Dunkelstellen": u.a. die als methodologische Vorentscheidungen und als besondere Methodenprobleme geschilderten Schwierigkeiten der Aktivierungsdiagnostik sowie die noch weithin bestehende Unkenntnis der Funktionszusammenhänge.

IV. Untersuchungsmethoden

Die psychologischen und physiologischen Methoden zur Messung bzw. Skalierung psychophysischer Prozesse lassen sich nach Datenbereichen einteilen: Befinden (u.a. erlebnispsychologische Phänomene), Verhalten, Körperfunktionen, d.h. physiologische und klinisch-chemische Meßwerte sowie vegetativ-endokrine Funktionsprüfungen und Körperbau. Außerdem sind einige speziell psychophysiologische Paradigmen (Untersuchungskonzepte) zu nennen, welche z.T. auch als testähnliche Prozeduren angewendet werden.

1. Psychologische Untersuchungsmethoden

a) Skalierung des Befindens, der Körperwahrnehmung und allgemeiner Belastungen

Zur psychophysiologischen Methodik gehören auch die Verfahren, welche die „Innenansicht" von Aktivierungszuständen erfassen sollen. In diesem Strom der Befindlichkeit lassen sich neben den relativ überdauernden *Grundstimmungen* einige *leibnahe Befindensweisen* wie Wachheit bzw. Müdigkeit, Behagen und Zufriedenheit, allgemeines Mißbefinden und Gereiztheit beschreiben und hiervon *aktuelle Zustände* wie Anspannung, Streß/Strain, Angst und andere Emotionen abheben, außerdem die individuelle Wahrnehmung und u.U. besondere Beachtung von *Körperfunktionen* sowie Art, Häufigkeit, Dauer und Intensität körperlicher Beschwerden, Besonderheiten des erlebten *Körperschemas* und schließlich das Erleben von Krankheit und von exogenen *Belastungsbedingungen* verschiedenster Art.

Statt sich allein auf freie introspektive Berichte zu stützen, hat man vielfach versucht, standardisierte Adjektivlisten zu verwenden oder nach verschiedenen Konzepten der Test- und Skalierungs-Theorie spezielle Stimmungs-, Angst- und Streß-Skalen oder Beschwerdenlisten und andere Instrumente zu entwickeln. Über die grundsätzlichen erkenntnistheoretischen, semantischen und meßtheoretischen Schwierigkeiten solcher introspektiven Erhebungen hinaus bestehen weitere Methodenprobleme und praktische Hindernisse, welche aber zumindest teilweise in empirischen Methodenstudien besser erkundet werden könnten. In der Übersicht sind die wichtigsten Gruppen dieser mehr oder minder standardisierten und gängigen Verfahren, welche an anderer Stelle ausführlicher behandelt werden (FAHRENBERG, 1978), aufgeführt.

Während zahlreiche Stimmungsinventare und insbesondere Angst-Skalen und Beschwerdenlisten konstruiert worden sind, gibt es sehr viel weniger Versuche, belastende Situationen durch standardisierte Verfahren beschreiben zu lassen; für Experimentalsituationen werden durchweg ad hoc Fragenlisten verwendet, und standardisierte Interview-Strategien für diesen Zweck fehlen überhaupt.

b) Skalierung von Verhaltensweisen und Ausdrucksvariablen

Auch die Fremdeinstufung (Verhaltensbeobachtung) von Aktivierungsprozessen, z.B. der Verhaltenskorrelate und motorischen und vegetativen Ausdruckserscheinungen von Emotionen, ist zur psychophysiologischen Untersuchungsmethodik zu rechnen. Wichtige Beiträge stammen vor allem aus der

Tabelle 2. Übersicht zur Skalierung des Befindens, der Körperwahrnehmung und allgemeiner Belastungen

Methodentyp	Beispiele
1. Skalierung des Befindens	
Einfache Einstufungen (Ratings)	Graphische Einstufungsskala „angespannt"
Likert-Skalen mit kumulativen Items	Stimmungswortinventar, Angstskala
Guttman-Skalen mit homogenen Items	Subjektive Streß-Skala
Andere indirekte Urteilsmethoden	Skala allgemeiner zentraler Aktiviertheit, semantisches Differential
Direkte Urteilsmethoden	Fingerspannenskalierung des „Unbehagens", Größenschätzung körperlicher Anstrengung
2. Skalierung der Körperwahrnehmung und des Körperschemas	Body Distortion Questionnaire, Hypochondrie-Skala Körperliche Beschwerden
3. Skalierung von Belastungen und Lebensereignissen	Liste der „life events", Skalen für familiäre und berufliche Belastung
4. Skalierung von Experimentalsituationen	Postexperimenteller Fragebogen zu Versuchserleben und Motivation

empirischen Angstforschung und aus der Ausdruckspsychologie (Kinesik). Mehrere Autoren haben Skalen zur Fremdeinstufung der Angst entwickelt und z.T. auch getrennte Skalen für *psychische*, d.h. nicht körperbezogene Symptome und *somatische* Symptome, wie motorische Gespanntheit oder Unruhe, Schwitzen, Erröten, häufiges Schlucken, formuliert. Es werden befriedigende Inter-Beobachter-Reliabilitäten berichtet, aber nur relativ schwache Zusammenhänge zwischen beobachteten und subjektiv berichteten Angstmerkmalen (s. auch McReynolds, 1965; Schalling et al., 1975; Fahrenberg, 1978). Die Beurteilung von Emotionsqualitäten aus dem Gesichtsausdruck ist in Weiterführung der älteren Ausdruckspsychologie (s. Kirchhoff, 1965) durch einige neuere Studien amerikanischer Autoren präzisiert worden (Ekman et al., 1974; Izard, 1977). Methodisch interessant ist die Komponentenstudie des Gesichtsausdrucks und ihre Standardisierung in der Facial Affect Scoring Technique (FAST). Mit der FAST soll die Diskrimination der Emotionen Glück, Trauer, Überraschung, Ekel, Ärger möglich sein und eventuell die Unterscheidung von Streß- und Nicht-Streß-Zuständen (Ekman et al., 1974). Über den Gesichtsausdruck hinaus können Kopforientierung, Körperhaltung und Körperbewegung einbezogen werden, doch bestehen besondere Kategorisierungs- und Auswertungsschwierigkeiten, so daß die Entwicklung von Standardverfahren fortgesetzt werden muß (Ekman u. Friesen, 1967; Grant, 1969). Vor allem in der neueren Psychotherapie-Forschung haben Analysen des Ausdrucksverhaltens, der Sprachinhalte und der Stimme Interesse gefunden (z.B. MAHL, 1968; EKMAN u. FRIESEN, 1974; SCHERER, 1974a, b; ADLER et al., 1975; ROESSLER u. LESTER, 1976).

2. Messung physiologischer Funktionen

Nur eine Auswahl physiologischer Funktionen eignet sich nach den allgemeinen Prinzipien der Zumutbarkeit und Ökonomie für psychophysiologische Untersuchungen. Es handelt sich um kontinuierlich oder nahezu kontinuierlich registrierbare Biosignale, d.h. bioelektrische Potentiale, Temperatur, Schall, Druck, Weg, Beschleunigung, Kraft, Feuchtigkeit, welche im Hinblick auf die Signalquelle, den Signalaufnehmer und die Signalübertragung (Verstärker), Störungen, Darstellung und Speicherung sowie auf den Informationswert besprochen werden können. Die Meßkonzepte sind in einer Anzahl von Übersichten und Manualen dargestellt worden (BROWN, 1967; COOPER et al., 1974; GEDDES, 1972; GREENFIELD u. STERNBACH, 1972; GROLL-KNAPP u. HAIDER, 1975; KOENIG, 1972; LANC, 1977; LYKKEN, 1968; I. MARTIN, 1973; PAILLARD, 1966; SCHÖNPFLUG, 1969; STRONG, 1970; THOMPSON u. PATTERSON, 1973; VENABLES u. MARTIN, 1967), spezielle Literaturhinweise zu Installationsproblemen, Laborrechner, Software und einigen neueren Biosignal-Meßkonzepten sowie zur Verwendung von Telemetrie oder tragbaren Bandspeichern in Feldstudien (s. FAHRENBERG, 1978). In der Übersicht sind Beispiele psychophysiologisch interessanter Biosignale und Kennwerte zusammengestellt. In der Laborpraxis werden meist erst wenige Biosignale auf einmal berücksichtigt.

Tabelle 3. Übersicht zu psychophysiologisch interessanten Biosignalen

Funktionssystem	Beispiele für Biosignale und Kennwerte	
1. Hirnpotentiale	EEG	– Frequenzbänder
	EEG	– Evozierte Potentiale
2. Augen-Funktionen	EOG	– Aktivität
	Pupillogramm	– Pupillenweite
3. Muskel-Funktionen	EMG	– Myointegral
	Tremogramm	– Leistungsspektrum
4. Herz-Kreislauf-Funktionen	EKG	– Herzfrequenz
	Plethysmogramm	– Pulsvolumenamplitude
5. Atem-Funktionen	Pneumogramm	– Atemfrequenz
	Gasanalyse	– O_2-Aufnahme
6. Haut-Funktionen	EDA (PGR)	– Hautleitwert
	Thermogramm	– Hauttemperatur
7. Magen-Darm-Funktionen	EGG	– Magenmotilität
8. Urogenital-Funktionen		– Blasendruck

3. Messung klinisch-chemischer und endokriner Funktionen

Die Bestimmung von klinisch-chemischen und endokrinen Größen kann am Menschen in der Regel nur *diskontinuierlich* im Blutplasma, im Urin oder in anderen Körperflüssigkeiten vorgenommen werden, so daß neben der hier besonders wichtigen Standardisierung der Randbedingungen Probleme bei der zeitlichen Zuordnung von Laborwerten, Sammelintervall und Untersuchungsintervall auftreten. Eine Vielzahl von Hormonen, Enzymen, Elektrolyten, Blutzellzählungen, Metaboliten ist schon in psychophysiologischen Studien berücksichtigt worden (z.B. LEVI, 1972; FRANKENHAEUSER, 1975; MEDERT-DORNSCHEIDT, 1975; MYRTEK, 1978), doch ist die spekulative Lactat-Theorie der Angst (PITTS u. MCCLURE, 1967; GROSZ u. FARMER, 1969; LEVITT, 1971; ACKERMAN u. SACHAR, 1974) ein instruktives Beispiel für die Fragwürdigkeit mancher Interpretation von Labordaten.

4. Vegetativ-endokrine Funktionsprüfungen

Aus dem umfangreichen Inventar vegetativ-endokriner Funktionsprüfungen sind in der psychophysiologischen Persönlichkeitsforschung unter konstitutionstypologischer Fragestellung, aber auch in der empirischen Angstforschung bestimmte „Tests" bevorzugt zur Messung der psychophysischen Aktiviertheit, Leistungsfähigkeit und Reaktivität herangezogen worden (CARL-ZEEP u. CARL, 1969; OTHMER et al., 1969; WENGER u. CULLEN, 1972; MYRTEK, 1975, 1978). Als sog. dynamische Prüfungen sollen diese Methoden individuelle Unterschiede der homöostatischen Anpassung bzw. eventuelle Funktionsstörungen besser erkennen lassen als (statische) Niveauwerte (z.B. FROWEIN u. HARRER, 1957; BARTELHEIMER, 1967; GROSS u. WITZLEB, 1972; KOENIG, 1972).

Tabelle 4. Übersicht zu psychophysiologisch interessanten vegetativ-endokrinen Funktionsprüfungen

Kreislauf-Funktionsprüfungen
Orthostase-Belastung nach SCHELLONG oder mit Kippbett
Dosierte Arbeit (Ergometrie), Belastungs-EKG
Cold-Pressor-Test und akrale Wiedererwärmung
Atemmanöver: Hyperventilation, Valsalva-Atempreßversuch, Atemanhalteversuch
Karotissinus-Reflex-Versuch

Sonstige Funktionsprüfungen
Dermographismus
Schweißsekretion
Achillessehnenreflexzeit
Speichelsekretion
Radiosondenuntersuchung der Magenmotilität und Azidität

5. Anthropometrie

In der psychophysiologischen Konstitutionsforschung sind zahlreiche Körperbaumaße (v. KAROLYI, 1971) verwendet worden, und die zweckmäßige Variablenselektion ist oft diskutiert worden. Wahrscheinlich kann der *grobe Körperbau* durch — allerdings altersabhängige — Meßwerte für zwei oder drei hauptsächliche Dimensionen, vor allem Körperlänge und Körperfülle hinreichend beschrieben werden (s. v. ZERSSEN, 1975; MYRTEK u. KÖNIG, 1977), doch sind zahlreiche weitere morphologische Merkmale definierbar (z.B. BROZEK, 1965; KRETSCHMER, 1977). Einige Körperbaumaße sind als Zusatzinformation, z.B. zur Beurteilung von ergospirometrischen Befunden und von Kreislaufvariablen wie Pulswellengeschwindigkeit oder impedanzkardiographischen Meßwerten wichtig.

6. Spezielle psychophysiologische Paradigmen

Als testähnliche, d.h. relativ standardisierte Prozeduren zur Beschreibung allgemeiner Reaktionsmechanismen, aber auch individueller Differenzen haben sich in der psychophysiologischen Forschung einige Paradigmen herausgebildet. Es sind experimentell kontrollierbare Beispiele, an denen sich der typische Funktionszusammenhang psychologisch und physiologisch relativ gut beschreiben läßt (s. Abschnitt C, IV).

1. *Selektive Aufmerksamkeit* bei Vigilanzaufgaben, Signaldetektionsaufgaben, Aufgaben der Hypothesenprüfung und passiver Ausrichtung der Aufmerksamkeit,
2. *Schlaf- und Traum-Aktivität,*
3. *Induzierte Aktivierung* durch Antizipation, Suggestion, Stimulation, Belastung, Deprivation, z.T. als Streß/Strain-Paradigma geplant,
4. *Habituation* der Orientierungsreaktion,
5. *Adaptation* an Belastungsbedingungen,
6. *Arbeitsplatz-Verhalten,*
7. *Interaktionsprozesse* (Soziopsychophysiologie),
8. *Modifikation* psychophysischer Reaktionen durch klassisches und operantes Konditionieren, Biofeedback-Training, (selbst-)induzierte Entspannung bzw. Selbstkontrolle.

Die meisten psychophysiologischen Arbeiten folgen einem dieser Paradigmen, doch gibt es erst sehr wenige Ansätze für allgemeine Konventionen, in denen Stimulus-Parameter, Experimentalbedingungen und Meßkonzepte so weitgehend festgelegt sind, daß Inter-Laborvergleiche ermöglicht werden. Eine Ausnahme bildet die vorgeschlagene Standardisierung eines Habituationsparadigmas (BIRBAUMER, 1977b).

C. Aktivierung — Streß — Emotion

I. Aktivierungsprozesse und Aktivierungstheorien

Psychophysische Aktivierungsprozesse begleiten alle menschlichen Lebensäußerungen. Es sind ebenso universelle Funktionen wie die Informationsverarbeitung und das Lernen. Über die bloß aufzählende und klassifikatorisch unbefriedigende Nennung von typischen Aktivierungsprozessen wie Aufmerksamkeit, Wachen und Schlafen, Emotionen, Stimmungen und antriebsbezogenen Zuständen hinaus müssen in einer systematischen Beschreibung Fragen nach der Dimensionalität der Aktivierungsprozesse und nach der Unterscheidbarkeit bestimmter

Aktivierungszustände geklärt werden, um den allgemeinen Funktionszusammenhang begreifen zu können.

In den vielgestaltigen und oft widersprüchlichen Auffassungen zur psychologischen Emotions- und Motivations-Lehre zeichnen sich wiederkehrend einige Unterscheidungen ab, welche vielleicht konvergierende Ansichten, zumindest aber vorherrschende Interessen andeuten und als vorläufige Ordnungsgesichtspunkte dienen können:

1. Die *Intensität* eines Aktivierungsprozesses, welche sich in offensichtlichen Unterschieden der Aufmerksamkeit, Handlungsbereitschaft und Aktivität bei körperlicher und geistiger Tätigkeit, in Entspannung und Schlaf und in den erlebten und sichtbaren Unterschieden körperlicher Erregung zeigt.

2. Die *Gerichtetheit* eines Aktivierungsprozesses, welche in der Antriebsbezogenheit, z.B. auf Nahrungsaufnahme, Kontaktbereitschaft, Aggressionsbereitschaft, und in der engen Koppelung mit orientierenden kognitiven Prozessen erscheint, d.h. in der Verarbeitung von aktuellen Innen- und Außen-Reizen unter dem Einfluß der früheren Erfahrung und der bewußten Intention.

3. Die *Valenz* eines Aktivierungsprozesses, welche in der elementaren Erlebnisqualität angenehm — unangenehm (Lust — Unlust) und in der verhaltenstheoretisch wichtigen Verstärkungsfunktion (Belohnung — Bestrafung), aber auch in der individuellen und soziokulturellen Wertorientierung gegeben ist.

4. Die *Selektivität* eines Aktivierungsprozesses, welche auf die Frage nach der Generalität oder Spezifität, d.h. auf die empirische Unterscheidbarkeit bestimmter Dimensionen oder Konfigurationen von Aktivierungsprozessen hinausläuft.

Aktivierung ist einer der wichtigsten, aber unschärfsten Begriffe der Psychophysiologie. Häufig ist in einem engeren Sinn mit Aktivierung (Aktivation) nur die Intensitätsdimension psychophysischer Prozesse gemeint, doch bleiben die anderen Aspekte dann implizit oder sind theoretisch vernachlässigt. Dieses Gebiet zeichnet sich durch ungewöhnlich viele theoretische Ansätze bei sehr heterogener und oft sehr einseitiger und schmaler empirischer Basis aus. Außerdem sind die Operationalisierungen und die Messung inter- und intraindividueller Unterschiede von Aktivierung beim Menschen methodologisch durchweg noch unbefriedigend. Zur Erläuterung dieses wesentlichen Annahmegefüges sollen die wichtigsten Aktivierungstheorien und einige ihrer Vorläufer skizziert werden.

LANGEs Schema der somatischen Affektformen. In seiner peripheren Gefühlstheorie erläuterte LANGE (1887) die Vorstellung, daß die sieben Affekte Kummer, Freude, Schreck, Wut, Verlegenheit, Spannung und Enttäuschung hauptsächlich als körperliche Innervations-, Koordinations- und Sensibilitäts-Störungen zu beurteilen sind. Sinneseindrücke, welche auf dem Wege zum vasomotorischen Zentrum von den kortikalen Nachwirkungen (Erinnerungen, Assoziationen) verschieden beeinflußt werden können, affizieren die drei Muskelsysteme (Willkürmuskulatur, Vasomotorik, Muskelapparat der Eingeweide) in verschiedenen Kombinationen. Die hauptsächlichen Affekte sind an ihren „somatischen Formen" unterscheidbar. Diese — genauer als bei JAMES (1884, 1890) — formulierte Annahme physiologischer Unterscheidungsmerkmale bestimmter Affekte fand in den frühen psychophysiologischen Experimenten weitere Stützen und entwickelte sich trotz der z.T. scharfen zeitgenössischen Kritik an diesen Studien zu einer verbreiteten Auffassung (z.B. WUNDT, 1899/1900; LESCHKE, 1914; WITTKOWER, 1936; DE CRINIS, 1944, zusammenfassend FAHRENBERG, 1967). Diese *Spezifitätslehre* der Emotionen formulierte z.B. ALEXANDER (1951, S. 44): „Jeder emotionale Zustand hat sein eigenes physiologisches Syndrom."

Aktivierung — Streß — Emotion   111

WUNDTs dreidimensionale Gefühlstheorie. Auf introspektive Beobachtungen und allgemeine Überlegungen gestützt behauptet WUNDT (1896, 1899/1900), drei Gefühlsrichtungen, innerhalb derer viele einfache Qualitäten vorkommen: Erregung — Beruhigung, Lust — Unlust, Spannung — Lösung. Dieses dreidimensionale System hat zumindest in der Intensitätsdimension und der Valenzdimension auch heute noch deskriptiven Wert (s. BOTTENBERG, 1972), obwohl mehrere neuere Emotionstheoretiker (z.b. PLUTCHIK, 1970; EKMAN et al., 1974; IZARD, 1977) eher qualitativ-kategorial als dimensional vorgehen, wenn sie eine Taxonomie hauptsächlicher Emotionen geben.

EPPINGERs und HESSs Antagonistische Tonusregulation. Sympathikotonie — Vagotonie. EPPINGER und HESS (1910) gehen von der morphologisch und pharmakologisch begründeten Zweiteilung des vegetativen Nervensystems in den sympathischen und den parasympathischen Zweig aus und verallgemeinern das an vielen Effektororganen deutliche Prinzip antagonistischer Tonusregulation auf die Gesamtregulation. Der Tonus (das Aktivitätsniveau) der beiden Zweige kann unabhängig voneinander variieren und eine Verschiebung des vegetativen Gleichgewichtes bewirken, so daß z.b. normalerweise unterschwellige, sympathisch erregend wirkende Reize eine abnorm gesteigerte Reaktion auslösen. Das Bild vom *Ungleichgewicht* vegetativer Regulationen, das schon in der älteren Neurosenlehre (z.b. WHYTT, 1766) vor allem unter den Bezeichnungen Hypochondrie, Nervosität und Neurasthenie beschrieben wurde, hat in Anlehnung, aber auch in Auseinandersetzung mit EPPINGER und HESS unter den Namen neurozirkulatorische Asthenie (KESSEL u. HYMANN, 1923), vegetative Stigmatisierung (v. BERGMANN, 1925), vegetative Labilität (LESCHKE, 1928), vegetative Dystonie (WICHMANN, 1934) weite Verbreitung in der Klinik gefunden. Auf empirisch-statistische Weise hat sich insbesondere WENGER (1948; WENGER u. CULLEN, 1972) bemüht, die Idee eines antagonistischen Regulationsverhältnisses, in dem eines der beiden Systeme phasisch oder chronisch dominieren kann, zu überprüfen.

PAWLOW-TEPLOW-NEBYLITSYNs Grundeigenschaften der höheren Nerventätigkeit. Grundlegend für PAWLOWs Psychophysiologie ist die Annahme von zentralnervös ausstrahlenden Erregungsprozessen und Hemmungsprozessen (äußere Hemmung, innere Hemmung, Differenzierungshemmung), deren Zusammenwirken z.b. in der transmarginalen Inhibition zu erkennen ist. Wenn durch intensive Stimulation die obere Grenze der individuellen Toleranz erreicht ist, setzt eine transmarginale Inhibition ein, um vor einer Übererregung zu schützen: allgemeine Abwendungsreaktion, verbunden mit Aufhebung von Reaktionshierarchien, im Extrem u.U. auch mit kataleptischen Zuständen und anderen „neurotischen" Symptomen.

Die von PAWLOW primär tierexperimentell entwickelte Typologie der höheren Nerventätigkeit wurde von TEPLOV und von NEBYLICYN (1972; NEBYLITSYN u. GRAY, 1972) aufgrund von Habituations- und Konditionierungs-Experimenten, Untersuchungen über sensorische Schwellen u.a. psychophysiologische Studien erweitert und modifiziert. Unterschieden werden vier Kontinua: *Stärke* (verlängertes Erhalten von charakteristischen Reaktionsniveaus, z.b. hohe Schwellen und niedrige Reaktivität), *Mobilität* (Substitution eines Prozesses durch einen anderen, z.b. schnelle Umwandlung eines positiven in einen hemmenden Stimulus), *Labilität* (hohe Geschwindigkeit der Initiation, der Irradiation, Konzentration und Termination nervaler Prozesse), *Dynamismus* (schnelle Ausbildung bedingter Reaktionen). Für jedes Individuum soll mittels verschiedener Tests die Ausprägung der Grundeigenschaften getrennt für exzitatorische und für inhibitorische Prozesse festgestellt und schließlich jeweils ein Index für die *Ausgewogenheit* beider Prozesse bestimmt werden. EYSENCKs (1967) Konzepte stimmen in mancher Hinsicht mit dieser Typologie überein, doch sind klare Zuordnungen oder Entscheidungen schwierig (s. auch GRAY, 1967; FAHRENBERG, 1977).

CANNONs Notfallfunktion. Vor allem tierexperimentelle Beobachtungen an dekortizierten Katzen brachten CANNON (1914, 1929) zur „Thalamus-Theorie" der Emotionen. In verschiedenen Anforderungssituationen wie Schmerz, Hunger, Furcht und Wut zeigt sich ein allgemeines und gleichartiges Muster aus Adrenalinfreisetzung, gesteigerter Herzfrequenz, Umverteilung des Blutes, Bronchiolen-Dilatation und erhöhter Atemventilation, Freisetzung von Zucker in der Leber und anderen Reaktionsmechanismen, welche den Organismus für die *Auseinandersetzung in Notsituationen*, für Angriff oder Flucht leistungsfähiger machen. Nach der Verbesserung der Labormethodik zur Bestimmung der Katecholamine im Urin und im Blut durch v. EULER sind umfangreiche empirische Studien über die Auswirkungen verschiedenster psychosozialer Belastungen durchgeführt worden (z.B. LEVI, 1972; MASON, 1972; FRANKENHAEUSER, 1975).

HEADs Vigilanzbegriff und der Begriff selektive Aufmerksamkeit. Als Vigilanz bezeichnet HEAD (1923) einen Zustand des Zentralnervensystems, welcher rasches und zweckmäßiges Reagieren gewährleistet. Hypothetische zentralnervöse Vermittlungsprozesse oder Filter (BROADBENT, 1958) bedingen die Selektivität der Aufmerksamkeit. Die Wachsamkeit und Daueraufmerksamkeit können elektroenzephalographisch oder verhaltenspsychologisch z. B. durch Leistungs- oder Fehlerkriterien bei der Signalbeantwortung bestimmt, die selektive Aufmerksamkeit durch verschiedene, z.T. informationstheoretisch orientierte Maße beschrieben werden (BUCKNER u. MCGRATH, 1963; MOSTOFSKY, 1970).

HESSs Synergismenlehre. Zwischenhirn-Reizversuche überzeugten HESS (1925, 1954), daß sich je nach den situativen Anforderungen mehrere Funktionen unter der Kontrolle hypothalamischer Zentren zusammenschließen. Antagonistische Innervationen können wohl für Effektororgane kennzeichnend sein, doch ist die Tätigkeit des Gesamtorganismus durch *Synergismen* angemessener zu beschreiben, z.B. durch die ergotrope oder die trophotrope Funktionslage. Die ergotrope Phase ist durch generalisierte sympathische Entladungen, erhöhte Stoffwechselprozesse, Kreislaufanpassung, Hemmung des Gastrointestinaltraktes, erhöhten Tonus der quergestreiften Muskulatur, kortikale Desynchronisation und Wachheit, d.h. durch Ausrichtung auf motorische und sensorische Aktivität und auf Aktionen des Organismus, gekennzeichnet. Im Vergleich zu dieser relativ einheitlichen *Bereitstellung* läßt die trophotrope Funktionslage vielgestaltigere Funktionsziele wie Verdauung, Defäkation, Schlaf erkennen, denen jedoch Entspannung und Erholung gemeinsam zu sein scheinen.

Die nach Funktionszielen bestimmte Einteilung weist Beziehungen zur morphologisch begründeten Zweiteilung sympathisch-parasympathisch auf, deckt sich aber nicht ganz (MONNIER, 1963; STURM u. BIRKMAYER, 1976). Vor allem WEZLER et al. (1940) und LOSSE et al. (1956) haben sich anhand vegetativer Funktionsprüfungen um eine empirische Bestätigung der beiden von HESS hauptsächlich beschriebenen allgemeinen Synergismen Ergotropie und Trophotropie auch als *habituelle Regulationstypen* bemüht.

DUFFYs organismische Aktivations-Theorie. Die herkömmlichen Begriffe wie Gefühl, Affekt und Antrieb will DUFFY (1934, 1962, 1972) durch ein Zweikomponenten-System aus der Intensitätsdimension (Aktivationsgrad) und der jeweiligen Richtungstendenz (Annäherung — Vermeidung) des Verhaltens überwinden. Aktivation ist die körperliche *Gesamterregung*, welche an der augenblicklichen Energieentfaltung bzw. dem Energieverbrauch zu messen und als unterschiedliche Reaktionsbereitschaft und Erregbarkeit des Organismus zu betrachten ist. Dieser Entwurf ist programmatisch gemeint als Bezugsrahmen für die Zuordnung von körperlichem Erregungsniveau und einzelnen Verhaltensäußerungen sowie als methodologische Unterscheidung des theoretischen Konstruktes bzw. der intervenierenden Variable *Aktivation* von den empirischen *Indikatoren* der Aktivation. So besagen die Hauptthesen (1962, S. 81): Die physiologischen Meßwerte der Aktivation zeigen in der Mehrzahl konsistente Änderungen mit entscheidenden Änderungen der Reizsituation, die Meßwerte ändern sich grob proportional zur Intensität oder Bedeutung der Reizsituation und können insofern als Indikatoren sowohl des jeweiligen Aktivationsgrades als auch der Reizeinwirkung bzw. Situationsbedeutung dienen. Wegen der wechselseitigen Abhängigkeit physiologischer Prozesse eignen sich nahezu alle Funktionen als Indikatoren der Gesamterregung, vorzugsweise das EMG, der Hautwiderstand und das EEG, außerdem Atmung, Herzfrequenz, Blutdruck, Blutvolumen und Hauttemperatur. DUFFY (1962, 1972) betont, daß Aktivation durchaus nicht mit der allgemeinen und undifferenzierten sympathisch-adrenergen Erregung in CANNONs Sinn identisch ist und überhaupt nicht die sichtbare Aktivität, sondern die in verschiedenen internen Systemen des Organismus stattfindende neurohumoral kontrollierte Energiemobilisierung meint. Die empirisch eher geringe Kovariation verschiedener Indikatoren wird u.a. aus möglichen Phasenverschiebungen der Reaktionsmaxima, aus der antagonistischen Regulation vieler Systeme und aus besonderen situativen Anforderungen an den Organismus erklärt. Es sind also unterschiedliche Muster möglich, obwohl eine genauere physiologische Analyse und adäquate Messungen doch den gleichen Aktivationsgrad aller Systeme ergeben könnten. Die künftige Forschung müsse das Ausmaß der Generalität und der Selektivität von Aktivationsmustern aufklären. Das Aktivationskonzept und die in diesem Zusammenhang oft vertretene, aber empirisch aus mehreren Gründen umstrittene Behauptung einer „umgekehrt-U-förmigen", d.h. nicht-linearen Beziehung zwischen Aktivationsgrad und Leistungsgüte bzw. optimaler Aktivation und Aufgabenschwierigkeit (s. YERKES u. DODSON, 1908) in motorischen und kognitiven Aufgaben sind inzwischen vielfältig genutzt worden, um Verhaltensmaße, Befindensäußerungen und physiologische Daten unter dem Intensitätsaspekt zu ordnen und theoretisch einheitlich zu beschreiben (z.B. PAWLIK, 1963; SCHÖNPFLUG, 1965, 1967; BARTENWERFER,

1969; FISKE u. MADDI, 1971; DUFFY, 1972; BOTTENBERG, 1972; NÄÄTÄNEN, 1973; WELFORD, 1973; JANKE, 1974; SJÖBERG, 1977). In der differentiellen Psychologie kann, wie DUFFY hervorhob, der typische individuelle Aktivationsgrad u. U. als relativ überdauerndes Persönlichkeitsmerkmal angesehen werden.

ARNOLDs Annahme dreier Syndrome. Im Gegensatz zu CANNONs Auffassung einer uniformen Notfallfunktion sieht ARNOLD (1945) qualitative Unterschiede von Ärger und Furcht, welche beide eher als Hindernisse wirksamer Aktionen anzusehen sind. Es werden mindestens drei psychophysische Syndrome postuliert: Furcht mit starker sympathischer Erregung, Ärger mit starker parasympathischer Erregung und Aufregung bzw. gehobene Stimmung mit mittlerer sympathischer Erregung.

MORUZZIs und MAGOUNs Arousal-Reaktion (Weck-Reaktion). Die elektrische Reizung der Formatio reticularis führt nach der Entdeckung von MORUZZI und MAGOUN (1949) zur typischen Veränderung der elektrischen Kortex-Aktivität, d.h. Desynchronisation, Zunahme der Frequenz und Abnahme der Amplitude der EEG-Gesamtaktivität in mehr oder minder generalisierter oder lokalisierter, phasischer und tonischer Weise (SHARPLESS u. JASPER, 1956). Diese unspezifische Arousal-Reaktion ist häufig von einer unspezifischen ergotrop-sympathischen Umstellung und einer im Verhalten deutlichen Weck-Reaktion begleitet.

LINDSLEYs retikulokortikale Aktivations-Theorie. LINDSLEY (1951, 1960, 1970) stützt seine neurophysiologische Aktivationstheorie der Emotionen primär auf die EEG-Arousal-Reaktion. Der Kortex erhält ständig tonisierende Impulse über das aufsteigende retikuläre Aktivationssystem (ARAS). LINDSLEY postulierte eine einheitliche Dimension unspezifischer Aktivation, welche der Intensitätsdimension des Erlebens und Verhaltens zugrunde liegt und das *Kontinuum* von höchster Erregung und über den Zustand selektiver Aufmerksamkeit oder entspannter Wachheit, Schläfrigkeit und Schlaf bis zum Koma bestimmt. In tabellarischen Zusammenstellungen wird die Parallelität von EEG-Veränderungen mit dem Schlaf-Wach-Kontinuum und Bewußtseinslagen, psychischen Zuständen und Maßen der Verhaltenseffizienz dargestellt, aber die Diskussion im wesentlichen auf dieses Aktivations-Kontinuum beschränkt (s. auch BURCH u. GREINER, 1960). Das ARAS-Konzept und seine Operationalisierung durch EEG-Merkmale sind stark beachtet worden und spielen in vielen psychophysiologischen Theorien eine besondere Rolle, obwohl zunehmend die Vielgestaltigkeit der unspezifischen retikulo-thalamo-kortikalen Systeme und die Bedeutung der efferenten fronto-thalamischen Verbindungen erkannt und das multiple Gleichgewicht reziprok aktivierender und deaktivierender Teilsysteme in Aktivierungsprozessen, in der selektiven Aufmerksamkeit und in der integrierten sensumotorischen Informationsverarbeitung deutlich wurde (s. JUNG in diesem Handbuch). In GUTTMANNs (1972) verallgemeinerte Aktivierungstheorie werden unter dem Oberbegriff „Hintergrundaktivität" die Bewußtseinslagen, die Emotionalität und Motivation zusammengefaßt. Anhand objektiver Indikatoren sind sie nicht auseinanderzuhalten, da in jedem Fall das gesamte unspezifische Aktivierungssystem zuständig sei. Doch können ein allgemeiner, unspezifischer Anteil der Aktivierung, welcher die quantitative Ausprägung bestimmt, und ein zweiter spezifischer Anteil, welcher die qualitative Tönung liefert, unterschieden werden. Derselbe Arousalzustand kann als Trieb erlebt werden, wenn er von bestimmten Erregungskomponenten aus dem inneren Milieu begleitet ist, oder als Emotion bzw. veränderte Bewußtseinslage, wenn bestimmte kognitive Bedingungen gegeben sind.

SELYEs Streß-Reaktion. Auf breiter tierexperimenteller und endokrinologischer Basis beschreibt SELYE (1950, 1956) ein generelles Adaptations-Syndrom (GAS), das bei starker Beanspruchung des Organismus von der Alarm-Reaktion über die Resistenzphase zur Erschöpfung führt. Viele der morphologischen, funktionalen und biochemischen Änderungen sind dabei identisch und zwar unabhängig von der spezifischen Natur der Reize. Streß ist die Summe aller unspezifischen, durch Funktion oder Schädigung verursachten Änderungen. Stressor ist die Mannigfaltigkeit der streßproduzierenden Reize. Als wesentlicher physiologischer Mechanismus der Streß-Reaktion gilt die Stimulation des Hypophysen-Nebennierenrinden-Systems, welche eine erhöhte Widerstandskraft gewährleistet. Die ursprünglich strikt physiologische Argumentation wird später durch Begriffe wie psychischer Streß und Distreß-Eustreß, allerdings ohne genauere methodische Überlegungen und Operationalisierungen, erweitert, und der Begriff Streß durch eine Reihe negativer Abgrenzungen etwas präzisiert, d.h. von nervöser Anspannung, emotionaler Erregung, von der bloßen ACTH-Ausschüttung oder dem dreiphasigen Ablaufsmuster des GAS abgehoben. Die Form der Streß-Reaktion sei ausgesprochen spezifisch, denn sie manifestiere sich an bestimmten Angriffsorten, aber sie sei auch *unspezifisch*, da sie durch jede Art von Einwirkung hervorgerufen werden könne. Auch psychische Spannungen werden in diesem Zusammenhang genannt, doch fehlen genauere Aussagen. Qualitativ verschiedene Agentien gleicher Schädlichkeit können allerdings wegen der modifizierenden Einflüsse aufgrund 1. außerdem vorhandener, spezifischer Effekte des Agens, 2. exogener „Konditionierung", z.B. durch Medikamente, Diätbedingungen, Umweltbedingungen usw., 3. endogener „Konditionierung", z.B. durch genetische Disposition, Alter, Geschlecht, usw. zu individuell verschiedenen Reaktionen bzw. Schäden führen. Trotz der Kritik MASONS (1975) hält SEYLE (1975) an der Lehre fest, daß Streß ein *total unspezifisches stereotypes* Reaktionsmuster ist, mit welchem der Körper auf jegliche Anforderung reagiert. SEYLE räumt jedoch ein, daß nicht allein die Hypophysen-Nebennierenrinden-Achse (ACTH) wesentlich ist, sondern insgesamt eine Verschiebung der Hypophysentätigkeit (also auch STH, FSH, LH, LTH) stattfindet.

Andere Autoren weiten das ursprüngliche Konzept durch Begriffe wie „psychischer Streß" und Distreß-Eustreß wesentlich aus (s. Abschnitt C, II). So faßt LEVI (1972), der sich insbesondere mit psychosozialen Stressoren beschäftigt, die Dimension der physiologischen, sympathisch-adrenergen Streß-Reaktion mit dem psychologischen Kontinuum angenehmer-unangenehmer Erfahrung in einem einfachen zweidimensionalen Schema zusammen. MASON (1971) stellt den unspezifisch-elementaren Charakter der Streß-Reaktion in Frage. Es müssen höhere zentralnervöse Integrationsprozesse angenommen werden, denn nur jene afferenten, im Grund psychologischen Mechanismen können überhaupt das gemeinsame Merkmal der *Schädlichkeit* oder *Bedrohung* in den vielfältigen Lebenssituationen feststellen und in eine emotionale Reaktion umsetzen (s. MASON, 1975; SELYE, 1975).

MALMOs neuropsychologische Dimension der Aktivation. MALMO (1957, 1959, 1966) erweitert LINDSLEYS Ansatz, indem er einerseits auch Veränderungen von EMG und Herzfrequenz während verschiedener Belastungsstufen als ergänzende Hinweise auf den tonischen Hintergrund physiologischer Gesamtaktivität einbezieht und andererseits diese Aktivationsdimension als eine noch allgemeinere „Dimension der Intensität" von Verhalten ansieht. Konzepte wie central motive state (MORGAN), general drive (HULL) und andere eindimensionale „Trieb"- bzw. „Angst"-Theorien (s. BRADY, 1962) finden hier eine hypothetische neuropsychologische Basis. MALMO und BÉLANGER (1967) räumen ein, daß die neuralen Mechanismen des tonischen Verhaltensaspektes mehrgliedrig sind, halten jedoch LACEYS Feststellung von Dissoziationen und Situationsstereotypien in den phasischen Reaktionsmustern nicht für Gegenargumente, da sich die Aktivationstheorie ja nur auf tonische Veränderungen der zentralen Prozesse bezieht.

CATTELLs Dimensionen der Zustandsänderung. Aus Faktorenanalysen an zahlreichen Daten von Wiederholungsmessungen an Patienten und gesunden Probanden (intraindividuelle P-Technik), d.h. aus empirischen Zeitreihenstudien, schließt CATTELL (1957, 1972) auf mehrere Dimensionen der Zustandsänderung, u.a. auf einen *general autonomic factor* und zwei speziellere „*sympathetic-adrenergic*" und „*parasympathetic response pattern*". In EEG-Daten konnten PAWLIK und CATTELL (1965) keinen generellen Faktor, sondern einen frontal-parietalen und einen parietal-okzipitalen Aktivierungsfaktor, welche mit testpsychologischen Variablen korrelierten, beobachten. Außer den genannten Zustandsfaktoren (states) beschreibt CATTELL psychophysische Muster wie „Exuberance" und „Cortertia", welche überdauernde Persönlichkeitsmerkmale (traits) darstellen sollen (zusammenfassend FAHRENBERG, 1977).

HOFFs Prinzip der vegetativen Gesamtumschaltung. In teilweiser Übereinstimmung mit SELYES GAS beschreibt HOFF (1962) vor allem den Übergang von der vagotonen zur sympathikotonen Phase, betont jedoch neben dem Hypophysen-NNR-System auch die neuronalen Steuerungen dienzephaler Herkunft und gibt Hinweise, daß die Gesamtumschaltung nicht schematisch, sondern durchaus mit Abweichungen erfolgen kann. Sympathikotonie-Vagotonie („polarer Synergismus") sind also nach wie vor wichtige Ordnungsbegriffe. Als weitere Prinzipien einer Regulationstheorie werden Wechselwirkung, Kompensation (Gegenregulation) und Funktionskreis (selbstregulatorische Teilsysteme mit gegenseitiger Abhängigkeit der Teilglieder) sowie vegetative Rhythmik (Periodizitäten) genannt. Die Umschaltung kann als paradoxe Reaktion und „Kippschwingung" beeindrucken (SELBACH, 1976).

SOKOLOWs Trichotomie von Reaktionsmustern. Drei elementare Reaktionsmuster werden von SOKOLOW (1963) unterschieden: die schnell habituierende allgemeine Orientierungsreaktion (OR) auf neue Reize, die kaum habituierende Defensivreaktion (DR) auf intensive und schmerzhaftaversive Reize und die eher lokalisierte, nicht habituierende Adaptationsreaktion (AR). Die mehr oder minder generalisierte Orientierungsreaktion des Organismus besteht u.a. in sensumotorischer Zuwendung zum Reiz, EEG-Arousal-Reaktion, Zunahme des Muskeltonus, der sensorischen Empfindlichkeit und in vegetativen Reaktionen, wobei der Gegensatz von peripherer Vasokonstriktion und zephaler Vasodilatation das typische Unterscheidungsmerkmal der OR von der durch allgemeine Vasokonstriktion gekennzeichneten DR gibt. Die Orientierungsreaktion soll unspezifisch im Hinblick auf Qualität und Intensität der Stimuli sein. Die Konsistenz des Musters und die Unterscheidbarkeit von der Defensivreaktion sind aber umstritten (LYNN, 1966; PEEKE u. HERZ, 1973; OSTER et al., 1975).

EYSENCKs zweifaktorielles Modell der biologischen Basis der Persönlichkeit. Für seine schon früher faktorenanalytisch und experimentell ausgearbeiteten beiden hypothetischen Konstrukte, d.h. für die voneinander unabhängigen Persönlichkeitseigenschaften Emotionale Labilität (Neurotizismus) und Introversion-Extraversion, postuliert EYSENCK (1967) eine neurophysiologische Basis. Emotional labile, d.h. ängstlich-unsichere und stimmungslabile Individuen zeigen im Vergleich zu emotional stabilen Individuen erstens eine Hyperreaktivität und Labilität des vegetativen Systems oder seiner Teilsysteme (stärkere, andauerndere und schnellere Reaktionen auf starke, schmerzhafte oder plötzliche Reize), zweitens eine geringere Streßtoleranz gegenüber Belastungen, Konflikten und frustrierenden Situationen und drittens ein hohes Antriebsniveau in Vermeidungssituationen. Extravertierte, d.h. lebhaft-impulsive und gesellige Individuen, unterscheiden sich von Introvertierten durch schwächere und langsamere Ausbildung kortikaler Erregungsprozesse und durch stärkere und schnellere Ausbildung von kortikalen Hemmungs- und Sättigungsprozessen. Dies zeigt sich in höheren sensorischen Schwellen (geringerer Sensitivität), schwächerer Ausbildung bedingter Reaktionen (geringerer Konditionierbarkeit), allgemein niedrigerem kortikalen Erregungsniveau, schnellerer Habituation von Orientierungsreaktionen und in zahlreichen anderen Verhaltensweisen. EYSENCK behauptet, daß individuelle Unterschiede der *emotionalen Labilität* und vegetativen Reaktivität ihre biologische Basis in unterschiedlichen Erregungsschwellen des *limbischen Systems* und daß individuelle Unterschiede der *Introversion-Extraversion* ihre Basis in unterschiedlichen Erregungsschwellen in den verschiedenen Abschnitten des *ARAS* haben. Er nimmt eine teilweise Unabhängigkeit des kortikalen Arousals von der generalisierten, vegetativen und motorischen Aktivierung an: Beide Erregungsfaktoren würden gemeinsam nur bei einer starken Bereitstellungsreaktion wirksam (s. Abschnitt D).

LACEYs Prinzip der richtungsabhängigen funktionalen Fraktionierung. Die Annahme eines eindimensionalen Aktivierungskontinuums wird von LACEY abgelehnt, da man verschiedene Aktivierungsmuster voneinander abheben und in einem kardiovaskulären afferenten Rückkopplungssystem sogar physiologische Belege für inhibitorische Effekte aus der Peripherie finden kann (LACEY et al., 1963; LACEY, 1967; LACEY u. LACEY, 1974). Als *Fraktionierung* wird die qualitative und quantitative Dissoziation elektrokortikaler, vegetativer und behavioraler Erregungsprozesse, insbesondere auch die unterschiedliche Veränderungsrichtung bestimmter Komponenten des vegetativen Reaktionsmusters bezeichnet. So können bei bestimmten Aufgaben die periphere Durchblutung, Pupille und Hautwiderstand eine primär sympathische Erregung anzeigen, während kardiovaskuläre Funktionen auf parasympathische Effekte hinweisen, d.h. Abnahme von Herzfrequenz und Blutdruck. Diesen Sonderfall stimulusspezifischer Reaktionsmuster bzw. Situationsstereotypie erklärt LACEY mit der „intake-rejection"(s. SCHLOSBERG, 1954)-Hypothese, d.h. mit der jeweils vorherrschenden Einstellung zur Reizsituation. Bei Umweltzuwendung, Aufmerksamkeit und Aufnahmebereitschaft sei eine Verlangsamung der Herzfrequenz, dagegen bei Umweltabwendung, z.B. durch interne Problemlösungsprozesse oder durch aversive Stimulation, eine Beschleunigung zu beobachten. LACEY stützt sich auf verschiedene psychophysiologische Experimente und argumentiert in Anlehnung an BONVALLET u. Mitarb. mit der inhibitorischen Rückkopplung von Pressorezeptoren-Impulsen des Karotissinus auf die EEG-Aktivität und auf den Muskeltonus.

EPSTEINs Zwei-Prozeß-Theorie der Angst und der allgemeinen Intensitätsmodulation. Aus psychophysiologischen Untersuchungen an den Aktivierungsverläufen bzw. Angstgradienten von Fallschirmspringern vor dem Absprung und in Anlehnung an PAWLOWS Grundeigenschaften der höheren Nerventätigkeit, u.a. an das Postulat der transmarginalen Inhibition, entwickelte EPSTEIN (1967, 1972) eine Angsttheorie in mehreren Postulaten, welche schließlich zu einer allgemeinen Theorie über die Kontrolle der Erregungsintensität ausgeweitet wurde. Das gegensätzliche Verhalten der unerfahrenen und der erfahrenen Fallschirmspringer sowie die Phasenverschiebung der Reaktionsmaxima mit einem frühen Gipfel der subjektiven Furchtäußerung, einem späteren Gipfel der Atem- und Herzfrequenz und schließlich der Hautleitwerte, führen zur Annahme unterschiedlicher und hierarchisch geordneter Erregungs- und Abwehrsysteme innerhalb der komplexen Homöostaseregulation. In Abhängigkeit von Intensität und Häufigkeit der Stimuli, von Erwartungen, von Gelegenheiten zur motorischen Entladung und vom vorhergehenden Erregungszustand steigt der *Erregungsgradient* (Arousal), jedoch gleichzeitig und noch stärker der *Gradient von Hemmungsprozessen* an, so daß ein wirksames System der Erregungsmodulation besteht: bei mäßiger Reizung eine selektive Hemmung und Aufmerksamkeitssteuerung und bei sehr intensiver Reizung eine diffuse Hemmung, um gegen eine Überwältigung zu schützen. Mit Arousal ist hier im Gegensatz zu den gerichteten Furcht- und Angst-Zuständen eine richtungslose, energetische Komponente, welche in der korrespondierenden Variation verschiedener Teilsysteme erscheint, gemeint.

GELLHORNS vegetativ-somatische Regulationstheorie. Diese umfassende Interpretation, welche sich empirisch vor allem auf neurophysiologische und auch psychophysiologische Experimente stützt, zeichnet sich durch die versuchte Integration zentralnervöser, vegetativer, motorischer und emotionaler Funktionen und durch die Analyse der Regulationsprozesse aus. GELLHORN (1967, 1970) betont, daß die viszeralen Reaktionen auf innere und äußere Reize nicht ein einziges und lineares Verhaltenskontinuum spiegeln. Er geht von der dominierenden Rolle des Hypothalamus und vom ergotropen und trophotropen System aus, die unter den meisten physiologischen Bedingungen zu unterscheiden sind, jedoch in einem reziproken Verhältnis stehen, um die Homöostase zu gewährleisten. Dies zeigt sich in den phasischen Nachschwankungen (rebound-Phänomen), welche z.B. bei einer erhöhten ergotropen Reaktion durch Induktion des trophotropen Systems gegenregulatorisch ein Überschießen des Ausgangswertes in entgegengesetzter Richtung erkennen lassen. Detailliert werden die Umstimmungsmechanismen (tuning) in drei Phasen beschrieben: Tonus- und Erregbarkeitssteigerung des ergotropen Systems bei gleichzeitiger Hemmung des trophotropen Systems, Auftreten von Umkehrphänomenen (reversal) mit paradoxen ergotropen Reaktionen auf sonst trophotrop wirkende Reize und schließlich bei hohem Grad der Umstimmung statt reziproker Aktivität „überfließende", gleichzeitige Entladungen beider Systeme, im Extremfall mit pathologischen Erscheinungen verbunden. Die Variation des ergotrop-trophotropen Gleichgewichts (Tonizität und Reziprozität, ergotrop-trophotroper Quotient) ist der wesentliche Faktor, welcher Wachheit, Stimmung, Emotionen determiniert, wobei eine Klasse mit ergotropem und eine Klasse mit trophotropem Symptomkomplex zu unterscheiden ist. Das neurologische Substrat verschiedener Emotionen sei genauer zu beschreiben, indem die Beiträge der verschiedenen Niveaus der zerebrospinalen Achse analysiert und auch die Bedeutung propriozeptiver Impulse (Muskeltonus, Willkürbewegungen), d.h. peripher-zentraler Wechselwirkungen für emotionale Zustände bzw. für die Aktivität des ergotropen Systems berücksichtigt wird.

HAIDERS hierarchisches Schema von Aktivierungsvorgängen. Angesichts der empirisch keineswegs gleichsinnig variierenden physiologischen Indikatoren und angesichts der hierarchischen Organisation zentralnervöser Regel- und Steuermechanismen in Retikularformation, thalamischen Projektionssystemen, Limbischem System und Kortex hebt HAIDER (1969) vier Stufen hervor: 1. Mechanismen der Wach- und Schlafregulierung, 2. generalisierte, tonische Aktivierungsvorgänge, welche zu langsamen Verschiebungen des Aktivierungsniveaus führen, 3. lokalisierte, phasische Aktivierungsvorgänge, 4. differenzierte, selektive Aktivierungsvorgänge, welche bei weitgehend unverändertem Aktivierungsniveau nur die Aufnahme und Verarbeitung bestimmter Reize beeinflussen. Eine Aktivierungsänderung ist um so allgemeiner, je mehr Indikatoren kovariieren. So lassen sich die Aktivierungsindikatoren, wie es HAIDER ansatzweise versucht, nach ihrer Diskriminationsleistung auf den verschiedenen Stufen des Aktivierungskontinuums anordnen.

ROUTTENBERGS Zwei-Arousal-Hypothese. Nach dieser Auffassung ROUTTENBERGS (1968, 1971), welche sich auf neurophysiologische Argumente und Befunde über die Dissoziation hirnelektrischer und verhaltensmäßiger Aktivierung stützt, bestehen zwei Aktivierungssysteme. System I, das mit dem Retikulärsystem gleichgesetzt wird, soll primär dazu dienen, das Antriebsniveau zu beeinflussen, indem der Erregungszustrom und die Erregungsbildung im System II moduliert werden, außerdem soll es die efferente Ausführung von Verhaltensmustern organisieren. Das System II wird mit Teilen des limbischen Systems identifiziert und soll im Zusammenhang mit den reizabhängigen positiven und negativen Verstärkungseffekten primär für die Informationsverarbeitung zur Vorbereitung jener Verhaltensmuster, insbesondere in den vegetativen Anteilen, zuständig sein. Beide Systeme stehen zueinander in reziproker Beziehung und gewährleisten damit eine selektive und adaptive

Informationsverarbeitung und somatische Regulation. Die beiden von GRAY (1972) beschriebenen hypothetischen Teilsysteme stellen ebenfalls retikuläre und limbische Funktionsschwerpunkte heraus, doch wird spekulativ eine negative Rückkopplungsschleife nur vom septohippokampalen System auf das ARAS angenommen und außerdem dieser Erregungsfluß als neurophysiologische Grundlage der Introversion-Extraversion postuliert.

BERLYNEs Erregungspotential — Verstärkungs-Funktion. Im Anschluß an OLDS und an ROUTTENBERG nimmt BERLYNE (1969) ein Belohnungszentrum und ein Aversionszentrum an, deren Zusammenwirken die nichtlineare Beziehung zwischen der Intensität und der Verstärker-(Belohnungs-, Lust-)Wirkung bestimmter Reizbedingungen erklären soll. Der Verstärkerwert eines Reizes, vorausgegangene Verhaltensweisen zu bekräftigen, hängt von der ausgelösten Aktivierungsveränderung ab. Bei ansteigender Stimulusintensität wird zunächst ein geringes „Erregungspotential" erreicht, dann ein mittlerer und individuell u.U. charakteristischer Bereich, welcher optimal verstärkend, angenehm und angsthemmend ist, und weiterhin — mit Überschreiten der höherliegenden Schwelle des Aversionszentrums — eine zunehmend aversive, bestrafende Komponente, welche bei hohem Erregungspotential zur Indifferenz und schließlich eindeutig zur Aversion führt. Diese nichtlineare Beziehung von Erregungspotential und Verstärkung/Aversion erinnert an die sog. umgekehrte U-Funktion der Beziehung von Aktivierung und Leistungserfolg sowie an die Yerkes-Dodson-Regel zur nichtlinearen Beziehung von optimaler Aktivierung und Aufgabenkomplexität (s. COFER u. APPLEY, 1966; SCHÖNPFLUG, 1967).

LANGs These teilweiser System-Unabhängigkeit. Eine Übersicht über psychophysiologische Forschung veranlaßt LANG (1971) zu der Feststellung, daß die Korrelationen zwischen den drei Beschreibungsebenen einer Emotion, d.h. verbal-kognitive Ebene, sichtbar-motorische Ebene, physiologische Ebene mit vegetativen Effektoren und Muskelaktivität, überraschenderweise niedrig sind. LANG meint, daß diese drei Systeme teilweise voneinander unabhängig sind, sich jedoch gegenseitig beeinflussen, sowohl intern über neurohumorale Verbindungen als auch exterozeptiv, z.B. die individuelle Wahrnehmung der eigenen Schweißsekretion, welche als weiterer aktivierender Reiz wirken kann. Die Systeme können sich gegenseitig anregen und abschwächen, sie halten eine gemeinsame Aktivität aufrecht, doch ist es aufgrund ihrer mangelhaften Kopplung durchaus möglich, daß emotionale Reaktionen ohne vegetative Aktivierung als „abgeschwächte" Emotionen auftreten. Bei einer Intensitätsabnahme schwächen sich die einzelnen Systeme oft ungleichmäßig ab, so daß die Erregung sozusagen aus einem System verschwindet und in anderen noch bestehen bleibt. „Gleichlaufende Aktivität in mehr als einem dieser Systeme können wir sicher als Emotion bezeichnen, intensive Affekte sind auch durch weitgestreute Reaktionen charakterisiert" (LANG, 1971, S. 108). LANG et al. (1972) sehen weitere Belege für die These einer teilweisen Unabhängigkeit der drei Systeme in ihrer weitgehend unabhängigen Formung durch Umwelt, organismische Entwicklung und operante Kontrolle im Experiment. Gegen ein zu stark integrativ angelegtes Modell sprechen weiterhin Befunde über verschiedene vegetative Reaktionsmuster und über komplexe Regulationsverhältnisse, Homöostaseregulation durch zahlreiche Mechanismen, Rebound-Effekt usw. (s. auch JOHNSON u. LUBIN, 1972; FAHRENBERG, 1978).

MASONs Profile multipler hormonaler Reaktionen. Auf die Einseitigkeit der bisherigen psychoendokrinen Untersuchungen hinweisend fordert MASON (1972, 1975), daß außer dem sympathischadrenergen System und dem Hypophysen-Nebennierenrinden-System auch die Systeme Hypophyse-Schilddrüse, Hypophyse-Keimdrüse, Insulin-System, Wachstums-Hormon einbezogen werden müssen. MASON bezweifelt die von SELYE behauptete, absolute Unspezifität der Hypophysen-Nebennierenrinden-Reaktion und meint, daß bestimmte Belastungen, z.B. Hitze, Nahrungsentzug, geringfügige Arbeit, diese Reaktion höchstens dann auslösen, wenn zugleich Emotionen induziert wurden. MASON fordert eine präzisere operationale Begriffsbildung und bessere Experimente unter Verwendung moderner Radioimmuno-Assay-Methodik. Erst an solchen genaueren Profilen hormonaler Reaktionen läßt sich das Gleichgewicht und der *Grad der Nicht-Spezifität oder Selektivität* endokriner Regulation empirisch klären. Nach seiner Auffassung wäre es ein Fortschritt, wenn man sich von der Vorstellung lösen würde, *psychologische* Streßkonzepte mit dem im wesentlichen *physiologischen* Streßkonzept SELYES verknüpfen zu müssen.

PRIBRAMs drei Kontrollprozesse der Aufmerksamkeit. Aus neueren Untersuchungen über Aufmerksamkeit schließen PRIBRAM und McGUINNESS (1975) auf drei fundamentale Kontrollprozesse, welche den drei neurologisch unterscheidbaren Systemen Amygdala, Basalganglien, Hippocampus zugeordnet werden: Das reizabhängige „viszeroautonome" *Arousal-System* regelt den afferenten Zustrom, das „somatomotorische" *Aktivations-System* kontrolliert die Vorbereitung von Reaktionsmechanismen und das *Effort-System* koordiniert Arousal und Aktivation und überwindet u.a. den Extinktionswiderstand. Es wird behauptet, daß bei einer Orientierungsreaktion Arousal, aber keine Aktivation, bei einer Defensivreaktion Arousal und Aktivation, bei Vigilanz kein Arousal, aber Aktivation bestehen, während Kategorisierungsaufgaben soll Arousal der Aktivation und während Schlußfolgerungsaufgaben (Reasoning) Aktivation dem Arousal vorausgehen. PRIBRAM und MCGUINESS beziehen außer neurophysiologischen auch psychophysiologische Studien ein und meinen, daß das sympathische Nervensystem oft Stimulusparameter wie Neuheit und Komplexität widerspiegelt, während das parasympathische Nervensystem eher die Parameter der somatomotorischen Bereitschaft sowie Reaktions- und Verstärkungs-Mechanismen erkennen läßt. In einem vereinfachenden Diagramm werden die Beziehungen von 19 neuralen Subsystemen dargestellt und dabei die Komplexität der Funktionskreise betont.

EHRHARDTs neuropsychologisches Modell antriebsbezogenen Verhaltens. Unter einer bemerkenswert breiten Perspektive versucht EHRHARDT (1975) neuropsychologische Systemzusammenhänge und verschiedene Beschreibungsebenen motivierten Verhaltens zu gliedern. Er unterscheidet ein motivationales und ein kognitives System und legt dar, daß die den Antrieben zugrundeliegende Erregung aus z.T. genauer angebbaren Hirnstrukturen an die vier nachgeordneten Effektorsysteme *motorisches Verhalten, vegetative Reaktionen, Emotionen* und *Allgemeine Aktivierung* weitergeleitet wird. Die Postulate A, B und C lauten (1975, S. 171 f.): „Antriebsbezogenes Verhalten ist eine Funktion von Antriebsspannung (AP), antriebsbezogenen Außenreizen (abAS) und kognitiven Funktionen der Verhaltenssteuerung. Die Stärke eines Antriebs (Antriebsspannung, AP) ist abhängig von der Summe des Erregungsinputs von antriebsbezogenen Innenreizen (abIS), antriebsbezogenen Außenreizen (abAS) und zentralnervösen Potentialen (abZS). Jeder Antrieb aktiviert je eine Klasse skeletmotorischer Verhaltensweisen (abV), Emotionen (abE) und vegetativer Reaktionen (abVeg). Außerdem führt jede Zunahme einer Antriebsspannung zu einer Erhöhung der Allgemeinen Aktivierung!"

Eingangsvariablen

Ausgangsvariablen

Außenreize ($abAS_k$)
Zentralnervöse Potentiale ($abZS_k$)
Innenreize ($abIS_k$)

→ Antriebsstruktur k →

Motorisches Verhalten (abV_k)
Vegetative Reaktionen ($abVeg_k$)
Emotionen (abE_k)
Erhöhung der Allgemeinen Aktivierung (Arousal)

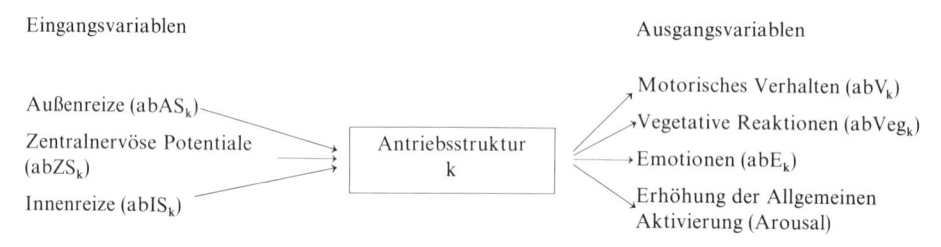

Abb. 1. Eingangs- und Ausgangsvariablen eines Antriebs nach EHRHARDT, 1975, S. 18

EHRHARDT verbindet hier in formal prägnanter Weise das Konzept genereller (unspezifischer) Aktivierung mit dem Konzept der Antriebe als selektiven zentralnervösen Aktivierungsprozessen, d.h. die Aktivationstheorie mit der Spezifitätslehre. Emotionen werden durch spezielle zentralnervöse Erregungsmuster ausgelöst, die für antriebsbezogene Emotionen aus verschiedenen Antriebsstrukturen stammen, dennoch gibt es auch einen unspezifischen Aktivierungsprozeß, welcher mit Wachzustand und Verhaltensintensität variiert. Dabei ist *Allgemeine Aktivierung* als ein Reaktionsspektrum zu verstehen: Ein geringfügiger Sinnesreiz kann eine Desynchronisation des EEG, also eine Arousal-Reaktion, auslösen; erst bei stärkerer Intensität kommt es auch zur Erhöhung des Muskeltonus, zum unspezifischen Sympathikus-Syndrom und zu Verhaltensmerkmalen der Aktivierung. Periphere Reaktionen sind das Ergebnis verschiedenartiger zentralnervöser Einflüsse und deren Verarbeitung in den Effektororganen, wobei die Allgemeine Aktivierung den aus speziellen Antriebsstrukturen stammenden Impulsen zugeschaltet wird. In den peripheren Reaktionsmustern überlagern sich also spezifische und unspezifische Aktivierungsprozesse. EHRHARDT gibt eine tabellarische Übersicht über die z.T. noch widersprüchlichen Zuordnungen von Antrieben und Emotionen zu speziellen vegetativen Veränderungen.

Die Heterogenität der skizzierten Aktivierungstheorien ist offenkundig: Sie folgt u.a. aus den *verschiedenen Perspektiven der beteiligten Disziplinen*, aus der Unvollständigkeit oder relativen Breite komplementärer Betrachtungen, aus dem Überwiegen von Argumenten oder von empirischen Studien und aus den verschiedenen *Zielsetzungen*, entweder Reaktionsmechanismen oder Regulationsprozesse oder nur dimensionale, kategoriale oder hierarchische Taxonomien zu beschreiben, aus der relativen *Bevorzugung* zentralnervöser oder peripher-vegetativer Daten, experimenteller oder klinischer Methodik bzw. Feldstudien, linearer oder nicht-linearer Modelle, aus vorwiegend deskriptiver oder regulationstheoretischer Orientierung, Präferenz für Hauptkomponenten- oder Mehrkomponenten-Modelle, aus der Neigung zu neurophysiologisch-neuropsychologischer *Spekulation*, selbst auf das Risiko pseudophysiologischer „Erklärungen" hin, gegenüber nüchterner Erhebung, Replikation und systematischer Entwicklung der *empirischen Basis*. Angesichts dieser Heterogenität und angesichts der sehr großen Unterschiede des empirischen Gehalts dieser Aktivierungstheorien und wegen des meist geringen Formalisierungsgrades, sowohl in Definitionen und Operationalisierungs-Aussagen als auch in der Syntax dieser Theorien, erscheint eine metatheoretische Analyse, wie es MADSEN (1968) für den Bereich der Motivationstheorien versucht hat, hier wenig ergiebig. Bei kritischer Einstellung wird die gegenwärtige Situation den Eindruck erwecken, daß Argumentation und isolierende Einzelexperimente statt repräsentativer Beschreibungen zusammenhängender Aktivierungsprozesse vorherrschen. Es zeichnet sich eine Tendenz ab, daß einfache Ein-Komponenten-Konzepte und lineare Mehr-Komponenten-Konzepte (etwa der Faktorenanalyse) verlassen werden zugunsten von nicht-linearen Zwei-Komponenten-Modellen, welche dann Widersprüche, mangelnde Kovariationen und dynamische Abläufe eher deuten helfen. Die Annahme solcher Zwei- oder Mehr-Komponenten-Konzepte ist natürlich nur dann nützlich, wenn ihre Funktion weitgehend unabhängig erfaßt werden kann, andernfalls handelt es sich um bloße Metaphern. In den folgenden Abschnitten über Emotionen, Streß und bestimmte psychophysiologische Paradigmen wird deshalb auch die taxonomische Frage nach selektiven Aktivierungsmustern und nach unterschiedlichen Organisationsstufen wiederholt.

II. Streß-Theorien

Der ursprünglich physiologisch-endokrinologisch begründete Streß-Begriff hat inzwischen so viele Interpretationen erfahren, daß ohne erläuternde Zusätze eine Verständigung nicht mehr möglich ist (LANGER, 1958; DÜHRSSEN et al., 1965; MCGRATH, 1970; MASON, 1975). Neben der im arbeitswissenschaftlichen Bereich vorgenommenen terminologischen Umkehrung, nach welcher analog zur technischen Materialprüfung *Streß* jetzt die Summe der auf den Menschen einwirkenden Bedingungen der Arbeitssituation bezeichnet, also die situative *Belastung*, und *Strain* die Summe der individuell verschiedenen Auswirkungen, also die *Beanspruchung* des einzelnen (z.B. STRASSER, 1974, aber auch LANGNER u. MICHAEL, 1963), hat insbesondere das stark popularisierte Thema des „Psycho-Streß" zu Unklarheiten geführt.

Die bei SELYE 1956 erst angedeutete und 1974 fortgesetzte Erweiterung der Stressoren-Klassen auf psychosoziale Ereignisse war z.B. schon durch GRINKER und SPIEGEL (1945) auf ungewöhnliche Anforderungen, z.B. von Kriegsteilnehmern erlebte Gefahren, durch WOLFF (1950) auf allgemeine Lebensbedingungen und durch MITSCHERLICH (1953/54) uferlos auf die gesamte Auseinandersetzung des einzelnen mit der Welt, auf den zivilisatorischen und inneren „Zwang zu verantwortlicher Lebensgestaltung" vorgenommen worden. Als grundlegende Beobachtung gilt, daß auch „rein psychische" Belastungen, d.h. nur psychologisch adäquat zu beschreibende Situationen eine physiologisch der Alarmphase des GAS identische Reaktion auslösen können. Analog zur Streß-Reaktion aufgrund körperlicher Stressoren, welche ja durch Besonderheiten der Konstitution sowie durch externe und interne Faktoren mitbestimmt ist (SELYE, 1974), sind bei psychischen Stressoren besondere Vermittlungs- und Bewertungsprozesse anzunehmen, d.h. Persönlichkeitsmerkmale und kognitive Prozesse. Da die Qualität und Intensität der psychosozialen Belastungssituation symbolisch vermittelt ist und von Lebenserfahrungen und Lernprozessen abhängt, ist nicht die reale Situation allein maßgeblich, sondern entscheidend auch ihre subjektive psychische Einschätzung durch das betroffene Individuum. Eine Naturkatastrophe oder ein einschneidendes Lebensereignis brauchen nicht als schädlicher Stressor zu wirken, dagegen kann eine bloß antizipierte oder eine eventuell objektiv völlig unbegründete Bedrohung, z.B. ein Pseudo-Unfall, intensive Reaktionen auslösen. Anschauliche Beispiele geben auch die psychophysischen Reaktionen auf Geräusche und Lärm (z.B. JONSSON et al., 1969; HÖRMANN et al., 1970; v. EIFF et al., 1974). Diese Beobachtungen und Überlegungen ziehen eine Ausweitung der Begriffe und Kriterien nach sich, da jetzt neben Belastungsparametern und konstitutionellen Faktoren auch individuelle Bewertungsgesichtspunkte, psychodynamisch-unbewußte Bedingungen und soziale Normen einbezogen werden müssen (COFER u. APPLEY, 1966; APPLEY u. TRUMBULL, 1967; LAZARUS, 1966; MCGRATH, 1970; JANKE, 1974). Wesentlich ist der komplexe Verarbeitungsprozeß (Coping), für den ein mehrstufiger, u.U. auch zeitlich gegliederter Verlauf mit möglichen Rückkopplungen der einzelnen Stufen angenommen wird: Ein Stimulus, der in einer bestimmten Situation vom Individuum aufgrund bestimmter Persönlichkeitsmerkmale und Normen als Stressor aufgefaßt wird, wirkt auf einen momentanen psychophysischen Zustand ein und löst mit den unmittelbaren Reaktionen auch Bewältigungsstrategien und erneute Bewertungen der eigenen Reaktion in Hinblick auf Stimulus und Situation aus, welche dann, eventuell in einer Reaktions- und Interpretations-Sequenz, das Gesamtverhalten mit u.U. unterschiedlichen subjektiven, behavioralen und physiologischen Effekten bedingen. Die pathologische Entgleisung mit anschließender Veränderung im morphologischen Substrat spielt in diesen psychologischen Streß-Konzepten allerdings kaum eine Rolle.

1. Streß-Schwellenmodell von COFER und APPLEY

In Anlehnung an Homöostase-Konzepte entwickeln COFER und APPLEY (1966) ein psychologisches Streß-Modell, das in Analogie zu SELYES GAS mehrere Phasen annimmt. Ähnlich der Formulierung von BASOWITZ et al. (1955),

Streß sei die Beanspruchung des physiologischen und psychologischen Integrationsvermögens bis an die individuelle Grenze oder darüber hinaus, wird ein allgemeines Konzept von Belastungs-Beanspruchungs-Verhalten unter Einschluß von Konflikt, Frustration und unterschiedlichen Anpassungsmechanismen angestrebt (s. auch WHITE, 1974).

Dem Organismus stehen angeborene und erlernte Mechanismen zur Bewältigung (mastery) von Situationen zur Verfügung. Bei zunehmender Belastung reichen diese habituellen Verhaltensweisen nicht mehr aus, sondern jenseits einer *Auslöse-Schwelle* findet ein Wechsel zu neuen, probierenden Bewältigungsversuchen (coping) statt. Falls das Individuum erkennt, daß auch auf diese Weise die Situation bzw. Aufgabe nicht bewältigt werden kann, ist die *Frustrations-Schwelle* erreicht, und das aufgabenbezogene Problemlösungsverhalten wird zunehmend von ichbezogenen Mechanismen abgelöst, welche die jetzt in der Überforderung erlebte Bedrohung, die Angst und Frustration zu beherrschen oder abzuwehren suchen. Führen Aufgaben- und Ich-bezogene Bewältigungsversuche zu keiner Änderung der Belastungssituation, so ist die *Streß-Schwelle* erreicht. Die Ich-bezogenen Schutzreaktionen dominieren, es werden Gefahr, Verzweiflung, Panik erlebt. Schließlich kann eine Erschöpfungs-Schwelle überschritten und ein Zustand der Hilf- und Hoffnungslosigkeit und Ermüdung mit stark abnehmender Erregung und Aktivität erreicht werden.

Dieses Schwellen-Modell hat den Vorzug, außer motivationspsychologischen auch differentiellpsychologische Bedingungen zuzulassen und dennoch — in Abhängigkeit vom *Belastungsgradienten* — Ansätze zu Operationalisierungen zu ermöglichen, da die Schwellen nicht nur durch veränderte subjektive Situationsbewertung, sondern auch durch den Wechsel typischer Verhaltensweisen gekennzeichnet sind.

2. „Kognitives" Streß-Modell von LAZARUS

Da psychischer Streß im Unterschied zu körperlichen Beanspruchungen symbolisch vermittelt sein muß, entscheidet die individuelle Bewertung der Belastungssituation über ihre Bedrohlichkeit im Sinne einer realen, antizipierten oder bloß projizierten Schädigung. *Bedrohung* ist hier die maßgebliche intervenierende Variable, vergleichbar der Funktion der Angst im psychoanalytischen Modell. Im sog. Coping-Prozeß versucht sich das Individuum mit der Bedrohung bzw. auch mit einer negativen Emotion auseinanderzusetzen, zu schützen bzw. positive Emotionen herbeizuführen. Es werden drei Bewertungsprozesse unterschieden, welche zumindest teilweise verschiedene Informationen ausschöpfen: In der *Primärbewertung* wird der situative Verlauf als bedrohlich, günstig oder irrelevant beurteilt, wobei neben Situationsparametern vor allem auch Persönlichkeitsmerkmale und die z.T. unbewußten Motivationsprozesse eine Rolle spielen. Die *Sekundärbewertung* bezieht sich dann auf die verfügbaren Alternativen zur Bewältigung der Situation und bedingt schließlich in Abhängigkeit von Situationsparametern, Persönlichkeitsmerkmalen und kognitiver Struktur eine Coping-Strategie, welche die auf verschiedenen Beobachtungsebenen beschreibbare Streß-Reaktion nach sich zieht. Als Folge von veränderten äußeren und inneren Bedingungen, z.B. aufgrund von Rückmeldungen über die eigenen Reaktionen oder auch als Abwehrvorgang kann es zu einer *Neubewertung* der ursprünglichen Situationsbewertung kommen (LAZARUS, 1966; LAZARUS et al., 1974).

LAZARUS stützt sich auf einige psychophysiologische Untersuchungen seiner Arbeitsgruppe, welche demonstrieren sollen, daß nicht nur Persönlichkeitsmerkmale wie sensitization-repression

(OPTON u. LAZARUS, 1967), sondern auch verschiedene kognitive Haltungen (sets), welche sich experimentell manipulieren lassen, für die Streß-Reaktivität — gemessen an einigen physiologischen Aktivierungsindikatoren — wichtig sind. So rief ein Film mit bedrohlicher Thematik (Beschneidungsriten) ein unterschiedliches Erregungsniveau hervor, wenn er statt des Originalkommentars andere Tonspuren enthielt, welche bei den Probanden „Intellektualisierung" oder „Verleugnung" dieser bedrohlichen Szenen hervorrufen sollten (LAZARUS et al., 1962, 1963, 1970; AVERILL et al., 1971, 1972; SPEISMAN et al., 1964). LAZARUS katalogisiert zahlreiche Gesichtspunkte und Bedingungen, welche — plausibel oder spekulativ — in psychologischen Belastungs-Beanspruchungs-Prozessen eine Rolle spielen könnten, und versucht, psychodynamisch-ichpsychologische Begriffe (z.B., Ich-stärke, Impulskontrolle, Abwehrstrategien) mit dem kognitionspsychologischen Programm zu verbinden, demzufolge die Informationsverarbeitung unter den Gesichtspunkten der Biographie, der aktuellen Situation, der individuellen Erwartungshaltungen und der kognitiven Stile zu analysieren ist. So werden „intrapsychische Copingstrategien" (Aufmerksamkeitsabwendung, abwehrende Neubewertung, wunscherfüllende Fantasien) oder „Abwehrpolaritäten" (Unterdrückung-Sensibilisierung, Unterdrückung-Isolation, Vermeidung-Auseinandersetzung) genannt, zugleich aber eingeräumt, daß eine theoretisch begründete Taxonomie solcher Prozesse fehlt (LAZARUS et al., 1974). Es werden mehrere Untersuchungsstrategien, z.B. der direkten und indirekten Manipulation kognitiver Bedingungen oder Schlußfolgerungen aus Testdaten, genannt, z.T. auch empirisch genutzt, jedoch ohne systematische Operationalisierungsleistungen.

Für dieses „emotional reaction system" (AVERILL et al., 1971) wird ein weiter Geltungsbereich behauptet, doch bleibt die Behauptung unterscheidbarer Bewertungs-„Systeme" fragwürdig, und insgesamt ist der Mangel an angemessenen Operationalisierungen und an neuen, empirisch prüfbaren Deduktionen aus dem Modell unübersehbar. Zur endokrin-physiologischen Streß-Reaktion (SELYE) besteht höchstens noch ein analogisierender und oberflächlicher Bezug. Statt beobachtbarer Verhaltensweisen werden die innerpsychischen Dynamismen betont.

3. Aspekte des Streß

Wichtige Unterschiede zwischen Streß-Theoretikern bestehen hinsichtlich des Homöostase-Aspektes und des Richtungs- und Valenz-Aspektes dieser Aktivierungsprozesse. Sowohl COFER und APPLEY (1966) als auch LAZARUS (1966) folgen weitgehend einem Homöostase-Modell und versuchen die verschiedenen Prozesse und Mechanismen der Rückführung eines belastungsbedingten Überforderungs- oder Bedrohtheits-Zustandes auf einen allerdings nicht näher erläuterten Ausgangszustand darzulegen. KAHN (in MCGRATH, 1970) benutzt das Bild einer Schleife, um die Wechselwirkungen von Umgebung und Person im Streß hervorzuheben: Belastung durch objektive Merkmale der körperlichen und sozialen Umwelt — erhaltene Anforderung aufgrund bewußter und unbewußter Wahrnehmungen und Einschätzungen der objektiven Belastung — Reaktionsweisen physiologischer, affektiver, behavioraler, sozialer Art — Beanspruchung als Rückwirkung auf Person und Umgebung. So wird Streß praktisch zum Synonym für eine schwere Störung im Gleichgewicht — nicht des individuellen Zustandes, sondern der Organismus-Umgebung-Transaktion (MCGRATH, 1970). In der Konsequenz des Homöostase-Modells sieht LEVI (1967, 1971) dann eine mögliche Streß-Beanspruchung in *jeder* Gleichgewichtsauslenkung, sei es durch quantitative oder qualitative, kurz- oder langfristige Unter- oder Überforderung, durch unangenehme *oder* angenehme Ereignisse (Eustreß-Distreß SELYE, 1974). So schreibt LEVI (1967, S. 110): "According to SELYE, stress may be defined as the common features in the reactions of the living organism to all stimuli, which tend to disturb the dynamic homeostasis of the psychological, biochemical and physiological processes." Auffällige und für die Theorienbildung wichtige Unterschiede zwischen Streß-Theoretikern bestehen auch hinsichtlich der Intensität und Dauer der untersuchten Streß-Phänomene; dies kann aus der Vorliebe für Laborexperimente mit relativ geringfügigen momentanen Belastungen oder für Feldforschung, z.B. an Fallschirmspringern, Kriegsteilnehmern, Astronauten, zu operierenden Patienten, oder dem klinischen Interesse an chronischen Streß-Reaktionen erklärt werden.

Die *Klassifikation von Stressoren* ist verschiedentlich versucht worden. Es zeigt sich aber, daß die Gruppierung nach Schmerz–Furcht-Situationen und Ich-näheren Scham–Versagensangst-Situationen (BASOWITZ et al., 1955), nach physischen und psychischen Stressoren (JANIS, 1958) oder nach speziellen Stressoren, welche Schmerz- oder Furcht-Reaktionen auslösen, und generellen Stressoren, welche eine Frustration primärer und vor allem auch sekundärer, ichbezogener und sozialer Motive bedeuten (TONG u. MURPHY, 1960), unbefriedigend ist. Die Unterscheidung von Schmerz-Bedrohung und Ich-Bedrohung (s. auch EKEHAMMAR u. MAGNUSSON, 1973) trifft bestenfalls einen von mehreren Klassifikationsgesichtspunkten (LAZARUS, 1966; JANKE, 1974; FAHRENBERG, 1978). Wenn die individuellen Bewertungsprozesse die ihnen zugeschriebene wichtige Rolle spielen, dann kann es z.B. für experimentelle Zwecke keinen Standard-Stressor geben, sondern nur Stressoren, welche typischerweise bei durchschnittlichen Individuen einen hohen Beanspruchungsgrad herbeiführen. In der psychologischen Forschung ist eine heterogene Vielfalt von oft eher geringfügigen Quasi-Stressoren, z.T. übrigens auch Depressoren bzw. Paciforen, verwendet worden (s. JANKE, 1974; FAHRENBERG, 1967, 1978), während in anderen Forschungsbereichen stark belastende Lebenssituationen und Vorstadien psychosomatischer und psychiatrischer Krankheiten (LANGNER u. MICHAEL, 1963; HOLMES u. RAHE, 1967; LEVI, 1967, 1971, 1975a, b; DOHRENWEND u. DOHRENWEND, 1974; KINSTON u. ROSSER, 1974) beobachtet werden. Auf klinischem Gebiet wird von einigen Autoren zwischen *akutem Streß* aufgrund seltener, aber schwerwiegender Lebensereignisse, *chronischem Streß* mit Kumulation vieler „Mikrostressoren" und *individualspezifischem* Streß, welcher auf eine besondere, selektive Verletzlichkeit zurückzuführen ist, unterschieden (BECK, 1972; MCLEAN, 1976).

Der zeitliche Verlauf von Streß-Reaktionen nach kurzfristiger Belastung unter dem Gesichtspunkt von *Erholung* und *Anpassung* ist bisher kaum bzw. nur in kleinen Studien untersucht worden, obwohl viele Autoren gerade in diesem Deaktivierungs-Verhalten bzw. der Störung von Homöostase-Mechanismen („Entgleisung") ein wichtiges Diagnostikum vermuten (z.B. MALMO, 1966; EYSENCK, 1967; MAGUIRE et al., 1974; COELHO et al., 1974) und sich Vorbilder im Bereich der dynamischen Funktionsprüfungen, z.B. in der Typisierung der Herz-Kreislauf-Reaktion im Orthostase-Versuch, bei Lärmreizung, Metacholinbelastung (FUCHS et al., 1974; MYRTEK et al., 1974; MYRTEK u. FROMMELT, 1976; v. EIFF, 1976; NOFFKE, 1977; MAYER et al., 1977 u.a.), finden lassen. JOHANSSON und FRANKENHAEUSER (1973) verfolgten bei N=16 über mehrere Stunden die Zunahme und Abnahme der Adrenalinausscheidung, der Herzfrequenz und der Selbsteinstufungen aufgrund einer längeren Mehrfachreaktions-Aufgabe. Hinweise auf relativ bessere Leistungen und niedrigere Neurotizismus-Werte bei Probanden mit schneller Rückkehr auf das Ausgangsniveau (bezogen auf einen Kontrolltag) konnten jedoch nicht bestätigt werden (JOHANSSON, 1976); dieses Recovery-Verhalten erwies sich auch als instabil.

Mit der Ausdehnung des Streß-Begriffs verschwimmt die Unterscheidung von *Streß und Angst* bzw. Furcht für viele Autoren (SPIELBERGER, 1966, 1972; MARTIN u. SROUFE, 1970; SPIELBERGER u. SARASON, 1975; SARASON u. SPIELBERGER, 1975, 1976; ZUCKERMAN u. SPIELBERGER, 1976; BIRBAUMER, 1977b). So sieht SPIELBERGER (1975) ganz allgemein Angst als Reaktion auf streßvolle Situationen an. Angst ist durch ein Gefühl der Spannung, Sorge und Nervosität sowie durch vegetative Aktivierung gekennzeichnet; genau genommen ist zwischen *Angst als emotionalem Zustand* (state anxiety) und *Angst als dem Persönlichkeitsmerkmal* (Dispositionsprädikat), einen weiten Bereich von Situationen habituell mit Erhöhung des Angstzustandes zu reagieren (trait anxiety), zu unterscheiden. EPSTEIN (1972) bezeichnet Angst als unangenehm erlebten, ungerichteten Arousalzustand, und LAZARUS und AVERILL (1972) deuten Angst — in einer Ausweitung des Appraisal-Modells — als Folge eines bestimmten Bewertungsprozesses: Es ist ein durch symbolische Prozesse, Antizipation und Ungewißheit gekennzeichneter Zustand des Bedrohtseins, jedoch ohne Objekt und daher u.U. von Furchtzuständen abzuheben. Dagegen bezeichnet IZARD (1972) Angst als variable Kombination der fundamentalen Emotionen Furcht, Ärger, Scham mit Interesse — Aufregung, entfernt ähnlich GELHORNs (1965) Arbeitshypothese, welche Angst auf Furcht *und* Aggression bzw. eine simultane Aktivierung des ergotropen und des trophotropen Systems zurückführt. Von anderen Autoren wird auch die Unterscheidung von Angst und Furcht in Frage gestellt, solange keine klaren Unterschiede der Reaktionsmuster genannt werden können (EPSTEIN, 1972; SPIELBERGER, 1972; MCREYNOLDS, 1976), und AVERILLS (1976) Bestimmung der Angst als kognitive Desintegration und innere Erfahrung einer Katastrophe macht abermals die Nähe zum weitgefaßten psychologischen Streßbegriff deutlich.

Die Rolle *habitueller Persönlichkeitsmerkmale* bei der Ausbildung von Streß-Reaktionen ist wiederholt untersucht worden. So wurde der Zusammenhang mit der habituellen Ängstlichkeit (z.B. ROESSLER u. COLLINS, 1970; HODGES u. SPIELBERGER, 1966; FENZ u. DRONSEJKO, 1969), Introversion–Extraversion (z.B. OPTON u. LAZARUS, 1967; AVERILL et al., 1972), Ichstärke (ROESSLER et al., 1963), hypothetischen Abwehrstilen wie dem Repressor-Sensitizer-Konzept von BYRNE (z.B. WEINSTEIN et al., 1968; BOUCSEIN u. FRYE, 1974) mit widersprüchlichen Ergebnissen überprüft. Auch die Versuche, eine Eigenschaft der allgemeinen *Widerstandsfähigkeit* gegen *Streß* (Streßtoleranz, Streßresistenz, Streßvulnerabilität) zu beschreiben, sind fehlgeschlagen (s. APPLEY u. TRUMBULL, 1967). Als sehr viel fruchtbarer hat sich eine genauere Zeitreihenanalyse der Streßreaktionen unter Berücksichtigung der individuellen Vorerfahrungen erwiesen. Die Erregung (Herzfrequenz, EDA, Atemfrequenz) hat bei erfahrenen Fallschirmspringern bereits beim Betreten des Flugzeugs das Maximum erreicht und fällt dann ab, während Unerfahrene bis zum Absprung ansteigende Werte zeigten. Der erfahrene Springer kann vermutlich seine Erregung durch sachliche Außenorientierung besser steuern und seine Angst eher bewältigen (FENZ u. EPSTEIN, 1967). Unter Psychologen haben die offensichtlichen individuellen Unterschiede in der Stärke und Konfiguration der Streß-Reaktion besondere Aufmerksamkeit gefunden, wobei die als Ursache vermuteten verschiedenen Coping-Strategien jedoch meist durch Interpretation statt durch methodisch zweifellos sehr schwierige Operationalisierungen (z.B. HAAN, 1969; LAZARUS et al., 1970; MOOS, 1974) erschlossen werden. In jüngster Zeit interessiert man sich besonders für mögliche Verfahren, die Vermeidung oder die Bewältigung von Streß (Streß-Prophylaxe, Streß-Reduktion) psychologisch zu trainieren (z.B. LEVI, 1971; MARKS, 1975; MEICHENBAUM, 1975; MEICHENBAUM et al., 1975; KROHNE, 1975).

4. Kritik und Auflösung des Streß-Konzeptes

An SELYES Streß-Lehre und insbesondere an den psychologischen Streß-Theorien ist vielfältige Kritik geübt worden: Auf physiologischer Ebene sind die individuellen Differenzen, die Muster der Reaktionen und die relative Unabhängigkeit z.B. einzelner Hormonfunktionen zu wenig beachtet worden (APPLEY u. TRUMBULL, 1967; LACEY, 1967; OKEN, 1967; MASON, 1971, 1972, 1975), und es ist noch ungeklärt, inwieweit Generalitäts- und Spezifitäts-Annahmen vereinbar sind (MALMO, 1966; MASON, 1975). Die psychodynamisch-kognitionspsychologischen Interpretationen mögen plausibel wirken, sind jedoch weit von einer prägnanten und objektiv prüfbaren Hypothesenbildung entfernt (MCGRATH, 1970). Reicht die Feststellung aus, psychischer Streß sei dann anzunehmen, wenn eine Situation für ein Individuum bedrohlich wird und ein körperliches Reaktionsschema in GAS-Form vorhanden ist (ENGLERT, 1974)? Der weitgefaßte Begriff Streß tritt — als intervenierende Variable verstanden — an die Stelle des Emotionsbegriffs (LAZARUS, 1966) und ist ein Ersatz für Begriffe wie Angst, Konflikt, Ich-Bedrohung und Frustration (APPLEY u. TRUMBULL, 1967) und kann weitgehend bestimmten Emotionen wie Angst, Furcht, Ärger zugeordnet werden (z.B. SPIELBERGER, 1966; JANIS u. LEVENTHAL, 1968; LEVITT, 1971). Streß wäre dann nur ein neuer Name für die globale Aktivationslehre bzw. für den oberen Bereich der postulierten unspezifischen Intensitätsdimension („Überaktivierung"). Das Modewort Streß (JANKE, 1974) ist Ausdruck des Zeitgeistes (MCGRATH, 1970; VESTER, 1976) und ein populärer Sammelbegriff bzw. ein Synonym für eine negative, schädlich-erregende Emotion, d.h. *eine als unangenehm erlebte, relativ unspezifische und intensive emotionale Erregung, welche vor allem auf äußere Belastungen zurückgeführt wird.* Im noch weiter gedehnten Begriff von Streß als Gegenregulation einer stärkeren Homöostaseabweichung verblaßt das Konzept zu einem verschwommenen „irgendein Zuviel" (PLÜGGE in DÜHRSSEN et al., 1965), zu einer Beeinträchtigung des durchschnittlichen, körperlichen, psychischen und sozialen Wohlbefindens, für das allein subjektive Normen vorhanden sind, und wird zur Leerformel (ARNOLD, 1967; LADER, 1975a). So kann man unter Streß allgemein nur die *Bezeichnung eines Problemfeldes* (LAZARUS, 1966) und eines Leitthemas für interdisziplinäre Forschung und Zusammenschau (MCGRATH, 1970) verstehen oder die allgemeine „Konfusion" (MASON, 1975) betonen.

Der Verlauf der Streß-Forschung kann auch als eine Argumentationskette für die Notwendigkeit einer allgemeinen Theorie der Aktivierungsprozesse, welche Arousal, Aktivierung, Streß-Reaktion und besondere Emotionen umfaßt, gesehen werden. Der vermeintlich erreichten Isolierung eines psychophysischen Funktionsschemas folgte eine breite und zunehmend unschärfer werdende psychologische Interpretation, bis fast der gesamte Fragenkreis der Emotionspsychologie angesprochen und eine genauere Unterscheidung verschiedener physiologischer und psychologischer Konzepte bzw. Teilprozesse unvermeidlich wird. Ergiebig war diese Streß-Forschung zweifellos in zweierlei Hinsicht. Die Intensität der individuellen Beanspruchung, so zeigte sich, ist nicht bloß von der objektiven Belastung, sondern wesentlich von der individuellen Konstitution *und* subjektiven „Kognition" abhängig. Zwischen der Wahrnehmung und Bewertung von Belastungen, den psychophysischen Beanspruchungsfolgen, deren Wahrnehmung und erneuter Bewertung, bestehen komplizierte Zusammenhänge, deren genauere Analyse an die Pathogenese psychosomatischer Störungen näher heranführen könnte.

Der allgemeinen Verständigung wird es nur dienlich sein, wenn künftig schärfer zwischen der *primär endokrinologisch* definierten, vielleicht weitgehend unspezifischen und u.U. pathogenen *Streß-Reaktion* (SELYE) bzw. *multihormonalen Belastungsreaktion* (MASON, siehe auch Abschnitt C, I) einerseits und *allgemeinen psychophysischen Aktivierungsprozessen* und/oder *Emotionen* bzw. bestimmten *negativen Emotionen* wie Angst und Furcht andererseits unterschieden wird. Es handelt sich offensichtlich um sehr verschiedene Forschungsebenen, und ganz überwiegend meinen Psychologen wie LAZARUS, COFER und APPLEY, EPSTEIN solche umfangreichen, höher organisierten und entsprechend schwierig zu operationalisierenden Annahmengefüge.

III. Emotions-Theorien

Die für dieses Gebiet typischen Sammelwerke betonen zunehmend die *physiologische* Seite der Emotionen in den zentralnervösen und vor allem auch in den peripheren Prozessen (ARNOLD, 1970; BLACK, 1970; CIBA Foundation Symposium, 1972; LEVI, 1975b). Nach WUNDTS (1896) Begriffsbildung gelten diese emotionalen Zustände eher als Affekte, welche sich von Gefühlen und Stimmungen durch größere Intensität und Dynamik unterscheiden.

Stimmungen sind die relativ überdauernden Qualitäten, welche das persönliche Erleben färben, entweder als leibbezogenes Befinden und leiblicher Gefühlszustand wie Frische und Behagen bzw. Spannung, Müdigkeit und Schwäche (Vitalgefühle) oder als mehr atmosphärische Qualitäten in der heiteren oder verdrossenen Lebensgrundstimmung, in Sorge, Unsicherheit und Ängstlichkeit. Wenn sich aus diesen eher diffusen Gestimmtheiten unter dem Einfluß bestimmter Ereignisse und Reize aktuelle Regungen herausdifferenzieren, bezeichnet man sie als *Gefühle*. Introspektiv lassen sie sich als stärker umrissene, gerichtete und aktualisierte Erlebnisqualitäten beschreiben, die stärker mit kognitiven Prozessen, also Wahrnehmungen, Erinnerungen und Wertungen verbunden sind. Verstärken sich diese Gefühle zu intensiven Erlebnissen mit deutlichem Antriebscharakter, so spricht man von *Emotionen*, und bei einer weiteren Steigerung, welche die ganze Person ergreift, durchdringt, erschüttert und ausrichtet, von *Affekten*. ROHRACHER (1958) bezeichnet ein Gefühl als Affekt, wenn das Auftreten von körperlichen Begleitvorgängen der Erregung subjektiv wahrgenommen wird.

Die meisten neueren Emotions-Theorien geben keine deutlichen terminologischen Abgrenzungsversuche, obwohl sie sich vorwiegend auf die akuten und relativ intensiven Aktivierungsprozesse zu beschränken scheinen. Die vielfältigen Tönungen, Nuancen und anderen Beschreibungsmerkmale der Gefühle, welche früher den Anlaß widersprüchlicher Systematisierungen gaben (s. JASPERS, 1973; LERSCH, 1956; EWERT, 1965) und die phänomenologischen Interpretationen (s. BOLLNOW, 1956; BUYTENDIJK, 1950; SARTRE, 1948) bleiben hier weitgehend unberücksichtigt.

Emotionen bilden anschauliche Beispiele psychophysischer Einheit. In erlebter Wut, zorniger Gebärde und sympathisch-adrenerger Bereitstellung besteht eine *Übereinstimmung der drei Beschreibungsebenen:* Erlebnismitteilung (bzw. Introspektion), Verhaltensäußerung (Ausdrucksverhalten) und physiologisch-biochemische Aktivität. Es ist umstritten, ob diese Übereinstimmung ein Definitionsmerkmal emotionaler Zustände sein soll oder ob — unter Hinweis auf eine behauptete teilweise Unabhängigkeit der drei Ebenen bzw. „Systeme" (LANG, 1971) — Emotionen auch unter einem einzigen oder unter zwei Aspekten festzustellen sind. Wenn hier eine vollständige, also dreifache Bestimmung einer Emotion durch Erlebnismitteilung, Verhalten, körperliche Aktivierung verlangt wird, so folgt dies nur aus der empirischen Feststellung, daß die Qualität, Intensität und Valenz einer Emotion, ihre Gerichtetheit und Zuordnung zu bestimmten Antriebsprozessen allein aus der Verbindung aller Beschreibungswesen erschlossen werden kann. Mangelnde Kovariationen oder widersprüchliche Informationen verlangen zusätzliche Erklärungshypothesen.

1. Taxonomie emotionaler Zustände

Seit WUNDTS (1896) dreidimensionaler Gefühlstheorie hat es zahlreiche, teils spekulative, teils empirische Versuche gegeben, grundlegende Dimensionen zu beschreiben. BOTTENBERG (1972) zieht nach eingehender Diskussion ein Fazit der empirischen Studien zur Emotions-Dimensionierung: Phänomenale Analysen („Emotionen im Erleben"), z.B. aufgrund von Ähnlichkeitsurteilen oder mittels semantischer Differentiale, ergeben hauptsächlich die beiden Dimensionen „Angenehm–Unangenehm" und „Aktivierung" und weniger deutlich „Sozialbezug (Submission–Dominanz)". Analysen des mimischen Ausdrucks („Emotionen im Ausdruck") anhand von repräsentativen Fotoserien lassen ebenfalls „Angenehm–Unangenehm" und „Aktivierung" erkennen sowie weniger deutlich „Aufmerksamkeit–Zurückweisung" und „Kontrolle des Gefühlsausdrucks", welche vielleicht, falls nicht primär methodisch bedingt, als zwei Aspekte eines Kontrollfaktors aufzufassen sind. BOTTENBERG sieht „Angenehm–Unangenehm" und „Aktivierung" als geschlechtsunabhängige und soziokulturell relativ stabile, generelle Dimensionen an, betont jedoch die verwickelten Kovariationsverhältnisse, welche z.B. bei stärkerer Erregung, zusätzlich durch den sozial mitdeterminierten Kontrollfaktor beeinflußt werden könnten.

Neben diesen Dimensionsanalysen sind auf allen drei Beschreibungsebenen auch die älteren Ansätze einer kategorialen Einteilung von emotionalen Zuständen weitergeführt worden. PLUTCHIK (1962, 1970) gruppierte Emotionen nach Ähnlichkeit, Polarität und Intensität und bemühte sich, die erhaltenen acht *Prototyp-Emotionen* mit Hilfe eines „Emotions-Profil-Index" (EPI) durch Adjektivlisten in Selbst- und Fremdbeurteilungen zu erfassen. Er sieht in diesen Emotionen basale Anpassungsfunktionen, welche phylogenetisch funktional, aber auch in behavioraler und in subjektiver Sprache beschrieben werden können.

Nach einer Literaturübersicht und eigenen Untersuchungen kommen EKMAN et al. (1974) zu der Auffassung, daß sich die hauptsächlichen Emotionen Furcht, Ärger, Glück, Trauer, Ekel und Überraschung im Gesichtsausdruck unterscheiden lassen. Durch begriffliche und empirische Ordnungsversuche, welche sich z.T. auf Erhebungen über die Ausdrucksbeurteilung von Portraitaufnahmen durch Angehörige von acht sehr verschiedenen Kulturen stützen, gelangt IZARD (1977) zur Annahme von neun transkulturell beobachtbaren, *fundamentalen Emotionen:* Interesse–Aufregung, Vergnügen–Freude, Überraschung–Schreck, Leid–Elend, Abscheu–Aversion, Ärger–Wut, Scham–Erniedrigung, Furcht–Entsetzen, Geringschätzung–Spott. Zustände wie Angst oder Depression werden dagegen als Kombination solcher fundamentalen Emotionen angesehen.

Diese drei Taxonomien zeigen beispielhaft mögliche Forschungsansätze, aber auch deren begrenzte Übereinstimmung, denn nur die Kategorien Furcht, Ärger,

Tabelle 5. Die acht Prototyp-Emotionen nach PLUTCHIK (1970, S. 11)

Subjektive Sprache	Behaviorale Sprache	Funktionale Sprache
Furcht, Entsetzen	Rückzug, Vermeidung	Protektion
Ärger, Wut	Angriff	Destruktion
Freude, Ekstase	Paarung, Haben	Reproduktion
Trauer, Kummer	Kontaktverlust	Deprivation
Annahme, Gier	Essen	Inkorporation
Ekel, Abneigung	Erbrechen, Ausscheiden	Rejektion
Erwartung, Wachsamkeit	Empfinden	Exploration
Überraschung, Erstaunen	Anhalten	Orientierung

Freude–Glück, Ekel–Abscheu, Überraschung tauchen jedesmal auf. Die Inkonsistenzen werden deutlicher, wenn unter ganz anderen Voraussetzungen entstandene Einteilungen herangezogen werden, z.B. GRAYS (1972) neuropsychologisch-lernpsychologisch abgeleiteten drei hauptsächlichen *emotionalen Systeme* Approach, Stop or Behavioural Inhibition, Fight/Flight. Befriedigendere Taxonomien können vielleicht aus einer bisher systematisch noch nicht versuchten multivariaten Beschreibung auf allen Ebenen des emotionalen Geschehens gewonnen werden. Eine Diskriminierung von Emotionen durch periphere Aktivierungsindikatoren ist noch nicht sicher nachgewiesen, obwohl diese differentielle Physiologie der Affekte (Spezifitätslehre) seit LANGE (1887) sehr oft untersucht worden ist.

In einem wichtigen Experiment konnte AX (1953) zwischen einem im Labor provozierten Zustand der Furcht (angesichts eines bedrohlichen Kurzschlusses) und einem Zustand des Ärgers (über einen ungeschickten Mechaniker) signifikante Mittelwertunterschiede in einer Stichprobe von $N=43$ Probanden feststellen.

Bei Ärger dominieren diastolischer Blutdruckanstieg, Pulsabnahme, Anzahl der phasischen EDA und Steigerung des Muskeltonus (von AX als kombinierte Adrenalin-Noradrenalin-Wirkung interpretiert), und bei Furcht Anstieg der tonischen EDA, Zunahme der EMG-Spannungsgipfel und Anstieg der Atemfrequenz (von AX als Adrenalin-Wirkung interpretiert). Problematisch sind die Induktionsmethoden, die fehlende Kontrolle der u.U. entscheidend wichtigen Intensitätsdimension, bestimmte Auswertungsschritte und die Interpretation. Dieses Experiment wird vielfach als Beleg für die physiologische Diskrimination von Emotionen zitiert, obwohl es nicht repliziert worden ist. In einer Reihe ähnlicher Studien, u.a. von MITTELMAN und WOLFF, FUNKENSTEIN et al. (1954); ENGEL, SCHACHTER, STERNBACH (1966); MARTIN und GROSZ, AVERILL (1976); ZUCKERMAN, CHESSICK et al. (1966); (s. FAHRENBERG, 1967, und die Synopsis bei BOTTENBERG, 1972) ergaben sich – von einer allgemeinen Tendenz sympathisch-ergotroper Aktivierung abgesehen – jeweils einige signifikante, jedoch relativ inkonsistente Befunde. Sie sind im wesentlichen den Einwänden ausgesetzt wie das Experiment von AX. Auch bei endokrinen Kennwerten, z.B. Adrenalin-Noradrenalin-Relation oder Kortikoid-Fraktionen, konnten bisher keine reproduzierbaren Zuordnungen zu spezifischen Emotionen erreicht werden (LEVI, 1972; FRANKENHAEUSER, 1975). Eine zusätzliche Schwierigkeit ist in der bemerkenswerten interindividuellen Variabilität, welche in den physiologisch-biochemischen Kennwerten und ähnlich auch in der Selbsteinstufung erlebter Körperfunktionen während bestimmter Affekte (FAHRENBERG, 1965) erscheinen kann, gegeben.

Außer der experimentellen Induktion von Emotionen mittels „realer" Miniatursituationen oder Aufgaben ist seit WITTKOWERS (1936) Versuchen vielfach mit hypnotischer Induktion oder Suggestion gearbeitet worden, u.a. GIDRO-FRANK und BULL, PASQUARELLI und BULL, STERN et al., GRAHAM et al., DELIUS et al., DAMASER et al., DUDLEY et al. (1968); BARBER und HAHN, HARRIS (1967); KEHOE und IRONSIDE (1963); LEVITT et al. (s. FAHRENBERG, 1967; BOTTENBERG, 1972; GRAHAM, 1972) und DELIUS und WITZLER (1969), ZUCKERMAN (1976). Diese Untersuchungsstrategie ist durchaus erfolgreich, um signifikante Änderungen in einigen physiologischen Kennwerten herbeizuführen und die Wirksamkeit expliziter Sets (STERNBACH, 1966) zu demonstrieren, doch sind kaum klassifikatorische Konsequenzen abzuleiten.

Auf physiologischer Beschreibungsebene ist also ein multivariater Vergleich mehrerer plausibel induzierter Emotionen noch nicht unternommen worden. In den bekannten Studien wurde gewöhnlich versucht, zwei oder drei Zustände durch Manipulation der Situation oder durch Hypnose herbeizuführen, und dann die Veränderungen gegenüber der Ausgangsruhe univariat zu testen und eventuell noch mit pharmakologisch definierten Mustern zu vergleichen. Die bisherigen Untersuchungen sind noch weit davon entfernt, eine befriedigende Antwort auf die Frage nach reproduzierbaren Aktivierungsmustern bestimmter

Emotionen zu liefern. Die Annahme, daß reliable Konfigurationen für Emotionen wie Furcht, Ärger, Schreck, Hunger, Schmerz anzugeben sind (LANG et al., 1972), kann daher nicht geteilt werden.

2. Zur kognitiven Emotionstheorie

Die psychophysiologischen Theorien der Emotionen lassen im Laufe der vergangenen 100 Jahre statt kontinuierlicher Entwicklung einen mehrfachen Wechsel der Perspektive zwischen mehr peripheren oder zentralnervösen Ansätzen, zwischen physiologischer oder psychologischer Auffassung erkennen: JAMES Interpretation der Emotion als Rückempfindung peripher-somatischer Erregungsprozesse, LANGES Gleichsetzung von Emotion und peripherem somatischen Erregungsmuster, CANNON-BARDS Thalamustheorie (Notfallfunktion) der Emotionen, DUFFY-LINDSLEY-MALMOS Aktivationstheorie der Emotionen, PAPEZ-MCLEAN-ARNOLDS subkortikal-(limbisch-)kortikales Interaktionsmodell und PRIBRAMS kybernetische Theorie der Emotionen (zusammenfassend ARNOLD, 1960, 1970; BOTTENBERG, 1972; EWERT, 1965).

Die zur Zeit stark diskutierte *kognitive Emotionstheorie* bildete sich als mittlerer Weg zwischen einer Reduktion emotionaler Phänomene auf Aktivation (DUFFY, 1962) oder auf Wahrnehmungen von bedeutsamen Situationsaspekten (LEEPER, 1948) heraus. Den wichtigen Anteil kognitiver Funktionen an emotionalen Prozessen hat in neuerer Zeit ARNOLD (1960) betont, ohne dafür jedoch auf neurophysiologische Erklärungsansätze verzichten zu wollen: In das emotionale Geschehen ist zwischen Stimuluswahrnehmung und organisierter Handlung ein Bewertungsprozeß eingeschaltet, welcher zunächst die Valenz des Stimulus beurteilt und dadurch die gefühlsmäßige Stellungnahme bestimmt, sowie ein zweiter Bewertungsprozeß, welcher die wahrgenommenen körperlichen Begleiterscheinungen des emotionalen Ausdrucks (Effektorrückmeldungen) einbezieht. Emotion wird von ARNOLD als *empfundene Aktionstendenz* zur Annäherung oder zur Entfernung von positiv bzw. negativ bewerteten Bedingungen verstanden. Auch für LAZARUS' (1966) Ansatz, der sich auf den Bereich negativer Emotionen wie Bedrohtsein und Streß beschränkt, sind die Prozesse der Bewertung und Neubewertung bei der Verarbeitung, Bewältigung und Abwehr von Belastungen wesentlich. ARNOLD und LAZARUS meinen beide, daß die Stimulusbewertung nicht allein von den Stimulusmerkmalen selbst, sondern maßgeblich auch von früheren Erfahrungen, Vorstellungen und Intentionen sowie Persönlichkeitsmerkmalen des Individuums bedingt ist.

In dem bekannten Experiment von SCHACHTER und SINGER (1962) sind dagegen mit *kognitiven Elementen* und Bewertungen vorwiegend die Merkmale der aktuellen Situation gemeint, welche einen gegebenen körperlichen Erregungszustand qualitativ beeinflussen.

Probanden ließen sich nach einer aktivierenden Adrenalininjektion durch den Mitspieler des Experimentators relativ leichter in einen verärgerten oder in einen hypomanischen Zustand bringen, wenn ihnen vorher keine Erklärung für die auftretende körperliche Adrenalin-Reaktion gegeben war, während die Kontrollgruppen ausdrücklich mit bestimmten Erwartungen hinsichtlich der Symptomatik versehen waren bzw. nur ein Placebo erhalten hatten. SCHACHTER und SINGER behaupten nun (1962, S. 381): Wenn ein Zustand physiologischer Aktivierung besteht, für den das Individuum keine unmittelbare Erklärung besitzt, dann wird es diesen Zustand mit den gerade verfügbaren

Wahrnehmungen beschreiben. Ein und derselbe Aktivierungszustand kann folglich in Abhängigkeit von den kognitiven Aspekten einer Situation als Freude, Wut, Eifersucht oder noch abweichender beschrieben werden. Zwar wird die Möglichkeit physiologischer Differenzen zwischen verschiedenen Emotionen von den Autoren nicht ganz ausgeschlossen, sie gehen auch nicht so weit, nur eine einzige, erst durch kognitive Inhalte ausdifferenzierte Aktivierungsdimension anzunehmen, doch halten sie die *kognitive Bedingtheit* und Konditionierbarkeit der emotionalen Qualitäten für entscheidend (SCHACHTER, 1964, 1975). Dieses Experiment und seine Interpretation sind stark beachtet worden, haben jedoch gerade von Psychophysiologen, welche selektive physiologische Aktivierungsmuster der Emotionen annehmen, scharfe methodische und grundsätzliche Kritik erfahren (PLUTCHIK u. AX, 1967; AVERILL u. OPTON, 1968; EHRHARDT, 1975; ERDMANN u. JANKE, 1978). Weder kann die Hypothese selektiver Aktivierungsmuster zurückgewiesen werden, da ja in diesem Experiment gar keine Registrierungen unternommen wurden, noch kann aus der Verarbeitung der artefiziellen „unphysiologischen" Adrenalinbelastung auf die Zusammenhänge von Aktivierung und Erleben im spontanen emotionalen Geschehen verallgemeinert werden. Diesem zweiten Einwand versuchen NISBETT und SCHACHTER (1966) zu begegnen, indem sie demonstrieren, daß auch „spontane", d.h. hier experimentell induzierte Anspannungs- und Schmerz-Zustände durch unterschiedliche Informationsbedingungen kognitiv manipulierbar und teilweise umzuetikettieren (labeling and relabeling) sind. Diese und eine ganze Reihe ähnlicher Untersuchungen (z.B. VALINS, 1966, 1967; LYKKEN, 1967; BEHRENDT et al., 1974; zusammenfassend LONDON u. NISBETT, 1974) sprechen wie auch frühere Arbeiten anderer Autoren über „sets" (s. STERNBACH, 1966; LAZARUS et al., 1970) für die Bedeutung individueller, d.h. biographischer, situationsbewertender oder auch manipulierter Einstellung im Aktivierungsgeschehen.

ZIMBARDO (1969) hat in Anlehnung an FESTINGERS Dissonanztheorie eine kognitionspsychologische Interpretation von Emotionen und Motiven versucht und in empirischen Studien gezeigt, daß z.B. die Nahrungsaufnahme oder Schmerzzustände durch Kognitionen modifiziert und kontrolliert sein können, d.h. durch Wissen, Meinungen und Annahmen über die Umwelt, sich selbst und das eigene Verhalten. Es wird angenommen, daß der Mensch im Grunde nach einer Konsistenz von Entscheidungsverhalten und verfügbaren Informationen strebt und deshalb zugunsten einer *Dissonanzreduktion* auch den eigenen motivational-emotionalen Zustand modifiziert, um im Einklang mit bestimmten neuen Informationen bzw. Verhaltenszwängen zu bleiben. LAZARUS und AVERILL (1972) sehen vier Unterscheidungsmerkmale von Emotionen: in den Reaktionsmustern (response topography), welche allein jedoch keine Abgrenzung zulassen, in den Auslösebedingungen, in der phylo- und ontogenetischen Perspektive und hauptsächlich in den Vermittlungs- und Verarbeitungs-Prozessen. Emotionen sind demnach komplexe Syndrome, deren Definition von der typischen „Appraisal"-Weise, z.B. im Falle der Angst vom objektlosen Bedrohtsein mit Gefühlen der Antizipation und Ungewißheit, bestimmt ist, und zweitens von organisierten Muster verschiedener Reaktionskomponenten, welche ihrerseits noch spezielle adaptive Funktionen und auch Determinanten außerhalb des emotionalen Zusammenhangs aufweisen. Diese spezifischen Bewertungsweisen jeder Emotion sind genauer herauszuarbeiten. AVERILL (1976) hat diesen Ansatz fortentwickelt und eine weitgehende Auflösung des Emotionskonzeptes erreicht. Für ihn sind Emotionen „soziale Konstruktionen", welche von der Gesellschaft als Mittel zur Lösung von Konflikten institutionalisiert sind, d.h. es sind „informationsverarbeitende, kognitive Systeme oder Regeln des Verhaltens analog den grammatikalischen Strukturen der Sprache" (S. 89). Zwar werden die biologischen Systeme nicht völlig außer acht gelassen, doch gelten sie als völlig unzureichende Erklärungen, da das Verhalten aus variabel organisierten Sequenzen solcher Reaktionen besteht und eine unbeschränkte Anzahl von Ausdrucksweisen, z.B. für Ärger, existiere: Wesentlich sind die Habitualisierung, sprachliche Typisierung und Internalisierung dieser sozialen Konstruktionen, wobei die Zuschreibung (Labeling) von Emotionen sowie die Selbstinterpretation (Attribution) von Erleben und Verhalten neben den sozialen Normen eine Rolle spielen. Die Unterscheidung von „Emotion" und „Kognition" ist aufgehoben. Der biologische Bereich trägt nur Elemente zu den Verhaltenssequenzen bei und begrenzt die möglichen sozialen Konstruktionen emotionalen Verhaltens.

Eine Zusammenfassung der psychophysiologisch und der kognitiv orientierten Emotionstheorien sieht sich mit dem erstaunlichen Sachverhalt konfrontiert, daß sich die neuere Diskussion ganz überwiegend auf zwei in Ansatz, Ergebnis und Schlußfolgerung grundverschiedene Experimente stützt, welche bis heute nicht einmal genau repliziert worden sind: die Untersuchungen von Ax (1953) und SCHACHTER und SINGER (1962). Der Gegensatz zwischen biologisch-neurologisch und kognitions- und sozial-psychologisch ausgerichteten Auffassungen besteht unvermindert, obwohl die These, daß in der individuellen Emotion eine Kombination dieser Bedingungen erscheint, Allgemeingut zu sein scheint. Die kognitiven Emotionstheorien stehen in physiologischer Hinsicht den eindimensionalen Aktivierungstheorien näher, während in den kategorialen Emotionstheorien unterscheidbare selektive Aktivierungsmuster behauptet werden.

Die empirischen Belege der kognitiven Emotionstheorie lassen sich in der Feststellung zusammenfassen, daß „kognitive" Variablen, „sets", Bewertungen und „Dissonanzen" wichtige Bedingungen von Emotionen sein können. Weder über den Varianzanteil noch über den möglichen Modifikationsspielraum sind bisher empirisch fundierte Aussagen möglich. Die Untersuchungsberichte erläutern vielfach eher die Intentionen des Experimentators und seine mehr oder minder plausiblen Interpretationen statt die tatsächlich ablaufenden kognitiven Prozesse, die Hypothesenbildungen und Befindensweisen der Probanden differenziert und auch in ihren interindividuellen Unterschieden zu beschreiben und reproduzierbar zu operationalisieren; gründliche postexperimentelle Interviews scheinen praktisch kaum vorgenommen zu werden. Keinesfalls beweisen diese Arbeiten, daß Emotionen aus einer Kombination von unspezifischer Aktivierung und „Kognition" bestehen und ausschließlich durch kognitive sets bestimmt sind oder daß antriebsbezogene Innenreize für Emotionen unerheblich sind.

Zur Taxonomie der Emotionen gilt andererseits nach wie vor, daß trotz zahlreicher Versuche DUFFYs (1962) These nicht klar falsifiziert worden ist: Alle Emotionen haben gleiche physiologische Wirkungen, wenn sie intensitätsmäßig parallelisiert sind. Gegenteilige Beobachtungen sind erheblichen und noch nicht widerlegten Einwänden ausgesetzt. Allerdings ist einzuräumen, daß es sich überwiegend um kleinere psychophysiologische Studien handelt und optimale Musteranalysen, welche dem gegenwärtigen Stand der psychophysiologischen und multivariaten Methodik entsprechen, noch fehlen.

In der Aktivierungsforschung, in der Streßforschung und in der Emotionsforschung ist im Grunde mit verschiedenen, d.h. mit allgemeinpsychologisch-physiologischen, mit stärker differentiellen und klinischen oder mit mehr erlebnispsychologischen Akzentuierungen *ein* Thema behandelt und dabei häufig auf ältere Begriffe und Kontroversen — z.T. unter anderen Namen — zurückgegriffen worden. Diese Ansätze führen zu einer allgemeinen Theorie psychophysischer Aktivierungsprozesse, deren empirische Basis allerdings noch unzureichend gesichert ist.

IV. Kovariation, Dissoziation, selektive Aktivierung

1. Physiologische Aktivierung und subjektive Körperwahrnehmung

Der Zusammenhang von erlebter Aktivierung und registrierten physiologischen Komponenten ist bisher überwiegend korrelationsstatistisch untersucht worden, kann jedoch auch mit den Verfahren der Psychophysik, d.h. intraindividuell mit abgestufter Stimulation, oder gerade in Hinblick auf individuelle Beurteilermerkmale, d.h. mögliche Diskrepanzen der wahrgenommenen und registrierten Körperfunktionen, und deren Bedingungen betrachtet werden.

TRAXL (1959, 1960) entwickelte mit der Paarvergleichsmethode eine Intensitätsskala der „gefühlsmäßigen Wirkung" von Reizworten bzw. von verschiedenen Dias. Zwischen der subjektiven Gefühlsschwelle, definiert als Index aus der Ja-Nein-Verteilung bei der Frage nach der subjektiven Wirkung des Dias, und dem jeweils gemessenen Hautwiderstand besteht ein nahezu linearer Zusammenhang, wenn die Reaktionsamplituden als Quadratwurzel der relativen Hautwiderstandsänderung $\Delta R/R$ dargestellt werden. BARTENWERFER (1963) fand einen linearen Zusammenhang zwischen Graden der „geistig-nervlichen Anspannung", welche auf einer nach der Paarvergleichsmethode entwickelten Aktiviertheitsskala einzustufen ist, und registrierten Herzfrequenzwerten unter verschiedenen Belastungen. Mehrere Untersuchungen haben sich mit dem Zusammenhang zwischen der Amplitude von evozierten Potentialen und skalierten Empfindungsqualitäten befaßt (z.B. KEIDEL u. SPRENG, 1963; DONCHIN et al., 1973; GUTTMANN, 1972).

In einer umfangreichen Studie versuchten MANDLER et al. (1958) zu klären, ob Individuen, welche ihre körperlichen Aktivierungsprozesse im Vergleich zu anderen Personen als besonders intensiv beschreiben, tatsächlich stärker vegetativ reagieren oder ob sie ihre Körperwahrnehmungen nur anders gewichten.

Probanden mit hohen Werten im Autonomic Perception Questionnaire APQ, welcher nach den individuell erinnerten körperlichen Begleiterscheinungen eines vorgestellten Angstzustandes fragt, tendierten in einem Aktivierungsexperiment zu größeren Reaktionen in den fünf registrierten physiologischen Funktionen; außerdem neigten sie in der ebenfalls vorgenommenen postexperimentellen Selbsteinstufung zu einer Überschätzung ihrer körperlichen Reaktivität, während Probanden mit niedrigen APQ-Werten eher geringere vegetative Reaktionen und subjektive Unterschätzungen zeigten. Eine zweite Studie bestätigte jedoch die Diskrepanzen zwischen registrierter und postexperimentell eingestufter Aktivierung nicht (MANDLER u. KREMEN, 1958), und andere Untersucher konnten positive Beziehungen zwischen APQ-Angaben und der Herzfrequenz oder EDA nicht feststellen (s. MCFARLAND, 1975).

Gerade die Diskrepanz zwischen 1) *habituellen* Merkmalen der Körperwahrnehmung, d.h. relativ überdauernden Beschwerden, 2) *aktueller* Wahrnehmung der körperlichen Reaktionen („visceral perception") während einer Belastung und 3) objektiven Aktivierungsindikatoren ist verschiedentlich untersucht worden. Dieses Kovariations-Problem ist auch für Studien der Selbstkontrolle von Körperfunktionen und für die Biofeedback-Forschung wichtig (z.B. MCFARLAND, 1975; LEGEWIE u. NUSSELT, 1976; SHEDIVY u. KLEINMAN, 1977). Eigentlich knüpft diese Fragestellung an das alte Konzept der Hypochondrie und an psychoanalytische Erfahrungen, daß verbale Auskünfte über Emotionen u.U. im Gegensatz zu körperlichen Erregungszeichen, Versprechen, Trauminhalten u.a. Indizien affektiver Spannung stehen können, an. Es gibt auch einige Hinweise für eine gelegentlich inverse Beziehung zwischen körperlicher Aktivierung und offenem Gefühlsausdruck (s. IZARD, 1977).

Aufgrund der individuellen Unterschiede in einem Aktivierungsexperiment, welches die Registrierung von tonischer EDA und Herzfrequenz in einer Aktivierungs- und einer Deaktivierungsphase sowie Selbsteinstufungen umfaßte, bestimmte THAYER (1971) Probanden mit geringer und größerer *Diskrepanz objektiver und subjektiver Daten* („gute" und „schlechte" Selbstbeurteiler). Große Diskrepanzen fanden sich bei Probanden aus Familien mit drei und mehr Geschwistern und hohen Werten in Fragebogen zur Erfassung der autoritären Einstellung und der Extraversion, was der Autor als ein Syndrom geringerer Selbstreflexion interpretiert. Auch WEINSTEIN et al. (1968) sehen ihre ähnlich definierten Diskrepanzmaße als interessantes Persönlichkeitsmerkmal an und versuchen eine Validierung mit Hilfe verschiedener Skalen aus Persönlichkeitsinventaren, insbesondere anhand der von BYRNE (1964) aus dem MMPI entwickelten *Repression-Sensitization-*(RS-)Skala, welche zwei verschiedene Verarbeitungsstile erfassen soll. Danach versucht ein Repressor Angst zu vermeiden, indem er die Existenz angsterzeugender Hinweisreize sich nicht eingesteht oder gar nicht wahrnimmt, während der Sensitizer bedrohliche Hinweise stark beachtet und sich mit dem Belastungscharakter der Situation aktiv auseinandersetzt. Probanden mit hohen Repressor-Werten, welche während der Vorführung eines Operationsfilms Belastung und Angst verneinten, zeigten höhere EDA- und Herzfrequenz-Werte als Sensitizer-Probanden mit hoher Selbsteinstufung der Angst. Die Autoren interpretieren Diskrepanzen als Hinweis auf verschiedene Formen der Situationsbewältigung im Sinne psychoanalytischer Abwehrmechanismen, übersehen jedoch, daß die RS-Skala hochgradig mit üblichen Skalen der Emotionalen Labilität korreliert, so daß die Ergebnisse einfach als Ausdruck unterschiedlicher Klagsamkeit und psychovegetativer Labilität gedeutet werden können (s. BOUCSEIN u. FRYE, 1974).

Diese ausgewählten Studien weisen immerhin auf die Rolle interindividueller Differenzen in der Wahrnehmung und Interpretation physiologischer Aktivierungskomponenten hin und legen eingehendere Analysen der intervenierenden Variablen sowie verbesserte Skalierungen und Registrierungen nahe, welche zunächst auch zu einer Art *Psychophysik der enterozeptiven Wahrnehmung* und zur Beschreibung individueller Unterschiede der *Diskriminationsfähigkeit* physiologischer (vegetativer, muskeltonischer) Kennwertänderungen führen könnte. In Biofeedbackstudien scheinen allerdings, wie erste Hinweise vermuten lassen, die bessere Diskrimination der internen Änderungen keine sichere Erfolgssteigerung zu bringen (BLANCHARD et al., 1972; BRENER, 1974, 1977; BIRBAUMER, 1977c).

2. Neuere Beiträge zum Kovariations-Problem

Es existieren nur wenige neuere, systematische und multivariate Studien zum allgemeinen Kovariations-Problem, dafür aber verstreut als Nebenergebnis anderer Untersuchungen zahlreiche Hinweise auf inter- und intraindividuelle Korrelationen in Aktivierungsprozessen. Die besonderen Methodenprobleme solcher Kreuzkorrelationen sind an anderer Stelle (FAHRENBERG, 1978) erörtert und die Frage nach Diskrepanzen zwischen subjektiver Wahrnehmung und objektiver Registrierung von Körperfunktionen im vorausgegangenen Abschnitt behandelt worden.

EASON und DUDLEY (1971) betonen, wie schwierig eine Aussage darüber ist, ob eine beobachtete Änderung in physiologischen Kennwerten auf eine Variation in der Intensitätsdimension oder auf einen direktionalen Effekt oder auf beides zurückzuführen ist. Relativ geringe interindividuelle Korrelationen beobachteten z.B. KELLY et al. (1970) zwischen Niveauwerten von vier Biosignalen und Selbst- und Fremdeinstufungen von Angst und Depression bei Angstneurotikern und ähnlich GRUZELIER und VENABLES (1975) zwischen vier Biosignalen bei 100 Schizophrenen sowie GROLL (1966) zwischen vier Biosignalen bei 27 Probanden während eines 90-Minuten-Vigilanzversuchs, obwohl alle Indikatoren signifikant zwischen beachteten und nicht-beachteten Signalen diskriminierten. Mehrere Untersuchungen richteten sich auf das psychophysiologische Paradigma „Habituation der Orientierungsreaktion" als einen Miniatur-Aktivierungsprozeß. TURKEWITZ et al. (1970) registrierten bei 21 Neugeborenen Herzfrequenzänderungen, laterale Augenbewegungen und Fingerbewegungen während abgestufter akustischer Stimuli. Die Ergebnisse lassen intraindividuell nur eine zufällige zeitliche Konkordanz der verschiedenen Reaktionsweisen und interindividuell ebenfalls insignifikante korrelative Beziehungen erkennen, so daß die Autoren das Konzept generalisierter Aktivierung bzw. einer einheitlichen Orientierungsreaktion bezweifeln und darin mit kritischen Ergebnissen anderer Konsistenzstudien übereinstimmen (z.B. ORR u. STERN, 1971; KORIAT et al., 1973; SCHRÖDER, 1974; O'GORMAN, 1977).

In Analogie zur Konstruktion eines psychologischen Tests aus einzelnen Items (Parallelmessungen) kann die Kombination verschiedener Aktivierungsindikatoren z.B. nach einem linearadditiven

Modell erwogen werden, um die Reliabilität und Validität zu erhöhen (s. FAHRENBERG, 1978). THAYER (1970) erprobte solche Meßwert-Kombinationen in einem Aktivierungsexperiment und fand systematisch höhere Interkorrelationen zwischen der Selbsteinstufung der Probanden (anhand des AD/ACL-Verfahrens) und diesen Indices als mit den einzelnen Biosignalen. CLEMENTS et al. (1976) beobachteten relativ hohe Korrelationen zwischen AD/ACL-Testwerten und Herz- und Atem-Frequenz, jedoch nicht mit dem Hautwiderstand.

In einer sehr umfangreichen explorativen Korrelationsstudie an 61 Probanden über 30 Meßpunkte verschiedener Experimentalphasen beobachtete WALSCHBURGER (1976, S. 144) an 13 Markiervariablen von EKG, EMG, EDA, EEG und Atmung Kreuzkorrelationen „im allgemeinen in mittlerer Höhe zwischen .40 und .70", so daß eine deutliche Dokumentation für eine Kovariation der beteiligten vegetativen und anderen Systeme im Aktivierungsprozeß gegeben ist. Interindividuell sind die Interkorrelationen dieser Biosignale zuzüglich der Blutdruckvariablen im allgemeinen geringer, ergaben jedoch unter den insgesamt 233 Variablen zahlreiche Querbeziehungen zum aktuellen Befinden, Versuchserleben und habituellen Merkmalen, welche Hypothesen für weitere Studien anregen (s. FAHRENBERG et al., 1978).

Es ist deutlich, daß solche Korrelationsstudien wegen der zahlreichen Argumente für Reaktionsspezifitäten und für die Möglichkeit selektiver Aktivierungsmuster einen nur begrenzten Aussagewert haben, andererseits jedoch als empirische Schätzung gemeinsamer Varianzanteile unerläßlich sind, zumal die in der Psychophysiologie verbreiteten Studien einzelner Systeme oder Mechanismen *implizit* überwiegend doch die Absicht von Generalisierungen auf verschiedene Funktions-Klassen, also allgemeinere Dispositionsprädikate und Konstrukte, enthalten. So ist zwar LANGs (1971) Meinung, daß verschiedene Aktivierungsindikatoren durchschnittlich nur ca. 10% gemeinsame Varianz aufweisen, für den interindividuellen Fall wahrscheinlich zutreffend, im intraindividuellen Fall wahrscheinlich eine starke Unterschätzung, wie sich aus breit angelegten Studien (MYRTEK, 1978; WALSCHBURGER, 1976; FAHRENBERG et al., 1978) und darüber hinaus auch aus der Kritik am linearen Modell dieser Kreuzkorrelationen und aus anderen Methodenproblemen (s. z.B. TAYLOR u. EPSTEIN, 1967; TEICHNER, 1968; LADER, 1975b; FAHRENBERG, 1978) ergibt.

3. Selektive Aktivierung

Die älteren systematischen Ansätze einer Taxonomie von Aktivierungsmustern (DAVIS et al., 1955; WENGER, 1957; CATTELL, 1957, 1972) sind bisher in vergleichbarer Breite nicht weitergeführt, sondern durch enger angelegte Studien abgelöst worden.

CHESSICK et al. (1966) beschreiben wie vorher CLEMENS (1957) und WENGER et al. (1960) die durch Adrenalin und Noradrenalin pharmakologisch ausgelösten Muster, vergleichen diese mit induzierten Schmerz-, Ärger- und Angst-Zuständen und weisen auf die Simplifikation einer Zuordnung pharmakologisch und „psychologisch" induzierter Muster hin. EDWARDS und TREADWELL (1969) meinen, das Adrenalinmuster vom Ärgermuster anhand kardiovaskulärer Kennwerte trennen zu können. LADER und TYRER (1972) haben die Effekte von Betablockern psychophysiologisch beschrieben. DAVIDSON und NEUFELD (1974) versuchten — abweichend von anderen Autoren — erstmals eine multivariate Diskrimination von „Schmerz"- und „Streß"-Reaktionen. Mehrere Untersucher haben sich auf das Phänomen der sexuellen Erregung, das wahrscheinlich als ein selektives Aktivierungsmuster anzusehen ist, konzentriert (s. MASTERS u. JOHNSON, 1966; WENGER et al., 1968; ZUCKERMAN, 1972). HOON et al. (1976) beobachteten in einem gut kontrollierten Versuchsplan mit Wiederholungsmessungen an N=6 Probandinnen während eines erotischen Films im Vergleich zu einem dysphorisch-grausamen Film signifikant höhere vaginale Pulsvolumenamplituden, tonischen Hautleitwert, Blutdruckwerte und Stirntemperatur, während Herzfrequenz, Herzfrequenzvariabilität, phasische EDA und Fingerpulsamplitude nicht diskriminierten. HEIMAN (1977) fand bei N=59 Frauen und N=39 Männern aufgrund eines erotischen Films ebenfalls keinen Anstieg von Herzfrequenz und Pulsvolumenamplitude des Fingers, jedoch eine typische Erhöhung der genitalen Pulsvolumenamplitude, d.h. der AC- und nicht der DC-Komponente der Plethysmogramme. Alle diese Studien sind schwierig zu interpretieren, denn für die registrierten Unterschiede können zumindest teilweise auch die — von einigen der Autoren nicht hinreichend diskutierten — Unterschiede der Intensität verantwortlich sein, und die Plausibilität der Induktionsmethode bleibt fraglich bzw. ist vielfach nicht einmal anhand von Selbsteinstufungen hinreichend kontrolliert worden.

Diesem Ansatz entsprechend ist nach spezifischen Maßen anderer Aktivierungsmuster, welche aufgrund ihrer Antriebsbezogenheit vielleicht solche typischen Komponenten bzw. ein dominierendes Organsystem aufweisen, zu fragen. EHRHARDT (1975, S. 68) hat versucht, einzelnen Antrieben, z.B. Nahrungsantrieb, Schlafantrieb, bestimmte vegetative Reaktionen zuzuordnen. Hinsichtlich Aggressionsbereitschaft (Wut) nennt er u.a. Sträuben der Haare im Nacken und Rücken, Speichelfluß, Pupillenerweiterung und lokalisierte Gefäßerweiterung (roter Kopf), hinsichtlich Angstbereitschaft (Angst, Furcht) u.a. Pupillenverengung, Gefäßverengung der Haut, gastrointestinale Aktivität, Schweiß an lokalisierten Hautregionen, und vermutet unterschiedliches Verhalten von Herzfrequenz und Plasmafettsäuren. Genauere Untersuchungen, welche die Anregung aufnehmen, EDA von Hand-, Stirn- und Fußflächen („emotional-ängstliches Schwitzen") mit EDA anderer Regionen („Schwitzen als unspezifisches Sympathikusreizsyndrom") zu vergleichen, fehlen noch, ebenso multivariate Analysen mimischer und körperlicher EMG-Konfigurationen (s. EDELBERG, 1973; SORGATZ u. RHEINBERG, 1976; SCHWARTZ et al., 1976; FAIR u. SCHWARTZ, 1977).

In seiner kritischen Übersicht über die Psychophysiologie von Aktivierungszuständen argumentiert JOHNSON (1970) gegen eine simple lineare Psychophysiologie, welche ein Aktivierungs-Kontinuum von Bewußtseinszuständen annimmt, aber auch gegen die Auffassung, solche Zustände seien durch vegetative und EEG-Daten leicht zu definieren. Vielmehr können dieselben Veränderungen in verschiedenen Bewußtseinszuständen erscheinen: EEG-Alpha auch während Schläfrigkeit und REM-Schlaf, EDA-Fluktuationen auch im REM-Schlaf: Überhaupt seien die fünf Schlafstadien weder in EEG-Spektralanalysen noch in den Niveauwerten von Herz- und Atem-Frequenz, Fingertemperatur und Hautleitwert zu unterscheiden; der REM-Schlaf zeichnet sich durch stärkere vegetative Variabilität, z.T. in Abhängigkeit von den EOG-Effekten, aus. Zusammenfassend behauptet er, daß erst der Bewußtseinszustand bestimmt sein sollte, bevor die physiologischen Maße interpretiert werden können und nicht etwa umgekehrt.

4. Phasische Herzfrequenz-Reaktionen und die Definition der Orientierungsreaktion

Kaum ein Phänomen stand während der vergangenen Jahre so im Vordergrund des Interesses psychophysiologischer Forschung wie das dezeleratorische oder akzeleratorische, phasische Verhalten der Herzfrequenz in bestimmten Reaktionsparadigmen, obwohl es sich nur um einen geringfügigen, kurzfristigen Effekt von (umgerechnet) wenigen Schlägen/Minute handelt. Statt um die differentielle Psychophysiologie der Emotionen geht es also um ein minimales Phänomen, offenbar durch die Hoffnung motiviert, nicht nur einen relativ sicheren deskriptiven Fortschritt, sondern wenigstens hier einmal eine „tiefere" biologisch-funktionale Erklärung eines psychophysischen Aktivierungsprozesses zu erreichen. Der Effekt selbst ist — nicht zuletzt wegen definitorischer und meßmethodischer Probleme — noch nicht eindeutig gesichert und seine Interpretation ist, wie die Lacey-Obrist-Kontroverse zeigt, uneinheitlich.

Das auffällige Verhalten der Herzfrequenz wurde von vielen Autoren festgestellt: *Frequenzzunahme* während bestimmter Stimulus-Klassen, z.B. bei Problemlösungsprozessen, stärkerer aversiver Reizung bzw. nach ihrer Ankündigung; *Frequenzabnahme* während anderer Stimulus-Klassen, z.B. Ankündigungssignale für Reaktionszeitmessung, Darbietung von Bildern und anderen Informationen. Die phasische Abnahme der Herzfrequenz ist hier gegenläufig zur sympathikoten bestimmten Veränderungsrichtung einiger Biosignale wie EDA-Leitwerterhöhung und digitaler Vasokonstriktion; sie scheint von anderen Biosignalen wie Blutdruck, EMG (Unterarm) und Pupillenreaktion weitgehend unabhängig zu sein (u.a. JOHNSON u. LUBIN, 1972; LIBBY et al., 1973; GANG u. TEFT, 1975; WILLIAMS et al., 1975; OBRIST, 1976). Diese direktionale und quantitative Dissoziation von Herzfrequenzreaktion und anderen Indikatoren wird von LACEY (1967; LACEY u. LACEY, 1974, s. Abschnitt C, I) in der intake-rejection-Hypothese, d.h. Umweltzuwendung mit Dezeleration und Umweltabwendung mit Akzeleration, formuliert. Dagegen versucht OBRIST (1976; LAWLER et al., 1976) in seinem Konzept kardiovaskulär-somatisch-behavioraler Koppelung eine andere Interpretation: Bei aversiver Stimulation ohne Fluchtmöglichkeit wie beim klassischen Vermeidungslernen und in nicht-aversiven Situationen wie Reaktionszeitmessung ist eine momentane Immobilisierung von Vorteil, so daß das Herz primär vagal beeinflußt und — hiermit gekoppelt — die somatischen Effekte, d.h. Muskeltonus und Körperbewegung, reduziert werden. Situationen mit Vermeidungsmöglichkeiten (Kampf oder Flucht) führen demgegenüber zu einer sympathikotonen Bereitstellung. Die Herztätigkeit entspricht, wenn auch u.U. überschießend, den muskulären Anforderungen des Organismus. Die Interpretation der phasischen Dezeleration ist also kontrovers, und die von LACEY behauptete „motivationale" Bedeutung wird auch von HAHN (1973) und ELLIOT (1974) zurückgewiesen bzw. als zu unpräzis für empirische Entscheidungen angesehen. So wird der Unterschied der beiden, zumindest in einigen Studien unterschiedlich wirkenden Stimulus-Klassen nicht in dem meist gar nicht genauer kontrollierten (z.B. WILLIAMS et al., 1975) Merkmal intake-rejection, sondern in anderen Bedingungen, z.B. unterschiedliche Energieanforderungen, Muskelbeteiligung, Aufmerksamkeitsprozesse, Verbalisierung und vor allem in der Valenz angenehm–unangenehm, welche schon seit langem (z.B. ZONEFF u. MEUMANN, 1903; RIHL, 1926) mit der Richtung der Herzfrequenzänderung assoziiert wird, gesehen (z.B. CAMPOS u. JOHNSON, 1967; ELLIOT, 1974; PRIBRAM u. MCGUINNESS, 1975). Tatsächlich scheinen auch verschiedene Bewertungsdimensionen (LIBBY et al., 1973; GANG u. TEFT, 1975) und habituelle Persönlichkeitsmerkmale (KLORMAN et al., 1977) eine Rolle zu spielen.

Auf jeden Fall muß eine noch präzisere Beschreibung der phasischen Herzfrequenzveränderungen erreicht werden, denn es gibt Belege, daß sich eine primär monophasische Dezeleration bei schwachen akustischen Stimuli (50 dB) mit zunehmender Stimulusintensität (70 und 90 dB) zu einer biphasischen und dann triphasischen, vor allem akzeleratorischen Reaktion (BERG u. GRAHAM, 1970) unter bestimmten Bedingungen auch quartischen Reaktion (COYECHE u. THYSELL, 1971; PORGES, 1972; GATCHEL u. LANG, 1973; HART, 1975) wandelt, oder daß bedeutende individuelle Differenzen von akzeleratorisch und dezeleratorisch reagierenden Individuen in den Gruppenstatistiken verborgen sein können (HARE, 1972; HARVEY u. HIRSCHMAN, 1976) bzw. in den üblichen Kleinstichproben-Experimenten leicht zu Widersprüchen führen können. Es mangelt noch an genauen Informationen über die inter- und intraindividuelle Variabilität, an multivariaten Registrierungen und noch präziseren Analysen der respiratorischen Kopplung (s. COHEN, 1974; HART, 1975; FOERSTER, 1978). Auch andere Deduktionen aus LACEYS Annahmen konnten überwiegend nicht bestätigt werden: Ein Zusammenhang von *Reaktionszeit* und *Phase* der Herzaktion, d.h. einem intraindividuell simultan oder z.B. 350 msec nach der R-Zacke gegebenen Stimulus, fehlt (DELFINI u. CAMPOS, 1972; ELLIOT, 1974; THOMPSON u. BOTWINICK, 1970; JENNINGS u. WOOD, 1977), die Signalerkennung ist nicht besser (VELDEN u. JURIS, 1975).

Die dezelerative Reaktion wird vielfach als eine Komponente der Orientierungsreaktion angesehen (GRAHAM u. CLIFTON, 1966), obwohl SOKOLOW (1963) hierzu keine eindeutigen Auskünfte gibt und seinerseits vor allem die „direktionale Fraktionierung" der digitalen und der zephalen Durchblutung als Kriterien der unspezifischen Orientierungsreaktion und der Defensivreaktion nennt. Diese Abgrenzung ist teils aus methodischen Gründen (andere Aufnehmer, andere Meßorte, andere Stimulusdefinitionen), teils wegen der schwierigen Abgrenzung der Defensivreaktion (DR) von Schreckreaktionen auch in neueren Arbeiten noch nicht befriedigend möglich gewesen (RASKIN et al., 1969; HARE, 1972, 1973; COOK, 1974). So beobachteten OSTER et al. (1975) zwar eine zephale Vasodilatation (OR), welche sich bei höherer Stimulusintensität in eine Vasokonstriktion (DR) wandelte, doch habituierte diese DR-Komponente ähnlich wie die in beiden Situationen registrierte digitale Vasokonstriktion. Bei steiler Anstiegsflanke (10 µsec gegenüber 10 msec) des Stimulus findet eine durch die kurze Latenz, Muskelaktivität und Atemunregelmäßigkeit von der DR unterscheidbare Schreckreaktion statt.

Methodisch führen hier kombinierte Paradigmen oder Auswertungsstrategien (ÖHMAN, 1972; VELDEN, 1977) weiter, welche Habituations- und Konditionierungs-Pläne verbinden, um die fraglichen Phänomene vergleichen zu können. Die notwendigen multivariaten Registrierungen während solcher kombinierten Paradigmen und präzisere Kontrollen und Auswertungen stehen insgesamt noch aus, so daß die Zuordnung der fraktionierten phasischen Herzfrequenzreaktion zu OR und DR weiterhin eine Arbeitshypothese bleibt. Eine befriedigende Taxonomie dieser selektiven phasischen Aktivierungsmuster ist noch nicht möglich.

V. Psychophysiologische Paradigmen

Die typischen Untersuchungskonzepte psychophysiologischer Forschung wurden in Abschnitt B IV genannt. Vom *Streß/Strain-Paradigma* abgesehen dominieren vor allem Untersuchungen des elementaren Mechanismus der *Habituation der Orientierungsreaktion* und der *selektiven Aufmerksamkeit* sowie die verschiedenen Paradigmen der gezielten *Modifikation somatischer Reaktionen* durch klassische und operante Konditionierung, durch Biofeedback-Training und durch willkürliche Beeinflussung. Alle Fragestellungen sind auch für die klinische Psychophysiologie wichtig.

1. Orientierungsreaktion und Habituation

Statt auf die noch weitgehend spekulativen neurophysiologischen Modelle des Habituationsprozesses näher einzugehen (SOKOLOW, 1963; GROVES u. THOMPSON, 1970; PEEKE u. HERZ, 1973; PRIBRAM u. MCGUINNESS, 1975), sollen hier nur einige kritische Beiträge der Empirie erwähnt werden. Außer den schon zuvor genannten Abgrenzungsschwierigkeiten zwischen OR und DR und den referierten Hinweisen auf intra- und interindividuelle Inkonsistenz bzw. Diskordanz von OR-Komponenten gibt es weitere grundsätzliche Fragen. Manche Probanden nehmen offenbar die Stimulusinformation auf, ohne eine OR zu zeigen (O'GORMAN, 1973), obwohl diese „Non-Responder" (GRUZELIER u. VENABLES, 1972) eigentlich multivariat zu untersuchen wären, bevor man diese Aussage wagt. Insgesamt ist der Zusammenhang von phasischer und tonischer, generalisierter und lokalisierter Orientierungsreaktion und der Umfang der beobachteten differentiellen Habituierbarkeit einzelner OR-Komponenten noch unzureichend beschrieben (ORR u. STERN, 1971; TURKEWITZ et al., 1970; STERN, 1972; GINSBERG u. FUREDY, 1974), so daß auch die Modellbildung von besseren Deskriptionen wesentlich gewinnen würde. Ungewöhnlich, aber im Grunde unerläßlich, ist der von BIRBAUMER (1977) organisierte Versuch, wichtige Bedingungen und Parameter eines Habituationsexperimentes zu standardisieren, um überhaupt Vergleiche zwischen Laboratorien und kontrollierten Anwendungen in der klinischen Psychophysiologie zu ermöglichen (SCHANDRY et al., 1977).

Als *Habituation* wird die Abnahme der Reaktionsintensität zentralnervöser, vegetativer und motorischer Systeme bei wiederholter Darbietung desselben Stimulus bezeichnet. Die Habituationsrate hängt von Informationsgehalt, Regelmäßigkeit, Intensität und Intervall der Stimuli, vom Allgemeinzustand, z.B. Schlaf (FIRTH, 1973; MCDONALD u. CARPENTER, 1975) oder hochgradiger Erregung, sowie wahrscheinlich von anderen individuellen Merkmalen ab; typisch sind Phänomene der Dishabituation und der Spontanerholung (THOMPSON u. SPENCER, 1966; LADER, 1971; BIRBAUMER, 1977b). Der Habituationsverlauf ist ähnlich den Extinktionskurven gelernter Reaktionen oft als negative Exponentialfunktion zu beschreiben, doch bestehen Unterschiede zwischen den OR-Komponenten und zwischen Personen. So habituieren evozierte Potentiale und phasische EDA gewöhnlich langsamer als die phasischen Herzfrequenzveränderungen, vasomotorischen Reaktionen und EEG-Desynchronisationen (GRAHAM, 1973; BIRBAUMER, 1977; SCHRÖDER, 1974). BIRBAUMER (1977) u.Mitarb. (HÖLZL et al., 1974) beobachteten anhand von EDA-Daten drei verschiedene Habituationstypen „Habituierer", „Sensibilisierer-Habituierer" und „Sensibilisierer" und meinen, daß das Zwei-Prozeß-Modell von GROVES und THOMPSON (1970) aus einer Habituations- und einer Sensibilisierungs-Komponente theoretisch-neuropsychologisch und empirisch zur Datenanpassung fruchtbarer ist als SOKOLOWS Modell eines qualitativen OR-DR-Umschlags. Die Definition individueller Habituationskennwerte (KORIAT et al., 1973; O'GORMAN, 1977) und die Auswertung multivariater Habituationsverläufe werden gegenwärtig noch sehr unterschiedlich gehandhabt, obwohl im klinisch-psychophysiologischen Bereich nicht selten sog. Habituations-Tests angewendet werden (s. LADER u. MATHEWS, 1968; MEDNICK u. SCHULSINGER, 1968, s. Abschnitt E, III).

2. Selektive Aufmerksamkeit

Die primär von neurophysiologischer Seite unter dem Gesichtspunkt der Informationsverarbeitung untersuchten Aufmerksamkeitsprozesse werden zunehmend in einem breiteren Zusammenhang gesehen. Über evozierte Hirnrindenpotentiale und den EEG-Makroprozeß, z.B. bei Vigilanzleistungen, hinaus werden u.a. kardiovaskuläre und somatomotorische Funktionen stärker berücksichtigt. Während von psychophysiologischer Seite vor allem die Amplitude der „späten" positiven Komponenten (P_3, P_{300}, LPC) als vermutlicher Index der nicht physikalisch definierten, sondern psychologisch bedeutsamen, aufgabenrelevanten Reizparameter interessierte (s. GUTTMANN, 1972; DONCHIN et al., 1973; CALLAWAY, 1975), sind jetzt Arbeitshypothesen über individuelle Differenzen, über Beeinflußbarkeit und funktionale Bedeutung der langsamen kortikalen Potentiale (LKP, slow cortical potentials SCP, contingent negative variation CNV; TECCE, 1972; MCCALLUM, 1973; LACEY u. LACEY 1974; GAILLARD, 1976; ROCKSTROH et al., 1978) oder über die Entstehung selektiver Aufmerksamkeit im Zusammenspiel einer Sensibilisierung von phasischen und tonischen

Orientierungsreaktionen für relevante und einer Habituation für irrelevante Stimuli formuliert (WATERS et al., 1977). Diese Arbeitshypothesen sind ähnlich den neuronalen „Modellen" von SOKOLOW, ROUTTENBERG, PRIBRAM noch sehr allgemein gehalten. Wahrscheinlich ist eine genauere Charakterisierung der Experimentalanordnungen unter primär psychologischen Gesichtspunkten unumgänglich (NÄÄTÄNEN, 1975). So unterscheiden PRIBRAM und MCGUINNESS (1975) zwei Paradigmen: Registrierung von physiologischen und behavioralen Reaktionen vor einem Hintergrund monotoner sensorischer Ereignisse (Orientierung, Vigilanz, Habituation) sowie Kategorisierung (invariant) oder Schlußfolgerung (variabel) in Hinblick auf die Reaktionskonsequenzen (Verstärkung) sensorischer Ereignisse. RÖSLER (1977) unterscheidet in genauerer psychologischer Analyse mehrere Paradigmen: aktive Ausrichtung der Aufmerksamkeit auf Signale (Vigilanzaufgaben, Signaldetektionsaufgaben, welche auch falschen Alarm berücksichtigen, Aufgaben der Hypothesenprüfung) sowie passive Ausrichtung der Aufmerksamkeit.

3. Konditionierungs-Lernen, Biofeedback und Selbstkontrolle

Das *klassische Konditionieren* physiologischer Reaktionen ist von westlichen Untersuchern im Gegensatz zu sowjetischen Autoren (s. BYKOW u. KURZIN, 1966) verhältnismäßig selten als Paradigma verwendet worden und beschränkt sich ganz überwiegend auf die Konditionierung von vier Systemen: Lidschlag, Herzfrequenz, EDA, EEG-Desynchronisation (Alpha-Block). Konditionierung soll hier ein Lernvorgang heißen, in welchem wiederholt zwei Stimuli, bedingter Stimulus (CS) und unbedingter Stimulus (UCS), dargeboten werden und sich die Reaktion auf den CS durch den Zusammenhang mit der UCS-Reaktion (UCR) ändert, bis der CS allein einigermaßen regelmäßig eine konditionierte Reaktion (CR) auslöst. Solche Konditionierungsstudien können mehreren verschiedenen Paradigmen folgen. Trotz der offenkundigen Methodenprobleme, welche z.B. aus der Definition des betreffenden Paradigmas, aus der schwierigen Berücksichtigung von Orientierungsreaktionen, differentieller Habituation und unspezifischer Fluktuation folgen (KATKIN u. MURRAY, 1968; STERN, 1972; MARTIN, 1975), gibt es kaum Standardisierungsbemühungen, und selbst die vorherrschenden EDA-Konditionierungsstudien (PROKASY u. KUMPFER, 1973; STERN u. WALRATH, 1977; GRINGS, 1977) und Lidschlag-Konditionierungsstudien (MARTIN u. LEVEY, 1969) werden sehr unterschiedlich gehandhabt und gedeutet. Die beobachtete Konditionierbarkeit vegetativer Raktionen hat wie bei den anderen psychophysiologischen Paradigmen zu anderen Fragestellungen insbesondere nach den situativen und intervenierenden Variablen und nach individuellen Unterschieden der Konditionierbarkeit, z.B. in Abhängigkeit von bestimmten Persönlichkeitsmerkmalen und klinischen Diagnosen (s. Abschnitt D), geführt. Wegen der überwiegend univariaten Experimente ist noch weitgehend offen, inwieweit selektiv nur einzelne Reaktionsweisen oder vielmehr Funktionseinheiten, etwa größere „conditioned emotional reactions" (CER), konditioniert werden.

Das Paradigma *operante Modifikation* physiologischer Funktionen hat sich im Rahmen der operanten Analyse erst langsam herausgebildet, da der Status z.B. einer kardiovaskulären Reaktion als „operant" fraglich erschien oder psychophysische Muster eher als Nebeneffekte der behavioralen Vorgänge, z.B. beim Vermeidungslernen, betrachtet wurden (SHEARN, 1972; SHAPIRO, 1977). Für das operante Lernen (instrumentelles Konditionieren) ist nicht eine strikte CS-UCS-Koppelung unter völliger experimenteller Kontrolle wesentlich, sondern eher die Bereitschaft des Organismus, sich durch die experimentell manipulierten Umweltbedingungen in bestimmten Verhaltensweisen verstärken zu lassen. Vegetatives Lernen unter operanter Kontrolle ist zunächst bei aversiven Konditionierungsversuchen, insbesondere beim Vermeidungslernen, näher untersucht worden. Die beobachteten gastrointestinalen, kardiovaskulären, endokrinen und auch muskulären Begleiterscheinungen sind wesentlich für die lernpsychologisch orientierte Theorie der Angst und für Pathogenesemodelle psychosomatischer Krankheiten (LACHMAN, 1972; SHEARN, 1972; FLORIN u. TUNNER, 1975; BIRBAUMER, 1977d). Erfolgreiche operante Konditionierungen wurden – auch beim Menschen – für viele Funktionen, u.a. Herzfrequenz, Blutdruck, periphere Durchblutung, Muskeltonus, EDA, Speichelsekretion, beschrieben, wenn auch oft in quantitativ geringem Ausmaß. Die besonderen methodischen Probleme liegen nicht nur in der Feststellung der Basisrate und der Parallelisierung von Ausgangsniveaus, sondern auch in der Abhebung von Habituationsprozessen und in der Anwendung geeigneter Kontrollstrategien, welche etwa nach dem „yoked-control"-Versuchsplan neben der Experimentalperson jeweils einer Kontrollperson dieselben Verstärkerreize, jedoch nicht-kontingent zu den intendierten Verhaltensweisen, geben, um damit den zusätzlichen Reaktionsanteil aufgrund der belohnenden oder aversiven Verstärker zu identifizieren. Vor allem haben die Art und Weise der Veranschaulichung und Rückmeldung der „verborgenen" physiologischen Verhaltensweisen sowie die Rolle der Instruktionsbedingungen, der Verstärkungsart und der individuellen Differenzen psychologische und methodische Diskussionen ausgelöst (SHEARN, 1972; KIMMEL, 1974; PRICE, 1974).

Ein psychophysiologisch fruchtbares Paradigma wurde von TUNNER und BIRBAUMER (s. ROCKSTROH et al., 1977) entwickelt. Die Probanden sollen in einem sozialen Kontext, welcher durch das Bild eines Versuchspartners (zugleich der CS) hergestellt wurde, eine motorische Abwehrreaktion auf einen aversiven akustischen Reiz nicht für sich selbst, sondern für den „hilflosen" Versuchspartner ausbilden, indem sie auf zwei diskriminierbare Stimuli die Unterarm- bzw. die Wadenmuskulatur anspannen. Die Registrierung von EMG, EDA und Herzfrequenz sowie der subjektiven Reaktionen ergab bei Wiederholungsuntersuchungen unter anderen Bedingungen eine hohe Stabilität der gelernten Vermeidungsreaktion; außerdem mehrphasige physiologische Reaktionsverläufe auf den CS sowie Hinweise auf die komplizierende Rolle von Kontext und Versuchserleben.

Sehr breites Interesse hat das Paradigma des *Biofeedback* physiologischer Funktionsverläufe gefunden, sowohl in der psychophysiologischen Grundlagenforschung als auch in der vielfältigen und populären therapeutischen Anwendung, welche zu berufsethischen Diskussionen Veranlassung gab (SHAPIRO, 1973). Die Möglichkeiten und Methodenprobleme der Biofeedback-Verfahren sind in aktuellen Übersichten (BLANCHARD u. YOUNG, 1973; BARBER et al.,

1976; COHEN et al., 1976; BEATTY u. LEGEWIE, 1977; LEGEWIE u. NUSSELT, 1976; BIRBAUMER, 1977c; LEGEWIE, 1977; SHAPIRO, 1977; SCHWARTZ u. BEATTY, 1977; MILLER, 1978) dargestellt. Modifikationen wurden, mehr oder minder erfolgreich, hauptsächlich an EEG-Alpha-Niveau, Herzfrequenz, Blutdruck und EMG versucht und sind für das EEG im Gegensatz zu positiven Befunden einiger Autoren mehrfach nicht bestätigt worden (z.B. LEIB et al., 1976; JOHNSON, 1976; VALLE u. DEGOOD, 1977).

Nach BIRBAUMER (1977a, 1977c) gibt es Hinweise, daß die Rückmeldung von Mustern oder das „Summenbiofeedback" mehrerer Funktionen eher den Aktivierungszustand beeinflußt als die univariate Rückmeldung, welche oft zu nur selektiven Veränderungen führt. Die praktische und klinische Relevanz wird unter den Gesichtspunkten des erforderlichen Aufwandes, des Transfers und des erreichten Veränderungsbetrags, welcher z.B. in der Herzfrequenz durchschnittlich kaum über wenige bis u.U. 10 Schläge/Minute und 5 bis 20 mm Hg Blutdruck hinausgeht, erörtert. Während z.B. eine Generalisierung des EMG-Biofeedback-Trainings des Frontalis auf den Tonus anderer Muskeln und auf allgemeine körperliche und subjektive Entspannung verneint wird (ALEXANDER, 1975; CHRISHOLM et al., 1977; SHEVIDY u. KLEINMAN, 1977), gibt es Hinweise auf eine auch außerhalb des Labors anhaltende Beeinflußbarkeit des Blutdrucks (KRISTT u. ENGEL, 1975; KLEINMAN et al., 1977). Von dieser Anwendungsproblematik und der u.U. bestehenden Selektivität des Trainings abgesehen besteht eine weitgehende Übereinstimmung, daß das Biofeedback-Training ein hervorragendes Paradigma zur Analyse psychophysischer Aktivierungsmuster und ihrer psychologischen und biologischen Bedingungen ist.

Die *willkürliche Beeinflussung* und *Selbstkontrolle* von Körperfunktionen ist – abgesehen von Studien zum Autogenen Training (LUTHE, 1969; LASSNER, 1967) oder der Meditation (z.B. WOOLFOLK, 1975; GOLEMAN u. SCHWARTZ, 1976) – auch Gegenstand psychophysiologischer Experimente geworden, z.T. mit Effekten, welche dem Biofeedback-Training mindestens ebenbürtig sind: Beschleunigung der Herzfrequenz um durchschnittlich ca. 10 und individuell bis 35 Schlägen/Minute und Verlangsamung um 3 Schläge (STEPHENS et al., 1975; LEVENSON, 1976). Durch Vergleich mit der Herzfrequenz-Reaktivität der Probanden bei bestimmten experimentellen Aufgaben (ca. 12 Schläge Differenz) und in Alltagssituationen (wiederholte Selbstbeobachtung des Pulses) konnten BELL und SCHWARTZ (1975) die Relevanz von willkürlicher Beeinflussung (ca. 7 Schläge) und Feedback (ca. 9 Schläge) belegen. Es bestehen große individuelle Differenzen der Herzfrequenz-Beeinflußbarkeit, welche u.U. bei hoher Ruhe-Variabilität und hoher tonischer EDA eher gegeben ist. Die Beschleunigung, nicht aber die Abnahme scheint mit steigendem Blutdruck und erhöhter phasischer und tonischer EDA verbunden zu sein (STEPHENS et al., 1975). Ein zusätzliches Feedback scheint höchstens die Verlangsamung zu erleichtern (BELL u. SCHWARTZ, 1975; LEVENSON, 1976). Die wichtige Frage nach den individuellen Strategien und dem eigentlichen Mechanismus läßt sich vorläufig damit beantworten, daß offensichtlich sehr verschiedene emotionale Imaginationen und Handlungsansätze genutzt werden und daß die Atemtätigkeit eine zwar große, aber vermutlich allein nicht ausreichende Bedeutung hat (BERGMAN u. JOHNSON, 1971; SROUFE, 1971; BLANCHARD u. YOUNG, 1973; WELLS, 1973; LEVENSON, 1976).

4. Andere psychophysiologische Paradigmen

Die psychophysiologische Forschung entwickelt sich offensichtlich an solchen Paradigmen wie Belastung (Streß), selektive Aufmerksamkeit, Habituation, Konditionierung, Biofeedback und Selbstkontrolle. Deshalb verdienen auch andere Paradigmen wie *sensorische Deprivation* (ZUBEK, 1969; SUEDFELD, 1975; GROSS u. KEMPE in diesem Werk), selektive *Reizwahrnehmung, Informationsverarbeitung* und *Begriffsdiskrimination* (z.B. SARRIS et al., 1970; MCGUIGAN u. SCHOONOVER, 1973; GATCHEL u. LANG, 1973; OTTO u. Weber, 1974; BRIX, 1975; KRÖNER, 1976; WURST, 1976) und die bekannte *Reaktionszeit-Messung* (z.B. HOLLOWAY u. PARSONS, 1972; SHAGASS et al., 1972; LAWLER et al., 1976; MAYER u. LOLAS, 1977) oder neuartige Paradigmen wie *Prästimulation und Schreckreaktion* (GRAHAM, 1975) und *mentale Aktivität durch Bildvorstellungen* (SCHWARTZ, 1971; KLINGER et al., 1973) besonders beachtet zu werden, zumal wenn kombinierte Paradigmen zur standardisierten Diagnostik bestimmter Störungsformen wie der essentiellen Hypertonie (v. EIFF, 1976; RICHTER-HEINRICH et al., 1976) und des Schizophrenie-Risikos (MEDNICK u. SCHULSINGER, 1968) oder zur Entscheidung bestimmter Kontroversen vorgeschlagen werden (VELDEN, 1977).

Sozio-psychophysiologische Paradigmen wurden wegen der größeren registriertechnischen Probleme erst selten befolgt: vorwiegend im Rahmen der *Psychotherapie-Forschung* (BOYD u. DIMASCIO, 1954; SHAGASS u. MALMO, 1954; COLEMAN et al., 1956; DIMASCIO et al., 1957; MALMO et al., 1957; LACEY, 1959; BERKHOUT et al., 1969; REESE et al., 1969; BERKHOUT et al., 1970; CHRISTIAN u. SPOHR, 1970; LANG, 1971; STANEK u. MAYER, 1971; SCHWARTZ u. SHAPIRO, 1973; BERGOLD, 1974; ROESSLER et al., 1975; ADLER et al., 1975; BUSK et al., 1976; DAHME et al., 1976; ERMANN et al., 1976) oder über *Gruppenprozesse* (KAPLAN et al., 1963; KAPLAN, 1967; MURRAY, 1963; LEIDERMAN u. SHAPIRO, 1965; NOWLIN et al., 1968; BAKER u. SCHAIE, 1969; SHAPIRO u. CRIDER, 1969; GORMLY, 1971; WILLIAMS et al., 1972; ERMANN et al., 1975) und als *Feldstudie* über die Hilfsbereitschaft von Zuschauern bei Unglücksfällen (GAERTNER et al., 1977). Das Paradigma der *Lügendetektion* spielt nur in den USA eine Rolle (REID u. INBAU, 1966; ORLANSKY, 1966; TENT, 1967; ORNE et al., 1972; CUTROW et al., 1972; BARLAND u. RASKIN, 1973, 1975; LYKKEN, 1978; RASKIN, 1978). Das Paradigma *Schlaf und Traum* wird in anderen Beiträgen dieses Werkes behandelt. Zunehmende Bedeutung haben die Paradigmen der ökologisch orientierten Psychophysiologie gewonnen: *Straßenverkehr, Fluglärm und Überfüllung* (z.B. BECKER et al., 1971; v. EIFF et al., 1974; OSTFELD u. D'ATRI, 1975; CZERNIK, 1976; GUSKI, 1976; LIMBOURG, 1976), die Beanspruchung im *Sport* (NITSCH u. UDRIS, 1976), Prüfungsangst und „Schulstreß" (KROPE u. KOHRS, 1977; ULLNER et al., 1976; BERNDT u. TIESLER, 1978) und vor allem auch das Paradigma *Arbeitsplatz* (z.B. FLAHERTY, 1961; WOITOWITZ et al., 1971; STRASSER u. PLATZER, 1972; BERRY, 1973; OPMEER u. KROL, 1973; ROHMERT, 1973; STRASSER, 1974; RUTENFRANZ, 1975; BRENNER et al., 1976; FRANKENHAEUSER u. GARDELL, 1976; SCHÄCKE, 1976; STRASSER et al., 1976; STRASSER u. EINARS, 1977).

VI. Einige Schlußfolgerungen zur multivariaten Aktivierungstheorie

Unter den allgemeinen Gesichtspunkten *Intensität, Gerichtetheit, Valenz* und *Selektivität* sind in der Forschung bisher vorrangig die Gerichtetheit und Selektivität von Aktivierungsprozessen beachtet worden. Angesichts der Diskrepanz zwischen den „Mikrostressoren" in den Laborstudien und den überwiegend höchstens durch Fragebogen und Interviews untersuchten Lebensereignissen und Alltagsbelastungen existieren bemerkenswert wenig Ansätze, diesen *Intensitätsspielraum* und die Generalisierungsprobleme näher zu analysieren. Zweitens sind — verglichen mit der Publikationshäufigkeit von Aufsätzen und Sammelwerken über unangenehme Zustände wie Angst, Furcht und Streß — die gewiß nicht unbedeutenden Zustände mit *positiver Valenz* offensichtlich in der Literatur stark vernachlässigt worden (BERLYNE u. MADSEN, 1973; STERN et al., 1975).

Unter dem Gesichtspunkt der *Gerichtetheit* wäre einerseits der Zusammenhang und die Abgrenzung der Aktivierungsprozesse von Antrieben zu erörtern, andererseits die kognitions- und sozialpsychologische sowie biologische (genetische und adaptive) Analyse der Aktivierungsprozesse. Verfolgt man die oft gestellte Frage nach selektiven (spezifischen) Aktivierungsprozessen, so stellt sich heraus, daß nur selten auf den drei Beschreibungsebenen Befinden, Verhalten, physiologische Prozesse tatsächlich mehrere Kennwerte registriert wurden; multivariate Analysen und Profilvergleiche sind sogar extrem selten. Da die zunehmende Kritik am eindimensionalen Aktivierungskonzept von Beobachtungen über die relativ geringen interindividuellen und höchstens mittleren intraindividuellen Kovariationen stark beeinflußt ist, sollten *komplementäre und multivariate Registrierungen* für die weitere Meinungsbildung über den hierarchischen oder komponentenweisen Aufbau des Aktivierungsgeschehens grundlegend sein. Einige der in diesem Kapitel angesprochenen Hypothesen und Methodenprobleme werden zur Zeit in einem umfangreichen Experiment zur „Aktivierungsdiagnostik", d.h. zu den konstitutionellen, aktuellen und kognitiven Bedingungen unterschiedlicher Aktivierung, an einer Gruppe von N = 125 Studenten untersucht (FAHRENBERG et al., 1978).

Die grundsätzliche Frage nach selektiven Aktivierungsmustern ist nicht nur empirisch in vielerlei Hinsicht offen, sondern auch terminologisch unscharf durch die belasteten Begriffe Generalität und Spezifität. Folgt man SKINNER und LINDSLEY (1973), so heißen *spezifisch* jene Funktionssysteme, in denen Reize verschiedener physikalischer Qualitäten über besondere afferente Leitungsbahnen zu einer bestimmten Modalität von Empfindungen führen, *nicht-spezifisch* die gleichartige Erregung des ARAS durch verschiedenartige Reize der Außen- und Innenwelt, *unspezifisch* die Übertragung von Erregungsmustern außerhalb der besonderen afferenten Leitungsbahnen, *diffus* ein über die Hirnrinde global verteiltes Erregungsmuster. Der Spezifitäts-Begriff ist nicht allein durch die psychophysiologische Erörterung von individual-, stimulus- und motivationsspezifischen Reaktionsmustern, sondern auch im Hinblick auf die sog. Spezifitäts-Kontroverse der Psychosomatischen Medizin kompliziert (s. Abschnitt E). Das Spezifitätskonzept hat wohl in einigen der Pathogenese-Modelle — die empirisch nicht eingelöste Nebenfunktion — der psychosomatischen Krankheitslehre eine Prägnanz zu geben wie sie in der Erkenntnis der Tuberkel-Bazillen als spezifische Krankheitsursache der Tbc besteht. Der Begriff der Generalität kann zwar als Kovariations-Postulat, d.h. in Richtung und Betrag korrespondierende Aktivitätsänderungen der Teilsysteme, verdeutlicht werden, doch bleibt es eine Ermessensfrage, welcher Varianzanteil für den Generalfaktor (bezogen auf welche *gemeinsame Varianz?*) zu fordern ist und ob Effekte eines dynamischen oder interaktiven Verhaltens von Teilsystemen dabei einzubeziehen sind oder nicht. Im Hinblick auf Streß-Reaktionen und endokrine Muster schlägt MASON (1975) vor, statt nach Generalität und Spezifität besser nach Selektivität zu fragen und diese empirisch zunächst einmal genauer zu beschreiben. Die Debatte der Streß-Forscher (s. Abschnitt C, I) über die absolute oder nur relative Unspezifität der Streß-Reaktion wiederholt nur die Diskussion der Aktivierungstheoretiker.

ROESSLER und ENGEL (1974) fordern eine Definition von „Aktivierung" als Muster von Niveauwerten physiologischer Variablen relativ zu einem Stimulus von spezifizierbarer Intensität und Qualität und relativ zu einem Subjekt in einem bestimmten Zustand. Da der Begriff „spezifisch" immer zu erläutern wäre: „spezifisch in bezug auf" Stimuli, Person, Teilsysteme, Konfigurationen usw., sei er eigentlich überflüssig. In der folgenden Diskussion wird ein Aktivierungsprozeß als *selektiv* bezeichnet, wenn die verschiedenen Reaktionssysteme *nicht homogen* (proportional) auf einen Stimulus ansprechen, d.h. wenn unterscheidbare Konfigurationen vorhanden sind.

Für eine gleichsam tabellarische Zusammenstellung psychophysischer Aktivierungsmuster bzw. eine hypothetische Taxonomie ist es sicher noch zu früh; es sind höchstens einige Hinweise auf mögliche Gliederungsgesichtspunkte zu geben. Innerhalb des allgemeinen Begriffs psychophysischer Aktivierungsprozesse sind formal mehrere Klassen von Konstrukten (s. Abschnitt B, IV) zu unterscheiden: hauptsächlich die generalisierten und die selektiven, die aktuellen und die habituellen *Aktivierungsprozesse*, die durch Differenzwerte (Veränderungswerte) definierte *Aktivierung* und die durch Niveauwerte (Belastungs- bzw. Verlaufswerte) definierte *Aktiviertheit*. Eine zweite Gliederungsmöglichkeit folgt aus der Annahme verschiedener Organisationsstufen entlang der spinal-medullär-hypothalamisch-kortikalen Achse, aus der vermutlich beteiligten Anzahl von Funktionssystemen und aus dem relativen Anteil biologischer Mechanismen und psychosozialer „Überformung". In der Psychophysiologie geht es vorwiegend um Aktivierungsmuster des „mittleren" Bereichs zwischen den elementaren Reflexen und den komplexen Motivations- und Kognitions-Prozessen. Eindeutige Abgrenzungskriterien sind gegenwärtig nicht angebbar.

Psychophysische Aktivierungsprozesse dient hier als Oberbegriff, welcher insbesondere die kurzfristigen *psychophysischen* Reaktionen, z.B. die Orientierungsreaktion, und elementare *psychophysische* Zustände, z.B. Aufmerksamkeit, antriebsbezogene Emotionen verschiedener Richtung und Valenz, z.B. Ärger–Wut, bestimmte Tätigkeiten und Interaktionsprozesse umfaßt. Neben der aktivierungstheoretischen Betrachtungsweise dürfen die anderen, z.B. motivations-, lern-, denk- und sozialpsychologischen Perspektiven natürlich nicht vernachlässigt werden. Aktivierungsprozesse sind universelle Phänomene, welche nur *eine* – und vielfach nicht erschöpfende – Beschreibung psychischer Prozesse zulassen. Statt der oft sehr weit verstandenen Begriffe Aktivation und Streß oder anderer ein- oder zweidimensionaler Konzepte soll hier mit dem Begriff Aktivierungs*prozeß* nicht allein die relative *Unabgeschlossenheit* der Konstrukte ausgedrückt, sondern auch die unerläßliche *Zeitreihenbetrachtung* der Reaktionen betont werden.

Aktivierungsprozesse werden offensichtlich von Außenreizen, aber auch von antriebsbezogenen Innenreizen und „spontanen" Vorgängen ausgelöst und

Tabelle 6. Gliederung der psychophysischen Aktivierungsprozesse nach Organisationsstufen

Organisationsstufen	Beispiele
1. Einfache Eigen- und Fremd-Reflexe	Achillessehnenreflex, Lidschlagreflex, Pupillenreflex
2. Reflektorische Prozesse und Reaktionsmechanismen in einem oder wenigen Teilsystemen	Akute Kreislaufanpassungen, Orthostase- oder Hyperventilations-Syndrom, Nausea, Arousal-Reaktion und evozierte Potentiale, Erröten
3. Aktivierungsprozesse mit zeitweiliger Koordination mehrerer Teilsysteme	*Psychophysische Reaktionen*: Orientierungsreaktion (OR), Defensivreaktion (DR), Adaptivreaktion (AR, z.B. thermoregulatorische Anpassung), Schreckreaktion (SR), Schock, Streßreaktion (SELYE) *Psychophysische Zustände*: selektive Aufmerksamkeit, Vigilanz, entspannte Wachheit, Antizipation, sensorische Deprivation *Allgemeine Synergismen*: ergotrope und trophotrope „Phase", zirkadiane Phase
4. Antriebsbezogene Aktivierungsprozesse mit erheblichem Anteil allgemeinbiologischer Komponenten	Hunger, Durst, Schmerz, sexuelle Erregung, Entspannung und Einschlafstadium, NREM- und REM-Schlaf Überraschung–Erstaunen, Ekel–Abneigung, Furcht–Angst, Ärger–Wut
5. Leistungsbezogene Aktivierungsprozesse	Lösung von Aufgaben (Reaktions-, Koordinations-, Problemlösungsaufgaben), muskuläre Arbeit, Interaktionen
6. Komplexe Aktivierungsprozesse mit erheblichem Anteil individueller und sozio-kultureller Überforderung	Freude–Glück, Trauer–Kummer und andere Emotionen, Stimmungen und Befindensweisen, sekundäre (gelernte Motive) und sonstige psychische Abläufe

unterhalten. Nahezu jede wahrnehmbare Änderung der Stimulussituationen bewirkt beim ruhenden Menschen einen Aktivierungsprozeß: dies geschieht jedoch nicht in allen Teilsystemen, Funktionen und Kennwerten in homogenen bzw. proportionalen Veränderungen, sondern 1) nach unterschiedlichen Reizintensitäts-Reaktionsintensitäts-Kennlinien der einzelnen Systeme und 2) nach bestimmten Zeitcharakteristika. In vielen Fällen scheint es sich um nichtlineare Beziehungen zu handeln, da durch zahlreiche reflektorische Mechanismen homöostatische Gegenregulationen angestoßen werden, da insbesondere bei den vegetativen Prozessen die Abhängigkeit von sympathischen und parasympathischen Steuerungen (z.B. Rebound-Phänomen) besteht, da funktionale Kopplungen zwischen Teilsystemen anzunehmen sind und schließlich die periphere lokale Tonuslage und periphere Bedingungen am Effektororgan eine wichtige Rolle spielen. So handelt es sich bereits bei der phasischen Herzfrequenzreaktion auf einfache Stimuli um ein kompliziertes, mehrphasiges Aktivierungsgeschehen, dessen Bedingungen noch unklar sind. Unter diesen Umständen — so ist von mehreren Psychophysiologen betont worden — kann ein einzelner physiologischer Aktivierungsindikator höchstens einen sehr groben Hinweis auf den aktuellen Zustand geben. Solange nicht die individuelle Reaktivität auf die jeweiligen Stimulus- und Situations-Parameter, die Eigenschaften des physiologischen Teilsystems und die introspektive Kategorisierung näher bekannt sind, bleiben bis auf weiteres einfache Rückschlüsse von physiologischen Meßwerten auf bestimmte psychophysische Zustände praktisch unmöglich.

Der Aktivierungsprozeß ist nach Intensitätsabstufungen, selektiven Mustern, Valenz und Gerichtetheit zu analysieren, wobei neben Stimulus- und Situations-Parametern auch Individual-Parameter und mehrstufige Reaktionsverläufe (Bewertungs- und Verarbeitungs-Prozesse mit Rückkopplungen) wesentlich sind. Einige Autoren haben sich ausschließlich für den Nachweis einer allgemeinen und einheitlichen Intensitätsdimension interessiert, andere für den Nachweis selektiver Muster, für die individualspezifischen Muster, für intensitäts- oder stimulusabhängige Dissoziationen von Komponenten oder für die Modulation des Aktivierungsprozesses durch motivationsspezifische Muster bzw. kognitive Prozesse. Im Hinblick auf die physiologischen Differenzierungsversuche von Emotionen muß zwar bei methodenkritischer Einstellung trotz wichtiger Arbeitshypothesen und vereinzelter Belege bis auf weiteres die Nullhypothese beibehalten werden; dennoch existieren zweifellos selektive Aktivierungsvorgänge: deutlich in bestimmten Synergismen, vielleicht in der OR und DR, sicher in einigen psychophysischen Zuständen. Allerdings müssen als Basis einer Taxonomie noch systematisch vergleichende, multivariate Beschreibungen mit standardisierter Methodik gefordert werden. Wichtige Ansätze einer stärkeren Systematisierung sind hinsichtlich der psychophysischen Reaktionen OR, DR, AR und SR und hinsichtlich der antriebsbezogenen Emotionen (s. EHRHARDT, 1975, S. 68—79) gegeben. Weitergehende oder gar quantitative „Modellformulierungen" psychophysischer Regulationen, z.B. Weiterentwicklungen des Konzeptes nichtlinearer Beziehungen zwischen Aktivierung und Leistungsmaßen zu dreidimensionalen Modellen von Leistung, emotionaler Erregung und Aufgabenbeanspruchung (BECKER-CARUS, 1971; WELFORD, 1973) oder einer dreidimensionalen Beziehung von Antriebsquellen in Individuum, Umgebung und Aufgabe (WILSON, 1973) scheinen die empirische Basis noch bei weitem zu überfordern.

Nimmt man die referierten empirischen Studien und die Überlegungen u.a. von EHRHARDT, HAIDER, LANG, MASON zusammen, so gewinnt man Argumente für ein *Komponentenmodell der Aktivierungsprozesse*. Psychophysische Aktivierungsprozesse erscheinen als Kopplung von

    1. Befindensänderungen, insbesondere auf den Dimensionen Valenz (angenehm–unangenehm), Anspannung, Aufmerksamkeit, Sozialbezug,
    2. Arousal-Reaktion,
    3. sympathisch-adrenerger Reaktion,
    4. Muskeltonus-Änderung,
    5. motorischer Aktivität.

Weitere Komponenten oder auch Subkomponenten des allgemeinen Aktivierungsprozesses sind in ihrer selektiven Variation und ihrer Kopplung genauer zu erkunden wie u.a. schon Ax (1964) für physiopolygraphische Studien und MASON (1975) für multihormonale Studien gefordert haben.

Als allgemeine physiologische Komponenten werden hier *Arousal, sympathisch-adrenerger Tonus* und *Muskeltonus* hervorgehoben, doch handelt es sich dabei um einheitlich erscheinende Begriffsklassen für empirisch noch unsichere und schwierige Themen des Kovariationsproblems. So wie sich für die Arousal-Reaktion die Frage nach der präzisen Topographie und Inter-Areal-Korrelation (KÜNKEL in diesem Werk) stellt, so ergibt sie sich für den Muskeltonus als Frage nach den Inter-Muskel-Korrelationen der integrierten EMG-Ableitungen (GOLDSTEIN, 1972). Im sympathisch-adrenergen Bereich wird die Frage nach den Inter-Effektor-Korrelationen durch die Vielzahl der Effektoren, durch deren doppelte Innervation und durch zahlreiche Kopplungen zusätzlich kompliziert. Nur durch breitere Empirie und im Verbund mit regulationstheoretischen Konzepten werden die Varianzanteile solcher Komponenten — vor allem in intraindividuellen Zeitreihen — besser erkundet werden können.

An die Stelle des eindimensionalen, undifferenzierten und linear von der Stimulusintensität abhängigen Aktivierungskontinuums tritt also ein *Mehrkomponentenmodell* mit variabel gekoppelten Funktionssystemen. Der Grad der Kopplung der genannten Komponenten hängt nicht allein von einer intensitätsbedingten zunehmenden Aktiviertheit (allgemeinen Bereitstellung) ab, sondern auch von anderen Stimulus-Parametern sowie Situations- und Individual-Parametern und u.U. von der jeweiligen Phase einer mehrstufigen Reaktionsfolge bzw. speziellen Zeitcharakteristiken einzelner Funktionssysteme. Aktivierungsprozesse enthalten mehr oder minder deutlich selektive Anteile, es gibt *Aktivierungsmuster*. Da die zugrundeliegenden zentralnervösen und peripheren Mechanismen erst spekulativ zu diskutieren wären, bleiben differentiell-deskriptiv angelegte psychophysiologische Studien eine wichtige Aufgabe.

Wie sind aber die beobachtbaren Aktivierungsprozesse determiniert, wie werden sie differenziert und als Aktivierungsmuster individuell moduliert? Wichtige Erklärungshypothesen oder zumindest Klassifikationen liefern hier die psychophysiologischen Spezifitätsprinzipien und der etwa als „biometrisches Kennlinienproblem" faßbare Intensitätsaspekt (s. Abschnitt B und D, 5; zusammenfassend FAHRENBERG, 1978). Mehrere psychophysiologische Laborstudien zeigen übereinstimmend, daß Aktivierungsprozesse außer *allgemeinen* („unspezifischen") deutliche *stimulus-/situations-spezifische* (SSR-Prinzip), *individualspezifische* (IRS-Prinzip) und *aktuell-motivationsspezifische* (MSR-Prinzip) Anteile haben. Die Analyse von Meßwertverteilungen einzelner Biosignale bzw. Funktionssysteme läßt auch vermuten, wie unterschiedlich die Reizintensitäts-Reaktionsintensitäts-Beziehungen sind. Wahrscheinlich besteht keine im gesamten Intensitätsbereich der Aktivierung lineare „Übertragung", sondern für jedes Funktionssystem eine besondere, physiologisch-regulationstheoretisch zu interpretierende Nicht-Linearität.

Das Annahmengefüge „psychophysische Aktivierung" sollte unter den vier allgemeinen Gesichtspunkten Intensität, Gerichtetheit, Valenz und Selektivität weiterentwickelt werden, nachdem die — gleichsam in einem Zwischenspiel abgelaufene — psychologische Streß-Forschung im Grunde wieder in die überdauernden Fragestellungen eingemündet ist. Deutliche theoretische und empirische

Fortschritte sind zumindest in der psychophysiologisch vorrangig untersuchten Frage der Selektivität-Generalität von Aktivierungsprozessen festzustellen. Es entsteht eine **multivariate Aktivierungstheorie**, welche sich auf das *Mehrkomponentenmodell* der allgemeinen Aktivierung und auf die Erklärung der Aktivierungsmuster durch die *psychophysiologischen Spezifitätsprinzipien SSR, ISR, MSR* sowie durch das *biometrische Kennlinienkonzept* stützt.

Die bisherige psychophysiologische Forschung ist durch sehr unterschiedliche Strategien, mangelnde Methodenstandardisierung, oft nur univariates Vorgehen und zahlreiche spezielle Methodenprobleme gekennzeichnet, teils auch durch einen auffälligen Wechsel psychologistischer oder physiologistischer, d.h. einseitig reduzierender Auffassungen bzw. einen Paradigmenwechsel von biologischen zu kognitiven Modellen und umgekehrt, charakterisiert. Neben den Überlegungen zu den Adäquatheitsbedingungen psychophysiologischer Methodik sind daher eine betont multivariate, komplementäre Deskription und eine Präzisierung von Annahmengefügen als vorrangig anzusehen, damit empirisch tatsächlich entscheidbare Aussagen gewonnen werden, d.h. eine systematische Entwicklung von Bestätigungs- und Falsifikationslinien erfolgt.

D. Psychophysiologische Persönlichkeitsforschung

Beziehungen zwischen psychischer Eigenart und körperlichen Merkmalen sind seit langem behauptet worden: Zusammenhänge von Temperament und Körperbau oder von nervösem Verhalten und vegetativen Störungen. Diesen hypothetischen Konstitutionseigenschaften, d.h. relativ überdauernden, vielleicht teilweise auch genetisch bedingten psychophysischen Korrelaten ist verschiedentlich eine ätiologische Bedeutung für die Entstehung von Neurosen und psychosomatischen oder psychiatrischen Krankheiten zugesprochen worden. So ist die psychophysiologische Persönlichkeitsforschung in diesem Bereich als Grundlagendisziplin anzusehen; sie befaßt sich mit der biologischen Basis der Persönlichkeit. Die empirische Persönlichkeitspsychologie hat die Beschreibung, die theoretische Erklärung und die Vorhersage individueller Differenzen zum Ziel und bedient sich dabei bestimmter deskriptiver und explikativer Konstrukte. In erster Linie handelt es sich um die *Eigenschaftsbegriffe* (Persönlichkeitsmerkmale als Dispositionsprädikate), welche aus empirischen Daten erschlossen, früher oft essentialistisch aufgefaßt, aber heute eher als „Annahmengefüge" formuliert werden (HERRMANN, 1973, 1976).

Die in Abschnitt C, I referierten Aktivierungstheorien lieferten fast regelmäßig auch Konzepte für psychophysische Typen bzw. Dimensionen, indem postuliert wurde, daß bestimmte Aktiviertheitszustände oder Regulationsphasen auch als relativ überdauernde (habituelle, chronische, pathologische) Extremzustände oder in individuell verschiedener Ausprägung (Frequenz, Dauer, Niveauunterschiede) existieren. Unter Hinweis auf ausführliche Übersichten zur psychophysiologischen Persönlichkeitsforschung (ROYCE, 1966; EYSENCK, 1967; FAHRENBERG, 1967, 1977) sollen hier nur die wichtigsten Themen berücksichtigt werden.

Emotionale (vegetative) Labilität und Extraversion–Introversion EYSENCK hat in der *Emotionalen Labilität* (Neurotizismus, Emotionalität) und *Extraversion–*

Introversion zwei grundlegende, voneinander unabhängige psychophysische Persönlichkeitsdimensionen postuliert und durch jahrzehntelange Programmforschung so nachhaltig erläutert, daß sie heute als die am häufigsten beachteten Persönlichkeitskonstrukte gelten können (s. Abschnitt C, I, EYSENCK, 1947, 1967; EYSENCK u. EYSENCK, 1970; HERRMANN, 1976; LYNN u. HAMPSON, 1975; HOWARTH, 1976; VAGG u. HAMMOND, 1976).

1. Emotionale Labilität

Die Stellungnahme zur behaupteten Beziehung emotionaler und vegetativer Labilität hängt von der Beschreibungsebene ab. Eine klare empirische Bestätigung erhält man durch standardisierte *Fragebogen*, denn es bestehen substantielle Korrelationen zwischen der Skala „Emotionale Labilität" und einer Skala, welche die Häufigkeit und Intensität subjektiv erlebter körperlicher Beschwerden und vegetativer Labilität erfassen sollen: Koeffizienten von $r = 0,63$ bei $N = 903$ und von $r = 0,56$ bei $N = 330$ Patienten und Studenten (FAHRENBERG, 1969, 1975). Man kann also von ausgeprägten individuellen Unterschieden und von einer verhältnismäßig stabilen (nach 2 Jahren $r_{tt} = 0,71$, $N = 171$, s. MEDERT-DORNSCHEIDT u. MYRTEK, 1977) Disposition, relativ viele bzw. relativ wenige emotionale und körperliche Beschwerden zu äußern, sprechen. Es ist ein *konsistentes Selbstkonzept* der Stimmungslabilität, Unsicherheit, Ängstlichkeit, Gehemmtheit, allgemeinen Mattigkeit und Erschöpfung, Herz-Kreislauf- und Magen-Darm-Beschwerden, Schmerzen und anderen Befindensstörungen, welches als Bild der *psychosomatischen Gestörtheit* („Nervosität" im Sinne von CRAMER, 1906) imponiert. Wahrscheinlich werden das individuelle „Gesundheitsverhalten" und die subjektiven Attributionen und Konzeptbildungen hinsichtlich Krankheitsentstehung und Therapieerwartung von diesem Persönlichkeitsmerkmal ebenso nachhaltig beeinflußt wie die tatsächlichen Beziehungen zu den Heilberufen und Institutionen.

Die zahlreichen Objektivierungsversuche psychovegetativer Phänomene haben aber — beim gegenwärtigen Stand der Forschung — ganz überwiegend EYSENCKS Auffassung *nicht* bestätigt. Verschiedene Maße der vegetativen Labilität führen nicht zu einem signifikanten, substantiellen und reproduzierbaren Korrelationsmuster bzw. nicht zu einer dominanten faktorenanalytischen Hauptkomponente. Emotional labile Individuen (definiert durch MPI-N oder FPI-N, s. FAHRENBERG et al., 1978) scheinen nicht systematisch höhere Reaktionswerte oder auch höhere Ruhewerte in vegetativen Funktionsprüfungen zu haben (OTHMER et al., 1969; CARL-ZEEP u. CARL, 1969; MEYER-BAHLBURG u. STROHBACH, 1971; WENGER u. CULLEN, 1972; EHLERS et al., 1974; MEDERT-DORNSCHEIDT, 1975; MYRTEK, 1975, 1978; GUSKI, 1976; WALSCHBURGER, 1976; SCHRÖDER u. LYSKO, 1978).

2. Extraversion–Introversion

Auch bei dieser zweiten grundlegenden Persönlichkeitseigenschaft handelt es sich zunächst um eine markante Dimension interindividueller Unterschiede von Fragebogen-Antworten. Dagegen sind die Untersuchungsergebnisse mittels sog. objektiver Persönlichkeitstests sehr viel uneinheitlicher: zum *Arousalniveau* der Extravertierten im EEG GALE (1973), TRAVIS et al. (1974), RÖSLER (1975), STELMACK et al. (1977); zur *EDA-Reaktivität* und Anzahl von Spontanfluktuationen BURDICK (1966), MANGAN und O'GORMAN (1969), COLES et al. (1971), NIELSEN und PETERSEN (1976); zu *sensorischen Absolutschwellen* HASLAM (1967), SMITH (1968), SIDDLE et al. (1969), STELMACK und CAMPBELL (1974), GÜNTHER (zit. n. FAHRENBERG, 1977); zu *Schmerzschwellen* und *Schmerztoleranz* LYNN und EYSENCK (1961), DAVIDSON und MCDOUGALL (1969), SCHALLING (1971), BROWN et al. (1973), MUMFORD et al. (1973), SCHRÖDER und LYSKO (1978); zu *Orientierungsreaktion und Habituation* MANGAN und O'GORMAN (1969), COLES et al. (1971), HORVATH und MEARES (1973), KORIAT et al. (1973), O'GORMAN (1974, 1977), COLES et al. (1976), NEARY und ZUCKERMAN (1976), NIELSEN und PETERSEN (1976); zur *Pupillenreaktion* FRANCIS (1969), STELMACK und MANDELZYS (1975); zur *Speichelsekretion* auf Zitronensaft EYSENCK und EYSENCK (1967), RAMSAY (1969), POWER und THOMPSON (1970), HORNE und ÖSTBERG (1975). Die Aussagen über *differentielle Konditionierbarkeit* sind trotz ihrer grundsätzlichen Bedeutung noch immer nicht sicher zu beurteilen, denn Bestätigungen (s. LOVIBOND, 1964; EYSENCK, 1967) stehen Falsifikationen (s. SPENCE u. SPENCE, 1966; PIERS u. KIRCHNER, 1969; NIELSEN u. PETERSEN, 1976; SCHRÖDER u. LYSKO, 1978) gegenüber. EYSENCK betont gerade bei den Konditionierungsexperimenten die Rolle der Experimentalbedingungen.

Während die Korrelationsstudien zur Emotionalen Labilität in der kritischen Tendenz weitgehend übereinstimmen, bestehen zum Konstrukt Extraversion–Introversion auffällige Widersprüche. Deshalb sind weitere Überprüfungen mit genauerer Spezifikation und Kontrolle der wesentlichen Experimentalbedingungen notwendig. Aber auch diejenigen, welche vielen der experimentellen Belege zurückhaltend oder kritisch gegenüber stehen, werden jedoch den heuristischen Wert dieser Persönlichkeitstheorie und der beiden hauptsächlichen Dimensionen würdigen. Wahrscheinlich müssen in der empirischen Persönlichkeitsforschung auf dem Wege zu präziseren Annahmegefügen solche Theorien – auch wenn sie vielleicht pseudophysiologisch wirken mögen – erprobt werden, um einen Bezugsrahmen für psychophysiologische Korrelationsstudien und für weitergehende Bedingungsanalysen zu haben.

3. Stärke, Mobilität und andere Grundeigenschaften der höheren Nerventätigkeit

PAWLOWS Persönlichkeitstheorie wurde von TEPLOW und von NEBYLITSYN (GRAY, 1964, 1967, 1971; TEPLOV u. NEBYLICYN, 1971; NEBYLITSYN, 1972; NEBYLITSYN u. GRAY, 1972; KUSSMANN, 1974) ausgebaut und enthält jetzt vier neuropsychologische Dispositionsprädikate, welche wichtige individuelle Unterschiede des Verhaltens und die Neigung zu bestimmten neurotischen und anderen Störungen auf die Ausprägung von Grundeigenschaften der „höheren Nerventätigkeit" zurückführen: 1. *Stärke*, 2. *Mobilität*, 3. *Labilität*, 4. *Dynamismus* (s. Abschnitt C, I). Die individuelle Ausprägung dieser relativ überdauernden Merkmale soll getrennt für erregende und für hemmende Prozesse gemessen werden, so daß schließlich zu jeder Grundeigenschaft noch ein Index der Ausgeglichenheit gebildet werden kann. Die Untersuchungsmethodik und die psychophysiologischen Paradigmen sind z.T. sehr komplex und langwierig, so daß sich die empirischen Arbeiten durchweg nur auf Ausschnitte beziehen. Die behauptete Dimensionalität kann daher kaum beurteilt werden, während die einzelnen Studien einen eher widersprüchlichen, aber psychophysiologisch interessanten Forschungsstand dokumentieren (MANGAN, 1967; MANGAN u. O'GORMAN, 1969; WALTER, 1971; NEBYLITSYN u. GRAY, 1972; WHITE u. MANGAN, 1972; LYSKO, 1974; MECACCI, 1976).

Trotz offensichtlich großer interindividueller Unterschiede hinsichtlich sensorischer Schwellen, Habituationsgradienten, Konditionierungsprozesse und vegetativer Reaktionen lassen sich system- oder modalitätenübergreifende Konzepte der *Sensibilität* (Schwäche des Nervensystems), *Habituierbarkeit* und *Konditionierbarkeit* sowie *vegetativen* (Hyper-)*Reaktivität* (Labilität) korrelationsstatistisch bisher nicht als einheitliche Persönlichkeitsmerkmale nachweisen, doch fehlen vielfach noch repräsentative Studien auf diesem Gebiet. Beim gegenwärtigen Stand der Forschung ist auch für das Dispositionsprädikat habitueller „psychophysischer Reaktivität" ein Mehrkomponentenmodell anzunehmen und analog den momentanen Aktivierungsprozessen genauer zu beschreiben.

4. Multivariate Untersuchungen

Außerhalb der beiden psychophysischen Persönlichkeitstheorien von EYSENCK und von PAWLOW-TEPLOW-NEBYLITSYN sowie der Arbeiten von CATTELL (zusammenfassend FAHRENBERG, 1977) sind in neuerer Zeit nur wenige multivariate Studien unternommen worden, z.B. über individuelle Unterschiede des Muskeltonus und Persönlichkeitsmerkmale (BALSHAN, 1962; GOLDSTEIN, 1972; SMITH, 1973; MATUS, 1974; v. EIFF, 1976; WALSCHBURGER, 1976). Nur vereinzelt wurde über breitere Korrelationsstudien unter Einschluß von psychologischen, physiologischen, biochemischen und körperbaulichen Variablen berichtet (PERSKY et al., 1968, 1971; MURAWSKI u. JONES, 1970; SEGRAVES, 1970; MYRTEK, 1975; MEDERT-DORNSCHEIDT, 1975; WALSCHBURGER, 1976, 1977; ISMAIL u. YOUNG, 1977; MYRTEK, 1978). Die gerade bei multivariat-statistischen Aussagen und entsprechenden inhaltlichen Interpretationen unerläßliche Überprüfung an einem unabhängigen Datensatz wurde bisher nur von MYRTEK (1975, 1978) vorgenommen. Nur wenige der numerisch ohnehin niedrigen, psychophysischen Korrelationen zwischen psychologischen Testwerten und physiologischen Einzelvariablen waren in zwei Gruppen zu 100 und 107 männlichen Studenten reproduzierbar, doch ergeben sich relativ deutliche Belege für den heuristischen Wert einer anthropometrisch-faktorenanalytischen Klassifikation (MYRTEK u. KÖNIG, 1977) und einer Distanzgruppierung nach vier reproduzierbaren Cluster vegetativer und psychologischer Kennwerte (MYRTEK, 1975). Diese Zusammenhänge wären bei einer linearen Korrelationsrechnung zweifellos nivelliert worden.

MYRTEK (1978) hat an neun Gruppen von insgesamt N=704 männlichen Studenten und Herz-Kreislauf-Patienten vor allem die drei Konzepte (Dimensionen) Vegetative Labilität bzw. Reaktivität, Sympathikotonie–Vagotonie und körperliche Leistungsfähigkeit an umfangreichen Datensätzen multivariat untersucht und festgestellt, daß beim gegenwärtigen Stand der Methodik und Datenanalyse keine sicheren Zusammenhänge mit Fragebogendaten über Persönlichkeitseigenschaften, körperliche Beschwerden und Lebensgewohnheiten bestehen. Die globalen linearen Korrelationshypothesen der psychophysiologischen Persönlichkeitsforschung sind demnach zurückzuweisen. Konstitutionelle, d.h. relativ überdauernde Beziehungen physiologisch und psychologisch beschreibbarer Disposition sind jedoch deutlich, wenn hypothesengeleitete oder automatische Gruppierungen der Probanden zwischengeschaltet werden. Dieser klassifikatorische Ansatz scheint dem globalen korrelativen Ansatz überlegen zu sein wie MYRTEK (1978) u.a. am Beispiel der orthostatischen Regulationstypen genauer belegt.

5. Physiologische Individualität

Deutliches Interesse hat die Frage nach dem Ausmaß der Erbdetermination von bestimmten vegetativen Reaktionsweisen, EEG-Kennzeichen und eventuell disponierenden somatischen Merkmalen gefunden — trotz der offenkundigen Methodenprobleme (s. THOMPSON, 1966; CLARIDGE et al., 1973; SHIELDS, 1973; KAPLAN, 1976; LOEHLIN, 1977). Neuere Zwillingsstudien mit physiologischer und psychophysiologischer Blickrichtung stammen von MATHERS et al. (1961), OSBORNE et al. (1963), KRYSHOVA et al. (1963), VOGEL (1963), TAKKUNEN (1964), FOX et al. (1965), VANDENBERG et al. (1965), BLOCK (1966), LEVENE et al. (1967), ABE (1968), EBERHARD (1968), SHAPIRO et al. (1968), FOX et al. (1970), LILJEFORS (1970), LILJEFORS und RAHE (1970), TORGERSEN und KRINGLEN (1971), FRIBERG et al. (1973), LYKKEN et al. (1974), LYKKEN (1975), MCILHANY et al. (1975), ZAHN (1977). In diesem Zusammenhang sind Studien über die individuellen Unterschiede der Reaktivität von Neugeborenen und über die „Reifung" und Altersabhängigkeit psychophysiologischer Merkmale und vegetativer Regulationen erwähnenswert (LIPTON et al., 1961; STERN, 1968; JOHNSON u. LUBIN, 1972; WOODRUFF, 1973; HOFER, 1974; BELL, 1975; DENENBERG, 1975). Die Zwillingsuntersuchungen lassen sich in der Aussage zusammenfassen, daß zumindest in einigen Kennwerten zentralnervöser und vegetativ-endokriner Funktionen ein *erbdeterminierter Varianzanteil* enthalten ist. Damit werden auch andere Auffassungen gestützt, welche nach klinischen Beobachtungen (z.B. KRETSCHMER, 1977; CONRAD, 1963; CURTIUS, 1959) eine *konstitutionelle Eigenart* oder, auf der Grundlage der biologischen Variationslehre und entsprechender Studien, eine biochemische Individualität (WILLIAMS, 1957; CHILDS, 1970), eine adaptive Individualität (MASUDA, 1969), eine charakteristische intraindividuelle Variabilität (SCHREIDER, 1966) und eine physiologische Individualität (SARGENT u. WEINMAN, 1966) des Menschen annehmen und diese auch im Zusammenhang mit der differentiellen Anatomie (ANSON, 1951; WILLIAMS, 1967) sehen. Auch psychophysiologische Studien haben Belege für relativ überdauernde Reaktionsmuster bei etwa einem Drittel der jeweils untersuchten Probanden geliefert (zusammenfassend KNOBLOCH, 1976). Das ISR-Prinzip individualspezifischer Reaktionsmuster, das auf das Prinzip der Symptomspezifität von MALMO und SHAGASS (1949) und LACEYS (1950) Untersuchungen zurückgeht, besagt in allgemeiner Form: Individuen unterscheiden sich in den Funktionen, in welchen — weitgehend unabhängig von der Qualität und Intensität des Stimulus — individualspezifisch und habituell die maximale Reaktion erfolgt; es kann sogar eine Reaktionsstereotypie des Individuums, d.h. eine gleichbleibende Hierarchie oder ein

Muster relativ stärker oder schwächer ansprechender Funktionen bestehen (s. FAHRENBERG, 1978). Solche Hinweise auf *relativ überdauernde oder festgelegte Merkmale* des Organismus und auch der biologischen Basis der Persönlichkeit sowie mancher Aktivierungsprozesse sind für ätiologische Konzepte, insbesondere auch in der Psychosomatik und Psychiatrie, wesentlich.

6. Psychophysiologische Zeitreihenstudien

Zeitreihen von psychologischen und physiologischen Funktionskennwerten, welche durch wiederholte Beobachtung des Individuums zu festgelegten Zeitpunkten, etwa im Abstand von Stunden oder von Tagen, gewonnen werden, sind für mehrere Disziplinen von Interesse (GEORGI, 1924; HEISS, 1947; CATTELL et al., 1947; SOLLBERGER, 1965; KRIPKE, 1974; LUND, 1974; HORNE u. ÖSTBERG, 1977; ANDERSON et al., 1964; HOLE et al., 1972; STALLONE et al., 1973; SUPPRIAN, 1973; HUBA et al., 1976; ENKE, 1965; LUBORSKY u. MINTZ, 1972). Viele Methodenprobleme und das grundsätzliche Dilemma von Generalität und Individualität der statistischen Auswertung und Interpretation solcher Studien sind noch unzureichend geklärt (HARRIS, 1967; MEFFERD, 1975; HERSEN u. BARLOW, 1976; FAHRENBERG et al., 1977a, b; HUBER, 1977; PETERMANN, 1978). Neben den psychophysiologischen Zeitreihenstudien über Experimentalphasen, Therapiephasen oder Tageszeiten (z.B. LAZARUS et al., 1963; KRIPKE, 1974; DAHME et al., 1976; ROTH et al., 1976; WALSCHBURGER, 1976) sind Beobachtungen im Abstand von einem oder von mehreren Tagen über längere Zeiträume ein besonders interessantes Paradigma (CATTELL et al., 1947; CATTELL, 1972; MEFFERD u. WIELAND, 1970; WIELAND u. MEFFERD, 1970; BARTON et al., 1973; RAHE et al., 1974; DOERING et al., 1975; FROMMELT, 1976; ZUCKERMAN, 1976; FAHRENBERG et al., 1977b; MYRTEK et al., 1978; ZIMMERMANN, 1978). An solchen Datensätzen kann erkundet werden, ob Aussagen über *allgemeinere* Dimensionen, Muster und Verlaufstypen bzw. *individualcharakteristische* Veränderungskennwerte möglich sind und ob auf diese Weise allgemeine und individuelle Prinzipien der psychophysischen Regulation, welche über die infra- und zirkadiane sowie Wochen-Periodik hinausgehen, aufgedeckt werden können.

E. Klinische Psychophysiologie

I. Einleitung und Auswahl

Die Klinische Psychophysiologie geht von den psychophysischen Aktivierungsprozessen und Persönlichkeitsmerkmalen aus, doch richten sich ihre Fragestellungen über die Deskription von Patientengruppen bzw. psychopathologischen Phänomenen hinaus auf ätiopathogenetische Modelle und auf therapeutische Aufgaben. In den letzten Jahren sind mehrere Übersichten zur Klinischen Psychophysiologie erschienen (A.A. ALEXANDER, 1972; GRAHAM, 1972; MARTIN, 1973; FOWLES, 1975a; LADER, 1975a; VENABLES u. CHRISTIE, 1975; BIRBAUMER, 1977a; LARBIG, 1978) sowie mehrere Beiträge in Sammelwerken (u.a. LEVI, 1971, 1975a, b; OBRIST et al., 1974; SPIELBERGER u. SARASON, 1975/1977).

Einige der Arbeitshypothesen und „Modelle" haben sich als theoretisch und praktisch anregend erwiesen, z.B.
1. die habituelle *psychophysische Reaktivität* („Streß-Reaktivität") als Merkmal von Individuen, welche zu psychophysiologischen (psychosomatischen) Störungen disponiert sind,
2. die *Habituationsschwäche* als Kennzeichen phobischer Angst (LADER u. MATHEWS, 1968) und das allgemeine Habituationsparadigma als möglicher Test zentralnervöser Funktionen (s. BIRBAUMER, 1977b),
3. das sog. *Non-Responder-Phänomen* bei Schizophrenen (GRUZELIER u. VENABLES, 1972).

Auf der anderen Seite ist nur zu deutlich, daß es sich hier noch um Übergeneralisierungen handelt. Selbst wenn sich die primären Befunde eindeutig reproduzieren lassen sollten, ist nicht zu übersehen, daß es sich zunächst nur um die Habituation bzw. Nicht-Reaktion der elektrodermalen Aktivität und um die „Streß"-Reaktivität von vielleicht einem oder nur wenigen untersuchten vegetativen Teilsystemen handelt. Da in den vorausgegangenen Abschnitten C und D diese grundsätzlichen begrifflichen und theoretischen Fragen ausführlicher dargestellt wurden, können in diesem Abschnitt ausgewählte empirische Arbeiten referiert werden, ohne die naheliegenden Vorbehalte jeweils zu wiederholen. Die Methodologie der Klinischen Psychophysiologie teilt die meisten anderen Probleme mit der klinischen und klinisch-psychologischen Forschung. Zweifellos wichtig sind Attributvariablen wie Lebensalter, Geschlecht, Schicht, Bildung, Krankheitsdauer, Hospitalisierung, Medikamente, Diät, individuelle Motivation und Hypothesenbildung über die Untersuchung, so daß es nicht selten durch solche intervenierenden Variablen zur Fehlinterpretation von Befunden kommen wird. In vielerlei Hinsicht ist bei Patienten eher eine größere Variabilität und vielleicht auch ein heterogenes Erleben von Untersuchungssituationen zu vermuten als bei anderen Gruppen; außerdem bereiten Umfang und Präzision der Diagnosekategorien Schwierigkeiten (s. A.A. ALEXANDER, 1972; FOWLES, 1975b; LADER, 1975a). Bei vielen Arbeiten besteht ein Kontrast zwischen dem Aufwand an Registriermethodik und den geringen Bemühungen um eine *Kontrolle* der präexperimentellen und situativen Bedingungen und der Stichprobenunterschiede — zumindest durch einige zusätzlichen Erhebungen. Erneut ist auch das Vorwiegen der Kleinstichproben-Forschung mit entsprechend unsicheren Verallgemeinerungen bzw. häufigen Kontradiktionen festzustellen. LADER (1975a, S. 7) meint, daß nur wenige oder keine Untersuchung publiziert wurde, welche vom psychiatrischen, vom psychologischen und vom physiologischen Standpunkt aus völlig zufriedenstellend ist. Die Möglichkeiten und Grenzen psychophysiologischer Beiträge sind angesichts der Schwierigkeit und Breite der Aufgabe und der speziellen Methodenprobleme nicht leicht zu bestimmen, aber eine Über- oder Unterschätzung ist wohl zu vermeiden, wenn man diese Beiträge ganz überwiegend erst als nützliche Arbeitshypothesen ansieht.

Von den psychophysiologischen Paradigmen sind in der klinischen Psychophysiologie bevorzugt das „Streß"-Paradigma und das Habituations-Paradigma verwendet worden, außerdem die Paradigmen des operanten Lernens und Biofeedbacks und der Entspannungstechniken in therapeutischer Absicht. Psychophysiologische Zeitreihenstudien mit täglicher oder fast täglicher Beobachtung existieren praktisch nur von depressiven bzw. zyklischen Patienten. Zunehmend werden in Untersuchungen mit psychophysiologischen Registrierungen auch epidemiologische Daten (life events), welche hier jedoch nicht behandelt werden sollen, einbezogen. Ausgewählt für die folgende Darstellung wurden solche Krankheitsbilder, zu denen eine größere Anzahl von Arbeiten mit psychophysiologischen Registrierungen vorliegen. In der Psychosomatik: essentielle Hypertonie, Herzinfarkt, Ulkus und Asthma; in der Psychiatrie: Angstzustände, Depression, Schizophrenie, Psychopathie, Hirnschädigung. Auf die umfangreiche Literatur mit neuroendokrinologischen Beiträgen bzw. EEG-Arbeiten wird in diesem Kapitel *nicht* besonders eingegangen.

II. Psychosomatische (psychophysiologische) Krankheiten und Störungen

Auf dem weiten und begrifflich unklaren Feld der Psychosomatischen Medizin sind für die folgende Übersicht einige Unterscheidungen zweckmäßig:

Psychosomatische (psychophysiologische) Krankheiten im engeren Sinn. Somatische Befunde, d.h. morphologisch faßbare („organische") Veränderungen sind mit Störungen des Befindens und Verhaltens kombiniert; den emotionalen und im weitesten Sinn psychosozialen Bedingungen wird eine besondere, wahrscheinlich pathogenetische Bedeutung für den somatischen Befund zugesprochen.

Psychosomatische (psychophysiologische) Störungen im weiteren Sinn. Somatisch-funktionelle Störungen, d.h. reversible Funktionsanomalien, sind mit Störungen des Befindens und Verhaltens kombiniert; den emotionalen und im weitesten Sinn psychosozialen Bedingungen wird ein wesentlicher Anteil an der Entstehung und Ausbildung der psychovegetativen und psychomotorischen Syndrome zugesprochen.

Psychosomatische (psychophysiologische) Phänomene im allgemeinsten Sinn.
1. Emotionale und im weitesten Sinn psychosoziale Bedingungen sind mehr oder minder wichtige, mitauslösende oder pathoplastische, den Heilungsverlauf und die Rehabilitation fördernde oder hemmende (Rand-)Bedingungen von Krankheiten mit somatischem Befund, wobei *jede* Krankheit einen psychosomatischen (psychophysiologischen) Aspekt hat.

2. Psychosomatische (psychophysiologische) Phänomene sind Begleit- oder Folgezustände organisch begründeter Krankheiten oder Störungen, u.a. von hirnorganischen Prozessen, Stoffwechselanomalien, Endokrinopathien, Infekten oder Intoxikationen.

Die auf diesem Gebiet bis in die Denkschrift der World Health Organization (1964) und den ICD-Schlüssel hinein unsichere und mißverständliche Terminologie ist als Ausdruck des gegenwärtigen Forschungsstandes, aber auch als Folge der großen *Heterogenität* der beteiligten Disziplinen, der Forschungsstrategien und der Auffassungen des psychophysischen Problems zu verstehen. In allen Gruppen von Gesundheitsstörungen sind die im weitesten Sinn emotionalen und psychosozialen Bedingungen und die individuelle Situation des Patienten sowohl für das Verständnis und die erfolgreiche Behandlung des Leidens als auch für die Zweitprävention — wenn auch in sehr unterschiedlichem Maße — wesentlich. Nur auf die *psychosomatischen Krankheiten* und die *psychosomatischen Störungen* wird in dieser Übersicht eingegangen. Mit emotionalen und im weitesten Sinn psychosozialen Bedingungen sind hier grundsätzlich *psychophysisch-zentralnervöse*, also nicht psychogene, sondern „zentrogene" Determinanten gemeint. So bedürfen zweifellos alle „sozialen" Bedingungen einer Vermittlung durch individuelle psychophysische Prozesse, und die Begriffe Soziosomatik oder Soziogenese sind ebenso ungenau wie der Begriff Psychogenese (FAHRENBERG, 1967, 1978; SCHMIDT u. BECKER, 1977).

Die vier traditionellen Konzepte psychosomatischer Nosologie, Hypochondrie, Hysterie, konstitutionelle Nervosität und aktuelle Neurasthenie (s. FAHRENBERG, 1967) sind in unserem Jahrhundert in vielfältiger Weise durch begriffliche und symptomatologische Unterscheidungen, durch Arbeitshypothesen und spekulative Konzepte ausdifferenziert worden (BECK, 1972; BRÄUTIGAM u. CHRISTIAN, 1973; BREDE, 1974; GRAHAM, 1972; LACHMAN, 1972; QUINT, 1972; DELIUS, 1975; LIPOWSKI, 1977; LIPOWSKI et al., 1977; SCHMIDT u. BECKER, 1977; WEINER, 1977):

Aktual-(Angst-)Neurose mit vegetativ-endokrinen Störungen und Abwehr-(Psycho-)Neurose mit symbolischen Konversionssymptomen (HECKER, FREUND, BREUER),

Konversionsneurose mit spezifischer symbolischer Repräsentation, symbolischer Organwahl (FERENCZI, DEUTSCH, KLEIN, GARMA u.a.),

Allgemeines Konversionsmodell, Somatisierungsmodell, Symptombildung durch De- und Resomatisierung, zweiphasige Verdrängung (GRODDECK, DEUTSCH, KLEIN, SCHUR, MITSCHERLICH, DE BOOR),

Physiologische Regression auf Körperfunktionen der Kindheit (MARGOLIN),

Symbolisierung-Konversion-Läsion-Sequenz (ENGEL u. SCHMALE),

Antriebserlebnisse und ihre spezifischen Organmodi (ERIKSON, SCHULTZ-HENCKE, DÜHRSSEN),

Affekt-Spezifität der körperlichen Symptomatik (HEYER, WITTKOWER, DE CRINIS, ALEXANDER),

Individuelle Differenzierung des Körperschemas (SCHILDER, FISHER u. CLEVELAND),

Spezifität der Persönlichkeit (DUNBAR),

Spezifität der mütterlichen Persönlichkeit (SPITZ, GERARD),

Spezifität des zugrundeliegenden Konfliktes, der Auslösesituation und des assoziierten emotionalen Aktivierungsmusters (ALEXANDER),

Spezifität psychophysischer Haltungen und Einstellungen (GRACE u. GRAHAM),

Spezifität der auslösenden Konfliktsituation und des allgemeinen Verhaltensmusters (GROEN u. BASTIAANS),

Konstitutionelle Prädispositionen, vegetative Stigmatisierungen, Organminderwertigkeiten und funktionelle Minderwertigkeiten (CRAMER, V. BERGMANN, ADLER u.a.),

Psychophysische Reaktionstypen, individual- und symptomspezifische Reaktionsmuster, psychophysische Reaktionsstereotypien (WOLFF, MALMO u. SHAGASS, LACEY u. LACEY, STERNBACH),

Dominanzverhältnisse, Extremlagen und Umschaltungen von sympathisch-ergotropen und parasympathisch-trophotropen Funktionslagen (EPPINGER u. HESS, BIRKMAYER u. WINKLER, HOFF, GELLHORN u.a.),

Streß-Krankheiten (SELYE, WOLFF, LEVI, ENGEL),
Belastungs-(Streß-)Beanspruchungs-(Strain-)Sequenz, psychophysiologischer Zirkel von Bewertung–Reaktion–Angst–Dysfunktion (LAZARUS, COFER u. APPLEY, BECK),
Medizin-anthropologische Interpretation (v. WEIZSÄCKER, PLÜGGE, BUYTENDIJK u.a.),
Soziopathologische Interpretation, sozial kontrollierte Lösungsformeln für Konflikte (HALLIDAY, MITSCHERLICH, TITCHENER, JACKSON, PFLANZ, SCHAEFER, BREDE, ZEPF u.a.),
Infantile Persönlichkeit, Alexithymie u.a. Defizitmodelle (RUESCH, MARTY, SIFNEOS, NEMIAH),
Kortiko-viszerale Pathologie (PAWLOW, BYKOW u. KURZIN),
Konditionierte emotionale Reaktionsmuster (WATSON, MOWRER, EYSENCK u.a.),
Lerntheorie vegetativ-emotionaler, psychophysischer Reaktionsmuster (BRADY, WEISS, MILLER, LACHMAN, BIRBAUMER).

Die Diskrepanz zwischen der Vielzahl spekulativer Konzepte und den großen Schwierigkeiten, empirisch entscheidbare Deduktionen zu gewinnen, haben wiederholt zu deutlicher Kritik am Stand und Inhalt psychosomatischer Forschung und zu selbstkritischen Überlegungen geführt, ob die Aufklärung nicht weitgehend von pathophysiologischen und regulationstheoretischen sowie epidemiologischen Untersuchungen zu erwarten ist. Zunehmend hat sich das Forschungsinteresse von Fragen der „Spezifität" der Organwahl und von triebdynamischen Hypothesen auf mehrfaktorielle Konzepte, welche epidemiologische, pathophysiologische, streßpsychophysiologische Ansätze kombinieren, verlagert, so daß eine anspruchsvollere und differenziertere Methodik mit multivariaten Analysen und Längsschnittuntersuchungen gefordert ist (u.a. CRISP, 1968; KIMBALL, 1970; SHEPHERD, 1971; WEINER, 1971b, 1976a, b; OSTFELD, 1973; FREYHAN, 1976; LIPOWSKI, 1977; SCHMIDT u. BECKER, 1977). Die Präzisierung und Operationalisierung von Konstrukten scheint auf dem Gebiet der Psychosomatischen Medizin besonders schwierig zu sein. SCHMIDT und BECKER (1977) haben z.B. 14 Klassen von Variablen zusammengestellt, welche in der Literatur auf die eine oder die andere Weise mit der Spezifität (Symptomwahl) psychosomatischer Krankheiten in Zusammenhang gebracht wurden. In den fast ausschließlich retrospektiv argumentierenden Beiträgen werden sie spekulativ als pathogene Bedingungen gedeutet, obwohl es sich durchaus um Begleit- und Folgeerscheinungen der psychosomatischen Krankheiten und Störungen handeln könnte: 1. um die typischen Probleme der *erzwungenen Krankheitsanpassung* etwa eines Ulkus- oder eines Infarkt-Patienten, 2. um *individuelles Krankheitsverhalten*, 3. um besondere *Attributionsprozesse*, d.h. subjektive Kausalerklärungen und subjektive Pathogenese- und Therapie-Konzepte mit sozio-kulturell und familiär bedingten Stereotypien sowie status- und bildungsabhängigen Ausdrucksweisen, 4. um systematische Fehler durch u.U. auch institutionell bedingte *Präselektion* der jeweils gegebenen, nicht repräsentativen Patienten-Stichproben. So haben es ROBINSON (1964), COCHRANE (1973), BERGLUND et al. (1975) und SANDBERG und BLIDING (1976) wahrscheinlich gemacht, daß in Stichproben von Hypertonikern bzw. Ulkuspatienten ohne *Präselektion* keine korrelativen Beziehungen zu Testwerten von Persönlichkeitsfragebogen bzw. zur Anzahl von Problemen bestehen, während dies in der poliklinischen Ambulanz — völlig atypisch — durchaus der Fall sein kann, da klagsame, emotional labile Personen wahrscheinlich eher in ärztliche Behandlung gehen bzw. diagnostiziert werden (s. auch BRÄHLER et al., 1977). Die krankheitsdependenten „Neurotisierungen" sind bisher noch kaum analysiert worden (WEITEMEYER u. MEYER, 1967). Unter dem Gesichtspunkt der Operationalisierbarkeit wird von SCHMIDT und BECKER (1977) das von STERNBACH (1966) skizzierte Pathogenese-Modell hervorgehoben: Ein psychosomatisches Ereignis tritt ein, wenn individuelle Reaktionsstereotypien, inadäquate homöostatische Kontrollen des Reaktionssystems und häufige Konfrontation mit aktivierenden Situationen gegeben sind.

Nur wenige der bisher entworfenen, psychosomatischen Pathogenese-Modelle stützen sich auf prägnante psychophysiologische Konzepte oder gar auf empirische psychophysiologische Untersuchungen. In erster Linie sind es jene Auffassungen, welche selektive und dann chronifizierte Aktivierungsmuster von Emotionen (ALEXANDER, 1951) oder Einstellungen (GRACE u. GRAHAM, s. GRAHAM, 1972; BACKUS u. DUDLEY, 1974) behaupten, zweitens die Auffassungen konstitutioneller psychophysischer Reaktionstypen, drittens die am Streß-Konzept orientierten Ansätze und viertens die Lerntheorie vegetativer Reaktionsmuster. Während die Hypothese selektiver Aktivierungsmuster bestimmter Emotionen empirisch noch nicht hinreichend gesichert ist (s. Abschnitt C, IV), existieren viele Belege für die Annahme teils genetisch bedingter oder erworbener individueller Reaktionsstereotypien (s. Abschnitt D) für die psychophysischen Auswirkungen von Belastungs-Beanspruchungs-Prozessen (Abschnitt C, II) und für das Lernen vegetativer Reaktionen (Abschnitt C, V).

Als Internist vertritt GRAHAM (1971) die Meinung, *Klinische Psychophysiologie* sei Psychosomatische Medizin; er verspricht sich von dieser Disziplin für die ätiologisch-pathogenetischen Konzepte wichtige Beiträge zur Inneren Medizin. Bis in die Gegenwart sind jedoch integrierte Untersuchungsvorhaben, welche den Adäquatheitsbedingungen psychophysiologischer Methodik entsprechen, sehr selten geblieben. Deshalb müssen die Erwartungen noch sehr zurückhaltend formuliert werden und können eigentlich erst von dem heuristischen Ansatz ausgehen, psychologische und physiologische Hypothesen an den physiologischen und psychologischen Daten wechselseitig zu verfolgen und besser kennen zu lernen sowie die komplementäre Betrachtung zu fördern (STOKVIS, 1959; GROEN, 1964; DELIUS u. FAHRENBERG, 1966; STERNBACH, 1966; MALMO, 1975; BIRBAUMER, 1977a). Unter Hinweis auf neuere, ausführlichere Darstellungen der psychosomatischen Forschung (BRÄUTIGAM u. CHRISTIAN, 1973; CLARIDGE, 1973; GRAHAM, 1972; QUINT, 1972; HILL, 1976; SCHMIDT u. BECKER, 1977; HENRY u. STEPHENS, 1977; WEINER, 1977; LIPOWSKI et al., 1977) werden hier nur einige ausgewählte, methodisch bemerkenswerte und empirisch aussagekräftige Untersuchungen mit psychophysiologischem Ansatz hervorgehoben.

1. Essentielle Hypertonie

Relativ viele psychophysiologische Untersuchungen richten sich auf die essentielle Hypertonie, wobei nicht nur die Verbreitung des Leidens, sondern auch die leichte Zugänglichkeit zumindest des grob gemessenen arteriellen Blutdrucks mitspielt. Untersuchungen mit aufwendigen Methoden der Kreislaufanalyse und invasiven Verfahren sind noch selten, so daß in den psychophysiologischen Studien ganz überwiegend noch keine Unterscheidungen zwischen Hypertonikern mit erhöhtem Herzminutenvolumen oder erhöhtem peripheren Widerstand und eventuell weiteren pathophysiologischen Gruppen (BROD, 1970; v. EIFF, 1976; SCHMIDT et al., 1978; WEINER, 1976a) vorgenommen wurden. Während auf anderen Gebieten der Psychosomatik immer das schwierige Problem klinischer Vergleichsgruppen besteht, bietet sich für die Hypertonieforschung, falls der u.U. aufwendige Ausschluß der ca. 25% sekundären Hypertonien (HALLAUER, 1976) erfolgt ist, das natürliche Kontinuum von normalen Blutdruckwerten, labiler Hypertonie (borderline case, Prähypertonie) und essentieller Hypertonie unterschiedlicher Schweregrade an, deren Abgrenzung anhand basaler und aktueller Blutdruckwerte, Augenhintergrundveränderungen usw. nach der WHO-Einteilung objektivierbar ist. Nach verbreiteter Auffassung (z.B. BROD, 1970; LEVI, 1970; LIPOWSKI, 1975; GROEN et al., 1977) stellen die emotional bedingten, situativen Blutdrucksteigerungen Vorstufen der Hypertonie dar, obwohl höchstens in gründlichen Längsschnittstudien ein Beweis der Chronifizierung zu erbringen wäre. Die folgende Übersicht berücksichtigt nur Arbeiten mit psychophysiologischen Registrierungen und läßt die interessanten tierexperimentellen Beiträge (HENRY et al., 1974) ebenso unberücksichtigt wie die vermuteten habituellen Persönlichkeitsmerkmale von Hypertonikern, welche noch von einigen Autoren als pathogenetisch bedeutsam angenommen werden (QUINT, 1972; BRÄUTIGAM u. CHRISTIAN, 1973), jedoch in kontrollierten empirischen Studien wenig Anhalt finden (s. COCHRANE, 1971, 1973; DAVIES, 1971; PFLANZ, 1974; LIPOWSKI, 1975; SANDBERG u. BLIDING, 1976; WEINER, 1977).

Das Blutdruckverhalten von Normotonikern unter der Einwirkung verschiedener Stimuli und während induzierter Emotionen ist in zahlreichen psychophysiologischen Studien beschrieben worden, z.B. in der Absicht, die Emotionen Ärger und Angst zu unterscheiden (AX, 1953; FUNKENSTEIN et al., 1954), im Verlauf eines Examens als „Situationshypertonie" (v. UEXKÜLL u. WICK, 1962) oder in der Absicht, die eventuelle Reduktion einer psychologisch induzierten diastolischen Blutdruckerhöhung durch „Aggressionsabfuhr" (HOKANSON et al., 1963; HOLMES, 1966) nachzuweisen. Dennoch fehlen sowohl psychologisch als physiologisch adäquat angelegte Studien, welche die oft behaupteten psychodynamischen Hypothesen entscheiden könnten. Vor allem ALEXANDERS (1951) Annahme eines konflikthaften Kampfes gegen eigene feindselig-aggressive Gefühle assoziiert mit Schwierigkeiten der Selbstbehauptung und GRAHAMS (1972) Annahme einer Einstellung, von Verletzung bedroht zu sein und für alles bereitsein zu müssen. Bei $N=395$ Normotonikern stellte v. EIFF (1976; v. EIFF u. PIEKARSKI, 1977) in der systolischen Blutdruckreaktion auf Lärm eine signifikante Altersabhängigkeit über die 3. bis 6. Dekade und tendenziell auch eine Geschlechtsabhängigkeit, d.h. geringere Reaktivität der Frauen, fest.

Mehrere Untersuchungen stimmen darin überein, daß Hypertoniker auf emotionale Belastungen und bestimmte Aufgaben mit stärkerem systolischen und diastolischen Blutdruckanstieg reagieren als Normotoniker (SCHACHTER, 1957; BAUMANN et al., 1973; LORIMER et al., 1971; HODAPP et al., 1975; v. EIFF,

1976; GROEN et al., 1977), und zwar auch dann, wenn das Ausgangswertproblem berücksichtigt wird (K.H. SCHMIDT, 1976). Es gibt einige Hinweise, daß solche Reaktionsunterschiede — im Rahmen der psychophysiologischen Belastungsbedingungen — in anderen Indikatoren wie Herz- und Atemfrequenz, EMG, Handtemperatur nicht auftreten (SCHACHTER, 1957; ENGEL u. BICKFORD, 1961; WEINER et al., 1962), jedoch die Hypertoniker u.U. eine auffällige Symptom-Spezifität, d.h. eine stereotype Reaktion vor allem des Blutdrucks zeigen (ENGEL u. BICKFORD, 1961; MOOS u. ENGEL, 1962; HODAPP et al., 1975).

Beim Vergleich von je 11 hypertonen und normotonen Probanden beobachteten GROEN et al. (1977) mit invasiver Methodik während 80-Watt-Ergometerarbeit und während halbstandardisiertem Interview keine qualitativen, sondern nur quantitative Gruppenunterschiede, d.h. relativ stärkeren Anstieg des Herzminutenvolumens und der Herzfrequenz und Zunahme des arteriellen Mitteldrucks bei den Hypertonikern. BAUMANN et al. (1973) untersuchten 30 unbehandelte, männliche, juvenile Hypertoniker („mild hypertension" der WHO) und stellten gegenüber 20 Kontrollpersonen als Reaktion auf einen Kopfrechentest unter Zeitdruck eine längere Andauer der erhöhten Herzfrequenz und des erhöhten Glucosespiegels, eine erhöhte Sauerstoffaufnahme und Muskeltonus sowie Anstieg von Noradrenalin, Freien Fettsäuren, Cortisol und Renin-Aktivität im Plasma fest. VLACHAKIS et al. (1974) konnten bei 22 hypertonen und 13 normotonen Probanden nach einer Adrenalininfusion während Ganglionblockade eine höhere digitale Vasoreaktivität der Hypertoniker, jedoch keine Unterschiede in den geäußerten Befindensweisen beobachten. SOKOLOW et al. (1970) ließen 50 Hypertoniker im Zusammenhang mit halbstündigen automatischen Blutdruckregistrierungen während des Alltags wiederholt eine Adjektivliste und zusätzliche Fragen beantworten. Die fünf höchsten systolischen und diastolischen Blutdruckwerte des Tages sind mit hohen Werten von Angst, Zeitdruck, wacher Bereitschaft assoziiert, dagegen differenzieren die Skalen Feindseligkeit und Depression nicht. Über das Labor hinausgehende Zeitreihenstudien des Blutdrucks im Alltag wurden u.a. auch von KRISTT und ENGEL (1975) und KLEINMAN et al. (1977) durchgeführt. In einem umfangreichen und psychophysiologisch differenzierten Untersuchungsprogramm haben RICHTER-HEINRICH und SPRUNG 1969 (RICHTER-HEINRICH et al., 1976) mehrere Gruppen von Hypertonikern verschiedener Schweregrade, Normotoniker, Hypotoniker und Kardiophobiker hinsichtlich ihrer Reaktionsmuster auf verschiedene Aufgaben sowie hinsichtlich individueller Unterschiede der Sensibilität, der akustischen Adaptation, des Konditionierungsverhaltens und bestimmter Persönlichkeitsmerkmale verglichen. Danach sind die essentiellen Hypertoniker im Frühstadium durch eine erhöhte physiologische Reaktivität, erhöhte Sensibilität und herabgesetzte Adaptationsfähigkeit gekennzeichnet und durch einen psychophysiologischen Screening-Test relativ gut von Normotonikern abzugrenzen.

Genauere multivariate hämodynamische Untersuchungen (BROD, 1970, 1971; v. EIFF, 1976) legen eine Gruppierung von Hypertonikern nach verschiedenen Gesichtspunkten nahe. So bildete VON EIFF (1976) bei Individuen mit Hypertonie-Anamnese aufgrund des systolischen Ruheblutdrucks und der An- oder Abwesenheit von Augenhintergrund-Veränderungen vier Gruppen, von denen die Gruppen im Übergangsbereich des Blutdrucks mit und ohne Fundus signifikant stärker als Normotoniker auf Kopfrechnen und Lärm reagierten, jedoch im Mecholyl-Test auf Sympathikusreaktivität gerade die relativ schwächste Reaktion zeigten. HERRMAN et al. (1976) und T.H. SCHMIDT et al. (1978) fanden verschiedener Aufgaben bei Hypertonikern mit erhöhtem Herzminutenvolumen (primär aufgrund erhöhter Frequenz) und normalem peripheren Widerstand (arteriellem Mitteldruck) stärkere Blutdruckanstiege als bei Normotonikern, doch zeigten die Hypertoniker mit hohem peripheren Widerstand und normalem Herzminutenvolumen die stärksten Reaktionen.

2. Herzinfarkt

Zum Thema Streß und Herzinfarkt liegen mehrere neuere Übersichten vor (LIPOWSKI, 1975; ELIOT, 1977; SCHAEFER u. BLOHMKE, 1977; SIEGRIST, 1977), insbesondere auch zum Persönlichkeitstyp A (ROSENMAN et al., 1975; BRAND et al., 1976; JENKINS, 1976; DEMBROSKI, 1978). Erst in drei kleineren Arbeiten wurde das Kreislaufverhalten von Probanden des Typs A, d.h. leistungsorientierter, ehrgeizig-konkurrierender, ungeduldig-angespannter Menschen, näher untersucht, nachdem die ursprünglich von FRIEDMAN und ROSENMAN (1960) vorgeschlagene psychophysiologische Registrierung zeitweilig als unergiebig wieder aufgegeben worden war.

DEMBROSKI et al. (1977) beobachteten bei N = 10 männlichen Studenten des Typs A und N = 14 Studenten des Typs B, welche aufgrund des psychologischen Interviews diagnostiziert waren, während einer Reaktionszeituntersuchung mit Ausnahme einer höheren Herzfrequenzvariabilität des Typs A keine Unterschiede der Ausgangswerte, jedoch beim Typ A einen stärkeren Anstieg der Herzfrequenz und des systolischen Blutdrucks, außerdem bestand kein Gruppenunterschied im elektrischen Hautpotential und in der Reaktionszeit. Nach SCHERWITZ et al. (zit. nach DEMBROSKI, 1978) zeigten sich Probanden des Typs A während des diagnostischen Interviews sowohl in Selbst- und Fremdeinstufungen stärker engagiert als auch im Anstieg des diastolischen Blutdrucks, in der Abnahme der Herzfrequenz und in der Vasokonstriktion signifikant von Probanden des Typs B unterschieden. HOWARD et al. (1976) fanden bei leitenden Angestellten des extremen A-Typs (N = 64), verglichen mit solchen des extremen B-Typs (N = 28), einen höheren Ruheblutdruck, höhere Blutfette, mehr kardiovaskuläre und emotionale Beschwerden, jedoch nur in der Altersgruppe über 55 Jahren eine signifikant geringere maximale Sauerstoffaufnahme bei Belastung. Genauere Analysen sind wünschenswert.

Fortlaufende Registrierungen haben ergeben, daß Infarktpatienten im Alltag u.U. eine größere Blutdruckvariabilität (SCHNEIDER et al., 1971) und am Arbeitsplatz eine höhere Herzfrequenz, u.U. mit EKG-Veränderungen, als gleichaltrige Gesunde vergleichbarer Berufe aufweisen. Bei Rechen- oder Reaktionsaufgaben, beim Fernsehen, Autofahren, in der Sauna oder im Interview können Ischämiereaktionen, Angina-pectoris-Attacken und Extrasystolen auftreten, welche z.T. bei ergometrischer Belastung gar nicht oder nur bei hohen Wattstufen erscheinen (BELLET et al., 1968; HÜLLEMANN et al., 1971; ISHIKAWA et al., 1971; TAGGART et al., 1972, 1973; TÄNZER et al., 1974; DITTRICH, 1975; SCHIFFER et al., 1976; STEIN u. JUNGMANN, 1976; THEORELL, 1976; THEORELL et al., 1977). Herzrhythmusstörungen und paroxysmale Tachykardien sind bei anderen Gruppen schon in älteren Studien fortlaufend registriert worden (DUNCAN et al., 1950; QUINT u. ECKER, 1954/55), Kreislaufstörungen neuerdings auch während des Schlafs (KALES u. KALES, 1975; REINHARD et al., 1975; ANCH et al., 1976). In einer breit angelegten Untersuchung von 144 Herzinfarkt-Patienten stellte LANGOSCH (1977) eine weitgehende Unabhängigkeit zwischen den Befunden der klinischen Diagnostik (Belastungs-EKG, Koronarangiographie und Einschwemmkatheter) sowie den physiologischen und den psychologischen Kennwerten eines psychophysiologischen Untersuchungsprogramms während Interview, Entspannung und Reaktionsaufgaben fest, so daß eine differenziertere Betrachtung des Reaktionsverhaltens und der Persönlichkeitsmerkmale sowie eingehende Zeitreihenstudien, z.B. während eines stationären Heilverfahrens (MYRTEK et al., 1978), erforderlich sind (s. auch MEDERT-DORNSCHEIDT u. a., 1976). Die vermutete geringere psychophysische Belastbarkeit von Herzinfarkt-Patienten bzw. größere und anhaltende Reaktivität (s. auch VALEK et al., 1971) verlangt also multivariate Erhebungen in verschiedenen Situationen.

3. Ulkus ventriculi und duodeni

Seit den Beobachtungen von WOLF und WOLFF (1944) an einem Patienten mit einer Magenfistel sind mehrere psychophysiologische Fallstudien mitgeteilt worden, welche einen Zusammenhang zwischen emotionalen Äußerungen und Sekretionsrate belegen (s. ENGEL, 1975). Zwar wurde bei einem Kleinkind auch während freudiger Erregung eine hohe Sekretion beobachtet, doch scheinen die Fallstudien sowie eine Untersuchung mit hypnotisch induzierten Emotionen (KEHOE u. IRONSIDE, 1963) für eine Hypersekretion vor allem bei Wut bzw. ärgerlicher Gereiztheit (bei aktiver Zuwendung?) zu sprechen und für eine verminderte Sekretion während Entmutigung und Resignation. Die zahlreichen tierexperimentellen Studien zur Ulkusgenese werden hier ausgeklammert, obwohl sie zunehmend neben elementaren „Stressoren" auch differenziertere psychologische Konzepte aufgreifen (z.B. WEISS, 1971; WEISS u. GLAZER, 1975; s. auch LACHMAN, 1972; WEINER, 1977).

Im Humanbereich gibt es bisher kaum adäquate Untersuchungen mit fortlaufenden Registrierungen: weder zu ALEXANDERS Behauptung, daß konflikthafte, oral-rezeptive Wünsche, noch zu GRACE und GRAHAMS Annahme, daß typische Einstellungen, um etwas, was einem zusteht, betrogen zu sein und sich dafür rächen zu wollen, maßgeblich sind. BADGLEY et al. (1969) analysierten bei N=12 Probanden den Einfluß von Kopfrechnen und fanden eine signifikante Abnahme im Volumen und Säure der gastrischen Sekretion, während BERNER und STACHER (1971) als Auswirkung von hypnotisch induzierten Angstzuständen bei N=4 Personen zunächst eine Verminderung und erst nach Abbruch der Suggestion einen starken Anstieg der Magensäureproduktion (Endoradiosonde verbunden mit intragastraler Titration) beobachteten. HIATT und KRIPKE (1975) schließen aus dem EGG auf eine infradiane Periodik der Magenaktivität, welche die Resultate solcher Studien beeinflussen könnte.

ZANDER (1976) berichtete bei Ulkus-ventriculi-Patienten einen Zusammenhang zwischen akuten Neid–Ärger-Emotionen und Antrumspasmen während eines kurzen vor dem Röntgenschirm durchgeführten Interviews mit entsprechenden Serien von Zielaufnahmen. In einer relativ gut kontrollierten Studie an je 12 Patienten mit Ulkus duodeni und mit rheumatischer Arthritis und 12 Kontrollpersonen registrierten WALKER und SANDMAN (1977) außer dem Elektrogastrogramm (EGG) die Herz- und Atemfrequenz und das EMG eines „symptomatischen" Muskels während Rechenaufgaben Lösen eines Anagramms und Dias von Autopsiebildern. Die Ulkus-Patienten waren insgesamt weniger reaktiv als die anderen Gruppen. Hinweise auf symptomspezifische Reaktionen gaben nur die Arthritis-Patienten. Das EGG differenzierte zwischen Gruppen und zwischen Belastungen. Ulkus-Patienten hatten eine niedrigere EGG-Basisaktivität als die anderen Gruppen, sowohl Ulkus-Patienten als auch Kontrollen zeigten eine erhöhte phasische Aktivität (Frequenz und Amplitude des EGG) nur während der Bilder und nicht während der Aufgaben.

Da der Zusammenhang von Gastrin, vagalem Tonus, Hypersekretion von Säure und Pepsin, Pepsinogenspiegel im Serum, Belegzellmasse und protektiven Mechanismen noch unzureichend geklärt ist und große Unterschiede zwischen Ulkus ventriculi und duodeni und große individuelle Unterschiede der Sekretionsmuster (z.B. GUNDRY et al., 1967; DEMLING et al., 1963; AKERSTEDT u. THEORELL, 1976) zu bestehen scheinen, ergeben sich zunehmende Zweifel an der Homogenität des Krankheitsbildes bzw. Argumente für eine Aufgliederung nach mehreren Gesichtspunkten (ENGEL, 1975; ACKERMAN u. WEINER, 1976; WEINER, 1976b; SOMMER u. THEISINGER, 1977). Die vielzitierte prospektive Studie von WEINER und MIRSKY et al. (WEINER, 1971a) postuliert einen Zusammenhang zwischen Hypersekretion (hohem Pepsinogenspiegel) und einem psychodynamischen Syndrom aus Abhängigkeits-, Anlehnung- und Kontakt-Wünschen und möglicher Aggressionshemmung und behauptet zweitens einen Prädiktorwert des individuellen Pepsinogenspiegels für die Wahrscheinlichkeit der Ulkusentstehung unter dem Eindruck einer militärischen Grundausbildung. Man kann zwar Kritik an der Überinterpretation der Befunde üben (GRAHAM, 1972), den problematischen Pepsinogenspiegel betonen oder auf die keineswegs eindeutige, testpsychologische Differenzierung der Hyper- und Hyposekretoren (es wurde auch der Cornell Medical Index verwendet, welcher u.a. Magenbeschwerden erfragt und die Ergebnisse konfundiert) hinweisen, doch wäre eine Replikation der Studie unter besserer Kontrolle der Selektionsbedingungen (SANDBERG u. BLIDING, 1976; WEINER, 1977) zweifellos wichtig.

4. Asthma bronchiale

Von den insgesamt relativ seltenen psychophysiologischen Untersuchungen über Emotionen und Atmung stützt sich die Mehrzahl allein auf das Pneumogramm; Analysen der schnellen Änderungen im Gasstoffwechsel oder des Atemweg-Widerstandes sind wegen der apparativen Erfordernisse (Atemmaske, Spirometer, Gasanalysatoren, Körper-Plethysmograph) sehr selten.

STEVENSON und RIPLEY (1952) beobachteten bei 11 Asthma-Patienten und 7 Patienten mit Angstzuständen eine Verlängerung der Exspirationsdauer, während die Patienten an induzierte, „störende" Themen dachten. Dieser Befund wurde von COHEN et al. (1975), welche zur Induktion negativer Emotionen einen Film verwendeten, im Prinzip bestätigt. TAL und MIKLICH (1976) zeigten bei 60 asthmatischen Kindern — allerdings ohne Kontrollen — eine signifikante Abnahme der forcierten exspiratorischen Atemströmungsgeschwindigkeit aufgrund von suggeriertem Ärger und Furcht. Asthmatische Kinder reagierten im Vergleich zu anderen Kindern (je N=20) auf eine vom Tonband wiedergegebene Geschichte, unabhängig vom neutralen oder emotionalen Gehalt des Textes, durch größere Variabilität der Amplitude und durch gehäufte abnorme Atemmuster, falls es sich um die Stimme der Mutter handelte im Gegensatz zur Stimme einer fremden Frau (OWEN, 1963). HAHN (1966) stellte beim Vergleich von N=20 asthmatischen mit 10 nicht-asthmatischen Kindern während einer Aufgabe eine signifikant höhere Herzfrequenz und Hauttemperatur der asthmatischen Kinder fest und beobachtete in den EKGs einer Gruppe von N=352 asthmatischen Kindern ein häufiges Auftreten von Tachykardien, welche sich durch sonstige Bedingungen nicht erklären ließen. DUDLEY et al. (1968) beschreiben eine Tendenz von aktionsorientierten Menschen, auf ungünstige Lebensereignisse eher mit Hyperventilation zu reagieren, während passive Menschen eher eine Hypoventilation zeigen. Auch zu diesem Krankheitsbild fehlen prospektive oder adäquate psychophysiologische Registrierungen zu den psychodynamischen Hypothesen von ALEXANDER bzw. GRACE und GRAHAM, welche eine konflikthafte Zuneigung zur Mutter bzw. die Einstellung, mit einer Person oder einer Situation nichts zu tun haben zu wollen, behaupten (PINKERTON u. WEAVER, 1970).

Mehrere Autoren haben eindrucksvolle Berichte über die Auslösung von Atemnot, asthmatischen Attacken und objektiv gemessener Resistance-Erhöhung durch konditionierte Reize, Suggestion und Placebos gegeben, welche deutlich für die wichtige Rolle psychologischer Bedingungen sprechen (s. LUPARELLO et al., 1968; PURCELL u. WEISS, 1970; LACHMAN, 1972; BRÄUTIGAM u. CHRISTIAN, 1973; STRUPP et al., 1974; STEIN u. SCHIAVI, 1975; GROEN, 1976). Aber auch in diesem Krankheitsbild deutet sich eine pathophysiologische Differenzierung anhand der unspezifischen Radio-Immuno-Sorbent-Tests (RIST) und spezifischen Radio-Allergo-Sorbent-Tests (RAST) sowie pulmonologischer Untersuchungsbefunde (Provokationsmethode) im Ganz-Körper-Plethysmographen an (LOBEL et al., 1975; v. KEREKJARTO et al., 1976; WEINER, 1977).

5. Psychovegetative Syndrome

Von den psychovegetativen Syndromen (DELIUS u. FAHRENBERG, 1966; DELIUS, 1972; BRÄUTIGAM u. CHRISTIAN, 1973; JORES, 1973) ist das *psychovegetative Elementarsyndrom* („vegetative Dystonie", „Neurasthenie", reizbare Schwäche mit vielfältigen körperlichen Beschwerden und u.U. auch Befunden) zugleich ein Thema der psychophysiologischen Persönlichkeitsforschung, da von EYSENCK und anderen Autoren eine Eigenschaftsdimension emotional-vegetativer Labilität (Neurotizismus) angenommen wird. Alle, d.h. auch gesunde Individuen können auf diesem Kontinuum nach der relativen Ausprägung des Dispositionsprädikates angeordnet werden (s. Abschnitt D). Angesichts der bisher meist unergiebigen Korrelationsstudien erscheint EYSENCKs globale Annahme nicht sehr tragfähig zu sein. Sehr wichtig ist dieser Eigenschaftsbegriff jedoch, wenn man ihn nur auf die Ebene von Fragebogendaten, d.h. Selbstbeurteilungen und Aussagen zum Selbstkonzept, bezieht. Es bestehen große individuelle Unterschiede in der relativ konsistenten Disposition, häufige Aussagen über Stimmungslabilität, Unsicherheit, Ängstlichkeit, Gehemmtheit, allgemeine Mattigkeit und Erschöpfung sowie zahlreiche körperliche Beschwerden zu geben. Diese *subjektive psychovegetative Labilität* bzw. *Nervosität* ist zweifellos ein für den gesamten Bereich der Psychosomatik und Psychiatrie wesentliches Persönlichkeitsmerkmal.

Aus den umfangreichen Untersuchungen MYRTEKs (1978, s. Abschnitt D, 4) über Vegetative Reaktivität, Sympathikotonie, körperliche Leistungsfähigkeit bei Herz-Kreislauf-Patienten und Studenten überwiegen die Argumente für die Auffassung, daß es sich beim psychovegetativen Elementarsyndrom (vegetative Dystonie usw.) eher um ein psychologisches Störungsphänomen handelt, d.h. um das Erleben psychosomatischer Gestörtheit und entsprechende persönliche Interpretationen, und nicht um konstitutionelle psycho-physische Dispositionen, denn Befindensäußerungen, körperliche Beschwerden und Selbsteinstufungen sind weitgehend unabhängig von den objektivierbaren Befunden und Reaktivitätsbestimmungen. Beim gegenwärtigen Forschungsstand sind die globalen Korrelationshypothesen bzw. ein Annahmegefüge einheitlicher psychophysischer Reaktivität als Konstitutionsmerkmal kaum mehr vertretbar. Die Forschungsergebnisse sprechen aber dafür, daß statt dieses dimensionalen Ansatzes wahrscheinlich typisierende, multivariate Studien über bestimmte Syndrome und insbesondere die psychovegetativen Organsyndrome weiterführen. Die verbesserte Methodik zur Erfassung individualspezifischer Reaktionsmuster fordert außerdem zu prospektiven Untersuchungen über die ätiologische Bedeutung dieses ISR-Verhaltens für psychosomatische Erkrankungen heraus.

6. Psychophysiologisch orientierte Therapieverfahren

Als psychophysiologisch orientierte Therapieverfahren gelten hier solche Verfahren, welche im psychologischen Bezugssystem von Erleben und Verhalten und im physiologischen Bezugssystem zugleich ansetzen und die doppelte Beschreibung psychosomatischer (psychophysiologischer) Krankheiten und Störungen auch in eine Doppelstrategie der Intervention, Behandlung, Rehabilitation, Zweitprävention und Bewährungskontrolle ausmünden lassen. Hierher gehören einerseits die in Abschnitt C, 5 besprochenen psychophysiologischen Paradigmen der klassischen und operanten Konditionierung, des Biofeedback und der Selbstkontrolle sowie Entspannungsverfahren verschiedener Art (LUTHE, 1969; BENSON et al., 1975; GOLEMAN u. SCHWARTZ, 1976; VAITL, 1977), andererseits auch gezielte Methodenkombinationen und pragmatische Zusammenstellungen, welche etwa im Bereich der Rehabilitation innerer Erkrankungen häufiger anzutreffen sind (s. DELIUS u. FAHRENBERG, 1966; DELIUS, 1967; JOCHHEIM u. SCHOLZ, 1975).

Neuere Übersichten lassen erkennen, daß es auch im Bereich der Psychosomatischen Medizin noch an kontrollierten Evaluationsstudien der psychotherapeutischen Maßnahmen mangelt und auch hier die Effekte in hohem Maße von der Art der Krankheit bzw. der relativen Therapieresistenz und von wichtigen Individualparametern abhängen (KELLNER, 1975; PRICE, 1974; KIMMEL, 1974; SHAPIRO u. SURWIT, 1974; STOYVA u. BUDZYNSKI, 1974). Insbesondere die verschiedenen Strategien der Verhaltenstherapie und des Biofeedback haben während der letzten Jahre breites Interesse gefunden: etwa zur Therapie der *Hypertonie* z.B. BLANCHARD und YOUNG (1973), REDMOND et al. (1974), ELDER et al. (1973), SCHWARTZ und SHAPIRO (1973), GOLDMAN et al. (1975), KRISTT und ENGEL (1975), PATEL und NORTH (1975), SHOEMAKER und TASTO (1975), RICHTER-HEINRICH et al. (1976), WHITEHEAD et al. (1976), KLEINMAN et al. (1977); zur Therapie des *Asthmas* z.B. ALEXANDER (1972), FELDMAN (1976), VACHON und RICH (1976). BIRBAUMER (1977d) hat eine allgemeine Hierarchie von fünf Therapiezielen, wie sie oft bei psycho-physiologischen Störungen zu formulieren sind, angegeben: Zunächst eine Modifikation der autonomen Erregung, dann von Reaktionsstereotypien, von Selbstwahrnehmung und Selbstkontrolle, dann die Modifikation störungsspezifischer Einstellungen und schließlich die Modifikation der verbalen und nichtverbalen sozialen Interaktion. Die Möglichkeiten und Grenzen dieser Verfahren bzw. ihre Effizienz im Vergleich zu den bekannten Entspannungstechniken und anderen Maßnahmen können gegenwärtig noch kaum beurteilt werden, doch haben die kritischen Kommentare zu Methodenproblemen, zu Placebo-Effekten und Motivationsfragen, zum Transfer usw. sowie die Forderungen nach besser kontrollierten Vergleichsstudien deutlich zugenommen (s. auch Abschnitt C, V).

7. Psychophysiologie in Klinik und Theorie

Das Vordringen von psychophysiologischen Methoden und Konzepten, aber auch von psychophysiologischen Therapieverfahren in die Psychosomatische Medizin ist offensichtlich. Handelt es sich nun bei der Psychophysiologie um eine Grundlagendisziplin der Psychosomatischen Medizin (STERNBACH, 1966; FAHRENBERG, 1967; GRAHAM, 1971; LADER, 1972; LARBIG, 1978), oder ist es bloß ein Ansatz unter anderen und ohne viel praktischen Wert für den Kliniker (LIPOWSKI, 1976)? Nach der langen Vorherrschaft psychoanalytischer Konzepte und spekulativer Spezifitätslehren, welche in den meisten Fällen wegen fehlender versuchsplanerischer Kontrolle und wegen fragwürdiger Operationalisierungen ohnehin nicht zu entscheiden waren, wird — wie ja ALEXANDER (1951) schon hervorgehoben hatte — heute eine multifaktorielle Ätiologie vermutet: Es gibt hierzu epidemiologische, ökologische, pathophysiologische, neuroendokrinologische, sozialpsychologische, soziologische, klinisch-kasuistische, psychotherapeutische u.a. Forschung und darunter auch die psychophysiologischen Beiträge. Paradoxerweise gewinnt man oft den Eindruck, daß für weite Bereiche der psychosomatischen Forschung gerade eine *einseitige* Variablenauswahl und eine entsprechend inadäquate Beschreibungsweise typisch sind: Eine gleichermaßen ausgebildete erlebnis- und verhaltenspsychologische und physiologische Methodik ist in Labor und Klinik nur selten anzutreffen.

In der gegenwärtigen Ätiopathogenese-Diskussion der Psychosomatischen Medizin herrschen Themen vor wie: Streß-Distreß (SELYE, 1956; LEVI, 1971), belastende Lebensereignisse und Lebensänderungen (HOLMES u. RAHE, 1967; LANGNER u. MICHAEL, 1963; DOHRENWEND u. DOHRENWEND, 1974; GUNDERSON u. RAHE, 1974; TUTONE, 1977; SCHAEFER u. HEINEMANN, 1975), psychologischer Streß und Verarbeitung (LAZARUS, 1966), Adaptation (DUBOS, 1965), soziales Klima (MOOS, 1974; KIRITZ u. MOOS, 1974), Berufsstreß (MCLEAN, 1974; FRESE, 1977), Katastrophen (KINSTON u. ROSSER, 1974), urbaner Streß (OSTFELD u. D'ATRI, 1975), Hinterblieben-Sein (PARKES, 1972), Stillstand, Rückzug, Aufgabe (ENGEL u. SCHMALE, 1972; SCHMALE, 1972), Hilflosigkeit, Hoffnungslosigkeit (MANDLER, 1972; SELIGMAN, 1975), unspezifische psychologische Antezedentien (LUBORSKY et al., 1973; HURST et al., 1976), sozialer Streß und Kommunikationsprobleme (GROEN u. BASTIANS, 1975), Diathesis-Streß-Modell (FOWLES, 1975b), generalisiertes Streß- und Coping-Schema (LAZARUS, 1974; LIPOWSKI, 1976) und soziobiologische Effekte (HENRY u. STEPHENS, 1977). Diese Konzepte sind trotz der nicht seltenen, pseudoexakten Flußdiagramme, meist sehr allgemein gehalten, d.h. eher vage Bezeichnungen für Problemgebiete als spezifizierte Arbeitshypothesen, so daß noch kaum Annäherungen an ein prägnantes Pathogenesemodell festzustellen sind. Zweckmäßig ist zumindest eine Unterscheidung der folgenden Perspektiven:

1. **Aktivierungsprozesse**
   Belastungs-Beanspruchungs-(Streß-Strain-)Sequenz, welche zu einem Aktivierungsprozeß mit mehreren allgemeinen, selektiven und individuellen Komponenten führt.

2. **Chronifizierungsprozesse**
   Aktivierungsprozeß-Fixierungs-Sequenz durch Lernen, Kumulations- und Rückkopplungs-Effekte, welche zur Ausbildung eines chronischen Musters bzw. Reaktionsmechanismus führt.
3. **Läsionsprozesse**
   Chronische somatische Funktionsabweichungen führen zu pathologischen Organveränderungen.

Drei theoretische Probleme stellen sich vorrangig: Wie erfolgt die *Vermittlung* der verschiedenartigen, im weitesten Sinn psychosozialen Belastungen und ökologischen Außenbedingungen durch zentralnervöse psychophysische Prozesse (einschließlich der symbolischen Interpretation) und damit die *Transformation* in einen von den habituellen Bedingungen der Persönlichkeit und von der physiologischen Individualität sowie zentralen und peripheren somatischen Strukturen abhängigen Aktivierungsprozeß? Wie kommt es zweitens zur *beständigen Ausbildung* von chronischen Aktivierungsmustern und Reaktionsmechanismen? Wie geschieht drittens der *Übergang* von der Funktionsstörung zur irreversiblen morphologischen Schädigung? Der Nachweis von deutlichen psychophysischen Aktivierungsprozessen oder ihrer regelmäßigen Auslösbarkeit bei psychosomatisch (psychophysiologisch) Erkrankten ist für sich genommen noch kein Argument für die ätiologische Bedeutung dieser Prozesse bzw. dieser „Reaktivitäten". So wirft WEINER (1977) die kritische Frage auf, ob nicht umgekehrt die psychische Symptomatik bei bestimmten psychosomatischen Krankheiten als *Folge* einer *primären Störung der somatischen Regelprozesse* verstanden werden kann.

In den Lehrbüchern und Übersichten zur Psychosomatik vermißt man durchweg eine logisch-methodische Präzisierung der behaupteten besonderen Pathogenese dieser Krankheiten, während es einen Überfluß an Publikationen zu allgemein-ätiologischen und klinischen Fragen gibt. Auch in den vereinzelten Stellungnahmen (PINKERTON, 1974; WEISS, 1974; CROWN, 1975), selbst in einem Beitrag zur „materialistischen" Theorie psychosomatischer Erkrankung (ZEPF, 1976) und anderen Beiträgen zur Diskussion der zugrundeliegenden „Modelle" (SCHAEFER, 1976; SCHAEFER u. HEINEMANN, 1975) sind diese entscheidenden Übergänge, Vermittlungsprozesse, Chronifizierungs- und Läsions-Prozesse im Pathogenesegeschehen relativ vernachlässigt. Dagegen betont WEINER (1977, Kap. 7) den heuristischen Wert, den präziser formulierte Konzepte solcher Vermittlungsprozesse für die weitere Forschung und gezielte Datenerhebung haben werden; im Grunde verlangt er eine bessere Explikation der jeweils verborgenen Auffassung vom psychophysischen Problem als Vorbedingung der Modellbildung.

Für eine detaillierte *Lerntheorie vegetativer Funktionsstörungen* (LACHMAN, 1972) und für eine konsequente Definition der psychophysiologischen Störungen als gelernte Aktivierungsmuster im Zusammenwirken von intensiver und häufiger Belastung und einem Mangel an erfolgreichen Bewältigungsmöglichkeiten (BIRBAUMER, 1977d) fehlen sicher noch wesentliche Grundlagen. Vor allem fehlen Einsichten in die Prinzipien, welche jene Vermittlung der Außenbedingungen und Innenbedingungen sowie die Transformation in Aktivierungsmuster verschiedener Intensität, Valenz, Gerichtetheit und Selektivität bestimmen. Die ursprünglichen Aktivierungs- und Streß-Konzepte und die Idee einer nach additivem Modell skalierbaren Belastung durch Lebensereignisse haben trotz einer erklärten Absicht, emotionale Qualitäten und subjektive Erlebnisweisen als unerschlossene, intervenierende Binnenzustände zu belassen, schließlich wieder zu einer *Hermeneutik „kognitiver" Prozesse* geführt (z.B. LAZARUS et al., 1974). Selbst in der Life-Change-Forschung ist diese Wendung in der Frage nach der subjektiven Erwünschtheit, nach den Bewertungsdimensionen und der Aussagekraft der geäußerten Lebensereignisse deutlich geworden (SPILKEN u. JACOBS, 1971; WERSHOW u. REINHART, 1974; MECHANIC, 1975; SARASON et al., 1975; VINOKUR u. SELZER, 1975; SIEGRIST, 1977; HURST et al., 1978). Ob sich überzeugendere Operationalisierungen jener *Innenprozesse des Coping* entwickeln lassen als bisher ist ungewiß.

Im Hinblick auf die Psychosomatik ist zweifellos zu fragen, weshalb man nicht die individuelle *psychophysische Vulnerabilität* mit ähnlichem Interesse wie die intrapsychischen Vermittlungsprozesse empirisch untersucht hat. Obwohl das Prinzip funktioneller Minderwertigkeiten (Symptomspezifität, Prädilektionsstellen, Locus minoris resistentiae) seit langem bekannt ist, wurden die relativ überdauernden (genetischen, erworbenen oder gelernten) psychophysischen Reaktionsmuster auf verschiedene, mehrdimensional zu skalierende Belastungstypen kaum untersucht. Die Bedeutung des ISR- und MSR-Prinzips (s. Abschnitt B, II) für Aktivierungsprozesse ist keineswegs hinreichend geklärt; klinisch orientierte Studien fehlen weitgehend (s. STERNBACH, 1966; ROESSLER u. ENGEL, 1974; MALMO, 1975; KNOBLOCH, 1976). Solche Untersuchungen könnten sehr viel näher an die Chronifizierungs- und Läsions-Prozesse, und damit an die Pathogenese im engeren Sinn, heranführen als Interpretationen der vermuteten intrapsychischen Bewertungs- und Abwehr-Prozesse.

Über diese wichtigen *psychophysiologischen Spezifitätsprinzipien* hinaus kann die Psychophysiologie in mehrfacher Hinsicht zur Psychosomatischen Medizin beitragen:
1. Multivariate Aktivierungstheorie (s. Abschnitt C, VI).
2. Bestimmte psychophysiologische Paradigmen zur Bedingungsanalyse und psychologisch-physiologischen Synopsis von Aktivierungsprozessen.
3. Eine empirische Basis für das Thema der psychophysischen Individualität in habituellen Merkmalen, Reaktionsmustern und Zustandsänderungen (Zeitreihen).
4. Einige Ansätze zur genaueren Beschreibung von dynamischen Prozessen der Homöostaseregelung und Adaptation bzw. auch der mangelhaften Kontrolle oder fehlenden Bewältigungsreaktionen.
5. Argumente für komplementäre und multivariate Untersuchungen und Warnungen vor Kategorienfehlern.

Die in der Psychophysiologie fortgeschrittene Diskussion über methodologische Prinzipien und Methoden und die ersten Erfahrungen mit multivariaten, nichtlinearen und zeitreihenanalytischen Konzepten der Datenanalyse können vielleicht auch für andere Bereiche der klinischen Forschung anregend sein.

Die Beiträge der Klinischen Psychophysiologie zur Psychosomatik sollen angesichts der großen Wissenslücken nicht über- oder unterschätzt werden. Zweifellos besteht eine *kritische Funktion* gegenüber einseitigen Ansätzen in der Psychosomatik und gegenüber einer simplifizierenden Streß-Lehre, aber auch gegenüber dem verbreiteten „Uniformitätsmythos" (KIESLER, 1971), welcher die wahrscheinliche Heterogenität der psychosomatischen und psychiatrischen Krankheitsbilder (Diagnosekategorien) sowie die psychophysische Individualität der Patienten und die mögliche Selektivität der Aktivierungsmuster übersieht. Die Argumente, daß jene einfachen, eindimensionalen Modelle und die spekulativen „Psychogenese"- und „Spezifitäts"-Lehren der älteren Psychosomatik theoretisch und empirisch überholt sind, brauchen nicht nur für die Grundlagenforschung Konsequenzen zu haben, sondern lassen auch Folgerungen für die Institutionen und für die Ausbildung zu und können sehr direkte Konsequenzen für die Klinik, d.h. die Diagnostik und Therapie des einzelnen Patienten haben.

III. Psychiatrische Krankheiten

In einer Übersicht hat A.A. ALEXANDER (1972) die zahlreichen psychophysiologischen Beiträge zur Psychopathologie nach psychophysiologischen Begriffen und Konstrukten statt nach der psychiatrischen Nosologie organisiert, um die wesentlichen Hypothesen schärfer herauszuarbeiten. Die einander z.T. entsprechenden Konzepte lauten: *Hyper- und Hypo-Reaktivität,* Unterschiede der Basalwerte, der Spontanaktivität und der Periodizität, *Aktivation/Arousal,* Über- und Unter-Arousal, *Defekte der physiologischen Regulation,* Interferenz von Funktionen, Input-Dysfunktion, chronische Notfallfunktion, *physiologisches Ungleichgewicht,* sympathisch-parasympathische Dominanz, vegetatives Gleichgewicht, adrenerge-cholinerge Mechanismen, *Homöostase-Konzepte,* Verhaltensenergetik, Anpassungsdefizite, *Zentralnervöse Funktionsanomalien,* hypothalamische Funktionen, neuropsychologische Basis, Annäherung-Vermeidung, Orientierungsreaktion, protektive Hemmung, Abwehr, Übersensibilität-Untersensibilität. Andere Autoren wie LADER (1975a), VENABLES und CHRISTIE (1975) und FOWLES (1975a) haben sich dagegen an die übliche Einteilung gehalten und fragen, ob zwischen den als Krankheitseinheiten angenommenen Angstzuständen, Depressionen, Schizophrenien usw. deskriptiv und pathogenetisch interessante, psychophysiologische Unterschiede bestehen. Eine in der Regel nicht genauer definierte „psychophysische Aktivierung" und „Reaktivität" oder eine allgemeine Störung der „Habituation" und „Adaptation" sind auch für diese Autoren die wesentlichen Begriffe.

1. Angstzustände

Gerade Angstzustände, welche oft mit auffälligen vegetativen Phänomenen verbunden sind und welche als krankhafte Angst doch nur quantitativ und nicht qualitativ von der ubiquitären Angst-Emotion verschieden zu sein scheinen (LADER u. WING, 1966; LADER, 1975a), haben großes Interesse psychophysiologischer Untersucher gefunden. Die Verfasser von Sammelreferaten (B. MARTIN, 1961; ROESSLER et al., 1963; B. MARTIN u. SROUFE, 1970; LADER, 1975a) stimmen aber in der Schlußfolgerung überein, daß eine reproduzierbare Beziehung zwischen den Niveauwerten eines bestimmten Aktivierungsindikators oder einer Gruppe von Aktivierungsindikatoren und Angst *nicht* besteht.

MALMO (1966, 1975) vermutet, daß sich Ängstliche in einem Zustand des chronischen Über-Arousal bzw. der Über-Aktivierung befinden und nach einer Beanspruchung nur langsam auf das Ausgangsniveau zurückkehren. Von den anhaltenden Blutdruckreaktionen neurotischer Patienten (MALMO u. SHAGASS, 1952) abgesehen ist die empirische Basis dieser Hypothese erst schmal (INNES et al., 1959; RUBIN, 1964). ROESSLER (1973) beruft sich auf klinische Beobachtungen, welche für die höhere Aktivierung von ängstlichen Patienten sprechen, und zieht den Schluß, daß die diagnostischen Kategorien von begrenztem Wert sind, zumindest sei es möglich, manche Widersprüche zwischen klinischer Beobachtung und psychophysiologischer Registrierung durch die Unterscheidung akuter und chronischer Angstzustände bzw. „state"- und „trait"-Angst aufzuheben. Nach ROESSLER muß als wesentliche intervenierende Variable die individuelle *Fähigkeit zur Realitätsprüfung* berücksichtigt werden, d.h. die „Ichstärke", welche als Fragebogenwert MMPI-Ego Strength operationalisiert wird (und weitgehend einer *geringen* Ausprägung von Emotionaler Labilität entspricht). Bei hoher Ichstärke findet eine realitätsgerechte Reizbeantwortung statt, also eine Diskrimination von harmlosen, auf welche schwächer, und eventuell bedrohlichen Hinweisen, auf welche stärker zu reagieren ist. Diese Fähigkeit, sich physiologisch diskriminativ zu verhalten, fehlt Individuen mit geringer Ichstärke, welche auf alle Stimuli im Labor, auch auf die bedrohlichen, mit ihren üblichen Abwehrprozessen antworten und dadurch die Intensität der Reaktionen stark abschwächen. Ichstärke und Angst hängen laut ROESSLER auf der Basis von EDA-Untersuchungen mit den Reaktionswerten und nicht mit den Niveauwerten zusammen. Diese psychodynamischen Interpretationen lassen dem Untersucher, solange eine Operationalisierung der Abwehrprozesse fehlt, sehr viele Freiheitsgrade, seine Daten als evident zu erleben.

Typisch für den mehrdeutigen Stand der Forschung ist z.B. die multivariate Studie von KELLY et al. (1970), in welcher 80 Patienten (akute, chronische, phobische und ängstlich-depressive Angstzustände) mit 20 nach Alter und Geschlecht weitgehend parallelisierten Kontrollen verglichen wurden. Persönlichkeitsfragebogen sowie standardisierte Selbsteinstufungen und psychiatrische Einstufungen während der Ruhe und während Kopfrechnen unter induziertem Zeitdruck lieferten Kennwerte für „Angst" und „Depression". Von den insgesamt 9 physiologischen Variablen ergaben nur 2 von 3 Kennwerten der durch Venen-Okklusionsplethysmographie bestimmten Blutvolumenänderungen im Unterarm und die Herzfrequenz höhere Ruhe-Ausgangswerte der Ängstlichen; Gruppenunterschiede in EDA- und EMG-Kennwerten fehlten. Ausgangswertkorrigierte Reaktionswerte ließen dagegen eine signifikant geringere Reaktion der Patienten auf die Belastung in der Fremdbeobachtung der „Angst", in der Blutvolumenänderung und Herzfrequenzänderung erkennen.

Eine empirische und theoretische Präzisierung hat LADER (1971) anhand des Habituationsparadigmas versucht: Patienten, welche aufgrund eines Angstzustandes oder in Verbindung mit anderen Krankheiten wie einer akuten Schizophrenie ängstlich sind, weisen ein hohes Aktivierungsniveau und sehr langsame oder fehlende Habituation der Orientierungsreaktion auf. Diese Auffassung führt zu einem psychophysiologischen Modell der phobischen Angst als Habituationsdefizit, zu verhaltenstherapeutischen Desensibilisierungsstrategien (LADER u. MATHEWS, 1968) und zur Beschreibung einer individuellen Risikodisposition, auf wiederholte Stimulation, z.B. Lärm, chronisch hyperreaktiv zu sein (LADER, 1971; s. auch v. EIFF et al., 1974). Der Habituationstest (LADER u. WING, 1966) besteht aus 20 akustischen Stimuli von 100 dB und 1 s Dauer mit Intervallen von 45 bis 80 s, über einen Zeitraum von 20 min. Während HORVATH und MEARES (1973) mit diesem psychophysiologischen Test eine relativ langsame Habituation nur bei Patienten mit chronischen, nicht aber bei akuten Angstzuständen feststellten, bestätigte RASKIN (1975) die Hypothese beim Vergleich von N = 30 ambulanten Patienten, welche mindestens zweijährige Angstsymptomatik aufwiesen (ohne psychotische bzw. überwiegend depressive Bilder), mit N = 30 nach Alter, Geschlecht und Beruf parallelisierten Kontrollen. Da diese Patienten keine Medikamente erhielten, entfällt diese Erklärungsmöglichkeit. RASKIN sieht weitere Alternativhypothesen im Effekt des unterschiedlichen Aktivierungsniveaus und der unterschiedlichen, stimulusbezogenen Attributionsprozesse und fordert daher ein Entscheidungsexperiment, das Patienten und Kontrollen in einem vergleichbaren Entspannungszustand untersucht.

In der Zusammenfassung zahlreicher und oft univariater Einzelstudien kommt LADER (1975a) zu der Auffassung, daß eine Diskrimination der Patienten mit Angstzustand von Kontrollen *in Ruhe* am besten durch kardiovaskuläre Kennwerte und Schweißsekretion möglich ist, während EMG und EEG inkonsistent sind. Bei induzierter Beanspruchung ergibt sich ein ebenfalls widersprüchliches Bild, da einige Studien für eine relativ geringe Reaktivität von kardiovaskulären und EDA-Kennwerten (eventuell durch einen „Deckeneffekt") sprechen, in anderen Studien aber z.B. das EMG gerade eine erhöhte Reaktivität anzeigte. Generalisierungen sind sehr schwierig, da die Befunde von vielen Randbedingungen abhängig sind. Es sei deshalb eine *grobe Vereinfachung, neurotische Patienten als hyperreaktiv zu bezeichnen*. Eine größere Übereinstimmung sieht LADER in den Feststellungen, daß Patienten mit Angstzuständen allgemein maladaptive Reaktionssysteme aufweisen: 1. eine gestörte Habituation der Orientierungsreaktion und 2. eine langsamere Adaptation an wechselnde Stimulussituationen, d.h. auch eine langsamere Rückkehr zum Prästimulus-Niveau, z.B. in Blutdruck, peripherer Durchblutung, Muskeltonus, elektrodermaler Aktivität und Pupillenweite.

Habituationsexperimente, welche RASKINS (1975) Vorschlägen folgen, stehen allerdings noch aus, und kritisch muß auch auf die Inkonsistenz der vermuteten Disposition der Habituierbarkeit hingewiesen werden, denn aus individuellen Unterschieden der EDA-Habituation kann nicht auf das Verhalten anderer OR-Komponenten geschlossen werden (s. Abschnitt C V und D). Die Hypothese einer maximalen Diskrimination der Patienten mit Angstzuständen von Kontrollen aufgrund der Poststimulus-Phase ist multivariat noch gar nicht untersucht worden. Wegen der bekannten Schwierigkeiten, „Angst" durch psychologische Methoden einheitlich zu definieren (ZUCKERMAN et al., 1967; KELLY et al., 1970; RASKIN et al., 1972; SCHALLING et al., 1973), werden künftige Untersuchungen noch genauere psychologisch-psychiatrische Informationen erheben und berücksichtigen müssen.

2. Depression

Psychophysiologische Registrierungen bei depressiven Patienten sind seltener als bei ängstlichen Patienten; häufig untersucht wurden dagegen die Speichelsekretion und endokrine Kennwerte, welche in diesem Kapitel weitgehend ausgeklammert sind. Die große Heterogenität der Befunde (STERN et al., 1970; LADER, 1975a) kann auch in diesem Bereich teilweise auf die mangelnde Übereinstimmung in der Klassifikation, auf die Verbindung mit anderen psychopathologischen Bildern und auf die problematischen Abgrenzungskriterien ängstlich-depressiv, endogen-reaktiv, agitiert-retardiert zurückgeführt werden. Die Hypothese der verminderten Speichelsekretion und die Beschwerde über Mundtrockenheit bei Depression ist oft, mit teils inkonsistenten Ergebnissen, jedoch eher mit zustimmender Tendenz untersucht worden (s. LOEW, 1965; STERN et al., 1970; BOLWIG u. RAFAELSEN, 1972; LADER, 1975a). Die Widersprüche sind wahrscheinlich nicht so sehr aus Unterschieden der Methodik (WHITE, 1977), sondern aus der Heterogenität der Patientengruppen, vielleicht auch aus einer veränderten zirkadianen Periodik der Depressiven (PALMAI u. BLACKWELL, 1965) oder dem Zeitpunkt einer Längsschnittbetrachtung zu erklären (HOLE u. GRAW, 1973). SHAGASS' Methode, neurotische und endogene Depressive durch psychophysiologische Bestimmung der Sedationsschwelle zu trennen, hat sich bisher nicht bewährt, zumal der Einfluß des Lebensalters, der Kreislaufaktivität und des tatsächlichen Barbituratspiegels bisher nicht hinreichend kontrolliert wurden (CLARIDGE, 1967; STERN et al., 1970; LADER, 1975a). Längere Zeitreihenstudien an depressiven Patienten, welche sich vorwiegend noch auf neuroendokrine Kennwerte beziehen, sind als Arbeitsansatz (s. Abschnitt D) wichtig, tragen jedoch als Einzelfallstudien und mangels Kontrolle bzw. Vergleichsreihen noch wenig zur psychophysiologischen Hypothesenprüfung bei.

KELLY und WALTER (1969) verglichen die periphere Durchblutung (Venen-Okklusionsplethysmographie am Unterarm) verschiedener Patientengruppen. Die Ruhewerte der nichtagitierten Depressiven entsprachen denen der Kontrolle, agitierte Depressive hatten relativ höhere und Patienten mit Angstzuständen die höchsten Werte. Die Selbsteinstufungen der drei Patientengruppen unterschieden sich nicht in entsprechender Weise. NOBLE und LADER (1972) gingen der Hypothese nach, daß sich agitierte und nicht agitierte Depressive in physiologischen Aktivierungsindikatoren unterscheiden lassen, fanden jedoch nur unimodale Verteilungen von EDA-Leitwert, EDA-Fluktuationswert, EMG, peripherer Durchblutung und Speichelsekretion. Die Gruppierung nach endogen-reaktiv führte nur in den EDA-Leitwerten zu einem signifikanten Befund. Eine höhere Herzfrequenz der agitierten Depressiven im Vergleich zu nichtagitierten Depressiven und Kontrollen wird von LADER und WING (1966) und KELLY und WALTER (1969) berichtet.

LADER (1975a) versucht, in Sprachverhalten, Bewegung, Appetitmangel, Obstipation, Reduktion von Speichel- und Schweiß-Sekretion einen gemeinsamen Mechanismus „biologischer Retardierung" zu sehen, betont jedoch, daß „Retardierte" nicht durch allgemein verringerte psychophysische Aktivierung zu kennzeichnen sind. Zwar gibt es einige Hinweise auf eher verringerte Niveau- und Reaktionswerte, aber keine deutlichen Belege für eine *zentralnervöse* Hemmung, so daß eher eine Hemmung des sprachlich-emotionalen Äußerungsvermögens anzunehmen sei. Präzisierungen sind wegen der häufigen Überlagerung depressiven Verhaltens durch Angst schwierig.

Im Vorfeld depressiver Zustandsbilder sind zwei psychophysiologische Ansätze erwähnenswert, in denen Studenten mit erhöhten Depressionswerten im MMPI (MCCARRON, 1973) bzw. Probanden während einer experimentell induzierten „Hilflosigkeit" (GATCHEL et al., 1977) aktivierungsdiagnostisch untersucht wurden.

3. Schizophrenie

Auch der psychophysiologischen Forschung stellt sich die schwierige Frage nach dem angemessenen Umfang und nach der zweckmäßigen Unterteilung dieser Diagnosekategorie sowie mit besonderer Dringlichkeit das Problem der Medikation, da Phenothiazine z.B. die Herzfrequenz erhöhen und ihre Variabilität herabsetzen, EDA-Leitwerte senken und die Häufigkeit spezifischer und unspezifischer EDA-Aktivität reduzieren (SPOHN et al., 1971; TECCE u. COLE, 1972; MAGARO, 1973; VENABLES, 1975), und verschiedene antipsychotische Pharmaka eine Latenzzunahme und Amplitudenabnahme von evozierten Potentialen (SALETU et al., 1973) bzw. zumindest in der ersten Woche der Medikation eine Abnahme der Peakhäufigkeit des akustisch evozierten Potentials (RAPPAPORT et al., 1975) bewirken. Eine wenigstens statistisch-quasiexperimentelle Kontrolle haben SPOHN et al., (1971) mit dem individuellen Phenothiazin-Dosis-Index vorgeschlagen.

Es gibt — analog zur Verhaltensebene — zahlreiche Hinweise auf eine sehr hohe *Variabilität psychophysiologischer Aktivierungsindikatoren* in Gruppen schizophrener Patienten (A.A. ALEXANDER, 1972; SHAGASS, 1972; SHAKOW, 1972; SILVERMAN, 1972; COHEN u. MEYER-OSTERKAMP, 1974; GRUZELIER u. VENABLES, 1975; LADER, 1975a) und Spontanfluktuationen mit langer Periode (LOVETT-

DOUST, 1960). Dieser Befund kann als Irrelevanz dieser Merkmale oder gerade als typisches Bild verstanden werden (BUCHSBAUM, 1977).

Durch die offenkundigen Widersprüche vieler Untersucher, die sich bevorzugt mit der EDA von Schizophrenen beschäftigten (s. ZAHN, 1964; STERN u. JANES, 1973), wurden GRUZELIER und VENABLES (1972) auf das sog. *Non-Responder-Phänomen* aufmerksam, d.h. auf das Ausbleiben einer phasischen EDA von mindestens 0,05 Mikrosiemens auf die experimentell üblichen Stimulusintensitäten.

Dieses Phänomen soll bei ca. 10% der Gesunden, jedoch bei ca. 50% der Schizophrenen (mit Phenothiazin in angeblich vergleichbarer Dosierung) zu beobachten sein (GRUZELIER u. VENABLES, 1972; PATTERSON, 1976a). ZAHN (1976) fand dieses Phänomen aber nur bei ca. 15% seiner Psychopharmaka-freien Schizophrenen, so daß er die Hypothese einer deutlich bimodalen Verteilung der EDA-Reaktivität ablehnt und ein eher hohes Aktivierungsniveau in Verbindung mit einem Defizit spezifischer Bereitschaftsmechanismen als charakteristisch für Schizophrene ansieht (ZAHN, 1964).

Als ein zweiter Klassifikationsgesichtspunkt dient GRUZELIER (1975) die *unterschiedliche Habituation der phasischen EDA* auf akustische Stimuli mittlerer Itensität von 75 bzw. 85 dB. N=40 Patienten mit akuter und chronischer Schizophrenie unter ähnlicher Medikation werden klassifiziert als 1. Non-Responder, 2. Responder ohne Habituation und 3. Habituierer, und mit 10 Kontrollen verglichen. Alle Gruppen gaben im zusätzlich zur EDA registrierten EKG eine primäre Pulsakzeleration. In der zweiten späteren OR-Komponente unterschieden sich jedoch die Gruppen: Die Non-Responder zeigten hier überwiegend keine regelmäßige Veränderung, die Responder reagierten regelmäßig mit einer Akzeleration, die Habituierer mit einer Dezeleration, so daß GRUZELIER auf eine Parallelität von EDA- und Herzfrequenz-Reaktionen schließt.

Die Untersuchung von HORVATH und MEARES (1973), welche nur bei akuten Schizophrenien mit Gedankenstörungen einen Habituationsmangel auf akustische Stimuli von 100 dB, bei akuten Schizophrenen mit paranoiden Zügen jedoch Habituationsverläufe wie bei anderen Patientengruppen und Kontrollen feststellte, weist auf die Schwierigkeit der Beweisführung und adäquaten Stichprobenkontrolle hin. In einem 4-Felder-Plan mit insgesamt 100 institutionalisierten und nicht-institutionalisierten Schizophrenen, welche nach der EDA-OR in Responder und Nicht-Responder eingeteilt wurden, beobachteten GRUZELIER und VENABLES (1975) in der Herzfrequenz, der Fingertemperatur und dem systolischen und diastolischen Blutdruck ein generell höheres Aktivierungsniveau der Responder vor und nach der Stimulusserie. Die Autoren meinen differentielle Drogeneffekte ausschließen zu können und räumen auf der anderen Seite ein, daß einige Non-Responder hohe Leitwertniveaus aufweisen und daß die Ausgangswert-Abhängigkeiten unzureichend aufgeklärt sind.

Als drittes Merkmal wird die *Rückbildungszeit* (Halbwertszeit) *der phasischen EDA* diskutiert, welche amplitudenunabhängig (EDELBERG, 1970; LOCKHART, 1972) bei chronischen Schizophrenen kürzer (AX u. BAMFORD, 1970; GRUZELIER u. VENABLES, 1974) zu sein scheint, bei Schizophrenen ohne Medikamente jedoch länger ist (MARICQ u. EDELBERG, 1975). VENABLES (1975) hält differentielle Drogeneffekte für unwahrscheinlich. Die Interpretation der beschleunigten EDA-Rückbildung bleibt fraglich, da PATTERSON (1976b) bei 31 chronischen Schizophrenen zwar eine positive Korrelation mit stärkeren dilatatorischen und konstriktorischen Pupillenreaktionen auf Licht-Dunkel- und Dunkel-Licht-Wechsel registrierte, doch eine signifikant längere Latenzzeit bis zur maximalen Pupillenkonstriktion, d.h. eine zumindest in dieser Hinsicht gegensätzliche Zeitcharakteristik von EDA- und Pupillen-Reaktion. Allgemein verringerte Pupillenkonstriktion auf Lichtreize wurden bei Schizophrenen von HAKEREM und LIDSKY (1975), RUBIN und BARRY (1976) u.a. beschrieben und eine Dysfunktion der Augenbewegungen beim langsamen Verfolgen von HOLZMAN et al. (1976). In Kleinstichproben von paranoiden und nicht-paranoiden Schizophrenen und Gesunden beobachteten GRUZELIER et al. (1972) beim Vergleich von Ruhebedingungen mit Aktivierung durch Ergometerarbeit gruppenspezifische gleich- oder gegenläufige Mittelwertveränderungen von EDA-Kennwerten und TFT-Werten, d.h. der Schwelle (Two-Flash-Threshold) zeitlicher Diskrimination von zwei Lichtblitzen. Dieser differentielle Effekt wird als Beleg für protektive Hemmungsprozesse bei den paranoiden Schizophrenen gesehen, doch stehen dieser Deutung Befunde von BORINSKY et al. (1973) entgegen, welche die Rolle der Meßmethodik erkennen lassen und ähnliche, höchstens weniger empfindliche TFT-Ergebnisse bei Schizophrenen wahrscheinlich machen.

Von besonderem methodischen und klinischen Interesse sind die prospektiven Studien von MEDNICK und SCHULSINGER (1968, 1973) an den Kindern schizophrener Mütter. Die Untersuchungsmethodik schloß ein psychophysiologisches Paradigma ein: die Messung von elektrodermaler Aktivität, Herzfrequenz und EMG unter Ruhebedingungen und während Orientierung, Konditionierung, Generalisierung und Extinktion der Reaktionen auf akustische Stimuli. Die 20 erkrankten Kinder unterscheiden sich von den übrigen 187 Risikokindern und 100 Kontrollen in mehreren Kennwerten der Basisuntersuchung: im allgemeinen eine geringere Reaktionslatenz, eine geringere Habituation, eine erhöhte Stimulusgeneralisation und vor allem eine kürzere Halbwertszeit der phasischen EDA. Diese Befunde waren besonders für diejenigen Kinder, von denen perinatale Komplikationen bekannt sind, typisch. Die übrige Auswertung dieser Untersuchung und die Ergebnisse der dänischen Anschlußstudie (s. VENABLES, 1975) sowie die Ergebnisse des WHO-Projektes von MEDNICK, SCHULSINGER, VENABLES et al. auf der Insel Mauritius, wo N = 200 Dreijährige in ähnlicher Weise untersucht werden, steht noch aus (s. VENABLES, 1977).

LADER (1975a) ist zusammenfassend der Meinung, daß bisher kein psychophysisches Kennzeichen schizophrener Patienten übereinstimmend demonstriert werden konnte, zumal Patienten mit Angstzuständen noch nicht als zusätzliche Kontrollgruppen berücksichtigt wurden. Die teils erhöhten vegetativen und endokrinen Kennwerte oder der Mangel an Reaktivität, die Langsamkeit der Habituation und Anpassung sowie die geringe Stimulusdiskriminierung und allgemein gestörte Leistungsfähigkeit der Schizophrenen sind in größerem oder geringerem Ausmaß auch bei Patienten mit Angstzuständen zu finden und können auch bei Gesunden durch Belastungen induziert werden. Dagegen halten GRUZELIER und VENABLES an der These fest, daß insbesondere die Zustände des Reagierens und des Nicht-Reagierens ein Ungleichgewicht in Prozessen des limbischen Systems erkennen lassen, welches für die Ausbildung einer schizophrenen Symptomatik wichtig ist. In abweichenden Orientierungsreaktionen und Störungen der selektiven Aufmerksamkeit manifestiert sich eine allgemeinere Störung der Aktivierungsprozesse, so daß diese Schizophrenen andere Mechanismen zur Bewältigung erregender Stimuli einsetzen müssen, u.a. Einengung der Aufmerksamkeit, Vermeidung neuer Stimulussituationen, Rückzug aus sozialen Beziehungen.

4. Psychopathie

Psychopathische Persönlichkeiten im Sinne der WHO-ICD unterscheiden sich nach HARE (1968), welcher sich auf die Kriterien von CHECKLEY und z.T. auch Fragebogendaten bezieht, durch geringere vegetative Reaktivität von nichtpsychopathischen Kontrollen. Diese Hyporeaktivität korrespondiert mit einem relativen Mangel an Angst, emotionaler Spannung und Aktivierung, insbesondere in jenen Situationen, welche von anderen Menschen als emotional belastend angesehen werden.

In einer Untersuchung an N = 21 primär und N = 18 sekundär (neurotisch) „psychopathischen" Häftlingen und 12 Kontrollen wurden EDA, Herz- und Atem-Frequenz und Fingerpulsvolumen während Ruhe, Habituation auf akustische Stimuli und Kopfrechnen registriert. Die primären Psychopathen hatten in Ruhe niedrigere EDA-Leitwerte, dagegen ließen Herz- und Atemfrequenz keine Gruppenunterschiede erkennen. Die Reaktionswerte und der Habituationsverlauf der EDA waren ebenfalls vergleichbar, doch lief die Habituation der phasischen Herzfrequenzreaktion bei den primären Psychopathen signifikant langsamer ab (HARE, 1968). HARE und CRAIGEN (1974) simulierten ein „Spiel" mit wechselseitiger Bestrafung durch elektrische Schläge unterschiedlicher Stärke. Je 17 jugendliche Psychopathen und Kontrollen unterschieden sich nicht in den für sich und für den Experimentator „gewählten" Intensitäten, jedoch zeigten die Psychopathen eine relativ kleinere Amplitude der Orientierungsreaktion auf die ankündigenden Signale und kleinere unkonditionierte Reaktionen. Dieser Hinweis auf schwächer ausgebildete Furchtreaktionen bei aversiven Reizen wird jedoch nur durch die EDA und nicht durch die Herzfrequenz geliefert. SCHALLING et al. (1973) konnten während einer psychiatrischen Untersuchung mit $N=25$ Straftätern unter 30 Jahren (ohne Psychose, geistige Retardierung oder manifeste Entzugssyndrome) ein Aktivierungsexperiment durchführen. Die durch Medianhalbierung anhand der GOUGH-Delinquenzskala gebildete obere Belastungsgruppe hatte während und nach Stimulation durch akustische Reize ein im Verlauf abnehmendes Niveau der EDA-Leitwerte und weniger Fluktuationen, während in Pulsvolumen-Kennwerten und Fingertemperatur keine Unterschiede zur unteren Gruppe bestanden. Den stärker anfälligen Straftätern wird daher ein niedrigeres kortikales Arousal zugeschrieben. HARE (1975; HARE et al., 1978) meint aufgrund seiner Untersuchungen und einer Literaturübersicht die These der *Hyporeaktivität* von Psychopathen beibehalten zu können und deutet einige Widersprüche als Phänomene der funktionellen „Dissoziation" von EDA- und Herzfrequenz-Veränderungen. Das ältere Sammelreferat von TONG und MURPHY (1960) und LADERS (1975a) Übersicht legen jedoch wegen der Heterogenität der Probanden und der möglichen Rolle intervenierender Variablen eine große Zurückhaltung nahe.

5. Hirnschädigung

Über die klinisch-neurologische und neuropsychologische Diagnostik der Hirnschädigung hinaus sind von einigen Autoren psychophysiologische Methoden zur zentralnervösen Funktionsprüfung, vor allem das Habituationsparadigma, angewendet worden.

So berichten DAVIDOFF und MCDONALD (1964), daß Hirngeschädigte zu einer schnellen Habituation der EDA auf akustische Reize, nicht aber der phasischen Herzfrequenz-Reaktion neigen. SCHULMAN (1970) widerlegte LURIAS Hypothese, daß hirngeschädigte Kinder nicht oder nur langsam habituieren. Im Vergleich von je 5 Frühgeborenen im Alter von 35 Wochen mit und ohne wahrscheinliche Hirnschädigung sowie 5 voll entwickelten Neugeborenen im Alter von 40 Wochen war die phasische Herzfrequenz-Reaktion von Stimulus 1–5 bei Stimulus 26–30 in allen Gruppen habituiert, doch ergab sich bei den Risiko-Kindern eine signifikant längere Reaktionslatenz. HOLLOWAY und PARSONS (1971, 1972) untersuchten 22 Hirngeschädigte (mit etwa gleichverteilter rechter, linker und bilateraler Schädigung durch Trauma, Tumor, zerebralen Insult) und 12 relativ gut parallelisierte Patienten der Orthopädie und Chirurgie. Die Kontrollen zeigten in allen OR-Komponenten, d.h. Herzfrequenz, EDA und EEG-Desynchronisation, eine Habituation, während die Hirngeschädigten nur in der phasischen EDA habituierten und außerdem größere initiale EDA-Amplituden und kürzere initiale Alpha-Block-Reaktionen zeigten, so daß keine uniforme Störung des Habituationsprozesses behauptet werden kann. Im Reaktionszeitversuch war im Gegensatz zu den Kontrollen keine Beziehung zwischen relativ hoher Herzfrequenz und größerer EDA-Amplitude der Vorphase einerseits und relativ schneller Reaktionszeit andererseits gegeben. LOVALLO et al. (1973) verglichen im Cold-Pressor-Test die vasomotorische Reaktion von 21 Hirngeschädigten mit 24 weitgehend parallelisierten Orthopädie-Patienten und mit 28 Alkoholikern. Die Hirngeschädigten zeigten jeweils nur geringe Erholungseffekte, während die Kontrollen eine gute Regulation aufwiesen und die Alkoholiker-Gruppe zwischen beiden Gruppen lag. Das Habituationsparadigma wurde auch verwendet, um komatöse Patienten zu untersuchen und differenziertere Reaktivitätsaussagen zu ermöglichen (GULBRANDSEN et al., 1972; BJORNAES et al., 1977).

IV. Ausblick

Die psychophysiologischen Beiträge zu psychiatrischen Krankheitsbildern haben sich während der letzten Jahre in bemerkenswert einseitiger Weise mit den verschiedenen Aspekten der elektrodermalen Aktivität befaßt. VENABLES (1975) begründet dies mit dem Hinweis auf die Eigenart der EDA. Es handle sich um ein Epiphänomen verschiedener Systeme, das wegen der fehlenden antagonistischen Steuerung einen besonderen Variabilitätsbereich hat, nicht durch homöostatische Steuerung in einem relativ engen Bereich gehalten werde und u.U. hinsichtlich der Ausgangswertabhängigkeit anders zu beurteilen sei. Nicht erörtert wird die mögliche Alternative, daß die häufigen Inkonsistenzen empirischer Studien und „Dissoziationen" gerade aus dieser Eigenart der EDA zu verstehen sind und eher für eine sehr ungewisse Validität und Generalisierbarkeit sprechen. Das meist univariate Vorgehen ermöglichte auch keine Musteranalyse und folglich auch nicht die eigentlich unerläßliche Berücksichtigung selektiver oder individualspezifischer Reaktionsmuster.

Die den meisten neueren Studien zugrundeliegenden theoretischen Konstrukte sind immer noch relativ einfache Varianten der Hyper- und Hypo-Reaktivitäts-Konzepte. Die Berücksichtigung von anderen Aktivierungsindikatoren als der EDA führte fast regelmäßig zu Inkonsistenzen. Diese konnten weder durch den Hinweis auf „Dissoziationen", die ja auch Folge unterschiedlicher Kennlinien sein könnten, bewältigt werden, noch sind sie in dem theoretischen Annahmengefüge repräsentiert.

Die methodischen Konsequenzen für die künftige Forschung sind klar zu formulieren, sie entsprechen den zuvor genannten Schlußfolgerungen für den Bereich der Psychosomatik und allgemeinen Aktivierungsforschung. Aus zahlreichen Einzelstudien kann die Psychophysiologie eine Reihe von Arbeitshypothesen, Paradigmen und Interventionsstrategien zur Psychosomatik und Psychiatrie beitragen. Der theoretische und praktisch-klinische Wert, d.h. die Möglichkeiten und Grenzen der Klinischen Psychophysiologie, müssen durch adäquate, d.h. multivariate, versuchsplanerisch besser kontrollierte und komplementäre Untersuchungen weiter erkundet werden.

Literatur

Abe, K.: Reactions to coffee and alcohol in monozygotic twins. J. psychosom. Res. **12**, 199–203 (1968).
Ackerman, S.H., Sachar, E.J.: The lactate theory of anxiety: A review and reevaluation. Psychosom. Med. **36**, 69–81 (1974).
Ackerman, S.H., Weiner, H.: Peptic ulcer disease: Some considerations for psychosomatic research. In: Modern trends in psychosomatic medicine (Hill, O., Ed.), Vol. 3. London: Butterworths 1976.
Adler, R., Herrmann, J.M., Schäfer, N., Schmidt, T., Schonecke, O.W., Uexküll, T. v.: Symptom-Kontext-Analyse direkt gemessener Blutdruckschwankungen. II. Interpretative Auswertung des Sprachverhaltens. Z. psychosom. Med. Psychoanal. **21**, 46–52 (1975).
Akerstedt, T., Theorell, T.: Exposure to night work: Serum gastrin reactions, psychosomatic complaints and personality variables. J. psychosom. Res. **20**, 479–484 (1976).
Alexander, A.A.: Psychophysiological concepts of psychopathology. In: Handbook of psychophysiology (Greenfield, N.S., Sternbach, R.A., Eds.), New York: Holt 1972.
Alexander, A.B.: Systematic relaxation and flow rates in asthmatic children: Relationship to emotional precipitants and anxiety. J. psychosom. Res. **16**, 405–410 (1972).
Alexander, A.B.: An experimental test of assumptions relating to the use of EMG biofeedback as a general relaxation technique. Psychophysiology **12**, 656–662 (1975).
Alexander, F.: Psychosomatische Medizin. Berlin: De Gruyter 1951.

Alverdes, F.: Die Theorie der psycho-physischen Äquivalenz (Das Leib-Seele-Problem). Studium Generale **7**, 21–26 (1954).
American Psychiatric Association: Diagnostic and statistical manual of mental disorders (DSM-II). Washington: APA 1968.
Ananjew, B.G.: Der Mensch als Gegenstand der Erkenntnis. Berlin: VEB Verlag der Wissenschaft 1974.
Anch, M., Orr, W.C., Karacan, I.: Stress, cardiac activity and sleep. J. Human Stress **2**, 15–24 (1976).
Anderson, W.M., Dawson, J., Margerison, J.H.: Serial biochemical, clinical and electroencephalographic studies in affective illness. Clin. Sci. **26**, 323–336 (1964).
Anson, B.J.: Atlas of human anatomy. Philadelphia, Pa.: Saunders 1951.
Appley, M.H., Trumbull, R. (eds.): Psychological stress. Issues in research. New York: Appleton-Century-Crofts 1967.
Arnold, M.B.: Stress and emotion. In: Psychological stress (Appley, M.H., Trumbull, R., Eds.). New York: Appleton-Century-Crofts 1967.
Arnold, M.B.: Physiological differentiation of emotional states. Psychol. Rev. **52**, 35–48 (1945).
Arnold, M.B.: Emotion and personality. New York: Columbia 1960.
Arnold, M.B. (ed.): Feelings and Emotions. New York: Academic Press 1970.
Averill, J.R.: Emotion and anxiety: Sociocultural, biological, and psychological determinants. In: Emotions and anxiety (Zuckerman, M., Spielberger, C.D., Eds.). New York: Wiley 1976.
Averill, J.R., Olbrich, E., Lazarus, R.S.: Personality correlates of differential responsiveness to direct and vicarious threat: A failure to replicate previous findings. J. Pers. Soc. Psychol. **21**, 25–29 (1972).
Averill, J.R., Opton, E.M.: Psychophysiological assessment: Rationale and problems. In: Advances in psychological assessment (McReynolds, P., Ed.), Vol. I. Palo Alto, Calif.: Science and Behavior Books 1968.
Averill, J.R., Opton, E.M., Lazarus, R.S.: Cross-Cultural studies of psychophysiological responses during stress and emotion. In: Society, stress and disease (Levi, L., Ed.). London: Oxford Univ. Press 1971.
Ax, A.F.: The physiological differentiation between fear an anger in humans. Psychosom. Med. **15**, 433–442 (1953).
Ax, A.F.: Goals and methods of psychophysiology. Psychophysiology **1**, 8–25 (1964).
Ax, A.F., Bamford, J.L.: The GSR recovery limb in chronic schizophrenia. Psychophysiology **7**, 145–147 (1970).
Backus, F.I., Dudley, D.L.: Observations of psychosocial factors and their relationship to organic disease. Int. J. Psych. Med. **5**, 499–515 (1974).
Badgley, L.E., Spiro, H.M., Senay, E.C.: Effect of mental arithmetic on gastric secretion. Psychophysiology **5**, 633–637 (1969).
Baker, J.W., Schaie, K.W.: Effects of aggressing "alone" or "with another" on physiological, and psychological arousal. J. Pers. Soc. Psychol. **12**, 80–86 (1969).
Balshan, I.D.: Muscle tension and personality in woman. Arch. gen. Psychiat. **7**, 436–448 (1962).
Barber, T.X., Dicara, L.V., Kamiya, J., Miller, N.E., Shapiro, D., Stoyva, J.: Biofeedback and self-control 1975/76. Chicago: Aldine 1976.
Barland, G.H., Raskin, D.C.: Detection of deception. In: Electrodermal activity in psychological research (Prokasy, W.F., Raskin, D.C., Eds.). New York: Academic Press 1973.
Barland, G.H., Raskin, D.C.: An evaluation of field techniques in detection of deception. Psychophysiology **12**, 321–330 (1975).
Bartelheimer, H. (Hrsg.): Klinische Funktionsdiagnostik, 3. Aufl. Stuttgart: Thieme 1967.
Bartenwerfer, H.: Über Art und Bedeutung der Beziehung zwischen Pulsfrequenz und skalierter psychischer Anspannung. Z. exp. angew. Psychol. **10**, 455–470 (1963).
Bartenwerfer, H.: Einige praktische Konsequenzen der Aktivierungstheorie. Z. exp. angew. Psychol. **16**, 195–222 (1969).
Barton, K., Cattell, R.B., Curran, J.: Psychological states: Their definition through P-technique and differential R (dR) technique factor analysis. J. Behav. Sci. **1**, 273–277 (1973).
Basowitz, H., Persky, H., Korchin, S.J., Grinker, R.R.: Anxiety and stress. New York: McGraw Hill 1955.

Baumann, R., Zipprian, H., Gödicke, W., Hartrodt, W., Naumann, E., Läuter, J.: The influences of acute psychic stress situations on biochemical and vegetative parameters of essential hypertensives at the early stage of the disease. Psychother. Psychosom. **22**, 131–140 (1973).
Baumgartner, H.M., Gerhardt, G., Konhardt, K., Schönrich, G.: Kategorie, Kategorienlehre. In: Historisches Wörterbuch der Philosophie (Ritter, J., Gründer, K., Hrsg.). Basel: Schwabe 1976.
Baust, W.: Zentralnervöse Mechanismen emotionaler Kreislaufbelastungen. Verh. dtsch. Ges. Kreisl.-Forsch. **32**, 37–46 (1966).
Beatty, J., Legewie, H. (eds.): Biofeedback and behavior. New York: Plenum 1977.
Beck, A.T.: Cognition, anxiety, and psychophysiological disorders. In: Anxiety (Spielberger, C.D., Ed.), Vol. II. New York: Academic Press 1972.
Becker, D., Schwibbe, M., Ahlbrecht, B., Steufgen, M.: Pulsfrequenzänderungen bei Kraftfahrern in Fahrsituationen unterschiedlicher Schwierigkeit. Der kraftfahrende Arzt **47**, 1–18 (1971).
Becker-Carus, C.: Physiologische Korrelate psychischer Variablen. Arch. Psychol. **123**, 65–82 (1971).
Begleiter, H., Prjeszz, B., Gross, M.M.: Cortical evoked potentials and psychopathology. Arch. gen. Psychiat. **17**, 755–758 (1967).
Behrendt, W., O'Neal, E., Morris, L.: Beliefs about one's bodily state, emotionality, and aggression. Percept. Mot. Skills **38**, 411–416 (1974).
Bell, C.: Essays on the anatomy and philosophy of expression (1806). London: Murray 1824.
Bell, I.R., Schwartz, G.E.: Voluntary control and reactivity of human heart rate. Psychophysiology **12**, 339–348 (1975).
Bell, R.Q.: Human neonatal behaviour as a predictor of behaviour in childhood stress situations. In: Society, stress and disease (Levi, L., Ed.), Vol. 2 Childhood and adolescence. London: Oxford Univ. Press 1975.
Bellet, S., Roman, L., Kostis, J., Slater, A.: Continuous electrocardiographic monitoring during automobile driving. Amer. J. Cardiol. **22**, 856–862 (1968).
Beneke, F.E.: Lehrbuch der Psychologie als Naturwissenschaft. Berlin: Mittler 1833.
Benson, H., Greenwood, M.M., Klemchuk, H.: The relaxation response: Psychophysiologic aspects and clinical applications. Int. J. psychiat. Med. **6**, 87–98 (1975).
Bente, D.: Das Elektroencephalogramm bei Psychosen: Befunde und Probleme. Hippokrates **21**, 817–823 (1965).
Berg, W.K., Graham, F.K.: Reproducible effects of stimulus intensity on heart rate response waves. Psychophysiology **6**, 653–654 (1970).
Berger, H.: Über die körperlichen Äußerungen psychischer Zustände. Jena: Fischer 1904/1907.
Berger, H.: Psychophysiologie. Jena: Fischer 1921.
Berglund, G., Ander, S., Lindström, B., Tibblin, G.: Personality and reporting of symptoms in normo- and hypertensive 50 year old males. J. Psychosom. Res. **19**, 139–145 (1975).
Bergman, J.S., Johnson, H.J.: The effects of instructional set and autonomic perception on cardiac control. Psychophysiology **8**, 180–190 (1971).
Bergmann, G. v.: Funktionelle Pathologie des vegetativen Nervensystems. In: Handbuch der Inneren Medizin (Bergmann, G. v., Staehelin, R., Hrsg.), Bd. 5. Berlin: Springer 1925.
Bergold, J.B.: Physiologische Indikatoren zur Therapiekontrolle bei Angststörungen. In: Klinische Psychologie II. (Schraml, W.J., Baumann, U., Hrsg.). Bern: Huber 1974.
Berkhout, J., Walter, D.O., Adey, W.R.: Alterations of the human electroencephalogram induced by stressful verbal activity. Electroencephalogr. Clin. Neurophysiol. **27**, 457–469 (1969).
Berkhout, J., Walter, D.O., Adey, R.: Autonomic responses during a replicable interrogation. J. appl. Psychol. **4**, 316–325 (1970).
Berlyne, D.E.: Conflict, arousal and curiosity. New York: McGraw Hill 1960.
Berlyne, D.E.: The reward value of indifferent stimulation. In: Reinforcement and behavior (Tapp, I.T., Hrsg.). New York: Academic Press 1969.
Berlyne, D.E., Madsen, K.B. (eds.): Pleasure, reward, preference. New York: Academic Press 1973.
Berndt, J., Tiesler, G.: Psychophysiologische Untersuchungsmethoden im Feld „Schule" – Probleme und Lösungsvorschläge. 7. Arbeitstagung „Psychophysiologische Methodik" Heidelberg 1978.
Berner, P., Stacher, G.: Zur Reproduzierbarkeit von Angstzuständen und deren Auswirkung auf die Magensäureproduktion. Z. psychosom. Med. Psychoanal. **17**, 356–362 (1971).
Berry, C.A.: View of human problems to be addressed for longduration space flights. Aerospace Medicine **44**, 1136–1146 (1973).

Bertalanffy, L. v.: Theoretische Biologie, Bd. 1–2. Berlin: Springer 1932/1942.
Bertalanffy, L. v.: Das biologische Weltbild, Bd. 1. Bern: Francke 1949.
Bertalanffy, L. v.: The mind body problem: A new view. Psychosom. Med. **26**, 29–45 (1964).
Birbaumer, N.: Physiologische Psychologie. Berlin: Springer 1975.
Birbaumer, N. (Hrsg.): Psychophysiologie der Angst. 2. veränd. Aufl. München: Urban & Schwarzenberg 1977a.
Birbaumer, N.: Die Bewältigung von Angst: Gewöhnung oder Hemmung. In: Birbaumer, N. (Hg.): Psychophysiologie der Angst. München: Urban u. Schwarzenberg 1977b.
Birbaumer, N.: Biofeedback. In: Pongratz, L.J. (Hrsg.): Klinische Psychologie, Bd. 2. Göttingen: Hogrefe 1977c.
Birbaumer, N.: Zum Problem der Psychosomatik. In: Psychophysiologie der Angst (Birbaumer, N., Hrsg.). München: Urban u. Schwarzenberg 1977d.
Bischof, N.: Erkenntnistheoretische Grundlagenprobleme der Wahrnehmungspsychologie. In: Allgemeine Psychologie I (Metzger, W., Hrsg.). Handbuch der Psychologie Bd. 1. Göttingen: Hogrefe 1966a.
Bischof, N.: Psychophysik der Raumwahrnehmung. In: Allgemeine Psychologie I (Metzger, W., Hrsg.). Handbuch der Psychologie Bd. 1. Göttingen: Hogrefe 1966b.
Bjornaes, H., Smith-Meyer, H., Valen, H., Kristiansen, K., Ursin, H.: Plasticity and reactivity in unconscious patients. Neuropsychologia **15**, 451–455 (1977).
Black, P. (ed.): Physiological correlates of emotion. New York: Academic Press 1970.
Blanchard, E.B., Young, L.D.: Self-control of cardiac functioning: A promise as yet unfulfilled. Psychol. Bull. **79**, 145–163 (1973).
Blanchard, E.B., Young, L.D., McLeod, P.G.: Awareness of heart activity and self-control of heart rate. Psychophysiology **9**, 63–68 (1972).
Block, J.D.: Monozygotic twin similarities in multiple psychophysiologic parameters and measures. Recent Advanc. Biol. Psychiat. **9**, 105–118 (1966).
Bohr, N.: Atomtheorie und Naturbeschreibung. Berlin: Springer 1931.
Bohr, N.: Causality and complementarity. Philos. Sci. **4**, 289–298 (1937).
Bollnow, O.F.: Das Wesen der Stimmungen. 3. Aufl. Frankfurt/M.: Klostermann 1956.
Bolwig, T.G., Rafaelsen, O.J.: Salivation in affective disorders. Psychosom. Med. **34**, 232–238 (1972).
Borinsky, M., Neale, J.M., Fox, R., Cromwell, R.L.: Two-flash threshold in normal and subclassified groups. Percept. Mot. Skills **36**, 911–915 (1973).
Bottenberg, E.H.: Emotionspsychologie. München: Goldmann 1972.
Boucsein, W., Frye, M.: Physiologische und psychische Wirkungen von Mißerfolgsstress unter Berücksichtigung des Merkmals Repression-Sensitization. Z. exp. angew. Psychol. **21**, 339–366 (1974).
Boyd, R.W., Dimascio, A.: Social behavior and autonomic physiology: A sociophysiologic study. J. nerv. ment. Dis. **120**, 207–212 (1954).
Brady, J.V.: Psychophysiology of emotional behavior. In: Experimental foundations of clinical psychology (Bachrach, A.J., Ed.). New York: Basic Books 1962.
Brähler, E., Beckmann, D., Müller, S.: Psychosomatische Beschwerden und Schichtzugehörigkeit. Med. Psychol. **3**, 214–223 (1977).
Bräutigam, W., Christian, P.: Psychosomatische Medizin. Stuttgart: Thieme 1973.
Brand, R.J., Rosenman, R.H., Sholtz, R.I., Friedman, M.: Multivariate prediction of coronary heart disease in the Western Collaborative Group Study compared to the findings of the Framingham Study. Circulation **53**, 348–355 (1976).
Brandt, R., Kim, J.: The logic of the identity theory. J. Philos. **64**, 515–537 (1967).
Brede, K. (Hrsg.): Einführung in die Psychosomatische Medizin. Frankfurt: Athenäum Fischer 1974.
Brener, J.: A general model of voluntary control applied to the phenomena of learned cardiovascular change. In: Cardiovascular psychophysiology (Obrist, P.A., Black, A.H., Brener, J., Dicara, L.V., Eds.). Chicago: Aldine 1974.
Brener, J.: Visceral perception. In: Beatty, J., Legewie, H. (eds.): Biofeedback and behavior. New York: Plenum 1977.
Brenner, W., Rohmert, W., Rutenfranz, J. (Hrsg.): Ergonomische Aspekte der Arbeitsmedizin. Stuttgart: Gentner Verlag 1976.

Brickenkamp, R. (Hrsg.): Handbuch psychologischer und pädagogischer Tests. Göttingen: Hogrefe 1975.
Brix, R.: Objektivierung der Begriffsdiskrimination und der Begriffsbildung im EEG des Menschen. Z. klin. Psychol. **4**, 1–17 (1975).
Broadbent, D.: Perception and communication. Oxford: Pergamon Press 1958.
Brod, J.: Haemodynamics and emotional stress. In: Psychosomatics in essential hypertension (Koster, M., Musaph, H., Visser, P., Eds.). Bibliotheca psychiatrica Nr. 144. Basel: Karger 1970.
Brod, J.: Pathogenese der essentiellen Hypertonie mit spezieller Hinsicht zur Therapie. Wien. med. Wschr. **121**, 886–898 (1971).
Brown, C.C.: Methods in psychophysiology. Baltimore: Williams and Wilkins 1967.
Brown, R.A., Fader, K., Barber, T.X.: Responsiveness to pain: Stimulus-specificity versus generality. Psychol. Rec. **23**, 1–7 (1973).
Brozek, J. (ed.): Human body composition: Approaches and applications. Oxford: Pergamon Press 1965.
Buchsbaum, M.S.: Psychophysiology and schizophrenia. Schizophrenia Bull. **3**, 7–14 (1977).
Buckner, D.N., McGrath, J.J. (eds): Vigilance: A Symposion. New York: McGraw Hill 1963.
Burch, N.R., Greiner, T.H.: A bioelectric scale of human altertness: Concurrent recordings of the EEG and GSR. Psychiat. Res. Rep. **12**, 183–193 (1960).
Burdick, J.A.: Autonomic lability and neuroticism. J. psychosom. Res. **9**, 339–342 (1966).
Busk, J., Naftulin, D.H., Donelly, F.A., Wolkon, G.H.: Therapists' physiological activation and patient difficulty. J. nerv. ment. Dis. **163**, 73–78 (1976).
Buytendijk, F.J.J.: The phenomenological approach to the problem of feelings and emotions. In: Feelings and emotions (Reymert, M.L., Ed.). New York: McGraw Hill 1950.
Bykow, K.M., Kurzin, I.T.: Kortikoviszerale Pathologie. Berlin: Volk u. Gesundheit 1966.
Byrne, D.: Repression-sensitization as a dimension of personality. In: Progress in experimental personality research (Maher, B.A., Ed.). New York: Academic Press **1**, 169–220 (1964).
Cabanis, P.J.G.: Rapports du physique et du moral de l'homme. Paris 1798/99. Übers. Über die Verbindung des Physischen und Moralischen im Menschen. Halle: Ruft 1804.
Callaway, E.: Brain electrical potentials and individual psychological differences. New York: Grune u. Stratton 1975.
Campbell, K.: Body and mind. London: Macmillan 1970.
Campos, J.J., Johnson, H.J.: Affect, verbalisation, and directional fractionation of autonomic responses. Psychophysiology **3**, 285–290 (1967).
Cannon, W.B.: The interrelations of emotions as suggested by recent physiological researches. Amer. J. Psychol. **25**, 256–282 (1914).
Cannon, W.B.: Bodily changes in pain, hunger, fear, and rage, 2nd ed. New York: Appleton 1929.
Carl-Zeep, A., Carl, W.: Reproduzierbarkeit und Faktorenstruktur einiger klinischer Tests zur vegetativen Diagnostik. J. neurovisc. Relat. **31**, 161–170 (1969).
Cattell, R.B.: Personality and motivation: Structure and measurement. New York: Brace & World 1957.
Cattell, R.B.: The nature and genesis of mood states: A theoretical model with experimental measurements concerning anxiety, depression, arousal, and other mood states. In: Anxiety: Current trends in theory and research (Spielberger, C.D., Ed.), Vol. I. New York: Academic Press 1972.
Cattell, R.B.: Personality and mood by questionnaire. San Francisco: Jossey-Bass 1973.
Cattell, R.B., Cattell, A.K.S., Rhymer, R.M.: P-technique demonstrated in determining psychophysiological source traits in a normal individual. Psychometrika **12**, 267–288 (1947).
Chardel, C.: Essai de psychologie physiologique. Paris: Bureau de l'Encyclopedie Portative 1831.
Cheng, Chung-Ying (Ed.): Philosophical aspects of the mind-body problem (Conference on the Philosophy of Mind and Psychology. University of Hawaii, 1968). Honolulu: Univ. Press of Hawaii 1975.
Chessick, R.D., Bassam, M., Shattan, S.: A comparison of the effect of infused catecholamines and certain affect states. Amer. J. Psychiat. **123**, 156–165 (1966).
Childs, B.: Sir Archibald Garrod's conception of chemical individuality: A modern appreciation. New Engl. J. Med. **282**, 71–77 (1970).
Chrisholm, R.C., Degood, D.E., Hartz, M.A.: Effects of alpha feedback training on occipital

EEG, heart rate, and experiental reactivity to a laboratory stressor. Psychophysiology **14**, 157–163 (1977).

Christian, P., Spohr, U.: Fortlaufende simultane Kreislaufmessungen während biographischer Interviews mit telemetrischen Methoden. Z. psychosom. Med. **1**, 1–18 (1970).

Ciba Foundation Symposium 8: Physiology, emotion and psychosomatic illness. Amsterdam: Elsevier 1972.

Claridge, G.: Personality and arousal. A psychophysiological study of psychiatric disorder. Oxford: Pergamon Press 1967.

Claridge, G.: Psychosomatic relations in physical disease. In: Handbook of abnormal psychology (Eysenck, H.J., Ed.), 2nd ed. San Diego, Calif.: Knapp 1973.

Claridge, G., Canter, S., Hume, S.I. (ed.): Personality differences and biological variations: a study of twins. Oxford: Pergamon 1973.

Clemens, T.L.: Autonomic nervous system responses related to the Funkenstein Test. I. To epinephrine. Psychosom. Med. **19**, 267–273 (1957).

Clements, P.R., Hafer, M.D., Vermillion, M.E.: Psychometric, diurnal, and electrophysiological correlates of activation. J. Pers. Soc. Psychol. **33**, 387–394 (1976).

Cochrane, R.: High blood pressure as a psychosomatic disorder: A selective review. Brit. J. soc. clin. Psychol. **10**, 61–72 (1971).

Cochrane, R.: Hostility and neuroticism among unselected essential hypertensives. J. psychosom. Res. **17**, 215–218 (1973).

Coelho, G.V., Hamburg, D.A., Adams, J.E. (eds.): Coping and adaptation. New Yprk: Basic Books 1974.

Cofer, C.N., Appley, M.H.: Motivation: Theory and research. New York: Wiley 1966.

Cohen, D.H.: Analysis of the final common path for heart rate conditioning. In: Cardiovascular psychophysiology (Obrist, P.A., Black, A.H., Brener, J., Dicara, L., Eds.). Chicago: Aldine 1974.

Cohen, H.D., Goodenough, D.R., Witkin, H.A., Oltman, P.: The effects of stress on components of the respiration cycle. Psychophysiology **12**, 377–380 (1975).

Cohen, R., Keim, G., Lieb, J.: Zum Einfluß von Instruktion und Rückmeldung auf Herzfrequenz und Alpha-Anteil bei Gesunden und drei Gruppen psychiatrischer Patienten. Z. klin. Psychol. **5**, 236–257 (1976).

Cohen, R., Meyer-Osterkamp, S.: Experimentalpsychologische Untersuchungen in der psychopathologischen Forschung. In: Klinische Psychologie II (Schraml, W.J., Baumann, U. Hrsg). Bern: Huber 1974.

Coleman, R., Greenblatt, M., Solomon, H.C.: Physiological evidence of rapport during psychotherapeutic intervies. Dis. nerv. Syst. **17**, 2–8 (1956).

Coles, M.G.H., Gale, A., Kline, P.: Personality and habituation of the orienting reaction: Tonic and response measures of electrodermal activity. Psychophysiology **8**, 54–63 (1971).

Conrad, K.: Der Konstitutionstypus, 2. Aufl. Berlin: Springer 1963.

Cook, M.R.: Psychophysiology of peripheral vascular changes. In: Cardiovascular psychophysiology (Obrist, P.A., Black, A.H., Brener, J., DiCara, L.V., Ed.). Chicago: Aldine 1974.

Cooper, R., Osselton, J.W., Shaw, J.C.: Elektroenzephalographie. Stuttgart: Fischer 1974.

Cramer, A.: Die Nervosität. Jena: Fischer 1906.

Crisp, A.H.: Some approaches to psychosomatic clinical research. Brit. J. med. Psychol. **41**, 323–341 (1968).

Crown, S.: Psychosomatics and the "unconscious" mind – Critique and evaluation. J. Psychosom. Res. **19**, 307–318 (1975).

Curtius, F.: Individuum und Krankheit. Berlin: Springer 1959.

Cutrow, R.J., Parks, A., Lucas, N., Thomas, K.: The objective use of multiple physiological indices in the detection of deception. Psychophysiology **9**, 578–588 (1972).

Czernik, A.: Körperliche Reaktionen Gesunder auf Lärm. In: Eiff, A.W. v. (Hg.): Seelische und körperliche Störungen durch Stress. Stuttgart: Fischer 1976.

Dahme, B., Minsel, W.R., Urspruch, M.: Beziehungen zwischen gesprächspsychotherapeutischen Verhaltensmerkmalen und physiologischen Meßdaten eines Therapeuten und eines Klienten. Z. klin. Psychol. **5**, 258–276 (1976).

Darrow, C.W.: Psychophysiology, yesterday, today, and tomorrow. Psychophysiology **1**, 4–7 (1964).

Darwin, C.: The expression of the emotions in man and animals 1872. Übers. Der Ausdruck der Gemütsbewegungen bei den Menschen und den Thieren. Stuttgart: Schweizerbart 1872.

Davidoff, R.A., McDonald, D.G.: Alpha blocking and autonomic responses in neurological patients. Arch. Neurol. **10**, 283–292 (1964).
Davidson, P.O., McDougall, C.E.A.: The generality of pain tolerance. J. psychosom. Res. **13**, 83–89 (1969).
Davidson, P.O., Neufeld, R.S.: Response to pain and stress. J. psychosom. Res. **18**, 25–32 (1974).
Davies, M.H.: Is high blood pressure a psychosomatic disorder? J. Chronic Dis. **24**, 239–258 (1971).
Davis, R.C., Buchwald, A.M., Frankmann, R.W.: Autonomic and muscular responses and their relation to simple stimuli. Psychological Monographs 69, Whole No. 405 (1955).
De Crinis, M.: Der Affekt und seine körperlichen Grundlagen. Leipzig: Thieme 1944.
Delfini, L.F., Campos, J.J.: Signal detection and the "cardiac arousal cycle". Psychophysiology **9**, 484–491 (1972).
Delius, L.: Die Integration medikamentöser, physikalischer und psychologisch orientierter Behandlungsverfahren. Prax. Psychother. **12**, 181–190 (1967).
Delius, L.: Psychosomatische Krankheiten im weiteren Sinn, insbesondere psychovegetative Syndrome. Internist **13**, 414–420 (1972).
Delius, L.: Modelle sozialer Einwirkungen auf den Menschen. Psychosomatische Konzepte. In: Grundlagen und Methoden der Sozialmedizin. Handbuch der Sozialmedizin (Blohmke, M., v. Ferber, C., Kisker, K.P., Schaefer, H., Hrsg.). Stuttgart: Enke 1975.
Delius, L., Fahrenberg, J.: Psychovegetative Syndrome. Stuttgart: Thieme 1966.
Delius, L., Witzleb, E.: Beiträge zur Differenzierung somatischer Abläufe bei Emotionen. Med. Welt **20**, 966–974 (1969).
Dembroski, T.M.: The type A coronary-prone behavior pattern. Present status and future directions. In: Sozialpolitische Konsequenzen aus der Streß-Forschung (Stocksmeier, U., Hrsg.). (im Druck) 1978.
Dembroski, T.M., MacDougall, J.M., Shields, J.L.: Physiologic reactions to social challenge in persons evidencing the type A coronary-prone behavior pattern. J. Hum. Stress 1977, **3**, 2–9 (1977).
Demling, L., Ottenjahn, R., Hässler, R.: Fernsehen und Magenazidität. Med. Klin. **58**, 86–88 (1963).
Denenberg, V.H.: Effects of exposure to stressors in early life upon later behavioural and biological processes. In: Society, stress and disease (Levi, L., Ed.), Vol. 2. Childhood and adolescence. London: Oxford University Press 1975.
Deutsch, F.: Psychoanalyse und Organkrankheiten. Int. Z. Psychoanal. **8**, 290–306 (1922).
Dimascio, A., Boyd, R.W., Greenblatt, M.: Physiological correlates of tension and antagonism during psychotherapy. Psychosom. Med. **19**, 99–104 (1957).
Dittrich, J., Hassenstein, P., Hüllemann, K.D., Mösseler, U.: Akute Koronarinsuffizienz bei koronarer Herzkrankheit während psychovegetativer Belastung: Beziehung zu somatischen Risikofaktoren? Herz/Kreislauf **7**, 131–139 (1975).
Doering, C.H., Brodie, H.K.H., Kraemer, H.C., Moos, R.H., Becker, H.B., Hamburg, D.A.: Negative affect and plasma testosterone: A longitudinal human study. Psychosom. Med. **37**, 484–491 (1975).
Dohrenwend, B.S., Dohrenwend, B.B.: Stressful life events: Their nature and affect. New York: Wiley 1974.
Donchin, E., Kubovy, M., Kutas, M., Johnson, R., Herning, R.I.: Graded changes in evoked response (P 300) amplitude as a function of cognitive activity. Perception and Psychophysics **14**, 319–324 (1973).
Dubos, R.: Man adapting. New Haven: Yale Univ. Press 1965.
Dudley, D.L., Martin, C.J., Holmes, T.H.: Dyspnea: Psychologic and physiologic observations. J. psychosom. Res. **11**, 325–339 (1968).
Dührssen, A., Jores, A., Schwidder, W.: Zum Stressbegriff in der psychosomatischen Medizin. Begriffskritik und Arbeitshypothese. Ergebnis einer Umfrage. Z. psychosom. Med. **11**, 234–263 (1965).
Duffy, E.: Emotion: An example of the need for reorientation in psychology. Psychol. Rev. **41**, 184–198 (1934).
Duffy, E.: Activation and behavior. New York: Columbia Univ. Press 1962.
Duffy, E.: Activation. In: Handbook of psychophysiology (Greenfield, N.S., Sternbach, R.A., Eds.). New York: Holt 1972.

Duncan, C.H., Stevenson, J.P., Ripley, H.S.: Life situations, emotions and paroxysmal auricular arrhythmics. Psychosom. Med. **12**, 23–37 (1950).

Eason, R.G., Dudley, L.M.: Physiological and behavioral indicants of activation. Psychophysiology **7**, 223–232 (1971).

Ebbecke, U.: Johannes Müller. Hannover: Schmarl u. von Seefeld 1951.

Eberhard, G.: Peptic ulcer in twins. A study in personality, heredity, and environment. Acta psychiat. scand. **44**, Suppl. 205 (1968).

Eccles, J.C.: Wahrheit und Wirklichkeit. Berlin: Springer 1975.

Edelberg, R.: The information content of the recovery limb of the electrodermal response. Psychophysiology **6**, 527–539 (1970).

Edelberg, R.: Mechanism of electrodermal adaptations for locomotion, manipulation, or defense. Progr. Physiol. Psychol. **5**, 155–209 (1973).

Edwards, A.E., Treadwell, T.: Comparative effects of anger and epinephrine upon stomach motility and the cardiovascular system. Proceedings of the 77th Annual Convention of the American Psychological Association **4**, 249–250 (1969).

Ehlers, T., Kalveram, K.T., Ritter, M.: Entscheidungsverhalten und Aktivierung bei labilen und stabilen Personen. Eine Untersuchung zur differentiellen Aktivierungshypothese. Z. Psychol. **182**, 400–413 (1974).

Ehrhardt, K.J.: Neuropsychologie „motivierten" Verhaltens. Stuttgart: Enke 1975.

Eiff, A.W. v. (Hrsg.): Seelische und körperliche Störungen durch Streß. Stuttgart: Fischer 1976.

Eiff, A.W. v.: Die Diagnose des Streß. In: Seelische und körperliche Störungen durch Streß (Eiff, A.W. v., Hrsg). Stuttgart: Fischer 1976.

Eiff, A.W. v., Czernik, A., Horbach, L., Jörgens, H., Wenig, H.G.: Fluglärmwirkungen. DFG-Forschungsbericht, Bd. I. Der medizinische Untersuchungsteil. Boppard: Boldt 1974.

Eiff, A.W. v., Piekarski, C.: Stress reactions of normotensives and hypertensives and the influence of female sex hormones on blood pressure regulation. In: Progress in brain research (De Jong, W., Provoost, A.P., Shapiro, A.P., Eds.), Vol. 47. Hypertension and brain mechanisms. Amsterdam: Elsevier 1977.

Ekehammar, B., Magnusson, D.: A method to study stressful situations. J. Pers. Soc. Psychol. **27**, 176–179 (1973).

Ekman, P., Friesen, W.V.: Nonverbal behavior and psychopathology. In: The psychology of depression (Friedman, R.J., Katz, M.M., Eds.). Washington: Winston & Sons 1974.

Ekman, P., Friesen, W.V.: Head and body cues in the judgment of emotion: A reformulation. Percept. Mot. Skills **24**, 711–724 (1967).

Ekman, P., Friesen, W.V., Ellsworth, P.: Gesichtssprache: Wege zur Objektivierung menschlicher Emotionen. Wien: Böhlau 1974.

Elder, S.T., Ruiz, Z.R., Diabler, H.L., Dillenkoffer, L.: Instrumental conditioning of diastolic blood pressure in essential hypertensive patients. J. appl. Behav. Anal. **6**, 377–382 (1973).

Elliot, R.S.: Stress and cardiovascular disease. Eur. J. Cardiol. **5**, 97–104 (1977).

Elliot, R.S.: The motivational significance of heart rate. In: Obrist, P.A., Black, A.H., Brener, J., Di Cara, L.V. (eds.): Cardiovascular psychophysiology. Chicago: Aldine 1974.

Engel, B.T., Bickford, A.F.: Response specificity. Arch. gen. Psychiat. **5**, 478–489 (1961).

Engel, G.L.: Psychophysiological gastrointestinal disorders, I. Peptic ulcer. In: Comprehensive textbook of psychiatry II (Freedman, A.M., Kaplan, H.I., Sadoch, B.J., Eds.), 2nd ed. Baltimore: Williams and Wilkins 1975.

Engel, G.L., Schmale, A.H.: Conservation – withdrawl as a primary regulatory process for organismic homeostasis. In: Ciba Foundation Symposium, Vol. 8, Emotion and Psychosomatic illness. Amsterdam: Elsevier 1972.

Englert, E.: Die Entwicklung des Stressbegriffs. Diss. Med. Würzburg 1974.

Enke, H.: Der Verlauf in der klinischen Psychotherapie. Berlin: Springer 1965.

Eppinger, H., Hess, L.: Die Vagotonie. Berlin: Springer 1910.

Epstein, S.: Toward a unified theory of anxiety. In: Maher, B.A. (ed.): Progress in experimental personality research. New York: Academic Press 1967.

Epstein, S.: The nature of anxiety with emphasis upon its relationship to expectancy. In: Anxiety (Spielberger, C., Ed.), Vol. 2. New York: Academic Press 1972.

Erdmann, G., Janke, W.: Interaction between physiological and cognitive determinants of emotional state: Experimental studies on Schachter's theory of emotions. Biol. Psychol. **6**, 61–74 (1978)

Ermann, G., Enke, H., Ermann, M., Böhme, W.: Gruppenarbeit im psychophysiologischen Laboratorium. Gruppenpsychotherapie und Gruppendynamik **9**, 267–284 (1975).
Ermann, G., Enke, H., Theil, S.: Interventionen, Interaktionen und Herzfrequenz-Veränderungen in einer Selbsterfahrungsgruppe. Gruppenpsychotherapie und Gruppendynamik **11**, 23–32 (1976).
Ewert, O.: Gefühle und Stimmungen. In: Allgemeine Psychologie (Thomae, H., Hrsg.), II. Motivation, Handbuch der Psychologie, Bd. 2. Göttingen: Hogrefe 1965.
Eysenck, H.J.: Dimensions of personality. London: Kegan Paul 1947..
Eysenck, H.J.: The biological basis of personality. Springfield, Ill.: Thomas 1967.
Eysenck, H.J., Eysenck, S.B.G.: Personality structure and measurement. London: Routledge & Kegan Paul 1970.
Eysenck, S.B.G., Eysenck, H.J.: Salivary response to lemon juice as a measure of introversion. Percept. Mot. Skills **26**, 1047–1053 (1967).
Fahrenberg, J.: Zur Frage einer differentiellen Physiologie der Affekte. Psychol. Forsch. **28**, 422–438 (1965).
Fahrenberg, J.: Psychophysiologische Persönlichkeitsforschung. Göttingen: Hogrefe 1967.
Fahrenberg, J.: Körperlich-funktionelle Beschwerden und Persönlichkeitsmerkmale. Nervenarzt **40**, 111–116 (1969).
Fahrenberg, J.: Die Freiburger Beschwerdenliste FBL. Z. klin. Psychol. **4**, 79–100 (1975).
Fahrenberg, J.: Physiological concepts in personality research. In: Handbook of modern personality theory (Cattell, R.B., Dreger, R.M., Eds.). Washington, D.C.: Hemisphere 1977.
Fahrenberg, J.: Psychophysiologische Methodik. In: Groffmann, K.J., Michel, L.: Psychologische Diagnostik, Handbuch der Psychologie, Bd. 6. Göttingen: Hogrefe 1978. (in Vorbereitung).
Fahrenberg, J.: Das Komplementaritätsprinzip in der psychophysiologischen Forschung und psychosomatischen Medizin. Z. klin. Psychol. Psychother. (in Vorbereitung) 1979.
Fahrenberg, J., Kuhn, M., Kulick, B., Myrtek, M.: Methodenentwicklung für psychologische Zeitreihenstudien. Diagnostica **23**, 15–36 (1977a).
Fahrenberg, J., Myrtek, M., Kulick, B., Frommelt, P.: Eine psychophysiologische Zeitreihenstudie an 20 Studenten über 8 Wochen. Arch. Psychol. **128**, 242–264 (1977b).
Fahrenberg, J., Myrtek, M., Walschburger, P., Foerster, F.: Beiträge zur multivariaten Analyse psychophysischer Aktivierungsprozesse. (in Vorbereitung 1978).
Fahrenberg, J., Selg, H., Hampel, R.: Das Freiburger Persönlichkeitsinventar FPI, 3. Aufl. Göttingen: Hogrefe 1978.
Fair, P.L., Schwartz, G.E.: Facial muscle patterning to affective imagery and the voluntary expression of emotion. Psychophysiology **14**, 86 (1977).
Falconer, W.: A dissertation on the influence of the passions upon disorders of the body. London: Dilly u. Phillips 1788.
Fechner, G.T.: Elemente der Psychophysik. Leipzig: Breitkopf u. Härtel 1860.
Feigl, H.: The "mental" and the "physical". In: Minnesota studies in the philosophy of science (Feigl, H., Scriven, M., Maxwell, G., Eds.), Vol.2. Minnesota: University of Minnesota Press 1958.
Feigl, H.: Leib-Seele, kein Scheinproblem. In: Psychologische Anthropologie (Gadamer, H.G., Vogler, P., Hrsg.). Stuttgart: Thieme 1973.
Feldman, G.M.: The effect of biofeedback training on respiratory resistance in asthmatic children. Psychosom. Med. **38**, 27–34 (1976).
Fenz, W.D., Dronsejko, K.: Effects of real and imagined threat of shock and heart rate as a function of trait anxiety. J. Exp. Res. Pers. **3**, 187–196 (1969).
Fenz, W.D., Epstein, S.: Gradients of physiological arousal in parachutists as a function of an approaching jump. Psychosom. Med. **29**, 33–51 (1967).
Fessard, A.: Diversité et unité de la psychophysiologie. Bull. Psychol. **7**, 603–607 (1954).
Feuerstein, M., Schwartz, G.E.: Training in clinical psychophysiology. Present trends and future goals. Amer. Psychol. **32**, 560–567 (1977).
Firth, H., Habituation during sleep. Psychophysiology **10**, 43–51 (1973).
Fiske, D.W., Maddi, S.R.: Functions of varied experience. Homewood, Ill.: Dorsey 1961.
Flaherty, B.E. (ed.): Psychophysiological aspects of space flight. New York: Columbia University Press 1961.
Florin, I., Tunner, W. (Hrsg.): Therapie der Angst. München: Urban u. Schwarzenberg 1975.
Foerster, F.: Respiratorische Sinusarrhythmie. Simulation auf dem Digitalrechner. (in Vorbereitung, 1978).

Fowles, D.C. (ed.): Clinical applications of psychophysiology. New York: Columbia University Press 1975a.
Fowles, D.C.: Theoretical approaches and methodological problems in clinical research. In: Clinical applications of psychophysiology (Fowles, D.C., Ed.). New York: Columbia University Press 1975b.
Fox, H.M., Gifford, S., Valenstein, A.F., Murawski, B.J.: Psychophysiology of monozygotic male twins. Arch. gen. Psychiat. **12**, 490–500 (1965).
Fox, H.M., Gifford, S., Valenstein, A.F., Murawski, B.J.: Psychophysiological correlation of 17-ketosteroids and 17-hydroxycorticosteroids in 21 pairs of monozygotic twins. J. psychosom. Res. **14**, 71–79 (1970).
Francis, R.D.: Neuroticism and optical pupil changes in response to auditory stimuli. Brit. J. soc. clin. Psychol. **8**, 344–349 (1969).
Frankenhaeuser, M.: Sympathetic-adrenomedullary activity, behaviour and the psychosocial environment. In: Research in psychophysiology (Venables, P.H., Christie, M.J., Eds.). London: Wiley 1975.
Frankenhaeuser, M., Gardell, B.: Underload and overload in working life: Outline of a multidisciplinary approach. J. Human Stress **2**, 35–46 (1976).
Frankenhaeuser, M., Fröberg, J., Hagdahl, R., Rissler, A., Björkvall, C., Wolff, B.: Physiological, behavioral, and subjective indices of habituation to psychological stress. Physiol. Behav. **2**, 229–237 (1967).
Frege, G.: Über Sinn und Bedeutung. Z. Philos. philos. Kritik **100**, 25–50 (1892).
Frese, M.: Psychische Störungen bei Arbeitern. Salzburg: Müller 1977.
Freyhan, F.A.: Is psychosomatic obsolete? A psychiatric reappraisal. Comprehens. Psychiat. **17**, 381–386 (1976).
Friberg, L., Cederlöf, R., Lorich, U., Lundman, T., de Faire, U.: Mortality in twins in relation to smoking habits and alcohol problems. Arch. Environ. Hlth. **27**, 294–304 (1973).
Friedman, M., Rosenman, R.H.: Overt behavior pattern in coronary disease: Detection of overt behavior pattern A in patients with coronary disease by a new psychophysiological procedure. J. Amer. med. Assoc. **173**, 1320 (1960).
Friedrich J.B.: Historisch-kritische Darstellung der Theorien über das Wesen und den Sitz der psychischen Krankheiten. Leipzig: Wigand 1835.
Frommelt, P.: Psychophysiologische Variabilität unter Alltagsbedingungen. Eine psychophysiologische Längsschnittstudie an 20 Studenten über 9 Wochen. Med. Diss. Freiburg i. Br., 1977.
Frowein, R., Harrer, G.: Vegetativ-endokrine Diagnostik (Testmethoden). München: Urban u. Schwarzenberg 1957.
Fuchs, U., Sell, H., Cohen, R.: Ein regeltheoretisches Modell zur Untersuchung differentialdiagnostischer Aspekte des Mecholyl-Tests bei Depressiven, Schizophrenen und Normalen. Z. klin. Psychol. **3**, 107–133 (1974).
Funkenstein, D.H., King, S.H., Drolette, M.: The direction of anger during a laboratory stress-inducing situation. Psychosom. Med. **16**, 404–413 (1954).
Gaertner, S.L., Dovidio, J.F., Sterling, B., Johnson, G.: The relationship between the psychophysiological impact of an emergency and the latency of bystander intervention. Psychophysiology **14**, 109 (1977).
Gaillard, A.: Effects of warning-signal modality on the contingent negative variation (CNV). Biol. Psychol. **4**, 139–154 (1976).
Gale, A.: The psychophysiology of individual differences: Studies of extraversion and the EEG. In: New approaches in psychological measuremet (Kline, P., Ed.). New York: Wiley 1973.
Gang, M.J., Teft, L.: Individual differences in heart rate responses to affective sound. Psychophysiology **12**, 423–426 (1975).
Gatchel, R.J., Lang, P.J.: Accuracy of psychophysiological judgments and physiological response amplitude. J. exp. Psychol. **98**, 175–183 (1973).
Gatchel, R.J., McKinney, M.E., Koebernick, L.F.: Learned helplessness, depression, and physiological responding. Psychophysiology **14**, 25–31 (1977).
Gazzaniga, M.S., Blakemore, C. (eds.): Handbook of psychobiology. New York: Academic Press 1975.
Geddes, L.A.: Electrodes and the measurement of bioelectric events. New York: Wiley 1972.

Gellhorn, E.: Recent contributions to the physiology of the emotions. Psychiat. Res. Rep. Amer. Psychiat. Ass. **12**, 209–223 (1960).
Gellhorn, E.: The neurophysiological basis of anxiety: A hypothesis. Percept. Biol. Med. **8**, 488–515 (1965).
Gellhorn, E.: Principles of autonomic-somatic integrations. Minneapolis: University of Minnesota Press 1967.
Gellhorn, E.: The emotions and the ergotropic and trophotropic systems. Psychol. Forsch. **34**, 48–94 (1970).
Georgi, F.: Zur Biologie des Blutplasmas Geisteskranker. Arch. Psychiat. **71**, 55–97 (1924).
Ginsberg, S., Furedy, J.J.: Stimulus repetition, change and assessment of sensitivities of and relationships among an electrodermal and two plethysmographic components of the orienting reaction. Psychophysiology **11**, 35–43 (1974).
Goldman, H., Kleinman, K.M., Snow, M.Y.: Relationship between essential hypertension and cognitive functioning: Effects of biofeedback. Psychophysiology **12**, 569–573 (1975).
Goldstein, I.B.: Electromyography: A measure of skeletal muscle response. In: Handbook of psychophysiology (Greenfield, N.S., Sternbach, R.A., Eds.). New York: Holt 1972.
Goleman, D.J., Schwartz, G.E.: Meditation as an intervention in stress reactivity. J. cons. Clin. Psychol. **44**, 456–466 (1976).
Gormly, J.: Sociobehavioral and physiological responses to interpersonal disagreements. J. exp. Res. Pers. **5**, 216–222 (1971).
Goyeche, J.R.M., Thysell, R.V.: Cardiac index of the orientation reaction as a function of anticipation interval. Percept. Mot. Skills **32**, 619–630 (1971).
Graham, D.T.: Health, disease, and the mind-body problem: Linguistic parallelism. Psychosom. Med. **29**, 52–71 (1967).
Graham, D.T.: Psychophysiology and medicine. Psychophysiology **8**, 121–131 (1971).
Graham, D.T.: Psychosomatic medicine. In: Handbook of psychophysiology (Greenfield, N.S., Sternbach, R.A., Eds.). New York: Holt 1972.
Graham, F.K.: Habituation and dishabituation of responses innervated by the autonomic nervous system. In: Habituation (Peeke, H.V., Herz, J., Eds.), Vol. 1. New York: Academic Press 1973.
Graham, F.K.: The more or less startling effects of weak prestimulation. Psychophysiology **12**, 238–248 (1975).
Graham, F.K., Clifton, R.K.: Heart rate change as a component of the orienting response. Psychol. Bull. **65**, 305–320 (1966).
Grant, E.C.: Human facial expression. Man **4**, 525–536 (1969).
Gray, J.A.: Pavlov's typology: recent theoretical and experimental developments from the laboratory of B.M. Teplov. Oxford: Pergamon Press 1964.
Gray, J.A.: Strength of the nervous system, introversion-extraversion, conditionability and arousal. Behav. Res. Ther. **5**, 159–169 (1967).
Gray, J.A.: Nebylicyns Grundeigenschaften des Nervensystems im Lichte der Aktivationsforschung. In: Kussmann, T., Kölling, H. (Hgg.): Biologie und Verhalten. Bern: Huber 1971.
Gray, J.A.: The structure of the emotions and the limbic system. In: Ciba Foundation Symposium 8: Physiology, emotion and psychosomatic illness. Amsterdam: Elsevier 1972.
Greenfield, N.S., Sternbach, R.A. (eds.): Handbook of psychophysiology. New York: Holt 1972.
Griesinger, W.: Die Pathologie und Therapie der psychischen Krankheiten, 1. Aufl. Stuttgart: Krabbe 1845.
Grings, W.W.: Orientation, conditioning, and learning. Psychophysiology **14**, 343–350 (1977).
Grinker, R.R., Spiegel, J.P.: Men under stress. Philadelphia: Blakiston 1945.
Groen, J.J.: Psychosomatic research. Oxford: Pergamon Press 1964.
Groen, J.J.: Present status of the psychosomatic approach to bronchial asthma. In: Modern trends in psychosomatic medicine (Hill, O., Ed.). London: Butterworths 1976.
Groen, J.J., Bastians, J.: Psychosocial stress, interhuman communication, and psychosomatic disease. In: Stress and anxiety (Spielberger, C.D., Sarason, I.G., Eds.), Vol. 1. New York: Wiley 1975.
Groen, J.J., Hansen, B., Hermann, J.M., Schäfer, N., Schmidt, T.H., Selbmann, K.H., Uexküll, Th. v., Weckmann, P.: Haemodynamic responses during experimental emotional stress and physical exercise in hypertensive and normotensive patients. In: Progress in brain research

(De Jong, W., Provoost, A.P., Shapiro, A.P., Eds.), Vol. 47. Hypertension and brain mechanisms. Amsterdam: Elsevier 1977.
Groen, J.J., Meyer, A.E., Kerekjarto, M. v., Eiff, A.W. v., Levi, L., Künzler, E., Pflanz, M., Christian, P.: Methodologie in der Psychosomatik. Verh. dtsch. Ges. inn. Med. **73**, 17–98 (1967).
Groffmann, K.J., Michel, L. (Hrsg.): Psychologische Diagnostik. Handbuch der Psychologie, Bd. 6. Göttingen: Hogrefe 1978 (in Vorbereitung).
Groll, E.: Zentralnervöse und periphere Aktivierungsvariablen bei Vigilanzleistungen. Z. exp. angew. Psychol. **13**, 248–264 (1966).
Groll-Knapp, E., Haider, M.: Psychophysiologische Methoden. In: Grundlagen und Methoden der Sozialmedizin (Blohmke, M., v. Ferber, C., Kisker, K.P., Schaefer, H., Hrsg.), Bd. I. Handbuch der Sozialmedizin. Stuttgart: Enke 1975.
Gross, D., Witzleb, E. (Hrsg.): Objektivierung funktioneller Störungen mit physikalischen Meßmethoden in Klinik und Praxis. Stuttgart: Hippokrates 1972.
Grossman, S.: Physiological psychology. New York: Academic Press 1967.
Grosz, H.J., Farmer, B.B.: Blood lactate in the development of anxiety symptoms. Arch. gen. Psychiat. **21**, 611–619 (1969).
Groves, P.M., Thompson, R.F.: Habituation: A dual-process theory. Psychol. Rev. **77**, 419–450 (1970).
Grünthal, E.: Psyche und Nervensystem. Geschichte eines Problems. Berlin: Duncker u. Humblot 1968.
Gruzelier, J.H.: The cardiac responses of schizophrenics to orienting, signal and non-signal tones. Biol. Psychol. **3**, 143–155 (1975).
Gruzelier, J.H., Lykken, D.T., Venables, P.H.: Schizophrenia and arousal revisited. Two-flash thresholds and electrodermal activity in activated and nonactivated conditions. Arch. gen. Psychiat. **26**, 427–432 (1972).
Gruzelier, J.H., Venables, P.H.: Skin conductance orienting activity in a heterogeneous sample of schizophrenics. J. nerv. ment. Dis. **155**, 277–287 (1972).
Gruzelier, J.H., Venables, P.H.: Bimodality and lateral asymmetry of skin conductance orienting activity in schizophrenics: Replication and evidence of lateral asymmetry in patients with depression and disorders of personality. Biol. Psychiatry **8**, 55–73 (1974).
Gruzelier, J.H., Venables, P.H.: Evidence of high and low levels of physiological arousal in schizophrenics. Psychophysiology **12**, 66–73 (1975).
Gulbrandsen, G.B., Kristiansen, K., Ursin, H.: Response habituation in unconscious patients. Neuropsychologia **10**, 313–320 (1972).
Gunderson, E.K., Rahe, R.H. (eds.): Life stress and illness. Springfield, Ill.: Thomas 1974.
Gundry, R.K., Donaldson, R.M., Pinderhughes, C.A., Barrabee, E.: Patterns of gastric acid secretion in patients with duodenal ulcer: Correlations with clinical and personality features. Gastroenterology **52**, 176–184 (1967).
Guski, R.: Psychophysische Korrelate der „Emotionalen Labilität". Z. exp. angew. Psychol. **23**, 586–604 (1976).
Guthrie, G.M., Verstraete, A., Deines, M.M., Stern, R.M.: Symptoms of stress in four societies. J. Soc. Psychol. **95**, 165–172 (1975).
Guttmann, G.: Einführung in die Neuropsychologie. Bern: Huber 1972.
Haan, N.: A tripartite model of ego functioning values and clinical and research applications. J. nerv. ment. Dis. **148**, 14–30 (1969).
Hagen, F.W.: Psychologische Untersuchungen. Studien im Gebiete der physiologischen Psychologie. Braunschweig: Vieweg 1847.
Hahn, W.W.: Autonomic responses of asthmatic children. Psychosom. Med. **28**, 323–332 (1966).
Hahn, W.W.: The hypothesis of Lacey: A critical appraisal. Psychol. Bull. **79**, 59–70 (1973).
Haider, M.: Elektrophysiologische Indikatoren der Aktiviertheit. In: Schönpflug, W. (Hg.): Methoden der Aktivierungsforschung. Bern: Huber 1969.
Haider, M. (Hrsg.): Neuropsychologie. Aktuelle Probleme. Bern: Huber 1971.
Hakerem, G., Lidsky, A.: Characteristics of pupillary reactivity in psychiatric patients and normal controls. In: Experimental approaches to psychopathology (Kietzman, M.L., Sutton, S., Zubin, J., Eds.). New York: Academic Press 1975.
Hallauer, W.: Ursachen der Hypertonie. Med. Klin. **71**, 559–564 (1976).

Hare, R.D.: Psychopathy, autonomic functioning, and the orienting response. J. abnorm. Psychol. **73**, (Monogr. Supp. 3, Part 2) (1968).

Hare, R.D.: Cardiovascular components of orienting and defensive responses. Psychophysiology **9**, 606–614 (1972).

Hare, R.D.: Orienting and defensive responses to visual stimuli. Psychophysiology **10**, 453–464 (1973).

Hare, R.D.: Psychopathy. In: Venables, P.H., Christie, M.J. (eds.): Research in psychophysiology. London: Wiley 1975.

Hare, R.D., Craigen, D.: Psychopathy and physiological activity in a mixed-motive game situation. Psychophysiology **11**, 197–206 (1974).

Hare, R.D., Frazelle, J., Cox, D.N.: Psychopathy and physiological responses to threat of an aversive stimulus. Psychophysiology **15**, 164–172 (1978).

Harris, C.W. (ed.): Problems in measuring change. Madison, Wisc.: University of Wisconsin Press 1967.

Hart, J.D.: Cardiac response to simple stimuli as a function of phase of the respiratory cycle. Psychophysiology **12**, 634–636 (1975).

Hartmann, M.: Gesammelte Vorträge und Aufsätze, Bd. II. Naturphilosophie. Stuttgart: Fischer 1956.

Hartmann, N.: Philosophie der Natur. Berlin: De Gruyter 1950.

Harvey, F., Hirschman, R.: Relationships among introversion-extraversion, neuroticism-stability, and autonomic and subjective responses to noxions visual stimuli. Psychophysiology **14**, 120 (1976).

Haslam, D.: Individual differences in pain threshold and level of arousal. Brit. J. Psychol. **58**, 139–142 (1967).

Haygarth, J.: Of the inaquiation, as a cause and as a cure of the disorders of the body. Bath: Cruttwell 1800.

Head, H.: The conception of nervous and neural energy. II. "Vigilance": A physiological state of the nervous system. Brit. J. Psychol. **14**, 126–147 (1923).

Heiman, J.R.: A psychophysiological exploration of sexual arousal patterns in females and males. Psychophysiology **14**, 266–274 (1977).

Heimann, H.: Psychobiologie der Depression. In: Kielholz, P. (Hg.): Die larvierte Depression. Bern: Huber 1973.

Heinroth, J.Ch.A.: Lehrbuch der Störungen des Seelenlebens oder der Seelenstörungen und ihrer Behandlung. Leipzig: Vogel 1818.

Heiss, R.: Person als Prozeß. In: Allesch, J. v. (Hg.): Bericht vom Kongreß des Berufsverband Deutscher Psychologen, Bonn. Hamburg: Nölke 1947.

Henry, J.P., Ely, D.L., Stephens, P.M.: The role of psychosocial stimulation in the pathogenesis of hypertension. Verh. dtsch. Ges. inn. Med. **80**, 1724–1740 (1974).

Henry, J.P., Stephens, P.M.: Stress, health, and the social environment. A sociobiologic approach to medicine. New York: Springer 1977.

Hentschel, U.: Pain tolerance and its predictability through ratings and psychological tests. Arch. Psychol. **129**, 39–54 (1977).

Herrmann, H.J.M., Rassek, M., Schäfer, N., Schmidt, T., Uexküll, T. v.: Essential hypertension, Problems, concepts and an attempted synthesis. In: Modern trends in psychosomatic medicine (Hill, O., Ed.), Vol. III. London: Butterworths 1976.

Herrmann, T.: Persönlichkeitsmerkmale. Stuttgart: Kohlhammer 1973.

Herrmann, T.: Lehrbuch der empirischen Persönlichkeitsforschung, 2. Aufl. Göttingen: Hogrefe 1976.

Hersen, M., Barlow, D.: Single-case experimental designs. Oxford: Pergamon Press 1976.

Herzen, A.: Grundlinien einer allgemeinen Psychophysiologie. Leipzig: Günther 1889.

Hess, W.R.: Über die Wechselbeziehungen zwischen physischen und vegetativen Funktionen. Zürich: Füssli 1925.

Hess, W.R.: Die funktionelle Organisation des vegetativen Nervensystems, 2. Aufl. Basel: Schwabe 1954.

Hess, W.R.: Psychologie in biologischer Sicht, 2. Aufl. Stuttgart: Thieme 1968.

Hiatt, J.F., Kripke, D.F.: Ultradian rhythms in waking gastric activity. Psychosom. Med. **37**, 320–325 (1975).

Hill, O. (ed.): Modern trends in psychosomatic medicine, Vol. III. London: Butterworths 1976.
Hinton, J.W., Craske, B.: Differential effects of test stress on the heart rates of extraverts and introverts. Biol. Psychol. **5**, 23–28 (1977).
Hodapp, V., Weyer, G., Becker, J.: Situational stereotypy in essential hypertension patients. J. psychosom. Res. **19**, 113–121 (1975).
Hodges, W.F., Spielberger, C.D.: The effects of threat of shock on heart rate for subjects who differ in manifest anxiety and fear of shock. Psychophysiology **2**, 287–294 (1966).
Hölzl, R.H., Wilhelm, H., Lutzenberger, W., Schandry, R.: Galvanic skin response: Some methodological considerations on measurement, habituation, and classical conditioning. Arch. Psychol. **127**, 1–22 (1974).
Hörmann, H., Mainka, G., Gummlich, H.: Psychische und physische Reaktionen auf Geräusche verschiedener subjektiver Wertigkeit. Psychol. Forsch. **33**, 289–309 (1970).
Hofer, M.A.: The role of early experience in the development of autonomic regulation. In: DiCara, L.V. (ed.): Limbic and autonomic nervous system research. New York: Plenum Press 1974.
Hoff, F.: Behandlung innerer Krankheiten, 10. Aufl. Stuttgart: Thieme 1962.
Hokanson, J.E., Burgess, M., Cohen, M.F.: Effects of displaced aggression on systolic blood pressure. J. abnorm. Soc. Psychol. **67**, 214–218 (1963).
Hokanson, J.E., Willers, K.R., Koropsak, E.: The modification of autonomic responses during aggressive interchange. J. Pers. **36**, 386–404 (1968).
Hole, G., Gehring, A., Blaser, P.: Vegetativum, Psychosomotorik und Selbstbeurteilung in Längsschnittuntersuchungen depressiver Patienten. Fortschr. Neurol. Psychiat. **40**, 69–82 (1972).
Hole, G., Graw, P.: Somatische Symptome und Depressionstiefe bei depressiven Zustandsbildern. Nervenarzt **44**, 136–142 (1973).
Holloway, F.A., Parsons, O.A.: Habituation of the orienting reflex in brain damaged patients. Psychophysiology **8**, 623–634 (1971).
Holloway, F.A., Parsons, O.A.: Physiological concomitants of reaction time performance in normal and brain-damaged subjects. Psychophysiology **9**, 189–198 (1972).
Holmes, D.S.: Effects of overt aggression on level of physiological arousal. J. Pers. Soc. Psychol. **4**, 189–194 (1966).
Holmes, T.H., Rahe, R.H.: The social readjustment rating scale. J. psychosom. Res. **11**, 213–218 (1967).
Holzman, P.S., Levy, D.L., Proctor, L.R.: Smooth pursuit eye movements, attention and schizophrenia. Arch. gen. Psychiat. **33**, 1415–1420 (1976).
Hoon, P., Wincze, J., Hoon, E.: Physiological assessment of sexual arousal in woman. Psychophysiology **13**, 196–204 (1976).
Hoppe, B.: Aspekte des psychophysischen Problems – Ein Versuch zur Erfassung der Bedeutung des psychophysischen Problems für Ärzte und Psychologen im psychosomatischen Arbeitsfeld. Unveröff. Dipl. Arb., Freiburg: Psychol. Institut 1977.
Horne, J.A., Östberg, O.: Time of day effects on extroversion and salivation. Biol. Psychol. **3**, 301–307 (1975).
Horne, J.A., Östberg, O.: Individual differences in human circadian rhythmus. Biol. Psychol. **5**, 179–190 (1977).
Horvath, T.B., Meares, R.A.: The relevance of the neurophysiological concepts of excitation and inhibition to clinical psychiatry. Aust. N.Z. J. Psychiat. **7**, 114–120 (1973).
Howard, J.H., Cunningham, D.A., Rechnitzer, P.A.: Health patterns associated with type A behavior: A managerial population. J. Human Stress **2**, 24–31 (1976).
Howarth, E.: A psychometric investigation of Eysenck's personality inventory. J. Pers. Ass. **40**, 173–185 (1976).
Huba, G.J., Lawlor, W.G., Stallone, F., Fieve, R.R.: The use of autocorrelation analysis in the longitudinal study of mood patterns in depressed patients. Brit. J. Psychiat. **128**, 146–155 (1976).
Huber, H.: Kontrollierte Fallstudie. In: Klinische Psychologie II (Prograts, L.J. (Hrsg.), Handbuch der Psychologie, Bd. 8. Göttingen: Hogrefe 1977.
Hüllemann, K.D., Mayer, H., Stahlheber, R.: Fernsehen und Herz-Kreislaufregulation. Münch. med. Wschr. **113**, 1401–1406 (1971).
Hume, W.I.: Physiological measures in twins. In: Personality differences and biological variations: A study of twins (Claridge, G., Cater, S., Hume, S.I., Eds.). Oxford: Pergamon Press 1973.

Huppmann, G., Eckert, A., Hellhammer, D.: Neuropsychologische Grundlagen. In: Klinische Psychologie I, Handbuch der Psychologie (Pongratz, L.J., Hrsg.), Bd. 8. Göttingen: Hogrefe 1977.
Hurst, M.W., Jenkins, C.D., Rose, R.M.: The relation of psychological stress to onset of medical illness. Ann. Rev. Med. **27**, 301–312 (1976).
Hurst, M.W., Jenkins, C.D., Rose, R.M.: The assessment of life change stress: A comparative and methodological inquiry. Psychosom. Med. **40**, 126–141 (1978).
Innes, G., Millar, W.M., Valentine, M.: Emotion and blood pressure. J. Ment. Sci. **105**, 840–851 (1959).
Ippolitov, F.V.: Interanalyzer differences in the sensitivity — strength parameter for vision, hearing and cutaneous modalities. In: Nebylitsyn, V.D., Gray, J.A. (eds.): Biological basis of individual behavior. New York: Academic Press 1972.
Ishikawa, H., Tawara, I., Ohtsuka, H., Takeyama, M., Kobayashi, T.: Psychosomatic study of angina pectoris. Psychosomatics **12**, 390–397 (1971).
Ismail, A.H., Young, R.J.: Effect of chronic exercise on the multivariate relationships between selected biochemical and personality variables. J. Mult. Behav. Res. **12**, 49–67 (1977).
Izard, C.E.: The emotions and emotion concepts in personality and culture research. In: Cattell, R.B., Dreger, R.M. (eds.): Handbook of modern personality theory. Washington: Hemisphere 1977.
Izard, C.E.: Patterns of emotions: A new analysis of anxiety and behavior. New York: Academic Press 1972.
Jacobi, M.: Fortgesetzte Erörterungen zur Begründung der somatisch-psychischen Heilkunde. Zeitschrift für die Beurteilung und Heilung der krankhaften Seelenzustände **1**, 34–118 (1838).
James, W.: The physical basis of emotion. Psychol. Rev. **1**, 516–529 (1884).
James, W.: Principles of psychology. Vol. 1–2. New York: Holt 1890.
Janis, I.L.: Psychological stress. New York: Wiley 1958.
Janis, I.L., Leventhal, H.: Human reactions to stress. In: Handbook of personality theory and research (Borgatta, E.F., Lambert, W.W., Eds.). Chicago: Rand McNally 1968.
Janke, W.: Methoden der Induktion von Aktiviertheit. In: Methoden der Aktivierungsforschung (Schönpflug, W., Hrsg.). Bern: Huber 1969.
Janke, W.: Psychophysiologische Grundlagen des Verhaltens. In: Medizinische Psychologie (Kerekjarto, M. v., Hrsg.). Berlin: Springer 1974.
Jaspers, K.: Allgemeine Psychopathologie, 9. Aufl. Berlin: Springer 1973.
Jenkins, C.D.: Recent evidence supporting psychologic and social risk factors for coronary disease. New Engl. J. Med. **294**, 987–994, 1033–1038 (1976).
Jennings, J.R., Wood, C.C.: Cardiac cycle time effects on performance, phasic cardiac responses, and their intercorrelation in choice reaction time. Psychophysiology **14**, 297–307 (1977).
Jochheim, K.A., Scholz, J.F. (Hrsg.): Rehabilitation, Bd. 1–3. Stuttgart: Thieme 1975.
Johansson, G.: Subjective wellbeing and temporal patterns of sympathetic-adrenal medullary activity. Biol. Psychol. **4**, 157–172 (1976).
Johansson, G., Frankenhaeuser, M.: Temporal factors in sympatho-adrenomedullary activity following acute behavioral activation. Biol. Psychol. **1**, 63–73 (1973).
Johnson, H.J., May, J.R.: The educational process in psychophysiology. Psychophysiology **10**, 215–217 (1973).
Johnson, L.C.: A psychophysiology for all states. Psychophysiology **6**, 501–516 (1970).
Johnson, L.C., Lubin, A.: On planning psychophysiological experiments. In: Handbook of psychophysiology (Greenfield, N.S., Sternbach, R.A., Eds.). New York: Holt 1972.
Johnson, L.C.: Learned control of brain wave activity. In: Biofeedback and behavior (Beatty, J., Legewie, H., Eds.). New York: Plenum 1976.
Jonsson, E., Kajland, A., Paccagnella, B., Sörensen, S.: Annoyance reactions to traffic noise in Italy and Sweden. Arch. Environ. Health **19**, 692–699 (1969).
Jores, A.: Der Kranke mit vegetativen Störungen. Göttingen: Vandenhoeck und Ruprecht 1973.
Jores, A.: Praktische Psychosomatik. Bern: Huber 1976.
Kales, J.D., Kales, A.: Nocturnal psychophysiological correlates of somatic conditions and sleep disorders. Int. J. psychiat. Med. **6**, 43–62 (1975).
Kaplan, A.R. (ed.): Human behavior genetics. Springfield/Ill.: Thomas 1976.
Kaplan, H.B.: Physiological correlates (GSR) of affect in small groups. J. psychosom. Res. **11**, 173–179 (1967).

Kaplan, H.B., Burch, N.R., Bloom, S.W., Edelberg, R.: Affective orientation and physiological activity (GSR) in small peer groups. Psychosom. Med. **25**, 245–252 (1963).
Karolyi, L. v.: Anthropometrie. Stuttgart: Fischer 1971.
Katkin, E.S.: Electrodermal lability: A psychophysiological analysis of individual differences in response to stress. In: Stress and anxiety (Sarason, I.G., Spielberger, C.D., Eds.), Vol. 2. New York: Wiley 1975.
Katkin, E.S., Murray, E.N.: Instrumental conditioning of autonomically mediated behavior: Theoretical and methodological issues. Psychol. Bull. **70**, 52–68 (1968).
Kehoe, M., Ironside, W.: Studies on the experimental evocation of depressive responses using hypnosis. II. The influence of depressive responses upon the secretion of gastric acid. Psychosom. Med. **25**, 403–419 (1963).
Keidel, W.D., Spreng, M.: Elektronisch gemittelte langsame Rindenpotentiale des Menschen bei akustischer Reizung. Acta Otolaryngol. **56**, 318–329 (1963).
Kellner, R.: Psychotherapy in psychosomatic disorders. A survey of controlled studies. Arch. gen. Psychiat. **32**, 1021–1028 (1975).
Kelly, D., Brown, C.C., Shaffer, J.W.: A comparison of physiological measurements on anxious patients and normal controls. Psychophysiology **6**, 429–441 (1970).
Kelly, D.H.W., Walter, C.J.S.: The relationship between clinical depression and anxiety assessed by forarm blood flow and other measurement. Brit. J. Psychiat. **114**, 611–627 (1969).
Kerekjarto, M. v., Stute, J., Meyer, A.E., Müller, L.: Psychosomatische Aspekte bei Asthma bronchiale. Therapiewoche **26**, 1035–1038 (1976).
Kessel, L., Hymann, H.T.: The clinical manifestation of disturbances of the involuntary nervous system (autonomic imbalance). Amer. J. Med. Sci. **165**, 513 (1923).
Kiesler, D.J.: Experimental designs in psychotherapy research. In: Handbook of psychotherapy and behavior change: An empirical analysis (Bergin, A.E., Garfield, S.L., Eds.). New York: Wiley 1971.
Kimball, C.P.: Conceptual developments in psychosomatic medicine: 1939–1969. Ann. intern. Med. **73**, 307–316 (1970).
Kimmel, H.D.: Instrumental conditioning of autonomically mediated responses in human beings. Amer. Psychol. **29**, 325–335 (1974).
Kinston, W., Rosser, R.: Disaster: Effects on mental physical state. J. psychosom. Res. **18**, 437–456 (1974).
Kirchhoff, R. (Hg.): Ausdruckspsychologie. Handbuch der Psychologie, Bd. 6. Göttingen: Hogrefe 1965.
Kiritz, S., Moos, R.H.: Physiological effects of social environments. Psychosom. Med. **36**, 96–114 (1974).
Kleinman, K.M., Goldman, H., Snow, M.Y., Korol, B.: Relationship between essential hypertension and cognitive functioning II: Effects of biofeedback training generalize to non-laboratory environment. Psychophysiology **14**, 192–197 (1977).
Klinger, E., Gregoire, K.C., Barta, S.G.: Physiological correlates of mental activity: eye movements alpha and heart rate during imagining, suppression, concentration, search, and choice. Psychophysiology **10**, 471–477 (1973).
Klorman, R., Weissberg, R.P., Wiesenfeld, A.R.: Individual differences in fear and autonomic reactions to affective stimulation. Psychophysiology **14**, 45–51 (1977).
Knobloch, H.: Eine Untersuchung zur Spezifität physiologischer und psychologischer Reaktionsmuster. Phil. Diss. Freiburg i.Br., 1976.
Koenig, W. (Hrsg.): Klinisch-physiologische Untersuchungsmethoden. Stuttgart: Thieme 1972.
Koriat, A., Averill, J.R., Malmstrom, E.J.: Individual differences in habituation: Some methodological and conceptual issues. J. Res. Personal. **7**, 88–101 (1973).
Krech, D.: Dynamic systems, psychological fields, and hypothetical constructs. Psychol. Rev. **57**, 283–290, 345–361 (1950).
Kretschmer, E.: Körperbau und Charakter, 26. Aufl. Berlin: Springer 1977.
Kripke, D.F.: Ultradian rhythms in sleep and wakefulness. In: Advances in sleep research (Weitzman, E.D., Ed.), Vol. 1. Flushing, N.Y.: Spectrum 1974.
Kristt, D., Engel, B.: Learned control of blood pressure in patients with high blood pressure. Circulation **51**, 370–378 (1975).
Kröner, B.: Selektive Prozesse in der Reizwahrnehmung und psychophysiologischen Aktivierung. Z. exp. angew. Psychol. **23**, 623–665 (1976).

Krohne, H.W.: Angst und Angstverarbeitung. Stuttgart: Kohlhammer 1975.
Krope, P., Kohrs, A.: Prüfungsangst und kooperative Gruppenprüfung. Projekt Prüfungsforschung. Monographien zur Prüfungsforschung Nr. 8. Kiel: Pädagogische Hochschule 1977.
Kryshova, N.A., Belliaeva, Z.V., Dmitrieva, A.F., Zhilinskaie, M.A., Pernov, L.G.: Investigation of the higher nervous activity and of certain vegetative features in twins. Soviet. Psychol. Psychiat. **1**, 36–41 (1963).
Kugelmass, S.: Psychophysiological indices in psychopathological and cross-cultural research. In: Hammer, K., Salzinger, K., Sutton, S. (eds.): Psychopathology: Contributions from the social, behavioral and biological sciences. New York: Wiley 1973.
Kussmann, T.: Sowjetische Psychologie: Auf der Suche nach der Methode. Bern: Huber 1974.
Lacey, B.C., Lacey, J.I.: Studies of heart rate and other bodily processes in sensorimotor behavior. In: Cardiovascular psychophysiology (Obrist, P.A., Black, A.H., Brenner, J., DiCara, L.V., Eds.). Chicago: Aldine 1974.
Lacey, J.I.: Individual differences in somatic response patterns. J. comp. physiol. Psychol. **43**, 338–350 (1950).
Lacey, J.I.: Psychophysiological approaches to evaluation of psychotherapeutic process and outcome. In: Research in psychotherapy (Rubinstein, E.A., Ed.). Washington: APA 1959.
Lacey, J.I.: Somatic response patterning and stress: Some revisions of activation theory. In: Psychological stress: Issues in research (Appley, M.H., Trumbull, R., Eds.). New York: Appleton-Century Crofts 1967.
Lacey, J.I., Kagan, J., Lacey, B., Moss, H.: The visceral level: Situational determinants and behavioral correlates of autonomic response. In: Expression of the emotions in man (Knapp, P., Ed.). New York: International Univ. Press 1963.
Lachman, S.J.: Psychosomatic disorders: A behavioristic interpretation. New York: Wiley 1972.
Lader, M.H.: The responses of normal subjects and psychiatric patients to repetitive stimulation. In: Society, stress and disease (Levi, L., Ed.), Vol. 1. London: Oxford University Press 1971.
Lader, M.H.: Psychophysiological research and psychosomatic medicine. In: Ciba Foundation Symposium 8: Physiology, emotion and psychosomatic illness. Amsterdam: Elsevier 1972.
Lader, M.H.: The psychophysiology of mental illness. London: Routledge & Kegan Paul 1975a.
Lader, M.H.: Psychophysiological parameters and methods. In: Levi, L. (ed.): Emotions–Their parameters and measurement. New York: Raven 1975b.
Lader, M.H., Mathews, A.M.: A physiological model of phobic anxiety and desensitization. Behav. Res. Ther. **6**, 411–421 (1968).
Lader, M.H., Tyrer, D.J.: Central and peripheral effects of propranolol and sotalol in normal human subjects. Brit. J. Pharmacol. **45**, 557–560 (1972).
Lader, M.H., Venables, P.H.: Biological Psychology. Biol. Psychol. **1**, 1–3 (1973).
Lader, M.H., Wing, L.: Physiological measures, sedative drugs, and morbid anxiety. London: Oxford University Press 1966.
Lanc, O.: Psychophysiologische Methoden. Stuttgart: Kohlhammer 1977.
Lang, P.J.: The application of psychophysiological methods to the study of psychotherapy and behavior change. In: Handbook of psychotherapy and behavior change: An empirical analysis (Bergin, A.E., Garfield, S.L., Eds.). New York: Wiley 1971.
Lang, P.J., Rice, D.G., Sternbach, R.A.: The psychophysiology of emotion. In: Handbook of psychophysiology (Greenfield, N.S., Sternbach, R.A., Eds.). New York: Holt 1972.
Lange, C.: Om sindsbevaegelser, et psyko-fysiologisk studie. Übers. Ueber Gemüthsbewegungen. Eine psycho-physiologische Studie. Leipzig: Thomas 1887.
Langer, D.: Die wichtigsten Ergebnisse der Stress-Forschung (bis 1957) und deren Bedeutung für die Psychiatrie. Fortschr. Neurol. Psychiat. **26**, 321–354 (1958).
Langner, T.S., Michael, S.T.: Life stress and mental health. London: Free Press of Glencoe 1963.
Langosch, W.: Beiträge zu einer Diagnostik psychophysiologischer Reaktivität bei Herzinfarkt-Patienten. Phil. Diss., Freiburg i.Br. 1977.
Larbig, W.: Psychophysiologische Ansätze in Ätiologie und Therapie psychosomatischer Störungen. Z. Psychosom. Med. Psychoanalyse (im Druck) 1978.
Lassner, J. (ed.): Hypnosis and psychosomatic medicine. Berlin: Springer 1967.
Laux, L.: The multitrait–multimethod rationale in stress research. In: Stress and anxiety (Sarason, I.G., Spielberger, C.D., Eds.), Vol 3. New York: Wiley 1976.

Lawler, K.A., Obrist, P.A., Lawler, J.E.: Cardiac and somatic response patterns during a reaction time task in children and adults. Psychophysiology **13**, 448–455 (1976).
Lazarus, R.S.: Psychological stress and the coping process. New York: McGraw Hill 1966.
Lazarus, R.S.: Psychological stress and coping in adaptation and illness. Int. J. Psychiat. Med. **5**, 321–333 (1974).
Lazarus, R.S., Averill, J.R.: Emotions and cognitions: With special reference to anxiety. In: Anxiety (Spielberger, C., Ed.), Vol 2. New York: Academic Press 1972.
Lazarus, R.S., Averill, J., Opton, E.: Towards a cognitive theory of emotion. In: Feelings and emotions (Arnold, M., Ed.). New York: Academic Press 1970.
Lazarus, R.S, Averill, J.R., Opton, E.M.: The psychology of coping: Issues of research and assessment. In: Coping and adaptation (Coelho, G.V., Hamburg, D.A., Adams, J.E., Eds.). New York: Basic Books 1974.
Lazarus, R.S., Opton, E., Tomita, M., Kodama, M.: A cross-cultural study of stress-reaction patterns in Japan. J. Pers. Soc. Psychol. **4**, 622–633 (1966).
Lazarus, R.S., Speisman, J.C., Mordkoff, A.M.: The relationship between autonomic indicators of psychological stress: Heart rate and skin conductance. Psychosom. Med. **25**, 19–30 (1963).
Lazarus, R.S., Speisman, J.C., Mordkoff, A.M., Davison, L.A.: A laboratory study of psychological stress produced by a motion picture film. Psychol. Monogr. **76**, 1–35 (1962).
Leeper, R.W.: A motivational theory of emotion to replace "emotion as disorganized response". Psychol. Rev. **55**, 5–21 (1948).
Legewie, H.: Subjektive Korrelate der Alpha-Aktivität im EEG: Unterscheidungslernen oder Aberglaube. Z. exp. angew. Psychol. **24**, 443–454 (1977).
Legewie, H., Nusselt, L.: Biofeedback-Therapie. München: Urban u. Schwarzenberg 1976.
Lehmann, A.: Die Hauptgesetze des menschlichen Gefühlslebens. Leipzig: Reisland 1892.
Lehmann, A.: Grundzüge der Psychophysiologie. Leipzig: Reisland 1912.
Leib, W., Tryon, W.W., Stroebel, C.S.: Alpha biofeedback: Fact or artifact. Psychophysiology **13**, 541–545 (1976).
Leibbrand, W.: Romantische Medizin. Hamburg: Claassen 1937.
Leiderman, P.H., Shapiro, D. (eds.): Psychobiological approaches to social behaviour. London: Tavistock 1965.
Lersch, P.: Aufbau der Person. 7. Aufl. München: Barth 1956.
Leschke, E.: Die Ergebnisse und die Fehlerquellen der bisherigen Untersuchungen über die körperlichen Begleiterscheinungen seelischer Vorgänge. Arch. ges. Psychol. **31**, 27–37 (1914).
Leschke, E.: Erkrankungen des vegetativen Systems. In: Hirsch, M. (Hg.): Handbuch der Inneren Sekretion, Bd. 3/1. Leipzig: Kabitsch 1928.
Levene, H.I., Engel, B.T., Schulkin, F.R.: Patterns of autonomic responsivity in identical schizophrenic twins. Psychophysiology **3**, 363–370 (1967).
Levenson, R.W.: Feedback effects and respiratory involvement in voluntary control of heart rate. Psychophysiology **13**, 108–114 (1976).
Levi, L. (ed.): Emotional stress. Basel: Karger 1967.
Levi, L.: Emotional stress and sympatho-adrenomedullary and related physiological reactions with particular reference to cardiovascular pathology. In: Psychosomatics in essential hypertension (Koster, M., Musaph, H., Visser, P., Eds.). Basel: Karger 1970.
Levi, L. (Ed.): Society, stress and disease. Vol. 1. The psychosocial environment and psychosomatic diseases. London: Oxford University Press 1971.
Levi, L.: Stress and distress in response to psychosocial stimuli. Oxford: Pergamon Press 1972.
Levi, L. (ed.): Society, stress and disease, Vol. 2. Childhood and adolescence. London: Oxford University Press 1975a.
Levi, L. (ed.): Emotions: Their parameters and measurement. New York: Raven 1975b.
Levitt, E.E.: Die Psychologie der Angst. Stuttgart: Kohlhammer 1971.
Libby, W.L., Lacey, B.C., Lacey, J.I.: Pupillary and cardiac activity during visual attention. Psychophysiology **10**, 270–294 (1973).
Liljefors, I.: Coronary heart disease in male twins. Acta Med. scand. 1970, Suppl. 511.
Liljefors, I., Rahe, R.H.: An identical twin study of psychosocial factors in coronary heart disease in Sweden. Psychosom. Med. **32**, 523–542 (1970).
Limbourg, M.: Das Verhalten von 4–9jährigen Kindern bei der Straßenüberquerung. Z. exp. angew. Psychol. **23**, 666–677 (1976).

Lindsley, D.B.: Emotion. In: Handbook of experimental psychology (1951) (Stevens, S.S., Ed.), 3rd ed. New York: Wiley 1960.
Lindsley, D.B.: The role of nonspecific reticulo-thalamo-cortical systems in emotion. In: Black, P. (ed.): Physiological correlates in emotion. New York: Academic Press 1970.
Lipowski, Z.J.: Psychophysiological cardiovascular disorders. In: Comprehensive textbook of psychiatry II (Freedman, A.M., Kaplan, H.I., Sadock, B.J., Eds.), 2nd ed. Baltimore: Williams and Wilkins 1975.
Lipowski, Z.J.: Psychosomatic medicine: An overview. In: Modern trends in psychosomatic medicine (Hill, O., ed.), Vol. III. London: Butterworths 1976.
Lipowski, Z.J.: Psychosomatic medicine in the seventies: An overview. Amer. J. Psychiat. **134**, 233–244 (1977).
Lipowski, Z.J., Lipsitt, D.R., Whybrow, P.C.: Psychosomatic medicine. Current trends and applications. New York: Oxford Univ. Press 1977.
Lipton, E.L., Steinschneider, A., Richmond, J.B.: Autonomic function in the neonate: IV. Individual differences in cardiac reactivity. Psychosom. Med. **23**, 472–484 (1961).
Lobel, M., Dunand, P., Chai, H.: Interrelationship between skin tests, allergen inhalation challenges, and two different forms of radio allergosorben test (RAST). J. Allergy Clin. Immunol. **55**, 83 (1975).
Lockhart, R.A.: Interrelations between amplitude, latency, rise time, and the Edelberg recovery measure of the galvanic skin response. Psychophysiology **9**, 437–442 (1972).
Loehlin, J.C.: Psychological genetics, from the study of human behavior. In: Handbook of modern personality theory (Cattell, R.B., Dreger, R.M., Eds.). Washington: Hemisphere 1977.
Loew, D.: Syndrom, Diagnose und Speichelsekretion bei depressiven Patienten. Psychopharmacologia **7**, 339–348 (1965).
London, H., Nisbett, R.E. (eds.): Thought and feeling. Cognitive alteration of feeling states. Chicago: Aldine 1974.
Lorimer, A.R., MacFarlane, P.W., Provan, G., Duffy, T., Lawrie, T.D.V.: Blood pressure and catecholamine responses to "stress" in normotensive and hypertensive subjects. Cardiovasc. Res. **5**, 169–173 (1971).
Losse, H., Kretschmer, W., Kuban, G., Böttger, K.: Die vegetative Struktur des Individuums. Acta neuroveg. (Wien) **13**, 337–399 (1956).
Lotze, R.H.: Medizinische Psychologie oder Physiologie der Seele. Leipzig: Weidmann 1852.
Lovallo, W., Parson, O.A., Holloway, F.A.: Autonomic arousal in normal alcoholic, and brain damaged subjects as measured by the plethysmograph response to cold pressor stimulation. Psychophysiology **10**, 166–176 (1973).
Lovett-Doust, J.W.: Spontaneous endogenous oscillating systems in autonomic and metabolic effectors: Their relation to mental illness. J. nerv. ment. Dis. **131**, 335–347 (1960).
Lovibond, S.H.: Personality and conditioning. In: Progress in experimental personality research (Maher, B.A., Ed.). New York: Academic Press 1964.
Luborsky, L.L., Docherty, J.P., Penick, S.: Onset conditions for psychosomatic symptoms: A comparative review of immediate observation with retrospective research. Psychosom Med. **35**, 187–204 (1973).
Luborsky, L., Mintz, J.: The contribution of P-technique to personality, psychotherapy, and psychosomatic research. In: Multivariate personality research (Dreger, R.M., Ed.). Baton Rouge, La.: Claitor 1972.
Lund, R.: Personality factors and desynchronization of circadian rhythms. Psychosom. Med. **36**, 224–228 (1974).
Luparello, T., Lyons, H.A., Bleecker, E.R., McFadden, E.R.: Influences of suggestion on airway reactivity in asthmatic subjects. Psychosom. Med. **30**, 819–825 (1968).
Luthe, W. (ed.): Autogenic therapy, Vol. 1–6. New York: Grune and Stratton 1969.
Lykken, D.T.: Valin's "emotionality and autonomic reactivity": An appraisal. J. exp. Res. Pers. **2**, 49–55 (1967).
Lykken, D.T.: Neuropsychology and psychophysiology in personality research. In: Handbook of personality theory and research (Borgatta, E.F., Lambert, W.W., Eds.). Chicago: Rand McNally 1968.
Lykken, D.T.: Psychometric applications of the EEG. In: Clinical applications of psychophysiology (Fowles, D.C., Ed.). New York: Columbia University Press 1975.

Lykken, D.T.: The psychopath and the lie detector. Psychophysiology **15**, 137–142 (1978).
Lykken, D.T., Tellegen, A., Thorkelson, K.: Genetic determination of EEG frequency spectra. Biol. Psychol. **1**, 245–259 (1974).
Lynn, R.: Attention, arousal and the orientation reflex. Oxford: Pergamon Press 1966.
Lynn, R., Eysenck, H.J.: Tolerance for pain, extraversion and neuroticism. Percept. Mot. Skills **12**, 161–162 (1961).
Lynn, R., Hampson, S.L.: National differences in extraversion and neuroticism. Brit. J. soc. clin. Psychol. **14**, 223–240 (1975).
Lysko, C.: Lidschlagkonditionierung im Zusammenhang mit neuropsychologischen Maßen (Schwellen, Habituation) und anderen Persönlichkeitsvariablen. Unveröff. Dipl. Arbeit. Freiburg i.Br.: Psychologisches Institut 1974.
Madsen, K.B.: Theories of motivation, 4th ed. Copenhagen: Munksgaard 1968.
Magaro, P.A.: Skin conductance basal level and reactivity in schizophrenia as a function of chronicity, premorbid adjustment, diagnosis, and medication. J. abnorm. Psychol. **81**, 270–281 (1973).
Maguire, G.P., Maclean, A.W., Aitken, R.C.B.: Adaptation on repeated exposure to film-induced stress. Biol. Psychol. **1**, 43–52 (1974).
Mahl, G.F.: Gestures and body movements in interviews. In: Research in psychotherapy (Shlien, J., Ed.). Washington: American Psychological Association 1968.
Malmo, R.B.: Anxiety and behavioral arousal. Psychol. Rev. **64**, 276–287 (1957).
Malmo, R.B.: Activation: A neurophysiological dimension. Psychol. Rev. **66**, 367–386 (1959).
Malmo, R.B.: Studies of anxiety: Some clinical origins of the activation concept. In: Anxiety and behavior (Spielberger, C.D., Ed.). New York: Academic Press 1966.
Malmo, R.B.: On emotions, needs and our archaic brain. New York: Holt 1975.
Malmo, R.B., Belanger, D.: Related physiological and behavioral changes: what are their determinants? Ass. Res. nerv. Dis. **45**, 288–318 (1967).
Malmo, R.B., Boag, T.J., Smith, A.A.: Physiological study of personal interaction. Psychosom. Med. **19**, 105–119 (1957).
Malmo, R.B., Shagass, C.: Physiologic study of symptom mechanisms in psychiatric patients under stress. Psychosom. Med. **11**, 25–29 (1949).
Malmo, R.B., Shagass, C.: Studies of blood pressure in psychiatric patients under stress. Psychosom. Med. **14**, 82–93 (1952).
Malmo, R.B., Shagass, C., Davis, F.H.: Symptom specificity and bodily reactions during psychiatric interview. Psychosom. Med. **12**, 362–376 (1950).
Mandler, G.: Helplessness: Theory and research in anxiety. In: Anxiety. Current trends in theory and research (Spielberger, C.D., Ed.). New York: Academic Press 1972.
Mandler, G., Kremen, I.: Autonomic feedback: A correlational study. J. Pers. **26**, 388–399 (1958).
Mandler, G., Mandler, J.M., Uviller, E.T.: Autonomic feedback: the perception of autonomic activity. J. abnorm. Soc. Psychol. **56**, 367–373 (1958).
Mangan, G.L.: Studies of the relationship between neo-pavlovian properties of higher nervous activity and western personality dimensions: IV. A factor analytic study of extraversion and flexibility, and the sensibility and mobility of the nervous system. J. exp. Res. Pers. **2**, 124–127 (1967).
Mangan, G.L., O'Gorman, J.G.: Initial amplitude and rate of habituation of orienting reaction in relation to extraversion and neuroticism. J. exp. Res. Pers. **3**, 275–282 (1969).
Margetts, E.L.: The early history of the word "psychosomatic". Canad. med. Ass. J. **63**, 402–404 (1950).
Margetts, E.L.: Historical notes on psychosomatic medicine. In: Recent developments in psychosomatic medicine (Wittkower, E.D., Cleghorn, R.A., Eds.). London 1954.
Maricq, H.R., Edelberg, R.: Electrodermal recovery rate in a schizophrenic population. Psychophysiology **12**, 630–633 (1975).
Marks, I.: Modern trends in the management of morbid anxiety: Coping, stress immunization, and extinction. In: Stress and anxiety (Spielberger, C.D., Sarason, I.G., Eds.). Vol. I. New York: Wiley 1975.
Martin, B.: The assessment of anxiety by physiological behavioral measures. Psychol. Bull. **58**, 234–255 (1961).
Martin, B., Sroufe, L.A.: Anxiety. In: Symptoms of psychopathology (Costello, C.G., Ed.). New York: Wiley 1970.

Martin, I.: Somatic reactivity: Methodology. In: Handbook of abnormal psychology (Eysenck, H.J., Ed.). San Diego, Calif.: Knapp 1973.
Martin, I.: Somatic reactivity: Interpretation. In: Handbook of abnormal psychology (Eysenck, H.J., Ed.). San Diego, Calif.: Knapp 1973.
Martin, I.: Psychophysiology and conditioning. In: Venables, P.H. (Ed.): Research in psychophysiology. London: Wiley 1975.
Martin, I., Levey, A.B.: The genesis of the classical conditioned response. London: Pergamon Press 1969.
Mason, J.W.: A re-evaluation of the concept of "non-specificity" in stress theory. J. Psychiat. Res. **8**, 323–333 (1971).
Mason, J.W.: Organization of psychoendocrine mechanisms: A review. In: Handbook of psychophysiology (Greenfield, N.S., Sternbach, R.A., Eds.). New York: Holt 1972.
Mason, J.W.: Emotion as reflected in patterns of endocrine integration. In: Emotions: Their parameters and measurement (Levi, L., Ed.). New York: Raven 1975.
Mason, J.W.: A historical review of the stress field. J. Hum. Stress **1** (Heft 1), 6–12; (Heft 2), 22–36 (1975)
Massias, N.: Traité de philosophie psycho-physiologique. Paris: Didot 1830.
Masters, W.H., Johnson, V.E.: Human sexual response. Boston: Little, Brown and Comp. 1966.
Masuda, M.: Adaptational individuality. In: Mandell, A.J., Mandell, M.P. (eds.): Psychochemical research in man. New York: Academic Press 1969.
Mathers, J.A., Osborne, R.H., Degeorge, F.V.: Studies of blood pressure heart rate and the electrocardiogram in adult twins. Amer. Heart J. **62**, 634–642 (1961).
Matson, F.W.: The broken image. Man, science and society. New York: George Braziller 1964.
Matus, I.: Select personality variables and tension in two muscle groups. Psychophysiology **11**, 91 (1974).
May, E.: Zur erkenntnistheoretischen Problematik der wissenschaftlichen Psychologie. In: Bericht 20. Kongr. Deutsche Gesellschaft für Psychologie in Berlin 1955 (Wellek, A., Hrsg.). Göttingen: Hogrefe 1956.
Mayer, H., Brosi, K., Scheibler, D., Hoffmann, M., Nussbickel, D.: Der Orthostasetest als dynamische Funktionsprüfung. In: Mayer, H. (Hrsg.): Methoden und Modelle zur Erfassung des Streßverhaltens in Arbeitssystemen. Forschungsbericht. Heidelberg: Forschungsgruppe Streß 1977.
Mayer, H., Lolas, F.: Das Reaktionszeit-Experiment (RZE) als psychophysiologische Funktionsprüfung. In: Mayer, H. (Hrsg.): Methoden und Modelle zur Erfassung des Streßverhaltens in Arbeitssystemen. Forschungsbericht. Heidelberg: Forschungsgruppe Streß 1977.
McCallum, W., Knott, J.: The responsive brain. Bristol: Wright 1973.
McCarron, L.T.: Psychophysiological discriminants of reactive depression. Psychophysiology **10**, 223–230 (1973).
McDonald, D.G., Carpenter, F.A.: Habituation of the orienting reaction in sleep. Psychophysiology **12**, 618–623 (1975).
McFarland, R.A.: Heart rate perception and heart rate control. Psychophysiology **12**, 402–405 (1975).
McGrath, J.E. (Ed.): Social and psychological factors in stress. New York: Holt 1970.
McGuigan, F.J., Schoonover, R.A. (eds.): The psychophysiology of thinking. New York: Academic Press 1973.
McIlhany, M.L., Shaffer, J.W., Hines, E.A.: The heritability of blood pressure: An investigation of 200 pairs of twins using the cold pressor test. Johns Hopk. Med. J. **136**, 57–64 (1975).
McLean, A. (ed.): Occupational stress. Springfield, Ill.: Thomas 1974.
McLean, P.D.: Depression as a specific response to stress. In: Stress and anxiety (Sarason, I.G., Spielberger, C.D., Eds.), Vol. 3. New York: Wiley 1976.
McReynolds, P.: On the assessment of anxiety: I. By a behavior checklist. Psychol. Rep. **16**, 805–808 (1965).
McReynolds, P.: The assessment of anxiety: A survey of available techniques. In: Advances in psychological assessment (McReynolds, P., Ed.), Vol. I. Palo Alto, Calif.: Science and Behavior Books 1968.
McReynolds, W.T.: Anxiety as fear: A behavioral approach to one emotion. In: Emotions and anxiety (Zuckerman, M., Spielberger, C.D., Eds.). New York: Wiley 1976.

Mecacci, L.: Trends in the psychophysiology of individual differences. Pavlov. J. biol. Sci. **11**, 93–104 (1976).
Mechanic, D.: Some problems in the measurement of stress and social readjustment. J. Human Stress **1**, 43–48 (1975).
Medert-Dornscheidt, G.: Psychophysiologische Korrelationen bei kardiovaskulären Erkrankungen und ihre Bedeutung für den Rehabilitationsverlauf. Phil. Diss., Freiburg i.Br. 1975.
Medert-Dornscheidt, G., Myrtek, M.: Ergebnisse einer Zwei-Jahres-Katamnese an Herz-Kreislaufkranken nach einem Heilverfahren. Die Rehabilitation **16**, 207–217 (1977).
Mednick, S.A., Schulsinger, F.: Some premorbid characteristics related to breakdown in children with schizophrenic mothers. J. Psychiat. Res. **6**, Suppl. 1, 267–291 (1968).
Mednick, S.A., Schulsinger, F.: A learning theory of schizophrenia: Thirteen years later. In: Psychopathology (Hammer, M., Salzinger, K., Sutton, S., Eds.). New York: Wiley 1973.
Mefferd, R.B.: Some experimental implications of change. In: Research in psychophysiology (Venables, P.H., Christie, M.J., Eds.). London: Wiley 1975.
Mefferd, R.B., Wieland, B.A.: Relationship of environmental and physiological variables found in repeated measures of subjects of four psychopathological types. Psychophysiology **6**, 648–649 (1970).
Meichenbaum, D.: A self-instructional approach to stress management: A proposal for stress inoculation training. In: Stress and anxiety (Spielberger, C.D., Sarason, I.G., Eds.), Vol. I. New York: Wiley 1975.
Meichenbaum, D., Turk, D., Burstein, S.: The nature of coping with stress. In: Stress and anxiety (Sarason, I.G., Spielberger, C.D., Eds.), Vol. 2. New York: Wiley 1975.
Meinertz, J.: Moderne Seinsprobleme in ihrer Bedeutung für die Psychologie. Heidelberg: Schneider 1948.
Meyer-Abich, K.M.: Korrespondenz, Individualität und Komplementarität. Hamburg: Steiner 1965.
Meyer-Bahlburg, H.F.L., Strohbach, H.: Katecholaminausscheidung in Beziehung zu Persönlichkeits- und Leistungsvariablen. Z. Psychol. **179**, 332–367 (1971).
Miller, N.E.: Biofeedback and visceral learning. Ann. Rev. Psychol. 1978 (im Druck).
Milner, P.M.: Physiological Psychology. London: Holt 1970.
Mitscherlich, A.: Zur psychoanalytischen Auffassung psychosomatischer Krankheitsentstehung. Psyche **7**, 561–578 (1953/54).
Mitscherlich, A.: Der Kampf um die Erinnerung. München: Piper 1975.
Monnier, M. (Hrsg.): Physiologie und Pathophysiologie des vegetativen Nervensystems. Stuttgart: Hippokrates 1963.
Moos, R.H.: The social climate scales: An overview. Palo Alto: Consulting Psychologists Press 1974.
Moos, R.H.: Psychological techniques in the assessment of adaptive behavior. In: Coping and adaptation (Coelho, G.V., Hamburg, D.A., Adams, J.E., Eds.). New York: Basic Books 1974.
Moos, R.H., Engel, B.T.: Psychophysiological reactions in hypertensive and arthritic patients. J. psychosom. Res. **6**, 227–241 (1962).
Moruzzi, G., Magoun, H.W.: Brain stem reticular formation and activation of the EEG. Electroencephalogr. Clin. Neurol. **1**, 455–473 (1949).
Mosso, A.: Die Diagnostik des Pulses. Leipzig: Veit 1879.
Mostofsky, D.I. (ed.): Attention: Contemporary theory and analysis. New York: Appleton-Century-Crofts 1970.
Müller, J.: Über die phantastischen Gesichtserscheinungen. Coblenz: Hölscher 1826.
Müller, J.: Grundriß der Vorlesungen über die Physiologie. Bonn: Habicht 1827.
Müller, J.: Handbuch der Physiologie des Menschen. Bd. 1–2. Coblenz: Hölscher 1835/1840.
Mulder, G.: Methods and limits of psychophysiology. Psychiat. Neurol. Neurochir. **76**, 175–197 (1973).
Mumford, J.M., Newton, A.V., Ley, P.: Personality, pain perception and pain tolerance. Brit. J. Psychol. **64**, 105–107 (1973).
Murawski, B.J., Jones, K.J.: Correlation of somatic, biochemical, perceptual, and Rorschach data on 40 healthy male subjects. Psychophysiology **6**, 761–772 (1970).
Murray, H.A.: Studies of stressful interpersonal disputations. Amer. Psychol. **18**, 28–36 (1963).
Myrtek, M.: Ergebnisse der psychosomatischen Korrelationsforschung. Z. klin. Psychol. Psychother. **23**, 316–330 (1975).

Myrtek, M.: Psychovegetative Labilität – Kritische Ergebnisse mehrerer Korrelationsstudien, zugleich ein Beitrag zum „Kovariations-Problem" der Psychophysiologie. Med. Welt (im Druck) 1978.
Myrtek, M.: Psychophysiologische Konstitutionsforschung. Ein Beitrag zur Psychosomatik. Phil. Habil. Schr. Freiburg i.Br. 1978.
Myrtek, M., Frommelt, P.: Zeitreihenstudie der orthostatischen Kreislaufreaktionen. Z. Kardiol. **65**, 800–809 (1976).
Myrtek, M., König, K.: Ergebnisse physiologischer und psychologischer Untersuchungen bei verschiedenen Körperbautypen. Eine Studie an 210 Herz-Kreislauf-Patienten und 100 Studenten. Basic Res. Cardiol. **72**, 584–604 (1977).
Myrtek, M., Medert-Dornscheidt, G., König, K., Fahrenberg, J., Kutzner, P.: Eine psychophysiologische Zeitreihenstudie an 54 Herz-Kreislaufpatienten im stationären Heilverfahren. (in Vorbereitung 1978)
Myrtek, M., Walschburger, P., Kruse, G.: Psychophysiologie der orthostatischen Kreislaufreaktionen. Z. Kardiol. **63**, 1034–1050 (1974).
Näätänen, R.: The inverted-U relationship between activation and performance: A critical review. In: Attention and performance IV (Kornblum, S., Ed.). New York: Academic Press 1973.
Näätänen, R.: Selective attention and evoked potentials in humans – A critical review. Biol. Psychol. **2**, 237–307 (1975).
Nasse, F.: Grundzüge der Lehre von dem Verhältnis zwischen Seele und Leib in Gesundheit und Krankheit. Zeitschrift für psychische Ärzte **5**, Heft 1, 1–35 (1822).
Nasse, F.: Die Aufgabe der Erforschung und Heilung der somatisch-psychischen Zustände. Zeitschrift für die Beurtheilung und Heilung der krankhaften Seelenzustände **1**, 1–33 (1838).
Neary, R.S., Zuckerman, M.: Sensation seeking, trait and state anxiety, and the electrodermal orienting response. Psychophysiology **13**, 205–211 (1976).
Nebylitsyn, V.D.: Fundamental properties of the human nervous system. New York: Plenum 1972.
Nebylitsyn, V.D., Gray, J.A. (eds.): Biological basis of individual behavior. New York: Academic Press 1972.
Nielsen, T.C., Petersen, K.E.: Electrodermal correlates of extraversion, trait anxiety and schizophrenism. Scand. J. Psychol. **17**, 73–80 (1976).
Nisbett, R., Schachter, S.: The cognitive manipulation of pain. J. exp. Soc. Psychol. **2**, 227–236 (1966).
Nitsch, J.R., Udris, I.: Beanspruchung im Sport. Bad Homburg: Limpert 1976.
Noble, R., Lader, M.H.: A physiological comparison of "endogenous" and "reactive" depression. Brit. J. Psychiat. **120**, 541–542 (1972).
Noffke, H.U.: Messung und Analyse vegetativer Streßreaktionen. Math.-Nat. Diss., Bonn 1977.
Nowlin, J.B., Eisdorfer, C., Bogdonoff, M.D., Nichols, C.R.: Physiologic response to active and passive participation in a two-person interaction. Psychosom. Med. **30**, 87–94 (1968).
Obrist, P.A.: The cardiovascular-behavioral interaction – As it appears today. Psychophysiology **13**, 95–107 (1976).
Obrist, P.A., Black, A.H., Brener, J., DiCara, L.V. (eds.): Cardiovascular psychophysiology. Chicago: Aldine 1974.
Öhman, A.: Factor analytically derived components of orienting, defensive, and conditioned behavior in electrodermal conditioning. Psychophysiology **9**, 199–209 (1972).
O'Gorman, J.G.: Change in stimulus conditions and the orienting response. Psychophysiology **10**, 465–470 (1973).
O'Gorman, J.G.: A comment on Koriat, Averill, and Malmstroms "Individual differences in habituation." J. Res. Pers. **8**, 198–202 (1974).
O'Gorman, J.G.: Individual differences in habituation of human physiological responses: A review of theory, method, and findings in the study of personality correlates in non-clinical populations. Biol. Psychol. **5**, 257–318 (1977).
Oken, D.: The psychophysiology and psychoendocrinology of stress and emotion. In: Psychological stress: Issues in research (Appley, M.H., Trumbull, R., Eds.). New York: Appleton, Century, Crofts 1967.
Opmeer, C.H.J.M., Krol, J.P.: Towards an objective assessment of cockpit workload: I. Physiological variables during different flight phases. Aerosp. Med. **44**, 527–532 (1973).

Opton, E.M., Lazarus, R.S.: Personality determinants of psychophysiological responses to stress: A theoretical analysis and an experiment. J. Pers. Soc. Psychol. **6**, 291–303 (1967).
Orlansky, J.: Report on assessment of lie detector capability. In: Use of polygraphs as "lie detectors" by the Federal Government Part 6 — Testimony of Department of Defense Witnesses. Hearing before a Subcommittee on Government Operations. House of Representatives. 89. Congress, August 19, 1965. Washington, D.C.: GPO 1966.
Orne, M.T., Thackray, R.I., Paskewitz, D.A.: On the detection of deception: A model for the study of the physiological effects of psychological stimuli. In: Handbook of psychophysiology (Greenfield, N.S., Sternbach, R.A., Eds.). New York: Holt 1972.
Orr, W.C., Imes, N.K.: Sleep apnea: A model for the study of a psychophysiological response. Psychophysiology **14**, 83 (Abstr.) (1977).
Orr, W.C., Stern, J.A.: The relationship between stimulus information, reaction time, and cortical habituation. Psychophysiology **7**, 475–484 (1971).
Osborne, R.H., DeGeorge, F.V., Mathers, J.A.L.: The variability of blood pressure: Basal and casual measurements in adult twins. Amer. Heart J. **66**, 176–183 (1963).
Oster, P.J., Stern, J.A., Figar, S.: Cephalic and digital vasomotor orienting responses: The effect of stimulus intensity and rise time. Psychophysiology **12**, 642–648 (1975).
Ostfeld, A.M.: What's the payoff in hypertension research? Psychosom. Med. **35**, 1–3 (1973).
Ostfeld, A.M., D'Atri, D.A.: Psychophysiological responses to the urban environment. Int. J. psychiat. Med. **6**, 15–28 (1975).
Othmer, E., Netter-Munkelt, P., Golle, R., Meyer, A.E.: Autonome Steuerung bei psychischen und vegetativen Extremlagen. Z. exp. angew. Psychol. **16**, 307–333 (1969).
Otto, E., Weber, H.: EEG-Aktivitätsmuster, Augenbewegungen, Lidschlagrate und Herzschlagfrequenz bei visueller Informationsverarbeitung. Z. Psychol. **182**, 284–306 (1974).
Owen, F.W.: Patterns of respiratory disturbance in asthmatic children evoked by the stimulus of the mother's voice. Acta Psychother. **2**, 228–241 (1963).
Paillard, J.: L'Utilisation des indices physiologiques en psychologie. In: Paillard, J., Bloch, V., Piéron, H. (eds.): Traité de psychologie experimentale. III. Psychophysiologie du comportement. Paris: Presses Universitaires 1966.
Palmai, G., Blackwell, B.: The diurnal pattern of salivary flow in normal and depressed patients. Brit. J. Psychiat. **3**, 334–338 (1965).
Parkes, C.M.: Bereavement. New York: International University Press 1972.
Patel, C., North, W.R.S.: Randomised controlled trial of yoga and bio-feedback in management of hypertension. Lancet **II/1975**, 93–95.
Patterson, T.: Skin conductance responding/nonresponding and pupillometrics in chronic schizophrenia. A confirmation of Gruzelier and Venables. J. nerv. ment. Dis. **163**, 200–209 (1976a).
Patterson, T.: Skin conductance recovery and pupillometrics in chronic schizophrenia. Psychophysiology **13**, 189–195 (1976b).
Pawlik, K.: Psychologische Maße der Aktivierung. Z. exp. angew. Psychol. **10**, 19–34 (1963).
Pawlik, K., Cattell, R.B.: The relationship between certain personality factors and measures of cortical arousal. Neuropsychologia **3**, 129–151 (1965).
Peeke, H.V.S., Herz, M.J.: Habituation, Vol. 1–2. New York: Academic Press 1973.
Perret, E.: Gehirn und Verhalten. Neuropsychologie des Menschen. Bern: Huber 1973.
Persky, H., Smith, K.D., Basu, G.K.: Relation of psychologic measures of aggression and hostility to testosterone production in man. Psychosom. Med. **33**, 265–277 (1971).
Persky, H., Zuckerman, M., Curtis, G.C.: Endocrine function in emotionally disturbed and normal men. J. nerv. ment. Dis. **146**, 488–497 (1968).
Petermann, F.: Veränderungsmessung. Stuttgart: Kohlhammer 1978.
Pfänder, A.: Einführung in die Psychologie. Leipzig: Barth 1904.
Pflanz, M.: Psychische und soziale Faktoren bei der Entstehung des Hochdrucks. Internist **15**, 124–128 (1974).
Piers, E.V., Kirchner, E.P.: Eyelid conditioning and personality: Positive results from nonpartisans. J. abnorm. Psychol. **74**, 336–339 (1969).
Pinkerton, P.: Symptom formation reconsidered in psychosomatic terms. Psychother. Psychosom. **23**, 44–54 (1974).
Pinkerton, P., Weaver, C.M.: Childhood asthma. In: Modern trends in psychosomatic medicine (Hill, O.W., Ed.). London: Butterworth 1970.

Pitts, F.N., McClure, J.N.: Lactate metabolism in anxiety neurosis. New Engl. J. Med. **277**, 1329–1336 (1967).
Plomin, R.: Extraversion: Sociability and impulsivity. J. Pers. Ass. **40**, 24–30 (1976).
Plutchik, R.: The emotions: Facts, theories and a new model. New York: Random House 1962.
Plutchik, R.: Emotions, evolution, and adaptive processes. In: Feelings and emotions (Arnold, M.B., Ed.). New York: Academic Press 1970.
Plutchik, R., Ax, A.F.: A critique of determinants of emotional state by Schachter and Singer (1962). Psychophysiology **4**, 79–82 (1967).
Pongratz, L.J.: Problemgeschichte der Psychologie. Bern: Francke 1967.
Pongratz, L.J. (Hrsg.): Klinische Psychologie I. Handbuch der Psychologie, Bd. 8. Göttingen: Hogrefe 1977.
Popper, K.R., Eccles, J.C.: The self and its brain. Berlin: Springer 1977.
Porges, S.W.: Heart rate variability and deceleration as indexes of reaction time. J. exp. Psychol. **92**, 103–110 (1972).
Power, R.P., Thompson, W.T.: Stimulation of introversion and extraversion on the lemon test. Brit. J. Psychol. **61**, 91–93 (1970).
Pribram, K.H., McGuinness, D.: Arousal, activation, and effort in the control of attention. Psychol. Rev. **82**, 116–149 (1975).
Price, K.P.: The application of behavior therapy to the treatment of psychosomatic disorders: Retrospect and prospect. Psychotherapy: Theory, Research and Practice **11**, 138–155 (1974).
Prokasy, W.F., Kumpfer, K.L.: Classical conditioning. In: Electrodermal activity in psychological research (Prokasy, W.F., Raskin, D.C., Eds.). New York: Academic Press 1973.
Purcell, K., Weiss, J.H.: Asthma. In: Costello, C.G. (ed.): Symptoms of psychopathology. New York: Wiley 1970.
Quint, H.: Psychosomatische Syndrome. In: Kisker, K.P., Meyer, J.E., Müller, M., Strömgren, E.: Psychiatrie der Gegenwart. Klinische Psychiatrie I. Berlin: Springer 1972.
Quint, H., Ecker, M.: Beitrag zur gestörten Erlebnisverarbeitung bei paroxysmaler Tachykardie. Z. psycho-som. Med. **1**, 116–123 (1954/55).
Raab, W., Krzywanek, H.J.: Cardiovascular sympathetic tone and stress response related to personality patterns and exercise habits. Amer. J. Cardiol. **16**, 42–53 (1965).
Rahe, R.H., Rubin, R.T., Arthur, R.J.: The three investigators study. Serum uric acid, cholesterol, and cortisol variability during stresses of everyday life. Psychosom. Med. **36**, 258–268 (1974).
Ramsay, R.W.: Salivary response and introversion-extraversion. Acta Psychol. **29**, 181–187 (1969).
Rappaport, M., Hopkins, H.K., Hall, K., Belleza, T., Hall, R.A.: Schizophrenia and evoked potentials: Maximum amplitude, frequency of peaks, variability, and phenothiazine effects. Psychophysiology **12**, 196–207 (1975).
Raskin, D.C.: Scientific assessment of the accuracy of detection of deception: A reply to Lykken. Psychophysiology **15**, 143–147 (1978).
Raskin, D.C., Kotses, H., Bever, J.: Cephalic vasomotor and heart measures of orienting and defensive reflexes. Psychophysiology **6**, 149–161 (1969).
Raskin, M.: Decreased skin conductance habituation in chronically anxious patients. Biol. Psychol. **2**, 309–319 (1975).
Raskin, M., Rondevstedt, J.A., Johnson, G.: Anxiety in young adults: A prognostic study. J. nerv. ment. Dis. **154**, 229–237 (1972).
Redmond, D.P., Gaylor, M.S., McDonald, R.H., Shapiro, A.P.: Blood pressure and heart-rate response to verbal instruction and relaxation in hypertension. Psychosom. Med. **36**, 285–297 (1974).
Reenpää, Y.: Über das Körper-Seele-Problem. In: Psychologische Anthropologie (Gadamer, H.G., Vogler, P., Hrsg.). Neue Anthropologie, Bd. 5. Stuttgart: Thieme 1973.
Reese, W.G., Sundermann, R.H., Galbrecht, C.R., Dykman, R.: Physiological concomitants of affects during psychiatric interviews. J. psychosom. Res. **13**, 347–355 (1969).
Reid, J.E., Inbau, F.E.: Truth and deception. Baltimore: Williams & Wilkins 1966.
Reil, J.C.: Fragmente über die Bildung des kleinen Gehirns. Arch. Physiol. **8**, 1–58 (1807).
Reil, J.C.: Über den Begriff der Medicin und ihre Verzweigungen, besonders in Beziehung auf die Berücksichtigung der Topik der Psychiatrie. In: Reil, J.C., Hoffbauer, J.C. (Hrsg.): Beiträge zur Beförderung einer Kurmethode auf psychischem Wege. Halle: Curtsche Buchhandlung **1**, 161–279 (1808).

Reinhard, U., Reichenmiller, H.E., Reinery, G.: Herzrhythmusstörungen im Schlaf: Zur Abhängigkeit der Extrasystolie im Schlaf von den einzelnen Schlafstadien. Verh. dtsch. Ges. inn. Med. **81**, 146–149 (1975).
Reininger, R.: Das psychophysische Problem, 2. Aufl. Wien: Braumüller 1930.
Richter-Heinrich, E., Knust, U., Lori, M., Sprung, H.: Zur Blutdruckkontrolle durch Biofeedback bei arteriellen essentiellen Hypertonien. Z. Psychol. **184**, 538–550 (1976).
Richter-Heinrich, E., Knust, U., Sprung, H., Schmidt, K.H.: Psychophysiologische Untersuchungen zur Streßsensibilität von arteriellen essentiellen Hypertonikern. In: Seelische und körperliche Störungen durch Streß (Eiff, A.W. v., Hrsg.). Stuttgart: Fischer 1976.
Rihl, J.: Die Frequenz des Herzschlags. In: Handbuch der Normalen und Pathologischen Physiologie (Bethe, A.V., Hrsg.), Bd. 7, 1. Berlin: Springer 1926.
Robinson, J.D.: A possible effect of selection on the test scores of a group of hypertensives. J. psychosom. Res. **8**, 239–243 (1964).
Rockstroh, B., Elbert, T., Lutzenberger, W., Birbaumer, N.: Slow cortical potentials under conditions of uncontrollability. Psychophysiology (im Druck) 1978.
Rockstroh, B., Lutzenberger, W., Elbert, T., Birbaumer, N., Tunner, W.: Vermeidungslernen in einer sozialen Situation. In: Psychophysiologie der Angst (Birbaumer, N., Hrsg.). München: Urban u. Schwarzenberg 1977.
Rösler, F.: Die Abhängigkeit des Elektroenzephalogramms von den Persönlichkeitsdimensionen E und N sensu Eysenck und unterschiedlich aktivierenden Situationen. Z. exp. angew. Psychol. **22**, 630–667 (1975).
Rösler, F.: Evozierte Hirnrindenpotentiale und Informationsverarbeitungsprozesse. In: Bericht 30. Kongreß Deutsche Gesellschaft für Psychologie in Regensburg 1976 (Tack, W.H., Hrsg.). Göttingen: Hogrefe 1977.
Roessler, R.: Personality, psychophysiology, and performance. Psychophysiology **10**, 315–327 (1973).
Roessler, R., Alexander, A.A., Greenfield, N.S.: Ego strength and physiological responsivity. Arch. gen. Psychiat. **8**, 142–154 (1963).
Roessler, R., Bruch, H., Thum, L., Collins, F.: Physiologic correlates of affect during psychotherapy. Amer. J. Psychother. **29**, 26–36 (1975).
Roessler, R., Collins, F.: Personality correlates of physiological responses to motion pictures. Psychophysiology **6**, 732–739 (1970).
Roessler, R., Engel, B.T.: The current status of the concepts of physiological response specificity and activation. Int. J. psychiat. Med. **5**, 359–366 (1974).
Roessler, R., Lester, J.W.: Voice predicts affect during psychotherapy. J. nerv. ment. Dis. **163**, 166–176 (1976).
Rohmert, W.: Ergonomische Beurteilung und Beanspruchung von Fluglotsen in der Flugverkehrskontrolle. Industrial Engineering **3**, 99–110 (1973).
Rohracher, H.: Einführung in die Psychologie, 6. Aufl. Wien: Urban u. Schwarzenberg 1958.
Rohracher, H.: Die Arbeitsweise des Gehirns und die psychischen Vorgänge, 4. Aufl. München: Barth 1967.
Rosenbach, O.: Die Seekrankheit als Typus der Kinetosen. Versuch einer Mechanik des psychosomatischen Betriebes. Wien: Hölder 1896.
Rosenblueth, A.: Mind and brain. Cambridge, Mass.: MIT Press 1970.
Rosenman, R.H., Brand, R.J., Jenkins, C.D., Friedman, M., Straus, R., Wurm, M.: Coronary heart disease in the Western Collaborative Group Study: Final follow-up experience of 8.5 years. J. Amer. med. Ass. **233**, 872–877 (1975).
Roskamm, H., Weidemann, H., Semmelroth, W.D., Samek, L., Reindell, H., Nöcker, J.: Zur Rehabilitation von Herzinfarktpatienten. Fortschr. Med. **85**, 627–630 (1967).
Roth, W.T., Tinklenberg, J.R., Doyle, C.M., Horvath, T.B., Kopell, B.S.: Mood states and 24-hour cardiac monitoring. J. psychosom. Res. **20**, 179–186 (1976).
Rothschuh, K.E.: Theorie des Organismus, 2. Aufl. München: Urban u. Schwarzenberg 1963.
Rothschuh, K.E.: Zu einer Einheitstheorie der Verursachung und Ausbildung von somatischen, psychosomatischen und psychischen Krankheiten. Hippokrates **44**, 3–17 (1973).
Routtenberg, A.: The two-arousal-hypothesis: Reticular formation and limbic system. Psychol. Rev. **75**, 51–80 (1968).
Routtenberg, A.: Stimulus processing and response execution: A neurobehavioral theory. Physiol. Behav. **6**, 589–596 (1971).

Royce, J.R.: Concepts generated in comparative and physiological psychological observations. In: Handbook of multivariate experimental psychology (Cattell, R.B., Ed.). Chicago: Rand McNally 1966.

Rubin, L.S.: Autonomic dysfunction as a concomitant of neurotic behavior. J. nerv. ment. Dis. **138**, 558–574 (1964).

Rubin, L.S., Barry, T.J.: Amplitude of pupillary contraction as a function of intensity of illumination in schizophrenia. Biol. Psychiat. **11**, 267–282 (1976).

Rubinstein, L.: Grundlagen der allgemeinen Psychologie (1946). Deutsche Übers. Berlin: Akademie Verlag 1959.

Rutenfranz, J.: Arbeitsmedizinische Aspekte der Arbeit unter Zeitdruck. Informationsdienst für Betriebsärzte **2**, 1–20 (1975).

Ryle, G.: Der Begriff des Geistes. Stuttgart: Reclam 1969.

Saletu, B., Saletu, M., Itil, T.M.: The relationships between psychopathology and evoked responses before, during, and after psychotropic drug treatment. Biol. Psychiat. **6**, 45–74 (1973).

Sandberg, B., Bliding, Å.: Problems and symptoms in army basic trainees with stress-induced hypertensive reactions. J. psychosom. Res. **20**, 51–59 (1976).

Sandberg, B., Bliding, Å.: Duodenal ulcers in army-trainees during basic military training. J. psychosom. Res. **20**, 61–74 (1976).

Sarason, I.G., de Monchaux, C., Hunt, T.: Methodological issues in the assessment of life stress. In: Emotions – Their parameters and measurement (Levi, L., Ed.). New York: Raven 1975.

Sarason, I.G., Spielberger, C.D. (eds.): Stress and anxiety. Vol. 2, New York: Wiley 1975, Vol. 3, New York: Wiley 1976.

Sargent, F., Weinman, K.P.: Physiological individuality. Ann. NY Acad. Sci. **134**, 696–720 (1966).

Sarris, V., Tews, B., Schönpflug, W.: GSR and the anchoring of pitch judgments. Psychon. Sci. **20**, 193–194 (1970).

Sartre, J.P.: Esquisse d'une théorie des émotions, 2. Aufl. Paris: Hermann 1948.

Schachter, S.: Pain, fear, and anger in hypertensives and normotensives. Psychosom. Med. **19**, 17–29 (1957).

Schachter, S.: The interaction of cognitive and physiological determinants of emotional state. In: Advances in experimental social psychology (Berkowitz, L., Ed.), Vol 1. New York: Academic Press 1964.

Schachter, S.: Cognition and peripheralist-centralist controversies in motivation and emotion. In: Handbook of psychobiology (Gazzangia, M.S., Blakemore, C., Eds.). New York: Academic Press 1975.

Schachter, S., Singer, J.E.: Cognitive, social and physiological determinants of emotional state. Psychol. Rev. **69**, 379–399 (1962).

Schäcke, G.: Radiotelemetrische Untersuchungen von Herzschlagfrequenz und Elektrokardiogramm in der Arbeitsmedizin. Stuttgart: Thieme 1976.

Schaefer, H.: Die Bedeutung soziokultureller Faktoren für die Krankheitsentwicklung. In: Praktische Psychosomatik. (Jores, A., Hrsg.). Stuttgart: Huber 1976.

Schaefer, H., Blohmke, M.: Herzkrank durch psychosozialen Streß. Heidelberg: Hüthig 1977.

Schaefer, H., Heinemann, H.: Modelle sozialer Einwirkungen auf den Menschen (Sozialphysiologie). In: Grundlagen und Methoden der Sozialmedizin. Handbuch der Sozialmedizin (Blohmke, M., v. Ferber, C., Kisker, K.P., Schaefer, H., Hrsg.), Bd. III. Stuttgart: Enke 1975.

Schalling, D.: Tolerance for experimentally induced pain as related to personality. Scand. J. Psychol. **12**, 271–281 (1971).

Schalling, D., Cronholm, B., Åsberg, M.: Components of state and trait anxiety as related to personality and arousal. In: Emotions: Their parameters and measurement (Levi, L., Ed.). New York: Raven 1975.

Schalling, D., Cronholm, B., Åsberg, M., Espmark, S.: Ratings of psychic and somatic anxiety indicants. Acta psychiat. scand. **49**, 353–368 (1973).

Schalling, D., Lidberg, L., Levander, S.E., Dahlin, Y.: Spontaneous autonomic activity as related to psychopathy. Biol. Psychol. **1**, 83–97 (1973).

Schandry, R., Lutzenberger, W., Birbaumer, N.: Die phasische Reaktion der Herzrate und deren Habituation auf Töne verschiedener Intensität. Psychologische Beiträge **19**, 256–280 (1977).

Scherer, K.R.: Beobachtungsverfahren zur Mikroanalyse non-verbaler Verhaltensweisen. In: Techniken der empirischen Sozialforschung (Van Koolwijk, J., Hrsg.). München: Oldenbourg 1974a.

Scherer, K.R.: Ausgewählte Methoden der empirischen Sprachforschung. In: Techniken der empirischen Sozialforschung (Van Koolwijk, J., Hrsg.). München: Oldenbourg 1974b.
Schiffer, F., Hartley, L.H., Schulman, C.L., Abelman, W.H.: The Quiz-ECG: A new diagnostic and research technique for evaluating a relation between emotional stress and ischemic heart disease. Amer. J. Cardiol. **37**, 41–47 (1976).
Schlosberg, H.: Three dimensions of emotion. Psychol. Rev. **61**, 81–88 (1954).
Schmale, A.H.: Giving up as a final common pathway to changes in health. Advanc. Psychosom. Med. **8**, 20–40 (1972).
Schmidt, K.H.: Zum Ausgangswertproblem bei der Bestimmung der Reaktivität verschiedener Probandengruppen in psychophysiologischen Untersuchungen. Z. Psychol. **184**, 584–603 (1976).
Schmidt, L.R., Becker, P.: Psychogene Störungen. In: Klinische Psychologie I. Handbuch der Psychologie (Pongratz, L.J., Hrsg.), Bd. 8. Göttingen: Hogrefe 1977.
Schmidt, T.H., Schonecke, O.W., Herrmann, J.M., Krull, F., Schäfer, N., Werner, I.: Stimulusspezifische Reaktionen cardiovasculärer Größen bei Normotonikern und Hypertonikern. In: Sozialpolitische Konsequenzen aus der Streß-Forschung (Stocksmeier, U., Hrsg.). 1978 (im Druck).
Schneider, R.A., Costiloe, J.P., Wolf, S.: Arterial pressures recorded in hospital and during ordinary daily activities: Contrasting data in subjects with and without ischaemic heart disease. J. Chronic Dis. **23**, 647–657 (1971).
Schönpflug, W.: Objektive und erlebte Aktivierung bei verschieden schneller und verschieden schwerer körperlicher Tätigkeit. Z. exp. angew. Psychol. **12**, 124–160 (1965).
Schönpflug, W.: Aktivierung, Leistung und zielgerichtetes Verhalten. In: Bericht 25. Kongreß Deutsche Gesellschaft für Psychologie (Merz, F., Hrsg.). Münster 1966. Göttingen: Hogrefe 1967.
Schönpflug, W. (Hrsg.): Methoden der Aktivierungsforschung. Bern: Huber 1969.
Schraml, W.J., Baumann, U. (Hrsg.): Klinische Psychologie, Bd. 1, 3. Aufl. Bern: Huber 1975. Bd. 2, Bern: Huber 1974.
Schreider, E.: Typology and biometrics. Ann. NY Acad. Sci. **134**, 789–803 (1966).
Schröder, J.: EEG-Desynchronisation und periphere Komponenten als Maße der Habituation der Orientierungsreaktion. Phil. Diss. Freiburg i.Br. 1974.
Schröder, J., Lysko, C.: A psychophysiological study related to Eysencks personality theory (in Vorbereitung 1978).
Schulman, C.A.: Heart rate response habituation in high-risk premature infants. Psychophysiology **6**, 690–694 (1970).
Schwartz, G.E.: Cardiac responses to self-induced thoughts. Psychophysiology **8**, 462–467 (1971).
Schwartz, G.E., Beatty, J.: Biofeedback. Theory and research. New York: Academic Press 1977.
Schwartz, G.E., Fair, P.L., Salt, P., Mandel, M.R., Klerman, G.L.: Facial expression and imagery in depression: An electromyographic study. Psychosom. Med. **38**, 337–347 (1976).
Schwartz, G.E., Shapiro, D.: Social psychophysiology. In: Electrodermal activity in psychological research (Prokasy, W.F., Raskin, D.C., Eds.). New York: Academic Press 1973.
Schwartz, G.E., Shapiro, D.: Biofeedback and essential hypertension: Current findings and theoretical concerns. Semin. Psychiat. **5**, 493–503 (1973).
Segraves, R.T.: Personality, body build and adrenocortical activity. Brit. J. Psychiat. **117**, 405–411 (1970).
Selbach, H.: Das Kippschwingungs-Prinzip. In: Klinische Pathologie des vegetativen Nervensystems (Sturm, A., Birkmayer, W., Hrsg.). Stuttgart: Fischer 1976.
Seligman, M.E.P.: Helplessness, San Francisco: Freeman 1975.
Selye, H.: The physiology and pathology of exposure to stress. Montreal: Acta 1950.
Selye, H.: The stress of life, 8th ed. New York: McGraw Hill 1956.
Selye, H.: Streß-Bewältigung und Lebensgewinn. München: Piper 1974.
Selye, H.: Confusion and controversy in the stress field. J. Hum. Stress **1**, 37–44 (1975).
Shagass, C.: Evoked brain potentials in psychiatry. New York: Plenum Press 1972.
Shagass, C., Malmo, R.B.: Psychodynamic themes and localized muscular tension during psychotherapy. Psychosom. Med. **16**, 295–313 (1954).
Shagass, C., Straumanis, J.J., Overton, D.A.: Electrophysiological recordings in the reaction time experiment: Exploratory studies for possible psychiatric research application. Biol. Psychiat. **5**, 271–287 (1972).

Shakow, D.: Some observations on the psychology (and some fewer, on the biology) of schizophrenia. J. nerv. ment. Dis. 153, 300–329 (1972).
Shapiro, A.P., Nicotero, J., Sapira, J., Scheib, E.: Analysis of the variability of blood pressure, pulse rate, and catecholamine responsivity in identical and fraternal twins. Psychosom. Med. 30, 506–520 (1968).
Shapiro, D.: Recommendations of ethics committee regarding biofeedback techniques and instrumentation: Issues of public and professional concern. Psychophysiology 10, 533–535 (1973).
Shapiro, D.: A monologue on biofeedback and psychophysiology. Psychophysiology 14, 213–227 (1977).
Shapiro, D., Crider, A.: Psychophysiological approaches in social psychology. In: The handbook of social psychology (Lindzey, G., Aronson, A., Eds.), Vol. III, 2nd ed. Reading, Mass.: Addison-Wesley 1969.
Shapiro, D., Surwit, R.S.: Operant conditioning: A new theoretical approach in psychosomatic medicine. Int. J. psychiat. Med. 5, 377–387 (1974).
Sharpless, S., Jasper, H.: Habituation of the arousal reaction. Brain 79, 655–680 (1956).
Shearn, D.W.: Operant analysis in psychophysiology. In: Handbook of psychophysiology (Greenfield, N.S., Sternbach, R.A., Eds.). New York: Holt 1972.
Shedivy, D.I., Kleinman, K.M.: Lack of correlation between frontalis EMG and either neck EMG or verbal ratings of tension. Psychophysiology 14, 182–186 (1977).
Shepherd, M.: Book review of O.W. Hill (Ed.). Modern Trends in Psychosomatic Medicine 2. J. Neurol. Neurosurg. Psychiat. 34, 207 (1971).
Shields, J.: Heredity and psychological abnormality. In: Handbook of abnormal psychology (Eysenck, H.J., Ed.), 2nd ed. San Diego, Calif.: Knapp 1973.
Shoemaker, J.E., Tasto, D.L.: The effects of muscle relaxation on blood pressure of essential hypertensives. Behav. Res. Ther. 13, 29–43 (1975).
Siddle, D., Morrish, R.B., White, K.D., Mangan, G.L.: Relation of visual sensitivity to extraversion. J. exp. Res. Person. 3, 264–267 (1969).
Siegrist, J.: Psychosoziale Risikokonstellationen bei vorzeitigen Herzinfarkten. Zur Begründung eines Forschungsplanes. In: Sozialpolitische Konsequenzen aus der Streß-Forschung (Stocksmeier, U., Hrsg.). (im Druck) 1978.
Silverman, J.: Stimulus intensity modulation and psychological disease. Psychopharmacologica (Basel) 24, 42–80 (1972).
Sjöberg, H.: Interaction of task difficulty, activation, and work load. J. Hum. Stress 3, 33–38 (1977).
Skinner, J.E., Lindsley, D.B.: The non-specific mediothalamic-frontocortical system: Its influence on electrocortical activity and behavior. In: Psychophysiology of the frontal lobes (Pribram, K.H., Luria, A.R., Eds.). New York: Academic Press 1973.
Smirnow, A.A.: Lenins philosophisches Erbe und Ergebnisse der sowjetischen Psychologie. Berlin: VEB Deutscher Verlag der Wissenschaften 1974.
Smith, R.P.: Frontalis muscle tension and personality. Psychophysiology 10, 311–312 (1973).
Smith, S.L.: Extraversion and sensory threshold. Psychophysiology 5, 296–297 (1968).
Sokolow, M., Werdegar, D., Perloff, D.B., Cowan, R.M., Brenenstuhl, H.: Preliminary studies relating portably recorded blood pressures to daily life events in patients with essential hypertension. In: Psychosomatics in essential hypertension (Koster, M., Musaph, H., Visser, P., Eds.). Bibliotheca psychiatrica Nr. 144. Basel: Karger 1970.
Sokolow, Y.N.: Higher nervous functions: The orienting reflex. Ann. Rev. Physiol. 25, 545–580 (1963).
Sollberger, A.: Biological rhythm research. Amsterdam: Elsevier 1965.
Sommer, P., Theisinger, W.: Diagnostische und therapeutische Probleme des Streß-Ulkus. Fortschr. Med. 95, 447–451 (1977).
Sommer, R.: Dreidimensionale Analyse von Ausdrucksbewegungen. Z. Psychol. 16, 275–297 (1898).
Sorgatz, H., Rheinberg, F.: Die differentielle Reagibilität des Hautwiderstandes in motorischen Konflikten. Z. exp. angew. Psychol. 23, 129–139 (1976).
Spence, K.W., Spence, J.T.: Sex and anxiety differences in eyelid conditioning. Psychol. Bull. 65, 137–142 (1966).
Speisman, J.C., Lazarus, R.S., Mordkoff, M., Davison, L.: Experimental reduction of stress based on egodefense theory. J. abnorm. Psychol. 68, 367–380 (1964).

Spielberger, C.D.: Anxiety and behavior. New York: Academic Press 1966.
Spielberger, C.D.: Anxiety. Current trends in theory and research, 2 Vol. New York: Academic Press 1972.
Spielberger, C.D.: Anxiety: State−trait−process. In: Stress and anxiety (Spielberger, C.D., Sarason, I.G., Eds.), Vol. I. New York: Wiley 1975.
Spielberger, C.D., Lushene, R.E., McAdoo, W.G.: Theory and measurement of anxiety states. In: Handbook of modern personality theory (Cattell, R.B., Dreger, R.M., Eds.). Washington: Hemisphere 1977.
Spielberger, C.D., Sarason, I.G. (eds.): Stress and anxiety. Vol. 1 New York: Wiley 1975, Vol. 4 New York: Wiley 1977.
Spilken, A.Z., Jacobs, M.A.: Prediction of illness from measures of life crisis, manifest distress and maladaptive coping. Psychosom. Med. **33**, 251–264 (1971).
Spohn, H.E., Thetford, P.E., Cancro, R.: The effects of phenothiazine medication on skin conductance and heart rate in schizophrenic patients. J. nerv. ment. Dis. **152**, 129–139 (1971).
Spreen, O.: Neuropsychologische Störungen. In: Klinische Psychologie I. Handbuch der Psychologie (Pongratz, L.J., Hrsg.), Bd. 8. Göttingen: Hogrefe 1977.
Sroufe, L.A.: Effects of depth and rate of breathing on heart rate and heart rate variability. Psychophysiology **8**, 648–655 (1971).
Stainbrook, E.: Psychosomatic medicine in the nineteenth century. Psychosom. Med. **14**, 211–227 (1952).
Stallone, F., Huba, G.J., Lawlor, W.G., Fieve, R.R.: Longitudinal studies of diurnal variations in depression: A sample of 643 patient days. Brit. J. Psychiat. **123**, 311–318 (1973).
Stanek, B., Mayer, H.: Psychophysiologische Messungen in der bipersonalen Situation des Erstinterviews. Nervenarzt **42**, 205–208 (1971).
Stein, G., Jungmann, H.: Vergleichende Untersuchungen über Einflüsse körperlicher und psychischer Belastungen auf das EKG des Koronarkranken. Z. Kardiol. **65**, 417–423 (1976).
Stein, M., Schiavi, R.: Psychophysiological respiratory disorders. In: Comprehensive textbook of psychiatry II (Freedman, A.M., Kaplan, H.I., Sadock, B.J., Eds.), 2nd ed. Baltimore: Williams and Wilkins 1975.
Stelmack, R.M., Campbell, K.B.: Extraversion and auditory sensitivity to high and low frequency. Percept. Mot. Skills **38**, 875–879 (1974).
Stelmack, R.M., Mandelzys, N.: Extraversion and pupillary response to affective and taboo words. Psychophysiology **12**, 536–540 (1975).
Stelmack, R.M., Achorn, E., Michaud, A.: Extraversion and individual differences in auditory evoked response. Psychophysiology **14**, 368–374 (1977).
Stephens, J.H., Harris, A.H., Brady, J.V., Shaffer, J.W.: Psychological and physiological variables associated with large magnitude voluntary heart rate changes. Psychophysiology **12**, 381–387 (1975).
Stern, J.A.: Toward a definition of psychophysiology. Psychophysiology **1**, 90–91 (1964).
Stern, J.A.: Toward a developmental psychophysiology: My look into the crystal ball. Psychophysiology **4**, 403–420 (1968).
Stern, J.A.: Physiological response measures during classical conditioning. In: Handbook of psychophysiology (Greenfield, N.S., Sternbach, R.A., Eds.). New York: Holt 1972.
Stern, J.A., Janes, C.L.: Personality and psychopathology. In: Electrodermal activity in psychological research (Prokasy, W.F., Raskin, D.C., Eds.). New York: Academic Press 1973.
Stern, J.A., McClure, J.N., Costello, C.G.: Depression: Assessment and aetiology. In: Symptoms of psychopathology (Costello, C.G., Ed.). New York: Wiley 1970.
Stern, J.A., Walrath, L.C.: Orienting responses and conditioning of electrodermal responses. Psychophysiology **14**, 334–342 (1977).
Stern, L.W.: Die psychologische Arbeit des neunzehnten Jahrhunderts, insbesondere in Deutschland. Z. Päd. Psychol. u. Pathol. **2**, 329–352, 413–436 (1900).
Stern, R.M., Farr, J.H., Ray, W.J.: Pleasure. In: Venables, P.H., Christie, M.J. (eds.): Research in psychophysiology. London: Wiley 1975.
Sternbach, R.A.: Principles of psychophysiology. New York: Academic Press 1966.
Stevenson, I., Ripley, H.S.: Variations in respiration and in respiratory systems during changes in emotion. Psychosom. Med. **14**, 476–490 (1952).
Stokvis, B.: Psychosomatische Medizin. In: Handbuch der Neurosenlehre und Psychotherapie (Frankl, V.E., von Gebsattel, V.E., Schultz, J.H., Hrsg.), Bd. 3. München: Urban u. Schwarzenberg 1959.

Stoyva, J., Budzynski, T.: Cultivated low arousal—An antistress response? In: Limbic and autonomic nervous systems research (DiCara, L.V., Ed.). New York: Plenum Press 1974.
Strasser, H.: Technisch-physiologische Aspekte der Beziehung Stress-Strain. Eine modell-theoretische Betrachtung. Arbeitsmed.-Sozialmed.-Präventivmed. **9**, 212–217 (1974).
Strasser, H., Einars, W.: Beanspruchungsprofile in der ergonomischen Feldforschung. Arbeitsmed.-Sozialmed.-Präventivmed. **12**, 6–10 (1977).
Strasser, H., Einars, W., Müller-Limmroth, W.: Forschungsbericht über Möglichkeiten einer Arbeitsplatzbewertung bei vornehmlich psycho-mentaler Belastung. München: Lehrstuhl für Arbeitsphysiologie 1976.
Strasser, H., Platzer, H.: Ein Meßplatz zur Bewertung psycho- bzw. sensumotorischer Fähigkeiten des Menschen. Biomed. Tech. **17**, 130–137 (1972).
Strong, P.: Biophysical measurements. Beaverton, Oregon: Tektronix 1970.
Strupp, H.H., Levenson, R.W., Manuck, S.B., Snell, J.D., Hinrichsen, J.J., Boyd, S.: Effects of suggestion on total respiratory resistance in mild asthmatics. J. psychosom. Res. **18**, 337–346 (1974).
Sturm, A., Birkmayer, W. (Hrsg.): Klinische Pathologie des vegetativen Nervensystems. Stuttgart: Fischer 1976.
Suedfeld, P.: The clinical relevance of reduced sensory stimulation. Canad. Psychol. Rev. **16**, 88–103 (1975).
Supprian, U.: Perioden im Ablauf phasischer Psychosen. Therapiewoche **23**, 44–51 (1973).
Tänzer, J., Weyhmann, I., Zipp, H., Hildebrandt, G.: Herz- und Kreislaufuntersuchungen bei Koronarkranken während dosierter psychovegetativer Belastung am Wiener Determinationsgerät. Herz/Kreislauf **6**, 249–257 (1974).
Taggart, P., Carruthers, M., Somerville, W.: Electrocardiogram, plasma catecholamines and lipids, and their modification by oxprenolol when speaking before an audience. Lancet **II/1973**, 341–346.
Taggart, P., Parkinson, P., Carruthers, M.: Cardiac responses to thermal, physical, and emotional stress. Brit. med. J. **3**, 71–76 (1972).
Takkunen, J.: Anthropometric, electrocardiographic and blood pressure studies on adult male twins. Ann. Acad. Sci. Fenn. **107** (Suppl.), 1–82 (1964).
Tal, A., Miklich, D.R.: Emotionally induced decreases in pulmonary flow rates in asthmatic children. Psychosom. Med. **38**, 190–200 (1976).
Taylor, S.P., Epstein, S.: The measurement of arousal. Psychosom. Med. **29**, 514–525 (1967).
Tecce, J.J.: Contingent negative variation and individual differences: A new approach in brain research. Arch. gen. Psychiat. **24**, 1–16 (1972).
Tecce, J.J., Cole, J.O.: Psychophysiologic responses of schizophrenics to drugs. Psychopharmacologia **24**, 159–200 (1972).
Teichner, W.H.: Interaction, of behavioral and physiological stress reactions. Psychol. Rev. **75**, 271–291 (1968).
Tent, L.: Psychologische Tatbestandsdiagnostik (Spurensymptomatologie, Lügendetektion). In: Forensische Psychologie. Handb. Psychol. (Undeutsch, U., Hrsg.), Bd. 11. Göttingen: Hogrefe 1967.
Teplov, B.M., Nebylicyn, V.D.: Eigenschaften und Typen des Nervensystems. In: Biologie und Verhalten (Kussmann, T., Kölling, H., Hrsg.). Bern: Huber 1971.
Thayer, R.E.: Activation states as assessed by verbal report and four psychophysiological variables. Psychophysiology **7**, 86–94 (1970).
Thayer, R.E.: Personality and discrepancies between verbal reports and physiological measures of private emotional experiences. J. Pers. **39**, 57–69 (1971).
Theorell, T.: Psychosocial stressors and cardiovascular disease. In: Psychological approach to the rehabilitation of coronary patients (Stocksmeier, U., Ed.). Berlin: Springer 1976.
Theorell, T., Schalling, D., Åkerstedt, T.: Circulatory reactions in coronary patients during interview—A noninvasive study. Biol. Psychol. **5**, 233–243 (1977).
Thomae, H.: Das Individuum und seine Welt. Göttingen: Hogrefe 1968.
Thompson, L.W., Botwinick, J.: Stimulation in different phases of the cardiac cycle and reaction time. Psychophysiology **7**, 57–65 (1970).
Thompson, R.F.: Foundations of physiological psychology. New York: Harper 1967.

Thompson, R.F., Patterson, M.M. (eds.): Bioelectric recording techniques, 3 Vol. New York: Academic Press 1973.
Thompson, R.F., Spencer, W.A.: Habituation: A model phenomenon for the study of neuronal substrates of behavior. Psychol. Rev. 73, 16–43 (1966).
Thompson, W.R.: Multivariate experiment in behavior genetics. In: Handbook of multivariate experimental psychology (Cattell, R.B., Ed.). Chicago: Rand McNally 1966.
Tissot, C.J.: De l'influence des passions de l'ame dans les maladies et des moyens d'en corriger les mauvais effects. Paris: Amand-Koenig 1798.
Tong, J.E., Murphy, I.C.: A review of stress reactivity research in relation to psychopathology and psychopathic behaviour. J. ment. Sci. 106, 1273–1295 (1960).
Torgersen, S., Kringlen, E.: Blood pressure and personality. A study of the relationship between intrapair differences in systolic blood pressure and personality in monozygotic twins. J. psychosom. Res. 15, 183–191 (1971).
Travis, T.A., Kondo, C.Y., Knott, J.R.: Personality variables and alpha enhancement: A correlative study. Brit. J. Psychiat. 124, 542–544 (1974).
Traxl, W.: Die Bestimmung einer Unterschiedsschwelle für Gefühle. Psychol. Forsch. 25, 433–454 (1959).
Traxl, W.: Die Möglichkeit einer objektiven Messung der Stärke von Gefühlen. Psychol. Forsch. 26, 75–90 (1960).
Tuke, D.H.: Illustrations of the influence of the mind upon the body in health and disease designed to elucidate the action of the imagination. 2 Vol, 2nd ed. London: Churchill 1884.
Turkewitz, G., Moreau, T., Birch, H.G., Davis, L.: Relationships among responses in the human newborn: the non-association and nonequivalence among different indicators of responsiveness. Psychophysiology 7, 233–247 (1970).
Tutone, R.M.: Correlates of illness susceptibility. Brit. J. med. Psychol. 50, 79–86 (1977).
Uexküll, Th. v. Wick, E.: Die Situationshypertonie. Arch. Kreisl.-Forsch. 39, 236–271 (1962).
Ullner, R., Schmidt von Braun, G., Ziegelmayer, G.: Psychophysiologische Untersuchungen im Vorschulalter. Fortschr. Med. 94, 1357–1360, 1641–1648 (1976).
Vachon, L., Rich, E.S.: Visceral learning in asthma. Psychosom. Med. 38, 122–130 (1976).
Vagg, P.R., Hammond, S.B.: The number and kind of invariant personality (Q) factors: A partial replication of Eysenck and Eysenck. Brit. J. soc. clin. Psychol. 15, 121–129 (1976).
Vaitl, D.: Entspannungstechniken. In: Klinische Psychologie II. Handbuch der Psychologie (Pongratz, L.J., Hrsg.). Bd. 8. Göttingen: Hogrefe 1977.
Valek, J., Kühn, E., Howzak, R., Vavrinkova, H.: Emotions and personality of patients with ischaemic heart disease during short lasting psychical laboratory stress. Cor et Vasa 13, 165–175 (1971).
Valins, S.: Cognitive effects of false heart rate feedback. J. Pers. Soc. Psychol. 4, 400–408 (1966).
Valins, S.: Emotionality and autonomic reactivity. J. Exp. Res. Pers. 2, 41–48 (1967).
Valle, R.S., Degood, D.E.: Effects of state-trait anxiety on the ability to enhance and suppress EEG alpha. Psychophysiology 14, 1–7 (1977).
Vandenberg, S.G., Clark, P.J., Samuels, I.: Psychophysiological reactions of twins: Heritability estimates of galvanic skin resistance, heart beat, and breathing rates. Eugenics Quarterly 12, 7–10 (1965).
Velden, M.: Herzaktivität unter verschiedenen Aufmerksamkeits- und Belastungsbedingungen im Rahmen eines klassischen Konditionierungsparadigmas. In: Bericht 30. Kongreß Deutsche Gesellschaft für Psychologie in Regensburg 1976 (Tack, W.H., Hrsg). Göttingen: Hogrefe 1977.
Velden, M., Juris, M.: Perceptual performance as a function of intra-cycle cardiac activity. Psychophysiology 12, 685–692 (1975).
Venables, P.H.: Psychophysiological study of schizophrenic pathology. In: Research in psychophysiology (Venables, P.H., Christie, M.J., Eds.). London: Wiley 1975.
Venables, P.H.: The electrodermal psychophysiology of schizophrenics and children at risk for schizophrenia: Controversies and developments. Schizophrenia Bull. 3, 28–48 (1977).
Venables, P.H., Christie, M.J. (eds.): Research in psychophysiology. London: Wiley 1975.
Venables, P.H., Martin, I. (eds.): Manual of psycho-physiological methods. Amsterdam: North-Holland 1967.
Vester, F.: Phänomen Stress. Stuttgart: Deutsche Verl. Anst. 1976.

Vinokur, A., Selzer, M.L.: Desirable versus undesirable life events: Their relationship to stress and mental distress. J. Pers. Soc. Psychol. **32**, 329–337 (1975).
Vlachakis, N.D., Schiavi, R., Mendlowitz, M., De Guia, D., Wolf, R.L.: Hypertension and anxiety. Amer. Heart J. **87**, 518–526 (1974).
Vogel, F.: Genetische Aspekte des Elektroenzephalogramms. Dtsch. med. Wschr. **88**, 1748–1759 (1963).
Walker, B.B., Sandman, C.A.: Physiological response patterns in ulcer patients. Phasic and tonic components of the electrogastrogram. Psychophysiology **14**, 393–400 (1977).
Walschburger, P.: Zur Beschreibung von Aktivierungsprozessen. Phil. Diss. Freiburg i.Br. 1976.
Walschburger, P.: Zur Operationalisierung der psychophysischen Reaktivität. In: Tack, W. (Hrsg.): Bericht 30. Kongreß Deutsche Gesellschaft für Psychologie, Regensburg 1976. Göttingen: Hogrefe 1977.
Walter, W.G.: Physiological correlates of personality. Biol. Psychiat. **3**, 59–69 (1971).
Waters, W.F., McDonald, D.G., Koresko, R.L.: Habituation of the orienting response: A gating mechanism subserving selective attention. Psychophysiology **14**, 228–236 (1977).
Weber, E.: Der Einfluß psychischer Vorgänge auf den Körper, insbesondere auf die Blutverteilung. Berlin: Springer 1910.
Weidel, W.: Kybernetik und psychophysisches Grundproblem. Kybernetik **1**, 165–170 (1962).
Weiner, H. (ed.): Duodenal ulcer. Basel: Karger 1971a.
Weiner, H.: Current status and future prospects for research in psychosomatic medicine. J. psychiat. Res. **8**, 479–498 (1971b).
Weiner, H.: Editorial: Essential hypertension and psychosomatic research. Psychosom. Med. **38**, 1–3 (1976a).
Weiner, H.: The heterogeneity of "Psychosomatic" Disease. Psychosom. Med. **38**, 371–372 (1976b).
Weiner, H.: Psychobiology and human disease. Amsterdam: Elsevier 1977.
Weiner, H., Singer, M.T., Reiser, M.F.: Cardiovascular responses and their psychological correlates: I. A study in healthy young adults and patients with peptic ulcer and hypertension. Psychosom. Med. **24**, 477–498 (1962).
Weinrich, L.: Zum Problem der Meßbarkeit psychischer Zustände mit physiologischen Methoden. In: Geissler, H.G., Klix, F. (Hrsg.): Psychologische Analysen geistiger Prozesse. Berlin: VEB Verlag der Wissenschaften 1974.
Weinstein, J., Averill, J.R., Opton, E.M., Lazarus, R.S.: Defensive style and discrepancy between self-report and physiological indexes of stress. J. Pers. Soc. Psychol. **10**, 406–413 (1968).
Weitemeyer, W., Meyer, A.E.: Zur Frage krankheitsdependenter Neurotisierung. Psychometrisch-varianzanalytische Untersuchung an Männern mit Asthma und Lungentuberkulose oder Herzvitien. Arch. Psychiat. **209**, 21–37 (1967).
Weiss, J.H.: The current state of the concept of a psychosomatic disorder. Int. J. Psychiat. Med. **5**, 473–482 (1974).
Weiss, J.M.: Effects of coping behavior in different warning signal conditions on stress pathology in rats. J. comp. physiol. Psychol. **77**, 1–20 (1971).
Weiss, J.M., Glazer, H.I.: Effects of acute exposure to stressors on subsequent avoidance-escape behavior. Psychosom. Med. **37**, 499–521 (1975).
Weizsäcker, C.F.v.: Beitrag zur Diskussion der Kausalität. Studium Generale **2**, 126–129 (1949).
Weizsäcker, C.F.v.: Komplementarität und Logik. Naturwissenschaften **42**, 521–529 u. 545–555 (1955).
Welford, A.T.: Stress and performance. Ergonomics **16**, 567–580 (1973).
Wells, D.T.: Large magnitude voluntary heart rate changes. Psychophysiology **10**, 260–269 (1973).
Wenger, M.A.: Studies of autonomic balance in Army Air Forces Personnel. Comp. Psychol. Monogr. 19 (Whole No. 101) (1948).
Wenger, M.A.: Pattern analysis of autonomic variables during rest. Psychosom. Med. **19**, 240–244 (1957).
Wenger, M.A., Averill, J.R., Smith, D.B.: Autonomic activity during sexual arousal. Psychophysiology **4**, 468–478 (1968).
Wenger, M.A., Clemens, T.L., Darsie, M.L., Engel, B.T., Estess, F.M., Sonnenschein, R.R.: Autonomic response patterns during intravenous infusion of epinephrine and nor-epinephrine. Psychosom. Med. **22**, 294–307 (1960).

Wenger, M.A., Cullen, T.D.: Studies of autonomic balance in children and adults. In: Handbook of psychophysiology (Greenfield, N.S., Sternbach, R.A., Eds.). New York: Holt 1972.
Wenger, M.A., Jones, F.N., Jones, M.H.: Physiological psychology. New York: Holt 1956.
Wenzl, A.: Das Leib-Seele-Problem. Leipzig: Meiner 1933.
Wershow, H.J., Reinhart, G.: Life change and hospitalization — A heretical view. J. psychosom. Res. **18**, 393–401 (1974).
Wezler, K., Thauer, R., Greven, K.: Die vegetative Struktur des Individuums, gemessen am Kreislauf und Gasstoffwechsel in Ruhe. Z. exp. Med. **107**, 673–708 u. 751–784 (1940).
White, K.D.: Salivation: A review and experimental investigation of major techniques. Psychophysiology **14**, 203–212 (1977).
White, K.D., Mangan, G.L.: Strength of the nervous system as a function of personality type and level of arousal. Behav. Res. Ther. **10**, 139–146 (1972).
White, R.: Strategies of adaptation: An attempt at systematic description. In: Coping and adaptation (Coelho, G.V., Hamburg, D.A., Adams, J.E., Eds.). New York: Basic Books 1974.
Whitehead, W.E., Lurie, E., Blackwell, B.: Classical conditioning of decreases in human systolic blood pressure. J. appl. Behav. Anal. **9**, 153–157 (1976).
WHO World Health Organization: Report "Psychosomatic disorders". Technical Report Series No. 275. Genf: WHO 1964.
Whytt, R.: Observations on the nature, causes and cure of those disorders which are called nervous. Edinburgh: Balfour 1766.
Wichmann, B.: Das vegetative Syndrom und seine Behandlung. Dtsch. med. Wschr. **60**, 1500–1504 (1934).
Wieland, B.A., Mefferd, R.B.: Systematic changes in levels of physiological activity during a four-month period. Psychophysiology **6**, 669–689 (1970).
Williams, R.B., Bittker, T.E., Buchsbaum, M.S., Wynne, L.C.: Cardiovascular and neurophysiologic correlates of sensory intake and rejection. Psychophysiology **12**, 427–438 (1975).
Williams, R.B., Jr., Kimball, C.P., Williard, H.N.: The influence of interpersonal interaction on diastolic blood pressure. Psychosom. Med. **34**, 194–198 (1972).
Williams, R.J.: Biochemical individuality. New York: Wiley 1957.
Williams, R.J.: The biological approach to the study of personality. In: Theories of psychopathology (Millon, T., Ed.). Philadelphia: Saunders 1967.
Wilson, G.D.: Abnormalities of motivation. In: Handbook of abnormal psychology (Eysenck, H.J., Ed.), 2nd ed. San Diego, Calif.: Knapp 1973.
Wittkower, E.D.: Einfluß der Gemütsbewegungen auf den Körper. Wien: Sensen 1936.
Woitowitz, H.J., Schäcke, G., Woitowitz, R.: Zur Erfassung psychovegetativer Belastungen am Arbeitsplatz mit Hilfe der Radiotelemetrie. Arbeitsmedizin, Sozialmedizin, Arbeitshygiene **10**, 259–262 (1971).
Wolff, H.G.: Life stress and bodily disease. Baltimore: William and Wilkins 1950.
Wolf, S., Wolff, H.G.: Human gastric function. New York: Oxford University Press 1944.
Woodruff, D.S.: The usefulness of the life-span approach for the psychophysiology of aging. Gerontologist **13**, 467–472 (1973).
Woolfolk, R.L.: Psychophysiological correlates of meditation. Arch. gen. Psychiat. **32**, 1326–1333 (1975).
Wundt, W.: Grundzüge der physiologischen Psychologie. Leipzig: Engelmann 1874.
Wundt, W.: Grundriß der Psychologie. Leipzig: Engelmann 1896.
Wundt, W.: Bemerkungen zur Theorie der Gefühle. Philosophische Studien **15**, 149–182 (1899–1900).
Wurst, E.: Bioelektrische Korrelate der Begriffsbildung bei normalbegabten, schwachbefähigten und autistischen drei- bis neunjährigen Kindern. Beiheft z. Z. klin. Psychol. 1976.
Yerkes, R.M., Dodson, J.D.: The relation of strength of stimulus to rapidity of habit-formation. J. comp. neurol. Psychol. **18**, 459–482 (1908).
Zahn, T.P.: Autonomic reactivity and behavior in schizophrenia. Psychiat. Res. Rep. **19**, 156–173 (1964).
Zahn, T.P.: On the bimodality of the distribution of electrodermal orienting responses in schizophrenic patients. J. nerv. ment. Dis. **162**, 195–199 (1976).
Zahn, T.P.: Autonomic nervous system characteristics possibly related to a genetic predisposition to schizophrenia. Schizophrenia Bull. **3**, 49–60 (1977).

Zander, W.: Beitrag zur Verifizierung der spezifischen Konfliktverarbeitung bei psychosomatischen Krankheitsbildern. Untersuchungen an Patienten mit Ulcus duodeni. Tagung des Deutschen Kollegiums für Psychosomatische Medizin. Heidelberg 1976 (unveröff. Manuskript).

Zepf, S.: Grundlinien einer materialistischen Theorie psychosomatischer Erkrankung. Frankfurt: Campus 1976.

Zerssen, D.V.v.: Physique and personality. In: Human behavior genetics (Kaplan, A.R., Ed.). Springfield, Ill.: Thomas 1975.

Ziehen, T.: Psychophysiologische Erkenntnistheorie. Jena: Fischer 1898.

Ziehen, T.: Leitfaden der physiologischen Psychologie in 15 Vorlesungen. Jena: Fischer 1890.

Zimbardo, P.G. (ed.): The cognitive control of motivation. Glenview, Ill.: Scott 1969.

Zimmermann, P.: Zur Zeitreihenanalyse von Stimmungsskalen. (In Vorbereitung 1978).

Zoneff, P., Meumann, E.: Über Begleiterscheinungen psychischer Vorgänge in Athem und Puls. Philosophische Studien **18**, 1–113 (1903).

Zubek, J.P. (ed.): Sensory deprivation: Fifteen years of research. New York: Appleton-Century-Crofts 1969.

Zuckerman, M.: Physiological measures of sexual arousal in the human. In: Handbook of psychophysiology (Greenfield, N.S., Sternbach, R.A., Eds.). New York: Holt 1972.

Zuckerman, M.: General and situation-specific traits and states: New approaches to assessment of anxiety and other constructs. In: Emotions and anxiety (Zuckerman, M., Spielberg, C.D., Eds.). New York: Wiley 1976.

Zuckerman, M., Persky, H., Curtis, G.C.: Relationships between anxiety, depression, hostility and autonomic variables. J. nerv. ment. Dis. **146**, 481–487 (1968).

Zuckerman, M., Persky, H., Eckman, K.M., Hopkins, T.R.: A multitrait multimethod measurement approach to the traits (or states) of anxiety, depression and hostility. J. project. Techn. **31**, Issue 2, 39–48 (1967).

Zuckerman, M., Spielberger, C.D.: Emotions and anxiety. New York: Wiley 1976.

Zwiener, U.: Pathophysiological neurovegetativer Regelungen und Rhythmen. Jena: VEB Gustav Fischer 1976.

Neuropsychologie

Von

G. Assal und H. Hecaen

Inhalt

A. Die Situation der Neuropsychologie 212
   I. Beziehungen zur neurologischen Klinik 212
   II. Beziehungen zu den Neuro-Wissenschaften 214
   III. Beziehungen zur Psychologie 217
   IV. Beziehungen zur Linguistik und Psycholinguistik. 217

B. Die großen neuropsychologischen Syndrome 218
   I. Aphasie 218
   II. Amusie 221
   III. Akalkulie 222
   IV. Apraxien 222
   V. Asomatognosien 223
   VI. Visuelle Agnosien 224
   VII. Frontale Syndrome 227
   VIII. Gedächtnisstörungen 228
   IX. Störungen des Bewußtseins und der Motivationen 228

C. Die zerebralen Lokalisationen 229

D. Die funktionelle hemisphärische Spezialisierung 233

E. Die funktionelle Wiederherstellung 240

Literatur 248

Im Rahmen dieses Artikels kann die gesamte Neuropsychologie nicht abgehandelt werden. Es erschien uns vielmehr wünschenswert, ihre Grenzen, mitunter unscharf, abzustecken gegenüber anderen Disziplinen und die großen klinischen Syndrome in ihrer historischen Perspektive in Erinnerung zu rufen; wir werden das Pendeln unterstreichen zwischen lokalisatorischen Positionen, die die erste Etappe ihrer Entwicklung geprägt haben, und die die aktuelle Tendenz charakterisieren, so unterschiedlich ihre Konzeptionen auch sein mögen, und den globalistischen Positionen der zerebralen Funktionen, die zwischen beiden Etappen vorgeherrscht haben und deren Beitrag heute keineswegs verworfen werden darf. Im zweiten Teil werden wir ganz besonders auf drei aktuelle und wesentliche Probleme der Neuropsychologie eingehen: die zerebralen Lokalisationen, die zerebrale Dominanz und die funktionelle Wiederherstellung, Bereiche, die untereinander vielerlei Beziehungen haben. Bei dieser Gelegenheit werden wir uns weitgehend auf die Beiträge der Tier-Neuropsychologie berufen, — ja sogar auf die Neurophysiologie — und damit unterstreichen, welche Bedeutung sie für die Interpretierung der beim Menschen aufgeworfenen Probleme hat.

A. Die Situation der Neuropsychologie

Die Neuropsychologie behandelt die übergeordneten mentalen Funktionen in ihren Beziehungen zu den zerebralen Strukturen. Sie stützt sich auf das Studium von Verhaltensstörungen, die nach deren Schädigung auftreten, sei es durch Krankheit (Neuropsychologie des Menschen), sei es experimentell (Tier-Neuropsychologie).

Die Neuropsychologie des Menschen teilt sich jedoch wiederum auf, je nachdem ob ihr Studienobjekt der Erwachsene ist, oder aber Anomalien des Erwerbens von Erkenntnisfunktionen, welches auch die Ursache dieser Pathologie sein möge (Erbfaktoren, erworbene Störungen, vor oder nach Ausbildung der Funktion). Wir sprechen hier nicht von der Neuropsychologie der Entwicklung, ein Gebiet für sich, von immer wachsender Bedeutung: z.B. das Studium des Erlernens der gesprochenen und geschriebenen Sprache, der Praxien usw., die Rolle der Ausbildung der zerebralen Dominanz, Schlüsselproblem unserer Disziplin, rückt immer mehr in den Vordergrund.

Die Neuropsychologie ist das Bindeglied zwischen neurologischer Klinik im weitesten Sinne dieses Begriffes einerseits, Neuroanatomie, Neurophysiologie und Neurochemie eingeschlossen, und andererseits den Wissenschaften vom Verhalten und der zwischenmenschlichen Beziehungen: experimentelle Psychologie, genetische Psychologie, Psycholinguistik und Linguistik.

I. Beziehungen zur neurologischen Klinik

Aus der neurologischen Klinik heraus hat die Neuropsychologie ihren Anlauf genommen; die ersten Syndrome sind vor allem bei Durchblutungsstörungen beschrieben worden, was häufig präzise anatomisch-klinische Korrelationen erlaubte. Etwa 50 Jahre später erschließt die traumatische Pathologie insbesondere mit den Kriegsverletzungen eine neue Quelle von Erkenntnissen. Danach wird der bedeutende Beitrag der Neurochirurgie sichtbar. Wir weisen auf die Pionierarbeit von O. FOERSTER (1936) und später seines Schülers PENFIELD hin (PENFIELD u. ROBERTS, 1959). Die Exstirpation epileptischer Herde erlaubt für sich allein, aber auch durch die Gesamtheit der angewendeten Techniken, z.B. Reizung unter der Operation, eine Reihe von Korrelationen zwischen Strukturen und Funktionen. Es müssen auch die von der Psychochirurgie realisierten zahlreichen Läsionen erwähnt werden, insbesondere im Frontallappen, die eine zuweilen neuropsychologisch gut untersuchte Population darstellten. Die Neurochirurgie hat auch auf einem anderen Gebiet unsere Kenntnisse erweitert, in den Fällen, in denen eine Durchtrennung des Balkens mit therapeutischem Ziel durchgeführt wurde (AKELAITIS, 1941; AKELAITIS et al., 1942; SPERRY, 1958; BOGEN u. VOGEL, 1962; BOGEN u. GAZZANIGA, 1965; usw.). Unter diesen Bedingungen sind die Verbindungen zwischen beiden Hemisphären unterbrochen. Der Neuropsychologe kann sich so einer einzelnen Gehirnhälfte zuwenden, und ihr Funktionieren in bezug auf das Verhalten deutlich machen. Schließlich trägt die stereotaktische Chirurgie mit ihren Eingriffen bei psychiatrischen, häufig diskutablen Indikationen, Epilepsien, unbeeinflußbaren Schmerzen, Bewegungsstörungen, heute zum besseren Verständnis der Rolle besonders subkortikaler Strukturen bei.

Eine der Forderungen der Neuropsychologie ist es, über die Lokalisation, die Ausdehnung und die Natur der Läsion unterrichtet zu werden. Ihrerseits kann sie im übrigen häufig Auskünfte über eben diese Elemente der Pathologie liefern. Außerordentliches verdankt die Entwicklung der Neuropsychologie den neuroradiologischen Techniken; heute sind so weitgehende Fortschritte realisiert worden, daß es möglich ist, beim Lebenden eine Darstellung der Gesamtheit der zerebralen Strukturen zu erhalten und pathologische Zonen mit Präzision abzugrenzen. Erwähnen wir hier den letzthin von der „computerisierten" Tomographie geleisteten Beitrag, der sich den zahlreichen klassischen Techniken der Angiographien, Luftencephalographien usw. zugestellt. Die Fortschritte und die Vorteile der neuen Methode sind schon so bekannt, daß es sich erübrigt, darauf einzugehen.

Von der Neurologie im weiten Sinne (Neuro-Ophthalmologie, Neuro-Otologie) kann die Neuropsychologie direkt oder indirekt verschiedene Funktionsprüfungen übernehmen, ob es sich nun um auditive, visuelle oder andere Messungen handelt. Andere, nur in spezialisierten neurologischen Zentren praktizierte Methoden, wie der Wada-Test, nehmen einen besonderen Platz im Studium der zerebralen Dominanz und des Gedächtnisses ein. Erinnern wir daran, daß der Wada-Test (1949) darin besteht, Na-Amytal in die Carotis-Arterie zu injizieren, welches die gleichseitige Hemisphäre vorübergehend außer Funktion setzt. Zusatzuntersuchungen, in die neurologische Klinik gehörend, wie z.B. das EEG und die Messung der zerebralen Durchströmungsgeschwindigkeit, erlauben der Neuropsychologie so fundamentale Begriffe wie diejenigen der Diaschisis oder der zerebralen Dominanz zu erörtern.

Was die Beziehungen zwischen Neurologie und Neuropsychologie betrifft, möchten wir den transkulturellen Zugang unterstreichen. Sehr bald sind diejenigen Neurologen, die symbolische Funktionen erörterten, interessiert worden an der Wirkung von Läsionen auf den Gebrauch verschiedener semiotischer Code, die verschiedenen Kulturen angehören; so hat die Aphasie der Vielsprachigen häufig die Aufmerksamkeit auf sich gezogen. Heute beschäftigt man sich ganz besonders mit aphasischen Erscheinungen bei den Japanern (SASANUMA u. FUJIMURA, 1971). In ihrer Sprache existieren in der Tat zwei Schreibsysteme; das eine, ideographisch – das Kanji –, das andere silbisch – das Kana –. Wenn man sich auf das Lesen beschränkt, zeigen die Leistungen aphasischer Japaner eine Reihe von Dissoziationen, die eine spezifische Behandlung für jedes Schreibsystem nahelegen. Man versteht das Interesse für diese Beobachtungen, da sie neueren Erkenntnissen nahekommen, die uns erlauben, eine doppelte Strategie für das Entschlüsseln der Schriftsprache ins Auge zu fassen.

Die Neurologen haben häufig großes Interesse an Verhaltensstörungen und ihren anatomisch-klinischen Korrelationen gezeigt; manche unter ihnen, besonders angezogen von dieser Problematik, die diejenige der Neuropsychologie ist, ziehen es jedoch vor, sich als Neurologen der Verhaltensstörungen zu betrachten, um so den wesentlich klinischen Charakter ihrer Haltung zu unterstreichen.

II. Beziehungen zu den Neuro-Wissenschaften

Die Basis-Disziplinen: Anatomie, Physiologie und Biochemie bilden ein anderes, für die Neuropsychologie unentbehrliches Element.

Den klassischen anatomischen Kenntnissen, architektonischen Karten der kortikalen Regionen und der Bahnen, die sie untereinander verbinden oder sie an die sub-kortikalen Formationen anschließen, gesellen sich heute Auskünfte über die Abgrenzung der Systeme durch das Studium der Degenerationen in der Folge von Läsionen oder Behandlungen mit markierten Substanzen hinzu. Hier ist auch der Ort, die besonderen zellulären oder ultra-zellulären morphologischen Aspekte der einzelnen Regionen zu erwähnen. Die gegenwärtigen neuroanatomischen Kenntnisse zeigen uns die verschiedenen Typen struktureller Wandlungen, die in der Folge von Läsionen stattfinden. Dies muß in Beziehung gesetzt werden zu den Möglichkeiten der Wiederherstellung von Funktionen, oder aber zu deren weitergehenden Verlust, mitunter nach sehr langen Fristen. Die Neuroanatomie zeigt darüber hinaus strukturelle Veränderungen, die während der Entwicklung in Gang gesetzt werden können, sei es durch eine Karenz an Reizen, sei es, im Gegensatz dazu, durch einen Überschuß an Reizen. Es handelt sich hier um neuere Studien, in die große Hoffnungen gesetzt werden in bezug auf den Zugang zu den Beziehungen zwischen Umwelt und Struktur.

Diese neuroanatomischen Erkenntnisse beschränken sich nicht auf das Nervensystem des Menschen. Die vergleichende Anatomie erlaubt ein Verstehen der unterschiedlichen Verhaltensweisen bei verschiedenen Arten. Die Studien der vergleichenden Anatomie liefern uns aber auch wesentliche Informationen über die Entwicklung des assoziativen Kortex. So laufen bei den subhumanen Primaten durch das Spiel der Assoziationsketten die Informationen von den wesentlichen sensiblen Rindenfeldern nach zwei Assoziationszonen zusammen, die eine parietal-temporal, die andere frontal. Diese beiden Zonen sind untereinander vielfältig verknüpft. POWELL (1973) unterstreicht dieses Zusammenlaufen nach zwei Regionen, deren Topographie beim Menschen derjenigen der Sprachzonen — Broca und Wernicke — entspricht.

Die Beziehungen zwischen Physiologie und Psychologie sind eng. Ein Teilgebiet, die klinische Neurophysiologie, bietet zahlreiche Methoden an, um die Aktivität von Neuronenpopulationen aufzuzeichnen, so die Elektroenzephalographie (EEG) und die Technik der evozierten Potentiale. Das EEG mit gleichzeitiger Aufzeichnung der Augenbewegungen und des Tonus machte es möglich, den Schlaf in verschiedenen Phasen zu analysieren. In der Folge haben DEMENT und KLEITMAN (1957) eine Beziehung zwischen Träumen und den Schlafphasen mit Augenbewegungen aufgedeckt. Dieses gemeinsame Vorgehen von Psychologie, Psychiatrie und Neurophysiologie ließ auf eine Synthese hoffen und brachte eine Vielzahl von Arbeiten hervor. Wir kennen die Hoffnungen, die die Psychoanalytiker in diese Forschungen gesetzt hatten, die geeignet schienen, die Bedeutung, die FREUD dem Traum zumißt, zu bestätigen. Die Funktion des Traumes bleibt indessen noch Hypothese; es ist möglich, wie es JOUVET (1975) nahelegt, daß der Traum im Laufe der Entwicklung genetisch programmierte Schlüssel stimuliert. Aber die Techniken des EEG haben ihre Grenzen. Tatsächlich spiegeln die normalen Ableitungsmethoden von der Oberfläche eine globale Aktivität wider, die Resultat multipler Interaktionen ist. Die stereotaktische Ableitung erlaubt demgegenüber das Studium tieferliegender Strukturen, besonders dem limbischen System angehörender. Sie macht es so möglich, Grenzen des klassischen EEG zu überschreiten. Aber diese Untersuchungsmethoden bleiben hochspezialisierten neurochirurgischen Zentren vorbehalten.

Die andere Sektion der klinischen Neurophysiologie studiert die evozierten Potentiale, deren Applikationsfeld ausgedehnt ist. Diese Technik kann durch andere Untersuchungsmethoden ergänzt werden, so etwa dichotisches Abhören, und ihre Ergebnisse bestätigt oder ergänzt sehen. Dieselben evozierten Potentiale werden auch mit dem Ziel eingesetzt, bioelektrische Korrelationen herzustellen, z.B. das Problem der zerebralen Dominanz betreffend. Die in diesem Sektor erhaltenen Resultate sind jedoch unter den verschiedenen Forschern noch sehr umstritten.

Die Physiologie kann sich indessen nicht auf diesen methodischen Beitrag beschränken; die neueren Arbeiten von HYVARINEN und PORANEN (1970), MOUNTCASTLE et al. (1975) und MOUNTCASTLE (1976) realisieren einen Zugang, in dem Physiologie und Psychologie dank den Techniken intrazellulärer Ableitungen in enger Beziehung stehen. So zeigt MOUNTCASTLE Neurone im Areal 5 des parietalen Kortex, die aktiviert werden, wenn das Tier seine Hand ausstreckt, jedoch nur dann, wenn es mit dem Ziel geschieht, ein Bedürfnis zu befriedigen. Er unterstreicht die Tatsache, daß diese Zellen sich entladen, unabhängig, einerseits vom spezifischen sensoriellen Charakter des Objekts, andererseits von der vom Tier gemachten Bewegung. Die gleiche Forschergruppe hat Areal 7 des Parietallappens auch Neurone gefunden, die die Blickrichtung im unmittelbar umgebenden Raum bestimmen. Diese Neurone sind aktiv, wenn da Tier einen Gegenstand von Interesse fixiert, andere, wenn die Augen diesem in Bewegung befindlichen Gegenstand langsam nachgehen, noch andere bei koordinierten Aktionen von Auge und Hand. Wir werden später auf Beispiele einer ähnlichen Selektivität zurückkommen.

Die Neuropsychologie ist auch stark durch die Arbeiten von HUBEL (1963) und HUBEL und WIESEL (1968) beeinflußt worden, die den Sehvorgang, besonders auf zentralem Niveau, untersucht haben, und deren Erkenntnisse auch für andere sensorielle Modalitäten bestätigt worden sind. Erinnern wir daran, daß verschiedene Charakteristika eines Reizes auf dem Niveau des visuellen Kortex aufgefunden wurden, in dem man Zellen mit spezifischen Feldern für Größe, Richtung, Bewegung, Orientierung, Formen und Farben unterschieden hat. Die Verarbeitung sensorieller Informationen in aufeinanderfolgenden Etappen, für welche TEUBER (1966) von einer „Spezifizierung" in Kaskaden spricht, stellt ein verführerisches Modell für die Interpretierung gewisser agnostischer Erscheinungen dar, obwohl die Existenz paralleler Verarbeitungen immer weniger ausgeschlossen werden kann.

Der beträchtliche Aufschwung der Physiologie des Zentralnervensystems hat zur Folge, daß sich hier ein Bereich herausbildet, der der Neuropsychologie sehr nahe ist, die Psychophysiologie, deren Interesse nicht auf die physischen Vorgänge selbst, sondern auf deren Beziehung zum Verhalten gerichtet ist. Der Psychophysiologe beschäftigt sich aber im Prinzip nicht mit Verhaltensänderungen des Menschen in der Folge zerebraler Läsionen. Seine Disziplin bildet so einen wichtigen Teil der Neuropsychologie, ohne sich indessen mit ihr zu vermischen.

Die Neurochemie, Wissenschaft der Zukunft, hat heute schon einen weiten Fächer von Tatsachen geschaffen, gegenwärtig noch schwer mit den Verhaltensforschungen vereinbar, und häufig auch noch umstritten. Es genügt, an die Arbeiten z.B. von HYDEN (1973) über die Rolle der Makromoleküle bei der amnestischen Fixierung zu erinnern, um heute schon die Bedeutung abzuschätzen, die diese Disziplin für das Verständnis mentaler Aktivitäten haben wird. Man kann die experimentellen Resultate erwähnen, mit der hier angebrachten Reserve, nach denen gewisse besondere zerebrale Zonen über spezifische neurohumerale Mechanismen einen Verhaltenstyp kontrollieren würden. Man kann zwei Beispiele nennen:

1. In dem Nucleus amygdalae der nicht tötenden Ratte ist die Cholinacetyltransferase, die in die Synthese des Acetyl-cholins eingreift, weniger aktiv als in dem Nucleus amygdalae der spontan tötenden Ratte. Die Ablation der Bulbi olfactorii bei der tötenden Ratte erhöht die Aktivität der Cholin-acetyl-transferase bis zu dem Wert, der für die spontan tötende Ratte charakteristisch ist (EBEL et al., 1973).

2. Läsionen der dorsalen und medianen Kerne der raphé medullae oblongatae, die eine wesentliche Verminderung des Serotoninspiegels wie auch seines Metaboliten, der 5 Hydroxyl-indol-acetyl-Säure nach sich ziehen, ohne indessen den Norepinephrin-Spiegel im Vorderhirn zu beeinflussen, sind geeignet bei der nicht tötenden Ratte ein aggressives Verhalten gegenüber der Maus hervorzurufen (VERGNES et al., 1973).

Es ist, kurz gesagt, sehr wahrscheinlich, daß es die Neurochemie in naher Zukunft erlauben wird, in wahrhaft physiopathologischer Perspektive eine große Zahl psychiatrischer Affektionen zu korrigieren.

Die Neuropsychologie hat mit den Neurowissenschaften über die Tier-Neuropsychologie enge Verbindungen geschaffen, um so zu versuchen, die Verhalten und ihre Störungen mit den im Zentralnervensystem entdeckten organischen Geschehnissen in Beziehung zu setzen. Experimentelle Studien der Verhalten niederer Tierarten, niederer Säugetiere, von Fischen, Fröschen, liefern einen wesentlichen Beitrag zu den Kenntnissen, die wir von den bei dieser oder jener Aktivität implizierten Strukturen besitzen. Sie erlauben insbesondere, Hypothesen über die Rolle kortikaler Formationen bei gewissen menschlichen Verhaltensweisen zu formulieren.

Die Tier-Neuropsychologie kommt, besonders, wenn sie sich mit den dem Menschen nahestehenden Primaten beschäftigt, zu Ergebnissen, die mitunter den Erkenntnissen der menschlichen Neuropsychologie sich angleichen, mitunter ihnen als Modell dienen. Wir werden später vielerlei Beispiele dazu anführen.

III. Beziehungen zur Psychologie

An ihrem anderen Pol stützt die Neuropsychologie sich auf die Psychologie und die Linguistik. Die experimentelle Kinder- und Erwachsenenpsychologie leistet bedeutende Beiträge. Der Platz der genetischen Psychologie braucht in der Neuropsychologie des Kindes nicht diskutiert zu werden; ihre Anwendung auf den Erwachsenen mahnt indessen zur Vorsicht. Die globalen Verschlechterungen der geistigen Leistungen bei diffusen Veränderungen könnten im Laufe ihres Fortschreitens eine Retrogenese realisieren, die zu den Entwicklungsstadien in Parallele gesetzt worden ist. Wenn es zwar gewisse Übereinstimmungen in diesen beiden in umgekehrtem Sinne verlaufenden Entwicklungen gibt, bleiben die Unterschiede doch beträchtlich und stellen eine außerordentlich spezifische Pathologie dar.

Seit dem Ende des neunzehnten Jahrhunderts haben sich die Experimentalpsychologen bemüht, die Beziehungen zwischen Antworten und Reizen verschiedener Intensität zu präzisieren. So ist die Psychophysik entstanden. Die Neuropsychologie, im Bemühen, über die einfache klinische Beschreibung hinauszugehen, strebt eine Systematisierung durch Quantifizierung der erhaltenen Größen an, daher ihre Bindungen an die Psychophysik. Sie versucht auch, Beziehungen zu schaffen, die die Reproduzierung der beobachteten Phänomene erlaubt. Experimentelle Methoden beim Gesunden und Untersuchungen des Kranken liefern zuweilen konvergierende Antworten, wie etwa beim Studium des Gedächtnisses, in dem beide Zugänge, der eine wie der andere, auf einen doppelten Kodierungsprozeß – Kurzzeit und Langzeit – schließen lassen. Im Bereich der zerebralen Dominanz sind solche Konvergenzen zahlreich; z.B. die Rolle der rechten Hemisphäre im visuellen Erkennen.

IV. Beziehungen zur Linguistik und Psycholinguistik

Was die Linguistik betrifft, so geht ihr Eingreifen in die Neuropsychologie tatsächlich auf ROMAN JAKOBSON (1941, 1956) zurück. Es ist bekannt, daß er vorgeschlagen hat, die Aphasien als auf den Gebrauch des einen oder anderen Konnektionsschemas begrenzte Störungen zu beschreiben, syntagmatisch und paradigmatisch, die beide in die normale Sprache eingehen. Wenn es auch bald klar wurde, daß diese Position der Gesamtheit der pathologischen Fakten nicht Rechnung trug, bleibt JAKOBSON dennoch der große Vorläufer der Anwendung von Methoden und Modellen in der Linguistik bis zur Aphasiologie.

Anzumerken ist schließlich noch, daß die Neuropsychologie sich für Systeme der tierischen Kommunikation interessiert; es versteht sich von selbst, daß Studien über das Erwerben eines Kommunikationssystems durch den Schimpansen ein neues Terrain eröffnet haben, das von großem Interesse für die Neuropsychologie ist, seien es die Arbeiten von GARDNER und GARDNER (1969), PREMACK (1971) oder RUMBAUGH und GLASERFELD (1973). Auf der Suche einer Typologie nach psychologischem oder linguistischem Modus bringt die Neuropsychologie ihr eigenes Kriterium ins Spiel, das dasjenige der Beziehung des Verhaltens zu den zerebralen Strukturen ist. So kann sie, von topographischen Kenntnissen ausgehend, herausfinden, ob Verhaltensstörungen, die an die Zerstörung einer gegebenen Region gebunden sind, für diese spezifisch sind. Die Suche nach assoziierten neuropsychologischen Störungen erlaubt es auch, zu beurteilen, ob es sich um isolierte oder ineinander verquickte Faktoren handelt, ohne sich im letzteren Falle auf Anhieb über den Grund dieser Assoziationen, anatomisch oder funktionell, aussprechen zu können. Die Neuropsychologie erhärtet noch ihre Spezifität, indem sie ihre eigenen Hypothesen anbietet, hervorgegangen aus ihren Feststellungen und Kenntnissen über das Funktionieren des Zentralnervensystems. Zwischen Eintritten und Ausgängen, immer genauer und genauer studiert, handelt es sich für sie nicht mehr um eine „Dunkelkammer". Die Neuropsychologie bemüht sich auf diese Weise, die anatomische Karte des Kortex durch eine funktionelle zu ersetzen; sie stützt sich auf Resultate und Hypothesen der Neurowissenschaften, sie sucht Modelle zu erarbeiten, die zwei Ebenen von Realitäten Rechnung tragen: dem Verhalten und dem organischen Substrat. Schließlich verleugnet die Neuropsychologie, aus der klinischen Beobachtung hervorgegangen, diese nicht. Jede Beobachtung eines Patienten kann ein bevorzugtes Studienobjekt darstellen in dem Sinne, daß jede Besonderheit einer Störung, jedes Nachdenken über ein Verhalten, geeignet sind, eine gültige Interpretation von seiten des Klinikers entstehen zu lassen. Von dieser Erfahrung ausgehend, muß die Neuropsychologie dann versuchen, die klinische Institution zu verifizieren, Hypothesen formulieren und Prüfungen zu ersinnen, die geeignet sind, quantifizierte Antworten auf Fragen zu geben, die sich aus der Beobachtung ergeben haben.

B. Die großen neuropsychologischen Syndrome

Wir werden nun, in einer historischen Perspektive, eine Darstellung der großen neuropsychologischen Syndrome versuchen. Es handelt sich um eine Übersicht, die nur willkürlich und eklektisch sein kann.

I. Aphasie

Es ist klassisch, und das ist gut so, die Neuropsychologie auf die Arbeiten von BROCA zurückzuführen und ihr sogar ein Geburtsdatum zu geben: den 18. April 1861, den Tag, an dem BROCA die Fähigkeit der gesprochenen Sprache in den Fuß des Areals F_3 lokalisierte; vier Jahre später wird er auf die Dominanz der linken Hemisphäre für eben diese Fähigkeit hinweisen. Ohne Zweifel kommt die Priorität der Beschreibungen der Aphasie nicht diesem französischen Arzt zu, denn schon in der Antike bestätigen gewisse Dokumente Kenntnisse über diese Pathologie und ihre Beziehungen zum Gehirn, aber es handelt sich um isolierte und anekdotische Beobachtungen. Wir beschränken uns darauf, an zwei wesentliche Dokumente zu erinnern: einerseits die Selbstbeobachtung eines Arztes, LORDAT, publiziert 1843, andererseits den Aufsatz von MARC DAX, dessen Echtheit bestritten wird und der von seinem Sohn 1863 an der medizinischen Akademie hinterlegt wurde. Die Bedeutung dieser beiden Arbeiten wird durch die Entdeckung von BROCA erst zur Geltung gebracht. Besonders interessant ist es, an die großen Denkströme der Zeit BROCAs zu erinnern, die die zerebralen

Funktionen einerseits in lokalisationistischem, andererseits globalistischem Sinne ins Auge fassen. An der Wende zum neunzehnten Jahrhundert entwickelt GALL seine berühmten phrenologischen Theorien, die einen aufsehenerregenden Widerhall finden, dessen Beweis die Vervielfältigung zerebraler Karten ist, die eine phantastischer als die andere. Im Gegensatz zu den Theorien GALLS stehen besonders die Auffassungen von FLOURENS (1824), der jede funktionelle Unterteilung auf dem Niveau der zerebralen Hemisphären verwirft; diese sind wohl der Sitz der Intelligenz und der Empfindungen, sie sind es aber in ihrer Totalität, ohne daß diese oder jene Region diese oder jene besondere Funktion übernimmt. Wenn wir auf diese beiden großen Strömungen des neunzehnten Jahrhunderts zurückkommen, dann deshalb, weil die Geschichte der zerebralen Pathologie der Sprache, der Geste und des Erkennens bis auf den heutigen Tag dieses Gegenüberstehen zwischen Anhängern des Masseneffektes und denen des Prinzips der Lokalisation kennt. BROCA schafft die erste anatomisch-klinische Korrelation der Aphasie, ein Ausdruck, vorgeschlagen 1864 von TROUSSEAU, anstelle desjenigen der Aphemie von BROCA, der seine Beschreibung auf Patienten stützt, die ohne Zweifel das boten, was man heute übereinstimmend eine globale Aphasie nennt. Die Rolle der frontalen Strukturen war seit 1825 von BOUILLAUD geahnt worden und BROCA wird dies als Tatsache erhärten. Als er dann 1865 unterstreicht, daß sich der Läsionsherd in der linken Hemisphäre befindet, ist er der erste, der die zerebrale Dominanz begründet. Dieser neuartige Begriff verblüfft selbst BROCA, welcher zu dieser Zeit an der Konzeption hing, derzufolge Funktionen gleichmäßig auf die beiden Hälften eines Organs verteilt sein müssen, wenn dieses symmetrisch ist.

Die durch Tatsachen erlangte Gewißheit setzt sich schnell durch, um so mehr, als Arbeiten von FRITSCH und HITZIG 1870 eine experimentelle Bestätigung beizubringen scheinen. Immerhin werden negative Fälle, d.h. ohne F_3-Läsionen, aber mit Sprachstörungen signalisiert. WERNICKE wird bald zu einer Antwort auf diese Frage beitragen, als er die Aphasie, der er seinen Namen gibt, beschreibt und die er auf temporale Läsionen zurückführt. Der Titel dieses berühmten Werkes, erschienen 1874, verdient es, genannt zu werden, denn er formuliert unzweideutig eines der Glaubensbekenntnisse der Neuropsychologie, d.h. den Zugang zu psychologischen Mechanismen auf der Basis des Verstehens zerebraler Läsionen. Es handelt sich um: „Der aphasische Symptomenkomplex. Eine psychologische Studie auf anatomischer Basis."

Die Geschichte der Aphasie ist, mehr als andere, durch die großen philosophischen Strömungen bestimmt worden. Man kommt nicht umhin, die Rolle zu erwähnen, die bei den Philosophen und Psychologen dieser zweiten Hälfte des neunzehnten Jahrhunderts der Begriff der Vorstellung spielt. Definiert als Fähigkeit, eine Empfindung wiedererstehen zu lassen, entspricht sie für WERNICKE in einer mehr biologischen Perspektive der Eigenschaft des Zentralnervensystems, die Wirkungen von Reizen über deren Dauer hinaus aufrechtzuerhalten. Wie dem auch sei, die Vorstellung ist das Grundelement der Intelligenz. „Die Intelligenz", sagte TAINE (1870), „ist ein Polypengehäuse der Vorstellungen." In dieser Epoche ist die Einheit der Sprache der Terminus, dem Vorstellungen, auditive, visuelle, motorische, entsprechen, gelegen in den verschiedenen Zentren der Hirnrinde, untereinander durch Assoziationssysteme verbunden. So kann die Pathologie der Sprache das Resultat von Störungen, sei es dieser Zentren, sei es ihrer Verknüpfungen, sein. Dieses Modell der Verknüpfungen, deren heuristischer Wert unleugbar ist, hat es erlaubt, die Existenz gewisser Ausfallerscheinungen zu postulieren, noch bevor sie klinisch beschrieben worden sind, was WERNICKE für die Leitungsaphasie getan hat. Sogar die amnestische Aphasie findet ihren Platz in diesem Assoziationsschema, denn sie wird dort als eine transkortikale Aphasie interpretiert.

In dieser Epoche wird die Aphasie sorgfältig von der Pathologie der Intelligenz unterschieden, die als eine globale Fähigkeit verstanden wurde und WERNICKE unterstrich, daß das Schlimmste, was dem Studium der Aphasie geschehen könnte, ihre Verwechslung mit einer Intelligenzstörung sei. Von der Schule WERNICKES ist das Wesentliche der verschiedenen Aphasien beschrieben worden und ihre Syndrome werden die Angriffe, die im Namen klinischer Beobachtungen oder auch theoretischer Konzeptionen geführt wurden, überleben. Diese großen Gegensätze kristallisieren sich z.B. im Zusammenstoß zwischen PIERRE MARIE und DEJERINE heraus, von dem die Berichte der Neurologischen Gesellschaft 1908 lebhaftes Zeugnis ablegen. Der erstere behauptet, daß die Aphasie eine Störung der Intelligenz sei, und legt den Akzent auf die globale Verschlechterung der Sprache bei allen Aphasietypen, deren verschiedene spezifische Formen er leugnet. Ohne Zweifel sind die Patienten, auf die PIERRE MARIE seine Behauptungen stützt, global abgebaut, und man versteht, daß er auf die assoziierten Störungen Gewicht legt, die, im berühmten Falle des Patienten, der unfähig war, ein Omelette zuzubereiten, einer ideatorischen Apraxie entsprechen. Nun weiß man aber, besonders seit der Arbeit von TISSOT et al. (1963), daß die Gruppe der apraktischen Aphasiker gegenüber den Aphasikern ohne Apraxie schwer in ihren globalen intellektuellen Fähigkeiten beeinträchtigt ist. Die Positionen von DEJERINE führen die Konzeptionen seiner Vorgänger weiter, ohne daß dieser Autor indessen ihren mitunter exzessiven Schematismus übernimmt. Gegen das lokalisatorische Modell erheben sich in der Folge VON MONAKOW (1914), HEAD (1923) und die Anhänger der Gestalttheorie. Der Akzent wird auf den unspezifischen Effekt der Läsion gelegt. Die Kliniker sind in dieser Epoche stark von den Arbeiten von LASHLEY (1923) beeinflußt. Ihre klinischen Beschreibungen bleiben dennoch häufig denen ihrer Vorgänger, die sie kritisieren, sehr nahe. So wird, trotz der Attacken PIERRE MARIES die Worttaubheit nicht als ein Mythos betrachtet, die Alexie stellt eine Realität dar, ob sie nun als Sprachstörung oder als eine spezielle Agnosie betrachtet wird. Die Existenz der Leitungsaphasie wird anerkannt, wenn ihre Deutung auch umstritten bleibt. Die Frage nach den Beziehungen zwischen Aphasie und Intelligenz wird nun aber seit PIERRE MARIE ganz brutal gestellt. Es scheint so, als ob die Aphasie für sich allein keine Intelligenzminderung impliziert, daß aber die Assoziierung mit anderen Störungen, insbesondere der Praxien, wie wir gesehen haben, von einer Verminderung der globalen intellektuellen Verhalten begleitet ist. BASSO et al. (1973) legen uns heute nahe, daß eine Zone, die im hinteren Teil derjenigen der Sprache gelegen ist, eine wesentliche Rolle in der Abwicklung intellektueller Aktivitäten spielt. Die topographische Nähe dieser beiden Regionen erklärt es, daß die intellektuellen Prozesse bei Aphasien gestört sein können.

Die großen klinischen Fixpunkte, die seit dem Ende des neunzehnten Jahrhunderts gesetzt sind, bedeuten nicht, daß die Studien der Aphasien, nicht einmal in bezug auf ihre Beschreibung, ein abgeschlossenes Gebiet sind. Wir haben gesehen, daß an ihrem Beginn der Akzent bei den Sprachstörungen auf das Wort gelegt wurde; mit JACKSON (1932) wird die Einheit der Sprache zur Lehre. Dann kann sich der Begriff der Störungen der Syntax herausbilden, hier nehmen die deutschen Autoren mit PICK (1913) einen besonderen Platz ein. Die Pathologie der Sprache wird eine immer weitergehende Verfeinerung der klinischen Beschreibungen erfahren.

Diese Vertiefung der Aphasiestudien erfolgt weitgehend dank dem Beitrag der Neurolinguistik. Heute tendieren verschiedene Autoren wie WEIGL und BIERWISCH (1976), HECAEN et al. (1967) zu der Auffassung, daß in der Sprache eine Ensemble von Faktoren sichtbar wird, deren isolierte oder assoziierte Störungen bei den Aphasien die Regeln, die die Beziehungen zwischen Ton und Sinn bestimmen, widerspiegeln, Die pathologischen verbalen Verhalten hängen von der Veränderung von Faktoren wie Gedächtnis, Aufmerksamkeit, Wachsamkeit, Wahrnehmungs- und Äußerungsvermögen ab. Es ist deshalb wichtig, nach der Aufdeckung dieser Veränderungen zu beurteilen, in welcher Weise sie mit der Anwendung grammatikalischer Mechanismen interferieren. Von der Analyse des Aphasie-corpus und den auf der Basis einer Sprachtheorie her aufgebauten Prüfungen kann man zunächst nur ins Auge fassen, Differenzen zwischen der verbalen Leistung von Gruppen von Aphasikern herauszuarbeiten, mit dem Ziel, danach ihre Verkettung mit psychologischen oder psycholinguistischen Störungen zu suchen, und schließlich die Korrelationen zwischen diesen Syndromen und den festgestellten Läsionszonen zu bestimmen. Dies will sagen, daß die Neurolinguistik ebenso die Erforschung der Kenntnis und der Anwendung der Regeln impliziert, auf welchen die Beziehungen zwischen Ton und Sinn aufgebaut sind, wie diejenige der psychophysiologischen Faktoren, die auf den Gebrauch der Regeln Einfluß nehmen, Faktoren, die bestimmt sind durch neurophysiologische Mechanismen, deren Funktionieren durch die Zerstörung kortikaler Zonen beeinträchtigt oder sogar ausgelöscht ist. Die Unterscheidung zwischen diesen Faktoren und der Kenntnis des Systems der Regeln entspricht natürlich derjenigen von der generativen Grammatik vorgeschlagenen zwischen einem Leistungsmodell und einem Kompetenzmodell, das die syntaktischen Regeln, aber auch die semantischen und phonologischen umfaßt. Die Sprachstörung im eigentlichen Sinne würde tatsächlich nur dann existieren, wenn das Kompetenzmodell betroffen wäre.

Es scheint uns nun, daß die Erfahrung im Verhalten von Aphasikern sich besser mit der Konservierung des Kompetenzmodells und isolierten oder kombinierten Störungen der verschiedenen Faktoren der Realisierung vereinbaren läßt. Davon ausgehend, daß das Kompetenzmodell intakt bleibt, kann das Problem der Verschiedenheit der aphasischen Defizite leichter angegangen werden, denn diese werden auf spezifische Störungen psychologischer Faktoren, die an isolierte Verletzungen anatomischer Strukturen gebunden sind, zurückgeführt.

II. Amusie

Von Beginn der Geschichte der Aphasie an ist eine Beziehung zwischen der Pathologie der Sprache und der der Musik hergestellt worden; sie hat die Aufmerksamkeit der Aphasiologen auf sich gezogen wegen der Analogien zwischen diesen beiden Coden in unseren Kulturen, jeder einzelne mündlich und schriftlich. Es ist EDGREN (1895), der den Begriff der Amusie benützt hat, um Störungen musikalischer Fähigkeiten im weitesten Sinne zu beschreiben. Gewiß haben sich auf diesem Gebiet, wegen der erforderlichen Qualifikationen auf der einen wie der anderen Seite, die Studien häufig auf isolierte klinische Beschreibungen beschränkt. Wenn zwar assoziierte Aphasien-Amusien gesehen werden, so besteht doch auch die Möglichkeit von der Sprache unabhängiger musikalischer Störungen. In dieser Perspektive kann eine Dominanz der rechten Hemisphäre für gewisse Aspekte der Behandlung dieser musikalischen Informationen angenommen werden. Es ist möglich, daß der Typ der musikalischen Ausbildung nach pathologischen (B. MILNER, 1962; SHANKWEILER, 1966) oder experimentellen Daten (KIMURA, 1964), zu einer rechten oder linken Dominanz beiträgt. Dies legen die Resultate von BEVER und CHIARELLO (1974) nahe. Beim dichotischen Hören ist die Überlegenheit eines Ohres vom Grad des Erworbenen abhängig: bei unbefangenen Individuen, ohne besondere musikalische Qualifikation, erhält man ein besseres Erkennen am linken Ohr. Wenn, im Gegensatz dazu, die Personen Notenkenntnisse besitzen, zeigt sich die Dominanz am rechten Ohr. Erwähnen wir auch das Problem der melodischen Aspekte der Sprache. Es ist möglich, daß die Betonung als Qualität Gegenstand einer parallelen Behandlung gegenüber den anderen Sprachelementen ist, phonemischen und syntaktischen, die in weitem Maße von der rechten Hirnhälfte abhängen (GOODGLASS u. CALDERON, im Druck).

III. Akalkulie

Rechenstörungen, für welche HENSCHEN (1929) den Begriff der Akalkulie vorgeschlagen hat, sind zunächst auf Läsionen der dominanten Hemisphäre bezogen worden; dies ist im übrigen für die wesentlichen der symbolischen Funktionen bis ans Ende des zweiten Weltkrieges der Fall gewesen. Erinnern wir daran, daß Rechenstörungen mit einer Agraphie, einer Fingeragnosie und den Schwierigkeiten im Gebrauch von rechts und links das Syndrom darstellen, das GERSTMANN 1927, dann 1930 beschreibt. Innherhalb der Störungen des schriftlichen Rechnens hat sich etwas herauskristallisiert, was man heute als räumliche Dyskalkulie qualifiziert, abhängig von rechtsgelegenen Läsionen und ursprünglich bezogen auf ein Ensemble von Störungen, von PIERRE MARIE et al. (1922) als Planotopokinesie qualifiziert, das zusätzlich Schwierigkeiten der Orientierung auf einem Plan und Ankleidestörungen umfaßte.

IV. Apraxien

Die Geschichte der Apraxie beginnt wahrhaft mit den Arbeiten von LIEPMANN (1900, 1908). Gewiß hatte JACKSON (1878) vorher schon die bucco-linguo-faciale Apraxie beschrieben, einige Arbeiten hatten auf Störungen der Gesten aufmerksam gemacht, aber ihre Interpretationen führten zu keiner synthetischen Konzeption. LIEPMANN liefert eine Beschreibung der Störungen und interpretiert sie in einer zusammenfassenden Perspektive. Erwähnen wir aus seiner Darstellung die bilaterale ideo-motorische Apraxie, zunächst als motorische Apraxie qualifiziert. Diese Form entspricht der Isolierung eines „gemeinsamen Sensoriums", dessen Sitz eine linke parietale Zone sein würde, die motorischen Zonen, in beiden Hemisphären gelegen. Zu einem besonderen Fall dieser Isolierung kommt es, wenn die Läsion die Verbindung über den Balken unterbricht, dann beschränkt sich die Apraxie auf den linken Arm.

Eine zweite Form der von LIEPMANN erwähnten Störungen stellt die ideatorische Apraxie dar, deren erste Beschreibung auf PICK (1905) zurückgeht. Diese Störung betrifft den Gebrauch von Gegenständen und hängt ebenfalls von einer linken hinteren Hemisphärenläsion ab, die aber ausgedehnter als die der ideomotorischen Apraxie ist. In der Folge ist diese Konzeption der praktischen Störungen von VON MONAKOW (1905) in Frage gestellt worden, der sich geweigert hat, eine Lokalisation für diese Form von Störungen anzuerkennen und der eine rein klinische Beschreibung vorgeschlagen hat. Die konstruktive Apraxie, beschrieben von POPPELREUTER (1917) und KLEIST (1934) ist an eine linke hintere parietale Läsion gebunden. 1949 isoliert BRAIN die Apraxie des Ankleidens, die Rolle, die darin Störungen der nicht-dominanten Hemisphäre spielt, wird später erkannt.

1950 beschreiben McFIE et al. einerseits und HECAEN et al. (1951) andererseits die visuo-konstruktiven Defizite, verursacht durch rechtsseitige Läsionen, unter denen sich ja die konstruktive Apraxie findet. 1958 unterscheidet DENNY-BROWN die bilateralen konzeptuellen Apraxien und die unilateralen kinetischen Apraxien, diese letzteren als Resultat eines Ungleichgewichts zwischen den Reaktionen von Kontakt und Zurücknahme.

Dies sind die großen Etappen der Individualisierung der Störungen der Gesten. Unter den zahlreichen, einander folgenden Studien, die diesem Problem gewidmet sind, kann man, ausgewählt, einige Orientierungspunkte festhalten:

1. Die Arbeiten von GESCHWIND und KAPLAN (1962), sowie diejenigen von GAZZANIGA et al. (1967) verhelfen den konnektionistischen Konzeptionen von LIEPMANN wieder zur Geltung, indem sie z.B. auf die Existenz einer auf die linke Hand beschränkten Apraxie bei „split-brain"-Personen hinweisen.

2. Die Beziehungen zwischen ideo-motorischer und ideatorischer Apraxie werden präzisiert. Bei der letzteren wird das Unvermögen im Gebrauch von Gegenständen oder der Mißerfolg bei zielgerichteten Handlungen nicht durch ein Defizit in der Koordinierung der Bewegungen verursacht, sondern durch den Verlust der Kenntnis des Nacheinanders der erforderlichen Handlungen.

3. Der spezifische Charakter der konstruktiven Apraxien gemäß der betroffenen Hemisphäre regt zu einer Reihe von Arbeiten an, deren Ziel es ist, festzulegen, ob es je nach Sitz der Läsion auf der einen oder anderen Seite zu qualitativen (HECAEN u. ASSAL, 1970), was wir glauben, oder nur zu quantitativen Unterschieden kommt.

V. Asomatognosien

Die Asomatognosie, scheinbar psychologischer Begriff, ist aus der Notwendigkeit entstanden, anzunehmen, daß gewisse Verhalten und gewisse Erklärungen von Patienten sich nur dann erklären lassen, wenn man davon ausgeht, daß sie eine schlechte Kenntnis ihres Körpers widerspiegeln. Dieser Begriff, zunächst aus der Psychiatrie hervorgegangen, ist mit den Arbeiten von PICK (1922), in denen er die Autotopagnosie beschreibt, in den Bereich der Neurologie eingegangen. 1914 nimmt BABINSKI die Konzeptionen von ANTON (1899) wieder auf, der am Ende des 19. Jahrhunderts auf das Verkennen von motorischen Störungen bei rechts gelegenen zerebralen Läsionen hinwies. BABINSKI arbeitet diesen Gesichtspunkt heraus und schlägt den Begriff der Anosognosie vor, um diese Situation zu beschreiben. Zitieren wir auch HEAD und HOLMES (1911–12), die ein wesentlich von der Haltung bestimmtes Körpermodell annehmen, SCHILDER (1923), der den Begriff des Körperschemas vorschlägt, VAN BOGAERT (1934) und LHERMITTE (1939), der unsere Vorstellung vom Körper definiert und ihre Unabhängigkeit von der Oberflächen- und Tiefensensibilität unterstreicht. Schließlich beschreibt GERSTMANN 1924 die Fingeragnosie.

Im Bereich der anatomisch-klinischen Korrelationen unterscheidet man heute die einseitigen Störungen, beherrscht vom Begriff des Ignorierens, die in der Folge von rechtsseitigen Läsionen vorkommen, und die beidseitigen, von linksseitigen Läsionen verursachten Störungen. Ihre Spezifität wird diskutiert; um dies zu illustrieren, möchten wir zum Beispiel auf die Schlußfolgerungen von POECK und ORGASS (1971) aufmerksam machen, die meinen, daß die Schwierigkeiten im Gebrauch von rechts und links, die Fingeragnosie und die Autotopagnosie, Störungen, die von linksseitigen Läsionen abhängen, die direkte Folge entweder der Aphasie oder der globalen Verschlechterung seien.

Die gegenwärtigen neuropsychologischen Forschungen orientieren sich nach einem besseren Verständnis der Mechanismen, die in unsere Kenntnis vom Körper eingehen, indem sie auf die sensorischen Zuflüsse einwirken; durch Modifizierung der propriozeptiven Sensibilität, durch Verschiebung visueller Informationen, durch Veränderung des Niveaus der Wachsamkeit usw. Dies bedeutet, daß sich das Interesse besonders auf die psychophysiologischen Determinanten der Somatognosie richtet.

VI. Visuelle Agnosien

Die Geschichte der visuellen Agnosien ist durch die gleichen Oszillationen gezeichnet, die wir von den Störungen der Sprache und der Gesten her kennen. Die Unfähigkeit, ein gesehenes, gehörtes oder gefühltes Objekt zu erkennen, ist von FINKELNBURG 1870 als Asymbolie qualifiziert worden. WERNICKE (1894) hat eine sehr ausgearbeitete Konzeption dieser Störung vorgeschlagen, die er als eine Veränderung im Prozeß der Assoziationen zwischen visuellen Vorstellungen einerseits und in anderen sensoriellen Modalitäten realisierten Vorstellungen andererseits definiert. Zur gleichen Zeit hat MUNK (1890) den Begriff der Seelenblindheit auf der Basis von Tierexperimenten eingeführt. Es ist auch 1890, als LISSAUER zwei Pole der Agnosie beschreibt: die Wahrnehmungsform, die den Verlust der zuverlässigen Wahrnehmung eines sensorischen Eindruckes darstellt – oder Wahrnehmungsunfähigkeit – und die assoziative Form, die einem Fehlen der Verbindung zwischen der Wahrnehmung der Objekte und ihrer Darstellungen und Gedächtnisvorstellungen entspricht. Es muß nebenbei daran erinnert werden, daß der Ausdruck Agnosie ein Jahr später von SIGMUND FREUD (1891) vorgeschlagen wurde. Von 1905 ab, als VON MONAKOW die Assoziationsmodelle anzweifelt, weist er auf die Disparität der als agnostisch qualifizierten Störungen hin. Mit GELB und GOLDSTEIN (1920) verlieren die agnostischen

Erscheinungen ihre Spezifität, da jede zerebrale Läsion eine Entdifferenzierung der Figur und des Hintergrundes nach sich zieht und die Störung sich in allen Bereichen ausdrückt. In der Folge wird der Akzent auf die Rolle, die ein Wahrnehmungsdefizit spielen kann, gelegt, um die Existenz der Störungen des Erkennens in Zweifel zu ziehen; dies werden besonders STEIN und WEIZSÄCKER (1926), schließlich BAY (1950) mit dem Begriff des „Funktionswandels" tun.

Immerhin erinnern, parallel zu diesem Verwerfen der Agnosie, klinische Beobachtungen an das isolierte Vorhandensein der verschiedenen beobachteten Formen gemäß der betroffenen Hemisphäre. 1963 schlagen HECAEN und ANGELERGUES vor, von der Agnosie für Gegenstände, für Bilder, für Farben und Physiognomien und der Gruppe der räumlichen Agnosien auszugehen. Die Charakteristiken dieser verschiedenen Spielarten können mitunter in großer Reinheit beobachtet werden.

Die Agnosie für Gegenstände illustriert vortrefflich die nacheinander von verschiedenen Autoren diesem Problem gegenüber eingenommenen Positionen. Ihre Existenz ist tatsächlich in Zweifel gezogen worden, aber die Konzeptionen von LISSAUER (1890), der sie damals beschrieb, sind mit den Arbeiten von DE RENZI et al. (1969) wieder zu Ehren gebracht worden. Diese Autoren unterscheiden bei linksseitigen Läsionen Störungen vom Assoziationstyp, bei rechtsseitigen Läsionen solche vom Wahrnehmungstyp. In den letzten Jahren sind mehrere Beobachtungen mitgeteilt worden; so meinen HECAEN et al. (1974), sich auf einen Fall beziehend, daß die Agnosie für Gegenstände von einer Assoziationsstörung abhängt, gebunden an ein allgemeineres Defizit der Kategorisierung, welches sich besonders in der Unfähigkeit ausdrückt, zu beurteilen, daß zwei Gegenstände verschiedener Form der gleichen Kategorie zugehören. Dieses Defizit ist nicht auf eine Sprachstörung zurückführbar und es kann auf die visuellen Eingänge begrenzt sein.

Die Prosopagnosie, von BODAMER (1947) vorgeschlagener Ausdruck, entspricht einem mehrere Male in der Literatur beschriebenen Defizit; tatsächlich signalisiert es CHARCOT schon 1883. Für manche Autoren ist die Unfähigkeit, Gesichter zu erkennen, spezifisch, für andere ist sie ein besonderer Aspekt einer generellen Schwierigkeit, Objekte, die der gleichen Kategorie angehören, zu unterscheiden. Die Geschichte des Wiedererkennens von Gesichtern ist eine sehr charakteristische Illustration der menschlichen Neuropsychologie. Erinnern wir an die großen Etappen. Gegenstand klinischer Beschreibung in Form von Einzelfällen oder Fallserien zieht die Prosopagnosie das Interesse der Neuropsychologen in einem Augenblick auf sich, in dem diese die Begriffe der experimentellen Psychologie integrieren und sich bemühen, größere Serien von Patienten vorzustellen, gruppiert nach der Lokalisation der Läsion. Die Patienten werden quantifizierten Prüfungen unterworfen, ausgearbeitet in Abhängigkeit von Hypothesen und verglichen mit Kontrollgruppen. Die erste Frage ist natürlich diejenige nach der Selektivität der Störung. Die Tests werden also das Wiedererkennen von Gesichtern explorieren und diese Fähigkeit mit den Leistungen in anderen Kategorien vergleichen: Früchte, Möbel, Kathedralen usw. Trotz dieser Forschung bleibt die Frage ohne Antwort: die Studien von DE RENZI et al. (1968) sprechen für ein globales Defizit des feinen visuellen Unterscheidungsvermögens, während die Ergebnisse von TZAVARAS et al. (1970) und diejenigen von YIN

(1970) zugunsten einer Spezifität sprechen. Bei diesen ersten Forschungen hoffte man auch, auf eine schwach ausgeprägte Form der Prosopagnosie zu stoßen, so diskret, daß sie sich nur bei der Untersuchung zeigen würde. Es ist augenscheinlich, daß Defizite in Tests unendlich viel häufiger als die Prosopagnosie sind, die ohne Zweifel nicht die schwerwiegendste der durch neuropsychologische Prüfungen an den Tag gelegten Schwierigkeiten ist. In diesem Sinne muß an die Abwesenheit von Defiziten bei den Prosopagnostikern für diesen Typus von Aufgaben erinnert werden (ASSAL, 1970). Man stellt aber fest, daß die Defizite besonders deutlich bei hinteren rechtsseitigen Hemisphärenläsionen sind (RONDOT u. TZAVARAS, 1969). Was die Prosopagnosie betrifft, so impliziert auch sie eine Läsion gleicher Topographie. Immerhin muß man erwähnen, daß diejenigen Prosopagnostiker, bei denen eine Autopsie vorgenommen werden konnte, regelmäßig bilaterale, wenn auch rechtsseitig dominierende Läsionen zeigten (MEADOWS, 1974).

Den pathologischen Daten gesellen sich diejenigen der experimentellen Psychologie zu, die bei normalen Personen ebenfalls eine Überlegenheit der rechten Hemisphäre für das Erkennen von Gesichtern aufdecken. So hat BERLUCCHI (1974) zeigen können, daß das Erkennen von Gesichtern rascher geschieht, wenn sie der rechten Hemisphäre angeboten werden, als dies für die linke Hemisphäre der Fall ist. Die Arbeiten von LEVY et al. (1972), ausgeführt an „split-brain"-Personen, bestätigen die Überlegenheit der rechten Hemisphäre nicht nur für diese Form des Erkennens, sondern auch für andere Aufgaben aus dem Bereich der Wahrnehmungsaufnahme.

Aus der Gesamtheit dieser Tatsachen kann man schließen, daß die normale Strategie, auf welche sich das Erkennen der Gesichter stützt, von der rechten Hemisphäre abhängt. Immerhin scheint die linke Hemisphäre an diesem Prozeß teilzunehmen. Zu einer Prosopagnosie käme es nur, wenn beide Mechanismen fehlerhaft arbeiten.

Um diesen, den Agnosien gewidmeten Paragraphen abzuschließen, möchten wir die sogenannten räumlichen Formen erwähnen: die Störungen der Orientierung, der Verlust der Bedeutung des Raumes oder des Gedächtnisses für den Raum werden schon in den ersten klinischen Beschreibungen erwähnt. Ihre Beschreibung reichert sich allmählich an und eine beschreibende Klassifizierung wird von HECAEN und ANGELERGUES (1963) vorgeschlagen: Störungen der räumlichen Wahrnehmung, Störungen in der Handhabung der räumlichen Daten, Verlust des topographischen Gedächtnisses. Diese verschiedenen Formen werden assoziiert oder dissoziiert gesehen; die Bedeutung des hinteren Teiles der rechten Hemisphäre für das Auftreten dieser Störungen muß unterstrichen werden.

In der Diskussion dieser räumlichen Störungen glaubte DE RENZI 1972, was ihn betrifft, daß die Dominanz der rechten Hemisphäre nur dann zum Tragen kommt, wenn es sich um Elementaraufgaben handelt. So führt er Defizite an in der Abschätzung der Tiefe einer Markierung im Verhältnis zu einer anderen, im taktilen Erkennen bei der Orientierung einer Reihe von Punkten, in der Wiederherstellung der Orientierung im dreidimensionalen Raum eines Metallstabes. Wenn die Aufgaben komplexer werden, wie z.B. das Erkennen von Figuren, die in verschiedenen Raumebenen präsentiert werden, oder das Gedächtnis der räumlichen Lokalisierung eines Gegenstandes, tritt die Rolle der rechten Hemisphäre nicht mehr deutlich hervor. Dieser verlockenden Konzeption stellen sich indessen einige Tatsachen entgegen. So zeigen die einfachen räumlichen Prüfungen wie die Abschätzung und Orientierung einer erleuchteten Geraden, eine Aufgabe, die der von DE RENZI erwähnten sehr nahe kommt, für andere Autoren (TZAVARAS u. HECAEN, 1972) keine Rechtsdominanz, während diese im Gegensatz dazu bei sehr viel komplexeren räumlichen Prüfungen gefunden wird, so beim Lernen im Labyrinth (NEWCOMBE, 1969); das gleiche trifft zu für die topographische Orientierung von Personen, die einem auf einem Plan eingezeichneten Weg folgen müssen (HECAEN et al., 1972).

VII. Frontale Syndrome

Seit dem Ende des 19. Jahrhunderts wird die Rolle des Frontallappens in der menschlichen Pathologie und in Tierexperimenten studiert. Sogleich wird es offenbar, daß die frontalen Strukturen in Prozesse von hohem Niveau eingreifen. Sie tätigen eine übergeordnete Regulierung, die, wenn sie verloren ist, zu einem Zerfall der Persönlichkeit führt, oder Organisationen in Serien und Synthesen von Vorstellungsgruppen unmöglich macht. Heute können gewisse experimentelle Daten zu klinischen Tatsachen in Beziehung gesetzt werden, wie z.B. das Auftreten von Perseverationen oder die Verschiedenartigkeit der frontalen Syndrome. Die Divergenzen dürfen aber nicht übergangen werden. So scheinen beim Tier Störungen der verzögerten Antwort charakteristisch für eine Läsion dieser Strukturen zu sein; dieses Defizit wird beim Menschen unter den gleichen Bedingungen nicht gefunden.

Wenn die Neuropsychologie heute über Prüfungen verfügt, die geeignet scheinen, ein elektives Defizit bei frontalen Läsionen klinisch zu erklären, so bleibt die Interpretierung seiner Natur doch häufig auf Vermutungen angewiesen. Mehrere Hypothesen, die sich nicht ausschließen, versuchen, den gemeinsamen und/oder divergierenden Aspekten dieser Syndrome gerecht zu werden: Störungen des Antriebs zum Handeln (KLEIST, 1934; RAMIER u. HECAEN, 1970), Verlust der von der Sprache ausgeübten Reglerrolle (LURIA u. KOMSKAYA, 1963), Defizit der corollaren Entladung (TEUBER, 1964), Perseverationen (MILNER, 1963).

Wir möchten die Störungen im Redefluß (MILNER, 1964; BENTON, 1968; RAMIER u. HECAEN, 1970) und die Verminderung der Produktion von Zeichnungen (JONES-GOTMAN u. MILNER, 1977) erwähnen, die — die einen wie anderen — diesen Mangel des Antriebs zum Handeln ausdrücken. Perseverationstendenzen werden aufgedeckt durch den Test von Stroop, die Versuche im Labyrinth oder den Wisconsin Card Sorting Test. Die Schwierigkeiten bei diesen Prüfungen können aber auch durch den Konflikt zwischen den Informationen oder zwischen verschiedenen Prozeduren herkommen und mitunter unüberwindbar für diese Patienten sein. Die Irrtümer werden trotz einer korrekten Abschätzung der Situation begangen, denn die Intelligenz ist voll erhalten. LURIA interpretiert diese Bilder, indem er meint, daß die verbalen Instruktionen das motorische System nicht mehr erreichen. Auf dieser Ebene geben die Tests ein Defizit wieder, das man beispielhaft in den freien Aktivitäten dieser Patienten antreffen kann, denen es nicht gelingt, trotz einer korrekten Urteils, häufig klar ausgedrückt, ihre Handlungsweise zu korrigieren. Andere Prüfungen der „Neuheit" studiert von MILNER (1971), zeigen die Schwierigkeiten auf, Sequenzen eines Ereignisses, die einen im Verhältnis zu den anderen, zu datieren und scheinen sehr empfindlich auf eine Insuffizienz der Frontallappen zu reagieren; Störungen dieser letztgenannten Prüfungen werfen das Problem der Beziehung zwischen Gedächtnis und den Funktionen des Frontallappens auf, ein Problem, das seit langem diskutiert wird.

Bei den frontalen Läsionen des Menschen muß man ebenfalls das Prinzip der zerebralen Dominanz einbringen. So sind die Prüfungen — Neuheit oder Antrieb zum Handeln — empfindlich auf linksseitige Störungen, wenn ihr Inhalt verbal ist und auf rechtsseitige Störungen, wenn ihr Inhalt visuo-spatial ist.

VIII. Gedächtnisstörungen

Parallel zur Pathologie der Sprache, der Praxien, der Gnosien und derjenigen des Frontallappens, haben sich die Kenntnisse des amnestischen Syndroms, an welches der Name KORSAKOFF (1889) gebunden ist, verfeinert. In der Folge haben es anatomisch-klinische Konfrontationen möglich gemacht, einen wahrhaften Gedächtniskreislauf zwischen Hippocampus, corpus mamillare und Thalamus zu beschreiben. Zu einem Korsakoffsyndrom kommt es, wenn eine Läsion an symmetrischen oder nicht symmetrischen Punkten diesen doppelten Kreislauf unterbricht, obschon einseitige Läsionen, dann aber im allgemeinen vorübergehend, auch solche globalen Störungen verursachen können. In der Regel hängt ein amnestisches Syndrom als Folge einseitiger Unterbrechung von einer linksseitigen Läsion ab (BENSON et al., 1974). Dies wirft die Frage einer eventuellen Dominanz durch die linken zerebralen Strukturen oder des Eingreifens der Rolle der Sprache in den amnestischen Prozeß auf. Die Abwesenheit oder das nur sehr geringfügige Defizit bei gewissen motorischen Prüfungen, in denen die Rolle der Verbalisierung bedeutungslos ist (MILNER, 1962b; CORKIN, 1965), verdient signalisiert zu werden.

Die aktuellen neuropsychologischen Studien versuchen, die Rolle der verschiedenen in den Gedächtniskreislauf implizierten Strukturen zu präzisieren, anders ausgedrückt, die Möglichkeit der Spezifität, die ihre elektive Störung dem amnestischen Syndrom verleihen könnte (LHERMITTE u. SIGNORET, 1972). So verlockend diese Position auch ist, so stößt sie sich praktisch an beträchtlichen Schwierigkeiten, denn die Läsionen der amnestischen Syndrome, häufig durch Mangelzustände verursacht, erreichen multiple Strukturen, besonders die dorsomedianen Kerne des Thalamus und ihre frontalen Projektionen. Wenn die Interpretierung der Rolle dieser thalamischen Strukturen in der Diskussion offen bleibt, kann die Bedeutung des Hippocampus nicht in Zweifel gezogen werden. In der Tat haben die Arbeiten der Schule von BRENDA MILNER gezeigt, daß einerseits das amnestische Defizit sich qualitativ verändert, wenn der rechte oder der linke Hippocampus reseziert wurde und daß andererseits das Ausmaß des Defizites mit der Ausdehnung der chirurgischen Resektion zunimmt (CORSI, 1972).

IX. Störungen des Bewußtseins und der Motivationen

Störungen der Sprache, der Praxien und der Gnosien, Frontallappensyndrome und die Pathologie des Gedächtnisses bilden den Kern des Interesses der menschlichen Neuropsychologie. Die Beurteilung dieser verschiedenen Funktionen setzt ein gewisses Niveau an Bewußtsein und Vigilanz voraus und kann von Einflüssen des emotionellen Lebens des Betroffenen nicht unbeeinflußt bleiben. Diese großen Bereiche der mentalen Aktivitäten haben bisher eher Neurologen und Psychiater beschäftigt als die von der menschlichen Pathologie angezogenen Neuropsychologen. Diese streben eine Quantifizierung der Störungen an, Beeinträchtigungen dieser Funktionen sind einer solchen Form der Annäherung aber schlecht zugänglich, dies um so mehr, als es sich sehr häufig um global abgebaute Patienten handelt. Die Rolle der mesodienzephalen Strukturen für die Grade der Vigilanz ist hinreichend bekannt und wir können uns auf das Werk von PLUM und POSNER (1972) über Stupor und Komata beziehen, das eine gute klinische Beschreibung liefert und auf die anatomisch-klinischen Korrelationen eingeht. Auf der Ebene des zerebralen Kortex können wir hier nicht auf das Problem zurückkommen, das die bei split-brain-Personen erhaltenen Daten aufwerfen, deren rechtshemisphärische Kapazitäten der bewußten Erfahrung des Betroffenen entgehen. Zitieren wir schließlich die Möglichkeit verschiedener, jeder Hemisphäre eigener Fähigkeiten der Aufmerksamkeit, wie dies gewisse neuere Beobachtungen unterstreichen (MESULAM et al., 1976).

Klinische Beschreibungen, in denen echte Störungen der Motivationen angenommen werden, ob es sich um die Regulierung von Appetit, Sexualität oder um aggressive Verhalten handeln möge, sind ebenfalls schwierig zu interpretieren. Häufig handelt es sich tatsächlich um massive Läsionen, die eine große Reihe von Störungen nach sich ziehen, wie es z.B. für das Syndrom von KLUVER und BUCY (1938) der Fall ist. Ein anderes Material, resultierend aus wegen psychotischer Störungen vorgenommenen chirurgischen Eingriffen, wirft das Problem der Beteiligung der psychiatrischen Vorgeschichte an der Beschaffenheit der beobachteten Bilder auf. Wir zitieren hier Veränderungen der Stimmung und des Verhaltens, die je nach der Seite der hemisphärischen Störungen angetroffen werden. Die Kliniker haben seit langem bemerkt, daß Reaktionen, die man als „katastrophal" qualifiziert, bei linksseitigen Läsionen gesehen werden, während Indifferenz häufiger bei rechtsseitigen Läsionen ist. 1969 hat GAINOTTI an einer großen Serie von Patienten diese Tatsachen bestätigt.

Dieses sind, sehr schematisch aufgeführt, die großen klassischen neuropsychologischen Syndrome. Trotz der Kürze dieser Ausführungen müssen wir darauf hinweisen, daß die hier beschriebene Pathologie von vielfältigen Faktoren abhängt. Wir werden das Problem der Lokalisation diskutieren, das von erstrangiger Bedeutung ist. Es muß aber auch die Ausdehnung und die Entwicklungsgeschwindigkeit der Läsion in Betracht gezogen werden. Die Händigkeit ist eine wichtige Variable. Schließlich scheint eine lange vernachlässigte Tatsache, das Geschlecht, nicht ohne Bedeutung zu sein. Die Vielfalt dieser Variablen läßt uns den beträchtlichen Umfang der Probleme, den die klinische Neuropsychologie lösen muß, leicht verstehen.

C. Die zerebralen Lokalisationen

Die von uns bisher angeführten Tatsachen greifen häufig auf Arbeiten der Wende vom 19. zum 20. Jahrhundert zurück und finden sich heute in mehr als einem Punkt bestätigt. So trägt z.B. das konnektionistische Modell, bei Personen mit Durchtrennung des Balkens, den Besonderheiten Rechnung, die nur in der Testsituation erscheinen. Sicherlich kann man den Wert von sehr detaillierten Beobachtungen, die eine präzise Verifikation zulassen, nicht leugnen. Die Neuropsychologie hat es aber auch gelernt, an großen Serien zu arbeiten, indem sie das von TEUBER (1955) vorgeschlagene Prinzip der doppelten Dissoziation anwendet: das bei der Läsion X festgestellte Difizit A darf bei der Läsion Z nicht vorhanden sein, während das festgestellte Difizit B, seinerseits, bei der Läsion X nicht gefunden werden darf.

Die die Lokalisationen betreffenden experimentellen Daten lassen einen hohen Grad von Spezialisation erkennen, gleichzeitig aber eine häufig multiple Repräsentation. Der Beitrag der Techniken der intrazellulären Ableitung ist beträchtlich in diesem Bereich: z.B. auf der sensoriellen Ebene; nur Reize sehr spezifischen Charakters können in gewissen Zellen eine Antwort hervorrufen. Wir erwähnen im besonderen die Resultate von GROSS et al. (1972), in denen dieser Autor auf die Selektivität des unteren temporalen Kortex beim Affen hinweist, die auf eine besondere Form des visuellen Reizes reagieren, eine Form, die dem Bild der Hand des Affen entspricht. Über die Ergebnisse von HYVARINEN und PORANEN (1970), MOUNTCASTLE et al. (1975) und MOUNTCASTLE (1976) haben wir schon berichtet.

Neuere Arbeiten haben gezeigt, daß die motorische Organisation eine ausgeprägte Somatotopie erkennen läßt. ASANUMA und ROSEN (1972) haben mit der Methode der kortikalen Mikroreizung tatsächlich in Kolonnen gruppierte Zellen zeigen können, die eine Bewegung jedes einzelnen Fingergelenkes kommandieren. Umgekehrt empfangen diese gleichen Kolonnen präzise und systematische Afferenzen aus den innervierten Muskeln und dem angrenzenden Hautgebiet stammend. In ihren Studien zeigen auch LAWRENCE und KUYPERS (1968) den hohen Grad von Somatotopie für die kortikal-spinalen Bahnen – von den Pyramidenzellen ausgehend – deren Störung ein selektives und definitives Defizit der Feinmotorik der Finger nach sich zieht, es gibt aber andere Elemente, die für eine multiple motorische Organisation Zeugnis ablegen. Außer dem klassischen motorischen Areal – 4 –, nehmen verschiedene kortikale Areale, die einen sensorisch-motorisch, die anderen motorisch-sensorisch, an der Abwicklung der Bewegungen teil. Untersuchungen von PHILIPPS (1966–67) legen andererseits nahe, daß die Steuerung der Muskeln durch das Zentralnervensystem über motorische Organisationseinheiten ausgeübt wird.

Die Neurone, welche die efferenten kortikalen Bahnen bilden, erhalten zahlreiche Afferenzen. So hat man bei 92% der Neurone des motorischen Areals der Katze Fakten, die polysensoriellen Konvergenzen entsprechen, gefunden (BUSER u. IMBERT, 1961). Diese Zuflüsse nehmen an der Kontrolle der Abwicklung der Bewegungen teil. In die gleiche Ideenkategorie gehören die Interaktionen zwischen den Wirkungen sensorieller Konvergenzen: Neurone, die in spezifischer Weise auf gewisse visuelle Reize reagieren, können auf Informationen anderer sensorieller Modalitäten antworten, wenn diese geeignet sind, vorübergehend ihre Reaktionen auf die spezifischen Reize zu modifizieren. Diese Kenntnisse erlauben es uns, die vielseitige Potentialität gewisser zerebraler Zonen zu verstehen.

Die vielfältigen Verbindungen zwischen topographisch entfernten Arealen erklären die Erhaltung, mindestens die scheinbare, von Funktionen, trotz des Bestehens zerebraler Läsionen. Tatsächlich kann ein Areal, wenn es von Zuflüssen einer anderen Zone abgeschnitten ist, aus der es normalerweise die zur Ausübung der Leistungen, die es kontrolliert, notwendigen Informationen erhält, seine Funktion auf einer niedrigeren Ebene ausüben, oder sich noch weitgehender auf die Informationen aus nichtgeschädigten Arealen stützen, mit denen es immer in Verbindung war. Unsere Tests sind in ihrer Grobheit häufig nicht geeignet, subtile quantitative oder qualitative Veränderungen zu erfassen.

Überdies kann man das Prinzip der Lokalisation und dasjenige des Masseneffektes nicht miteinander vergleichen und gegeneinanderstellen. Wir wissen, wie sehr LASHLEY (1937) das letztere überbewertet hat zu ungunsten des ersten Faktors. Die aktuellen Daten, beim split-brain-Tier erhalten, zeigen, daß dieser Effekt besonders bei den Aufgaben, in denen außer dem sensoriellen Unterscheidungsvermögen eine kognitive Aktivität verlangt wird, auftritt (VONEIDA u. ROBINSON, 1971). Er könnte in gewissen Fällen, dem des Erlernens z.B., an eine Verminderung der Weitschweifigkeit des nervösen kortikalen Netzes und nicht an eine qualitative Modifizierung der Mechanismen des Erwerbens gebunden sein. Tatsächlich kann, wenn man die Weitschweifigkeit der Informationen erhöht, das Defizit kompensiert werden. Der Masseneffekt, realisiert durch den Ausschluß einer Hemisphäre durch Durchtrennung des Balkens bei Tieren mit geteiltem Chiasma, wirkt sich auf die Lernkapazitäten aus, die verlangsamt sind und sich von denen unterscheiden, die man beim Tier beobachtet, bei dem die interhemisphärische Übertragung möglich ist (Sechzer, 1970). In der menschlichen Pathologie haben ZAIDEL und SPERRY (1974) bei split-brain-Personen ein Absinken der amnestischen Kapazitäten gezeigt, ohne daß Wahrnehmungstörungen vorhanden sind und es ist interessant, dies mit den bei Tieren erhaltenen Daten in Beziehung zu setzen. Es ist im übrigen bekannt, daß die Leistungen der Patienten in ihrer Gesamtheit Veränderungen im Verhältnis zu denen der Kontrollpersonen aufweisen. Eine Durchsicht der neueren Arbeiten, in denen die Resultate in Übereinstimmung mit dem Prinzip der Dominanz dargestellt werden, ist durch einen von uns unternommen worden (HECAEN, 1972b). Sie zeigt, daß, wenn ein signifikantes Defizit bei Läsionen einer gegebenen Hemisphäre beobachtet wird, die Ergebnisse bei Störungen der anderen Hemisphäre unterhalb derjenigen der Kontrollen liegen, signifikant 6mal auf 10, und unterhalb, aber ohne eine signifikante Differenz zu erreichen, 3mal auf 10.

Lokalisation und Masseneffekt können auch diskutiert werden unter Berücksichtigung der Begriffe Herd und Feld, Begriffe von MISHKIN (1957) erarbeitet und wieder aufgenommen von GROSS (1963), dann von MOFFETT et al. (1967). Die Analyse der Resultate läßt diese Autoren annehmen, daß gewisse begrenzte Zonen für eine gegebene Aktivität entscheidend sein können. Die Läsion solcher Zonen, selbst wenn sie von geringer Ausdehnung ist, würde ein wesentliches Defizit zur Folge haben. Diese Zonen entsprechen den Herden. In ihrer Peripherie liegen die Felder, deren Läsion ein leichteres und vorübergehendes Defizit in der gegebenen Aktivität verursacht. Wenn die Läsion ausgedehnt ist, d.h. Herd und Feld betrifft, ist das Defizit maximal. Dieses Modell erlaubt es, den Masseneffekt von Läsionen, die ein gegebenes Feld erreichen, zu erklären, ihre mögliche echte Kompensierung, wenn die Läsion den Herd ausspart, während eine Störung in diesen letzteren Defizite selbst dann nach sich zieht, wenn die Läsion sehr begrenzt ist.

Das Modell von WERNICKE stützt sich auf die Existenz von privilegierten Zonen — den Zentren — die man mit den oben genannten Herden vergleichen kann; diese Zentren sind untereinander durch Assoziationsbahnen verbunden. Es muß also auch diesen Verknüpfungen Rechnung getragen werden; wie z.B. bei der reinen Alexie, durch eine hintere linke Läsion verursacht, die das Splenium des Balkens erreicht: durch die Hemianopsie erreichen die Informationen nur die rechte Hemisphäre; aber die in den visuellen Kortex gelangten Informationen müssen in der Zone von WERNICKE behandelt werden; die Läsion des Balkens macht diese Passage unmöglich, daher die Alexie (GESCHWIND, 1965). Analoge Verhältnisse erlauben es uns, bei Läsionen des Balkens die auf die linke Hand begrenzte Apraxie, Agraphie und Anomie zu interpretieren (GESCHWIND u. KAPLAN, 1962). LASHLEY, auf den sich die Assoziationisten sehr weitgehend gestützt haben, hat indessen nicht jede lokalisationistische Position zurückgewiesen, wofür seine 1937 entwickelte Konzeption zeugt. Wir wollen hier sagen, daß er die Herstellung einer Beziehung zwischen der Rolle einer zerebralen Zone und einer psychologischen Funktion, deren einheitlicher Charakter nicht sicher ist, kritisiert. Er unterstreicht, daß anscheinend einheitliche Funktionen im Verhalten bei fokalen Läsionen aufgesplittert gefunden werden und daß anscheinend deutlich verschiedene Funktionen über ein homogenes neurologisches Feld ausgeübt werden. LASHLEY schlägt drei fundamentale integrierende Mechanismen vor, die nervösen Prozessen entsprechen, die die Intensität der Antworten, ihre räumliche Präsentation und die Reihenfolge in den Reaktionen regeln. Nach LASHLEYs Lehre würde man also davon ausgehen müssen, daß man bei einer Konstellation von Verhaltensstörungen, die an die Existenz einer Läsion mit definiertem Sitz gebunden sind, das Defizit in einem nervösen Mechanismus suchen muß, der für sich allein für die verschiedenen Erscheinungen verantwortlich ist. Umgekehrt entspricht eine einzige Funktionsstörung, vom Standpunkt der psychologischen Analyse her, mitunter mehreren Defiziten, die auf verschiedene Läsionsherde bezogen werden müssen. Die extreme Selektivität der weiter oben mehrmals angeführten neurophysiologischen Daten stellt ebenfalls ein wesentliches Argument zugunsten einer funktionellen Lokalisation dar. Der Effekt gewisser Läsionen beim Tier spricht im gleichen Sinne. So betrifft z.B. das Defizit in der alternierenden verzögerten Antwort nur den räumlichen Charakter der Prüfung bei den dorsal-lateralen Läsionen des Frontallappens; im Gegensatz dazu betrifft das Defizit jede Form des Erlernens bei den orbitalen Läsionen des gleichen Lappens (MISHKIN et al., 1969). Demgegenüber erscheint es in der menschlichen kortikalen Pathologie recht schwierig, von der Vorstellung eines Mosaiks begrenzter Zentren auszugehen, deren jedes eine präzise Funktion ausübt. Man faßt eher relativ weite Regionen ins Auge, ausgestattet mit unterschiedlichen Potentialitäten, deren verschiedene Teile zur gleichen Funktion beitragen. Man kann sich zu dieser Nichtübereinstimmung zwischen Tier und Mensch Fragen stellen und die Hypothese formulieren, daß beim letzteren die pathologischen Verhaltensaspekte aus verschiedenen, sich gegenseitig beeinflussenden Defiziten resultieren, weil die Läsion sich in der Regel über mehrere kritische Zonen erstreckt, was, so gesehen, eine Mosaik-Konzeption nicht ausschließt. Zwischen tierischen und menschlichen Daten muß jeder Vergleich der Differenz Rechnung tragen, die in unsere Gattung mit der funktionellen und vielleicht sogar morphologischen Asymmetrie der Hemisphären eingebracht ist. Beim Tier könnte die funktionelle Bilateralität mit einer extremen Fokalisierung in jeder Hemisphäre zusammenfallen. Beim Menschen könnte die Fokalisierung weniger präzise sein. Es würde demgegenüber aber von jeder Hemisphäre eine spezifische funktionelle Aktivität abhängen. Vielleicht sind auch das Prinzip der Lokalisation in jeder Hemisphäre — wir kommen weiter unten darauf zurück — und die interhemisphärische Aktivität unterschiedlich gemäß dem Typus der ins Auge gefaßten Funktion.

D. Die funktionelle hemisphärische Spezialisierung

An die Stelle des seit BROCA entwickelten Begriffs der zerebralen Dominanz setzt sich, am Ende des 2. Weltkrieges, der Begriff der funktionellen Asymmetrie der beiden Hemisphären. Nach einer Periode, in der alle symbolischen Funktionen in die linke Hemisphäre lokalisiert wurden, in der das rechte Hirn, einfaches Reservegewebe, nur als Sitz elementarer Aktivitäten betrachtet wurde, sind seine Funktionen erkannt worden, besonders in den Bereichen der Somatognosien und der räumlichen Orientierung. Die linkshemisphärischen Syndrome werden gebildet von den verschiedenen Formen der Aphasie, den ideomotorischen, ideatorischen und konstruktiven Apraxien, den bilateralen Asomatognosien und den visuellen Agnosien für Gegenstände und Farben; während die rechtshemisphärischen Läsionen Störungen der räumlichen Orientierung umfassen, die sich in verschiedenen Aktivitäten ausdrücken: konstruktive Praxien, geschriebene Sprache und schriftliches Rechnen, topographische Vorstellungen, die halbseitige Unaufmerksamkeit für den körperlichen und außerkörperlichen Raum der der Läsion gegenüberliegenden Seite und schließlich die Störungen der Erkennung von Physiognomien. In einer ersten Abschätzung würde man sagen können, daß die linke Hemisphäre die verbalen Funktionen und diejenigen der Abstraktion unterhält, die rechte Hemisphäre die Funktionen der nicht-verbalen räumlichen Wahrnehmung.

Diese funktionelle Asymmetrie hat sogleich durch ihren Kontrast zu einer Symmetrie der Strukturen erstaunt. Immerhin unterstreichen schon ältere Arbeiten, wie diejenigen von FLECHSIG (1908) und von ECONOMO und HORN (1930), die Unterschiede zwischen dem rechten und linken Temporallappen und erwähnen gleichzeitig inter-individuelle Variationen; diese Autoren legten insbesondere die Existenz einer biologischen Basis für die heterogene Verteilung der amnestischen Fähigkeiten, die man diesen Strukturen zuordnete, nahe. Diese Arbeiten hatten wenig Echo, weil, wie es VON BONIN noch 1962 unterstrich, die Beweise für eine anatomische und physiologische Asymmetrie minim blieben. 1968 zeigten aber GESCHWIND und LEVITSKY, als sie eine Serie von 100 Gehirnen Erwachsener ohne neurologische Vorgeschichte untersuchten, die Existenz einer Asymmetrie des planum temporale, das heißt der hinter dem Gyrus von HESCHL gelegenen

Struktur: das planum temporale ist ausgedehnter links in 65% der Fälle, rechts in 11%. Diese strukturelle Asymmetrie ist in der Folge von mehreren Autoren bestätigt worden (TESZNER et al., 1972; WADA et al., 1975). Ihrerseits haben WADA et al. (1975) sogar gefunden, daß die Brocasche Zone eine unterschiedliche Ausdehnung in den beiden Hemisphären hat, aber diese Tatsachen sind weniger gesichert. Die Asymmetrie des planum temporale ist im Gehirn des Foetus wiedergefunden worden von WITELSON und PALLIE (1973) und besonders von WADA et al. (1975), obwohl weniger ausgeprägt als beim Erwachsenen.

Man muß allerdings anfügen, daß diese Differenz der Strukturen für sich allein der hemisphärischen Dominanz der Sprache nicht Rechnung trägt, denn diese letztere wird in Proportionen beobachtet — variabel von einem Autor zum anderen — die über die morphologischen Tatsachen hinausgehen. Zitieren wir GESCHWIND (1970), der feststellt, daß 93% der Bevölkerung Rechtshänder sind: unter diesen Personen wird die linke Dominanz in 99% der Fälle gesehen, während bei den Linkshändern die linke Dominanz in 60% der Fälle beobachtet wird. Die Zahlen von ANNETT (1975) unterscheiden sich von den vorgenannten: Als er die Häufigkeit der Dysphasie bei Erwachsenen mit Hemisphärenstörungen analysierte, hob er die Rolle des rechten Hirns für den Gebrauch der Sprache bei einem Zehntel seiner Population hervor.

Im Bereich der Elektro-Physiologie haben wir erwähnt, daß die Studien noch umstritten bleiben, häufig wegen technischer Schwierigkeiten. Es scheint indessen, daß die Informationsaufnahme sich für jede der Hemisphären verschieden darstellt, je nachdem ob es sich um verbales oder nicht-verbales Material handelt (WOOD et al., 1971). Die elektro-physiologischen Korrelationen unterscheiden sich auch in den vorderen Zonen, gemäß der linguistischen oder nicht-linguistischen Natur des Ausdrucks (MCADAM u. WHITAKER, 1971).

Die hemisphärische Spezialisation wird von einer Forschergruppe zur anderen verschiedenartig interpretiert. MILNER (1974) seinerseits glaubt, daß die funktionelle Differenz am verbalen oder nicht-verbalen Charakter des Materials hängt und dies, welches auch die Art der Darbietung und die gestellte Aufgabe sei. So verstärkt sie ein Defizit für rückwärtslaufende Reihen, von Zahlen, bei linken Hippocampus-Störungen und visual-räumlichen Markierungen bei rechtsseitigen Störungen. Wir haben eine analoge Dichotomie bei den frontalen Läsionen gesehen betreffend die Tests der Neuerlichkeit und die Prüfungen, die die Kapazität des Antriebs zum Handeln abschätzen.

Andere, immer zahlreichere Autoren gehen eher vom Modus einer besonderen Behandlung der Information durch jede Hemisphäre aus. Von 1963 an legen HECAEN und ANGELERGUES uns nahe, daß das für rechtsseitige Läsionen spezifische Defizit die Individualisation innerhalb einer gegebenen Kategorie trifft, während die linksseitige Läsion ein Defizit der Kategorisierung nach sich zieht. Nach DE RENZI (1972) würde der linken Hemisphäre die Aufgabe zufallen, die sensorielle Information zu benennen und zu assoziieren, um ihre Bedeutung zu erfassen, während die Rolle der rechten Hemisphäre im wesentlichen darin bestände, diese Daten zu diskriminieren und zu organisieren.

Split-brain-Personen stellen bevorzugte Objekte für das Studium der Eigenschaften jeder Hemisphäre dar. In diesem Sinne ist die Arbeit von LEVY et al. (1972) beispielhaft: Diese Autoren haben die Kapazität jeder Hemisphäre in bezug auf Wahrnehmen und Antworten miteinander verglichen. Die in diesen Prüfungen angebotenen Stimuli bestehen aus chimärischen Figuren, die durch Vereinen zweier Hälften zweier verschiedener Modelle gebildet werden, die aber der gleichen Kategorie angehören: menschliche Gesichter, Formen ohne Bedeutung, die aber eine gewisse Analogie mit Hirschgeweihen aufweisen, vertraute Figuren (Augen, Rosen, Bienen) und Serien geometrischer Zeichnungen (Quadrat, Kreuz usw.). Jede Hemisphäre erhält eine Hälfte des Bildes. Wegen der Tendenz zur Vervollständigung werden parallel dazu zwei ganze Bilder „gesehen", was einen Konflikt schafft. Die Überlegenheit der rechten zerebralen Strukturen zeigt sich, wenn die Antworten durch Bezeichnen gegeben werden. Die Aufgabe wird wesentlich schwieriger, wenn es sich darum handelt, eine verbale Antwort zu geben: Darüber hinaus entspricht die Antwort unter diesen Bedingungen dem von den linken zerebralen Strukturen behandelten Bild. Die Autoren interpretieren ihre Resultate, indem sie einen Unterschied in der Strategie beider Hemisphären vorschlagen; die rechte ist überlegen in den einfachen Kapazitäten der Wahrnehmung, die das Erfassen der Formen bedeuten, die linke geht analytischer vor in der Erforschung der unterscheidenden Charakteristika, denen eine verbale Etikette entspricht. Das Zurückgreifen auf die eine oder die andere der beiden Strategien entspricht einer selektiven Aktivität einer Hemisphäre und wird von der Art der Aufgabe bestimmt. Die bevorzugte Aktivität läßt aber auch frühere Erfahrungen intervenieren, insbesondere das Erlernte und den Kontext, die die Person in eine analytische oder nicht-analytische Richtung orientieren. Wir haben schon die Resultate erwähnt, die beim Test des dichotischen Hörens von musikalischem Material erhalten werden und die eine unterschiedliche Dominanz abhängig von der musikalischen Erziehung zeigen (BEVER u. CHIARELLO, 1974). Diese Daten werden von einer Studie bestätigt, in der die Aufnahme von dichotisch angebotenen Morsesignalen untersucht wird und eine Überlegenheit des rechten Ohres für komplexe Strukturen (mehr als 7 Elemente) bei trainierten Operateuren gesehen wird, während unter diesen Bedingungen Nicht-Trainierte eine Überlegenheit des linken Ohres zeigen (PAPCUN et al., 1974). Indem man eine Person auf einen Typus von Aufgaben ausrichtet, kann man auch die Aktivität einer Hemisphäre privilegieren und für identisches Material, z.B. Vokale, eine Überlegenheit eines Ohres im Verhältnis zum anderen, induzieren: Wenn die Aufgabe in einem nicht-verbalen Kontext ausgeführt werden muß, geben die Antworten eine Überlegenheit des rechten Hirns wieder; wenn man sie im Gegensatz dazu in einem verbalen Kontext anbietet, so zeigt das linke Hirn sein Übergewicht (SPELLACY u. BLUMSTEIN, 1970). Eine doppelte Behandlung von den gleichen Informationen ausgehend: Erkennen der Zahlen und der Stimme des Sprechers könnte parallel ausgeübt werden und von beiden Hemisphären simultan abhängen, wie es GOODGLASS ct al. vorschlagen (im Druck). Man versteht hier die wichtige Rolle des Balkens in der gegenseitigen Ergänzung beider Hemisphären, der eine Vereinigung der spezifisch behandelten Informationen realisiert. Es ist auch möglich, daß die Aufrechterhaltung der Leistungsfähigkeit, die nicht-dominante Hemisphäre für eine zur Frage stehende Aufgabe eingreifen läßt.

Die zerebrale Dominanz wird von KIMURA (1976) eher von den motorischen Leistungen als von der Behandlung der sensoriellen Informationen ausgehend, ins Auge gefaßt. Auf der Basis einer Reihe von Untersuchungen schließt sie auf eine linkshemisphärische Dominanz, keine symbolische, aber eine motorische. Die Schwierigkeiten, eine Sequenz von Bewegungen zu reproduzieren, die isoliert übrigens korrekt ausgeführt werden, würden die Wernickesche Aphasie charakterisieren. Die Sprache ist ein ausgezeichnetes Beispiel für die Realisierung von Sequenzen präziser und schneller Bewegungen. Sie könnte in die linke Hemisphäre lateralisiert worden sein wegen dieser spezifischen motorischen Fähigkeiten. KIMURA meint damit, daß die Grundstörung der Aphasie eine Schwierigkeit von motorischem Charakter ist.

KINSBOURNE (1970, 1971, und 1974) hat ein Aufmerksamkeits-Modell für die interhemisphärische Differenz entwickelt: der Aktivierung einer Hemisphäre durch einen gewissen Typus von Anweisungen entspricht die Hemmung der anderen. So zeigt sich z.B. bei Personen, deren linke Hemisphäre durch eine Aufgabe aus dem Bereich des verbalen Gedächtnisses aktiviert worden ist, eine Überlegenheit des rechten visuellen Feldes in einem Versuch tachistoskopischer Diskriminierung, eine Überlegenheit, die vorher nicht existierte. Umgekehrt wird, wenn die Gedächtnisaufgabe Melodien betrifft, was die rechte Hemisphäre aktiviert, eine Überlegenheit des linken Gesichtsfeldes gefunden. Die Resultate beim dichotischen Hören von MORAIS und BERTELSON (1973) passen gut in ein solches Modell. Tatsächlich kann, wenn die Versuchsperson willentlich über die räumliche Lokalisation der Signale getäuscht wird, und deshalb ihre Aufmerksamkeit auf die vermutete Quelle richtet, eine Wahrnehmungsasymmetrie festgestellt werden.

Wir haben die größere Oberfläche des linsseitigen planum temporale erwähnt; in der rechten Hemisphäre sind noch keine besser entwickelten Strukturen gefunden worden, die in Korrelation zur Dominanz dieser Hemisphäre in den visuo-spatialen Bereichen gesetzt werden könnten. Es ist möglich, daß die funktionelle Organisation der beiden Gehirnhälften unterschiedlich ist. Links wäre die Fokalisierung ausgeprägter, rechts würde eine größere Ausbreitung der funktionellen Repräsentation bestehen. Gewisse Regionen der rechten und linken Hemisphäre können in einer Modalität, die ihnen eigen ist, als von einem Feld umgeben definiert werden. Es ist ebenfalls möglich, diese Organisation mit Hilfe eines funktionellen intra-hemisphärischen Gradienten zu beschreiben.

Diesem Modus der kortikalen Repräsentation — oder wenn man will horizontalem — muß man einen anderen anfügen: den vertikalen oder subkortikalen. Die Formationen in der Tiefe, Thalamus, Nucleus caudatus spielen hinein in die Realisierung der Leistungen, die von den nervösen Mechanismen ihrer Hemisphäre unterhalten werden. Die Daten der menschlichen Neuropsychologie zeigen tatsächlich, daß die linken Thalamotomien sich besonders auf den Bereich der verbalen Fähigkeiten auswirken: Strooptest, Bezeichnung, auditives Verständnis, Sprachfluß, Kurzzeitgedächtnis. Demgegenüber zeigen rechte Thalamotomien ihre Folgen mehr als die linken in den Bereichen der visuo-spatialen und visuo-motorischen Fähigkeiten und im Erkennen von Gesichtern. Hier kann man sich auf die Arbeiten von RIKLAN und LEVITA (1969), auf die von OJEMANN et al. (1971), auf die von VILKI und LAITINEN (1974) und schließlich auf die von FEDIO und von van BURREN (1975) beziehen.

Beim Tier ist die Rolle der subkortikalen Strukturen in den kognitiven Aufgaben gut bekannt. So sind beim Affen Störungen in zwei Regionen geeignet, die einfache verzögerte Antwort und die der verzögerten Alternierung zu beeinträchtigen: auf der kortikalen Ebene, die Region des sulcus principalis, auf subkortikalem Niveau der antero-dorsale Teil des nucleus caudatus (DIVAC et al., 1967). Andere Teile dieses Kernes unterhalten funktionelle Verbindungen mit anderen Zonen des zerebralen Kortex; so kann es zu einem Defizit kommen sowohl im Falle einer Läsion des an diesen Kern gebundenen Kortex, wie auch dieses bestimmten Teiles des nucleus caudatus (BUTTERS u. ROSVOLD, 1968).

Verschiedene Formen des interhemisphärischen Funktionierens können ins Auge gefaßt werden; wir gehen diese Möglichkeiten durch und lassen uns dabei vom Schema von PIERCY (1964) inspirieren.

1. Gleiche Funktion für symmetrische Zonen in Verbindung mit der gegenüberliegenden Körperhälfte: dieser Typ des Funktionierens ist anerkannt, wenn auch mit gewissen Reserven für die motorisch-sensitive und sensorielle Kontrolle.

2. Identische Funktion für symmetrische zerebrale Areale: davon ging man in den Frontallappen aus, wir haben aber gesehen, daß man heute der Seite der Läsion Rechnung trägt. Identische Funktionen für symmetrische Areale charakterisieren die zerebrale Organisation des Tieres. Eine bilaterale Läsion muß gesetzt werden, um das Defizit erscheinen zu lassen. In diesem Zusammenhang ist die beste Analogie, die man beim Menschen findet, diejenige der amnestischen Syndrome, ausgelöst durch Läsionen beider Hippocampi.

3. Die hierarchisierte Lateralisierung: eine Hemisphäre ist dominant, ihre Beeinträchtigung bestimmt das Auftreten der Störung. Eine analoge Läsion der anderen Hemisphäre zieht keine signifikativen Störungen nach sich, dies ist z.B. der Fall für die Aphasien und die ideomotorischen und ideatorischen Apraxien.

4. Asymmetrie der Funktionen; man kann ins Auge fassen:
a) Qualitative Differenz gemäß der implizierten Hemisphäre: z.B. für die konstruktiven Apraxien, eine Störung der Programmierung bei den linksseitigen Läsionen und eine visuo-konstruktive Störung bei den rechtsseitigen Läsionen (HECAEN u. ASSAL, 1970).

b) Quantitative Differenz: gewisse Autoren nehmen an, daß die Rolle der rechten Hemisphäre diejenige der linken in den konstruktiven Aktivitäten übertrifft; so erklärt sich die Häufigkeit und der größere Schweregrad der konstruktiven Apraxien bei rechtshemisphärischen Störungen, die Qualitäten des Defizits wären indessen identisch.

c) Gleiche Funktionen, aber mit einer jeder Hemisphäre eigenen Topographie getätigt: so betreffen die somatognostischen Störungen bei rechtsseitigen Läsionen die linke Körperhälfte, während bei linksseitigen Läsionen bilaterale Störungen auftreten. Im Bereich der Wahrnehmung stößt man auf Indikationen in diesem Sinne bei linken kortikalen Läsionen, die elementaren taktilen Defizite könnten bilateral sein; bei den rechtsseitigen Läsionen würden sie nur controlateral sein (SEMMES, 1969).

HECAEN schlägt 1972a ein Modell vor, in dem er zwei Kategorien von Funktionen unterscheidet: die einen instrumental und die anderen fundamental. Die ersten dienen als Instrumente der Kommunikation, der Kenntnis und der Aktion.

Sie sind von der funktionellen Asymmetrie betroffen. Im Gegensatz dazu sind die fundamentalen Funktionen unabhängig, in gleicher Weise von den Instrumenten wie den sensoriellen Modalitäten; bilateral und symmetrisch repräsentiert intervenieren sie in der Vergegenständlichung der instrumentalen Funktionen. Man kann als fundamentale Funktionen zitieren das an die Hippocampi gebundene amnestische Behalten und den von den Frontallappen abhängenden Antrieb zum Handeln.

Die Ausbildung der zerebralen Dominanz wirft das Problem der respektiven Rolle des Angeborenen und der Reifung auf. Die Kenntnisse der Pathologie, wir denken besonders an die Aphasien des Kindes, leisten hier einen bedeutenden Beitrag.

FREUD, 1897 und in der Folge die Autoren am Beginn des 20. Jahrhunderts unterstrichen die größere Häufigkeit der Aphasien durch rechtsseitige Läsionen beim Kind gegenüber dem Erwachsenen. Immerhin werden heute gewisse Reserven angebracht: WOODS und TEUBER (1975) signalisieren, daß die Aphasien bei rechten Läsionen besonders auf ältere Beobachtungen zurückgehen, in denen man mitunter bilaterale Läsionen ins Auge fassen kann, die linksseitigen Läsionen sind unbemerkt geblieben bei den in dieser Epoche zu Verfügung stehenden Mitteln. KRASHEN (1973) gibt eine Altersgrenze an, jenseits derer die Häufigkeit der durch rechte Läsionen bedingten Aphasien des Kindes vergleichbar ist mit den beim Erwachsenen gefundenen Verhältnissen. Dieser Autor erwähnt, daß in der klassischen Serie von BASSER (1962) die Aphasien durch rechtsseitige Läsionen bei älter als 5jährigen nicht mehr vorkommen. Unsere persönlichen Erfahrungen stimmen mit dieser Position überein.

Dennoch, trotz der genannten Resultate, erlauben die Daten der Literatur von einer leicht erhöhten Frequenz der durch rechtsseitige Läsionen bedingten Aphasien beim rechtshändigen Kind gegenüber dem Erwachsenen auszugehen. Diese Tatsache kann dahingehend gedeutet werden, daß beim sehr jungen Kind ein gewisser Grad hemisphärischer Equi-Potentialität besteht. Wenn wir nahelegen konnten, daß die zerebrale Dominanz sich im Laufe der Entwicklung ausbildet, muß zwei Arten von Tatsachen Rechnung getragen werden: einerseits den neuropsychologischen Defiziten in der Folge frühzeitiger Läsionen, andererseits den anatomischen Feststellungen am Gehirn des Foetus. McFIE (1961) hat bei Kindern, die in frühem Alter Opfer zerebraler Läsionen waren, eine Reihe von psychomotorischen Defiziten zeigen können, die, gemäß der betroffenen Hemisphäre, denen von Personen vergleichbar waren, deren Läsion im Erwachsenenalter zustande kam. Die anatomischen Daten haben wir schon erwähnt: sie zeigen beim Foetus die Existenz einer Asymmetrie des planum temporale. Wir müssen aber auch anmerken, daß, wenn das Erwerben der Sprache ohne die linke Hemisphäre geschehen kann, gründliche Untersuchungen der linguistischen Leistungen zeigen, daß Personen, die für diese Funktion von ihrer rechten Hemisphäre abhängen, Schwierigkeiten im Verstehen der mehr syntaktischen Aspekte haben. DENNIS und WHITAKER (1976) haben dies gezeigt, als sie die Leistungen von Kindern verglichen, die eine rechte oder linke halbseitige Rindenentfernung vor dem Verlernen der Sprache erlitten hatten.

Wenn bis zum Alter von 5 Jahren linksseitige Läsionen keine definitive Aphasie zur Folge haben, so setzt diese Wiederherstellung, bei massiven Läsionen, eine Übertragung der Funktion in die andere Hemisphäre voraus. Die Lokalisation der Läsion ist aber auch ein entscheidendes Element: Linksseitige Läsionen selbst sehr ausgedehnte, ziehen keine Übertragung nach sich, in dem Maße, in dem die parieto-temporale Region ausgespart ist, während eine begrenzte Störung dieser Zone die Übertragung provoziert (MILNER, 1974).

Der Begriff der zerebralen Dominanz muß in Abhängigkeit von der *Händigkeit* diskutiert werden. Man erinnert sich hier an die berühmte Formel von BROCA: der Rechtshänder spricht mit seinem linken Hirn, der Linkshänder mit dem rechten. Die aktuellen Kenntnisse bestätigen diese letzte Behauptung jedoch nicht. Das heißt, daß die Organisation der übergeordneten Funktionen des Linkshänders kein Spiegelbild derjenigen des Rechtshänders ist.

Die neuropsychologische Symptomatologie des Linkshänders bietet bei einseitigen zerebralen Läsionen Unterschiede gegenüber derjenigen des Rechtshänders. HECAEN und SAUGUET (1971) haben die Häufigkeit von Störungen der Sprache, der Gesten und der Wahrnehmung je nach der betroffenen Hemisphäre in Serien von Rechts- und Linkshändern, die verifizierte einseitige Läsionen hatten, verglichen. Das linkshemisphärische Syndrom beim Linkshänder umfaßt Sprachstörungen, die denen beim Rechtshänder gefundenen gleichartig sind, indessen mit einer geringeren Frequenz der Defizite im verbalen Verständnis und in der Schrift und einer höheren Frequenz der Störungen im Lesen. Die Formen der Desorganisation des Rechnens, der Praxien und der visuellen Gnosien sind ebenfalls denen gleichartig, die man bei linksseitigen Läsionen von Rechtshändern findet. Es werden indessen auch einige der normalerweise bei rechtsseitigen Läsionen der Rechtshänder gesehenen Symptome gefunden: Hemiasomatognosie und einseitige räumliche Agnosie. Das rechtshemisphärische Syndrom ist durch die relativ hohe Frequenz von Störungen der gesprochenen und geschriebenen Sprache charakterisiert, während die Störungen des Rechnens, der Praxien und der visuellen Gnosien denen gleichartig sind, die man beim Rechtshänder mit rechtsseitiger Läsion findet.

Der Vergleich zwischen rechtshemisphärischen und linkshemisphärischen Syndromen bei den Linkshändern zeigt viel weniger Unterschiede in der Häufigkeit der Symptome als derselbe Vergleich bei den Rechtshändern. Diese Ergebnisse sprechen zugunsten einer gewissen zerebralen Seitengleichwertigkeit bei den Linkshändern. Die Linkshänder scheinen indessen keine homogene Gruppe zu bilden: HECAEN und SAUGUET schlagen deshalb vor, zwischen familiären und zufälligen Linkshändern zu unterscheiden. Sie stellen fest, daß bei den familiären Linkshändern Störungen der gesprochenen Sprache und des Lesens mit gleicher Häufigkeit bei rechtsseitigen und linksseitigen Läsionen vorkommen. Im Gegensatz dazu sind diese Störungen in den nichtfamiliären Fällen bei rechtsseitigen Läsionen praktisch nicht vorhanden. Diese Resultate stimmen mit gewissen Daten überein, die man beim Test des dichotischen Hörens bei familiären Linkshändern erhält (ZURIF u. BRYDEN, 1969). Sie lassen uns annehmen, daß die zerebrale Seitengleichwertigkeit keine Eigenschaft aller Linkshänder ist, sondern nur derer, die der sogenannten familiären Gruppe angehören.

Schließlich scheint es, daß eine Variable bis in die letzten Jahre vernachlässigt worden ist: es handelt sich um das *Geschlecht*. Die Tier-Neuropsychologie zeigt, daß eine Asymmetrie bei der Wiederherstellung existiert zwischen den Resultaten männlicher und weiblicher Tiere, die eine frontale Läsion erlitten haben (GOLD-MAN et al., 1974). Beim Erwachsenen ist es nicht ohne Interesse, daran zu erinnern, daß die klassischsten Daten in den Reihen der Kriegsverletzten erhalten wurden, d.h. bei Männern. Nun zeigt aber der Vergleich zwischen Gruppen verschiedenen Geschlechts, daß die zerebrale Dominanz durch diese Variable beeinflußt wird. Die Kenntnisse der Pathologie z.B. haben uns gelehrt, daß die visuo-spatialen Funktionen beim Mann häufiger rechts lateralisiert sind als bei der Frau (McGLONE u. KERTESZ, 1973); bei dieser letzteren wäre die Repräsentation der visuo-spatialen Funktionen weniger deutlich, und die Sprache wäre diffuser repräsentiert. Es ist sogar möglich gewesen, zwischen Männern und Frauen eine Differenz der bioelektrischen Korrelationen für gewisse Aufgaben zu zeigen (TUCKER, 1976).

Ein weites Gebiet mit noch vielen Unbekannten betrifft die Asymmetrie der Strukturen und der hemisphärischen Funktionen in der phylogenetischen Reihe. Wenn zwar funktionelle Differenzen bei gewissen Vögeln gesehen werden (NOTTEBOHM, 1970), so sind diese Tatsachen noch sehr weit von dem, was beim Menschen beobachtet wird, entfernt. Wir sind noch schlecht unterrichtet über den funktionellen Bereich bei Affen und Primaten. Einige Daten von split-brain-Affen lassen eine hemisphärische Spezialisierung vermuten. Signalisieren wir schließlich die anatomischen Differenzen, die auf der Ebene der kortikalen Strukturen bei den Anthropoiden festgestellt wurden (LEMAY u. GESCHWIND, 1975; YENI-KOMSHIAN u. BENSON, 1976).

E. Die funktionelle Wiederherstellung

Die funktionelle Wiederherstellung erscheint mitunter so bedeutend, daß sie die Skepsis gegenüber dem Begriff der zerebralen Lokalisation hat rechtfertigen können. Dieses Wiedererlangen stellt uns die Frage nach dem Ursprung der neurologischen und neuropsychologischen Defizite. Gemäß den Antilokalisationisten zeigen diese günstigen Entwicklungen, daß die Ursache des Defizits an den Inhibitionseffekt der Läsion gebunden ist. Das Wiedererlangen der übergeordneten Funktionen wird durch den Begriff der funktionellen Stellvertretung erklärt, entweder von der gegenüberliegenden Hemisphäre getätigt oder durch benachbarte Zonen der gleichen Hemisphäre, Zonen, die unter Normalbedingungen nicht an der Funktion teilhaben würden, die aber geeignet wären, durch ihre Konnektion mit den spezifischen Arealen die in Frage stehende Leistung zu realisieren. Nach VON MONAKOW (1914) haben die elementaren Funktionen: Motorik, Sensibilität, Gesichtsfeld usw. ein präzises nervöses Substrat, dessen Zerstörung definitive Wirkungen hinterläßt. Im Gegensatz dazu werden übergeordnete Funktionen in Abhängigkeit von ausgedehnten Gebieten ausgeübt, deren teilweise Zerstörung sich nur in vorübergehenden Defiziten ausdrückt. VON MONAKOW unterstreicht so einerseits den reversiblen Charakter der Aphasien, Agnosien, Apraxien und andererseits die Existenz negativer Fälle, d.h. Läsionen in sogenannten funktionellen Zonen, die kein Defizit nach sich ziehen. Nach diesem Autor würden diese Feststellungen nicht erlauben, das Prinzip der Lokalisation festzuhalten, rechtfertigen aber den Begriff der Diaschisis, d.h. einen dynamischen inhibitorischen Effekt, dessen Aktion auf Distanz ausgeübt wird und dessen Ausgangspunkt sich auf der Ebene des geschädigten Territoriums findet. Von dieser Läsion aus erreicht die Diaschisis die Regionen, die über Nervenfasern mit dem Herd in Verbindung sind. GOLDSTEIN (1939), ebenfalls den zerebralen Lokalisationen gegenüber ablehnend, befriedigt der Begriff der Diaschisis nicht. Wenn jede Läsion die normale Ausübung der Funktion unmöglich macht, erlauben neue Strategien, daß die wichtigsten Aktivitäten vom Gesichtspunkt des Organismus aus zum Ausdruck gebracht werden.

In einer zusammenfassenden Arbeit über dieses Thema meint ROSNER (1970), daß zwei Gruppen von Theorien ins Auge gefaßt werden können: Wiederherstellung oder Neuorganisierung der Funktion. Ein Prozeß der Wiederherstellung muß uns also eine weit ausgebreitete Repräsentation der ins Auge gefaßten Kapazität annehmen lassen. Nach einer initialen inhibitorischen Phase finden die gesunden Teile ihre normale Aktivität wieder. Tierexperimente liefern uns eine Reihe von Argumenten in diesem Sinne, wie das Erhaltensein der Möglichkeit der Unterscheidung von Formen, erlernt vor der teilweisen, aber sehr erheblichen Läsion der visuellen Bahnen, zeigt (CHOW, 1968). Zur funktionellen Neuorganisierung kommt es, wenn ein Zentrum in Verbindung mit demjenigen, das zerstört worden ist, an seiner Stelle diese Aktivitäten übernehmen kann. Das Wiedererlernen der Sprache könnte einem Mechanismus dieser Art entsprechen. PENFIELD und ROBERTS (1959) stufen die Bedeutung der drei Zonen der Sprache in eine hierarchische Perspektive ein, die wir in absteigender Reihenfolge nennen: Wernickesche Zone, Brocasche Zone und zusätzliches motorisches Areal. Wenn dieses letztere unter physiologischen Bedingungen zwar nur wenig Bedeutung hat, so übernimmt es doch eine wesentliche Funktion in der Folge einer Störung in den Zonen von Broca und von Wernicke. Die Reorganisation kann auch das Eingreifen subkortikaler Strukturen implizieren.

Der Begriff der Reorganisation stellt ein wichtiges Thema in den Arbeiten von LURIA (1963) dar. Der russische Autor unterscheidet einerseits die primären Areale der Aufnahme und der Projektion, andererseits die sekundären Areale der Assoziation. Der Zerfall, der in der Folge einer Läsion in einem Assoziationsareal eintritt, kann kompensiert werden, sei es durch eine interne Reorganisation der Elemente des intakt gebliebenen Systems, sei es durch Ersetzen des zerstörten Kettengliedes durch ein andersartiges System. LURIA unterstreicht, daß die Mehrheit der kortikalen Areale in ein besonderes funktionelles System eingegliedert werden kann, das die Wiedereingliederung der gestörten zerebralen Aktivität erlaubt. Diese Reorganisation der Assoziationsareale verlangt die Mitarbeit des Patienten und eine lange Umerziehung, die Ausweichmethoden entwickeln muß, d.h. die Lösung der Probleme dank einer neuen Strategie.

Welches sind die biologischen Korrelationen dieser Wiedergesundung? Ganz neue Daten erlauben heute, von anatomischen Veränderungen auszugehen. Regenerationsphänomene können im Zentralnervensystem zustande kommen. Sie vertreten intakte Achsenzylinder durch kollaterale Reinervierungen synaptische durch die Degeneration der durchtrennten Fasern leer gelassene Verbindungen (RAISMAN u. FIELD, 1973; MOORE et al., 1974; GOODMAN u. HOREL, 1966;

LYNCH, 1973). Im Zentralnervensystem ist auch die Regenerierung im eigentlichen Sinne von Achsenzylindern gezeigt worden. Diese Aussprossungen könnten kein allgemeines, sondern ein auf gewisse neuronale Systeme begrenztes Phänomen sein. Ihre Bedeutung scheint von der chemischen Zusammensetzung dieser Systeme abzuhängen (LYNCH, 1973). Die kollateralen Aussprossungen sind ohne Zweifel funktionell und können eine vorteilhafte Wiederherstellung nach sich ziehen, können aber auch unsinnige Verbindungen herstellen, die die normale Aktivität kompromittieren (MCCOUGH et al., 1958), was gewisse inadäquate Verhalten erklären würde. Neue physiologische Daten (WALL u. WERMAN, 1976) lassen die Rolle von bis zum Augenblick der Läsion stillen Synapsen ins Auge fassen. Darüber hinaus muß der Hypersensibilität durch Denervierung Rechnung getragen werden, die in Wiederherstellungsphänomene eingreifen kann.

Die Wiederherstellung wird durch vielfältige Faktoren beeinflußt: Art und Ausdehnung der Läsion, prä- und postläsionelle Bedingungen etc. Wir gehen besonders auf zwei unter ihnen ein: der erste ist der *Modus des Auftretens der Läsion*, der zweite der *Reifegrad des Nervensystems* im Augenblick der zerebralen Schädigung. Der funktionelle Aussparungseffekt bei sukzessiven Läsionen im Verhältnis zu simultanen Abtragungen muß zunächst diskutiert werden. FINGER et al. (1973) notieren, daß dieses Aussparen nicht von der Tierart abhängt, es wird nämlich beim Affen, bei der Katze, der Ratte, der Maus und beim Menschen gefunden, Läsionen langsamer Entwicklung ziehen weniger ausgeprägte Defizite nach sich als diejenigen, die plötzlich auftreten. Andererseits ist dieses Aussparen nicht auf eine Funktion beschränkt; man findet es tatsächlich bei motorischen, auditiven, somästhetischen oder visuellen Aufgaben, in den frontalen Prüfungen und den emotionellen und alimentären Antworten, schließlich in den Aufgaben des Erlernens und des amnestischen Behaltens. Immerhin gelingt es in gewissen Prüfungen nicht, es nachzuweisen (MCINTYRE u. STEIN, 1973; ISAACSON et al., 1968); diese negativen Resultate können aber nicht überwiegen und man kann die Möglichkeit der Abwesenheit von Defiziten bei aufeinanderfolgenden Läsionen gelten lassen.

Die Diskussion ist auf verschiedene Faktoren ausgeweitet worden, die mit den Charakteristiken dieser „Aufeinanderfolge" in der nervösen Störung verbunden sind: Alter, in dem die Läsion gesetzt wurde, Geschlecht, Übung zwischen den beiden chirurgischen Interventionen. Je jünger die Tiere sind, die diese aufeinanderfolgenden Läsionen erleiden, um so größer ist die funktionelle Aussparung. Die Arbeiten von SCHULTZE und STEIN (1975) zeigen tatsächlich, daß in Prüfungen räumlichen Wechsels nach einer in zwei Zeiten gesetzten Läsion, Ratten sich gemäß ihres Alters unterscheiden. Die Gruppe der zweijährigen Ratten hat größere Defizite als diejenige der 3 Monate alten Ratten. Die Rolle des Geschlechts wird offenbar bei nacheinander im Frontallappen gesetzten Läsionen, nach denen eine Wiederherstellung in Lernaufgaben der räumlichen Diskriminierung bei männlichen, aber nicht bei weiblichen Tieren gesehen wird (TEITELBAUM, 1973). Die Rolle der Übung zwischen den beiden Interventionen bleibt ein umstrittener Punkt. Aus gewissen Arbeiten geht hervor, daß eine Stimulierung notwendig ist: So verursachen z.B. bei der Ratte simultane beidseitige occipitale Läsionen den Verlust der Helligkeitsdiskriminierung, die vorher erlernt wurde; die gleichen Läsionen in zwei Zeiten praktiziert, ziehen ihn nicht nach sich, unter der Bedingung jedoch, daß die Ratte während des Intervalls in einem normal beleuchteten Milieu gehalten wird (PETRINOVITCH u. CAREW, 1969); wenn dies nicht der Fall ist, sieht man keine Aussparung. GOLDMAN (1976) weist in einer neueren Studie über die Konsequenzen frühzeitiger frontaler Läsionen beim Affen auf die Bedeutung der Übung hin, vielleicht sogar der spezifischen Aktivität, damit es zu funktionellen Aussparungen kommt. STEIN et al. (1969) erhalten demgegenüber eine Aussparung bei mehreren Arten von Aufgaben bei aufeinanderfolgenden Interventionen, auch wenn zwischen diesen das Tier aus keiner besonderen Übung Nutzen zieht.

Die Läsionen in Serien, die geeignet sind, eine solche Aussparung möglich zu machen, betreffen besonders die kortikalen Strukturen. Dieser Effekt scheint bei subkortikalen Läsionen weniger deutlich zu sein.

In der Klinik werden einmalige Läsionen besonders durch traumatische oder vaskuläre Schädigungen hervorgerufen. In ihrer akuten Phase greift die Diaschisis ein, die globale und schwere Defizite implizieren kann. Man muß das Abklingen dieses Initialzustandes abwarten, um die Beziehungen zwischen Defizit und zerebraler Lokalisation abschätzen zu können. Man spricht von fixierten Läsionen, aber dieser Ausdruck bedeutet nicht, daß die festgestellten Störungen beständig sind; sie können tatsächlich später eine Entwicklung durchmachen. Es ist indessen schwierig, vaskuläre oder traumatische Affektionen mit Prozessen langsamer Entwicklung, wie gewissen Tumoren, zu vergleichen, wegen multipler Variablen, die an so verschiedene Ätiologien gebunden sind.

Wir haben versucht, die Bedeutung des Entwicklungs-Modus der Läsion von unseren eigenen klinischen Daten ausgehend zu verifizieren; um dies abzuschätzen, erschien es uns vorteilhaft, Hirntumoren zu studieren und diejenigen, deren Entwicklung schnell (Glioblastome), denjenigen, deren Entwicklung langsam ist (Oligodendrogliome), gegenüberzustellen. Wir haben zwei Gruppen von Patienten gebildet; die erste schneller Entwicklung, — 3 Wochen bis 6 Monate —, die zweite langsamer Entwicklung — 3 bis 30 Jahre. Bei Personen etwa gleichen Alters, bei denen die Läsionen eine vergleichbare Lokalisation und Ausdehnung haben, ist die neurologische und neuropsychologische Symptomatologie vergleichbar, welches auch die Schnelligkeit der Entwicklung sei. Immerhin, wenn die Läsionen die Brocasche Zone betreffen, wird eine Aussparung gesehen. Diese Arbeit bestätigt also nur teilweise die Abwesenheit von Defiziten bei langsam wachsenden expansiven Prozessen. Erwähnen wir darüber hinaus, daß in unserer persönlichen Serie die Fälle, in denen die Läsion auf die Kindheit zurückgeht, eine günstige Entwicklung aufweisen.

Dies stößt uns auf den zweiten Aspekt, den wir aufzeigen wollen, d.h. den Reifegrad des Zentralnervensystems im Augenblick der organischen Schädigung. Wir sind auf seine Bedeutung schon eingegangen, als von der Wiederherstellung der Aphasie beim Kinde die Rede war. In der experimentellen Neuropsychologie hat MARGARET KENNARD (1936, 1938 und 1942) die Aussparung von Funktionsausfällen nach sehr frühzeitigen Läsionen nachgewiesen. Die Arbeiten dieser Autorin zeigen, daß die ein- oder beidseitige Abtragung der motorischen und prämotorischen Areale beim Affen vor der vierten Lebenswoche in den unmittelbaren Folgen kein Defizit nach sich zieht. Wenn es später zu einer Parese kommt, hat sie nicht den Schweregrad, den man bei gleichen, im Erwachsenenalter erlittenen Läsionen antrifft. Beim jungen Tier verschlimmert die Abtragung benachbarter Zonen das Defizit, was beim erwachsenen Tier nicht der Fall ist. M. KENNARD hat daraus den Schluß gezogen, daß die Repräsentation weniger fokalisiert beim jungen als beim alten Tier ist. Die gleiche Autorin hebt hervor, daß die Aussparung nicht plötzlich in einem gegebenen Alter aufhört, sondern, daß sie sich allmählich im Laufe der Entwicklung verwischt. Im somatisch-sensitiven Bereich sprechen die Daten ebenfalls für eine funktionelle Aussparung. So bleibt die Diskriminierung von Unebenheiten bei der jungen Katze erhalten, während das erwachsene Tier nach Läsion dieser gleichen Strukturen diese Fähigkeit verliert (BENJAMIN u. THOMPSON, 1959).

Die visuelle Aussparung wurde in den ersten Arbeiten wiedergefunden, die über den Effekt von Abtragungen des gestreiften Kortex bei Neugeborenen berichten (DOTY, 1961). Diese Resultate sind aber von DOTY selbst in Frage gestellt worden, als er 1973 feststellt, daß die Abtragung ungenügend war, um eine völlige Degeneration der Kniehöcker nach sich zu ziehen. Beim Hamster verzögert die Zerstörung des gestreiften Kortex lediglich das Erlernen der Diskriminierung von Formen, die aber möglich bleibt (SCHNEIDER, 1973). Beim Affen scheint die Aussparung weniger bedeutend, immerhin bleibt nach Läsion des gestreiften Kortex, kurz nach der Geburt ausgeführt, die Diskriminierung von Formen, deren Konturen wechseln, deren Lichtfluß aber gleich bleibt, erhalten (WEISKRANTZ, 1963).

Was die assoziativen Zonen betrifft, existieren Daten, die den unteren temporalen Kortex betreffen. Wir beschränken uns aber auf die Studien über den frontalen Kortex. Die in niedrigem Alter ausgeführten dorso-lateralen Abtragungen zeigen die Aussparung der verzögerten Antwort und der verzögerten Alternierung, was in der Folge gleichartiger, dem Erwachsenen beigebrachten Läsionen nicht der Fall ist (AKERT et al., 1960). In Vergleichsstudien frühzeitiger Läsionen assoziativer Zonen mit später auftretenden Läsionen nehmen die Arbeiten von GOLDMAN et al. (1970) einen hervorragenden Platz ein. Wir zitieren die wesentlichen Elemente: Affen erleiden im Alter von 2–3 Monaten eine präfrontale Lobektomie, die den orbitären und den dorso-lateralen Kortex einschließt. Bei der Untersuchung im Alter von 12 Monaten wird ein Defizit in der verzögerten Antwort beobachtet, aber die Resultate zeigen, daß diese Lernkapazität für die verzögerte Antwort immerhin besser ist, als in den Fällen, in denen die Läsion später im Leben, d.h. in der Jugend gesetzt wurde. In der verzögerten Alternierung sind die Frühoperierten sehr behindert und sie haben auch Schwierigkeiten in einem Test visueller Diskriminierung, Schwierigkeiten, die sehr erheblich sind im Verhältnis zu den Kontrollen. Bei erwachsenen Affen erscheint das Defizit der verzögerten Alternierung ebenso bei dorso-lateralen wie bei orbitalen Läsionen. Jedem dieser Läsionsorte entspricht ein besonderer Mechanismus: einerseits hängt die einfache Alternierung von der dorso-lateralen Region ab, andererseits läßt jedes Erlernen eine der orbitalen Zone eigene Funktion eingreifen, deren Störung Perseveration nach sich zieht. Bei isolierten Abtragungen dieser Zone sind die Defizite gleichartig, welches auch das Alter des Tieres zum Zeitpunkt der Operation sei. Wenn sich die Läsion aber in der dorso-lateralen Zone befindet, offenbart sich die Rolle des Alters bei der chirurgischen Intervention durch eine Aussparung, die die jüngsten Tiere betrifft, zumindest dann, wenn die Tests im Alter von 15 Monaten durchgeführt werden.

PATRICIA GOLDMAN hat das Problem der Kompensierung der frontalen Funktionen wiederaufgenommen, die für die dorso-laterale Funktion möglich ist, nicht aber für die orbitale. Zwei Gruppen von Affen, die einen Kinder von 1–2 Monaten, die anderen Jugendliche von 18–24 Monaten erleiden verschiedene Arten von frontalen Läsionen, orbitale, dorso-laterale oder präfrontale Lobektomien und werden 10 Monate später getestet. Nach dorso-lateraler Resektion sind die in der Kindheit operierten Affen weniger behindert, und zwar signifikativ, als die in der Jugend operierten Tiere, in bezug auf die verzögerte Antwort und die verzögerte Alternierung. In der Folge orbitaler Läsionen werden die Defizite ebenso wesentlich gefunden, welches auch das Alter sei, in dem die Intervention vorgenommen wurde. Bei der Aufgabe der Umkehrung der Diskriminierung von Gegenständen, empfindlich auf orbitale Störungen, zeigt sich das Defizit in der Folge einer Läsion dieser Art, es ist aber nicht vorhanden bei Läsionen des dorso-lateralen Kortex. Die Entwicklung dieser Tiere ist interessant: wenn man sie im Alter von 24 Monaten wieder testet, sind diejenigen Affen mit in der Kindheit gesetzten orbitalen Läsionen fähig, die Aufgabe der verzögerten Alternierung zu lösen, während diejenigen mit in der Kindheit gesetzten dorso-lateralen defizitär sind im Verhältnis zu den Kontrolen.

Für P. GOLDMAN (1974) würde die Wiederherstellung der Funktionen eines gegebenen Areals nach seiner frühzeitigen Abtragung von der Reifung der Strukturen, die ihm funktionell assoziiert sind, abhängen. Wenn eine Läsion eine Zone betrifft, deren assoziierte Systeme noch unreif sind — nicht engagiert —, können diese die Funktion der zerstörten Zone übernehmen. Diese Plastizität existiert aber nicht, wenn diese assoziierten Zonen schon eine gewisse Reifung durchgemacht haben, die eine Neuorganisierung der Funktion nicht mehr zuläßt. In dieser Perspektive wird man annehmen können, daß der orbitale Kortex eine frühere funktionelle Reifung durchmacht als der dorso-laterale. Nicht engagiert in der Kindheit, besitzt der dorso-laterale Kortex diese Fähigkeit der Kompensierung, die aber erst zum Tragen kommt, wenn er seine Reifung erreicht hat. Affen mit orbitalen Läsionen erlangen die verzögerte Alternierung wieder im Alter von 24 Monaten, die umgekehrte Beziehung aber — Kompensierung der dorso-lateralen Schädigung durch den orbitalen Kortex — wird nicht gefunden: die orbitale Region muß eine zu weit fortgeschrittene Entwicklung haben, um nach dorso-lateralen Abtragung die Funktion übernehmen zu können. Die gleichzeitige Abtragung des orbitalen und des dorso-lateralen Kortex macht jede Wiederherstellung unmöglich.

Wegen der Unreife des dorso-lateralen Kortex ist der nucleus caudatus während der Kindheit diejenige zerebrale Struktur, die die verzögerte Antwort möglich macht. Mit der Reifung des dorso-lateralen Kortex geht die Bedeutung des nucleus caudatus zurück, er nimmt aber weiterhin an dieser Aufgabe teil (GOLDMAN u. ROSVOLD, 1972).

Schließlich muß man die Analogie der Aussparung unterstreichen, die sich einerseits bei den Läsionen in Serien, andererseits bei den frühzeitigen Störungen zeigt. So ziehen beim Affen die Zerstörung beim Kind oder Serienläsionen im Erwachsenenalter des orbitalen Kortex keine Aussparung nach sich, während die gleichen Prozeduren, am dorso-lateralen Kortex appliziert, es erlauben, das Defizit zu vermeiden (BUTTERS et al., 1974).

Nachdem wir auf die Erfahrungen im Bereich des zerebralen Kortex eingegangen sind, möchten wir zu den subkortikalen Strukturen übergehen. Auf der subkortikalen Etage und derjenigen der archipallialen Formationen werden in der Regel frühzeitig gesetzte Läsionen nicht von einer funktionellen Aussparung begleitet (JOHNSON et al., 1972). Immerhin muß auf die Arbeiten von KLING und TUCKER (1968) hingewiesen werden, die nach Zerstörung der Mandelkerne keine Verhaltensänderung erhalten.

SCHNEIDER und JHAVERI (1974) haben eine funktionelle Aussparung nach Läsionen der vorderen Vierhügel bei neugeborenen Hamstern nachgewiesen. Als sie eine bilaterale Läsion des vorderen Vierhügels setzten, fanden sie ein vollständiges Defizit für eine Aufgabe, in der der Kopf nach einem Lichtreiz orientiert wird; wenn die Läsion bei der Geburt gesetzt wurde, ist dieser Verhaltenstypus normal. Wenn die Läsion eines Vierhügels von der Abtragung des homolateralen Auges begleitet ist, findet man zwar dieses Orientierungsverhalten, die Orientierung des Tieres ist aber irrig. Die anatomischen Daten tragen dieser Verhaltensverirrung Rechnung; wenn das rechte Auge und der rechte Vierhügel zerstört sind, werden die Fasern aus dem linken Auge in die Zone des zerstörten rechten Vierhügels gelangen und später die Medianlinie in Richtung linker Vierhügel überkreuzen, der wegen der Enukleation keine Fasern erhält.

Eine erste Schlußfolgerung aus den aufgezeigten Arbeiten ist diejenige, daß die funktionelle Aussparung nach in frühem Alter erlittenen Läsionen nicht systematisch ist. Es scheint zunächst, daß man zwischen dem Effekt subkortikaler und kortikaler Läsionen unterscheiden muß. Bei den ersteren, trotz der Daten von KLING und SCHNEIDER, könnte die Aussparung seltener sein. Die Situation ist unterschiedlich auf kortikalem Niveau, besonders was die assoziativen Zonen betrifft. In bezug auf die motorischen Funktionen, wenn das Defizit nach Abtragung des motorischen Kortex auch weniger ausgeprägt ist beim Affenkind als beim Erwachsenen, erlangen die Frühoperierten doch niemals eine vollkommene Beweglichkeit der Extremitäten. Dies ist nicht erstaunlich, wenn man die Präzision in den Beziehungen zwischen den Elementen der zentralen Zone und denjenigen der Peripherie kennt (LAWRENCE u. KUYPERS, 1968). Auf der Ebene der rezeptiven Areale haben wir gesehen, daß die Aussparung von DOTY ernsthaft in Zweifel gezogen wird, der dieses Phänomen als Artefakt interpretiert. Wenn die Frühläsion genügend ausgedehnt ist, gibt es tatsächlich keine Aussparung mehr. Für die assoziativen Zonen sind die ersten Resultate von AKERT et al. (1960) wieder in Frage gestellt worden. Die Daten von GOLDMAN erlauben allenfalls, eine Stellvertretung durch funktionell mit der zerstörten Zone verbundener Gewebe ins Auge zu fassen, wenn deren Reifung verspätet ist.

Eine scheinbar identische Leistung kann natürlich im Normalzustand oder nach einer Läsion auf verschiedene Weise verwirklicht werden; gewisse Funktionen sind kompensierbar, sei es durch einen Wechsel der Lernbedingungen, sei es durch Verordnung von Medikamenten. Die kompensierbaren Funktionen würden von multiplen Systemen abhängen, die verschiedene Strategien erlauben. Diese Vorstellung, wenn sie verifiziert wäre, würde darauf hinauslaufen, eine echte Plastizität zu verneinen, denn es handelte sich nicht um die gewöhnliche Leistung, sondern um ein Wiederrichtigstellen, um eine Adaptation an ein Defizit durch Modifizierung des Milieus oder der Bedingungen des zerebralen Funktionierens.

Wenn die Daten mitunter noch wiedersprüchlich sind, dann muß dies ohne Zweifel den multiplen Variablen zugeschrieben werden. Wir haben angespielt auf die Größe der Läsion, aber Faktoren der Erfahrung spielen vielleicht auch hinein; man sollte auch an die Wichtigkeit spezifischer Reize denken, die in kritischen Perioden und in einer gewissen Folge erscheinen, wie es HEIN (1970) nahelegt, der annimmt, daß die für den Neugeborenen wichtigen Bedingungen für das Erwerben einer visuo-motorischen Koordination ebenfalls für die Wiederherstellung dieser Funktion nach Zerstörung des visuellen Kortex notwendig sind.

Phänomene der Regenerierung sind auf der Ebene des Zentralnervensystems wohl bekannt, sogar beim Erwachsenen. Wir haben Korrelationen zwischen diesen Phänomenen und der Entwicklung der Verhalten gesehen, wie es SCHNEIDER unterstreicht. Diese anatomischen Modifikationen, zu denen es in der Folge frühzeitiger Läsionen kommt, sind übrigens in der Klinik bei zerebralen Läsionen mit Hemiplegie bemerkt worden: Eine Hypertrophie der ipsi-lateralen Pyramide ist von DEJERINE und DEJERINE (1902) beobachtet worden; sie hatten festgestellt, daß in diesen Fällen ein Teil der übergroßen bleibenden Pyramide einen kontrolateralen Pyramidenstrang bildet. Diese Feststellungen sind neulich bestätigt worden. Sie können in Parallele gesetzt werden zu den Kenntnissen über die Existenz eines nicht gekreuzten kortikospinalen Bündels bei der bei der Geburt hemisphärektomierten Ratte, deren nicht vorhandenes Bewegungsdefizit von diesem Phänomen abhängen könnte (HICKS u. D'AMATO, 1970). Man muß auch ins Auge fassen, daß, wenn die Läsionen frühzeitige sind, es sich nicht um eine Regenerierung, sondern um eine embryogene axonale Neubildung handelt (SECHZER, 1974). Der Zeitpunkt der Reifung jeder Struktur und derjenige der chirurgischen Intervention haben also eine entscheidende Bedeutung. Diese axonalen Neubildungen oder Regenerierungen kompensieren aber nicht die Zerstörung der Zelleiber. Man muß also annehmen, daß andere Zellen fähig sind, die Funktion zu übernehmen anstelle derjenigen, die zerstört worden sind und die, beim Erwachsenen, die Leistung unterhalten.

Das Vergleichen tierexperimenteller Daten mit solchen der Klinik ist häufig sehr problematisch wegen der Unbestimmtheit der Ausdehnung der Läsionen beim kleinen Kind. Man weiß, daß lateralisierte Läsionen, selbst wenn sie frühzeitig sind, häufig beim Kind Defizite hervorrufen, die denen beim Erwachsenen beobachteten analog sind. Immerhin ist ihre Prognose günstiger. Insbesondere legt die Zurückbildung der Aphasie eine von den Konzeptionen von GOLDMAN inspirierte Interpretierung nahe; man kann tatsächlich von einem Gradienten funktionellen Engagements ausgehen, unterschiedlich für die beiden Hälften des Gehirns. Die Reifung der linken Hemisphäre würde zuerst statthaben, und die rechte Hemisphäre bliebe noch frei, Hypothese, die die anatomischen oder elektrophysiologischen Daten nicht bestätigt haben. Nach einer linksseitigen Läsion, Ursache von Sprachstörungen, würde das rechte Hirn in der Lage sein, diese Funktion zu erfüllen. Es würde dies aber auf Kosten der Funktionen tun, die ihm eigen sind, was das häufig mittelmäßige visuo-spatiale Niveau dieser jungen Patienten erklären würde (TEUBER u. WOODS, 1973).

Der Vergleich zwischen der Häufigkeit und der Art der neuropsychologischen Störungen in Abhängigkeit vom Alter bei Auftreten der Läsion hat besonders die Aphasie zum Gegenstand gehabt. Zitieren wir auch die Arbeiten von TEUBER und RUDEL (1962) über die Entwicklung verschiedener Defizite bei der Reifung, indem wir ihre Schlußfolgerungen wiedergeben. Für diese Autoren können drei Klassen von Phänomenen in der Folge frühzeitiger Läsionen beobachtet werden: sofortige und definitive Defizite, Abwesenheit von Defiziten während der Kindheit, aber Auftreten im Erwachsenenalter und schließlich deutliche Defizite während der Kindheit, die sich im Erwachsenenalter auslöschen. Das bedeutet nötigen Abstand, in der Praxis, bei der Abschätzung der Spätfolgen einer in der Kindheit erlittenen Läsion.

*
* *

Indem wir dieses Kapitel abschließen, können wir die Frage, in welcher Weise die Psychiatrie von unserer Disziplin betroffen ist, nicht mit Schweigen übergehen. Sicher, in dem Maße, in dem das Verhalten nur als ein soziales Faktum betrachtet wird, ist die Neuropsychologie sehr weit von diesem Annäherungsmodus entfernt; wenn aber die Verhalten als von ihrer biologischen Basis untrennbare Erscheinungen aufgefaßt werden, dann werden Psychiatrie und Neuropsychologie vielleicht ein Feld der Verständigung finden, denn die Neuropsychologie liefert ein Denkmodell und eine für einen weiten Fächer von Störungen unerläßliche Untersuchungsmethode, ob es sich nun um Schwierigkeiten handeln möge, die an die zerebrale Reifung gebunden sind, bis zu denen der Alterung, oder besonders um Störungen, die die fokalisierten krankhaften Prozesse des Zentralnervensystems begleiten.

Unser besonderer Dank richtet sich an die Psychologen J. BUTTET und C. AUBERT für ihre wertvolle Mitarbeit bei der Erstellung dieser Arbeit.

Literatur

Akelaitis, A.J.: Psychobiological Studies following Section of the Corpus Callosum. Amer. J. Psychiat. **97**, 1147–1158 (1941).

Akelaitis, A.J., Risten, W.A., Herren, R.Y., Wagenen, Van, W.P.: Studies on the Corpus Callosum III. A contribution to the Study of Dyspraxia and Apraxia following Partiel and Complete Section of the CC. Arch. Neurol. Psychiat. **47**, 971–1008 (1942).

Akert, K., Orth, O.S., Harlow, H.P., Schiltz, K.A.: Learned Behavior of Rhesus Monkeys Following Neonatal Bilateral Prefrontal Lobotomy. Science **132**, 1944–1945 (1960).

Annett, M.: Hand Preference and the Laterality of Cerebral Speech. Cortex **11**, 305–328 (1975).

Anton, G.: Ueber die Selbstwahrnehmung der Herderkrankungen des Gehirns durch den Kranken der Rindenblindheit und Rindentaubheit. Arch. Psychiat. **32**, 86–127 (1899).

Asanuma, H., Rosen, I.: Topographical organization of cortical efferent zones projecting to discal ferelimb muscles in the monkey. Exp. Brain Res. **14**, 243–256 (1972).

Assal, G.: Régression des troubles de la reconnaissance des physionomies et de la mémoire topographique chez un malade opéré d'un hématome intra-cérébral pariéto-temporal droit. Rev. Neurol. **121**, 184–185 (1970).

Babinski, J.: Contribution à l'étude des troubles mentaux dans l'hémiplégie cérébrale (anosognosie). Rev. Neurol. **27**, 845–847 (1914).

Basser, L.S.: Hemiplegia of Early Onset and the Faculty of Speech with Special Reference to the Effects of Hemispherectomy. Brain **85**, 427–460 (1962).

Basso, A., De Renzi, E., Faglioni, P., Scotti, G., Spinnler, H.: Neuropsychological evidence for the existence of cerebral areas critical to the performance of intelligence tasks. Brain **96**, 715–728 (1973).

Bay, E.: Agnosie und Funktionswandel. Monogr. Gesamtgeb. Arch. Neurol. Psychiat. **73**, 1–94 (1950).

Benjamin, R.M., Thompson, R.F.: Differential Effects of Cortical Lesions in Infant and Adult Cats on Roughness Discrimination. Exp. Neurol. **1**, 305–321 (1959).

Benson, D.F., Marsden, C.D., Meadows, J.C.: The amnesic syndrom of posterior cerebral artery occlusion. Acta Neurol. scand. **50**, 133–145 (1974).

Benton, A.L.: Differential Behavioral Effects in Frontal Lobe Disease. Neuropsychologia **6**, 53–60 (1968).

Berlucchi, G.: Cerebral Dominance and Interhemispheric Communication in Normal Man. In: The Neurosciences Third Study Program (O. Schmidt, F.C. Worden, eds.), Cambridge, Mass.: M.I.T. Press 1974, pp. 65–69.

Bever, T.G., Chiarello, R.J.: Cerebral dominance in musicians and nonmusicians. Science **185**, 537–539 (1974).

Bodamer, J.: Die Prosopagnosie. Arch. Psychiat. u. Z.Neurol. **179**, 6–54 (1947).

Bogaert, L., van: Sur la pathologie de l'image de soi. Ann. med. Psychol. **2**, 519–555, 744–759 (1934).

Bogen, J.E., Gazzaniga, M.S.: Cerebral Commissurotomy in Man. Minor Hemisphere Dominance for Certain Visuospatial Functions. Neurosurgery **23**, 394–399 (1965).

Bogen, J.E., Vogel, P.J.: Cerebral Commissurotomy in Man: Preliminary Case Report. Bull. Los Angeles neurol. Soc. **27**, 169–172 (1962).

Bonin, G., Von: Anatomical Asymmetries of the cerebral Hemisphere. In: Interhemispheric Relations and cerebral Dominance (V. Mountcastle, ed.). Baltimore: John Hopkins University Press 1962.

Bouillaud, J.B.: Recherches cliniques propres à démontrer que le sens du langage articulé et le principe coordinateur des mouvements de la parole résident dans les lobules antérieurs du cerveau. In: La Naissance de la Neuropsychologie du Langage (H. Hécaen, J. Dubois, eds.). Paris: Flammarion 1969, pp. 34–53.

Brain, R.: Visual Disorientation with Special Reference to the Lesions of the Right Cerebral Hemisphere. Brain **64**, 244–272 (1941).

Broca, P.P.: Perte de la parole. Ramollissement chronique et destruction partielle du lobe antérieur gauche du cerveau. Bull. Soc. d'Anthropol. **2**, 235–238 (1861).

Broca, P.: Sur la faculté du langage articulé. Bull. Soc. d'Anthropol. **6**, 337–393 (1865).

Buser, P., Imbert, M.: Sensory projections to the motor cortex in cats: a microelectrode study. In: Sensory communication (W.A. Rosenblith, ed.). M.I.T. Press New York; and Cambridge Wiley 1961, pp. 607–626.

Butters, N., Rosen, J.J., Stein, D.: Recovery of Behavioral Functions after Sequential Ablation of the Frontal Lobes of Monkeys. In: Plasticity and Recovery of Function in the Nervous System (D.G. Stein, J.J. Rosen, N. Butters, eds.). New York: Academic Press 1974, pp. 429–466.

Butters, N., Rosvold, H.E.: Effect of caudate and septal nuclei Lesions on Resistance to Extinction and delayed-Alternation. J. comp. physiol. Psychol. **65**, 397–403 (1968).

Charcot, J.M.: Un cas de suppression brusque et isolée de la vision mentale des signes et des objets (formes et couleurs). Progr. méd. **11**, 568 (1883).

Chow, K.L.: Visual Discriminations after extensive ablation of optic Tract and visual cortex. Brain Res. **9**, 363–366 (1968).

Corkin, S.: Tactually-guided maze learning in man: Effects of unilateral cortical excisions and bilateral hippocampal lesions. Neuropsychologia **3**, 339–351 (1965).

Corsi, P.M.: Human memory and the medical temporal Region of the Brain. Unpublished Ph.D. Thesis McGill University 1972.

Dax, M.: Lésions de la moietié gauche de l'encéphale coïncidant avec l'oubli des signes de la pensée. In: La Naissance de la Neuropsychologie du langage (H. Hécaen, J. Dubois, eds.). Paris: Flammarion 1969, pp. 97–107.

Dejerine, J.: Discussion sur l'Aphasie. Rev. Neurologique **16**, séances des *11.6*; *9.7*, *23.7*, 611–636; 975–1024; 1025–1047 (1908).

Dejerine, J., Dejerine, A.: Sur l'hypertrophie compensatrice du Faisceau pyramidal du côté sain dans un cas d'Hémiplégie cérébrale infantile. Rev. Neurol. **10**, 642–646 (1902).

Dement, W., Kleitman, N.: Cyclic Variations in EEG druing Sleep and their Relation to Eye Movements, Body Motility and Dreaming. Electroenceph. clin. Neurophysiol. **9**, 673–690 (1957).

Dennis, M., Whitaker, H.A.: Language Acquisition following Hemidecortication: Linguistic Superiority of the Left over the Right Hemisphere. Brain and Language **3**, 404–433 (1976).

Denny-Brown, D.: The Nature of Apraxia. J. nerv. ment. Dis. **126**, 9–33 (1958).

De Renzi, E.: Les désorganisations pathologiques de l'espace extracorporel. Rapport aux XIVes Journées d'Etude de l'Association de Psychologie scientifique de langue française, Bruxelles. Paris: Presses Universitaires de France (PUF.) 1974, pp. 149–182.

De Renzi, E., Faglioni, P., Scotti, G.: The Performance of Patients with Unilateral Brain Damage on Face Recognition Tasks. Cortex **6**, 191–203 (1968).

De Renzi, E., Scotti, G., Spinnler, H.: Perceptual and associative disorders of visual recognition: relationship to the side of the cerebral lesion. Neurology **19**, 634–642 (1969).

Divac, I., Rosvold, H.E., Szwarcbart, M.K.: Behavioral Effects of selective Ablations of the caudate Nucleus. J. comp. physiol. Psychol. **63**, 184–190 (1967).

Doty, R.W.: Functional significance of the topographical aspects of the retino-cortical projection. In: The visual system: Neurophysiology and Psychophysics (R. Jung, H. Kornhuber, eds.). Heidelberg: Springer 1961, pp. 228–245.

Doty, R.W.: Ablation of visual areas in the central nervous system. In: Central Processing of visual Information (R. Jung, ed.). Berlin-Heidelberg-New-York: Springer 1973, pp. 483–541.

Ebel, A., Mack, G., Stefanovic, V., Mandel, P.: Activity of Choline-Acetyltransferase and Acetylcholinesterase in the Amygdalia of Spontaneous Mouse Killer Rats and in Rats after Olfactory Lobe Removal. Brain Res. **57**, 248–251 (1973).

Economo, C., von, Horn, L.: Ueber Windungsrelief, Masse und Rindenarchitektonik der Supratemporalfläche, ihre individuellen und ihre Seitenunterschiede. Z. ges. Neurol. Psychiat. **130**, 678–757 (1930).
Edgren, I.G.: Amusie (musikalische Aphasie). Dtsch. Z. Nervenheilk. **6**, 1–64 (1895).
Fedio, P., Van Buren, J.M.: Memory and Perceptual Deficits During Electrical Stimulation in the Left and Right Thalamus and Parietal Subcortex. Brain and Language **2**, 78–100 (1975).
Finger, S., Walbran, B., Stein, D.G.: Brain Damage and Behavioral Recovery. Serial Lesion Phenomena. Brain Res. **63**, 1–18 (1973).
Finkelnburg, F.C.: Sitzung der Niederrheinischen Gesellschaft 21. März 1870 in Bonn. Berlin: Klin. Wschr. **7**, 1870.
Flechsig, P.E.: Bemerkungen über die Hörsphaere des menschlichen Gehirns. Neurol. Zbl. **27**, 50–57 (1908).
Flourens, P.: Recherches expérimentales sur les propriétés et les fonctions du système nerveux dans les animaux vertébrés. Paris. Crevot 1824.
Foerster, O.: Motorische Felder und Bahnen. In: Handbuch der Neurologie (O. Bumke, O. Foerster, eds.). Berlin: J. Springer 1936, p. 6.
Freud, S.: Zur Auffassung der Aphasien, eine kritische Studie. Leipzig: Deuticke 1891.
Freud, S.: Die Infantile Cerebrallähmung. In: Specielle Pathologie und Therapie 9 (Nothnagel, ed.). Wien: Hölder 1897.
Freud, S.: Die Traumdeutung. In: Gesammelte Werke, II und III. Frankfurt/M.: S. Fischer 1961.
Fritsch, G., Hitzig, E.: Ueber die elektrische Erregbarkeit des Grosshirns. Arch. Anat. Physiol. **37**, 300–332 (1870).
Gainotti, G.: Réactions «catastrophiques» et manifestations d'indifférence au cours des atteintes cérébrales. Neuropsychologia **7**, 195–205 (1969).
Gall, F.J.: cité dans: Histoire illustrée de la fonction cérébrale. (E. Clarke, K. Dewhurst, eds.). Paris: Roger Dalosta 1975, p. 158.
Gardner, B.T., Gardner, R.A.: Teaching Sign-Language to a Chimpanzee. Science **165**, 664–672 (1969).
Gazzaniga, M.S., Bogen, J.E., Sperry, R.W.: Dyspraxia following division of the cerebral commissures. Arch. Neurol. (Chic.) **16**, 606–612 (1967).
Gelb, A., Goldstein, K.: Psychologische Analysen hirnpathologischer Fälle. Leipzig: J. Ambrosius Barth 1920.
Gerstmann, J.: Fingeragnosie: Eine umschriebene Störung der Orientierung am eigenen Körper. Wien. klin. Wschr. **37**, 1010–1012 (1924).
Gerstmann, J.: Fingeragnosie und isolierte Agraphie, ein neues Syndrom. Z. Neurol. Psych. **108**, 152–177 (1927).
Gerstmann, J.: Zur Symptomatologie der Hirnläsionen im Übergangsgebiet der unteren Parietal- und Mittleren Occipitalwindung. Nervenarzt **3**, 691–695 (1930).
Geschwind, N.: Disconnexion Syndromes in Animals and Man. Brain **88**, 237–294 and 585–644 (1965).
Geschwind, N.: Disturbances of Language, Perception and Memory. In: Medicine: Essentials of Clinical Practice (C.S. Keefer, R. Wilkins, eds.). Boston: Little, Brown and Co. 1970, pp. 973–980.
Geschwind, N., Kaplan, E.: A Human Cerebral Deconnection Syndrom. Neurology **12**, 675–685 (1962).
Geschwind, N., Levitsky, W.: Human Brain: left-right Asymmetries in temporal Speech Regions. Science **161**, 186–187 (1968).
Goldman, P.S.: Functional development of the prefrontal cortex in early life and the problem of neuronal plasticity. Exp. Neurol. **32**, 366–387 (1971).
Goldman, P.S.: An Alternative to Developmental Plasticity: Heterology of CNS Structures in Infants and Adults. In: Plasticity and Recovery of Functions in the Central Nervous System. New York: Academic Press 1974, p. 516.
Goldman, P.S.: The Role of Experience in Recovery of Function Following Orbital Prefrontal Lesions in Infant Monkeys. Neuropsychologia **14**, 401–412 (1976).
Goldman, P.S., Crawford, H.T., Stokes, L.P., Galkin, T.W., Rosvold, H.E.: Sex-Dependent Behavioral Effects of Cerebral Cortical Lesions in the Developing Rhesus Monkey. Science 1974, **186**, 540–542 (1974).
Goldman, P.S., Rosvold, H.E.: The Effects of Selective Caudate Lesions in Infant and Juvenile Rhesus Monkeys. Brain Res. **43**, 53–66 (1972).

Goldman, P.S., Rosvold, H.E., Mishkin, M.: Selective sparing of function following prefrontal lobectomy in infant monkeys. Exp. Neurol. **29**, 221–226 (1970).
Goldstein, K.: The Organism. New York: American Book Company 1939.
Goodglass, H., Calderon, M.: Parallel Processing of Verbal and Musical Stimuli in Right and Left Hemispheres. Neuropsychologia, in press.
Goodman, D.C., Horel, J.A.: Sprouting of optic tract projections in the brain stem of the rat. J. comp. Neurol. **127**, 71–88 (1966).
Gross, C.G.: A comparison of the Effects of partial and total lateral Lesions on Test Performance by Monkeys. J. comp. physiol. Psychol. **56**, 41–47 (1963).
Gross, C.G., Rocha Miranda, C.E., Brender, D.B.: Visual Properties of Neurons in Inferotemporal Cortex of the Macaque. J. Neurophysiol. **35**, 96–111 (1972).
Head, H.: Studies in Neurology II. London: Holder-Stoughton and Oxford Univ. Press 1923.
Head, H.: Aphasia and Kindred Disorders of Speech. Cambridge: University Press 1929.
Head, H., Holmes, G.: Sensory Disturbances from Cerebral Lesions. Brain **34**, 102–245 (1911–1912).
Hecaen, H.: Introduction à la Neuropsychologie. In: Sciences humaines et sociales. Paris: Larousse 1972a, pp. 327.
Hecaen, H.: Principe d'action de masse et Principe des Localisations cérébrales. C.R. IVème Congrès Péruvien de Neurologie Neurochirurgie et Psychiatrie, Lima 1972b.
Hecaen, H.: Acquired Aphasia in Children and the ontogenesis of Hemispheric Functional Specialization. Brain and Language **3**, 114–134 (1976).
Hecaen, H., Ajuriaguerra, J., de, Massonnet, J.: Les troubles visuo-constructifs par lésion pariéto-occipitale droite. Rôle des perturbations vestibulaires. Encéphale **1**, 122–179 (1951).
Hecaen, H., Angelergues, R.: La cécité psychique. Etude critique de la notion d'agnosie. A propos de 415 cas de lésions cérébrales hémisphériques postérieures, dont 102 avec agnosic optique. Paris: Masson 1963.
Hecaen, H., Assal, G.: A Comparison of Constructive Deficits following Right and Left Hemispheric Lesions. Neuropsychologia **8**, 289–304 (1970).
Hecaen, H., Dubois, I., Marlie, P.: Mécanismes de l'aphasiene et appert de la neurolinguistique à l'aphasiologie. Acta Neurol. Belgica **67**, 959–987 (1967).
Hecaen, H., Goldblum, M.C., Masure, M.C., Ramier, A.-M.: Une nouvelle observation d'agnosie d'objets. Déficit de l'association ou de la catégorisation spécifique de la modalité visuelle? Neuropsychologia **12**, 447–464 (1974).
Hecaen, H., Sauguet, J.: Cerebral Dominance in Left-Handed Subjects. Cortex **7**, 19–48 (1971).
Hecaen, H., Tzortzis, C., Masure, M.C.: Trouble de l'orientation spatiale dans une épreuve de recherche d'itinéraires lors des lésions corticales unilatérales. Perception **1**, 325–330 (1972).
Hein, A.: Recovering Spatial-Motor Coordination after Visual Cortex Lesion. In: Perception and its Disorders (D.A. Hamburg, K.H. Pribram, A.J. Stankard, eds.). Baltimore: William and Wilkins 1970, pp. 163–175.
Henschen, S.E.: Klinische und anatomische Beiträge zur Pathologie des Gehirns. Stockholm: Nordiska Bockhandeln 1920–1922.
Henschen, S.E.: On the Function of the Right Hemisphere of the Brain in Relation to the Left Hemisphere in Speech, Music and Calculation. Brain **49**, 110–123 (1929).
Hicks, S.P., D'Amato, C.J.: Motor-Sensory and Visual Behavior after Hemispherectomy in Newborn and Mature Rats. Exp. Neurol. **29**, 416–438 (1970).
Hubel, D.H.: Integrative Processes in Central Visual Pathways of the Cat. J. optic. Soc. Amer. **53**, 58–66 (1963).
Hubel, D.H., Wiesel, T.N.: Receptive Fields and Functionnal Architecture of Monkey Striate Cortex. J. Physiol. **195**, 215–243 (1968).
Hyden, H.: Changes in Brain Protein during Learning. In: Macromolecules and Behavior (G.B. Ansell, P.B. Bradley, eds.). London: Macmillan 1973, pp. 51–75.
Hyvarinen, J., Poranen, A.: Function of the Parietal Associative Area 7 as Revealed from Cellular Discharges in Alert Monkeys. Brain **93**, 793–820 (1970).
Isaacson, R.L., Nonneman, A.J., Schmaltz, L.W.: Behavioral and Anatomical Sequelae of the infant limbic system. In: The Neuropsychology of Development (Isaacson, R.L., ed.). Sydney-New York-Toronto: John Wiley 1968, pp. 41–78.
Jackson, H.: Remarks on non-Protrusion of the Tongue in Some Cases of Aphasia. Lancet I/**1878**, 716–717.

Jackson, H.: Selected Writings (Londres, J., Taylor, eds.). London: Hodder and Stoughton 1932.
Jakobson, R.: Kindersprache, Aphasie und allgemeine Lautgesetze. Uppsala 1941 und in Uppsala Universitets Arsskrift, 1942, p. 9.
Jakobson, R.: Two Aspects of Language and Two Types of Aphasic Disturbances. In: Fundamentals of language, Part II (R. Jakobson, M. Halle, eds.). La Haye: Moutor 1956, pp. 53–82.
Johnson, D.A., Poplaswsky, A., Biebranskas, L., Liebert, D.: Recovery of Function on a two way conditionned avoidance following septal lesions in infancy. Effects of early handling. Brain Res. **45**, 282–287 (1972).
Jones-Gotman, M., Milner, B.: Design Fluency: the invention of nonsense drawings after focal cortical lesions. Neuropsychologia **15**, 653–674 (1977).
Jouvet, M.: The Function of Dreaming: A Neurophysiologist's Point of View. In: Handbook of Psychobiol. (M.G. Gazzaniga, C.B. Blakemore, eds.). London: Academic Press 1975, pp. 499–527.
Kennard, M.A.: Age and other factors in motor recovery from precentral lesions in monkeys. Amer. J. Physiol. **115**, 138–146 (1936).
Kennard, M.A.: Reorganization of motor function in the cerebral cortex of monkeys. Deprived of motor and premotor areas in infancy. J. Neurophysiol. **1**, 477–496 (1938).
Kennard, M.A.: Cortical reorganization of motor function: Studies on series of monkeys of various ages from infancy to maturity. Arch. Neurol. Psychiat. **48**, 227–240 (1942).
Kimura, D.: Left-right differences in the Perception of Melodies. Quart. J. Exp. Psychol. **14**, 355–358 (1964).
Kimura, D., Archibald, Y.: Motor functions of the left hemisphere. Brain **97**, 337–350 (1974).
Kinsbourne, M.: The cerebral basis of lateral Asymmetries in Attention. Acta Psychol. **33**, 193–201 (1970).
Kinsbourne, M.: The minor cerebral hemisphere as a source of aphasic speech. Arch. Neurol. **25**, 302–306 (1971).
Kinsbourne, M.: Mechanisms of Hemispheric Interaction in Man. In: Hemispheric Disconnection and Cerebral Function (Kinsbourne, M., Smith, W.L., eds.). Springfield: Charles C. Thomas 1974, pp. 260–285.
Kleist, K.: Gehirnpathologie, S. 1408. Leipzig: Barth 1934.
Kling, A., Tucker, T.J.: Sparing of Function following localized Brain Lesions in neonatal monkeys. In: The Neuropsychology of Development (R.L. Isaacson, ed.). New-York-Londres-Toronto-Sydney: John Wiley 1968, pp. 121–146.
Kluver, H., Bucy, P.: An Analysis of Certain Effects of Bilateral Temporal Lobectomy in the Rhesus Monkey with Special Reference to "Psychic Blindness". J. Psychol. **5**, 33–54 (1938).
Korsakoff, S.S.: Etude médico-psychologique sur une forme des maladies de la mémoire. Revue Philosophique **5**, 501–530 (1889).
Krashen, S.: Lateralization Language Learning and the Critical Period. Some New Evidence. Language Learning **23**, 63–74 (1973).
Lashley, K.S.: Brain Mechanisms and Intelligence. Chicago: The University of Chicago Press 1923.
Lashley, K.: Functional Determinants of cerebral Localization. Arch. Neurol. Psychol. **38**, 271–387 (1937).
Lawrence, D.G., Kuypers, H.G.J.M.: The Functional organization of the motor system in the monkeys II. The effects of lesions in the descending brain-stem pathways. Brain **91**, 15–36 (1968).
Lemay, M., Geschwind, N.: Hemispheric Differences in the Brains of Great Apes. Brain Behav. Evol. **11**, 48–52 (1975).
Levy, J., Trevarthen, C., Sperry, R.W.: Perception for bilateral chimeric figures following hemispheric deconnexion. Brain **95**, 61–78 (1972).
Lhermitte, J.: L'image de notre corps. Paris: Nouvelle Revue Critique 1939.
Lhermitte, F., Signoret, J.L.: Analyse neuropsychologique et différenciation des syndromes amnésiques. Rev. neurol. **126**, 161–178 (1972).
Liepmann, H.: Das Krankheitsbild der Apraxie (motorischen Asymbolie). Mschr. Psychiat. **8**, 15–44, 102–132, 182–197 (1900).
Liepmann, H.: Drei Aufsätze aus dem Apraxiegebiet. 1. Band. Berlin: Karger 1908.
Lissauer, H.: Ein Fall von Seelenblindheit nebst einem Beitrag zur Theorie derselben. Arch. Psychiat. **21**, 222 270 (1890).

Lordat, J.: Analyse de la parole pour servir à la théorie de divers cas d'alalie et de paralalie. In: La Naissance de la Neuropsychologie du Langage (H. Hécaen, J. Dubois, eds.). Paris: Flammarion 1969, pp. 130–170.
Luria, A.R.: Restoration of Function after Brain Injury. Oxford: Pergamon Press 1963.
Luria, A.R., Komskaya, E.D.: Le trouble du rôle régulateur du langage au cours des lésions du lobe frontal. Neuropsychologia 1, 9–26 (1963).
Lynch, G.: The formation of new synaptic connections after Brain Damage and their possible role in recovery of Function. Neurosciences Res. Proj. Bull. 12, 228–233 (1973).
Marie, P.: Discussion sur l'Aphasie. Rev. Neurologique 16, séances des 11.6, 9.7, 23.7, 611–636; 975–1024; 1025–1047 (1908).
Marie, P., Bouttier, H., Bailey, P.: La planotopokinésie. Rev. neurol. 29, 505–512 (1922).
McAdam, D.W., Whitaker, H.A.: Language Production: Electroencephalographic Localization in the Normal Human Brain. Science 172, 499–502 (1971).
McCough, G.P., Austin, G.M., Liu, C.N., Liu, C.Y.: Sprouting as a cause of spasticity. J. Neurophysiol. 21, 205–216 (1958).
McFie, J.: Intellectual impairment in children with localized post-infantile cerebral lesions. J. Neurol. Neurosurg. Psychiat. 24, 361–365 (1961).
McFie, J., Percy, M.F., Zangwill, O.L.: Visual Spatial Agnosia Associated with Lesions of the Right Hemisphere. Brain 73, 167–190 (1950).
McGlone, J., Kertesz, A.: Sex differences in cerebral processing of visuo-spatial tasks. Cortex 9, 313–320 (1973).
McIntyre, M., Stein, D.G.: Differential Effects of One- vs. Two-Stage Amygdaloid Lesions on Activity, Exploratory and Avoidance Behavior in the Albino Rat. Behav. Biol. 9, 454–466 (1973).
Meadows, J.C.: The Anatomical Basis of Prosopagnosia. J. Neurol. Neurosurg. Psychiat. 37, 489–501 (1974).
Mesulam, M.M., Waxman, S.G., Geschwind, N.: Acute Confusional States with Right Middle-Cerebral Artery Infarctions. J. Neurol. Neurosurg. Psychiat. 39, 84–89 (1976).
Milner, B.: Laterality Effects in Audition. In: Interhemispheric Relations and Cerebral Dominance. Baltimore: John Hopkins Press 1962a, pp. 177–195.
Milner, B.: Les troubles de la mémoire accompagnant des lésions hippocampiques bilatérales. In: Physiologie de l'hippocampe, Colloques internationaux, no 107, Paris: C.N.R.S. 1962b, pp. 257–272.
Milner, B.: Effects of Different Brain Lesions on Card Sorting. The Role of the Frontal Lobes. Arch. Neurol. 9, 90–100 (1963).
Milner, B.: Some effects of Frontal Lobectomy in Man. In: The Frontal Granular Cortex and Behavior (Warren, J.M., Akert, K., ed.). New-York: McGraw-Hill 1964, pp. 313–331.
Milner, B.: Interhemispheric Differences in the Localization of Psychological Processes in Man. Brit. med. Bull. 27, 272–277 (1971).
Milner, B.: Hemispheric Specialization: Scope and Limits. In: The Neurosciences, Third Study Program (F.O. Schmitt, F.G. Worden, eds.). Boston: M.I.T. Press 1974, pp. 75–89.
Mishkin, M.: Effects of small frontal Lesions on delayed Alternation in Monkeys. J. Neurophysiol. 20, 615–622 (1957).
Mishkin, M., Vest, B., Waxler, M., Rosvold, H.E.: A Re-examination of the Effects of frontal Lesions on Object Alternation. Neuropsychologia 7, 357–364 (1969).
Moffett, A., Ettlinger, G., Morton, H.B., Piercy, M.: Tactile Discrimination Performance in the Monkey, the Effect of Ablation of various Subdivisions of posterior parietal Cortex. Cortex 3, 59–96 (1967).
Monakow, C., von: Gehirnpathologie. 1. Band, S. 1319. Wien: Halder 1905.
Monakow, C., von: Die Lokalisation im Großhirn und der Abbau der Funktion durch kortikale Herde. Wiesbaden: Bergmann 1914.
Moore, R.Y., Bjorklund, A., Stenevi, U.: Growth and Plasticity of adrenergic neurons. In: Neurosciences, third Study Program (F.O. Schmitt, F.G. Worden, eds.). Cambridge: MIT Press 1974. pp. 961–978.
Morais, J., Bertelson, P.: Laterality effects in diotic listening. Perception 2, 107–111 (1973).
Mountcastle, V.B.: The world around us: neural command functions for slective attention. Neurosciences 14, suppl. (1976).

Mountcastle, V.B., Lynch, J.C., Georgopoulos, A., Sakata, H., Acuna, A.: Posterior Parietal Association Cortex of the Monkey: Command Functions for Operations within Extrapersonal Space. J. Neurophysiol. **38**, 871–908 (1975).
Munk, H.: Über die Funktionen der Großhirnrinde. Berlin: Hirschwald 1890.
Newcombe, F.: Missile Wounds of the Brain, London: Oxford University Press 1969.
Nottebohm, F.: Ontogeny of bird song. Science **167**, 950–956 (1970).
Ojemann, G.A., Blick, K., Ward, A., Jr.: Improvement and disturbance of short-term verbal memory with human ventrolateral thalamic stimulation. Brain **94**, 225–240 (1971).
Papcun, G., Krashen, S., Terbeek, D., Remington, R., Harshman, R.: Is the left hemisphere specialized for speech, language and/or something else? J. Acoust. Soc. Amer. **55**, 319–327 (1974).
Penfield, W., Roberts, L.: Speech and Brain Mechanisms. Princeton: Princeton University Press 1959.
Petrinovitch, L., Carew, T.J.: Interaction of neocortical lesion size and interoperative experience in retention of a learned brightness Discrimination. J. comp. physiol. Psychol. **68**, 451–454 (1969).
Philipps, C.G.: Changing concepts of the precentral motor area. In: Brain and Conscious Experience (J.C. Eccles, ed.). New York: Springer 1966, pp. 388–421.
Philipps, C.G.: Cortico motoneuronal organization. Arch. Neurol. **7**, 188–195 (1967).
Pick, A.: Störung der Orientierung am eigenen Körper. Beitrag zur Lehre vom Bewußtsein des 1905.
Pick, A.: Die agrammatischen Sprachstörungen. Berlin: Springer 1913.
Pick, A.: Störung der Orientierung am eigenem Körper. Beitrag zur Lehre vom Bewußtsein des eigenen Körpers. Psychol. Forsch. **1**, 303–318 (1922).
Piercy, M.: The Effects of cerebral Lesions on intellectual Function: a Review of current Research Trends. Brit. J. Psychiat. **110**, 310–352 (1964).
Plum, F., Posner, J.B.: The Diagnosis of stupor and coma. 2nd ed. – Philadelphia: F.A. Davis Co. 1972, 4°, IX, 286 p., fig. (Contemporary neurology series, 10. – Bibliogr. pp. 241–275).
Poeck, K., Orgass, B.: The Concept of the Body Schema: a Critical Review and some Experimental Results. Cortex **7**, 254–277 (1971).
Poppelreuter, W.: Die psychischen Schädigungen durch Kopfschuß. Bd. 1, IV. Kapitel: Die Optische Apraxie. Leipzig: Voss 1917.
Powell, T.P.S.: Sensory Convergence in the Cerebral Cortex. In: Surgical Approaches in Psychiatry (L.V. Laitinen, K.E. Livingston, eds.). Lancaster: Med. and Techn. Publi. 1973, pp. 266–281.
Premack, D.: Language in Chimpanzee. Science **172**, 808–822 (1971).
Raisman, G., Field, P.M.: A quantitative investigation of the development of collateral reinnervation after partial deafferentation of the septal nuclei. Brain Res. **50**, 241–264 (1973).
Ramier, A.-M., Hecaen, H.: Rôle respectif des atteintes frontales et de la latéralisation lésionnelle dans les déficits de la "Fluence verbale". Rev. neurol. **123**, 17–22 (1970).
Riklan, N., Levita, E.: Subcortical Correlates of Human Behavior. Baltimore: Williams & Wilkins 1969.
Rondot, P., Tzavaras, A.: La prosopagnosie après vingt années d'études cliniques et neuropsychologiques. J. Psychol. norm. path. **19**, 634–642 (1969).
Rosner, B.S.: Brain Functions. Ann. Rev. Psychol. **21**, 255–294 (1970).
Rumbaugh, D.M., Glaserfeld, E.C.: Reading and sentence completion by a chimpanzee (Pan). Science **182**, 731–733 (1973).
Sasanuma, S., Fujimura, O.: Selective Impairment of Phonetic and non Phonetic Transcription of Words in Japanese Aphasic Patients: Kana vs Kanji in Visual Recognition and Writing. Cortex **7**, 1–18 (1971).
Schilder, P.: Das Körper-Schema; ein Beitrag zur Lehre vom Bewußtsein des eigenenen Körpers. Berlin: J. Springer 1923.
Schneider, G.E.: Early Lesions of Superior colliculus: Factors affecting the formation of abnormal retinal projections. Brain Behav. Evol. **8**, 73–109 (1973).
Schneider, G.E., Jhaveri, S.R.: Neuroanatomical Correlates of Sparced or Altered Function after Brain Lesions in the Newborn Hamster. In: Plasticity and Recovery of Function in the Central Nervous System (D.G. Stein, J.J. Rosen, N. Butters, eds.). London: Academic Press 1974, pp. 65–110.

Schultze, M.J., Stein, D.G.: Recovery of Function in the Albino Rat following either simultaneous or seriation lesions of the caudate nucleus. Exp. Neurol. **46**, 291–301 (1975).
Sechzer, J.A.: Prolonged Learning and split-brain cats. Science **169**, 889–892 (1970).
Sechzer, J.A.: Axonal regeneration or generation after corpus callosum section in the neonatal Rat. Exp. Neurol. **45**, 186–188 (1974).
Semmes, J.: Protopathic and Epicritic Sensation. A Reappraisal. In: Contribution to clinical neuropsychology (A.L. Benton, ed.). Chicago: Aldine 1969, pp. 142–171.
Shankweiler, D.: Effects of temporal Lobe Damage on Perception of dichotically presented Melodies. J. comp. physiol. Psychol. **62**, 115–122 (1966).
Spellacy, F., Blumstein, S.: The influence of language set on ear preference in phoneme recognition. Cortex **6**, 430–439 (1970).
Sperry, R.W.: Corpus Callosum and Interhemispheric Transfer in the Monkey. Anat. Rec. **131**, 297 (1958).
Stein, D.G.: Some Variables Influencing recovery of Function after Central Nervous System Lesions in the Rat. In: Plasticity and Recovery of Function in the Central Nervous System (Stein, D.G., Rosen, J.J., Butters, N., eds). New York-San Francisco-London: Academic Press 1974, pp. 373–427.
Stein, D.G., Rosen, J.J., Gramadel, J., Mishkin, D.: Cerebral nervous System recovery of Function. Science **166**, 528–530 (1969).
Stein, J., Weizsäcker, V., von: Über klinische Sensibilitätsprüfungen. Dtsch. Arch. klin. Med. Heidelberg **151**, 230–253 (1926).
Taine, H.: De l'Intelligence. Paris: Hachette 1870.
Teitelbaum, B.: Sex differences in delayed alternation performance following single or multiple stage frontal lesions in rats. Paper presented at 81st annual convention of American Psychological Association in Montreal, Quebec, August 29th, 1973.
Tesznер, D., Tzavaras, A., Gruner, J., Hecaen, H.: L'asymétrie droite-gauche du planum temporale. A propos de l'étude anatomique de 100 cerveaux. Rev. neurol. **124**, 444–449 (1972).
Teuber, H.L.: Physiological Psychology. Ann. Rev. Psychol. **6**, 267–296 (1955).
Teuber, H.L.: The riddle of frontal lobe function in man. In: The Frontal Granular Cortex and Behavior (Warren, J.M., Akert, K., eds.). New York: McGraw-Hill 1964, p. 410.
Teuber, H.L.: Alterations of Perception after Brain Injury. In: Brain and Conscious Experience (J.C. Eccles, ed.). Berlin-Heidelberg-New York: Springer 1966.
Teuber, H.L., Rudel, R.: Behaviour after Cerebral Lesions in Children and Adults. Develop. Med. Child Neurol. **4**, 3–20 (1962).
Teuber, H.L., Woods, B.T.: Early Onset of Complementary Specialization of Cerebral Hemispheres in Man. Trans. Amer. neurol. Ass. **98**, 113–115 (1973).
Tissot, R., Lhermitte, F., Ducarne, B.: Etat intellectuel des aphasiques. Essai d'une nouvelle approche à travers des épreuves perceptives et opératoires. Encéphale **52**, 285–320 (1963).
Trousseau, A.: De l'Aphasie. In: La Naissance de la Neuropsychologie du langage (H. Hécaen, I. Dubois, eds.). Paris: Flammarion 1969, pp. 193–266.
Tucker, D.M.: Sex Differences in Hemispheric Specialization for Synthetic Visuospatial Functions. Neuropsychologia **14**, 447–454 (1976).
Tzavaras, A., Hecaen, H.: Etude des coordonnées visuelles subjectives au cours des lésions corticales unilatérales. Rev. neurol. **125**, 458–461 (1972).
Tzavaras, A., Hecaen, H., Le Bras, H.: Le problème de la spécificité du déficit de la reconnaissance du visage humain lors des lésions hémisphériques unilatérales. Neuropsychologia **8**, 403–417 (1970).
Vergnes, M., Mack, G., Kempf, E.: Lésions du raphé et réaction d'agression interspécifique rat-souris. Effets comportementaux et biochimiques. Brain Res. **57**, 67–74 (1973).
Vilki, J., Laitinen, L.V.: Differential Effects of Left and Right Ventrolateral Thalamotomy on Receptive and Expressive Verbal Performances and Face-Matching. Neuropsychologia **12**, 11–19 (1974).
Voneida, T.J., Robinson, J.S.: Visual processing in the split brain cat: one versus two hemispheres. Exp. Neurol. **33**, 420–431 (1971).
Wada, J.: A New Method for the Determination of the Side of Cerebral Speech Dominance. A Preliminary Report on the Intracarotid Injection of Sodium Amytal in Man. Igaku to Seibutsugaku (Medicine and Biology) **14**, 221–222 (1949).

Wada, J., Clark, R., Hamm, A.: Cerebral Hemispheric Asymmetry in Humans. Arch. Neurol. **32**, 239–246 (1975).
Wall, P.D., Werman, R.: The Physiology and Anatomy of Long Ranging Afferent Fibres within the Spinal Cord. J. Physiol. **255**, 321–334 (1976).
Weigl, E., Bierwisch, M.: Neuropsychologie et Neurolinguistique. Thèmes de recherche commune. Langages **44**, 4–17 (1976).
Weiskrantz, L.: Contour discrimination in a young monkey with visual cortex ablation. Neuropsychologia **I**, 145–165 (1963).
Wernicke, C.: Der aphasische Symptomenkomplex: eine psychologische Studie auf anatomischer Basis. Breslau: Cohn und Weigert 1874.
Wernicke, C.: Grundriß der Psychiatrie. In: Klinische Vorlesungen (2nd rev. ed). Leipzig: Thieme 1960.
Witelson, S.F., Pallie, W.: Left-hemisphere Specialization for language in the new-born: Neuroanatomical evidence of asymmetry. Brain **96**, 641–646 (1973).
Wood, C.C., Goff, W.R., Day, R.S.: Auditory Evoked Potentials during Speech Perception. Science **173**, 1248–1251 (1971).
Woods, B.T., Teuber, H.L.: Communication personnelle, M.I.T. 1975.
Yeni-Komshian, G.H., Benson, D.A.: Anatomical Study of cerebral Asymmetry in the temporal lobe of Humans, chimpanzees and Rhesus monkeys. Science **192**, 387–389 (1976).
Yin, R.K.: Face Recognition by Brain-injured Patients: a Dissociate Ability. Neuropsychologia **8**, 395–402 (1970).
Zaidel, D., Sperry, R.W.: Memory Impairment after Commissurotomy in Man. Brain **97**, 263–272 (1974).
Zurif, E.B., Bryden, M.P.: Familial Handedness and Left-Right Differences in Auditory and Visual Perception. Neuropsychologia **7**, 179–188 (1969).

Endokrinologische Psychiatrie

Von

M. BLEULER

Inhalt

A. Übersicht 258
B. Allgemeine endokrinologische Psychiatrie 261
    I. Die Wesensverschiedenheit von drei psychopathologischen Syndromen bei endokrin Kranken 261
    II. Das endokrine Psychosyndrom 262
    III. Psychosen vom akuten exogenen Reaktionstypus bei endokrin Kranken 267
    IV. Psychopathologische Folgen dauernder diffuser Hirnschädigung bei endokrin Kranken (organisches Psychosyndrom) 269
    V. Die Endokrinologie in der psychiatrischen Praxis und die Psychiatrie in der endokrinologischen Praxis 270
C. Bausteine für eine endokrinologische Psychologie der Zukunft 274
    I. Allgemeines 274
    II. Gewebehormone und Triebverhalten 278
    III. Nebennieren und Leistung: I Katecholamine 279
    IV. Nebennieren und Leistung: II Glukokortikoide 283
    V. Sexualhormone und Triebe: I Fetales Alter 287
    VI. Sexualhormone und Triebe: II Kindheit 296
    VII. Sexualhormone und Triebe: III Pubertät 298
    VIII. Sexualhormone und Triebe: IV Erwachsenes Alter 300
    IX. Die prämenstruelle Spannung 306
    X. Sexualhormone und Triebe: V Menstruations-Zyklus 308
    XI. Sexualhormone und Triebe: VI Schwangerschaft, Wochenbett und Klimakterium 310
    XII. Hormonale antikonzeptionelle Mittel in ihrer psychoendokrinologischen Bedeutung 313
    XIII. Zusammenhänge zwischen Hormonen des Hypothalamus-Hypophysen-Schilddrüsen-Systems mit Erregung und depressiver Verstimmung 318
    XIV. Hinweise für weitere Wirkungen hypothalamischer Hormone auf Antrieb und Trieb 322
    XV. Hormone (Adrenocorticotropin, Kortikoide und Pitressin) und Lern-Verhalten (von Ratten) 322
    XVI. Die Epiphyse als Vermittler zwischen dem Empfinden des 24-Stunden-Rhythmus der Belichtung und der Gestimmtheit 325
    XVII. Psychoendokrinologisches Rätselraten rund um die Anorexia nervosa 326
Literatur 331

> The major function of the psychiatrist — and one unique to him — is that he serves as a crucial bridge between genetics, biology, clinical medicine, on one hand, and the behavioral sciences on the other.
>
> John Romano
> Professor der Psychiatrie in Rochester,
> New York

A. Übersicht

Als „endokrinologische Psychiatrie" kann man die Lehre von psychischen Veränderungen bei endokrinen Krankheiten und von endokrinen Veränderungen bei psychischen Krankheiten zusammenfassen. Sie schließt in sich die Lehre von endokrinologischen Behandlungsverfahren in der Psychiatrie und von psychotherapeutischen Verfahren in der Endokrinologie. Der Ausdruck „Psychiatrie endocrinienne" verwendete erstmals LAIGNEL-LAVASTINE an einem Kongreß französischer Psychiater im Jahre 1908.

Damals, nach der Jahrhundertwende, war die endokrinologische Psychiatrie noch ein bunt zusammengesetztes Gebilde: Ihr guter Kern bestand in den Erfahrungen, die Kliniker mit einfachsten Mitteln an ihren Kranken gesammelt hatten. Viele dieser Erfahrungen sind heute wieder vergessen, selbst solche, die besser nicht hätten vergessen werden sollen. Jahrzehntelang wurden die Beobachtungen am Krankenbett von niemandem zusammengefaßt; jede Übersicht fehlte. Hingegen wurden Einzelbefunde oft unzulässig verallgemeinert, und um die Tatsachen rankten hohe Erwartungen und phantastische Spekulationen. Mit EMIL KRAEPELIN (1899) vermuteten viele, der Fortschritt endokrinologischer Erkenntnisse würde das Wesen „endogener" Psychosen klären und deren Behandlung dramatisch verbessern. Und SIGMUND FREUD (1951) fürchtete, endokrinologische Erkenntnisse würden bald die psychoanalytisch erarbeiteten in den Schatten stellen. Wenige Jahrzehnte später wurden im Zuge des Triumphes der „Psychosomatik" umgekehrte Erwartungen wach, daß nämlich die meisten endokrinen Erkrankungen im wesentlichen lebensgeschichtlich verwurzelt wären und am erfolgreichsten psychotherapeutisch behandelt würden.

Heute ist das alles anders geworden. Die Enttäuschung vieler über zusammengebrochene therapeutische Hoffnungen hat einer Resignation Platz gemacht, so daß sich viele Psychiater um die Endokrinologie und viele Endokrinologen um die Psychiatrie kaum mehr kümmern. Schien es vor 20 oder 30 Jahren, als ob wesentliche Teile von Psychiatrie und Endokrinologie zusammenschmelzen würden, so haben sich beide Fachgebiete wieder mehr getrennt. In der klinischen endokrinologischen Fachliteratur wird die Psychiatrie wenig mehr berücksichtigt — und umgekehrt. Gleichzeitig ist eine allzu selbständige Literatur über die Grundlagenforschung entstanden, welche die klinische Erfahrung nicht berücksichtigt oder die aus derselben nur Einzelheiten herausgreift. Die Gefahr ist wieder groß geworden, daß, ob des Zusammenbruches übertriebener Erwartungen, der Psychiater an endokrinologischen Erkenntnissen vorbeisieht und der Endokrinologe, ob der Faszination durch die Technik, die Bedeutung der

Lebensgeschichte und der Psychotherapie für seine Patienten vergißt. Der heutige Grundlagenforscher aber ist in Gefahr, den Kontakt mit der Klinik zu verlieren und sich einseitige oder falsche Vorstellungen über die Bedeutung seiner Forschungen für die Klinik zu machen.

Die umwälzende Veränderung in der psychiatrisch-endokrinologischen Forschung ergibt sich aus der grandiosen Entwicklung der technischen Mittel zur Erforschung der endokrinen Funktionen im letzten halben Jahrhundert. Unter den Arbeiten, die es in der endokrinologischen Psychiatrie heute zu berücksichtigen gilt, sind diejenigen der Kliniker zu einer kleinen Minderheit zusammengeschmolzen im Vergleich zur überwältigend großen Zahl derjenigen, die über Forschungserfolge im Laboratorium und am Tierexperiment berichten.

Als ich 1954 das damalige Wissen über die endokrinologische Psychiatrie zusammenfaßte, wählte ich für mein Literaturverzeichnis unter den durchgearbeiteten und selbst ausgezogenen Arbeiten deren 2712 aus. Ich durfte hoffen, damit wenigstens einen wesentlichen Teil aller wichtigeren Arbeiten zu berücksichtigen. Seither habe ich ein Mehrfaches an Arbeiten durchgearbeitet und ausgezogen und erhielt viele tausend Titel und Auszüge aus dem Computer des National Institutes of Mental Health in Bethesda, der Bibliographia Neuroendocrinologica des Albert Einstein College of Medicine und anderen hilfreichen Literatursammlungen. Betrübt muß ich aber feststellen: meinen Bemühungen zum Trotz ist das Verhältnis zwischen den mir genau bekannten Arbeiten und allen Arbeiten über die endokrinologische Psychiatrie seit 1954 viel ungünstiger geworden.

Die Literatur über endokrinologische Psychiatrie (und insbesonders über Forschungen in Laboratorien und am Tierexperiment, die deren Grundlagen betreffen) hat unermeßlichen Umfang angenommen – und trotzdem sollte sie im Rahmen der Psychiatrie einen Platz behalten. Ihre Darstellung in der Art eines Handbuches früherer Jahrzehnte würde viele dicke Bände füllen – und doch sollte sie im Handbuch „Psychiatrie der Gegenwart" nur kurz (am besten in 50 Seiten oder etwas mehr) abgehandelt werden. Die Aufgabe, einem derart riesengroß gewordenen Fachgebiet auf kleinem Raum gerecht zu werden, wollte mir unheimlich erscheinen. Habe ich sie trotzdem übernommen, so deshalb, weil Übersichten über den heutigen Stand der Erkenntnisse auf diesem Gebiete immer notwendiger werden. Beruhigt hat mich auch der Gedanke, daß drastische Beschränkungen des Themas sich derart offensichtlich aufdrängen, daß sie mir niemand verübeln wird.

Die wichtigsten *Beschränkungen meines Themas* sind:

Auf die spezielle Psychopathologie der einzelnen endokrinen Erkrankungen durfte ich nicht eingehen. Der Verzicht auf ihre Darstellung wurde mir leicht, weil darüber in den letzten Jahren kaum neue grundsätzliche Erkenntnisse erarbeitet worden sind, sondern eher nur viele Einzelheiten neu beschrieben wurden.

Ebenso brauche ich auf die spezielle Endokrinologie der Krankheiten, die das Arbeitsgebiet des Psychiaters ausmachen, nicht näher einzugehen: die neuen Forschungen über den Stoffwechsel von psychisch Kranken beziehen sich zum größten Teil auf die Neurotransmittoren im Hirn und nur noch wenig auf die Funktion der endokrinen Drüsen. Allerdings bestehen enge Zusammenhänge zwischen endokrinen Funktionen und der Neurotransmission, auf die ich wenigstens da und dort hinweisen konnte. Die neue Lehre von der Bedeutung der Neurotransmittoren für die Psychiatrie wird in anderen Teilen des Werkes abgehandelt.

Auf eine Darstellung und Kritik der immer raffinierter werdenden Forschungstechnik in Laboratorien und im Tierexperiment mußte ich verzichten und mich auf die Ergebnisse der technischen Forschung beschränken.

Veröffentlichungen in anderen Sprachen als Deutsch und Englisch vermochte ich nicht in dem Maße zu berücksichtigen, wie ich es gewünscht hätte.

Am meisten quälte mich aber die Notwendigkeit, das Literaturverzeichnis auf den Raum zu beschränken, der zur Verfügung steht. Die Berücksichtigung aller Forscher, die Erwähnung verdienten, war unmöglich. Zu fast jedem Zitat über einen Sachverhalt hätte ich gerne mehrere Literaturhinweise angebracht. Das hätte jedoch den Umfang des Literaturverzeichnisses gesprengt. Fast zu jedem Zitat über die Arbeit eines Autors ist hinzuzudenken „siehe zum Beispiel bei ..." oder „Autor X und andere". Ohne krasse Eindämmung hätte allein mein Literaturverzeichnis viel mehr Seiten in Anspruch genommen als mir für die ganze Darstellung zur Verfügung stehen.

Was blieb als Wichtigstes für meine Darstellung nach all diesen und manch anderen Beschränkungen? Am wichtigsten erschien mir die *allgemeine endokrinologische Psychiatrie* und eine *Zusammenstellung neuer Bausteine für ein zukünftiges Lehrgebäude einer endokrinologischen Psychologie:*

Selbst Darstellungen aus der jüngsten Zeit beschränken sich noch oft darauf, die Psychopathologie einzelner endokriner Erkrankungen nebeneinander zu stellen. Sie berücksichtigen kaum das Gemeinsame in der Entstehung und im Erscheinungsbild der psychischen Veränderungen endokrin Kranker. Und doch ist heute die *allgemeine endokrinologische Psychiatrie* in all ihrer Einfachheit eine klare und eindrückliche Lehre geworden. Ihre Darstellung gehört in ein modernes Handbuch, das sich nicht mit der Sammlung von Einzelheiten begnügt, sondern neu gewonnene Übersichten über vielerlei Einzelheiten vermitteln will.

Die *Ergebnisse der modernen endokrinologischen Grundlagenforschung* lassen sich vorläufig viel besser zum Verständnis der allgemeinen biologischen Hintergründe psychischen Lebens verwenden als zum Verständnis bestimmter psychischer Krankheiten. Sie bilden vorläufig Bausteine zu einer zukünftigen endokrinologischen Psychologie, die dann viel später erst die Grundlage zu einer neuen und vertieften endokrinologischen Psychiatrie werden soll.

Die Gründe dafür sind einleuchtend: Wir kennen zur Hauptsache nur *vermehrte* oder *verminderte* endokrine Funktionen, aber kaum *veränderte* endokrine Funktionen. In psychischen Erkrankungen sehen wir aber zumeist Veränderungen, ein Anderssein des psychischen Lebens und weniger nur eine einfache quantitative Veränderung einer psychischen Einzelfunktion. So sind z.B. endokrinologische Einflüsse bei der Entstehung einer apathisch-depressiven Verstimmung zu erahnen, aber sie unterscheiden sich noch kaum danach, ob diese Verstimmung im Rahmen der Norm, im Rahmen einer Neurose oder im Rahmen manisch-depressiven Krankseins auftritt. Und wir können endokrinologisch gewonnene Erkenntnisse eher mit Erregtheit unter verschiedensten Umständen in Zusammenhang bringen als mit der spezifisch-schizophrenen Erregtheit.

Mit ernsten Zweifeln hatte ich mich auseinanderzusetzen, als ich mir die Frage stellte, ob gerade ich zu der Darstellung, die mir aufgetragen worden ist, berufen sei. Nie habe ich im Laboratorium und im Tierexperiment Grundlagenforschung betrieben, und doch habe ich Ergebnisse der Grundlagenforschung zu referieren. Papierenes Wissen erneut zu Papier zu bringen, ist eine üble Sache. Ich wage den Versuch, weil ich große Teile des Papier-Wissens fortlaufend an einer reichen Erfahrung an Kranken überprüfen und bewerten konnte und mir das Papier-Wissen deshalb lebendig wurde.

Als einem, der im Umgang mit Schizophrenen aufgewachsen ist und dem Medizin und Naturwissenschaften früh etwas bedeuteten, stellte sich mir schon früh die Frage: sind Schizophrene endokrin krank und sind endokrin Kranke schizophren? Eine neue Anregung zum Studium der Psychoendokrinologie gab mir der Neurochirurg HARVEY CUSHING, dessen Hypophysenpatienten[1] ich für ihn als Assistenzarzt im Boston City Hospital psychoneurologisch untersuchen durfte. Er interessierte sich lebhaft am psychischen Leben seiner Kranken, deren Störung später nach ihm benannt wurde. Während meines ganzen seitherigen Lebens, in dem ich fast täglich mit Kranken zusammen war, war mir die Frage nach dem Zusammenspiel endokriner Funktionen und emotionellem Leben gegenwärtig. Und meine Kranken waren zwar hauptsächlich, aber nicht immer psychiatrische Patienten, denn während mehr als 8 Jahre arbeitete ich in einem chirurgisch-gynäkologischen Spital und in einer allgemein-ärztlichen Bergpraxis. Den häufigeren endokrinen Krankheiten und den psychoendokrinologischen Problemen an vielen anderen Krankheiten begegnete ich deshalb dauernd in meiner Alltagsarbeit. Seltenere endokrine Krankheiten durfte ich an der endokrinologischen Klinik des New York Hospitals – damals unter EPHRAIM SHORR – untersuchen. Und während meiner Leitung der psychiatrischen Universitätsklinik in Zürich fand ich eine große Zahl von Mitarbeitern, die an ausgewählten Gruppen von endokrin Kranken Untersuchungen anstellten, deren Verlauf ich miterlebte.

Jahrzehntelang verfolgte ich die Literatur zur endokrinologischen Psychiatrie fortlaufend, und zwar sowohl im psychiatrischen, wie im endokrinologisch-klinischen, wie im Schrifttum der Grundlagenforscher, und ich zog manchmal auch die verhaltenspsychologische und die veterinär-medizinische Literatur zu. Das Schrifttum, das ich übersehe, ist deshalb im Laufe der Jahrzehnte groß geworden, aber es ist sehr klein geblieben im Vergleich zum ganzen Schrifttum, das ich gerne übersehen hätte, und das einer, der ein Handbuch im alten Sinne schreiben wollte, beherrschen müßte.

All dies ist eine Verteidigung gegen den Vorwurf, der mir selbst vorschwebt: daß ich als Kliniker nicht nur über die Klinik, sondern im zweiten Teil meiner Ausführungen auch über die Grundlagen-Forschung berichte.

Vielen Kollegen, die alle zu erwähnen nicht möglich ist, bin ich für ihre Hilfe bei meinem Studium der endokrinologischen Psychiatrie großen *Dank* schuldig: die Professoren A. LABHART und A. PRADER haben die Endokrinologie in Zürich mächtig gefördert. An ihre Lehren und Ratschläge habe ich mich angelehnt. Als eine Grundlage diente mir das Werk von LABHART „Klinik der inneren Sekretion". Der verstorbene Endokrinologe E. SHORR ermöglichte mir Studien in seiner Klinik am New York Hospital. In jüngster Zeit erhielt ich viel Anregung von Professor E.J. SACHAR vom Psychiatric Institute in New York. Professor JÜRG MÜLLER vom Departement für Innere Medizin der Zürcher Universität sichtete große Teile meines Manuskriptes und Frau Privatdozentin MARIANNE MALL-HAEFELI das Manuskript der gynäkologischen Kapitel. Doktor R. BLEULER in Meilen durchging das Manuskript vom psychiatrischen Standpunkt. Herr SIEGFRIED CLEMENS vermittelte mir die im National Institute for Mental Health in Bethesda gespeicherte Literatur. Fräulein LOTTI HILDBRAND besorgte mühevolle Sekretariatsarbeit.

Im Laufe der 27 Jahre, in denen ich die Direktion der psychiatrischen Universitätsklinik Burghölzli inne hatte, arbeiteten eine große Anzahl von Kollegen in der Erforschung der endokrinologischen Psychiatrie mit mir zusammen. Ich gedenke ihrer großartigen Hilfe mit Rührung und Dankbarkeit. Ohne sie wäre meine eigene Arbeit stümperhaft geblieben. Es schmerzt mich, daß ich ihre Beiträge heute nicht wie in meiner Monographie von 1954 einzeln würdigen kann: der Raum fehlt mir und es würde dem besonderen Zweck meiner jetzigen Ausführungen nicht entsprechen: die Grundsätze der endokrinologischen Psychiatrie hatte ich heute nur kurz zusammenzufassen und durch eine Darstellung von Entwicklungen in den Jahren nach meinem Rücktritt von der Klinik zu ergänzen.

B. Allgemeine endokrinologische Psychiatrie

I. Die Wesensverschiedenheit von drei psychopathologischen Syndromen bei endokrin Kranken

Kranke, deren endokrine Funktionen auf längere Zeit ernstlich verändert sind, sind meistens psychisch mitbetroffen. Freilich sind ihre psychischen Verände-

---

[1] Heute würde man die meisten von ihnen Hypothalamus-Kranke nennen.

rungen oft so leicht, daß sie nur bei einer sorgfältigen Untersuchung deutlich werden.

Die psychischen Störungen endokrin Kranker lassen sich ihrer Entstehung nach drei verschiedenen Gruppen zuteilen:

1. Psychische Veränderungen bei endokrin Veränderten können die Folge von Übersteigerung oder Dämpfung physiologischer endokriner Einflüsse auf spezifische zerebrale Funktions-Systeme sein. Entweder sind sie dann die unmittelbare Folge von vermehrter oder verminderter Hormon-Zufuhr in spezifisch auf sie abgestimmte zerebrale Funktions-Systeme; oder aber die Veränderung in der Bildung eines Hormons wirkt sich vorerst spezifisch auf den Stoffwechsel aus, und die endokrin bedingte Stoffwechselstörung erst wirkt sich auf zerebrale Funktionssysteme aus. (Ersteres ist der Fall bei allen Hormonen, die im Zusammenhang mit der Hypophysen-Funktion stehen, letzteres z.B. bei den Hormonen des Pankreas und der Nebenschilddrüsen.)

Die dieser Art entstandenen psychischen Veränderungen bei endokrinen Veränderungen fügen sich in einen symptomatologischen Rahmen ein, der leicht umschreibbar ist: sie können unter dem Begriff des *endokrinen Psychosyndroms* zusammengefaßt werden.

2. Ergeben sich aus akuten, schweren endokrinen Veränderungen schwere Folgen für den gesamten Stoffwechsel im Hirn und damit für die gesamthafte Hirnfunktion, von der das psychische Leben abhängt, so ist die Folge ein Verlust der Ordnung, eine Desorganisation des psychischen Lebens. Aus der endokrinen Vergiftung entstehen dann grundsätzlich gleichartige Psychosen wie bei exogenen Vergiftungen (z.B. durch Amphetamine), bei anderen Stoffwechselvergiftungen als endokrine (z.B. bei Urämie) oder bei akuten generellen Durchblutungsstörungen des Hirns, das heißt, es entstehen *Psychosen vom akuten exogenen Reaktions-Typus* (BONHOEFFER, 1912).

3. Schwere chronische endokrine Erkrankungen bedingen diffuse dauernde Hirnschädigungen und deshalb eine Vereinfachung und Verflachung des psychischen Lebens. In ihrem Gefolge treten die gleichen psychischen Veränderungen auf wie bei generellen Hirnatrophien aus mancherlei anderen Ursachen, z.B. bei chronischem Alkoholismus, nach Contusio cerebri, bei seniler Degeneration: ein *psychoorganisches Syndrom* mit amnestischen Symptomen, Entdifferenzierung aller intellektueller Leistungen, Entdifferenzierung und Verflachung des Gefühlslebens.

II. Das endokrine Psychosyndrom

Zum endokrinen Psychosyndrom dürfen jene psychischen Störungen *nicht* gerechnet werden, die einer akuten oder chronischen generellen (funktionellen oder strukturellen) Hirnerkrankung zuzuschreiben sind, also nicht Psychosen vom akuten exogenen Reaktions-Typus BONHOEFFER und nicht Abbau-Prozesse mit psychoorganischem Syndrom, die in den schwersten Graden eine psychoorganische Demenz bilden.

Die gewöhnlichen (nicht-psychotischen) *psychischen Veränderungen bei endokrinen Erkrankungen, die als endokrines Psychosyndrom bezeichnet werden, betreffen kaum die intellektuellen Funktionen; sie betreffen hingegen die*

*allgemeine Angetriebenheit,
elementare Stimmungen,
elementare Triebe und
Phasenhaftigkeit im psychischen Leben.*
Die *Angetriebenheit* kann vermehrt oder vermindert sein. In ihr sind inbegriffen die Aufmerksamkeit, der Grad der Aktivität, die Spannung, unter der die eigenen Interessen verfolgt werden, die Lebhaftigkeit im Umgang mit anderen und manche wesensverwandte weitere Veränderungen psychischen Lebens, die sich im Verhalten anzeigen. Extreme in der Veränderung der Angetriebenheit sind maniforme Zustände einerseits, schwer apathische Zustände andererseits.

Die *Veränderungen der inneren Gestimmtheit* sind naturgemäß mit den Veränderungen der Angetriebenheit aufs engste verbunden. Häufig kann man dieselbe Veränderung als solche des Angetriebenseins und als solche der Stimmung beschreiben: Angetriebene fühlen sich oft unlustig-gehetzt, Passive gleichgültig. Immerhin gibt es doch häufig Veränderungen, die offensichtlich die Stimmung betreffen, während das Verhalten eine Steigerung oder Verminderung der Antriebe kaum deutlich macht.

Den Verstimmungen bei endokrin Kranken fehlen oft die feinen Tönungen der Gestimmtheit Gesunder. Es handelt sich selten um Stimmungen, die etwa durch Wehmut, durch Gewissensbisse, durch Sehnsucht oder durch ein erfüllendes Glücksgefühl gekennzeichnet sind. Sie tragen den Charakter des Elementaren: es handelt sich um gereizte oder angstgeladene oder gleichgültige Gestimmtheiten, um eine allgemeine Unlust, eine drängselnde Weinerlichkeit oder müde Gehässigkeit. Häufig ist eine Verstimmung gleichzeitig gekennzeichnet durch stumpfe Apathie und zufriedene Heiterkeit. (Sie wurde schon 1912 durch FRANKL VON HOCHWART „Hypophysärstimmung" genannt, doch kommt sie bei vielerlei endokrin Kranken, nicht nur bei Hypophysenkranken vor.) Gewöhnlich sind sich die Kranken keiner Ursachen der Verstimmung bewußt. „Sie kommt über sie."

Die Veränderungen der Antriebe und der Stimmungen können dem eigenen Wesen fremd erscheinen. Depersonalisationserlebnisse können mit ihr verbunden sein.

Auch die *Veränderungen der elementaren Triebe* endokrin Kranker bestehen kaum in Triebperversionen: ihre Triebe sind übersteigert oder abgeschwächt. Besonders auffällig sind Veränderungen in Durst und Hunger, im Bedürfnis, Wärme zu suchen oder sie zu meiden, im Bedürfnis, sich zu bewegen und zu wandern oder der Ruhe zu pflegen und sich im Heim zu verkriechen, im aggressiven Bedürfnis, sich mit anderen zu messen, in einer auf die rein körperliche Lustgewinnung gerichteten Sexualität, in einer ganz primitiven Teilkomponente menschlicher Mütterlichkeit, einem Trieb, Kleines zu hätscheln und zu umsorgen.

Bei allen diesen Veränderungen der Antriebe, Stimmungen und Triebe endokrin Kranker fällt die Unberechenbarkeit ihres Auftretens und Zurücktretens auf. Ganz unvermittelt können endokrin Kranke z.B. von Heißhunger oder sexueller Gier gepackt sein, um ebenso unvermittelt jedes Interesse am Essen oder an sexueller Aktivität zu verlieren. Ganz generell ist die *Phasenhaftigkeit* im psychischen Leben verändert. Primitive Bedürfnisse klingen weder unter natürlichen Umständen an noch wieder ab. Sie können fortbestehen, wenn sie in natürlicher Weise befriedigt wären, oder erlöschen, wenn sie unbefriedigt sind. Der Schlaf- und Wach-Zyklus, der Zyklus zwischen Bereitschaft zu Taten und Ermüdung und der Menstruations-Zyklus sind verändert. Diese Störung ist durch neue Entdeckungen über die Phasenhaftigkeit der meisten endokrinen Funktionen dem Verständnis näher geführt: die Sekretion von Hormonen erfolgt nicht stetig, sondern meist stoßweise; sie folgt einem 24-Std-Rhythmus und wahrscheinlich gibt es außer dem Menstruationsrhythmus der endokrinen Funktion noch andere Rhythmen, die sich über Wochen oder Monate erstrecken. Wie die endokrine Sekretion nicht stetig, sondern in Phasen erfolgt, so findet sich bei endokrin Kranken eine veränderte körperliche und psychische Phasenhaftigkeit.

Gegenüber den Änderungen von Antrieben, Trieben, Stimmungen der Phasenhaftigkeit treten *intellektuelle Störungen* endokrin Kranker (soweit sie nicht psychotisch werden) ganz zurück. Sie erscheinen dem Beobachter meist als selbstverständliche Folgen der Änderung der Gestimmtheit: so Ansätze zu Ideenflucht bei Erregtheit oder träges, langsames Denken bei Apathie.

Das *Gesamtbild der Persönlichkeit* im Rahmen des endokrinen Psychosyndroms ist gewöhnlich nur leicht verändert. Der Laie denkt nicht an eine eigentliche Geisteskrankheit, eine „Verrücktheit". Er empfindet die Veränderungen des endokrin Kranken – soweit er sie bemerkt – als Übertreibungen dessen, was in ihm selbst ist. Sie wirken auf ihn als „Nervosität", als Faulheit oder phlegmatisches Wesen, als Verstimmbarkeit, Unbeherrschtheit, Überbetriebsamkeit oder Mangel an Anteilnahme.

Die *klinische Bedeutung* des endokrinen Psychosyndroms ist oft gering. Gelegentlich aber macht eine unberechenbare Gehässigkeit und Gereiztheit den Umgang mit den Kranken und ihre Pflege schwierig. Andere Schwierigkeiten ergeben sich aus der gleichgültigen Apathie, welche die Durchführung der Therapie erschwert. Ein Akromegaler, der zufolge seines Hypophysenadenoms zu erblinden drohte, erklärte in einer satten und gleichgültigen Stimmung, das sei ihm gleich, er bemühe sich deshalb noch lange nicht, den Arzt aufzusuchen.

Trieb- und Antriebsstörungen im Rahmen des endokrinen Psychosyndroms können bei der Entstehung vieler episodischer Erkrankungen mitwirken, die auch bei endokrin Gesunden beobachtet werden, so bei der Dipsomanie, der Poriomanie oder bei Attacken ungehemmter Sexualität. Ein Zusammenhang zwischen triebhafter Süchtigkeit und Veränderungen in den endokrinen Funktionen wird besonders oft bei Frauen deutlich: Alkoholismus, Sucht nach Schmerzmitteln, Kleptomanie mit sexuellen Empfindungen z.B. entstehen und verschlimmern sich oft in zeitlichem Zusammenhang mit Prämenstruum, Puerperium oder Klimakterium.

Bis vor wenigen Jahrzehnten war die ganze Pathologie von der Vorstellung beeinflußt, man sollte nach dem Vorbild von LINNÉS Systema naturae die Fülle der pathologischen Erscheinungen in Krankheits-Einheiten mit spezifischer Ursache, spezifischer Symptomatologie und spezifischem Verlauf gliedern. Dementsprechend suchte man in den Anfängen der endokrinologischen Psychiatrie für jede spezifische endokrine Erkrankung eine spezifische Psychopathologie. In den letzten Jahren aber hat sich gezeigt, *daß die psychischen Veränderungen bei allen endokrinen Erkrankungen viele gemeinsame Züge tragen.* Gerade deshalb können sie zusammenfassend als „endokrines Psychosyndrom" beschrieben werden. Diese klinischen Tatsachen waren für diejenigen, die in der Psychoendokrinologie nach Krankheitseinheiten suchten, erstaunlich. Zum Beispiel erwarteten sie, die Psychopathologie der Über- und Unter-Funktion der Nebennierenrinde, des Cushing-Syndroms und der Addisonschen Krankheit müßte gegensätzlich sein. In Wirklichkeit sind im klinischen Bild die Ähnlichkeiten gewichtiger als die Verschiedenheiten.

Fügt sich das Bild der psychischen Veränderungen bei endokrin Kranken auch unabhängig von der besonderen Art der endokrinen Erkrankung in den allgemeinen Rahmen des endokrinen Psychosyndroms ein, so ist es doch nicht völlig unabhängig von der besonderen endokrinen Erkrankung. Am ehesten bestehen Beziehungen einzelner elementarer Triebe zu einer bestimmten endokrinen Funktionsstörung, etwas weniger deutlich gilt eine solche Beziehung für die Angetriebenheit und schon gar nicht für die Art der Verstimmung.

Übersteigerter Durst tritt zwar bei Mangel an antidiuretischem Hormon und beim Adenom der Nebenschilddrüse mit Hyperkalzämie regelmäßig auf, aber oft auch bei vielen anderen endokrinen Erkrankungen, wenn auch nicht gleich hochgradig. Hunger übersteigt sich meist bei Insulinüberfluß mit Hypoglykämie und bei Überfluß von Glukokortikoiden – aber auch sonst bei vielen endokrinen Erkrankungen (z.B. bei Akromegalie auch ohne begleitenden Diabetes). Beide, Hunger und Durst können auch schon bei physiologischen endokrinen Umstellung-Phasen gesteigert sein, in der Schwangerschaft, prämenstruell oder im Klimakterium. Der Sexualtrieb hat eine besondere Beziehung zu den Sexualhormonen, so bewirkt der Entzug der Androgene beim reifen Mann ein Erlöschen oder eine Dämpfung der Sexualität. Es gibt aber wenige endokrine Erkrankungen, bei denen die Sexualität nicht verändert sein könnte, gelegentlich ist sie gesteigert, viel häufiger gedämpft.
Eine ganz grobe Faustregel mit vielen Ausnahmen besagt, daß das Angetriebensein im großen ganzen bei gesteigerter Hormon-Sekretion oder -Zufuhr gesteigert, bei verminderter Hormonsekretion gedämpft ist. Im Durchschnitt ist die Beziehung zur Antriebshaftigkeit bei den Schilddrüsenhormon am eindeutigsten, etwas weniger deutlich bei den Glukokortikoiden und z.B. in bezug auf die Sexualhormone nur schwach angedeutet. Umgekehrte Beziehungen sind z.B. bei Hypoparathyreoidismus häufig, bei dem mangelnde Sekretion von Parathormon oft mit Erregtheit zusammen vorkommt. Ausnahmen von allen Regeln kommen immer wieder vor, z.B. Angetriebensein bei Hypo- oder Apathie bei Hyper-Thyreoidismus.
Am wenigsten besteht eine Abhängigkeit zwischen der Art der Verstimmung und der Art der endokrinen Veränderung. Reizbarkeit und Depressionen kommen bei allen endokrinen Krankheiten oft vor, euphorische Verstimmungen bei vielen von ihnen. Höchstens bestehen Unterschiede in der Frequenz von Depressionen oder Euphorien bei verschiedenen endokrinen Erkrankungen.
An die Bedeutung der Phasenhaftigkeit der endokrinen Sekretion erinnert eine interessante Beobachtung bei Kranken unter erfolgreicher Substitutionstherapie bei Ausfall einer endokrinen Drüse, z.B. nach Adrenalektomie, Hypophysektomie, Kastration oder bei Hypothyreoidismus: Unter der gleichmäßigen Substitutionstherapie, unter Ausschaltung der natürlichen Wechselhaftigkeit endokriner Sekretion, werden Kranke oft in ihrem Wesen gleichmütiger, im schlimmen Sinne kann man sagen, daß ihre Lebhaftigkeit versandet, im guten, daß sie in weiser Gelassenheit über dem Alltag stehen.

Die Symptomatologie endokrin Kranker hängt aber nicht einzig ganz allgemein vom Bestehen einer endokrinen Änderung und etwas spezieller und zu einem kleineren Teil von der Art dieser endokrinen Veränderung ab, sondern sehr stark noch von vielen anderen Umständen: vom Lebensalter und der Lebensreife, von der körperlichen und psychischen Individualität und von der körperlichen und psychischen aktuellen Disposition.

Beispiele für die Bedeutung des Lebensalters: Während die endokrine Pubertätsentwicklung im normalen Lebensalter gewöhnlich zu einer Entfaltung der Psychosexualität und der Aggressivität führt, ist bei verfrühter oder verspäteter Pubertät oft das Gegenteil der Fall. Überschwemmung des kindlichen Körpers mit Androgenen (z.B. bei adrenogenitalem Syndrom) hemmt bei Knaben und Mädchen die Entwicklung der Psychosexualität häufig, energische Behandlung der reifen und älteren Frau aber mit Androgenen stimuliert meist die Psychosexualität.

Eindrucksvolle Beispiele für die Bedeutung der aktuellen psychischen Disposition beobachtet man oft während der Behandlung einer Körperkrankheit mit Glukokortikoiden: je nachdem, ob sich der Kranke von Ärzten, Schwestern und Angehörigen gut umsorgt weiß, je nachdem, ob er hoffnungsvoll den Erfolg der Therapie erwartet, oder nicht, wird er eher euphorisch oder gereizt. Den „Heultag" von Frauen im Wochenbett beobachten die einen Hebammen oft, die anderen kaum, wahrscheinlich spielt dabei doch der Einfluß ihrer Persönlichkeit eine Rolle.

Was von der inneren Sekretion beeinflußt wird, elementare Angetriebenheit, elementare Triebe und elementare Phasenhaftigkeit, haben Menschen und höhere Tiere gemeinsam. Dementsprechend ist die innere Sekretion bei Mensch und Tier ähnlich. Was aber nur dem Menschen zukommt, seine Geistigkeit, seine intellektuelle Leistungsfähigkeit, sein Gemüt, seine eigentliche Liebesfähigkeit, seine Gesinnung, sein Sinn für Kunst und Erhabenes, was wir Tieren nicht zusprechen können, all das wird von der inneren Sekretion nicht oder nur mittelbar beeinflußt. *Im endokrinen Psychosyndrom sind elementare, biologische Lebensvorgänge gesteigert oder vermindert,* die *die menschliche Psyche hintergründig beeinflussen. Das Menschliche im psychischen Leben des Menschen aber ist von graduellen Schwankungen der endokrinen Funktionen weitgehend unabhängig geworden.* Die Aussage hat Einschränkungen: indirekt, wenn die Antriebe darniederliegen oder übersteigert sind, leiden auch die intellektuellen Funktionen, wie bei jeder Aufregung oder jeder Anwandlung von Trägheit. Und: entsteht im Zuge einer endokrinen Erkrankung eine generelle Funktionsstörung des Hirns, so gehen damit die Voraussetzungen eines gesunden intellektuellen Lebens verloren, wie sie bei jeder anderen generellen Funktionsstörung des Hirns verloren gehen.

Veränderungen von Getriebenheit, von Stimmungen, von elementaren Trieben und von der Phasenhaftigkeit im psychischen Leben bei weitgehendem Erhaltensein der intellektuellen Funktionen kommt nicht allein bei endokrin Kranken vor: zuerst wurde dieses Psychosyndrom nach der Epidemie von Encephalitis lethargica gegen Ende des ersten Weltkrieges entdeckt. In den folgenden Jahrzehnten zeigte sich, daß sich die Psychopathologie ganz verschiedener Erkrankungen, die lokalisiert bestimmte Funktions-Systeme des Hirns betreffen, in denselben Rahmen einfügt. Zum Beispiel ist dies der Fall zu Beginn eines Morbus Pick oder Morbus Huntington (solange die Degenerationen nicht diffus geworden sind), nach lokalisierten Schädigungen im Hirn durch Gifte, z.B. durch Quecksilber, und es ist die Folge vieler „psychochirurgischer" Eingriffe. Meines Erachtens fällt auch die psychische Wirkung neuroleptischer Mittel in den Rahmen dieses Psychosyndroms. Die psychopathologischen Folgeerscheinungen der meisten lokalisierten Hirnschädigungen haben viel Gemeinsames, wenn sie sich gewiß zum Teil auch nach der speziellen Lokalisation differenzieren. Deshalb ist es berechtigt, die Psychopathologie der lokalisierten Hirnschädigungen unter der Etikette des hirnlokalen Psychosyndroms zusammenzufassen.

Offensichtlich sind erscheinungsbildlich das hirnlokale und das endokrine Psychosyndrom im wesentlichen identisch. Schon vor 30 Jahren ergab sich aus dieser klinischen Erkenntnis die Annahme: die endokrinen Funktionen wirken sich über ihren spezifischen Einfluß auf bestimmte zerebrale Funktions-Systeme auf die Psyche aus. Bis vor wenigen Jahrzehnten aber war das noch keine selbstverständliche Feststellung, vielmehr wurde sie heftig bestritten. Selbst führende Endokrinologen hielten mir entgegen, „daß die Hormone im Hirn nichts zu tun hätten". Heute wissen wir, daß im Rahmen eines Rückkoppelungsmechanismus viele Hormone unmittelbar auf den Hypothalamus wirken. Sie helfen die Sekretion der releasing hormones im Hypothalamus zu steuern. Die releasing hormones aber wirken nicht einzig auf die Hypophyse zurück, sondern können (wenigstens ist es bei Tieren gesichert) elementare psychische Funktionen beeinflussen. Auch für andere Hormone ist eine Wirkung direkt über das Hirn auf das Triebverhalten gesichert. — *Hat die Klinik schon lange gezeigt, daß die Hormone über bestimmte zerebrale Funktionssysteme auf Hintergründe psychischen Lebens einwirken, so ist heute tierexperimentell der sichere Nachweis dafür erbracht.*

Freilich wirken sich die klinisch häufigen Störungen im Rahmen des hirnlokalen Psychosyndroms meist schwerwiegender und stetiger aus als die Störungen im Rahmen des endokrinen Psychosyndroms. Das ist verständlich, denn endokrine Einflüsse auf lokalisierte Funktionssysteme können leicht und wechselhaft sein, während das hirnlokale Psychosyndrom bei primären lokalisierten Hirnkrankheiten meist auf einer irreversiblen und schweren strukturellen Veränderung beruht.

Den Begriff des endokrinen Psychosyndroms habe ich am Erscheinungsbild, gewissermaßen statisch, beschrieben. Es wäre leicht, *das endokrine Psychosyndrom auch als eine gestörte Entwicklung* darzustellen: es entsteht aus einer beschleunigten oder gebremsten Entwicklung der ganzen Persönlichkeit in ihren triebhaften Hintergründen oder einzelner Triebe. Viele Triebe endokrin Kranker treten vorzeitig oder verspätet auf und erlöschen vorzeitig oder verspätet. Endokrin Kranke bleiben infantil oder werden es, sie vergreisen früh oder lange nicht. Ihrem äußeren und inneren Wesen nach ist ihr Alter kaum abzuschätzen. Lebensjahre und Lebensjahrzehnte haben für sie nicht dieselbe Bedeutung wie für den endokrin Gesunden. Die Beschreibung der psychopathologischen Folgen endokriner Störung als Entwicklungsstörung ist in der Kinderpsychiatrie bereits weit fortgeschritten, in der Alterspsychiatrie muß sie für die Zukunft gefordert werden.

III. Psychosen vom akuten exogenen Reaktionstypus bei endokrin Kranken

Wie heute sicher ist, haben viele Hormone gezielte Wirkung auf bestimmte zerebrale Funktions-Systeme. *Wirkt sich ein krankhafter Überschuß oder ein krankhafter Mangel von Hormonen über diese lokalisierten Funktions-Systeme hinaus auf die ganze Hirnfunktion störend aus, so entstehen Psychosen vom akuten exogenen Reaktionstypus.* Noch häufiger als durch direkten hormonalen Einfluß auf das Hirn entstehen sie aber in indirektem Zusammenhang mit endokrinen Störungen, dann nämlich, *wenn die endokrine Störung primär den allgemeinen*

Stoffwechsel oder den Kreislauf schädigt und sich die endokrin bedingte Stoffwechsel- oder Kreislaufstörung auf das Hirn zurückwirkt.

Die Psychosen, die auf diese Weise akut entstehen, unterscheiden sich psychopathologisch nicht von allen andern akuten Psychosen im Gefolge von akuten schweren Körperkrankheiten. Ihre Symptomatologie läßt sich in drei Reihen ordnen:

1. Zustände *verminderten Bewußtseins* beginnend mit Benommenheit, übergehend in schwersten Fällen zum Koma (Beispiel: Coma diabeticum, Zustände in der Agonie bei schweren endokrinen Krisen).

2. Zustände *veränderten Bewußtseins,* in dem das psychische Leben in Unordnung geraten ist. Zu ihnen gehören Verwirrungszustände, Delirien, Dämmerzustände und Halluzinosen. (Beispiel: Krise bei Morbus Basedow.)

Die Psychosen vom exogenen Reaktionstypus, denen der Psychiater heute bei endokrin Kranken am ehesten begegnet, beginnen mit Erregung und steigern sich zu erregten Verwirrungszuständen mit Halluzinationen und Wahnvorstellungen. Allzuleicht können sie mit akuten schizophrenen Erregungen verwechselt werden, ähnlich wie z.B. toxische Psychosen nach Amphetamin-Mißbrauch oder akuten Phasen bei progressiver Paralyse.

3. Zustände *einer Ordnung psychischen Lebens auf einfacher Stufe,* akut entstandene Zustände also, die dem chronischen organischen Psychosyndrom wesensgleich sind und oft in dasselbe übergehen. Zu ihnen gehört vor allem die akute Korsakow-Psychose (Beispiel: nach Insulin-Koma oder bei akutem Hypoparathyreoidismus).

Die Symptome dieser verschiedenen psychischen Veränderungen sind oft gemischt.

Die leichten *Vorstufen* dieser Psychosen des akuten exogenen Reaktionstypus sind uncharakteristisch. Sie lassen sich schwer vom endokrinen Psychosyndrom unterscheiden und schon gar nicht von uncharakteristischen Vorstufen vieler anderer Psychosen: Sie bestehen namentlich im unberechenbaren Wechsel von Müdigkeit und leichter Erregtheit, von verschiedenen Stimmungsanwandlungen und in Konzentrationsschwäche.

Psychosen des akuten exogenen Reaktionstypus waren bis vor wenigen Jahrzehnten häufig. Sie komplizierten noch oft Zustände vor dem Tod an endokriner Krankheit. Dank den Fortschritten der endokrinologischen Therapie sind sie heute selten geworden. Viele jüngere Psychiater bekommen sie kaum mehr zu sehen.

Früher häufige, heute seltene Psychosen vom akuten exogenen Reaktionstypus bei endokrin Kranken sind namentlich Psychosen nach einer Thyreoidektomie, bei der die Schilddrüsen völlig entfernt oder die Nebenschilddrüsen schwer verletzt worden waren, bei malignem Basedow und bei Addison-Krise.

Heute ist vor allem noch mit Psychosen bei Morbus Basedow und mit psychotischen Komplikationen der Therapie mit Glukokortikoiden zu rechnen. (Letztere treten besonders häufig auf, wenn schon die behandelte Grundkrankheit das Hirn geschädigt hat, wie z.B. der Lupus erythematodes oder die multiple Sklerose oder eine Enzephalitis. Bei Kranken mit gesundem Hirn sind sie selten, sie komplizieren bei ihnen viel weniger als 5% der Behandlungen.) Das Coma diabeticum behandelt heute nur der Internist, während Psychosen bei einer Hypoglykämie selten einmal psychiatrische Intervention nötig machen. Akute Psychosen bei Hypothyreoidismus haben große Beachtung gefunden, seit CRONIN sie 1937 in einem seiner schönen Romane so eindrücklich beschrieben hat. Sie sind aber selten. Ich selbst habe sie nur nach Thyreoidektomie mit veralteter Methodik gesehen. Obschon ich immer nach solchen fahndete, hatte ich nie das Glück wie CRONINS Held, der eine als Schizophrenie verkannte Psychose als hypothyreotisch zu entlarven und rasch mit Substitutionstherapie zu heilen vermochte. Akute Psychosen, denen der Psychiater gelegentlich begegnet, können auch auftreten bei Cushing-Syndrom (oft zusammen mit zerebrovaskulären Schädigungen), bei Panhypopituitarismus (oft als akute Komplikation chronischer psychischer Veränderung), bei paroxysmaler Hypertonie (zufolge eines Phäochromozytoms) und sowohl bei Hyper- als auch bei Hypoparathyreose.

Akute Psychosen sind vor allem bei hochgradigen Änderungen der Sekretion jener Hormone zu erwarten, die stark und vielfach in die Steuerung des Stoffwechsels eingreifen, so bei den Glukokortikoiden, den Katecholaminen, den Schilddrüsen-Hormonen und dem Parathormon. (Eine Ausnahme bildet das Wuchshormon: obschon ihm starke Stoffwechselwirkungen zukommen, sind bis jetzt keine Psychosen bekannt, die mit Überschuß oder Mangel dieses Hormons zusammenhingen.) Die Sexualhormone steuern vor allem die Zentren für die Bildung von Gonadotropin releasing Hormones und die Erotisierungszentren. Sie haben zwar ebenfalls eine Wirkung auf den Stoffwechsel, aber er ist von geringerer Bedeutung. Dementsprechend sind Psychosen bei ihrem Überschuß oder Mangel nicht bekannt. (Die Puerperalpsychosen lassen sich kaum zur Hauptsache auf das Absinken des Sexualhormon-Spiegels zurückführen, es dürfte nur eine Disposition unter vielen anderen dazu bedeuten.)

Merkwürdig ist, daß die Korrelation zwischen der Schwere der psychotischen und der Schwere der körperlichen Wirkung der endokrinen Erkrankung nur sehr lose ist. Unter der Behandlung mit Cortison z.B. können akute Psychosen auftreten, wenn die Stoffwechselwirkung noch gering ist. Umgekehrt gibt es z.B. körperlich schwer kranke Hyperthyreotiker, die nicht psychotisch sind. Auch der zeitliche Verlauf der körperlichen Verschlimmerung ist mit dem Verlauf der Psychose nur lose korreliert. Wir staunen in dieser Beziehung aber vor demselben Rätsel wie bei anderen körperlichen Erkrankungen: die verschiedensten schweren körperlichen Krisen können in unübersichtlicher Abhängigkeit von ihrem Schweregrad von Psychosen des akuten exogenen Reaktionstyps kompliziert sein oder nicht, und die Verlaufskurven ihrer körperlichen und psychotischen Erscheinungen verlaufen wenig parallel.

IV. Psychopathologische Folgen dauernder diffuser Hirnschädigung bei endokrin Kranken (organisches Psychosyndrom)

Die schweren chronischen endokrinen Erkrankungen, die den Hirnstoffwechsel oder die Hirndurchblutung stören, schädigen das Hirn dauernd und diffus. Die diffuse Hirnschädigung widerspiegelt sich psychopathologisch in einer Vereinfachung und Verarmung der psychischen Lebensvorgänge, der emotionellen wir der intellektuellen. Das klinische Bild, das sich daraus ergibt, bezeichnen wir als organisches Psychosyndrom (im engeren Sinne, d.h. ausschließlich des akuten exogenen Reaktionstyps und des hirnlokalen Psychosyndroms), als Hirnleistungsschwäche oder als „chronic cerebral syndrome". Da dabei oft die amnestischen Symptome im Vordergrund stehen, paßt auch der Ausdruck „amnestisches Psychosyndrom" für die meisten Fälle. Allgemeiner (aber schwerer zu erfassen als die amnestischen Störungen) ist die Verarmung des gesamten Denkens.

Dank der Fortschritte der endokrinologischen Therapie sind die schweren diffusen Hirnschädigungen bei endokrin Kranken selten geworden. Bei den meisten Formen der Hypothyreose, bei denen sie früher häufig waren, verhindert sie heute die Substitutionstherapie. Am ehesten finden sie sich noch beim Sheehan-Syndrom und beim Cushing-Syndrom: beim ersteren sind sie oft progressiv, weil die Kranken in ihrer Apathie die Substitutionstherapie versäumen. Beim Cushing-Syndrom sind sie durch den hohen Blutdruck und die Schädigung der Hirngefäße mitbedingt, bei Akromegalie und bei anderen Tumoren der Hypophyse durch Hirndruck. Oft ist auch ein amnestisches Psychosyndrom leichten oder mittleren Grades beim Morbus Addison nachzuweisen.

Außerdem klagen die meisten Kranken mit chronischem Mangel eines Hormons (sogar Kastraten) über eine ganz leichte Gedächtnisschwäche, die sich kaum objektivieren läßt, ähnlich wie Kranke unter neuroleptischen Mitteln oder unter Lithium. Wahrscheinlich handelt es sich dabei doch um eine leichte Vorstufe eines amnestischen Psychosyndroms.

Zwischen dem akuten exogenen Reaktionstypus und dem chronischen organischen Psychosyndrom gibt es alle Übergänge. Es kommt auch vor, daß halluzinatorische und wahnhafte Erlebnisse, die während akuten Episoden entstanden sind, sich chronifizieren. Solche chronische Psychosen, bei denen das organische Psychosyndrom durch halluzinatorisch-paranoide Störungen überlagert ist, sind aber bei endokrin Kranken selten. Ich sah sie beim Sheehan-Syndrom.

V. Die Endokrinologie in der psychiatrischen Praxis und die Psychiatrie in der endokrinologischen Praxis

Während die meisten endokrinologischen Kranken psychisch mitbetroffen sind, sind die meisten psychiatrischen Kranken endokrinologisch gesund. Der Endokrinologe muß sich immer um die Persönlichkeit seiner Kranken kümmern, der Psychiater kann ohne Schaden bei der Mehrzahl seiner Kranken das Endokrinium außer acht lassen, wenn ihn nicht körperliche Befunde auf eine endokrinologische Krankheit hinweisen.

Diese klinischen Tatsachen hängen damit zusammen, daß die erkennbaren biologischen (und so auch endokrinen) Funktionen, die das psychische Leben höherer Tiere regeln, sich bei der Menschwerdung viel weniger weiterentwickelt und differenziert haben, als sich Geist und Gemüt des Menschen differenziert haben. Nur die hintergründigen psychischen Lebensvorgänge des Menschen, die er mit Tieren gemeinsam hat, eben Getriebenheit, Triebe und Phasenhaftigkeit, sind wie bei Tieren hormonal mitgesteuert. Die Geistigkeit, das Gemüt des Menschen, sein Genie aber hat sich über die Sphäre des biologisch Erkennbaren in andere Sphären hineinentwickelt. Es wäre ja lächerlich, auch nur daran zu denken, daß eine denkerische Leistung, ein künstlerisches Schaffen, das Gefühl der Erhabenheit oder ein religiöses Empfinden von einem Hormon, das auch der Ratte zukommt, gesteuert würde. Dementsprechend beeinflussen endokrine Funktionen die elementaren triebhaften Hintergründe geistigen Lebens — und dies immer —, aber was sich intellektuell, geistig, intuitiv in uns vollzieht, ist den biologischen Sphären (soweit wir sie erfassen können) entzogen: es kann gesund vor sich gehen, oder es kann gestört sein, ohne daß das Endokrinium beteiligt zu sein braucht. Weckt gesundes oder krankes geistiges Leben und Gemütsleben freilich elementare Emotionen, so verlaufen sie gemeinsam mit endokrinen Funktionsschwankungen: Die psychischen Krankheiten bedingen keine Störungen der endokrinen Funktionen; wenn psychische Krankheiten aber elementare Emotionen in Wallung bringen, dann reagiert das Endokrinium auf die Wallungen des psychisch Kranken ebenso wie auf emotionelle Wallungen des Gesunden.

Abgesehen von einigen Ausnahmen, gilt die Grundregel: Endokrinologische Behandlungsverfahren sollen beim Kranken des Psychiaters nur dann zur Anwendung kommen, wenn dazu körperliche Befunde eine Indikation begründen.

Beispiele von Ausnahmen: Eine schwere, anderer Therapie unzugängliche, perverse und übersteigerte Sexualität (z.B. eine solche, die auf Kinder gerichtet ist oder zu gefährlichen Gewalttaten disponiert) kann auch bei Hormon-Gesunden mit Antiandrogenen erfolgreich behandelt werden; gelegentlich kann bei Hormon-Gesunden eine sehr vorsichtige Appetitanregung mit kleinen Insulin- oder Cortison-Dosen angezeigt sein; Frigidität kann selbst bei Hormon-gesunden Frauen unter Androgenen zurückgehen, allerdings ist wegen der großen Maskulinisierungsgefahr höchste Vorsicht angezeigt; die alte Insulinschockbehandlung verwendet ein Hormon zur Schock-Erzeugung; vor allem auch werden Hormone zur Konzeptionsverhütung gesunder Frauen verwendet. Sexual-Hormone können bei seniler Urin-Inkontinenz versucht werden.

Beispiele von fehlerhafter Abweichung von der Regel: Ängstliche Erregungszustände, wie sie auch bei der Hyperthyreose vorkommen, dürfen nicht mit Thyroidektomie oder thyreostatischen Mitteln behandelt werden, wenn die körperliche Diagnostik keine Hyperthyreose beweist (in dieser Hinsicht ist viel gesündigt worden). Impotenz kann nur mit Sexualhormonen behandelt werden, wenn sie auf Hypogonadismus zurückzuführen ist, bei einem hormongesunden Impotenten sind sie nicht indiziert.

Die wichtigste endokrinologische Aufgabe des Psychiaters besteht darin, bei seinen Kranken endokrinologische Störungen zu erkennen oder auszuschließen. Es handelt sich um eine mühselige, schwere Aufgabe, weil sich nur an einer kleinen Minderzahl der Kranken des Psychiaters endokrinologische Befunde erheben lassen. Aber wenn auch die Entdeckung einer endokrinologischen Indikation zur Behandlung selten ist, so kommt sie doch vor und sie kann wichtig sein.

Hinweise auf einige endokrinologische Störungen, deren Erkennung in der psychiatrischen Praxis wichtig ist: Beim heutigen Stand der Medizin wird der Psychiater erst unter 500–2000 zur Hospitalisation zugewiesenen Psychotischen eine endokrin bedingte Psychose finden (s.S. 267). Etwas häufiger kann er unter weniger schwer Kranken endokrinologische Behandlungs-Indikationen aufdecken: so bei depressiven, antriebsarmen oder leicht ermüdbaren Hypothyreose-Kranken, z.B. nach Strumektomie, nach der Anwendung von Jod in hohen Dosen oder thyreostatischen Medikamenten, während der Lithium-Prophylaxe, während einer medikamentösen antidepressiven oder antiepileptischen Therapie. Bei erregten und ängstlich-depressiven Zuständen kann eine Hyperthyreose oder ein Cushing-Syndrom im Spiele sein. Bei psychasthenischen Zuständen können außer einer Hypothyreose und einem Diabetes noch fast alle anderen endokrinen Krankheiten Ursachen sein, z.B. ein Morbus Addison. Verstimmbarkeit im engen Anschluß an die Menopause und an körperliche klimakterische Erscheinungen kann mit guter Aussicht mit Sexualhormonen behandelt werden. Bei Suchten und Triebstörungen aller Art sind (besonders bei Frauen) nicht selten endokrine Mitursachen zu finden. Auffallende Steigerung des Durstes findet sich nicht nur bei Diabetes mellitus und bei Diabetes insipidus, sondern bei vielen endokrinen Krankheiten und sogar schon bei endokrinen physiologischen Umstellungen. (Ist sie prämenstruell stark ausgeprägt und mit Wasserretention gekoppelt, so können Diuretika in vorsichtiger Dosierung nützlich sein.) Auch Veränderungen des Appetites oder Gelüste wie in der Schwangerschaft begleiten viele endokrine Störungen. Psychastenische Zustände, die mit anfallsweise auftretendem Hunger zusammenhängen, finden sich bei funktioneller Hypoglykämie, die aber seltener ist, als lange angenommen wurde, und beim B-Inselzell-Adenom. Verstimmbarkeit oder Veränderungen der Libido bei Frauen rufen nach Abklärung einer allfälligen Abhängigkeit von Ovulationshemmern (s.S. 314). — Bei psychiatrisch Alterskranken kommen Schilddrüsenstörungen vor. — Amnestische Störungen haben in der überwältigenden Mehrzahl der Fälle nur mit einer direkten Hirnschädigung zu tun, in einer Minderzahl der Fälle aber mit der Wirkung endokriner Störungen auf das Hirn: In ganz leichtem Grade treten amnestische Störungen bei fast allen endokrinen Ausfallserscheinungen auf, in schwerem Grade bei allen schweren chronischen endokrinen Erkrankungen.

Von besonderer Bedeutung ist die Beachtung allfälliger endokrinologischer Behandlungs-Indikationen in der Kinder- und Jugend-Psychiatrie: In einer jugendpsychiatrischen Abteilung wurden bei 10% der Kranken endokrine Störungen als Hauptursache der psychischen Störungen gefunden, allerdings in einer Klinik, die für ihre sorgfältige endokrinologische Untersuchungstechnik bekannt ist (Nervenklinik Landeck, URSULA LASCHET et al., 1970). Bei schüchternen, charakterlich zurückgebliebenen und schwierigen Kindern findet sich häufig eine Retentio testis, deren Behandlung mit Gonadotropinen oder mit einem chirurgischen Eingriff (Orchidolyse und Funikolyse mit Orchidopexie) frühzeitig zu planen ist. Der Zusammenhang zwischen der Retentio und der psychischen Mangelentwicklung ist noch ungenügend geklärt. Sowohl Minderwertigkeitsgefühle wegen des leeren Skrotums, wie Folgen der verminderten endokrinen Funktionen der Hoden auf die Emotionalität spielen sicher eine Rolle. Vielleicht wirkt sich aber die noch unbekannte Noxe, die den Descensus hemmt, auch direkt auf die allgemeine Entwicklung aus. Bei der Behandlung mit Gonadotropinen ist nicht nur darauf zu achten, daß keine starken Zeichen körperlicher Pubertät auftreten, sondern auch auf die Gefahr psychischer ungünstiger Einflüsse. Große psychische Schwierigkeiten bei Kindern können mit abnormem Klein- oder Hochwuchs zusammenhängen. Die Frage, ob krankhafte Wachstumsstörungen mit endokrinologischen Mitteln behandelt werden können, erheischt eine sorgfältige Diagnostik. Namentlich kann Kleinwuchs bei Mangel von Wuchshormon oder bei Gefahr von vorzeitigem Schluß der Epiphysenfugen (bei adreno-genitalem Syndrom) verhindert werden. Ebenso wichtig für die Persönlichkeits-Entwicklung ist es, einer vorzeitigen Pubertät vorzubeugen (was wieder besonders bei adreno-genitalem Psychosyndrom möglich ist) und zu prüfen, ob bei verspätetem Eintritt der Pubertät deren Einleitung durch Hormon-Substitution angezeigt ist. Bei psychisch retardierten und antriebslosen Kindern kann die Entdeckung einer Hypothyreose und die Substitutionsbehandlung mit Schilddrüsenhormonen für das ganze Schicksal entscheidend sein.

Für den Psychiater ist aber nicht nur die Entdeckung endokriner Störungen wichtig, die endokrinologisch behandelt werden können: interessiert er sich für endokrine Störungen, wird er auch sonst *Zusammenhänge zwischen endokrinen und psychischen Funktionen finden, die ihm sein Verständnis für die Persönlichkeit des Kranken erleichtern.*

Dazu nur wenige Beispiele: Hypogonadismus spielt bei vielen Wahnbildungen eine Rolle: so der Hypogonadismus infolge Alkoholschädigung von Leber und Hoden beim Eifersuchtswahn der Trinker, ein vorbestehender (konstitutioneller?) Hypogonadismus als Präposition bei paranoischem Verfolgungswahn. Er spielt auch bei Suchten und vielen neurotischen Erkrankungen eine Rolle. Ist die Pubertät verfrüht oder verspätet aufgetreten (oder ist die normale Rangordnung in der Entwicklung einzelner Pubertätszeichen gestört gewesen), so hat das auf die spätere Persönlichkeitsentwicklung einen starken Einfluß. Wichtig ist nicht nur, daß die Pubertätsentwicklung im rechten Lebensalter auftritt, sondern daß sie auch harmonisch in die Entwicklung im Verhältnis zu den Eltern und anderen Nahestehenden hineinpaßt. Endokrin bedingte maskuline körperliche Züge bei der Frau und umgekehrt können den Charakter stark beeinflussen.

Es gibt einen häufigen familiären Infantilismus, der sich sowohl körperlich als auch emotionell äußert. Endokrine Ursachen sind zu vermuten, doch sind sie noch ungenügend erforscht und dürften schon in der frühen Entwicklung wirksam gewesen sein, denn im erwachsenen Alter sind die endokrinologischen Befunde unbedeutend. Die mangelnde Selbständigkeit und Durchsetzungsfähigkeit, die Verstimmbarkeit, Launenhaftigkeit und Verspieltheit, die unentwickelte Sexualität und die kindische Art der Aggressivität, die solche Kranke zum Psychiater führen, versteht man besser, wenn man sie mit der infantilen Gesamtkonstitution in Zusammenhang bringt. – Häufig ist auch eine akromegaloide Konstitution: Es entwickeln sich bis zur Nachpubertät alle Skelet-Eigenarten der Akromegalie, aber in mäßigem Ausmaße. Von der Akromegalie unterscheidet sich die akromegaloide Konstitution scharf durch den Mangel an Progression im erwachsenen Alter, durch keine oder nur blande Abweichungen der Hormonbefunde von der Norm, durch Fehlen eines Hypophysentumors und durch familiäres Auftreten. Akromegaloide zeigen in ihrer Persönlichkeit meist deutliche Züge eines endokrinen Psychosyndroms: unvermittelt auftretende und unvermittelt wieder zurücktretende, unbeherrschbare Verstimmungen und Triebregungen (sexueller oder aggressiver Art, Poriomanie, Dipsomanie u.a.), während sie im habituellen Zustand eher von ruhigem und besonnenem Wesen sind (SORG, 1945; KNÖPFEL, 1948; FLEISCH, 1952; SEILER, 1953).

Bei seinen charakterlich schwierigen, stimmungslabilen, beziehungsgestörten männlichen Kranken, deren Sexualität lange unreif bleibt und früh wieder erlöscht, findet der Psychiater nicht selten das Klinefelter-Syndrom, dessen Erkennung ihm zum Verständnis der Störungen viel helfen kann (ZÜBLIN, 1953).

Diese Besonderheiten beeinflussen auch den Verlauf schizophrener Psychosen: bei Akromegaloiden verlaufen sie häufiger wellenförmig und münden häufiger in nur ganz leichte chronische Zustände aus als bei anderen Schizophrenen. Bei körperlich maskulin stigmatisierten Frauen verlaufen sie oft akut und schwer, bei Infantilismus und bei Hyperthyreose ebenfalls besonders häufig in akuten Episoden, doch kommen Remissionen bei diesen letzteren Endokrinopathien häufig vor. Schizophrenien bei Hypothyreotischen nehmen häufig einen chronisch-progredienten Verlauf, und es sind bei ihnen apathische Zustände häufiger als erregte (SULZER, 1943; WANDER-VÖGELIN, 1945; BÄR, 1948; DELIA WOLF, 1948; BOSIA, 1950).

Hat der Psychiater nur an einer Minderheit seiner Kranken endokrinologische Aufgaben, so hat der Endokrinologe (und jeder Arzt, der endokrine Kranke behandelt) *an fast allen seiner Kranken psychiatrische Aufgaben.*

Gewöhnlich aber braucht der Endokrinologe keinen psychiatrischen Spezialisten, um seinen psychiatrischen Aufgaben zu genügen. Ist er ein Arzt im eigentlichen Sinne, ist sein Interesse nicht ausschließlich auf die Laboratoriumsbefunde beschränkt, nimmt er Anteil am persönlichen Schicksal des Kranken und nimmt er sich viel Zeit für den unmittelbaren Umgang mit dem Kranken, so ist er auch ohne spezielle psychiatrische Ausbildung der berufene psychotherapeutische Berater und Psychotherapeut seines Kranken — zudem derjenige, der sich der endokrine Kranke am meisten wünscht. Denn den Kranken (der nicht durch pseudomedizinische Literatur verbildet ist) drängt es, sein volles Vertrauen *einem* Arzt zu schenken und es nicht unter mehrere Spezialisten zu verteilen.

Die psychotherapeutischen und sozialtherapeutischen Aufgaben des Endokrinologen (oder eines anderen Arztes, der einen endokrin Kranken behandelt) ergeben sich vorerst im Zusammenhang mit der psychischen Veränderung des Kranken, dann aber auch im Zusammenhang mit dem bedrückenden Erleben der endokrin bedingten körperlichen Veränderungen für den Kranken und für die ihm Nahestehenden und daraus, daß die Wirkung und Bedeutung der endokrinologischen Therapie von den momentanen Emotionen und der Persönlichkeit des Kranken abhängig ist.

Von den Symptomen des endokrinen Psychosyndroms sind vorerst die gereizten und gehässigen Verstimmungszustände des Kranken aufzufangen. Nur schon das Wissen darum, daß sie zur Hauptsache körperlich bedingt sind und daß sie vorübergehen, macht es für Ärzte, Angehörige, Schwestern und den Kranken selbst leichter, sie durchzustehen. Dieses Wissen verhindert den Circulus vitiosus, der entsteht, wenn die Umgebung des Kranken seine Mißgelauntheit übelnimmt und dem Kranken gegenüber vorwurfsvoll und stachelig wird. Ein Verständnis für die Verstimmung kann sogar mildernd und bessernd wirken. Oft handelt es sich auch eher um eine Verstimmbarkeit als um eine bestimmte Art der Verstimmung und ob sich diese Verstimmbarkeit in Gehässigkeit oder in Frohmut äußert, hängt stark von der Beziehung des Kranken zum Arzt und seinen Nächsten ab. Auch die Gleichgültigkeit und die Inaktivität des Kranken muß erkannt und bei der Behandlung berücksichtigt werden. Der Arzt kann z.B. nicht damit rechnen, daß ein Kranker in einer Apathie oder einer frohmütigen Gleichgültigkeit seine Verordnungen befolgt, selbst wenn man ihm erklärt, daß sie (wie bei Hypothyreose oder bei Sheehan-Syndrom) von lebenswichtiger Bedeutung sind, und zwar selbst dann nicht, wenn dies der Kranke intellektuell völlig verstanden hat. Der Endokrinologe muß in solchen Fällen nicht nur verordnen, sondern die Durchführung der Verordnung auch durchsetzen.

Zwerg- und Riesenwuchs, zu frühe oder zu späte Pubertät, körperlicher Infantilismus, Virilisierung einer Frau, Entstellung des Körpers bei Morbus Cushing oder Akromegalie können den Kranken auf das schwerste bedrücken und seine soziale Stellung erschüttern. Am Beispiel des Arztes, der die psychologische und soziale Bedeutung solcher Entstellungen richtig erfaßt und die richtige Einstellung dazu findet, sollen auch die Angehörigen lernen, auf die rechte Art mit dem Kranken umzugehen: für viele Zwerge z.B. ist es entsetzlich, wenn sie von Erwachsenen herablassend wie ein Kind behandelt, gedutzt und gestreichelt werden. Der Arzt kann dem Kranken und dessen Angehörigen durch sein eigenes Verhalten zeigen, daß man dem nichtigen Körperchen zum Trotz einen reifen Menschen vor sich hat. Es gibt allerdings auch Zwerge und Infantile, denen die Rolle des Kindlichen gefällt und an die, wie der Arzt zeigen muß, keine Anforderungen wie an einen reifen Menschen zu stellen sind. Der Arzt muß z.B. auch darum wissen, welchen moralischen Mißhandlungen oft ein Kind mit Pseudo-Pubertas oder Pubertas praecox ausgesetzt ist: Selbst wenn es in seinen Gefühlen vollkommen kindlich geblieben ist, so gibt es Mütter von Kindern, die seine Spielkameraden sein sollten, die diesen Kindern verbieten, mit einem solchen „Sauhund" zu verkehren, der als Kind die Genitalien eines Mannes hat. Eine psychotherapeutische Aufgabe ist es auch, sich ein Bild darüber zu machen, was die endokrinologische Therapie für den Kranken bedeutet: die hormonale Anregung des Menstruationszyklus bei einem Mädchen mit Turner-Syndrom z.B., das sich nach dem Frau-Sein sehnt, kann etwas Großes bedeuten, bei einem andern, dem es in seiner Kindlichkeit wohl ist, kann dieselbe therapeutische Wirkung eine Überforderung und ein Schock sein.

Nicht selten hängt die körperliche Wirkung der Substitutionstherapie mit Hormonen vom emotionellen Zustand des Kranken ab. Z.B. kann mit derselben Dosis Insulin in vielen Fällen eine verschiedene Wirkung erzielt werden, je nachdem, ob der Kranke in einer gelassenen Stimmung oder in einer emotionellen Krise steht.

Freilich gibt es doch oft Fälle, bei denen der Endokrinologe gut tut, einen Psychiater zuzuziehen.

Entwickelt sich bei einem endokrin Kranken eine Psychose, so wird er gewöhnlich im psychiatrischen Spital zweckmäßiger behandelt und gepflegt als im internistischen Spital, vorausgesetzt, daß der Psychiater um die endokrinologischen Indikationen weiß.

Bei vielen schweren Entscheidungen über die endokrinologische Therapie ist eine sehr eingehende Erforschung der Persönlichkeit durch den Facharzt angezeigt, z.B. wenn sich die Frage stellt, ob bei einem Pseudohermaphroditen oder Hermaphroditen die körperliche Therapie eine Vermännlichung oder eine Verweiblichung anstreben soll. Sobald das Kind dem Säuglingsalter entwachsen ist, ist bei diesem Entscheid seine eigene Einstellung zu einer Geschlechtlichkeit maßgebend.

Die Zeiten sind vorbei, bei denen man die Frage stellte, ob z.B. ein Diabetiker oder ein Hyperthyreotiker nicht besser einer eingehenden Psychotherapie zuzuführen sei als einer körperlichen Behandlung. Beide, der Hyperthyreotiker und der Diabetiker, bedürfen der körperlichen Behandlung. Aber es gibt endokrin Kranke, bei denen eine tiefenpsychologische Behandlung neben der körperlichen angezeigt ist. Das ist z.B. bei einzelnen Hyperthyreotikern der Fall, bei denen (ähnlich wie bei vielen allergisch Kranken) neben körperlichen emotionelle Ursachen mitspielen. Angezeigt kann eine solche Psychotherapie z.B. auch bei ausgewählten Fällen von Amenorrhoe sein, oder bei der Verarbeitung einer vorzeitigen Pubertät oder vorzeitigen Menopause.

C. Bausteine für eine endokrinologische Psychologie der Zukunft

I. Allgemeines

Die Wirkung von „Körpersäften" auf Stimmung und Temperament des Gesunden ist zwar seit Jahrtausenden vermutet worden, doch war es erst die Endokrinologie, wie sie sich seit 125 Jahren entwickelte, die solchen Vermutungen festere Grundlagen verschaffte.

Die ersten deutlichen Hinweise darauf, daß das normale psychische Leben und die normalen endokrinen Funktionen zusammenspielen, ergaben sich aus der klinischen Erfahrung an endokrin Kranken: Wenn bei übersteigerter oder mangelhafter Bildung von Hormonen elementare Antriebshaftigkeit, Gestimmtheit, Triebe und Phasenhaftigkeit des psychischen Lebens verändert gefunden wurden, so lag es nahe anzunehmen, daß auch im Rahmen des Gesunden die Hormonbildung mit denselben elementaren psychischen Lebensbereichen zusammenspielt. Diese Folgerung aus der klinischen Pathologie ist bis heute die wichtigste Grundlage für alle Anschauungen über eine „endokrinologische Psychologie" geblieben.

Durch die klinische Erfahrung angeregt, hat die auf Tierexperimente gestützte Grundlagenforschung wesentliche physiologische Tatsachen über den funktionellen Zusammenhang von endokrinen mit elementaren psychischen Funktionen aufgedeckt: Hormone und hormonähnliche Stoffe (oder durch Hormone gelenkte Stoffwechselveränderungen) wirken auf Funktionssysteme im Hirn, die einigermaßen spezifisch auf sie abgestimmt sind. Solche Systeme werden gleichzeitig von Hormonen und von aktuellen Wahrnehmungen der Umgebung (und vielerlei zerebralen Vorgängen) gesteuert. Sie wirken sich sowohl auf den Hormonhaushalt wie u.a. auf Triebe, Triebverhalten und Antriebshaftigkeit aus. Vielerlei Hormone werden im Hirn selbst (oder in im Körper zerstreuten Zellen, die aus der Neuralleiste stammen) gebildet, und wirken wieder auf nervöse Funktionen zurück.

Zu den frühen Entdeckungen gehört diejenige, daß Vasopressin und Ocytocin im Hypothalamus und nicht im Hypophysen-Hinterlappen gebildet werden. Obschon vieles dafür sprach, daß Bildung oder Ausschwemmung der Hormone des Hypophysen-Vorderlappens vom Hirn aus beeinflußt würden, ließen sich keine nervösen Verbindungen zwischen Hypothalamus und Hypophyse finden. Es zeigte sich, daß hypothalamische Hormone — die releasing hormones oder release inhibiting hormones — auf dem Blutweg (durch ein Pfortadersystem) vom Hypothalamus zur Hypophyse geleitet werden. Dort fördern oder hemmen sie die Ausschwemmung aller Hypophysen-Vorderlappen-Hormone. Diese releasing und release inhibiting hormones wirken nicht allein auf die Hypophyse. Vielmehr steuern sie über bestimmte Systeme im Hirn auch Angetriebenheit, Müdigkeit und Triebverhalten. An dieser Steuerung sind aber noch viele weitere Einflüsse beteiligt.

Die Entdeckung über die Verbundenheit zwischen zerebralen Funktionen ist eine Großtat sehr vieler Forscher zusammen (ARON, 1975; BARGMANN, 1954; DÖRNER, 1972; HARRIS, 1954, 1964; HOHLWEG, 1932, 1934; JACOBSOHN, 1966; PRICE, 1932; BERTA und ERNST SCHARRER, 1963; SZENTAGOTHAI, 1968; MARTHA VOGT, 1947 und vieler anderer im gleichen Range. Diese Pioniere hatten es anfangs schwer, sich durchzusetzen. Sie stießen auf das dogmatische Vorurteil, wonach endokrines und nervöses System unabhängig voneinander wären. Dasselbe Vorurteil stand lange der Anerkennung der klinischen Beobachtung entgegen, wonach das endokrine und das hirnlokale Psychosyndrom ihrem Wesen und ihrem Erscheinungsbild nach dasselbe sind.

Nachdem die klinische Pathologie gezeigt hat, welche elementarpsychologischen Vorgänge mit endokrinen Funktionen zusammenspielen, und nachdem die Grundlagenforschung gezeigt hat, auf welche physiologischen Vorgänge dieses Zusammenspiel zurückzuführen ist, stellte sich die Aufgabe, die Bedeutung dieses Zusammenspiels im Leben des Gesunden im einzelnen abzuklären. Grundsätzlich stehen dafür zwei Möglichkeiten offen: die quantitative Bestimmung der Hormone bei verschiedenen Gestimmtheiten des Menschen und die Untersuchung seiner Gestimmtheiten bei verschiedener Hormonausschüttung innerhalb der Norm. Ersteres ist theoretisch einfach, da sich bestimmte Stimmungszustände experimentell auslösen lassen und dann Körperflüssigkeiten zur Messung des

Hormongehaltes entnommen werden können. Hingegen ist es kaum möglich, Funktionsschwankungen der endokrinen Drüsen innerhalb der Norm experimentell zu erzeugen. Man kann freilich Hormone injizieren oder die Produktion gewisser Hormone chemisch bremsen — ob aber damit Schwankungen des Hormonspiegels „innerhalb der Norm" gesetzt werden, läßt sich bezweifeln. Immerhin kennen wir die Schwankungen der Hormonbildung in den physiologischen endokrinen Umstellungsphasen (in Pubertät, im Menstruationszyklus, in Gravidität, Puerperium und Klimakterium) und können in diesen Phasen die Schwankungen der Gestimmtheit mit Hormonschwankungen vergleichen.

Diese Untersuchungen sind wesentlich erleichtert worden durch die fast unglaublichen Fortschritte in der chemischen Umschreibung und quantitativen Bestimmung der Hormone. War man vor wenigen Jahrzehnten zur Hauptsache noch auf aufwendige und unempfindliche biologische Verfahren und auf Untersuchungen von hormonalen Ausscheidungsprodukten im Urin angewiesen, die wenig spezifisch für ein bestimmtes Hormon waren, so stehen jetzt vielfache chemische, gaschromatographische, radioimmunologische Methoden, Protein-Bindungsmethoden, „Bioassay in vitro" und „Receptorassay"-Methoden zur Verfügung. Sie lassen den Hormongehalt vieler Hormone in verschiedenen Körperflüssigkeiten und Geweben genau bestimmen.

Die psychoendokrinologische Forschung ist durch die Fortschritte der Hormonbestimmung erleichtert worden, aber gleichzeitig haben sich unerwartete, große Schwierigkeiten gezeigt, die sich ihr in den Weg stellen. Sie sind so erheblich, daß in Zukunft langsamere Fortschritte der Erkenntnis zu erwarten sind als bisher, Fortschritte, die nur mit größtem experimentellen Aufwand zu erreichen sein werden. Die wichtigsten Schwierigkeiten sind:

1. Wollen wir den quantitativen Gehalt der Hormone mit ihrer quantitativen und qualitativen Wirkung auf die Psyche vergleichen, so erhalten wir sehr genaue Zahlen über den Hormongehalt, während es sich bei der psychischen Wirkung am Menschen um unmeßbare oder doch nicht genau meßbare Größen handelt.

2. Wie es eine physiologische Persönlichkeit gibt, so auch eine endokrinologische: innerhalb der Norm sind die Spiegel der Hormone von einem Menschen zum anderen stark verschieden. Man kann z.B. nie behaupten, daß ein bestimmter Hormonspiegel im Blute der Norm einer gelassenen Stimmungslage entspricht: denn es gibt keine genaue allgemeine Norm in dieser Hinsicht.

3. Die Hormonbildung und der Hormongehalt in verschiedenen Körperflüssigkeiten ist nicht konstant. Die Hormonausschwemmung erfolgt phasenhaft, zum Teil in kurzen Stößen von Sekunden oder Minuten, nach einem Tages-Nacht-Rhythmus, sie schwankt im Laufe des Menstruationszyklus, und noch in anderen mehrwöchigen Phasen, die noch wenig untersucht sind. Eine einzige Messung des Hormongehaltes im Blutserum in einer bestimmten Stimmungslage sagt deshalb nur sehr wenig darüber aus, in welcher Beziehung die Hormonbildung zur Stimmung steht. Wir sollten wissen, wie der Hormonspiegel von Minute zu Minute, über die Stunden des Tages, über verschiedene Phasen des Menstruationszyklus, schwankt. Fortlaufende Hormonbestimmungen sind aber unerhört aufwendig. Trotz dieser Aufwendigkeit hat sich schon gezeigt, daß eher der zeitliche Ablauf der inneren Sekretion als der Hormonspiegel in einem einzigen bestimmten Zeitpunkt von Bedeutung für die Wirkung auf die Psyche ist.

4. Gewöhnlich suchen wir nach Beziehungen zwischen *einem* Hormon und *einer* Wirkung desselben. Solche isolierte Zusammenhänge gibt es aber gar nicht. Um die Homöostase auch innerhalb der Norm aufrecht zu erhalten, läuft ein ganzes Konzert von vielfachen Veränderungen endokriner Funktionen, anderer Stoffwechselvorgänge, Veränderungen im Gehalt der Neurotransmittoren und emotioneller Erschütterungen ab. Jede dieser Veränderungen hilft die andern mitsteuern. Ein Überblick über die Gesamtheit der mannigfachen Wechselwirkungen ist noch unerreichbar.

Aus allen diesen und noch anderen Gründen sind wir noch weit entfernt von einem gesamthaften Lehrgebäude über das Zusammenwirken von endokrinen und emotionellen Lebensvorgängen. Es ist bei all den genannten Schwierigkeiten aber erstaunlich, daß doch interessante Einzelbeziehungen entdeckt werden konnten, die wenigstens unter bestimmten Umständen Gültigkeit haben. Die Entdeckungen erfolgten auf ganz verschiedenen Forschungsgebieten und können noch nicht besser einheitlich übersehen werden, als dies meinen einleitenden Bemerkungen entspricht. Deshalb kann ich erst einige „Bausteine" für eine zukünftige endokrinologische Psychiatrie ungeordnet nebeneinander stellen. Diese „Bausteine" bestehen zur Hauptsache aus tierexperimentellen Befunden über Hormonwirkungen auf das Triebverhalten, deren Bedeutung für das Tier die Annahme einer Bedeutung für den Menschen nahelegt. Die Untersuchungen am Menschen genügen aber zum größtenteil noch nicht, um sicher anzunehmen, daß die am Tier entdeckten Gesetzmäßigkeiten auch für ihn gelten. Die Grundlagenforschung neigt dazu, aus der Fülle klinischer Erfahrungen nur jene auszulesen, die im Sinne ihrer Entdeckung am Tiere zeugen. Die Grundlagenforscher kümmern sich nicht genügend um klinische Erfahrungen, die im Widerspruch dazu stehen. Gerade deshalb ist es sinnvoll, wenn ein Kliniker ihre Befunde kritisch zusammenfaßt.

Es gibt viel mehr solcher „Bausteine", als ich sie im folgenden umschreiben kann: die Platzverhältnisse verbieten, eine Vollständigkeit anzustreben. *Einige wichtige Problemkreise, die aus Platzgründen nicht berücksichtigt wurden, möchte ich wenigstens nennen:*

Die *fetale Hirnentwicklung*, die für das spätere Triebleben bedeutsam ist, steht natürlich nicht nur im Zusammenhang mit Sexualhormonen, die im folgenden diskutiert werden. Seit langem ist bekannt, wie sehr die Zytoarchitektur der Hirnrinde durch Fehlen von Schilddrüsenhormonen während der fetalen Entwicklung gestört wird. Gesteigerte Zufuhr von Wuchshormon während der fetalen Entwicklung von Ratten bewirkt die Hypertrophie vieler Neuronen und gleichzeitig bessere Formbarkeit bedingter Reflexe.

Zwischen dem *Calcium-Gehalt des Liquors,* der wieder von der Funktion der Nebenschilddrüsen abhängt, und Depression und Stupor bestehen wichtige Zusammenhänge.

Von großer Bedeutung verspricht die *Immunoendokrinologie* zu werden, obschon sie erst vor wenigen Jahren entdeckt wurde: Es bestehen Wechselbeziehungen zwischen dem Zentralnervensystem und dem Immunsystem. Die releasing hormones und release inhibiting hormones des Hypothalamus sind Vermittler zwischen beiden Systemen. Dadurch wird ein Einfluß der Emotionalität auf die Immunreaktionen verstehbar. Im einzelnen: Cortisol bewirkt eine Immunsuppression und zwar schon bei Konzentrationen, die unter „Streß" physiologischer Weise erreicht werden. Progesteron und Testosteron unterdrücken die Wirkung von Cortison auf das Immunsystem. Das Wuchshormon ist für die Entwicklung des Thymus unerläßlich und Vasopressin stimuliert die Mitose von Thymuslymphozyten (DOUGHERTY, 1972; NIEDERER, 1974).

Die in vielen Fällen (aber lange nicht immer!) offensichtliche Bedeutung von Schreck und Spannung auf die *Entstehung des Morbus Basedow* wurde früher aus der emotionellen Wirkung auf den Hypothalamus und des Hypothalamus auf die Sekretion von Thyreotropin in der Hypophyse zurückgeführt. Seit man weiß, daß das Thyreotropin bei Morbus Basedow nicht vermehrt ist, ist dieser Erklärung der Boden entzogen. Es blieb lange rätselhaft, wie Emotionen auf die Schilddrüsenfunktion auswirken konnten. Beim Morbus Basedow ist aber LATS (long acting thyroid stimulator), ein γ-Globulin mit Antikörper-Charakter, an der Funktionssteigerung der Schilddrüse beteiligt. Seit die gegenseitige Abhängigkeit zwischen Immunsystem und Emotionen über das Endokrinium bekannt geworden ist, hat sich der Weg zum Verständnis einer emotionellen Bedeutung für die Entstehung des Morbus Basedow wieder geöffnet.

II. Gewebehormone und Triebverhalten

Immer zahlreicher werden Hormone entdeckt, die nicht in Drüsen, sondern in umschriebenen Organgeweben oder zerstreuten Zellen gebildet werden: die Gewebe-Hormone. Sie können ihre Zielorgane auf dem Blutweg oder in ihrer nächsten Umgebung durch Diffusion erreichen. Definitionsgemäß würden die hypothalamischen Hormone zu ihnen gehören. Der Sprachgebrauch aber schließt sie nicht in den Begriff der Gewebehormone ein.

Über die Entstehung des *Sättigungs-Verhaltens* liegen neuartige Befunde von SMITH et al. in White Plains/New York vor (SMITH u. GIBBS, 1976; ANTIN et al., 1977). Wenn Tiere während einiger Zeit eifrig gegessen haben, erreichen sie einen Zustand, in dem sie sich von Außenreizen ablenken lassen, weniger stetig essen und sich dann ganz vom Futter abwenden, selbst wenn es weiter zur Verfügung steht. Dieses tierische Sättigungsverhalten kann man leicht mit der Sättigung des Menschen vergleichen, der bei der Mahlzeit ziemlich unvermittelt und bestimmt äußert: „Danke, jetzt habe ich genug."

Was löst die Sättigung aus? Es ist nicht die Füllung des Magens und für die rasch auftretende Sättigung auch nicht der Anstieg des Blutzuckers. Eine entscheidende Rolle spielt aber die Füllung des Duodenums. Wie SMITH et al. an Ratten nachgewiesen haben, beeinflußt der Füllungszustand des Darms das Hirn nicht auf nervösem Wege. Die Füllung des Darms verursacht nämlich auch nach Vagektomie Sättigungsverhalten. Zellen der Darmschleimhaut sezernieren das Hormon Cholecystokinin, wenn sie mit der Nahrung (besonders mit Fetten, Peptonen und verdünnter Salzsäure) in enge Berührung kommen. Cholecystokinin gelangt durch die Blutbahn zum zerebralen Sättigungszentrum. Es löst auch Sättigungsverhalten aus, wenn es in die Blutbahn injiziert wird. Dabei kann es durch ein synthetisches Octapeptid ersetzt werden.

Cholecystokinin hat noch andere Wirkungen: Es reizt die Gallenblase zur Kontraktion, stimuliert die Sekretion von Enzymen, von Insulin und Bicarbonaten im Pankreas, bremst die Magenentleerung und erhöht die Durchblutung im Bereich der Arteria mesenterica sup. Es ist interessant festzustellen, daß bei der Regelung der Darmverdauung durch ein Gewebehormon auch das Bremsen der Nahrungszufuhr berücksichtigt ist.

Schwer verständlich erscheint, daß das Sekret von bestimmten Zellen der Darmschleimhaut seine Zielwirkung gerade auf das Appetit-Zentrum im Hirn hat. Dieses Zusammenspiel von Nervenzellen im Hirn mit Darmwand-Zellen wurde aber verständlicher, als festgestellt wurde, daß die Cholecystokinin bildenden Zellen des Darms aus dem Neuroektoderm stammen. Ihr Zusammenspiel mit zerebralen Systemen ist deshalb in demselben Sinne „verständlich" wie das Zusammenspiel des Nebennierenmarks, das auch von der Neuralleiste abstammt, mit dem zerebralen System.

Heute sind Untersuchungen zur Frage im Gange, ob der Hyperphagie des Menschen durch Verabreichung von Cholecystokinin begegnet werden kann.

Cholecystokinin ist nicht der einzige Auslöser der Sättigung. Unter anderem spielen dabei Reize bei der Nahrungsaufnahme in den Mund, beim Kauen und Schlucken, eine Rolle. Cholecystokinin entfaltet seine Wirkung auf die Sättigung zur Hauptsache erst, wenn vor der Darmfüllung Nahrung im Munde verarbeitet wurde. Die Bedeutung des Kauens für die Sättigung zeigt sich auch bei Kranken, die wegen einer Oesophagus-Stenose durch die Magenfistel ernährt werden: das Sättigungsgefühl vermittelt ihnen nicht die Nahrungszufuhr durch die Fistel allein, sondern sie bedürfen zur Sättigung oft noch des Kauens von Nahrung, auch wenn sie sie nicht schlucken können.

Der Klärung bedürftig ist die Rolle des *Bradykinins* und seiner zahlreichen Analoga bei der körperlichen Äußerung von emotionellen Erschütterungen, namentlich im Zusammenhang mit Migräne und allergischen Ödemen, Bradykinin dilatiert lokalisiert die Gefäße und macht das Gewebe schmerzhaft. DIETHELM und REILLY (1963) brachten seinen Blutspiegel in Zusammenhang mit ressentiment-geladenen Stimmungen, wie sie ja gerade bei Migräne und allergischen Ödemen eine Rolle spielen.

In den letzten Jahren hat sich die Forschung stark mit den *Prostaglandinen* beschäftigt, die in fast allen Geweben gebildet werden. Es sind innerhalb kurzer Zeit mehr als tausend Arbeiten darüber erschienen, aber es sind erst wenige und überprüfungsbedürftige Hinweise für ihre Bedeutung für das emotionelle Leben gefunden worden: jedenfalls kommen Prostaglandine im Nervensystem vor und spielen mit Transmitter-Substanzen zusammen. In einzelnen Tierexperimenten haben bestimmte Prostaglandine Einfluß auf das Appetitverhalten gezeigt. Andere bewirkten eine Ausschwemmung von luteinisierendem Hormon, wenn sie in den 3. Ventrikel von Versuchstieren injiziert wurden (OJEDA et al., 1974). Die Forschung ist vorläufig bei derartigen unzusammenhängenden Einzelheiten stehen geblieben.

III. Nebennieren und Leistung: I Katecholamine

Begrenzung des Themas: Der vorliegende Absatz ist der Wechselwirkung zwischen der Emotionalität und der Bildung und Ausscheidung der Katecholamine Adrenalin und Noradrenalin gewidmet, soweit sie sich durch Bestimmungen der beiden Hormone im Urin und im Blut beurteilen lassen. Die Lehre aber von der Bedeutung der Katecholamine Noradrenalin und Dopamin als Neurotransmittoren *im Hirn* ist in anderen Teilen des Gesamtwerkes behandelt, so namentlich die Katecholamin-Theorien der manisch-depressiven und schizophrenen Psychosen und die Zusammenhänge zwischen den Psychopharmaka und diesen Neurotransmittoren.

Der Zusammenhang zwischen Katecholaminen im Gesamtkörper und der Hirnfunktion (und damit der Emotionalität) wird zur Hauptsache durch das sympathische Nervensystem gesichert — aber nicht ausschließlich: denn die im Nebennierenmark, in weiteren chromaffinen Zellen und im peripheren sympathischen Nervensystem gebildeten Katecholamine haben auch eine direkte Wirkung auf das Hirn. U.a. tritt Adrenalin durch die Bluthirnschranke in den Hypothalamus und fördert die Sekretion von „Releasing-Hormonen", die auf die Hypophyse und auf zerebrale Systeme wirken.

Es gehört zu den ersten, großen Erkenntnissen einer endokrinologischen Psychologie, *daß emotionelle Bereitschaft zu Aktivität und Stoffwechsel-Einstellung zu Aktivität untereinander verbunden sind und daß diese Verbindung durch die Ausschwemmung von Adrenalin und Noradrenalin zustande kommt.* Die Lehre darüber begann schon 1915 mit CANNONS Feststellung, daß bei der „flight- und fight-Reaktion" von Tieren Adrenalin ausgeschüttet wird. Seither haben zahllose Tierexperimente bestätigt, daß unter körperlichem wie emotionellem „Streß" (vor allem Angst) bei Tieren Katecholamine ausgeschüttet werden[2]. Dementsprechend fand sich bei Tieren, die nach der Einwirkung von „Streß" getötet wurden oder starben, eine Noradrenalinanreicherung in vielen Organen.

Teleologisch gesehen ist es einleuchtend, daß die emotionelle und die stoffwechselphysiologische Vorbereitung zu Flucht oder Kampf, zu irgendeiner starken Aktivität, zusammengeschaltet sind.
Physiologisch wird das Zusammenspiel hauptsächlich durch das sympathische Nervensystem vermittelt, das gleichzeitig mit zerebralen Systemen und der Katecholamin-Bildung in engem Zusammenhang steht, abgesehen davon, daß außerhalb des Hirns gebildete Katecholamine ins Hirn dringen und dort direkten Einfluß nehmen.

Die Funktionseinheit zwischen den Katecholaminen und dem Nervensystem zeigt sich auch *ontogenetisch:* Die Nebennierenmark-Zellen, die Adrenalin bilden, stammen aus der Neuralleiste. Das Noradrenalin aber wird ja größtenteils im sympathischen Nervensystem selbst gebildet.

---

[2] Studiert man als Arzt die Literatur über Streßwirkung an Tieren, wird einem bange zumute: Wird Rücksicht auf die Qualen der Versuchstiere genommen? Gewiß nicht genügend!

Die *stoffwechselmäßige Bedeutung der Katecholamine* für die Schaltung auf „flight" und „fight" oder auf eine andere Aktivität ist mannigfach: Beide Katecholamine mobilisieren Energiereserven, Adrenalin besonders aus Kohlenhydrat-Speichern, Noradrenalin vorwiegend aus Fettspeichern. In bezug auf die Pulsfrequenz haben Adrenalin und Noradrenalin zwar gegensätzliche Wirkung, doch steigern beide den systolischen und das Noradrenalin auch den diastolischen Blutdruck. Die Blutdruckwirkung beider kann wiederum als Bereitstellung zu körperlicher Leistung aufgefaßt werden. Neue Untersuchungen zeigen aber, daß die physiologische Wirkung der Katecholamine weniger der Versorgung der Muskeln mit energieliefernden Substanzen dient (wie man bisher angenommen hatte) als der Sicherung der Hirn-Durchblutung. Dies dürfte aber im Beginn von aktivem Handeln noch wichtiger sein als die vermehrte Zufuhr von Energieträgern an die Muskeln.

Die Wirkung von Katecholaminen und von Glukokortikoiden der Nebennierenrinde auf Stoffwechsel und Emotionalität sollte eigentlich gemeinsam ins Auge gefaßt werden, doch ist die Forschung lange Zeit auf zwei Geleisen vor sich gegangen. Nachdem SELYE (1946) die unspezifische Streß-Wirkung, ausgehend vom Hypothalamus auf die Hypophyse und die Nebennierenrinde, beschrieben hatte, konzentrierte sich das psychoendokrinologische Interesse lange auf die Nebennierenrinden-Hormone. Die Streß-Wirkung über das symphathische Nervensystem auf den Gehalt von Katecholaminen in Blut und Organen wurde zeitweise weniger berücksichtigt. Lange fehlte es an großangelegten Untersuchungen, die die Streß-Wirkung auf Mark *und* Rinde der Nebennieren in ihrem Zusammenhang betrachteten. Dabei gibt es doch mannigfache Wechselwirkungen, u.a. zufolge der schon erwähnten Bedeutung von Adrenalin für die Anregung von hypothalamo-hypophysären Funktionen. Erst in den letzten Jahren wird der Zusammenhang zwischen den Funktionen von Nebennieren-Mark und Rinde mehr beachtet (MASON, 1975).

Wenn beim Tier die Emotionalität in ihrem Zusammenhang mit Katecholaminen schwierig, fast nur spekulativ zu beurteilen war, so verfügen wir heute über ein festgefügtes, solid untermauertes Wissen über den Zusammenhang zwischen Emotionalität und Katecholaminen beim Menschen: *Emotionelle Erregung aller Art, aufmerksame Gespanntheit, führt zu vermehrter Ausschüttung von Adrenalin und – in geringerem Maße – von Noradrenalin.* Das wurde u.a. gezeigt beim Fliegen und bei Erwartung des Fliegens, nicht nur beim Ruderer, sondern auch beim Steuermann beim Wettrudern, im Examen, in der Angst um das Schicksal des eigenen Kindes, das eine Operation erwartet, bei bedrohten Militärposten im Vietnam-Krieg, sowohl bei Überflutung mit Sinnesreizen (z.B. Lärm), wie bei extremem Reizmangel (in dunkler, schall-isolierter Kammer) usw.

Der Anstieg der Katecholamin-Ausscheidung bei emotioneller Erregung hängt nicht von der besonderen Art der Erregung ab, wie man früher vermutete. Er erfolgt bei ängstlicher Erregung, bei Schmerzzuständen, bei freudiger und tatkräftiger Erregung, bei sexueller Erregung, kurz bei jeder untersuchten Erregung. Es hat sich auch nicht bestätigt, daß sich ängstliche und zornige Erregung dadurch unterschieden, daß bei der ersteren vorwiegend das Adrenalin, bei der letzteren das Noradrenalin ansteigen würde, wie erste Beobachtungen vermuten ließen.

In einzelnen Experimenten zeigte sich einleuchtend, daß die Adrenalinausscheidung nicht hauptsächlich durch die körperliche Anstrengung gesteigert wird, die die Erregung verursacht hat, vielmehr durch die Erregung selbst. Z.B.: Die Katecholamin-Ausscheidung steigt bei Menschen in der Zentrifuge stark an. Hat die Versuchsperson aber den Aufenthalt in der Zentrifuge mehrmals erlebt, und bedingt er keinerlei ängstliche Erwartung mehr, so ist der Katecholamin-Anstieg bei genau gleicher körperlicher Belastung viel geringer.

Wenn die Erregungs-Wirkung auf die Katecholamin-Ausschüttung kaum von der Art der Erregung abhängt, so doch in vielen Experimenten von der

Intensität der Erregung. Eine genaue Korrelation besteht allerdings nicht, und eine Korrelation ist auch nicht bei allen Experimenten festgestellt worden.

Bei der jetzigen Technik der Untersuchung ist auch nicht zu erwarten, daß bestehende quantitative Beziehungen zwischen Erregung und Katecholamin-Ausschüttung genau zu belegen wären: Die meisten bisherigen Untersuchungen bestimmten die Katecholamine im Urin. Es werden aber nur etwa 6% der Katecholamine als solche im Urin ausgeschieden. Die Ausscheidung kann deshalb von der Ausschwemmung ins Blut nur ein ungenaues Bild geben. Außerdem wird Adrenalin stoßweise ins Blut ausgeschwemmt, so daß genaue zeitliche Zusammenhänge zu berücksichtigen wären.

Nur die Ausschwemmung des *Adrenalins* hängt in hohem Maße von der Erregung ab und scheint oft mit ihr quantitativ korreliert; *Noradrenalin* steigt bei rein emotioneller Erregung weniger stark an und läßt kaum eine Korrelation seines Anstieges mit dem Grad der Erregung erkennen. Um so stärker hängt seine Ausschwemmung von körperlicher Anstrengung, so besonders von der Herzfunktion ab.

Interessant ist die Feststellung, daß der Anstieg der Adrenalin-Ausschwemmung bei emotioneller Erregung *bei Männern stärker ist als bei Frauen*. Über die Bedeutung dieses Geschlechtsunterschiedes läßt sich erst spekulieren. Rascher und häufiger Anstieg der Adrenalin-Ausscheidung mag für eine aktuelle Spitzenleistung günstig sein, mag sich aber auf die Dauer ungünstig auf das kardiovaskuläre System auswirken. Vielleicht hat die starke Labilität der Adrenalin-Ausscheidung beim Manne, und deren geringere Labilität bei der Frau, einen Zusammenhang mit der physiologischen Tendenz, beim Manne plötzliche Aktivität selbst auf Kosten der Gesundheit zu ermöglichen, der Frau aber im Interesse der Lebenserhaltung Spitzenleistungen nach Möglichkeit zu ersparen (MARIANNE FRANKENHÄUSER, 1975; abweichende Befunde bei KUJALOVA et al., 1976).

Jahrzehntelang lag es nahe anzunehmen, die vermehrte Katecholamin-Ausscheidung bei emotioneller Erregung hätte nur beim Tier und dem Primitiven eine Bedeutung, weil sie den Stoffwechsel auf muskuläre Leistung, auf fight oder flight, vorbereite. Beim heutigen Menschen aber seien körperliche Leistungen als Antwort auf erregende Signale nicht mehr alltäglich. Jetzt hat sich aber gezeigt, daß die emotionelle Hinwendung, die Aufmerksamkeit, bei intellektuellen Test-Aufgaben durch natürliche Adrenalin-Ausschüttung gefördert wird. Wenn der Erfolg bei intellektuellen Testaufgaben allein auch nicht auf gute Lebensbewährung schließen läßt, darf man doch annehmen, *daß die Aufmerksamkeits-Steigerung im Zusammenhang mit hoher Adrenalin-Ausscheidung auch für den modernen Menschen eine gewisse Bedeutung hat.*

Gesunde mit hoher Katecholamin-Ausscheidung schnitten bei intellektuellen Leistungs-Tests besser ab als solche mit niederer Katecholamin-Ausscheidung (FRANKENHÄUSER, 1971). Gesunde, deren Adrenalin-Ausscheidung bei anspruchsvoller intellektueller Arbeit stark ansteigt, schneiden besser ab als solche, deren Adrenalin-Ausscheidung dabei wenig ansteigt oder abfällt. Ist die Adrenalin-Ausscheidung im Zusammenhang mit Erregung und Spannung angestiegen, so fällt sie bei verschiedenen Menschen verschieden rasch zur habituellen Menge zurück. Bei ausgeglichenen Persönlichkeiten mit geringer Neigung zu neurotischer Symptomatik erfolgt der Abfall rasch zur habituellen Menge zurück. Man könnte fast sagen, das leichte Wiederfinden der Gelassenheit nach Erregung hängt mit dem raschen Abfall der Adrenalin-Ausscheidung in der Erregung zusammen. Es wurde sogar eine positive Korrelation zwischen der Höhe der Adrenalin-Ausscheidung und dem Intelligenzquotienten und der Schulleistung bei Kindern gefunden (Literatur-Zusammenfassung bei FRANKENHÄUSER, 1975).

Die Kenntnisse über die Wirkung der Erregung auf die Ausschwemmung von Katecholaminen sind ergänzt worden durch *Untersuchungen über die Wirkung von Adrenalin-Injektionen oder -Infusionen auf die Emotionalität:* wie Erregungen Katecholamine ausschwemmen, *so verstärken künstlich zugeführte Katecholamine vorbestehende Emotionen.* Wie man früher nach der Abhängigkeit der Katecholamine-Ausschwemmung von besonderen Qualitäten einer Erregung vergeblich suchte, so hat man vergeblich versucht, eine Wirkung injizierten Adrenalins nur auf eine ganz besondere emotionelle Erregung zu finden. Adrenalin-Injektion kann jede Art vorbestehender Emotion verstärken. Bei Patienten in ausgeglichener Stimmungslage zeitigt sie oft nur körperliche Beschwerden (Herzbeengung), aber keine deutliche emotionelle Wirkung.

In mehrfachen Tierversuchen wurde ein günstiger Einfluß des verabreichten Adrenalins auf das *Lernen* von Schmerzvermeidung festgestellt. Die Ursache liegt vielleicht am ehesten darin, daß das Adrenalin die Angst vor Schmerz verstärkt. In einzelnen Versuchen beim Menschen wurde die intellektuelle Leistungsfähigkeit bei Infusion von Adrenalin in kleinen Dosen gesteigert, wahrscheinlich zufolge der Steigerung der Aufmerksamkeit auf die gegebene Aufgabe. Es entspricht dies dem schon erwähnten Zusammenhang zwischen guter Testbewährung und spontaner Adrenalin-Ausscheidung.

Da psychische Erregung die Katecholamin-Ausschüttung steigert und Katecholamine die Erregung steigern, kann man von einem positiven Rückkoppelungs-Mechanismus zwischen Erregung und Katecholaminen sprechen. Steigt aber die Katecholamin-Ausschwemmung zu stark an, spielt eine negative Rückkoppelungs-Steuerung eine Rolle: Sie geht von der katecholaminbedingten Blutdrucksteigerung aus und auch vom erhöhten Adrenalingehalt im Karotissinus-Gebiet des Hirns.

Zusammenfassend ist festzustellen: Ruft die äußere Situation, so, wie sie das Individuum erkannt hat, nach aktiver Anpassung, nach irgendwelcher Leistung (Kampf, Flucht, gespannte Überlegung), so hilft das Zusammenspiel von emotioneller Erregung, von sympathischer Innervation und von Ausschwemmung von Katecholaminen zur Ermöglichung dieser Leistung: Im Rahmen dieses Zusammenspiels verstärkt sich Trieb und Drang zu einer Leistung und wird gleichzeitig die zur Leistung notwendige Hirndurchblutung, Kreislauf- und Stoffwechselsteuerung gesichert. Während demnach die Katecholamine mit der Ermöglichung irgendeiner Leistung zu tun haben, so haben sie nichts zu tun mit der Richtung der emotionellen Entladung, mit der Art der zu erbringenden Leistung. Diese hängt von anderen als andokrinen Faktoren ab, wohl zur Hauptsache von der psychischen Verarbeitung der aktuellen Lage.

Literatur: Unter vielen anderen Werken enthalten die folgenden sowohl Berichte über wichtige eigene Untersuchungen, wie aufschlußreiche Literaturverzeichnisse: CANNON (1915), VON EULER et al. (1954), ELMADJIAN et al. (1957), GADDUM et al. (1957), FRANKENHÄUSER und JARPE (1963), PATKAI und FRANKENHÄUSER (1964), LEVI (1965), MASON (1968), FRANKENHÄUSER et al. (1970), FRANKENHÄUSER (1971), SMITH (1973), FRANKENHÄUSER (1975), FRIEDHOFF (1975), BOLSHAKOVA (1976), KUJALOVA et al. (1976), USDIN et al. (1976).

IV. Nebennieren und Leistung: II Glukokortikoide

Das Studium des Zusammenspiels von Nebennierenrinden-Funktion und psychischer Erregung kam mächtig in Gang, nachdem H. SELYE (1946) das „allgemeine Adaptationssyndrom" beschrieben hatte: „Streß" (jede Art Schädigung, Spannung, Belastung, Erschütterung und Pein), dem der Organismus ausgesetzt ist, z.B. Hunger, Kälte, Hitze, forcierte Muskelleistung, bedingen nicht nur durch die Art des Streß bedingte Veränderungen, sondern auch unabhängig von der Art des „Streß" immer dieselben Reaktionen. Nach Überwindung eines Schocks stellt sich eine „Widerstandsphase", die Phase guter Resistenz, ein. Sie ist gekennzeichnet durch Vergrößerung der Nebennierenrinde, erhöhter Ausscheidung der Abbauprodukte von Glukokortikoiden im Urin und von Folgeerscheinungen der vermehrten Glukokortikoid-Ausscheidung (Eosinopenie und der Rückbildung des thymolymphatischen Apparates). Dazu kommen Magendarmgeschwüre ohne direkten Zusammenhang mit der Nebennierenrindenfunktion.

Schon Ende der fünfziger Jahre stand aufgrund zahlreicher Untersuchungen fest: *Bei Mensch und Tier bewirkt auch bloße emotionelle Erregung* (und nicht nur körperlicher Streß) *eine Anschwemmung von Glukokortikoiden aus der Nebennierenrinde.* Diese Feststellung gehört zu den am längsten bekannten und am besten gesicherten Grundlagen der endokrinologischen Psychologie. Bei den ersten Untersuchungen wurde die Nebennierenrindenfunktion vor allem auch an der Zahl der eosinophilen Leukozyten überprüft, bald aber an der Bestimmung von Abbaustoffen von Glukokortikoiden, von 17-Ketosteroiden im Urin und dann von Hydroxykortikosteroiden im Blut. Eine erhöhte Nebennierenrinden-Funktion wurde u.a. gefunden bei Soldaten vor der Schlacht, bei Fallschirm-Abspringern vor dem Sprung, bei Studenten vor dem Examen, bei Angehörigen eines Kindes vor dessen Operation, bei einem Psychiater, den die Selbstmord-Gefahr seines Kranken quälte (Literaturübersicht z.B. bei HAMBURG, 1959; bei PERSKY et al., 1959; und bei BLEULER, 1964).

Die physiologischen Vorgänge beim Zusammenwirken von Emotionen und Nebennierenrinden-Funktion ließen sich eindrucksvoll klären: Eine emotionelle Erregung (entstehe sie unmittelbar im Zusammenhang mit Sinneseindrücken und deren Affekt-Bedeutung oder im Zusammenhang mit Erinnerungen, Vorstellungen und Überlegungen) widerspiegelt sich in einer Aktivierung in bestimmten Regionen des Hypothalamus, so vor allem in der Eminentia mediana. Dessen Zellen schwemmen einen „corticotropin releasing factor" in die Blutbahn aus, der in die Hypophyse gelangt. Dort stimuliert er Zellen des Vorderlappens zur Ausschwemmung von Corticotropin (= adrenokortikotropes Hormon, ACTH) in die Blutbahn. ACTH hinwiederum veranlaßt die Nebennierenrinde zur Ausschwemmung von Glukokortikoiden, u.a. vor allem von Cortisol. — Eine Erhöhung des Cortisols im Blut bremst dann die Cortisol-Ausschwemmung wieder. Wahrscheinlich geht diese negative Rückkoppelung sowohl über die Hypophyse wie über den Hypothalamus und wahrscheinlich gibt es auch eine Rückkoppelung mit der ACTH-Ausschwemmung der Hypophyse, indem der ACTH im Blut die Ausscheidung von corticotropin releasing factors im Hypothalamus bremst.

Früher glaubte man, es sei aufgrund dieser physiologischen Gegebenheiten theoretisch einfach, die Auswirkung einer emotionellen Erregung auf die Nebennierenrinden-Funktion zu prüfen. Man bestimmte kurz nach Beginn der Erregung ACTH oder Cortisol im Blut oder Abbaustoffe von Glukokortikoiden im Urin, ohne auf Nebenumstände zu achten. In den letzten Jahren aber zeigte sich, daß dabei noch vielfache besondere Begebenheiten zu berücksichtigen sind: einmal der 24-Std-Rhythmus in der Ausscheidung von ACTH und Cortisol (hohe Cortisol-Konzentration im Blut von 4 Uhr morgens bis 12 Uhr mittags, niedrige von 20 Uhr abends bis 4 Uhr morgens). Dieser Rhythmus hängt nicht allein von einer inneren Uhr ab, sondern paßt sich nach einigen Wochen einem veränderten Schlaf-Wachsein an. ACTH wird auch sonst nicht stetig, sondern stoßweise ins Blut abgegeben. — Dann ist zu berücksichtigen, daß die Wirkung von ACTH auf die Nebennierenrinde nicht einfach vom ACTH-Gehalt im Blut abhängt, sondern durch andere Einflüsse mitbedingt wird (durch die Dauer der ACTH-Wirkung, durch die Durchblutung der Nebennierenrinde, durch die Tageszeit, in der ACTH einwirkt). — ACTH und Cortisol im Blut werden verschieden rasch abgebaut, so daß auch aus diesem Grund der Zusammenhang vorsichtig zu beurteilen ist. — Die negative Rückkoppelung der Cortisol-Ausscheidung ins Blut wird durch den Grad der Erregung stark verändert.

Aufgrund der Untersuchungen der letzten zehn Jahre mit verbesserten Bestimmungsmethoden für die Nebennierenrinden-Funktion und unter Berücksichtigung der Einzelheiten in ihrer Physiologie ergeben sich die folgenden psychoendokrinologisch wichtigen Feststellungen, die die alte Erkenntnis zwischen dem Zusammenhang von Glukokortikoiden und Emotionen ergänzen:

1. Jede Art von emotioneller Erregung, die nicht als Lust, sondern irgendwie unlustbetont empfunden wird, hat dieselbe Wirkung auf die Glukokortikoid-Ausschwemmung (Schmerz, Angst, Spannung). Verschiedene solcher Erregungen lassen sich in bezug auf ihre Auswirkung darauf nicht unterscheiden. Hingegen ist es unbewiesen und unwahrscheinlich, daß auch lustbetonte emotionelle Erregungen (so sexuelle Erregung) in demselben Sinne wirken (in dieser Hinsicht verhält es sich mit der Ausscheidung von Adrenalin aus dem Nebennierenmark anders: sexuelle und qualvolle Erregung fördern sie beide).

2. Soweit sich der Grad einer Erregung messen läßt, ließ sich keine einfache Beziehung zwischen dem Grad der Erregung und dem Grad der Glukokortikoid-Ausschwemmung finden.

3. Im Zusammenhang mit der Psychologie am interessantesten ist aber die Feststellung: *Die Nebennierenrinden-Wirkung einer emotionellen Erregung wird durch die Erfahrung in der Vergangenheit mitgeprägt.* Sie ist anders, je nachdem es sich um die erste oder eine wiederholte Streß-Situation handelt; sie ist sogar beim reifen Menschen dadurch beeinflußt, was er in früheren Entwicklungsstufen erlebt hat. Diese Feststellungen ergeben eine experimentelle Grundlage für eine unter vielen Möglichkeiten, wie es zur Prägung der „biochemischen Individualität" (WILLIAMS, 1958) kommen kann: *Die Erfahrung prägt die emotionelle Bedeutung einer ungünstigen Einwirkung* (und der Vorstellung darüber) *und Hand in Hand damit die Reaktion des Stoffwechsels auf diese Bedeutung* (in unserem Falle des Stoffwechsels, wie er durch Glukokortikoide gestaltet wird). Möglich ist aber auch, daß die frühere Reaktion der Nebennierenrinde auf Streß schon rein biologisch, nicht nur auf dem Umweg über die emotionelle Bedeutung von Streß, deren späteren Reaktionen mitprägt.

Den Feststellungen unter Ziffer 1–3 liegen vor allem zahlreiche Tierexperimente an Ratten und Affen zugrunde. Das Studium der Berichte einzelner solcher Experimente ist allerdings für den Leser selbst ein Streß, wenn er an die Leiden denkt, die Versuchstiere durchmachen müssen. — Bei den Versuchen an Menschen hingegen ist die Zumutbarkeit des Stresses berücksichtigt worden. Sie sind spärlicher an Zahl als die Tierexperimente, ihre Ergebnisse weisen aber meist in die gleiche Richtung.

Mit Rücksicht auf den Raum greife ich nur Einzelerfahrungen zu Punkt 3 heraus: Die Reaktion der Nebenniere auf elektrisch zugefügten Schmerz war bei erwachsenen Ratten verschieden, je nachdem ob sie schon in unreifen Entwicklungsstadien elektrische Schmerzreize erlitten hatten

(LEVINE, 1967); Rhesus-Affen, die Aggressionen anderer Affen ausgesetzt waren, zeigten ebenfalls andere Reaktionen als solche, bei denen es nicht der Fall gewesen war (SASSENRATH et al., 1969).
— Wichtiger sind die Erfahrungen an Menschen. Sie zeigen, daß die Reaktion auf quälende Einwirkungen und Vorstellungen davon abhängen, wie man sich mit denselben abfindet. Die Angstwirkung (z.B. vor dem Feuer im Krieg oder vor dem ungünstigen Ausgang der Krankheit des eigenen Kindes) auf die Nebennierenrinde hängt davon ab, ob es gelingt, im eigenen Empfinden die Gefahr zu bagatellisieren oder nicht (MASON, 1968).

Die Stoffwechselwirkung der Glukokortikoide, des Cortisols im besonderen, ist längst bekannt: sie stellen den Stoffwechsel auf Energieverbrauch um: unter Cortison erfolgt der Abbau von Eiweiß und die Kohlenhydratbildung aus Aminosäuren, dadurch wird der Gehalt an Blutglucose erhöht und dem Körper steht die Glucose zur sofortigen Verwendung zur Verfügung. (Ähnlich, aber viel schwächer als Aldosteron fördern sie die Natriumretention und die Kalium-Ausscheidung.)

Über die biologische Bedeutung der Nebennierenmark- und Nebennierenrinden-Anregung unter emotioneller Erregung läßt sich heute leicht spekulieren, allerdings nur spekulieren:

Emotionelle Erregung entlädt sich natürlicherweise in starker Aktivität. Sie gefährdet die Hirndurchblutung, und ein erstes Erfordernis ist, die Hirndurchblutung zu sichern, denn sie ist gerade in der Aktivität wichtig. Die Sicherung der Hirndurchblutung geschieht durch die Adrenalin-Ausschüttung aus dem Nebennierenmark, gleichzeitig erfolgen für Aktivität andere wichtige Schaltungen, so auf den Blutdruck und auf den Stoffwechsel in den Muskeln. Vielen Erregungen folgt aber die Notwendigkeit aufwendiger, länger dauernder Aktivität. Über ihre Nebennierenrinden-Wirkung auf den Stoffwechsel mobilisiert die Erregung die für die Aktivität notwendigen Stoffwechselprodukte.

Mehr im einzelnen kann man weiter spekulieren: Die Erfahrung prägt natürlicherweise die emotionelle Erregung je nach dem Grade der Gefahr und damit je nach der Notwendigkeit einer energieverbrauchenden Leistung. Dementsprechend ist die Bereitstellung der Stoffwechselreserven nach den Erfahrungen mit erregenden Eindrücken abgestimmt. Bei der Entladung lustbetonter Erregung (namentlich sexueller Erregung) ist eine sofortige Sicherung der Hirndurchblutung wie bei anderen Erregungen notwendig, aber es brauchen keine Energiereserven für längere Leistungen bereitgestellt zu werden. Dementsprechend erfolgt bei lustbetonten (besonders sexuellen) Erregungen eine Adrenalinausschüttung, aber kaum eine Ausschüttung von Cortisol (s.S. 280).

Literaturübersichten (und eigene Untersuchungen) über die Beziehungen zwischen Emotionen und Cortisol-Sekretion u.a. bei MASON (1968), MASON (1971), SMITH (1973), VON ZERSSEN (1976).

Von großem Interesse sind neuere Untersuchungen über die *Cortisol-Sekretion bei Depressiven*. Die Befunde über die Cortisol-Sekretion in manischen Zuständen sind noch widersprüchlich und bedürfen der Klärung die weiter im Gange ist. Sicher ist, daß bei vielen Depressiven der Cortisol-Spiegel im Blutplasma erhöht ist. Die Nebennierenrinde spricht bei diesen Depressiven aber normal auf ACTH (adrenokortikotropes Hormon) an, und viele Untersuchungen sprechen dafür, daß die Veränderung durch eine veränderte Beeinflussung der Hypophyse durch das corticotropin-releasing-hormone bedingt ist. Es liegt nahe anzunehmen, die aufgepeitschten Emotionen und Ängste seien die

Ursache. Heute sind aber Anhaltspunkte für die Vermutung gefunden worden, daß die Steigerung der Cortisol-Sekretion bei vielen Depressiven, vor allem schwer und phasisch Depressiven, noch anders, unabhängig von der aktuellen emotionellen Erregung zustande kommt. (So tritt die vermehrte Sekretion auch im tiefen Schlaf auf, gerade auch in den Stunden vor 4 Uhr morgens, in denen sie normalerweise fast versiegt, und auch bei apathischen Depressiven und sogar bei Depressiven, die unter starken Beruhigungsmitteln stehen.) Der 24-Std-Rhythmus der Cortisol-Sekretion ist bei Depressiven gestört, ebenso wie die aktivierende Wirkung von Lysin-Vasopressin auf den Hypothalamus (und von ihm aus auf Hypophyse und Nebennierenrinde) und die bremsende Wirkung von Dexamethason auf dasselbe System. Es kann vermutet werden, daß die Regulierung einer Basis-Sekretion von corticotropine-releasing-hormone und seines 24-Std-Rhythmus auf anderen Wegen erfolgt, als ihre Anregung unter Streß. Und gerade dieser andere Regulations-Mechanismus, den man im limbischen System vermutet, wäre bei vielen Formen der Depressionen verändert. Da noradrenergische zerebrale Systeme die ACTH-Sekretion hemmen, lassen sich die heutigen Vermutungen über die Gründe der Veränderungen des Cortisol-Stoffwechsels bei vielen Depressiven mit der Hypothese in Zusammenhang bringen, wonach Katecholamin-Mangel in diesen Systemen mit endogenen Depressionen im Zusammenhang stehen (Literatur und eigene Untersuchungen u.a. bei CARROLL, 1972; CARROLL et al., 1976; SACHAR u. COPPEN, 1975; SACHAR, 1975; ETTIGI u. BROWN, 1977).

Den Betrachtungen über die Wirkung einer emotionellen Erregung auf die Cortisol-Sekretion sind Angaben über die emotionelle Wirkung der *therapeutisch angewendeten Glukokortikoide* anzufügen: Wie Erregungen und Verstimmungen die Cortisol-Sekretion stimulieren, so treten unter der Verabreichung von Kortikosteroiden (und adrenokortikotropem Hormon) häufig Erregungen und Verstimmungen auf. Es besteht hier wieder ein positiver Rückkoppelungs-Mechanismus, der dann durch die negative Rückkoppelung zwischen dem Cortisol-Gehalt im Plasma und der Bildung von corticotropine-releasing-hormone zum Stillstand gebracht wird.

> Unter der Therapie mit Glukokortikoiden treten häufig euphorische, depressive, gereizte, gehässige und vielerlei andere Erregungen und Verstimmungen auf. Meist sind sie so leicht, daß sie kaum beachtet werden. Die Wirkung der therapeutisch verwendeten Kortikosteroide auf die Triebe läßt sich teleologisch ebenfalls dem Verständnis nahe bringen: Der Hunger wird angeregt, so daß eine Ergänzung der Energiereserven möglich wird, und die Sexualität wird oft abgestellt, wie es zur Erbringung einer Flight- oder Fight-Leistung zweckmäßig ist. Im Zuge der allgemeinen Erregung kann freilich die Sexualität auch angeregt werden. Oft zeigt sich die Erregung bloß an einer Schlafstörung. Selten, kaum mehr als in 1% der Therapien mit Glukokortikoiden, steigern sich Verstimmung und Erregung zu Zuständen von Verwirrung mit Verkennungen, Wahneinfällen und Halluzinationen. Sie heilen oft schon nach Stunden, seltener erst nach Wochen wieder ab. Ihre Entstehung und ihr Verlauf hängt stark von Nebenumständen ab: davon, ob die mit Cortison behandelte Krankheit an sich schon zu Psychosen des akuten exogenen Reaktionstypus disponiert, vom Alter des Patienten, davon, ob er sich in seiner Krankheit geborgen oder verlassen und mißhandelt fühlt.
>
> Die psychischen Begleiterscheinungen bei krankheitsbedingter Übersekretion von Glukokortikoiden, d.h. beim *Cushing-Syndrom*, entsprechen denjenigen bei der Therapie mit Glukokortikoiden, doch sind sie häufiger und heftiger. Psychosen treten häufig auf. Im Zusammenhang mit der Sklerose der Hirngefäße und dem erhöhten Blutdruck treten früh amnestische Symptome hinzu.
>
> Man könnte erwarten, daß die Psychopathologie der *Addisonschen Krankheit* infolge des Mangels an Glukokortikoiden das Gegenbild der Psychopathologie bei Überschuß von Glukokortikoiden

wäre. Die Erwartung entspricht insofern den klinischen Tatsachen, als bei mangelnden Glukokortikoiden müde, asthenische Depressionen häufiger sind als Erregungen, und bei Überangebot von Glukokortikoiden das Gegenteil zutrifft. Im übrigen aber unterscheidet sich die Psychopathologie bei beiden wenig. Bei beiden können mannigfache Verstimmungen vorkommen, bei beiden treten früh amnestische Syndrome auf, und psychotische Komplikationen, die bei beiden vorkommen, sind nicht stark voneinander verschieden. Darin äußert sich das Gesetz, wonach eine jede endokrine Veränderung eine generelle Disposition zu Stimmungsverschiebungen setzt und die Art der Verstimmung wenig von der Art der endokrinen Veränderung abhängt. Die Psychosen vom akuten exogenen Reaktionstyp bei endokrinen Erkrankungen sind in ihrer Symptomatologie ohnehin weitgehend von der Art der endokrinen Erkrankung unabhängig.

Literatur zur Psychopathologie bei Überangebot und Unterangebot von Glukokortikoiden u.a. bei STOLL (1950 und 1953), BLEULER (1954), CECCARELLI (1956), VON ZERSSEN (1957), BLEULER (1964), VON ZERSSEN (1976).

In Tierexperimenten haben das adrenokortikotrope Hormon und das Cortisol einen Einfluß auf das Lernverhalten (z.T. im gegensätzlichen Sinne). Es wird Aufgabe der Zukunft sein, zu prüfen, ob beim Menschen etwas Ähnliches der Fall ist (s.S. 322/3). Wäre dem so, so könnte man formulieren: die Hypothalamus-Hypophysen-Nebennierenrinden-Achse hat nicht nur mit der Sicherung körperlicher Leistungen etwas zu tun, sondern auch mit der Regulierung psychischer Leistungen.

Zusammenfassend läßt sich vermuten: Beim Erleben bedrohlicher Situationen, die längerdauernde Leistung zu ihrer Abwehr zweckmäßig machen, tritt zusammen mit der emotionellen Erregung eine vermehrte Sekretion von Glukokortikoiden auf. Erregung und Glukokortikoid-Sekretion stimulieren sich gegenseitig, bis eine negative Rückkoppelung zu spielen beginnt (indem unter anderem der hohe Cortisolspiegel im Blut die Cortisol-Bildung bremst). Während die aufgewühlten Emotionen zu einer Leistung drängen, sichert die Cortisol-Sekretion den Energiebedarf zu dieser Leistung, und zwar auf längere Sicht als die Ausschüttung von Adrenalin. Im gleichen Sinne der Sicherung des Energiebedarfes wirkt der gesteigerte Hunger unter Glukokortikoid-Wirkung. — Bei endogenen Depressionen hingegen scheint die Sekretion der Glukokortikoide nicht oder nicht nur von einer emotionellen Erregung abzuhängen. Vielmehr sprechen Untersuchungen dafür, daß sie wenig abhängig von den Emotionen, aber abhängig von Funktionsstörungen im limbischen System sein könnten.

V. Sexualhormone und Triebe: I Fetales Alter

Wie man seit 60 Jahren weiß, hängt die Differenzierung der Geschlechtsgänge und der äußeren Genitalien im männlichen oder im weiblichen Sinne vom Vorhandensein oder Fehlen von Androgenen (den männlichen Geschlechtshormonen) in zeitlich begrenzten Phasen der fetalen Entwicklung ab. Vom genetischen Geschlecht — genauer vom Vorhandensein oder Fehlen eines Y-Chromosoms — hängt es zwar ab, ob Hoden oder Ovarien entstehen. Sind Hoden entstanden, die Androgene in normaler Art ausschwemmen, entwickeln sich zuerst die Geschlechtsgänge (Wolfscher und Müllerscher Gang), dann die äußeren Genitalien im männlichen Sinne; dies entwickeln sich auch beim genetisch weiblichen Tier im männlichen Sinne, wenn ihm künstlich in der entscheidenden Entwicklungsphase Androgene zugeführt worden sind. Fehlen Androgene in dieser Phase, wie es beim weiblichen Tiere normalerweise der Fall ist, entwickeln sich Geschlechtsgänge und äußere Genitalien in weiblichem Sinne.

Neuer ist die Erkenntnis, *daß auch eine geschlechtsspezifische Differenzierung der zerebralen Funktions-Systeme* vom Vorhandensein von Androgenen in einer zeitlich begrenzten fetalen oder perinatalen Phase abhängt. Zwar entwickelt sich bei beiden Geschlechtern eine „hypophysiotrope Region", d.h. ein tonisches, Gonadotropin-regulierendes Zentrum (im Tuber cinereum), das die „releasing-hormones" stetig ausscheidet. Durch ein Pfortadersystem gelangen sie in den Hypophysenvorderlappen, den sie zur Bildung von Gonadotropinen anregen. Höher gelegene Zentren desselben Funktions-Systems aber entwickeln sich geschlechtsspezifisch, *je nach dem Vorhandensein oder Fehlen von Androgenen in einer entscheidenden Entwicklungsphase.*

Fehlen Androgene (wie normalerweise beim weiblichen Tier und beim frühkastrierten männlichen Tier), so bildet sich zusätzlich zum genannten hypophysiotropen, tonischen, Gonadotropin-regulierenden Zentrum in der Area praeoptica ein ihm übergeordnetes Zentrum, das eine *zyklische* Ausstoßung von Releasing Hormonen aus dem untergeordneten Zentrum bewirkt[3]. Die Beeinflussung des untergeordneten durch das übergeordnete Zentrum geht nicht mehr auf humoralem, sondern auf nervösem Wege vor sich. In artspezifischem Rhythmus veranlaßt das übergeordnete Zentrum beim erwachsenen Tier eine Ausschwemmung von Gonadotropin-releasing-hormones und dadurch von Follikel-stimulierendem Hormon und Luteinisierungshormon; letzteres löst auf dem Höhepunkt seiner Ausschwemmung die Ovulation aus.

Dieses zyklische, nur beim Weibchen vorkommende Sexual-Zentrum arbeitet „von selbst" phasisch, wie nach einer „inneren Uhr", doch ist es gleichzeitig von mannigfachen Einflüssen abhängig, die ihm zugetragen werden: Wahrscheinlich wird es im Sinne eines Rückkoppelungs-Mechanismus durch die Oestrogene gebremst, die in der präovulatorischen Follikelphase vermehrt ausgeschwemmt wurden. U.a. wirken sich Sinnesreize stark auf seine Funktion aus. Z.B. wird der Oestrus-Zyklus von Mäuseweibchen durch den Geruch anderer Weibchen und fremdstämmiger Männchen gehemmt, durch denjenigen von Männchen aus einem wesensverwandten Stamm wieder angeregt (WHITTEN, 1956; BRUCE, 1966; u.a.). Eine Isolierung hemmt bei vielen Tieren den Zyklus.

Für das geschlechtsspezifische Sexualverhalten sind in der frühen Entwicklung gebildete Erotisierungs-Zentren von entscheidender Bedeutung. Wieder hängt ihre Differenzierung nicht unmittelbar vom Chromosomen-Geschlecht ab, sondern vom Vorhandensein oder Fehlen von Androgenen in einer entscheidenden Entwicklungsphase. Sind sie während derselben vorhanden, so entsteht ein männliches Erotisierungszentrum, fehlen sie (wie normalerweise beim Weibchen, so aber auch beim Männchen, das in gezielten Experimenten des Androgeneinflusses beraubt wurde), ein weibliches. Die Bedeutung der Erotisierungszentren wird aber erst beim reifen Tier deutlich, wenn sie durch Sexualhormone angeregt werden. Es ist nicht so, daß das männliche Erotisierungszentrum nur von männlichen, das weibliche nur von weiblichen Sexualhormonen stimuliert werden kann. Beiderlei Sexualhormone stimulieren beiderlei Erotisierungszentren, wenn vielleicht auch in verschiedenem Ausmaße. Bei niederen Säugern besteht ein physiologischer, starker Einfluß der Oestrogene auf das weibliche Erotisierungszentrum und damit auf das weibliche Sexualverhalten. Bei höheren Säugern aber sind es vor allem Androgene, die die Erotisierung

---

[3] Vielleicht spielt bei der Entwicklung zur Weiblichkeit außer dem Fehlen von Androgenen auch der Progesteron-Spiegel im fetalen Körper eine Rolle; er ist beim Weibchen höher als beim Männchen.

auch bei Weibchen stimulieren. Gestagene haben unter verschiedenen Umständen und bei verschiedenen Tieren bald einen stimulierenden, bald einen hemmenden Einfluß. — Das von einem Zentrum aus ausgelöste sexuelle Triebverhalten steht aber nicht einzig unter dem Einfluß von Sexualhormonen, sondern wird von vielen anderen Einflüssen mitgesteuert: vom körperlichen Gesundheitszustand, vom emotionellen Gleichgewicht (Angst kann die Erotik hemmen), von taktilen Eindrücken (z.B. Reizung erogener Körperzonen), von olfaktorischen und visuellen Wahrnehmungen wie sie z.T. als Auslöserreize im Sinne von LORENZ vom Aussehen und Verhalten des Geschlechtspartners abhängen, und schon bei niederen Säugern, aber in stärkerem Maße bei höheren Säugern, von der Lebenserfahrung (langdauernde Isolierung in der kindlichen Entwicklungsphase kann z.B. die spätere Erotik hemmen). Außerdem bestehen große individuelle Verschiedenheiten des Sexualverhaltens, die nicht vom Grade der Androgenisierung abhängen.

Diese Erkenntnisse sind großartig ausgedachten und technisch anspruchsvollen *Tierexperimenten* zu verdanken: Kastration, Gonaden-Implantation, Hormon- und Antihormon-Verabreichung in den ganzen Organismus oder lokalisiert ins Hirn, lokalisierten zerebralen Stimulierungen und Elektrokoagulationen histologischen Untersuchungen von zerebralen Sexualzentren — und all dies bei verschiedenen Tierarten in verschiedenen Entwicklungsphasen.

Zur Literatur: Solche tierexperimentellen Untersuchungen führte eine große Anzahl von Forschern in vielen Ländern durch. Erste Beobachtungen über die Bedeutung von Androgenen während der fetalen Entwicklung für die Differenzierung der Genitalien stammen von LILLIE (1916), und für die Differenzierung des Paarungs-Verhaltens von VERA DANTCHAKOFF (1938). LILLIES Beobachtungen betrafen Zwillingskälber. Bestehen Anastomosen zwischen den Plazenten eines männlichen und weiblichen Zwillings-Kalbes, so werden die Genitalien des weiblichen Tieres (der „Zwicke") maskulinisiert, weil die Androgene des Hoden des männlichen Kalbes in den gemeinsamen Blutkreislauf gelangen[4]. Das weibliche Zwillings-Tier wird pseudohermaphroditisch. DANTCHAKOFF beobachtete weibliche Meerschweinchen, die vor der Geburt unter dem Einfluß von Androgenen standen, die den Muttertieren zugeführt worden waren. Im erwachsenen Alter zeigten sie vermindertes Paarungsverhalten und nach Zufuhr von Androgenen männliches Paarungsverhalten. Großartige Experimente haben in der Folgezeit unter anderen C.A. PFEIFFER (1936) und fortlaufend von Beginn der 60er Jahre an G. DÖRNER et al. (1961), G.W. HARRIS und B.T. DONOVAN (1966) u.a. gemacht. Untersuchungen an Affen (statt an niederen Säugern) stammen u.a. von CH. PHOENIX, R.W. GOY u.Mitarb. (s. unter PHOENIX et al., 1967; und EATON et al., 1973). Literaturverzeichnisse zur ganzen Problematik z.B. bei HARRIS und DONOVAN (1966), DÖRNER (1972) und REINISCH (1976).

Notgedrungen muß eine kurze Übersicht, wie sie oben gegeben wurde, die zahlreichen Widersprüche und ungelösten Fragen in der bisherigen Literatur unerwähnt lassen (z.B. unter vielen anderen diejenigen, die sich aus den Untersuchungen von POLLAK und SACHS (1975) ergeben. In kurzen Sätzen zusammengestellt, erscheinen unsere Kenntnisse viel eindeutiger und gesicherter als sie es in Wirklichkeit sind.

Was den *Menschen* betrifft, so lehrt uns nicht nur die biologische Forschung, sondern auch die klinische Erfahrung, daß Vorhandensein oder Fehlen von Androgenen in der fetalen Entwicklung über die Gestaltung der Geschlechtsorgane und über Vorhandensein oder Fehlen eines Zyklus der Geschlechtshormonbildung im erwachsenen Alter entscheidet. Nicht ganz so leicht lassen sich Erfahrungen über tierisches Triebverhalten auf den Menschen übertragen. Bis zum Beweis des Gegenteils scheint es immerhin wahrscheinlich, daß die Hintergründe

---

[4] Dieser Kausalzusammenhang galt während Jahrzehnte als gesichert. Erst in jüngster Zeit wird es wahrscheinlich, daß nicht (oder nicht nur) Androgene vom männlichen auf den weiblichen Zwilling übertragen werden, sondern auch Zellen, die in den embryonalen Körper eingebaut werden und deren Y-Chromosom die Maskulinisierung bewirkt.

menschlichen Trieblebens doch biologisch verwurzelt sind, so mächtig der Einfluß der Lebenserfahrung auf die Triebentwicklung beim Menschen auch ist. Dies vorausgesetzt, dürfen wir uns fragen, *ob auch beim Menschen unter der Einwirkung von Androgenen in einer fetalen Entwicklungsphase ein männliches, bei ihrem Fehlen ein weibliches Erotisierungszentrum entsteht.* Im erwachsenen Alter können Sexualhormone (vor allem Androgene, aber auch Oestrogene und zeitweise Gestagene) diese Erotisierungszentren aktivieren, aber immer nur im Zusammenhang mit erotisierenden Sinnesempfindungen und Erlebnissen und mit der gesamten emotionellen Disposition. Im vorliegenden Absatz, der die Bedeutung von Sexualhormonen im fetalen Stadium behandelt, ist vor allem festzustellen: Vom Vorhandensein oder Fehlen einer Androgenwirkung auf den Fetus und damit von der männlichen oder weiblichen Differenzierung des Erotisierungszentrums dürfte es vielleicht teilweise abhängen, welche Auslösereize wirksam sind, solche, die den Mann oder solche, die die Frau erotisieren und auch den Geschlechtsverkehr einstellen. In der Sprache der Ethnologen: Androgeneinwirkung im fetalen Alter bedingt vielleicht den Einschluß eines angeborenen Auslösemechanismus (TINBERGEN) in einem männlichen Erotisierungszentrum, so daß Auslösereize, die von der normalen Frau ausgehen, zur Erotisierung führen würden (günstige innere und äußere Bedingungen dazu vorausgesetzt). Das Umgekehrte könnte bei Fehlen einer Androgenwirkung im fetalen Alter gelten. Vielleicht wird aber nicht nur das Geschlechts-Bedürfnis durch das Erotisierungszentrum im männlichen oder weiblichen Sinne gesteuert, sondern auch das Geschlechts-Empfinden, falls man ein geschlechtsspezifisches Empfinden annehmen will.

So unsicher und allgemein diese Vermutungen über biologische Hintergründe menschlicher Triebhaftigkeit auch bisher sind, so werden sie doch zu berücksichtigen sein, wenn einmal versucht wird, eine endokrinologische Psychiatrie zu entwickeln.

Aufgrund der zusammengefaßten biologischen Forschung ergeben sich aber doch noch *speziellere Analogien zwischen der Erfahrung an Tieren und der Humanpathologie und speziellere Vermutungen über die biologische Steuerung oder Fehlsteuerung der Richtung der Psychosexualität und ihrer Stärke.* Sie erleichtern jetzt schon das Verständnis von krankhaften (pseudohermaphroditischen) Entwicklungen. Nur vorsichtig und versuchsweise dürfen sie zum Verständnis normaler menschlicher Triebentwicklung beigezogen werden:

Die meisten Versuche zu diesem Problemkreis wurden an Ratten durchgeführt. Sie sind günstige Versuchstiere, weil die Differenzierungsphase der Geschlechtsgänge und der äußeren Genitalien zeitlich vor der hypothalamischen Differenzierungsphase liegt, und weil diese letztere in den Tagen unmittelbar *nach* der Geburt liegt. Werden neugeborene Rattenmännchen mit normalen männlichen Genitalien rasch nach der Geburt kastriert, entwickelt sich (wie bei normalen Weibchen) ein *zyklisches* Gonadotropin-regulierendes Zentrum und ein weibliches Erotisierungszentrum. Die Gonadotropin-Sekretion erfolgt zyklisch, und das Kopulationsverhalten des Tieres wird vorwiegend weiblich (Lordose-Stellung zur Ermöglichung der Kopulation statt männliches Bespringen des Weibchens). Die weibliche Organisation des Hypothalamus beim frühkastrierten Männchen kann aber verhindert werden, wenn zusammen mit der Kastration Androgene injiziert werden. — Implantiert man weiblichen Ratten während der hypothalamischen Differenzierungsphase (d.h. unmittelbar nach der Geburt) Hoden (oder injiziert man ihnen Androgene), so tritt später keine Ovulation auf, und das Sexualverhalten dieser Tiere ist männlich, obschon sie genetisch und der Anatomie der Geschlechtsorgane nach Weibchen sind.

Man ist versucht festzustellen: Man kann experimentell bei Ratten „Homosexualität", d.h. weibliches Sexualverhalten bei Männchen oder männliches Sexualverhalten bei Weibchen, bewirken, wenn man nach der Geburt die natürlichen Androgene entzieht, oder, wenn sie natürlicherweise fehlen, Androgene injiziert.

Für die Humanmedizin aber sind die Versuche an Rhesus-Affen (PHOENIX et al., 1967; GOY, 1970) von besonderem Interesse: Das Spielverhalten junger Affen ist bei männlichen und weiblichen Tieren verschieden (die Männchen sind im Spiel angriffslustiger). Dieser Geschlechtsunterschied kann nicht auf aktuelle Unterschiede im Hormonhaushalt zurückgeführt werden, welcher in diesem Alter bei beiden Geschlechtern sehr ähnlich ist, insbesondere auch in bezug auf die minimale Androgen-Sekretion. Wie kommt er zustande? Folgende Experimente geben die Antwort: Trächtigen Tieren wurden Androgene verabreicht. Die weiblichen Jungtiere der behandelten Muttertiere wiesen maskulinisierte Genitalien auf, und ihr Spielverhalten entsprach weitgehend dem männlichen Typus. Auch ihr präpubertales Sexualverhalten war männlich. – Im erwachsenen Alter zeigten die pränatal androgenisierten Weibchen ebenfalls ein Sexualverhalten, das sich dem männlichen mehr annäherte als dem weiblichen. Wurden sie kastriert und mit Oestrogenen oder Androgenen behandelt, so blieb das eher männliche Sexualverhalten erhalten und wurde nicht etwa in ein weibliches verwandelt. Diese Beobachtungen entsprechen der Annahme, daß die Steuerung im Sinne des Männlichen oder Weiblichen *sowohl für das präpubertale Spielverhalten und die präpubertale Aggressivität wie für das Sexualverhalten* beim Affen im erwachsenen Alter durch das Vorhandensein oder Fehlen von Androgenen im fetalen Alter bedingt ist. Im erwachsenen Alter aktivieren sowohl Oestrogene wie Androgene die sexuelle Aktivität und zwar immer nur in jener Richtung, die im fetalen Alter bestimmt worden ist.

Zusammenfassend ist für die Theorien-Bildung über die Prägung der primitiven Sexualität beim Menschen die tierexperimentell erworbene Erkenntnis wichtig: Es entstehen Tiere, die trotz weiblichen Chromosomen-Satzes männliches Spiel- und Kopulationsverhalten aufweisen, wenn ihnen in einer bestimmten hypothalamischen Differenzierungsphase Androgene zugeführt worden sind. Und umgekehrt: Es entstehen Tiere, die trotz männlichen Chromosomensatzes weibliches Spiel- und Kopulationsverhalten aufweisen, wenn ihnen in derselben hypothalamischen Differenzierungsphase die natürlichen Androgene entzogen wurden. Anschaulich, wenn auch grob vereinfachend, kann man sagen: Durch unnatürliche Zufuhr oder unnatürlichen Entzug von Androgenen in bestimmten Entwicklungsphasen[5] sind homosexuelle Tiere zu erzeugen.

Lassen sich die Erfahrungen an Säugetieren zur Erklärung der menschlichen Homosexualität und – noch allgemeiner – zur Erklärung der Differenzierung der sexuellen Triebhaftigkeit und Aggressivität von Mann und Frau herbeiziehen? Entsteht wie im Tierexperiment männliche Homosexualität im Gefolge von abnormen Androgen-Mangel in einer bestimmten Phase der fetalen Entwicklung? Und die weibliche Homosexualität, weil aus irgendeinem unerfindlichen Grunde der Fetus in derselben Entwicklungsphase mit Androgenen überschwemmt worden ist? Vieles spricht dafür, vieles dagegen:

Die Vermutung darf diskutiert werden, weil biologische Hintergründe elementarer Triebhaftigkeit des Menschen nicht zu bezweifeln sind. Verführerisch

---

[5] Gewöhnlich versteht man unter Homosexualität ein Geschlechtsempfinden, das der Anatomie der Genitalien konträr ist. Eine vergleichbare „Homosexualität" bei Tieren ist nur zu erzeugen, wenn die Differenzierungsphase der Geschlechtsgänge und der äußeren Genitalien zeitlich vor der hypothalamischen Differenzierungsphase liegt, und wenn es gelingt, mit der Androgen-Zufuhr oder -Entzug während der letzteren, aber nach der ersteren, einzugreifen. Dies ist in den genannten Experimenten mit Ratten der Fall, nicht aber bei den genannten Experimenten mit Affen. Bei diesen ist das Sexualverhalten zwar in bezug auf das genetische Geschlecht konträr, d.h. „homosexuell", nicht aber in bezug auf die Genitalien.

ist auch die Tatsache, daß alle anderen Erklärungsversuche der Genese schwerer, eigentlicher Homosexualität beim Menschen gescheitert sind. Gewissermaßen per exclusionem, mangels besseren Wissens, ist die Vermutung über eine hormonal bedingte Veränderung zerebraler Systeme als wichtige Ursache der Homosexualität willkommen. Doch ergeben sich auch gewichtige Bedenken gegen solche naheliegenden Vermutungen:

Der Menstruationszyklus der *homosexuellen Frau* ist gewöhnlich erhalten, während ein hormonaler Zyklus beim weiblichen Tier, dessen Kopulationsverhalten künstlich maskulinisiert worden ist, gewöhnlich fehlt. Dieser Einwand gegen die Vermutung von fetalem Androgen als Ursache weiblicher Homosexualität ist freilich insofern nicht ganz stichhaltig, als die Organisation des zyklischen, Gonadotropin-regulierenden Zentrums des Hypothalamus bei Versuchstieren nicht gleichzeitig, sondern *vor* der Organisation des weiblichen Erotisierungszentrums erfolgt. Vielleicht hat der folgenschwere Androgen-Effekt bei der homosexuellen Frau *nach* der Organisation des hypophysiotropen Areals, aber während derjenigen des Erotisierungszentrums eingesetzt — eine etwas spitzfindige Konstruktion. — Man kann auch einwenden: Frauen mit angeborenem adrenogenitalem Syndrom sind in der fetalen Entwicklung langdauernd einer Überschwemmung mit Androgenen ausgesetzt gewesen, trotzdem aber sind sie nur selten homosexuell. Doch auch dieses Argument bedeutet keinen entscheidenden Gegenbeweis gegen die Vermutung über hormonale fetale Einflüsse bei der Entstehung weiblicher Homosexualität: wird nämlich einem weiblichen Tier in der entscheidenden hypothalamischen Entwicklungsphase Androgen nicht in mäßigen, sondern in exzessiven, toxischen Mengen zugeführt, so resultiert beim Tier eine Schädigung des Erotisierungszentrums mit Hyposexualität in der Folge. Und in der Tat ist nicht Homosexualität, sondern Hyposexualität bei Frauen mit adrenogenitalem Syndrom das Gewöhnliche.

Auch die *Homosexualität des Mannes* ist schon aus endokrinologischen Gründen nicht ohne weiteres der experimentellen Homosexualität der männlichen Ratte vergleichbar: Bei dieser werden die Gonadotropine in zyklischem Rhythmus ausgeschieden. Ein zyklischer Rhythmus beim homosexuellen Manne ist nicht bekannt. Freilich läßt sich auch dieses Gegenargument anhand biologischer Erfahrungen entwerten: Es könnte sein, daß er wegen des Fehlens des positiven Rückkoppelungs-Effektes der Gestagene auf die Hypophyse nicht zustande kommt. (Beim hormonalen Zyklus der Frau spielt die Rückwirkung der Ovarialhormone auf den Hypothalamus eine wichtige Rolle, welche beim homosexuellen Manne fehlt.)

Bedenken gegen die Anwendung der tierexperimentellen Erfahrung zur Klärung der Genese menschlicher Homosexualität ergeben sich aber vor allem daraus, daß menschliche Homosexualität nicht mit homosexuellem Kopulations-Verhalten von Ratten ohne weiteres gleichgesetzt werden kann — und nicht einmal mit geschlechtskontroversem Spielverhalten von Affen. Die Unterschiede sind offensichtlich. Höchstens sind biologische Teilkomponenten menschlicher Homosexualität dem experimentell erzeugten homosexuellen Verhalten von Tieren wesensähnlich. Aber immerhin: Vorläufig ist die Vermutung, daß bei der menschlichen Homosexualität ein veränderter Hormonspiegel in der hypothalamischen Differenzierungsphase eine Rolle spielt, die einzige, einigermaßen begründete Hypothese über wichtige Einflüsse bei der Entstehung schwerer menschlicher Homosexualität.

Aus der tierexperimentellen Forschung haben sich aber nicht nur Vermutungen über die Entstehung ausgesprochener Homosexualität ergeben, sondern auch solche über die *Entstehung von Schwankungen der sexuellen Triebhaftigkeit ihrem Grad und ihrer Richtung nach, die innerhalb der Norm liegen:* diese Vermutungen werden beim Ausbau einer endokrinologischen Psychologie eine Rolle spielen. — Das Sexualverhalten von Tieren erfolgt keineswegs nach dem Alles- oder Nichts-Gesetz in bezug auf die Einwirkung von Androgenen in der hypothalamischen Differenzierungsphase. Nicht nur Vorhandensein oder Fehlen von Androgenen in dieser Phase spielt eine Rolle, sondern auch das Mehr oder Weniger an Androgen-Wirkung. Männliches Sexualverhalten erwachsener Tiere im Vergleich zu ihrem weiblichen Sexualverhalten ist um so häufiger, je höher der Spiegel von Androgenen in der hypothalamischen Differenzierungsphase war (DÖRNER, 1972), und um so schwächer, je niedriger er war. Es gibt nicht nur „normales", durchschnittliches männliches Sexualverhalten bei vorhandener fetaler Androgenwirkung einerseits und „normales" weibliches Sexualverhalten bei Mangel an fetalen Androgenen andererseits, sondern auch alle Übergänge zwischen dem Vorwiegen von männlichem oder weiblichem Sexualverhalten. Es besteht eine quantitative Korrelation zwischen dem Grade fetaler Androgen-Einwirkung und der Häufigkeit von männlichem und weiblichem Paarungsverhalten. (Bei Ratten wie bei anderen Versuchstieren kommt ein ausschließlich männliches oder ausschließlich weibliches Kopulationsverhalten kaum vor: schon normale Männchen zeigen gelegentlich weibliche Verhaltensweisen und umgekehrt.) Bei vorhandener, aber schwacher fetaler Androgenwirkung zeigt das erwachsene Tier bisexuelle oder hyposexuelle Verhaltensweisen. Bei exzessiver fetaler Androgen-Einwirkung allerdings steigert sich die männliche sexuelle Aktivität nicht ins Exzessive, im Gegenteil erlöscht sie, weil extreme Androgenwirkung die Ausbildung des Erotisierungszentrums schädigt.

Aus diesen tierexperimentellen Erfahrungen ergeben sich verführerische Vermutungen über die Gründe verschiedener Ausbildung von geschlechtsspezifischer Triebrichtung und von sexueller Triebstärke beim Menschen: Könnten sie durch Schwankungen des Androgengehaltes im Fetus während der hypothalamischen Differenzierungsphase mitbedingt sein? (Wahrscheinlich liegt diese Phase beim Menschen etwa in der Mitte der Schwangerschaft.) Daß Einflüsse vom Grad der fetalen Androgenisierung auf die spätere sexuelle Triebhaftigkeit des Menschen ausgehen, erscheint wahrscheinlich — wie wichtig sie aber sind, bleibt fraglich. Vielleicht ist ihre Bedeutung gegenüber der Bedeutung der Lebenserfahrung nach der Geburt nur gering. Denn eng mit menschlicher Triebhaftigkeit verbunden ist die Liebe. Bei Ratten können wir sie nicht voraussetzen. An der Ratte gewonnene Vorstellungen lassen sich deshalb immer nur auf hintergründige Einflüsse menschlichen Triebverhaltens beziehen. In bezug auf die Hauptsache aber — Liebesfähigkeit und Liebesleben — kann ihnen nur beschränkte Bedeutung zukommen.

Das Triebverhalten bei verschiedenen Formen von menschlichem *Pseudohermaphroditismus* läßt sich bald zwanglos, bald nur gezwungen mit Hilfs-Hypothesen, mit den tierexperimentellen Erfahrungen in Einklang setzen. Ich greife einige Formen heraus:

Es ist schon erwähnt worden, daß Frauen mit angeborenem *adrenogenitalem Syndrom* nur selten homosexuell sind, obschon sie im fetalen Alter langdauernd mit Androgenen überschwemmt waren. Oft sind sie hingegen hyposexuell, was mit der toxischen Wirkung exzessiver fetaler Androgene auf das Erotisierungszentrum erklärt werden könnte. In ihrer Kindheit zeigen aber Mädchen mit adrenogenitalem Syndrom oft knabenhafte Züge, in ihren Interessen beim Spiel und im Umgang mit andern Kindern und in ihrer Bekleidung[6]. Dasselbe ist bei Mädchen der Fall, die infolge

---

[6] Die knabenhaften Züge von Mädchen mit adrenogenitalem Syndrom sind auch vorhanden, wenn diese Mädchen unter einer Therapie mit Cortison stehen und deshalb aktuell nicht mehr mit Androgenen überschwemmt sind.

Verabreichung von Pro-Gestagenen (synthetischen Progestinen) mit androgener Nebenwirkung an die Mutter während der Schwangerschaft (zur Bekämpfung von Spontanaborten) pseudohermaphroditisch geworden sind. Knaben mit adrenogenitalem Syndrom sind in seltenen Fällen hypersexuell, was mit der starken Wirkung der fetalen Androgene erklärt werden könnte, viel häufiger aber sind sie hyposexuell, vielleicht wieder wegen der toxischen Wirkung exzessiver fetaler Androgene auf das Erotisierungszentrum. Wahrscheinlich spielt aber bei der Hemmung der Sexualität das Erleben ihrer Andersartigkeit (nämlich ihrer vorzeitigen Pubertät) den Kameraden gegenüber, und das Erleben der Reaktion Erwachsener auf diese Andersartigkeit, eine noch größere Rolle.

Bei der *testikulären Feminisierung*, der „hairless woman" (WILKINS), der „hereditären Intersexform bei äußerlich weiblichen, chromosomal und gonadal männlichen Individuen ohne Uterus und ohne Sexualbehaarung" (LABHART, 1971), ist anzunehmen, daß schon vom frühen Fetalalter an eine Androgen-Resistenz in vielerlei Hinsicht besteht. Die Triebrichtung dieser männlichen Pseudohermaphroditen ist rein feminin, im Vergleich zu den Gonaden und dem Chromosomen-Geschlecht also homosexuell. Es kann vermutet werden, daß der Unterschied gegenüber einem homosexuellen Mann mit normalem männlichem Körperbau dadurch bedingt ist, daß das Fehlen der Androgenwirkung bei der testikulären Feminisierung früher wirksam wurde als beim gewöhnlichen Homosexuellen.

Das *polyzystische Ovar* bei Stein-Leventhal-Syndrom (mit Sterilität, Amenorrhoe und Hirsutismus) ist mit der hypothalamischen Differenzierungsstörung in Parallele gesetzt worden, die bei weiblichen Ratten unter dem Einfluß einer mittelstarken Androgenisierung in der hypothalamischen Differenzierungsphase auftritt. Gemeinsamkeiten gehen aber kaum über histologische Befunde am Ovar hinaus. Bei den Ratten ist das Kopulationsverhalten gestört. Die Triebhaftigkeit von Frauen mit Stein-Leventhal-Syndrom aber ist bei der unscharfen Umschreibung des Syndroms schwer zu untersuchen. Sie ist sicher nicht einheitlich verändert, wenn — dem bloßen klinischen Eindruck nach — auch eine schwache und unklar gerichtete Triebhaftigkeit vielleicht häufiger sind als bei gesunden Frauen.

Zwei verschiedene Reihen von klinischen Untersuchungsbefunden legen eine völlig unerwartete Frage nahe: die Frage nämlich, *ob Androgene und Gestagene, in der Schwangerschaft verabreicht, die spätere intellektuelle Entwicklung des Kindes fördern könnten?* Eine Antwort ist noch nicht spruchreif.

Die erste Untersuchungsreihe, die die Frage nahelegt, betrifft Mädchen, die in körperlicher Hinsicht maskulinisiert geboren worden sind. Die Maskulinisierung erfolgte in den einen Fällen durch eine übersteigerte Androgenproduktion in den Nebennierenrinden bei adrenogenitalem Syndrom, in den anderen Fällen durch therapeutische Verabreichung von synthetischen Gestagenen („Progestagenen") an die schwangere Mutter zur Verhütung eines Abortes. Die Intelligenz dieser maskulinisierten Mädchen war im Durchschnitt ungewöhnlich hoch. Bereits aber liegen Untersuchungen vor, die entschieden dagegen sprechen, daß die unphysiologische Hormonverabreichung einen fördernden Einfluß auf die intellektuelle Entwicklung hatte: Bei einem Teil der Untersuchungen ließ sich nachweisen, daß nicht nur die durchschnittliche Intelligenz der maskulinisierten Mädchen auffallend hoch war, sondern auch die Intelligenz ihrer gesunden Geschwister (Zusammenfassung der Befunde z.B. bei EHRHARDT, 1976).

Die zweite Untersuchungsreihe betrifft Kinder (Knaben und Mädchen), deren Mütter zur Prophylaxe einer Schwangerschaftstoxikose mit Progesteron[7] behandelt worden sind. Diese Kinder ließen keine körperlichen Folgen der Hormonbehandlung der Mütter erkennen, insbesondere keinen Pseudohermaphroditismus. Sie entwickelten sich intellektuell früher und besser als ihre Geschwister und als Kontrollen (zusammengefaßt bei DALTON, 1976). Die Statistik, aus der auf die überdurchschnittliche intellektuelle Entwicklung dieser Kinder geschlossen wurde, gab aber bereits Anlaß zu Kritik (PERLMAN, 1973; BAKER u. EHRHARDT, 1974; KELLETT, 1977; und WOLKIND, 1977).

So faszinierend die neue Lehre über eine sexualhormonabhängige Hirndifferenzierung in bestimmten Entwicklungsphasen theoretisch ist, so hat sie bisher doch noch keine praktische Bedeutung erreicht, und es ist unsicher, ob sie

---

[7] Also mit einem natürlichen Gestagen, nicht mit einem synthetischen, wie die vorerwähnten Kinder.

solche je erreichen wird. Vermutungen darüber sind zwar leicht anzustellen: in der Theorie besteht die Möglichkeit, die Hirnentwicklung und damit die spätere Triebhaftigkeit mit Androgenen oder Antiandrogenen (die die bestehende Androgenwirkung hemmen) zu beeinflussen. Voraussetzung dazu wären:
1. Die Kenntnis des Geschlechtes des Feten,
2. Die Kenntnis über Vorhandensein und Quantität von Androgenen, die auf den Feten einwirken oder deren Fehlen,
3. Möglichkeiten, über den Körper der Mutter Androgenwirkungen auf den Fetus zu erzielen, abzubremsen oder zu steigern, ohne die Schwangerschaft und die Mutter zu gefährden.

Die Geschlechtsbestimmung des Fetus ist an der Untersuchung von fetalen Zellen im Fruchtwasser möglich, aber nicht ohne eine Gefährdung der Schwangerschaft.

Man kann auch versuchen, sich über die Androgene, die auf den Feten wirken, durch Hormonbestimmung in Blut und Harn der Schwangeren zu orientieren. Eine Ermutigung, in dieser Richtung weiter zu forschen, liegt in der Feststellung (DÖRNER et al., 1961; u.a.), daß im Durchschnitt in Blut und Harn der Mutter unterschiedliche Sexualhormon-Konzentrationen vorhanden sind, je nachdem, ob der Fetus männlich oder weiblich ist. Bei männlichen Feten ist im Durchschnitt der Testosterongehalt (und der Quotient Testosteron/Androstendion) im Frühschwangerenharn höher bei männlichen als bei weiblichen Feten —, aber eben nur im Durchschnitt einzelner, bisher vorgenommener Untersuchungen. Selbst bei gesunden Frauen und gesunden Feten bestehen große individuelle Unterschiede, und oft überschneiden sich die Befunde bei männlichen und weiblichen Feten. Es besteht deshalb noch keine Aussicht, den idealen Grad der Androgenisierung des Feten aus Hormonbestimmungen bei der Mutter für männliche und weibliche Feten genau zu umschreiben — und allfällige Hormon-Applikationen nach einer solchen Norm zu richten.

Vielleicht könnten Untersuchungen am Fruchtwasser, in das der Harn des Feten ausgestoßen wird, die Androgenwirkung auf den Feten besser erkennen lassen. Bereits wurden die 17-Ketosteroide und das Pregnantriol bei Feten mit kongenitalem adrenogenitalem Syndrom im Fruchtwasser erhöht befunden (JEFFCOATE et al., 1960).

Die Möglichkeit ist also gegeben, daß sich eine starke Androgenwirkung bei weiblichen Feten und das Fehlen einer jeden Androgenwirkung bei männlichen Feten in der Zukunft erkennen und vielleicht sogar korrigieren läßt. Damit wäre die Möglichkeit gegeben, die Entstehung von Pseudohermaphroditismus zu verhüten.

Bereits ist aber weiter spekuliert worden: Man könnte auf den „idealen Grad" der Androgenisierung innerhalb der Norm zielen und dadurch die zukünftige Triebstärke und Triebrichtung nach Gutdünken manipulieren. Sollte dies wider Erwarten möglich werden, so hätte die Forschung auch auf diesem Gebiete Aufgaben gestellt, die der Mensch nicht bewältigen kann: Denn es liegt weit außerhalb menschlichen Urteilsvermögens zu erfassen, welche Stärke des Geschlechts- und Aggressionstriebes innerhalb der Norm die richtige und ideale für unser Menschengeschlecht wäre. Ebensowenig können wir beurteilen, ob es nützlich wäre, die Geschlechtsrichtung im männlichen oder weiblichen Sinne noch eindeutiger zu steuern, als es im Durchschnitt der Fall ist.

Die internationale *Literatur* über die Psychopathologie von Pseudohermaphroditen und die eigenen Untersuchungen darüber habe ich in meiner Monographie über die Psychoendokrinologie zusammengestellt (1953, 1964). J. MONEY in Baltimore/USA hat die Ergebnisse tierexperimenteller Forschung frühzeitig zur Erklärung des Triebverhaltens von pseudohermaphroditischen Menschen herangezogen (Literatur zusammengefaßt bei EHRHARDT, 1976). A.A. EHRHARDT hat seine klinischen Untersuchungsergebnisse bestätigt (1972). G. DÖRNER und seine Mitarbeiter (1961) haben die Folgerungen der tierexperimentellen Forschung auf die Human-Pathologie besonders eingehend geprüft und dabei auch klinische Untersuchungen angestellt.

Umfassende Literatur-Verzeichnisse über die Beziehungen zwischen den genannten tierexperimentellen Erkenntnissen und Vermutungen über ihre Bedeutung am Menschen finden sich bei DÖRNER (1972), ein Literaturverzeichnis, das sich auf die amerikanische Literatur beschränkt bei EHRHARDT (1976).

Die tierexperimentell erarbeiteten Kenntnisse über hormonale Sexualzentren und Erotisierungszentren, die männliches oder weibliches Sexualverhalten beeinflussen, haben in der *Neurochirurgie* eine Anwendung und in wichtigen Teilen eine Bestätigung gefunden:

In stereotaktischen Operationen wurden im Erotisierungszentrum Koagulationen gesetzt (im Ventromedialkern des Hypothalamus und der medialen Area praeoptica im anterioren Hypothalamus). Der Sexualtrieb bei gefährlichen männlichen Sexualdelinquenten mit übersteigertem Sexualtrieb, die sich auf eigenen Wunsch der Operation unterzogen hatten, wurde dadurch wesentlich gedämpft. Da das hormonale Sexualzentrum nicht geschädigt wurde, fehlten die hormonalen Folgen einer chirurgischen oder medikamentösen Kastration (Veränderungen der Behaarung, Gynäkomastie u.a.).

Bei Männern mit schwerer Pädophilie zielten die stereotaktischen Operationen nur auf das weibliche Erotisierungszentrum (im Ventromedialkern des Hypothalamus). Dadurch kann ein pädophiles Verhalten verhindert werden. Genauer zu erforschen bleibt die Frage, ob dieser therapeutische Erfolg eher bloß auf eine allgemeine Dämpfung der Sexualität zurückzuführen ist oder ob tatsächlich eine Unterdrückung des geschlechtsspezifischen, homosexuellen Dranges erfolgt. Vorläufig ist das erstere wahrscheinlicher (ROEDER, 1965, 1975; DIECKMANN u. HASSLER, 1975; DIECKMANN et al., 1975).

VI. Sexualhormone und Triebe: II Kindheit

Wir wissen viel über die Bedeutung der Sexualhormone von Tieren für die Hirnentwicklung im fetalen und perinatalen Stadium, und wir können daran Vermutungen über die fetale menschliche Entwicklung knüpfen; wir haben ein reiches Wissen über Zusammenhänge zwischen den Sexualhormonen und der Triebhaftigkeit von Beginn der Pubertät an bis ins Alter; *demgegenüber sind wir noch nicht imstande, einen Zusammenhang zwischen der Triebentwicklung und der Bildung von Sexualhormonen im Kindesalter, von Geburt bis zu Beginn der Pubertät, zu erkennen.*

Ein wichtiger Teil der Vermutungen über die kindliche Sexualität, die SIGMUND FREUD anhand der Berichte seiner erwachsenen Patienten geäußert hat, ist heute an der unmittelbaren Erfahrung an Kindern bestätigt worden: Schon beim Kleinkind lassen sich durch Reizung genitaler

Zonen Lustempfindungen hervorrufen, die sexuellen Empfindungen Erwachsener vergleichbar sind, wie es sich namentlich bei der genitalen Selbstreizung zeigt. Sie kommt bei Knaben und Mädchen schon vor dem 5. Jahre vor. Kinder im Vorschulalter zeigen zudem mannigfaches, emotionsgeladenes Interesse an manchen Erfahrungen und Vorstellungen, die mit dem Geschlechtsleben Erwachsener irgend etwas zu tun haben. Vom 5. oder 6. Lebensjahre an, im Primarschulalter, treten Anzeichen von sexueller Erregbarkeit und Vorbeschäftigung mit Vorstellungen, die das Sexuelle anklingen lassen, oft eher wieder zurück („Latenz-Phase").

Für das Anschwellen einer frühinfantilen Sexualität nach dem Säuglingsalter und für ihr Abschwellen vor dem Schulalter sind keinerlei endokrine Korrelate bekannt. Gerade die Androgen-Bildung, die im fetalen Alter und wieder von der Pubertät an, einen mächtigen Einfluß auf die Triebhaftigkeit hat, läßt sich keineswegs mit der kindlichen Triebentwicklung in Zusammenhang bringen: Die Androgene im Blut steigen kurz nach der Geburt rasch an und sinken schon in der Mitte des ersten Lebensjahres (und keineswegs erst zu Beginn des Schulalters, d.h. vor der sog. Latenzphase!) wieder auf ein Minimum ab. Nachher bleibt die Konzentration von Gonadotropinen und Sexualhormonen im Blut und Urin bis vor der Pubertät gleich niedrig (FOREST et al., 1976). Die Ausscheidung von 17-Hydroxykortikoiden und von 17-Ketosteroiden steigt vom ersten Jahre an, zuerst ganz langsam, ungefähr vom 10. Jahre an rascher.

Wenn man sich den Wechsel von einer genitalen Phase des Kindesalters zu einer Latenzphase endokrinologisch nicht erklären kann, so kann man sich aber gut vorstellen, daß dabei Umwelteinflüsse eine wichtige Rolle spielten: Die intime Körperpflege durch die Mutter hat vor Beginn der Latenzphase ein Ende gefunden. Das Kind ist nicht so sehr mehr im engsten Familienkreis eingesponnen, es muß sich in der Schule mit Kameraden messen und die Eltern sind nicht mehr seine allein maßgebenden Bezugspersonen. In engem zeitlichen und vielleicht ursächlichem Zusammenhang damit verliert die Pflege durch die Mutter und die emotionelle Gebundenheit an die Eltern ihre libidinöse Tönung.

Nicht nur die Phasenhaftigkeit in der Entwicklung der kindlichen Sexualität, sondern auch die *Unterschiede im kindlichen geschlechtsspezifischen Verhalten lassen sich bis heute noch nicht mit dem aktuellen kindlichen Hormonhaushalt in Beziehung setzen.* Wie schon ausgeführt, lassen sie sich eher mit dem Einwirken von Androgenen oder dem Fehlen eines solchen Einwirkens im fetalen Alter in Zusammenhang bringen (s.S. 291).

Uralte Erfahrungen lehren, daß sich Kinder frühzeitig und meist leicht in die Geschlechtsrolle einleben, die ihnen die Gesellschaft zuschreibt. Ihre Interessen im Spiel, ihre Rolle in Gedanken und in Träumereien über die Zukunft, passen sich dieser Rolle an. Die Knaben äußern ihre Aggressivität in direkterer Art als die Mädchen. Gestik und Mimik, die Art des Imponierverhaltens und des Verhaltens bei Zorn und Gekränktsein, tragen geschlechtsspezifische Tönungen. Die intellektuelle Entwicklung differenziert sich, indem im Durchschnitt Mädchen von 10–11 Jahren die sprachliche Ausdrucksfähigkeit, Knaben vom 13. Jahr an abstraktes, rechnerisches, räumliches und mechanisches Denken eher entwickeln. Über lange Zeiten gesellen sich Knaben lieber zu Knaben und Mädchen lieber zu Mädchen, und es sind die Beziehungen zu Kindern des anderen Geschlechtes schwieriger und andersartiger als zu Kindern gleichen Geschlechtes. Viele spätere Homosexuelle benehmen sich schon in der Kindheit in einer Art, die nicht ihrer körperlichen Geschlechtlichkeit entspricht. Solche alte Erfahrungen sind heute vielfach systematisch bestätigt worden. Freilich bestehen bei der Übernahme der Geschlechtsrolle des Kindes große individuelle Unterschiede. Bei vielen Kindern ist die Rollen-Differenzierung wenig ausgeprägt, und manche Kinder nehmen selbst „falsche" Rollen an (Lit. z.B. bei ANASTASI, 1965; GARAI et al., 1968; BARDWICK, 1971; MACCOBY et al., 1974; SEIDEN, 1976).

Die geschlechtliche Rolle, die das Kind annimmt, ist offensichtlich stark durch die Erwartungen der Eltern (und der ganzen Gesellschaft) und von der Identifikation mit Vater oder Mutter geprägt.

Häufig nehmen z.B. Pseudohermaphroditen die Geschlechtsrolle an, die ihnen zugeschrieben wird, selbst wenn sie im Gegensatz zur chromosomalen und endokrinen Geschlechtlichkeit steht. Kinder geben auch vom Kleinkindesalter an die einmal zugeteilte Geschlechtsrolle nur selten und unter großen Widerständen auf, selbst wenn körperliche Gründe dafür sprechen. Trotzdem ist die kindliche Geschlechtsrolle nicht ausschließlich sozial bedingt. Es gibt viele Kinder (z.B. spätere Homosexuelle), die die „falsche" Geschlechtsrolle einnehmen, ohne daß sich dies durch die Einstellung der Eltern erklären ließe, selbst wenn man die Eltern gut kennt. Sind es endokrine Einflüsse, die dabei eine Rolle spielen? Es gibt Anhaltspunkte dafür, daß das Vorhandensein von Androgenen *in der Fetalperiode* mit Vorliebe für knabenhaftes Betragen und knabenhafte Interessen etwas zu tun hat (s.S. 291). Wenig wahrscheinlich ist aber die Annahme, daß die Unterschiede im Sexualhormon-Stoffwechsel bei beiden Geschlechtern *während der Kindheit* selbst etwas mit der Bestimmung der Geschlechtsrolle zu tun hätte: Wohl ist die Konzentration von Testosteron im Plasma bei Knaben etwa doppelt so hoch wie bei Mädchen, doch ist dieser Geschlechtsunterschied im Erwachsenen-Alter noch viel größer (der Mann weist rund 40mal mehr Testosteron im Plasma auf als die Frau), und dabei ist selbst beim Erwachsenen nicht nachzuweisen, daß die Richtung der Sexualität stark vom Testosterongehalt im Plasma abhängig wäre.

Eine weitere Beobachtung spricht gegen eine direkte Abhängigkeit der Geschlechtsrichtung im Kindesalter von männlichen Sexualhormonen: Der erwachsene Mann weist eine niedrigere Konzentration von Androstendion als von Testosteron im Plasma auf. Das Verhältnis beider Androgene aber verhält sich bei Mädchen *und Knaben* wie bei der Frau. In dieser Proportion beider Androgene macht sich ein Geschlechtsunterschied nur im erwachsenen Alter geltend, nicht aber im Kindesalter, obschon sich die psychische Geschlechtlichkeit schon im Kindesalter bei Knaben und Mädchen differenziert.

Die Werte für das luteinisierende und Follikel-stimulierende Hypophysenhormon sind im Kindesalter bei beiden Geschlechtern im gleichen Maße klein. Oestrogene werden sehr wenig ausgeschieden (im Plasma sind sie schwer zu bestimmen). Auch die Pregnandiol-Ausscheidung ist vor der Pubertät minimal.

VII. Sexualhormone und Triebe: III Pubertät

In der *Pubertät* aber wird der Einfluß von Sexualhormonen auf die Triebhaftigkeit deutlich: *Ohne endokrine Reifung gibt es keine psychosexuelle Reifung.* Diese Feststellung gilt für beide Geschlechter. Sie bedeutet eine grundlegende Gesetzmäßigkeit im Zusammenspiel zwischen biologischer und triebmäßiger Entwicklung.

Gibt es ohne endokrine Reifung keine *reife* Psychosexualität, so doch eine *infantile* Psychosexualität. Es braucht nicht an spielerischen sexuellen Wallungen, an einer gewissen Reizbarkeit der Genitalorgane und an sexueller Neugierde zu fehlen, doch fehlt die starke und zielgerichtete sexuelle Triebhaftigkeit des reifen Erwachsenen. Im engen Zusammenhang damit entwickelt sich auch keine reife Persönlichkeit.

Der charakterliche Infantilismus Erwachsener, die keine endokrine Pubertät durchgemacht haben, äußert sich in mangelnder Stete und mangelnder Durchschlagskraft des Willens, in emotioneller Labilität und Verstimmbarkeit, in mangelndem Durchsetzungsvermögen unter Altersgleichen, in der Vorliebe zu Bindungen an ältere oder jüngere Bezugspersonen und in der spielerischen Art und oft kindlichen Richtung der Interessen. Die intellektuelle Entwicklung hingegen braucht nicht gestört zu sein. Der Grad und die Art des psychischen wie des körperlichen Infantilismus ist freilich individuell verschieden.

Man hat früher vermutet, daß sich die endokrine Reifung nur indirekt auf die Persönlichkeit auswirke, indem sie primär die Entwicklung der Genitalien und der sekundären Geschlechtsmerkmale verursache und indem sekundär das Erleben der körperlichen Reifung und der Sensationen aus den Genitalien erst die psychosexuelle Reifung in Gang bringe. Heute ist die Ansicht widerlegt, daß die psychosexuelle Reifung bloß psychologisch, nur durch das Erleben der körperlichen Reifung zu erklären wäre. Wie Tierexperimente zeigen, ist das zerebrale Erotisierungszentrum durch lokale Einwirkung von Sexualhormonen direkt erregbar. Viele Beobachtungen am Menschen sprechen in demselben Sinne: Im Zuge der Substitutionstherapie bei Anorchie reifen körperliche und psychische Sexualität keineswegs gleichzeitig. Lange bevor die Psychosexualität erwacht, erfolgen schon Ejakulationen, aber als emotionell unbetonter körperlicher Vorgang ohne jedes Wollustempfinden: Es fehlt die zeitliche Abhängigkeit zwischen der Sexualhormon-Wirkung auf die Genitalien und ihrer psychischen Wirkung (eigene Beobachtung, körperliche, ohne psychosexuelle Wirkung von Sexualhormonen, z.B. bei SERVAIS et al., 1976). Nach einer Querschnittslähmung des Rückenmarks werden Sensationen in den Genitalien nicht mehr empfunden, doch bleibt beim Manne ein starkes Geschlechtsbedürfnis: Seine Voraussetzung sind nicht Sensationen aus den Genitalien allein, sondern auch Hormonwirkung auf das Hirn.

Welche Hormone aber bewirken die psychosexuelle Pubertät? Es sind beim Manne vorwiegend die Androgene, bei der Frau Androgene und Oestrogene gemeinsam. Es ist nicht nötig, auf Tierexperimente zurückzugreifen, um zu dieser Feststellung zu kommen. Sie ergibt sich aus der Wirkung der Substitutionstherapie mit Androgenen bei männlichem Hypogonadismus (z.B. bei Anorchie) und der Oestrogene bei weiblichem Hypogonadismus (z.B. beim Turner-Syndrom). Bei der Substitutionstherapie des weiblichen Hypogonadismus durch Oestrogene tritt automatisch (wahrscheinlich zufolge Oestrogen-Wirkung auf die Hypophyse) auch eine Vermehrung der Androgene ein, was sich schon durch die Zunahme der Sexualbehaarung zeigt. Deshalb erlaubt die Beobachtung am Menschen die Beantwortung der Frage nicht, ob die psychosexuelle Pubertät beim Mädchen schon durch Oestrogene allein (ohne Androgene) bewirkt werden kann. – Ob die Gonadotropin-Vermehrung in der Pubertät schon direkt (nicht nur durch ihre Wirkung auf die Bildung von Sexualhormonen in den Gonaden) zur psychosexuellen Reifung beiträgt, läßt sich noch nicht entscheiden.

Ist die endokrine Reifung eine notwendige Voraussetzung für die psychosexuelle Reifung, so ist sie aber nicht die einzige. Die alltägliche klinische Erfahrung zeigt ja, daß es viele endokrin gereifte Menschen mit unterentwickelter Psychosexualität gibt. Außer der endokrinen Reifung ist für die psychosexuelle Reifung die Beziehung zu anderen Menschen wesentlich. Völlige Isolierung hemmt sie. Gehemmt wird sie auch durch frühkindliche Beziehungsstörungen zu den Eltern, durch mangelndes Selbstvertrauen, durch Minderwertigkeitsgefühle, durch ungünstige allgemeine oder sexuelle Erfahrungen mit dem anderen Geschlecht und manche andere Faktoren.

Beachtenswert ist die Beobachtung, daß die *verspätete und die vorzeitige endokrine Reifung* keineswegs dieselbe regelmäßige und harmonische Bedeutung für die psychosexuelle Reifung hat wie die endokrine Reifung im normalen Pubertätsalter. Pubertas praecox und Pseudopubertas praecox im kindlichen Alter wecken die Psychosexualität lange nicht immer. Im Gegenteil bleiben Patienten mit vorzeitiger endokriner Pubertät oft noch im erwachsenen Alter hyposexuell. In anderen Fällen aber treten mit einer Pubertas praecox oder

Pseudopubertas praecox wenigstens vereinzelte Züge einer psychosexuellen Reifung auf, die sich nur schlecht in die harmonische Ganzheit der kindlichen Persönlichkeit einfügen und in dieser einen fremden Störungsfaktor bilden: bei einzelnen Knaben mit Pubertas praecox oder Pseudopubertas praecox besteht bei aller Kindlichkeit ein massiver Drang zur Masturbation. Bei anderen Kindern aber äußert sich die psychische Frühreife nicht in sexuellen Erregungszuständen, sondern in einem altklugen Wesen, in einem Gehaben, das an das von Erwachsenen erinnert und in der vorzeitigen Abwendung von kindlichen Interessen zu Interessen von Erwachsenen.

Auch die verspätete körperliche Pubertät ist oft nicht von derselben triebhaften und charakterlichen Pubertät begleitet wie die rechtzeitige Pubertät.

Die endokrinen Umwälzungen in der rechtzeitigen Pubertät, die eine Voraussetzung zur psychosexuellen Pubertät bilden, sind gewaltig: Schon während der ganzen Kindheit steigt die Produktion von Cortisol und Aldosteron an. Kurz vor oder gleichzeitig mit der körperlichen Entwicklung der Pubertätszeichen steigen die Gonadotropine im Plasma und im Urin steil an. Im Zusammenhang damit steigt das Testosteron im Plasma beim Knaben auf das 20fache, beim Mädchen auf etwa das 4fache. Ähnlich wie die Androgene beim Knaben steigen beim Mädchen die Oestrogene.

In der Pubertät erhöht sich aber wahrscheinlich auch die Empfindsamkeit im ganzen Regulationssystem vom Hypothalamus über die Hypophyse zu den Gonaden, u.a. steigt die Empfindsamkeit der Gonaden auf Stimulierung mit Gonadotropin und die Empfindsamkeit der Hypophyse auf Stimulierung mit LHRH (luteinizing-hormone-releasing-hormone).

VIII. Sexualhormone und Triebe: IV Erwachsenes Alter

Die Bedeutung der Hormone für die Erhaltung der reifen Psychosexualität, wie sie sich in der Pubertät entwickelt hat, ist bei Mann und Frau völlig verschieden.

Beim Manne sind die Androgene des Hodens eine notwendige Voraussetzung zur Erhaltung seiner Psychosexualität. (Die Androgene der Nebennierenrinde genügen dazu nicht.) Nach chirurgischer Kastration und nach sog. „chemischer Kastration" (Ausschaltung der Testosteron-Wirkung durch hohe Dosen von Oestrogenen oder durch Antiandrogene) wird die Potenz fast immer stark reduziert oder aufgehoben — aber nicht nur die Potenz, sondern auch das Bedürfnis nach sexueller Befriedigung im normalen Geschlechtsakt wird abgeschwächt oder ausgelöscht. Chirurgisch oder chemisch Kastrierte leiden nicht unter ihrer Impotenz wie die Patienten, die wegen psychisch begründeter Impotenz den Arzt aufsuchen. Erwartungsgemäß kann bei Kastrierten die Potenz und die sexuelle Triebhaftigkeit durch Testosteron-Verabreichung in geeigneter Dosis wieder geweckt werden — und erwartungsgemäß hat Testosteron gewöhnlich keinen Einfluß auf die Impotenz bei endokrin Gesunden (oder einen so geringen, daß er von einem Placebo-Effekt nicht zu unterscheiden ist).

Diese klinischen Tatsachen sind in der europäischen Literatur schon vor mehr als 25 Jahren ausreichend hervorgehoben worden. Große Untersuchungsreihen beziehen sich u.a. auf Kastraten, die durch Kriegsverletzung verstümmelt wurden, auf solche, die sich wegen gefährlicher sexueller Verhaltensstörungen kastrieren ließen, auf Kranke mit Prostatakarzinom, denen Oestrogene zur Karzinombehandlung in hohen Dosen verabreicht wurden u.a. (Literatur z.B. BLEULER, 1943, 1954 und 1964; LASCHET u. LASCHET, 1975; HERMANN u. BEACH,

1976). Merkwürdigerweise wurden die eindrücklichen Untersuchungen über die psychischen Kastrationsfolgen, die in der europäischen Fachpresse dargestellt sind, in der amerikanischen Literatur jahrzehntelang fast völlig ignoriert[8]. Lange Zeit herrschte in Amerika die irrtümliche Meinung vor, die Kastration des Mannes hätte kaum Einfluß auf die Psychosexualität.

Während der Einfluß des völligen Ausfalls der Androgene des Hodens auf die Psychosexualität gut bekannt ist, wissen wir nichts Sicheres darüber, ob genauere quantitative Beziehungen zwischen Androgenen im Blut und der Stärke der sexuellen Triebhaftigkeit bestehen (s. z.B. LEGROG et al., 1975). Viele Beobachtungen deuten darauf hin, daß hier etwas wie ein Alles-oder-Nichts-Gesetz walten könnte: Bei massivem Ausfall der Androgene gewaltige Wirkung auf die Triebhaftigkeit — keinerlei Wirkung von kleineren Schwankungen in der Androgen-Produktion oder Zufuhr. Dafür spricht die Beobachtung, daß die Triebhaftigkeit des endokrin gesunden Mannes nicht (oder nur ausnahmsweise und in unbedeutendem Grade) durch Androgen-Applikation gesteigert werden kann. Bei der Testosteron-Substitutions-Therapie von Männern mit Anorchie tritt das Erwachen der sexuellen Triebhaftigkeit viel später auf als die Erektions- und Ejakulationsfähigkeit. Die sexuelle Triebhaftigkeit erwacht aber nicht bei einer Steigerung der Testosteron-Dosis, sondern unter gleich bleibender Substitutions-Therapie, die lange Zeit gedauert hat (eigene Beobachtungen). In einer Untersuchung wurde ausdrücklich festgestellt, daß während der Behandlung Jugendlicher mit Hypogonadismus keinerlei genauere Korrelation zwischen dem psychischen Zustand und der Androgen-Wirkung (gemessen an der applizierten Dosis und ihrer körperlichen Wirkung) auf die Psyche bestand (ARGENTA et al., 1971). In einer anderen Untersuchungsreihe wurde der Hypogonadismus nicht mit Androgenen, sondern mit „gonadotropin releasing hormone" behandelt. Es schien die Wirkung der Behandlung auf Potenz und Libido stärker, als aus dem Anstieg der Androgene zu erklären war. Es ergab sich deshalb die Vermutung, daß das „releasing hormone" die Triebhaftigkeit durch direkte Wirkung auf ein Sexualzentrum im Hirn (und nicht durch eine Steigerung des Androgen-Spiegels) beeinflusse (MORTIMER et al., 1974). Das sind aber nur Beispiele von einzelnen Befunden, deren Verallgemeinerung noch nicht möglich ist. — Es gibt allerdings auch Beobachtungen, die doch auf eine gewisse Korrelation zwischen Androgenisierung und Triebstärke hindeuten (und sogar zwischen Androgenisierung und Aggressivität). Im Sinne einer solchen Korrelation spricht die Beobachtung, daß unter starkem Leistungsdruck nicht nur das sexuelle Bedürfnis zurückgeht, sondern gleichzeitig der Plasma-Testosteron-Spiegel (KREUZ et al., 1972).

Jahrhunderte lang herrschte der Glaube, daß die Kastration nicht nur den Sexualtrieb ausschalte, sondern auch eine ungünstige Charakterveränderung zur Folge habe. Kastraten wurden verächtlich als „weibisch" charakterisiert. Man meinte damit Mangel an Durchsetzungsvermögen, eine passive, anlehnungsbedürftige Haltung und eine Neigung zum Heucheln und zur Wehleidigkeit. Heute ist gewiß, daß solche charakterliche Folgen der Kastration, wie sie bei verachteten Kastraten an mittelalterlichen Fürstenhöfen und unter Sekten-Mitgliedern

---

[8] Schon 1954 referierte ich eine Literatur, die über Erfahrungen an weit mehr als 10 000 Kastraten berichtet hatte.

vorgekommen sein mögen, nicht zur Hauptsache durch den Ausfall der Hoden-Hormone bedingt waren. Sie waren die Folge der gesellschaftlichen Ächtung. Es wurde dies z.B. an der Untersuchung von Kriegsveteranen deutlich, deren Kastration durch eine Kriegsverletzung entstanden war: sie ließen keine Charakterveränderung erkennen, wie sie früher Kastraten zugeschrieben wurde.

Freilich bleibt in vielen Fällen die Kastration doch nicht ganz ohne Einfluß auf die Gesamtpersönlichkeit des Mannes: In vielen (lange nicht allen) Fällen beobachtet man bei Kastraten ein Abklingen von Aktivität und Aggressivität. Im guten Sinne kommt es zu einer ruhigen Zufriedenheit, einem Gleichmut, wie man sie weisen Männern zuschreibt. Im unguten Sinne aber sind Einzelne depressiv-apathisch. Auch vorübergehende leichte Depressionen kommen bei Kastraten vor. (Schwere Depressionen sind hingegen so selten, daß sie nicht in wesentlichen Zusammenhang mit der Kastration gebracht werden können.) Im Zusammenhang mit dem passiven Wesen vieler Kastraten steht deren Gewichtszunahme. Wie dabei ein Mangel an Bewegung zufolge passiven Wesens, ausfallende Androgen-Wirkung auf Systeme im Dienzephalon und rein psychologische Gründe (Suche nach Triebbefriedigung im Essen, nach Ausfall sexueller Triebhaftigkeit) zusammenspielen, ist unbekannt. — Wie Mangel an Androgenen der Hoden manchmal im Sinne einer Beruhigung und Inaktivierung wirkt, so beobachtet man umgekehrt manchmal eine Aktivierung unter Behandlung mit Testosteron, z.B. bei Klinefelter-Patienten (z.B. LASCHET, 1975). — Vielleicht besteht auch ein Zusammenhang zwischen dem Vorkommen von Depressionen bei Kastraten und einzelnen Untersuchungsbefunden, wonach bei gewissen Depressiven, die nicht kastriert sind und körperlich gesund scheinen, die Testosteron-Konzentration in Urin und Plasma erniedrigt befunden worden ist (SACHER et al., 1973).

Heute liegen vielerlei Untersuchungen über eine *kurzdauernde Wirkung* von injizierten Androgenen vor. Sie können die Stimmung heben, die intellektuelle Leistungsfähigkeit bei bestimmten Prüfungen steigern und allgemein aktivieren, und sie wirken sich auch im Elektroenzephalogramm ähnlich wie psychotrope Medikamente aus. Quantitativ ist eine solche Wirkung aber viel geringer als etwa diejenige von Amphetaminen. Es wird zu prüfen sein, ob es sich bei solchen Beobachtungen um Wirkungen handelt, die den physiologischen Wirkungen der Androgene vergleichbar sind (Literatur z.B. bei HERRMANN u. BEACH, 1976). Vorläufig darf man aber vermuten, daß solche experimentelle Befunde vielfache klinische Beobachtungen bestätigen: *Androgene könnten ganz allgemein im Sinne einer Steigerung der Aktivität und der Stimmungslage wirksam sein — wobei freilich ihre Stimmungswirkung nur ein kleiner Einfluß unter vielen anderen auf die Gestimmtheit bedeuten würde.*

Ist die aktuelle psychosexuelle Erregung des Mannes mit aktuellen Veränderungen des Hormonspiegels gekoppelt? Die Frage stellt sich heute, und die Technik der Hormonbestimmung hat sich soweit entwickelt, daß ihre Bearbeitung möglich geworden ist. Eine Antwort auf die Frage kann aber noch nicht gegeben werden.

Der Testosteron-Spiegel im Blut ist starken Schwankungen unterworfen: er schwankt von Minute zu Minute, außerdem schwankt er in einem 24-Std-

Rhythmus mit einem Maximum am frühen Morgen und wahrscheinlich zudem noch in einem Rhythmus von 8–30 Tagen. Auch der Spiegel von luteinisierendem Hormon schwankt stark. Es fragt sich, ob die Schwankungen im Spiegel des einen oder andern Hormons von psychosexueller Erregung verändert werden oder umgekehrt diese Schwankungen die Psychosexualität beeinflussen. Darüber liegen ganz wenige Untersuchungen mit erst zu überprüfenden Ergebnissen vor. Z.B. zeigte sich bei einer Untersuchung, daß der durchschnittliche Spiegel von Testosteron im Blut während des REM-Schlafes bei Tumeszenz des Penis höher liegt als ohne Tumeszenz (SCHIAVI, 1976).

Bei der Frau, die sich in der Pubertät normal entwickelt hat, *erlangt die Psychosexualität eine viel größere Unabhängigkeit vom Endokrinium als beim Manne.* Sie bleibt meist erhalten, wenn die endokrine Tätigkeit der Ovarien ausgeschaltet ist, ja, sie kann erhalten bleiben, wenn auch die Sexualhormone der Nebennierenrinde ausgefallen sind, nach Kastration *und* Adrenalektomie. In unserem Erfahrungsgut findet sich sogar eine Frau, die trotz Kastration, trotz Adrenalektomie, trotz Hyophysektomie und trotz inoperablem Karzinom psychosexuell unverändert und orgasmusfähig blieb[9]. Wenn im Gegensatz zum Manne die Hormonbildung der Frau in den Gonaden und der Nebennierenrinde keine unabdingbare Voraussetzung zum Erhaltenbleiben der entwickelten Psychosexualität ist, so spielen bei ihr dafür psychologische Einflüsse eine um so größere Rolle. Völlige Frigidität tritt leicht ein bei ungünstiger Einstellung zum Partner oder allgemein zur Sexualität, bei Mangel an Lebensfreude und unter vielen anderen Bedrückungen.

Jungen Autoren ist kaum bekannt, daß vor und nach der Jahrhundertwende Zehntausende von Frauen mit Indikationen, die heute nicht mehr gelten, kastriert worden sind (wegen „Hysterie" und unklarer Körperbeschwerden, Psychotische wegen starken Erregungszuständen mit einer ähnlichen Indikation, die vor einigen Jahrzehnten für die präfrontale Leukotomie galt; oft werden die Ovarien bei der Operation von Salpingitiden mitentfernt). Ich selbst habe in jungen Jahren noch oft Patientinnen untersucht, die lange vorher aus solchen Gründen kastriert worden waren. Ohne daß viel darüber geschrieben worden wäre, hat sich vor Jahrzehnten schon aus dieser Erfahrung das Wichtigste ergeben[10], daß die Kastration der reifen, sexualerfahrenen Frau gewöhnlich keinen deutlichen Einfluß auf ihre Triebhaftigkeit und ihr psychisches Befinden hat – abgesehen von vorübergehenden Wallungen, vegetativen Beschwerden und leichten Verstimmungszuständen wie im Klimakterium. Der damalige Zürcher Gynäkologe Wyder schrieb z.B. im Jahre 1914, was heute noch gilt:

„Es lehrt die Erfahrung, daß bei Personen, bei denen vor der Operation (gemeint ist die operative Kastration) noch keine Libido sexualis bestanden hatte, diese durch nachträglichen Geschlechtsverkehr nicht mehr ausgelöst wird, daß sie dagegen da, wo sie schon vor der Kastration vorhanden war, nachher in einzelnen Fällen noch gesteigert wird, in einem großen Prozentsatz unverändert fortbesteht, in einem weiteren abgeschwächt wird, bzw. völlig verschwindet."

[9] Allerdings gibt es auch eine Produktion von Sexualhormonen außerhalb der Gonaden und sogar im Hypothalamus. Welche Rolle sie spielt, bleibt abzuklären.
[10] Deshalb geht denn auch das Wesentliche über die psychischen Kastrationsfolgen schon aus der alten Literatur hervor, die ich 1952 und 1962 eingehend zitiere. Auf weitere Zitate muß ich hier verzichten.

Wenige der jüngeren Autoren haben eine so große klinische Erfahrung mit der Kastration, daß sie das Wesentliche über die psychischen Kastrationsfolgen der Frau so kurz und klar zum Ausdruck bringen könnten.

Wenn festgestellt wird, daß die Hormone des Ovars für die Erhaltung der Psychosexualität meist entbehrlich sind, so darf daraus nicht geschlossen werden, daß die Psychosexualität von endokrinen Funktionen des Ovars immer völlig unabhängig wäre. In seltenen Ausnahmefällen schließt sich an die Kastration eine derart dramatische dauerhafte Veränderung der Psychosexualität an, daß vermutet werden muß: Es gibt seltene, noch ganz unberechenbare Dispositionen, in denen die alte, gewöhnlich zurückgedrängte physiologische Bedeutung der Ovarialhormone für die Psychosexualität wieder hervortritt:

> Beispiel: Eine Frau litt von früher Jugend bis zum 35. Jahr an einer unerhörten Übersteigerung ihrer sexuellen Bedürfnisse und suchte fast beständig dranghaft sowohl normalen Geschlechtsverkehr wie orgastische Entladung durch Ladendiebstähle. Wegen ihrer Kleptomanie war sie mehr im Gefängnis als auf freiem Fuße. Nach der Kastration erlöschte die Orgasmusfähigkeit und Libido völlig und Rückfälle in die Kleptomanie hörten auf. Sie blieb 15 Jahre lang (bis zum Ende der Beobachtung) in geordneten Verhältnissen und hatte keinerlei sexuelle Bedürfnisse mehr (eigene Beobachtung).

In Ausnahmefällen kommt es aber nach der Kastration, statt zu einem Erlöschen, zu einer starken Steigerung der Psychosexualität. Ob dabei (wie oft nach der Sterilisation) nur der Wegfall der Angst vor Schwängerung entscheidend ist, bleibt noch fraglich. Vielleicht hängt eine Erotisierung nach der Kastration manchmal damit zusammen, daß nach der Kastration die Androgen-Bildung der Nebennierenrinde ansteigt. In einer Minderzahl der Fälle scheint die Kastration auch die Verstimmbarkeit auf lange Sicht zu steigern. Es ist dann, wie wenn die der Kastration unmittelbar folgenden „klimakterischen" psychischen Erscheinungen zusammen mit Wallungen, die gewöhnlich vorübergehend sind, chronifiziert wären.

> Es ist eine grob vereinfachende Anschauungsweise, wenn man als körperliche Folge der Kastration der Frau bloß den Ausfall der Hormone des Ovars ins Auge faßt. Dieser Ausfall hat starke Wirkungen auf den gesamten Hormon-Stoffwechsel und den allgemeinen Stoffwechsel. Nach der Kastration steigt z.B. der Cholesterinspiegel im Serum an und die Aktivität der Nebennieren-Rinde nimmt zu. Beides kann wieder mannigfache Folgen haben.

Die Veränderung der Psychosexualität nach der Kastration bei einzelnen Frauen ist aber nicht das einzige Anzeichen dafür, daß keine völlige Unabhängigkeit der Psychosexualität der Frau von den Hormonen besteht. So wird die Psychosexualität durch die Adrenalektomie oft (aber nicht immer) abgeschwächt, noch eher als durch die Kastration.

Diese Beobachtung verleitete mehrere Autoren zu falschen Annahmen: Sie meinten, die Kastration entzöge der Frau kaum Androgene, sondern zur Hauptsache nur Oestrogene; die Adrenalektomie hingegen würde ihr den überwältigenden Anteil der Androgene entziehen. Da nach ihren Beobachtungen die Adrenalektomie die Psychosexualität der Frau viel eher dämpfte als die Kastration, betrachteten sie die Androgene (und nicht die Oestrogene) als das Hormon, das für die weibliche Psychosexualität wichtig ist. Diese Folgerung kann aufgrund neuer endokrinologischer Befunde nicht mehr aufrecht erhalten werden. Entgegen früherer Ansicht erzeugen nämlich die Ovarien ebensoviel Androgene wie die Nebennierenrinde. (Bei Frauen mit Hirsutismus sogar viel mehr Androgene als die Nebennierenrinde.) KIRSCHNER et al., 1976.) Die Frau verliert bei der Kastration ebenso viele Androgene wie bei der Adrenalektomie und die Unterschiede zwischen der Wirkung beider Eingriffe auf die Psychosexualität können nicht mit Unterschieden der Wirkung auf die Androgen-Produktion erklärt werden. Wenn die Adrenalektomie die Psychosexualität der Frau wirklich stärker dämpft als die Kastration, so hängt das eher mit den allgemeinen Veränderungen im Stoffwechsel nach Adrenalektomie zusammen.

Trotzdem gibt es klinische Beobachtungen, die zeigen, daß Androgene einen starken Einfluß auf die Psychosexualität nehmen können, aber nicht unter allen Umständen und nicht immer im gleichen Sinne! Diese Gegensätzlichkeit zeigt sich z.B. beim adrenogenitalen Syndrom, bei dem Nebennieren-Androgene den Körper überschwemmen: junge Mädchen, die daran leiden, sind oft in ihrer Psychosexualität verkümmert; doch sind schon bei Jugendlichen mit adrenogenitalem Syndrom gegenteilige Beobachtungen gemacht worden; z.B. trat bei einem jungen Mädchen eine hochgradige Hypersexualität nach adrenaler Virilisierung auf, die sich nach erfolgreicher Therapie zurückbildete (GOODMAN, 1976). Im höheren Alter wirkt sich die Virilisierung durch übersteigerte Androgenbildung im Ovar oder den Nebennieren häufiger als in der Jugend anregend auf die Psychosexualität aus.

Es gibt aber auch andere Beispiele dafür, daß die Androgene vielfach einen aktivierenden Einfluß auf die Psychosexualität der Frau haben können: dies ist fast regelmäßig und in hohem Maße der Fall, wenn ältere Frauen wegen eines Karzinoms mit hohen Dosen von Testosteron behandelt werden. Therapeutisch ist es oft gelungen, die Frigidität mit hohen Dosen von Androgenen zu beeinflussen, doch haftet dem Verfahren die Gefahr der Virilisierung an.

Während langen Jahren versicherten die Endokrinologen, daß der gewöhnliche, häufige idiopathische Hirsutismus der Frau (Behaarung im Gesicht und am Rumpf, die sich dem männlichen Typus mehr oder weniger annähert) mit endokrinen Störungen nichts zu tun hätte. Heute weiß man, daß das Testosteron im Plasma bei Frauen mit Hirsutismus doch oft erhöht ist (z.B. LABHART, 1976; KIRSCHNER et al., 1976). Viele erfahrene Kliniker haben den Eindruck, daß Frauen mit Hirsutismus sexuell bedürftiger seien als andere Frauen (z.B. erwähnt LABHART, 1976 den Internisten SCHÜPBACH). Genügende Untersuchungen zu dieser Frage liegen aber noch nicht vor.

Die Wirkung der Verabreichung von Oestrogenen auf die erwachsene, gesunde Frau ist gering, wenigstens wenn sie in Dosen erfolgt, die keine Gefährdung mit Blutungen oder gar mit Karzinom setzen. Darauf komme ich bei der Besprechung der Ovulationshemmer zurück. Immerhin ergibt sich aus der Therapie mit Oestrogenen (z.B. gegen Osteoporose während des Alterns) und der Verabreichung von oestrogendominanten Ovulationshemmern doch für viele Kliniker der Eindruck, daß Oestrogene eine leichte Wirkung im Sinne der Hebung der Stimmung, des psychischen Wohlbehagens und der psychosexuellen Anregung haben könnten. Sie würden also in dieser Beziehung grundsätzlich ähnlich wirken wie Androgene.

Die *Richtung des Geschlechtstriebes* im Sinne der Hetero- oder der Homosexualität ist sicher nicht zur Hauptsache von Sexualhormonen im erwachsenen

Körper abhängig: Homosexualität der Männer ist nicht durch Androgene, und Homosexualität der Frauen nicht durch Oestrogene zu heilen. Endokrinologische Untersuchungen decken weder an homosexuellen Frauen noch an homosexuellen Männern regelmäßige und deutliche Veränderungen des Hormon-Stoffwechsels auf.

Allerdings gibt es seit Jahrzehnten viele Untersucher, die Besonderheiten in der Ausscheidung oder im Plasma-Gehalt von Sexualhormonen bei Homosexuellen gefunden haben. Viele verwendeten aber eine veraltete Technik und fast immer beziehen sich die Befunde nur auf ganz wenige Probanden. Die Ergebnisse auch mit neuester Technik sind völlig uneinheitlich, oft widersprüchlich. Dies ist nicht erstaunlich, denn die individuellen Schwankungen in der Bildung von Sexualhormonen sind groß. Sie werden auch durch Drogen, so von Alkohol und Marihuana herabgesetzt. Und außerdem hängen die Messungs-Ergebnisse von den Tageszeiten ab, an denen das Untersuchungs-Material gewonnen wurde. — Einzelbefunde, die alle der Überprüfung bedürfen, sind: normaler Testosterongehalt im Plasma von Homosexuellen, nach einigen Befunden aber auch erniedrigter und in einer Untersuchung sogar erhöhter! Bei anderen homosexuellen Männern war das Oestradiol bei wieder anderen das luteinisierende Hormon im Plasma erhöht. Von homosexuellen Frauen wurden erst wenige mit moderner Technik untersucht. Dabei ergaben sich keine signifikanten Abweichungen von der Norm (LORAINE et al., 1970; MARGOLESE, 1970; KOLODNY et al., 1971; KOLODNY et al., 1972; BIRK et al., 1973; DOERR et al., 1973; JONES u. SAMIMY, 1973; BRODIE et al., 1974; GRIFFITHS et al., 1974; ROSE, 1975; TOURNEY et al., 1975; FRIEDMANN et al., 1977).

Von alters her ist die Vorstellung verbreitet, charakterliche *Männlichkeit und Aggressivität* hingen eng zusammen. Im Zeitalter der Entstehung der Endokrinologie vermutete man deshalb, daß die Aggressivität vom „männlichen Hormon" gefördert werde. Und die Tierexperimente bestätigen diese Vermutung vielfach. Beim Menschen hingegen ist der Beweis dafür noch ausgeblieben. Die Untersuchungen ergaben noch widersprechende Befunde. Sie kranken daran, daß die Aggressivität eben ihrem Wesen nach kaum zu messen ist. Viele (nicht alle) Statistiken sprechen dafür, daß Männer mit zwei Y-Chromosomen (XYY-Syndrom) aggressiver sind als andere; doch ist auch bei ihnen eine vermehrte Bildung von Androgen nicht sicher nachgewiesen. (Literaturzusammenfassung bei ROSE, 1975; MONTI et al., 1977; PERSKY et al., 1977.)

IX. Die prämenstruelle Spannung

Längst steht fest, daß die *prämenstruelle Spannung häufig ist und in welchen Beschwerden sie sich zeigt*. Allerdings ist die enge Verbindung des Spannungszustandes gerade mit dem Praemenstruum wohl erst mit der Verbreitung des einprägsamen Titels „prämenstruelle Spannung" (FRANK, 1931) entstanden, während sich nach der Erfahrung älterer Kliniker der emotionelle Sonderzustand ebenso gut auch während der Menstruation geltend machen kann. Die Klagen betreffen in mannigfachen individuellen Variationen: Gereiztheit, Depression, Unbehagen, Stimmungslabilität, Angst, Müdigkeit, Arbeitsunlust, Steigerung oder Verminderung von Durst, Hunger und Schlafbedürfnis. Bei Frauen mit Süchtigkeit verschiedenster Art schwillt das süchtige Verhalten oft prämenstruell stark an: bei Schmerz- und Schlafmittel-Sucht, bei Alkoholismus, bei Hyperphagie. Ebenso machen sich Störungen der Triebhaftigkeit prämenstruell besonders geltend, so bei Kleptomanie. (Dazu kommen körperliche Störungen wie Spannungsgefühle in Brüsten und Unterleib, Kopfweh, anaphylaktische Erscheinungen u.a.) Die Angaben über die Häufigkeit hängen ganz von der Art der Befragung und der Auswahl der Befragten ab. Sie schwanken zwischen 5% und 75%.

Trotzdem viel über die Ursachen behauptet und (etwas weniger) über die Ursachen geforscht wurde, müssen wir zugeben: Die Ursachen der prämenstruellen Spannung sind noch rätselhaft. Es existieren die allerverschiedensten Vermutungen und Behauptungen darüber, die aber alle noch wenig belegt sind: sowohl ein Überschuß wie ein Mangel aller Sexualhormone (von Oestrogenen, Gestagenen oder Androgenen), ja von Aldosteron wurde beschuldigt, eine besondere Rolle wurde seit langem der Wasser-Retention zugeschrieben, andere zogen ein hypothetisches „Menstruations-Toxin" oder allergische Vorgänge zur Erklärung herbei.

Aufgrund eingehender neuerer Untersuchungen haben einzelne Autoren bestritten, daß eine Wasser-Retention im Praemenstruum vorkommt und deshalb die Möglichkeit verneint, daß sie beim Zustandekommen der prämenstruellen Spannung eine Rolle spielen könnte. Die Feststellung ist für denjenigen erstaunlich, der seit Jahrzehnten gegenteilige Angaben in der Literatur verzeichnet sah, der weiß, wie oft Kollegen prämenstruelle Spannung mit wasserausscheidenden Mitteln behandeln und der (wie auch ich) gelegentlich gute Erfolge von dieser Therapie gesehen hat. Der groteske Widerspruch löst sich auf, wenn man weiß, daß eben eine prämenstruelle Wasser-Retention nur bei einem kleinen Teil der Frauen vorkommt. Und nicht einmal bei diesen behebt die Wasser-Ausschwemmung mit Diuretika die Beschwerden zuverlässig. Die sehr genauen Untersuchungen, bei denen eine Wasserretention nicht festzustellen war, betreffen nur wenige Frauen, so daß es gut möglich ist, daß zufällig keine solche mit Wasser-Retention erfaßt worden ist.

Heute überwiegt die Vermutung, daß ein (im Vergleich zum Gestagen-Spiegel) hoher Oestrogen-Spiegel bei der prämenstruellen Spannung eine Rolle spielt. Die zugrunde liegenden Untersuchungen über die Sexualhormon-Bildung im Praemenstruum stützen die Vermutung aber erst ungenügend[11]. Sie steht auch im Widerspruch zur Tatsache, daß auch in der ersten Zyklushälfte die Oestrogene gegenüber den Gestagenen stark überwiegen, ohne daß in dieser Phase Spannungszustände häufig sind.

Offensichtlich wird die prämenstruelle Spannung aber auch durch die Emotionalität stark beeinflußt. Angst vor Schwangerschaft, Hoffnung auf Schwangerschaft, Annahme oder Ablehnung der Geschlechtsrolle der Frau u.a. spielen eine Rolle. Durch vielfache Statistiken gesichert ist es auch, daß emotionell labile und neurotische Frauen häufiger an prämenstrueller Spannung leiden als psychisch ausgeglichene Frauen. Das Zusammenspiel zwischen körperlichen und emotionellen Einflüssen ist unübersichtlich. Es gibt Beobachtungen, die völlig gegensätzliche Annahmen nahelegen: wenn bei einzelnen Frauen nach Hysterektomie ohne Kastration die Spannung in 4wöchigem Rhythmus weiterging, so sprach das für einen maßgebenden Einfluß der endokrinen Ovarial-Funktion; wenn aber eine ähnliche Spannung bei anderen Frauen nach der Kastration alle 4 Wochen (ohne Hysterektomie) weiter auftrat, sprach es für das Gegenteil. Ebenso widersprüchlich ist die Erfahrung, daß unter Ovulationshemmern die prämenstruelle Spannung häufig weitergeht — aber doch in einzelnen durch Ovulationshemmer abgestellt wird.

---

[11] Nach einer neuen Vermutung könnte eine verstärkte Wirkung der Oestrogene bei prämenstrueller Spannung die Folge eines Mangels von Oestradiol sein: das Steroid-Hormon Oestradiol des Ovars behindert die Wirkung der hauptsächlichen Oestrogene (SMITH, 1975).

Entsprechend verwirrend sind die therapeutischen Erfahrungen: die verschiedensten Therapien (mit Oestrogenen, Gestagenen, Androgenen, Tranquilizern oder Diuretica, wie die reine Psychotherapie) haben vorübergehend oft Erfolge, auf lange Sicht aber selten. Nur wenige Frauen unterziehen sich auf langer Sicht einer Therapie der prämenstruellen Spannung.

Berücksichtigt man die widersprechenden Erfahrungen, so kommt man zu sehr allgemeinen Schlüssen, die sich aber schon bedenklich der Mythologisierung nähern: emotionell und hormonal stellt das Praemenstruum eine bedeutsame Übergangs-Phase dar: es kennzeichnet den Zusammenbruch der Einstellung auf eine allfällige Schwangerschaft nach der letzten Ovulation und die Neueinstellung auf die Möglichkeit einer zukünftigen Schwängerung, demnach emotionell und hormonal den Übergang zwischen der Einstellung auf Ruhe und Gepflegtwerden zur Einstellung auf neue Aktivität. *Es ist vorstellbar, daß die prämenstruelle Spannung zur Hauptsache auf der biologischen Einheit einer solchen hormonalen und emotionellen Umstellung beruht, wobei die rein emotionellen und rein hormonalen Einflüsse je nach individueller Disposition und Konstitution eine völlig verschiedene Bedeutung bekommen.* Daß eine derartige Umstellung die Emotionen vorübergehend in ungeordnete Wallung bringen könnte, ist denkbar. Die prämenstruelle hormonale und emotionelle Umstellung kann aber immer nur ein Geschehen unter vielen andern im Leben der Frau sein: andersartige psychische oder körperliche Vorgänge können die Bedeutung der prämenstruellen Umstellung überspielen, sie verstärken oder verändern.

Anhand eines Beispiels beleuchtet CONDRAU (1965) treffend elementare psychische Vorgänge während der Erwartung der Menstruation: „Zweifellos stand für diese Patientin die Zeit vor der Menstruation im Zeichen eines intensiven inneren Widerspruchs: einerseits wartete sie ängstlich, ob ... sie schon wieder schwanger sei, andererseits war der Bezug zu ihrer eigenen Weiblichkeit und Sexualität dermaßen von Abwehr erfüllt, daß sie am liebsten von ihrem Frau-Sein gar nichts mehr gewußt hätte. Aus dieser inneren Spannung und Zerrissenheit wird das (prämenstruelle) Syndrom der Patientin verständlich." Speziellere psychoanalytisch erarbeitete Vermutungen über die Entstehung der prämenstruellen Spannung sind oft formuliert worden. Sie sind vielfältig und widersprüchlich. Jede derselben mag für eine bestimmte Frau zutreffen, keine derselben hat aber eine allgemeinere Bedeutung.

Über die prämenstruelle Spannung ist in den letzten 45 Jahren eine riesige *Literatur* entstanden. Es wäre sinnlos, einzelne Arbeiten aus der großen Fülle derjenigen herauszugreifen, aufgrund derer sich meine eigene Ansicht und die vorstehende Darlegung gründete. Arbeiten mit Literaturverzeichnissen sind unter vielen andern: BLEULER (1954 und 1964), CONDRAU (1965), SHADER u. OHLY (1972), SMITH (1975).

X. Sexualhormone und Triebe: V Menstruations-Zyklus

Die Vermutungen darüber, *daß der hormonale Zyklus der Frau mit einem Zyklus ihres emotionellen Befindens und ihrer Triebhaftigkeit zusammen erfolge,* ergeben sich schon eindrücklich aus den Erkenntnissen über die physiologische Bedeutung des Menstruations-Zyklus. Schon in den 30er Jahren des Jahrhunderts stand fest, daß die hormonale Funktion von Hypophyse und Ovar den Uterus postmenstruell auf die Aufnahme des befruchteten Eis vorbereiteten und den Follikelsprung induzierten und daß sie nach der Ovulation den Körper auf die Schwangerschaft einstellten. Aufgrund dessen kann man leicht spekulieren:

In der Phase vor der Ovulation ist die allgemeine und die auf Empfängnis eingestellte Aktivität der Frau gesteigert, in der Phase nach der Ovulation ist sie gedämpft und auf Ruhe und Gepflegtwerden eingestellt, wie es für das Austragen der Schwangerschaft gut ist. Schon 1939 haben BENEDEK und RUBINSTEIN versucht, solche Spekulationen durch genaue Untersuchungen zu bestätigen. Sie verglichen die Hormonschwankungen während des Zyklus gemessen an den damals allein maßgebenden Methoden (Temperaturmessung und Untersuchung der Vaginalabstriche nach PAPANICOLAOU) mit den emotionellen Einstellungen, die sie aus der psychoanalytischen Deutung der Träume im Verlaufe des Zyklus zu erkennen glaubten. Sie fanden, was nach den Kenntnissen der Physiologie zu erwarten war: Mit zunehmender Oestrogen-Produktion vor der Ovulation fanden sie die sexuelle, auf den Mann gerichtete Triebhaftigkeit anschwellen, mit zunehmender Gestagen-Produktion danach glaubten sie festzustellen, daß sich die Libido auf den eigenen Körper richtete und eine passive Haltung und die Sehnsucht nach Gepflegt- und Umsorgt-Werden vorherrschte. Die Arbeiten dieser Autoren hatten schon deshalb bahnbrechende Bedeutung, als sie zu den ersten gehörten, die sich eingehend um die Klärung genauer Zusammenhänge zwischen biologischem und psychischem Geschehen bemühten. Ihre Folgerungen sind derart klar und einleuchtend, daß ihr entscheidender Einfluß auf das Denken einer Generation von Forschern leicht verständlich ist.

Und trotzdem sind diese Folgerungen heute, vierzig Jahre später, noch immer nicht genügend gesichert. Die Alltagserfahrung bestätigt sie nur in beschränktem Maße: Kritisch ist hervorzuheben, daß die Untersuchungen von BENEDEK und RUBINSTEIN nur an wenigen Frauen erfolgten und daß sie die Genauigkeit ihrer Messungen der endokrinen Funktionen und namentlich der quantitativen Beurteilung der Emotionalität aus den Träumen überschätzten. — Für die Mehrzahl der Frauen ist der postulierte Zyklus von Emotionalität, Aktivität und Psychosexualität nicht wahrnehmbar. Man findet zwar viele Frauen, deren Angaben auf ihn schließen ließen, aber man findet auch viele andere Frauen, deren Emotionen im Widerspruch zu den Postulaten stehen. Die Ovulation z.B. verläuft bei vielen Frauen ohne subjektive emotionelle Veränderungen, bei anderen mit unlustigen Stimmungen, bei wieder anderen eher mit gehobenen Stimmungen, das sexuelle Bedürfnis ist oft erhöht, aber nicht immer (weshalb vielen Frauen die Konzeptionsverhütung nach OGINO oder KNAUS leicht möglich ist).

Vorsichtig beurteilt lassen sich unsere Kenntnisse über den Einfluß des hormonalen Zyklus auf die Emotionalität der Frau so zusammenfassen: Es ist wahrscheinlich geworden, daß die hormonalen Verhältnisse vor der Ovulation die Aktivität und die Psychosexualität etwas anregen, die hormonalen Verhältnisse nach der Ovulation sie etwas dämpfen. Diese hormonalen Einflüsse sind aber oft kaum erkennbar und sind vielfach überspielt durch andere Einflüsse, durch die psychische und körperliche Konstitution und Disposition der Frau.

Unter hunderten von Veröffentlichungen über den Zusammenhang zwischen dem hormonalen und emotionellen Zyklus der Frau kann ich nur einige Beispiele herausgreifen: CONDRAU (1965), PAIGE (1971), RUSSELL (1972), SINGER et al. (1972), SOMMER (1973), BÄCKSTRÖM u. MATTSON (1975), BEUMONT et al. (1975), SPITZ et al. (1975), SMITH (1975), BARDWICK (1976), KASHIWAGI et al. (1976), SAMPSON et al. (1977).

XI. Sexualhormone und Triebe: VI Schwangerschaft, Wochenbett und Klimakterium

Beim Studium der Psychoendokrinologie der *Schwangerschaft* beeindruckt vor allem der große Gegensatz zwischen der gewaltigen und regelmäßigen endokrinen Umstellung im Körper der Frau und der Geringfügigkeit und Unregelmäßigkeit der Wirkung dieser endokrinen Umstellung auf die Emotionalität der Frau.

Die Steigerung der Oestrogen-Ausscheidung im Verlaufe der Schwangerschaft ist enorm: die Ausscheidung von Oestron und Oestradiol steigert sich um das 100fache, diejenige von Oestriol auf das 1000fache! Der Progesteronspiegel im Blut steigt ebenfalls an, wenn auch lange nicht so stark. Die Ausscheidungswerte von Pregnandiol (dem wichtigsten Auscheidungsprodukt von Progesteron) steigt im Verlaufe der Schwangerschaft um das 5–10fache. Die Ausscheidung des Choriongonadotropins steigt bis etwa zur 10. Schwangerschaftswoche steil an und fällt nachher wieder steil ab. Das plazentäre Lactogen im Serum steigt zuerst langsam, dann sehr stark an. Außerdem treten Veränderungen im Stoffwechsel der Androgene und Kortikosteroide auf.

Soweit mit der Schwangerschaft Veränderungen der Emotionalität, der Gestimmtheit und des sexuellen Bedürfnisses überhaupt eintreten, lassen sie sich oft mit der psychologischen Bedeutung der Schwangerschaft und mit dem Einfluß der körperlichen Veränderungen auf das Befinden leicht erklären. Die Einflüsse, die von den endokrinen Umstellungen ausgehen, sind demgegenüber schwer zu erkennen. Am ehesten kann vermutet werden, daß vielerlei Stimmungsverschiebungen mit ihnen im Zusammenhang stehen: Neigung zu Depressionen einerseits, Neigung zu einer gehobenen, zufriedenen Stimmung andererseits. Letzteres fällt besonders bei Frauen auf, die habituell unausgeglichen oder dauernd verstimmt sind, und erklären, die Schwangerschaft sei widrigen Lebensumständen zum Trotz die glücklichste Zeit ihres Lebens gewesen. Die regelmäßige und starke Erhöhung der Oestrogene im Körper ist keineswegs von einer regelmäßigen Steigerung des sexuellen Bedürfnisses begleitet. Dieses kann gleich bleiben, sich abschwächen oder sich steigern.

Auf die mannigfachen und oft schwerwiegenden psychischen Störungen bei Schwangerschafts-Toxikosen habe ich hier nicht einzugehen.

Mit der Geburt und der Ausstoßung der Plazenta fällt der Spiegel der Sexualhormone im Körper der Frau rasch wieder ab. Die gewaltigen endokrinen Veränderungen, die im Laufe der Schwangerschaft langsam erfolgt sind, bilden sich plötzlich zurück. Dieser rapide Abfall der Hormonspiegel hat deutlichere emotionelle Wirkungen als sein langsamer Anstieg während der Schwangerschaft:

Kaum anders als mit der plötzlichen Verarmung an Hormonen ist der „Heultag" der Frau einige Tage nach der Geburt erklärbar (am häufigsten am 6. Tag). Er tritt auch bei Frauen auf, die sich mit ganzem Herzen über ihre Mutterschaft freuen. Überzeugende psychologische Gründe dafür lassen sich lange nicht immer finden. Allerdings hängt die Häufigkeit, der Grad und die Dauer der Weinerlichkeit nach der Geburt stark von der Art ab, wie die Frauen von Angehörigen und Schwestern umsorgt werden.

Sicher ist weiter, daß *schwere Verstimmungszustände, sogar solche, die psychotisches Ausmaß annehmen, und akute schizophrene Psychosen im Wochenbett* häufiger auftreten als in der Schwangerschaft. Gewöhnlich lassen sich bei ihnen auch psychogene Hintergründe vermuten. Ihre Häufung im Wochenbett deutet aber doch eindrücklich darauf hin, daß der endokrinen Umstellung ein disponierender Einfluß zukommt. Vieles beweist aber, daß es sich eben nur um *einen* hormonalen Einfluß unter anderen handelt und daß es unmöglich ist, die Puerperalpsychosen ursächlich zur Hauptsache auf den Abfall des Hormonspiegels zurückzuführen: diese Psychosen treten in ganz verschiedenem Zeitpunkt nach der Geburt auf, ihr zeitliches Auftreten ist viel unregelmäßiger als die endokrinen Veränderungen im Wochenbett. Die Puerperalschizophrenien nehmen später einen ähnlich verschiedenartigen Verlauf wie akute Schizophrenien beim Manne oder bei der Frau in anderen Lebensphasen. Auch ist noch nicht nachgewiesen, daß die hormonalen Veränderungen im Puerperium, das durch Psychosen kompliziert ist, wesentlich anders wären als im unkomplizierten Puerperium.

Literatur zur Psychoendokrinologie im Wochenbett z.B. bei CONDRAU (1965), HAMBURG et al. (1968), BROWN und SHERESHEFSKY (1972), KLOSINSKA (1973), KENDELL et al. (1976), NOTT et al. (1976), STEIN et al. (1976).

Das *Prolactin* (laktotropes Hormon des Hypophysenvorderlappens) spielt bei der Auslösung und Erhaltung der Milchsekretion im Wochenbett (neben anderen Hormonen) eine Rolle. Viele neuroleptische Mittel, denen man „antipsychotische" Wirkung zuschreibt, erhöhen die Prolactin-Bildung. (Sie hemmen die Dopaminbildung in zerebralen Systemen und dadurch die Bildung des „Prolactin inhibitory factors" des Hypothalamus, der die spontane Prolactin-Bildung in der Hypophyse bremst.) Von diesem Gesichtspunkt aus könnte man spekulieren, daß die Prolactin-Ausschüttung im Wochenbett eine den neuroleptischen Mitteln ähnliche „antipsychotische" Wirkung hätte (Literatur z.B. bei SACHAR et al., 1976). Zu solchen Spekulationen steht die klinische Tatsache im Gegensatz, daß gerade im Wochenbett erregte akute Psychosen, gegen die man neuroleptische Mittel einzusetzen pflegt, gehäuft vorkommen. Leicht lassen sich Vorstellungen ausklügeln, die den Widerspruch vielleicht erklärten. Zu seiner ernsthaften Klärung sind aber noch viele Forschungen notwendig.

Es gibt noch andere Beobachtungen, die auf die Bedeutung weiterer psychoendokrinologischer Forschungen über das Prolactin hinweisen: Bei verschiedenerlei Tieren induziert Prolactin sowohl körperliche Veränderungen, die zur Ernährung der Brut notwendig sind (der Milchdrüsen bei Säugern, der Kropfdrüsen bei Tauben) als auch Instinkte zur Brutpflege. Eine übersteigerte Prolactin-Bildung in der Hypophyse (z.B. bei Akromegalie) oder in endokrin aktiven Tumoren kann zur Bildung von Milch führen, nicht nur in der weiblichen Brust, sondern auch bei Männern mit Gynäkomastie. BLICKENSTORFER (1949) und BLICKENSTORFER et al. (1952), beschrieben bei solchen Frauen und Männern mit Galaktorrhoe einen unbändigen primitiven Trieb zum Pflegen und Hätscheln von Babies. Ich selbst konnte solche Beobachtungen bestätigen. Freilich tritt eine derart primitive Mütterlichkeit lange nicht in jedem Falle von Galaktorrhoe auf. Und doch ergibt sich aus der Übertragung tierpsychologischer Erfahrung auf den Menschen und aus den Beobachtungen an Kranken mit Galaktorrhoe der Hinweis, daß eine ganz elementare, primitive Komponente von Mütterlichkeit, ein „Brutpflegeinstinkt", der vom Prolactin abhängig wäre, auch beim

Menschen hin und wieder untergründig in die eigentliche Mütterlichkeit einfließen könnte.

Nicht zu behandeln waren in diesem Zusammenhang die psychischen Störungen bei puerperaler Sepsis, bei Eklampsie, bei starkem Blutverlust usw. Die schwerste endokrine Störung, die durch die Geburt verursacht wird, das Sheehan-Syndrom, macht sich erst lange nach der Geburt geltend. Seine Darstellung würde in eine spezielle Psychoendokrinologie gehören.

Über die Bedeutung des *Klimakteriums* für den Gemütszustand der Frau ist seit mehr als hundert Jahren eine unübersehbare Literatur entstanden. Sie läßt sich heute leicht zusammenfassen: In zeitlichem Zusammenhang mit der Menopause und insbesondere mit klimakterischen Wallungen tritt oft eine Verstimmbarkeit und Reizbarkeit oder eine längerdauernde gereizte oder depressive Stimmungslage auf. Nicht alle Frauen im Klimakterium leiden aber darunter, und der Grad des Leidens ist verschieden. Er hängt stark mit der Gunst oder Ungunst der ganzen Lebensentwicklung zusammen. Die Behandlung mit (männlichen oder weiblichen) Sexualhormonen wirkt sich (in richtiger Dosierung und unter richtiger Berücksichtigung von körperlichen Gegenindikationen und Nebenwirkungen) meist günstig auf die Wallungen und die mit ihnen im engen Zusammenhang stehenden Stimmungsstörungen aus. Welche endokrine klimakterische Veränderung eine Wirkung auf die Emotionalität ausübt, bleibt fraglich: der Ausfall der Gestagene?, die Verminderung der Oestrogene?, die Vermehrung der Gonadotropine?, oder gar der Androgene?, Veränderungen der Schilddrüsen-Funktion? All dies wurde diskutiert, aber ungenügend belegt und ungenügend widerlegt.

Sicher ist aber, daß das Klimakterium bei *schweren* Depressionen, und gar bei Psychosen während des Klimakteriums, keine oder nur eine geringe Rolle spielt. Sie häufen sich im Klimakterium kaum, und die Substitutionstherapie mit Sexualhormonen ist bei ihnen erfolglos. Wenn neue Untersucher (z.B. WINOKUR u. CADORET, 1975) zur Feststellung gelangten, das Klimakterium habe gar keinen Einfluß auf die Stimmung, so schien das in höchst erstaunlichem Gegensatz zu stehen zu dem, was seit Jahrzehnten oder Jahrhunderten als erwiesene Tatsache betrachtet wurde. Der Gegensatz erklärt sich daraus, daß sich die Untersuchungen, die keinerlei Zusammenhang zwischen Endokrinium und Verstimmung im Klimakterium ersehen ließen, eben auf jene schwereren Fälle von Depression bezogen, die zum Psychiater kommen. Der Allgemeinpraktiker hingegen ist von den leichten Verstimmungen in engem zeitlichen Zusammenhang mit körperlichen klimakterischen Beschwerden beeindruckt.

Wie in der neueren Literatur immer wieder festgestellt wird, nimmt die Psychosexualität der Frau in und nach dem Klimakterium keineswegs mit Regelmäßigkeit ab. Sie kann abnehmen, gleich bleiben oder zunehmen. Darin äußerst sich ihre geringe Abhängigkeit von jedem Hormonspiegel.

Immerhin ist es wahrscheinlich, daß die Androgene für die Psychosexualität der Frau nach dem Klimakterium doch eine Rolle spielen — wenn auch keine allein entscheidende. Sie werden ja nach dem Klimakterium weiter ausgeschieden. (Allerdings nehmen sie vom 40. Lebensjahr an — unabhängig vom Eintritt des Klimakteriums — kontinuierlich ab.) Vielleicht hängen postklimakterische Steigerungen der Psychosexualität und postklimakterische Veränderungen der

Art der Psychosexualität, mit der starken *relativen* Vermehrung der Androgene (im Vergleich zu den Oestrogenen) zusammen, wie sie im Klimakterium eintritt.

Hat man festgestellt, wie geringfügig, fehlend oder fraglich psychische Folgen der gewaltigen endokrinen Umwälzung in Schwangerschaft, Puerperium und Klimakterium sind, so empfindet man es beinahe als lächerlich, nach psychischen Folgen der (im Vergleich dazu geringen) hormonalen Veränderungen während des Menstruationszyklus und bei Verabreichung von Ovulationshemmern zu suchen. Es wäre aber nur lächerlich, wenn eine lineare Beziehung zwischen dem Gehalt von Hormonen im Körper und ihrer psychischen Wirkung bestünde. Das ist aber gewiß nicht der Fall. Im Gegenteil entspricht es einem Gesetz der Psychoendokrinologie, daß eine Hormonwirkung auf die Emotionalität nur in einem bestimmten Schwankungsbereich des Hormonspiegels auftritt. Wird ein gewisser Spiegel über- oder unterschritten, so kann die Wirkung auf die Emotionalität fehlen oder ganz anders sein als in anderen Konzentrationen.

Einige Beispiele aus der überreichen psychoendokrinologischen Literatur zum Klimakterium der Frau: CONDRAU, 1965; NIKULA-BAUMANN, 1971; ACHTÉ, 1972; CARESANO, 1972; MEYER, 1972; HALLSTRÖM, 1973; SCHLEYER-SAUNDERS, 1974; LAURITZEN, 1975; STAMM, 1975.

XII. Hormonale antikonzeptionelle Mittel in ihrer psychoendokrinologischen Bedeutung

Die folgende Besprechung bezieht sich nur auf die *Ovulationshemmer,* d.h. auf Kombinationen synthetischer Oestrogene mit synthetischen Gestagenen, die über den Hypothalamus auf Hypophyse und Ovar einerseits, andererseits aber auch über den Hypothalamus auf zentralere zerebrale Systeme wirken. — Nicht berücksichtigt ist im folgenden die sog. *„Mini-Pille",* die bloß Progestagene in kleiner Menge enthält und die die Ovulation nicht hemmt, weil sie keine oder nur eine unscheinbare Wirkung auf den Hypothalamus hat. Es ist zu vermuten, daß ihre Verabreichung nur psychologische und keine unmittelbar-hormonale psychische Wirkungen hat. Großangelegte Studien darüber fehlen aber noch. — Nicht berücksichtigt sind auch die bisherigen Erfahrungen mit Versuchen über die *hormonale Sterilisation des Mannes:* Die wenigen vorläufigen Erfahrungen darüber sind leicht zusammenzufassen: keine deutliche Beeinflussung der Libido bei Sterilisationsversuchen durch Androgene, Aufhebung der Libido bei solchen durch Oestrogene und verschiedene, kaum berechenbare Wirkungen bei Versuchen mit Progestagenen (Lit. z.B. bei SCHOYSMAN, 1976).

Kennt man die emotionellen Veränderungen im Zuge der normalen und pathologischen endokrinen Umstellungsphasen der Frau (in der Pubertät, im Laufe des Menstruationszyklus, in der Schwangerschaft, im Puerperium und im Klimakterium), kennt man die psychischen Folgeerscheinungen von Ausfall oder Überproduktion von Sexualhormonen bei verschiedenen endokrinen Krankheiten, und weiß man um die physiologische Bedeutung der Sexualhormone, so ist es kein großes Wagnis, aufgrund solcher Kenntnisse rein hypothetisch, ohne unmittelbare Erfahrungen an Frauen, die psychologische Bedeutung der hormonalen Antikonzeption zu beurteilen. Man würde dann etwa erwarten, daß von der „Pille" nur geringe hormonale Wirkungen auf die Psyche ausgehen, so geringe, daß sie von der psychologischen Wirkung stark überlagert wären (wie die unmittelbare endokrine Wirkung, die von den natürlichen Umstellungsphasen im Leben der Frau ausgeht, im Vergleich zu deren psychologischen Bedeutung eher gering ist), daß die Veränderungen vor allem die Stimmungslage, die Antriebshaftigkeit und die Triebhaftigkeit betreffen würden (wie das bei allen endokrinen Einwirkungen auf die Psyche der Fall ist) und daß unter den Trieben am ehesten die Psychosexualität, vielleicht auch die Aggressivität und vielleicht in geringerem Maße auch andere elementare Triebe befallen sein würden. In Anbetracht der Bedeutung eines zugeführten einzelnen Hormons für den ganzen natürlichen Hormonhaushalt würde man weiter postulieren, daß es sehr schwierig sein würde, die psychologische Wirkung nach der Art des verabreichten Sexualhormons zu differenzieren.

Und diesen spekulativen Erwartungen entsprechen denn auch die tatsächlichen Erfahrungen. Über diese gibt es heute eine sehr umfangreiche Literatur aus den verschiedensten Fachgebieten und den verschiedensten Ländern, die über die verschiedensten Untersuchungsmethoden berichten. Beispiele, herausgegriffen aus mehr als 200 Arbeiten: NILSSON u. SÖLVELL, 1967; GRANT u. PRYSE-DAVIES, 1968; KANE, 1968; COPPEN et al., 1969; PETERSEN, 1969; PESCETTO, 1969; WINSTON, 1969; GROUNDS et al., 1970; HERZBERG u. COPPEN, 1970; MARCOTTE et al., 1970; OAKS, 1970; GOLDZIEHER et al., 1971; HERZBERG et al., 1971; CULLBERG, 1972; KUTNER u. BROWN, 1972; PARENT, 1973; CULLBERG, 1974; MALL-HAEFELI, 1974; RICHOU u. HUG, 1974; SANTOS MOREIRA, 1974; HAUSWIRTH et al., 1975; STAMM, 1975; BLÄTTLER et al., 1976; BARDWICK, 1976. Übersieht man aber eine große Menge der Publikationen (alle kann niemand studieren), und vergleicht man sie mit der eigenen Erfahrung, so ist es nicht schwierig, das Wesentliche zusammenzufassen:

So gut wie vollkommene Einigkeit besteht über *die Art der psychischen Begleiterscheinungen* der hormonalen Antikonzeption: Es handelt sich zur Hauptsache um Änderungen der Gestimmtheit, oft einfach als „Dysphorie" oder „Nervosität" bezeichnet, womit zur Hauptsache eine unlustige, unbehagliche Stimmung gemeint ist, oft entweder mit deutlich depressiven Zügen oder aber mit gereizter Gespanntheit. Es werden aber auch günstige Stimmungslagen gemeldet. In zweiter Linie kommen Veränderungen der Psychosexualität vor in allen ihren Erscheinungen (Libido, Häufigkeit des Geschlechtsverkehrs, Orgasmusfähigkeit u.a.) – und zwar sowohl im Sinne der Steigerung wie der Verminderung.

Andere Störungen sind kaum beschrieben worden. Dabei hat sich die Aufmerksamkeit so sehr auf die Gestimmtheit und Psychosexualität eingeengt, daß nicht so sicher ist, ob an anderen Veränderungen nur vorbeigesehen wird oder ob sie wirklich nicht vorkommen.

Einig ist man sich auch darüber, daß der *Grad der psychischen Begleiterscheinungen* in der überwältigenden Mehrzahl der Fälle leicht ist, oft so leicht, daß die Verstimmung oder die Änderung der Psychosexualität kaum von gewöhnlichen, hormon-unabhängigen Befindensschwankungen zu unterscheiden ist. Nicht selten nehmen die Verstimmungen aber doch einen Grad an, der deutlich als unangenehm und außerordentlich empfunden wird. Steigerungen zu Psychosen sind außerordentlich selten, so selten, daß die wenigen Fälle, die in der Literatur erwähnt sind, sicher nicht – oder nicht hauptsächlich – auf Hormonwirkung zurückzuführen sind (z.B. DALY et al., 1967; HUSSAIN u. MURPHY, 1971).

Die meisten Untersucher, die Frauen unter hormonaler Antikonzeption über mehr als 2–3 Monate beobachten, sind sich auch darüber einig, daß die psychischen Begleiterscheinungen, die zu Beginn der Kontrazeption auftreten, *im Laufe von mehreren Monaten eher wieder zurückgehen.*

Keinerlei Übereinstimmung besteht aber in bezug auf *die Häufigkeit* von
Verstimmungen unter antikonzeptionellen Mitteln. Die angegebenen Zahlen
schwanken zwischen fast Null bis etwa die Hälfte. Es kommt hier auf die
Art der Befragung und auf die Auswahl der Untersuchten an. Die Häufigkeit
der Veränderung der Psychosexualität zeigt in den verschiedenen Untersuchungen ähnlich große Schwankungen. Die einen Untersucher fanden die Psychosexualität häufiger gesteigert (besonders bei ledigen Frauen), die anderen häufiger
abgeschwächt. In der Untersuchung aus unserer Klinik (PETERSEN, 1969) ist
sie häufiger gesteigert.

Einig sind sich alle Untersucher darin, daß *psychische und hormonale Folgen*
der Antikonzeption sich verschmelzen und schwer auseinander zu halten sind.
Die psychologische Bedeutung der Antikonzeption ist ja für viele Frauen groß:
Wegfall von Schwangerschafts-Angst oder -Hoffnung (wenn Umstände oder
Partner die Antikonzeption erzwingen), Angst vor körperlicher Schädigung
durch die „Pille", Abneigung gegen „Chemie" oder „Eingriff in die Natur"
usw. Bedingt die hormonale Antikonzeption körperliche Beschwerden (Kopfweh, Spannung in der Brust, Gewichtszunahme, Schmerzen in den Beinen etc.),
so ist wieder nicht zu unterscheiden, ob Verstimmungen oder Abnahme der
Libido die Folge körperlichen Unbehagens oder die Folge unmittelbarer Hormonwirkung über das Hirn auf die Psyche sind.

Am ehesten ließen sich Unterscheidungen treffen, wenn bei ein und derselben Frau über lange
Zeit das Befinden mit verschiedenen antikonzeptionellen Methoden und ohne solche registriert
und in Zusammenhang mit ihrer Lebenslage gebracht würde. Einzelne solcher Erfahrungen machten
viele, systematische an vielen Frauen sind nicht bekannt.

Übersieht man aber zahlreiche Untersuchungen, bei denen das psychische
Befinden unter hormonaler Antikonzeption, unter Antikonzeption durch Sterilisation oder durch Intrauterinpessare und unter Placebowirkung verglichen
wurde, so ergibt sich immerhin einerseits die Feststellung: Veränderung von
Stimmung, Emotion und Psychosexualität sind unter hormonaler Antikonzeption zwar höchstens um weniges häufiger als unter Placebos und bei einer
Antikonzeption ohne Hormongaben — aber doch häufiger. Eine Untersuchung,
bei der diese Feststellung besonders klar belegt wird, ist diejenige CULLBERG
(1972): Er gewann Frauen zur Untersuchung auf die Nebenwirkung von hormonalen antikonzeptionellen Mitteln und von Placebos. Er teilte ihnen nur mit,
es würde geprüft, „ob Frauen unter schwachen weiblichen Hormonen in irgendeiner Weise reagierten". Er fand doch unter Hormonwirkung ein Mehr
von 14–18% irgendwelcher psychischer ungünstiger Erscheinungen gegenüber
solchen unter Placebo. Während der Einnahme der Tabletten für Versuchszwecke war die Häufigkeit einer ungünstigen Veränderung der Stimmungslage:
unter oestrogen-gestagen ausgeglichener Hormondosierung   32%,
unter oestrogen-dominanter Hormondosierung   36%,
unter gestagen-dominanter Dosierung   32%,
unter Placebos   18%.
Und andere kommen zu vergleichbaren Ergebnissen, freilich nicht alle.

Die häufig angegebene *Hebung der Stimmungslage* unter antikonzeptionellen
Hormon-Kombinationen kann leicht psychologisch gedeutet werden, da das
Bedürfnis nach Geschlechtsverkehr ohne Schwängerungs-Möglichkeit befriedigt

wird. Es ist aber wahrscheinlich, daß auch die unmittelbare Hormonwirkung (über das Hirn auf die Psyche) die Stimmung im Guten beeinflussen kann. U.a. ergibt sich diese Wahrscheinlichkeit aus der Erfahrung in der Schwangerschaft, in der unter wesensähnlicher Hormonwirkung die Stimmungslage oft gehoben und lange nicht immer depressiv ist. Auch die Libido-Steigerung könnte eine unmittelbare Hormonwirkung bedeuten und u.a. mit den androgenen Nebenwirkungen der Gestagene in Zusammenhang stehen.

Welches Hormon in der Pille ist für welche psychischen Nebenerscheinungen verantwortlich? In bezug auf diese Frage hat sich in den letzten Jahren eine ziemlich allgemein anerkannte Meinung gebildet, die allerdings noch ungenügend belegt ist. Den *Oestrogenen* in der „Pille" wird vor allem emotionelle Spannung, Durchsetzungswille, Gereiztheit, „Nervosität" zugeschrieben, den *Gestagenen* eher müde Depression, Inaktivität, Nachgiebigkeit, Libido-Verlust.

Diese Auffassung kann sich auf Vergleiche zwischen psychischen Nebenwirkungen einer Oestrogen-dominanten Antikonzeption und einer Gestagen-dominanten stützen.

Eine gewisse Stütze findet die herrschende Auffassung ferner in der Beobachtung, daß jene psychischen Nebenwirkungen, die man den Oestrogenen zuschreibt, oft mit körperlichen Nebenwirkungen verbunden sind, die aller Wahrscheinlichkeit nach ebenfalls durch die Oestrogen-Wirkung bedingt sind (Durchbruchsblutungen, Gewichtszunahme und Spannungsgefühl in den Brüsten als Folge der Wasserretention, Kopfweh, Übelkeit, Brechen, Beinvenenschmerzen u.a.). Umgekehrt sieht man nicht selten den Libido-Verlust und müde Depressionen verbunden mit Heißhunger und Gewichtszunahme ohne Wasser-Retention, trockener Vagina, Akne, Amenorrhoe u.a. körperlichen Symptomen, die wahrscheinlich auf die Gestagene zurückgehen. Genaue Korrelationsuntersuchungen darüber fehlen aber.

Die Annahme, Oestrogene bewirkten Spannung, Aktivität und Libido-Steigerung, die Gestagene hingegen müde Depression und Libido-Minderung, hat sich aber nicht nur aufgrund kritisch gesichteter Erfahrung gebildet. Sie paßt verführerisch in die allgemeine physiologische Bedeutung dieser Hormongruppen: die Oestrogene steigen vor der Ovulation an, und es scheint teleologisch einleuchtend, daß sie Aktivität und Libido in einem Zeitpunkt steigern, in dem die Befruchtung möglich ist. Die vorwiegende Wirkung der Gestagene hingegen erfolgt in einer Phase der Schwangerschaftsvorbereitung, in der eine Befruchtung unmöglich und der Sexualtrieb physiologisch gesehen sinnlos ist, und sich zudem eine Energie-Einsparung durch Minderung der Aktivität zugunsten der Entwicklung des Fetus notwendig erweist. Eine solche Auffassung wurde ja schon durch BENEDEK und RUBINSTEIN (1939) gestützt, die zuerst die Stimmungsschwankungen im Verlaufe des Menstruations-Zyklus genauer untersuchten.

Die Unterscheidung einer bloßen Oestrogenwirkung von einer bloßen Gestagen-Wirkung der Pille simplifiziert aber eine höchst komplizierte Problematik ganz ungeheuerlich: In der „Pille" sind verschiedene synthetische Oestrogene und Gestagene. Sie alle haben verschieden starke und nicht genau gleichartige Wirkungen. Die zugeführten Hormone beeinflussen zudem den natürlichen Hormonhaushalt stark und in unübersehbarer Weise, sie verändern die Bildung von Sexualhormonen, von follikelstimulierendem und luteinisierendem Hypophysen-Hormon über ihre Wirkung auf den Hypothalamus. Außerdem haben die zugeführten Gestagene in verschiedenem Maße androgene Nebenwirkungen und beeinflussen die natürliche Androgenwirkung. Es fehlt uns noch der Einblick in die vielerlei Wirkungen und Gegenwirkungen im gesamten Hormonhaushalt, die sich an die hormonale Antikonzeption knüpfen.

In einer ganz unerwarteten Weise erklären UDRY et al. (1973) eine Häufung der Koitus-Frequenz unter der Pille: In ihrem Untersuchungsgut sinkt bei Frauen, die keine Pille nehmen, die Koitus-Frequenz in der lutealen Phase des Zyklus stark. Eine zyklische Senkung der Koitus-Frequenz findet sich bei der Frau unter „Pillen"-Wirkung nicht. Die Autoren fanden keine Anhaltspunkte dafür, daß die Änderung der Koitus-Frequenz in Schwankungen des sexuellen Bedürfnisses der Frau bedingt wäre. Hingegen glaubten sie nachweisen zu können, daß der Mann in der Lutealphase Geschlechtsverkehr seltener als sonst verlange. Sie glauben, die Frau sei für den Mann unter der Wirkung natürlicher Gestagene weniger anziehend als sonst, während die synthetischen Gestagene in der „Pille" diese hemmende Wirkung auf die erotische Anziehungskraft der Frau nicht hätten. Sie vermuten, daß die Abstoßung des Mannes durch einen Geruch bedingt sei, der unter natürlichen Gestagenen entstünde.

Vielleicht der wichtigste und am sichersten belegte Befund über Unterschiede in der Wirkung zwischen Oestrogen-dominanten und Gestagen-dominanten antikonzeptionellen Pillen liegt in der *Beziehung der Art der Pille zum Fehlen oder Vorhandensein prämenstrueller und menstrueller Spannung:* Frauen, die an prämenstrueller Spannung leiden, ertragen Oestrogen-dominante Pillen besonders schlecht, Gestagen-dominante besser. Bei Frauen ohne prämenstruelle Spannungen ist die Verträglichkeit umgekehrt. Diese Befunde haben offensichtliche Bedeutung für die Auswahl der zweckmäßigen „Pille". Sie fügen sich auch anschaulich in theoretische Überlegungen ein: Glaubt man, daß der prämenstruellen Spannung ein Überwiegen der Oestrogen-Wirkung gegenüber der Gestagen-Wirkung (oder eine erhöhte Empfindlichkeit auf die Oestrogene) zugrunde liege, so kann man schon theoretisch daraus folgern, daß Oestrogen-Dominanz in der Pille von Frauen mit prämenstrueller Spannung unverträglich ist.

Die *prämenstruellen Spannungszustände* werden unter hormonaler Antikonzeption nach der Erfahrung der einen Autoren kaum je, nach der Erfahrung anderer lange nicht immer gebessert. Darin liegt vielleicht ein Hinweis, daß sie eher psychisch als hormonal bedingt sind. Anders verhält sich die *Dysmenorrhöe:* Kurzdauernde, abdominelle Schmerzen unmittelbar vor und während der Periode werden durch antikonzeptionelle Mittel, die Gestagen-dominant sind, gebessert oder ganz ausgeschaltet.

In der Diskussion um die hormonale Antikonzeption taucht hin und wieder die alte Lehre von „hormonal stigmatisierten Typen" auf, die zu Beginn des Jahrhunderts verbreitet war und auf anderen Gebieten vergessen worden ist: Man versucht einen „Oestrogen-betonten" Frauentyp von einem „Gestagen-betonten" zu unterscheiden. Der Oestrogen-betonte würde sich durch eine starke Ausprägung der sekundären weiblichen Geschlechtsmerkmale und durch starke Menstruationsblutungen auszeichnen, der „Gestagen-betonte" durch das Gegenteil. Oestrogen-betonte Frauentypen wären auf Oestrogen-dominante Hormonpräparate empfindlich, Gestagen-betonte auf Gestagen-dominante. Derartige Vermutungen objektiv zu überprüfen dürfte sehr schwierig sein.

Autoren, die mit verfeinerter Methodik Schwankungen der Gestimmtheit und des Benehmens während des Zyklus besonders genau verfolgten, stellten *Wirkungsunterschiede zwischen Kombinationspräparaten und Phasenpräparaten* fest, die der Erwartung entsprechen: Die Kombinationspräparate, die in gleicher Art über den ganzen Zyklus eingenommen werden, heben die normalen Stimmungsschwankungen während des Zyklus auf; die Phasenpräparate, die dem hormonalen Zyklus angepaßt sind, lassen die physiologischen Stimmungsschwankungen bestehen (BARDWICK, 1976; OAKS, 1970).

Über die *Art, in der die synthetischen Hormone der „Pille" auf den Hirnstoffwechsel* (und dadurch auf die Psyche) wirken, ist nur das Grundsätzliche sicher: sie wirken auf jene zerebralen Funktionssysteme im Diencephalon und im limbischen System, die schon physiologischerweise das Zusammenspiel zwischen Emotionalität und Endokrinium regeln (Lit. u.a. bei EISENFELD, 1972). Die vielfachen Versuche, den Zusammenhang dieser Hormone mit dem Hirnstoffwechsel genauer und im einzelnen zu klären, haben interessante Vermutungen, aber keine gesicherten und unwidersprochenen Ergebnisse gezeigt:

Eine einfache Deutung liegt in der Annahme, die Gestagene setzten gleichzeitig Depressionen, wie eine Erhöhung der Monoaminooxidase an den Synapsen vieler zerebralen Systeme und verminderten dadurch die Konzentration der Katecholamine an den Synapsen. Wäre diese Deutung richtig, so wären Depressionen unter Gestagenen ähnlich erklärt wie die phasischen Depressionen mit der Dopamin-Hypothese (BARDWICK, 1976; u.a.). Die Hypothese wird aber schon durch klinische Beobachtungen fraglich (ist doch der Zusammenhang Gestagene-Depression durchaus nicht eindeutig), abgesehen davon, daß sie auch nicht mit Forschungen am Tier restlos übereinstimmt.

Eine andere Hypothese geht davon aus, daß unter den Hormonen der „Pille" der Abbau von Tryptophan verändert wird, ganz ähnlich wie in der Schwangerschaft, wie während der Ovulation und wie im Prämenstruum. (Das Tryptophan würde vermehrt zu Kynurenin übergeführt und weniger zu 5-Hydroxytryptophan und 5-Hydroxytryptamin, dem Serotonin.) Ein Serotonin-Defizit wäre die Ursache der Depression. Der veränderte Tryptophan-Stoffwechsel unter der „Pille" kann durch Verabreichung von Pyridoxin (Vitamin B_6) in der Dosis von 35–50 µg am Tag korrigiert werden. Nach den bisherigen Erfahrungen ist aber ein Erfolg solcher Behandlung nur bei einem kleinen Teil aller Depressionen unter der „Pille" zu erwarten. Gute Ergebnisse mit Pyridoxin wurden vor allem bei Frauen gesehen, die nicht nur unter der „Pille", sondern auch sonst oft depressiv waren (WINSTON, 1969; PESCETTO, 1972; WINSTON, 1973; LEETON, 1974 u.a.).

Mehrfach sind *leichte elektroenzephalographische Befunde* verschiedener Art bei Frauen beschrieben worden, die Ovulationshemmer einnahmen. Ein ursächlicher Zusammenhang dieser Befunde mit den Ovulationshemmern ist aber nicht bewiesen (Lit. z.B. bei STRUVE et al., 1976). Die bisherigen Befunde deuten am ehesten darauf hin, daß Frauen mit vorbestehenden elektroenzephalographischen Befunden eher über Beschwerden klagen als andere Frauen, wenn sie Ovulationshemmer einnehmen (WEST u. WEST, 1966; STRUVE et al., 1976).

In seltenen Fällen kommt es unter hormonaler Antikonzeption (wie in der Schwangerschaft) zu *schweren Hirnschädigungen*: U.a. können im Zusammenhang mit der erhöhten Gerinnungsbereitschaft des Blutes zerebrovaskuläre Insulte auftreten. Wie in der Schwangerschaft kann es auch unter der „Pille" zu einer Chorea kommen, doch extrem selten. Die psychischen Symptome solcher zerebraler Komplikationen der Antikonzeption entsprechen denjenigen gleicher Komplikationen anderer Ätiologie (Übersicht u.a. bei GRANDJEAN, 1970; GSCHWEND, 1976; JUTZ et al., 1976).

XIII. Zusammenhänge zwischen Hormonen des Hypothalamus-Hypophysen-Schilddrüsen-Systems mit Erregung und depressiver Verstimmung

Zur Verbesserung der Leserlichkeit werden in diesem Absatz wiederholt die üblichen Abkürzungen gebraucht:

TRH = Thyrotropin releasing hormone, ein Polypeptid-Hormon des Hypothalamus
TSH = Thyreoidea stimulierendes Hormon des Hypophysen-Vorderlappens = Thyrotropin
SRIH = Somatropin release inhibiting hormone des Hypothalamus (in anderen Arbeiten als GHRIH = Growth hormone release inhibiting factor bezeichnet oder abgekürzt auch GIF).

Bevor man sie besser kannte, wurden die hypophysären Hormone „Faktoren" genannt und abgekürzt mit F statt wie jetzt mit H bezeichnet. Allerdings zirkulieren sie nicht wie andere Hormone im allgemeinen Kreislauf, sondern werden sie nur vom Hypothalamus zur Hypophyse (oder evtl. zu anderen Hirnteilen) transportiert und dann rasch abgebaut. Deshalb nennt sie GUILLEMIN nicht Hormone, sondern Cybernine (Steuersubstanzen).

Unter dem Einfluß von Schilddrüsen-Hormonen klagen Patienten oft über gestörten Schlaf und eine allgemeine Erregtheit, die meist als unangenehm empfunden wird; seltener bedeutet sie subjektiv eine willkommene Anregung. Fast jeder Arzt, der Schilddrüsen-Hormone zu verordnen hat, verfügt über reiche Erfahrungen in dieser Hinsicht, z.B. wenn bei Hypothyreotischen die Substitutions-Therapie zu hoch dosiert wurde oder wenn Euthyreotischen (unter der irrtümlichen Vorstellung, sie seien hypothyreotisch) Schilddrüsen-Hormone verabreicht wurden. Regen Schilddrüsen-Hormone an, so sind dementsprechend viele Hypothyreotische depressiv (allerdings auch Hyperthyreotische!) und besonders häufig apathisch. Schon diese alltäglichen Sprechstunden-Erfahrungen hätten einen Grund bilden können, Schilddrüsen-Hormone in der Therapie von depressiven Hemmungs-Erscheinungen zu erproben.

Die *Forschung* der letzten zwei Jahrzehnte aber ging andere Wege: PRANGE et al. (PRANGE et al., 1969; WILSON et al., 1970) verwendeten Schilddrüsen-Hormone aufgrund ihrer tierexperimentellen Forschung zur Unterstützung der Pharmakotherapie aller Depressionen (nicht nur der gehemmt-apathischen). Sie hatten bei einer Patientin und dann im Tierexperiment festgestellt, daß die Toxizität von Imipramin durch Schilddrüsenhormone erhöht wird. Sie erwarteten, kleine Dosen von Schilddrüsenhormonen würden (statt wie hohe Dosen toxisch zu wirken) den Heileffekt von trizyklischen „antidepressiven" Mitteln verbessern. Die klinische Erfahrung bestätigte ihre Erwartung:

Die Zugabe des Schilddrüsenhormons Trijodthyronin[12] während etwa 14 Tagen zur üblichen Verabreichung von trizyklischen Antidepressiva beschleunigt und verbessert das Behandlungsergebnis — allerdings nur bei depressiven Frauen. Imipramin-resistente Depressive können nach dieser Zugabe zum Imipramin auf die Behandlung ansprechen. Die durchschnittliche Dosierung beträgt 25 µg im Tag. — Bei depressiven Männern hingegen fehlt ein Erfolg des Schilddrüsenhormon-Zusatzes zur Imipramin-Behandlung, oder er ist doch viel weniger deutlich als bei Frauen (PRANGE, 1971). Entgegen theoretischer Erwartungen wirkt sich der Schilddrüsenhormon-Zusatz zu Imipramin nicht nur bei gehemmten, sondern auch bei erregten depressiven Frauen aus (WILSON et al., 1970); und obschon Angst ein häufiges Symptom von Hyperthyreose ist, wirkt sich der Schilddrüsenhormon-Zusatz gerade auch auf die Angst-Depressiven aus.

Soweit die Ergebnisse sorgfältiger Untersuchungen von PRANGE et al. (1969) und anderen (EARLE, 1970; COPPEN et al., 1972; WHEATLEY, 1972; HATOTANI et al., 1974). In der klinischen Praxis allerdings ist der Erfolg des Verfahrens durchaus nicht derart auffällig, daß daraus die Pflicht abzuleiten wäre, in jedem Falle die Imipramin-Behandlung von Frauen mit Schilddrüsen-Hormonen zu ergänzen. Ein Verzicht darauf kann sich auch auf die Überlegung stützen, daß die Verabreichung von Schilddrüsen-Hormonen keinesfalls völlig harmlos ist. Unter guter Beobachtung auf Erscheinungen von Hyperthyreose angewendet, darf man aber doch erwarten, daß sie die medikamentöse Behandlung von einzelnen Frauen wirksamer macht, die auf Imipramin allein ungenügend ansprechen.

---

[12] Zur Wahl standen vorerst beide Schilddrüsenhormone: Thyroxin und Trijodthyronin. Das letztere hat den Vorteil einer rascheren und kürzer dauernden Wirkung: es wirkt oft schon nach Stunden, aber spätestens innerhalb 3 Tagen (Thyroxin erst nach 3–5 Tagen) und seine Halbwertzeit beträgt nur 1 Tag (bei Thyroxin 7 Tage). Bei der Behandlung Depressiver ist eine rasche Wirkung erwünscht, aber bei ungünstigen Nebenwirkungen ist deren rasches Erlöschen nach Absetzen des Mittels wichtig.

Trijodthyronin allein (in der Dose von 25–50 µg im Tag) verabreicht (und nicht bloß als Zugabe von trizyklischen Antidepressiva) hat in den ersten Tagen eine ähnliche Wirkung auf viele Depressionen wie Imipramin. Längere Zeit verabreicht und bei Dosis-Erhöhung wirkt es aber toxisch. Deshalb ist es nach den bisherigen Erfahrungen nicht isoliert zur Behandlung Depressiver zu empfehlen (PRANGE, 1971).

PRANGE et al. beschäftigten sich auch mit allfälligen Zusammenhängen zwischen *Sexual-Hormonen und Behandlung mit antidepressiven Mitteln:* Wurde dem Imipramin Äthinyl-Oestradiol zugegeben, so verschlimmerten sich die Nebenwirkungen von Imipramin (PRANGE, 1971). Man wird diese Erfahrung nicht verallgemeinern dürfen, schon deshalb nicht, weil klimakterische Depressionen oft ohne Schaden gleichzeitig mit Imipramin und Oestrogenen in kleiner Dosis behandelt werden. Fünf depressive Männer erhielten neben Imipramin täglich 15 mg Methyltestosteron. Bei vier derselben verschlechterte sich die Depression, indem sich unter der Behandlung angstvolle Verfolgungs- und Beziehungs-Ideen entwickelten, die nach Absetzen des Testosterons wieder zurückgingen. Auch diese Erfahrung kann nicht verallgemeinert werden (WILSON et al., 1974).

Die Zugabe von *Thyrotropin* zum Imipramin hat dieselbe Wirkung wie die Zugabe von Schilddrüsenhormonen, weil es ja die Ausschwemmung von Schilddrüsenhormonen veranlaßt (PRANGE et al., 1970).

Verstärken Schilddrüsenhormone den Einfluß von antidepressiven Medikamenten, so muß man vermuten, daß eine leicht verminderte Schilddrüsen-Funktion bei der Entstehung von Depressionen irgendwie beteiligt sein könnte (PRANGE et al., 1972a). In diesem Sinne spricht auch die Beobachtung, daß bei einzelnen Depressionen die Hypophyse auf TRH wenig anspricht. Deshalb untersuchte PRANGE et al. die Wirkung von *Thyrotropin releasing Hormone* (TRH) auf Frauen mit phasischen Depressionen. Sie verabreichten 0,6 mg intravenös. Darauf hellte sich die Stimmung rasch auf, aber nur für kurze Dauer (PRANGE u. WILSON, 1972; PRANGE et al., 1972a, b). Spätere Untersuchungen ergaben z.T. Bestätigung ihrer Befunde, z.T. aber nicht (KASTIN et al., 1972; VAN DER VIS-MELSEN u. WIENER, 1972; TAKAHASHI et al., 1972; CHAZOT et al., 1974; COPPEN et al., 1974; DIMITRIKOUDI et al., 1974; DRAYSON, 1974; EHRENSING et al., 1974; ITIL, 1974; ITIL et al., 1975; MOUNTJOY et al., 1974; SORENSEN et al., 1974; EVANS et al., 1975; BENKERT u. LÜCKE, 1976; DENIKER et al., im Druck).

TRH hob auch bei 10 gesunden Frauen die Stimmung in ähnlicher Art wie Amphetamine. Die Frauen wurden angeregt und aktiver (WILSON et al., 1973) und sogar kontaktfähiger. Deshalb wurde die Wirkung des TRH auch auf Schizophrene geprüft: bei 11 von 12 Kranken trat eine Besserung innerhalb von 6 Std nach der Injektion von TRH auf, die ihren Höhepunkt nach etwa 30 Std erreichte und nach etwa einer Woche abklang. Die Besserung betraf sowohl die denkerischen wie die affektiven Störungen.

Obschon auch Schilddrüsenhormone bei vielen Kranken die Stimmung (oder eher die Erregtheit) heben, ist eine Stimmungswirkung von TRH kaum darauf zurückzuführen, daß TRH TSH und dadurch auch Schilddrüsenhormone ausschwemmt: Die Stimmungswirkung von TRH dauert an, wenn TSH bereits wieder aus dem Blute verschwunden ist. Sie dürfte durch unmittelbare Wirkung von TRH auf das Hirn zustande kommen. – Eine unmittelbare Wirkung von TRH auf das Hirn zeigt sich auch am Elektroenzephalogramm: Nach intravenöser Injektion von TRH zeigen sich elektroenzephalographische Veränderungen, die denjenigen unter Amphetaminwirkung gleichen (ITIL et al., 1975).

Noch bestimmtere Anhaltspunkte dafür, daß TRH seine Wirkung nicht nur auf die Hypophyse, sondern auch auf bestimmte Systeme im Hirn entfaltet, ergaben sich aber aus *Tierexperimenten:*

Medikamente, die beim Menschen antidepressiv wirken, steigern im allgemeinen die Erregung von Versuchstieren, die durch Drogen (z.B. Monoaminooxidase-Hemmer oder L-Dopa) erzeugt wurde. *TRH wirkt auf die toxische Erregung von Versuchstieren ähnlich wie antidepressive Medikamente — und zwar selbst dann, wenn diese Tiere hypophysektomiert oder thyreoidektomiert worden sind* (PLOTNIKOFF et al., 1974a, b). TRH vermindert ferner die Schlafwirkung von Pentobarbital und Alkohol — und dies wieder selbst bei hypophysektomierten Tieren. Damit ist bewiesen, daß diese Wirkung nicht über die Hypophyse erfolgt (BREESE et al., 1974; PRANGE et al., 1974).

Es besteht auch Grund zur Vermutung, daß die TRH-Rezeptoren im Hirn von den TRH-Rezeptoren der Hypophyse verschieden sind; denn es gibt synthetische Derivate des TRH, die zwar auf das Hirn wirken (über das Hirn antagonistisch auf die Schlafwirkung von Pentobarbital und Alkohol), die aber auf die Hypophyse kaum wirken (BREESE et al., 1975; PRANGE et al., 1975).

Vermutungen über Hirn-Wirksamkeit von TRH sind zudem möglich geworden, weil sich zeigte, daß TRH im Hirn von Säugetieren weit verbreitet und im Hypothalamus besonders konzentriert ist (JACKSON u. REICHLIN, 1974; WINOKUR u. UTIGER, 1974).

Diesen faszinierenden *Vermutungen über eine Wirkung des hypothalamischen Hormons TRH über das Hirn auf die Stimmung* ist heute noch eine ernüchternde Feststellung zuzufügen: Sie sind noch unsicher! Wie schon bemerkt, bestätigen keineswegs alle Untersucher die stimmungshebende Wirkung von TRH. Die Frage bleibt noch offen, ob die bejahenden oder die verneinenden Befunde die wirklichen Verhältnisse besser beleuchten[13]. Offensichtlich ist es ja heikel, das Vorhandensein oder das Fehlen von vorübergehenden Stimmungs-Änderungen sicher festzustellen und gar medikamentöse Wirkungen von suggestiven Wirkungen oder Zufallsschwankungen sicher zu unterscheiden. Die Schwierigkeiten werden nicht überwunden (sondern nur eher verschleiert), wenn man glaubt, unmeßbare Phänomene, wie Stimmungen, durch Tests meßbar machen und objektivieren zu können. Sollten die weiteren Forschungen die stimmungshebende Wirkung von TRH nicht bestätigen, so fielen selbstverständlich auch alle Vermutungen über ihr Zustandekommen durch TRH-Wirkung auf das Hirn dahin. Immerhin waren doch andere, allerdings tierexperimentelle Befunde zu erwähnen, die die Annahme von der Wirkung des hypothalamischen Hormons TRH auf das Hirn wahrscheinlich machen.

Über den *Somatropin release-inhibiting Factor* (Somatostatin, SRIF) liegen noch kaum Erfahrungen beim Menschen vor. Wohl aber steht SRIF im Mittelpunkt von interessanten Vermutungen von PRANGE et al. über Ursache von Depressionen, die sich vielleicht auch auf depressive Stimmungen im Gesunden übertragen lassen: *Eine SRIF-Überproduktion könnte bei der Entstehung von Depressionen eine Rolle spielen.* Dafür sprechen die folgenden Erfahrungen:

Es bestehen Anhaltspunkte für die Vermutung, daß bei Depressiven sowohl zu wenig TRH wie zu wenig SH (Somatotropin, Wachstumshormon) gebildet wird. Beide Beobachtungen lassen sich auf einen Nenner bringen, wenn man annimmt, die gemeinsame Ursache liege in einer übersteigerten Bildung von SRIH bei Depressiven, denn SRIH hemmt sowohl die Bildung von SH wie die Ausschwemmung von TSH durch TRH.

(Die genannte Vermutung, daß bei Depressionen zu wenig TRH gebildet werde, ergibt sich aus der Beobachtung von PRANGE, wonach auf TRH Stimulierung der Hypophyse bei Depressiven

---

[13] Vielleicht gibt es wesensverschiedene Depressionen: diejenigen, bei denen TRH geringe Wirkung auf die Hypophyse hat und solche, bei denen TRH die Hypophyse normal anregt. Nur bei den ersteren würde TRS günstig auf die Depression wirken (FURLONG et al., 1976).

eine ungenügende Stimulierung der TSH-Ausschwemmung erfolgt[14]. PRANGE vermutet aus dieser Beobachtung, daß infolge dauerhaft verminderter TRH-Bildung der Vorrat von TSH in der Hypophyse abnorm gering ist und deshalb auf eine Stimulierung zu wenig TSH ausgeschwemmt würde. Die Vermutung einer verminderten Wachstumshormonbildung bei Depressiven ergibt sich bei einem verminderten Ansprechen der Wachstumshormon-Ausschwemmung bei Hypoglykämie) (Übersichten in PRANGE et al., 1976).

Die Vermutung einer entscheidenden Rolle von vermehrtem SRIF (und deshalb von vermindertem Wachstumshormon und vermindertem Thyrotropin) ist freilich mit vielen klinischen Beobachtungen schwer vereinbar:

Zwergwuchs bei Mangel von Wachstumshormon ist gewöhnlich nicht mit Depressionen verknüpft und hypophysärer Riesenwuchs schützt nicht immer vor Depressionen. Und bei Überschuß von Thyrotropin (bei primärer Hypothyreose) sowie bei Überschuß von Schilddrüsenhormonen sind Depressionen häufig. Lithium-Salze, die oft eine Hypothyreose bedingen, sind ein gutes Prophylaktikum gegen phasische Depressionen.

(Andere Zusammenhänge zwischen Depression und Sekretionsstörungen im Hypothalamus siehe Seite 286.)

XIV. Hinweise für weitere Wirkungen hypothalamischer Hormone auf Antrieb und Trieb

Einzelne *Tier-Experimente* legen die Annahme einer sedierenden Wirkung von SRIH nahe: Sie wurde nach Infusion von SRIH in die lateralen Ventrikel von Ratten (SEGAL u. MANDELL, 1974) und nach intravenöser Verabreichung bei Affen beobachtet. Außerdem verlängert SRIH die sedierende Wirkung von Pentobarbital.

Besonders interessante *Tierexperimente* liegen über die *Releasing Hormone für das Follikel-stimulierende und das luteinisierende Hypophysenhormon vor:* Sie stimulieren das Kopulationsverhalten von kastrierten weiblichen Ratten. Die Stimulierung erfolgt nicht über eine Stimulierung der Hypophyse, denn sie erfolgt auch bei hypophysektomierten Ratten (PFAFF, 1973). Denkt man daran, daß das luteinisierende Hypophysenhormon die Ovulation auslöst, so wird die physiologische Bedeutung seines Einflusses auf das Kopulationsverhalten offensichtlich.

Das *Releasing Hormon für das luteinisierende Hypophysen-Hormon* und das *TRS* verzögert im gleichen Sinne wie ACTH das erlernte Vermeidungsverhalten von Ratten (s.S. 323).

EHRENSING et al. haben 1974 festgestellt, daß MRIH (melanocyte-stimulating hormone-release inhibiting hormone) die Stimmung Depressiver noch stärker hebt als es PRANGE in bezug auf TRH beschrieben hat.

XV. Hormone (Adrenocorticotropin, Kortikoide und Pitressin) und Lern-Verhalten (von Ratten)

DE WIED und seine Mitarbeiter in Utrecht haben den Einfluß von Hypophysen- und Nebennierenrinden-Hormonen auf das Lern-Verhalten von Ratten untersucht. Aus ihren Untersuchungen ergeben sich vor allem zwei Erkenntnisse von grundsätzlicher Bedeutung:

1. Nebennierenrinden-Hormone wirken sich im Hirn nicht einzig als Regulatoren der Bildung von releasing factors für die Hypophyse aus und Pitressin wirkt nicht bloß auf den peripheren Stoffwechsel; vielmehr vermögen diese Hormone auch das *Verhalten* der Tiere über das Hirn zu beeinflussen. Wahr-

---

[14] Nach GOLD et al. (1977) gilt diese Feststellung nicht für alle Depressive, sondern nur für Patienten, die einzig depressive und keine manische Phasen durchmachen.

scheinlich gelangt ein Teil dieser Hormone in die Liquorräume und von Liquor cerebrospinalis aus ins Hirn.

2. Diese Hormone beeinflussen das *Lernverhalten* (bei Ratten). Es stellt sich die Frage: Stehen wir vor einem grundsätzlich neuen Bereich der Hormonwirkung, einer Wirkung anderer Art als die längst bekannte auf Triebe und Antriebshaftigkeit? Greifen die Hormone in Grundlagen intellektuellen Lebens ein? Daraus ergeben sich Vermutungen über eine Hormon-Wirkung auf die Motivierung des Handelns, auf die Lernfähigkeit und das Gedächtnis. Solche Vermutungen müssen noch kritisch weiter überprüft werden. Insbesondere dürfen sie nicht ohne weiteres auf Motivation, Lernfähigkeit und Gedächtnis beim Menschen bezogen werden.

Die Hauptbefunde sind:
ACTH (Adrenocorticotropin) und Vasopressin verzögern das Verschwinden erlernter Verhaltensmuster (zum Erreichen von Nahrung oder zur Paarungsmöglichkeit oder zum Vermeiden elektrischer Schläge). Der Einfluß von ACTH erstreckt sich über einige Stunden, derjenige von Vasopressin über einige Tage (DE WIED u. BOHUS, 1966; DE WIED, 1971; ADER u. DE WIED, 1972; SANDMANN et al., 1973; GARRUD et al., 1974; DE WIED et al., 1974). In Übereinstimmung damit sind die Versuchs-Ergebnisse an hypophysektomierten Ratten: Nach der Hypophysektomie ist der Erwerb und die Erhaltung von Lernverhalten gestört (DE WIED, 1969; BOHUS et al., 1973). Der Mangel wird durch eine Behandlung mit ACTH und Vasopressin ausgeglichen. (Dabei wirkt das ACTH nicht über die Anregung der Nebennierenrinde, denn die Wirkung erfolgt auch nach Adrenalektomie.) Ganz ähnlich wie ACTH wirkt sich das Melanozyten-stimulierende Hypophysenhormon aus (KASTIN et al., 1973) und ähnlich wirken sich auch Analoge des ACTH aus, sofern sie bestimmte Teile des ACTH-Moleküls enthalten. Wie die ACTH-Wirkung so ist auch die Vasopressin-Wirkung auf das Verhalten nicht an das ganze Molekül gebunden, sondern nur an Teile desselben. Stoffe mit Bruchteilen des ACTH-Moleküls, die nicht wie ACTH auf die Nebennierenrinde wirken, können dieselbe Wirkung wie ACTH auf das Lernverhalten haben – und entsprechend: Stoffe mit Bruchteilen des Vasopressin-Moleküls, die nicht wie Vasopressin auf den peripheren Stoffwechsel wirken, können dieselbe Wirkung wie Vasopressin auf das Lernverhalten haben (DE WIED et al., 1976). Bestimmte Glukokortikoide wirken umgekehrt auf das Lernverhalten als ACTH. Das Erlöschen angelernten Verhaltens wird durch bestimmte Kortikosteroide erleichtert (DE WIED, 1967). Diese Wirkung der Kortikosteroide ist nicht nur die Folge davon, daß die Kortikosteroide die Bildung von ACTH hemmen. Vielmehr wirken sich die Kortikosteroide zudem unmittelbar über das Hirn auf das erlernte Verhalten aus (Übersichten z.B. bei MARX, 1975, und DE WIED et al., 1976).

Während die Wirkung der untersuchten Hormone auf das Erlernen von Verhaltensweise und die Stabilität der erlernten Verhaltensweisen sicher ist, ist die Art der Einwirkung weniger sicher: besteht der Einfluß unmittelbar (irgendwie spezifisch) auf die Motivierung, das Erlernen und das Erinnern?

Oder handelt es sich primär doch eher nur um einen Einfluß auf die gesamte Aktivität, das Aufgewecktsein, das Wachsein, wie er von vielen Hormonen ausgeht, und ist die Beeinflussung des Lernverhaltens eher die Folge einer allgemeinen Aktivierung (anstatt die Folge eines gezielten Einflusses gerade auf das Lernverhalten)? Die Frage ruft nach weiteren Untersuchungen. Werde sie so oder so beantwortet, so ist man doch berechtigt, von hormonalen Einflüssen auf „Motivierungs-Lern- und Gedächtnis-Prozesse" *bei Ratten* zu sprechen, seien sie primär oder sekundär.

Die Versuchung ist groß, aus den Ratten-Versuchen auf die Bedeutung von Hormonen auf das Gedächtnis oder gar auf Lernvorgänge beim Menschen zu schließen. Zwar gibt es einzelne Beobachtungen, die die Rückbeziehung der

Ergebnisse der Ratten-Versuche auf den Menschen berechtigt erscheinen lassen, aber noch andere sprechen dagegen:

Für die Annahme von Hormonwirkungen auf Gedächtnisleistungen des Menschen sprechen interessante Befunde von KASTIN, MILLER et al.: Ein dem ACTH nahestehendes Heptapeptid ($ACTH_{4-10}$) verbesserte bei gesunden Männern Leistungen, die mit dem visuellen Gedächtnis zusammenhingen und bewirkte elektroenzephalographische Veränderungen, die auf gesteigerte Aufmerksamkeit hinwiesen (gleichzeitig wirkte es angsthemmend). Außerdem fanden sie eine verstärkende Wirkung des α-Melanozyten-stimulierenden Hormons (MSH) auf vorbestehende Aufmerksamkeit auf einen Sinnesreiz (KASTIN et al., 1971; MILLER et al., 1974). Diese Befunde deuten zwar daraufhin, daß die gute Wirkung von ACTH und MSH auf das Gedächtnis, wie sie bei Ratten besteht, auch beim Menschen eine Rolle spielen könnte, doch am ehesten infolge einer Wirkung auf die Aufmerksamkeit.

Gegen die simplizistische Gleichsetzung von dem, was man als Motivierung, Lernfähigkeit und Gedächtnisleistung in Ratten-Versuchen geprüft hat, mit Motivierung, Lernfähigkeit und Gedächtnisleistung des Menschen, sprechen klinische Erfahrungen: Bei Addison-Kranken ist die Produktion von Kortikosteroiden vermindert, nicht diejenige von ACTH: Übertrüge man die Befunde an Ratten auf den Menschen, so sollte das Gedächtnis deshalb eher verbessert als verschlechtert sein. Das Umgekehrte ist der Fall: Leichte Gedächtnisstörungen bei Morbus Addison sind häufig (STOLL, 1953; u.a.). Und noch mehr: Im Rahmen der erfolgreichen Behandlung der Addison-Kranken mit Kortikosteroiden (die nach Ratten-Versuchen das Gedächtnis eher schwächen sollten) bessert sich auch die Gedächtnisstörung dieser Kranken.

Eine eindrucksvolle Warnung gegen voreilige Schlüsse vom Lernverhalten der Ratten auf den Menschen ergibt sich aus dem Vergleich von Ratten mit Diabetes insipidus und von Menschen mit Diabetes insipidus: Bei dieser Krankheit fehlt Vasopressin; das angelernte Verhalten von Ratten mit vererbtem Diabetes insipidus erlöscht rasch, was als Folge des Vasopressin-Mangels zu deuten naheliegt (BOHUS et al., 1975). Aber bei Menschen mit Diabetes insipidus ist keine Gedächtnisstörung aufgefallen, obschon sie psychopathologisch gut untersucht wurden (ANGST, 1953).

Schon aus theoretischen Überlegungen aber darf man die Motivierungs-Lern- und Gedächtnis-Erfahrungen im Ratten-Experiment nicht einfach auf den Menschen übertragen: Das Gedächtnis beim Menschen hängt nicht oder nicht hauptsächlich von einem „Erlöschen" der Gedächtnis-Spuren ab. Es hängt von der Zugänglichkeit und Verarbeitung der Gedächtnis-Spuren ab und diese sind von der Lebenserfahrung, den früheren und den aktuellen Interessen, der Übung, dem Grad von Ermüdung oder von Wachsein, dem Alter und vielem anderen abhängig. Von was aber hängt es ab, wenn ein erlerntes Verhalten der Ratte erhalten bleibt oder aufhört, wenn durch dieses Verhalten keine „Belohnung" mehr erreicht oder keine „Strafe" mehr vermieden wird? Wir wissen es nicht, sicher ist nur, daß es höchstens mit einem Teil jener Vorgänge zusammenhängen kann, die das Gedächtnis des Menschen ausmachen. — Wie sehr Vorsicht in den Deutungen am Platze ist, beleuchtet auch grell eine Einzelheit: Rasches Erlöschen erlernten Verhaltens bei der Ratte wird heute gewöhnlich mit Vergessen gleichgesetzt; mit dem gleichen Recht oder Unrecht könnte man umgekehrt dieses rasche Erlöschen als besonders gute Gedächtnis- und Lern-Leistung betrachten: das Tier, dessen angelerntes Verhalten aufhört, wenn es keinen Sinn mehr hat, hat sich das Fehlen der erreichten „Belohnung" oder der ausbleibenden „Bestrafung" besonders gut gemerkt und rasch die richtige Folgerung gezogen ...

Ist schon das „Gedächtnis" an der Dauer des erlernten Verhaltens der Ratte beurteilt höchstens einzelnen unter vielen Voraussetzungen menschlichen Gedächtnisses vergleichbar, so gilt offensichtlich dasselbe noch viel mehr für die

Gegenüberstellung von „Motivation" und „Lernfähigkeit" bei Ratte und Mensch.

All dieser Bedenken zum Trotz aber ist es für eine zukünftige endokrinologische Psychologie von großer Bedeutung zu wissen, daß Hormone und hormonähnliche Substanzen nicht nur periphere Wirkungen haben und nicht nur — soweit sie sich auf das Hirn auswirken — die endokrinen Funktionen steuern helfen, sondern ganz unabhängig von diesen Wirkungen Einfluß auf das Lern-Verhalten nehmen können.

XVI. Die Epiphyse als Vermittler zwischen dem Empfinden des 24-Stunden-Rhythmus der Belichtung und der Gestimmtheit

Vieles spricht dafür, daß eine zukünftige endokrinologische Psychiatrie der *Epiphyse* und ihrem Neurohormon, dem *Melatonin,* ihre Aufmerksamkeit schenken muß.

Gesichert ist heute schon der *bremsende Einfluß des Melatonins* auf die *Pubertäts-Entwicklung* und damit indirekt (über die Bremsung der Bildung von Sexualhormonen) auf die Triebentwicklung. Beim Tier hemmt Melatonin die Gonadentätigkeit, so u.a. den Oestrus. Umgekehrt beschleunigt Pinealektomie den Oestrus. Beim Menschen bedingen Tumoren der Epiphyse, die nicht vom neurosekretorischen Gewebe ausgehen, vorzeitige Pubertät, solche die vom neurosekretorischen Gewebe ausgehen, verspätete Pubertät.

Damit ist aber die Bedeutung der Epiphyse für elementare psychische Funktionen noch nicht erschöpft: Wie die Epiphyse phylogenetisch mit dem 3. Auge der Bronchosaurier verwandt ist, und wie sie bei Amphibien jetzt noch unmittelbar lichtempfindlich ist, so ist sie beim Säuger mittelbar lichtempfindlich. (Die Lichtreize von der Retina aus gelangen über das Ganglion cervicale sup. durch den Sympathikus in die Epiphyse.) *Das Licht reguliert die hormonale Funktion der Epiphyse, indem es die Melatonin-Sekretion bremst.*

Die Epiphyse vermittelt im Zusammenhang mit ihrer Lichtempfindlichkeit den Tages-Nacht-Rhythmus vieler endokriner Organe und beeinflußt damit vielleicht auch den Tages-Nacht-Rhythmus in der psychischen Gestimmtheit. Unter Lichtmangel ist der Melatonin-Gehalt der Epiphyse um Mitternacht am höchsten. Der Rhythmus in der Melatonin-Bildung verschwindet sowohl bei Dauer-Dunkelheit wie bei Dauer-Belichtung. Serotonin (das bei der Lichtwirkung auf die Epiphyse eine Rolle spielt) zeigt einen umgekehrten Tagesrhythmus, der aber bei Dauer-Belichtung nicht verschwindet.

In einzelnen Fällen wurde beobachtet, daß die unphysiologische Applikation von Melatonin in gleichen Abständen 4mal in 24 Std denn auch die abendliche Stimmungs-Aufhellung bei Depressiven verhinderte.

Melatonin wurde von verschiedenen Autoren Gesunden, Parkinson- und Huntington-Kranken und Depressiven verabreicht — mit verschiedenen und gegensätzlichen Wirkungen auf die Gestimmtheit: In den einen Versuchen stellte sich *nach Melatonin-Verabreichung* Beruhigung, Zufriedenheit und Entspannung ein, — in anderen wurden Wallungen von Angst und Zorn angeregt, wurde der Schlaf vermindert und steigerten sich leichtere Depressionen zu depressiven Psychosen. In einem Falle wurde eine Schizophrenie verschlimmert. Es wird zu untersuchen sein, wie solche Gegensätze zu erklären sind: durch Unterschiede des Zustandes der Versuchspersonen?, durch andere Dosierung?, durch andere zeitliche Folge zwischen Applikation des Hormons und der Beobachtung seiner Wirkung?

Sollte die dysphorische Wirkung des Melatonins die vorherrschende sein, so ergäbe sich daraus eine Möglichkeit, die therapeutische Wirkung des Schlafentzuges auf Depressionen zu verstehen: Während des Schlafentzuges wird Melatonin vermindert ausgeschieden.

Zwischen Serotonin und Noradrenalin einerseits und dem Melatonin andererseits bestehen enge Wechselwirkungen. Soweit man Serotonin und Noradrenalin eine Rolle bei der Entwicklung vieler Psychosen zuschreiben will, ergeben sich deshalb auch Vermutungen über die Einschaltung der Epiphyse bei einer solchen Entwicklung. Sie sind aber noch unübersehbar und rein hypothetisch.

Die Melatonin-Synthese wird durch psychosomimetische und stimulierende Substanzen (z.B. Mescalin und Amphetamin) gefördert, durch neuroleptische Mittel hintangehalten. Auch daraus lassen sich Vermutungen über eine Bedeutung von Melatonin für die Erregung und die Dämpfung psychischer Aktivität ziehen.

Die englische *Literatur* und eigene Untersuchungen der Autoren zum Thema sind zusammengefaßt bei CARMAN et al. (1976), siehe auch LABHART (1971), S.67.

XVII. Psychoendokrinologisches Rätselraten rund um die Anorexia nervosa

Die Krankheit, die 1868 und 1873 von W. GULL und E.C. LASÈGUE Anorexia nervosa genannt wurde, ist schon 1669 von JOHN REYNOLDS als „Prodigious Abstinence" und 1694 von RICHARD MORTON als „Nervous Consumption" beschrieben worden (HUNTER u. MACALPINE, 1963). In allen drei Jahrhunderten seit den ersten Beschreibungen ist sie auf großes Interesse gestoßen. Die entsetzlichen Formen der Krankheit, die zu dauerndem Siechtum oder zum Tode führen, erschüttern alle tief, die ihnen begegnen, um so mehr, als man meinen könnte, es bedürfe „nur einer Willensanstrengung" um der Krankheit Herr zu werden.

Bei der Sammlung von Bausteinen zur endokrinologischen Psychologie darf sie nicht übergangen werden: Scheinbar gibt es alle Übergänge zwischen harmloser vorübergehender Gewichtsabnahme mit Amenorrhoe in der Pubertät und tödlichen Formen. Trügt dieser Schein nicht, so könnte man an den schweren Formen endokrinologische Vorgänge studieren, die schon innerhalb der Norm eine Rolle spielen. — Im Laufe des letzten Jahrhunderts haben psychologische und endokrinologische Hypothesen einander wiederholt abgelöst, so daß die Anorexia nervosa gewissermaßen ein Übungsfeld bei der Diskussion psychoendokrinologischer Probleme geworden ist.

Das Krankheitsbild ist allgemein bekannt und es braucht hier nicht auf dasselbe eingegangen werden: extreme Abmagerung und Amenorrhoe bei panischer Angst vor Gewichtszunahme und Abneigung gegen Fraulichkeit körperlicher und seelischer Art; Verweigerung genügender Nahrungsaufnahme, meist unterbrochen mit Anfällen von triebhaftem Heißhunger; forcierte Versuche, durch Abführ- und Brechmittel oder Körperübungen den Folgen der Kalorienzufuhr zu entgehen. Am häufigsten tritt die Krankheit in den Jahren vor, während und nach der Pubertät auf. Sie ist viel häufiger bei Mädchen als bei Knaben. Häufig sind die Patienten geistig beweglich, intellektuell gut entwickelt, aber charakterlich wenig gereift. Es gibt alle Übergänge zwischen ganz leichten, vorübergehenden Formen bis zur lebenslänglichen Krankheit oder Tod an Verhungern.

Bis zum Beginn unseres Jahrhunderts wurde die Krankheit in unbestimmter Art (ähnlich wie viele Psychosen) als „Gemütskrankheit" angesprochen, bei der Leidenschaften und krankhafte psychische Einstellungen die wesentliche Rolle spielten.

Die erste Wende kam, nachdem SIMMONDS (1914) die später nach ihm benannte Hypophysenkrankheit beschrieben und sie auf eine Zerstörung der Hypophyse zurückgeführt hatte. In der Folgezeit herrschte die irrtümliche Meinung vor, extreme Abmagerung gehöre zum Panhypopituitarismus. Da zudem niedriger Grundumsatz, Hypotonie, Veränderungen des Zuckerstoffwechsels und vor allem die Amenorrhoe dem Panhypopituitarismus und der Anorexia gemeinsam sind, wurde die Anorexia nervosa als Hypophysenerkrankung verstanden. Demgemäß wurde sie mit Hypophysenvorderlappen-Hormonen und Implantationen von Kalbshypophysen behandelt, einer Therapie, von der rückblickend festgestellt werden muß, daß sie mit den damaligen Mitteln endokrinologisch unwirksam war. Ihre gelegentlichen Erfolge sind heute als Suggestiv-Wirkungen oder Verwechslungen mit spontanen Heilungen zu beurteilen.

Die zweite Wende erfolgte, als SHEEHAN (1949) und andere erkannten, daß eine extreme Abmagerung gewöhnlich gar kein Symptom des Panhypopituitarismus ist (SHEEHAN, 1954). Damit war der Ansicht, die Anorexia nervosa sei eine Hypophysenerkrankung, der Boden entzogen worden. Rasch zeigte sich, daß die Unterscheidung zwischen Anorexie und Panhypopituitarismus leicht ist. Panhypopituitarismus führt langsam zu geistiger Stumpfheit, Apathie, Müdigkeit und Gleichgültigkeit, während die Anorexie-Patienten intellektuell und oft auch künstlerisch lebendig bleiben und sich mit verzehrenden Emotionen mit dem Problem des Essens auseinandersetzen. Bei der Anorexie fehlt die dem Panhypopituitarismus zukommende besondere Blässe und der fast völlige Verlust der Schamhaare. Außerdem können zahlreiche Labor-Untersuchungen zur Differentialdiagnose herangezogen werden. (Eosinophilie, Zeichen von Hypothyreose und Fehlen des Ansprechens auf den ACTH-Test bei den ersten Versuchen kommen nur dem Panhypopituitarismus zu.) Der Panhypopituitarismus beginnt gewöhnlich viel später als die Anorexie, oft im Anschluß an schwere Geburtsblutungen.

Mit dem Verblassen des Mythos von der Hypophysenerkrankung als Ursache der Anorexie war der Erforschung ihrer Psychodynamik der Weg erneut geöffnet; und in der Tat findet man rasch eine ergreifende innere Dynamik, wenn man Kranke mit Anorexie näher kennenlernt. Mit oft verborgenen, aber gewaltigen Emotionen kämpfen die Kranken beständig mit dem Hunger und der Hyperphagie. Sie empfinden fast wahnhafte Schuld- und Ekelgefühle beim Essen und bei der Gewichtszunahme und haben Angst, „nicht mehr sie selbst zu sein", wenn das Gewicht steigt. Zusammenhänge zwischen der Ablehnung der Nahrung mit der Ablehnung von „Materiellem", „Fleischlichem", „Fraulichem" und dem Erwachsen-Werden sind meist offensichtlich. Das Wachstum der Brüste wird unangenehm empfunden. Die Menstruation ist den Kranken widerwärtig. Wie HILDE BRUCH (1970) anschaulich nachwies, besteht aber ganz allgemein eine Unsicherheit in der Bewertung der eigenen Körperlichkeit und der körpernahen Triebe (MEYER, 1961, 1971). — Zusammenhänge mit der Lebensgeschichte sind meist leicht aufzudecken: Oft wird eine starke Bindung an die Mutter ambivalent verarbeitet, wobei die Nahrungsverweigerung die Mutter gleichzeitig quält, wie sie die Patientin und die Mutter erneut aneinander bindet. Oft lebt der Vater emotionell distanziert von der Familie oder ist der Mutter sogar untreu geworden und der Widerstand gegen Essen und Reif-Werden kann ein Mittel bedeuten, um ihn wieder an die Familie zu binden.

So ergreifend man fast in jedem Falle die lebensgeschichtliche Entwicklung zur Anorexie erfassen und beschreiben kann, so haben solche Bemühungen die Problematik der Anorexie doch nicht enträtselt. Vor allem hat sie zu keiner befriedigenden Therapie geführt. Gewiß sind psychotherapeutische Bemühungen mit den verschiedensten Techniken manchmal erfolgreich — aber sehr oft auch nicht. Auch heute kommen selbst die geschicktesten Psychotherapeuten oft nicht um sehr harte Maßnahmen herum, um ihre Kranken vor dem Hungertod zu erretten: Ernährung im Isolierzimmer eines Spitals mit der Magensonde, Lösung der Isolierung schrittweise auf Wohlverhalten hin (d.h. nach freiwilliger Nahrungsaufnahme). Die nachfolgende Psychotherapie verhindert in den schwersten Fällen Rückfälle nicht. — Und vor allem:

Die Entsetzlichkeit der Krankheit und die unerhörte Grausamkeit, mit der die inneren Kämpfe um Nahrungsaufnahme ausgefochten werden, steht kaum in einem einfühlbaren Verhältnis zur relativen Geringfügigkeit und Banalität der psychotraumatischen Einflüsse.

In einer *dritten Wende* der vorherrschenden Forschungsrichtung wurde im Zusammenhang mit diesen Enttäuschungen das Interesse wieder stark auf die endokrinologische Forschung gerichtet und zwar mit immer mehr verfeinerten Methoden: Erneut zeigte sich vorerst, daß die Steuerung der Nebennierenrinde durch die Hypophyse und die Nebennierenrindenfunktion nicht wesentlich geschädigt sind, ebensowenig wie die Steuerung der Schilddrüse durch die Hypophyse und die Schilddrüsenfunktion. Ein alter Befund liegt weiter darin, daß die Oestrogenausscheidung mangelhaft erfolgt. Die Gonadotropin-Ausschwemmung (kaum die Bildung) ist stark verringert. Mit der älteren Technik waren die Gonadotropine im Plasma und Urin gar nicht nachweisbar (BLISS u. MIGEON, 1957; MARKS u. BANNISTER, 1963; RUSSELL et al., 1965; BELL et al., 1966; BEUMONT et al., 1972; WARREN u. VAN DE WIELE, 1973; HALMI u. SHERMAN, 1975; und zahlreiche andere). Bei emotionell bedingter Amenorrhoe anderer Art wurde vor allem eine Verminderung des Luteotropins (Luteinizing hormone) gefunden (KLINEFELTER et al., 1943). Der Prolactin-Gehalt im Blutserum ist meist normal.

Bei jungen Männern mit Anorexia nervosa sind erst wenige endokrinologische Befunde erhoben worden. Sie können mit denjenigen bei jungen Frauen in Parallele gesetzt werden: Die Ausscheidung der Gonadotropine ist auch bei Männern erniedrigt, und entsprechend der erniedrigten Ausscheidung von Oestrogenen bei Frauen, ist bei Männern die Ausscheidung von Testosteron erniedrigt (BEUMONT et al., 1972).

Die bisher erwähnten endokrinologischen Befunde, Verminderung der Gonadotropine und Sexualhormone bei intakter Hypophyse, lassen sich sowohl mit der Kachexie wie mit der emotionellen Spannung der Kranken in Zusammenhang bringen. Aufgrund neuer Untersuchungen ist es aber fraglich, ob sie einzig durch Kachexie und emotionelle Spannung bedingt werden. Vielleicht handelt es sich um selbständige Störungen der Funktion des Hypothalamus:

Von den neueren Untersuchungsergebnissen sind besonders zwei der Beachtung wert:

1. Bei früheren Kranken, deren Anorexie-Kachexie bereits zurückgegangen ist, fehlt die Normalisierung der LH(luteinizing hormone, Luteotropin)-Ausschüttung.

2. Die Schwankungen in der Ausschwemmung von LH während 24 Std sind bei Kranken mit Anorexia nervosa nicht vom Typus, der ihrem Alter entspricht, vielmehr vom Typus, der einem jüngeren Alter entspricht.

Die Vermutung liegt nahe, daß beide Befunde auf eine Störung im Hypothalamus zurückzuführen sind. Freilich sind sie erst bei wenigen Kranken erhoben worden. Zahlreichere Untersuchungen sind nötig.

Einige Einzelheiten zu den genannten Untersuchungsbefunden:

zu 1: Fehlende Steigerung des LH im Serum und Urin in der Zyklusmitte fand sich noch bei den Patientinnen, deren Gewicht bereits normalisiert war. Dieser Gipfel fehlt natürlich auch bei vielen Formen von anovulatorischer Sterilität. Bei diesen andern aber ist Clomid (Clomiphen) ein erfolgreiches Heilmittel und stellt die zur Ovulation führende Vermehrung der LH-Ausscheidung häufig wieder her. (Clomid ist chemisch ein oestrogen-ähnlicher Stoff, der aber die Oestrogenwirkung auf den Hypothalamus hemmt.) Im Gegensatz zu vielen Behandlungserfolgen bei Sterilität stellt Clomid bei Frauen mit gebesserter Anorexie den LH-Gipfel in der Zyklusmitte ungenügend her. Daraus ergibt sich die Vermutung auf eine hypothalamische Funktionsstörung. An der Hypophyse kann die Störung nicht liegen, denn sie spricht auf hypothalamische Gonadotropin-releasing-hormone an (Russell u. Bearwood, 1965; Bell et al., 1966; Russell et al., 1970; Marshall u. Fraser, 1971; Wiegelmann u. Solbach, 1972; und mehrere andere).

zu 2: Wie Messungen von LH im Blutplasma ergaben, die alle 20 min vorgenommen wurden, wird LH nicht regelmäßig, sondern in einzelnen Stößen ins Blut geschwemmt. Bei unreifen Mädchen erfolgt eine mengenmäßig geringe, ruckweise Ausscheidung unregelmäßiger Art gleichermaßen am Tage und in der Nacht. Mit Beginn der Pubertät steigert sich die Ausscheidung quantitativ, aber zuerst nur in der Nacht. Im erwachsenen Alter verschwindet der Unterschied in der Tag-Nacht-Ausschwemmung, und mengenmäßig hat die Ausschwemmung weiter zugenommen. Bei den von Katz et al. (1976) untersuchten 10 Anorexie-Patientinnen entsprach das Ausschwemmungsmuster nicht dem wirklichen Alter, sondern einem jugendlicheren Alter. Während der Besserung der Anorexie näherte sich auch das Ausschwemmungsmuster der altersentsprechenden Norm. — Sind solche Veränderungen für Amenorrhoe bei Anorexia nervosa charakteristisch? Oder sind sie auch anderen Amenorrhoen eigen? Die Frage ist noch nicht endgültig beantwortet. Bei Amenorrhoe im Gefolge von Turner-Syndrom, von Stein-Leventhal-Syndrom und von Chiari-Frommel-Syndrom und in einem Fall von Amenorrhoe und Kachexie bei einer Schizophrenen wurden sie nicht beobachtet (Literaturverzeichnis zu diesen Befunden bei Katz et al., 1976).

Es ist denkbar, daß diese Befunde eng mit der Kachexie der Kranken zusammenhängen und nichts für die Kachexie bei Anorexia nervosa Spezifisches an sich haben. Einige Hinweise sprechen eher gegen die Annahme, die endokrinologischen Befunde seien nur allgemeine Kachexiefolge: Die Amenorrhoe beginnt oft lange vor einer Kachexie und das Fehlen des LH-Gipfels in der Zyklusmitte kann sie überdauern.

Heute sind viele Autoren geneigt, aus den beschriebenen Befunden auf die entscheidende Bedeutung des Hypothalamus für die Genese der Anorexie zu schließen. Die Veränderungen der LH-Ausschwemmung bei intakter Hypophyse sprechen ja in diesem Sinne. Da man eine „innere Uhr" eher zerebralen Funktions-Systemen als der Hypophyse zuzuschreiben bereit ist, weist auch die Besonderheit des Tages-Nacht-Rhythmus der LS-Ausscheidung auf den Hypothalamus hin. Man kann von einer *vierten Wende* der Forschungsrichtung sprechen, einer Interessen-Konzentration auf den Hypothalamus.

Was aber heißt das? Vielleicht heißt es nur eine Wiederkehr der rein psychologischen Entstehungstheorien. Denn der Hypothalamus funktioniert ja nicht selbständig, sondern auch als „Befehlsempfänger" aus emotionellen (und anderen) Vorgängen. In der Tat werden denn auch die rein psychogenen Amenorrhoen nach Schreck oder bei Heimweh in der Endokrinologie unter den „hypothalamischen" Amenorrhoen besprochen.

Heute aber gehen vielerlei Vermutungen dahin, *bei der Anorexia nervosa könnte eine mehr oder weniger selbständige strukturelle oder funktionelle hypothalamische Störung eine wesentliche Rolle spielen.* Der Ball gelangt damit an die Neurologen und Neuropathologen. Letztere werden das Problem schwerlich lösen, nur schon deshalb, weil Sektionen von Anorexia nervosa-Patienten nur ausnahmsweise durchgeführt werden können. (Man läßt die Kranken ja nicht im Spital verhungern, sie verhungern, nachdem sie sich aus dem Spital geflüchtet haben.) Es ist noch keine genauere Hirnuntersuchung bei Anorexie bekannt geworden.

Zwei ganz verschiedene Beobachtungsreihen, eine alte und eine neue, überraschende, machen nun aber doch die hypothalamische Entstehungs-Hypothese der Diskussion wert:

Viele alte Kliniker hatten den vagen Eindruck, von der Krankheit würden „hypophysär Geschädigte" am häufigsten betroffen, Mädchen mit Hypogenitalismus, mit Pubertas tarda, mit körperlichen Mangelentwicklungen. Solche Eindrücke sind aber nie genauer untersucht und nie bestätigt worden und es ist mehr als zweifelhaft, ob die beobachteten Besonderheiten mit der Hypophyse etwas zu tun haben.

Wichtiger ist aber, daß bei Anorexia nervosa mit Anfällen von Heißhunger *im Elektroenzephalogramm epileptiforme Entladungen lokalisierter Art gefunden wurden,* und zwar ist die Lokalisation derart, daß die primäre Störung im Diencephalon oder Hypothalamus und in der Nähe des Sättigungs-Zentrums liegen könnte (GREEN u. RAU, 1974; RAU u. GREEN, 1975). Auch in meinem Erfahrungsgut findet sich eine Patientin mit derartigem krankhaftem EEG-Befund. Er ist aber nicht bei allen Anorexie-Kranken zu erheben.

GREEN und RAU *behandelten* 10 Patienten mit Heißhungeranfällen und verändertem Elektroenzephalogramm antiepileptisch mit Diphenylhoydantoin. In neun Fällen hatte die Behandlung guten Erfolg (nicht in meinen Fällen). Die Bedeutung dieser Behandlung bedarf weiterer Prüfung[15].

Wäre es richtig, daß die gestörte Ausschüttung von Luteotropin releasing Hormone bei der Genese der Krankheit eine wichtige Rolle spielte, so käme eine Behandlung mit diesem Hormon in Frage.

Ist schon der Hypothalamus in der Ursachenforschung der Anorexie zu berücksichtigen, weil hypothalamisch geleitete Veränderungen der Hypophysenfunktion und abnorme elektrische Aktivität dies nahelegen, so ist im gleichen Zusammenhang noch an etwas anderes zu erinnern: Appetit-Zentren, Zentren für den Menstruations-Zyklus und Erotisierungs-Zentren liegen im Hypothalamus eng beieinander, so eng, daß z.B. bei stereotaktischen Operationen, die auf Elektrokoagulationen im Erotisierungszentrum der Ventromedialkerne zielen, nicht nur die Psychosexualität geschwächt wird, sondern als unerwünschte

---

[15] Während der Drucklegung erscheint eine Untersuchung an 19 Patientinnen mit Heißhungeranfällen (nur eine von ihnen war anorektisch). Nur bei 6 Patientinnen war die Wirkung von Phenytoin sehr deutlich und bei 5 fehlte sie ganz. Elektroenzephalographische leichte Befunde bestanden nur bei 7 der Patientinnen. Eine Korrelation zwischen EEG-Befund und Phenytoin-Erfolg fehlte (WERMUTH et al., 1977).

Nebenerscheinungen Appetitsteigerungen aufgetreten sind. Es lag bisher nahe, die Abneigung der Kranken sowohl gegen Nahrung wie gegen Erotik unter gemeinsamem Übertitel zu betrachten, der Abneigung des Materiellen, Körperlichen, Fleischlichen, des Weiblichen. Heute ist daran zu denken, daß die enge örtliche Beziehung zwischen hypothalamischen Zentren, die die Erotik regeln, mit solchen, die die Nahrungsbedürfnisse regeln, für die gemeinsame Ablehnung von Hunger und Erotik eine ursächliche Bedeutung haben könnte.

Zusammenfassend ist das Interesse in der Anorexie-Forschung von einer einfachen psychologischen zu einer einfachen (und falschen) endokrinologischen Erklärungsmöglichkeit übergegangen, dann zu einer modernen dynamischen psychologischen Betrachtung zurück und wieder zurück zu einer endokrinologischen Betrachtung. Und heute spricht einiges dafür, daß *neurologische* Untersuchungen weiterführen könnten. Furchtbar bedrückend ist es, daß allen diesen Untersuchungen zum Trotz noch keine Therapie gefunden wurde, die für alle Kranken Nutzen brächte. Immerhin ergeben sich aus den bisherigen Untersuchungen doch einige Winke, was therapeutisch versucht werden kann, und Denkanstöße zur Weiterentwicklung der Lehre über biologische Hintergründe psychischen Lebens.

Reiche Literaturübersichten z.B. bei BLISS u. BRANCH (1960), THOMA (1961), MEYER (1961), FREY u. HAUSER (1970), MEYER (1971), BOYAR et al. (1974), HELLMAN et al. (1974) und über die neuen endokrinologischen Befunde bei KATZ et al. (1976) und GARFINKEL et al. (1975).

Literatur

Achté, K.: Menopause from the psychiatrist's point of view. Acta obstet. gynec. scand. Suppl. **1**, 49 (1972)
Ader, R., de Wied, D.: Effects of lysine vasopressin on passive avoidance learning. Psychol. Sci. **29**, 46–48 (1972)
Anastasi, A.: Sex differences in differential psychology, 3rd edition. New York: MacMillan 1965
Angst, J.: Familienuntersuchung zur Frage des Zusammenhangs zwischen Diabetes insipidus und Persönlichkeitsstörung. Diss. Zürich 1953
Antin, J., Gibbs, J., Smith, G.P.: Intestinal satiety requires pregastric food stimulation. Physiol. Behav. **18**, 421–425 (1977)
Argenta, G., Calvesi, A., de Minicis, C.: Cotributo al profilo psicologico e psicopatologico dell'ipogonadismo maschile. Rev. Neurobiol. **12**, 43–66 (1971)
Aron, C.: Neuroendocrine feedbacks. In: Pioneers in Neuroendocrinology (J. Meites, B.T. Donovan, S.M. McCann, Eds.). New York: Plenum Press 1975, pp. 1–14
Bäckström, T., Mattson, B.: Correlations of symptoms in premenstrual tension to oestrogen and progesterone concentrations in blood plasma. Neuropsychobiology **1**, 80–86 (1975)
Bär, H.: Maskulin stigmatisierte schizophrene Frauen unter Einfluß von Sexual- und Hypophysenvorderlappenhormonen. Arch. Psychiat. Nervenkr. **180**, 390–397 (1948)
Baker, S.W., Ehrhardt, A.A.: Prenatal androgen, intelligence and cognitive sex differences. In: Sex differences in behavior (R.C. Friedman, R.M. Richart, R.L. van de Wiele, Eds.). New York: Wiley 1974, p. 53
Bardwick, J.M.: Psychology of women. New York: Harper and Row 1971
Bardwick, J.M.: Psychological correlates of the menstrual cycle and oral contraceptive medication. In: Hormones, behavior and psychopathology (E.J. Sachar, Ed.). New York: Raven Press 1976, pp. 95–103
Bargmann, W.: Das Zwischenhirn-Hypophysen-System. Berlin: Springer 1954
Bell, E.T., Harkness, R.A., Loraine, J.A., Russell, C.F.M.: Hormone essay studies in patients with anorexia nervosa. Acta endocr. **51**, 140–148 (1966)

Benedek, Th., Rubinstein, B.B.: The correlation between ovarian activity and psychodynamic processes. Psychosomat. Med. **1**, 244 and 461 (1939)
Benkert, O., Lücke, H.K.: Wirkung von Thyreotropin Releasing Hormon im Vergleich zu Placebo bei mit Imipramin behandelten depressiven Patienten. Arzneimittel-Forsch. **26**, 1162–1164 (1976)
Beumont, P.J.V., Beardwood, C.J., Russell, G.F.M.: The occurrence of the syndrome of anorexia nervosa in male subjects. Psychol. Med. **2**, 216–231 (1972)
Beumont, P.J.V., Carr, P.J., Gelder, M.G.: Plasma levels of luteinizing hormone and of immunoactive oestrogens (oestradiol) in anorexia nervosa. Psychol. Med. **3**, 495–501 (1973)
Beumont, P.J.V., Richards, D.H., Gelder, M.G.: A study of minor psychiatric and physical symptoms during the menstrual cycle. Brit. J. Psychiat. **126**, 431–434 (1975)
Birk, L., Williams, G.H., Chasin, M., Rose, L.I.: Serum testosterone levels in homosexual men. New Engl. J. Med. **289**, 1236–1238 (1973)
Blättler, J.K., Blättler, W., Hauser, G.A.: Verträglichkeit von Ovulationshemmern. Bern-Stuttgart-Wien: Huber 1976
Bleuler, M.: Die spätschizophrenen Krankheitsbilder. Fortschr. Neurol. Psychiat. **15**, 259 (1943)
Bleuler, M.: Endokrinologische Psychiatrie. Stuttgart: Thieme 1954
Bleuler, M.: Endokrinologische Psychiatrie. In: Psychiatrie der Gegenwart (H.W. Gruhle, R. Jung, W. Mayer-Gross, M. Müller, Hrsg.), Bd. I/1B, S. 160–252. Berlin-Heidelberg-New York: Springer 1964
Blickenstorfer, E.: Mutterinstinkte bei einem Manne mit krankhafter Bildung von laktotropem Hypophysenhormon. Arch. Psychiat. Nervenkr. **182**, 536 (1949)
Blickenstorfer, E., Isler, P., Marti, M., Hedinger, Ch.: Vermütterlichung eines erwachsenen Mannes mit Chrionepitheliom. Dtsch. Arch. klin. Med. **199**, 462–480 (1952)
Bliss, E.L., Branch, C.H.H.: Anorexia nervosa. New York: Hoeber 1960
Bliss, E.L., Migeon, C.J.: Endocrinology of anorexia nervosa. J. clin. Endocr. **17**, 766–776 (1957)
Bohus, B., Gispen, W.H., de Wied, D.: Effect of lysine vasopressin and ACTH 4–10 on conditioned avoidance behavior of hypophysectomized rats. Neuroendocrinology **11**, 137–143 (1973)
Bohus, B., van Wimersma, G., de Wied, D.: Behavioral and endocrine responses of rats with hereditary diabetes insipidus. Physiol. Behav. **14**, 1609–1615 (1975)
Bolshakova, T.D.: Certain aspects of catecholamine metabolism in man under stress. In: Catecholamines and stress (E. Usdin, R. Kvetnansky, I.J. Kopin, Eds.). Oxford: Pergamon Press 1976
Bonhoeffer, K.: Die Psychosen im Gefolge von akuten Infektionen, Allgemeinerkrankungen und inneren Erkrankungen. In: Handbuch der Psychiatrie (G. Aschaffenburg, Hrsg.). Leipzig-Wien: Deuticke 1912
Bosia, G.: Zur Frage der Beziehungen zwischen dyskrinem und schizophrenem Krankheitsgeschehen: Eine maskuline schizophrene Frau und ihre Verwandtschaft. Arch. Klaus-Stift. Vererb.-Forsch. **25**, 269–308 (1950)
Boyar, R.M., Katz, J., Finkelstein, J.W., Kapen, S., Weiner, H., Weitzmann, E.D., Hellmann, L.: Anorexia nervosa-immaturity of the 24-hour luteinizing hormone secretory pattern. New Engl. J. Med. **291**, 862–865 (1974)
Breese, G.R., Cooper, B.R., Prange, A.J., Jr., Cott, J.M., Lipton, M.A.: Interaction of thyrotropin-releasing-hormone with centrally acting drugs. In: The thyroid axis, drugs and behavior (A.J. Prange, Jr., Ed.). New York: Raven Press 1974, pp. 115–127
Breese, G.R., Cott, J.M., Cooper, B.R., Prange, A.J., Jr., Wilson, I.C., Lipton, M.A., Plotnikoff, N.P.: Effects of thyrotropin releasing hormone (TRH) on the actions of pentobarbital and other centrally acting drugs. J. Pharmacol. Exp. Ther. (in press), 1975
Brodie, H.K.G., Gartrell, N., Doering, C., Rhue, T.: Plasma testosterone levels in heterosexual and homosexual men. Amer. J. Psychiat. **131**, 82–83 (1974)
Brown, W., Shereshefsky, P.: Seven women: A prospektive study of postpartum psychiatric disorders. Psychiatry **35**, 139–159 (1972)
Bruce, H.: Smell as an exteroceptive factor. Proceedings of the 7th Biennial Symp. Animal Reprod. Michigan State University 1965. J. Animal. Sci. Suppl. **25**, 83 (1966)
Bruch, H.: Changing approaches to anorexia nervosa. Int. Psychiat. Clin. **7**, No. 1 (1970)
Brunn, R., W.L., von: Infantil stigmatisierte Schizophrene. Arch. Psychiat. Nervenkr. **189**, 324–340 (1952)
Cannon, W.B.: Bodily changes in pain, hunger, fear and rage. New York: Appleton 1915
Caresano, G.: Progestin-estrogen treatment in menopause. G. Geront. **20**, 1021–1024 (1972)

Carman, S.J., Post, R.M., Buswell, R., Goodwin, F.K.: Negative effects of melatonin on depression. Amer. J. Psychiat. **133**, 1181–1186 (1976)

Carroll, B.J.: The hypothalamic-pituitary-adrenal axis in depression. In: Depressive illness, nome research studies (B. Davies, B.J. Carroll, R.M. Movbray, Eds.). Springfield: Charles C. Thomas 1972, pp. 23–201

Carroll, B.J., Curtis, G.C., Mendels, J.: Cerebrospinal fluid and plasma free cortisol concentrations in depression. Psychol. Med. **6**, 235–244 (1976)

Ceccarelli, G.: Disturbi psichici durante trattamento terapeutico con ormone adrenocorticotropo (ACTH). Neuropsichiatria **12**, 343–364 (1956)

Chazot, G., Chalumeau, A., Aimard, G., Moruex, R., Garde, A., Schott, B., Girard, P.F.: Thyrotropin releasing hormone and depressive states: from agroagonines to TRH. Lyon med. **231**, 831–836 (1974)

Condrau, G.: Psychosomatik der Frauenheilkunde. Bern-Stuttgart: Huber 1965

Coppen, A., Milne, H.B., Outram, D.H., Weber, J.C.B.: Dytide, norethisterone and a placebo in the premenstrual syndrome. Clinical Trials J. **6**, 33–46 (1969)

Coppen, A., Montgomery, S., Peet, M., Bailey, I., Marks, V., Woods, P.: Thyrotropin-releasing hormone in the treatment of depression. Lancet **1974/II**, 433–440

Coppen, A., Whybrow, P.C., Noguera, R., Maggs, R., Prange, A.J., Jr.: The comparative antidepressant value of L-tryptophan and imipramine with and without attempted potentiation by liothyronine. Arch. gen. Psychiat. **26**, 234–241 (1972)

Cullberg, J.: Mood changes and menstrual symptoms with different gestagen-estrogen combinations. Acta psychiat. scand. Suppl. 236. Copenhagen: Munksgaard 1972

Cullberg, J.: Psychosomatic aspects of oral contraception. Ann. méd.-psychol. **2**, 128–133 (1974)

Dalton, K.: Prenatal progesterone and educational attainments. Brit. J. Psychiat. **129**, 438–442 (1976)

Daly, K.J., Kane, F.J., Ewing, J.A.: Psychosis associated with the use of a sequential oral contraceptive. Lancet **1967/II**, 444–445

Dantchakoff, V.: Rôle des hormones dans les maifestations des instincs sexuels. C.R. Acad. Sci. (Paris) **206**, 945 (1938)

Deniker, P., Ginestet, D., Lôo, H., Zarifian, E., Cottereau, M.-J.: Etude préliminaire de l'action de la thyreostimuline hypothalamique (thyrotropine releasing hormone ou T.R.H.) dans les états dépressifs. Ann. med. Psychol. **132**, 249–255 (1974)

Dieckmann, G., Hassler, R.: Unilateral hypothalamotomy in sexual delinquents. Confin. neurol. **37**, 177–186 (1975)

Dieckmann, G., Hassler, R., Horn, H.-J., Schneider, H., Schneider, B.: Die Behandlung sexueller Gewalttäter. Sexualmedizin **4**, 545–551 (1975)

Diethelm, O., Reilly, J.R.: Biochemical changes in plasma components in relation to emotions. Schweiz. Arch. Neurol. Psychiat. **91**, 239–244 (1963)

Dimitrikoudi, M., Hanson-Norty, E., Jenner, F.A.: TRH in psychoses. Lancet **1974/I**, 456

Dörner, G.: Sexualhormonabhängige Gehirndifferenzierung und Sexualität. Wien-New York: Springer 1972

Dörner, G., Stahl, F., Götz, F., Rössner, P., Halle, H.: Der Einfluß des fötalen Geschlechtes auf den Androgengehalt im Frühschwangerenharn. Endokrinologie **58**, 264 (1961)

Doerr, P., Kockott, G., Vogt, H.J., Pirke, K.M., Dittmar, F.: Plasma testosterone, estradiol, and semen analysis in male homosexuals. Arch. gen. Psychiat. **29**, 829–833 (1973)

Dougherty, T.F.: Effect of hormones on lymphatic tissue. Physiol. Rev. **32**, 379–401 (1972)

Drayson, A.M.: TRH in cyclical psychoses. Lancet **1974/I**, 312

Earle, B.V.: Thyroid hormone and tricyclic antidepressants in resistant depressions. Amer. J. Psychiat. **126**, 1667–1669 (1970)

Eaton, G.G., Goy, R.W., Phoenix, C.H.: Effects of testosteron treatment in adulthood on sexual behavior of female pseudohermaphroditic rhesus monkeys. Nature New Biol. **242**, 119–120 (1973)

Ehrensing, R.H., Kastin, A.J., Schalch, D.S., Friesen, H.G., Vargas, J.R., Schally, A.V.: Affective state and thyrotropine and prolactine responses after repeated injections of thyrotropin-releasing hormone in depressed patients. Amer. J. Psychiat. **131**, 714–718 (1974)

Ehrhardt, A.A.: Prenatal hormonal exposure and psychosexual differenciation. In: Topics in psychoendocrinology, seminars in psychiatry (E.J. Sachar, Ed.). New York-San Francisco-London: Grune and Stratton 1976

Eisenfeld, A.J.: Interaction of estrogenes, progestational agents, and androgens with brain and pituitary and their role in the control of ovulation. In: Perspectives in neuropharmacology (Snyder, Salomon, H., Ed.). New York: Oxford University Press 1972

Elmadjian, F.J., Hope, J., Lamson, E.T.: Excretion of epinephrine and norepinephrine in various emotional states. J. clin. Endocr. **17**, 608–620 (1957)

Ettigi, P.G., Brown, G.M.: Psychoneuroendocrinology of affective disorders: An overview. Amer. J. Psychiat. **134**, 493–501 (1977)

Euler, U.S., von, Lundberg, U.: Effect of flying on the epinephrine excretion in air force personal. J. appl. Physiol. **6**, 551–555 (1954)

Evans, L.E.J., Hunter, P., Hall, R., Johnston, M., Roy, V.M.: A double-blind trial of intravenous thyrotropin-releasing hormone in the treatment of reactive depression. Brit. J. Psychiat. **127**, 227–230 (1975)

Fleisch, A.O.: Die Persönlichkeit Akromegaloider. Schweiz. med. Wschr. **82**, 230–237 (1952)

Forest, G., Maguelone de Perretti, E., Bertrand, J.: Hypothalamic-pituitary-goadal relationships in man from birth to puberty. Clin. Endocr. **5**, 551–569 (1976)

Frank, R.T.: The hormonal cause of premenstrual tension. Arch. Neurol. Psychiat. (Chic.) **26**, 1053 (1931)

Frankenhäuser, M.: Experimental approaches to the study of human behaviour as related to neuroendocrine functions. In: Society, stress and disease (L. Levi, Ed.). London: Oxford University Press 1971

Frankenhäuser, M.: Experimental approaches to the study of catecholamines and emotions. In: Emotions, their parameters and measurement (L. Levi, Ed.). New York: Raven Press 1975

Frankenhäuser, M., Jarpe, G.: Psychophysiological changes during infusion of adrenaline in various doses. Psychopharmacologica **4**, 424–432 (1963)

Frankenhäuser, M., Rissler, A.: Effects of punishment on catecholamine release and efficiency of performance. Psychopharmacologica **17**, 378–390 (1970)

Frankl von Hochwart, L.: Über den Einfluß der inneren Sekretion auf die Psyche. Med. Klin. **8**, 1953–1957 (1912)

Freud, S.: zitiert bei Ophuijsen, J.H.W., van: A new phase in clinical psychiatry. Part I and introduction. Endocrinologic orientation to psychiatric disorders. J. clin. exp. Psychopath. **12/1**, 1 (1951)

Frey, M., Hauser, G.A.: Die Pubertätsmagersucht. Bern-Stuttgart-Wien: Hans Huber 1970

Friedhoff, A.J. (Ed.): Catecholamines and behavior, Vol. I Basic neurobiology, Vol. II Neuropharmacology. New York-London: Plenum Press 1975

Friedmann, R.C., Dyrenfurth, J., Linkie, D., Tendler, R., Fleiss, J.L.: Hormones and sexual orientation in men. Amer. J. Psychiat. **134**, 571–572 (1977)

Furlong, F.W., Brown, G.M., Beaching, M.: Thyrotropin-releasing hormone: Differential antidepressant and endocrinological effects. Amer. J. Psychiat. **133**, 1187–1190 (1976)

Gaddum, J.H., Holzbauer, M.: Adrenaline and noradrenaline. Vitamines and Hormones **15**, 151–203 (1957)

Garai, J.E., Scheinfeld, A.: Sex differences in mental and behavioral traits. Gen. et Psychol. Monogr. **77**, 169–299 (1968)

Garfinkel, P.E., Brown, G.M., Stancer, H.C., Moldofsky, H.: Hypothalamic-pituitary function in anorexia nervosa. Arch. gen. Psychiat. **32**, 739–744 (1975)

Garrud, P., Gray, J.A., de Wied, D.: Pituitary adrenal hormones and extinction of rewarded behavior in the rat. Physiol. Behav. **12**, 109–119 (1974)

Gold, Ph.W., Goodwin, F.K., Wehr, Th., Rebar, R.: Pituitary thyrotropin response to thyrotropin-releasing hormone in affective illness: Relationship to spinal fluid amine metabolites. Amer. J. Psychiat. **134**, 1028–1031 (1977)

Goldzieher, J.W., Moses, L.E., Averkin, E., Scheel, C., Taber, B.C.: A placebo-controlled double blind cross-over investigation of the side effects attributed to oral contraceptives. Fertil. and Steril. **22**, 609–623 (1971)

Goodman, J.: The behavior of hypersexual delinquent girls. Amer. J. Psychiat. **133**, 662–669 (1976)

Goy, R.W.: Organizing effects of androgen on the behavior of rhesus monkeys. In: Endocrinology and human behavior (R.P. Michael, Ed.). London: Oxford University Press 1968, p. 12

Goy, R.W.: Early hormonal influence on the development of sexual and sex-related behavior. In:

Neuroscience: A study program (G.C. Quarlon, T. Melnechuk, F.O. Schmitt, Eds.). New York: Rockefeller University Press 1970, pp. 196–207

Grandjean, Ph.: Ovulationshemmer und Nervensystem. Ther. Umsch. **27**, 369–373 (1970)

Grant, E.C.G., Pryse-Davies, J.: Effect of oral contraceptives on depressive mood changes on endometrial monoamine oxydase and phosphatases. Brit. med. J. **3**, 777–780 (1968)

Green, R.S., Rau, J.H.: Treatment of compulsive eating disorders with anticonvulsant medication. Amer. J. Psychiat. **131**, 428 (1974)

Griffiths, P.D., Merry, J., Browning, M., Eisinger, A.J., Huntsman, R.G., Lord, J., Polani, P.E., Tanner, J.M., Whitehouse, R.H.: Homosexual women: An endocrine and psychosexual study. J. Endocr. **63**, 549–556 (1974)

Grounds, D., Davies, B., Mowbray, R.: The contraceptive pill, side effects and personality: Report of a controlled double blind trial. Brit. J. Psychiat. **116**, 169–172 (1970)

Gschwend, J.: Die Ovulationshemmer aus neurologischer Sicht. Schweiz. med. Wschr. **106**, 644–647 (1976)

Hallström, T.: Mental disorder and sexuality in the climacteric. Stockholm: Akademiförlaget 1973

Halmi, K.A., Sherman, B.M.: Gonadotropin response to LH-RH in anorexia nervosa. Arch. gen. Psychiat. **32**, 875–878 (1975)

Hamburg, D.A.: Some issues in research on human behavior and adrenocortical function. Psychosom. Med. **21**, 387 (1959)

Hamburg, D.A., Moos, R.H., Yalom, I.D.: Studies of distress in the menstrual cycle and the postpartum period. In: Endocrinology and human behaviour (R. Michael, Ed.). London: Oxford University Press 1968, pp. 94–116

Harris, G.W.: Neurol control of the pituitary gland. London: Arnold 1955

Harris, G.W.: Sex hormones, brain development and brain function. Endocrinology **75**, 627 (1964)

Harris, G.W., Donovan, B.T.: The pituitary gland. London: Butterworths 1966

Hatotani, N., Tsujimura, R., Nishikubo, M., Yamaguchi, T., Endo, M., Endo, J.: Endocrinological studies of depressive states with special reference to hypothalamo-pituitary function. In: First World Congress of Biological Psychiatry, Sept. 24–28, Buenos Aires, Abstr. 101, 1974

Hauswirth, R., Battegay, R., Mall, M., Pfund, Th.: Psychische Verarbeitung der Sterilisation bei Frauen unter Langzeiteinnahme von Ovulationshemmern im Rahmen der Familienplanung, vergleichend katamnestische Untersuchungen. Praxis **64**, 526–532 (1975)

Hellman, L.: Anorexia nervosa: Immaturity of the circadian secretory program for plasma luteinizing hormone. Presented at the Annual Meeting of the American Psychosomatic Society, March 1974

Herrmann, W.M., Beach, R.C.: Psychotropic effects of androgenes: A review of clinical observations and new human experiment findings. Pharmacopsych. **9**, 205–219 (1976)

Herzberg, B., Coppen, A.: Changes in psychological. Symptoms in women taking oral contraceptives. Brit. J. Psychiat. **116**, 161–164 (1970)

Herzberg, B., Drager, K.C., Johnson, A.L., Nicol, G.C.: Oral contraceptives, depression and libido. Brit. med. J. **6**, 495–500 (1971)

Hohlweg, W.: Veränderungen des Hypophysenvorderlappens und des Ovariums nach Behandlung mit großen Dosen von Follikelhormon. Klin. Wschr. **13**, 92 (1934)

Hohlweg, W., Junkmann, K.: Die hormonal-nervöse Regulierung des Hypophysenvorderlappens und der Keimdrüsen. Klin. Wschr. **11**, 321 (1932)

Hunter, R., MacAlpine, I.: Three hundred years of psychiatry 1535–1860. New York: Oxford University Press 1963

Hussain, M.Z., Murphy, J.: Psychosis induced by oral contraception. Can. Med. Ass. J. **104**, 984–986 (1971)

Itil, T.M.: A-38. 579, TRH. Psychopharmacol. Bull. **10**, 2 (1974)

Itil, T.M.: Neurophysiological effects of hormones in humans: Computer EEG profiles of sex and hypothalmic hormones. In: Hormones behavior and psychopathology (E.J. Sachar Ed.), New York, Raven Press 1976, pp. 31–39

Itil, T.M., Patterson, C.D., Polvan, N., Metha, D., Bergey, B.: Clinical and CNS effects of oral and i.v. thyrotropin releasing hormone (TRH). Psychopharmacol. Bull. **11**, 29 (1975)

Jackson, I.M.D., Reichlin, S.: Thyrotropin releasing hormone (TRH) distribution in hypothalamus and extra hypothalamic brain tissues of mammalian and submammalian chordates. Endocrinology **95**, 854–862 (1974)

Jacobsohn, D.: The techniques and effects of hypophysectomy, pituitary stalk section and pituitary transplantation in experimental animals. In: The pituitary gland (G.W. Harris, B.T. Donovan, Eds.), Vol. II. London: Butterworth 1966, pp. 1–21

Jeffcoate, T.N.A., Fliegner, J.R.A., Russell, S.H., Davis, I.C., Wade, A.P.: Diagnosis of the adrenocortical syndrome before birth. Lancet **1960/I**, 1213

Jones, J.R., Samimy, J.: Plasma testosterone levels and female transsexualism. Arch. Sex. Behav. **2**, 251–256 (1973)

Jutz, P., Clavatetscher, P., Kretz, E., Wegmann, T.: Chorea minor unter Ovulationshemmern. Schweiz. med. Wschr. **106**, 803–805 (1976)

Kane, F.J.: Psychiatric reactions to oral contraceptives. Amer. J. Obstet. Gynec. **102**, 1053–1063 (1968)

Kashiwagi, T., McClure, J.N., Jr., Wetzel, R.D.: Premenstrual affective syndrome and psychiatric disorder. Dis. nerv. Syst. **37**, 116–119 (1976)

Kastin, A.J., Ehrensing, R.H., Schalch, D.S., Anderson, M.S.: Improvement in mental depression with decreased thyrotropin response after administration of thyrotropin-releasing hormone. Lancet **1972/II**, 740–742

Kastin, A.J., Miller, L.H., Gonzalez-Barcena, D., Hawley, W.D., Dyster-Aas, K., Schally, A.V., Velasco de Parra, M.L., Velasco, M.: Psychophysiologic correlates of MSH activity in man. Physiol. Behav. **7**, 893–896 (1971)

Kastin, A.J., Miller, L.H., Nockton, R., Sandman, C., Schally, A.V., Stratton, L.O.: Behavior aspects of melanocyte stimulating hormone. Prog. Brain Res. **39**, 461–470 (1973)

Katz, J.L., Boyar, R.M., Weiner, H., Gorzinsky, G., Roffwarg, H., Hellman, L.: Toward and elucidation of the psychoendocrinology of anorexia nervosa. In: Hormones, behavior and psychopathology (E.J. Sachar, Ed.). New York: Raven Press 1976, pp. 263–283

Kellett, J.M.: Prenatal progesterone and educational attainments. Brit. J. Psychiat. **130**, 313 (1977)

Kendell, R.E., Wainwright, S., Haily, A., Shannon, B.: The influence of childbirth on psychiatric morbidity. Psychol. Med. **6**, 297–302 (1976)

Kirschner, M.A., Zucker, J.R., Jespersen, D.: Idiopathic hirsutism – an ovarial abnormality. New Engl. J. Med. **294**, 637 (1976)

Klinefelter, H.F., Albright, F., Griswold, G.C.: Experience with a quantitative test for normal or decreased amounts of follicle stimulating hormone in the urine in endocrinological diagnosis. J. clin. Endocr. **3**, 529 (1943)

Klosinska, B.: Follow-up of cases postpuerperal psychoses (Badania katamnestyczne Psychoz Poporodowych). Psychiat. Pol. **7**, 555–561 (1973)

Klosinska, B., Wierzbicki, T.: Psychoendocrinological syndrome in the course of cystic degeneration of the ovaries. Psychiat. Pol. **4**, 633–638 (1970)

Knöpfel, H.K.: Statistische Verarbeitung von 23 Fällen bereits beschriebener akromegaloider Schizophrener und Psychopathen und ihrer Familien. Arch. Psychiat. Nervenkr. **180**, 361–380 (1948)

Kolodny, R.C., Jacobs, L.S., Masters, W.H., Toro, G., Doughaday, W.H.: Plasma gonadotrophins and prolactin in male homosexuals. Lancet **1972/II**, 18–20

Kolodny, R.C., Masters, W.H., Hendryx, J., Toro, G.: Plasma testosterone and semen analysis in male homosexuals. New Engl. J. Med. **285**, 1170–1174 (1971)

Kopin, I.J.: Catecholamines and stress. In: Catecholamines and stress (E. Usdin, R. Kvetnansky, I.J. Kopin, Eds.). Oxford: Pergamon Press 1976

Kraepelin, E.: Psychiatrie, 2. Band, 6. Auflage. Leipzig: J.A. Barth 1899

Kreuz, L.E., Rose, R.M., Jennings, J.R.: Suppression of plasma testosteron levels and psychological stress. Arch. gen. Psychiat. **26**, 79–82 (1972)

Kujalova, V., Mikiska, A., Hyska, P.: Changes in catecholamine excretion in students during examinations. In: Catecholamines and stress (E. Usdin, R. Kvetnansky, I.J. Kopin, Eds.). Oxford: Pergamon Press 1976

Kutner, J.S., Brown, W.L.: Types of oral contraceptives, depression and premenstrual syndrome. J. nerv. ment. Dis. **155**, 152–162 (1972)

Labhart, A.: Klinik der inneren Sekretion. Berlin-Heidelberg-New York: Springer 1971

Labhart, A.: Hirsutismus. Schweiz. med. Wschr. **106**, 1197–1201 (1976)

Laignel-Lavastine, M.: Sécrétions internes et psychoses. Presse méd. **62**, 491 (1908)

Laschet, U.: Endokrinium und Sexualität in der Pubertät. In: Endokrinologische Aspekte im Kindes- und Jugendalter, S. 33–47. Symposion vom 16.11.1973. Köln: Tropon Arzneimittel 1975

Laschet, U., Fetzner, H.-R.: Endokrinologische Aspekte der Jugendpsychiatrie. 16. Symposion der Deutschen Gesellschaft für Endokrinologie, S. 199–201. Berlin-Heidelberg-New York: Springer 1970

Laschet, U., Laschet, L.: Antiandrogens in the treatment of sexual deviations in men. J. Biochem. **6**, 861–862 (1975)

Lauritzen, C.: The female climacteric syndrome: Significance, problems, treatment. Acta obstet. gynec. scand. (Suppl.) **51**, 47 (1975)

Leeton, J.: Depression induced by oral contraception and the role of vitamines in its management. Aust. N.Z. J. Psychiat. **8**, 85–88 (1974)

Legros, J.J., Servais, J., Mormont, C.: A preliminary study of psychoneuroendocrine relationships. Psychoneuroendocrinology **1**, 203–205 (1975)

Levi, L.: The urinary output of adrenaline and noradrenaline during pleasant and unpleasant emotional states. Psychosom. Med. **27**, 80–85 (1965)

Levine, S.: Maternal and environmental influences on the adrenocortical response to stress in weanling rats. Science **156**, 258–260 (1967)

Lillie, F.R.: The theory of the free-martin. Science **43**, 1611 (1916)

Lipton, M.A., Breese, G.R., Prange, A.J. Jr., Wilson, I.C., Cooper, B.R.: Behavioral effects of hypothalamic polypeptide hormones in animals and man. In: Hormones, behavior and psychopathology (E.J. Sachar ed.). New York, Raven Press 1976, pp. 15–25

Loraine, A.J., Ismail, A.A.A., Adampoulos, D.A., Dove, G.A.: Endocrine functions in male and female homosexuals. Brit. med. J. **4**, 406–409 (1970)

Maccoby, E.E., Jacklin, C.N.: The Psychology of sex differences. Standford: Stanford University Press 1974

Mall-Haefeli, M.: Die hormonale Antikonzeption und ihre Auswirkung auf die Psyche. Schweiz. med. Wschr. **104**, 878–886 (1974)

Marcotte, D.B., Kane, F.J., Obtist, P., Lipton, M.A.: Psychophysiologic changes accompanying oral contraceptive use. Brit. J. Psychiat. **116**, 165–167 (1970)

Margolese, M.S.: Homosexuality: A new endocrine correlate. Horm. Behav. **1**, 151–155 (1970)

Marks, V., Bannister, R.G.: Pituitary and adrenal function in undernutrition with mental illness. Brit. J. Psychiat. **109**, 480–484 (1963)

Marshall, J.C., Fraser, T.R.: Amenorrhea in anorexia nervosa assessment and treatment with clomiphene citrate. Brit. med. J. **4**, 590–592 (1971)

Marx, J.L.: Learning and behavior (I): Effects of pituitary hormones. Science **190**, 367–370 (1975)

Mason, J.W.: A review of psychoendocrine research on the sympathetic-adrenal medullary system. Psychosom. Med. **30**, 631–653 (1968a)

Mason, J.W.: A review of psychoendocrine research on the pituitary and adrenal cortical system. Psychosom. Med. **30**, 576–607 (1968b)

Mason, J.W.: A review of psychoendocrine research on the pituitary-thyroid system. Psychosom. Med. **30**, 666–681 (1968)

Mason, J.W.: A re-evaluation of the concept of „non-specifity" in stress theory. J. psychiat. Res. **8**, 323–333 (1971)

Mason, J.W.: Emotion as reflected in patterns of endocrine integration. In: Emotions, their parameters and measurement (L. Levi, Ed.). New York: Raven Press 1975

Meyer, J.E.: Das Syndrom der Anorexia nervosa. Arch. Psychiat. Nervenkr. **202**, 31–59 (1961)

Meyer, J.E.: Anorexia nervosa of adolescence. Brit. J. Psychiat. **118**, 539–543 (1971)

Meyer, J.E.: Klimakterische Depression. Geburtsh. u. Frauenheilk. **32**, 43–46 (1972)

Miller, L.H., Kastin, A.J., Sandman, C.A., Fink, M., van Veen, W.J.: Polypeptide influences on attention, memory and anxiety in man. Pharmax. Biochem. Behav. **2**, 663–668 (1974)

Money, J., Wiedeking, C., Walker, P.A., Gain, D.: Combined antiandrogenic and counseling program for treatment of 46XY and 47XXY sex offenders. In: Hormones, behavior and psychopathology (C.J. Sachar ed.). New York, Raven Press, 1976, pp. 105–120

Monti, P.M., Brown, W.A., Corriveau, D.P.: Testosterone and components of aggressive and sexual behavior in men. Amer. J. Psychiat. **134**, 692–694 (1977)

Moore, C.R., Price, D.: Gonade hormone functions and the reciprocal influence between gonads and hypophysis with its bearing on the problem of sex hormone antagonism. Amer. J. Abat. **50**, 13 (1932)

Mortimer, C.H., McNeilly, A.-S., Fisher, R.A., Murray, M.A.F., Besser, G.M.: Gonadotropin-releasing-hormone-therapy in hypogonadal males with hypothalamic or pituitary dysfunction. Brit. med. J. **4**, 617 (1974)
Mountjoy, C.Q., Price, J.S., Weller, M., Hunter, P., Hall, R., Dewar, J.-H.: A double blind cross-over sequential trial of oral thyrotrophin-releasing-hormone in depression. Lancet **1974/I**, 958–960
Niederer, W.: Immunendokrinologie. Schweiz. med. Wschr. **104**, 841–846 (1974)
Nikula-Baumann, L.: Endocrinological studies on subjects with involutional melancholia. Acta psychiat. scand. (Suppl.) **226** (1971)
Nilsson, L., Sölvell, L.: Clinical studies on oral contraceptives: A randomized, double-blind, cross-over study of 4 different preparations. Acta obstet. gynec. scand. Suppl.) **46**, 1–31 (1967)
Nott, P.N., Franklin, M., Armitage, C., Gelder, M.G.: Hormonal changes and mood in the puerperium. Brit. J. Psychiat. **128**, 379–383 (1976)
Oaks, M.: Pills, periods and personality. Doctoral dissertation. Ann Arbor: University of Michigan Press 1970
Ojeda, S.R., Harma, P.G., McCann, S.M.: Effect of third ventricular injection of prostaglandins on gonadotropin release in conscious free moving male rats. Prostaglandins **8**, 545–552 (1974)
Paige, K.E.: Effects of oral contraceptices on affective fluctuations associated with the menstrual cycle. Psychosom. Med. **33**, 411–428 (1971)
Parent, M.: Contraception. psychosis and oligophrenia. Feuillets Psychiatriques de Liege **6**, 315–327 (1973)
Patkai, P., Frankenhäuser, M.: Constancy of catecholamine excretion. Percept. Mot. Skills **19**, 789–790 (1964)
Perlman, S.M.: Cognitive abilities of children with hormone abnormalities: Screening by psychoeducational tests. J. Learn. Disabil. **6**, 26–34 (1973)
Persky, H., O'Brien, C.P., Fine, E., Howard, W.J., Khan, M.A., Beck, R.W.: The effect of alcohol and smoking on testosterone function and aggression in chronic alcoholics. Amer. J. Psychiat. **134**, 621–625 (1977)
Persky, H., Maroc, J., Conrad, E., den Breeijen, A.: Blood corticotropin and adrenal weight-maintenance factor levels of anxious patients and normal subjects. Psychosom. Med. **21**, 379 (1959)
Pescetto, G.: Estroprogesterone treatment and neuropsychiatric problems. Sist. nerv. **11**, 348–362 (1969)
Pescetto, G.: Problemi clinici della moderna contraceptione. Minerva med. Giuliana **63**, 1527–1531 (1972)
Petersen, P.: Psychiatrische und psychologische Aspekte der Familienplanung bei oraler Kontrazeption. Eine psychiatrisch-endokrinologische und sozialpsychologische Untersuchung. Stuttgart: Thieme 1969
Pfaff, D.W.: Luteinizing-hormone-releasing-hormone potentiates lordose behavior in hypophysectomized and ovariectomized female rats. Science **181**, 1148–1149 (1973)
Pfeiffer, C.A.: Sexual differences of the hypophyses and their determination by the gonads. Amer. J. Anat. **58**, 195 (1936)
Phoenix, C.H.H., Goy, R.W., Young, W.C.: Sexual behavior general aspects. In: Neuroendocrinology (L. Martini, W.F. Ganong, Eds.), Vol. II. New York: Academic Press 1967, p. 177
Plotnikoff, N.P., Prange, A.J., Jr., Breese, G.R., Anderson, M.S., Wilson, I.C.: The effects of thyrotropin-releasing hormone on dopa response in normal, hypophysectomized and thyroidectomized animals. In: The thyroid axis, drugs and behavior (A.J. Prange, Jr., Ed.). New York: Raven Press 1974a, pp. 103–113
Plotnikoff, N.P., Prange, A.J., Jr., Breese, G.R., Wilson, I.C.: Thyrotropin releasing hormone: Enhancement of dopa activity in thyroidectomized rats. Life Sci. **14**, 1271–1278 (1974b)
Pollak, E.I., Sachs, B.D.: Masculine sexual behavior and morphology: Paradoxical effects of perinatal androgen treatment in male and female rats. Behav. Biol. **13**, 401–411 (1975)
Prange, A.J., Jr.: Therapeutic and theoretical implications of imipramine-hormone interactions in depressive disorders. In: Proceedings of the 5th World Congress of Psychiatry. Excerpta Medica (Amst.) 1971
Prange, A.J., Jr., Breese, G.R., Cott, J.M., Martin, B.R., Cooper, B.R., Wilson, I.C., Plotnikoff, N.P.: Thyrotropin releasing hormone: Antagonism of pentobarbital in rodents. Life Sci. **14**, 447–455 (1974)
Prange, A.J., Jr., Breese, G.R., Jahnke, G.D., Martin, B.R., Cooper, B.R., Cott, J.M., Wilson,

I.C., Alltop, L.B., Lipton, M.A.: Modification of pentobarbital sedation by natural and synthetic polypeptides: Dissociation of central and pituitary effects. Life Sci. in press, 1975

Prange, A.J., Jr., Wilson, I.C.: Thyrotropin releasing hormone (TRH) for the immediate relief of depressions: A preliminary report. Psychopharmacologia (Suppl.) **26**, 82 (1972)

Prange, A.J., Jr., Wilson, I.C., Breese, G.R., Lipton, M.A.: Hormonal alteration of imipramine response: Review. In: Hormones, behavior, and psychopathology (E.J. Sachar, Ed.). New York: Raven Press 1976, pp. 41–67

Prang, A.J., Jr., Wilson, I.C., Knox, A., McClane, T.K., Breese, G.R., Martin, B.R., Alltop, L.B., Lipton, M.A.: Thyroid-imipramine clinical and chemical interaction: Evidence for a receptor deficit in depression. J. psychiat. Res. **9**, 187–205 (1972a)

Prange, A.J., Jr., Wilson, I.C., Knox, A., McClane, T.K., Lipton, M.A.: Enhancement of imipramine by thyroid stimulating hormone: Clinical and theoretical implications. Amer. J. Psychiat. **127**, 191–199 (1970)

Prange, A.J., Jr., Wilson, I.C., Lara, P.P., Alltop, L.B., Breese, G.R.: Effects of thyrotropin-releasing hormone in depression. Lancet **1972b/II**, 999–1002

Prange, A.J., Wilson, I.C., Lara, P.P., Wilber, J.F., Breese, G.R., Alltop, L.B., Lipton, M.A., Hill, C.: TRH (Lopremone): Psychobiological responses of normal women. Arch. gen. Psychiat. **29**, 28–32 (1973)

Prange, A.J., Jr., Wilson, I.C., Rabon, A.M., Lipton, M.A.: Enhancement of imipramine antidepressant activity by thyroid hormone. Amer. J. Psychiat. **126**, 457–469 (1969)

Price, D. siehe unter Moore, C.R.

Rau, K., Green, R.S.: Zwanghaftes Essen: Neuropsychologische Aspekte im Zusammenhang mit bestimmten Essensstörungen. Comprehens. Psychiat. **16**, 223–231 (1975)

Reinisch, J.M.: Effects of prenatal hormone exposure on physical and psychological development in humans and animals. In: Hormones, behavior, and psychopathology (E.J. Sachar, Ed.). New York: Raven Press 1976, pp. 69–88

Richou, H., Hug, R.: Contraception orale et etats depressifs induits. Ann. med.-psychol. **2**, 203–208 (1974)

Roeder, F.D.: Indikation und technische Durchführung der stereotaktischen Ausschaltung des Tuber cinereum bei krimineller sexueller Triebhaftigkeit. Excerpta med. Int. Congr. Ser. **94**, 246–247 (1965)

Roeder, F.D.: Die Behandlung sexueller Triebtäter. In: Neue Erkenntnisse zu Behandlung abweichenden Verhaltens, insbesondere sexueller Delinquenz. 3. Folge Neurochirurgie, analytische Sozialtherapie, Sozialpädagogik (G. Nass, Hrsg.), S. 3 ff. Kassel: Gesellschaft für Vorbeugende Verbrechensbekämpfung 1976

Romano, J.: American psychiatry: Past, present and future. In: American psychiatry: Past, present and future (G.R. Kriegman, D. Gardner, D.W. Abse, Eds.). Charlottesville: University Press of Virginia 1975

Rose, R.M.: Testosterone, aggression, and homosexuality: A review of the literature and implications for future research. In: Topics in psychoendocrinology (E.J. Sachar, Ed.). New York: Grune & Stratton 1975

Russell, G.F.M.: Anorexia nervosa. Proc. roy. Soc. Med. **58**, 811–814 (1965)

Russell, G.F.M.: Premenstrual tension and "psychogenic" amenorrhoea: Psycho-physical interactions. J. psychosom. Res. **16**, 279–287 (1972)

Russell, G.F.M., Beardwood, C.J.: Amenorrhoea in the feeding disorders: anorexia nervosa and obesity. Psychotherapy and Psychosomatics **18**, 359–364 (1970)

Russell, G.F.M., Loraine, J.A., Bell, E.T., Harkness, R.A.: Gonadotrophin and oestrogen excretion in patients with anorexia nervosa. J. psychosom. Res. **9**, 79–85 (1965)

Sachar, E.J.: Neurocrine abnormalities in depressive illness. In: Topics in psychoendocrinology (E.J. Sachar, Ed.). New York: Grune & Stratton 1975

Sachar, E.J., Coppen, A.: Biological aspects of affective psychoses. In: Biology of brain dysfunction (G. Gaull, Ed.), Vol. 3. New York: Plenum Press 1975, pp. 215–245

Sachar, E.J., Gruen, P.H., Altman, N., Halpern, F.S., Frantz, A.G.: Use of neuroendocrine techniques in psychopharmacological research. In: Hormones, behavior, and psychopathology (E.J. Sachar, Ed.). New York: Raven Press 1976

Sachar, E.J., Halpern, F., Rosenfeld, R.S., Gallagher, T.F., Hellmann, L.: Plasma and urinary testosterone levels in depressed medicine. Arch. gen. Psychiat. **28**, 15–18 (1973)

Sampson, A.G., Jenner, F.A.: Studies of daily recordings from the moos menstrual distress questionnaire. Brit. J. Psychiat. **130**, 265–271 (1977)
Sandmann, C.A., Alexander, W.D., Kastin, A.J.: Neuroendocrine influences on visual discrimination and reversal learning in the albino and hooded rat. Physiol. Behav. **11**, 613–617 (1973)
Santos Moreira, M.: Psychosexual aspects of oral contraception. Rev. bras. Med. **31**, 28–32 (1974)
Sassenrath, E.N., Hein, L.J., Kaita, A.A.: Social behavior and corticoid correlates in Macaca mulatta. Proceedings of the 2nd International Congress of Primatology, Atlanta GA 1968, Vol. I. Basel-New York: Karger 1969, pp. 219–231
Scharrer, E., Scharrer, B.: Neuroendocrinology. New York-London: Columbia University Press 1963
Schiavi, R.C.: Sex therapy and psychophysiological research. Amer. J. Psychiat. **133**, 562–567 (1976)
Schleyer-Saunders, E.: Hormone implants in the climacterium. Z. Alternsforsch. **28**, 205–210 (1974)
Schoysman, R.: Etat actuel de la contraception masculine. Schweiz. med. Wschr. **106**, 329–333 (1976)
Segal, D.S., Mandell, A.J.: Differential behavioral effects of hypothalamic polypeptides. In: The thyroid axis, drugs, and behavior (A.J. Prange, Jr., Ed.). New York: Raven Press 1974, pp. 129–133
Seiden, A.M.: Overview: Research on the psychology of women. I. Gender differences and sexual and reproductive life. Amer. J. Psychiat. **133**, 995–1007 (1976)
Seiler, E.: Ein akromegaloider Schizophrener und seine Verwandtschaft. Diss. Zürich 1953
Selye, H.: The general adaptation syndrome and the disease of adaptation. J. clin. Endocr. **6**, 117 (1946)
Servais, J.F., Mormont, Ch., Bostem, F., Legros, J.J.: Perturbations neuropsychiques graves chez un jeune adolescent soumis à une thérapeutique endocrinienne. Acta psychiat. belg. **76**, 97–106 (1976)
Shader, R.J., Ohly, J.I.: Premenstrual tension, feminity and sexual drive. Med. Asp. Hum. Sexual. **2**, 32–36 (1970)
Sheehan, H.L.: Incidence of post partum hypopituitarism. Amer. J. Obstet. Gynec. **68**, 202 (1954)
Sheehan, H.L., Summers, V.K.: The syndrome of hypopituitarism. Quart. J. Med. **18**, 319 (1949)
Simmonds, M.: Über Hypophysisschwund mit tödlichem Ausgang. Dtsch. med. Wschr. **7**, 322 (1914)
Singer, J., Singer, I.: Periodicy of sexual desire in relation to time of ovulation in women. J. Biosoc. Sci. **4**, 471–481 (1972)
Smith, G.P.: Adrenal hormones and emotional behavior. Progr. physiol. Psychol. **5**, 299–351 (1973)
Smith, G.P., Gibbs, J.: Cholecystokinin and satiety: Theoretics and therapeutic implications. In: Hunger: Basis mechanisms and clinical implications (D. Novin, W. Wyrwicka, G. Bray, Eds.). New York: Raven Press 1976
Smith, S.L.: Mood and the menstrual cycle. In: Topics in psychoendocrinology (E.J. Sachar, Ed.). New York: Grune & Stratton 1975, pp. 19–58
Sommer, B.: The effect of menstruation on cognitive and perceptual-motor behavior. Psychosom. Med. **35**, 515–534 (1973)
Sorensen, R., Svendson, K., Schou, M.: TRH in depression. Lancet **1974/I**, 865–866
Sorg, E.: Zur Frage der Beziehungen zwischen dyskrinem und schizophrenem Krankheitsgeschehen. Psychische Störungen in den Familien von nicht-schizophrenen Akromegaloiden. Diss. Zürich 1945
Spitz, C.J., Gold, A.R., Adams, D.B.: Cognitive and hormonal factors affecting coital frequency. Arch. Sex. Behav. **4**, 249–263 (1975)
Stamm, H.: Klimakterium. Hexagon **3**, 12–17 (1975a)
Stamm, H.: Ovulationshemmer und Nebenwirkungen. Internist. Prax. **15**, 399–404 (1975b)
Stein, G., Milton, F., Bebbington, P., Wood, K., Coppen, A.: Relationship between mood disturbances and free and total plasma tryptophan in postpartum women. Brit. med. J. **2**, 457–459 (1976)
Stoll, W.A.: Die Psychiatrie des Morbus Addison, insbesondere seine chronischen Formen. Sammlung psychiatrisch-neurologische Einzeldarstellungen. Stuttgart: Thieme 1953
Stoll, W.A.: Psychopathologische Untersuchungen bei Morbus Cushing. Wien. Z. Nervenheilk. **3**, 315 (1950)

Struve, F.A., Saraf, K.R., Arko, R.S., Klein, D.F., Becka, D.R.: Electroencephalographic correlates of oral contraceptive use in psychiatric patients. Arch. gen. Psychiat. **33**, 741–745 (1976)

Sulzer, H.J.: Zur Frage der Beziehungen zwischen dyskrinem und schizophrenem Krankheitsgeschehen. Ein akromegaloider Schizophrener und seine Familie. Arch. Klaus-Stift. Vererb.-Forsch. **18**, 461 (1943)

Szentagothai, J., Flerko, B., Mess, B., Halasz, B.: The hypothalamic control of the anterior pituitary, 3rd edition. Budapest: Akademiai Kiadoo 1968

Takahashi, S., Kondo, H., Yoshimura, M., Ochi, Y.: Antidepressant effect of thyrotropin-releasing hormone (TRH) and plasma thyrotropin levels in depression. Folia psychiat. neurol. jap. **27**, 305–314 (1973)

Thoma, H.: Anorexia nervosa. Geschichte, Klinik und Theorien der Pubertätsmagersucht. Bern-Stuttgart: Huber/Klett 1961

Tourney, G., Hatfield, L.M.: Androgen metabolism in schizophrenics, homosexuals and normal controls. Biol. Psychiat. **6**, 23–26 (1973)

Tourney, G., Petrilli, A.J., Hatfield, L.M.: Hormonal relationships in homosexual men. Amer. J. Psychiat. **132**, 288–290 (1975)

Udry, R.J., Morris, M.M., Waller, L.: Effect of contraceptive pills on sexual activity in the luteal phase of the human menstrual cycle. Arch. Sex. Behav. **2**, 205–214 (1973)

Usdin, E., Kvetnansky, R., Kopin, I.J. (Eds.): Catecholamines and stress. New York: Pergamon Press 1976

Van der Vis-Melsen, M.J.E., Wiener, J.D.: Improvement in mental depression with decreased thyrotropin response after administration of thyrotropin-releasing hormone. Lancet **1972/II**, 1415

Vogt, M.: Cortical lipids of the normal and denervated suprarenal gland under conditions of stress. J. Physiol. **106**, 394 (1947)

Wander-Vögelin, M.: Schizophrenes und endokrines Krankheitsgeschehen. Akromegaloide Schizophrene und ihre Familien. Arch. Klaus-Stift. Vererb.-Forsch. **20**, 257–305 (1945)

Warren, J.C., van de Wiele, R.L.: Clinical and metabolic features of anorexia nervosa. Amer. J. Obstet. Gynec. **117**, 435–449 (1973)

Wermuth, B.M., Davis, K.M., Hollister, L.E., Stunkard, A.J.: Phenytoin treatment of the binge-eating-syndrome. Amer. J. Psychiat. **134**, 1249 (1977)

West, J., West, E.D.: The electroencephalogram and personality of women with headaches on oral contraceptives. Lancet **1966/I**, 1180–1182

Wheatley, D.: Potentiation of amitriptyline by thyroid hormone. Arch. gen. Psychiat. **128**, 55–58 (1972)

Whitten, W.K.: Modification of the oestrus cycle in the mouse by external stimuli associated with the male. J. Endocr. **13**, 399 (1956)

Whybrow, P.C., Hurwitz, Z.: Psychological distourbances associated with endocrine disease and hormone therapy. In: Hormones, behavior, and psychopathology (E.J. Sachar, Ed.). New York, Raven Press 1976, p. 125–142

Wied, D., de: Opposite effects of ACTH and glucocorticosteroids on extinction of conditioned avoidance behavior. In: Proceedings 2nd International Congress Hormonal Steroids, pp. 945–951. Excerpta Medica International Congress, Series 132. Excerpta Medica (Amst.) 1967

Wied, D., de: The anterior pituitary and conditioned avoidance behavior. In: Progress in Endocrinology. Excerpta Medica International Congress, Series 184, pp. 310–316. Excerpta Medica (Amst.) 1969

Wied, D., de: Long termin effect of vasopressin on the maintenance of a conditioned avoidance response in rats. Nature (Lond.) **232**, 58–60 (1971)

Wied, D., de, Bohus, B.: Long termin and short termin effect on retention of a conditioned avoidance response in rats by treatment respectively with long acting pitressin or a-MSH. Nature (Lond.) **212**, 1484–1486 (1966)

Wied, D., de, Bohus, B., Gispen, W.H., Urban, I., van Wimersma Greidanus, Tj.B.: Hormonal influences on motivotional, learning and memory processes. In: Hormones, behavior, and psychopathology (E.J. Sachar, Ed.). New York: Raven Press 1976, p. 1–11

Wied, D., de, Bohus, B., van Wimersma Greidanus, Tj.B.: The hypothalamo-hypophyseal system and the preservation of conditioned avoidance behavior in rats. Progr. Brain Res. **41**, 417–428 (1974)

Wiegelmann, W., Solbach, H.G.: Effects of LH-RH on plasma levels of LH and FSH in anorexia nervosa. Horm. Metab. Res. **4**, 404 (1972)

Wilkins, L.: The diagnosis and treatment of endocrine disorders in childhood and adolescence, 2nd. Springfield: Thomas 1957

Williams, P.: Anorexia nervosa and the secretion of prolactin. Brit. J. Psychiat. **131**, 69–72 (1977)

Williams, R.J.: Biochemical Individuality. New York: Wiley and Sons 1958

Wilson, I.C., Prange, A.J., Jr., Lara, P.P.: Methylestosterone with imipramine in man: Conversion of depression to paranoid reaction. Amer. J. Psychiat. **131**, 21–24 (1974)

Wilson, I.C., Prange, A.J., Lara, P.P., Alltop, L.B., Stikeleather, R.A., Lipton, M.A., Hill, C.: TRH (Lopremone): Psychobiological responses of normal women. Arch. gen. Psychiat. **29**, 15–20 (1973)

Wilson, I.C., Prange, A.J., Jr., McClane, T.K., Rabon, A.M., Lipton, M.A.: Thyroid-hormone enhancement of imipramine in nonretarded depression. New Engl. J. Med. **282**, 1063–1067 (1970)

Winokur, A., Utiger, R.D.: Thyrotropin releasing hormone: Regional distribution in rat brain. Science **185**, 185–265 (1974)

Winokur, G., Cadoret, R.: The irrevalence of the menopause to depressive disease. In: Topics in Psychoendocrinology (E.J. Sachar, Ed.). Seminars in Psychiatry (M. Greenblatt, Series editor). New York: Grune & Stratton 1975

Winston, F.: Oral contraceptives and depression. Lancet **1969/II**, 1209 und 377

Winston, F.: Oral contraceptives, pyridoxine and depression. Amer. J. Psychiat. **130**, 1217–1231 (1973)

Wolf, D.: Statistische Verarbeitung von 32 Fällen bereits beschriebener maskulin stigmatisierter schizophrener Frauen und ihrer Familien. Hinweise auf Literatur. Arch. Psychiat. Nervenkr. **180**, 397–413 (1948)

Wolkind, S.L.: Prenatal progesterone and educational attainments. Brit. J. Psychiat. **130**, 313–314 (1977)

Wyder, T.: Der Geburtenrückgang. In: Festgabe der Universität Zürich, S. 47–69. Zürich: Schulthess 1914

Zerssen, D., von: Die psychischen Nebenwirkungen der Pharmakotherapie mit Hormonen des Hypophysen-Nebennierenrinden-Systems. Z. psychosom. Med. **3**, 172–180, 241–248 und **4**, 1–10 (1957)

Zerssen, D., von: Mood and behavioral changes under corticosteroid therapy. In: Psychotropic action of hormones (T.M. Itil, G. Laudahn, W.M. Hessmann, Eds.). New York: Spectrum Publications 1976, pp. 195–222

Züblin, W.: Zur Psychologie des Klinefelter-Syndroms. Acta endocr. (Kbh.) **14**, 137–144 (1953)

Zum Problem der psychiatrischen Primärprävention*

Von

L. Ciompi

Inhalt

A. Einleitung 343
    I. Einführende Bemerkungen 343
    II. Begriffe und Definitionen 345

B. Allgemeine Probleme der psychiatrischen Primärprävention 345
    I. Zur historischen Entwicklung des Präventionsgedankens 345
    II. Zur Problematik der Forschung auf dem Gebiet der Primärprävention 348
    III. Allgemeine Ziele und Methoden psychiatrischer Primärprävention 350
    IV. Konzeptualisierung und Einteilung primärpräventiver Maßnahmen 352
    V. Organisationsformen psychiatrischer Primärprävention 355

C. Spezielle Probleme psychiatrischer Primärprävention in den verschiedenen Lebensphasen 357
    I. Primärprävention psychischer Störungen während Schwangerschaft, Geburt und frühester Kindheit 357
    II. Primärprävention psychischer Störungen in Kindheit und Jugend 362
    III. Primärprävention psychischer Störungen im Erwachsenenalter 369
    IV. Primärprävention psychischer Störungen im höheren Alter 374

D. Schlußfolgerungen 377
    I. Verschiebung des Blickpunktes vom kranken Individuum auf die Gemeinschaft . . . 377
    II. Vielfältigkeit der psychiatrischen Primärprävention; Schwerpunkte 377
    III. Spezifität der Primärprävention in den verschiedenen Lebensphasen — Vorrang der frühesten Lebensphasen 378
    IV. Heutiger Stand des Wissens — Notwendigkeit vermehrter Forschung 379

Literatur 379

A. Einleitung

I. Einführende Bemerkungen

Ziel des vorliegenden Berichtes ist es, dem Leser eine Übersicht über den heutigen Stand des Wissens von den Möglichkeiten und Wirkungen einer primären Prävention psychischer Störungen zu vermitteln. Es wird sich also in erster Linie darum handeln, die einschlägige Fachliteratur kritisch zu sichten und

---

* Teilweise umgearbeiteter und erweiterter Text eines im Rahmen des „Berichtes über die Lage der Psychiatrie in der Bundesrepublik Deutschland" verfaßten Gutachtens zum selben Thema (Ciompi, 1974).

ihre hauptsächlichsten Ergebnisse herauszuarbeiten, wobei nach Möglichkeit nur Arbeiten in Betracht gezogen werden sollen, die strengen wissenschaftlichen Anforderungen genügen, während bloße Behauptungen, ungesicherte Lehrmeinungen usw. weitgehend unberücksichtigt bleiben müssen.

Dieses Vorhaben ist schon deshalb nicht leicht, weil die Beschäftigung mit Präventionsproblemen immer noch weitgehend außerhalb des Tätigkeits- und Interessenbereichs der herkömmlichen Fachpsychiatrie liegt und – wie weiter unten zu zeigen sein wird – eine grundlegende Umstellung von einem vorwiegend auf das Individuum gerichteten zu einem spezifisch gemeinschaftsbezogenen Denken erfordert. Darüber hinaus ist die Präventivpsychiatrie ein junger, vor allem in Westeuropa noch wenig erforschter, dabei aber äußerst weitläufiger und komplexer Bereich, über den erst (verhältnismäßig) spärliche Publikationen vorliegen. So ist es sicher bezeichnend, daß in in- und ausländischen psychiatrischen Lehr- und Handbüchern, so auch in den bisherigen Ausgaben der „Psychiatrie der Gegenwart", ebenso wie etwa im „American Handbook of Psychiatry" der Vorbeugung psychischer Störungen keine eigenen Kapitel, ja vielfach kaum eine Erwähnung im Stichwortregister gewidmet sind.

Solche Feststellungen dürfen aber nicht darüber hinwegtäuschen, daß namentlich in den USA, und seit einigen Jahren auch in Westeuropa, der Präventionsgedanke in der Psychiatrie rasch an Boden gewinnt und möglicherweise in Zukunft, ähnlich wie es in der Staatsmedizin der osteuropäischen Länder bereits angestrebt sein soll, eine große Bedeutung für die ganze Organisation des psychiatrischen Gesundheitswesens einnehmen wird. Ferner werden wir im folgenden sehen, daß auch ohne ausdrückliche Konzeptualisierung einer beträchtlichen Zahl von längst eingeführten medizinischen und sozialpolitischen Maßnahmen eine erhebliche psychiatrisch-prophylaktische Bedeutung zukommt. Und schließlich wird sich erweisen, daß abseits vom Hauptstrom der westlichen Psychiatrie eine Reihe von hervorragenden Pionieren wie z.B. ERICH LINDEMANN und GERALD CAPLAN in den USA bereits sehr beachtliche Anstrengungen zu einer umfassenden Klärung der ganzen psychiatrischen Präventionsproblematik geleistet haben. Zumal CAPLANs 1964 erschienenes Buch „Principles of Preventive Psychiatry" (CAPLAN, 1964) wird im Vorwort von R.H. FELIX, dem damaligen Direktor des amerikanischen „National Institute of Mental Health", geradezu als „Bibel für den in Gemeinschaft tätigen Sozialarbeiter" bezeichnet. Dieses schon als klassisch zu bezeichnende Werk, die Ergebnisse von einigen Kongressen und Symposien (CAPLAN, 1961; HUBER, 1976; LETHINEN u. JARVI, 1976; VAN KREVELEN, 1964; WILLIAMS et al., 1972) sowie vereinzelte Sammel- und Übersichtsartikel (ANONYME, 1975a, b; BOLMAN et al., 1967; BOWER, 1963; CAPLAN, 1967; EISENBERG, 1962, 1969) stellen neben einer großen Zahl von unsystematisch in der Literatur verstreuten Angaben denn auch die *hauptsächlichsten Quellen* dar, auf welche sich die nachfolgenden Ausführungen stützen. – Dabei ist hinsichtlich der Literatursammlung keine Vollständigkeit angestrebt, sondern eine notwendigerweise auch von subjektiven Gesichtspunkten und Fragen der Zugänglichkeit abhängige Auswahl getroffen worden. Aus letzterem Grund konnten z.B. Publikationen aus den Oststaaten trotz des Interesses, die dort Präventionsfragen entgegengebracht wird, nur sehr spärlich mitverwendet werden.

II. Begriffe und Definitionen

Unter dem Begriff der psychiatrischen „Primärprävention" versteht man, gemäß den Definitionen von CAPLAN (1964, 1967) und anderen Autoren, alle diejenigen Maßnahmen, welche das erstmalige Auftreten psychischer Störungen verhindern, und damit deren Inzidenz (=Anzahl neuer Fälle einer Krankheit, die in einer umschriebenen Bevölkerung innerhalb einer bestimmten Zeit auftreten) in der Gesellschaft verringern sollen.

Von der Primärprävention zu unterscheiden ist sowohl die „sekundäre Prävention", welche durch Früherfassung und -behandlung die Verhinderung von Rückfällen und die Verkürzung der Dauer bereits aufgetretener Erkrankungen zum Ziele hat und damit vor allem deren Prävalenz (=Gesamtzahl von Krankheitsfällen, die zu einem bestimmten Zeitpunkt in einer umschriebenen Bevölkerung vorhanden sind) vermindert, wie auch die „tertiäre Prävention", die die invalidisierenden Auswirkungen von bereits bestehenden Krankheiten zu mildern bzw. zu vermeiden sucht.

Zusammen bilden diese drei Aspekte den Aufgabenbereich der „präventiven Psychiatrie" im Ganzen, wobei allerdings die sekundäre und tertiäre Prävention praktisch von der eigentlichen Krankheitsbehandlung und von rehabilitativen Maßnahmen kaum abzugrenzen sind. Aus diesem Grund soll im folgenden ganz vorwiegend von der *Primärprävention* psychischer Störungen, d.h. von deren vorbeugender Verhütung im engeren Sinn die Rede sein.

Der Begriff der „psychischen Störung" ist dabei — entsprechend dem Anwendungsfeld der meisten heute bekannten präventiven Maßnahmen — ausgesprochen weit gefaßt, d.h. er schließt neben hirnorganisch begründeten und sogenannten „endogenen" psychischen Erkrankungen auch den ganzen Bereich psychoreaktiver, neurotischer und psychopathischer Abweichungen im Sozialverhalten mit ein, in welchem die Grenzen zwischen gesund und krank nicht mehr scharf gezogen werden können. Damit dürften Ausmaß und effektive Komplexität der ganzen Präventionsproblematik zum vorneherein gerade ins rechte Licht gerückt werden, während inadäquat enge Abgrenzungen sie nur verdecken würden.

In diesem Sinne behandeln wir im nächsten Hauptartikel Fragen der Prävention psychischer Störungen im allgemeinen, während der anschließende spezielle Teil der Darstellung besonderer Präventionsprobleme in verschiedenen Lebensphasen gewidmet ist. Abschließend soll versucht werden, aus dem Gesagten einige verallgemeinernde Schlußfolgerungen abzuleiten.

B. Allgemeine Probleme der psychiatrischen Primärprävention

II. Zur historischen Entwicklung des Präventionsgedankens

Wissenschaftlich begründete Prävention setzt voraus, daß Krankheiten als solche erkannt, abgegrenzt und in ihren Ursachen ganz oder zumindest teilweise bekannt sind. Deshalb fällt die historische Entwicklung des Präventionsgedankens in der Psychiatrie wie in der übrigen Medizin mit den Fortschritten der nosologischen, ätiologischen und pathogenetischen Krankheitserforschung zusammen. Im 19. und beginnenden 20. Jahrhundert war die Psychiatrie als jüngster Zweig der Medizin mit besonders schwer objektivierbarem Gegenstand noch vollauf damit beschäftigt, durch Abgrenzung von Krankheitseinheiten Ordnung in die verwirrliche Vielfalt psychopathologischer Störungen zu bringen. Dank der Anstrengungen mehrerer Forschergenerationen und einzelner überragender Pioniere wie EMIL KRÄPELIN und EUGEN BLEULER hat sich seit Anfang des 20. Jahrhunderts in dieser Hinsicht wenigstens in groben Zügen ein recht guter internationaler Konsensus entwickelt. Aber zu einem endgültigen Abschluß gekommen ist der Prozeß der Abgrenzung und Klassifizierung psychischer Störungen in vielen wichtigen Bereichen (so. z.B. bei den unter dem Konzept der „Schizophrenien" zusammengefaßten pathologischen Phänomenen, bei den Depressionen, den Alterstörungen, den als „neurotisch" oder „psychopathisch" bezeichneten Verhaltensabweichungen) noch keineswegs. Diese „Krankheitseinheiten" variieren immer noch sehr stark je nach Epoche, Land, psychiatrischer Schule. Für die Praxis der Prävention hat dies zur Folge, daß nicht immer ohne weiteres klar ist, was eigentlich verhütet werden soll, und in der Forschung sind dadurch naturgemäß Präzision, Vergleichbarkeit und Transponierbarkeit von Untersuchungsresultaten vielfach beeinträchtigt.

Was die Erforschung der Ursachen psychischer Störungen anbetrifft, so lagen hier bis ins beginnende 20. Jahrhundert die entscheidenden Fortschritte noch ganz auf dem Gebiet der hirnorganischen Erkrankungen. In erster Linie bei der progressiven Paralyse, aber auch bei postenzephalitischen und posttraumatischen Schäden, Epilepsien, degenerativen und arteriosklerotischen Demenzen konnten die ätiologischen und pathogenetischen Kenntnisse derart vertieft werden, daß teilweise gezielte therapeutische und prophylaktische Maßnahmen möglich wurden. Die spät-syphilitische progressive Paralyse z.B. ist dadurch von einer verbreiteten Volksseuche zu einer ausgesprochenen Seltenheit geworden; wesentliche Fortschritte sind auch in der Verhütung psychischer Störungen nach Enzephalitiden, nach Geburts- und anderen Traumen erzielt worden.

Weniger erfüllt haben sich dagegen die großen Hoffnungen, die lange in die Erbforschung gesetzt wurden. Wohl konnten in einer Reihe von psychischen Erkrankungen Erbfaktoren nachgewiesen werden, aber von wenigen wichtigen Ausnahmen abgesehen (z.B. beim gewöhnlichen hereditären Schwachsinn, bei Oligophrenien aufgrund von Stoffwechselstörungen, bei der Huntingtonschen Chorea) erwiesen sich diese als zu komplex, unregelmäßig oder unsicher, als daß sich heute schon systematische Verhütungsmaßnahmen größeren Stils daraus ableiten ließen. Dies gilt namentlich für den Einfluß von Erbfaktoren bei den großen endogenen Psychosen, d.h. bei der Schizophrenie und dem manisch-depressiven Irresein. Glaubte man hier lange Zeit an eine überragende Bedeutung der Heredität, so zeigten jedenfalls bei der Schizophrenie die modernen Zwillings- und Adoptionsuntersuchungen von Forschern wie ROSENTHAL, KETY, KRINGLEN u.a. (KRINGLEN, 1968; ROSENTHAL u. KETY, 1968), daß genetische Faktoren, obwohl zweifellos vorhanden, gegenüber biographisch-umweltbedingten Einflüssen wohl nur eine beschränkte und dazu in ihrem Wesen noch wenig klare Rolle spielen.

Gerade von dieser Seite her, d.h. vom Studium biographischer und umweltbedingter Einflüsse in der Entstehung psychischer Störungen sollte nun der Präventionsgedanke ungefähr seit den zwanziger Jahren neue und entscheidende Impulse empfangen. Mit dem Aufkommen der Psychoanalyse und ihrem mächtigen Widerhall — namentlich in den USA — rückten die individuelle Lebensgeschichte des psychisch Kranken, seine Familien- und frühe Kindheitssituation immer mehr in den Blickpunkt des Interesses. Soziales Fehlverhalten neurotischer Art, charakterliche Auffälligkeiten, aber auch Alkoholismus, Toxikomanie, Delinquenz, depressive und selbst schizophren-psychotische Störungen, kurz, praktisch die ganze Psychopathologie mit Ausnahme der eindeutig zerebral bedingten Erkrankungen wurden immer intensiver unter solchen Gesichtspunkten gesehen und untersucht. In den USA kam dazu der überragende Einfluß des psycho- und soziodynamisch orientierten Denkens ADOLF MEYERS, der nicht nur zum „Vater der amerikanischen Psychiatrie", sondern bezeichnenderweise bereits in den zwanziger Jahren auch zu einem der Begründer der weltweiten, auf die Prophylaxe in der Gemeinschaft der Gesunden gerichteten „Psychische Hygiene"-Bewegung wurde. Wesentliche, wenn auch kaum exakt kontrollierbare Einflüsse wirkten von hier auf Erziehung und Eltern-Kind-Beziehung, auf das Schulsystem und allmählich auch auf die ganze Organisation des psychiatrischen Gesundheitswesens ein. Der Aufschwung der Kinderpsychiatrie, die Verbreitung schulpsychiatrischer Dienste und Beratungsstellen, in der Erwachsenenpsychiatrie der neue, in den USA durch Präsident KENNEDY (1963) auch gesetzlich verankerte Akzent auf der Schaffung eines ganzen Netzes von soziopsychiatrisch-gemeinschaftsgerichteten ambulanten Konsultations- und Behandlungszentren („Community Mental Health Centers") und schließlich auch die moderne, epidemiologisch orientierte Forschung zu den Beziehungen zwischen Sozialverhältnissen und psychischen Erkrankungen leiten sich aus den aufgezeigten Entwicklungslinien ab.

Mit der in ihren Ergebnissen zunehmend relevanten sog. „life-events"-Forschung (s. z.B. BROWN u. BIRLEY, 1970; COOPER u. SYLPH, 1973; SMITH, 1971), d.h. der Untersuchung der Zusammenhänge zwischen vielerlei spezifischen und unspezifischen Ereignissen und Belastungen im Sozialfeld einerseits, und dem Ausbruch bzw. Wiederausbruch psychischer Störungen andererseits, hat sich dieser Forschungsansatz in jüngster Zeit noch beträchtlich ausgeweitet. Für die Präventionspsychiatrie eröffnet sich damit ein ebenso weites wie komplexes Feld potentieller Einflußmöglichkeiten, indem neben dem Einzelnen immer mehr auch die ganze Gemeinschaft bis hin zu ihrer sozialen und sozioökonomischen Struktur ins Blickfeld gelangen.

Es ist in diesem Zusammenhang interessant, daß sich die geschilderte Entwicklung in den westlichen Ländern weitgehend mit Tendenzen trifft, wie sie aus ganz anderen Gründen die Organisation des psychiatrischen Gesundheitswesens in den östlichen sozialistischen Staaten zu bestimmen scheint. Zum vorneherein mehr auf das Kollektiv als auf das Individuum gerichtet, nimmt in der dortigen Psychiatrie (und Medizin) der Präventionsgedanke eine zentrale Stellung ein, was insbesondere zum Ausbau eines offenbar dichten Netzes von ambulanten und gemeinschaftsgerichteten Beratungs-, Versorgungs- und Rehabilitationsdiensten führte (KERBIKOW, 1972; LETHINEN u. JÄRVI, 1976; SCHWARZ et al., 1971; SEREBRIAKOVA u. NADJAROV, 1971).

Wenn im vorangehenden von einer beachtlichen Vertiefung des ätiologischen und pathogenetischen Wissens als Voraussetzung für jede Prävention berichtet werden konnte, so darf doch nicht übersehen werden, daß alle diese Kenntnisse im Ganzen noch sehr lückenhaft sind. Zweifellos sind für keine einzige psychische Krankheit alle Grund- und Mitursachen, Entstehungsbedingungen und beeinflussende Faktoren auch nur annähernd bekannt. — Wie viele Beispiele aus der somatischen Medizin zeigen, heißt das indessen keineswegs, daß damit präventive Maßnahmen nicht anwendbar wären. Vielmehr ist zu unterstreichen, daß im Prinzip jeder auch nur partielle Fortschritt in der Kenntnis von krankheitserzeugenden Faktoren neue Möglichkeiten der Prävention zugänglich macht. Schwerwiegender ist der Umstand, daß manche der erwähnten Einflußfaktoren, namentlich im biographischen und sozialen Bereich, eher Vermutungen als wissenschaftlich wirklich gesicherte Faktoren darstellen. Dementsprechend stehen auch manche der daraus abgeleiteten Präventivmaßnahmen nicht auf genügend sicherem Boden, zumal da auch ihre praktische Wirksamkeit nur selten wissenschaftlich zureichend belegt werden konnte. All dies hängt mit der ungemeinen Komplexität der Forschung in diesem Feld zusammen, auf die wir im folgenden Abschnitt näher eingehen werden.

II. Zur Problematik der Forschung auf dem Gebiet der Primärprävention

Spezifisch auf die Möglichkeiten und vor allem auf die Wirkungen psychischer Primärprävention gerichtete, objektivierende Forschungsarbeiten sind bis jetzt noch außerordentlich selten. Theoretische Kenntnisse und praktische Anwendungen im diesem Feld gründen sich zumeist auf die klinische Empirie oder auf die Transposition von Befunden aus anderen Bereichen, namentlich aus der Ursachenforschung. Ist diese schon in ihren Ergebnissen wie gesagt oft noch recht problematisch, so häufen sich die Schwierigkeiten erst recht beim Versuch, die Wirksamkeit präventiver Maßnahmen zu objektivieren. Diese Schwierigkeiten sind grundsätzlich ähnlich, aber noch beträchtlich größer wie diejenigen, mit denen der Forscher auf dem Gebiet der Evaluation von Psychotherapie und Soziotherapie zu kämpfen hat. Sie können in Kürze etwa folgendermaßen umschrieben werden (CAPLAN, 1967; FLANAGAN, 1971; FREEMAN u. SHERWOOD, 1965; HYMAN et al., 1965; MCMAHON et al., 1961):
— Präventivmaßnahmen (z.B. im Bereich der Familie, der Erziehung, der Eltern-Kind-Beziehung) sind in ihrer Natur und ihren möglichen Auswirkungen äußerst vielfältig. So können sie gleichzeitig die spätere Inzidenz vieler sehr verschiedenartiger und oft gar nicht restlos erfaß- und abgrenzbarer psychischer Störungen beeinflussen. Die tatsächlichen Wirkungen der Prävention verlieren sich potentiell im Uferlosen.
— Das anscheinend so klare Kriterium der Inzidenzsenkung ist operational nicht leicht zu verwenden. Die Objektivierung einer Inzidenzveränderung in einer bestimmten Population kann große Schwierigkeiten bereiten, z.B. hinsichtlich der Definition und Erfassung eines Krankheitsfalles.
— Zu den Schwierigkeiten einer adäquaten Inzidenzkontrolle trägt auch der Umstand bei, daß zwischen der Einwirkung präventiver Maßnahmen und ihrem Effekt unbestimmt viele Jahre, ja Jahrzehnte verstreichen können. Eltern-Kind- und Familienbeziehungen in früher Kindheit z.B. beeinflussen nach allgemeiner Auffassung bis weit ins Erwachsenenalter hinein die Inzidenz von Neurosen,

evtl. von Psychosen und anderen psychischen Störungen. Es ist außerordentlich schwierig, umschriebene Populationen über so lange Zeiträume zu verfolgen.

— Auch wenn es gelingt, in einer bekannten Bevölkerungsgruppe eine Inzidenzsenkung eindeutig nachzuweisen, so ist damit noch lange nicht erwiesen, daß es sich tatsächlich um eine Wirkung der angewandten Präventionsmaßnahmen handelt. Einerseits sind viele mögliche Einflußfaktoren gar nicht bekannt, und andererseits sind bereits die bekannten Variablen zumeist derart komplex, daß die Isolierung der Wirkung eines Einzelfaktors enorme methodologische Probleme bieten kann. Um ein Beispiel von CAPLAN (1964) zu verwenden: Die spektakuläre Inzidenzsenkung der progressiven Paralyse seit Anfang des Jahrhunderts könnte theoretisch ebensogut einer Virulenzverminderung der Syphilisspirochäte, der modernen Syphilisbehandlung und mannigfachen soziokulturellen Einflüssen wie der Syphilisprävention zugeschrieben werden.

— Eine realitätsgerechte Beurteilung der Wirkung präventiver Maßnahmen müßte nicht nur das Auftreten einer Krankheit, sondern ebenso ihren Schweregrad berücksichtigen. Auch wenn die Prophylaxe möglicherweise das Auftreten von Störungen nicht völlig zu verhüten vermochte, so milderte sie doch vielleicht ihren Verlauf, ihre sozialen Auswirkungen usw. Solche differenzierte Wirkungen mögen kaum zu objektivieren sein, insbesondere auf dem Gebiet der sozialen Verhaltensstörungen neurotischer oder psychopathischer Art, wo der fließenden Grenzen und des Einflusses komplexer Wertvorstellungen wegen Unterschiede zur „Norm" ohnehin schwer zu erfassen sind.

— Das Problem der Bildung vergleichbarer Kontrollgruppen ist im Bereich der Prävention noch schwieriger zu lösen als in der übrigen Psychiatrie. Da das Anwendungsgebiet der Prävention spezifisch ganze Bevölkerungen oder Bevölkerungsgruppen betrifft, müßte für einen wissenschaftlich vollgültigen Vergleich die utopische Forderung aufgestellt werden, daß zwei in bezug auf sämtliche relevanten Ausgangs- und intervenierenden Variablen genau gleiche, sich einzig hinsichtlich der Präventivmaßnahmen unterscheidende Populationen einander gegenübergestellt werden sollten.

Es wäre ein leichtes, die Aufzählung methodologischer Probleme in der Präventionsforschung noch erheblich zu verlängern. Indessen ergeben sich schon aus dem bisher Gesagten eine Reihe von Konsequenzen, die FLANAGAN (1971) in die folgenden fünf Forderungen zusammenfaßte:

1. Es sollen nur nach dem Zufall ausgewählte oder sonstwie repräsentative Samples von genügender Größe untersucht werden.
2. Die zu untersuchenden Präventionsmaßnahmen und ihr vermuteter Effekt müssen genau definier- und objektivierbar sein.
3. Die Beurteilungskriterien haben sich direkt oder indirekt auf das angestrebte Ziel einer Senkung der Inzidenzraten zu beziehen.
4. Die Ergebnisse sollten nicht nur mit möglichst einfachen, aber korrekten statistischen Methoden, sondern auch durch replizierende Paralleluntersuchungen gesichert sein.
5. Bei der Interpretation der Ergebnisse sind sämtliche mögliche Fehlerquellen aus den vier vorgenannten Bereichen zu berücksichtigen.

Wie schwer solche Forderungen in die Praxis umgesetzt werden können, dürfte hinreichend klar geworden sein. Als Fazit drängt sich auf, daß wohl noch für längere Zeit wissenschaftlich wirklich sichere Bestätigungen für die Wirksamkeit vieler Präventionsmaßnahmen nicht oder nur in beschränktem Maße zu erbringen sein werden. Immerhin zeigen gewisse, allerdings noch zu vereinzelte Beispiele, daß eine zumindest teilweise und stufenweise Überwindung der geschilderten Schwierigkeiten im Bereiche des Möglichen liegt. Von besonderem Interesse für die Präventionsproblematik sind naturgemäß sorgfältig angelegte epidemiologisch-statistische Felduntersuchungen ganzer Bevölkerungsgruppen, wie sie in jüngerer Zeit nicht nur in USA, England und Skandinavien, sondern auch in Deutschland durchgeführt worden sind (BROWN u. BIRLEY, 1970; COOPER u. SYLPH, 1973; FARIS u. DUNHAM, 1939; HOLLINGSHEAD u. REDLICH, 1958). Die da und dort bereits erfolgreich eingeführten Fallregister zur systematischen fortlaufenden Datenerhebung über das Schicksal von Patienten mit psychischen Störungen eröffnen dabei gerade auch der Präventionsforschung vielversprechende neue Perspektiven (WING, 1976). Überhaupt sind wohl die wichtigsten Fortschritte von prospektiven Verlaufsuntersuchungen über lange Zeiträume, wie sie besonders beispielhaft LEE ROBINS in den USA (1966) durchführen konnte, zu erhoffen. Darüber hinaus dürften auch besondere Forschungsstrategien, wie z.B. die von FLANAGAN (1971) postulierte Verwendung von Experimentalgruppen zu ihrer eigenen Kontrolle, oder die gezielte Verlaufsbeobachtung kleiner Gruppen von ausgesprochenen Risikopatienten interessante Aufschlüsse zu bringen in der Lage sein. — Über einige derartige Ansätze soll im speziellen Teil dieses Artikels näher berichtet werden.

III. Allgemeine Ziele und Methoden psychiatrischer Primärprävention

Das allgemeine Ziel primärer Prävention ist bereits in der einleitend angeführten Definition umschrieben: Es geht darum, durch geeignete Verhütungsmaßnahmen in einer gegebenen Gesamtbevölkerung die Inzidenz, d.h. die Häufigkeit des Auftretens neuer Fälle von psychischen Störungen zu senken. Grundsätzlich kann dieses Ziel auf zwei Wegen erreicht werden:
— einerseits durch die Ausschaltung bzw. Milderung des Einflusses von krankheitsfördernden Faktoren;
— andererseits durch die prophylaktische Erhöhung der Resistenz der Bevölkerung (bzw. besonders gefährdeter Bevölkerungsgruppen oder Individuen) gegenüber solchen schädlichen Einflüssen.

Selbstverständlich schließen sich diese beiden Wege keineswegs aus, sondern ergänzen sich.

Was die Ausschaltung von schädigenden Einflüssen anbetrifft, so muß diese bereits in der Schwangerschaft beginnen, da — wie im speziellen Teil noch genauer auszuführen sein wird — gerade während der Embryonalentwicklung eine große Reihe von Noxen zu lebenslangen psychischen Störungen führen können. Das gleiche gilt in hohem Maße für die Geburt und die ersten Lebensmonate, und überhaupt für die ganze Kindheits- und Wachstumsperiode, in welcher nicht nur psychische Schädigungen (z.B. durch mangelnde Geborgenheit, zerrüttete Familienverhältnisse, Elternverlust, Scheidung, Fehlerziehung usw.), sondern auch körperliche Erkrankungen und Traumen die psychische Entwicklung besonders nachhaltig zu stören vermögen. Schließlich gibt es bis ins Erwachsenen-, ja bis ins Greisenalter hinein durch das ganze Leben hindurch eine große Fülle von Einwirkungen, vom körperlichen bis in den affektiven und sozialen Bereich, die bekanntermaßen psychische Störungen zur Folge haben können und deren Bekämpfung deshalb zur Primärprävention auf diesem Gebiete beiträgt. Als in diesem Zusammenhang leicht übersehenes, aber keineswegs marginales Beispiel nennen wir nur die Verkehrsunfälle: Alle wirksamen Vorkehrungen zu ihrer Verhütung führen unzweifelhaft zu einer Senkung der Inzidenz posttraumatischer psychischer Störungen und gehören also durchaus zum Thema der psychiatrischen Primärprävention. Dessen faktisch fast uferlose Weite mag hier ebenso zum Bewußtsein kommen wie die Begründetheit unserer früheren Bemerkung, wonach viele bereits eingeführte medizinische, sozialpolitische und andersartige Maßnahmen implizite eine ganz erhebliche psychiatrisch-präventive Bedeutung besitzen.

Der zweite Weg, derjenige der prophylaktischen Widerstandserhöhung gegen schädigende Einflüsse, scheint vielleicht zunächst weniger aussichtsreich und auch weniger klar umschreibbar zu sein. Dennoch gibt es auch hier eine große Zahl von Maßnahmen, die teilweise bereits verwirklicht sind, und teilweise noch weiter ausgebaut werden sollten. Dazu gehört in gewissem Sinne schon die ganze Erziehung in Elternhaus und Schule, deren wesentlichstes Ziel ja die Heranbildung von lebenstüchtigen und körperlich wie psychisch resistenten Erwachsenen bildet. Der Resistenzerhöhung gegen mögliche schädliche Einflüsse dient des weiteren neben der allgemeinen Lebenserfahrung — vor allem dem erfolgreichen Durchstehen von Belastungen und Krisen — wohl auch die Aufklärung über mögliche psychische Gefahren aller Art, z.B. im Bereich des Drogen- und Alkoholkonsums, der Sexualität, der allgemeinen Lebensführung usw. Spezifischere prophylaktische Abhärtung ist schließlich bei voraussehbaren Ausnahme-, Belastungs- und Krisensituationen möglich. So konnte z.B. gezeigt werden, daß eine gezielte psychische Vorbereitung vor größeren Operationen, belastenden Untersuchungen, Sanatoriumsaufenthalten und ähnlichen medizinischen Streßsituationen das Auftreten von pathologischen psychischen Reaktionen und Entwicklungen wirksam zu verhüten vermag (JANIS, 1958). Ein gutes Beispiel einer derartigen „emotiven Impfung" ist auch das präventive psychische Training auf Streßsituationen bei Angehörigen des amerikanischen „Peace Corps", die ohne eine solche Vorbereitung oft der Belastung durch die ungewohnten Verhältnisse in fremden Entwicklungsländern, verschärft durch Isolation, Sprach- und Kontaktschwierigkeiten psychisch schlecht gewachsen waren. Auch in der Schulerziehung, und natürlich vielfach in der Armee wurden Versuche unternommen, zur Prophylaxe psychischer Fehlhaltungen ein adäquates Verhalten in überraschenden und ungewohnten Ausnahmesituationen systematisch zu üben (BIBER et al., 1962; HENDERSON et al., 1972; MORGAN u. OJEMANN, 1942).

Beide aufgezeigten Wege psychiatrischer Primärprävention — die Ausschaltung von schädlichen Einflüssen und die Vorbereitung auf sie — erweisen einmal mehr die ungemeine Vielfalt möglicher prophylaktischer Maßnahmen. Um so mehr scheint es für die Praxis, aber auch für Forschung und Theorie nötig, durch die Entwicklung von Konzepten und Einteilungen Richtlinien für mögliche

Organisationsformen primärpräventiver Bemühungen zu gewinnen. Über solche soll in den nächsten beiden Abschnitten berichtet werden.

IV. Konzeptualisierung und Einteilung primärpräventiver Maßnahmen

Das weite Feld primärpräventiver Maßnahmen kann nach ganz verschiedenen Gesichtspunkten geordnet werden. Die wohl fruchtbarsten Vorschläge verdanken wir wiederum CAPLAN (1964), dessen „Modell" von der zeitlichen Dauer präventiver Interventionen und von der Natur der Grundvoraussetzungen zu einer harmonischen psychischen Entwicklung ausgeht. Daraus entwickelt er einerseits das Konzept der Sicherung entwicklungsmäßiger Grundbedürfnisse durch langdauernde präventive Vorkehrungen, und andererseits dasjenige der Krisenintervention durch zeitlich kurz begrenzte prophylaktische Eingriffe. Präventivmaßnahmen können also folgendermaßen eingeteilt und organisiert werden:

a) *Langdauernde resp. permanente Prävention* ist notwendig zur Sicherung entwicklungsmäßiger Grundbedürfnisse in drei Bereichen:

— Besonders während Schwangerschaft, Geburt und ersten Lebensmonaten, aber auch während der ganzen späteren Entwicklungszeit bis ins Erwachsenenalter hinein ist die erste Voraussetzung für eine harmonisch psychische Entwicklung die Sicherung der körperlichen und namentlich der zerebralen Integrität. Daraus ergeben sich eine große Zahl von Präventivmaßnahmen im *physisch-somatischen Bereich:* adäquate Schwangerschaft-, Geburt- und Säuglingsbetreuung, zureichende Ernährung, Unterkunft und Hygiene; genügende sensorische und motorische Stimulation; Schutz vor Schädigungen durch Mikroorganismen (Infekte), Gifte, Strahlen, Unfälle und andere Traumen; ausreichende medizinisch-somatische Versorgung von der Kindheit bis ins Alter.

— Gleich wichtig wiederum vor allem in der Entwicklungs- und Wachstumszeit, aber in gewissem Maße auch im späteren Leben ist die Sicherung von Grundbedürfnissen im *psychosozialen* Bereich. Dazu gehört u.a. das Bedürfnis nach Geborgenheit und Nestwärme, nach kontinuierlichen und strukturierten Kontakten zu festen Beziehungspersonen, nach ausreichender affektiver und intellektueller Stimulation, nach konsistenter erzieherischer Führung, nach gültigen Vorbildern in bezug auf allgemeine Lebensführung, Wertmaßstäbe, Triebkontrolle und -begrenzung. Der hauptsächlichste Vermittler solcher Grundvoraussetzungen ist in unserer Gesellschaft nach wie vor die Familie; dem Familienschutz muß also eine ganz zentrale prophylaktische Bedeutung zukommen. Präventive Maßnahmen sind demnach besonders dann angezeigt, wenn die Familienintegrität gefährdet oder zerstört ist, oder wenn Kinder zeitweise oder dauernd außerhalb eines normalen Familienmilieus aufwachsen müssen. Krankenhaus- und Heimaufenthalte, zu häufige Abwesenheit der Mutter (arbeitstätige Mütter!), Krankheit der Eltern, Elternverlust, Scheidung usw. stellen besonders in der frühen Kindheit ausgesprochene Gefährdungssituationen dar.

— Im *sozio-kulturellen Bereich* schließlich sind zureichende Schul- und Berufsausbildung, Arbeits- und Entwicklungsmöglichkeiten, soziale Kontakte im weiten Sinn, Vorliegen gültiger Wertvorstellungen und Identifikationsmodelle, intakte Sozialstrukturen und Freiheit von drückender sozioökonomischer Not die wichtigsten Voraussetzungen für eine gesunde psychische Entwicklung. Prophylaktische Maßnahmen sind somit insbesondere bei Risikopopulationen wie Immigranten, Flüchtlingen, Angehörigen der untersten Sozialschichten, Bewohnern überbevölkerter Elendsquartiere, Arbeitslosen usw. angezeigt.

b) *Kurzdauernde präventive Maßnahmen* sind darüber hinaus möglich und nötig in besonderen *Krisensituationen*. Seit um 1944 zuerst LINDEMANN und später CAPLAN (1964) das Wesen der Krise systematisch zu erforschen begannen, hat sich das Konzept der prophylaktischen und therapeutischen Krisenintervention immer fruchtbarer erwiesen und besonders in den anglo-sächsischen Ländern bereits zu eigenen Organisationsformen für ein gezieltes „Krisenmanagement" geführt. Krisen lassen sich definieren als zeitlich begrenzte Ausnahmesituationen, die sich durch die Infragestellung der gewohnten Reaktions-, Adaptions-, und Abwehrmechanismen auszeichnen und deshalb in erhöhtem Maße zu psychischen Störungen führen können. Zu solchen Krisen führen auf individueller Ebene normale Perioden eingreifender psycho-sozialer Umstellung wie die Pubertät, die Schwangerschaft, die Menopause, die Pensionierung, oder besondere Vorkommnisse wie der Tod naher Angehöriger, der Umzug in eine fremde Umgebung, Unfälle, Operationen, schwere Erkrankungen usw. — Arbeitslosigkeit, Entwurzelung, Naturkatastrophen, soziale Desintegration oder rapider sozialer Wandel können krisenhaft auch ganze Bevölkerungskollektive betreffen.

Die moderne *„life-events"-Forschung,* welche das alte Problem des Zusammenhangs zwischen Erlebnissen aller Art und dem Ausbruch psychischer Störungen auf neuer und methodologisch verbesserter Basis wieder aufgriff, hat im übrigen zu zeigen vermocht, daß psychische Krisen nicht nur durch Katastrophen und andere außerordentliche Ereignisse, sondern auch durch — subjektiv natürlich sehr verschieden gewichtige — alltägliche und unspezifische Veränderungen und Belastungen wie Umzug, Wechsel des Arbeitsplatzes, Kündigung, Krankheit, Scheidung usw. ausgelöst werden können. Dies ließ sich bemerkenswerterweise sowohl für reaktive und neurotische wie auch für sog. „endogen" psychotische, d.h. schizophrene, manische und depressive Dekompensationen nachweisen. So fanden etwa BROWN und BIRLEY (1970) derartige „life-events" in den 3 Wochen vor Krankheitsausbruch bei 60% einer Gruppe von 50 Schizophrenen im Vergleich zu nur 20% bei einer gesund gebliebenen Kontrollgruppe. Ähnliche Befunde erhoben COOPER und SYLPH (1973) bei Neurosen, PAYKEL et al. (1969) bei Depressionen. Diese interessanten Ergebnisse der Krisen- und life-events-Forschung fanden eine auffällige, aber bisher noch zu wenig beachtete Entsprechung in dem von WING und BROWN (1970) im Felde der tertiär-präventiven Rehabilitation von chronischen Schizophrenen entwickelten Konzept der optimalen psychosozialen Stimulation. Demnach führt bei diesen Kranken Überstimulation in Form von Umweltsveränderungen, Belastungen, neuen Anforderungen usw. vermehrt zu Rückfällen, Unterstimulation — z.B. in eintönigen Spitalabteilungen alten Schlags — dagegen zum gefürchteten Bild des Hospitalismus oder Institutionalismus, d.h. zu einem zunehmenden Versinken und Versanden in amorpher Passivität und Interesselosigkeit. Zwischen diesen beiden Polen gilt es immer wieder optimale Mittellösungen zu finden, die weder zur Krise noch zur Stagnation führen.

Für die Prävention besonders wichtig ist des weiteren die Erkenntnis, daß krisenhafte Ausnahmesituationen nicht nur eine verstärkte psychische Gefährdung mit sich bringen, sondern auch mit erhöhten Möglichkeiten wirksamer Einflußnahme einhergehen. Folgende Forschungsergebnisse sind in dieser Hinsicht besonders hervorzuheben (CAPLAN, 1964):
— Der günstige oder ungünstige Ausgang einer Krise hängt zwar teilweise von der Ausgangssituation (auslösender Faktor, Ausgangspersönlichkeit, Erfahrung), mindestens ebensosehr aber vom Zusammenspiel äußerer und innerer Umstände in der Krise selbst ab. Äußeren Einwirkungen während der Instabilitätsperiode kann deshalb — sowohl im guten wie im schlechten Sinn — eine entscheidende Bedeutung zukommen.
— Während der Krise besteht, vielleicht im Sinne einer elementaren psychosozialen Reaktion, von seiten der Betroffenen eine erhöhte Bereitschaft, sich helfen zu lassen, und von seiten der Umgebung eine erhöhte Hilfsbereitschaft.
— Während der kritischen Instabilitätsphase liegt eine erhöhte Beeinflußbarkeit vor, in welcher auch relativ geringfügige Interventionen von außen erhebliche und in der Folge oft stabile Veränderungen zeitigen können.

Krisensituationen stellen somit spezifische psycho-soziale Wende- und Angelpunkte dar, die vor allem wegen der Möglichkeit, durch kurze Eingriffe langfristige Wirkungen zu erzielen, für präventive Maßnahmen geradezu prädestiniert sind. Es gibt deshalb auch bereits Versuche, sich dieses therapeutische Potential durch eine Taktik der „provozierten Krise" gezielt zunutze zu machen. Eine solche absichtliche Labilisierung unguter stagnierender Gleichgewichtszustände ist z.B. bei chronischen Kranken mit ausgeprägtem Hospitalismus angezeigt (CIOMPI, 1976). Überhaupt zeichnet sich eine Tendenz zu zunehmender Differenzierung und Präzisierung der zur Anwendung gelangenden Kriseninterventionstechniken ab. Gewisse Konzepte haben dabei eine deutliche Verwandtschaft mit der Fokaltechnik in der Kurzpsychotherapie (BELLAK, 1968; MALAN, 1963). JACOBSON im bekannten Benjamin Rush Center in Los Angeles z.B. empfiehlt nur etwa 4–6 Sitzungen innerhalb eines kurzen Zeitraums. Er konzentriert seine Intervention zunächst ganz auf das aktuelle Geschehen, wobei er die folgenden fünf Phasen beschreibt (JACOBSON, 1974):

1. Erkennen des aktuellen Krisenanlasses im dynamischen Kontext.
2. Besprechen und ordnendes Erklären des Krisengeschehens.
3. Affektabfuhr.
4. Reaktivierung alter und ev. Induzierung neuer Abwehrmechanismen.
5. Rückblickende Krisenverarbeitung und Bilanz unter Einbezug der Langzeitproblematik.

Insbesondere der letzte Punkt ist als Vorbereitung für künftige Krisen von großer präventiver Bedeutung. Im Sinne einer oft entscheidenden Weichenstellung für die Zukunft ist aber das gesamte Krisengeschehen inklusive Krisenintervention und Krisenlösung prophylaktisch wichtig: Nichts erhöht die psychische Resistenz mehr als das erfolgreiche Durchstehen von Belastungssituationen, nicht schwächt andererseits die psychische Gesundheit mehr als ein Mißerfolg.

V. Organisationsformen psychiatrischer Primärprävention

Bereits aus dem Vorangegangenen dürfte deutlich geworden sein – und dies wird sich in der Folge noch vielfach bestätigen –, daß das Feld psychiatrischer Primärprävention weit über den Tätigkeitsbereich der Psychiatrie hinausgeht. Das eben rapportierte Caplansche Modell erlaubt es, mindestens zwei große Bereiche anderen Fachgebieten und Institutionen zuzuweisen: Die Sicherung einer normalen körperlichen Entwicklung bis ins höhere Alter als Voraussetzung für eine normale psychische Gesundheit ist in erster Linie Sache der somatischen Medizin, insbesondere von Obstetrik, Geburtshilfe, Pädiatrie, später unter anderem von Traumatologie, Arbeitsmedizin, Gerontologie und vielen anderen Fachgebieten. Darüber hinaus obliegt der Schutz vor körperlich-physikalischen Schäden unter anderem den Gesundheitsbehörden und überhaupt allen Organen, die irgendwie mit der Erhaltung der körperlichen Gesundheit zu tun haben (hygienische Vorschriften, Arbeitsgesetze, Bekämpfung von Epidemien, Umweltschutz usw.). Daß auch gesundheitspolitische Schutzmaßnahmen auf Bevölkerungsebene (z.B. Impfungen) sehr direkt zu unserem Thema gehören, zeigt etwa die große Grippeepidemie aus dem Jahre 1917, die durch encephalitische Komplikationen eine große Zahl von psychischen Dauerinvaliden zur Folge hatte.

Ebenso sind vom direkten Aufgabenbereich der Psychiatrie die meisten oben skizzierten präventiven Maßnahmen im sozio-kulturellen Bereich auszuklammern. Sie obliegen – soweit überhaupt eine Einflußnahme möglich ist – weitgehend den politischen Behörden, teilweise auch der Wirtschaft und anderen Körperschaften, die die Sozialgesetzgebung (insbesondere Arbeitsgesetze, Gesetze für Schwangere und stillende Mütter, Hilfe für Minderheitsgruppen, für die untersten Sozialschichten usw.) im Sinne psychiatrischer Primärprävention zu bestimmen vermögen. Auch im Bereich von Schule und Ausbildung, denen, wie wir bereits angedeutet haben, ebenfalls präventive Funktionen zukommen, kann die Rolle der Psychiatrie höchstens marginal (z.B. beratend, aufklärend) sein.

Dagegen sind zwei wichtige Gebiete des Caplanschen Modells offensichtlich ganz vorwiegend Sache der Psychiatrie: Es handelt sich einerseits um die Primärprävention im psychoaffektiven Bereich, und andererseits um die Krisenintervention. Fragen wir uns nun, welche Organisationsformen es der Psychiatrie möglich machen können, die ihr sich hier stellenden Aufgaben zu erfüllen. Für beide genannten Bereiche gleichzeitig sind die bekanntesten Modelle, die bis heute vorliegen, die in den USA überall im Aufbau begriffenen „Community Mental Health Centers" inklusive der Kriseninterventionsdienste, denen in Westeuropa etwa die immer häufiger werdenden sog. „sozialpsychiatrischen Dienste" oder komplexe Einrichtungen von der Art des in Mannheim kürzlich eröffneten „Zentralinstituts für seelische Gesundheit", und in östlichen Ländern wohl zum Teil die bereits länger bestehenden ambulant-psychiatrischen Dispensarien und Beratungsstellen entsprechen. Gemeinsam ist solchen Einrichtungen, daß es sich – im Gegensatz etwa zu den traditionellen psychiatrischen Krankenhäusern – um ausgesprochen „gemeindenahe", d.h. ins lokale Sozialgefüge und Sozialgeschehen weitgehend integrierte Institutionen handelt, die oft nach dem speziell in Frankreich stark geförderten Prinzip der Sektorisierung organisiert sind (ANONYME, 1975a, b). Kurz- wie langdauernde präventive Aufgaben nehmen sie insofern wahr, als sie direkte oder indirekte Kontakte zu allen Risikogruppen in der Gemeinschaft (also z.B. zu gefährdeten Familien, Minderheitsgruppen, sozial Benachteiligten, Suizidgefährdeten, Heiminsassen, eventuell Delinquenten usw.) herzustellen suchen. Dies geschieht z.b. über die Etablierung von Beziehungen zu den Behörden und zu sozialfürsorgerischen, gemeinnützigen und wohltätigen Organisationen aller Art, im Westen selbstverständlich auch zu den niedergelassenen Fachärzten und Allgemeinpraktikern, denen überhaupt als Informatoren und als gemeindenächste „Agenten" in vielen präventiven Belangen eine sehr wichtige Rolle zukommen kann. Solche ambulante Zentren verfügen nicht nur über Ärzte, sondern auch über Sozialarbeiter, Gemeindeschwestern, motivierte Laiengruppen; sie wirken in der Gesamtbevölkerung und bei den erwähnten Institutionen in erster Linie beratend, aufklärend und koordinierend, in zweiter Linie aber auch intervenierend durch direkte Aktionen bei umschriebenen Risikogruppen und in Krisensituationen. Dabei können die Kriseninterventionsdienste in das gesamte „Mental Health Center" integriert oder aber — wie manchmal z.B. die Suizidpräventionszentren — davon organisatorisch mehr oder weniger abgetrennt sein.

Je nach lokalen Verhältnissen sind viele Abwandlungen dieses Grundmodells möglich, die hier nicht im einzelnen besprochen werden sollen (BARTEN u. BELLAK, 1972; PARAD, 1965; ROEN u. GOTTESFELD, 1972). Vielfach gesellen sich z.B. zu den rein ambulanten Einrichtungen auch noch eine ganze Reihe von Übergangsinstitutionen wie Tages- und Nachtklinik, geschützte Werkstätten, Heime und Wohngemeinschaften, Patientenklubs usw., die neben den präventiven und konsultatorischen auch kurative und rehabilitative Aufgaben zu erfüllen haben. Es wird dabei die bemerkenswerte, aber noch nicht genügend bekannte Tatsache ausgenützt, daß ein- und dieselbe Infrastruktur gleich hervorragend sowohl für die Krisenintervention (und damit für die primäre und sekundäre Prävention), wie auch für die Rehabilitation (und damit für die tertiäre Prävention) geeignet ist (CIOMPI, 1977). Es entstehen so neuartige Versorgungsstrukturen, die gegenüber dem herkömmlichen psychiatrischen Krankenhaus mit oder ohne Ambulanz wesentlich flexibler und polyvalenter sind.

Immerhin muß an dieser Stelle auch auf mögliche negative Seiten solch umfassender Dienste hingewiesen werden. Sie stellen ein komplexes Netzwerk dar, dem nicht immer leicht zu entkommen ist. Mangelnde Koordination zwischen verschiedenen beteiligten Instanzen und Teams, ungenügende gegenseitige Information, überaktivistisch-autoritäre Eingriffe gewisser Sozialdienste aufgrund einseitiger Ideologien und wissenschaftlich ungesicherter prognostischer Annahmen (z.B. übereilte Plazierungen „gefährdeter" Kinder usw.), Zeitmangel, übermäßige Verzögerungen, Bürokratismus, hospitalismusartige Stagnationen auf *allen* Stufen (und keineswegs nur im Krankenhaus!) sind Gefahren, die auch in gut durchdachten sozialpsychiatrischen Organismen nicht immer zu vermeiden sind (ANONYME, 1975a, b; HENDERSON, 1975).

Im übrigen bezieht sich das geschilderte Modell in erster Linie auf die Erwachsenenpsychiatrie. Ihm entsprechen in der Kinderpsychiatrie die bereits vielerorts bestehenden kinder- und schulpsychiatrischen Beratungsstellen, und in der Alterspsychiatrie die da und dort im Aufbau begriffenen geronto-psychiatrischen Ambulatorien. Erstere betreuen neben den Schulen u.a. auch Heime, Kinderhorte, Kinderspitäler, gefährdete Familien und Gruppen; letztere arbeiten beratend und betreuend u.a. in der Gemeinschaft, in Allgemeinspitälern, in Altersheimen, Wohnheimen und Siedlungen, bei Behörden und Organisationen. Wegen der erheblichen Verschiedenheit von Problemen und Aufgaben in Kindheit, Erwachsenenalter und Seneszenz ist es wahrscheinlich von Vorteil, entsprechend der diesbezüglich bereits bestehenden oder sich abzeichnenden Dreiteilung der Psychiatrie solche Institutionen nach Lebensphasen zu trennen. Jedenfalls scheint dies recht eindeutig die Entwicklung zu sein, die sich dort anbahnt, wo derartige Institutionen bereits auf dem Wege zur Realisierung sind.

Aus diesem Grunde gliedern wir unsere Darstellung im nachfolgenden speziellen Teil bei gleichzeitiger Berücksichtigung der Caplanschen Einteilungen nach der besonderen Problematik der verschiedenen Lebensabschnitte. Dabei soll jeweils zunächst aufgezeigt werden, welche speziellen wissenschaftlichen Kenntnisse für die psychiatrische Primärprävention von Bedeutung sind, woraus sich nachher — wieder für jeden Lebensabschnitt gesondert — gewisse Konsequenzen für die Praxis ableiten lassen werden.

C. Spezielle Probleme psychiatrischer Primärprävention in den verschiedenen Lebensphasen

I. Primärprävention psychischer Störungen während Schwangerschaft, Geburt und frühester Kindheit

Ohne ein normales Hirn ist keine normale psychische Entwicklung möglich; ohne einen normal entwickelten Körper ist die psychische Gesundheit zumindest stark gefährdet. Schwangerschaft, Geburt und erste Lebensmonate sind deshalb für die Primärprävention psychischer Störungen von allergrößter Wichtigkeit. Dabei liegen zunächst die bedeutsamsten bekannten Einflußfaktoren zweifellos auf *physisch-somatischem Gebiet* im Sinne des Caplanschen Modells. Schwere psychische und/oder körperliche Dauerdefekte sind insbesondere von den Auswirkungen von Infektionskrankheiten wie Toxoplasmose, Syphilis, verschiedenen Virusinfekten, von Giften und Arzneimitteln (z.B. Blei und andere Schwermetalle, Chinin, Colchicin, Thalidomid, Antikrebsmittel, Aminopterin), von Strahlenschäden, von Mangelernährung (Vitamine, Proteine) während der Schwangerschaft zu erwarten. Auf die Tatsache, daß Art und Ausmaß der Defekte vom genauen Zeitpunkt der Einwirkungen abhängen, soll hier nicht eingegangen werden. Wichtig für unser Thema ist vor allem, daß alle solche Schädigungen in Form von Schwachsinn verschiedenen Ausmaßes, eventuell von Epilepsie, zerebralen Lähmungen, oder aber indirekt über schwere körperliche Mißbildungen zu lebenslänglichen psychischen Störungen und Belastungen führen können (CAPLAN, 1961; LÄSSKER et al., 1969; MONTAGU, 1962; TARJAN, 1964). Ob daneben bereits in der Schwangerschaft psycho-affektive Einflüsse für die spätere psychische Entwicklung des Kindes von Belang sein können, wie dies u.a. G. BIBERING et al. (1961) aufgrund ihrer Untersuchungen bei graviden Frauen vermuten, kann heute noch nicht mit Sicherheit gesagt werden, vor allem da vergleichende Langzeitbeobachtungen zu dieser Frage, die auch die spätere Entwicklung der Kinder berücksichtigen würden, u.W. bisher nicht durchgeführt werden konnten.

PASAMANICK und KNOBLAUCH (1961, 1964, 1966) berichteten in den letzten Jahren mehrfach von sorgfältigen retrospektiven und prospektiven epidemiologischen Untersuchungen an Tausenden von Kindern in New Haven/USA, deren Gegenstand die Zusammenhänge zwischen Schwangerschaftseinflüssen, Frühgeburt und späteren psychischen Störungen (insbesondere Oligophrenie, zerebrale Paralyse, Epilepsie, infantiler Autismus, soziale Verhaltensstörungen, Tics, Hör-, Seh- und Sprachdefekte) war. Es konnte eindeutig gezeigt werden, daß derartige Störungen, die als ein Kontinuum zu Spontanaborten und Totgeburten aufzufassen sind, in signifikantem Zusammenhang zu Schwangerschaftskomplikationen wie Toxämie, uterinen Blutungen, Infekten und Frühgeburten (besonders mit einem Geburtsgewicht unter 1500 g) standen. Solche Komplikationen wiederum traten häufiger bei Frauen aus den untersten Sozialschichten, bei Schwarzen, bei Unverheirateten, bei besonders jungen und besonders alten Müttern auf. Sie erschienen als Resultat von komplexen Wechselwirkungen zwischen schlechter Ernährung (namentlich in bezug auf Vitamine und Proteine), schlechter Schwangerschaftshygiene, schlechten Wohnbedingungen, übermäßigem Streß und Übermüdung während der Gravidität. Ähnliche Befunde, namentlich in bezug auf die Zusammenhänge zwischen niederem Geburtsgewicht, bzw. Frühgeburten und erhöhter Inzidenz von späteren psychischen Störungen, wurden verschiedentlich auch von anderen Untersuchern erhoben.

Natürlich ist bei solchen Ergebnissen immer zu berücksichtigen, daß Schwangerschafts- oder Geburtsschäden nur eine von vielen möglichen Ursachen von Intelligenzdefekten und anderen psychischen Auffälligkeiten sind. Dies belegt eine Untersuchung von WERNER et al. (1968): Beim größten Teil einer über zehn Jahre verfolgten Kohorte von lernbehinderten Schulkindern waren Schwangerschaft und Geburt durchaus normal verlaufen, aber viele von ihnen waren in Heimen, in niederen Sozialschichten, in einem affektiv ungünstigen und stimulationsarmen Milieu aufgewachsen.

Was speziell die Rolle einer ungenügenden Eiweiß- und Vitaminzufuhr während der Schwangerschaft und frühen Kindheit anbetrifft, so bestehen zwar noch nicht absolut gesicherte, aber doch sehr wahrscheinliche Zusammenhänge mit erhöhter späterer Anfälligkeit für psychische Störungen (EISENBERG, 1969). Experimentell ließ sich bei Tieren nach Mangelernährung in der Gravidität neben körperlichen Auswirkungen eine verminderte Fähigkeit, bestimmte Problemsituationen zu lösen, nachweisen (DUBOS et al., 1966). Kinder mit der Eiweißmangelkrankheit Kwashiokor sind unverhältnismäßig oft auch geistig retardiert (CRAVIOTO u. ROBLES, 1965). WINICK (1968) konnte bei jungen Tieren und Menschen eine signifikante Verminderung der Hirnzellenzahl nach früher Unterernährung nachweisen. Vieles deutet im übrigen darauf hin, daß ein ausgeprägter Eiweißmangel auch bei Erwachsenen in ganzen Bevölkerungen (z.B. in unterentwickelten Ländern) die psychische Entwicklung und Initiative hemmt, und damit im Sinne eines Teufelskreises die Möglichkeit, die sozialen Zustände zu verbessern, verkleinert (EISENBERG, 1969).

Bekannt ist ferner, daß der Ernährungsfaktor bei der Entstehung von einigen psychischen Sonderaffektionen eine ausschlaggebende Bedeutung hat. So ist ja der in Binnengebieten so häufige endemische Kretinismus stark zurückgegangen, seitdem dort das Kochsalz prophylaktisch jodiert wird. Diese Verhütungsmaßnahme ist erwiesenermaßen bereits in der Schwangerschaft von großer Bedeutung (MEANS et al., 1963).

Hier sind ferner die in den letzten Jahrzehnten entdeckten Formen von Schwachsinn mit vererbten Störungen im Aminosäure-Stoffwechsel, und insbesondere die phenylpyruvische Oligophrenie zu erwähnen, bei welchem die Entwicklung eines Intelligenzdefektes durch konsequente Verabreichung einer phenylalaninarmen Spezialdiät von den ersten Lebenswochen an bis zum zehnten Lebensjahr wirksam verhütet werden kann. Nach einem Bericht von MENNE (1970) wurden in Nordrhein-Westfalen in den Jahren 1966 bis 1968 insgesamt 145 634 Neugeborene mit dem Guthrie-Test untersucht, wobei 51 Phenylketonuriker, d.h. 1 Fall unter 8 600 Neugeborenen, entdeckt und einer prophylaktischen Behandlung zugeführt werden konnten. Aufgrund weiterer Untersuchungen bei Schwachsinnigen in Landeskrankenhäusern, Sonderschulen, Tagesstätten für geistig Behinderte usw., wo unter 16 614 Probanden 134 nicht behandelte Phenylketonuriker gefunden wurden, gelangte MENNE zur Schätzung, daß sich unter den ca. eineinhalb Millionen Schwachsinnigen der Bundesrepublik ca. 1 200 Phenylketonuriker befinden müssen, bei denen allen die Entwicklung eines Intelligenzdefektes durch Diät hätte verhütet werden können.

Bei 52 Fällen von Neugeborenen-Erythroblastose stellten die Mitarbeiter STUTTES nach 3–12 Jahren trotz sofortiger Austauschtransfusion nach der Geburt noch bei 9 Kindern psychische Störungen wegen postikterischem Hirnschaden fest. Allerdings wiesen ROSE u. ALDERSTEIN (1964) aufgrund eingehender Untersuchungen darauf hin, daß manche psychischen Spätschäden bei ehemaligen Erythroblastose-Kindern gar nicht eine hirnorganische Folge des Kernikterus nach der Geburt, sondern der Verunsicherung und nachfolgenden Überängstlichkeit der Mutter durch das psychisch sehr belastende Geschehen während der Schwangerschaft und Entbindung bei Rhesusinkompatibilität darstellen. Solche Mütter und Kinder haben deshalb nicht nur auf somatischem, sondern auch auf psychoaffektivem Gebiet eine besonders sorgfältige prophylaktische Betreuung nötig.

Auch nach der prä- und perinatalen Phase haben selbstverständlich physischsomatische Schädigungen weiterhin eine große Bedeutung als mögliche Ursachen späterer psychischer Störungen. Insbesondere sind hier infektiöse (bes. enzephalitische oder meningitische), toxische oder traumatische Hirnschäden zu erwähnen, die u.a. durch adäquate Hygiene, Pflege, Ernährung, allgemein-medizinische Betreuung, Impfungen, Unfallschutz usw. wirksam bekämpft resp. verhütet werden können.

Daneben aber spielen, wie man heute immer klarer erkennt, wahrscheinlich bereits von den allerersten Lebenstagen an *psycho-affektive Faktoren* eine wichtige Rolle. Ob, wie LEBOYER (1974) behauptet, bereits die Art und Weise, wie die Geburt durchgeführt wird, nachhaltige Auswirkungen auf die spätere psychoaffektive Entwicklung hat, m.a.W. ob der von ihm propagierten und auch schon da und dort eingeführten Methode der „gewaltlosen Geburt" (Dämmerlicht, sofortiger Körperkontakt mit der Mutter, Liebkosungen, verzögerte Durchtrennung der Nabelschnur, lauwarmes Bad usw.) in der Tat eine wichtige prophylaktische Bedeutung zukommt, ist u.W. wissenschaftlich noch nicht genügend überprüft worden. Immerhin steht heute aufgrund vieler detaillierter Untersuchungen fest, daß sofort nach der Geburt komplexe Sequenzen von visuellen, taktilen und anderen Kontakten zwischen Mutter und Kind einsetzen, die in einer frühen privilegierten Phase wahrscheinlich ähnlich wie bei vielen anderen Säugern für das sog. „attachement", d.h. für die Bildung einer ersten grundlegenden Bindung zwischen Mutter und Kind eine große Rolle spielen. Zweifellos werden solche Wechselbeziehungen durch die rasche und fast ständige Isolierung des Neugeborenen, wie sie aus hygienischen und organisatorischen Gründen nach wie vor in den allermeisten Entbindungskliniken praktiziert wird, empfindlich gestört. So konnte nachgewiesen werden, daß Mütter ohne solche Kontakte nachher im Umgang mit dem Säugling vergleichsweise unsicherer, fragmentarischer, passiver und langsamer sind (KENNELL et al., 1974; LEIDERMAN et al., 1973; LEIFER et al., 1972; ROSE et al., 1960). Auch die Laktation wird offenbar durch diesen Faktor stark beeinflußt: SOSA et al. beobachteten bei einer Gruppe von Müttern, die unmittelbar nach der Geburt Körperkontakt mit dem noch ungebadeten Neugeborenen hatten, im Vergleich zu einer Kontrollgruppe größere Milchproduktion, längeres und häufigeres Stillen, bessere Gewichtszunahme. Da das Stillen und die frühen Kontakte zwischen Mutter und Kind bekanntlich auch für die affektive Beziehung, ferner für die Etablierung des normalen Infektionsschutzes von großer Bedeutung sind, kommen ihnen offensichtlich komplexe präventive Wirkungen sowohl auf biologischem wie auf psycho-affektivem Gebiet zu (GERRARD, 1974; HANSON u. WINBERG, 1972).

Für die Prävention besonders wichtige Untersuchungsergebnisse aus dem ersten Lebensjahr verdanken wir des weiteren R. SPITZ, welcher bereits um 1945 in eindrücklichen Beobachtungen nachzuweisen vermochte, daß Säuglinge, die über längere Zeit in Heimen oder Spitälern ohne engere affektive Beziehungen zu einer konstanten Mutterfigur blieben, in ihrer gesamten affektiven, intellektuellen und auch körperlichen Entwicklung in geradezu lebensgefährlicher Weise gehemmt und gestört werden können. SPITZ prägte hierzu den Begriff des „Hospitalismus", der in leichten Fällen u.a. durch Antriebsmangel, Kontaktarmut, psycho-motorische und intellektuelle Retardation, in schweren Fällen durch völlige Apathie, Stereotypien, körperlichen Marasmus evtl. bis zum Tod oder bis zu irreparablen Persönlichkeitsschädigungen charakterisiert ist. Obwohl die Arbeiten von SPITZ aus methodologischen Gründen teilweise bestritten wurden, haben sich doch seither parallele Befunde derart gehäuft, daß an den ungünstigen Auswirkungen früher affektiver Karenz kaum mehr gezweifelt werden kann. BOWLBY hat diesen ganzen Fragenkreis 1951 zuhanden der Weltgesundheitsorganisation in einer vieldiskutierten Monographie bearbeitet; neuere Untersuchungen zu demselben Thema stammen u.a. von PROVENCE und LIPTON (1962), MASON (1965), OLEINICK et al. (1958), BURLING und COLLIPP (1969). Der allzu globale Begriff der Mutter-Kind-Beziehung wurde dabei vermehrt in einzelne

Komponenten zerlegt; es zeigte sich u.a., daß höchstwahrscheinlich auch einer ausreichenden sensorischen und motorischen Stimulation eine besondere Bedeutung für die spätere intellektuelle und kognitive Entwicklung zukommt (DEUTSCH, 1964; HESS u. SHIPMAN, 1965; KUBZANSKY, 1961).

Hochinteressant sind in diesem Zusammenhang ferner die aufsehenerregenden Arbeiten von HARLOW (1962), dessen experimentelle Beobachtungen bei Schimpansenbabies den Beweis dafür erbrachten, daß bei diesem Versuchstier die Trennung von der Mutter in den ersten Lebenswochen im Erwachsenenalter schwere Beziehungsstörungen zu Artgenossen, namentlich auf sexuellem Gebiet und in der Fähigkeit, Kinder aufzuziehen, zur Folge hatte. Seine Experimente mit unbelebten „Ersatzmüttern" zeigten ferner, daß körperliche Nähe und Wärme, soziale Interaktion und Stimulation weit entscheidender waren als etwa die bloße Ernährungsfunktion der Mutter. Obwohl natürlich solche Tierbefunde nicht ohne weiteres auf menschliche Verhältnisse übertragen werden dürfen, stellen sie doch ein weiteres wichtiges Indiz für die Bedeutung frühester sensorischer, affektiver und sozialer Einflüsse auf die spätere psychosoziale Entwicklung dar.

Es liegt auf der Hand, daß die Beziehungen der Mutter, der Familie und der gesamten Gesellschaft zum Neugeborenen und Kleinkind über Sitten und Gebräuche, Wertsysteme, soziale Schichtung, ökonomische Bedingungen, Familien- und Arbeitsgesetze usw. in hohem Maße von *sozio-kulturellen Faktoren* aller Art bestimmt sind. Alle drei von CAPLAN (1964) genannten Bereiche psychiatrischer Primärprävention — physisch-somatische, psycho-soziale und sozio-kulturelle Faktoren — sind also bereits in den allerersten Entwicklungsphasen von Wichtigkeit.

Zusammengefaßt ergibt sich, daß während Schwangerschaft, Geburt und frühester Kindheit den folgenden Präventionsmaßnahmen die größte Bedeutung zukommt:
— Regelmäßige medizinische Schwangerschaftsüberwachung, Beratung der Schwangeren hinsichtlich Ernährung, Lebensführung, körperlicher und psychischer Hygiene. Rasche und zweckmäßige Behandlung von Schwangerschaftskomplikationen.
— Optimale technische und psycho-affektive Führung der Geburt, von Anfang an enge Kontakte zwischen Mutter und Kind (Revision der bisherigen Spitalpraxis), somatische und psychische Spezialbetreuung bei Komplikationen (Frühgeburten, Rhesusinkompatibilität, Neugeborenenasphyxie usw.).
— Systematische medizinische, neurologische und biochemische Untersuchung der Neugeborenen, insbesondere zur Erfassung von Hirnschäden und von Stoffwechselstörungen, die eine prophylaktische Spezialbehandlung nötig machen.
— Beratung, Aufklärung und medizinische Überwachung bezüglich physischer und psycho-affektiver Säuglingspflege, Sicherung der Bildung einer Beziehung zu einer konstanten Mutterfigur, insbesondere durch Entlastung der Schwangeren und Wöchnerinnen von Arbeitsverpflichtungen mindestens während des 1. Jahres; Ausbau der entsprechenden Sozial- und Arbeitsgesetze.
— Besondere Vorkehrungen bei Hospitalisierungen oder Heimaufenthalten von Säuglingen und Kleinkindern, extensives elterliches Besuchsrecht, möglichste Verkürzung bzw. Vermeidung solcher Spital- oder Heimaufenthalte, möglichst konstante und personifizierte Betreuung durch das Pflegepersonal.

— Umweltschutz, Verhinderung von Infektionskrankheiten und Epidemien in der Bevölkerung, Unfallbekämpfung, Anstrengungen zur Verbesserung der sozio-ökonomischen Verhältnisse in den untersten Sozialschichten.

II. Primärprävention psychischer Störungen in Kindheit und Jugend

Kindheit und Jugend stellen einen fortwährenden intensiven Lernprozeß dar, von dessen Ausgang es abhängt, wie der spätere Erwachsene mit sich selbst, mit den anderen, mit Familie, Beruf oder Gesellschaft zurechtkommt. In den Kinderjahren werden deshalb die nach der frühesten perinatalen Entwicklungsphase wichtigsten Fundamente für die spätere psychische Gesundheit oder Krankheit gelegt. Soziale Verhaltensmuster, Triebkontrolle und -begrenzung, Abwehrverhalten, Rollenidentifikationen und Ich-Identität — kurz, alle grundlegenden Charakterzüge — werden in dieser Zeit entscheidend geprägt. Für die Prävention ist deshalb die Frage hochbedeutsam, welche Einflüsse aus der Kindheit die spätere psychische Gesundheit günstig oder ungünstig beeinflussen.

So wichtig indessen diese Frage ist, so schwer ist es auch, dazu gesicherte Antworten beizubringen. Dies hängt zusammen mit der ungemeinen Komplexität eines in dauerndem Wandel befindlichen und von einer unübersehbaren Vielzahl von Variablen abhängigen Entwicklungsgeschehens, dessen adäquate Erfassung über die langen Zeiträume, um die es hier geht, methodologisch enorm schwierig ist. Im komplizierten Entwicklungsprozeß zu psychischer Stabilität oder Labilität konnten deshalb eigentlich bisher erst die gröbsten positiven oder negativen Einflußfaktoren wissenschaftlich einigermaßen gültig objektiviert werden, während die Bedeutung vieler feinerer Einzelfaktoren höchstens in Einzelbeobachtungen von unsicherer Allgemeinbedeutung evident gemacht wurde.

Zu den erwähnten groben Faktoren gehört natürlich wiederum die Tatsache, daß die Integrität von Gehirn und Nervensystem und darüber hinaus die Entwicklung eines voll funktionsfähigen Körpers wie schon in der ersten Lebensphase die Grundvoraussetzung aller späteren psychischen Gesundheit bildet. Damit aber behalten alle im vorangehenden Abschnitt genannten *physisch-somatischen Einflußfaktoren* wie z.B. der Schutz vor Umweltschäden, vor Unfällen, Infektionen, Vergiftungen, die adäquate Ernährung usw. ihre volle prophylaktische Bedeutung. Kindermedizinische Versorgung und Betreuung, schulärztliche Dienste, Kontrolluntersuchungen, Schutzimpfungen, aber auch Verkehrserziehung, Förderung gesunder sportlicher Betätigung usw. dienen also einmal mehr nicht nur der körperlichen, sondern auch der psychischen Primärprävention.

Neben den physischen treten nun aber *psycho-soziale und sozio-kulturelle Faktoren* in der Kindheit immer mehr in den Vordergrund. Welches Familienmilieu, welche Erziehung, welche Schule und welche Gesellschaft gewährleisten am besten eine harmonische psychische Entfaltung auf lange Sicht? Die groben Tatsachen, die in diesen komplexen Fragen als gesichert bezeichnet werden dürfen, lassen sich etwa folgendermaßen zusammenfassen:

Fest steht nach der gesamten Evidenz aus Kinder- und Erwachsenenpsychiatrie, Psychotherapie, Psychoanalyse und Soziologie jedenfalls, daß — neben angeboren-konstitutionellen Faktoren, die grundsätzlich unbeeinflußbar sind und deshalb hier nicht zur Diskussion stehen — der Familie für die ganze Persönlichkeitsentwicklung, und damit für die größere oder geringere Anfälligkeit für spätere psychische Störungen, eine zentrale Wichtigkeit zukommt. Bei fast allen nicht-organischen psychischen Störungen des Erwachsenenalters, insbesondere aber bei Alkoholismus, Delinquenz, soziopathischem Verhalten, Neurosen, nach neueren Untersuchungen auch bei Schizophrenie und manchen Depressionen wurden immer wieder in einem hohen Prozentsatz der Fälle Zusammenhänge mit schwer gestörten Familienverhältnissen in der Kindheit aufgezeigt. — Allerdings sind bereits hier gewisse Einwände möglich, da derartige Befunde vorwiegend durch Untersuchungen an Kranken, viel weniger aber durch solche an Gesamtpopulationen mit Einschluß der Gesunden belegt sind (CAPLAN, 1961; ROBINS, 1966). Werden auch solche einbezogen, so mag sich nämlich zeigen, daß — wie das etwa BLEULER (1972) anführt — beispielsweise sogenannte „broken-home"-Situationen (Fehlen einer normalen Familiensituation z.B. durch Tod der Eltern, Scheidung, Familienzerrüttung usw.) in der Vorgeschichte psychisch kranker Erwachsener oft gar nicht signifikant häufiger sind als bei den Geistesgesunden. Auch bedeuten zahlenmäßig-statistische Zusammenhänge noch nicht unbedingt auch kausale Beziehungen: So wäre es z.B. denkbar, daß schlechte kindliche Familienverhältnisse weniger eine Ursache späterer Anpassungsstörungen als eine Auswirkung derselben ungünstigen Erbanlagen bei Eltern und Kindern darstellen (ROBINS, 1970).

Immerhin stellen eine drohende oder bereits eingetretene, vorübergehende oder dauernde Desintegrierung der Familie z.B. durch Alkoholismus, Delinquenz, Soziopathie, schwere Krankheit, Hospitalisierung oder Tod der Eltern, Scheidung, Entwurzelung, drückende ökonomische Notlage usw. zweifellos für die Kinder psychische Belastungs- und Krisensituationen dar, in denen grundsätzlich — wie wir bereits ausgeführt haben — mit einer erhöhten psychischen Gefährdung, aber auch mit besonderen Möglichkeiten für präventive Eingriffe zu rechnen ist (CAPLAN, 1967; DECKER u. STUBBLEBINE, 1972; DÜHRSSEN, 1968; WILLIAMS et al., 1972). Bei Scheidungen mit Beteiligung von Kindern wird deshalb in Dänemark z.B. automatisch ein Kinderpsychologe beigezogen, dessen Rat die richterlichen Entscheidungen in bezug auf elterliche Gewalt, Besuchsrecht usw. beeinflußt (BRUN, 1964; SUGAR, 1970). Auch bei der Betreuung illegitimer Kinder und bei der Regelung von Adoptionsfragen sollten psychohygienisch-präventive Gesichtspunkte entscheidend mitberücksichtigt werden (SPIEL, 1974).

Das gleiche gilt nachgewiesenermaßen, wenn Kinder plötzlich hospitalisiert, operiert, in Heime versetzt oder anderweitig aus ihrer gewohnten familiären Umgebung herausgerissen werden müssen. Auch wenn über die Spätfolgen solcher Ausnahmesituationen noch manche Unsicherheiten herrschen, stellen sie doch kritische Sonderbelastungen dar, in welchen durch die Infragestellung alter und den notwendigen Erwerb neuer Verhaltensmuster Weichen sowohl für langdauerndes psychisches Fehlverhalten wie auch für die psychische Erstarkung und Immunisierung gestellt werden können (BOLMAN et al., 1967; BURLING u. COLLIPP, 1969).

Außerordentlichen psychischen Belastungen sind ferner erwiesenermaßen Kinder mit Seh-, Hör- oder Sprachdefekten, zerebral gelähmte oder anderweitig invalide Kinder ausgesetzt. Auch sie sind deshalb psychisch vermehrt gefährdet und benötigen oft eine spezielle präventive Betreuung (BOLMAN et al., 1967).

Neben evident traumatischen Situationen dieser Art hat namentlich die Psychoanalyse, in den letzten Jahren immer intensiver auch die moderne Familienforschung, eine große Zahl von subtileren schädlichen Einflüssen in der Eltern-Kind-Beziehung, in der Erziehung und darüber hinaus im ganzen Kommunikationsstil bestimmter Familiengemeinschaften aufzeigen können. Es handelt sich z.B. um eine überstrenge oder übernachsichtige Haltung der Erzieher, um eine Überprotektion oder Vernachlässigung, im Kommunikationsgefüge namentlich auch um Klarheit und Eindeutigkeit bzw. Zweideutigkeit und Widersprüchlichkeit (sogenannter „double bind") von Forderungen, Anweisungen und Mitteilungen seitens der Eltern, ferner um die Frage, wie in der Familiengruppe Entscheidungen gefällt oder vermieden, Konflikte angegangen oder vertuscht, Belastungssituationen aktiv bewältigt oder passiv erlitten werden. Indessen sind sowohl die Interpretation wie auch die praktisch-präventive Nutzanwendung solcher Befunde noch recht unklar. So können z.B. die signifikanten Auffälligkeiten, die neuerdings im Kommunikationsstil von Familien mit schizophrenen, in weniger starkem Maße auch mit neurotischen Angehörigen nachgewiesen wurden, sowohl als Ursache wie auch als Folge der Erkrankung eines Familienmitglieds gedeutet werden (KAUFMANN, 1972). Aus diesen Gründen scheint es nicht angezeigt, die Fülle dieser Feinbefunde hier im einzelnen darzulegen. Zusammenfassend können Wärme, Echtheit, Konsistenz, Kontinuität, eindeutige Differenzierung zwischen den Generationen mit klarer Rollenidentifikation von Erziehern und Erzogenen als die wohl wichtigste Voraussetzung für eine günstige Persönlichkeitsentwicklung der Kinder genannt werden. Wie aber solche tief mit der ganzen Persönlichkeitsstruktur der Erzieher zusammenhängende Haltungen anders als durch fragwürdige „Aufklärung" wirksamen präventiven Maßnahmen zugänglich gemacht werden könnten, ist bis heute kaum ersichtlich[1].

Die Familienstruktur und Erziehung unterliegen zudem der Einwirkung einer Vielzahl von sozialen, sozio-ökonomischen und kulturellen Variablen, welche indirekt bald günstigere, bald ungünstigere Einflüsse auf die psychische Entwicklung der Kinder ausüben können. So ist z.B. wahrscheinlich, obzwar u.W. bisher nicht streng wissenschaftlich objektiviert, daß die ländliche, seßhafte Großfamilie der vorindustriellen Epoche die Persönlichkeitsentwicklung und Identitätsfindung der Kinder leichter machte als die urbane, mobile Zweigenerationenfamilie der heutigen Zeit.

Auch durch die Berufstätigkeit vieler Mütter hat sich ohne Zweifel manches in der Erziehungssituation der Kinder grundlegend gewandelt. Allerdings ist nicht bewiesen, daß alle diese Veränderungen nur negative Auswirkungen haben. Als weitgehend gesichert kann immerhin — wie früher schon erwähnt — die Tatsache betrachtet werden, daß in den ersten Lebensjahren die fast ständige Anwesenheit der Mutter, oder doch einer Mutterersatzfigur eine der wesentlichen Voraussetzungen für eine gesunde psychische Entwicklung ist (BOWLBY, 1951). Ob sie erfüllt werden kann oder nicht, hängt indessen wiederum von sozio-

---

[1] In der modernen Familientherapie zeichnen sich diesbezüglich interessante Ansätze für die Prävention schizophrener und neurotischer Störungen ab, die aber bisher erst in Einzelfällen anwendbar scheinen.

kulturellen und insbesondere auch sozio-ökonomischen Gegebenheiten ab. Jedenfalls zeigt sich hier ein deutlicher Ansatzpunkt für mögliche präventive Maßnahmen auf Individual- und Gemeinschaftsebene (Beratung, Aufklärung, Sozialgesetzgebung usw.), deren gemeinsames Ziel es sein muß, die Anwesenheit der Mutter in der Familie wenigstens in den ersten Entwicklungsjahren zu sichern.

Wo dies nur unvollständig möglich ist, bieten Kinderhorte, Kindergärten und dgl. gewisse Kompensationsmöglichkeiten, sofern sie in genügender Zahl vorhanden sind und durch geschultes Personal individualisiert geführt werden. Derartige Institutionen vermögen nach neueren Forschungen auch eine wichtige Rolle zur Schaffung einer besseren Chancengleichheit bei der Einschulung von Kindern aus sozial- und bildungsmäßig benachteiligten Schichten zu spielen.

Vieles deutet ferner darauf hin, daß Kinder aus Familien der untersten Sozialschichten durchschnittlich psychisch stärker gefährdet sind als solche aus Oberschichten. Dies gilt gleichzeitig für ausgesprochene soziale Randgruppen wie ethnische Minderheiten, Immigranten, Flüchtlinge usw. Mehrere Untersuchungen haben z.B. gezeigt, daß bereits im Sprachcode, Wortschatz, Lernverhalten und im ganzen „affektiven Stil" solcher Familien so beträchtliche Besonderheiten vorliegen, daß deren Kinder auch bei guter Ausgangsintelligenz in der auf Durchschnittsnormen ausgerichteten Schule fast obligat soziale und lernmäßige Schwierigkeiten haben müssen (BERNSTEIN, 1961; JOHN, 1963; MELON u. HOUET, 1972). Es ist deshalb vorgeschlagen worden, für solche Kinder eine prophylaktisch-kompensatorische Sonderschulung vorzusehen (GORDON, 1965).

Die Erfassung von Krisen- und Belastungssituationen aller Art ist in erster Linie Sache der Kinderärzte, Lehrer, Schulpsychologen, Sozialarbeiter und anderer Berufsleute, die in täglichem Kontakt mit Kindern und ihren Familien stehen. Gezielte vorbeugende Maßnahmen (z.B. Eltern- oder Lehrerberatung, Sonderschulung, Sozialhilfe, erzieherische oder therapeutische Maßnahmen) sollten in enger Zusammenarbeit mit kinder- und schulpsychiatrischen Diensten geplant werden, deren systematischer Ausbau eine Hauptforderung der Präventivpsychiatrie darstellt.

Allerdings müßten gleichzeitig vermehrte Anstrengungen zur Überwindung der Schwierigkeiten in der Erforschung der Langzeitwirkung präventiver Maßnahmen gemacht werden. Bisher liegen zu dieser zentralen Frage nur ganz vereinzelte, methodologisch einigermaßen befriedigende Untersuchungen vor. Eine davon stammt von SKEELS (1966), der nach 20 Jahren zwei Gruppen von Kindern, von denen die eine in einem ganz unpersönlich-anonym geführten Waisenhaus, die andere aber in einem Heim mit stark personifizierten Dauerkontakten aufwuchs, nachuntersuchen konnte. Trotz niedrigerem intellektuellem Ausgangsniveau war die zweite Gruppe beruflich durchschnittlich viel besser angepaßt als die erste, was mit erheblicher Wahrscheinlichkeit auf die prophylaktische Wirkung der seinerzeitigen intensiveren Betreuung zurückgeführt werden konnte.

Was die Zusammenhänge zwischen Schule und späteren psychischen Störungen anbetrifft, so ist hier bereits die Kenntnis von spezifischen Risikofaktoren weniger präzise als in der Familie. Einen schwierigen Stand haben vor allem Kinder mit charakterlichen Auffälligkeiten, Verhaltensstörungen, Lernschwierigkeiten. „Die Schule sollte nicht systematisch als Organismus zum Ausschluß von Kindern, die dem Unterrichtsrhythmus nicht zu folgen vermögen, funktionieren" (ANONYME, 1975a, b). Allerdings herrscht wenig Klarheit über die objektiven Vor- und Nachteile verschiedener Schulsysteme für den psychischen Gesundheitszustand. Vergleichsuntersuchungen berücksichtigten, soweit sie überhaupt durchgeführt wurden, meist nur die Schulleistungen und erstrecken sich kaum je bis ins Erwachsenenalter. Immerhin kommt ROBINS (1970) in einer Übersicht über verschiedene Verlaufsstudien zum Schluß, daß der traditionelle „akademische" Schulstil dem „laisser-faire"-Konzept überlegen sei. Eine der ganz wenigen methodologisch korrekten Vergleichsstudien, die sich nicht allein an den Schulleistungen orientieren, zeigt indessen interessante Verbesserungsmöglichkeiten: In Chicago wurden vor einigen Jahren Kinder aus 6 Schulen mit einem präventiven Intensivprogramm (wöchentliche Gruppendiskussionen mit den Schülern und unter den Lehrern, regelmäßige Kontakte mit den Eltern) in ihrer Entwicklung über sechs Jahre hin systematisch mit Kindern aus sechs Kontrollschulen ohne ein solches Programm verglichen. Bereits nach zwei bis drei Jahren waren nicht nur die Schulleistungen, sondern auch das Sozialverhalten der intensiv betreuten Kinder im Durchschnitt signifikant erheblich besser (KAUFMANN, 1972; KELLAM et al., 1970). — So wertvoll aber derartige Ansätze auch sind, so sind doch die Beobachtungszeiten noch viel zu kurz, um über die Auswirkungen der getroffenen Präventionsmaßnahmen auf das spätere Leben Auskunft zu geben.

In diesem Zusammenhang stellt sich der Prävention die wichtige Frage nach der prognostischen Bedeutung psychischer Verhaltensstörungen aus der Kindheit. Inwiefern sind solche Störungen als bloße Episoden oder aber als erste Anzeichen einer auch im Erwachsenenalter ungünstigen psychischen Entwicklung zu werten?

Dieses umstrittene und methodologisch sehr schwierige Problem, zu dessen Lösung bisher meist nur relativ unsichere retrospektive Angaben psychisch kranker Erwachsener über ihre Kindheit zur Verfügung standen, ist in den letzten Jahren hauptsächlich von der Amerikanerin L. ROBINS bearbeitet worden. Dem Team dieser Autorin gelang es u.a., von 524 Kindern, die seinerzeit wegen psychischer Störungen verschiedenster Art genau untersucht worden waren, 30 Jahre später fast alle (um 90%) als Erwachsene wiederzufinden und eingehend nachzuuntersuchen. Ihre Entwicklung konnte mit derjenigen einer Kontrollgruppe von 100 seinerzeit ganz unauffälligen Schulkindern verglichen werden (1966). Diese bisher zweifellos beste Untersuchung zur Prognose kindlicher Störungen sowie die Resultate einiger früherer Arbeiten (u.a. DOUGLAS, 1966; HAGNELL, 1966; MULLIGAN et al., 1963) führten die Autorin zum Schluß, daß das Vorliegen kindlicher psychischer Störungen in der Tat im Durchschnitt häufiger zu psychischen Erkrankungen im Erwachsenenalter führt als ihr Fehlen (1970). Indessen kommt es sehr darauf an, welcher Art diese Kindheitsstörungen waren. Handelte es sich bloß um sogenannte „kinderneurotische Auffälligkeiten" wie Schüchternheit, Kontaktschwierigkeiten, Nervosität, Überempfindlichkeit, Irritabilität, Schlafstörungen, Ängste, Sprachschwierigkeiten, Tics usw., dann erwies sich die Prognose als weit besser als bisher oft behauptet. In der Tat war die psychische Gesundheit Erwachsener mit einer derartigen Kindheitsanamnese nicht signifikant schlechter als diejenige der Kontrollgruppe. ROBINS fand also keine Anhaltspunkte für die geläufige These vom kindlichen Ursprung neurotischer Störungen. Allerdings muß hier eingewendet werden, daß gerade die nach der allgemeinen Neurosenlehre so entscheidend wichtigen ersten Kindheitsjahre in der Untersuchung der Autorin nicht berücksichtigt werden konnten. — Dagegen erwies sich sehr klar, daß „soziopathisches Verhalten" im Erwachsenenalter (Delinquenz, Alkoholismus, mannigfaltige Umweltkonflikte, Berufs- und Eheschwierigkeiten) sozusagen immer bereits in der Kindheit begonnen hatten. Je früher und je ausgeprägter soziale Verhaltensstörungen wie Schwererziehbarkeit, Disziplinlosigkeit, Lügenhaftigkeit, Aggressivität, Weglaufen, Diebstähle, frühe sexuelle Aktivitäten usw. in der Kindheit in Erscheinung getreten waren, um so ungünstiger war eine gleichsinnige Entwicklung auch im Erwachsenenalter. Hierbei konnten auch unzweifelhafte Beziehungen zum Sozial- und Familienmilieu nachgewiesen werden, indem solche Störungen familiär und in den unteren Sozialschichten gehäuft auftraten. Indessen ließ sich daraus nicht schließen, daß solche Störungen direkt durch das niedrige Sozialmilieu verursacht waren, unter anderem, weil die Langzeitprognose soziopathischen Verhaltens bei Kindern aus höheren Gesellschaftsschichten genau gleich ungünstig war wie bei Unterklassekindern. Vielmehr vermutet ROBINS, daß die Häufung soziopathischen Verhaltens in den unteren Sozialschichten eher eine Folge (häufigerer sozialer Abstieg resp. mangelnder Aufstieg bei Soziopathen) als eine Ursache des gestörten Verhaltens darstellen könnte. — Eine noch schlechtere Prognose hatten kindliche Psychosen, die fast immer zu lebenslänglichem Kranksein mit Dauerinvalidität und Institutionalisierung führten. Interessanterweise kam es dabei entgegen geläufigen Annahmen im Erwachsenenalter kaum je zur Entwicklung typischer Schizophrenien, sondern zu schwer regressiven Zuständen atypischer Art.

Für die Prävention geht aus diesen Ergebnissen hervor, daß (sekundär) vorbeugende Maßnahmen in erster Linie bei den recht häufigen soziopathischen und den viel selteneren psychotischen Verhaltensstörungen in der Kindheit angezeigt wären. In Frankreich gibt es z.B. „präventive Klubs" für verhaltensgestörte und delinquente Jugendliche, in denen im Jahr 1973 über 55 000 Gefährdete betreut wurden (ANONYME, 1975a, b).

Indessen steht heute noch nicht fest, ob und inwiefern derartige Institutionen ihre Aufgabe wirklich erfüllen. Kontrollierte diesbezügliche Versuche liegen noch kaum vor; einige wenige evaluative Vergleichsuntersuchungen über die Langzeiteffekte von Präventionsversuchen z.B. mit Erziehungsberatung, Psychotherapie, Freundschaftsbeziehungen, Kontakt mit „guten Beispielen", intensiver Freizeitgestaltung bei jugendlichen Soziopathen (siehe u.a. CRAIG u. GLUCK, 1963; GILDEA et al., 1967; MCCORD u. MCCORD, 1959; POWERS u. WITMER, 1951, zitiert nach ROBINS) konnten positive Effektive bisher nicht überzeugend nachweisen.

Kaum besser steht es schließlich mit den heutigen Kenntnissen über eine psychiatrische Primärprävention in der Pubertäts- und Adoleszenzperiode. In der Tat besteht eine auffällige Diskrepanz zwischen der Wichtigkeit, die allgemein dieser kritischen Entwicklungsphase für die spätere psychische Gesundheit zugemessen wird, und der offensichtlichen Unsicherheit in bezug auf konkrete prophylaktische Möglichkeiten. Jedenfalls schweigen sich alle wichtigeren zusammenfassenden Arbeiten über die psychiatrische Primärprävention über dieses Thema fast völlig aus. Erst in den letzten Jahren ist im Zusammenhang mit dem Drogenproblem der Gedanke an eine Prophylaxe wieder sehr aktuell geworden. Drogenabusus, gleich wie etwa Rowdytum, Bandenbildung, Rebellion gegen die Gesellschaft, provokatives Verhalten bei gleichzeitiger Fragilität usw., stellen indessen vielfach nur besonders auffällige Instabilitätssymptome im Rahmen einer „notwendigen Entwicklungskrise" (ERIKSON, 1950, 1959, 1968) dar, in deren Zentrum das Problem der Identitätsfindung, der Abgrenzung von den Elternfiguren *und* der partiellen Identifikation mit ihnen, des Hineinfindens in eine eigenständige Partnerbeziehung und in eine definierte soziale Rolle in der Welt der Erwachsenen steht. Wie diese Krise abläuft, hängt ohne Zweifel stark von der jeweiligen Gesellschaftsstruktur, insbesondere von der Stabilität der Wertvorstellungen, dem Vorhandensein gültiger Leitbilder, den beruflichen Möglichkeiten, den Aussichten auf frühe oder im Gegenteil — wie z.B. bei Studenten — stark verspätete Übernahme eigener Verantwortung ab. Familie und Gesellschaft sind also zweifellos die wichtigsten, günstig oder ungünstig wirkenden Einflußfaktoren; beide aber scheinen gerade in dieser Übergangszeit präventiven Maßnahmen wenig zugänglich zu sein. Für die Familienprophylaxe ist es nun wohl weitgehend zu spät, und der gesellschaftliche Status von Jugendlichen ist durch so vielfältige soziokulturelle Gegebenheiten bestimmt, daß Einzelmaßnahmen immer nur marginalen Einfluß haben können. Immerhin dürfte wahrscheinlich die Identitätsfindung z.B. durch das zeitliche Angebot konkreter und als sinnvoll empfundener Betätigungsmöglichkeiten, durch vermehrte Gelegenheit zur frühen Übernahme partieller Verantwortung, durch engere Kontakte von Schule, Lehre oder Studium zur Erwachsenenrealität, durch verbesserte Berufsberatung, etwa auch durch Förderung des Aktivsports und anderer Freizeitbetätigungen von der Gesellschaft her erheblich erleichtert werden. Wie sich indessen derartige Maßnahmen auf die spätere Inzidenz psychischer Störungen auswirken, ist u.W. auch hier noch nirgends gültig untersucht worden.

Zusammengefaßt ergibt sich, daß bei Kindern und Jugendlichen die folgenden Präventivmaßnahmen besonders wichtig sind:

— Sicherung einer gesunden körperlichen Entwicklung durch adäquate medizinische Betreuung und Versorgung im Wachstumsalter, Infektionsbekämpfung (systematische Impfungen, Hygiene, gesundheitspolitische Maßnahmen zum Schutz vor Epidemien usw.), Unfallbekämpfung (u.a. Verkehrserziehung), Umweltschutz, Förderung einer gesunden sportlichen Betätigung.

— Familienschutz im weitesten Sinne, namentlich in gefährdeten Bevölkerungsgruppen (untere Sozialschichten, Minderheiten und Randgruppen, Immigranten, Flüchtlinge, Entwurzelte) und bei Krisensituationen (vorübergehende oder dauernde Desintegration der Familie, z.B. durch Krankheit, Tod, Scheidung der Eltern, Naturkatastrophen, wirtschaftlichen Notlagen, übermäßige berufliche Belastung beider Eltern).

— Ermöglichung der Anwesenheit der Mutter in der Familie in den ersten Entwicklungsjahren; Förderung von individualisiert geführten Kindergärten, Kinderhorten usw.

— Förderung der Betreuung von besonders gefährdeten Kindern (Waisen, Heim- und Verdingkinder, Scheidungskinder, Kinder aus Alkoholikerfamilien, verwahrloste „soziopathische" und delinquente Kinder, Kinder mit Hör-, Seh- oder Sprachdefekten, Illegitime, Adoptivkinder).

— Psychische Betreuung von Kindern in Spitälern und Heimen, namentlich bei langem Aufenthalt, bei Operationen usw. Extensives Besuchsrecht der Eltern, personifizierte Pflege, psychische Vorbereitung auf belastende Eingriffe und Untersuchungen, bessere diesbezügliche Ausbildung des Pflegepersonals.

— Ausbau von kinder- und schulpsychiatrischen Beratungsstellen; Sonderbetreuung von Kindern mit Schulschwierigkeiten; Förderung der Kontakte zwischen Schule und Elternhaus.

— Sachgerechte Information über Lebensprobleme, Sexualität, Drogen, Alkoholismus usw. Förderung der Eingliederung Jugendlicher in die Erwachsenenwelt durch zeitige Klärung von Berufszielen (Berufsberatung, Information), Intensivierung von direkten Kontakten während der Ausbildungszeit, frühes Angebot von als sinnvoll empfundenen Betätigungsmöglichkeiten, frühere Übernahme von partieller Verantwortung.

III. Primärprävention psychischer Störungen im Erwachsenenalter

Da, wie wir gesehen haben, viele psychische Störungen des Erwachsenen auf die Kindheit zurückgehen — dies ist hauptsächlich bei Oligophrenie, Epilepsie, bei soziopathischen Verhaltensstörungen, bei den Folgezuständen kindlicher Psychosen, trotz der Robinsschen Befunde sehr wahrscheinlich bei Neurosen, möglicherweise z.T. auch bei Depressionen und Schizophrenien der Fall — ist ein großer Teil der für das Erwachsenenalter wichtigen Präventivmaßnahmen bereits in den vorangehenden Abschnitten besprochen worden. Jedoch gibt es zweifellos auch im Erwachsenenalter noch viele verhütbare Faktoren, die die Auswirkungen ungünstiger Kindheitseinflüsse verstärken oder auch ohne solche den Ausbruch psychischer Störungen begünstigen können. Wiederum sind hier zunächst *physisch-somatische Einwirkungen,* insbesondere Hirnschädigungen durch Kopftraumen, Enzephalitiden und Meningitiden, Tumoren, Intoxikationen (z.B. Berufsvergiftungen durch Schwermetalle, CO, organische Gifte usw.), daneben invalidisierende, schwere Erkrankungen und Unfälle zu nennen. Hirnschädigungen im Erwachsenenalter z.B. können nicht nur zu vorübergehender oder dauernder Invalidität durch ein organisches Psychosyndrom, zu epileptischen Störungen, zu erkrankungs- oder unfallbedingten körperlichen Schäden führen, sondern darüber hinaus sekundäre psychische Störungen in Form von reaktiven Depressionen, neurotischen Entwicklungen, sozialen Verhaltensstörungen, „Rentenneurosen" usw. nach sich ziehen. Unfallbekämpfung jeder Art (Verkehr, Beruf, Sport usw.), arbeitsmedizinische und -hygienische Bestimmungen, Umweltschutz, Ernährung, allgemein-medizinische Versorgung der Bevölkerung sind deshalb einmal mehr nicht nur für die Primärprävention auf körperlichem, sondern auch auf psychischem Gebiet von großer Bedeutung.

Daneben spielen wiederum *psycho-soziale, sozio-ökonomische und sozio-kulturelle Gegebenheiten* eine wichtige Rolle bei der Entstehung vieler psychischer Störungen. So gibt es z.B. Anhaltspunkte dafür, daß psychische Störungen in Großstädten weit häufiger sind als auf dem Lande (ANONYME, 1975a, b; FARIS

u. DUNHAM, 1939; HÄFNER u. REIMANN, 1970); möglicherweise sind dafür schädigende Einflüsse auf die „Qualität des Lebens", wie Übervölkerung, Lärm, schlechte Wohnverhältnisse, Transportschwierigkeiten usw. verantwortlich. Im übrigen ist die Diskussion um die Bedeutung sozialer Faktoren vor allem durch die Ergebnisse epidemiologischer Untersuchungen in den USA (FARIS u. DUNHAM, 1939; HOLLINGSHEAD u. REDLICH, 1958; LANGNER u. MICHAEL, 1963; ROMAN u. TRICE, 1967), in den skandinavischen Ländern (STRÖMGREN, 1973) und neuerdings u.a. auch in Deutschland (HÄFNER u. REIMANN, 1970) angefacht worden, die zeigten, daß manche psychische Erkrankungen des Erwachsenenalters in den untersten Sozialschichten gehäuft vorkommen. Dies ist insbesondere der Fall bei Schizophrenie, Alkoholismus, soziopathischen Verhaltensstörungen. Ob es sich dabei um eine direkte Folge der schlechten sozialen Verhältnisse oder aber um ein bloßes Migrationsphänomen (sozialer Abstieg, respektive mangelnder sozialer Aufstieg von psychisch gestörten Individuen) handelt, ist bis heute allerdings noch stark umstritten: Die widersprüchlichen Ergebnisse diesbezüglicher Untersuchungen erklären sich mit großer Wahrscheinlichkeit aus dem Umstand, daß in Wirklichkeit komplexe zirkuläre Wechselwirkungen zwischen psychischen Störungen und Sozialfaktoren vorliegen. Eine psychische Primärprävention durch Verbesserung der sozialen Verhältnisse müßte deshalb einen gewissen, aber nur beschränkten Erfolg haben (DOHRENWEND u. DOHRENWEND, 1969).

Ob dem tatsächlich so ist, konnte bislang u.W. nicht zureichend erforscht werden. HÄFNER (1974) hält unter Hinweis auf verschiedene epidemiologische Daten, u.a. auf die sorgfältigen Untersuchungen von GOLDHAMMER und MARSHAL in Massachusetts (GOLDHAMMER u. MARSHAL, 1953; HÄFNER, 1974) und ØDEGAARD in Norwegen (HÄFNER, 1974), die keine Anhaltspunkte für einen Anstieg der Psychosehäufigkeit in den letzten 100 bzw. 50 Jahren ergaben, die Annahme einer Abhängigkeit zwischen Erkrankungshäufigkeit und wechselnden kulturellen oder politischen Gesellschaftssystemen nicht für plausibel — wobei allerdings diese Aussage bloß für die zuverlässiger erfaßbaren schweren, nicht aber für leichtere, z.B. reaktive oder neurotische Störungen gilt. Zwar gibt es einige wenige Arbeiten, die über eine Senkung der Prävalenz psychischer Störungen durch systematische Gemeinschaftsorganisation und -entwicklung (Ausbau und bessere Koordination eines Netzwerkes von soziopsychiatrischen Diensten, Information, Beratung, Sozialhilfe, Gruppenbildung, Schaffung von Kontakten mit der Bevölkerung usw.) berichten (LEIGHTON, 1965; PECK et al., 1966), aber von einer wesentlichen Veränderung der sozioökonomischen Gesamtsituation kann natürlich hier noch lange nicht die Rede sein. Die Tatsache, daß eng limitierte Präventivprogramme in sozial benachteiligten Bevölkerungsgruppen bisher eher enttäuschende Resultate zeigten, spricht deshalb noch keineswegs gegen den ungünstigen Einfluß schlechter Sozialverhältnisse auf die psychische Gesundheit der Betroffenen. Jedenfalls lehrt die psychiatrische Alltagserfahrung eindeutig, daß die Belastung durch drückende finanzielle Probleme, Arbeitsschwierigkeiten, mangelnde Berufsaussichten, schlechte Wohnverhältnisse und andere ungünstige Milieueinflüsse, wie sie in Elendsschichten an der Tagesordnung sind, zumindest bei der Auslösung von reaktiven und neurotischen Fehlentwicklungen, Depressionen, Alkoholismus, Delinquenz vielfach eine sehr direkte Rolle spielen. — Ein guter Indikator für schlechte Sozialverhältnisse kann z.B. der zur Verfügung stehende Wohnraum sein. Nach STROTZKA (1975) muß heute aufgrund mehrerer Untersuchungen eine Wohnfläche von weniger als 15 m^2 pro Person als wahrscheinlich und von weniger als 8 m^2 als sicher psychisch pathogen betrachtet werden. Aber auch hier stellt sich immer die Frage nach Ursache und Wirkung. Es ist nachgewiesen worden (u.a. HARRINGTON, 1963), daß es sich bei solchen Zusammenhängen häufig um sog. „selbsterhaltende Systeme" handelt, indem — wie bereits angedeutet — psychosoziale Adaptationsstörungen und schlechte Sozialverhältnisse sich gegenseitig begünstigen.

Angesichts der enormen Schwierigkeiten, die Stabilität solcher pathogener Systeme im gewöhnlichen Alltag zu durchbrechen, ist auch im Erwachsenenalter das Konzept der *Krisenintervention* für präventive Maßnahmen von großer Bedeutung. In Krisensituationen auf Individual-, Familien- oder Gemeinschaftsebene (Stellenverlust, Umzug, schwere Erkrankungen, Operationen, Tod von Angehörigen, Ehe- und Berufskrisen, Emigration, soziale und wirtschaftliche Ausnahmesituationen, Naturkatastrophen usw.) ist — wie früher dargelegt — die Dringlichkeit ebenso wie die Möglichkeit von kurzdauernden, aber lange wirksamen präventiven Eingriffen ganz besonders groß. Über organisatorische und personelle Voraussetzungen zu solchen Kriseninterventionen ist bereits berichtet worden. Die praktische Anwendung des Konzepts ist, wie erwähnt, gegenwärtig besonders in den USA in voller Entfaltung begriffen; die bisherigen Erfahrungen (u.a. DECKER u. STUBBLEBINE, 1972; HÄFNER, 1974a; KELLAM et al., 1970) scheinen ermutigend. Jedoch besteht auch hier, wie praktisch im gesamten Feld der psychiatrischen Primärprävention, ein großes Bedürfnis nach weiteren genauen Untersuchungen über die Wirksamkeit derartiger Maßnahmen auf längere Sicht.

In diesem Zusammenhang ist ferner das Problem der *Selbstmordverhütung* zu erwähnen, das im Gegensatz zu anderen Präventionsproblemen die Psychiater seit langem intensiv beschäftigt hat. In einer sehr instruktiven Publikation der Weltgesundheitsorganisation aus dem Jahre 1969 sind die bisherigen Kenntnisse, statistische Unterlagen und praktische Präventivprogramme aus vielen Ländern zusammenfassend dargestellt (Organisation Mondiale de la Santé, 1969). Die erste Voraussetzung für prophylaktische Maßnahmen ist die Identifikation der potentiellen Selbstmörder. Große Anstrengungen wurden unternommen, um durch statistische, epidemiologische und kasuistische Studien abzuklären, welches die hauptsächlichsten Risikofaktoren sind. Es zeigte sich u.a., daß bestimmte Altersgruppen (Adoleszenz, Klimakterium und vor allem auch höheres Alter), bestimmte Lebensumstände (Vereinsamung, Entwurzelung, bei Frauen vor allem Liebeskummer und Eheprobleme, bei Männern berufliche und finanzielle Schwierigkeiten), bestimmte Persönlichkeits- und Krankheitsfaktoren (Depressionen, Alkoholismus, Sucht, Psychopathie u.a.) und bestimmte soziale und soziokulturelle Gegebenheiten (familiäre Zerrüttung, soziale Desintegration, rascher sozialer Wandel, wirtschaftliche Krisen) mit einer erhöhten Selbstmordneigung im Zusammenhang stehen (Organisation Mondiale de la Santé, 1969; PÖLDINGER, 1968; STENGEL, 1961). Allerdings ist die Interpretation solcher statistischer Befunde aus methodologischen Gründen oft problematisch. In Wirklichkeit bestimmen sicher nicht Einzelfaktoren, sondern die jeweilige Kombination einer Vielfalt von ihnen das tatsächliche Suizidrisiko. Die bekannte Tatsache, daß die Suizidhäufigkeit in Ländern mit hohem sozialen Standard (z.B. Schweden, Schweiz) besonders hoch ist, oder daß in Deutschland die Suizidziffern parallel zum wirtschaftlichen Aufschwung anstiegen (BAYREUTHER, 1956), kann deshalb nicht einfach auf eine direkte Beziehung zwischen Wohlstand und Suizidgefahr reduziert werden, sondern müßte in viele Einzelkomponenten (z.B. Familienstruktur, Berufssituation, soziokulturelle Einflüsse, Wertsysteme usw.) zerlegt werden.

PÖLDINGER (1968) hat versucht, zur Abschätzung der Suizidgefahr im Einzelfall eine praktische Risikotabelle aufzustellen, die der Kombination vieler Einzelfaktoren aufgrund von korrelationsstatistischen Berechnungen gebührend Rechnung trägt. Als hilfreich zur Identifikation von potentiellen Selbstmördern haben sich auch psychologische Tests, vor allem der Rorschachtest und der „MMPI" erwiesen (LESTER, 1970). Mehrere Untersuchungen zeigten, daß mehr als die Hälfte der Selbstmörder weniger als drei Monate vor dem Suizid einen Arzt, und zwar in etwa einem Viertel der Fälle einen Psychiater konsultiert hatten. Viele hatten dazu schon früher Selbstmordversuche verübt, was bekanntlich ein stark erhöhtes Risiko bedeutet. Ein Großteil der Suizidalen gaben zudem ihre Absichten vorher durch Worte oder durch ihr Verhalten kund. Trotzdem wurde häufig die Suizidgefahr verkannt und nichts zu ihrer Abwendung getan (ANONYME, 1975a, b; Organisation Mondiale de la Santé, 1969).

Unter den Risikofaktoren spielen bekanntlich psychische Erkrankungen, insbesondere Depression und Alkoholismus, eine wichtige Rolle. In eigenen katamnestischen Langzeituntersuchungen konnte z.B. gezeigt werden, daß seinerzeit wegen depressiven Störungen hospitalisierte Patienten im weiteren Verlauf in 7,9% und frühere Alkoholiker in 6,8% der Fälle ihrem Leben durch Selbstmord ein Ende setzten (CIOMPI u. EISERT, 1969; CIOMPI u. LAI, 1969); in geringerem Maße war das Suizidrisiko im Vergleich zur Durchschnittsbevölkerung auch in allen anderen diagnostischen Untergruppen erhöht (AUBRY, 1974). — Die Selbstmordverhütung fällt deshalb teilweise mit der Prävention und Behandlung psychischer Störungen im allgemeinen zusammen. Die (sekundäre) Depressionsprophylaxe durch Lithiumsalze z.B. (siehe unten) ist gleichzeitig eine wichtige primärpräventive Maßnahme zur Suizidverhütung.

Des weiteren haben soziale Maßnahmen zugunsten von Risikogruppen (Besuchsdienste für Vereinsamte, Hilfe für wirtschaftlich Bedrängte usw.) prophylaktische Bedeutung. Darüber hinaus sind aber vielerorts auch spezifischere Maßnahmen eingeführt worden. Am verbreitesten ist der Telefonnotrufdienst, durch welchen akut Gefährdete jederzeit und sofort Gehör, Beratung und Beistand finden können. Besonders in den USA, wo seit 1966 ein nationales Institut zum Studium der Selbstmordprophylaxe existiert, sind neuerdings auch eigentliche „Suizidverhütungszentren" geschaffen worden, die im Prinzip gleich wie die bereits beschriebenen Krisenintervationszentren arbeiten und unter Umständen auch mit diesen vereinigt werden können (HITCHOCK u. WOLFORD, 1970). Über ein gutes Beispiel wird aus Los Angeles berichtet, wo Ärzte, Psychologen, Sozialarbeiter, Kirchenleute, etc. unter Einsatz aller Mittel der Gemeinschaft Gefährdeten, die ihnen von ärztlichen oder anderen Diensten zugewiesen werden oder auf eigene Initiative in Konsultation kommen, ohne Verzug Hilfe bieten

(SHNEIDMAN u. FARBEROW, 1965). Derartige Zentren entstehen zunehmend auch in Europa (RINGEL, 1959). In der UdSSR, der Tschechoslowakei und anderen Ländern mit staatlicher Medizin ist die Suizidprophylaxe in ähnlicher Weise in den Aufgabenkreis des Netzes von ambulanten psychiatrischen Dispensarien eingebaut.

Problematisch ist allerdings immer noch die Frage der Wirksamkeit all dieser prophylaktischen Bemühungen. KREITMAN (1973) hat kürzlich entsprechende Untersuchungen kritisch gesichtet. Angesichts der kleinen Zahl von zuverlässigen Arbeiten und den großen methodologischen Schwierigkeiten einer sicheren Erfassung der relevanten Variablen kommt der Autor zum Schluß, daß zwar viele impressionistische und kasuistische Anhaltspunkte, aber bisher noch keine wirklich gesicherte Evidenz für erhebliche präventive Effekte der bestehenden suizidprophylaktischen Dienste vorliege. Möglicherweise werden dadurch gar nicht die wirklichen Selbstmordkandidaten, sondern vielmehr Personen mit andersartigen Schwierigkeiten erfaßt (LESTER, 1972).

Genau wie die Selbstmordprävention stellt die Verhütung des *Alkoholismus* ein äußerst komplexes Sonderproblem dar, das angesichts der multiplen Einfluß- und Risikofaktoren personeller, familiärer, beruflicher, sozioökonomischer und soziokultureller Art auf vielen Ebenen gleichzeitig und nur unter Überwindung großer Schwierigkeiten wirksam angegangen werden kann (CHAFETZ, 1970/71). Ausgesprochene Risikogruppen sind vor allem Männer aus unteren Sozialschichten, zerrütteten Kindheits- und Familienverhältnissen, gewissen Berufsgruppen (u.a. Gastgewerbe, Vertreter, Bauarbeiter), Soziopathen, Neurotiker. Bekannt ist aber, daß der Alkoholismus auch bei Frauen und in den höheren Gesellschaftsschichten beträchtlich zunimmt. Prophylaktische Maßnahmen müssen deshalb bereits in der Kindheit einsetzen; Zielgruppe sind dort, wie auch im Erwachsenenalter, in erster Linie gefährdete Familien, deren Identifikation eine wichtige Aufgabe sozialpsychiatrischer Gemeindedienste ist. Spezifischere primärpräventive Programme sind daneben u.W. bisher nicht bekannt. Immerhin können im Prinzip Sanierungsmaßnahmen aller Art, Aufklärung der Bevölkerung über die Gefahren des Alkohols, Abstinenzvereine usf. zur Prävention der Trunksucht beitragen. Jedoch ist auch hier die Wirksamkeit derartiger Bestrebungen kaum durch zuverlässige Untersuchungen gesichert; bisher konzentrierten sich Praxis und Forschung der Alkoholbekämpfung weit mehr auf sekundärpräventive und kurative Maßnahmen als auf die eigentliche Primärverhütung.

Im übrigen ist über die Ursachen und Entstehungsbedingungen mancher anderer psychischer Störungen des Erwachsenenalters, namentlich der so wichtigen endogenen, manisch-depressiven und schizophrenen *Psychosen,* heute noch zu wenig Sicheres bekannt, als daß über das bereits Gesagte hinaus gezieltere präventive Programme möglich scheinen. M. BLEULER (1976) z.B. wandte sich kürzlich in einem Artikel, der bezeichnenderweise den Titel „Prävention der Schizophrenie — winzige Körnchen Wissen in einem Meer von Nichtwissen" trägt (HUBER, 1976), gegen jede Idee einer spezifischen Schizophrenieprophylaxe aufgrund der bisherigen Kenntnisse, sei diese nun genetischer, somatischer oder sozio-familiärer Art. Namentlich der aus der frühen Familienforschung stammende Begriff der „schizophrenigenen Mutter" und allfällig daraus abgeleitete präventive Eingriffe werden scharf abgelehnt. Infrage kämen höchstens unspezifische Maßnahmen, wie die Vermeidung von Geburtstraumen, von somatischen Schädigungen und von schwer belastenden Lebensverhältnissen. — Die erste und einzige echt krankheitsspezifische Verhütungsmaßnahme auf dem Gebiet der endogenen Affektionen ist die im letzten Jahrzehnt mit Erfolg eingeführte Lithiumprophylaxe der manisch-depressiven Psychosen. Da sie indessen erst nach Ausbruch der Erkrankung in Frage kommt, handelt es sich um eine typisch sekundärpräventive Maßnahme, die hier nicht weiter besprochen werden soll.

Zusammengefaßt sind also im Erwachsenenalter die folgenden Präventivmaßnahmen besonders bedeutsam:
— Erhaltung der körperlichen Gesundheit durch adäquate medizinische Betreuung, insbesondere Schutz vor Hirnschäden durch Unfälle, Vergiftungen und Infektionen. Förderung aller entsprechenden Maßnahmen und Gesetze (Gesundheitspolitik, Versicherungswesen, Arbeitsmedizin, Bekämpfung von Verkehrsunfällen usw.).
— Familienschutz im weitesten Sinne, insbesondere in gefährdeten Bevölkerungsgruppen (untere Sozialschichten, Minderheiten- und Randgruppen, Immigranten, Flüchtlinge, Entwurzelte) und bei Krisensituationen (z.B. Arbeitslosigkeit, Umzug, schwere Erkrankungen, Tod von Angehörigen, Ehe- und Berufskrisen, wirtschaftliche Notlagen, Naturkatastrophen usw.).
— Beseitigung von Krisenherden durch Förderung aller Maßnahmen zur Verbesserung der sozioökonomischen Lage, der Wohnverhältnisse, der Arbeitsmöglichkeiten, der psychischen und körperlichen Hygiene in Elendsquartieren.
— Schaffung eines Netzes von ambulanten, gemeindenahen, sozialpsychiatrischen Beratungsstellen und Kriseninterventionszentren.
— Ausbau der Erfassung und Betreuung von Selbstmordgefährdeten, entweder im Rahmen der erwähnten Kriseninterventionszentren oder in Form eigener suizidprophylaktischer Dienste.
— Förderung von Maßnahmen zur Verhütung des Alkoholismus, insbesondere in gefährdeten Berufs- und Bevölkerungsgruppen (Familienschutz, Aufklärung, Unterstützung von Abstinenzvereinen usw.).

IV. Primärprävention psychischer Störungen im höheren Alter

Eine Primärprävention psychischer Störungen in jedem Alter, und insbesondere in der Kindheit, stellt immer auch eine Primärprävention für alle nachfolgenden Lebensabschnitte dar. In diesem Sinne sind praktisch alle in den vorangegangenen Abschnitten besprochenen Verhütungsmaßnahmen auch noch für das höhere Alter von Bedeutung.

Wie entscheidend z.B. die in Kindheit und Jugend geformte sogenannte „prämorbide Persönlichkeit" das psychische Gleichgewicht noch bis ins Senium hinein bestimmt, zeigte sich u.a. in eigenen katamnestischen Untersuchungen, in welchen eine große Zahl von ehemaligen Patienten, die vor mehreren Jahrzehnten in einer psychiatrischen Klinik behandelt worden waren, nach dem 65. Lebensjahr nachuntersucht wurden (CIOMPI u. MÜLLER, 1969, 1976). Je harmonischer und sozial angepaßter die Persönlichkeit schon lange vor Krankheitsausbruch gewesen war, um so besser war die psychische Gesundheit in der Regel auch noch im Greisenalter. Besonders gefährdet sind dagegen nach den Ergebnissen CAHNS (1962) rigide schizoid-autistische und überabhängig-verletzliche Charaktere, wobei allerdings nicht allein die Persönlichkeitsstruktur, sondern auch die spezielle soziale Situation, zusätzliche affektive Traumen, körperliche Krankheiten usw. zur psychischen Dekompensation führen. WILLIAMS und WIRTH (1965) zeigten dabei sehr differenziert auf, wie soziale und andere Altersbelastungen je nach Persönlichkeitskonfiguration und gewohntem Lebensstil leicht oder schwer verarbeitet werden können. Seit jeher eher passiv-zurückgezogene Charaktere finden sich z.B. viel leichter mit dem altersabhängigen sog. „Disengagement" (CUMMING u. HENRY, 1961), d.h. der Einengung sozialer Aktivitäten und Kontakte ab, als ausgesprochen aktive und gesellige Typen.

Unter den Faktoren, die die psychische Gesundheit im Alter besonders nachhaltig beeinflussen und deshalb von prophylaktischer Bedeutung sind, ist im übrigen in erster Linie wieder der körperliche Gesundheitszustand zu nennen. Namentlich depressive, aber auch intellektuelle Altersstörungen gehen sehr oft mit somatischen Erkrankungen und Beeinträchtigungen einher (CIOMPI, 1972; CIOMPI u. LAI, 1969; KAY et al., 1964). Obwohl hier sicher zirkuläre Wechselbeziehungen vorliegen, kann doch kein Zweifel bestehen, daß schlechte körperliche Gesundheit sehr häufig psychische Altersstörungen begünstigt, auslöst oder direkt verursacht. Besonders bedeutsam ist u.a. eine adäquate Ernährung und Flüssigkeitszufuhr, auch eine möglichste Sanierung der Herz- und Kreislauffunktionen, da Störungen auf diesem Gebiet (z.B. bei Verwahrlosten) bekanntlich überaus häufig für akute, besonders nächtliche Verwirrtheits- und Aufregungszustände Betagter verantwortlich sind. Damit aber werden neben einer adäquaten körpermedizinischen Betreuung auch alle prophylaktischen *Maßnahmen auf physisch-somatischem Gebiet*, die schon in den vorangehenden Kapiteln erwähnt wurden, für die psychische Primärprävention im Alter relevant.

Fast ebenso wichtig erwiesen sich in vielen Untersuchungen *psycho-soziale und soziokulturelle Faktoren*, die von der Familiensituation, der ökonomischen Lage, den Wohnverhältnissen, den Beschäftigungsmöglichkeiten, der „Freizeitgestaltung" bis zum Rentenwesen, zu den Pensionierungsgesetzen, der Wertschätzung und dem sozialen Status alter Menschen in der Gesellschaft reichen. Fast in jeder genannten Hinsicht ist die Situation vieler Betagter heutzutage prekär; wie schon ihre besonders hohe Suizidrate zeigt, stellen sie deshalb insgesamt eine ausgesprochene Risikogruppe für psychische Störungen dar (mit psychischen Störungen leichteren oder schwereren Grades muß nach verschiedenen epidemiologischen Untersuchungen bei rund 25% aller über 65jährigen gerechnet werden; viele psychiatrische Spitäler sind heute bis zu 30, 40 und mehr % mit über 65jährigen belegt (s. CIOMPI, 1972). Besonders gefährdet sind Ledige Alleinstehende, Verwitwete, überhaupt Vereinsamte aller Art, daneben wie gesagt körperlich Kranke und Gebrechliche, alte Menschen in anonymen Großstädten, in schlechten finanziellen Verhältnissen, in inadäquaten Wohnungen (viele Treppen, fehlende Aufzüge!). Zusätzlich erhöht ist das Risiko in Krisensituationen, wie sie namentlich durch den Tod des Ehepartners, durch Umzug, Versetzung in ein Heim, akute Erkrankung, Hospitalisierung, Operationen, Unfälle, in gewissem — aber nach neueren Untersuchungen doch oft überschätztem Maße (LOEWENTHAL u. BERKMANN, 1967) — auch schon bei der Pensionierung oder bei dem anderweitig notwendigen Aufgeben von gewohnten Beschäftigungen und sozialen Rollen entstehen.

Die Prävention in diesem Feld umfaßt also einerseits vor allem die ökonomische Sicherung der Betagten durch eine entsprechende Altersvorsorge (Altersversicherung usw.), andererseits den Ausbau ambulanter und gemeindenaher geronto-psychiatrischer Dienste, die die genannten Risikogruppen identifizieren und in Krisensituationen helfend eingreifen können. Vielfach gefordert wird auch eine Änderung der Pensionierungsgesetze, die eine schrittweise statt plötzliche und totale Lösung aus dem Arbeitsprozeß erlauben sollten (EMERSON, 1962; ROSENTHAL u. KETY, 1968). In Holland und anderswo sind sogar gelungene Versuche gemacht worden, pensionierte Arbeiter auf freiwilliger Basis in eigenen Werkstätten und Fabriken weiter zu beschäftigen. Darüber hinaus ist eine starke Förderung sozialer Aktivitäten durch Klubs, Veranstaltungen, eigene Zeitungen usw. für das Alter angezeigt. Um der Vereinsamung entgegenzuwirken, sollten ferner Altersheime, Alterswohnungen und dergleichen nicht mehr an schönen, aber völlig abgelegenen Orten auf dem Lande, sondern vielmehr inmitten der Gemeinschaft und der gewohnten Quartiere errichtet werden. Kontakte mit der Außenwelt sowohl wie vermehrte Stimulation in den Heimen selbst sind durch Einführung von Beschäftigungsmöglichkeiten und sozialen Aktivitäten aller Art zu fördern, was natürlich auch eine entsprechende Schulung und Vermehrung des Personals solcher Institutionen bedingt (ANONYME, 1975a, b; BESKE, 1960; PANSE, 1964).

Für die Primärprävention sehr bedeutsam ist schließlich die nunmehr gut belegte Tatsache, daß Gedächtnis, Lernfähigkeit und andere intellektuelle Funktionen im Alter keineswegs obligat zurückgehen müssen. Biologisch fundiert ist wahrscheinlich nur eine gewisse Tendenz zur Verlangsamung vieler intellektueller Reaktionen. Eigentliche Demenzen aufgrund von krankhaften hirnorganischen Abbauprozessen (senile Demenz oder zerebrale Arteriosklerose) betreffen nach verschiedenen epidemiologischen Untersuchungen nur etwa 5%, weniger gravierende intellektuelle Störungen noch weitere 10–15% aller über 65jährigen (siehe CIOMPI, 1972). Es steht heute fest, daß zwar nicht eine höhere Intelligenz an sich, aber doch ein größerer Reichtum an Kenntnissen und Interessen, wie vor allem auch die fortwährende Stimulation und Übung derselben sehr viel zum Erhaltenbleiben der geistigen Fähigkeiten beiträgt. Damit aber hat schon die Schulbildung, und noch mehr deren Vertiefung im Erwachsenenalter, die Pflege von Interessen und Steckenpferden, ihre Förderung durch Erwachsenenschulen, Fortbildungskurse und dergleichen – besonders auch für mehr manuelle Berufsgruppen – eine erhebliche prophylaktische Bedeutung. Wichtig ist dabei, daß all dies nicht erst im Pensionierungsalter, sondern schon lange vorher angelegt und vorbereitet werden sollte (DONAHUE, 1955; KASSEL, 1963; PACAUD, 1953).

In bezug auf die Organisation der Prävention im Alter hat sich vielerorts, so z.B. auch in unseren eigenen Diensten in Lausanne gezeigt, daß ambulante geronto-psychiatrische Beratungszentren, die organisch in ein Netz von stationären und halbstationären Institutionen mit gleichzeitig kurativen Funktionen eingegliedert sind, die meisten der vorstehend aufgezeigten Aufgaben im spezifisch soziopsychiatrischen Bereich besonders gut wahrzunehmen vermögen. Insbesondere darf von ihrer beratenden, koordinativen und teilweise kurativen Tätigkeit in Alters-, Pflege- und Wohnheimen, Allgemeinspitälern, aber auch in der offenen Gemeinschaft eine erhebliche Verminderung der stationären Aufnahmen Betagter, die allerorten bereits zu einer katastrophalen Überfüllung der Spitäler mit Alterskranken geführt haben, erwartet werden (VILLA, 1970; WERTHEIMER u. VILLA, 1969).

Aus dem Gesagten geht zusammengefaßt hervor, daß im höheren Alter die folgenden konkreten Präventivmaßnahmen in erster Linie in Frage kommen:
— Möglichst adäquate körpermedizinische Versorgung; Förderung einer entsprechenden Organisation des Gesundheits- und Versicherungswesens.
— Förderung der Erfassung und Betreuung von psychisch Gefährdeten und Suizidalen durch Schaffung eines Netzes von gemeindenahen ambulanten geronto-psychiatrischen Beratungsstellen bzw. Kriseninterventionszentren.
— Einführung elastischer Pensionierungsgesetze, Förderung von Teilzeitarbeit, Freizeitbeschäftigungen, Veranstaltungen und soziale Aktivitäten für Betagte. Förderung der Erwachsenenbildung.
— Förderung von sozialer Stimulation, Kontakten und Aktivitäten in Alterswohnheimen, Alterswohnungen und dergleichen, insbesondere durch Einführung von Beschäftigungsmöglichkeiten, durch Vermehrung und bessere Schulung des Personals, durch Lokalisation solcher Institutionen inmitten der Gemeinschaft.

D. Schlußfolgerungen

Wenn wir nach diesem Gang durch die einzelnen Lebensphasen versuchen, zum Abschluß den Blick noch einmal auf die Problematik der psychiatrischen Primärprävention als Ganzes zu richten, so ergeben sich die folgenden zusammenfassenden Feststellungen:

I. Verschiebung des Blickpunktes vom kranken Individuum auf die Gemeinschaft

Das Problem der Primärprävention psychischer Störungen bringt — dies ergibt sich als erste zusammenfassende Schlußfolgerung aus den vorstehenden Ausführungen — in zweierlei Hinsicht eine dramatische Umstellung und Ausweitung traditionellen medizinisch-psychiatrischen Denkens mit sich. Zum einen muß sich der Blick von der relativ kleinen Minderheit der Kranken auf die viel größere Zahl der Gesunden und möglicherweise Gefährdeten weiten, und zum andern verschiebt sich das Arbeitsfeld der Primärprävention weitgehend, und im Gegensatz zur Sekundär- und Tertiärprävention vom Einzelindividuum, das üblicherweise im Mittelpunkt aller medizinischen und psychiatrischen Bemühungen steht, auf ganze Gruppen und Bevölkerungsteile, ja auf die Gemeinschaft als Ganzes.

II. Vielfältigkeit der psychiatrischen Primärprävention; Schwerpunkte

Eine mit dieser Ausweitung zusammenhängende zweite allgemeine Folgerung aus unserer Übersicht ist, daß das Feld der Primärprävention psychischer Störungen überaus komplex ist und jedenfalls weit über den angestammten Arbeitsbereich des Psychiaters hinausgeht. Dabei lassen sich deutlich vier Schwerpunkte erkennen:

Der erste liegt im Bereich der Körpermedizin und überhaupt der *körperlich-physischen Einflüsse*. Durch alle Lebensphasen hindurch, insbesondere aber während Schwangerschaft, Geburt und früher Kindheit, und dann namentlich wieder im höheren Alter, hat sich die Sicherung der körperlichen Integrität als erste und wichtigste Voraussetzung zur Entwicklung und Erhaltung einer optimalen psychischen Gesundheit erwiesen. Damit aber muß bereits ein sehr wesentlicher Sektor psychiatrischer Primärprävention in den Aufgabenbereich der somatischen Medizin und darüber hinaus der ganzen Gemeinschaft (Umweltschutz, Unfallbekämpfung usw.) verwiesen werden.

Der zweite Schwerpunkt liegt eindeutig bei der *Familie,* die ebenfalls praktisch durch alle Lebensabschnitte hindurch als entscheidender Ausgangs- und Angriffspunkt primärpräventiver Bemühungen erschienen ist. — Die Vielfalt der aufgezeigten Einflußfaktoren macht deutlich, daß auch die Familienprophylaxe nicht alleinige Sache der Psychiatrie sein kann, sondern von der Mitwirkung vieler anderer Instanzen, vom Hausarzt bis zur Gesamtgesellschaft, abhängt. Allerdings fällt doch ein wesentlicher Anteil diesbezüglicher Maßnahmen ins Arbeitsfeld einer erweiterten Sozialpsychiatrie, zu deren hauptsächlichem organisatorischen Stützpunkt immer häufiger die beschriebenen neuartigen gemeindenahen Institutionen von der Art der amerikanischen „Mental Health Centers" werden.

Neben beratend-präventiven, kurativen und rehabilitativen Aufgaben sind diese vorwiegend ambulanten und halbstationären Dienste auch eine privilegierte Stätte der modernen *Krisenintervention,* bei welcher ein dritter Schwerpunkt zu setzen ist, ist sie doch durch die ganze vorstehende Übersicht hindurch immer wieder als besonders wichtig aufgetaucht. In mehreren Ländern gegenwärtig in voller Entfaltung begriffen, erlaubt dieses Konzept, primärpräventive Maßnahmen besonders rational, d.h. gezielt, zeitlich begrenzt und mit erheblicher Langzeiterfolgschance bei akut Gefährdeten einzusetzen.

Ein vierter Schwerpunkt schließlich wurde durch die *Gesellschaft als Ganzes* gebildet, deren Struktur und Einflußnahme in der Primärprävention nicht nur wie oben erwähnt bei der Gestaltung der physischen Umwelt und der Familie von Bedeutung ist, sondern die auch die so wichtigen Schul- und Ausbildungsverhältnisse, die sozio-ökonomische Situation, die Sozialgesetzgebung (z.B. für schwangere und stillende Mütter, für die Pensionierung, für die Altersversicherung usw.) und darüber hinaus das ganze Gesundheitswesen entscheidend bestimmt. Obwohl über die Zusammenhänge zwischen gesellschaftlichen Faktoren, psychischen Störungen und Möglichkeiten der Primärprävention noch vieles im Unklaren liegt, besteht doch kein Zweifel, daß manche konkreten Verhütungsmaßnahmen auf gesellschaftlicher Ebene möglich und nötig sind.

III. Spezifität der Primärprävention in den verschiedenen Lebensphasen — Vorrang der frühesten Lebensphasen

Die genannten Schwerpunkte gelten für die Prophylaxe psychischer Störungen in jedem Alter. Auch sonst haben gemäß unserer Übersicht die primärpräventiven Maßnahmen der verschiedenen Altersstufen manches Gemeinsame. Aber auf der anderen Seite kristallierte sich im Aufgabenbereich der Psychiatrie doch so deutlich eine spezifische Problematik der drei Lebensabschnitte Kindheit, Erwachsenenalter und Senium heraus, daß entsprechend der Aufteilung in Kinder-, Erwachsenen- und Alterspsychiatrie auch für die Organisation der Primärprävention eine solche Dreiteilung mindestens teilweise als gegeben erscheint.

Der Prävention in den frühesten Lebensphasen — Schwangerschaft, Geburt und Kindheit — kommt dabei aus vielen Gründen eine eindeutige Vorrangstellung zu. Nicht nur sind naturgemäß günstige wie ungünstige Einflüsse um so prägender, je früher sie einwirken — wir wissen ja, daß gerade die schwersten psychischen Störungen oft schon in früher Kindheit beginnen —, sondern die privilegierte Position der Kindheit hängt auch damit zusammen, daß Prävention in einer frühen Lebensphase immer auch Prävention für alle nachfolgenden Lebensabschnitte bedeutet. Dies wird z.B. durch die nachgewiesene Bedeutung der in der Kindheit geformten Persönlichkeitsstruktur für die psychische Gesundheit bis ins hohe Alter eindrücklich belegt.

IV. Heutiger Stand des Wissens — Notwendigkeit vermehrter Forschung

Eine letzte allgemeine Schlußfolgerung ergibt sich aus der Erkenntnis, daß trotz immer noch beträchtlicher Lücken heute so viel über Ursachen (oder doch Mitursachen) mancher psychischer Störungen bekannt ist, daß präventive Maßnahmen in manchen Bereichen möglich und teilweise auch praktisch verwirklicht sind. Dagegen fehlen zuverlässige Untersuchungen über den Langzeiterfolg solcher Maßnahmen noch sehr weitgehend. Dies hängt einerseits mit der relativen Neuheit des Präventionsgedankens in der Psychiatrie und andererseits mit den außerordentlich großen methodologischen Schwierigkeiten der Effizienzkontrolle in diesem Bereich zusammen. — Es wäre allerdings verfehlt, aus dieser Sachlage global abzuleiten, daß die ganze Präventivpsychiatrie wissenschaftlich auf noch zu unsicherem Boden steht, um praktische Anwendungen überhaupt zu erlauben. Aufgrund der bisherigen Kenntnisse dürfen und müssen praktische Versuche auch auf breiter Basis heute gemacht werden. Aber es besteht ein dringendes Bedürfnis, neben der Weiterführung der Ursachenforschung die wissenschaftliche Untersuchung der Wirksamkeit solcher Versuche stark zu fördern.

Literatur

Anonyme: La prévention des maladies mentales. (Rapport annuel 1973 de l'Inspection générale des affaires sociales.) Inform. psychiat. **51**, 803–815 (1975a).

Anonyme: Les actions possibles. (Rapport annuel 1973 de l'Inspection générale des affaires sociales.) 2e partie (1). Inform. psychiat. **51**, 901–915 (1975b).

Anzieu, D., Bowlby, J., Chauvin, R., Duyckaerts, F., Harlow, H.H.F., Koupernik, C., Lebovici, S., Lorenz, K., Malrieu, Ph., Spitz, R., Wildlöcher, D., Zozzo, R.: L'attachement. Coll. Zethos, Delachaux et Niestlé, Neuchâtel 1974.

Aubry, H.: Le suicide tardif chez les anciens malades mentaux. Thèse méd. Lausanne 1974.

Barraclough, B.: Suicide prevention, recurrent affective disorder and lithium. Brit. J. Psychiat. **121**, 391–392 (1972).

Barry, H.J., Lindemann, E.: Critical ages for maternal bereavement in psychoneuroses. Psychosom. Med. **22**, 166–181 (1960).

Barten, H.H., Bellak, L. (Eds.): Progress in community mental health. New York-London: Grune & Stratton 1972.
Bastide, R.: Sociologie des maladies mentales. Paris: Flammarion 1965.
Bayreuther, W.: Selbstmord in der Nachkriegszeit. Arch. Psychiat. Nervenkr. **199**, 264–286 (1956).
Bellak, L.: The role and nature of emergency psychotherapy. Amer. J. publ. Hlth **58**, 344–347 (1968).
Bernstein, B.: Social class and linguistic development. In: Hasley, A. (Ed.) Economy, education and society, pp. 288–314. New York: Free Press of Glencoe 1961.
Beske, F.: Das Gemeinschaftsleben in Altersheimen. Stuttgart: Thieme 1960. (Schriftenreihe aus dem Gebiete des öffentlichen Gesundheitswesens, H. 12.)
Biber, B. et al.: The psychological impact of school experience. New York: Bank Street College of Education 1962.
Bibering, L. et al.: A study of the psychological processes in pregnancy and of the earliest motherchild relationship. I. Some propositions and comments. II. Methodological considerations. Psychoanalytic study of the child. Vol. XVI, pp. 9–24. New York: International University Press 1961.
Bickel, H.: Diagnose, Therapie und Früherkennung der Phenylketonurie. Dtsch. Ärztebl. **59**, 717–724 (1965).
Bleuler, M.: Die schizophrenen Geistesstörungen im Lichte langjähriger Kranken- und Familiengeschichten. Stuttgart: Thieme 1972.
Bleuler, M.: Prävention der Schizophrenie – winzige Körnchen Wissen in einem Meer von Nichtwissen. In: G. Huber (Hrsg.): Therapie, Rehabilitation und Prävention schizophrener Erkrankungen. Stuttgart-New York: Schattauer 1976.
Bodensteiner, J.B., Zellweger, H.: Mongolism preventable by amniocentesis. An appraisal of the genetic considerations. Clin. Pediat. **10**, 554–566 (1971).
Bolman, W.M., Westman, J.C.: Prevention of mental disorder. An overview of current programs. Amer. J. Psychiat. **123**, 1058–1068 (1967).
Bower, E.M.: Primary prevention of mental and emotional disorders. A conceptual framework and action possibilities. Amer. J. Orthopsychiat. **33**, 832–848 (1963).
Bowlby, E.J.M.: Maternal care and mental health. Monograph No 2, World health Organization Bulletin, vol. 3, pp. 355–533. Geneva: World Health Organization 1951.
Brown, G.W., Birley, J.L.T.: Social precipitants of severe psychiatric disorders. In: Hare, E.H., Wing, H.: Psychiatric epidemiology. London: Oxford University Press 1970.
Brun, G.: Prevention of mental disorders in children of divorce. In: Van Krevelen, A. (Hrsg.): Kinderpsychiatrie und Prävention, pp. 173–186. Bern-Stuttgart: Huber 1964.
Burling, K.A., Collipp, P.J.: Emotional responses of hospitalized children. Results of a pulse monitor study. Clin. Pediat. **8**, 641–646 (1969).
Cahn, L.A.: Pathogenic factors in the mental disorders of old age. Geront. clin. **4**, 32–35 (1962).
Caplan, G. (Ed.): Prevention of mental disorders in children. New York: Basic books 1961.
Caplan, G.: An approach to community mental health. New York: Grune & Stratton 1961.
Caplan, G.: Opportunities for school psychologists in the primary prevention of mental disorders in children. Ment. Hyg. (N.Y.) **47**, 525–539 (1963).
Caplan, G.: Principles of preventive psychiatry. London: Tavistock 1964.
Caplan, G.: Perspectives on primary prevention. Arch. Gen. Psychiat. **17**, 331–346 (1967).
Chafetz, M.E.: The prevention of alcoholism. Int. J. Psychiat. **9**, 329–348 (1970/71).
Ciompi, L.; Allgemeine Psychopathologie des Alters. In: Psychiatrie der Gegenwart. Bd. II/2, 2. Aufl., S. 1001–1076. Berlin-Heidelberg-New York: Springer 1972.
Ciompi, L.: Primärprävention psychischer Störungen. Gutachten i.A. der Sachverständigenkommission zur Erarbeitung der Enquête über die Lage der Psychiatrie in der BRD (1974). Deutscher Bundestag – 7. Wahlperiode. Drucksache 7/4201, S. 760–786. 1974.
Ciompi, L.: Allgemeine Depressionsprobleme im Lichte von Verlaufsforschungen bis ins Alter. Z. Geront. **6**, 400–408 (1973).
Ciompi, L.: Gedanken zu den therapeutischen Möglichkeiten einer Technik der provozierten Krise. Vortrag gehalten in Wien am 7. Donausymposium für Psychiatrie vom 30.9.–3.10.1976.
Ciompi, L.: Krise und Kriseninterventionen in der modernen Psychiatrie. Schweiz. med. Wschr. **107**, 893–898 (1977).
Ciompi, L., Eisert, M.: Mortalité et causes de décès chez les alcooliques. Soc. Psychiat. **4**, 159–168 (1969).

Ciompi, L., Lai, G.: Dépression et vieillesse. Etudes catamnestiques sur le vieillissement et la mortalité de 555 anciens patients dépressifs. Bern: Huber 1969.
Ciompi, L., Müller, C.: Katamnestische Untersuchungen zur Altersentwicklung psychischer Krankheiten. Nervenarzt **40**, 349–355 (1969).
Ciompi, L., Müller, C.: Lebensweg und Alter der Schizophrenen. Eine katamnestische Langzeitstudie bis ins Senium. Berlin-Heidelberg-New York: Springer 1976.
Clark, M., Anderson, B.G.: Culture and aging. Springfield: Thomas 1967.
Cooper, R., Sylph, S.: Life events and the onset of neurotic illness. An investigation in general practice. Psychol. Med. **3**, 421 (1973).
Craig, J.J., Gluck, S.J.: Ten years experience with the Glueck Social Prediction Table. Crime and delinquency **9**, 249–261 (1963).
Cravioto, J., Robles, B.: Evolution of adaptative and motor behavior during rehabilitation from Kwashiorkor. Amer. J. Orthopsychiat. **35**, 499 (1965).
Cumming, E., Henry, W.E.: Growing old. New York: Basic books 1961.
Decker, J.B., Stubblebine, J.M.: Crisis intervention and prevention of psychiatric disability – a follow-up study. Amer. J. Psychiat. **129**, 725–729 (1972).
Deutsch, M.: The role of social class in language development and cognition. Amer. J. Orthopsychiat. **35**, 78–87 (1964).
Diatkine, R., Coppel, L.: L'hygiène mentale de l'enfant et l'école en 1971. Rev. Pédiat. **7**, 299–301 (1971).
Dohrenwend, B.P., Dohrenwend, B.S.: Social status and psychological disorder: a causal inquiry. New York: Wiley 1969.
Donahue, W.T.: Education for later maturity. New York: William Morrow 1955.
Douglas, J.W.B.: The school progress of nervous and troublesome children. Brit. J. Psychiat. **112**, 115–116 (1966).
Dubos, R., Savage, D., Schaedler, R.: Biological Freudianism: lasting effects of early environmental influences. Pediatrics **38**, 789–800 (1966).
Dührssen, A.: Präventive Maßnahmen in der Familie. Psychother. Psychosom. **16**, 319–332 (1968).
Eisenberg, L.: Preventive psychiatry. Ann. Rev. Med. **13**, 343–360 (1962).
Eisenberg, L.: Child psychiatry: the past quarter century. Amer. J. Orthopsychiat. **39**, 389–401 (1969).
Emerson, A.R.: Retirement reconsidered. A review. Brit. J. Med. **19**, 105–109 (1962).
English, J.T., Levine, M.: Surgery as a human experience. New York: Oxford University Press 1960.
Erikson, E.H.: Wachstum und Krisen der gesunden Persönlichkeit. Psyche **7**, 1–31 und 112–139 (1953). (Übers. aus: Transact. 4. Conf. on Infancy and childhood, Suppl. II, Josuah Macy Jr. Foundation, New York, 1950.)
Erikson, E.H.: Identity and the life cycle. New York: International University Press 1959. (Psychol. Issues, vol. 1, no 1, 1959.)
Erikson, E.H.: The problem of ego identity. In: Erikson, E.H. (Ed.) Identity and the life cycle. New York: International University Press 1968.
Faris, R.E.L., Dunham, H.W.: Mental disorders in urban areas, an ecological study of schizophrenia and other psychosis. Chicago: University Chicago Press 1939.
Flanagan, J.C.: Evaluation and validation of research data in primary prevention. Amer. J. Orthopsychiat. **41**, 117–123 (1971).
Freeman, H.E., Sherwood, C.C.: Research in large-scale intervention programs. J. Soc. Issues **21**, 11–28 (1965).
Freud, A.: The role of bodily illness in the mental life of children. Psychoanal. Stud. Child **7**, 69–81 (1952).
Garmezy, N.: Vulnerability research and the issue of primary prevention. Amer. J. Orthopsychiat. **40**, 331–332 (1970).
Gerrard, J.W.: Breast-feeding: second thoughts. Pediatrics **54**, 757–764 (1974).
Gildea, M.C.-L., Glidewell, J.C., Kantor, M.B.: The St. Louis school mental health project: history and evaluation. In: Cowen, E.L., Gardner, E.A., Zax, M. (Eds.) Emergent approaches to mental problems. New York: Meredith Publ. Co. 1967.
Goldhammer, H., Marshal, A.: Psychosis and civilisation. Clencoe Ill.: Free Press 1953.
Gould, R.L.: Preventive psychiatry and the field theory of reality. J. Amer. psychoanal. Ass. **18**, 440–461 (1970).

Grüter, W.: Angeborene Stoffwechselstörungen und Schwachsinn am Beispiel der Phenylketonurie. Stuttgart: Enke 1963.
Gordon, E.: A review of programs of compensatory education. Amer. J. Orthopsychiat. **35**, 640–651 (1965).
Häfner, H.: Krisenintervention. Psychiat. Prax. **1**, 139–150 (1974a).
Häfner, H.: Der Einfluß von Umweltfaktoren auf die seelische Gesundheit. Psychiat. Clin. **7**, 199–225 (1974b).
Häfner, H., Reimann, H.: Spatial distribution of mental disorders in Mannheim, 1965. In: Hare, E.H., Wing, J.K. Psychiatric epidemiology, pp. 341–354. London: Oxford University Press 1970.
Hagnell, O.: A prospective study of the incidence of mental disorder. Stockholm: Svenska Bokförlaget 1966.
Hahn, K.: Origins of the outward bound trust. In: James, D. (Ed.) Outward bound. London: Routledge & Kegan 1957.
Hanson, L.A., Winberg, J.: Breast milk and defense against infection in the newborn. Arch. Dis. Childh. **47**, 845–848 (1972).
Harlow, H.F.: Development of affection in primates. In: Bliss, E.L. (Ed.) Roots of behavior, pp. 157–166. New York: Harper 1962.
Harrington, M.: The other America: poverty in the United States. New York: Macmillan 1963.
Henderson, A.S., Montgomery, I.M., Williams, C.L.: Psychological immunisation. A proposal for preventive psychiatry. Lancet **1972 I/7760**, 1111–1112.
Henderson, J.: Object relations and a new social psychiatry: the illusion of primary prevention. Bull. Menninger Clin. **39**, 233–245 (1975).
Hess, R.D., Shipman, V.C.: Early experience and the socialization of cognitive modes in children. Child Res. **36**, 869–886 (1965).
Hilgard, J.: Maternal bereavement in psycho-neuroses and alcoholism. Presented at annual Meeting of the American Orthopsychiatric Association, Los Angeles, 1962.
Hitchcok, J., Wolford, J.A.: Alternatives to the suicide prevention approach to mental health. Arch. gen. Psychiat. **22**, 547–549 (1970).
Hollingshead, A.B., Redlich, F.C.: Social class and mental illness. A community study. New York: Wiley 1958.
Huber, G.: Therapie, Rehabilitation und Prävention schizophrener Erkrankungen. Stuttgart-New York: Schattauer 1976.
Hyman, E. et al.: Application of methods of evaluation. Berkeley: University of California Press 1965.
Jacobs, S.C., Prusoff, B.A., Paykel, E.S.: Recent life events in schizophrenia and depression. Psychol. Med. **4**, 444–453 (1974).
Jacobson, G.F.: Programs and techniques of crisis intervention. In: Arieti, S. (Ed.) American Handbook of psychiatry. 2nd ed. Vol. 2, pp. 810–825. New York: Basic books 1974.
Janis, I.: Psychological stress. New York: Wiley 1958.
John, V.: The intellectual development of slum children. Amer. J. Orthopsychiat. **33**, 813–822 (1963).
Kassel, V.: Continuing education for the elderly. Geriatrics **18**, 575–577 (1963).
Kaufmann, L.: Familie, Kommunikation, Psychose. Bern-Stuttgart-Wien: Huber 1972.
Kay, D.W.K., Beamish, P., Roth, M.: Old age mental disorders in Newcastle-upon Tyne. Part II: a study of possible social and medical causes. Brit. J. Psychiat. **110**, 668–682 (1964).
Kellam, S.G., Branch, J.D., Agrawal, K.C.: Long term evaluation of a community wide presentation and early treatment program in an urban neighborhood. Amer. J. Orthopsychiat. **40**, 233–234 (1970).
Kennedy, J.F.: Message from the President of the United States relative to mental illness and mental retardation. 88th Congress, First session, House of representatives, Document No. 58, 1963.
Kennell, J., Jerauld, R., Wolfe, H., Chesler, D., Kreger, N., McAlpine, W., Steffa, M., Klaus, M.H.: Maternal behaviour one year after early and extended postpartum contact. Develop. Med. Child Neurol. **16**, 172–179 (1974).
Kerbikow, O.: „Psychiatrie". Moskau: Mir. 1972.
Kety, S.S., Rosenthal, D., Wender, P.H.: Mental illness in the biological and adoptive families of adopted schizophrenia. Amer. J. Psychiat. **128**, 302–306 (1971).

Kety, S.S., Rosenthal, D., Wender, P.H.: Mental illness in the biological and adoptive families of adopted individuals who have become schizophrenic. In: Fieve, R., Rosenthal, D., Britt, H. (Eds.) Genetic research in psychiatry, pp. 147–165. Baltimore: John Hopkins University Press 1975.
Koss, E.L.: Families in trouble. Morningside Heights. New York: King's Crown Press 1946.
Kreitman, N.: The prevention of suicidal behaviour. In: Wing, J.K., Häfner, H. (Eds.) Roots of evaluation. The epidemiological basis for planning psychiatric services. Proc. Intern. Symp. Mannheim 1972, pp. 297–307. London-New York-Toronto: Oxford University Press 1973.
Kringlen, E.: Beiträge der neueren Zwillingsforschung zur Frage der Ätiologie und Pathogenese der Schizophrenie. In: Rosenthal, D., Kety, S.S. (Eds.) (The transmission of schizophrenia, pp. 35–57. London: Pergamon Press 1968.
Kubzansky, P.E.: The effects of reduced environmental stimulation on human behavior: a review. In: Biderman, A.D., Zimmer, H. (Eds.) The manipulation of human behavior. New York: Wiley 1961.
Lässker, G., Degen, R., Keller, J.: Die Bedeutung serologischer Untersuchungen bei Schwangeren für die Verhütung und Diagnostik der angeborenen Toxoplasmose. Z. Kinderheilk. **105**, 132–141 (1969).
Langner, T., Michael, S.: Life stress and mental health. New York: Free Press 1963.
Leboyer, F.: Pour une naissance sans violence. Paris: Seuil 1974.
Leiderman, P.H., Leifer, A., Seashore, M., Barnett, C., Grobstein, R.: Mother-infant interactions: effects of early deprivation, prior experience and sex of infant. Early Develop. **51**, 154–175 (1973).
Leifer, A., Leiderman, P.H., Barnett, C., Williams, J.: Effects of mother-infant separation on maternal attachement behavior. Child Develop. **43**, 1203–1218 (1972).
Leighton, A.H.: Poverty and social change. Sci. Amer. **212**, 21–27 (1965).
Lenz, W.: Erbberatung bei Schwachsinn. Mschr. Kinderheilk. **119**, 191–192 (1971).
Lester, D.: Attempts to predict suicidal risk using psychological tests. Psychol. Bull. **74**, 1–17 (1970).
Lester, D.: The myth of suicid prevention. Comprehens. Psychiat. **13**, 555–560 (1972).
Lethinen, V., Järvi, R.: Psychiatric prevention and crisis intervention. Abstracts of Proceedings of the 18th nordic psychiatry Congress. Turku, 1976. Copenhagen: Munksgaard 1976. (Supp. 265 Acta psychiat. scand.)
Lindemann, E.: Symptomatology and management of acute grief. Amer. J. Psychiat. **101**, 141–148 (1944).
Lindemann, E.: A foundation for preventive practice in child psychiatry. In: Van Krevelen, A. (Hrsg.) Kinderpsychiatrie und Prävention, pp. 30–39. Bern-Stuttgart: Huber 1964.
Loewenthal, M.F., Berkmann, P.L.: Aging and mental disorders in San Francisco. San Francisco: Jossey-Bass 1967.
Madanes Sojit, G.: Modelo para la organizacion y evaluacion de un servicio de prevencion primaria para niños en edad escolar. Acta psiquiát. psicol. Amer. lat. **15**, 356–359 (1969).
Malan, D.H.: Psychoanalytische Kurztherapie. Stuttgart: Huber-Klett 1963.
Mason, E.A.: The hospitalized child: his emotional needs. New Engl. J. Med. **272**, 406–414 (1965).
McCord, W., McCord, J.: Origins of crime. New York: Columbia University Press 1959.
McFarlane, J.W., Allen, L., Honzik, M.P.: A developmental study of the behavior problems of normal children between 21 months and 14 years. Los Angeles: Berkeley-University of California Press 1954.
McMahon, B., Pugh, T.F., Hutchinson, G.B.: Principles in the evaluation of community mental health programs. Amer. J. publ. Hlth **7**, 963–979 (1961).
Means, J.H., DeGroot, L.J., Stanbury, J.B.: The thyroid and its diseases. 3rd ed. New York: McGraw-Hill 1963.
Melon, J., Houet, R.: La prévention des maladies mentales chez les enfants d'immigrés. Acta psychiat. belg. **72**, 489–495 (1972).
Menne, F.: Untersuchungen von Neugeborenen seit 1965 in Nordrhein-Westfalen zur Verhinderung der Phenylketonurie und anderer erblicher stoffwechselbedingter Schwachsinnsformen. Öff. Gesundh.-Wesen **32**, 548–550 (1970).
Michaux, L.: De l'investigation étiologique à la prévention des troubles mentaux chez l'enfant

(Paris, Salpetrière). In: Van Krevelen, A. (Hrgs.) Kinderpsychiatrie und Prävention, pp. 76–88. Bern-Stuttgart: Huber 1964.
Montagu, M.F.A.: Prenatal influences. Springfield: Thomas 1962.
Morgan, M.I., Ojemann, R.H.: The effect of a learning program designed to assist youth in an understanding of behavior and its development. Child Develop. **13**, 181–194 (1942).
Morris, H.H., Jr., Escoll, P.J., Wexler, R.: Aggressive behavior disorders of childhood: a follow-up study. Amer. J. Psychiat. **112**, 991–997 (1956).
Mulligan, G., Douglas, J.W.B., Hammond, W.A., Tizard, J.: Delinquency and symptoms of maladjustment: the findings of a longitudinal study. Proc. roy. Soc. Med. **56**, 1083–1088 (1963).
Oleinick, M., Bahn, A., Eisenberg, L., Lilienfeld, A.: Early socialization experiences and intrafamilial environment. Arch. gen. Psychiat. **15**, 344–353 (1958).
Organisation Mondiale de la Santé: La prévention du suicide, no 35. Genève: Cahiers de la Santé publique 1969.
Pacaud, S.: Le vieillissement des aptitudes; déclin des aptitudes en fonction de l'âge et du niveau d'instruction. Biotypologie **14**, 65–94 (1953).
Panse, F.: Psychische Hygiene des Alters, Alterspflegeabteilungen. In: Das psychiatrische Krankenhauswesen, pp. 358–370. Stuttgart: Thieme 1964.
Parad, H.J.: Crisis intervention: selected readings. New York: Family Service Association of America 1965.
Pasamanick, B., Knobloch, H.: Epidemiologic studies on the complications of pregnancy and birth process. In: Caplan, G. (Ed.) Prevention of mental disorders in children, pp. 77–94. New York: Basic books 1961.
Pasamanick, B., Knobloch, H.: The epidemiology of reproductive casuality. In: Van Krevelen, A. (Hrgs.) Kinderpsychiatrie und Prävention, pp. 108–115. Bern-Stuttgart: Huber 1964.
Pasamanick, B., Knobloch, H.: Retrospective studies on the epidemiology of reproductive casuality: old and new. Merrill-Palmer Quart. Behav. Dev. **12**, 7–26 (1966).
Passow, A.: Education in depressed areas. New York: Columbia University Press 1963.
Paykel, E.S., Myers, J.K., Dienelt, M.N.: Life events and depression. A controlled study. Arch. gen. Psychiat. **21**, 753–760 (1969).
Peck, H.B., Kaplan, S.R., Roman, M.: Prevention, treatment, and social action: a strategy of intervention in a disadvantaged urban area. Amer. J. Orthopsychiat. **36**, 57–69 (1966).
Pfeiffer, R.A.: Der mongoloide Schwachsinn. In: Opitz, H., Schmod, F. (Hrsg.) Handbuch der Kinderheilkunde. Bd. 1. Berlin-Heidelberg-New York: Springer 1971.
Pöldinger, W.: Die Abschätzung der Suizidalität. Bern-Stuttgart: Huber 1968.
Powers, E., Witmer, H.: An experiment in the prevention of delinquency. New York: Columbia University Press 1951.
Provence, S., Lipton, R.C.: Infants in institutions. New York: International Universities Press 1962.
Rapoport, L.: Working with families in crisis: an exploration in preventive intervention. Soc. Work **7**, 48 (1962).
Rapoport, V.: Normal crisis, family structure and mental health. Fam. Proc. **2**, 68–80 (1963).
Ringel, E.: Gegenwärtige Möglichkeiten und zukünftige Aufgaben der Selbstmordprophylaxe. In: Austria, Statistisches Zentralamt, Selbstmordversuche im Großstadtraum, Vienna, 1959.
Robins, L.N.: Deviant children grown up. A sociological and psychiatric study of sociopathic personality. Baltimore: Williams & Wilkins 1966.
Robins, L.N.: Follow-up studies investigating childhood disorders. In: Hare, E.H., Wing, J.K. Psychiatric epidemiology. Proc. Intern. Symp. held at Aberdeen University, 1969, pp. 29–68. London: Oxford University Press 1970.
Robins, L.N., Lewis, R.G.: The role of the antisocial family in school completion and delinquency: a three-generation study. Sociol. Quart. **7**, 500–514 (1966).
Roen, S.R., Gottesfeld, H.: Strategies and tactics in community mental health services. In: Barten, H.H., Bellak, L. (Eds.) Progress in community mental health, vol. II, pp. 111–127. New York-London: Grune & Stratton 1972.
Roman, P., Trice, H.M.: Schizophrenia and the poor. Ithaca: New York State School of Industrial and Labor Relations 1967.
Rose, J., Boggs, T., Jr., Alderstein, A.M.: The evidence for a syndrome of "mothering disability" consequent to threats to the survival of neonates: a design for hypothesis testing including prevention in a prospective study. Amer. J. Dis. Child. **100**, 776–777 (1960).

Rose, J.A., Alderstein, A.M.: The factors affecting maternal adaptations in cases of blood group incomptability between adult and offspring. In: Van Krevelen, A. (Hrgs.) Kinderpsychiatrie und Prävention, pp. 131–144. Bern-Stuttgart: 1964.

Rosenthal, D., Kety, S.S. (Eds.): The transmission of schizophrenia. London: Pergamon Press 1968.

Saville, L.: Flexible retirement. In: Kreps, J.M. (Ed.) Employement, income and retirement problems of the aged, pp. 140–177. Durham: Duke University Press 1963.

Schlesinger, B.: The multi-problem family: a review and annotated bibliography. Toronto: University of Toronto Press 1963.

Schwarz, B., Weise, K., Thom, A.: Sozialpsychiatrie in der sozialistischen Gesellschaft. Leipzig: Thieme 1971.

Serebriakova, Z.N., Nadjarov, R.A.: Les hôpitaux psychiatriques dans le monde: URSS. Encycl. méd.-chirug. Psychiatrie, vol. 3, 37 926 K 10. Paris: Editions techniques 1971.

Shneidman, E.S., Farberow, N.L.: The Los Angeles suicide prevention center: a demonstration of public health feasibilities. Amer. J. publ. Hlth **55**, 21 (1965).

Skeels, H.M.: Adult status of children with contrasting early life experiences: a follo-up study. Monogr. Soc. Res. Child Develop. **31**, no 105 (1966).

Smith, W.G.: Critical life events and prevention strategies in mental health. Arch. gen. Psychiat. **25**, 103–109 (1971).

Soddy, K.: The mental hygiene mouvement and the problem of preventive mental health. In: Psychiatrie der Gegenwart, Bd. III, 1. Aufl., pp. 36–50. Berlin-Göttingen-Heidelberg: Springer 1961.

Sosa, R., Klaus, M., Kennell, J.H., Urrutia, J.J.: Early postpartum contact and the initiation and duration of breast-feeding. Breast-feeding and the mother. Ciba Foundation Symposium. (To be published.)

Specht, F.: Mongoloider Schwachsinn. In: Müller, C. (Hrsg.) Lexikon der Psychiatrie, pp. 342–343. Berlin-Heidelberg-New York: Springer 1973.

Spiel, W.: Psychohygienische Probleme der Adoption. In: Van Krevelen, A. (Hrsg.) Kinderpsychiatrie und Prävention, pp. 187–198. Bern-Stuttgart: Huber 1974.

Spitz, R.: Hospitalism. An inquiry into the genesis of psychiatric conditions in early childhood. Psychoanal. Stud. Child **1**, 53–74 (1945).

Srole, L. et al.: La santé mentale dans la Métropole. New York: 1961.

Stengel, E.: Selbstmord und Selbstmordversuch. In: Psychiatrie der Gegenwart. Bd. III, 1. Aufl., pp. 51–74. Berlin-Göttingen-Heidelberg: Springer 1961.

Stengel, E.: Recent progress in suicide research and prevention. Israel Ann. Psychiat. **7**, 127–137 (1969).

Strömgren, E.: Epidemiological basis for planning. In: Wing, J.K., Häfner, H. (Eds.) Roots of evaluation. The epidemiological basis for planning psychiatric services. London: Oxford University Press 1973.

Strotzka, H.: Sozialpsychiatrie des Wohnens. In: Battegay, R. et al. (Hrsg.) Aspekte der Sozialpsychiatrie und Psychohygiene, pp. 207–214. Bern-Stuttgart-Wien: Huber 1975.

Stutte, H.: Präventive Folgerungen aus langfristigen Katamnesen von Kindern mit Geburtsasphyxie und Neugeborenen-Erythroblastose. In: Van Krevelen, A. (Hrsg.) Kinderpsychiatrie und Prävention, pp. 122–130. Bern-Stuttgart: Huber 1964.

Sugar, M.: Children of divorce. Pediatrics **46**, 588–595 (1970).

Tarjan, G.: Somatic etiologic factors in the prevention of childhood mental diseases. In: Van Krevelen, A. (Hrsg.) Kinderpsychiatrie und Prävention, pp. 93–107. Bern-Stuttgart: Huber 1964.

Tyhurst, J.S.: The role of transition states-including disasters-in mental illness. In: Symposium on preventive and social psychiatry. Walter Reed Army Institute of Research, pp. 149–169. Washington: U.S. Government Printing Office 1958.

Van Krevelen, A. (Hrsg.): Kinderpsychiatrie und Prävention. Bern-Stuttgart: Huber 1964.

Van Krevelen, A.: Problems of prevention. In: Van Krevelen, A. (Hrsg.) Kinderpsychiatrie und Prävention, pp. 15–29. Bern-Stuttgart: Huber 1964.

Villa, J.L.: La prévention et l'assistance des troubles psychiatriques chez le vieillard. Confront. psychiat. **5**, 147–165 (1970).

Wagenfeld, M.O.: The primary prevention of mental illness: a sociological perspectives. J. Hlth soc. Behav. **13**, 195–203 (1972).

Werner, E., Bierman, J.M., French, S.E.: Reproductive and environmental casualties: a report on the ten-year follow-up of the children of the Kauai pregnancy study. Pediatrics **42**, 112–127 (1968).

Wertheimer, J., Villa, J.L.: Plan d'organisation des soins psychiatriques aux personnes âgées dans le canton de Vaud (Suisse). Rev. franç. Géront. **15**, 31–33 (1969).

Whittington, H.G.: Evaluation of therapeutic abortion as an element of preventive psychiatry. Amer. J. Psychiat. **126**, 1224–1229 (1970).

Wiener, G. et al.: Correlates of low birth weight: psychological status at six to seven years of age. J. Pediat. **35**, 434–444 (1965).

Wiener, G., Rider, R.V., Oppel, W.C., Fischer, L.K., Harper, P.A.: Correlates of low birth weight: psychological status at eight to ten years of age. Pediat. Res. **2**, 110–118 (1968).

Williams, R.H., Wirth, C.: Lives through the years. New York: Atherton Press 1965.

Williams, W.V., Polak, P., Vollman, R.R.: Crisis intervention in acute grief. Omega **3**, 67–70 (1972).

Wing, J.K.: Eine praktische Grundlage für die Soziotherapie bei Schizophrenie. In: Huber, G. (Hrsg.) Therapie, Rehabilitation und Prävention schizophrener Erkrankungen. 3. Weissenauer Schizophrenie Symposion in Lübeck-Travemünde, Okt. 1975, pp. 31–61. Stuttgart: Schattauer 1976.

Wing, J.K., Brown, G.W.: Institutionalism and schizophrenia. London: Cambridge University Press 1970.

Winick, M.: Nutrition and cell growth. Nutr. Res. **26**, 195–197 (1968).

Wohl, M.D., Goodhart, R.S. (Eds.): Modern nutrition and disease. Philadelphia: Lea & Febiger 1960.

Psychiatric Therapy of Mentally Abnormal Offenders. Is it Possible?
(On the Therapeutic Aspects of Forensic Psychiatry)

By

B.B. Svendsen †

Contents

A. Introduction	388
B. Goal of Article	388
C. Definition of Terms	389
D. Position of Forensic Psychiatry	392
I. Texts on Forensic Psychiatry, With Special Reference to Treatment	393
E. Some Organizational Aspects of Forensic Psychiatry	400
I. Different Institutions May Act as Communicating Vessels	400
II. The Law System Determines the Conditions for Psychiatric Therapy	401
III. Views on the Desirability of Psychiatrists	401
IV. What are the Goals of Psychiatric Therapy of Offenders?	402
V. Which Offenders are Mentally Abnormal and Should be Treated?	403
F. The Four Different Settings for Forensic Psychiatry	404
I. The Ordinary Correctional System	404
II. Special Settings Within the Correctional System	407
III. Special Institutions for Offenders Within the Medicosocial System	415
IV. Mentally Abnormal Offenders in Ordinary Institutions for the Mentally Abnormal	419
G. Remarks on the Treatment of Different Diseases and Conditions, and on Some Methods Applied	424
I. Different Mental Abnormalities	424
II. Psychoses and Psychogenic Reactions	424
III. Neuroses and Personality Disorders	425
IV. Sexual Abnormalities	426
V. Alcoholism	427
VI. Drug Dependence	428
VII. Mental Retardation	428
VIII. Young Offenders	429
IX. Methods of Treatment Within Forensic Psychiatry	430
X. Results of Treatment	430
XI. Prevention of Crime	432
H. Status of Forensic Psychiatric Therapy and Future Perspectives	432
I. Possibilities for Therapy Within the Domain of Forensic Psychiatry do Exist	432

II. Therapeutic vs. Penological Functions 433
III. Roles of Forensic Psychiatrists 434
IV. Need for Research 439
V. Awareness of Developments Within Related Fields and Society in General 439

References 442

> Do possibilities for therapy of mentally abnormal offenders exist?

A. Introduction

The problem of therapy within forensic psychiatry is how to apply generally accepted therapeutic psychiatric principles to a clientele selected and sometimes retained by a societal system organized to pursue purposes that are essentially different from those of psychiatry as a medical discipline.

Related problems are present in all other subdisciplines of psychiatry that deal with special societal functions; it should be noted that practically all therapeutic procedures within general psychiatry also have social and forensic aspects, but these will not be dealt with here.

In forensic psychiatry one would imagine that the therapeutic problems had been thoroughly analyzed, but this is not so. This may be because therapy has previously had a rather modest place within psychiatry, or because the interests of society previously carried more weight than the rights of the individual. Whether or not these or other explanations are valid, it is thought relevant to explore the area labeled "forensic psychiatric therapy" in an attempt to clarify what should rightly be designated forensic psychiatric therapy and what not.

The first hypothesis of this article is that there are possibilities for psychiatric therapy of mentally disordered offenders and that these possibilities are being realized in different ways in different places.

The second hypothesis is that much of what is called treatment of mentally disordered offenders does not, as is claimed, aim primarily at therapy of mentally disordered offenders, but is rather enforced institutionalization, and often a form of punishment. This means that the possibilities for carrying out psychiatric therapy of mentally disordered offenders are fewer than expected or claimed in the different contexts.

A third hypothesis is that the contributions of psychiatry to criminology, especially concerning society's sanctions on account of criminal acts, would be more valuable if the roles of psychiatrists within this field were better defined.

B. Goal of Article

Definition of the terms used in this article is followed by an attempt to illuminate the hypotheses mentioned above by describing the different goals, objectives and settings of the treatment performed by forensic psychiatrists.

One section is devoted to some of the more or less well-known facilities for such treatment, and another to some special forensic psychiatric therapeutic problems concerning the individual abnormal conditions. In a final section the hypotheses are dealt with in the light of the material presented, and guidelines for the future development of forensic psychiatry are discussed.

C. Definition of Terms

Therapy is used here in its usual medical sense, i.e. those methods used by physicians and their co-workers to counteract abnormalities or illnesses, in this case those found in offenders. In accordance with the statute of the World Health Organization, the therapy must aim at obtaining, as far as possible, "a state of complete physical, mental and social well-being." The remoteness of this goal may, not least in forensic psychiatry, arouse bitter feelings.

It is assumed that many offenders are normal, i.e., they cannot be considered abnormal or ill (the distinction between these phenomena will not be discussed here), and they therefore fall outside the domain of therapy.

Treatment is a broader concept, used here to mean the methods used in handling people, irrespective of whether they have been diagnosed as ill or not; the methods may be pedagogical, psychological, social, and medical. Treatment is generally based on the principles of a professional discipline, or on a special conviction or philosophy.

STÜRUP (1968) uses the term "treatment" in this sense when he writes: "This treatment process includes medical elements of great importance and, at the same time, is a joint work carried out by many different persons with many types of basic training." SCOTT (1970) uses the word in a broader sense: "Treatment is best regarded not as a passive process applied only by a doctor but as any approved measure used by anyone or any group (staff member, inmate, relative) to change a person in a desired direction." Here any planned and approved action is included. A still broader definition is given by GIBBENS (1966): 'Any discussion of facilities for the treatment of psychopaths must start from the fact that "treatment" must include everything that happens to an offender as the result of conviction.'

Here *therapy* applies to intended medical treatment, and *treatment* to intended handling of (or action together with) a person, planned by a treater with a professional background; other experiences of offenders of relevance in a period of therapy, treatment, sanction, or disposition include unintended *acts* (e.g. a harmful attitude in a professional), and unintended *phenomena* (e.g. sensory deprivation), which may have "antitherapeutic" effects.

Treatment of offenders in general, or special treatment of nonabnormal offenders, will only be lightly touched upon here. If psychiatrists are used in such treatment, as they can be with success, they should be considered to be working within *penology*, the discipline that deals with the forms and administration of sentences or other sanctions against offenders.

Therapy of mentally abnormal offenders often cannot be performed in a way the therapist considers ideal. An ideal therapeutic situation is, for example, one in which the therapist and the patient can cooperate without any intervention from outside influences. In this context, an offense has given rise to the institution of therapy; the therapy should then aim at eliminating or neutralizing the abnormality or illness as long as this carries a special risk of new offenses. If there is no longer any such risk, then forensic therapy should no longer be instituted.

If the patient is not willing to cooperate in therapy, coercion may be considered necessary as long as the mental abnormality represents a special criminal risk. If no (further) results can be achieved with generally applied methods, then the nursing function or detention must be considered a natural part of therapy as long as special criminal risks exist.

To what extent such measures should be taken is a question of criminal policy, which must be negotiated between penal law officials and forensic psychiatrists. The principles for the detention of mentally abnormal offenders whose liberty represents a risk of murder are easier to agree upon than the lengths to which one should go to counteract risks of petty stealing, vagrancy, drug taking, alcoholism, prostitution, etc., especially when there is no fairly secure and reasonably quick method of treatment. How long should mental abnormals with such propensities be detained, or can they be detained at all? As long as these phenomena are found in mentally abnormal persons it is a matter of discussion whether psychiatrists (forensic, social, or general psychiatrists) should take action and responsibility. It must be legitimate for the general psychiatrist to say that after having examined the offender he finds no possibilities for therapy, and then to discharge or detain the offender according to the rules pertaining to general or social psychiatry in society. Forensic psychiatrists must, however, take the therapeutic responsibility for those mentally abnormal offenders who still represent an unacceptable risk of new criminal activities, and whom general or social psychiatrists cannot be brought to acknowledge as their patients.

The word *offenders* is defined as violators of any law, while the words *criminals* and *crime* refer only to violators and violation of the penal law. Forensic psychiatry deals almost exclusively with the latter, and not with violations of a host of special laws concerning tax, customs, hunting, etc.

The *relativity of crime* is of great relevance to forensic psychiatry. All of us are or have been offenders in different contexts. Is this a self-limiting phenomenon; is it only worthwhile to deal with the registered, persistent offenders? The demand for the treatment of certain groups of offenders, e.g. those engaged in prostitution or homosexuality between consenting adults, may suddenly disappear with the establishment of new laws, and the "therapist" becomes superfluous. The phenomena of decriminalization have radical eliminating effects, which do not have any parallels within the medical world where *grosso modo* illness and allied states are stable evils with regard to description and undesirability.

Even the nature of crime is perceived in more fundamentally different ways than "disease." Is crime a biologically determined phenomenon, which will be eliminated when criminology has become an advanced science with a similar technology to some biophysical and biochemical sciences? Or is it an unavoidable sociological phenomenon inherent in the establishment of any society?

Are offenses symptoms of disease or are they maladaptations — or are they, in young people for instance, desirable adaptational phenomena? Are all offenders, considered within the realm of medicine, maladaptational phenomena, best understood through psychodynamic interpretation, or should we reserve psychiatric intervention for those offenders who have a commonly accepted mental disorder? And ought medical cooperation only to be called upon when the judicial authorities have dealt with the cases and decided upon them?

The changes in the concept of crime and delinquency, abnormality, what treatment is and whether it is justified, are of paramount importance in the field of forensic psychiatry, which, in the fight against crime, can (or rather, could) be given a dominant role or a modest one, or be eliminated accordingly. It is therefore difficult to find out what problems and developments are most relevant to forensic psychiatry. The content of forensic psychiatry has hitherto been more dependent on developments outside this discipline than on development inside, to a much higher degree than most other medical specialties or subspecialties.

Even when the objects of treatment are clearly defined, it may be difficult to differentiate the treatment tasks for forensic psychiatrists from those for psychologists and educators, from "psychological engineering" and "conditioning."

Forensic psychiatry is here defined as the subdiscipline within psychiatry that deals with 1) the assistance psychiatry can give the judiciary system, and 2) the assistance the judiciary system can give psychiatry, e.g. by establishing laws regulating commitments etc.

Forensic psychiatry can be divided into the part concerned with penal law and other laws imposing sanctions, the part concerned with civil law, and the part concerned with social law.

Penal forensic psychiatry has two main functions, which can be described as examinatory and therapeutic.

The former, diagnostics, has always been dominant; it is in this function that subspecialized forensic psychiatrists and general psychiatrists working for the judiciary system invest the bulk of their time. The forensic psychiatrists' therapeutic work, on the other hand, is more limited in its proportions. As the Norwegian criminologist CHRISTIE (1972) has put it: "Forensic psychiatry is primarily diagnostics. Reading textbooks in forensic psychiatry is like reading novels for young girls, it ends where difficulties begin—what is to happen on the basis of the diagnosis, or after the first kiss on the last page of the novel for young girls, remains unanswered."

In a report from a WHO consultation on forensic psychiatry in 1969, arguments against the dominance of diagnostics within this area were also put forward: "The group agreed that forensic psychiatry could no longer be conceived as concerned primarily with giving psychiatric testimony to courts with regard to criminal responsibility, or with treatment of the criminal insane, but was concerned with the much wider field of the mental health aspects of the prevention and treatment of crime" (World Health Organization, 1970). The possibilities for the expansion of the last-mentioned aspect will be discussed below.

D. Position of Forensic Psychiatry

During the last century three important schools of thought have influenced psychiatric participation in the fight against crime. These schools are still active, though usually in a modernized form, which makes it difficult to get a clear and homogeneous impression of the discipline. Furthermore, the corps of forensic psychiatrists in some countries are associated more with the discipline of forensic medicine than with the discipline of psychiatry; and forensic medicine has a more unsophisticated and obedient relationship to law — being that part of medicine which can be of aid to the practice of justice — than does psychiatry, which has as its main goal the mental well-being of the indivual.

It is worth remembering that psychiatrists only have a basic influence on the evaluation of a small fraction of all registered criminals (who represent an even smaller fraction of all criminals) and on the handling or treatment of a still smaller percentage of registered criminals. It is no wonder that some sociologists claim that an undue interest in forensic psychiatry distracts attention from the real problems, those of ordinary punishment practice.

The first of the three schools of essential influence on psychiatric participation in the combatting of crime started a hundred years ago with the Italian Positivists, who aimed at eliminating crime through the elimination or isolation of genuine criminals, and by reforming society and the prison system. These endeavors, which have spread from Italy to most of the Western world, are still manifest in "security measures" carried out by psychiatrists or through psychiatric participation (ANCEL, 1954, 1965; PINATEL, 1970; DI TULLIO, 1969).

The second school was inspired by psychoanalytical thinking and practice. Together with the mobilization of psychodynamic psychiatry and the mental hygiene movement, later reinforced by group and community psychiatry movements, these initiatives have been taken since the 1930, especially in the Anglo-Saxon countries and the Netherlands. Treatment of criminals has been the banner of these endeavors.

In the third and present school, interest in psychiatric recipes in the struggle against crime is on the decline. The treatment results of psychiatrists and others have not been convincing, and the scarcity of psychiatrists willing to participate in this work has been a hindrance. The main interest in the analysis of crime problems has shifted to sociological interpretations, which underline the relativity and the arbitrary character of crime and the outspoken variations in society's reaction to crime during history and transculturally. The criminological findings of the unexpectedly high "dark number" of crime and its universal character has directed much interest away from the abnormal; away from the domain of psychiatry. (For the sociological aspects of criminology see HOOD and SPARKS, 1970; see also works by WOLFGANG et al., 1970; RADZINOWICZ and WOLFGANG, 1971; and for an English bibliography, WRIGHT, 1974).

The "treatment ideology" is attacked vehemently, not only by sociologists (ANTTILA, 1972), but also by outstanding lawyers, who stress the rights of the individual (KITTRIE, 1971). The rights of the criminals are advocated in a way not seen before, prisoners are organized, formulate their interests and are respected (MATHIESEN, 1974).

The whole correctional system of the Western world is under debate, not least in the United States, where crime has been considered one of the major problems of modern society [cf. report of the President's Commission (1967), and a lively discussion by MORRIS and HAWKINS (1970)].

The outcome of these discussions will be of considerable importance for the development of forensic psychiatry.

I. Texts on Forensic Psychiatry, With Special Reference to Treatment

1. School of Social Defense, Italy

Although the goal of the Italian Positivist School was primarily to eliminate crime, i.e. by isolating offenders and not by treating them, these authors should be mentioned first, on account of the dominant influence of this school on forensic psychiatry during the last century (LOMBROSO, 1872, 1902). Present-day readers will find many of LOMBROSO's statements naive: "with the plethysmograph of Mosso one can penetrate with mathematical exactness to the most hidden corners of the criminal's soul." But they will also find many far-sighted proposals for reform, which have yet to be tried. Again and again LOMBROSO stresses the criminogenic effects of the prisons, which were said to be *schools of crime*. The "criminal anthropology" he advocated, e.g. indeterminate sentences and a choice of institutions (criminal asylums, work colonies, youth institutions, etc.), has been, on the whole, realized, although probation has not been realized to any significant extent in LOMBROSO's own country. All psychotic and epileptic criminals were to be isolated in criminal asylums, and only very few of these could expect to be released. Society had the right to defend itself against these offenders.

A concentrate of FERRI's viewpoints (1968), the other great name among the positivists, can be found in the text of three lectures given in Naples in 1901, which have been edited and published in English.

The third outstanding positivist, GAROFALO (1914), who stressed the importance of evaluating the dangerousness of the offender and of counteracting it effectively, expressed his standpoint in a criminology text that appeared in 1885. The traditions of the Italian Positivist School have been carried further by the physician and criminologist DI TULLIO (1969). He advocates the application of biological, psychological, and social sciences in the examination of all criminals, and the treatment of socially dangerous subjects as a prophylaxis against crime.

2. France

ANCEL (1954/1965), a judge in the French Supreme Court and one of the leading figures in international criminology, has given an exhaustive description of the historical development and the worldwide ramifications of the social defense movement. He emphasizes that the modern concept of social defense differs greatly from the older concept in its limiting of the protection of society to the repression of crime. The modern concept is described as criminal law that is "committed:" committed to the treatment of offenders, to their resocialization and to a humanization of criminal law. An International Society of

Social Defence (1974) has been active since 1947, and holds international congresses. (The Eighth International Congress was held in Paris in 1971 (published 1972); the ninth took place in Caracas in 1976). This society has strongholds in France, Italy, and Latin America.

A major French contribution to the description of treatment within criminology, including the medical and psychiatric aspects, has been given by PINATEL (1975) in his "Criminologie." PINATEL finds it important that, beside *general* criminology, which studies the phenomenon of crime through different scientific disciplines, *clinical* criminology should also be established, a discipline which, by analogy with medicine, gives an opinion with respect to an offender. This opinion, or counsel, should comprise a diagnosis, a prognosis, and possibly suggestions for treatment. Clinical criminology focuses on the dangerousness of the offender. The program of treatment for offenders comprises all the therapeutic methods applied within psychiatry as well as educational methods; treatment in different settings, from free to institutional environments, is also discussed, and many references given.

3. Germany

With respect to past, present, and future German forensic psychiatry, including that within the field of treatment, reference must first be made to "Handbuch der forensischen Psychiatrie" by GÖPPINGER and WITTER (1972). In this comprehensive textbook of nearly 1,700 pages, detailed descriptions are given of the legal basis of forensic psychiatry, the general psychiatric, psychoanalytic and psychological background, and the different tasks of forensic psychiatry within penal, civil, and social law. The psychiatric treatment aspects are dealt with by WIESER (1972). The great importance of the principles of the penal law for forensic psychiatry is apparent. LENCKNER (1972) emphasizes that it is essential that the retributive character of the sentence is left untouched, but that within the apparently narrow framework of this retribution there is room for modifications of a general or special preventive nature. At the center of the discussions in the textbook are the questions of responsibility (Schuldfähigkeit) and diminished responsibility. In practice there is only room for treatment of the irresponsible (or those with diminished responsibility).

The predominant attitude of German forensic psychiatry is well expressed by MENDE (1973), who states that one of the main tasks of the forensic psychiatrist, as an assistant to the judge, is to evaluate the "Schuldfähigkeit," the capacity for quilt. The forensic psychiatrist functions as an aide in the service of truth-finding and justice.

In 1901 and 1934 the first and third editions respectively of HOCHE's "Handbuch der gerichtlichen Psychiatrie" appeared, thus carrying on the German tradition in comprehensive textbooks. JANZARIK (1972) has described the history of forensic psychiatry in a more recent textbook. The problem of responsibility has always been a central issue, as in the textbooks of FRIEDREICH (1835) and KRAFFT-EBING (1875, 1882) and in recent textbooks by WITTER (1970) and LANGE-LÜDDEKE (1971). The developments leading up to the German penal reform are also described by EHRHARDT and VILLINGER (1961). The recent difficulties with respect to this reform have been discussed by VENZLAFF (1975).

4. Kinberg

The ideas of the leading Swedish forensic psychiatrist KINBERG (1930, 1935, 1959), who was influenced in many ways by the Italian Positivist School, and belongs to the Social Defense movement, were presented in his "Basic Problems of Criminology" in 1935. KINBERG considered all main types of crime to be psychopathologically determined, and felt the protection of society was of utmost importance, even though this might "require definite elimination of some very dangerous lunatics by capital punishment or euthanasia." His influence is probably reflected in the extensive pretrial psychiatric examinations in Sweden and the involvement of the state mental hospitals in the handling of offenders such as the many character deviates; this practice, by the way, has caused a great deal of trouble.

5. Psychoanalysis

Psychoanalysis contributed to the development of the treatment of delinquency through the work of AICHHORN (1925/1951) in Austria after the First World War. His influence has been inspiring, especially in the Anglo-Saxon countries. In Great Britain psychoanalytic engagement in the problem of combatting crime has been strong; it is described by GLOVER (1949, 1960).

6. Great Britain

The British tradition of treating offenders by physicians is not, however, dominated by psychoanalysts. The history of the English endeavors in this field is given by WALKER and MCCABE (1973). Another description can be found in a work edited by CRAFT (1966).

All discussions about what steps to take with respect to mentally abnormal offenders in Britain, for some years to come, however, will take as their starting point the lucid Butler Report or the "Report of the Committee on Mentally Abnormal Offenders" (1975) published by the Home Office.

7. United States

HALLECK (1965/1968) has given the history of American forensic psychiatry over the last hundred years. It exercised the greatest influence during the first 40 years of the twentieth century "when psychiatrists made progress in explaining criminality in psychological terms and involved themselves deeply in the social treatment of the offender." Psychiatric services were established within the correctional system of several states, and during the nineteen-thirties a physician became director of the State correctional system of New York. Since then psychiatrists have been attracted to other areas, e.g. private practice. HALLECK especially deplores the lack of interest in, and the low prestige of, what is called "psychiatric criminology." He has also written a textbook on the problems of forensic psychiatry encountered in the United States (1967). He discusses the different roles assigned to psychiatrists within the "protocol of revenge" and within the justice system, and the professional problems within the different settings (for example " the lie of professional helpfulness," "the lie of confidentiality") as well as the possibilities for psychotherapy. HALLECK discusses all these problems in a realistic and often provocative manner, stressing both the possibilities and the risks and limitations of the psychiatric profession in the field of crime.

A more traditional American textbook is that by MacDonald (1969).

Slovenko (1966) gives a North American evaluation by 28 authors, forensic psychiatrists, psychoanalysts, penal administrators and others, of how the behavioral sciences and psychiatry could contribute to coping with crime, said to be at a record high level.

A series of lectures, mostly by psychiatrists and psychologists, and dedicated to "the mentally disordered offender," with the explicit aim of "upgrading the treatment programs for the mentally disordered offender" has been issued by Irwine and Brelje (1972/1973).

After criticizing the criminal justice system for its inadequacy, Morris (1972–1973), an influential lawyer, goes on to criticize the role of psychiatry in the criminal justice system: "The psychiatrist is misused in the criminal justice system; he is not involved in the real work; he is kept for gate-keeping and for name-calling; for diagnosis rather than for treatment – and rarely is anything built upon the diagnosis. Further, the psychiatrist is used to effect a dangerous mixture of the state's police power and the state's mental health power.

Morris (1972–1973) wants more effective provision "for the transfer of psychotic prisoners to the mental health program of the state, and, when cured, if it be appropriate, for the transfer back to prison." He further pleads for treatment institutions such as Patuxent and Herstedvester for the dangerous, psychologically disturbed prisoners. These proposals may seem modest compared with the quoted attacks, but he also wants "the defense of insanity" abolished, a restricted use of declaring an offender unfit for trial, and hard statistical work done by psychiatrists before they predict dangerousness.

Robitscher (1972a) (then director at the National Institute of Mental Health of the program "Social-Legal Uses of Forensic Psychiatry") describes the broadening of the discipline of forensic psychiatry into socially committed team work between psychiatrists and lawyers, dealing among other things with the rights of minors and the mentally disabled. He also describes the establishment in 1969 of the American Academy of Psychiatry and the Law; its goals include raising the standards of study and research in the field, the development of training programs for psychiatrists desirous of acquiring skills in forensic psychiatry, and initiating and monitoring research in the field. Robitscher also gives a list of past and current American literature on forensic psychiatry.

An idea of the difficult and overwhelming tasks for "Psychiatry in American Correction" can be obtained from a symposium held in 1970 (Robitscher et al., 1971). Since 1973 the academy has issued the Bulletin of the American Academy of Psychiatry and Law, and another periodical of forensic psychiatry, the "Journal of Psychiatry and Law," also commenced publication in 1973.

A good picture of the many activities in the different fields of civil, social and penal forensic psychiatry can be obtained from a thoroughly documented, lively monograph "Mental Health and Law: A System in Transition" by the Harvard professor of law and psychiatry (Stone, 1975a). A comprehensive reader in law and psychiatry, also mentioning many important court cases, has been published by ALLEN et al. (1968/1975). Another comprehensive textbook on penal and civil forensic psychiatry is that written by BROOKS (1974).

8. USSR

An authoritative Soviet statement on the principles of forensic psychiatry, as used by Soviet lawyers and psychiatrists, was published in English in 1970, in "Forensic Psychiatry," originally issued in 1967 by MOROZOV and KALASHNIK from the V.P. Serbskij Central Scientific Research Institute of Forensic Psychiatry in Moscow. Chief Judge D.L. BAZELON, who visited the USSR in 1967 with the first US Mission on Mental Health, has written an introduction in which comparative evaluations between forensic psychiatry in the USSR and the USA are given. One chapter deals with the medical measures applied to mentally ill persons who have committed socially dangerous acts (=crimes). The measures are: 1) compulsory medical measures, such as confinement to general or special psychiatric hospitals, 2) compulsory medical measures for alcoholics and drug addicts, 3) placement in the custody of public health agencies of a convict stricken with mental illness during penal servitude, 4) placement of a patient in the custody of relatives or guardians, under a physician's surveillance.

Vehement attacks on the practices of forensic psychiatrists in the USSR have been launched during recent years. Amnesty International (1975) has issued a booklet on "Prisoners of conscience in the USSR: their treatment and conditions," in which a special section is devoted to compulsory detention in psychiatric hospitals. A number of cases are mentioned to illustrate that numerous Soviet citizens have been confined to psychiatric hospitals as a direct result of their political or religious beliefs and with no medical justification. It is further maintained that patients are ill-treated in different ways and detained for unduly long periods on account of the severity of their crimes. Nine special hospitals are mentioned to which mentally ill political offenders are generally said to be sent. Leading Soviet psychiatrists are quoted as having stated that no healthy persons are put in psychiatric hospitals. It is difficult to get a balanced view of the alleged conditions, and it probably will continue to be so as long as the USSR considers it necessary to remain such a closed society.

9. International Publications and Organizations

The Association for Psychiatric Treatment of Offenders (APTO) was established in New York in 1950. APTO publications include the International Journal of Offender Therapy and Comparative Criminology. Its editor-in-chief is MELITTA SCHMIDEBERG, a British psychoanalyst who was one of the pioneers in the treatment of offenders in the nineteen-thirties at the Institute for the Scientific Treatment of Delinquency in London. (She has moved away from orthodox psychoanalysis, and now advocates "reality therapy" with offenders (1970, 1975)).

The present author is not aware of any other international organizations specifically for the psychiatric treatment of offenders. This does not mean that forensic psychiatrists have not participated in international discussions on penal and penitentiary questions and reforms. On the contrary, they have been actively engaged in the international work in this field. (A recent example of psychiatric participation is the Seventh International Congress of Criminology, Belgrade, 1973.)

The permanent institutions of the United Nations and the Council of Europe have played a significant role in criminological policy and thus in forensic psychiatry. Under the auspices of the United Nations Economic and Social Council (ECOSOC), the problems of "prevention of crime and treatment of offenders" have been attacked in various ways, e.g. by publishing International Review of Criminal Policy (since 1952), by arranging consultations and seminars, and by sending out experts. In 1962 the United Nations Asia and Far East Institute for the Prevention of Crime and Treatment of Offenders was established in Fuchu in Japan. In 1969 the United Nations Social Defence and Research Institute was established in Rome, and since 1972 a national center for social and criminological research in Cairo has been run under the joint auspices of the United Nations and the Egyptian government. Five congresses on the prevention of crime and treatment of offenders have been held.

The Standard Minimum Rules for the Treatment of Prisoners, adopted in Geneva in 1955, at the first of these congresses (United Nations, 1956), are of importance for all who are concerned with prisons. Even though these standards are so high that hardly any country fulfills them, no-one has contested their goal. Some of the 94 rules deal with the medical services:

"22. 1) At every institution there shall be available the services of at least one qualified medical officer who should have some knowledge of psychiatry. The medical services should be organized in close relationship to the general health administration of the community or nation. They shall include a psychiatric service for the diagnosis and, in proper cases, the treatment of states of mental abnormality.

2) Sick prisoners who require specialist treatment shall be transferred to specialized institutions or to civil hospitals. Where hospital facilities are provided in an institution, their equipment, furnishings and pharmaceutical supplies shall be proper for the medical care and treatment of sick prisoners, and there shall be a staff of suitably trained officers...

25. 1) The medical officer shall have the care of the physical and mental health of the prisoners and should daily see all sick prisoners, all who complain of illness, and any prisoner to whom his attention is specially directed.

2) The medical officer shall report to the director whenever he considers that a prisoner's physical or mental health has been or will be injuriously affected by continued imprisonment or by any condition of imprisonment."

Even if only these rules were respected, forensic psychiatry would have rather demanding obligations. Other rules deal with order, accommodation, hygiene, discipline, punishment, and rights. Along with these rules, recommendations are given for the selection of personnel for penal and correctional institutions. These, too, at least potentially, are of considerable significance for therapeutic work within forensic psychiatry.

MUELLER (1973), formerly at the Criminal Law Education and Research Center of New York University, has tried to make a survey of the implementation of the standard rules. Of 130 nations asked, 31 responded. It was concluded that a substantial part of the world's 10,000,000 prisoners do not obtain the medical care regarded by the United Nations as the absolute minimum. This appeared equally true for developed and developing nations.

At the Fifth United Nations Congress on the prevention of crime and treatment of offenders (1975), a special point was the implementation of the standard minimum rules (United Nations, 1976). Among the papers presented was one prepared by the World Health Organization entitled "Health aspects of avoidable maltreatment of prisoners and detainees" (1975). The responses to the standard minimum rules have been discussed by ERIKSSON (1976).

The World Health Organization has also discussed the tasks for forensic psychiatry on different occasions; thus a seminar was held (by the European Office) on psychiatry and the treatment of delinquency in Copenhagen in 1958 (World Health Organization, 1958). The European Regional Office of the World Health Organization also arranged a working group on forensic psychiatry in Sienna in 1975. A specific discussion of the functions of forensic psychiatry and a reappraisal of the subject as a discipline were the main themes of the meeting, in which critical criminologists and a representative from an offender organization also participated. Guidelines in the form of main conclusions were formulated: it was found essential that forensic psychiatry should remain part of general psychiatry, and that a forensic psychiatrist should see his first duty as being to his patient (World Health Organization, 1977).

BAILEY (1976) has given a lively overview of the activities of the office of Mental Health, World Health Organization, Geneva, in the elucidation of mental health aspects of crime and delinquency from 1949. It appears that the proposals have been divergent and that the response from advocates of central planning has been limited.

10. Other International Activities

As the laws, including the penal laws, concerning abnormal offenders vary considerably from country to country, forensic psychiatrists have less of a common background when they engage in international work than do general psychiatrists.

A truly international discussion of how to deal with mentally abnormal offenders took place at the Ciba Foundation Symposium in London in 1967 (DE REUCK and PORTER, 1968); the discussions began with the then current difficulties the ordinary mental hospitals in Britain had with psychotic offenders, but went on to cover a wide range of subjects, including mentally retarded and psychopathic offenders. Empirical analyses from institutions in the UK were discussed, as well as the different approaches in the Netherlands, Scandinavia, and the United States.

The different international organizations and events involved in combating crime and in which components of forensic psychiatry can also be found are mentioned by LÓPEZ-REY (1970) and by ERIKSSON (1967, 1976).

At the Second International Seminar in Comparative Clinical Criminology held in Genoa (CANEPA and SZABO, 1973), the present state and future perspectives of clinical criminology in the field of treatment and research were discussed. The two main approaches besides the primary legal one, were contrasted with each other: that of the clinical criminologist, and that of the theoretical sociologist. The treatment functions of the former (who, according to GIBBENS does not exist) are filled by probation officers and social workers, forensic psychiatrists, psychologists, prison psychiatrists, prison governors and welfare officers. WARREN (1973) presents a very constructive approach – a research strategy involving social researchers working with evaluations built into different ongoing treatment activities with different subgroups.

E. Some Organizational Aspects of Forensic Psychiatry
I. Different Institutions May Act as Communicating Vessels

Psychiatry is a young discipline, not yet 200 years old. Forensic medicine is older, and the making and enforcement of laws and rules much older, being inherent in the establishment of any society.

Formal rules or laws may be suspended when a society is fighting for its existence, as in war, or when one faction in the society is fighting for power, as in civil war. An unstable regime might, under threat of civil war, strengthen its power by disregarding the laws and subject its opponents to torture and terrorism. Under such circumstances there is no place for forensic psychiatric approaches towards internal foes, provided that the psychiatrists feel bound by their professional code of ethics to help and respect their patients.

The discipline of forensic psychiatry is for the most part only practiced in stable and advanced societies. It is first used in the administration of penal law. Psychiatrists or forensic psychiatrists may be asked in a limited number of cases whether exceptions should be made to ordinary penal practice, which may include capital punishment, usually in the juridical formula of responsibility.

Next, some psychotic and other mentally abnormal or supposedly abnormal offenders may be hospitalized involuntarily if they are dangerous to others. This happens under civil commitment procedures, the persons concerned being defined as patients, not as offenders.

Analogous cases may, even in the same country, be administered either as civil cases or as criminal cases. Only the latter are of relevance to this article, but it is evident that the services for the mentally abnormal and the prison services for certain categories act as communicating vessels. PENROSE (1939) made an international comparison showing that in the countries where relatively many beds were available in mental hospitals, the number of prisoners was smaller and *vice versa*. Analogous reciprocal relations may be found with respect to other groups of persons committing acts that would be considered criminal if performed by normal "responsible" adults. Thus, besides services for psychotics, the availability and the administration of institutions for the mentally retarded, for children, for vagrants, and for old people may have a considerable influence on the number of those dealt with as offenders. The prevailing tendency has been to decriminalize, that is, to transfer cases from criminal to noncriminal settings, for example by raising the age of criminal responsibility.

If the institutional services for noncriminal deviants (to speak sociologically) are run more restrictively the judicial authorities might feel more motivated to transfer offenders to nonpenal institutions. But if these institutions refuse to administer restrictions, e.g. under the pretence of creating a better therapeutic environment, to those accepted, the penal institutions feel compelled to take care of more offenders themselves.

Any direct decriminalization, *i.e.* deletion of certain behavior, such as prostitution, from the criminal code, is naturally of the greatest importance for *forensic* psychiatry.

II. The Law System Determines the Conditions for Psychiatric Therapy

When considering the setting for psychiatric therapy of mentally abnormal offenders, it is necessary to stress that it must be performed, or at least initiated, within a juridical framework. It is up to the juridical authorities, the police, the prosecution, the court and the correctional authorities whether to call in the psychiatrists (presuming that they are available).

If psychiatrists are called upon, the juridical authorities will set the conditions under which the psychiatrists are allowed to work. Forensic psychiatry is an ancillary discipline to the law discipline. If the judicial authorities do not wish it, then no forensic psychiatric therapy will be given; and if the juridical authorities want restricted working conditions for the psychiatrists, limitations will be set for the psychiatric dispositions. When discussing psychiatric therapy of offenders some psychiatrists have a tendency to repress these basic conditions.

The criminal law has different functions. It should obtain "some or all of the following results: 1) social retribution (revenge or expiation), i.e. the infliction of sanctions on wrongdoers as a deserved punishment; 2) deterrence, which may be general (inhibition in advance by threat or example) or individual (inhibition after the act); 3) incapacitation, i.e. the physical removal of wrong-doers; 4) rehabilitation" (Council of Europe, 1971).

Psychiatric therapy cannot in theory and should not in practice be used for retribution (1), neither can it be used for general deterrence or prevention (2a), nor should it be used for incapacitation as such (3). Rehabilitation (4) of offenders with psychiatric ailments is, however, clearly within the scope of psychiatric therapy. If the "individual deterrence" (2b) (inhibition after the act) is obtained in mentally abnormal offenders by methods used in psychiatry it is also clearly within the domain of psychiatric therapy. Detaining untreatable or not yet treatable or self-limited mentally abnormal offenders dangerous to others may seem a normal procedure to psychiatrists (a part of therapy as defined previously), but at the same time may be seen as fulfilling an incapacitating function (3).

The scope of criminal law and that of psychiatric therapy are thus in no way identical. Practicing forensic psychiatrists should be constantly aware of which functions they in reality fulfill. They should also take into consideration the seemingly formal regulations of their practice.

III. Views on the Desirability of Psychiatrists

Views on the desirability of using psychiatrists in the handling of offenders vary from rejection or absolute scepticism to enthusiastic acceptance of psychiatric work with all kinds of offenders.

Views among nonpsychiatrists range similarly from rejection to acceptance of psychiatric participation in the handling of offenders. The Finnish criminologist ANTTILA (1971) has attacked "the treatment ideology." She says: "The average offender is not a sick person in need of psychiatric care and we should not expect psychiatry or psychology to provide the solutions to the fundamental dilemmas of criminology and penal policy" (see further ANTTILA, 1972).

Similar attitudes are expressed by other sociologically oriented Scandinavian criminologists.

The tone of these attitudes is very different from those of sympathetic lawyers some decades ago. At the first Cours International de Criminologie (1952/1953), arranged partly by the International Criminological Society, the medico-psychological and social examinaton of the delinquent was stressed as essential to establish the appropriate individualized treatment.

IV. What are the Goals of Psychiatric Therapy of Offenders?

An immediate goal for psychiatric intervention, according to the Austrian forensic psychiatrist SLUGA (1970), is to adapt the prisoner to penal sanction.

The Dutch forensic psychiatrist and lawyer BAAN (1958) wrote that ordinary prison life does not give sufficient opportunity to let the guilt feelings mature; these should be worked through. A classificatory approach with negative expectations (and effects) should be replaced by a real understanding, a "bejahend, mitmenschliche Annäherung" in which lawyer, psychiatrist, psychologist, sociologist, and social worker work together as a team during the judicial proceedings and the time of punishment and measures. With these approaches and through a differentiated correctional system, recidivism will be counteracted.

The most obvious treatment goal for a psychiatrist dealing with an offender should be, however, to treat him in such a way that he does not commit new offenses. The many attempts at measuring the effect of treatment of criminals have thus concentrated on the rates of criminal recidivism. If these are significantly lower than they would have been without treatment, ideally with this result borne out by the use of comparable control groups, the treatment has been effective.

The goal can also be to treat the mental abnormality or disease believed to be the main cause of the crime in the individual case. Such a treatment policy must be in accordance with the goal of civil psychiatry.

STÜRUP (1968), quoting ROCHE, set a more modest goal: "We must develop techniques for changing the attitudes of convicted persons so that they become self-aware and thus avoid future crime."

But these goals—helping the convicted offender to adapt to the sanction, to gain by it or be changed into a nonoffender—are overshadowed by other forces, determining the sanction chosen in the individual case, such as retaliation, general prevention, and individual prevention, where treatment is considered futile. These phenomena dominate throughout judicial theory and practice, administered by professional and lay courts as well as administrators in close accordance with the public sentiment of justice.

These dominating phenomena do not manifest themselves only in dealings with "responsible" offenders, but also in dealings with "nonresponsible" or mentally abnormal offenders. Thus general prevention (or proportionality) considerations mostly demand that mentally abnormal persons who have committed homicide are to be detained for a long period, e.g. 10 years in Italy, irrespective of the course of their mental abnormality. Most forensic psychiatrists accept these practices; they have to live with them. But some think they have been complied with too eagerly (cf. the passionate attack of the German psychoanalytic criminologist MOSER (1971)).

Yes, forensic psychiatrists and other forensic physicians not only have a strong tradition of identifying with repressive or general preventive tendencies to a degree that many general psychiatrists find not in accordance with the Hippocratic tradition, but these forensic psychiatrists have also been among the strongest adherents of a criminal policy dominated by individual prevention in the form of segregation of mentally abnormal offenders. Security measures against the irresponsible and those with "diminished" responsibility and against chronic offenders still play a considerable role in several countries.

Thus, while some consider the goal of treatment to be what benefits the individual, others consider it to be what benefits society. All psychiatrists have the welfare of the individual as their primary goal, but forensic psychiatrists are, at the same time, especially compelled to safeguard the interests of others, i.e. society. This may be a difficult balancing act, but in a great number of cases the practice of routine law procedures gives no opportunities for such evaluations.

V. Which Offenders are Mentally Abnormal and Should be Treated?

According to DI TULLIO (1969) and KINBERG (1935) practically all offenders represent medical, psychological, and social problems.

PINATEL (1970) regards normal offenders as exceptions. Similar conclusions are arrived at by the psychoanalytic schools; the bulk of offenders are "abnormal" as the result of psychological developmental maladaptations.

CORMIER (1966) writes that psychiatry in clinical criminology must go beyond the study and treatment of the psychiatrically ill criminal, and explore delinquent behavior itself, its source, development, and outcome. Criminality is the result of a lack of development, an arrest, a defect, or a failure of ego function.

In the same article CORMIER disagrees with MESSINGER and APFELBERG (1961), who have been working at the Psychiatric Clinic of the Court of General Sessions of New York County and who have reported on 71,000 examinations of 57,000 offenders: "Thus, only about 5 percent of all persons convicted of felonies need to be considered for special treatment for psychotic, neurotic, or mentally deficient states. The remaining 95 percent of serious offenders—at least in our jurisdiction—tend to show more or less severe character disorders... From the standpoint of treatment, correction, rehabilitation, and supervision, only one out of every twenty felonious offenders needs the professional services of psychiatric or ancillary personell... One is led to conclude... that the management of the great mass of adult criminal offenders rightly is, and should remain, in the hands of penologists, judicial and correctional authorities, parole boards, and probation bureaus. Furthermore, our distinct impression, gained from observing thousands of recidivists in the clinic and elsewhere, is that stern penological measures usually have a more salutary and longer lasting restraining effect than hopeful but misguided psychiatric guidance."

If the psychiatrist feels that his competence in clinical-psychiatric work lies primarily within what after KRAEPELIN, according to his nosological teaching, delineated as diseases, he will not feel tempted to become involved with all offenders or with all sorts of problems, as RÜMKE (1958) polemically underlines. In practice, psychiatrists everywhere are mainly allowed to handle the irresponsible and "partly responsible" offenders, more often than not under tight judicial control.

F. The Four Different Settings for Forensic Psychiatry

Mentally abnormal offenders can in principle be treated within four different frameworks: 1) the ordinary correctional system in ordinary wards, 2) the correctional system in special settings, 3) the medicosocial system in special institutions, and 4) ordinary medical and social institutions. In all these settings the framework can be that of a "total institution" or it can be ambulatory, with intermediate halfway institutions.

I. The Ordinary Correctional System

1. How Many Mentally Abnormal Prisoners?

Mental abnormality in prisoners may remain undiagnosed, misconceived or ignored because of lack of general personnel, of qualified personnel, or of interest.

If the prison authorities should desire to offer psychiatric therapy to mentally abnormal offenders, how many will need this treatment?

ROTH and ERVIN (1971), in a review of the records of 1,154 prisoners in the federal penitentiary at Lewisburg, Pennsylvania, found a psychiatric morbidity of about 20 percent. ERNST and KEATING (1964) found that 10 percent of the prison inmates they studied could not adapt to a normal institutional routine because of emotional illness.

GUNN (1977) has reported surveys of nonselected samples of convicted prisoners in England, in which it was found that about 30 percent could be regarded as psychiatric cases, which should be set against the estimate of 14 percent of the general population consulting their doctors for psychiatric reasons. GUNN also underlined that prisons in most countries seem to contain a disproportionate number of people in need of chronic institutional care. Other recent (American) investigations find percentages of mentally abnormal prisoners varying from five (PETRIC, 1976) over intermediate figures up to 90 (GUZE, 1976), according to the clientele and to the criteria applied.

2. Psychiatrists in the Prison System

ROTH (1969) has discussed the principal problems of treating the incarcerated offender during a two-year period. He found that most offenders reject a "sick" definition of themselves but that many want psychological help. He discusses the difficulties arising from the dual function of rehabilitation and punishment. ROTH advocates "rational authority" and the necessity of bridging the gap between treatment and custodial personnel, among other reasons because at least for the foreseeable future there will continue to be a dearth of professionally trained treatment personnel in penal institutions.

CORMIER et al. (1969), discussing the appropriate form of psychiatric assistance to the penal institutions, concluded that psychiatric and medical services should be integrated in every large penal complex: these conclusions are based on experiences with establishing psychiatric services in the Canadian province of Quebec. The psychiatric services should operate as they do in the free community and offer facilities for full hospitalization, day and night hospitals, and outpatient services. The emphasis should be placed on this last, i.e. psychiatric consultations while the offenders are in prison.

SATTEN (1963) stated that "the attempt to introduce rehabilitation has failed and that, for the most part, present-day correctional institutions are mainly breeding places for crime," a criticism using the same wording as LOMBROSO used a century ago. The reason for this, according to SATTEN, is that "the basic attitude toward the prisoner has not changed. He is not really accepted as a person or treated with genuine dignity."

Another psychiatrist, WEST (1967), joins in these attacks. In a study of the habitual prisoner (WEST, 1963), he found a much higher incidence of psychiatric symptoms than anticipated (at least a third had a history of severe mental disorder). He talks of "the dull routine of ordinary prison incarceration, which only makes the inadequate more helpless and the aggressive more hostile." WEST further states that "research and treatment are hampered by a nihilistic attitude among psychiatrists, and the traditional unwillingness of social administrators to allocate funds for the benefit of the least deserving."

Such complaints about the failure of the integration of psychiatric services in the ordinary prison system are only some examples of many psychiatrists' opinions over a long period.

3. Could Prisons be Transformed Into Therapeutic Institutions?

PINATEL (1969/1971) has asked whether prisons could be transformed into therapeutic institutions. After a summary of the historical development of the prisons, different types of prisons, and elements in the treatment, the question is answered in the affirmative for a great number of prison institutions. At the same time it is stated that only in a small number of instances has this end actually been obtained. Another French discussion on psychiatric treatment within prisons can be found in "Le traitement dans le service pénal" (1971).

SCOTT has argued in a similar way on several occasions for the transformation of prisons to give one hospital-like system together with the special (secure) hospitals and with open prisons, prerelease hospitals, etc. Society's demand for security could be fulfilled, and the abnormal, long-term, dangerous prisoners could be taken care of (1972, 1974). In the same vein SCOTT (1975) explicitly states that psychiatrists have failed in the treatment of dangerous offenders (except for the treatable and easily predictable [e.g. psychotic]) and in the treatment of the unrewarding negative "not nice" offenders; and one understands that he considers modified prison-hospitals to be the only institutions in which they could be controlled in a decent way. They will be rejected by the ordinary mental hospitals.

KAUFMAN (1973), who in 1971 – after recent prison riots in the state of New York – was appointed director of psychiatry of the New York City Prison system, has presented a frank outlook on the difficult conditions under which a mental health service was established. Of the 13,000 inmates, 500 were severely mentally disturbed.

ADLER (1975) has given pertinent viewpoints on correctional (prison) psychiatry and on the attitudes of prisoners, guards, and psychiatrists working in prisons (and the risk of undesirable reactions and developments in response to the strenuous work).

4. Criticism of Prisons

From the sociological side highly relevant descriptions of the functions of prisons have been given (SYKES, 1958; JOHNSTON et al., 1970).

There is a long tradition of criticism of penal procedures being put forward for humanitarian reasons. Especially well known among the reformers is HOWARD (1777–1791), who in the eighteenth century described the often appalling conditions of prisons in England and many European countries. Today, deplorably, apparently justified attacks on prisons in many places in the world are put forward from different sources, e.g. by Amnesty International (1975).

5. Ciba Symposium on the Medical Care of Prisoners and Detainees

In the Ciba symposium on the Medical Care of Prisoners and Detainees (1973) a number of different viewpoints can be found, ranging from the wish for availability of psychiatric treatment if desired by the prisoner, to the conviction that the task of those working in the prison medical service is "to cooperate in the proper application of penitentiary measures. This means that the medical service should protect the health of the convicts but it should not serve as a buffer against the rigours of the programme of re-education" (ANDREIEW, 1973). The chairman, (STORR, 1973), expressed great concern about the ethical position of doctors in regard to various procedures that go on in prisons and camps.

At the end of the symposium it was concluded that the doctors should not confine themselves to purely medical matters, and they should not walk away from the situation, as they could do more by being there and should continue, by exerting pressure, to try and remedy the abuses. It was also concluded that prisons and camps tend to become isolated institutions with abuses which are perpetuated; to counteract this it was important to keep up interventions of all kinds from the outside, and to inform the general public.

The viewpoint was put forward "that the state has absolutely no right to treat anybody in prison for their condition of criminality, whatever that condition may be, although somebody with a disease or illness in the more customary sense is of course entitled to treatment." But a good deal of the discussion dealt with the proper treatment of violent, dangerous, and asocial prisoners.

Since the symposium, the World Medical Association has adopted the "Declaration of Tokyo" (in October 1975; HEIJDER and GEUNS, 1976), and this declaration takes a different and clear stand on the presence of doctors during objectionable procedures. Article 3: "The doctor shall not be present during any procedure during which torture or other forms of cruel, inhuman or degrading treatment is used or threatened."

6. HALLECK Calls Psychiatrists in Prisons "Token Therapists"

The American psychiatrist HALLECK (1971) has said that the... 'problem for the psychiatrist who becomes involved in correctional work is that he can end up strengthening the oppressiveness of the system rather than changing it. One of the things that often happens when a prison hires a psychiatrist is that the correctional system is then in a position to rationalize many of its oppressive and certainly antitherapeutic activities. Correctional authorities can say, "Look, we have a psychiatrist. Our really sick people are being taken care of." This stance allows them to ignore the 99% of offenders who are not taken care of. Often psychiatrists in prison are nothing but token therapists who help the authorities rationalize and hide the most insidious kinds of oppressiveness.

'Psychiatry's commitment to helping the already convicted offender has been shamefully small. There are probably fewer psychiatrists working in correctional institutions today than there were in the depression years of the nineteen-twenties and 'thirties.' Even worse, we seem unwilling to acknowledge our apathy. We seem continually to rediscover the offender. When one of our colleagues sets up a useful program or develops an exciting insight about the offender, he publishes his findings and our profession assumes there is a whole new impetus in correctional psychiatry. But this is not what is happening. Psychiatrists have not developed any new insights or new programs not available or functional twenty years ago.

'Perhaps one small cause for optimism is that we seem to have lost some of our grandiosity. When I first started working in the correctional area, many psychiatrists believed that we had the answers to the crime problem. Our arrogance held us up to the ridicule and suspicion of other specialties. Fortunately more psychiatrists have developed a realistic understanding of what they can do and what they cannot do.'

II. Special Settings Within the Correctional System

Special psychiatric institutions within the correctional system were not established until the latter half of the nineteenth century in the United States and in Italy, and later in other countries.

In other instances separate criminal asylums, or criminal asylums connected with mental hospitals and independent of the prison services, were erected. No general trends as to which possibility should be chosen seem to have developed.

1. Special Psychiatric Prison Institutions in North America

New York State was the first to establish such an institution. In 1859 the State Lunatic Asylum for Insane Convicts was opened in Auburn, on a site adjoining the Auburn State Prison (DEUTSCH, 1949). In 1892, on account of overcrowding, the Asylum was moved to Matteawan, and in 1900 Dannemora State Hospital was opened for a similar clientele. It adjoined Clinton State Prison. Similar institutions have since been erected in other American states.

CORMIER et al. (1969) find the establishment of special psychiatric hospitals for offenders an unacceptable solution: "It is no over-statement to say that many of these hospitals became a catch-all for various types of mental and social problems: they were over-crowded, under-staffed and, unfortunately, detention became more or less indeterminate with almost everywhere a disregard for human rights."

HALLECK (1967) shares this pessimistic outlook on the United States' hospitals and units for severely disturbed offenders. The rehabilitation of these offenders is often hindered by community pressures. In two places, however, large-scale treatment of convicted offenders in a prison hospital setting has been established — in the Medical Center for Federal Prisoners (Springfield) and in the California Medical Faculty (Vacaville).

2. The California Medical Facility (Vacaville)

A California Medical Faculty — a centrally located institution for medical and psychiatric care within the department of corrections — has existed since 1950, and in the present premises (in new buildings) since 1955. In 1976 it consisted of a psychiatric hospital with 1,439 beds and a diagnostic reception centre of 472 beds for Northern California (CLANON, 1976). The psychiatric hospital comprises a number of treatment and evaluation units with somewhat different approaches.

There is also a research unit, headed by a psychiatrist. Some other descriptions are given by ERNST and KEATING (1964), SHOWSTACK (1956) and SCHETTAU (1970), and an evaluation of the effect of group therapy there and its duration has been made by JEW et al. (1972).

The system in California seems to function well because psychiatric services are integrated in the department of correction, which administers a variety of different institutions, including two reception-guidance centers. Psychiatrists are attached to the various regular prisons and provide both direct and consultative services, by which most of the inmates who need psychiatric help are served. Psychiatric opinions are frequently used at the hearings to decide on parole. Parole out-patient clinics to service discharged parolees in every part of the state are of great importance (KIM and CLANON, 1971).

3. Patuxent

A special prison institution, Patuxent, planned for the application of psychiatric principles in "the treatment of the sociopathic personality" was opened in 1955 in the State of Maryland, and it is administered according to the "Defective Delinquency Law." The principles of providing psychiatric treatment along with the indeterminate sentence have been followed, the length of stay being influenced by the good behavior of the prisoner. An individual must be convicted of a crime and sentenced in the normal manner before he can be referred for a decision as to whether he is a defective delinquent. A defective delinquent is defined as an individual who 1) "by the demonstration of persistent, aggravated or criminal behavior evidences a propensity toward criminal activity," 2) "and who is found to have either such intellectual deficiency or emotional unbalance, or both," 3) "as to clearly demonstrate an actual danger to society so as to require, such confinement and treatment ..... ." During the first eight years about two-thirds of the 856 candidates were accepted by staff and court as defective delinquents. About 15 individual were released each year (in 1963 there were 622 beds and 430 patients); of the 81 persons released by 1963, 65 percent have not committed new crimes. A parole status for a three-year period is aimed at. A graded system is used, based on the behaviorist hypothesis that rewarding socially desirable behavior increases its frequency. Group therapy plays an essential role. The professional staff has positions for 10 psychiatrists, nine psychologists and 13 social workers (BOSLOW and KOHLMEYER, 1963; GOLDFARB and SINGER, 1970; YONG, 1969; HODGES, 1971).

During the nineteen-seventies there have been vehement discussions about the institution. CROWLEY (1972) has delivered a passionate attack against the Maryland law and Patuxent. Potentially dangerous people are locked up indefinitely, while the public is led to believe that major treatment and rehabilitation of criminals is being accomplished. It is unjustified, CROWLEY continues, to talk of as low a recidivism rate as that quoted, because more than double the number of defective delinquents treated during the same time were still locked up and not included in the figures.

The discussion has continued (CARNEY, 1974; SIDLEY, 1974). RAPPEPORT (1974/1975) finds it irrefutable that the institution has served a useful purpose.

Patuxent has issued progress reports (1973, 1976). Very low relapse rates (8% in 1975) for those patients released on the recommendation of the staff are still emphasized. The future of the institution seems insecure, however; the medical superintendent has retired, and in the wake of many court proceedings, violence has also occurred; a commission to re-evaluate the institution has been established (1976).

4. Other U.S. Institutions for Mentally Disordered Offenders

The especially well-known institutions mentioned are only a few of similar institutions established in the United States. SCHEIDEMANDEL and KANNO (1969) have surveyed the 150 institutions that regularly treat mentally ill offenders. The analysis is based on information received from 98 institutions answering questionnaires. It was estimated that the total number of beds available in the USA for mentally ill offenders was about 35,000. Ten percent of the beds were in psychiatric units of correctional institutions, the rest in mental hospitals. One-fifth of these hospitals, some of which were run by correctional authorities and some by departments of mental health, were exclusively for offenders.

The total number of admissions of mentally ill offenders was about 29,000 in 1967. Five percent of the admissions to public mental hospitals were mentally ill offenders. The treatment programs, the staffing, and the costs are tabulated.

Conditions seemed by and large comparable to conditions for the state hospitals. Fairly similar findings were obtained in a slightly later survey (ECKERMAN, 1972).

5. Special Psychiatric Prison Institutions in Europe

LOMBROSO (1902) argued eagerly for the establishment of criminal asylums, and such institutions have been established within the correctional system in different European countries. Besides psychiatrically directed institutions for all categories of mentally abnormal offenders, special psychiatrically directed penal institutions for character deviates have been developed.

The principles chosen for the running of these psychiatric penal institutions have from the beginning been dominated by therapeutic nihilism. Even if more therapeutic optimism has evolved after this century's development within psychiatry, the psychiatric institutions that have remained within the correctional system seem to be dominated by a degree of preoccupation with security that sometimes seems out of proportion to many forensic psychiatrists.

Criminal asylums have been established in Italy since the end of the nineteenth century (VIRGILIO, 1877; LOMBROSO, 1872, 1902). In 1971 there were six such asylums, administered by the Ministry of Justice. They had a total of 2,400 beds; in 1967 there were 32,000 inmates in the Italian prisons, 13,000 of whom were convicted. The psychiatric prisons are run by a special corps of about 30 psychiatrists, educated in forensic medicine and working with the discipline "*antropologia criminale.*" Every two, five, or 10 years (according to the severity of the crime), those inmates who are detained as a security measure have to have their dangerousness (*periculosità*) evaluated, and release can then be decided on by the court (or prolongation in a minority of the cases). The patients in the psychiatric prisons are treated with ordinary psychiatric therapeutic methods as long as they are in the institutions, but ambulatory after-care is practically nonexistent, and release cannot take place when it would be appropriate from a medical point of view (SVENDSEN, 1971). RAGOZZINO (1974/1977) has criticized these asylums, and has argued that the offenders detained in them should be treated in ordinary mental hospitals.

Special institutes for observation at the post-trial level with expertise in medicine, psychology, social work, etc., also exist in Italy. A particularly well-known one of these is the clinical observation center at "Rebibbia" in Rome (which among other departments also houses an International Center of Clinical Criminology). The goal of this center is not psychiatric therapy *per se*, but is primarily to clarify what sort of rehabilitatory measures could be recommended for the rest of the period over which the prisoner is to be retained.

Psychiatric prison hospitals or criminal asylums have been established in other countries, but most psychiatrists would probably agree with ASCHAFFENBURG, who in 1933 found such institutions superfluous: "Die meisten Kranken können, falls die Behandlung oder eine dauernde Verpflegung unter fachärztlicher Aufsicht erforderlich ist, unbedenklich in den gewöhnlichen Irrenanstalten untergebracht werden. Was ich im Inland und Ausland von Kriminalirrenanstalten gesehen habe, hat mich höchst bedenklich gegen diese Einrichtungen gemacht."

CORNIL (1963) has stated that the insane offender does not create lasting problems for the prison service. The real problem when discussing "the penal treatment for mentally abnormal offenders," however, according to CORNIL, is that of the treatment of the group that is intermediate between mentally sick and normal individuals. He states that lively international discussions since the beginning of this century "have come to no very definite conclusions." He thinks that the ordinary prison procedures have changed so much in the direction of individualized handling and vocational training of the (normal) offenders that the need for special regimens for the nonpsychotic, mentally abnormal (and habitual) offenders is essentially diminished.

In Belgium VERVAECK, influenced by the ideas of LOMBROSO, organized a dozen psychiatric annexes in penal institutions during the nineteen-twenties. The "anthropologist-physicians" or psychiatrists running these institutions have been integrated more and more into the daily administration of prison and after-care institutions, and seem to have played an essential role in the humanization of the prison procedures (ALEXANDER, 1967, 1972).

Two special penal treatment institutions have aroused widespread interest: the Danish Herstedvester Institution and the British Grendon Underwood prison.

6. The Herstedvester Institution

The Danish penal law of 1930 provided for a detention center for criminal psychopaths. The last institution, opened in 1935, was run for more than 25 years by STÜRUP, who has given a detailed description of his treatment principles in the book "Treating the Untreatable" (1968), a collection of Isaac Ray lectures.

The clientele was mainly composed of character deviates found "unfit for" ordinary punishment, while psychotics and the mentally retarded were sent to the ordinary civil institutions for these categories. The detention center and a sister institution established later (in Horsens) took care of 15 percent of the inmates of the prison system at any given time. It was an unselected sample of the most difficult and dangerous criminals. The proportion of offenses leading to detention has been approximately 60 percent for property offenses, a little more than 10 percent for aggression offenses (including arson), and between 25 and 30 percent for sexual offenses.

The length of stay in the institution was not specified, and this fact was deliberately used to exert pressure in the treatment to motivate the detained to cooperate. Another essential feature was an after-care period of generally up to five years under the supervision of the personnel of the detention center, primarily social workers. The average stay was two to two-and-a-half years (reduced from 4 years at the beginning). Most of the time the institutions had 150–200 inmates. The number of staff was high; there was no separate security personnel.

The treatment approach has changed from a "situational approach," where acute difficult situations were analyzed together with the inmate, to an "individualized, integrating growth therapy." The elements in this are described as adequate institutional security measures, individual or group psychotherapy aiming at insight, relief of tension and reorganization of contact with reality, somatic therapy, including hormonal and surgical therapy, rehabilitation, and social care work. Effective mutual information in daily conferences is considered to be of supreme importance, as is giving information to the inmates.

During later decades, however, opposition to the indeterminate psychiatric approach developed, especially in juridical and political circles. By an amendment of the penal law the detention centers for criminal psychopaths in Herstedvester and in Horsens were abolished on 1 July 1973. Provision for detention for an unspecified period within the ordinary prison system of any offender irrespective of mental abnormality is preserved, but is thought to be used less than five times a year. Endeavors to treat the abnormal personality of an offender along previous lines are no longer considered essential.

This abolition was politically wished for; e.g. some people considered it unethical to preserve this treatment system even if it could be proved that the treatment was effective.

An ambitious project aiming at evaluation of the treatment results, measured by criminal relapse, with the use of carefully selected control groups and refined statistical methods was published before the amendment of the penal law, however. This investigation, performed by the Criminological Institute at Copenhagen University (CHRISTIANSEN et al., 1972), led to the conclusion that for property offenders (the only group large enough for application of the statistical methods chosen) no difference in the relapse rate could be proven for offenders dealt with in ordinary prisons, psychiatric prisons (fixed sentence period), and detention centers. For those who relapsed however, there were better results for those treated in a detention center, because their relapses came later, were fewer, and were less severe.

The Herstedvester Institution continues, since the retirement of STÜRUP, as a psychiatric institution within the penal system. The aim now is to provide psychiatric assistance to the prison system, receiving inmates with mental abnormalities for evaluation and treatment, after which they are sent back to other prisons for the rest of their term; psychotic inmates, however, are sent to civil psychiatric departments if possible. The psychiatrists now in charge of the Herstedvester Institution institute social psychiatric treatment insofar as this is possible when there is no room for essential deviations from the disciplinary rules of the other ordinary penal institutions. The psychiatrists do not want to influence the duration of the stay in prison, refusing to evaluate dangerousness in the form of relapse rate, because decisions on these matters are considered to be of a juridical nature, to be made by judges or administrators, not by physicians (SCHIØLER, 1973, pers. comm.). Ideally, prisoners should ask for transfer to this psychiatric prison themselves, and they should be discharged when they prefer to return to an ordinary prison. Voluntary admissions of prisoners on parole, or discharged, now take place in more than 10 percent of all the admissions.

7. Grendon Underwood Prison and Psychiatric Units as Part of the British Prison Medical Service

This prison was opened in 1962. Its inmates are referred from other units of the British penal system specifically for psychiatric treatment. In 1972 it had about 220 inmates, and a staff : inmate ratio of about 1:2. The treatment philosophy is that of the therapeutic community; small groups in charge of prison officers, psychotherapy groups and larger community meetings are in action. The regimen has been described in detail by GRAY (1973) who has also mentioned the historical development of the psychological treatment of inmates of the British prisons, from HOWARD to the report of EAST and HUBERT (1939) on the psychological treatment of crime, which led up to the establishment of Grendon Underwood.

GUNN (1972/1973) has taken a retrospective look at Grendon Underwood, with a statistical analysis of its functions. It was hoped that further study would elucidate the implications of the whole process of psychiatric treatment within the penal system.

The Butler report (1975) stresses that Grendon Underwood is essentially a therapeutic community for cooperative offenders, and that it is still too early to assess the results.

In the same report it is stated that within the English prison service there are now 43 establishments with psychiatric units. The earliest psychiatric unit was started at Wormwood Scrubs in 1936. However, none of these units is equipped to deal with acute or severe mental illness.

8. Some Other Institutions

In other countries as well dynamic persons have been running special treatment units within the penal system.

In Austria the Sonderanstalt Mittersteig was established in 1963. According to SLUGA (1967, 1970) the goal of the therapy there is to adapt the inmate to the normal penal procedure, and this goal was reached in three-quarters of the first 135 cases admitted to the institution (which has a capacity of about 30 inmates). Group psychotherapy is the main treatment method (SLUGA and GRÜNBERGER, 1968), but other methods are also used (HOFF et al., 1970; SLUGA and GRÜNBERGER, 1972). The lack of a legal basis for parole treatment is deplored.

In the Netherlands a system has existed for a number of years whereby offenders with no or with diminished responsibility can be sent to special institutions where they are detained at the Government's pleasure (TBR) in specialized mental hospitals. These are controlled by the Ministry of Justice, although of the eight in current use, only three are actually owned by the state. Their capacity in 1970 represented one quarter of the inmates of the total Dutch prison system. In 1977 it was suggested that most of the patients were poorly motivated and would rather be sentenced to prison, but the resistance to treatment is said usually to fade away. The institutions differ in their clientele and therapeutic approach (World Health Organization, 1977; REICHER, 1973; SVENDSEN, 1971).

BERNHEIM (1975) has described a new 50-bed closed psychiatric center for mentally disturbed offenders in Switzerland, to be run along the lines of a therapeutic community and placed under medical direction. It is to be placed next to a prison, and will serve the French-speaking cantons of Switzerland. It will be connected with the University of Geneva.

9. The Socio-Therapeutic Institutions in the Federal Republic of Germany

KRAFFT-EBING, in his textbook of forensic psychopathology (1875), advocated special psychiatric wards (Irrenstationen) in prisons, especially for chronic psychotic offenders and psychopaths (Entartungszuständen), but special psychiatric prison units with a therapeutic outlook were not established until recently. With the new penal law of the Federal Republic of Germany, taking effect from 1978, sociotherapeutic institutions (Anstalten) are to be established (as a reformatory and security measure). This measure is to be used for recidivating offenders with obvious personality disorders, sexual offenders, and such offenders as tend to become chronic; and finally for some offenders who would otherwise be placed in a mental hospital, if the sociotherapeutic institutions are thought to be more suitable for the treatment of the offender. About 25 such institutions are to be established. Practical experience with this form of work has been gained in Hohenasperg, the prison hospital of Baden-Württemberg. In 1963 an independent psychotherapeutic department was established there; in 1969 it was transformed into a sociotherapeutic department with MAUCH as Director. Here the treatment of the offenders must include all available medical, psychological and pedagogical methods that might help make adaptation to society possible; group therapy, depth psychology and behavior therapy are essential, as is the team approach. The methods and regimen used are described in detail by MAUCH (1970) and MAUCH and MAUCH (1971). Only a minority of offenders are thought to be dealt with in these institutions; according to MAUCH and MAUCH an exhaustive mental report to the court, worked out over at least 10 weeks, has to be presented: special attention must be paid to whether a desire for change is present; intelligence, willpower, and ability to endure strain should also be evaluated.

The establishment of sociotherapeutic institutions within the penal service has been performed after close study of other institutions, especially the Herstedvester Institution in Denmark but also the van der Hoeven clinic in the Netherlands. GSCHWIND (1970) has mentioned related institutions established in Italy, France, Switzerland, the Netherlands, and Denmark since VIRGILIO established the first 800-bed criminal asylum in Aversa near Naples in 1898. He stresses that none of the institutions corresponds to the German sociotherapeutic institutions, although various partial goals are shared. The new German development has been carefully prepared and extensively discussed in committees for the reform of penal law. A new general part of the penal law was passed in 1969 and came into force in 1973. The work by GÖPPINGER and WITTER (1972) gives a detailed discussion of the rules adopted concerning these institutions, especially the juridical section written by LENCKNER (1972). A comprehensive, large-scale experiment is planned, the results of which will be studied with interest. The length of stay is generally from two to five years. Parole and supervision are provided for.

The magnitude of the problem, i.e. the number of offenders to be dealt with this way, raises financial problems, and recruitment problems may also be great. While many commentators seem sympathetic, or to be reserving their judgement, others are more sceptical (EHRHARDT, 1969; JANZARIK, 1972).

RASCH (1971, 1973) has analyzed what he considers to be necessary elements in the new institutions. The medical director should see to it that only those offenders who manifest a condition that indicates a need for medical attention should be admitted and treated. The state's attempts to enforce conformity by medical means should be restrained. It is considered essential that the warders identify completely with the institution's therapeutic aims and can therefore be given therapeutic tasks; the new establishments must be a completely new department and quite different from the traditional institution.

SCHMITT (1974) has given a tabular description of the six sociotherapeutic institutions that was alread in operation by 1972. There was room for a total of 209 inmates in these institutions. The "sentence rest" was to be (6)-12-18-(36) months. A keyword catalogue of the therapeutic principles lists psychotherapy (analytic, sensitivity training, behavior therapy, etc.) individual and group therapy, somatic therapy (e.g. with antiandrogens), and probation.

Discussions based on experience with a model sociotherapeutic institution, Düren, are presented by RASCH (1974a and b). This pioneer institution, opened in 1971, was meant to provide guidelines for the many planned institutions to follow. The originally client-centered therapy was intended to take place in a therapeutically oriented institution.

RASCH and *co-workers* („Sozialtherap. Anstalten", 1977) described the development as well as the administrative draw-backs of the model in Düren. In the same year SCHMITT reported more extensively on the 9 model institutions in the F.R.G.. At present it is, however, uncertain as to whether these institutions will be developed further or that others will be made available. The code of penal administration of 1.1.77 in fact provides that prisoners from the normal penal institution may be transferred to a sociotherapeutic department. By change of the penal code of 1.1.75 it has been provided that among "the measures of correction and securing" the transfer to a sociotherapeutic department may be ordered by judicial decision (§ 65 STGB) but this provision has not yet been put into force. The date has been delayed until 1.1.85. Therefore there is at present no necessity to increase the number of sociotherapeutic departments to 25 as planned. Meanwhile, a group of people who have worked in this field is trying to organize workshops and symposia covering the experiences of the first models in an attempt to counteract the present tendency which queries the basic concept of the sociotherapeutic institution in general.

III. Special Institutions for Offenders Within the Medicosocial System

1. The Special Hospitals in Britain

In 1959–1960, the three "special hospitals" in Britain. Broadmoor, Rampton, and Moss Side, were placed under the management of the Ministry of Health. These hospitals receive people detained at Her Majesty's pleasure (some administratively detained persons), transferred prisoners (whether sentenced or not), offender-patients committed by criminal courts, *and* nonoffenders under compulsory treatment, who are transferred from other psychiatric hospitals because of dangerous or criminal propensities. A fourth special hospital is planned to supplement these hospitals, which have a capacity of about 2,100 patients and a yearly turn-over of 10–17 percent. The oldest special hospital, Broadmoor, which was originally established as a state asylum exclusively for criminal lunatics, began to receive patients in 1863. The functions of these institutions are traced back to their roots and are meticulously described by WALKER and McCABE (1973), who give casuistic reports, historical details, and statistical analyses. The history of Broadmoor up to 1953 is given by PARTRIDGE (1953).

WALKER and McCABE made an impressive operational analysis of how the "hospital order system" functioned in the 12-month period from April 1963 to March 1964. It was found that the number of all offenders officially placed as disordered corresponds to about 1 percent of all persons found guilty of "indictable offences."

The sample of hospital and guardianship orders is composed of cases sent to the special hospitals (about one-tenth), and those sent to ordinary hospitals. Thus the ordinary hospitals receive the bulk of the offenders, but the special hospitals are faced with the key problem, the treatment of dangerous abnormal offenders.

A cohort investigation whereby the duration of the hospital stay of these patients from 1963–1964 is elucidated is especially informative. About half of the offender-patients in ordinary hospitals had left hospital within the first year, as compared with about 5 percent of those in the special hospitals; within two years about 70 percent had left the ordinary hospitals and 20 percent the special hospitals. After seven years about 10 percent of offender-patients were still present in the ordinary hospitals, and about half of those admitted to the special hospitals were still present.

Having focussed on the dangerous patient-offender, the authors pass on to the situation with respect to the uncooperative, mainly psychopathic offender. The present situation is that the penal system is now unloading onto the health service offenders whom the latter cannot "treat" with any real success. The argument that unloading these offenders onto hospitals will enable the penal system to deal better with other offenders is regarded by these authors as a misapprehension: "For ... one thing which make prisons at least more humane is a psychiatric approach; and a prison which gets rid of its disordered prisoners can forget about psychiatry." It is emphasized that some offenders prefer short-term imprisonment to compulsory commitment to a hospital, and the question is (cautiously) put forward as to whether the offender's consent to a hospital order should be required, as it is to a probation order.

MCGRATH (1966) has realistically and modestly described the methods of care in the special hospitals, especially the methods of caring for psychopathic offenders. Treatment is modified by security considerations, and is essentially based on conditioning and educative processes rather than on analytical ones.

The Canadian GREENLAND (1969, 1970) has made a study of the three special hospitals, using official evaluations, treatment programs and statistics, including some follow-up studies. Despite the skilled and painstaking efforts of highly dedicated staffs, the function of the institutions cannot be considered beyond criticism. The overcrowding in particular, which was also observed and condemned by the official estimating committee, is criticized. The opening of the fourth special hospital is awaited with hope, and considerable expectations are expressed for the appointment of a consultant psychiatrist in charge of clinical research at the special hospitals.

The Butler report (1975) mentions the adverse effect of isolation and remoteness and deplores the overcrowding of the special hospitals, but no radical change is proposed with respect to these hospitals.

2. The "Right-to-Treatment" Development in North America

In recent years there has been some discussion in the United States and Canada, the central point of which has been that the special mental hospitals for the criminally insane as well as the general mental hospitals have been "too secure" places for offenders who have been held in considerable numbers for many years without adequate treatment. One of the starting points for this development was the Baxstrom case, where the issue was the right of a mentally ill offender, having served his prison sentence, to be treated in a civil rather than a prison type of hospital. The Supreme Court of the United States (1966/1975) held that Baxstrom was denied equal protection of the law because of the failure of the special procedure to satisfy the usual state commitment laws, and that he was held beyond the expiration of his prison term without a judicial determination that he was dangerously mentally ill. In the wake of this decision, 967 "dangerous patients" were transferred from the two New York State hospitals for the criminally insane, Matteawan and Dannemora, to civil hospitals in New York State. Several follow-up studies of these patients have been published (e.g. STEADMAN and KEVELES, 1972; STEADMAN, 1973). A full account of the four-year follow-up study—is based on a 20 percent random sample—is given by STEADMAN and COCOZZA (1974). After four years only 1.4 percent were returned to hospitals for the criminally insane. More than half had been discharged from the civil mental hospital; some of these were readmitted so that one-third were out in society. Had it not been for the Baxstrom decision, most of these 967 patients would have stayed much longer in Matteawan and Dannemora. Similar experiences have been described from Massachusett's special security facility, Bridgewater hospital, which has now been closed (McGARRY and PARKER, 1974), and from Illinois (RUBIN, 1972).

In another case, *Rouse v. Cameron*, in 1966 (McGARRY and KAPLAN, 1973), the District of Columbia Circuit Court of Appeals (with Chief Judge Bazelon) held that mental patients committed by criminal courts had the *right to* adequate *treatment*. Although criminal commitment to a high-security mental hospital for therapeutic care and treatment would be both appropriate and constitutional, such confinement without adequate treatment was held tantamount to incarceration, thus transforming the hospital into a penitentiary. Rouse was charged with carrying a dangerous weapon (which ordinarily confers a maximum penalty of one year), but found not guilty by reason of insanity. The court's decision, according to which he was released after three years' stay in a maximum security ward at St. Elizabeth's Hospital, stated that "the purpose of involuntary hospitalization is treatment, not punishment." The consequence of this decision seems to be that a patient can secure his release from a mental hospital by proving that he is receiving no treatment or inadequate treatment. In 1971, an Alabama Federal District Court further extended the right to adequate treatment to all mentally ill and mentally retarded persons who were in institutions involuntarily, whether their commitments were under civil or criminal procedures. The court based its decision on a constitutional guarantee of the right to treatment: "To deprive any citizen of his or her liberty upon the altruistic theory that the confinement is for humane therapeutic reasons and fail to provide adequate treatment violates the very fundamentals of due process" (as cited by MCGARRY and KAPLAN, 1973; GREENLAND, 1969/1970; STONE, 1971). Other important suits have followed – and more will come; it will be interesting to see what their impact will be on the security hospitals.

3. Security Detention Institution in Nykøbing Sj. Denmark

An example of an institution for particularly dangerous, insane (male) patients is the Danish Security Detention Institution in Nykøbing Sj., Denmark. This institution, opened in 1918, could originally accommodate 50 patients. In 1976 the institution, which is built on the premises of an ordinary 600-bed mental hospital, had 17 beds, and this institution is the only one of its kind in the country, which in 1976 had a total number of about 10,500 psychiatric beds.

The 203 admissions from 1918 to 1962 to the security detention institution have been analyzed by DANVAD et al. (1967): three-quarters were convicted of criminal offences; the last quarter consisted predominantly of schizophrenics, admitted administratively. The need for beds in this institution was diminished dramatically after the introduction of tranquillizers during the latter half of the nineteen-fifties, which was followed by modernization of the institution and better staffing, with better chances of individual therapy.

That the number of beds in the Danish equivalent of the special hospitals has for many years been only a fraction of the British number provides food for thought, in view of the essential similarities of the two societies.

By now – in 1977 – the capacity of the institution is clearly insufficient; a new institution of 30 beds is to be erected. The director (HAUGEN, 1977) is convinced that the current great demand for admissions is due to a lowered tolerance in the ordinary mental hospitals.

4. The Van der Hoeven Clinic in the Netherlands

One of the most renowned special institutions outside the judicial system but exclusively working with mentally disturbed offenders is the Van der Hoeven Clinic in Utrecht, which opened in 1955. In 1976 the clinic had 70 in-patients; a somewhat larger number of patients are on probation. The patients are referred by a special selection institute working for the Ministry of Justice. The Van der Hoeven Clinic seems primarily to receive offenders with personality disorders. The treatment principles depend heavily on the participation of the offenders, themselves, self-government, individual psychotherapy, group activities, work with the families, rehabilitation, and medical therapy; in more recent years, "role-playing" groups and expression therapy with "mime" teachers have been used. The multiprofessional, rather ample staff have applied the principles of JONES (1952) and SIVADON (BAAN, 1958; ROOSENBURG, 1961, 1966; HENDRIKS, 1976), among others, in developing their work.

5. Henderson Therapeutic Community and a Welsh Institution

Another institution that has evoked great interest is the Henderson hospital. In 1972 the essential feature of this therapeutic community was described by WHITELEY et al. as "a regressive situation in which the early social learning experiences of the five- to ten-year-old can be repeated." A verbatim transcript of a community meeting can give some impression of this group's method of working.

"How in detail the day is structured and the modification of behaviour achieved is probably of secondary importance to the opportunity that such a Community offers for positive identification with a large group, which can represent a microcosm of society—provided that in some way this is linked with a process which seeks to understand how and why certain situations come about. In other words the Community must become therapeutic.

"The structure and mechanism of Henderson today is given. Tomorrow it may be different, but so long as time is spent in examining how and why it has needed to become different, that is what matters. When a Therapeutic Community becomes settled, comfortable and static, free of anxieties, rivalries, guilt, anger, depression, love and hate it has lost its purpose."

The development that led to this institution and that of the institution are described by JONES (1952) and by WHITELEY et al. (1972). It is now an autonomous unit within the administration of the Department of Health, with approximately 40–50 patients or residents and a staff of about 30.

CRAFT (1974a and b) has described a 45-bed unit for long-term mentally abnormal offenders. Figures are given for offenders receiving residential psychiatric treatment (the special hospitals in England, local mental institutions, and hostels) for a population of 700,000 in North and Mid-Wales. Remarks on treatment in this remote institution and a five-year follow-up are given.

IV. Mentally Abnormal Offenders in Ordinary Institutions for the Mentally Abnormal

The mental hospitals have been the most important of the civil institutions for mentally abnormal individuals for something over a century, so the discussion in this section will be concentrated on these; but in some countries institutions for the mentally retarded, work houses, nursing homes, and juvenile institutions have also played significant roles in the judiciary system by receiving offenders. From the beginning of their functioning mental hospitals have also received psychotic offenders.

With the opening up of the mental hospitals after World War II, the development of activating psycho- and pharmacotherapy, and the development of halfway and ambulatory services, it has become more difficult for many hospitals to cope with offender-patients.

1. "Revolving Doors" of the Mental Hospitals in England

These matters have been discussed intensely in England, where the functions of the mental hospitals were changed in many ways with the Mental Health Act that went into force in 1959.

A vehement attack on present practice has been delivered by ROLLIN (1963, 1968, 1969), who characterizes the Mental Health Act, in relation to the mentally abnormal offender, as a failure. In his book published in 1969 he compared the 246 admissions of "offenders" to the 1,050 admissions of nonoffenders during the years 1961 and 1962 to Horton Hospital, one of the big hospitals serving London. What the author found especially alarming was the high number of offenders who absconded. He concludes that some of the fundamental assumptions on which the Mental Health Act, 1959, was based are false. Thus the therapeutic effectiveness of psychiatry, especially in chronic psychoses, has been overestimated. Further, it was believed that the functions of the mental hospitals would be taken over by so-called "community care"—but no one tried to find out in advance whether the community did care. "So the gates of the mental hospitals were flung open and a horde of mental cripples, unable to survive in society without very considerable support, were discharged only to find that this support either did not exist or was hopelessly inadequate." This soon resulted in petty offences with new arrests. "The ping-pong sequence now begins, or in many cases, is continued. That the offenders are mentally ill is all too easily detected: they are fed back under the provisions of the 1959 Act from the prison system into the mental hospital system only again to be discharged, or allowed to discharge themselves, or to abscond. The whole sequence is repeated and the "open door," a concomitant of the progressive hospital, is thus in effect transmuted into the "revolving door."

The remedies recommended are "a serious reappraisal of the potency of present-day psychiatric procedures," a great augmentation of "community care" in the form of many more hostels for the mentally crippled, and a substantial expansion of the Mental Welfare Services, as well as of the probation and after-care services. The conventional hospital with a "therapeutic ethos" has no part to play towards the "incorrigible in legal terms and incurable in psychiatric terms," him who is "both mad and bad."—He belongs with the prison Service in institutions like Grendon Underwood. It is considered nonsense to commit dangerous men, made more dangerous, not less, by their mental illness, to mental hospitals without bars. More special hospitals must be built or existing hospitals adapted. Security wings in general psychiatric hospitals are opposed; they are considered detrimental to the therapeutic atmosphere of these hospitals.

The Butler Report (1975) also discusses the local mental hospitals' difficulties with offenders on account of the changes in psychiatric institutional treatment. Hospitals differ in their willingness to cope with difficult and unresponsive patients. They are especially likely to refuse the mentally handicapped, psychopaths, epileptics, drug addicts, and alcoholics. Shelters should be provided for the "inadequate," as should after-care hostels, detoxication centers, and more supportive accommodation.

2. The Psychiatric State Hospitals in North America

As mentioned, the American special hospitals for the criminally insane were heavily attacked, some have been closed, and many patients have been transferred to ordinary mental hospitals. The functions of these hospitals have, however, also been the target of many attacks and court suits (see e.g. ROBITSCHER, 1972b; STONE, 1975a and b, for comments on the right to treatment and the right to refuse treatment). McGARRY (1976) talks of "The holy legal war against state-hospital psychiatry." These movements have been combined with the antipsychiatric movements, for example by SZASZ (1963) and ENNIS (1972). A decrease in the number of inpatients in the public mental hospitals in states such as New York, Massachusetts, and California to about half of what it was less than 10 years ago must also have consequences for the offender-patients. SLOVENKO and LUBY (1975), who write that "around the country, patients discharged into the community appear to be worse off than they were in a mental hospital, small or large," also state that a large number of former patients end up in gaol. It thus does not seem at present that the ordinary American mental health services are able to care for the offender-patients to an acceptable extent.

GREENLAND (1969, 1970) has discussed the problem in Canada of preventing the courts from using mental hospitals as an extension of the prison system. He reports a case that came to light due to Alberta's Ombudsman: a 59-year-old man was released after spending almost 30 years as a patient in a mental hospital. He was admitted after having committed homicide in a psychotic state. After seven years he was found to be no longer mentally ill, but all the same he had been kept in custody until his release was finally arranged by the Ombudsman.

A report made in 1969 by a subcommittee of the Canadian Mental Committee is quoted: "Generally speaking, those held under findings of mental disorder whether as unfit to stand trial, as mentally disordered transferred from a prison, or as not guilty by reason of insanity, have been held under the warrant of the Lieutenant Governor of a Province. There has been clear authority for holding them; a paucity of authority for letting them out."

3. A Claim of the "Right to be Sentenced" of Some Mentally Retarded

In Denmark mentally retarded with in IQ level of up to 75 for nearly half a century have been admitted to the services for the mentally retarded (which have been separated from the mental hospitals since the middle of the nineteenth century). The correctional institutions have been screened effectively for mentally retarded inmates since the nineteen-twenties, when SCHRØDER (1917, 1927) showed that about 10 percent of the inmates were mentally retarded; the ensuing referral of practically all mentally retarded offenders to the ordinary civil services for the mentally retarded has met with some opposition during recent years. This has been due partly to a changed outlook within the mental handicap services, from a protectionistic to a liberalistic goal aiming at the normalization of patients or clients and avoiding as many restrictions as possible in the handling of the retarded. Quite a number of the mentally handicapped offenders placed in institutions for the mentally retarded now insist on their "right to be sentenced," and are backed up by administrative lawyers and social workers; this trend could not have been established without the parallel, rather energetic agitation for reform within the correctional system.

SVENDSEN and WERNER (1977) found that on 15 January 1973 for 290 patients a valid court decision on detention or treatment existed, i.e. about 1 percent of all those taken care of by the ordinary services for the mentally retarded. One-quarter of the patients would have preferred an ordinary sentence; one-seventh, according to the superintendent, ought to have been dealt with by the penal probation system.

4. Ambulatory or Outpatient Treatment

Ambulatory treatment ought really to have headed each of the foregoing groups of treatment in different settings. Treatment in institutions should only take place when ambulatory methods are insufficient, and full institutional treatment should only take place when halfway institutions cannot be employed. Institutions have more weight and prestige than ambulatory arrangements, however, and these latter probably have not yet—at least in the West—found their proper form, especially with respect to the poorly or unmotivated patient.

In Italy and Austria, ambulatory handling of offenders is practically nonexistent. In the Anglo-Saxon countries the tradition for probation work has facilitated outpatient work with mentally abnormal offenders, as has the later development of psychiatric ambulatory treatment. In the socialist countries the well-developed neuropsychiatric dispensary system is also used for mentally abnormal offenders.

The psychiatric court clinic, according to HALLECK (1965), has fulfilled a responsible function in the diagnosis and treatment of offenders since 1909, when Healy founded the first juvenile court clinic in Chicago. These clinics, however, in spite of widespread recognition of their value, have never become a consistent part of the American correctional system. Only in Massachusetts has a real development taken place, with the establishment of more than 30 court clinics (in 1976), which have diagnostic functions at the presentence level as well as therapeutic functions after the conviction. Psychotherapy is provided for offenders on probation, parolees, and past offenders who are free of legal restraint. Psychotherapy may be required as a condition for probation or parole; it is also available on an entirely voluntary basis (RUSSELL, 1969; WHISKIN, 1969; RIZZO and DEVLIN, 1974). In 1969–1970 the total patient count was 4,421, and the total number of consultations and sessions 25,155 (Massachusetts Court Clinic, 1971).

ROBITSCHER (1975a) has given a broad view of the American Court Clinics. He proposes that the term "Court Clinic" be reserved for the collection of services designed not only to assist the court in evaluation but also to continue to serve the court in its further contact with the defendant, and sometimes to be the therapeutic agency that can obviate the need for treatment.

From Maryland, GOLDMEIER et al. (1977) have described the satisfactory functioning through three years of a halfway house for mentally ill offenders, many of whom had committed very serious crimes.

In London the Institute for the Scientific Treatment of Delinquency in 1931 founded the "Psychopathic Clinic," renamed the Portman Clinic and incorporated into the National Health Service in 1948. It offers psychotherapeutic help to criminal or delinquent or sexual deviant adults, adolescents and children. GRÜNHUT (1963) made a follow-up study in England and Wales of 636 cases for whom psychiatric treatment was made a condition of probation. WOODSIDE (1971) has made a related study in Edinburgh. WARDROP (1971; 1975) has commented on psychiatry and probation, and (1975), on the work of the Douglas Inch Centre for Forensic Psychiatry in Glasgow. MERSKEY (1969), on the basis of a sample of 33 offenders, has concluded that selected offenders can be treated reasonably effectively within ordinary National Health Service clinics. A number of ambulatory psychiatric activities are thus going on in this field, but nobody will probably contest the statement in the Butler report (1975) that little empirical work has been done to gauge the effects of psychiatric probation orders, and that more research is needed. "It enables the court to take a positive step in relation to the offence without inflicting harm, and there is always the hope that it may do good."

Ambulatory services for offenders, including the mentally disordered, seem to be especially well developed in the Netherlands, and this may be the most important factor to which the very low prison population (compared with other industrialized Western countries) can be attributed (less than 3,000 in a population of 12,000,000). The proportion of offenders taken care of on an ambulant basis is six out of ten cases, or as many as are taken care of in the institutions. To cope with the special difficulties presented by mentally abnormal offenders in the after-care situation, in 1924 the Amsterdam psychiatrist Meijers created a nationwide organization. Psychiatrists assist in the rehabilitation of mentally disturbed offenders by providing expert supervision; the offenders can have imposed suspended sentences, they can be ambulatory patients while they are "at the disposal of the Government" (TBR), or they can be on conditional parole (KEMPE, 1968).

5. A Comment on the Interaction of Community Mental Health and the Criminal Justice System

SHAH (1970), at the National Institute of Mental Health, has commented on problems in principles for the interaction of community mental health and the criminal justice system. While he favors the possibility of a pretrial diversion of mentally disturbed persons from the criminal process, on the other hand he remarks that too much time and effort is expended by mental health workers on test batteries, psychiatric evaluations, or detailed social histories in cases where one might just as easily diagnose "low incomism, superimposed on cultural deprivation, chronic undifferentiated type." Too many difficult decisions pertaining to release on bail or on recognizance etc. are required from psychiatrists, even though the relevance, reliability and predictive validity of the evaluations have yet to be determined.

He also thinks that the labels "sick" and "therapeutic" are applied much too widely, just as he stresses the "overreach" of the criminal law resulting in extreme costs, harm, and secondary deviation.

G. Remarks on the Treatment of Different Diseases and Conditions, and on Some Methods Applied

No general attempt will be made to go through the single categories of crime to point out one recommended treatment, as no specific therapy for the individual forms of crime exists.

More fundamentally, no forms of crime can be considered psychiatric symptoms *per se*, nor can any group of offenders be defined by their criminality as mentally abnormal persons or the equivalent; psychiatrists can only treat (or advise or place) *via* a diagnostic evaluation. The possible therapy consists in the treatment methods indicated in general psychiatry for the conditions dealt with there. A cross-reference to psychiatric textbooks should therefore suffice.

I. Different Mental Abnormalities

The more convincingly forensic psychiatry can demonstrate the presence of single diagnostic psychiatric entities in an offender and document the treatability of these psychiatric conditions, the more smoothly will the diversion from judiciary to psychiatric handling take place.

It will also facilitate a sensible, detached handling of mentally abnormal offenders when it is generally accepted that the mentally ill and retarded commit neither essentially more nor essentially fewer acts of violence than the population at large, as demonstrated by BÖKER and HÄFNER (1973) and HÄFNER and BÖKER (1973) in their nationwide investigation of violent offences committed by mentally disordered persons in the Federal Republic of Germany over the period from 1955 to 1964.

For each mental abnormality there are specific diagnostic, prognostic, and therapeutic problems.

A specific therapeutic task for forensic psychiatry is to evaluate to what degree new therapeutic developments (or traditional practice) can counteract the risk of new criminal acts.

II. Psychoses and Psychogenic Reactions

The changes through recent decades in the therapy of schizophrenic and of manic-depressive patients are also of great significance for forensic psychiatry. The opening of the institutions, the establishment of halfway houses and ambulatory treatment, and an altered attitude among psychiatrists, including a psychotherapeutic approach and a new respect for the patient, have been of great importance for offender-patients as well as for ordinary patients. The development of potent drugs has been of crucial significance.

The necessity for continuous pharmacological treatment is often not accepted by schizophrenic patients. The necessity for this treatment of frequent consultations, which may be impossible to hold for geographical reasons, should be abolished by the current development of long-acting neuroleptic drugs. Continued close sociopsychiatric contact, whether exerted by social workers, nurses, or psychiatrists, with the possibility of home visits, is of the utmost importance.

The necessity for the existence of outpatient facilities that take care of the offender-patients (along with other patients) is evident; these facilities must be organized so that patients who fail to attend appointments are contacted to ensure continued treatment.

When reactive psychoses have led to crimes, there will often be a need for psychotherapy, either supportive or in the form of "working through of events."

Psychogenic reactions arising after the criminal act are of special importance. There may be a psychogenic reaction in the offender confronted with the fact that he has committed one or more offences, the reaction on being apprehended and labeled a criminal, on being sentenced and stigmatized as an offender. Psychotherapeutic intervention may be indicated. STÜRUP has emphasized the necessity for counteracting if possible the fixation of a self-concept in the offender as a (chronic) criminal person.

Psychological and psychopathological reactions seen in prisons have been described by BIRNBAUM (1931), among others who emphasized the need for a psychiatrically oriented, individualistic procedure with well-defined ends and means. BARTON (1959/1966), who described the "institutional neurosis," sociologists who have described the adverse effects of stay in prisons and mental hospitals, and studies on sensory deprivation have been of special importance in this connection (SOLOMON, 1961, 1967). Prophylaxis in the form of activation and joint involvement of the inmates has a long tradition, but much remains to be implemented in many places.

III. Neuroses and Personality Disorders

Clear-cut neurotics are typically characterized by effective neurotic defense mechanisms mobilized when the patients are in conflict so that they will usually not commit offences.

Neurotic phenomena such as anxiety, phobic reactions, hysterical symptoms, and depressive reactions can be seen in many offenders, and here supportive therapy may be of great value, as with similar noncriminal patients.

The personality disorders, especially psychopathies or inadequacies of character, however, have been dominant in forensic psychiatric treatment, and it is mainly within the correctional framework that attempts at treatment of these persons have been made.

McCORD and McCORD (1956), having reviewed the treatments of psychopathy, found the adult psychopath "singularly resistant to therapy." Impressive work with this patient group has been performed by STÜRUP (1968), however, who treated the "untreatable" offender, by BAAN (1958), by ROOSENBURG, who treated the "unwilling" (1966), and by CRAFT (1965, 1968b), who has devoted a number of studies to the results of different approaches to the treatment of psychopathic offenders. (For more work on the treatment of psychopaths see CRAFT, 1966, 1968a; WEST, 1968.)

IV. Sexual Abnormalities

In no other area is the absurdity of the idea of equating crime or offences with biological abnormalities more evident than in the area of sexual criminality. What was a crime yesterday is no crime today, what was an anomaly yesterday is today accepted as being within the normal variations of sexual behavior. What is considered crime in one culture is accepted in another.

A sexual aberration in a given culture will, however, in most cases be encountered as an epiphenomenon, a symptom of some sort of psychic abnormality, an immaturity, part of a personality disorder, a symptom of a psychotic development, etc. Only a few states will remain as isolated sexual aberrations, e.g. certain sexual perversions.

Where an established treatment procedure with a fairly reasonable treatment prognosis is available for an underlying mental disorder, institution of this treatment will be a matter of course. If no such treatment is available, asexualization may be the obvious reaction to sex crimes. Strong emotions and hesitations are connected with this solution in the form of castration, however, which may have a more or less evident component of primitive revenge. The treatment question is also often complicated by a more or less complete lack of motivation in the offender for cooperation in a treatment aimed at eliminating or modifying his sexual drive; this is especially understandable in cases where the sexually deviant behavior is under general re-evaluation and its definition as unlawful may be on its way out.

A broad view of the different approaches to treatment of the sex offender was edited by RESNIK and WOLFGANG (1972). MOHR (1972) expresses a convincingly justified, negative evaluation of practically all treatment procedures in use and, in all cases, of the documentation of their effects.

Another broad discussion has been given by BANCROFT (1974). After an incisive discussion of investigations made to obtain scientifically valid and clearcut evaluations of different treatment methods in this field, he concludes that such evaluations are hardly possible at present. The goals of treatment of sexual deviance are too varied and complex.

The significance of the sociologically described distinction between "individual" and "subcultural" deviance is underlined. Pedophilia and exhibitionism are examples of the first category; homosexuals or prostitutes may be part of a subcultural group. In the assessment and treatment of the individual patient the importance of defining the patient's goals and of negotiating a contract for treatment is emphasized. A plan of the different steps in the course of treatment, including modifications or discontinuation or change of goals, has to be laid.

WIESER (1972) summarizes experience with analytic and nonanalytic psychotherapeutic techniques, and arrives at the conclusion that the positive results do not outnumber the spontaneous recoveries. Poor motivation is considered a primary reason for this.

Among the somatic therapies of sexual abnormalities leading to sexual crimes, castration is the oldest. The motives for laws and practice concerning castration are merging; there can be no doubt, however, that castration of serious sex offenders is an effective therapeutic measure (cf. LANGELÜDDEKE, 1963; STÜRUP, 1968). In STÜRUP's table recapitulating more than 3,000 cases, a relapse rate of sexual offences of 2.2 percent was found.

Brain surgery has been tried as another therapeutic measure against sexual deviations. It is the medical treatments that are of the greatest interest at present, however. Oestrogens, cyproterone acetate, and benperidol are the drugs that have been used (BANCROFT et al., 1974; RASPÉ, 1972; Workshop on cyproterone acetate, 1975).

While analyses of special groups of sexual offenders and therapeutic problems are highly desirable it must at the same time be considered questionable whether the policy of having special legal programs is sound, primarily because individualistic solutions will be harder to realize under these circumstances.

V. Alcoholism

Alcoholism and other alcohol related states are of great importance in forensic psychiatry.

The frequency with which alcoholism or intoxication is considered of causal importance (a main issue in any criminology) in all crimes is high, in many investigations between one-quarter and two-thirds.

The possibilities of treatment outside the judiciary system have not been so rewarding that the general sanction within the judiciary system has become a diversion from the criminal justice system to these other organizations. On the contrary, the great majority of alcoholic offenders will be dealt with within the judicial system.

The principles of treatment of alcoholims have changed during recent decades. The development of group therapy organizations such as Alcoholics Anonymous, and of controlled ambulatory treatment with disulfiram, have been especially influential in bringing about essential changes in approaches to therapy.

The application of such a policy is frequently accepted as part of the parole conditions. Here, however, conflicts may easily arise because controlling functions may be stressed during parole, while voluntary participation is stressed in the ambulatory alcohol clinics.

Enforced institutionalization in excess of prison sentence under the pretext of treatment should no longer take place. The offender-patient percieves this as an extra sentence, and rehabilitation does not take place. There ought, however, to be a sufficient number of hostels and nursing-homes for chronic alcoholics. Such hostels should receive released alcoholic offenders and all others who seek admission. One type of such a hostel, the residential Norman House hostel in North London, and the development that led up to it, have been thoroughly described by TURNER (1972).

VI. Drug Dependence

Offenders with drug problems may have been offenders primarily and have developed drug dependency later. Such offenders will probably in most places be dealt with primarily as offenders. If the offenders have started as drug dependants and secondarily become involved in offenses, in many cases a medical approach will be regarded as the natural one, if possible. It will often not be possible, however, and these secondary offenders will then be dealt with within the judicial system together with the primary offenders.

It is difficult for judicial and social authorities to accept that those running most psychiatric and psychological institutions dealing with drug dependants do not want to retain the patients, i.e. if the patients do not maintain their consent to institutionalization they are discharged, i.e. given up. Such a "defeatist" attitude is felt justified by those therapists who believe that retention for shorter or longer periods will give no better results than institutionalization on a purely voluntary basis.

The medical tackling of drug abuse of the classic sorts (morphine and barbiturates as prototypes) and of the sort now in vogue has only had limited results, and under no circumstances have the results been so convincing that psychiatry can feel confident to take over the responsibility of treating the drug problem.

VII. Mental Retardation

BROWN and COURTLESS (1968) made a survey of 207 penal and correctional institutions in the USA, obtaining replies corresponding to 84 percent of the total population. For nearly half of the total population (90,477 inmates) complete IQ information was received. Nearly 10 percent fell in the retarded range (with an IQ below 70) and 1.6 percent had IQ below 55. To only 11 out of nearly 1,000 inmates with IQ under 55 had any medical or psychiatric diagnosis been allocated as a result of special testing or examination. The problem of understaffing is underlined. It is concluded that the retarded offender is rejected on all sides: by the supporters of mental retardation programs, who feel he is primarily criminal and only secondarily retarded, and by the correctional authorities, who place the retarded offender very low in the scale of those who might benefit from treatment and rehabilitation programs.

A broad overview including a description of the history of the treatment of mentally retarded offenders in the USA and recommendations for action and research was published by the same authors in 1971.

In Denmark and Sweden it has been customary for several decades to admit all oligophrenic offenders to the services for the mentally retarded instead of sending them to prisons etc., but during recent years there has been a tendency, especially in social administrative circles, to support the "right" of the mentally handicapped to go to prison if they prefer to do so. It is considered more essential (to the offenders and the mental services as a whole) to respect their wish (and ambition) than to enforce a rehabilitation program at any price, even if this implies better chances of rehabilitation.

The hasty recent "antiauthoritarian" development of the services for the mentally retarded with the liberalization and opening up of the institutions, has not made it easier to divert oligophrenic offenders to these services.

VIII. Young Offenders

It is often claimed that success in combatting crime depends to a large degree upon efficiency in treating young offenders. The opposite view, that most young offenders are cured of their delinquency spontaneously, and that it is the recidivists who represent the greatest problem, is heard more rarely.

Psychiatry's role toward juvenile delinquency must take the form of modest contributions to team-work (cf. WHO reports on these questions, 1973, 1974).

The profile of psychiatry in this field and a clear role of the discipline's contribution are difficult to obtain, for a number of reasons. Youth psychiatry is a young, and not yet an established subdiscipline of psychiatry, in spite of valuable contributions, e.g. WEINER's (1970) work on psychological disturbances in adolescence. The repressive, segregational, and preventive elements of the measures in this field are intermingled in a still more obscure way than within adult penology. Discussions of "treatment" are mixed up with arguments about etiology and prevention of crime as well as deviation or maladaptation.

The absurdity of speaking of juvenile delinquency as a psychiatric ailment *per se* is not less than the absurdity of equating adult crime with mental disorder. The adaptive qualities in many subcultures of juvenile delinquency, also seen against a background of very high rates of hidden delinquency, explain the postulation of some criminologists that most juvenile delinquency should be interpreted as normal adaptational phenomena (GREVE, 1972).

While this will play a thought-provoking role in discussions of how many to treat, what means to use, and what the goals are, follow-up studies of the later careers of juvenile delinquents are also of interest. To the psychiatrist who only feels main responsibility for a minority of these juvenile offenders, some follow-up studies, from the classic studies by GLUECK's to recent studies such as those by BOTTOMS and McCLINTOCK (1973), WEST (1973), and JOHANSON (1975), may appear to be of limited interest, but such studies present background information of relevance to the discussion of treatment results with mentally abnormal juvenile delinquents.

The many different approaches, treatment and others, to juvenile delinquency enumerated by MIDDENDORF (1960) should also be seen in relation to the results of the follow-up study of ROBINS (1966), who found that primarily antisocial children seen at a child guidance clinic later had a high frequency of arrests, alcoholism, and social maladaptation (in contrast to neurotic children).

Findings like these have now led to attempts not only at differential or specific treatment but also at preventive measures directed specifically against these "threatened" individuals. But there is a risk of falling back on procedures that are not very different from the former isolation of potential offenders, justified as being in the interests of society.

Therefore the growing concern for the legal rights and protection of juveniles should be listened to with sympathy. These strivings (see GIALLOMBARDO, 1972; KITTRIE, 1971), may lead forensic psychiatrists and others in this field to work with greater caution than they otherwise would have done.

IX. Methods of Treatment Within Forensic Psychiatry

As stated, no special methods for therapy of mentally abnormal offenders exist; the therapeutic methods are those of general psychiatry, and therefore only some scattered remarks on the special therapeutic conditions will be made.

The shifting or insufficient cooperation of many offenders in the ambulatory rehabilitation phase, however, represents a considerable problem, especially in offenders who may become dangerous if their mental disorders are reactivated. Here the development of long-acting drugs for administration e.g. by injection or implantation represents an important advance. The initial cooperation will often be established during an institutional phase and can then continue through an ambulatory phase. These contacts will primarily be made and maintained by physicians, nurses, and social workers. The responsibility for the medical treatment, including that for side-effects and complications, must — as in general psychiatry — rest with the psychiatrist.

Somatic treatments take place in a framework of psychotherapy in its broadest sense. The essential rules for psychotherapy, respect for the patient as another individual, and deliberate handling of the psychological situation, including the application of the therapist's personality to obtain certain goals, should always be present; the aims of the therapy should as far as possible be defined by the therapist and the patient together.

General psychotherapeutic principles should thus always prevail in any contact between the forensic psychiatrist (with his co-workers) and the patient.

Special conditions within settings of forensic psychiatry create special treatment possibilities. Thus an indeterminate detention may be deliberately used in dealing with psychopathic offenders, as by STÜRUP (1968) in his endeavor to create motivation for psychotherapeutic cooperation in a detainee.

A related coercive component is applied in any treatment of an authoritarian or paternalistic type. In practically all therapies where the authority of the therapist is used to carry through a treatment of whose necessity the patient has not been really convinced there is certainly a moment of coercion.

X. Results of Treatment

A psychiatrist would find it absurd if prognostic studies within his field were performed mainly as studies of readmission to institutions for forensic psychiatric patients discharged from such institutions. Such wholesale follow-up studies have attracted only very limited interest within psychiatry as part of statistical and administrative studies.

The ideal prognostic study for a psychiatrist would take as its starting point a clearly defined diagnostic entity, and would follow the "natural course" of this disease, i.e. the outcome without medical intervention. With such studies of the individual disease or disorder as background material, the importance of the various therapeutic approaches could be analyzed: can full, incomplete or no remission be expected, in what percentage can what sort of treatment modify these original percentages, and how much time is required for such treatment? Are certain factors essential for a positive response to the treatment? Do other factors have a negative influence? Institutionalization would seldom occur as an element of importance in such a prognostic study; it would be considered a factor of minor importance, secondary to national health policy, medical and administrative traditions, and geographic and economic factors.

Such studies are nonexistent. Some of the main reasons for this are that the possibilities for psychiatric treatment have been allowed to evolve only sporadically; they have been completely overshadowed by the traditional and imperative intervention of punishment, often disguised as security measures. Besides, the therapeutic methods have a rather short history with many innovations. Psychiatric treatment practice, especially the abandoning of the narrow institutional practice, has also changed essentially.

At the same time, pharmacotherapy has become very much more sophisticated. Statistically valid documentation is demanded, often including "double-blind" experiments.

With the point of view on forensic psychiatry advocated here, whereby practice in accordance with psychiatric nosology is considered indispensable, the question of prognosis, with and without medical intervention, is most adequately answered by reference to current textbooks of psychiatry. The contemptuous labeling by some sociologists of psychiatric nosology as a noxious "diagnostic culture" (creating negative expectations which influence the course in a negative way) should not deter psychiatrists from one of their essential functions, that of giving a medical evaluation of a case before plunging into different activities.

Discussions of statistical *versus* individual prediction studies, both of which are found equally indispensable, can be found in the contributions of MANNHEIM (1965), MIDDENDORF (1967), and LEFERENZ (1972).

In this connection the recent challenges of psychiatrists' ability to predict dangerousness, referred to later in this article, must be mentioned.

There is an abundance of publications on the "effectiveness of punishment and other measures of treatment," which may be considered the primary problem of criminology. The Council of Europe dealt with these problems in 1967 and 1973. WILKINS (1967) made a critical survey of the field from "the standpoint of facts and figures," and concluded convincingly that there are valid grounds for dissatisfaction with the present schemes. The methodologists and practitioners from the many disciplines involved must learn to communicate with each other. In 1974 CLARKE and SINCLAIR again stated that the results of the different treatments administered by penal systems seem to be essentially similar.

The outlook on what can be shown to be efficient treatment is thus sceptical and pessimistic. Another example of this is a Home Office research report by CLARKE and CORNISH (1972) in which they concluded that the controlled trial in institutional research has a much more limited function in penal research than in medicine, on account of the many complex and hardly identifiable social processes active at every stage, from selection of the clientele to institutional proceedings and after-care.

One main obstacle, and perhaps the most important, to obtaining comparable samples is that strong selection procedures are active at any stage of the process of defining a person as a criminal and determining the actions to be taken.

Cases experienced as less frightening are dealt with differently than the more frightening ones, and at crucial points where administrative bodies or courts make the decisions, these decisions are taken as the right (and only) thing to do. There is no room here for philosophical or sceptical and sophisticated random allocation, implying that the decision may just as well be casual or wrong or right. Practically all samples will be selected.

Descriptions of the results obtained with any penal procedure are of documentary interest, and also demonstrate the constant adjustment processes that take place. The general tendency of treatment results to have the same proportions of positive, moderate, and negative outcomes may be due to such a regulatory adaptive procedure, by which a clientele with a more favourable spontaneous procedure is taken in when the results tend to be gloomy and more difficult cases accepted when things are going too easily (cf. the surgeon who with improved techniques accepts cases formerly found to represent too-high risks). These mechanisms represent other examples of selection.

XI. Prevention of Crime

From the standpoint of forensic psychiatry put forward here, the question of prevention of crime as such is outside the domain of forensic psychiatry. The prevention of crime secondary to a mental disorder automatically refers the main problem of prevention to the problem of prevention of the primary mental disorder, i.e. the problem is passed on to the field of mental hygiene that covers the prevention of mental disorders.

H. Status of Forensic Psychiatric Therapy and Future Perspectives

I. Possibilities for Therapy Within the Domain of Forensic Psychiatry do Exist

At the beginning of this article the hypothesis was put forward that possibilities for psychiatric therapy of mentally disordered offenders do exist.

Such therapy can be performed where mentally disordered offenders are transferred to civil settings for mentally abnormal persons, where these offenders, now redefined as patients, are dealt with in the ordinary way for such an institution and treated according to medical indications, as far as the rules for this setting allow and as far as the capacity for treatment allows. These settings may be full-time, part-time or ambulatory.

Such transferrals must in their pure form contain no conditions from the judicial authorities (the prosecutor or the court). The cases cease to be forensic; decriminalization has taken place, and the therapeutic contribution of forensic psychiatry consists solely in the referral to ordinary psychiatric therapy.

There is a risk in these arrangements that the offenses will not be considered symptoms by the therapists, to be dealt with as the other problems of mental abnormality that the transferred offender presents, but will be ignored or considered annoying, unrelated, perhaps "normal" phenomena. In this way the therapeutic intention of the forensic psychiatrists involved is invalidated. This risk is unavoidable if an institution possesses any degree of autonomy.

Exactly the same therapeutic possibilities for therapy of mentally abnormal offenders that exist with transferral to civil settings exist also within the correctional setting, provided that the therapists are free of restrictions other than those set for noncorrectional settings.

The ambulatory court clinics in Massachusetts (dealt with previously) are approximate examples of such institutions.

Full-time institutions within the correctional system where offenders may stay as long as they themselves wish do not for all practical purposes exist. An exception can be found in the Herstedvester Prison, where in 1976 about 10 percent of admissions were voluntary.

Correctional institutions where the psychiatric therapists determine the duration of stay in full- or part-time or ambulatory institutions independently of the juridical authorities are, as far the author knows, practically nonexistent.

II. Therapeutic vs. Penological Functions

The first hypothesis (in the first section), that psychiatric forensic therapy is carried out in some places, must thus be confirmed, but at the same time it must be added that only in a few places and in a small fraction of all criminal cases can forensic psychiatric therapy be performed under such circumstances that it can indisputably be said to be performed solely according to psychiatric principles, i.e. the psychiatric practice as formulated and adhered to by the great majority of psychiatrists in a given country.

It can be argued that psychiatric therapy principles must be modified as a matter of course when the clientele is forensic; that conditions cannot remain the same outside the usual psychiatric field of action and psychiatric treatment principles must therefore be modified.

The point made here, however, is that the *essential* principles of treatment must be the same as within civil, nonforensic psychiatry, e.g. with restrictions used solely as secondary means to secure the primary aims of therapy. If restrictions are administered according to other principles decided on by the court, e.g. for general prevention, such restrictions ought not to be termed psychiatric treatment just because it is forensic psychiatrists who administer this restriction.

The Italian psychiatric prison hospitals can be taken as an example. A mentally abnormal person who has committed a murder has to be kept in the institution for 10 years; the fact that he has to stay for this period is an expression of the form this security measure is given. It is not the task of forensic psychiatry to take responsibility for this penological arrangement. But during this period, psychiatric therapeutic elements or "service" in the form of psychotherapy or somatic therapy can, as a circumscribed activity, be given over periods of varying lengths or not at all.

Other examples of forensic psychiatric treatment are the adaptational therapy to the penal process if a pathological maladaptation or reaction has developed, the seeking of advice for change and therapy for problems defined by the offender and the therapist as psychiatric problems, and the treatment of a psychosis as defined by the psychiatrist. More controversial will be the situation in which the offender's personality is found abnormal by the therapist but where there is no or only a weak motivation for treatment or change and where the pressure of the situation caused by detention for an unspecified period is used to create the motivation. A thought-provoking illustration of a similar situation is provided by the events in the film *Clockwork Orange*, based on a novel by Burgess; here an antisocial psychopath, whose offenses no society can tolerate, is treated with "behavior therapy," which is depicted in a disgusting way; as long as the offender is perceived as abnormal and as long as he consents to the therapeutic procedures, such treatment must in principle be considered to be within the domain of forensic psychiatric therapy. The detention of dangerous psychotic and severely retarded offenders in the absence of therapy that would make discharge possible was also defined as clearly belonging to this domain.

Whereas one can discuss where and by whom the offender with less severe mental abnormalities is to be dealt with, solutions or compromises must be found by the penological and medical (and other) services. The placement of nonabnormal offenders is outside the realm of forensic psychiatry.

III. Roles of Forensic Psychiatrists

Forensic psychiatrists must be aware of their roles. When working within the judicial field these are twofold: examinatory and therapeutic; the latter is here defined as in general psychiatry; to counteract mental abnormality and its symptoms by means of planned treatment against the theoretical background of psychiatry. The cases are forensic because they are presented through the judicial system.

In any practical context, what the therapeutic functions of the forensic psychiatrist are, and what they are not, should be defined.

The administration of sanctions, of correctional measures, or of punishments must be defined as falling outside these roles, as belonging to penology. Penologists administer the sanctions decided on by the judicial authorities. If a physician who has specialized in psychiatry administers a correctional institution with fixed sentences he is not performing forensic psychiatric therapy *per se*; he is a penologist with a psychiatric education.

Much confusion has arisen because the functions of forensic psychiatry have not been differentiated from those of penology.

The aim of the psychiatrist must be to step out of all the nonpsychiatric roles, to refrain from nonpsychiatric administrative functions, to define his partial influence as that of a consultant, if this covers the real content of his cooperation, and to maintain his connective ties with his mother-discipline, psychiatry, and his identity with it in his essential professional outlook.

If he cannot do so, and considers it more important to obtain power within the correctional system, he should redefine his function as that of a penologist.

It could be added that the range of forensic psychiatry's therapeutic activities includes the description of psychiatric symptoms as caused by adverse effects of sanctions, including isolation, and how to avoid these.

1. Different Current Points of View on the Roles of Forensic Psychiatrists

In the Scandinavian countries such vehement attacks have been launched against psychiatry that some years ago it seemed reasonable to discuss whether the existence of forensic psychiatry was justified. The question was answered in the affirmative by the majority of a group of forensic and general psychiatrists, lawyers, and criminologists who met in 1973, but at the same time it appeared that the trends and functions within forensic psychiatry varied to an astonishing degree even for this rather homogeneous part of the world (cf. a series of articles where the different approaches and some available figures for the five countries are given: SVENDSEN et al., 1977; SVENDSEN, 1977a and b; TUOVINEN, 1977; MÖLLER and THORSTEINSSON, 1977; ANCHERSEN and NOREIK, 1977; MEYERSON and TÖRNQVIST, 1977).

At the World Health Organization meeting in Siena in 1975 (1977) a reappraisal of the specialty took place and roles were discussed. At the same meeting it became apparent that functions were surprisingly different in a number of European countries. Interest in the development of forensic psychiatry was high in some countries and very limited in others.

In England, GUNN (1977) has remarked that forensic psychiatry seems to have mushroomed in the last few years, albeit without an adequate academic base. He underlines with GIBBENS the desirability of the forensic psychiatrist's ability to cross social and administrative barriers. He recommends that the discipline concentrates upon specific behavioral problems caused by specific disorders; it should be concerned with specialized research and teaching, and assistance with especially difficult or unusual problems. Too many generalizations about the mentally disordered and the criminally convicted should be avoided.

HALLECK (1974) has expressed a troubled view of current trends in forensic psychiatry. Effective programs for dangerous and disturbed mentally abnormal patients have been hampered by the movements for the rights of the patients, and psychiatrists have become involved in court proceedings so that they are taken away from their therapeutic work with patients. Many other developments with dubious consequences are taken up before HALLECK concludes that the profession of psychiatry is being swept into greater involvement with the law through forces it cannot control. He asks how the new growth of forensic psychiatry (giving opinions *etc.*) can be prevented from taking place at the expense of therapeutic psychiatry.

ROBITSCHER (1975b) considers it necessary that forensic psychiatrists spend more time dealing with the social consequences of their exertion of authority; he feels they must — without abandoning psychiatry's medical connections — begin to be more discerning in differentiating their medical and nonmedical functions. He denounces MENNINGER's concept of the psychiatrist as a medical expert "therapizing criminals," and delineates the role of the legal psychiatrist, with special reference to Judge BAZELON's originally unrealistic expectations of psychiatrists and ensuing deception and attacks, and SZASZ's viewpoints.

In connection with the discussions of roles it is appropriate to mention dangerousness, a key phenomenon for penal forensic psychiatry, and some ethical aspects of forensic psychiatry.

2. Dangerousness

Dangerousness can be said to be the crucial problem of crime when the individual offender is considered from the social defense or the security angle: if the offender does not represent any danger, there is no indication for forensic psychiatric therapy. The main task of forensic psychiatric therapy from this angle can be seen as converting a dangerous offender into a nondangerous exoffender; if this cannot be achieved the dangerous person has to be detained as long as the danger exists, and the sole psychiatric task will be to alleviate psychiatric symptoms if any are present. From this standpoint the efficiency of forensic psychiatrists in reducing or abolishing dangerousness is the only thing that matters; the mental state of the offender is less important.

The evaluation of dangerousness has therefore been the second most important task of forensic psychiatrists for many years, evaluation of responsibility being the primary one.

Forensic psychiatrists are inclined to find it natural to deliver a judgement about the dangerousness of an offender they evaluate or treat. When they evaluate the dangerousness of psychotics their prognostic qualifications are not disputed to any great degree on this side of the Atlantic. If they commit themselves on the possibility of new offenses when evaluating nonpsychotic persons, including character deviates, their ability to give an accurate prognosis is questioned to an increasing degree. It is emphasized that the statistical laws for small numbers should be applied here, and that the uncertainty is much greater than generally believed.

To the same degree that the forensic psychiatrist moves from the expressly mentally abnormal towards the "normal," he moves from the field in which he is recognized as an authority towards a field in which many other people consider themselves authorities or on a par with psychiatrists. If the question of dangerousness is applied to offenders as such, one might just as well talk of the risk of criminal relapse or recidivism, which belongs to the field of criminology.

It has been stressed in more recent years that in attempts to make prognoses with respect to crime, much more weight should be placed on the risks involved in placing the offender in *situations* (e.g. an alcoholic criminal milieu) that carry a high risk for new offenses, and less on the personality of the offender. This is another version of the old nature-nurture controversy, the answer to which has to be that due weight must be placed on both factors.

There is an abundant and increasing (especially North American) literature on psychiatrists' predictions of dangerousness. Here only a few will be mentioned. Cocozza and Steadman (1976), the sociologists who made follow-up studies on the Baxstrom cases, have summarized the literature. Two leading forensic psychiatrists, professors of psychiatry and law at respectively Berkeley and Harvard universities, Diamond (1974), and Stone (1975a), agree with their conclusion and conclude themselves that psychiatrists should not be asked to predict dangerousness. The only factor of predictive value is past dangerous acts, and to base confinement on this must be up to the court.

The great need for research and sensible arrangements in this field is evident.

3. Ethical Problems Within Forensic Psychiatry

When roles are discussed, some ethical implications of forensic psychiatric therapy should be touched upon.

The ethical problems connected with the individual therapeutic procedures — of applying psychosurgery, castration, electrostimulation, drug therapy, and the omission of applying these, as well as the experimentation necessary to establish the efficiency of a therapy — are the same for forensic psychiatry as for general psychiatry.

But the ethical aspects of therapy are accentuated within forensic psychiatry, on account of the great dependency of most offenders. The hopeless and weak position of many prisoners may lead to their being tempted or bribed to engage in, simply used for, therapeutic experiments that would not be made with other people. It is difficult to make true and fair deals with people in these conditions; it is understandable that to avoid capital punishment nearly everybody is willing to engage in an experiment. The principles of the Helsinki declaration II of the World Medical Association should be followed.

4. Ethical Rules for Psychiatry

It will probably be a wise policy for forensic psychiatry not to try to establish special medical ethics for this subspecialty but instead endeavor to observe the same ethical rules as are valid for general psychiatry, and have these rules accepted in forensic psychiatric settings.

The ethical rules for psychiatry are going to be discussed at the International Psychiatric Congress in Hawaii in 1977. The World Psychiatric Association has prepared a "Hawaii" Declaration. If it is adopted by the psychiatric profession this will also be of considerable importance for the subspecialty of forensic psychiatry. (The Declaration was adopted [Editor's note].)

For psychiatrists working with offenders some different rules already exist: the guidelines of the United Nations published in the Standard Minimum Rules for the treatment of offenders discussed at the congress in Geneva in 1975 (United Nations, 1976), the declaration on the protection of all persons from being subjected to torture and other cruel, inhumane, or degrading treatment or punishment (*ibid.*), and the Tokyo declaration of the World Medical Association with the same aim (HEIDJER and v. GEUNS, 1976).

5. Enforced Treatment

Enforced treatment within forensic psychiatry of nonpsychotic offenders with minor mental abnormalities such as character disorders or alcohol or drug dependence represents an essential problem. Previously it was regarded as a matter of course that society was within its rights in treating such mentally abnormal offenders.

But the right to refuse treatment is by now generally considered a matter of course, even if it is admitted that exemptions should be made for some psychotic patients. Concerning these difficult problems, the reader is referred to STONE (1975a), and specially to KITTRIE (1971), a Washington professor of criminal and comparative law who has attacked the "savers" and the "therapeutic state" in a detailed treatment of the different areas where deviants are diverted from the criminal justice system to the *parens patriae* power: the insane, juvenile delinquents, psychopaths, addicts, and alcoholics. "Modifications" of man and "therapeutic tyranny" are also dealt with. Thoughts such as those expressed by KITTRIE have been widely accepted.

It would therefore be very desirable if psychiatrists, including forensic psychiatrists, could agree on guidelines on "enforced treatment."

6. Should Psychiatrists be Present When Controversial Forensic Procedures are Being Used?

To what extent should the forensic psychiatrist be present at officially approved procedures such as corporal punishment, interrogations where special methods are used, etc.? Should he pre-examine offenders to be punished in this way for the purpose of exempting some and declaring the rest fit for punishment? A similar discussion may be held concerning torture.

If one is consistent with the main principle in this contribution, that of letting the principles applied in general psychiatry guide the principles of forensic psychiatry, the answer should be easy. The psychiatrist ought to decline to acquiesce in the application of such procedures by being present. The professional image and the respect for and the self-respect of forensic psychiatry suffers by such participation.

The question can also be seen from the viewpoint that to be let into the judicial system psychiatrists have to show a general loyalty to the system, and they have to participate in its main functions – including controversial, guilt-loaded ceremonies – to be allowed to remain there. It will be up to the judgement of participating psychiatrists to what degree they should go on compromising their professional code in some areas in order to be allowed to exert their beneficial professional activities the rest of the time.

A solution to this problem might be for forensic psychiatrists to act as consultants in a correctional institution for perhaps three-quarters of their time, but with their base in a psychiatric institution. Part-time consultants, however, often seem not to be estimated very highly, maybe because they are not wholly built into the correctional system (with a mutual dependence-conditioned loyalty); perhaps it is on account of such an independence that they cannot reach the full-time guardian personnel, whose attitude is probably the most essential factor determining the climate of a correctional institution.

7. Forensic Psychiatrists Should Not Pretend to be Able to Treat or Prevent Crime

In an effort to preserve any remnants of respect for psychiatric therapy (which is justified for the limited procedures mentioned earlier in this chapter), it will probably be important for forensic psychiatrists to refrain from postulating that their job is to treat, or prevent, crime as such. Crime is a sociological, juridical problem, and must be tackled as such.

8. Conclusion With Respect to Roles

In view of the conflicting viewpoints brought up on what forensic psychiatrists should take upon themselves and what they shoued not, it seems it must be concluded that the contributions of forensic psychiatry would probably be more valuable if a greater awareness was obtained of the desirable roles for forensic psychiatrists and of what roles should be refused.

IV. Need for Research

Besides its limited routine roles in examining offenders to sort out those who should be dealt with psychiatrically and treating these, psychiatry can contribute to research in many fields of criminology and penology. Many problems may be better understood when a psychiatric approach is used; e.g. psychiatric studies of the noxious effects of isolation or even of short-time imprisonment can contribute to penology. And, conversely, many phenomena within forensic psychiatric therapy can be analyzed rewardingly in the light of research from sociological or other angles.

V. Awareness of Developments Within Related Fields and Society in General

It is also necessary for forensic psychiatrists to try to steer their discipline in the knowledge not only of developments within their mother discipline, psychiatry, but also of the main developments within the related fields, especially the law field, the correctional system, the social welfare organization, and the educational system. It is not enough for the forensic psychiatrist to avoid evaluating whether sufficient expiation has been attained at a time when the guiding principles of the correctional services are talked of in the sense of rehabilitation. What can currently be gained from other fields must be weighed against what can currently be gained from psychiatry and forensic psychiatry.

Developments within general society and in the field of law may of course have a much greater influence than any psychiatric development. An example is the altered attitude towards a number of sexual phenomena. Not only have many of these been officially decriminalized, deleted from the penal law and thereby from the clientele of forensic psychiatry; such changes may also have a truly preventive influence, which probably could only be demonstrated by the experiments represented by law changes. Thus it seems to be established that the abolition of the restrictions on pornography in Denmark carried with it a significant decrease in the number of registered sex offenses; at least in one type of offense (child molestation) the decrease represented a real reduction in the number of sex offenses committed (KUTCHINSKY, 1973). A number of offenders and potential therapeutic problems of forensic psychiatry have thus been removed by this change in attitudes, practice, and law.

The cooperation of forensic psychiatrists can also be demanded in new situations or situations where it has not been demanded before.

1. The Justification of the Existence of Forensic Psychiatry

There have also been attempts to remove forensic psychiatry completely from the correctional field. Forensic psychiatrists must constantly try to understand the objections put forward; the attacks may be justified to varying degrees, they may bring new insight – and every discipline must at times try to justify its existence.

The still ongoing fight between the judicial system and the auxiliary medical discipline (forensic medicine-psychiatry) is not meant here. Discussions about whether single offenders should be dealt with in an ordinary judicial way or not will always take place. Nor does the author have the discussions between the classic juridical school and the ancient and modern schools of social defense in mind. The standpoints of the discussants did not differ so completely as in later discussions.

Psychiatric teaching about crime and deviation of any sort increased in volume from the nineteen-twenties and 'thirties onward, to reach a peak in the decade after the end of World War II. One of the most able critics of unjustified psychiatric expansion has been Lady Barbara WOOTON, who has published several incisive discussions on the functions of psychiatry within the judicial, including the correctional, field (1959, 1963a and b, 1972). About the arrangements whereby selected prisoners could be received for required psychiatric treatment and management, she says (1963a): "Plainly, then, the disease to be treated is not criminality itself. It must be some mental abnormality with which the criminality is associated." She remarks that the results so far have not been remarkable, but that if the methods become efficient, immense ethical problems will be raised.

In 1972 WOOTON noted that psychiatrists the world over have established themselves in penal services at numerous points, but: "in all honesty it must be admitted that the achievements of medicine in the rehabilitation of offenders have not hitherto been conspicuously successful." She ends on a consoling note: "Meanwhile, whatever degree of scepticism or confidence the future may prove to have been justified, psychiatry can at least take credit for one splendid and lasting achievement in the treatment of offenders. It has been an immensely humanizing force throughout the penal system, and has probably done more to mitigate the harshly punitive attitude of the criminal law than any other influence of the past half century."

It is, however, questionable whether this assumption is justified. Furthermore, medicine cannot have a monopoly on being humane. Even if it did, forensic psychiatry could not be sold with this recommendation.

As WOOTON has accused some psychiatrists of claiming that social or moral questions should be dealt with as psychiatric medical problems, so SZASZ (1963) has accused institutional psychiatrists and forensic psychiatrists of exerting societal control of offenders by applying unjustified medical terms; the existence of mental diseases is considered a myth, a name for problems in living, and mental hospitals and criminal asylums are considered institutions for segregation, which are worse than prisons because the placement has no time limit. Forensic and other psychiatrists serve punitive functions. SZASZ's attacks on psychiatry have been followed up by a number of publications and have aroused much discussion.

ROBITSCHER (1975b), on behalf of forensic psychiatry has recently answered the attacks of SZASZ and others. ROBITSCHER finds that some attacks are justified, and in particular that many difficulties have arisen because psychiatry has shown a strong tendency to define behaviorial abnormalities as disease states. The basis of the authority of psychiatrists, including their authority with respect to their handling of their patients, has been questioned widely since the nineteen-sixties in response to this a critical psychiatry, "sociolegal" psychiatry, dealing with the social consequences of the psychiatrist's exercise of power should be established.

2. "Medical Treatment Philosophy" Dropped

Where, then, is the place for forensic psychiatry's therapeutic activities? There is no consensus as to this. FINK and MARTIN (1973) represent one (lonely) extreme when they state "Only if psychiatrists are permitted to assume a leading part is there any hope for significant and long overdue reform of the correctional system." Both CORMIER (1966, 1969) and SCOTT (1970, 1974) have argued for psychiatrists working throughout the correctional system, applying a wide range of treatment facilities. The Butler report has recommended as a matter of urgency that specialized, secure forensic psychiatric units should be established in each Regional Health Authority. WEXLER (1976), in a National Institute of Health report, advocates security units at state and regional mental hospitals (both proposals stress the need for easy transfer to other institutions). It is evident that psychiatrists and other mental health workers for these arrangements are scarce.

At the same time, criminologists' attacks on the "medical model" within the correctional services have been repeated by lawyers and penal administrators, especially in the USA and Scandinavia. Thus the director of the U.S. Bureau of Prisons, CARLSON (1976a), in a presentation of the federal prisons, writes:

'More importantly, there has been a shift in philosophy. For many years, the major stated goal of incarceration was rehabilitation of inmates. Within the Federal Prison System we are trying to strike a new balance which recognizes that retribution and deterrence are also valid reasons for incarceration. Medical terms such as "treatment" have been dropped since they imply that offenders are sick, that we know the causes of their crimes and we know how to effect cures, none of which is true.

'Our goal in the prison system today is to make our institutions more humane, to expand programs such as education and vocational training, but to make participation in these programs voluntary.

"Correctional institutions cannot coerce change in offenders. Offenders can and do change their behavior, but only when they themselves are motivated to do so.' (See also CARLSON, 1976b.)

The Cambridge professor of criminology, WALKER (1976), however, has taken up the different arguments of the "anti-treaters," and expresses uneasiness about the discrediting of treatment. What is needed is scepticism towards all that is called treatment, and careful evaluation, including evaluation of the cost in terms of resources and suffering.

3. Final Remarks

Forensic psychiatrists will perhaps be wiped out on the battlefields of discussion every now and then, especially if the majority of the audience consists of conservative penal lawyers, law-and-order people from correctional institutions and outside, and sociological criminologists. But in the practical clinical handling of the individual offender who frequently has mental symptoms so difficult to master that the help of a specialist in mental symptoms is desired, for a long time to come there will be so great a need for psychiatric assistance that it cannot be met.

Furthermore, the correctional approach has no content *per se* in the individual case, paralyzed as it is by the by now widespread awareness that sanctions are decided on by poorly understood psychological and sociological mechanisms, that the sanctions hit a highly selected sample, and that a large proportion of the measures are ineffective and harmful.

It is also interesting to note that at the same time as psychiatry has retracted and been forced back in the correctional services, the psychiatric way of evaluating other people in difficulty has begun to prevail. Authors, commentators in the massmedia, lawyers, and social workers apply psychodynamic and Kraepelian models. Psychiatrists will there-fore also be wooed as expert helpers in dealing with the dilemmas of crime, and will thereby have opportunities to exert some therapeutic functions.

References

Adler, G.: Correctional (prison) psychiatry. In: Freedman, A.M., Kaplan, H.I., Sadock, B.J. (Eds.): Comprehensive Textbook of Psychiatry. Baltimore, Md: Williams & Wilkins 1975, pp. 2437–2442.
Aichhorn, A.: Verwahrloste Jugend, 1st and 2nd eds.: 1925, Berne: Huber 1951.
Alexander, M.: Psychiatry within and outside Belgian prisons. Bull. Best. Strafinr. **21**, 301–306 (1967); Scalpel (Brux.) **120**, 485–489 (1967).
Alexander, M.: Memories of a Belgian prison psychiatrist bridging 50 years. Int. J. Offender Ther. comp. Criminol. **16**, 66–73 (1972).
Allen, R.C., Ferster, E.Z., Rubin, J.G. (Eds.): Readings in law and psychiatry, 1st and 2nd eds. Baltimore, Md: Johns Hopkins 1968, 1975.
Amnesty International: Prisoners of conscience in the USSR: their treatment and conditions. London: Amnesty International Publications 1975a.
Amnesty International: Annual report 1974/75. London: Amnesty International Publications 1975b.
Ancel, M.: Social defence. London: Routledge & Kegan Paul 1965. (Translated from La nouvelle défense sociale, 1954).
Anchersen, P., Noreik, K.: Present status of forensic psychiatry in Norway. Acta psychiat. scand. **55**, 187–193 (1977).
Andrejew, I.: In: Ciba Foundation: Medical care of Prisoners and Detainees. Amsterdam: Elsevier 1973
Anttila, Inkeri: Crime problems and crime policies. Helsinki: Institute of Criminology 1971 (Series M: 15).
Anttila, Inkeri: Punishment versus treatment – Is there a third alternative? Abstr. Criminol. Penol. **12**, 287–290 (1972).
Aschaffenburg, G.: Das Verbrechen und seine Bekämpfung, 3rd ed. Heidelberg: Winther 1933.
Baan, P.: Zur Behandlung und Resozialisierung psychisch gestörter Delinquenten. In: Ehrhardt, H., Ploog, D., Stutte, H.: Psychiatrie und Gesellschaft. Berne: Huber 1958.
Bailey, Maureen, A.: Health aspects of crime and delinquency. WHO Chronicle **30**, 144–151 (1976). (Will also appear in Int. Rev. crime Policy.)
Bancroft, J.: Deviant Sexual Behaviour. Oxford: Clarendon 1974.
Bancroft, J., Tennent, G., Loucas, K., Cass, J.: The control of deviant sexual behaviour by drugs. Brit. J. Psychiat. **125**, 310–315 (1974).
Barton, R.: Institutional Neurosis, 1st and 2nd eds. Bristol: Wright 1959, 1966.

Bernheim, J.: Un projet d'institution pour traiter certains délinquants mentalement perturbés. In: Nouvelles Perspectives en Criminologie, Zürich: Verlag der Fachvereine 1975, pp. 141–155.
Birnbaum, K.: Kriminalpsychopathologie und psychobiologische Verbrecherkunde, 2nd ed. Berlin: Springer 1931.
Böker, W., Häfner, H.: Gewalttaten Geistesgestörter. Berlin: Springer 1973.
Boslow, H.M., Kohlmeyer, W.A.: The Maryland Defective Delinquency Law; an eight-year follow-up. Amer. J. Psychiat. **120**, 118–124 (1963).
Bottoms, A.E., McClintock, F.H.: Criminals coming of age (Cambridge Studies in Criminology). London: Heinemann 1973.
Brooks, A.D.: Law, Psychiatry, and the Mental Health System. Boston: Little, Brown 1974.
Brown, B.S., Courtless, T.F.: The mentally retarded in penal and correctional institutions. Amer. J. Psychiat. **124**, 1164–1169 (1968).
Brown, B.S., Courtless, T.F.: The Mentally Retarded Offender. Rockville: National Institute of Mental Health, Center for Studies on Crime and Delinquency 1971.
Butler Report: see Home office, 1975.
Canepa, G., Szabo, D. (Eds.): Clinical Criminology (2nd International Seminar in Comparative Clinical Criminology). Rass. Criminologia **4**, 1–149 (1973).
Carlson, N.A.: Foreword. In: Federal Prison System Facilities. Washington, D.C.: Bureau of Prisons 1976a.
Carlson, N.A.: Corrections in the United States today: a balance has been struck. Amer. crim. Law Rev. **13**, 615–647 (1976b).
Carney, F.L.: The indeterminate sentence at Patuxent. Crime Delinq. **20**, 135–143 (1974).
Christiansen, K.O., Moe, M., Senholt, L., Schubell, K., Zederler, K.: Effektiviteten af forvaring og særfængsel. Betænkning nr. 644. Copenhagen: Statens trykningskontor 1972.
Christie, N.: Rettspsykiateren i strid med legerollen. Nord. Med. **87**, 307–308 (1972).
Ciba Foundation: Medical Care of Prisoners and Detainees (Ciba Foundation Symposium no. 16). Amsterdam: Elsevier 1973.
Clanon, L.: California Medical Faculty, Vacaville, Calif. Dupl. 1976.
Clarke, R.V.G., Cornish, D.E.: The controlled trial in institutional research. London: H.M. Stationery Office 1972.
Clarke, R.V.G., Sinclair, I.: Towards more effective treatment evaluation. In: Collected Studies in criminological research XII. Methods of evaluation and planning in the field of crime. Strasbourg: Council of Europe 1974.
Cocozza, J.J., Steadman, H.J.: The failure of psychiatric predictions of dangerousness. Rutgers Law Review (in press) (1976).
Cormier, B.: In: Slovenko, R.: Crime, Law and Corrections. Springfield, Ill.: Thomas 1966.
Cormier, B., Morf, G., Mersereau, G.: Psychiatric services in penal institutions. Laval méd. **40**, 939–943 (1969).
Cornil, P.: Penal treatment for mentally abnormal offenders. In: Andersen, C., Levasseur, G., Zlataric, B., Cornil, P., Cattabini, C.M.: Les Délinquants Anormaux Mentaux. Paris: Cujas 1963.
Council of Europe: European Committee on crime problems: Draft report on penal aspects of drug dependence. Strasbourg: Council of Europe 1971.
Cours International de Criminologie (1st, 1952): L'Examen Médico-Psychologique et Social des Délinquants. Paris: Ministère de la Justice 1953.
Craft, M.: Ten Studies in Psychopathic Personality. Bristol: Wright 1965.
Craft, M. (Ed.): Psychopathic Disorders and their Assessment. London: Pergamon 1966.
Craft, M.: English psychopaths and their treatment. Brit. J. Criminol. **8**, 412–419 (1968a).
Craft, M.: Psychopathic disorder: a second trial of treatment. Brit. J. Psychiat. **114**, 813–820 (1968b).
Craft, M.: A Welsh forensic psychiatric service for doctors. Brit. J. Psychiat. **124**, 494–495 (1974a).
Craft, M.: A description of a new community forensic psychiatric service for doctors. Med. Sci. Law **14**, 268–272 (1974b).
Crowley, B.: Maryland's defective delinquent law. Nightmarish prelude to 1984. Correct. Psychiat. J. soc. Ther. **18**, 1: 15–20 (1972).
Danvad, I., Andersen, E., Kirkegaard, Aa.: The security Detention Institution in Nykøbing Sj., Denmark. Acta psychiat. scand. **43**, 267–278 (1967).
Deutsch, A.: The mentally ill in America, 2nd ed. New York: Columbia University Press 1949.

Diamond, B.: The psychiatric prediction of dangerousness. Univ. Penn. Law Rev. **123**, 439–452 (1974).
East, W. Norwood, Hubert, V.H. de B.: The psychological treatment of crime. London: H.M. Stationery Office 1939.
Eckerman, W.C.: A nationwide survey of mental health and correctional institutions for adult mentally disordered offenders. Washington, D.C.: D.H.E.W., U.S. Government Printing Office 1972.
Ehrhardt, H.: Zur Reform von Massregelrecht und Massregelvollzug. Fortschr. Neurol. Psychiat. **37**, 660–677 (1969).
Ehrhardt, H., Villinger, W.: Forensische und administrative Psychiatrie. In: Psychiatrie der Gegenwart, Bd. 3, Berlin: Springer 1961.
Eissler, K.R. (Ed.): Searchlights on Delinquency. New Psychoanalytic Studies. New York: International Universities Press 1949.
Ennis, B.J.: Prisoners of Psychiatry. Mental Patients, Psychiatrists, and the Law. New York: Harcourt, Brace, Jovanovich 1972.
Eriksson, T.: Kriminalvård. Stockholm: Norstedt 1967.
Eriksson, T.: The Reformers (An historical survey of pioneer experiments in the treatment of criminals). New York: Elsevier 1976.
Ernst, F.H., Keating, V.C.: Psychiatric treatment of the California felon. Amer. J. Psychiat. **120**, 974–979 (1964).
Ferri, E.: The Positive School of Criminology. Pittsburgh: University of Pittsburgh Press 1968.
Fink, L., Martin, J.P.: Psychiatry and the crisis of the prison system. Amer. J. Psychother. **27**, 579–584 (1973).
Friedreich, J.B.: Systematisches Handbuch der gerichtlichen Psychologie für Medicinalbeamte, Richter und Verteidiger. Leipzig: Wigand 1835.
Garofalo, R.: Criminology. Montclair, N.J.: Patterson Smith 1968 (reprint from 1914).
Giallombardo, R.: Juvenile delinquency. A book of readings, 2nd ed. New York: Wiley 1972.
Gibbens, T.C.N.: In: Psychopathic Disorders and their Assessment (M. Craft, Ed.). London: Pergamon 1966.
Gibbens, T.C.N.: In: Clinical Criminology (G. Canepa and D. Szabo, Eds.). Rass. Criminologia **4**, 1–149 (1973).
Glover, E.: In: Searchlight on Delinquency. New Psychoanalytic Studies (K.R. Eissler, Ed.) New York: International Universities Press 1949.
Glover, E.: The Roots of Crime. London: Imago 1960.
Göppinger, H., Witter, H. (Eds.): Handbuch der forensischen Psychiatrie. Berlin: Springer 1972.
Goldfarb, R.L., Singer, L.R.: Maryland's defective delinquency law and the Patuxent Institution. Bull. Menninger Clin. **34**, 223–235 (1970).
Goldmeier, J., Sauer, R.H., White, E.V.: A halfway house for mentally ill offenders. Amer. J. Psychiat. **134**, 45–49 (1977).
Gray, W.J.: The English Prison Medical Service: its historical background and more recent developments. In: Ciba Foundation: Medical Care of Prisoners and Detainees. Amsterdam: Elsevier 1973.
Greenland, C.: Treatment under compulsion. Canad. psychiat. Ass. J. **14**, 343–349 (1969).
Greenland, G.: The three special hospitals in England and patients with dangerous violent or criminal propensities. Med. Sci. Law **9**, 253–265 (1969), **10**, 93–103; **10**, 180–188 (1970).
Greve, V.: Kriminalitet som normalitet. Copenhagen: Juristforbundet 1972.
Grünhut, M.: Probation and Mental Treatment. London: Tavistock 1963.
Gschwind, M.: Die Sozialtherapeutische Anstalt in verschiedenen europäischen Ländern. Z. Psychother. med. Psychol. **20**, 59–65 (1970).
Gunn, J.: Psychiatry and prisoners. Prison Service J. **8**, 13–15 (1972); **10**, 15–18 (1973).
Gunn, J.: Criminal behaviour and mental disorder. Brit. J. Psychiat. **130**, 317–329 (1977).
Guze, S.B.: Criminality and psychiatric disorders. New York: Oxford University Press 1976.
Häfner, H., Böker, W.: Mentally disordered offenders. Soc. Psychiat. **8**, 220–229 (1973).
Halleck, S.: American psychiatry and the criminal: A historical review. Amer. J. Psychiat. **121**, March Suppl. 1–21 (1965); Int. J. Psychiat. **6**, 185–213 (1968).
Halleck, S.: Psychiatry and the Dilemmas of Crime. New York: Harper & Row with Hoeber 1967.

Halleck, S.: Psychiatry and correctional justice. Bull. Menninger Clin. **35**, 402–407 (1971).
Halleck, S.: A troubled view of current trends in forensic psychiatry. J. psychiat. Law **2**, 135–157 (1974).
Haugen, T.: Personal communication (1977).
Healy, W., mentioned after Halleck 1965.
Heijder, A., Geuns, H. van: Professional Codes of Ethics. London: Amnesty International 1976.
Hendriks, P.A.M.: The treatment of the mentally abnormal offender at the van der Hoeven Klinik in Holland. Int. J. Off. Ther. comp. Criminol. **20**, 255–262 (1976).
Hoche, A. (Ed.): Handbuch der gerichtlichen Psychiatrie, 1st and 3rd eds. Berlin: Springer 1901, 1934.
Hodges, E.F.: Crime prevention by the indeterminate sentence law. Amer. J. Psychiat. **128**, 291–295 (1971).
Hoff, H., Sluga, W., Grünberger, J.: Gruppenpsychotherapie und Psychodrame bei kriminellen Psychopathen. Group Psychother. **22**, 103–112 (1970).
Home Office and Department of Health and Social Security: Report of the Committee on Mentally Abnormal Offenders (= The Butler Committee Report). London: H.M. Stationery Office 1975.
Hood, R., Sparks, R.: Key Tissues in Criminology. London: World University Library 1970.
Howard, J.: State of the prisons, Vols. 1–3. London: Warrington 1777–1791.
International Society of Social Defence. Int. Rev. Crime Policy **31**, 60–68 (1974).
Irwine, L.M., Jr, Brelje, T.B.: Law, Psychiatry and the Mentally Disordered Offender, Vols. 1 and 2. Springfield, Ill.: Thomas 1972, 1973.
Janzarik, W.: In: Handbuch der forensischen Psychiatrie (H. Göppinger and H. Witter, Eds.). Berlin: Springer 1972.
Jew, C.C., Clanon, T.L., Mattocks, A.L.: The effectiveness of group psychotherapy in a correctional institution. Amer. J. Psychiat. **129**, 114–117 (1972).
Johanson, Eva: Background and development of youth-prison inmates. Scand. J. Soc. Med. Suppl. 9 (1975).
Johnston, N., Savitz, L., Wolfgang, M.E. (Eds.): The Sociology of Punishment and Correction, 2nd ed. New York: Wiley 1970.
Jones, M.: Social Psychiatry: A Study of Therapeutic Communities. London: Tavistock 1952.
Kaufman, E.: Prison: punishment, treatment or deterrent. J. psychiat. Law **1**, 335–351 (1973).
Kempe, G.T.: In: Reuck, A.V.S. de, Porter, R.: The Mentally Abnormal Offender. Londen: Churchill 1968.
Kim, L.I.C., Clanon, T.L.: Psychiatric services integrated into the California Correction System. Int. J. Offender Ther. comp. Criminol. **15**, 169–179 (1971).
Kinberg, O.: Aktuella kriminalitetsproblem i psykologisk belysning. Stockholm: Natur och kultur 1930.
Kinberg, O.: Basic Problems of Criminology. Copenhagen: Munksgaard 1935.
Kinberg, O.: Les Problèmes Fondamentaux de la Criminologie. Paris: Cujas 1959.
Kittrie, N.N.: The Right to be Different: Deviance and Enforced Therapy. Baltimore, Md: Hopkins 1971.
Krafft-Ebing, R., v.: Lehrbuch der gerichtlichen Psychopathologie. Stuttgart: Enke 1875.
Krafft-Ebing, R., v.: Grundzüge der Criminalpsychologie. Stuttgart: Enke 1882.
Kutchinsky, B.: The effect of easy availability of pornography on the incidence of sex crimes: the Danish experience. J. soc. Issues **29**, 163–181 (1973).
Langelüddeke, A.: Die Entmannung von Sittlichkeitsverbrechern. Berlin: de Gruyter 1963.
Langelüddeke, A.: Gerichtliche Psychiatrie, 3rd ed. Berlin: de Gruyter 1971.
Leferenz, H.: In: Handbuch der forensischen Psychiatrie (H. Göppinger and H. Witter, Eds). Berlin: Springer 1972.
Lenckner, T.: In: Handbuch der forensischen Psychiatrie (H. Göppinger and H. Witter, Eds). Berlin: Springer 1972.
Lombroso, C.: Sulla istituzione dei manicomi criminali in Italia. Reale istituto lombardo di scienze e lettere. Rendiconti Ser. II **5**, 72–83; **5**, 150–161 (1872).
Lombroso, C.: Die Ursachen und Bekämpfung des Verbrechens. Berlin: Bermühler 1902.
López-Rey, M.: Crime. London: Routledge & Kegan Paul 1970.
MacDonald, J.M.: Psychiatry and the Criminal, 2nd ed. Springfield, Ill.: Thomas 1969.

Mannheim, H.: Comparative Criminology (2 vol.). London: Routledge & Kegan Paul 1965.
Massachusetts Court Clinics: Statistics. Int. J. Offender Ther. comp. Criminol. 15, 195–204 (1971).
Mathiesen, T.: The Politics of Abolition. (Scandinavian Studies in Criminology, no. 4). Oslo: Universitetsforlaget 1974.
Mauch, G.: Sozialtherapie in Strafvollzug. Z. Psychother. med. Psychol. 20, 66–75 (1970).
Mauch, G., Mauch, R.: Sozialtherapie und die sozialtherapeutische Anstalt. Stuttgart: Enke 1971.
McCord, W., McCord, J.: Psychopathy and Delinquency. New York: Grune & Stratton 1956.
McGarry, A.L.: The holy war against state-hospital psychiatry. New Engl. J. Med. 249, 318–320 (1976).
McGarry, A.L., Kaplan, H.A.: Overview: Current trends in mental health law. Amer. J. Psychiat. 130, 621–630 (1973).
McGarry, A.L., Parker, L.L.: Massachusett's operation Baxstrom: a follow-up. Mass. J. ment. Hlth 4, 27–41 (1974).
McGrath, P.G.: In: Psychopathic Disorders and their Assessment (M. Craft, Ed.). London: Pergamon 1966.
Meijers, F.S., mentioned after Kempe in Reuck, Porter 1968.
Mende, W.: Forensische Psychiatrie. Lexikon der Psychiatrie. Berlin: Springer 1973.
Merskey, H.: The routine treatment of offenders in the National Health Service. Med. Sci. Law 9, 19–22 (1969).
Messinger, E., Apfelberg, B.: A quarter century of court psychiatry. Crime Delinq. 7 (1961).
Meyerson, A., Törnquist, K.-E.: Present status of forensic psychiatry in Sweden. scand. 55, 194–198 (1977).
Middendorf, W.: New forms of juvenile delinquency. In: Second United Nations Congress on the Prevention of Crime and Treatment of Offenders (London 1960). New York: United Nations 1960.
Middendorf, W.: Die kriminologische Prognose in Theorie und Praxis. Neuwied-Berlin: Luchterhand 1967.
Möller, T., Thorsteinsson, G.: Present status of forensic psychiatry in Iceland. Acta psychiat. scand. 55, 183–186 (1977).
Mohr, J.W.: In: Resnik, H.L.P., Wolfgang, M.E.V. (Eds.): Treatment of the Sex Offender. Int. psychiat. Clin. 8, Suppl. 4 (1972).
Morozov, G.V., Kalashnik, K.M.: Forensic Psychiatry. White Plains, N.Y.: International Arts & Sciences Press 1970.
Morris, N.: In: Irwine, L.M., Jr., Brelje, T.B.: Law, Psychiatry and the Mentally Disordered Offender, Vols 1 and 2. Springfield, Ill.: Thomas 1972–1973.
Morris, N., Hawkins, G.: The honest politician's guide to crime control. Chicago: University of Chicago Press 1970.
Moser, T.: Repressive Kriminalpsychiatrie. Vom Elend einer Wissenschaft. Frankfurt a.M.: Suhrkamp 1971.
Mueller, G.O.W.: Medical surveys in prisons: lessons from two surveys. In: Ciba Foundation: Medical care of prisoners and detainees. Amsterdam: Elsevier 1973.
Partridge, R.: Broadmoor. London: Chatto & Windus 1953.
Patuxent Institution: Maryland's Defective Delinquent Statute. A Progress Report. Jessup, Md: Patuxent Institution 1973. (Supplement, unpublished, issued 1976.)
Penrose, L.S.: Mental disease and crime. Outline of a comparative study of European statistics. Brit. J. med. Psychol. 18, 1–15 (1939).
Petric, J.: Rate of psychiatric morbidity in a Metropolitan county jail population. Amer. J. Psychiat. 133, 1439–1444 (1976).
Pinatel, J.: Criminologie, 1st and 3rd eds, Vol. 3: Traité de droit pénal et de criminologie. Paris: Dalloz 1970, 1975.
Pinatel, J.: Can prisons be transformed into therapeutic institutions? Excerpta criminol. 11, 705–707 (1971). Full version in Ann. int. Criminol. 8, 33–82 (1969).
President's commission on law enforcement and administration of justice. Task Force Report: Corrections. Washington, D.C.: M.S. Government Printing Office 1967.
Radzinowicz, L., Wolfgang, M.E.: Crime and Justice, Vols. 1–3. New York: Basic Books 1971.
Ragozzino, D.: Notes on reform of institutions for mentally disordered offenders. Rass. Criminol. 5, 253–258 (1974). (quoted after Abstr. Crime Delinq. 1977).

Rappeport, J.: Enforced treatment – Is it treatment? Bull. Amer. Acad. psychiat. Law **2**, 148–158 (1974).
Rappeport, J.: Patuxent revisited. Bull. Amer. Acad. psychiat. Law **3**, 10–16 (1975).
Rasch, W.: New tasks for German forensic psychiatry. 8. congrès internat. de défense sociale, Paris, 359–368 (1971).
Rasch, W.: Sozialtherapie aus forensisch-psychiatrischer Sicht. Stuttgart: Almanach 1973, pp. 28–44.
Rasch, W.: Formaler Aufbau und organisatorisches Grundkonzept der sozialtherapeutischen Modellsischpsychiatrische Gegenwartsprobleme. Salzburg: Facultas 1974a, pp. 24–33.
Rasch, W.: Formale Aufbau und organisatorisches Grundkonzept der sozialtherapeutischen Modellanstalt Düren. Mschr. Kriminol. Strafrechtsref. **57**, 27–41 (1974b).
Raspé, G. (Ed.): Schering Symposium über Sexualdeviationen und ihre medikamentöse Behandlung (Life Science Monographs 2). Oxford: Pergamon-Vieweg 1972.
Reicher, J.W.: Treatment in a special institution for mentally disturbed delinquents. Prax. Kinderpsychol. **22**, 120–125 (1973).
Resnik, H.L.P., Wolfgang, M.E.V. (Eds.): Treatment of the sex offender. Int. psychiat. Clin. **8**, Suppl. 4 (1972).
Reuck, A.V.S. de, Porter, R. (Eds.): The Mentally Abnormal Offender. London: Churchill 1968.
Rizzo, N.D., Devlin, J.M.: Unique aspects of the Massachusetts Courts Clinics program. Int. J. Offender Ther. Comp. Criminol. **18**, 159–163 (1974).
Robins, Lee N.: Deviant children grown up. A sociological and psychiatric study of sociopathic personality. Baltimore, Md: Williams & Wilkins 1966.
Robitscher, J.: The new face of legal psychiatry. Amer. J. Psychiat. **129**, 315–321 (1972a).
Robitscher, J.: Courts, state hospitals and the right to treatment. Amer. J. Psychiat. **129**, 298–304 (1972b).
Robitscher, J.: Court clinics and defendants' rights. Bull. Amer. Acad. psychiat. Law **3**, 103–111 (1975a).
Robitscher, J.: The impact of new legal standards on psychiatry or Who are David Bazelon and Thomas Szasz and why are they saying such terrible things about us? Or authoritarianism versus nihilism in legal psychiatry. J. psychiat. Law **3**, 151–174 (1975b).
Robitscher, J., Guy, E.B., Heller, M., Reitz, C., Rieger, W.: Psychiatry in American correction. Int. J. Offender Ther. comp. Criminol. **15**, 126–133 (1971).
Rollin, H.R.: Social and legal repercussions of the Mental Health Act, 1959. Brit. med. J. **1963 1**, 786–788.
Rollin, H.R.: The conventional mental hospital and the English penal system. In: The Mentally Abnormal Offender (A.V.S. Reuck and R. Porter, Eds.). London: Churchill 1968.
Rollin, H.R.: The Mentally Abnormal Offender and the Law. London: Pergamon 1969.
Roosenburg, A.M.: The treatment of criminals in institutions. Bull. Menninger Clin. **25**, 186 (1961).
Roosenburg, A.M.: The unwilling patient. London: Institute for the Study and Treatment of Delinquency 1966.
Roth, L.H.: Treating the incarcerated offender. Correct. Psychiat. J. soc. Ther. **15**, 1: 4–14 (1969).
Roth, L.H., Ervin, F.R.: Psychiatric care of federal prisoners. Amer. J. Psychiat. **128**, 424–430 (1971).
Rubin, B.: The prediction of dangerousness in mentally ill criminals. Arch. gen. Psychiat. **77**, 397–407 (1972).
Rümke, H.C.: In: Ehrhardt, H., Ploog, D., Stutte, H.: Psychiatrie und Gesellschaft. Berne: Huber 1958.
Russell, D.H.: From the Massachusetts Court clinics. Int. J. Offender Ther. Comp. Criminol. **13**, 140–152 (1969).
Satten, J.: Correctional Institutions and Psychiatry. In: Encyclopedia of Mental Health, Vol. 2 (A. Deutsch, Ed.). New York: Franklin Watts 1963.
Scheidemandel, P.L., Kanno, C.K.: The mentally ill offender. A survey of treatment programs. Washington, D.C.: Joint Information Service of the American Psychiatric Association and the National Association for Mental Health 1969.
Schettau, A.: Sozialtherapie in Kalifornien: Die Institute Vacaville und Atascadero. Kriminol. J. **1**, 44–49 (1970).
Schmideberg, Melitta: Reality therapy of offenders. Int. J. Offender Ther. comp. Criminol. **14**, 19–25 (1970).

Schmideberg, Melitta: Some basic principles of offender therapy. Int. J. Offender Ther. comp. Criminol. **19**, 22–32 (1975).
Schmitt, G.: Theorie und Praxis der Sozialtherapie in Strafvollzug, insbesondere der Verhaltenstherapie. In: Kriminaltherapie heute (H. Müller-Dietz, Ed.). Berlin: de Gruyter 1974.
Schrøder, G.E.: Psychiatric examination of male prisoners in the penal institutions of Denmark. [Danish] Vols. 1 and 2. Copenhagen: Jacob Lund 1917, 1927.
Scott, P.D.: Punishment or treatment: prison or hospital? Brit. med. J. **1970 2**, 167–169; also published in Prison Serv. J. no. 10, 25–31 (1970).
Scott, P.D.: Treating offenders. Lancet **1972/2**, 52.
Scott, P.D.: Solutions to the problem of the dangerous offender. Brit. med. J. **1974 4**, 640–641.
Scott, P.D.: Has Psychiatry Failed – in the Treatment of Offenders? London: Institute for the Study of Treatment of Delinquents 1975.
Shah, S.A.: Community mental health and the criminal justice system: some issues and problems. Ment. Hyg. **54**, 1–12 (1970).
Showstack, N.: Preliminary report on psychiatric treatment of prisoners at the California Medical Facility. Amer. J. Psychiat. **112**, 821–824 (1956).
Sidley, N.T.: The evaluation of prison treatment and preventive detention programs: some problems faced by the Patuxent Institution. Bull. Amer. Acad. psychiat. Law **2**, 73–95 (1974).
Sivadon, P., mentioned by Baan 1958.
Slovenko, R. (Ed.): Crime, Law and Corrections. Springfield, Ill.: Thomas 1966.
Slovenko, R., Luby, E.D.: On the emancipation of mental patients. J. psychiat. Law **3**, 191–214 (1975).
Sluga, W.: Psychiatrische Therapie und Freiheitsstrafe. Wien. med. Wschr. **117**, 1164–1166 (1967).
Sluga, W.: Die psychotherapeutische Situation im Strafvollzug. Z. Psychother. med. Psychol. **20**, 75–83 (1970).
Sluga, W., Grünberger, J.: Gruppenpsychotherapie mit Strafgefangenen. Z. Psychother. med. Psychol. **18**, 91–96 (1968).
Sluga, W., Grünberger, J.: Psychische Behandlungsmethoden im Strafvollzug. In: Kriminologische Gegenwartsfragen 10. Stuttgart: Enke 1972.
Social defence, Eighth International Congress. Int. Rev. Crime Policy **30**, 106–112 (1972).
Solomon, P. (Ed.): Sensory Deprivation. Cambridge, Mass.: Harvard University Press 1961.
Solomon, P.: Sensory deprivation. In: Freedman, M., Kaplan, H.J.: Comprehensive Textbook of Psychiatry. Baltimore, Md: Williams & Wilkins 1967.
Sozialtherapeutische Anstalten – Konzepte und Erfahrungen – Selbstverlag Bundeszusammenschluß für Straffälligenhilfe, Bonn, 2. erw. Aufl. 1977, Heft 19.
Standard Minimum Rules, see United Nations, 1956.
Steadman, H.J.: Follow-up on Baxstrom patients returned to hospitals for the criminally insane. Amer. J. Psychiat. **130**, 317–319 (1973).
Steadman, H.J., Cocozza, J.J.: Careers of the criminally insane (Excessive social control of deviance). Lexington, Mass.: Lexington Books 1974.
Steadman, H.J., Keveles, G.: The community adjustment and criminal activity of the Baxstrom patients: 1966–1970. Amer. J. Psychiat. **129**, 80–86 (1972).
Stone, A.A.: Three factors in the new prominence of psychiatry and law. Psychiat. Ann. **1**, 18–44 (1971).
Stone, A.A.: Mental health and law: a system in transition. Rockville: National Institute of Mental Health 1975 a.
Stone, A.A.: Overview: the right to treatment–comments on the law and its impact. Amer. J. Psychiat. **132**, 1125–1134 (1975 b).
Storr, A., In: Ciba Foundation: Medical Care of Prisoners and Detainees. Amsterdam: Elsevier 1973.
Stürup, G.K.: Treating the untreatable. Chronic criminals at Herstedvester. Baltimore, Md: Hopkins 1968.
Stürup, G.K.: Castration: The total treatment. In: Resnik, H.L.P., Wolfgang, M.E.V. (Eds.): Treatment of the Sex Offender. Int. psychiat. Clin. **8**, Suppl. 4 (1972).
Supreme Court of the United States: Baxstrom *vs.* Herold, 383 U.S. 107 (1966); also in: Allen, R.C., Ferster, E.Z., Rubin, J.C.: Readings in Law and Psychiatry, 2nd ed. Baltimore, Md: Hopkins 1975.

Svendsen, B.B.: Report of a WHO short-term consultant collaborating with UNSDRI (United Nations Social Defence Research Institute) in Rome. Duplicated 1971.
Svendsen, B.B.: Is the existence of a forensic psychiatry justified? Acta psychiat. scand. **55**, 161–164 (1977a).
Svendsen, B.B.: Present status of forensic psychiatry in Denmark. Acta psychiat. scand. **55**, 176–180 (1977b).
Svendsen, B.B., Anchersen, P., Meyerson, A., Noreik, K., Thorsteinsson, G., Tuovinen, M., Törnqvist, K.-E.: Present functions of forensic psychiatry in Scandinavia. Acta psychiat. scand. **55**, 165–175 (1977).
Svendsen, B.B., Werner, J.: Offenders within ordinary services for the mentally retarded in Denmark In: Proceedings of the 4th International Congress of the International Association for the Scientific Study of Mental Deficiency. Baltimore, Md: University Park Press 1977.
Sykes, G.M.: The Society of Captives. Princeton, N.J.: Princeton University Press 1958.
Szasz, T.S.: Law, Liberty and Psychiatry. New York: Macmillan 1963.
Traitement dans le service pénal: Actes du Xe Congrès Français de Criminologie. Collection de médecine légale et de toxicologie médicale. Paris: Masson 1970.
Tullio, B. di: Horizons in Clinical Criminology (Monographs of the Criminal Law Education and Research Center, vol. 3). New York: New York University, School of Law 1969.
Tuovinen, M.: Present status of forensic psychiatry in Finland. Acta psychiat. scand. **55**, 181–182 (1977).
Turner, M.: Norman House. In: Whiteley, S., Briggs, D., Turner, M.: Dealing with Devaints. London: Hogarth 1972.
United Nations: First Congress on the prevention of crime and the treatment of offenders, Geneva 1955. Annex I. A.: Standard minimum rules for the treatment of prisoners. New York: United Nations 1956.
United Nations: Fifth congress on the prevention of crime and the treatment of offenders, Geneva 1975. New York: United Nations 1976.
Venzlaff, U.: Aktuelle Probleme der forensischen Psychiatrie. In: Psychiatrie der Gegenwart, 2nd ed., Bd. 3. Berlin: Springer 1975.
Virgillo, G.: Sulla istituzione dei manicomi criminali in Italia. Milano: Fratelli Rechiedei 1877.
Walker, N.: Treatment and justice in penology and psychiatry (Sandoz Lecture 1976). Edinburgh: Edinburgh University Press 1976.
Walker, N., McCabe, S.: Crime and Insanity in England, Vol. 2: New solutions and new problems. Edinburgh: Edinburgh University Press 1973.
Wardrop, K.: Psychiatry and Probation. London: Institute for the Study of the Treatment of Delinquency 1971.
Wardrop, K.: The Douglas Inch Centre for forensic psychiatry. Int. J. Offender Ther. comp. Criminol. **19**, 219–227 (1975).
Warren, Marguerite: In: Clinical Criminology (G. Canepa and D. Szabo, Eds.). Rass. Criminologia **4**, 1–149 (1973).
Weiner, I.B.: Psychological Disturbance in Adolescence. New York: Wiley 1970.
West, D.J.: The Habitual Prisoner. (Cambridge Studies in Criminology, Vol. 19). London: Macmillan 1963.
West, D.J.: The chronic offender. Hosp. Med. **2**, 48–50 (1967).
West, D.J. (Ed.): Psychopathic offenders. Cambridge: Institute of Criminology 1968.
West, D.J., with Farrington, D.P.: Who becomes delinquent? (Cambridge Studies in Criminology, Vol. 34). London: Heinemann 1973.
Wexler, D.B.: Criminal Commitments and Dangerous Mental Patients: Legal Issues of Confinement, Treatment and Release. Rockville, National Institute of Mental Health 1976.
Whiskin, F.E.: Enforced psychotherapy. Int. J. Offender Ther. comp. Criminol. **13**, 152–157 (1969).
Whiteley, S., Briggs, D., Turner, M.: Dealing with Deviants. London: Hogarth 1972.
Wieser, S.: Psychiatrische Therapie, Möglichkeiten und Grenzen. In: Handbuch der forensischen Psychiatrie (H. Göppinger and H. Witter, Eds.). Berlin: Springer 1972.
Wilkins, L.T.: A survey of the field from the standpoint of facts and figures. In: The Effectiveness of Punishment and Other Measures of Treatment. Strasbourg: Council of Europe 1967.
Witter, H.: Grundriß der gerichtlichen Psychologie und Psychiatrie. Heidelberg: Springer 1970.

Wolfgang, M.E., Savitz, L., Johnston, N.: The Sociology of Crime and Delinquency, 2nd ed. New York: Wiley 1970.
Woodside, M.: Probation and psychiatric treatment in Edinburgh. Brit. J. Psychiat. 118, 561–570 (1971).
Wooton, Barbara: Social Science and Social Pathology. London: Allen & Unwin 1959.
Wooton, Barbara: The law, the doctor and the deviant. Brit. med. J. **1963** 2, 197–202 (1963a).
Wooton, Barbara: Crime and the Criminal Law. London: Stevens 1963b.
Wooton, Barbara: The place of psychiatry and medical concepts in the treatment of offenders: a layman's view. Canad. psychiat. Ass. J. **17**, 365–375 (1972).
Workshop on cyproterone acetate (Androcur). J. int. med. Res. 3, Suppl. 4 (1975).
World Health Organization: Seminar on Psychiatry and the Treatment of Delinquency. Chronicle WHO **12**, 329–334 (1958).
World Health Organization: Consultation on forensic psychiatry and collaboration with the United Nations Social Defence Research Institute. Int. Rev. Crime Policy **28**, 120–123 (1970).
World Health Organization: Problems of deviant social behaviour and delinquency in adolescents and young adults. Copenhagen: WHO Regional Office for Europe 1973.
World Health Organization: Major issues in juvenile delinquency. Copenhagen: WHO Regional Office for Europe 1974.
World Health Organization: Health aspects of avoidable maltreatment of prisoners and detainees (A/Conf. 56/9) 1975.
World Health Organization: Forensic psychiatry. Copenhagen: Regional Office for Europe 1977.
Wright, M.: Use of Criminology Literature. Information of Sources for research and development. London: Butterworths 1974.
Yong, J.N.: Effects of group therapy on severely sociopathic offenders. Correct. Psychiat. J. soc. Ther. **15**, 48–54 (1969).

B. Psychologische Grundlagen

Theoretische Grundlagen psychologischer Forschungsmethoden in der Psychiatrie

Von

H. Legewie

Inhalt

A. Übersicht	452
B. Wissenschaftstheoretische Voraussetzungen	453
I. Wissenschaft und Alltagswissen	453
II. Der logische Positivismus	454
III. Wissenschaftliche Paradigmata	456
IV. Organismus- und Handlungsmodell	457
V. Systemtheoretische Überlegungen	458
VI. Der Verwertungszusammenhang	460
C. Psychologische Datenerhebung	462
I. Datenerhebung in der Psychiatrie	462
II. Theorie der Datenerhebung	463
1. Der Modellbegriff	463
2. Messungen und Meßskalen	465
3. Gütekriterien	466
III. Sprachvermittelte Daten	467
IV. Datenarten	469
1. Handlungsprozesse und Handlungseffekte	469
2. Physikalische und physiologische Daten	470
3. Testwerte	470
4. Urteilsskalen	471
5. Alternativen	472
V. Der diagnostische Prozeß in der Therapieplanung	473
D. Das psychologische Experiment	475
I. Experimente mit Menschen	475
II. Die experimentelle Methode	477
III. Sozialpsychologie des Experiments	480
IV. Alternativen zum Laborexperiment	483
1. Laborexperimente als explizites Rollenspiel	483
2. Feldexperimente und Quasi-Experimente	484
3. Aktionsforschung	485
V. Evaluation von Reformen	486
Literatur	488

A. Übersicht

Der Titel dieses Beitrags geht von der Unterstellung aus, daß es spezifisch psychologische Forschungsmethoden gebe, die für die Psychiatrie relevant seien. Psychologische Methoden müssen damit einerseits von spezifisch psychiatrischen Methoden und andererseits von den Methoden anderer Nachbardisziplinen wie Physiologie oder Soziologie abgegrenzt werden. Diese Abgrenzung kann jedoch nicht nach wissenschaftslogischen Gesichtspunkten erfolgen, sondern sie ist ein Ergebnis der historischen Entwicklung, die Ende des vorigen Jahrhunderts die akademische Psychologie als selbständige Disziplin entstehen ließ.

Nach der üblichen Einteilung werden in der Allgemeinen Psychologie psychische „Grundfunktionen" wie Wahrnehmung, Aufmerksamkeit, Emotionen, Motivation, Lernen und Denken untersucht. Weitere Grundlagenfächer einer Wissenschaft vom Menschen sind die Physiologische Psychologie und die Persönlichkeits- und Sozialpsychologie bzw. Soziologie. Die Methoden und Konzepte dieser Fächer sind für die anwendungsorientierte Psychiatrie relevant, soweit sie mit Störungen psychosozialer Funktionen zu tun hat. Hier ist die Abgrenzung zu den neurophysiologischen Methoden auf der einen Seite und den soziologischen Methoden auf der anderen Seite willkürlich.

Parallel zur Psychiatrie hat sich in den letzten 100 Jahren die Klinische Psychologie als Zweig der „Angewandten Psychologie" entwickelt. Die Klinische Psychologie teilt mit der Psychiatrie weitgehend den Gegenstand, benutzt jedoch entsprechend ihrer Herkunft andere Denkmodelle und Methoden. Die ohnehin willkürliche Abgrenzung wird zusätzlich erschwert durch die Tatsache, daß ursprünglich psychiatrische Methoden innerhalb der Klinischen Psychologie weiterentwickelt wurden (z.B. Interviewtechniken) und ebenso psychologische Methoden innerhalb der Psychiatrie (z.B. Beobachtungsskalen).

Aufgrund der genannten Abgrenzungsschwierigkeiten werden im folgenden Beitrag psychologische Forschungsmethoden pragmatisch als vorwiegend dem psychologischen Wissenschaftsbetrieb entstammend verstanden, ohne daß im einzelnen der Frage der Abgrenzung nachgegangen werden soll.

Weiterhin sei betont, daß der Beitrag nicht die Beschreibung einzelner psychologischer Methoden zum Thema hat (hierzu wird auf die psychologisch-methodische Fachliteratur verwiesen). Es sollen vielmehr einige grundsätzliche Fragen diskutiert werden, die mit der Verwendung psychologischer Forschungsmethoden in der Psychiatrie verbunden sind.

Die drei Kapitel des Beitrags beschäftigen sich mit wissenschaftstheoretischen Grundlagen, mit Fragen der psychologischen Datenerhebung und mit dem psychologischen Experiment. Ein durchgängiges Anliegen war es, die Grenzen der vorherrschenden naturwissenschaftlich verengten Methodenauffassung in Psychologie und Psychiatrie aufzuweisen und Möglichkeiten zu ihrer Überwindung — ohne Rückfall in spekulative Philosophie — zu erkunden. Ein weiteres Anliegen war der Bezug dieser Methoden auf die praktisch wichtige Reformbewegung in der psychosozialen Gesundheitsversorgung.

In der Darstellung ergaben sich einige Schwierigkeiten aus dem doppelten Ziel, einerseits eine lesbare Einführung in die Problematik psychologischer Forschungsmethoden zu liefern und andererseits diese Methoden kritisch zu reflektieren.

B. Wissenschaftstheoretische Voraussetzungen

I. Wissenschaft und Alltagswissen

Methoden sind Werkzeuge oder Handlungsanweisungen zum Erreichen vorgegebener Ziele oder zum Lösen von Problemen. So stellt das Einschlagen eines Nagels eine Methode zum Befestigen eines Bretts dar. Jede Anwendung einer Methode setzt eine Fülle von Alltagswissen oder Alltagstheorien über die Wirklichkeit voraus, die uns weitgehend selbstverständlich sind und deshalb gewöhnlich nicht hinterfragt werden (*implizite Theorien*), z.B. beim Nageleinschlagen Kenntnisse über die relative Festigkeit von Hammer, Nagel, Brett und Unterlage, Größenbeziehungen, Einfluß der Schwerkraft, zu erwartende Belastung des Bretts, Einsatz von Muskelkraft usw.

Wissenschaftliche Methoden sind das Ergebnis einer weit fortgeschrittenen gesellschaftlichen Arbeitsteilung zwischen praktischer und theoretischer Problemlösung. Sie sind im Idealfall eingebettet in eine *explizite Theorie,* d.h. ein System von explizit formulierten Aussagen, deren Schlüssigkeit und Widerspruchsfreiheit mit Hilfe der Logik überprüft werden kann. Außerdem nehmen sie gegenüber den Alltagsmethoden für sich in Anspruch, durch eindeutige Verfahrensregeln intersubjektiv *nachprüfbare Ergebnisse* zu ermöglichen. Als Beispiel einer psychologischen Methode sei die Konstruktion und Anwendung eines Intelligenztests zur Auswahl eines geeigneten Schultyps für einen Schüler mit Lernschwierigkeiten genannt. Die Testkonstruktion basiert inhaltlich auf einer Theorie der Intelligenz und formal auf einer Theorie des Messens. Die Testdurchführung soll gewährleisten, daß die schulrelevante Ausprägung der Intelligenz des Schülers unabhängig vom Testleiter und seinen Sympathien oder Stimmungen erfaßt wird.

In wissenschaftstheoretischen Erörterungen werden gewöhnlich die Vorzüge der wissenschaftlichen Methodik gegenüber den Alltagsmethoden hervorgehoben. So hat auch die Anwendung psychologischer Methoden in der Psychiatrie eine historisch wichtige Funktion erfüllt, die vielbeschworene „klinische Intuition und Erfahrung" durch den Einsatz kontrollierter Erhebungen und objektiver Tests zu relativieren (s. z.B. BRENGELMANN, 1963). Heute besteht jedoch in der akademischen Psychiatrie (und Psychologie) eher ein gegenteiliger Trend der unkritischen Überschätzung wissenschaftlicher und besonders quantitativer Methoden, der es nötig erscheinen läßt, die Abhängigkeit der wissenschaftlichen Methodik vom Alltagswissen und Alltagshandeln herauszuarbeiten. Diese Abhängigkeit begegnet uns auf verschiedenen Ebenen:

1. Auch formalisierte naturwissenschaftliche Theorien und Methoden sind in hohem Maße eingebettet in „selbstverständliches" Alltagswissen. CAMPBELL (1974) führt als Beispiel die Quantentheorie des Lichts an, deren mathematischer Formelapparat ohne alltagssprachliche Erläuterungen unkommunizierbar wäre, deren experimentelle Überprüfung ohne die Alltagswahrnehmung von Licht und Gegenständen und ohne das Alltagswissen der Physiker über Versuchsfehler und Artefaktquellen unmöglich wäre.

2. Für psychologische Methoden und Theorien kommt hinzu, daß der Forscher und seine „Objekte" — anders als die Lichtquanten des Physikers — ihr Alltagswissen und ihre Alltagserfahrung in wissenschaftliche Untersuchungen

miteinbringen. Jede Untersuchung am Menschen, jeder Fragebogen, jedes Experiment setzt alltagssprachliche Kommunikation mit einer „Versuchsperson" voraus. Alltagssprache, Alltagswissen und Alltagshandeln bilden also eine konstituierende Voraussetzung psychologischer Methoden. Hier liegt einer der Gründe für die Auseinandersetzung zwischen natur- und sozialwissenschaftlichen Forschungsmodellen in der Psychologie.

3. In einer ausführlichen Analyse der „naiven" Verhaltenstheorie hat LAUCKEN (1974) aufgezeigt, daß dem zwischenmenschlichen Alltagshandeln theoretische Konzepte zugrunde liegen, die bezüglich ihrer Differenziertheit jedem Vergleich mit „wissenschaftlichen" Verhaltenstheorien standhalten. Die naive Verhaltenstheorie dient der schnellen und wirksamen kognitiven Orientierung beim alltäglichen Lösen von sozialen Problemen. Sozialwissenschaftliche Methoden dienen ebenfalls dem Lösen von sozialen Problemen, ihre Anwendung und Bewährung unterliegt also letztlich dem gleichen Praxistest wie die vorwissenschaftlichen Methoden des Alltagshandelns — mit dem wichtigen Unterschied, daß sie sich als erfolgreicher und zuverlässiger beim Problemlösen erweisen müssen, wenn der gesellschaftliche Aufwand des Unternehmens Wissenschaft der Mühe wert sein soll.

4. Die Situation wird weiter kompliziert durch die Tatsache, daß sozialwissenschaftliche Theorien und Ergebnisse auf das Alltagswissen und die Alltagstheorien zurückwirken, d.h., ihren Gegenstand durch seine Beschreibung — nicht nur durch die Eingriffe des Messens wie in der Physik — verändern können (s. z.B. den Einfluß der Psychoanalyse auf das Alltagswissen). Hier wird eine besondere gesellschaftliche Funktion der Sozialwissenschaft deutlich.

5. Für die Klinische Psychologie und Psychiatrie sind Alltagswissen und Alltagshandeln zusätzlich zentral bedeutsam, weil alle Versuche, psychische Störungen zu definieren, zurückgreifen auf die ungeschriebenen Verhaltensregeln des „gesunden Menschenverstands": „Verrückt" im wahren Wortsinn ist, wer gegen diese „selbstverständlichen" Alltagsregeln verstößt (s. KEUPP, 1972, 1976). Der Rückgriff auf Alltagswissen und Alltagsnormen liegt ebenso der Laiendefinition psychischer Störungen wie den gebräuchlichen psychodiagnostischen Methoden zugrunde und setzt ihrer „Objektivität" letztlich die Grenzen.

II. Der logische Positivismus

Bis vor wenigen Jahren orientierte sich die empirische Psychologie vorwiegend am Wissenschaftsverständnis der exakten Naturwissenschaften, wie es in der positivistischen Wissenschaftstheorie formuliert wurde (s. STEGMÜLLER, 1970). Auf die verschiedenen Spielarten der positivistischen Wissenschaftstheorie (naiver Empirismus, logischer Positivismus, kritischer Rationalismus, Konstruktivismus) kann hier nicht im einzelnen eingegangen werden (s. hierzu HOLZKAMP, 1972).

Exemplarisch sei die wissenschaftstheoretische Konzeption des heute in der Psychologie vorherrschenden Kritischen Rationalismus (POPPER, 1966) skizziert (s. Abb. 1, nach MERTENS, 1975): Aus einer allgemeinen Theorie — die immer schon vorausgesetzt wird — werden empirische Hypothesen (Wenn-Dann-Sätze) abgeleitet und an Beobachtungsdaten überprüft. Bei fehlender Übereinstimmung

Entdeckungs- *Überprüfungs-*
zusammenhang *zusammenhang*

```
              Theorie
                ↘
           Theoretische Sätze
           TS₁, TS₂ ...
                ↘
           Operationalisierung
                ↘
           Wahl einer Methode
           (z.B. Experiment)
                ↘
           Realisation der UV
           (Wenn-Komponente)
                ↘
           Beobachtung der AV
           (Dann-Komponente)
                ↘
           Statistische Aus-
           wertung und Prüfung
                ↘
           Interpretation
                ↘
           Beibehaltung, Modifi-
           kation, Falsifikation
           der Hypothese

           Verwertungs-
           zusammenhang
```

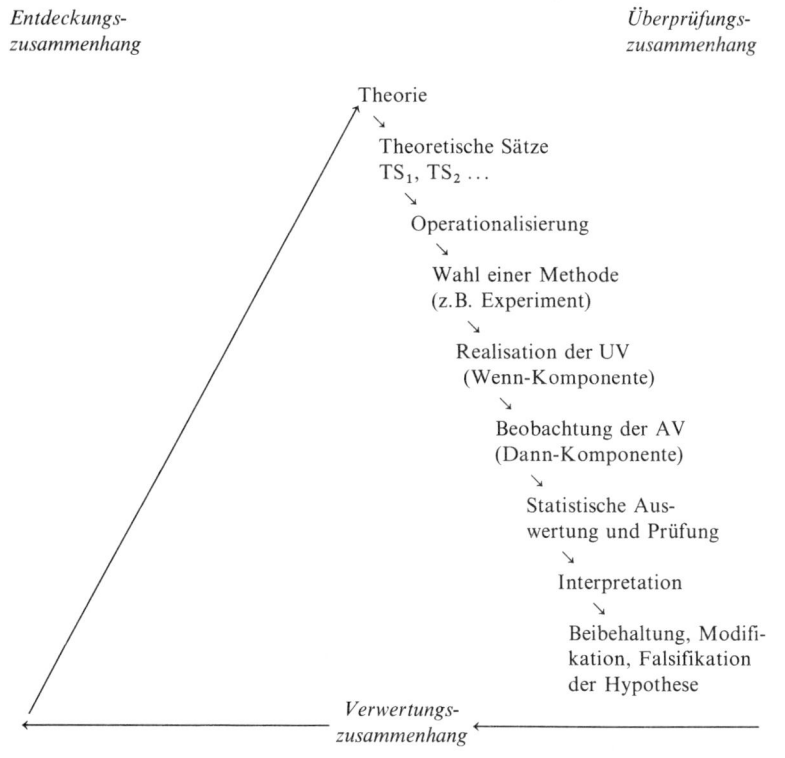

Abb. 1. Wissenschaftslogische Schritte beim Überprüfen einer Theorie. UV = unabhängige Variable, AV = abhängige Variable (nach MERTENS, 1975)

gilt die übergeordnete allgemeine Theorie als widerlegt und muß durch eine bessere Theorie ersetzt werden (Falsifikationsprinzip). Der wissenschaftliche Fortschritt wird als ein ständiger Prozeß von Versuch und Irrtum zur Auswahl immer besser bestätigter Theorien aufgefaßt. In der Anwendung dienen die empirisch überprüften Theorien zur *Erklärung* und *Prognose* empirischer Sachverhalte.

Charakteristisch für die positivistische Wissenschaftsauffassung ist eine strenge Trennung zwischen (1) dem Entstehungszusammenhang, (2) dem Überprüfungszusammenhang und (3) dem Verwertungszusammenhang wissenschaftlicher Erkenntnis. Der Entstehungszusammenhang wird den „vorwissenschaftlichen" Entscheidungen und Intuitionen des einzelnen Wissenschaftlers überlassen. Der Überprüfungszusammenhang dagegen wird als das eigentliche Thema der Wissenschaftstheorie angesehen. Ihre Fragestellungen beziehen sich auf die *logische Analyse* theoretischer Aussagen und auf deren Falsifizierbarkeit durch Beobachtungsdaten. Der Verwertungszusammenhang schließlich wird aus der Verantwortung des „reinen Wissenschaftlers" ausgeklammert und dem „Praktiker" überlassen. Diese Trennung zwischen Theorie und Praxis entspricht auch dem Selbstverständnis vieler Wissenschaftler, wonach Wertfragen in der „eigentlichen" Wissenschaft nichts zu suchen haben, sondern erst bei ihrer Anwendung bzw. ihrem Mißbrauch ins Spiel kommen.

Das Ausklammern des Entstehungs- und Verwertungszusammenhangs aus der Wissenschaftstheorie führte in der Soziologie zum sogenannten „Positivismusstreit" (ADORNO et al., 1969), der besonders durch HOLZKAMP (z.B. 1972) auch in der Psychologie seine Resonanz fand.

III. Wissenschaftliche Paradigmata

Eine Problematisierung des Entstehungszusammenhangs wissenschaftlicher Theorien wurde insbesondere durch THOMAS KUHNS Untersuchungen zur „Struktur wissenschaftlicher Revolutionen" (1962/1976) eingeleitet. KUHN geht aus von einer historischen Untersuchung der Physik und Chemie. Dabei ergab sich die zentrale Bedeutung wissenschaftlicher *Paradigmata* für die gesamte Organisation der Forschung. Der Paradigma-Begriff wird häufig gleichbedeutend mit dem Begriff eines wissenschaftlichen Modells im weiteren Wortsinn verwendet, z.B. psychoanalytisches Modell, behavioristisches Modell.

Ein Paradigma umfaßt weit mehr als eine Theorie, die durch Beobachtungsdaten widerlegt werden könnte; es handelt sich vielmehr um ein Netz kognitiver Überzeugungen und Selbstverständlichkeiten in den Köpfen der Wissenschaftler eines Spezialgebietes, die durch das Paradigma eine gemeinsame „Weltsicht" besitzen. Das Paradigma zeichnet beispielhaft die Art der Problemlösung auf und wirkt sich aus auf den gesamten Wissenschaftsbetrieb, von der Auswahl der als „wissenschaftlich" angesehenen Fragestellungen über die zugelassenen Methoden bis zu den aufgestellten Theorien.

Der wissenschaftliche Fortschritt verläuft nach KUHN — zumindest für die entwickelten Naturwissenschaften — in drei Phasen:

1. In Phasen der *normalen Wissenschaft* besteht die Tätigkeit des Wissenschaftlers und der Fortschritt im „Lösen von Rätseln" im Rahmen des allgemein verbindlichen Paradigmas.

2. In Phasen der *Paradigmakrise* zeigen sich mehr und mehr „unlösbare Rätsel" oder Anomalien für das bewährte Paradigma. Dadurch entsteht ein schwindendes Selbstverständnis in der wissenschaftlichen Gemeinschaft, die allgemeinen Grundlagen werden in Frage gestellt und es treten widersprüchliche Konzepte als Anwärter auf ein neues Paradigma auf.

3. Die Paradigmakrise wird durch eine *wissenschaftliche Revolution* beendet, wenn sich die wissenschaftliche Gemeinschaft einem neuen Paradigma zuwendet, das die Anomalien besser zu lösen verspricht. Das neue Paradigma führt zur Umstrukturierung der gesamten wissenschaftlichen Fragestellungen, Methoden und Theorien und zur Neufassung der Lehrbücher.

Entscheidend für die wissenschaftstheoretische Diskussion ist die Erkenntnis, daß ein Paradigma nicht allein logisch zu begründen ist, sondern durch die historisch entstandene und soziologisch definierte wissenschaftliche Gemeinschaft konstituiert wird. Für die Wissenschaftstheorie bekommt KUHNS Arbeit damit selber die Bedeutung eines Paradigmawechsels von der logischen zur historisch-soziologischen Wissenschaftsauffassung (s. DIEDERICH, 1974; WEINGART, 1976).

Der Paradigma-Begriff hat sich auch in der Psychiatrie und Psychologie als fruchtbar erwiesen. So analysiert DÖRNER (1975) die historische Entwicklung der ersten Paradigmata der modernen Psychiatrie im 18. und 19. Jahrhundert durch BATTIE, PINEL und GRIESINGER.

KEUPP (1972) untersucht die Auseinandersetzung um ein angemessenes „Krankheitsmodell" unter dem Paradigmaaspekt:

1. Das *medizinische Modell* geht zurück auf die Entwicklung der Organmedizin im vorigen Jahrhundert. Als Ursachen für psychische Störungen werden organische Veränderungen des Nervensystems angenommen (Paradebeispiel: Progressive Paralyse). Die manifesten psychischen Störungen werden hier nur als *Symptome* für die zugrunde liegende *Gehirnkrankheit* angesehen.

2. Das *persönlichkeitspsychologische Modell* fand seine erste Formulierung in der Psychoanalyse. Psychische Störungen haben ihre Ursachen vornehmlich in der *individuellen Persönlichkeitsentwicklung* der frühen Kindheit. Psychische Störungen sind hier *Symptome* für eine gestörte Persönlichkeit. In späteren z.B. testpsychologischen Versionen werden den Störungen zugrunde liegende, statistisch ermittelte Persönlichkeitsdimensionen (z.B. Neurotizismus) angenommen.

3. Das *sozialwissenschaftliche Modell* geht davon aus, daß psychische (und weitgehend auch somatische) Störungen aus dem gesellschaftlichen Zusammenhang entstehen und aufgrund gesellschaftlicher Normen definiert sind. Das Vorkommen somatischer und/oder individualpsychologischer Veränderungen wird nicht geleugnet; es wird aber betont, daß die Folgen dieser Veränderungen erst *innerhalb des Gesellschaftssystems Krankheitswert* erhalten und durch die gesellschaftlichen Bedingungen aufrechterhalten werden.

IV. Organismus- und Handlungsmodell

Die psychologische Methodologie wird beherrscht von zwei gegensätzlichen Forschungsparadigmata: dem Organismus- und dem Handlungsmodell.

Das *Organismusmodell* als psychologisches Forschungsparadigma entstammt der experimentellen Biologie, insbesondere der biologischen Evolutionslehre, der Physiologie und neuerdings der Biokybernetik. Seine extremste Formulierung fand das Organismusmodell im Behaviorismus. Im Anschluß an Pawlows tierexperimentelle Analyse des „bedingten Reflexes" verbannte WATSON (1930/1968) die Untersuchung von Bewußtseinsphänomenen als irrelevant und unwissenschaftlich aus der Psychologie und formulierte das Reiz-Reaktions-Modell (S-R-Modell) des Verhaltens als Paradigma der Psychologie. SKINNER (1938, 1953/1973) entwickelte daraus das methodische Prinzip der „funktionalen Verhaltensanalyse", wonach in der wissenschaftlichen Psychologie nur beobachtbare Relationen zwischen physikalisch definierten Reizen und Reaktion untersucht werden sollen. Im Neobehaviorismus (z.B. OSGOOD, 1956) wurde das einfache S-R-Modell erweitert, indem „innere Reiz-Reaktions-Repräsentationen" zur Erklärung von Denken und Sprechen eingeführt wurden (S-I-R-Modell).

Von soziologischer Seite (z.B. HABERMAS, 1970) wird grundsätzlich gegen das naturwissenschaftlich orientierte methodische Vorgehen eingewendet, der Mensch sei im Gegensatz zu anderen biologischen Organismen durch Sprache und Geist *sich selbst als handelndes Subjekt bewußt,* die Reduktion auf einen objektiv beobachtbaren Organismus werde dieser entscheidenden Dimension menschlichen Handelns nicht gerecht. Verschiedene sozialwissenschaftliche Paradigmata, die wir hier als *Handlungsmodell* zusammenfassen, stellen demgegenüber das soziale Handeln des Menschen in den Vordergrund. Handlungen sind definitionsgemäß keine reizabhängigen Reaktionen, sondern zielgerichtete und bewußt gesteuerte menschliche Tätigkeiten.

Der qualitative Unterschied zum Organismusmodell wird besonders deutlich in der Position des „symbolischen Interaktionismus", dessen folgende Grundannahmen (nach BLUMER, 1973) mit unterschiedlichem Schwerpunkt auch für andere Versionen des Handlungsmodells gelten:

1. Für den handelnden Menschen sind gewöhnlich nicht die physikalischen Eigenschaften der ihn umgebenden „Dinge", sondern ihre *Bedeutung* wichtig. Unter „Dingen" werden unbelebte Gegenstände, andere Menschen, deren Handlungen, gesellschaftliche Institutionen und Werte zusammengefaßt (symbolischer Aspekt).

2. Die Bedeutung der Dinge entsteht durch die *soziale Interaktion,* die der Handelnde mit seinen Mitmenschen eingeht (Interaktionsaspekt).

3. Die Bedeutung ist nicht statisch festgelegt, sondern sie wird in einem *interpretativen Prozeß* von den Interaktionspartnern „ausgehandelt" und wenn nötig laufend abgeändert (prozessualer Aspekt).

Die Beiträge zum Handlungsmodell entstammen unterschiedlichen sozialwissenschaftlichen Disziplinen und sind entsprechend heterogen (z.B. ökonomische, soziologische, linguistische, interaktionspsychologische Ansätze). Auch in der Allgemeinen Psychologie gewinnt das Handlungsmodell im Zuge der Neubelebung kognitiver Theorien in den letzten Jahren mehr Beachtung. Eine kybernetisch orientierte Handlungstheorie wurde programmatisch von MILLER et al. (1960/1973) vorgelegt. Über ihre Weiterentwicklung durch VOLPERT (1974) und über Verbindungen mit modernen Lerntheorien und mit klinisch-psychologischen Problemen orientiert der Beitrag von BERGOLD (S. 493).

Die beiden Forschungsparadigmata bedingen einerseits unterschiedliche Fragestellungen, Methoden und Ergebnisse, andererseits entsprechen sie zugleich unterschiedlichen *Menschenbildern.* Das heißt, die Paradigmata dienen als Grundlage und Rechtfertigung für den konkreten Umgang mit Menschen, z.B. bei der Durchführung wissenschaftlicher Beobachtungen und Experimente, bei der Anwendung psychologischer Erkenntnisse in der Diagnostik und Therapie psychischer Störungen und bei gesellschaftspolitischen Entscheidungen.

V. Systemtheoretische Überlegungen

Während der Praktiker in der Psychiatrie gelernt hat, für seine Entscheidungen nebeneinander biochemische, testpsychologische und soziologische Daten zu berücksichtigen, steht eine theoretische Integration der verschiedenen Paradigmata entstammenden Methoden und Ergebnisse bisher noch aus. Ansätze zu einer vergleichenden, nicht reduktionistischen Betrachtung menschlichen Verhaltens liefern systemtheoretische Überlegungen, wie sie etwa BOULDING (1968) für die Psychologie und PICKENHAIN (1968) für die Psychiatrie vorgelegt haben.

Tabelle 1. Organisationsstufen und Betrachtungsebenen des menschlichen Verhaltens

Organisationsstufe	Betrachtungsebene
7. Makrosoziales Gesellschaftssystem	Sozioökonomische Methoden
6. Mikrosoziales System der sozialen Interaktion	Sozialpsychologisch-soziologische Methoden
5. System der Bewußtseinsprozesse	Sprachvermittelte Methoden
4. System der direkten Organismus-Umwelt-Interaktion	Methoden der Verhaltensbeobachtung
3. System der neuronalen Interaktion	Neurophysiologische Methoden
2. Zellsystem	Zellphysiologische Methoden
1. Physikalisch-chemisches System	Biophysikalisch-biochemische Methoden

Danach läßt sich in der materiellen Welt eine *Hierarchie von Systemen* unterscheiden, deren Organisationsstufen von der unbelebten Natur bis zur menschlichen Gesellschaft zunehmend komplexer werden. Jedes höhere System baut auf den Gesetzmäßigkeiten aller vorausgehenden Systeme auf, enthält aber zugleich *qualitativ neue Gesetzmäßigkeiten*. Das Funktionieren der unteren Systeme ist eine *notwendige Voraussetzung* für die jeweils höheren Systeme und setzt deren Entwicklung die biologischen Grenzen. Die höheren Systeme bestimmen aber die „Sollwerte" (Normen), denen alle niederen Teilsysteme genügen müssen.

In Tabelle 1 (in Anlehnung an PICKENHAIN, 1968, und RÜGGEBERG, 1972) sind insgesamt 7 Organisationsstufen menschlichen Handelns zusammengefaßt. Den verschiedenen Organisationsstufen sind unterschiedliche methodische Betrachtungsebenen zugeordnet:
1. Molekularbiologische Prozesse — erfaßbar durch biophysikalisch-biochemische Methoden.
2. Physikalisch-chemische Prozesse an Zellstrukturen, Membranen, Synapsen — erfaßbar durch zellphysiologische Methoden, im Nervensystem z.B. durch Einzelzellableitungen.
3. Neuronale Interaktion — erfaßbar z.B. durch Reiz- und Ausschaltungsmethoden im ZNS.
4. Direkte Organismus-Umwelt-Interaktion, z.B. Reizbeantwortung durch motorische Reaktionen, Annäherungs- und Vermeidungsverhalten — erfaßbar z.B. durch Verhaltensbeobachtung.
5. Subjektive Erlebnisprozesse, z.B. introspektiv gegebene Gedanken, Gefühle, Stimmungen, Bewußtseinsinhalte — erfaßbar durch Exploration oder Fragebögen, also durch Vermittlung verbaler Äußerungen.
6. Symbolisch-kommunikative Interaktion durch sprachliche und nichtsprachliche Signale — erfaßbar z.B. durch sozial-psychologische Methoden wie Interaktionsanalyse, Inhaltsanalyse, teilnehmende Beobachtung.
7. Sozioökonomische Prozesse bzgl. der materiellen Lebensbedingungen, Produktions- und Herrschaftsverhältnisse eines Gesellschaftssystems — erfaßbar z.B. durch soziologische und ökonomische Methoden.

Die Einteilung ist nicht frei von Willkür. So ließen sich etwa bei der 4. Organisationsstufe (Organismus-Umwelt-Interaktion) zwei getrennte Systeme für den Energie- und Informationsaustausch unterscheiden. Andererseits ist die Annahme eines eigenen Systems der Bewußtseinsprozesse (5. Organisationsstufe) nicht zwingend erforderlich, da die Bewußtseinsprozesse phylogenetisch und ontogenetisch durch die soziale Interaktion entstehen und auch methodisch nur eingebettet in soziale Interaktionssysteme (z.B. sprachliche Vermittlung) erfaßbar sind. Die vorgelegte Einteilung orientiert sich hier an der historischen Entwicklung der Betrachtungsebenen, wonach die Methoden zur Erfassung des subjektiven Erlebens weitgehend unabhängig von den sozialpsychologischen Methoden entstanden sind.

Zusammenfassend läßt sich feststellen, daß die systemtheoretische Betrachtung das Organismus- und Handlungsmodell als Modelle mit jeweils beschränktem Geltungsbereich erscheinen läßt — wobei das Handlungsmodell dem Organismusmodell übergeordnet ist. Das vorgelegte Schema stellt kein neues Paradigma dar, es ist vielmehr der Versuch einer Einordnung bestehender Betrachtungsebenen und steckt den Rahmen ab für ein umfassendes Paradigma menschlichen Handelns. Ein solches Paradigma würde die Frage nach den gesellschaftlichen Normen und Zielen im Rahmen einer allgemeinen Gesellschaftstheorie stellen müssen.

VI. Der Verwertungszusammenhang

Nach positivistischer Wissenschaftsauffassung besteht eine strikte Trennung zwischen Begründungs- und Verwertungszusammenhang, zwischen Grundlagenforschung und Anwendung. Auch in der Psychologie und Psychiatrie besteht die Forderung, der Theoretiker solle *nach wissenschaftsinternen Kriterien* die Gesetzmäßigkeiten des Verhaltens erforschen, die der Praktiker dann anwenden könne.

Nach wissenschaftshistorischen und -soziologischen Untersuchungen von BÖHME et al. (1974) trifft diese Trennung allenfalls für die Naturwissenschaften bis etwa Ende des vorigen Jahrhunderts zu. Seitdem läßt sich in Natur- und Sozialwissenschaften eine zunehmende Tendenz zur „Finalisierung" feststellen, d.h. eine Ausrichtung nicht nur der Fragestellungen, sondern auch der eigentlichen Theorienbildung auf *wissenschaftsexterne Ziele*. Die Finalisierungstendenz trifft die modernen Natur- und Sozialwissenschaften allerdings in unterschiedlichen Entwicklungsstadien:

1. In den „theoretisch abgeschlossenen" Disziplinen (z.B. Quantentheorie) werden Anwendungstheorien gezielt für einzelne Praxisbereiche entwickelt (z.B. Festkörperphysik).

2. In Teilen der Biologie und in den Sozialwissenschaften fordern die gesellschaftlichen Auftraggeber ebenfalls eine Ausrichtung der Forschung an wissenschaftsexternen Zielen, obwohl hier von abgeschlossenen Theorien nicht die Rede sein kann. Die Phase umfassender wissenschaftsinterner Theorienbildung wird also zugunsten pragmatischer Theorien übersprungen (s. INNERHOFER u. GOTTWALD, 1977).

Wenn diese Analyse in der Tendenz zutrifft, wird es für den Wissenschaftler erforderlich, die gesellschaftlichen Ziele der Forschung nicht nur als Privatperson, sondern als Teil seiner Tätigkeit als Wissenschaftler zu reflektieren. In der Psychologie wurde diese Reflexion eingeleitet durch HOLZKAMP. In früheren Arbeiten hatte HOLZKAMP (1964, 1968) drei wissenschaftsinterne Kriterien zur Beurteilung psychologischer Untersuchungen herausgearbeitet:

1. Den *Bestätigungsgrad* empirischer Hypothesen (Methodik im Sinne der Inferenzstatistik);
2. Den *Integrationsgrad* übergeordneter Theorien (Kontinuum von ad-hoc-Hypothesen bis zu übergreifenden Theorien);
3. Den Grad der *inneren Relevanz* (Aussagekraft der Daten für die übergeordnete Theorie).

In seiner Arbeit „Zum Problem der Relevanz psychologischer Forschung für die Praxis" ergänzte HOLZKAMP (1968, in 1972) diese Kriterien durch ein wissenschaftsexternes:

4. Den Grad der *äußeren Relevanz* (Wichtigkeit des theoretischen Ansatzes für die praktische Anwendung).

Die äußere Relevanz kann nicht mit Mitteln der Wissenschaftslogik bestimmt werden, sondern nur im Bezugsrahmen der übergeordneten Forschungsinteressen. Hierzu knüpft HOLZKAMP an Überlegungen von HABERMAS (1968) zum „technischen und emanzipatorischen Erkenntnisinteresse" an. Ein Forschungsansatz besitzt einen hohen Grad an *technischer Relevanz,* wenn er „durch die Angabe von Ausgangsbedingungen für das Auftreten bestimmter Effekte erfolgskontrolliertes Handeln (HABERMAS) in ökonomischen, sozialen oder gesellschaftlichen Bereichen ermöglicht" (HOLZKAMP, 1972, S. 18). Die technische Relevanz ist also Voraussetzung für die effiziente Anwendung von Forschungsergebnissen, unabhängig von den gesellschaftlichen Zielen dieser Anwendung.

Demgegenüber erfordert das Kriterium der *emanzipatorischen Relevanz* ein Infragestellen dieser Ziele: „Emanzipatorisch relevant wäre psychologische Forschung, sofern sie zur Selbstaufklärung des Menschen über seine gesellschaftlichen und sozialen Abhängigkeiten beiträgt und so die Voraussetzungen dafür schaffen hilft, daß der Mensch durch Lösung von diesen Abhängigkeiten seine Lage bessern kann" (HOLZKAMP, 1972, S. 32).

Diese Überlegungen wurden von HOLZKAMP (1972, 1973) und anderen (z.B. Autorenkollektiv Wissenschaftspsychologie 1975) auf der Grundlage eines marxistischen Wissenschaftsverständnisses kritisiert und weiterentwickelt.

Nach marxistischer Auffassung ist die wissenschaftliche Tätigkeit ein Ergebnis der gesellschaftlichen Arbeitsteilung und damit eng verknüpft mit der Entwicklung der gesellschaftlichen Produktionsverhältnisse und Klassenwidersprüche. Die einzelnen Wissenschaften haben hierbei eine doppelte Funktion:

1. In ihrer *ökonomischen Funktion* dienen sie der Erhöhung der gesellschaftlichen Produktivkraft.
2. In ihrer *ideologischen Funktion* dienen sie der Legitimation unterschiedlicher gesellschaftlicher Klasseninteressen — einerseits der Sicherung der bestehenden Herrschaftsverhältnisse, andererseits aber auch den Interessen an gesellschaftlichen Veränderungen.

Der ideologiekritische Ansatz hat sich — jenseits aller Spielarten eines dogmatischen Marxismus — auch in der Psychiatrie und Psychologie als brauchbares

Werkzeug für die Analyse der Beziehungen zwischen Wissenschaft und Gesellschaft erwiesen.

So setzte DÖRNER (1975) die Entwicklung der Psychiatrie von der „Ausgrenzung der Unvernunft" im Absolutismus bis zum Aufstellen der ersten wissenschaftlichen Paradigmata in Beziehung zu den gesellschaftlichen Entwicklungen vom mittelalterlichen Feudalismus zum Kapitalismus des vorigen Jahrhunderts. Dabei zeigte sich ein ständiger Kampf zwischen fortschrittlichen und reaktionären Tendenzen innerhalb der Psychiatrie, der in engem Zusammenhang mit den gesellschaftlichen Widersprüchen steht. Bis in unsere Tage haben sich die grundsätzlichen Ziele dieses Kampfes kaum geändert: Zwangsmaßnahmen der Unterdrückung und Isolierung zur Herrschaftssicherung gegenüber Befreiung von Zwang und Überwindung der Ausgegrenztheit auch für psychisch Kranke. (Zum politischen Mißbrauch der Psychiatrie als Mittel der Unterdrückung in Deutschland s. die Dokumentation von STORZ, 1976; in der Sowjetunion den Bericht von Amnesty International, 1975.)

Die Klinische Psychologie bewegt sich ganz analog im Spannungsfeld zwischen Kontrolle und Anpassung auf der einen Seite und Autonomie und Emanzipation auf der anderen Seite (s. hierzu BERGOLD et al., 1973, und GOTTWALD, 1977).

In der Allgemeinen Psychologie analysierte HOLZKAMP (1972) die ideologische Funktion des Organismusmodells, die den geschichtlich gewordenen und gesellschaftlich handelnden Menschen auf einen ahistorisch funktionierenden „Organismus" oder auf eine „Norm-Versuchsperson" reduziert und daraus die „wissenschaftliche" Rechtfertigung für gesellschaftliche Manipulationen ableitet. Hier wird die ideologische Funktion der gegensätzlichen Forschungsparadigmata deutlich: Eine Verabsolutierung des Organismusmodells, wie sie etwa von SKINNER (1971/1972) in „Jenseits von Freiheit und Würde" propagiert wird, schafft die Voraussetzung für immer verfeinerte Methoden der reibungslosen Herrschaftssicherung. CHOMSKY (1972) sieht hier die Gefahr eines neuen, „wissenschaftlichen Faschismus". Das Handlungsmodell enthält demgegenüber ausdrücklich das Konzept der menschlichen Selbstbestimmung.

C. Psychologische Datenerhebung

I. Datenerhebung in der Psychiatrie

Die Beurteilung menschlichen Verhaltens aufgrund der sozialen Wahrnehmung im Alltagsleben ist jedermann geläufig. Die psychiatrische Datenerhebung stützt sich darüber hinaus – neben den Methoden der somatischen Medizin – vorwiegend auf die Beobachtung und Exploration des Patienten und seiner Bezugspersonen. Zusätzliche, von der Psychologie entwickelte Methoden sind z.B. kontrollierte Verhaltensbeobachtung, teilnehmende Beobachtung, Interviewmethoden, Inhaltsanalyse sprachlichen Materials, Fragebögen, Expertenurteile, Interaktionsanalyse, psychometrische Tests, außerdem die Erfassung physiologischer, motorischer und symbolisch-verbaler Reaktionen im Experiment.

Während in der psychiatrischen Anwendungspraxis die Datenerhebung durch Aufwand und Kosten begrenzt wird, läßt sich in der Forschung – wie in anderen Sozialwissenschaften — eine Tendenz zur „Datenexplosion" feststellen. In Ermangelung klarer Fragestellungen und Forschungshypothesen werden extensiv alle erreichbaren Daten über Patienten gesammelt und dokumentiert. Diese Tendenz wird unter anderem gefördert durch die relative Mühelosigkeit, mit der z.B. Fragebogendaten erhoben werden können, die wachsenden Möglichkeiten und den wissenschaftlichen Prestigewert der elektronischen Datenverarbeitung und die Übernahme korrelationsstatistischer und faktorenanalytischer Methoden in die Psychiatrie (als Beispiel s. BOCHNIK u. LEGEWIE, 1964). Die extensive, korrelationsstatistisch orientierte Datenerhebung führt mit hoher Wahrscheinlichkeit zu „statistisch signifikanten" Ergebnissen und erlaubt damit dem Forscher mühelos, den Ritus wissenschaftlicher Publikationen zu erfüllen.

Eine extensive, aber hypothesengesteuerte Datenerhebung erscheint in Bereichen wie der Epidemiologie psychischer Störungen zur Klärung ätiologischer Fragen und zur Planung und Evaluation von Reformmaßnahmen sicher dringend erforderlich (s. COOPER u. MORGAN, 1977). Als Beispiel sei auf die Bedeutung etwa der New Haven-Studie für die Psychiatriereform hingewiesen (HOLLINGSHEAD u. REDLICH, 1958/1975). Zugleich müssen jedoch reformhemmende Aspekte und mögliche Gefahren einer extensiven Datenerhebung berücksichtigt werden:

1. Die Erhebung leicht zugänglicher Fragebogendaten und ihre ungezielte korrelationsstatistische Auswertung ist ein triviales Beispiel für die Bestätigung des bestehenden psychiatrischen Paradigmas durch „normale Wissenschaft". So haben die verschiedenen Faktorenanalysen psychiatrischer Symptomlisten die Kraepelinsche Nosologie (Zusammenstellung bei MOMBOUR, 1977) bestätigt, nach denen diese Listen konstruiert sind. Zur reformhemmenden Funktion des psychiatrischen Paradigmas s. KEUPP (1972).

2. Die extensive Datenerhebung, z.B. in Form von Fallregistern, birgt die Gefahr einer Perfektionierung der staatlich-bürokratischen Kontrolle. In diesem Sinne warnen etwa Kritiker der Psychiatrie-Enquête vor einem perfektionistisch „übergestülpten" Versorgungssystem, das der Selbstbestimmung und dem Selbsthilfepotential der Betroffenen keinen Raum läßt (DÖRNER, 1976).

3. Schließlich müssen die Gefahren eines krassen Mißbrauchs psychiatrischer Daten durch staatliche oder private Instanzen realistisch gesehen werden. Es ist keineswegs utopisch, sich — besonders nach Einführen einer Identifikations-Zahl für alle Bundesbürger — die Zusammenfassung psychiatrischer Fallregister mit polizeilichen und sonstigen Datensammlungen vorzustellen. Daß die bestehenden Datenschutzgesetze und die gesetzlich garantierte Vertraulichkeit ärztlicher Daten vor einem solchen Mißbrauch nicht schützen können, machen Beispiele wie der Fall Ellsberg in den USA oder die Beschlagnahme der Klientenunterlagen in einer Aachener Drogenberatungsstelle deutlich.

II. Theorie der Datenerhebung

1. Der Modellbegriff

Datenerhebung ist kein Selbstzweck, sie dient vielmehr im weitesten Sinn dem Lösen von Problemen. Der Zusammenhang zwischen Datenerhebung und

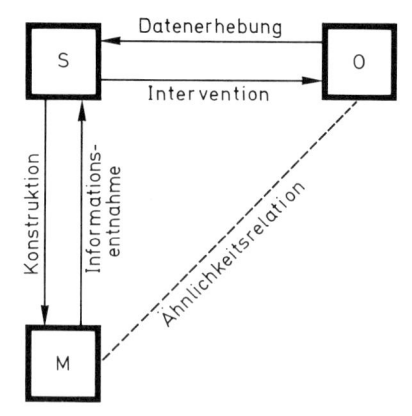

Abb. 2. Beziehungen zwischen Original (O), Subjekt (S) und Modell (M) beim Aufstellen und Verwerten von Modellen (modifiziert nach HERRLITZ, 1973a)

Problemlösung wird deutlich anhand eines von HERRLITZ (1973a) vorgeschlagenen Schemas für die Bildung und Benutzung von Modellen (Abb. 2). Nach dem Schema wird unterschieden zwischen dem zu erfassenden Wirklichkeitsbereich (Modelloriginal), dem Konstrukteur bzw. Benutzer des Modells (Modellsubjekt) und dem Modell.

Das Schema sei am Beispiel eines Stadtplans erläutert. Der Kartograph (*Modellsubjekt*) besitzt ein theoretisches Konzept (Paradigma) vom Aufbau der Stadt, er beherrscht die Techniken der Kartographie und er kennt den Verwendungszweck eines Stadtplans. Aufgrund dieser Vorkenntnisse stellt er eine gezielte *Datenhebung* über verschiedene Elemente der Stadt X (*Modelloriginal*) an, z.B. Auflisten der Straßennamen, Vermessen von Luftfotos, etc. Anschließend konstruiert er aufgrund der erhobenen Daten mit Hilfe kartographischer Regeln den Stadtplan (*Modell*). Dabei strebt er eine *Ähnlichkeitsrelation* zwischen bestimmten Eigenschaften des Originals und des Modells an, z.B. erhalten bestimmte Linien im Stadtplan einen ähnlichen Verlauf wie die ihnen zugeordneten Straßen der Stadt.

Der Benutzer des Modells (Modellsubjekt) benötigt ein dem Konstrukteur vergleichbares theoretisches Konzept, d.h. er muß an dessen Paradigma partizipieren. Beim Auftreten von Problemsituationen kann er aufgrund seiner Vorkenntnisse dem Modell Informationen entnehmen, die sein Verhalten dem Modelloriginal gegenüber steuern und so eine Problemlösung ermöglichen. (Ein Autofahrer entnimmt dem Stadtplan, an welcher Kreuzung er rechts abbiegen muß, um sein Ziel zu erreichen.)

Das Schema der Modellbildung läßt sich ohne Schwierigkeit auf die psychologische oder psychiatrische Datenerhebung übertragen, z.B. das Erstellen und Benutzen einer Krankengeschichte oder Verhaltensanalyse, die Durchführung einer testpsychologischen Untersuchung oder eines Wahrnehmungsexperiments.

Die Bedeutung des Schemas sei in vier Punkten zusammengefaßt:

1. Modellbildung und Modellbenutzung werden als Handlungszusammenhänge gesehen, die vom Modellsubjekt zwischen Original und Modell hergestellt werden.

2. Modellbildung und Modellbenutzung sind eingebettet in ein theoretisches Konzept (Paradigma) des betreffenden Gegenstandsbereichs.

3. Bei der Modellbildung entnimmt das Modellsubjekt dem Original Informationen (Datenerhebung) und überträgt sie auf das Modell. Bei der Benutzung herrscht eine umgekehrte Beziehung: Das Subjekt entnimmt dem Modell Informationen, um auf das Original einzuwirken.

4. Die Art der Ähnlichkeitsrelation zwischen Original und Modell richtet sich nach dem Verwendungszweck des Modells.

2. Messungen und Meßskalen

Im Gegensatz zu den Naturwissenschaften sind in den Sozialwissenschaften quantitative Methoden der Datenerhebung und das Aufstellen quantitativer Modelle umstritten und werden von manchen Autoren als dem Handlungsmodell nicht angemessen betrachtet (z.B. BLUMER, 1973). Die Gegenüberstellung quantitativer Methoden in den Natur- und qualitativer Methoden in den Sozialwissenschaften beruht aber offensichtlich auf einem Mißverständnis. Die Basis jeder Art der Datenerhebung ist unsere Wahrnehmung und Alltagssprache, die eine Gliederung der Wirklichkeit in Personen und Gegenstände, Eigenschaften und Tätigkeiten, qualitative und quantitative Begriffe, Behauptungen und Aufforderungen erst ermöglicht. Ein alltagssprachlicher Bericht enthält gewöhnlich qualitative und quantitative Aussagen, ob er sich nun auf die gegenständliche Natur oder auf menschliches Handeln bezieht.

Messung umfaßt jedoch mehr als die umgangssprachliche Verwendung quantitativer Aussagen, nämlich Modellbildung mit Hilfe von Zahlensystemen. Bei der Messung werden den zu messenden Eigenschaften am Modelloriginal bzw. an einzelnen Elementen des Originals Zahlen zugeordnet. Beispiele sind die physikalische Längen- oder Zeitmessung, aber auch die zahlenmäßige Bewertung von Schulleistungen durch Noten.

Die Messung setzt voraus, daß die Eigenschaften des Modelloriginals Ordnungsbeziehungen aufweisen, die dem Zahlensystem des Modells entsprechen. Je nach Art dieser Ordnungsbeziehungen ergeben sich unterschiedliche Typen von Messungen und Meßskalen, mit denen unterschiedliche Rechenoperationen durchgeführt werden können:

1. Qualitative oder Nominalskalen. Hier handelt es sich um Messen im weitesten Sinn oder um Kategorisieren. Wenn eine Eigenschaft bei einem Element des Modelloriginals vorliegt, wird eine 1 zugeordnet, bei Nichtvorliegen eine 0. Als Meßvoraussetzung muß gewährleistet sein, daß die zu messenden Elemente unterscheidbar sind und daß für jedes Element entscheidbar ist, ob es die betreffende Eigenschaft besitzt oder nicht. Erlaubte Rechenoperationen sind einfaches Zählen, Berechnen von Häufigkeiten, Wahrscheinlichkeitsrechnung. Beispiele für Nominalskalen sind Klassifizierung nach Symptomlisten, Zuordnen von Diagnosekategorien, Auszählen von Reaktionshäufigkeiten etc.

2. Ordinal- oder Rangskalen. Hier werden den zu messenden Elementen aufgrund eines komparativen Vergleichs Ordinalzahlen zugeordnet (Element A größer, schwerer, wichtiger als Element B). Die Ordinalzahlen (1., 2., ... Rang) ermöglichen zusätzlich zu 1. Rechenoperationen, die die Rangordnung der Ele-

mente nicht berühren (monotone Transformationen) z.B. statistische Rangtests. Beispiele für Rangskalen sind die meisten Intensitätsskalen in Fragebögen etc.

3. Intervallskalen. Hier werden die zu messenden Elemente nicht nur in eine Rangordnung gebracht, sondern die Abstände (Intervalle) zwischen den Elementen bezüglich einer Eigenschaft werden gemessen, d.h. mit einer Maßeinheit verglichen. Den Intervallen werden durch die Messung Maßzahlen (rationale Zahlen) zugeordnet. Die vorausgesetzte Ordnungsbeziehung ist die Gleichheit der Einheiten entlang der Skala bzw. die Addierbarkeit der Abstände zwischen den Elementen. Intervallskalen besitzen einen willkürlich gewählten Nullpunkt (z.B. Temperaturskala nach Celsius), erlaubte Rechenoperationen sind Addition und Subtraktion, nicht aber Multiplikation und Division. Beispiele für Intervallskalen in der Psychologie sind psychometrische Tests [z.B. Intelligenztests, bei denen mit Hilfe der Testtheorie Intervallskalenniveau angestrebt wird (Kritik s.S. 470)].

4. Verhältnisskalen. Bei Verhältnisskalen ist zusätzlich zu den Kriterien für Intervallskalen ein natürlicher Nullpunkt gegeben (z.B. Längenmessung), dadurch werden auch die Multiplikation und Division als Rechenoperationen ermöglicht. In der Psychologie hat Fechner versucht, Verhältnisskalen zur Skalierung von Empfindungsintensitäten zu konstruieren („psychophysisches Gesetz").

3. Gütekriterien

Die meisten psychiatrischen Probleme werden bis heute überwiegend intuitiv gelöst, d.h. mit Hilfe „impliziter" Methoden und Theorien (s.S. 453). Beispiele liefern die intuitive Vorgehensweise in der Diagnostik und Therapie, aber auch die intuitive Entwicklung ätiologischer Theorien und Behandlungsmethoden. Unser gesellschaftliches Selbstverständnis verlangt jedoch eine „erfahrungswissenschaftliche Begründung" von Psychiatrie und Psychotherapie — unter anderem mit Hilfe intersubjektiv nachprüfbarer Erhebungsmethoden. Für die Nachprüfbarkeit der Datenerhebung bestehen folgende Möglichkeiten:
1. Empirische Überprüfung durch mehrfach wiederholte Datenerhebung.
2. Theoretische Überprüfung durch Ableitung aus einer expliziten Theorie.

Das erste Verfahren setzt eine genügende zeitliche Stabilität der zu erhebenden Daten, das zweite eine ausreichende Theorieverankerung der Erhebungsmethoden voraus.

In den Sozialwissenschaften besteht jedoch die Schwierigkeit, daß die Erhebungsmethoden meist nur unzulänglich theorieverankert und daß die zu erhebenden Merkmale historischen, d.h. irreversiblen Veränderungen unterworfen sind.

Zur praktischen Beurteilung psychologischer Erhebungsmethoden werden *Gütekriterien* herangezogen, die sich auf verschiedene Aspekte der Nachprüfbarkeit beziehen. LIENERT (1969) nennt die folgenden drei Hauptgütekriterien:

1. Die *Objektivität* gibt an, wieweit die Ergebnisse einer Erhebung unabhängig vom Untersucher sind. Zur Ermittlung der Objektivität wird die gleiche Erhebung von mehreren Untersuchern auf den gleichen Sachverhalt angewendet und die Übereinstimmung der Ergebnisse geprüft. Zur Problematik der Objektivität psychopathologischer Befunde s. MOMBOUR (1975).

2. Die Zuverlässigkeit oder *Reliabilität* gibt an, wie genau bzw. fehlerfrei die Ergebnisse einer Erhebung sind. Zur Ermittlung der Reliabilität wird die Erhebung unter gleichen Bedingungen mehrfach durchgeführt und die Übereinstimmung der Ergebnisse geprüft. Wenn für die Meßwiederholung verschiedene, aber äquivalente Tests benutzt werden, spricht man von *Paralleltest-Reliabilität*, bei wiederholter Messung mit dem gleichen Test spricht man von *Retest-Reliabilität*.

Objektivität und Reliabilität werden durch formal gleiche Verfahren ermittelt, nämlich durch die wiederholte Erhebung des gleichen Sachverhalts. Die Objektivität läßt sich deshalb als Teilaspekt der Reliabilität auffassen. Beispiele für Reliabilitätsuntersuchungen finden sich vor allem in der Psychodiagnostik (s.S. 470).

3. Die Gültigkeit oder *Validität* gibt an, wieweit eine Erhebung die interessierende Eigenschaft auch tatsächlich erfaßt. Die Bestimmung der Validität setzt voraus, daß über die Eigenschaft von der Erhebung unabhängige Informationen vorliegen. In den meisten Fällen wird die Validität bei der Datenerhebung nicht ausdrücklich geprüft, sondern aufgrund von Plausibilitätsüberlegungen als gegeben angesehen (*Eindrucks-Validität* oder face validity). Wenn die Datenerhebung sich auf Aspekte bezieht, die inhaltlich mit den zu messenden Eigenschaften übereinstimmen bzw. eine Stichprobe dieser Eigenschaften darstellen, spricht man von *Inhalts-Validität*. Beispiele für die Inhalts-Validität sind die Verfahren zur Arbeitserprobung in der Eignungsdiagnostik. Wenn die erhobenen Daten Vorhersagen bzgl. eines Außenkriteriums erlauben sollen, spricht man von *Kriteriums-Validität*, z.B. bei der Anwendung psychometrischer Tests zur Vorhersage der psychiatrischen Diagnose. Bei Messungen, die ein theoretisches Konstrukt (z.B. Angst) erfassen sollen, spricht man von *Konstrukt-Validität*. Die Bestimmung der Konstrukt-Validität erfordert die Deduktion und Überprüfung von Hypothesen im Rahmen einer expliziten Theorie. In der experimentellen Forschung wird außerdem zwischen interner und externer Validität unterschieden (s.S. 478).

III. Sprachvermittelte Daten

Es stellt sich die Frage, inwieweit die entwickelte Theorie der Datenerhebung dem sozialen Handlungsmodell gerecht wird. Nach den systemtheoretischen Überlegungen (s.S. 458) bestehen die auf höheren Organisationsstufen ablaufenden Prozesse aus dem Austausch symbolischer, überwiegend sprachlicher Signale. Das gilt insbesondere für die Bewußtseinsprozesse und die soziale Interaktion (5. und 6. Organisationsstufe in Tabelle 1). Aber auch das motorische Verhalten (4. Stufe) ist — abgesehen vom Sonderfall motorischer Reflexe — nur im symbolisch vermittelten Handlungskontext interpretierbar. (Die makrosozialen Prozesse der 7. Organisationsstufe sind ebenfalls mit dem Austausch von Bedeutungen verbunden. Sie lassen sich jedoch nicht auf die sprachliche Kommunikation reduzieren, sondern erfordern zusätzliche sozioökonomische Kategorien der Analyse.)

Gegen die These einer methodischen Sonderstellung symbolischer Prozesse werden zwei Einwände erhoben:

1. Position des methodischen Behaviorismus. Die symbolischen Prozesse mögen zwar für naturwissenschaftliche Erhebungsmethoden unzugänglich sein, nicht jedoch ihre Auswirkungen. Wir können uns deshalb mit der physikalischen Messung dieser Auswirkungen begnügen und den symbolischen Prozessen den Status intervenierender Variablen zuweisen. Gegen dieses Vorgehen ist einzuwenden, daß wir *bei der Interpretation* physikalisch gemessener Verhaltenseffekte diese notgedrungen wieder mit all jenen alltagssprachlich vermittelten Bedeutungen ausstatten müssen, von denen wir sie vorher mit großem Aufwand entkleidet hatten.

2. Position des methodischen Phänomenalismus. Andererseits kann eingewendet werden, daß auch der Gegenstandsbereich der Physik letztlich nur durch die subjektive Wahrnehmung und durch Verfeinerungen der Alltagsssprache erfaßbar ist. Das ist richtig, der Einwand trifft aber nicht das Problem. Bei der naturwissenschaftlichen Datenerhebung besteht das Modelloriginal unabhängig von den symbolischen Prozessen, die zu seiner Abbildung dienen — bei der sozialwissenschaftlichen Datenerhebung bestehen *Modelloriginal und Modell* aus sprachlich-symbolischen Strukturen.

Da bisher explizite Theorien über die Funktion der Sprache in der sozialwissenschaftlichen Datenerhebung fehlen, bilden implizite und damit der rationalen Kritik entzogene Konzepte des Alltagsdenkens die Basis für jede Form der sprachvermittelten Datenerhebung. Für die Soziologie wurde diese Problematik insbesondere von CICOUREL (1964/1974) ausführlich diskutiert.

Für eine zukünftige explizite Theorie der sprachvermittelten Datenerhebung ist es erforderlich, das dreigliedrige Schema der Modellbildung (S. 464) zu erweitern. Die Beziehung zwischen Modelloriginal und Modellsubjekt muß als sprachliche Kommunikation mit Hilfe linguistischer, sozialpsychologischer und soziologischer Theorieansätze analysiert werden. Die hierbei wichtigen Analyseebenen sind in Abb. 3 (nach HERRLITZ, 1973b) schematisch zusammengefaßt:

1. Linguistische Ebene. Bei der Datenerhebung müssen insbesondere semantische Aspekte der Sprachverwendung berücksichtigt werden. Sprachliche Daten erhalten ihre Bedeutung durch den beiden Kommunikationspartnern gemeinsamen Kode. Es muß unterschieden werden zwischen der begrifflichen *denotativen Bedeutung* (K_1 und K_2) und der aus dem Kontext (folgende Analyseebene) abgeleiteten *konnotativen Bedeutung* (Kon_1 und Kon_2) bzw. zwischen dem Inhalts- und Beziehungsaspekt sprachlicher Daten.

2. Situative Ebene. Die denotative und konnotative Bedeutung sind nicht allein mit linguistischen Kategorien erfaßbar, sondern erst unter Einbeziehen der konkreten *Redekonstellation* der Kommunikationspartner interpretierbar. Nach dem Ansatz des symbolischen Interaktionismus wird die Redekonstellation durch die Kognitionen der Kommunikationspartner definiert.

3. Sozioökonomische Ebene. Bedeutung und Redekonstellation sind mitbedingt durch die sozialen Normen und damit durch das Gesellschaftssystem. Der Einfluß der sozialen Normen auf die Kommunikation wird durch die sozialen Rollenzuweisungen der Kommunikationspartner vermittelt.

Die genannten Analyseebenen haben in der Linguistik, Sozialpsychologie und Soziologie zu unterschiedlichen Theorieansätzen der sprachlichen Kommunikation geführt. Es ist erforderlich, diese Theorien auch auf die sprachvermit-

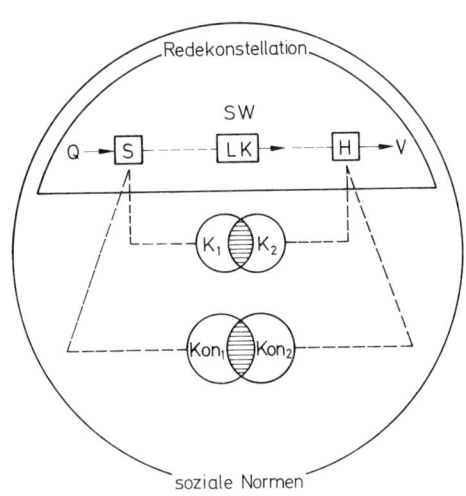

Abb. 3. Analyseebenen bei der sprachvermittelten Datenerhebung. Q = Informationsquelle, S = Sprecher, LK, SW = Lautkette, Schallwellen, H = Hörer, V = Verwertung, K_1, K_2 = Denotativer Kode, Kon_1, Kon_2 = Konnotativer Kode (nach HERRLITZ, 1973b)

telte Datenerhebung anzuwenden, statt wie bisher sprachliche Daten den Ablesungen von Meßinstrumenten methodologisch gleichzusetzen.

IV. Datenarten

1. Handlungsprozesse und Handlungseffekte

Die Datenerhebung kann sich entweder direkt auf Handlungsprozesse in ihrem Zeitverlauf beziehen oder auf zeitlich überdauernde Handlungseffekte.

Beispiele für die Erfassung von Handlungen im zeitlichen Ablauf sind Verhaltensbeobachtungen, psychophysiologische Registrierungen, Ton- und Bildaufzeichnungen von Handlungssequenzen. Beispiele für die Erfassung von Handlungseffekten sind Reaktionsmessungen, Testantworten, Methoden der „Spurensicherung" (in der Kriminologie, neuerdings auch als „nicht-reaktive Methoden" in der Psychologie, s. WEBB et al., 1966), aber auch die Sekundäranalyse von Bandaufzeichnungen, Schriftstücken, biographischen Aufzeichnungen etc.

Beide Vorgehensweisen sind mit unterschiedlichen methodischen Problemen verbunden. Handlungsprozesse sind durch ihre Zeitabhängigkeit definitionsgemäß historisch einmalig. Die Forderung der Nachprüfbarkeit verlangt jedoch eine Wiederholbarkeit der Datenerhebung. Als Ausweg aus diesem methodischen Dilemma werden die Handlungen durch die experimentelle Methode möglichst weitgehend aus ihrer historischen Bedingtheit herausgelöst und so anscheinend wiederholbar gemacht (s.S. 477). Handlungseffekte haben zwar auch historisch einmalige Entstehungsbedingungen, durch ihre zeitliche Stabilität eignen sie sich jedoch — wenn sie vorliegen — für eine mehrfach wiederholte Datenerhebung. So kann zumindest die Objektivität von Methoden der Sekundäranalyse geprüft werden. Wenn die Handlungseffekte als Indikatoren für Handlungsprozesse herangezogen werden sollen, entstehen hier jedoch Interpretations- oder Validitätsprobleme (Probleme des „Indizienbeweises").

Beispiele für ein effekt- bzw. prozeßorientiertes Vorgehen liefern die Linguistik und die Psycholinguistik. Die linguistischen Theorien beziehen sich ausdrücklich auf Handlungseffekte (Sprache) und sind nicht zuletzt deshalb relativ weit entwickelt. Die Psycholinguistik bemüht sich dagegen um Handlungsprozesse (Sprechen) und hat mit sehr viel größeren methodischen Schwierigkeiten zu kämpfen.

2. Physikalische und physiologische Daten

Physikalisch-chemische und physiologische Erhebungsmethoden bieten keine grundsätzliche methodische Problematik, soweit sie zur Datenerhebung auf physikalisch-chemischen bzw. neurophysiologischen Organisationsstufen verwendet werden (s.S. 459). Beispiele für ihren Einsatz auf höheren Organisationsstufen sind physiologische Maße als Indikatoren der psychischen Aktiviertheit oder Aufmerksamkeit, Reaktionszeitmessungen als Indikatoren für kognitive Prozesse, Entfernungsmaße als Indikatoren für die Attraktivität oder Aversivität von Zielobjekten. Der Meßvorgang, also die Zuordnung von Zahlen zu Eigenschaften des Modelloriginals, kann sich hierbei auf physikalische Maßsysteme stützen.

Die Hauptschwierigkeit physikalischer Messungen liegt im Nachweis der Validität der Indikatoren, da die Verbindung zwischen dem Verhalten und den physikalischen oder physiologischen Meßgrößen gewöhnlich nicht theorieverankert ist, sondern aufgrund von Vermutungen, ad-hoc-Hypothesen und problematischen statistischen Korrelationen erfolgt (*willkürliche Messung* nach CICOUREL, 1964/1974).

3. Testwerte

In Leistungs- und Intelligenztests (sog. objektiven Tests) werden Aufgaben vorgegeben, die zählbare oder physikalisch meßbare Testantworten hervorrufen sollen (herstellende gegenüber beobachtende Realisation von Daten nach HOLZKAMP, 1964). Die hier auftretenden Meßprobleme haben zur Entwicklung der psychologischen Testtheorie geführt. Im folgenden seien einige grundlegende methodische Probleme der Testtheorie erwähnt (Einzelheiten finden sich in der umfangreichen Spezialliteratur, z.B. MAGNUSSON, 1969).

Nach der klassischen Testtheorie setzt sich ein beobachteter Testwert zusammen aus dem „wahren Wert" und dem „Fehlerwert". Der „wahre Wert" wird als zeitlich stabil angenommen, der „Fehlerwert" dagegen als zufällig und unsystematisch variierend. Die Annahme eines „wahren Wertes" entspricht dem Ziel psychometrischer Tests, überdauernde Persönlichkeitseigenschaften als Entscheidungsgrundlage für Selektionsmaßnahmen zu ermitteln (Eignungstests im weiteren Sinn). Gegen dieses Vorgehen ergeben sich u.a. folgende Einwände:

1. Die Annahme überdauernder Persönlichkeitseigenschaften trägt der Situationsabhängigkeit und historischen Bedingtheit menschlichen Handelns nicht Rechnung. Ob und wieweit dem Handeln überdauernde Persönlichkeitseigenschaften zugrunde liegen, müßte im Einzelfall empirisch geprüft werden (s. GOLD-

FRIED u. KENT, 1974). Nach dem Ansatz der Testtheorie werden die situationsabhängigen und lebensgeschichtlichen Verhaltensänderungen jedoch per Definition zum „Fehlerwert" gerechnet.

2. In Analogie zur Fehlertheorie bei physikalischen Messungen wird in der Testtheorie angenommen, daß die Messung einer Persönlichkeitseigenschaft im Prinzip beliebig oft wiederholt werden kann (Konzept der äquivalenten Messungen). Diese Voraussetzung ist selbst bei Bestehen überdauernder Eigenschaften kaum erfüllbar, weil Meßwiederholungen durch Übungs- und andere Wiederholungseffekte beeinflußt werden. Das grundsätzliche Dilemma kann auch durch die Konstruktion von Paralleltests nicht gelöst werden, weil keine befriedigende Definition für die Äquivalenz von Tests besteht. Hier zeigt sich die Problematik der Reliabilitätsbestimmung.

3. Die statistische Unabhängigkeit des „Fehlerwertes" vom „wahren Wert" ist empirisch widerlegt. Bei den meisten Tests treten in den Extrembereichen systematisch größere Fehlerwerte auf als im mittleren Bereich.

4. Für die Validität von Testwerten bestehen wegen fehlender Theorieverankerung die gleichen Schwierigkeiten wie bei den physikalischen Daten. In der Psychodiagnostik wird das Validitätsproblem gewöhnlich durch die Berufung auf operationale Definitionen umgangen: Ein vorwissenschaftliches Konzept (z.B. Intelligenz) wird zunächst durch die Entwicklung von Tests operationalisiert, anschließend dienen die Tests zur Definition des Konzept („Intelligenz ist das, was Intelligenztests messen"). Solche Messungen können dann durch Korrelation mit einem Außenkriterium empirisch validiert werden (z.B. Intelligenzmessung zur Vorhersage des Schul- oder Berufserfolgs). Ein solches Vorgehen kann zwar in einem engen Anwendungsbereich der praktischen Problemlösung dienen, ist jedoch theoretisch völlig unbefriedigend.

Diese und weitere Mängel der klassischen Testtheorie haben zu verschiedenen Neuformulierungen geführt, die jedoch andere unlösbare Schwierigkeiten mit sich bringen oder völlig unpraktikabel sind (s. FISCHER, 1968).

4. Urteilsskalen

Eine verbreitete Form der psychologischen Datenerhebung ist die Zuordnung psychischer Phänomene zu Ziffern oder zu leicht quantifizierbaren sprachlichen Kategorien durch das subjektive Urteil. Hierher gehören einmal die auf Fechner zurückgehenden Methoden der phänomenalen Skalierung in der Psychophysik, weiter alle Fragebögen zur Selbstbeurteilung von Einstellungen, Interessen, Verhaltenstendenzen und Persönlichkeitseigenschaften, schließlich die verschiedenen Skalen zur Fremdbeurteilung bei systematischen Verhaltensbeobachtungen.

Bei den Urteilsskalen bestehen alle für physikalische Daten und Testwerte genannten Probleme der Reliabilität und Validität. Darüber hinaus ergeben sich zusätzliche Schwierigkeiten durch die sprachvermittelte Datenerhebung. Das im Fragebogen oder Experiment verlangte verbale Urteil ist eingebettet in eine soziale Kommunikationssituation und kann nicht losgelöst von deren Analyseebenen (s.S. 468) interpretiert werden. Ansätze zu einer methodologischen Reflexion dieser Schwierigkeiten finden sich in der Ethnomethodologie (z.B. KATZ u. SHARROCK, 1976).

5. Alternativen

Die bei den einzelnen Datenarten genannten grundsätzlichen Schwierigkeiten lassen sich offenbar nicht durch eine Verfeinerung der Meßmethodik überwinden, da sie durch die Besonderheiten menschlicher Handlungen bedingt sind. Die Konsequenz aus diesen Überlegungen kann aber nicht in der Rückkehr zur unüberprüfbaren Intuition anstelle der methodisch begründeten Datenerhebung bestehen. Als Alternativen bieten sich methodische Vorgehensweisen an, die diesen Besonderheiten bewußt Rechnung tragen, statt die psychologische Datenerhebung am Ideal der physikalischen Messung auszurichten. Im folgenden seien einige Hinweise für solche Vorgehensweisen zusammengestellt:

1. Handlungsprozesse sollten in ihrer Einmaligkeit möglichst vollständig und umfassend dokumentiert werden, z.B. durch Protokolle der Beteiligten oder durch Ton- oder Videobandaufzeichnungen. Die so entstandenen, zeitlich stabilen Dokumente können dann, ebenso wie physikalische Spuren oder auch Zeugenaussagen von historischen Ereignissen, den verfeinerten und nachprüfbaren Methoden der Sekundäranalyse unterzogen werden.

2. Bei der Erhebung und Analyse psychologischer Daten sollte grundsätzlich nicht vom Konzept der beliebigen Wiederholbarkeit ausgegangen werden, sondern von der besonderen Funktion dieser Daten im Lebenszusammenhang des betreffenden Menschen. Für jedes einzelne Datum muß abgeschätzt werden, welche zeitliche Erstreckung ihm voraussichtlich zukommt bzw. welchen Änderungen es unterworfen ist. Das Kriterium der Reliabilität sollte ersetzt werden durch die Angabe von Bedingungen, unter denen ein Ergebnis nachprüfbar ist.

3. Bei sprachvermittelten Daten sollten die besonderen Bedingungen der jeweiligen Kommunikationssituation berücksichtigt und als Informationsquelle ausgeschöpft werden. Statt z.B. ausschließlich Fragebogenantworten in vorgegebenen Kategorien zu erfassen, sollte die Bedeutung der Antwortkategorien für Frager und Befragten im Dialog geklärt werden.

4. Die psychologische Datenerhebung sollte stärker auf das jeweils durch die Datenerhebung zu lösende Problem bezogen werden. D.h., es sollte aufgrund der Problemsituation eine explizite, wenn auch noch so unvollständige und vorläufige Theorie aufgestellt werden. Diese Theorie sollte explizite Aussagen über die Art der erforderlichen Daten und deren Zuverlässigkeit und zeitliche Stabilität enthalten.

5. Bei jeder Art der quantitativen Datenerhebung, sei es durch physikalisch-physiologische Meßmethoden, Tests oder Urteilsskalen, sollten die historisch einmaligen situativen und kognitiven Aspekte der Beteiligten systematisch miterfaßt und mitausgewertet werden. Hierzu eignen sich Methoden der qualitativen Datenerhebung, wie sie in der Sozialpsychologie, besonders der Aktionsforschung, aber auch z.B. in der Rechtsprechung entwickelt wurden, etwa strukturierte Befragungen und bewertenden Diskussionen der Beteiligten über die Erhebung, teilnehmende Beobachtung (FRIEDRICHS u. LÜDTKE, 1973), Befragung unbeteiligter Zeugen, Selbsterfahrung der Untersucher als „Versuchspersonen" (ausführliche Diskussion bei CAMPBELL, 1974). Diese und ähnliche Methoden der qualitativen Datenerhebung werden seit jeher von sorgfältigen Untersuchern

zum Ausschalten von Fehlerquellen eingesetzt. Die qualitative Datenerhebung sollte jedoch darüber hinaus als unabdingbarer Bestandteil bei jeder quantitativen Erhebung betrachtet werden, deren Funktion es wäre, den historischen Handlungskontext der Meßdaten zu klären und damit vor physikalistischen Verallgemeinerungen zu schützen.

V. Der diagnostische Prozeß in der Therapieplanung

Zum Abschluß dieses Kapitels sei auf einige Aspekte der psychologischen Datenerhebung in der Therapieplanung eingegangen (therapiebegleitende Einzelfalldiagnostik). PAWLIK (1976) unterscheidet in der Diagnostik zwischen Selektions- und Modifikationsstrategien. Die herkömmliche Psychodiagnostik verfolgt überwiegend eine Selektionsstrategie: Die verwendeten psychometrischen Tests sollen eine Klassifikation des Patienten anhand von Persönlichkeitsdimensionen oder diagnostischen Kategorien ermöglichen und damit neben der psychiatrischen Diagnose eine Entscheidungsgrundlage für administrative und therapeutische Maßnahmen liefern. In der Verhaltenstherapie wurde demgegenüber mit der *Verhaltensanalyse* eine konsequent auf Modifikationsstrategien zielende Diagnostik entwickelt. (Zur Kontroverse zwischen herkömmlicher und verhaltenstheoretischer Diagnostik, auf die hier nicht eingegangen werden kann, sei auf SCHULTE (1974) und PAWLIK (1976) hingewiesen.)

SCHULTE (1973) hat das Vorgehen der Verhaltensanalyse in einem Handlungsschema für die Datenerhebung und Modellbildung zusammengefaßt (Abb. 4), das meiner Auffassung nach auch über den engeren theoretischen Hintergrund der Verhaltenstherapie hinaus, z.B. für die sozialpsychiatrische Planung von Behandlungs- und Rehabilitationsmaßnahmen, brauchbar ist. Das Schema erfüllt tendenziell drei wichtige Forderungen der sozialwissenschaftlichen Datenerhebung, nämlich die Bezogenheit auf ein zu lösendes Problem, die Betonung der historischen Bedingtheit des Verhaltens und die Auffassung der Datenerhebung als Kommunikationsprozeß.

Die therapiebezogene Verhaltensanalyse umfaßt folgende Schritte der Datenerhebung:

1. Bedingungsanalyse der „problematischen Verhaltensweisen". Ausgehend von einer möglichst konkreten und präzisen Deskription der Symptome des Patienten werden deren Auslöser, Verstärker, soziale Vorbilder, biologische Determinanten, begleitenden Einstellungen und Selbstbewertungen analysiert. Dabei wird unterschieden zwischen der Entstehung und der Aufrechterhaltung der Symptome.

2. Aufstellen eines hypothetischen Bedingungsmodells. Für die ermittelten Zusammenhänge wird aufgrund von „Bedingungswissen" (also z.B. einer ätiologischen Theorie) ein hypothetisches Bedingungsmodell aufgestellt. Ursprünglich wurde in der Verhaltensanalyse vom „funktionalen Modell" des Behaviorismus ausgegangen (SKINNER, 1953/1973; KANFER u. PHILLIPS, 1970/1975). Das Schema (Abb. 4) ist jedoch durchaus verträglich mit einer weiter entwickelten Handlungstheorie (s. den Beitrag von BERGOLD).

3. Analyse der Lebensbedingungen des Patienten. Hierher gehören unproblematische und positive Verhaltensalternativen, Motivationsanalyse, Stellenwert

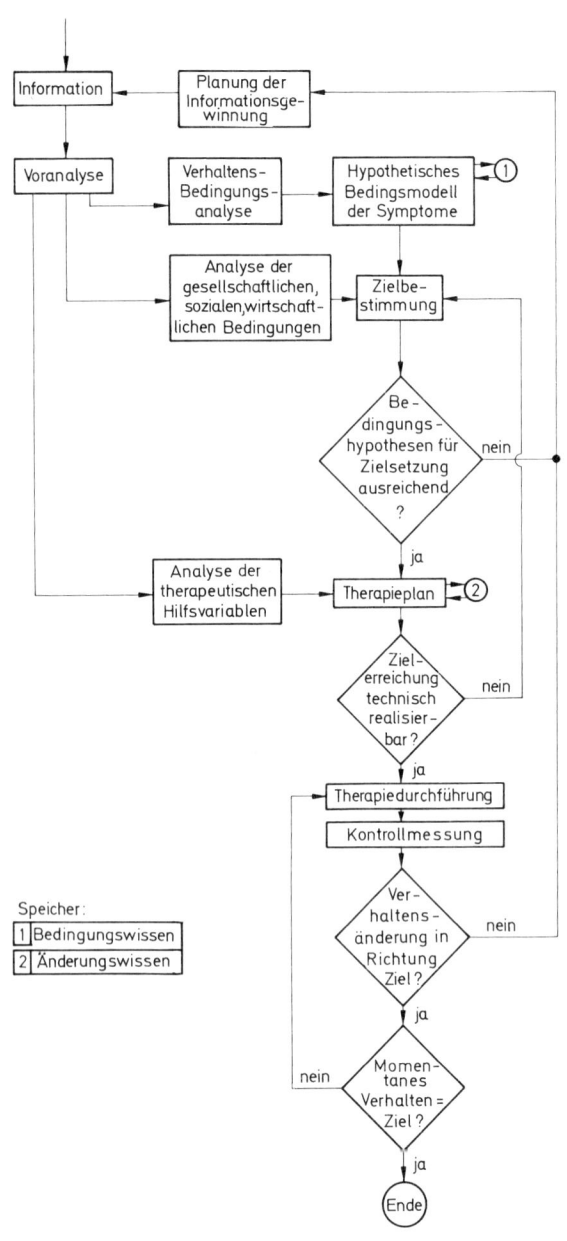

Abb. 4. Schema des diagnostisch-therapeutischen Handelns in der Verhaltenstherapie (nach SCHULTE, 1973)

der Therapie im Lebenszusammenhang, Selbstkontrollmöglichkeiten, Bezugspersonen, materielle Lebenssituation etc.,

4. Zielbestimmung. Ein besonderer Vorteil der Verhaltensanalyse ist die explizite Zieldefinition. Hier besteht einerseits die Möglichkeit zur Förderung

der Selbstbestimmung des Patienten, da die Zieldefinition im Dialog zwischen Patient und Therapeut gemeinsam erarbeitet wird. Andererseits erlaubt das explizite Aufstellen von Therapiezielen eine individuelle therapiebegleitende Diagnostik zur Evaluation des Therapieerfolgs. Die aus der Verhaltensanalyse hervorgegangene „Zielstufen-Skalierung" (Goal Attainment Scaling, KIRESUK u. GARWICK, 1974) wird in letzter Zeit in den USA zunehmend auch in der sozialpsychiatrischen Evaluationsforschung eingesetzt (GARWICK u. VANDERPOOL, 1975).

5. Therapieplan. Aufgrund von „Änderungswissen" (Therapietheorie) wird ein detaillierter und abgestufter Plan von therapeutischen Maßnahmen zum Erreichen der gesteckten Ziele aufgestellt. Die Interventionsmaßnahmen beziehen sich nach dem Konzept der Verhaltensanalyse ebenso auf den Patienten wie auf seine Bezugspersonen und Lebensbedingungen. Hier besteht ein Ansatz für die Integration individual- und sozialtherapeutischer Maßnahmen.

6. Erfolgskontrolle. Die Erfolgskontrolle ist ein unabdingbarer Bestandteil der Therapie. Durch Vergleich von Ist- und Zielzustand wird die Durchführung des Therapieplans überwacht und gegebenenfalls modifiziert.

Das Vorgehen der Verhaltensanalyse war zunächst konzipiert für die therapiebegleitende Diagnostik bei umschriebenen Verhaltensstörungen. Neuere, von der Handlungstheorie beeinflußte Entwicklungen bemühen sich jedoch zunehmend um die Herausarbeitung auch übergeordneter Handlungspläne und Handlungsziele und um die Berücksichtigung des Beziehungsaspekts in der Verhaltensanalyse (z.B. GRAWE u. DZIEWAS, 1977). Eine andere vielversprechende Erweiterung stellt die Anwendung von Prinzipien der Verhaltensanalyse auf komplexere soziale Systeme, z.B. Institutionen, dar (GRAEFF et al., 1977; LIBERMAN, 1977).

Eine Gefahr des verhaltensanalytischen Vorgehens besteht jedoch in ihrer Anwendung als „wertfreie" Sozialtechnologie: Sozial störendes Verhalten wird nur zu leicht als therapiebedürftig etikettiert und die Behandlungsziele werden mit der Anpassung in die jeweils bestehenden Lebensbedingungen und die geltenden Normen gleichgesetzt. Überlegungen in Richtung auf eine emanzipatorische Praxis finden sich bei BERGOLD et al. (1973).

D. Das psychologische Experiment

I. Experimente mit Menschen

Laut Zeitungsberichten über die Ergebnisse eines Senatshearings in den USA (Süddeutsche Zeitung vom 2.8.1977) wurden vom CIA in den letzten 10 Jahren umfangreiche Versuchsreihen finanziert, die zum Ziel hatten, Bedingungen zur Auslösung psychischer Störungen zu erforschen. Unter anderem wurde bei den Kunden von Prostituierten das Sexualverhalten nach unwissentlicher Einnahme von Psychotomimetika (z.B. LSD) über Einwegscheiben beobachtet. Die Mehrzahl der Versuchspersonen war völlig uninformiert über die Tatsache, an einem Experiment teilzunehmen, ein Teil der Experimentatoren (Psychiater und Psychologen an zahlreichen renommierten Forschungsinstituten und Universitäten der USA) kannte die eigentliche Zielsetzung (!) der Experimente nicht. Angeblich wurden die Untersuchungen abgebrochen, weil sie keine nennenswerten Ergebnisse lieferten. Noch extremere Beispiele für Experimente mit Menschen lassen sich aus der Zeit des Nationalsozialismus zitieren (MITSCHERLICH u. MIELKE, 1960).

Es fällt nicht schwer, sich von derartig extremem Mißbrauch experimenteller Methoden zu menschenfeindlichen Zwecken zu distanzieren. Zunehmend wehrt sich jedoch eine an den Persönlichkeitsrechten des einzelnen interessierte Öffentlichkeit gegen subtilere Formen des wissenschaftlich gerechtfertigten Machtmißbrauchs, wie z.B. die Erhebung von Daten aus der Privatsphäre ohne Einwilligung des Betroffenen, realistische Simulation von Krisensituationen in Feldexperimenten, ungenügende Information über mögliche Gefahren bei der Teilnahme an wissenschaftlichen Untersuchungen, etwa bei der klinischen Erprobung von Psychopharmaka und in der vergleichenden Psychotherapieforschung. Derartige Eingriffe in die Persönlichkeitsrechte werden gewöhnlich global mit dem „gesellschaftlichen Erkenntnisinteresse" gerechtfertigt, das zwar nicht dem einzelnen

Tabelle 2. Richtlinien zum Schutz des Rechtes von Personen, nur an Experimenten ihrer Wahl teilzunehmen (nach DAVISON u. STUART, 1975, zit. nach GOTTWALD, 1977)

Risiko	Möglichkeit freiwilliger Zustimmung	Großer möglicher Nutzen für Personen		Geringer möglicher Nutzen für Personen, großer möglicher Nutzen für die Gesellschaft	
		Anerkanntes Verfahren	Verfahren in Erprobung	Anerkanntes Verfahren	Verfahren in Erprobung
gering	Weitgehende Freiheit	2-4	4	2-4	4-5
	Einiger Zwang	5	5	5-6	7
hoch	Weitgehende Freiheit	4	5	5-6	7
	Einiger Zwang	6	6	7	8

Die Ziffern beziehen sich auf folgende Schutzverfahren für den Prozeß der Zustimmung:
1. Keine Zustimmung der Versuchspersonen notwendig.
2. Versuchsperson wird einfach gebeten, ein Formular über die Zustimmung zur Teilnahme an einem Beobachtungsprojekt auszufüllen — ohne Erklärungen über die Art der Studie.
3. Versuchsperson wird gebeten, mit Unterschrift der Teilnahme an einem Experiment zuzustimmen. Sie wird über das Programm nachträglich aufgeklärt.
4. 1. Satz wie 3. Vorher erfolgt eine vollständige Aufklärung über Ziele und Methoden der Untersuchung.
5. Wie 4; zusätzlich: Aufklärung in Gegenwart wenigstens eines Zeugen, der nicht in die Untersuchung involviert ist.
6. Wie 5; zusätzlich: Die Zustimmung wird begutachtet von einem Kommitee von Personen aus der Institution, um die Rechte der Personen in einer Institution zu wahren.
7. Wie 6; zusätzlich: Kontrolle durch eine Menschenrechtskommission, die unabhängig von der Institution ist.
8. Keine Zustimmung möglich, da keine Möglichkeit besteht, die Rechte der Personen zu schützen.

Versuchsteilnehmer, wohl aber dem Fortschritt der Wissenschaft und damit irgendwann einmal sehr vielen Menschen zugute komme. GOTTWALD (1977) zitiert in einer Diskussion über den Mißbrauch der Verhaltensmodifikation „Richtlinien" zum Schutz der Teilnehmer an Humanexperimenten (nach DAVISON und STUART, 1975, zitiert nach GOTTWALD, 1977), in denen das Risiko, die Freiwilligkeit der Teilnahme und der mögliche Nutzen des jeweiligen Experiments gegeneinander abgewogen werden (s. Tabelle 2). Eine Fülle von Einzelbeispielen über Experimente mit Menschen unter ethischen und juristischen Aspekten findet sich bei KATZ (1972).

Die öffentliche Diskussion des Mißbrauchs wissenschaftlich legitimierter Macht ist sicher zu begrüßen; gefährlich erscheint hierbei jedoch die Tendenz, Fragen der Ethik an neu geschaffene Experten oder Kommissionen zu delegieren und damit den Wissenschaftler von seiner gesellschaftlichen Verantwortung zu entlasten.

II. Die experimentelle Methode

Das mehr oder weniger gezielte („hypothesengesteuerte") Manipulieren von Umweltbedingungen und die Beobachtung von Auswirkungen der Manipulation gehören zu den kognitiven Fähigkeiten des Menschen zum Lösen von Alltagsproblemen. Die hieraus entwickelte *experimentelle Methode* zum Überprüfen wissenschaftlicher Theorien oder Hypothesen, die aus Theorien abgeleitet werden, hat sich vor allem in den Naturwissenschaften bestens bewährt und wird auch in der empirischen Psychologie seit WUNDT als eine der wichtigsten Erkenntnisquellen angesehen. Klinische Anwendungsbereiche sind z.B. die experimentelle Psychopathologie und die experimentelle Therapieforschung. Doch auch in der Einzelfall-Diagnostik und -Therapie wird zunehmend ein quasi-experimentelles methodisches Vorgehen gefordert (z.B. SCHULTE, 1974). Zur Problematik der experimentellen Methode in der Psychologie sei auf umfangreiche Speziallitaratur hingewiesen (z.B. CAMPBELL u. STANLEY, 1963/1970; HOLZKAMP, 1968; BREDENKAMP, 1969; MERTENS, 1975; MASCHEWSKY, 1977).

Das Ziel der experimentellen Methode ist der Nachweis eines gesetzmäßigen und reproduzierbaren Kausalzusammenhanges (Wenn-Dann-Beziehung) zwischen einer Klasse von Ausgangsbedingungen (unabhängige Variablen) und einer Klasse von Folgebedingungen (abhängige Variablen) in einem Bereich der Realität. Zu diesem Zweck wird vom Experimentator
1. eine Klasse von Versuchsobjekten ausgewählt (Definition des Modelloriginals),
2. werden die Versuchsobjekte — unter Kontrolle möglicher Störfaktoren — einer systematischen Variation der Ausgangsbedingungen unterworfen (experimentelle Variation der unabhängigen Variablen),
3. werden die Auswirkungen dieser Variation auf die abhängigen Variablen an den Versuchsobjekten beobachtet (Messung des Ergebnisses).

Im Unterschied zum naturwissenschaftlichen Experiment sind beim psychologischen Experiment die „Versuchsobjekte" ebenso wie der Experimentator Menschen („Versuchspersonen" — „Versuchsleiter"), wodurch sich einige noch zu diskutierende Komplikationen für die experimentelle Methode ergeben.

Tabelle 3. Störfaktoren der Validität in psychologischen Experimenten (nach CAMPBELL u. STANLEY, 1963/1970; zit. nach KIRCHNER et al., 1977)

Störfaktor	Erscheinungsform
Interne Validität	
Zwischenzeitliches Geschehen	Ablaufende Prozesse im sozialen Umfeld
Reifung	Biologische und psychische Vorgänge, die sich systematisch und unabhängig von äußeren Ereignissen im Laufe der Zeit ändern
Wirkungen des Testens	Störwirkungen infolge einer Mehrzeitpunktmessung (z.B. Lernprozesse)
Veränderungen der Hilfsmittel Instrumentation	Autonome Veränderungen der Meßinstrumente
Statistische Regression	Änderungen von Extremwerten sind in ihrer Richtung vorherbestimmt („Regression zur Mitte")
Auswahl von Probanden	Nicht zufällige Zuteilung von Versuchspersonen auf Experimental- und Kontrollgruppen
Einbuße von Probanden	Unterschiedliche Ausfallquote bei Kontroll- und Experimentalgruppe u.a.
Wechselwirkung zwischen Auswahl und Reifung u.a.	Unterschiedliche Zuteilung von Versuchspersonen mit jeweils unterschiedlichen psychischen und biologischen Wirkungsabläufen
Externe Validität	
Wechselwirkung zwischen Testen und Treatments	Unter anderem beeinflußt die Sensibilisierung durch Vortests die Testergebnisse
Wechselwirkung zwischen Auswahl und Treatment	Bedingungen, unter denen die Testpopulationen gewonnen wurden und die die Ergebnisse verfälschen können
Effekte der experimentellen Situation	Reaktivität der Versuchsbedingungen; Bewußtsein der Versuchsperson, an einem psychologischen Experiment teilzunehmen
Beeinträchtigung durch mehrere Treatments	Überlagerung mehrerer Behandlungen auf verschiedenen Ebenen

CAMPBELL und STANLEY (1963/1970) entwickelten als Gütekriterien für die Beurteilung experimenteller und quasi-experimenteller Methoden in der pädagogisch-psychologischen Forschung die Begriffe der internen und externen Validität:

Interne Validität ist die Minimalvoraussetzung für die Interpretation von experimentellen Ergebnissen: Ein Experiment besitzt insoweit interne Validität, als die beobachtete Variation der abhängigen Variablen tatsächlich auf die experimentelle Variation der unabhängigen Variablen zurückgeht und nicht auf unkontrollierte Störbedingungen.

Externe Validität ist die Voraussetzung zur praktischen Anwendbarkeit experimenteller Ergebnisse. Ein Experiment besitzt insoweit externe Validität, als sein Ergebnis auf ein Anwendungsproblem mit seinen andersartigen Probanden, Ausgangs-, Manipulations- und Meßbedingungen übertragbar ist.

CAMPBELL und STANLEY (1963/1970) legten einen Katalog von möglichen Störfaktoren für die interne und externe Validität vor (Tabelle 3, zit. nach

Tabelle 4. Typen des Experiments und Durchführbarkeit methodischer Kriterien (modifiziert nach MERTENS, 1975)

Typen	Kriterien der internen Validität				Externe Validität
	Wiederholbarkeit	Kontrollierbarkeit	Manipulierbarkeit	Bedingungsanalyse	
Laboratoriumsexperiment	+++	+++	+++	+++	?
Feld-Experiment	+++	++	+++	+++	++
Quasi-experimentelles Verfahren	++	+	+++	++	+++
Feldstudien (Ex-post-facto-Anordnung)	+++	+	–	–	?

KIRCHNER et al., 1977), der sicher nicht vollständig ist, der aber bei der Planung und Interpretation von psychologischen Experimenten hilfreich sein kann. Eine Anwendung dieser Konzepte auf die Psychotherapieforschung findet sich bei KIRCHNER et al. (1977).

CAMPBELL und STANLEY weisen darauf hin, daß die interne und externe Validität „häufig nicht miteinander vereinbar sind, denn Maßnahmen, die eine Validität verbessern, können die andere gefährden". Dieser Zusammenhang wird deutlich beim Vergleich verschiedener Typen von experimentellem und quasi-experimentellem Vorgehen bzgl. der Erfüllbarkeit methodischer Kriterien (s. Tabelle 4, abgeändert nach MERTENS, 1975).

Im *Laboratoriumsexperiment* sind alle methodischen Kriterien am besten erfüllbar, nicht jedoch das Kriterium der äußeren Validität. Beim *Feldexperiment*, das die experimentelle Methode unter „natürlichen Bedingungen" anwendet (z.B. die Prüfung von alternativen Behandlungsmethoden an zwei Zufallsstichproben von Patienten), ist besonders die Kontrollierbarkeit von Störfaktoren beeinträchtigt, die externe Validität dagegen gewährleistet. Bei *quasi-experimentellen Verfahren* (z.B. Prüfung von alternativen Behandlungskonzepten in zwei verschiedenen Institutionen im Sinne eines „Modellversuchs") wird zusätzlich die Wiederholbarkeit beeinträchtigt, weil keine Zufallsstichproben vorliegen. Gleichzeitig werden die Möglichkeiten für eine Bedingungsanalyse (innere Validität) beeinträchtigt, die Möglichkeiten für die externe Validität jedoch weiter erhöht. Bei *Feldstudien* schließlich (z.B. eine Erhebung zum Einfluß verschiedener Erziehungsstile auf die Prävention späterer psychischer Störungen) wird die unabhängige Variable nicht experimentell manipuliert, sondern es werden am schon vorliegenden Datenmaterial *nachträglich* die Auswirkungen unterschiedlicher Bedingungsfaktoren auf die abhängige Variable geprüft (Ex-post-facto-Anordnung). Eine kausale Bedingungsanalyse ist hier nicht möglich, sondern nur der Nachweis eines statistischen Zusammenhangs. Die großen methodischen Schwierigkeiten, durch Feldstudien Kausalzusammenhänge nachzuweisen, werden z.B. in der Kontroverse um die Ursachen der Schizophrenie-Häufung in der Unterschicht deutlich (s. DOHRENWENDT u. DOHRENWENDT, 1969).

III. Sozialpsychologie des Experiments

Nach dem Organismusmodell unterscheidet sich die Versuchsperson im psychologischen Experiment nicht grundsätzlich von den Versuchsobjekten naturwissenschaftlicher Experimente, z.B. in der Biologie. Das Verhalten der Versuchsperson (Vp) wird als Reaktion auf die vom Versuchsleiter (Vl) manipulierten Reizbedingungen interpretiert, alle anderen verhaltensrelevanten Einflüsse werden als Störfaktoren angesehen, die möglichst vollständig durch ausgeklügelte experimentelle Designs und durch den Einsatz statistischer Methoden kontrolliert werden sollen. HOLZKAMP (1972) analysiert in diesem Zusammenhang folgende Kunstgriffe der experimentalpsychologischen Forschung:

1. Parzellisierung der Ausgangsbedingungen. Die unabhängigen Variablen werden aus ihrem Zusammenhang gelöst und in immer isoliertere Komponenten zerlegt.

2. Reduktion des Bedingungsgefüges. Der komplexe Lebenszusammenhang, der normalerweise die kognitive Selbst- und Situationsinterpretation des Menschen bestimmt, wird zum Ausschalten von „Störfaktoren" möglichst weitgehend eingeschränkt auf eine reizarme bzw. streng kontrollierte Laborsituation.

3. Labilisierung der Reizsituation. Der Vp werden möglichst alle Hinweise, z.B. über den Zweck des Experiments, vorenthalten, damit sich die Manipulation der unabhängigen Variablen „frei von Vorerwartungen" auf die Reaktionen der Vp auswirken kann.

Das skizzierte methodische Vorgehen bestimmt bis heute weitgehend die experimentelle Forschung in der Allgemeinen Psychologie, aber auch in klinischen Anwendungsbereichen wie der Verhaltenstherapie und der experimentellen Psychopathologie.

Nach dem Handlungsmodell dagegen stellt sich die experimentalpsychologische Versuchssituation als eine sehr spezielle soziale Interaktion dar, die „das Ergebnis einer sozialen Rollenzuweisung oder Rollenübernahme (ist), nämlich der Rolle des Experimentators und der Komplementärrolle der Versuchsperson" (HOLZKAMP, 1972, S. 39). Die Reaktionen der Versuchspersonen werden nicht unmittelbar durch die experimentell manipulierten Reize bestimmt, sondern durch die *Interpretation* der experimentellen Gesamtsituation durch die Versuchsperson.

Wie verhält sich nun die Versuchsperson in einer Experimentalsituation, die darauf ausgelegt ist, den Interpretationsspielraum möglichst einzuengen? Die seit Anfang der 60er Jahre vorliegenden Untersuchungen zur „Sozialpsychologie des psychologischen Experiments" weisen darauf hin, daß das streng kontrollierte Experiment eine Fiktion ist, daß vielmehr zahlreiche unkontrollierbare Einflußfaktoren auf die „experimentelle Handlung" nachweisbar sind.

MERTENS (1975) faßt folgende Faktoren in Form eines Flußdiagramms zusammen (Abb. 5):

1. Präexperimentelle Einstellungen und Erfahrungen. Hierunter fallen eigene oder auch fremde Vorerfahrungen mit Experimenten oder vergleichbaren Situationen, im klinischen Bereich auch Vorerfahrungen durch frühere Behandlungen.

2. Teilnahmebedingungen. Es lassen sich institutionelle, situative und motivationale unterscheiden. Experimentelle Untersuchungen haben insbesondere den großen Einfluß der Freiwilligkeit der Teilnahme nachgewiesen.

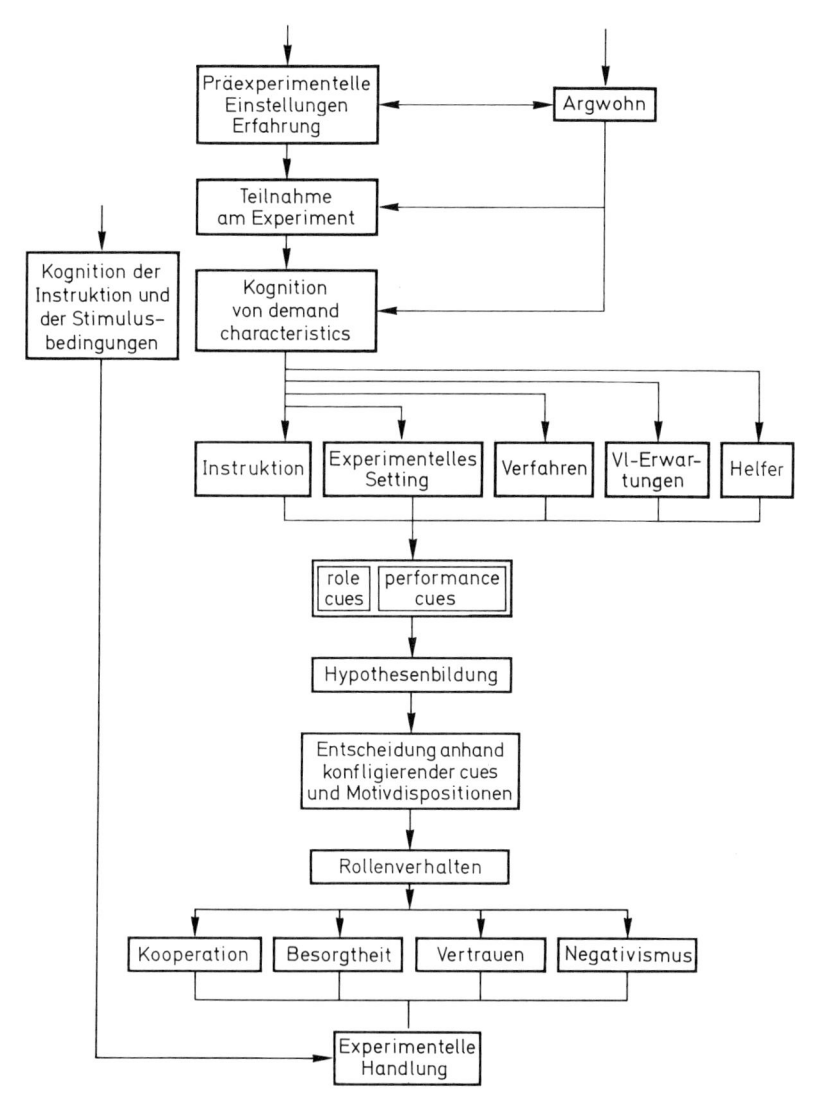

Abb. 5. Flußdiagramm der sozialpsychologischen Faktoren vor und während der experimentellen Situation (nach MERTENS, 1975)

3. Argwohn. Dieser Faktor ist eine Konsequenz der häufigen Praxis, der Vp keine oder gar falsche Informationen über den wahren Zweck des Experiments zu geben. Der Argwohn veranlaßt die Vp zum Entwickeln von Strategien zum Unterlaufen der tatsächlichen oder vermeintlichen Täuschung.

4. „Aufforderungscharakter" der Experimentalsituation. Die äußere Umgebung, die Instruktionen, der Ablauf, das Verhalten des Vl und seiner Helfer werden von der Vp aktiv nach Hinweisen für die Hypothesenbildung abgesucht.

5. Hypothesenbildung. Aufgrund von Hinweisen über die erwartete Rolle und die erwartete Leistung werden Hypothesen über den wahren Zweck des Experiments aufgestellt.

6. Rollenverhalten. Aufgrund z.T. widersprüchlicher Hinweiszeichen und aufgrund der eigenen Motivation entscheidet sich die Vp für verschiedene Arten von Rollenverhalten. Empirische Untersuchungen beziehen sich auf folgende typische Vpn-Rollen:

Die „gute" Vp bemüht sich um Erfüllung der Versuchsleitererwartungen, die „um ihre Bewertung besorgte" Vp ist vom Wunsch nach positiver Selbstdarstellung geleitet, die „ehrliche" Vp befolgt peinlich genau die Instruktionen und vermeidet es, weitergehende Hypothesen aufzustellen (diese Rolle entspricht am ehesten den Rollenerwartungen des Experimentators), die „negativistische" Vp versucht aktiv das Experiment bzw. die vermeintlichen Erwartungen des Versuchsleiters zu sabotieren.

7. Experimentelle Handlung. Die im Experiment gemessene „Reaktion" ist ein Ergebnis der experimentell manipulierten Bedingungen (Instruktion und Reizbedingungen) *und* ihrer kognitiven Interpretation aufgrund der genannten Faktoren (1.–6.).

MERTENS (1975) zeigt in seiner Monographie, daß alle Versuche, die genannten sozialpsychologischen Einflußgrößen durch Maßnahmen wie Vp-Selektion, Kontrollgruppen und Nachbefragungen als Störfaktoren zu eliminieren oder zu kontrollieren, lediglich zur Lösung methodischer Teilprobleme beitragen und meist neue Probleme schaffen. Der positivistische Anspruch, durch das Experiment zu allgemeingültigen Gesetzmäßigkeiten des Verhaltens zu gelangen, muß nach diesen Ergebnissen zurückgewiesen werden.

HOLZKAMP (1972) weist in diesem Zusammenhang auf eine andere Schwierigkeit streng kontrollierter psychologischer Experimente hin: Die Laborexperimente verlieren zunehmend an externer Validität für die Anwendung z.B. in der klinischen Psychologie, wo es gewöhnlich um hochkomplexe Zusammenhangsgefüge mit sehr zahlreichen Störfaktoren und durch vielfache Informationsquellen in der Interpretation festgelegte Umweltsituationen geht. Ihr Anwendungsbereich ist dagegen beschränkt auf Praxisprobleme, die eine gewisse Strukturähnlichkeit mit den streng kontrollierten Laborsituationen aufweisen, z.B. verkehrspsychologische Experimente zur optimalen Anordnung von Kontrollinstrumenten in einem Flugzeugcockpit. Eine andere Anwendungsmöglichkeit und zugleich eine ideologische Gefahr sieht HOLZKAMP in den vielfältigen Tendenzen, das Alltagsleben zur reibungsloseren ökonomischen und politischen Manipulation mehr und mehr den streng kontrollierten Laborsituationen anzunähern. Diese Tendenzen sind im Arbeits- und Verwaltungsbereich, in der Konsumwerbung und im Erziehungssystem nachweisbar (s. z.B. ARGYRIS, 1968; OTTOMEYER, 1977) und werden von einzelnen Verhaltensforschern explizit zur Lösung sozialer Probleme als „experimental design of cultures" gefordert (z.B. SKINNER, 1969).

In psychiatrischen Stationen nahm die laborartige Kontrolle des gesamten Lebens der Patienten ihren Einzug in Form verhaltenstherapeutischer Münzverstärkungssysteme (token economies). Zusammen mit anderen Rehabilitationsmaßnahmen haben Münzverstärkungssysteme eine gewisse Berechtigung bei schwersten Formen geistiger und psychischer Behinderung (s. COHEN et al., 1973). Ihre alleinige und unkritische Anwendung stellt eine wissenschaftlich perfektionierte Version der „totalen Institution" (GOFFMAN, 1961/1973) dar.

IV. Alternativen zum Laborexperiment

Die vorangehende Kritik kann nicht bedeuten, daß das psychologische Experiment als Forschungsmethode ungeeignet sei. Lediglich der Anspruch, allgemeingültige, d.h. zeit- und situationsunabhängige Gesetzesaussagen über „den Menschen" aufstellen zu können, wurde zurückgewiesen und die zum Erreichen dieses Ziels entwickelten Techniken wurden kritisiert. Die geleistete Kritik sollte dazu anregen, bei vermindertem Anspruch auf Allgemeingültigkeit nach brauchbaren Alternativen zu suchen. Wir wollen im folgenden einige mögliche Alternativen diskutieren.

1. Laborexperimente als explizites Rollenspiel

Aus der gut belegten Tatsache, daß Versuchspersonen im Laborexperiment nicht auf die physikalische Stimulussituation reagieren, sondern sich als Handelnde eine kognitive Interpretation der Gesamtsituation verschaffen, läßt sich die Konsequenz ableiten, daß eben dieser Interpretationsvorgang vom Experimentator ernst genommen und in einem offenen Dialog vor und während des Experiments thematisiert werden sollte. Konkret würde das einen Dialog über die Rollenerwartungen von Versuchspersonen und Versuchsleitern erfordern. Die asymmetrische Interaktion zwischen Versuchssubjekt (Vl) und Versuchsobjekt (Vp) wird tendenziell aufgehoben, wenn sich die Interaktionspartner vor Beginn des Experiments auf gemeinsame Spielregeln zum Lösen des jeweiligen wissenschaftlichen Problems einigen. Das kann durchaus beinhalten, daß der Versuchsperson „im Rahmen der Spielregeln" Informationen über den Zweck der Untersuchung vorenthalten werden. Ein Vorbild für dieses Vorgehen in der allgemeinen Psychologie findet sich in der Tradition der frühen Experimentalpsychologen, die für ihre Experimente gegenseitig die Rolle der Versuchsperson „spielten" und deren Lernerfahrungen, Einstellungen und Persönlichkeit „als Versuchsperson" in den Protokollen miterfaßt wurden. Natürlich sind die Ergebnisse solcher Experimente nicht im Sinne der Stichprobentheorie verallgemeinerbar — aber darin unterscheiden sie sich, wie wir sahen, durchaus nicht vom „exakten Laborexperiment".

Der Vorschlag unterstützt scheinbar die mit Recht kritisierte Tendenz, experimentalpsychologische Forschung vorwiegend mit Psychologiestudenten als Versuchspersonen durchzuführen. Dieser Einwand trifft jedoch nicht den Kern des Vorschlags. Zum einen wird die akademische Forschung mit Studenten als Versuchspersonen in der Regel nicht als explizites Rollenspiel konzipiert. Zum anderen ist der vorgeschlagene Dialog über die Rollenerwartungen im Experiment bei großer sozialer Distanz zwischen Experimentator und Versuchsperson — z.B. bei Versuchspersonen aus der Unterschicht — besonders wichtig, da die Interaktionspartner die gegenseitigen Rollenerwartungen hierbei besonders schlecht antizipieren können.

Die Vereinbarung von experimentellen Spielregeln zum Lösen wissenschaftlicher Probleme ist durchaus auch im Bereich der Psychotherapieforschung mit Patienten anwendbar — sie erfordert oft lediglich ein Umdenken des Untersuchers. Dieser Aspekt sei anhand einer Anekdote erläutert. In einer Therapiestudie über die Wirksamkeit verschiedener Gruppentechniken hatten die Patienten die

Aufgabe, zum Nachweis kognitiv-emotionaler Änderungen wöchentlich einen längeren Fragebogen auszufüllen. Der Fragebogen wurde zunächst mit Erfordernissen der Therapie begründet. Die Patienten hielten den Fragebogen jedoch für ihre Behandlung nicht für erforderlich, machten sich über ihn lustig und berichteten im informellen Gespräch einem Kotherapeuten, daß sie ihn teilweise ihren Kindern zum Ausfüllen überließen. Als sie daraufhin hörten, daß der Fragebogen wichtig sei für die Dissertation des Gruppenleiters, waren sie zu einer gewissenhaften Beantwortung bereit. Das Beispiel ist kein Vorbild für die explizite Vereinbarung von experimentellen Spielregeln, es zeigt aber, welche Auswirkungen schon kleinste Schritte haben, die den Patienten als handelndes Subjekt ernst nehmen.

2. Feldexperimente und Quasi-Experimente

Beim Feldexperiment werden experimentelle Manipulationen im alltäglichen Lebenszusammenhang der Versuchspersonen durchgeführt, die Zuordnung der Versuchspersonen zu unterschiedlichen Ausgangsbedingungen erfolgt jedoch wie im Laborexperiment nach Zufallskriterien. Bei Quasi-Experimenten werden nicht Zufallsstichproben, sondern natürliche Gruppen unterschiedlichen experimentellen Bedingungen unterworfen – oder es wird untersucht, wie sich nicht vom Experimentator geplante, sondern „spontan" auftretende Bedingungsänderungen auf die abhängigen Variablen auswirken (zur Methodik s. CAMPBELL u. STANLEY, 1963/1970; BREDENKAMP, 1969).

In sozialpsychologischen Feldexperimenten werden die experimentellen Bedingungen häufig durch Simulation mit Hilfe informierter Helfer ins Feld eingeführt (Simulationsexperimente), z.B. bei der Simulation eines Unfalls zur Untersuchung des Hilfeverhaltens. Hier ergeben sich ethische und rechtliche Probleme durch die fehlende Zustimmung zur Teilnahme am Experiment.

In weiten Bereichen der klinischen Forschung ist die Situation bzgl. der Zustimmung scheinbar günstiger: Hier werden therapeutische oder soziale Bedingungsänderungen aufgrund von Praxiserfordernissen eingeführt, deren Auswirkungen auf die interessierenden abhängigen Variablen bei entsprechender Planung quasi-experimentell überprüft werden können. Beispiele wären etwa der Vergleich von zwei konkurrierenden Behandlungsmethoden in der Therapieforschung oder die quasi-experimentelle Überprüfung der Auswirkungen eines Stadtsanierungsprogramms auf die Inzidenz psychischer Störungen in der ätiologischen Forschung.

In der klinischen Feldforschung ergibt sich gewöhnlich ein Konflikt zwischen den Erfordernissen des experimentellen Versuchsplans, die experimentellen Bedingungen systematisch zu variieren und konstant zu halten, und dem Gebot der Praxis, für jeden Teilnehmer nach bestem Wissen optimale Bedingungen zu schaffen. So läßt sich in der therapeutischen Feldforschung die methodische Forderung nach Plazebo- und Kontrollgruppen bei ernsteren psychischen Störungen ethisch nicht rechtfertigen. Ebenso schwierig ist die Isolierung der therapeutisch wirksamen Komponenten bei einem komplexen therapeutischen Vorgehen, wenn davon ausgegangen werden muß, daß therapeutische Einzelmaßnahmen der Behandlung nicht gerecht werden. Die in der Therapieforschung vorgeschlagenen methodischen Verfahren und Versuchspläne (z.B. PETERMANN, 1977) tragen diesen therapeutischen Erfordernissen bisher nur ungenügend Rechnung.

Feldexperimente und Quasi-Experimente haben gegenüber dem Laborexperiment den Vorteil, den komplexen Lebenszusammenhang der Versuchspersonen nicht künstlich auf einige wenige Komponenten zu reduzieren. Soweit die experimentellen Bedingungsvariationen und die Erhebung der experimentellen Effekte sich in den alltäglichen Lebenszusammenhang einfügen, werden auch keine vom Alltagsleben abgehobenen Rollenübernahmen und Hypothesenbildungen bei den Versuchspersonen provoziert. Die Ergebnisse sind deshalb sehr viel unmittelbarer auf andere Alltagssituationen übertragbar. Gleichzeitig lassen sich aber wegen der großen Zahl von Einflußfaktoren im Feld einzelne Komponenten des Bedingungsgefüges nur schwer isolieren (Widerspruch zwischen interner und externer Validität, s.S. 479). Die Kritik am Laborexperiment hat jedoch gezeigt, daß die vermeintliche Kontrolle aller Störfaktoren eine Fiktion ist.

3. Aktionsforschung

In der Feldforschung bleibt die traditionelle Trennung zwischen Forschungssubjekt und Forschungsobjekt aufrechterhalten. Demgegenüber hat die auf LEWIN (1946/1953) zurückgehende Aktionsforschung zum Ziel, Forschung und soziales Handeln zu verbinden und die strenge Rollenverteilung zwischen Forschern und Beforschten aufzubrechen: „Die für die soziale Praxis erforderliche Forschung läßt sich am besten als Forschung im Dienste sozialer Unternehmungen oder sozialer Techniken kennzeichnen. Sie ist eine Art Tat-Forschung („action research"), eine vergleichende Erforschung der Bedingungen und Wirkungen verschiedener Formen des sozialen Handelns und eine zu sozialem Handeln führende Forschung (LEWIN, 1953, S. 280).

Die Aktionsforschung läßt sich im Gegensatz zur traditionellen Forschung durch folgende Besonderheiten kennzeichnen (s. KLÜVER u. KRÜGER, 1972):

1. Die Problemstellung erfolgt nicht primär aus wissenschaftlichem Erkenntnisinteresse, sondern entsteht aus konkreten gesellschaftlichen Bedürfnissen einer sozialen Gruppe.

2. Das Forschungsziel besteht nicht vorrangig im Überprüfen theoretischer Aussagen, sondern in der praktischen Veränderung der untersuchten Prozesse.

3. Die untersuchte soziale Situation wird als ein Prozeß aufgefaßt, aus dem nicht einzelne Variablen isoliert und als „objektive Daten" erhoben werden können, sondern die Datenerhebung wird als Teil des sozialen Prozesses aufgefaßt und problematisiert.

4. Der Forscher gibt seine Distanz zum Forschungsobjekt auf, er nimmt selbst am untersuchten Prozeß teil, von der teilnehmenden Beobachtung bis zur gezielten Einflußnahme auf die soziale Gruppe. Ebenso geben die anderen Gruppenmitglieder die Rolle der Befragten und Beobachteten auf, indem sie sich aktiv an der Zieldiskussion, Datenerhebung und Auswertung beteiligen.

Beispiele von Aktionsforschungsprojekten in der Bundesrepublik entstanden vorwiegend im universitären Bereich, in der Randgruppen- und Stadtteilarbeit (s. HAAG et al., 1972) und aus der Zusammenarbeit zwischen Forschungsgruppen und psychosozialen Diensten (GOTTWALD, 1976).

Die Durchführung eines Aktionsforschungsprogramms ist in der Zielsetzung, in den Methoden und Schwierigkeiten auf weite Strecken vergleichbar mit einer therapeutischen Gemeinschaft. Im Mittelpunkt des methodischen Vorgehens stehen Gruppendiskussionen und die Klärung von Gruppenprozessen. Die Gruppe entwickelt gemeinsam mit dem oder den Forschern ein Forschungskonzept zum Lösen konkreter sozialer Probleme. Die Rollenaufteilung für Phasen der Datensammlung und Auswertung kann ad hoc bei Bedarf vorgenommen werden, die Ergebnisse werden unmittelbar in den ablaufenden Prozeß rückgemeldet und leiten, wenn notwendig, Änderungen ein. Der Forscher bringt seine theoretischen und methodischen Kenntnisse zur Analyse und Beeinflussung des sozialen Prozesses ein, während die anderen Gruppenmitglieder ihre intensiven Feld- und Problemkenntnisse beisteuern.

Im Rahmen des sozialen Prozesses können die bekannten sozialwissenschaftlichen Methoden je nach Fragestellung angewendet werden: Auswertungen von Gruppendiskussionen und Protokollen, Fragebögen, aber auch physikalische Daten, Tests, behördliche Angaben und offizielle Statistiken.

Abgesehen von den methodischen und praktischen Schwierigkeiten bei der Durchführung von Aktionsforschungsprogrammen (s. GOTTWALD, 1976) wird die geringe Theoriegeleitetheit und die Tendenz zur Ausrichtung an aktuellen und kurzlebigen Problemen kritisiert (z.B. *Autorenkollektiv Wissenschaftspsychologie,* 1975). Die Aktionsforschung ist allemal den Risiken eines komplexen Gruppenprozesses ausgeliefert, der zwangsläufig zu Abstrichen in der langfristigen Zielsetzung und in der methodischen Strenge führt. Die Aktionsforschung kann deshalb kein Ersatz für die theoriegeleitete sozialwissenschaftliche Grundlagenforschung sein, sondern ein besonderes Instrument der angewandten, auf unmittelbare Änderungen zielenden Forschung. Die Konzeption des Laborexperiments als Rollenspiel mit explizit vereinbarten Spielregeln zeigt jedoch, daß zwischen traditioneller Forschung und Aktionsforschung kein absoluter Gegensatz bestehen muß, sondern daß Ansätze zur Aktionsforschung in unterschiedlichem Ausmaß auch in traditionellere Forschungsstrategien einbezogen werden können.

V. Evaluation von Reformen

Ein für die Psychiatrie besonders wichtiger Anwendungsbereich quasi-experimenteller Methoden ist die Bewertung oder Evaluierung von sozialen Reformprogrammen. Beispiele sind die zur Zeit laufenden Modellversuche zur Psychiatriereform. Die *Evaluierungsforschung* hat sich in den letzten Jahren zu einer eigenen sozialwissenschaftlichen Disziplin entwickelt (WEISS, 1972/1974). Sie ist eine „finalisierte" Sozialwissenschaft (s.S. 460), d.h. mit ihrer Hilfe sollen — bei noch unzureichendem Entwicklungsstand der wissenschaftsinternen Theorien — gesellschaftspolitisch begründete Fragestellung beantwortet werden.

Der Grundansatz der Evaluierungsforschung entspricht der experimentellen Methode:

1. Für die Evaluierung werden verschiedene Ausschnitte aus der sozialen Wirklichkeit ausgewählt (z.B. verschiedene ambulante Dienste mit ihren Zielgruppen).

2. Die Wirklichkeitsausschnitte werden unterschiedlichen Bedingungen unterworfen (die zu evaluierenden Reformprogramme als unabhängige Variablen).

3. Anschließend werden die Auswirkungen auf verschiedene Erfolgsindikatoren bei den Zielgruppen gemessen (abhängige Variablen).

Durch Einbettung in die soziale und politische Wirklichkeit der Reformen entstehen für die Evaluierungsforschung besondere inhaltliche und methodische Probleme, die von WEISS (1972/1974) in einer Einführung für den Praktiker sehr anschaulich herausgearbeitet wurden. Nach WEISS lassen sich folgende Schritte der Programmevaluierung unterscheiden:

1. Analyse der Evaluierungsziele. Die Auftraggeber der Evaluierung, Träger und Mitarbeiter des Programms und die Evaluierungsforscher verbinden gewöhnlich mit der Untersuchung unterschiedliche offizielle und verdeckte Ziele. Verdeckte Ziele können z.B. das Hinauszögern von Entscheidungen, Vermeiden von Verantwortung oder Werbung für das Programm sein.

2. Definition der Programmbedingungen. Die Programmbedingungen (unabhängige Variablen) und die Randbedingungen seiner Anwendung müssen ermittelt werden, damit das Programm später wiederholt werden kann. Gewöhnlich besteht eine Diskrepanz zwischen dem geplanten Reformprogramm und seiner Realisierung. Die unabhängigen Variablen und die Randbedingungen des Programms müssen deshalb empirisch kontrolliert werden.

3. Operationalisierung der Programmziele. Die Ziele des Programms müssen spezifiziert und es müssen meßbare Indikatoren für ihr Erreichen oder Nichterreichen aufgestellt werden (Definition der abhängigen Variablen). Die Schritte 2. und 3. sind verbunden mit dem Aufstellen einer Theorie über die Wirkung des Programms.

4. Versuchsplanung. Hier bieten sich besonders die von CAMPBELL und STANLEY (1963/1970) beschriebenen quasi-experimentellen Versuchspläne an, deren Minimalforderung eine nicht dem Programm unterworfene Kontrollgruppe ist. Die weniger aufwendigen, nicht-experimentellen Versuchspläne (ohne Kontrollgruppe) eignen sich besonders für Programme, die in einer frühen Entwicklungsphase stehen. Eine noch ungenügend entwickelte Alternative zur Erfolgsevaluierung ist die Prozeßevaluierung von Programmen, d.h. die Erfassung zeitlicher Veränderungen der abhängigen Variablen in Beziehung zu den verschiedenen Einzelmaßnahmen.

5. Durchführung. Im Gegensatz zur „reinen Forschung" muß sich die Evaluierung dem Programmablauf unterordnen. Dadurch entstehen besondere Schwierigkeiten für die Durchführung, z.B. bei Programmänderungen. Unterschiedliche Interessen der für das Programm verantwortlichen Praktiker und der Evaluierungsforscher können hier leicht zu Konflikten führen, die eine Evaluierung erschweren oder verhindern.

6. Verwertung der Ergebnisse. Damit die Ergebnisse sich in sinnvollen Entscheidungen niederschlagen können, sind besondere Anstrengungen des Evaluierenden in der Gremien- und Öffentlichkeitsarbeit erforderlich. Die politischen Durchsetzungsstrategien müssen als Teil der Evaluierungsforschung mitgeplant werden.

Im ersten und letzten Schritt (Entstehungs- und Verwertungszusammenhang) wird die politische Dimension der Evaluierungsforschung ausdrücklich thematisiert. Die Verbindung politischer Entscheidungen über soziale Reformen mit deren wissenschaftlicher Evaluierung könnte zu einem neuen Verhältnis zwischen Sozialwissenschaft und Gesellschaft führen.

In einem einflußreichen Artikel über „Reformen als Experimente" zeichnet CAMPBELL (1969) die Utopie einer Experimentiergesellschaft, in der Entscheidungen über soziale Reformen nicht mehr vom Prestige eines Politikers oder den Interessen einer Partei abhängig sind, sondern in der sich die Gesellschaft zu einem quasi-experimentellen Modell des sozialen Fortschritts bekennt. Die Experimentiergesellschaft ist nach CAMPBELL (1971) eine aktive Gesellschaft, die das Erproben von Innovationen der Untätigkeit vorzieht, die sich der Aktionsforschung verpflichtet, sie ist eine „wissenschaftliche" Gesellschaft, in der die wissenschaftlichen Grundwerte der Ehrlichkeit, der offenen Kritik, des Experimentierens, der Bereitwilligkeit zur Revision von Theorien gelten.

Grundsätzlich ist gegen CAMPBELLs Utopie einzuwenden, daß sie von einer Konsensus-Theorie der Gesellschaft ausgeht, die der gesellschaftlichen Wirklichkeit widerspricht (s. ISRAEL, 1977). Ein Lehrstück für die mangelnde Bereitschaft zu Reformen wider besseres Wissen bietet das Bildungssystem, wo seit vielen Jahren alternativen Schultypen und Bildungsgänge evaluiert wurden und ihren Erfolgsnachweis erbracht haben, ohne daß daraus die Konsequenzen für echte Reformen gezogen wurden. Zum Vermeiden der gleichen Fehler in der Psychiatriereform ist es erforderlich, die unterschiedlichen Interessen an der Evaluierungsforschung politisch zu analysieren.

Den in der psychosozialen Versorgung tätigen Berufsgruppen (Psychiater, Pflegepersonal, Sozialarbeiter, Psychologen) liegt die wissenschaftliche Evaluierung ihrer Arbeit gewöhnlich fern, da sich ihnen durch die institutionellen und therapeutischen Mißstände tagtäglich die Notwendigkeit zum schnellen Handeln aufdrängt und da für das Erarbeiten und die Durchführung einer Forschungskonzeption gewöhnlich die Zeit, die Mittel und die Ausbildung fehlen. Erschwerend kommt hinzu, daß die Forderung nach Evaluierung als Kontrolle und Bedrohung der eigenen Arbeit erlebt wird. Auf der anderen Seite fordern die politischen Entscheidungsträger, nicht zuletzt aus Gründen der Kostenersparnis, wissenschaftliche Planungsgrundlagen. So besteht die Gefahr, daß die Evaluation über die Köpfe der Betroffenen hinweg von fachfremden Planungswissenschaftlern übernommen und einseitig unter dem Gesichtspunkt einer Kosten-Nutzen-Analyse durchgeführt werden. In dieser Situation ist es dringend erforderlich, daß die „psychosozialen Berufsgruppen" von der Basis aus eine Evaluierungsforschung betreiben, deren oberstes Ziel nicht die Kostenersparnis, sondern die schrittweise kontrollierte Verbesserung der psychosozialen Versorgung ist. Die Initiative hierzu könnte von regionalen psychosozialen Arbeitsgemeinschaften (ZUMPE, 1977) ausgehen, d.h. dem organisatorischen Zusammenschluß aller an der psychosozialen Versorgung einer Region Beteiligten. Dem Selbstverständnis einer Evaluierungsforschung „von der Basis aus" dürfte am ehesten ein Forschungskonzept nach Art der Aktionsforschung entsprechen.

Literatur

Adorno, W. (Hrsg.): Der Positivismusstreit in der deutschen Soziologie. Neuwird: 1969.
Amnesty International: Politische Gefangene in der UdSSR. Wien: Amnesty International Publications 1975.
Argyle, M.: Social Interaction. London: Methuen 1969.
Argyle, M.: Soziale Interaktion. Köln: Kiepenheuer & Witsch 1972.

Argyris, C.: Some unintended consequences of rigorous research. Psychol. Bull. **70**, 185–197 (1968).
Autorenkollektiv Wissenschaftspsychologie: Materialistische Wissenschaft und Psychologie. Köln: Pahl-Rugenstein 1975.
Beckmann, D.: Arzt-Patient-Beziehung. In: Medizinische Psychologie (M. v. Kerekjarto, Hrsg.) S. 252–287. Berlin 1976.
Bergold, J. et al.: Kritische Überlegungen zur gesellschaftlichen Funktion der Verhaltenstherapie. In: Behavior Therapy – Verhaltenstherapie (J.C. Brengelmann, W. Tunner, Hrsg.), S. 367–384. München: Urban & Schwarzenberg 1973.
Blumer, H.: Der methodologische Standort des symbolischen Interaktionismus. In: Alltagswissen, Interaktion und gesellschaftliche Wirklichkeit (Arbeitsgruppe Bielefelder Soziologen, Hrsg.), S. 80–146. Reinbek: Rowohlt 1973.
Bochnik, H.J., Legewie, H.: Multifaktorielle klinische Forschung. Stuttgart: Enke 1964.
Böhme, G., van den Daele, W., Krohn, W.: Die Finalisierung der Wissenschaft. In: Theorien der Wissenschaftsgeschichte (W. Diederich, Hrsg.). Frankfurt: Suhrkamp 1974.
Boulding, K.E.: General systems theory – the skeleton of science. In: Modern systems research for the behavioral scientist (W. Buckley, Ed.). Chicago: Aldine 1968.
Bredenkamp, J.: Experiment und Feldexperiment. In: Sozialpsychologie. Handbuch der Psychologie (C.F. Graumann, Hrsg.), Bd. VII/1. Göttingen: Hogrefe 1969.
Brengelmann, J.C.: Psychologische Methodik und Psychiatrie. In: Psychiatrie der Gegenwart (Gruhle et al., Hrsg.), Bd. I/2. Berlin: Springer 1963.
Brewer, W.F.: There is no convincing evidence for operant or classical conditioning in adult humans. In: Cognition and the symbolic process (W.B. Weimar, D.S. Palermo, Eds.). New York: Wiley 1974.
Bridgman, P.W.: The logic of modern physics. New York: Crowell 1927.
Campbell, D.T.: Reforms as experiments. Amer. Psychologist, **24**, 409–429 (1969).
Campbell, D.T.: Methods for the experimenting society. Eastern Psychological Association 1971 (unveröff. Manuskript).
Campbell, D.T.: Qualitative knowing in action research. Kurt Lewin Award Address, Society for the Psychological Study of Social Issues. Meeting with the APA, New Orleans 1974 (unveröff. Manuskript).
Campbell, D.T., Stanley, J.C.: Experimental and quasi-experimental designs for research on teaching. In: Handbook of research on teaching (N.L. Gage, Ed.). Chicago: Rand McNally 1963.
Campbell, D.T., Stanley, J.C.: Experimentelle und quasi-experimentelle Anordnungen in der Unterrichtsforschung. In: Handbuch der Unterrichtsforschung (K.H. Ingenkamp, Hrsg.), Bd. I. Weinheim: Beltz 1970.
Chomsky, N.: A review of B.F. Skinners 'Verbal Behavior'. Language **35**, 26–58 (1959).
Chomsky, N.: Language and Mind. New York: Harcourt 1968.
Chomsky, N.: Sprache und Geist. Frankfurt: Suhrkamp 1970.
Chomsky, N.: Psychology and ideology. Cognition **1**, 1–46 (1972).
Cicourel, A.V.: Method and measurement in sociology. Glencoe: The Free Press 1964.
Cicourel, A.V.: Methode und Messung in der Soziologie. Frankfurt: Suhrkamp 1974.
Cohen, R., Florin, I., Grusche, A., Meyer-Osterkamp, S., Sell, H.: Dreijährige Erfahrungen mit einem Münzsystem auf einer Station für extrem inaktive, chronisch schizophrene Patienten. Z. klin. Psychol. 1973, **2**.
Cooper, B., Morgan, H.G.: Epidemiologische Psychiatrie. München: Urban & Schwarzenberg 1977.
Davison, G.C., Neal, J.M.: Abnormal psychology: An experimental-clinical approach. New York: Wiley 1974.
Diederich, W. (Hrsg.): Theorien der Wissenschaftsgeschichte. Frankfurt: Suhrkamp 1974.
Dörner, K.: Bürger und Irre. Zur Sozialgeschichte und Wissenschaftssoziologie der Psychiatrie. Frankfurt: Fischer 1975.
Dörner, K.: Wie sehen wir die Enquête und was machen wir damit? Sozialpsychiatrische Informationen, Hannover **35/36**, 4–13 (1976).
Dohrenwendt, B.P., Dohrenwendt, B.S.: Social status and psychological disorder: A causal inquiry. New York: Wiley 1969.
Fischer, G.H.: Psychologische Testtheorie. Bern: Huber 1968.
Friedrichs, J., Lüdtke, H.: Teilnehmende Beobachtung. Weinheim: Beltz 1973.

Garwick, G., Vanderpool, C.: Goal attainment scaling workshop compendium. Minneapolis: Program Evaluation Resource Center 1975.
Goffman, E.: Asylums. New York: Doubleday-Anchor 1961.
Goffman, E.: Asyle. Frankfurt: Suhrkamp 1973.
Goldfried, M.R., Kent, R.N.: Herkömmliche gegenüber verhaltenstheoretischer Persönlichkeitsdiagnostik. In: Diagnostik in der Verhaltenstherapie (D. Schulte, Hrsg.). München: Urban & Schwarzenberg 1974.
Gottwald, P.: Entwicklung der Zusammenarbeit mit einer heilpädagogischen Institution. Unveröff. Manuskript, München 1976.
Gottwald, P.: Forschung in der Verhaltenstherapie. In: Klinische Psychologie (L.J. Pongratz, Hrsg.), 2. Halbband. Göttingen: Hogrefe 1977.
Graeff, J.A., Hutchinson, W., Walters, J., Krasner, L.: Environmental design: Taking an environmental model to its limits. Internat. Congress of Behavior Therapy, Uppsala 1977 (unveröff. Manuskript).
Grawe, K., Dziewas, H.: Interaktionelle Verhaltenstherapie. Jahreskongreß der DGVT, Berlin 1977 (unveröff. Manuskript).
Haag, F., Krüger, H., Schwärzel, W., Wildt, J.: Aktionsforschung. München: Juventa 1972.
Habermas, J.: Erkenntnis und Interesse. Frankfurt: Suhrkamp 1968.
Habermas, J.: Zur Logik der Sozialwissenschaften. Frankfurt: Suhrkamp 1970.
Herrlitz, W.: Einige Grundbegriffe der Modellbildung. In: Funkkolleg Sprache (K. Baumgärtner et al., Hrsg.), Bd. I. Frankfurt: Fischer 1973a.
Herrlitz, W.: Aufbau eines Modells der sprachlichen Kommunikation. In: Funkkolleg Sprache (K. Baumgärtner et al., Hrsg.), Bd. I. Frankfurt: Fischer 1973b.
Hollingshead, A.B., Redlich, F.: Social class and mental illness. New York: Wiley 1958.
Hollingshead, A.B., Redlich, F.: Der Sozialcharakter psychischer Störungen. Frankfurt: Fischer 1975.
Holzkamp, K.: Theorie und Experiment in der Psychologie. Berlin: De Gruyter 1964.
Holzkamp, K.: Wissenschaft als Handlung. Berlin: De Gruyter 1968.
Holzkamp, K.: Kritische Psychologie. Frankfurt: Fischer 1972.
Holzkamp, K.: Sinnliche Erkenntnis. Frankfurt: Athenäum Fischer 1973.
Innerhofer, P., Gottwald, P.: Wissenschaftstheoretische Grundlagen. In: Klinische Psychologie (L. Pongratz, Hrsg.), 1. Halbband. Göttingen: Hogrefe 1977.
Israel, J.: Die sozialen Beziehungen. Reinbek: Rowohlt 1977.
Kanfer, F.H., Phillips, J.S.: Learning foundations of behavior therapy. New York: Wiley 1970.
Kanfer, F.H., Phillips, J.S.: Lerntheoretische Grundlagen der Verhaltenstherapie. München: Kindler 1975.
Katz, J.: Experimentation with human beings. New York: Russell Sage Foundation 1972.
Katz, B.A., Sharrock, W.: Eine Darstellung des Kodierens. In: Ethnomethodologie (E. Weingarten, F. Sack, J. Schenkein, Hrsg.). Frankfurt: Suhrkamp 1976.
Keupp, H.: Psychische Störungen als abweichendes Verhalten. München: Urban & Schwarzenberg 1972.
Keupp, H.: Modellvorstellungen von Verhaltensstörungen: „Medizinisches Modell" und mögliche Alternativen. In: Handbuch der Verhaltenstherapie (Ch. Kraiker, Hrsg.). München: Kindler 1974.
Keupp, H.: Abweichung und Alltagsroutine. Hamburg: Hoffmann und Campe 1976.
Kirchner, F., Kissel, E., Petermann, F., Böttger, P.: Interne und externe Validität empirischer Untersuchungen in der Psychotherapieforschung. In: Psychotherapieforschung (F. Petermann, Hrsg.). Weinheim: Beltz 1977.
Kiresuk, T.J., Garwick, G.: Basic goal attainment scaling procedures. Minneapolis: Program Evaluation Resource Center 1974.
Klüver, J., Krüger, H.: Aktionsforschung und soziologische Theorien. In: Aktionsforschung (F. Haag et al., Hrsg.). München: Juventa 1972.
Kuhn, Th.S.: The structure of scientific revolutions. Chicago: University of Chicago Press 1962.
Kuhn, Th.S.: Die Struktur wissenschaftlicher Revolutionen. Postskriptum 1969. Frankfurt: Suhrkamp 1976.
Laucken, U.: Naive Verhaltenstheorie. Stuttgart: Klett 1974.

Lewin, K.: Action research and minority problems. J. soc. iss. **2**, 34–46 (1946). In: K. Lewin Die Lösung sozialer Konflikte. Bad Nauheim: Christian 1953.
Liberman, R.P.: Family, group and community therapy. Internat. Congress of Behavior Therapy, Uppsala 1977 (unveröff. Manuskript).
Lienert, G.A.: Testaufbau und Testanalyse. Weinheim: Beltz 1969.
Magnusson, D.: Testtheorie. Wien: Dentike 1969.
Maschewsky, W.: Das Experiment in der Psychologie. Frankfurt: Campus 1977.
Mertens, W.: Sozialpsychologie des Experiments. Hamburg: Hoffmann und Campe 1975.
Miller, G.A., Galanter, E., Pribram, K.H.: Plans and the structure of behavior. New York: Holt 1960.
Miller, G.A., Galanter, E., Pribram, H.H.: Pläne und Strukturen des Verhaltens. Stuttgart: Klett 1973.
Mitscherlich, A., Mielke, F.: Medizin ohne Menschlichkeit. Dokumente des Nürnberger Ärzteprozesses. Fischer-Taschenbuch **2003**. Frankfurt: Fischer 1960.
Mombour, W.: Klassifikation, Patientenstatistik, Register. In: Psychiatrie der Gegenwart (K.P. Kisker et al., Hrsg.). Berlin-Heidelberg-New York: Springer 1975.
Mombour, W.: Systematik psychischer Störungen. In: Klinische Psychologie (L. Pongratz, Hrsg.), 1. Halbband. Göttingen: Hogrefe 1977.
Osgood, Ch.E.: Behavior theory and the social sciences. Behv. Sci. **1**, 167–185 (1956).
Ottomeyer, K.: Ökonomische Zwänge und menschliche Beziehungen. Reinbek: Rowohlt 1977.
Pawlik, K. (Hrsg.): Diagnose der Diagnostik. Stuttgart: Klett 1976.
Petermann, F. (Hrsg.): Psychotherapieforschung. Weinheim: Beltz 1977.
Pickenhain, L.: Methodologische Probleme der Untersuchung biologischer Faktoren bei psychiatrischen Erkrankungen. In: Beiträge zu einer allgemeinen Theorie der Psychiatrie (L. Pickenhain, A. Thom, Hrsg.). Jena: VEB Fischer 1968.
Popper, K.: Logik der Forschung. Tübingen: Mohr 1966.
Rüggeberg, A.: Ansatzmöglichkeiten der Verhaltensmodifikation im Bereich der Epilepsien. Diplomarbeit Psychologisches Institut der Universität, München 1972.
Sachverständigenkommission für die Enquête: Bericht über die Lage der Psychiatrie in der Bundesrepublik Deutschland. Deutscher Bundestag, Drucksache 7/4200, Bonn 1975.
Schulte, W.: Der diagnostisch-therapeutische Prozeß in der Verhaltenstherapie. In: Behavior-Therapy – Verhaltenstherapie (J.C. Brengelmann, W. Tunner, Hrsg.). München: Urban & Schwarzenberg 1974.
Schulte, W.: Diagnostik in der Verhaltenstherapie. München: Urban & Schwarzenberg 1974.
Skinner, B.F.: The behavior of organisms. New York: Appleton-Century-Crofts 1938.
Skinner, B.F.: Science and human behavior. New York: Macmillan 1953.
Skinner, B.F.: Wissenschaft und menschliches Verhalten. München: Kindler 1973.
Skinner, B.F.: Contingencies of reinforcement: A theoretical analysis. New York: Appleton-Century-Crofts 1969.
Skinner, B.F.: Beyond freedom and dignity. New York: Appleton-Century-Crofts 1971.
Skinner, B.F.: Jenseits von Freiheit und Würde. Reinbek: Rowohlt 1972.
Stegmüller, W.: Theorie und Erfahrung. Berlin-Heidelberg-New York: Springer 1970.
Storz, D.: Politische Psychiatrie. Psychologie heute, Heft 8–10 (1976).
Volpert, W.: Handlungsstrukturanalyse. Köln: Pahl-Rugenstein 1974.
Watson, J.B.: Behaviorism. New York: Norton 1930.
Watson, J.B.: Behaviorismus. Köln: Kiepenheuer & Witsch 1968.
Webb, E.J., Campbell, D.T., Schwartz, R.D., Sechrest, L.: Unobtrusive measures: Nonreactive research in the social sciences. Chicago: Rand McNally 1966.
Weingart, P.: Wissensproduktion und soziale Struktur. Frankfurt: Suhrkamp 1976.
Weingarten, E., Sack, F., Schenkein, J. (Hrsg.): Ethnomethodologie. Beiträge zu einer Soziologie des Alltagshandelns. Frankfurt: Suhrkamp 1976.
Weiss, C.: Evaluation research. Englewood Cliffs: Prentice-Hall 1972.
Weiss, C.: Evaluierungsforschung. Opladen: Westdeutscher Verlag 1974.
Zumpe, V.: Die psychosoziale Arbeitsgemeinschaft. Psychiat. Praxis **4**, 26–37 (1977).

Lerntheoretische Grundlagen für Theorie und Praxis der Psychiatrie

Von

J. BERGOLD

Inhalt

A. Einleitung 493
B. Kritik der traditionellen Lerntheorie und Kennzeichnung der augenblicklichen Forschungssituation 495
C. Überlegungen zu einer Theorie komplexer menschlicher Lernprozesse 497
D. Lernprozesse im Felde der Psychiatrie 500
   I. Psychopathologie und Lernen 501
      1. Experimentelle Neurose 501
      2. Beeinträchtigung von Lernprozessen 506
      3. Kritik der lerntheoretischen Ansätze in der Psychopathologie 511
      4. Ansätze zur Entwicklung umfassenderer Modelle psychopathologischer Störungen 512
      5. Psychopathologie aus der Sicht einer handlungstheoretischen Lernkonzeption . . . 515
   II. Psychotherapeutische Intervention und Lernen 523
      1. Psychoanalyse und Lernen 525
      2. Gesprächstherapie und Lernen 526
      3. Sozialpsychiatrie und Lernen 527
      4. Verhaltenstherapie und Lernen 528
      5. Zusammenfassung und kritische Einschätzung 529
      6. Psychotherapie aus der Sicht einer handlungstheoretischen Lernkonzeption 531
Literatur 538

A. Einleitung

Als den Herausgebern dieses Bandes 1975 die Zusage für die vorliegende Arbeit gegeben wurde, schien die Aufgabe, einen Überblick über die lernpsychologische Forschung und ihre Bedeutung für die Psychiatrie zu geben, verhältnismäßig einfach und klar. Lerntheoretische Überlegungen hatten gerade ihre Fruchtbarkeit für die Psychiatrie in der Entwicklung neuer psychotherapeutischer Verfahren, den verhaltenstherapeutischen Techniken bewiesen. Es lag nahe, die lerntheoretischen Grundlagen der Verhaltenstherapie darzustellen und ihre Bedeutung für die gesamte Psychiatrie aufzuweisen.

Dies ist heute nicht mehr möglich. Durch die Ergebnisse der lerntheoretischen Grundlagenforschung und durch die Erfahrungen der psychologisch-psychiatrischen Praxis sind die bisherigen Ansätze in Frage gestellt worden. Wie später gezeigt werden wird, hat in den letzten Jahren in der lerntheoretischen Forschung ein entscheidender Umbruch stattgefunden. Denkmodelle und Forschungsstrategien, die seit dem 2. Weltkrieg bis in die sechziger Jahre das theoretische und experimentelle Denken bestimmt hatten, stellten sich als zu eng und zu vereinfacht heraus. Der wissenschaftstheoretische Ansatz des Behaviorismus war nicht in der Lage, menschliches Lernen zu erfassen. Die Notwendigkeit wurde immer deutlicher, das sogenannte „black box" Modell, bei dem man sich nur auf die Eingangs- und Ausgangsvariablen beschränkt hatte, aufzugeben und die Informationsverarbeitung innerhalb des Lebewesens zu erforschen. Das Ergebnis dieses Umbruchs ist eine Lerntheorie, die sich mit der Informationsverarbeitung, mit Codierung und Decodierung, mit Speicherungs- und Abrufungsprozessen usw. auseinandersetzt.

Auch aus der praktisch-therapeutischen Arbeit entstand eine Unzufriedenheit mit den bisherigen lerntheoretischen Ansätzen. Sobald Verhaltenstherapeuten sich von sogenannten „Analogiestudien" in Laboratorien und einfachen monosymptomatischen Störungen abwandten und komplexe psychiatrische Probleme zu untersuchen begannen, wurde ebenfalls deutlich, daß die einfachen lerntheoretischen Modelle diesen Zusammenhängen nicht gerecht wurden. Verhaltenstherapeuten begannen daher, die Patient-Therapeut-Beziehung zu untersuchen, die Modelle durch kognitions- und sozialpsychologische Überlegungen zu ergänzen oder überhaupt nur noch eklektizistisch zu arbeiten.

Diese Situation spiegelt sich auch in der folgenden Arbeit. Sie dokumentiert ein Stück Entwicklung der lerntheoretischen Grundlagenforschung und der theoretischen und praktischen Vorstellungen des Autors. Im Gegensatz zu vielen Arbeiten in diesem Band, in denen gesicherte Ergebnisse mitgeteilt werden können, wird hier der Versuch einer Neuorientierung vorgelegt.

Die Arbeit ist nach dem folgenden Plan aufgebaut:

In einem ersten Schritt werden die Probleme der traditionellen Lerntheorie aufgezeigt. Eine Auseinandersetzung mit den darauf aufbauenden Lerntheorien erfolgt nicht mehr, da sich gezeigt hat, daß diese Theorien dem Anspruch auf eine umfassende Erklärung des Lernens nicht gerecht werden können. In einem zweiten Schritt wird versucht werden, die Umrisse eines Lernkonzepts zu zeichnen, das für psychologische und psychiatrische Theorie und Praxis relevant sein könnte. Ausgangspunkt der Überlegungen ist, daß der Psychiatrie ein Modell zur Verfügung stehen müßte, mit dessen Hilfe sowohl die objektive als auch die subjektive Seite, d.h. Verhalten und psychisches Leid, psychiatrischer Probleme abgebildet werden können. Der vorgelegte Versuch eines handlungstheoretischen Lernkonzepts stellt eine Skizze dar, die zu weiteren theoretischen und empirischen Präzisierungen anregen soll. Er ist zunächst dazu gedacht, einen Überblick über die teilweise unzusammenhängenden und widersprüchlichen Überlegungen und Befunde zu ermöglichen. Zugleich soll er neue Fragestellungen anregen und die Aufmerksamkeit auf Aspekte lenken, die in den bisherigen lerntheoretischen Überlegungen vernachlässigt wurden. Für den Autor selbst stellt er eine Art Programmatik dar, die sein wissenschaftliches Handeln in den nächsten Jahren bestimmen soll. Dies scheint um so notwendiger, als es sich bei diesem Versuch um eine vorläufige Skizze handelt. Viele Punkte müssen noch präzisiert und empirisch belegt werden, wobei zu erwarten ist, daß Teile des Konzepts bei dieser Ausarbeitung in Frage gestellt werden müssen.

Trotz dieses vorläufigen Charakters soll im dritten und vierten Schritt die Fruchtbarkeit des Ansatzes in den Arbeitsgebieten „Psychopathologie" und „psychotherapeutische Intervention" untersucht werden. Dabei werden zunächst die traditionellen Ansätze referiert. Auf diesem Hintergrund wird dann gezeigt werden, wo diese Ansätze zu kurz greifen und welche Möglichkeiten sich aus einem handlungstheoretischen Lernkonzept für die Forschung und die Praxis ergeben. Auch hier können wiederum vor allem Probleme aufgerissen und kaum fertige Lösungen mitgeteilt werden. Es wird sich jedoch hoffentlich erweisen, daß eine Lerntheorie, die sich aus den Fesseln des Behaviorismus befreit, erheblich zur Entwicklung der psychiatrischen Theorie und Praxis beitragen kann.

B. Kritik der traditionellen Lerntheorie und Kennzeichnung der augenblicklichen Forschungssituation

Bis ungefähr in die Mitte der 60er Jahre wurden vor allem die beiden Konditionierungsparadigma, das klassische und das instrumentelle Konditionieren, erforscht. Man hoffte, aufbauend auf diesen beiden Lernmodellen und gestützt auf ausführliche Parameteruntersuchungen, Lerntheorien entwickeln zu können, mit deren Hilfe sämtliche Lernvorgänge beim Tier und beim Menschen zu erklären wären. Komplexes menschliches Lernen und Konditionierungsprozesse wurden als quantitativ aber nicht qualitativ verschieden angesehen. Dieser Ansatz hat viele experimentelle Ergebnisse gebracht, wie sie z.B. in dem Buch von KIMBLE (1961) gesammelt wurden, und er hat zu teilweise elaborierten Lerntheorien geführt wie denjenigen von THORNDIKE, GUTHRIE, SKINNER, HULL, TOLMAN und anderen (s. HILGARD u. BOWER, 1971).

In den letzten Jahren hat nun eine Wende im lerntheoretischen Denken stattgefunden. Es wurde deutlich, daß der eingeschlagene Weg nicht zu integrativen Theorien führen würde. Im Gegenteil, die Einzelergebnisse wurden immer vielfältiger und immer spezieller und ließen sich immer weniger miteinander in Verbindung bringen. Die streng behavioristische Position der amerikanischen Lerntheorie wurde sowohl durch die eigenen Ergebnisse, die sich in diesem Rahmen kaum noch interpretieren ließen, als auch von außen durch Vorstellungen aus der Ethologie, Kybernetik, Linguistik, Soziologie usw. in Frage gestellt. Die wichtigsten Punkte, an denen eine Umorientierung stattgefunden hat, sollen kurz dargestellt werden[1].

---

[1] KIMBLE, dem wir die Zusammenstellung der traditionellen lerntheoretischen Forschung verdanken, hat 1973 eine erste Standortbestimmung vorgelegt.

1. Einbeziehung der phylogenetischen und ontogenetischen Entwicklung. In der traditionellen Lerntheorie wurde vor allem der Einfluß der Umwelt auf das Verhalten betont. Es wurde angenommen, daß die Lerngesetze weitgehend für alle Arten gelten. Der Gedanke, daß Anpassung auch genetisch bedingt sein könnte, wurde entweder abgelehnt oder vernachlässigt. Diese Position ist von Ethologen verschiedentlich angegriffen worden[2]. Aber auch die Ergebnisse der Untersuchungen an verschiedenen Arten haben Zweifel an der Übertragbarkeit der Befunde erweckt[3]. Heute ist deutlich, daß eine Entscheidung zwischen angeboren und ererbt nicht möglich ist und daß allgemeingültige Lernprozesse nicht angenommen werden dürfen.

Ähnlich wie die phylogenetische Entwicklung wurde die ontogenetische Entwicklung bisher vernachlässigt. Auch hier wurden höchstens quantitative Unterschiede angenommen. Vor allem KENDLER und KENDLER (1970, 1975) haben aufgezeigt, daß sich die Lernprozesse im Lauf der Entwicklung des Kindes verändern und daß diese Entwicklung nur dann verstanden werden kann, wenn sie als Teil der kognitiven Entwicklung des Kindes aufgefaßt wird. Eine Lerntheorie, die gleiche Prozesse auf allen Stufen der kindlichen Entwicklung annimmt, muß notwendig zu falschen Ergebnissen gelangen.

2. Abkehr von einem strengen Behaviorismus. Zu Beginn der lerntheoretischen Forschung hatte WATSON (1916) postuliert, daß nur das beobachtbare Verhalten Gegenstand der Psychologie sei. Diese Position, die später von SKINNER (1938) noch einmal intensiv vertreten wurde, ist im Prinzip auch im sogenannten Neobehaviorismus (Hauptvertreter HULL, 1943) beibehalten worden. In der Zwischenzeit ist von verschiedenen Seiten gezeigt worden, daß ohne Hypothesen über Prozesse im Organismus das sichtbare Verhalten nicht interpretiert werden kann. Meilensteine auf diesem Weg sind die Annahmen BANDURAS (1977) über die Prozesse beim Modellernen, die Untersuchungen über den Motivations- und Informationscharakter der Verstärkung von NUTTIN (1976) und die Einbeziehung der Gedächtnisforschung in die Lerntheorie durch ESTES (1973) und ANDERSON und BOWER (1973). Letzte Konsequenz dieser Entwicklung ist die Annäherung von kognitiver Psychologie und Lerntheorie, wie sie sich in dem „Handbook of Learning and Cognitive Processes" widerspiegelt, das von ESTES (1975–1976) herausgegeben wurde.

3. Hinwendung zur Analyse komplexen menschlichen Verhaltens. Der Forschungsstrategie der traditionellen Lerntheorie zur Analyse komplexer menschlicher Lernprozesse lag die Annahme zugrunde, daß komplexe Verhaltensweisen aus einfachen zusammengesetzt seien. Aus der Erforschung der einfachen Konditionierungsprozesse müßte sich daher komplexes menschliches Lernen ableiten

---

[2] Vor allem KONRAD LORENZ hat die behavioristische Position immer wieder in Frage gestellt. In der am weitesten entwickelten Kritik verweist er 1961 darauf, „daß jedes Lernen die Funktion eines neurophysiologischen Mechanismus ist, der wie alle anderen Organstrukturen im Laufe der Stammesgeschichte im Dienste seiner arterhaltenden Leistung entwickelt wurde" (1961, zitiert nach 1965b, S. 311).

[3] Für eine Zusammenfassung der Befunde siehe BROOKSHIRE (1970).

lassen. Diese Annahme ist vor allem von CHOMSKY (1959) in Frage gestellt worden. Anläßlich einer Kritik eines Buches von SKINNER (1957) über „Verbal Behavior", versuchte er aufzuzeigen, daß komplexes Verhalten wie Sprache mit Hilfe des Modells des operanten Konditionierens nicht erfaßt werden kann. Ausgehend von MILLER et al. (1960) wurde zunehmend akzeptiert, daß die Stimulus-Reaktionseinheit möglicherweise nicht zur Analyse komplexen Verhaltens geeignet ist und daß Verhalten nicht linear in Reiz-Reaktionsketten, sondern wahrscheinlich auch hierarchisch organisiert ist (siehe Kap. C dieser Arbeit). Mit dieser Entwicklung einer geht auch der Versuch, komplexere, mehrere Forschungsbereiche umfassende Theorien zu entwickeln. Zwar hatte man auch ausgehend von der mehr traditionellen Lerntheorie versucht, zu umfassenden Modellen zu gelangen, dies hatte aber entweder nur zu allgemeinen Lerntheorien geführt, in denen die grundlegenden Fehler fortgeschrieben wurden, oder zu Persönlichkeitsmodellen (ROTTER, 1954; STAATS, 1968; MISCHEL, 1968; EYSENCK, 1953), die bis auf EYSENCK wenig Einfluß auf die empirische Lernforschung hatten.

C. Überlegungen zu einer Theorie komplexer menschlicher Lernprozesse

Die Situation der lerntheoretischen Forschung ist also augenblicklich durch ein Umbrechen der Vorstellungen und Modelle charakterisiert. Die alten Forschungsstrategien sind obsolet geworden. Die ungeheure Menge an Forschungsergebnissen muß in einen neuen Zusammenhang gestellt werden, um sinnvoll interpretiert werden zu können. In den letzten Jahren verstärkt sich immer mehr die Tendenz, kognitive Prozesse zur Erklärung von Lernphänomenen heranzuziehen. Der Begriff „kognitiv" deutet aber nur scheinbar eine einheitliche Vorstellung an. Dahinter verbirgt sich noch eine Vielzahl von sehr unterschiedlichen Konzepten und Phänomenen wie Gedächtnis, information processing, Sprache usw. Die Forschung in diesem Bereich hat eben erst begonnen.

Es ist nun zu fragen, inwieweit eine Lerntheorie, die selbst ihre Grundlagen anzweifelt, Grundlagenwissenschaft für Psychiatrie und klinische Psychologie sein kann. Wie gezeigt werden wird, haben Forscher in diesen Anwendungsbereichen tatsächlich vor allem auf den anfänglichen, stark vereinfachten Modellen aufgebaut. Zur Analyse klinischer Phänomene haben sie vornehmlich das klassische und das operante Konditionieren herangezogen, d.h. vom heutigen Forschungsstand aus eine Primitivlerntheorie, die den komplexen Phänomenen nicht gerecht werden kann.

Auch die neueren Ansätze lassen sich nicht einfach in den psychiatrischen Bereich übertragen. Sie sind noch zu uneinheitlich. Der Zusammenhang zwischen sichtbaren Verhaltensweisen, kognitiven Prozessen und dem Funktionieren der Gesamtpersönlichkeit ist noch zu wenig erforscht.

Insgesamt läßt sich sagen, daß das komplexe System Mensch-Umwelt bisher in einzelne Elemente wie Reaktion, Reiz, Konsequenz und in neuerer Zeit Kognition aufgegliedert wurde, daß es aber nicht gelungen ist, aus der Verbindung dieser Elemente wiederum ein Bild des gesamten Menschen entstehen zu lassen. Es mußten äußerliche Verbindungen wie funktioneller Zusammenhang, Veränderung der Auftrittswahrscheinlichkeit usw. angenommen werden.

Ein ähnliches Problem zeigt sich auch in der Psychiatrie. Die Darstellung der allgemeinen Psychopathologie erfolgt in Analyseeinheiten wie Wahrnehmung, Gedächtnis, Denken usw. Auch diese Analyseeinheiten können nur zu Verallgemeinerungen führen, die zwar überall gültig sind, aber keine Aussagen über die Besonderheit des konkreten Menschen zulassen. Die Schwierigkeiten werden meist bei der Darstellung der speziellen Psychiatrie deutlich. Es gelingt kaum, die Elemente zu einem Bild des Zusammenwirkens der Gesamtpersönlichkeit zusammenzufassen. Die Gesamtschau wird zwar gefordert, aber nicht erreicht [4].

Wenn sich aus dem Zusammenfügen der Elemente kein Bild des Ganzen erstellen läßt, so ist zu fragen, ob die bisherigen Ansätze nicht von Analyseeinheiten ausgegangen sind, die sich für die Lösung der gestellten Aufgabe nicht eignen, d.h. von Analyseeinheiten, bei denen die zu untersuchenden Verbindungen bereits zerstört sind, so daß eine Einsicht in den Gesamtzusammenhang nicht mehr möglich ist. Diese Problematik läßt sich an einer Analogie deutlich machen, die WYGOTSKI (1974) verwendet, um aufzuzeigen, daß eine falsche Analyseeinheit das Zu-Analysierende zerstören kann. Es ist, als ob man zur „Erklärung der Tatsache, daß Wasser Feuer löscht, versuchen würde, Wasser in Sauerstoff und Wasserstoff zu zerlegen, und zu seinem Erstaunen sähe, daß Sauerstoff die Verbrennung fördert und Wasserstoff selbst brennt" (S. 292). Um Beziehungen adäquat erforschbar zu machen, müssen also solche Analyseeinheiten gewählt werden, welche die Beziehungen nicht von vornherein zerstören. Um im Bild WYGOTSKIS zu bleiben, die Wassermoleküle sind die Analyseeinheit und nicht Wasserstoff und Sauerstoff.

Erste Umrisse einer Veränderungstheorie, welche auf angemesseneren Analyseeinheiten aufbaut und in der Lage ist, das ganze System Mensch-Umwelt und sowohl die subjektive als auch die objektive Seite der Vorgänge einzubeziehen, lassen sich heute zeichnen. Der Autor hat im Rahmen der Vorarbeiten für diesen Beitrag den Versuch einer Verbindung zwischen Handlungstheorie und Lerntheorie vorgelegt, der aber aus Platzgründen hier nicht mehr aufgenommen werden konnte. Deshalb sollen im Folgenden nur kurz die wichtigsten Charakteristika einer solchen handlungstheoretischen Lernkonzeption angedeutet werden. Eine ausführlichere Darstellung wird in Kürze erscheinen.

Eine Reihe von Autoren hat bereits auf die Fruchtbarkeit eines Handlungsbegriffes im Gegensatz zum Verhaltensbegriff beim Menschen hingewiesen[5]. In der Handlung sind sowohl die Subjektivität des Handelnden als auch das außen sichtbare Verhalten zusammengefaßt. Handeln schließt die Bedürfnisse und die

---

[4] JASPERS (1965) z.B. gibt als Ziel seiner Psychopathologie an: „Sie hat das Wissen in den Grundtypen der Tatbestände und in der Vielfachheit der Methoden zu klären, es in natürlichen Ordnungen zusammenzufassen, es schließlich zum Selbstbewußtsein im Bildungsganzen des Menschen zu bringen." (S. 33).
[5] Von soziologischer Seite: WEBER (1947), PARSONS (1959), RICHMAN (1969), LUHMANN (1973). – Von psychologischer Seite: WYGOTSKI (1974), LEONTJEW (1973), HACKER (1973), VOLPERT (1974). – Von psycholinguistischer Seite: WUNDERLICH (1976).

subjektive Zielrichtung des Handelnden ein und ist gleichzeitig nach außen gerichtet. Die Handlung stellt beobachtbares Verhalten dar, das verändernd in die Umwelt eingreift. Damit sind die beiden Seiten genannt, die im Begriff der Handlung zu einer Einheit zusammengeschmolzen sind: Das innere Bild des Ziels der Handlung sowie der dazu notwendigen Operationen und das äußere Verhalten mit der äußeren Situation, in die es gestaltend eingreift.

Um zu einer adäquaten Analyseeinheit zur Lösung der lerntheoretischen Probleme von Psychiatrie und klinischer Psychologie zu gelangen, bedarf es einiger skizzenhafter Überlegungen über die Art der Beziehung zwischen Organismus und Umwelt. Wir gehen davon aus, daß jedes Lebewesen einer hoch komplexen Welt, d.h. praktisch unendlich vielen physikalischen Reizen, ausgesetzt ist. Diese Vielfalt muß durch Strukturierung vereinfacht werden, um Handeln zu erlauben und damit das Überleben sicherzustellen. Diese Strukturierungsleistung kann nur dadurch erbracht werden, daß auf der Basis der vorhandenen Strukturen innerhalb des Lebewesens vereinfachte Repräsentationen der Welt aufgebaut werden, die dann das Verhalten in einer so überschaubar gewordenen Welt steuern und regulieren[6].

Diese Repräsentationen fassen die Afferenzen der Gesamt- und Auslösesituation und die Rückmeldungen von Bewegungsablauf und Handlungserfolg in einer Einheit zusammen. Diese Einheiten werden im Gedächtnis gespeichert und zueinander geordnet. Dies geschieht in Form einer hierarchischen Struktur[7], welche eine maximale Aufnahme von Komplexität bei größtmöglicher Komplexitätsreduktion erlaubt. Während die Grundeinheiten sich mehr und mehr automatisieren und verselbständigen, werden auf einer höheren Ebene neue Handlungseinheiten gebildet, in denen umfassendere Situations- und Handlungsabläufe zusammengefaßt sind. Diese kontrollieren die Grundeinheiten. Besonders nützlich hat sich die Unterscheidung in Orientierungs-, Durchführungs- und Kontrollhandlung erwiesen. Diese Makrostruktur spiegelt die Komponenten der Grundeinheit wider, die jetzt zu eigenen Handlungsabläufen geworden sind. Sie erlaubt die Analyse des Handelns in komplexen Situationen[8].

Lernen ist in einem solchen Konzept die zunehmende Verbesserung der Handlungssysteme. Diese Verbesserung kann im Organismus durch Veränderung der Handlungseinheiten und der Verbindungen zwischen diesen Einheiten geschehen oder beim Menschen auch außerhalb des Organismus durch Veränderung der Handlungsobjekte.

Grundlegendes Bewegungsgesetz des Lernprozesses ist die Dialektik zwischen Festgelegtheit und Modifizierbarkeit[9]. Dies will besagen, daß es notwendig ist,

---

[6] Dieser Ausgangspunkt zur Begründung von Organisationsleistungen biologischer, psychologischer und soziologischer Systeme findet sich bei verschiedenen Autoren, z.B. ASHBY (1952), KELLY (1955), HEIDER (1958), LUHMANN (1973), LAUCKEN (1974).
[7] Die Vorstellung von der hierarchischen Organisation von Handlungen findet sich bei HACKER (1973), ESTES (1973, 1976), VOLPERT (1974), in den kybernetischen Verhaltensmodellen (z.B. MILLER et al., 1960: A plan is any hierarchical process in the organism that can control the order in which a sequence of operations is to be performed.) und in der Linguistik (CHOMSKY, 1956).
[8] Für eine ausführliche Darstellung der Makrosrtruktur des Handelns siehe GALPERIN (1974), KOSSAKOWSKI und ETTRICH (1973), HACKER (1973).
[9] HOLZKAMP-OSTERKAMP (1975) hat diese Vorstellung von LORENZ (1973) aufgenommen und weiterentwickelt.

zwei Prozesse anzunehmen, von denen der eine zu einer immer größeren Automatisierung und Verselbständigung der Handlungsabläufe führt und der andere zum Aufbrechen der bestehenden Handlungsketten und zur Bildung neuer, größerer Einheiten. Handlungsketten werden vom Ziel her aufgebaut. Der erste Lernprozeß ist also die Ausarbeitung der Repräsentationen des Ziels. Die unspezifische Aktivierung des Organismus vergegenständlicht sich im Zielobjekt und wird so erst zum Motiv für das Handeln. Damit verbunden ist eine Verbesserung der Wahrnehmung der spezifischen Reizkonstellation des Zielgegenstandes aus der Vielzahl von Umweltreizen und eine Verbesserung der Handlungsprogramme. Beim Tier sind die Repräsentationen der Zielobjekte teils genetisch vorgegeben, teils individuell erworben. Beim Menschen tritt eine neue Dimension hinzu: die Speicherung von Handlungszielen und -programmen in den Werkzeugen. Ausgehend von diesen Zielhandlungen werden immer mehr vorangehende Handlungsschritte in die Handlungskette einbezogen. Das bedeutet, daß sich das Handlungssystem von unten nach oben aufbaut, d.h. die konkreten Situations-Handlungseinheiten werden durch hierarchisch aufgebaute Kontrolleinheiten zum Handlungssystem zusammengefaßt. Die Regulation der Handlung dagegen erfolgt im Normalfall von oben nach unten. Die jeweils unteren Handlungseinheiten erhalten ihren Stellenwert im Handlungsgesamt durch die übergeordneten.

Aus diesen Grundcharakteristika eines handlungstheoretischen Lernkonzepts lassen sich noch weitere Kennzeichnungen ableiten. Die folgenden scheinen von besonderer Bedeutung für die Psychiatrie zu sein:

1. Der Lernprozeß führt von der Wahrnehmung eines eng begrenzten Ausschnittes der Außenwelt zur Einbeziehung immer weiterer Realitätsbereiche. D.h. eine immer größere Zahl von Umweltreizen kann im Organismus repräsentiert werden. Dies gilt sowohl für die Einbeziehung der augenblicklich gegebenen situativen Reize als auch für die Einbeziehung vergangener oder zukünftiger Gegebenheiten beim Menschen.

2. Gleichzeitig führt der Prozeß von einer globalen, vagen Repräsentation der Situation zu einer immer differenzierteren, genaueren. Zunächst sind nur die biologisch wichtigsten Aspekte der Situation repräsentiert. Im Lauf des Lernprozesses werden mehr und mehr Reize einbezogen, so daß eine Repräsentation der gesamten Situation möglich wird.

3. Auch die Handlungsprogramme werden im Lernverlauf zunehmend ausdifferenziert und präzisiert. Ausgehend von den groben Zielhandlungen werden die Handlungsketten immer länger, überflüssige Handlungselemente fallen weg und die mühelseste und prägnanteste Lösung setzt sich durch.

4. Als weiterer wichtiger Punkt ergibt sich, daß Handlungs- und Denksysteme nur von der konkreten Handlungssituation aus aufgebaut werden können, daß also ein kontinuierlicher Aufstieg von den konkreten Handlungen bis zu abstrakten Denkabläufen stattfindet.

D. Lernprozesse im Felde der Psychiatrie

Im folgenden Kapitel soll die Relevanz lerntheoretischer Überlegungen für die Psychiatrie in zwei großen Arbeitsgebieten aufgezeigt werden, in der Psychopathologie und bei der Entwicklung von Interventionsverfahren. Es ist im Rahmen dieser Arbeit nicht möglich, eine umfassende Darstellung der Bedeutung der Lerntheorie für die gesamte Psychiatrie zu geben. Beispielhaft sollen einige lerntheoretische Überlegungen und Befunde in den beiden Problembereichen herausgegriffen werden. Die meisten der besprochenen Arbeiten beruhen auf traditionellen lerntheoretischen Ansätzen. Wir werden uns daher bemühen, jeweils aufzuzeigen, wie die Konzepte einzuordnen sind und wo sie zu kurz greifen.

I. Psychopathologie und Lernen

Heute liegt eine Vielzahl von Arbeiten vor, in denen versucht wird, die Bedeutung von Lernprozessen bei der Entstehung und Aufrechterhaltung psychopathologischer Phänomene aufzuzeigen. Dabei lassen sich verschiedene Argumentationsweisen unterscheiden. Einmal geht man von der Beobachtung aus, daß Tiere, die Umweltbedingungen und damit Lernsituationen ausgesetzt sind, die zur Anpassung einander widersprechende Verhaltensweisen fordern, Symptome entwickeln, die psychopathologischen Phänomenen beim Menschen ähnlich sind. Arbeiten dieser Art werden gewöhnlich unter dem Namen „Experimentelle Neurosen" zusammengefaßt. Ein ähnlicher Ansatz geht von psychopathologischen Phänomenen aus und versucht, Lernsituationen zu finden, mit deren Hilfe bei normalen menschlichen Versuchspersonen ähnliche Phänomene erzeugt werden können. Ein anderer Versuch, die Relevanz von Lernprozessen für psychopathologische Phänomene zu zeigen, besteht im Nachweis der Störung von Lernprozessen durch verschiedene psychopathologische Grundstörungen. Das psychopathologische Phänomen wird hier als Ergebnis einer Grundstörung und eines gestörten Lernprozesses gesehen, der eine normale Anpassung an die Umwelt nicht mehr erlaubt.

1. Experimentelle Neurose

Die folgenden Untersuchungen haben alle eine Gemeinsamkeit, auf die KIMMEL (1971) hingewiesen hat. Zunächst werden die Tiere in eine Situation versetzt, an die sie sich mit Hilfe eines Lernprozesses anpassen. Daraufhin verändert der Experimentator diese Situation so, daß die adaptative Reaktion situationsinadäquat wird. Dem Versuchstier gelingt es dann nicht mehr, seine Reaktion zu verändern. Der Experimentator stellt quasi dem Anpassungsprozeß eine Falle.

Einer der frühesten und zugleich typischsten Versuche dieser Art stammt aus dem Laboratorium PAWLOWS und wurde von SHENGER-KRESTOVNIKOVA (1921) durchgeführt.

> In einem klassischen Konditionierungsversuch wurden Hunde gezwungen, immer feinere Unterscheidungen zu vollbringen. Dazu benutzte die Experimentatorin einen Kreis als Signal für Futter und eine Ellipse als Signal dafür, daß kein Futter erscheinen würde. Nach einigen Versuchsdurchgängen trat die übliche konditionierte Reaktion auf. Die Hunde sonderten bei Erscheinen des Kreises Speichel ab. Bei Erscheinen der Ellipse trat keine Reaktion auf. Nun wurde die Ellipse dem Kreis in der Form angenähert. An dem Punkt, an dem die beiden Reize kaum oder nicht mehr unterscheidbar waren, traten massive emotionale Reaktionen auf, die Tiere weigerten sich zu fressen, die konditionierten Reaktionen verschwanden oder traten unsystematisch auf usw. PAWLOW (1953) hat gezeigt, daß eine Reihe von Bedingungen zu solchen Anpassungsstörungen führen, z.B. wenn während der Fütterung elektrische Schläge verabreicht werden.

Die Versuche von PAWLOW und seine Hypothesen über erregende und hemmende Prozesse in der Großhirnrinde und die daraus abgeleiteten Typen der höheren Nerventätigkeit[10] haben auch die Arbeit amerikanischer Psychiater stark beeinflußt[11].

Trotz der zum Teil eindrucksvollen Ergebnisse ist der Einfluß dieser Versuche auf Theorie und Praxis der Psychiatrie gering geblieben. Das Modell der gestörten erregenden und hemmenden Prozesse ist entweder nur auf ganz spezielle, traumatische Störungen anzuwenden[12], oder die Übertragung auf den Menschen führt zu absurden Analogien, die keinen wissenschaftlichen Aussagewert mehr haben und keine weiterführenden Untersuchungen mehr erlauben[13].

Man ist daher dazu übergegangen, die Lernprozesse genauer zu analysieren, die zu gestörten Verhaltensweisen führen. Damit sollen die spezifischen Bedingungen gestörter Verhaltensweisen aus spezifischen Lernsituationen abgeleitet werden.

Bereits 1920 hatten WATSON und RAYNER versucht, das Modell des klassischen Konditionierens zur Erklärung der Entstehung der Phobie heranzuziehen. In dem bekannt gewordenen Versuch wurde ein 11 Monate alter Knabe in Gegenwart einer weißen Ratte durch ein lautes Geräusch erschreckt. Nach 7 Versuchsdurchgängen löste das Tier, mit dem das Kind vorher angstfrei gespielt hatte, intensive Angstreaktionen aus. Die Autoren nahmen dieses Ergebnis als Hinweis dafür, daß phobische Reaktionen auf dem Weg des klassischen Konditionierens entstehen.

Auch andere psychopathologische Phänomene versuchte man mit Hilfe des klassischen Konditionierens zu erklären. RACHMAN (1966) z.B. bot normalen männlichen Versuchspersonen Bilder von Stiefeln gefolgt von sexuell stimulierenden Abbildungen an. Er konnte zeigen, daß nach mehreren solchen Paarungen bereits die Bilder der Stiefel eine minimale Erektionsreaktion auslösen konnten. RACHMAN sah in diesem Versuch nicht die Erklärung der Entstehung des Fetischismus, doch glaubte er ein Modell gefunden zu haben, das eine systematische Untersuchung einzelner Aspekte des Fetischismus erlauben würde.

Sehr viel ernster zu nehmen als diese relativ einfachen Versuche, das Paradigma des klassischen Konditionierens direkt zur Erklärung psychopathologischer Phänomene heranzuziehen, sind neuere Versuche, die zumindest neben dem instrumentellen Konditionieren meist zusätzlich noch andere Lernmechanismen in die Modellkonstruktion einbeziehen.

---

[10] Für eine ausführliche Darstellung siehe GILJAROWSKY (1964).
[11] Der Einfluß hat sich niedergeschlagen in Lehrbüchern wie demjenigen von GANTT (1944) oder MASSERMAN (1946), denen ausführliche Tierexperimente zugrunde liegen, und in Symposien wie demjenigen der „Group for the Advancement of Psychiatry" mit dem Titel „Pavlovian conditioning and American Psychiatry" (1964), oder spezielleren Untersuchungen wie derjenigen von ASTRUP (1967) über die Schizophrenie.
[12] GRINKER und SPIEGEL (1945) fanden z.B., daß im Krieg bei extremen Belastungen während des Gefechts das Verhaltensrepertoire einiger Soldaten völlig zusammenbrach. Sie konnten keine klaren Urteile mehr abgeben, verhielten sich ziellos, unangemessen und hatten massive Angstanfälle. Die Störungen verschwanden meistens nach einigen Tagen der Ruhe.
[13] So schreibt z.B. GANTT in einem Herausgebervorwort des „Conditional Reflex Journal" 1968 unter anderem: „Solche Gefühle wie Eifersucht und Habgier beruhen auf einem Konflikt zwischen Erregung und Hemmung".

Am häufigsten wird das Lernparadigma des Flucht- und Vermeidungslernens zur Erklärung der Entstehung von Störungen gebraucht. Dieses Paradigma ist dadurch gekennzeichnet, daß das Lebewesen durch eine bestimmte Reaktion eine aversive Stimulation beenden oder das Eintreten der aversiven Stimulation dadurch verhindern kann, daß es bei einem Vorsignal die Vermeidungsreaktion durchführt. Es hat sich gezeigt, daß diese Vermeidungsreaktionen sehr beständig und löschungsresistent sind, d.h. daß sie auch dann lange Zeit bestehen bleiben, wenn keine aversive Stimulation nach dem Signal mehr erfolgt. Es hat sich auch gezeigt, daß nicht nur motorische Verhaltensweisen zu Vermeidungsreaktionen werden können, sondern auch physiologische Reaktionen[14].

Das Paradigma des Vermeidungslernens schien eine Antwort auf die Frage zu geben, warum einzelne Verhaltensweisen und physiologische Funktionen in Situationen auftreten, in denen sie niemals oder schon lange nicht mehr adaptiv sind. Damit wurde es zur Erklärung für so unterschiedliche psychopathologische Phänomene wie Phobien (BIRBAUMER, 1977; RACHMAN u. BERGOLD, 1976), Zwänge (MEYER u. CHESSER, 1971), Alkoholismus (FRANKS, 1976), psychosomatische Störungen (BERGOLD u. KALLINKE, 1973; BIRBAUMER, 1977; MILLER, 1968; LEGEWIE u. NUSSELT, 1975) usw. herangezogen. Im Laufe einer genaueren Analyse zeigte sich allerdings, daß Zusatzannahmen notwendig waren, um die Beständigkeit und Unbeeinflußbarkeit verschiedener psychopathologischer Angstphänomene zu erklären, da auch Vermeidungsreaktionen bei wiederholter unverstärkter Darbietung der Auslöser normalerweise löschen.

EYSENCK (1968) verwies auf ein Phänomen, das von NAPALKOV (1963) beschrieben wurde. Dieser fand, daß die Intensität der Furchtreaktion bei Hunden, die einer einzigen noxischen Stimulation ausgesetzt worden waren, sich steigerte, obwohl nur der konditionierte Stimulus dargeboten wurde. Die Furchtreaktion nahm über einen Zeitraum von 5 Monaten weiter zu, obwohl die Hunde während dieser Periode nicht mit dem konditionierten Reiz konfrontiert worden waren. EYSENCK sieht darin ein Erklärungsmodell für das Zunehmen phobischer Reaktionen ohne Konfrontation mit der Reizsituation.

Eine weitere Zusatzannahme für die Beständigkeit stellt das „vicious circle behavior" dar. Sie ist experimentell besser gestützt als das sogenannte Napalkov-Phänomen. BROWN et al. konnten 1964 zeigen, daß die Bestrafung einer Fluchtreaktion während der Löschungsphase die Reaktionsgeschwindigkeit und die Zahl der Versuchsdurchgänge bis zur Löschung erhöht. Da mit Sicherheit angenommen werden kann, daß phobische Vermeidungsreaktionen und Zwangshandlungen von der sozialen Umwelt kritisiert werden und daß die Patienten diese Kritik auch selbst übernehmen und an sich selbst ausüben, kann dieses Modell die Beständigkeit solcher Störungen zumindest plausibel machen.

An zwei Beispielen soll nun gezeigt werden, wie die experimentellen Befunde zur Entwicklung lerntheoretischer Modelle psychischer Störungen verwendet werden. RACHMAN und BERGOLD (1976) haben u.a. versucht, eine Theorie der

---

[14] Ausgehend von den Untersuchungen von MILLER (1969) wurde aufgezeigt, daß autonome Funktionen wie Herzfrequenz, Blutdruck, vasomotorische Reaktionen in der Peripherie und im Körperinneren, Menge der Urinausscheidung durch die Niere, Ausmaß der Speichelsekretion und der Darmkontraktion usw. durch instrumentelles Lernen beeinflußt werden können. Siehe MILLER et al. (1975), LEGEWIE und NUSSELT (1975).

Phobie vorzulegen, in der die einzelnen Befunde zueinander geordnet werden. Sie hoffen, auf diese Weise zu Modellen komplexen gestörten Verhaltens zu kommen.

Die Autoren unterscheiden zunächst grob zwischen (a) Bedingungen bei der Aneignung von Angstreaktionen, (b) begünstigenden Bedingungen und (c) Faktoren, welche die Angstreaktion aufrechterhalten. Grundsätzlich gehen sie davon aus, daß Phobien erlernte Reaktionen sind; die beteiligten Prozesse gliedern sie in 15 Punkte auf.

1. Phobien sind erlernte Reaktionen.

a) Aneignung von Angstreaktionen

2. Neutrale Reize, sowohl exterozeptive wie enterozeptive, entwickeln angstauslösende Wirkung, wenn sie zeitlich und/oder räumlich mit primär angsterzeugenden Zuständen assoziiert werden.
3. Neutrale Reize, die in einer angstauslösenden Situation biologisch oder psychologisch bedeutsam sind und/oder das Individuum in dieser Situation beeindrucken, entwickeln wahrscheinlicher angstauslösende Wirkung als schwache oder irrelevante Reize.
4. Es kommt zu einer Generalisierung vom ursprünglich erworbenen Angstreiz auf Reize ähnlicher Art.
5. Neutrale Reize können auch durch Lernen am Modell angstauslösende Wirkung entwickeln.

b) Begünstigende Bedingungen

6. Ein Zustand erhöhter Aktiviertheit vor der Reizung erhöht die Wahrscheinlichkeit von intensiven Angstreaktionen.
7. Stärke und Art der Angstreaktion werden durch individuelle Differenzen mitbestimmt.
8. Noxische Erfahrungen, die im Zustand starker Einengung gemacht wurden, erzeugen mit größerer Wahrscheinlichkeit intensive Angstreaktionen.

c) Aufrechterhaltende Bedingungen

9. Neutrale Reize, die in der oben beschriebenen Weise mit noxischen Erlebnissen assoziiert sind, können (sekundär) motivierende Eigenschaften entwickeln. Dieser erworbene Trieb wird Angsttrieb genannt.
10. Reaktionen (z.B. Vermeidungen), die den Angsttrieb vermindern, werden verstärkt. Solche Reaktionen können auf der motorischen, der physiologischen und der subjektiv-verbalen Ebene auftreten.
11. Die systematische oder zufällige Bestrafung von Vermeidungsreaktionen kann zur Erhöhung der Löschungsresistenz beitragen.
12. Die wiederholte Darbietung der erlernten Angstreize allein kann zu einer Intensivierung der Angstreaktionen führen.
13. Motorische, physiologische und subjektiv-verbale Angstreaktionen können durch die soziale Umwelt positiv verstärkt werden.
14. Durch die Angstreaktionen und die damit verbundenen Vermeidungsreaktionen treten Veränderungen im Verhaltensrepertoire des Individuums auf.
15. Auf der Basis vielfältiger Erfahrungen mit Angstsituationen bilden sich Lernhaltungen (learning sets), die sowohl die Wahrnehmung und die Bewertung von Situationen wie die Art der Reaktion beeinflussen.

Die Vorstellung von RACHMAN und BERGOLD über die Phobie hat wie viele lerntheoretische Modelle psychopathologischer Störungen einen entscheidenden Fehler. Sie ist keine Theorie der Phobie. Da die Beziehungen zwischen den Mechanismen nicht spezifiziert sind, handelt es sich zunächst nur um eine Zusammenstellung von experimentellen Bedingungen, die mit einer gewissen Plausibilität bei dem klinischen Phänomen der Angst eine Rolle spielen. Die Zusammenstellung hat aber einen gewissen heuristischen Wert. Da die einzelnen Mechanismen experimentell gesichert sind, kann die Analyse klinischer Phänomene angeregt und angeleitet werden.

Ein weiteres Beispiel für ein lerntheoretisches Modell psychischer Störungen ist die Erklärung bestimmter Formen der Depression durch das Paradigma der „learned helplessness". Diese Theorie stellt die nächste Stufe der Entwicklung von lerntheoretisch fundierten Modellen dar.

SELIGMAN und MAIER (1967) setzten eine Gruppe von Hunden, die bewegungsunfähig gemacht worden waren, einer Reihe von elektrischen Schlägen aus, welche die Tiere nicht beeinflussen konnten. Typischerweise entwickelten die Hunde in dieser Situation eine bewegungslose, schlaffe Haltung. Sie schienen die Schläge mit möglichst wenig Energieaufwand passiv hinzunehmen. Es ist anzunehmen, daß diese Haltung die biologisch günstigste ist. Die allgemeine Entspannung reduziert die subjektive Intensität der elektrischen Stimulation und den Energieaufwand, der durch sinnlose Abwehrreaktionen bedingt wäre. Eine zweite Gruppe von Hunden wurde der gleichen Situation ausgesetzt. Diese konnten jedoch die elektrische Stimulation durch eine Bewegung des Kopfes abschalten. Sie lernten also eine erfolgreiche Fluchtreaktion. 24 Std später wurden die Tiere beider Versuchsgruppen in einen Käfig gesetzt, der durch eine Barriere in zwei Abteile unterteilt war. Der Boden des einen Abteils konnte elektrisch aufgeladen werden. Die Tiere sollten nun lernen, die elektrische Stimulation, die durch ein Lichtsignal angekündigt wurde, durch Flucht in das sichere Abteil zu vermeiden. Der Gruppe mit Erfahrung in Schockvermeidung und einer Gruppe ohne jegliche Vorerfahrung gelang es relativ schnell, die Vermeidungsreaktion zu erlernen. Die Experimentalgruppe jedoch, die gelernt hatte, die Schläge passiv hinzunehmen, lief heulend und winselnd in dem Schockabteil herum und legte sich schließlich in eine Ecke, ohne einen Flucht- oder Vermeidungsversuch zu unternehmen. Diese Tiere lernten die Vermeidungsreaktion erst dann, wenn sie mehrmals vom Experimentator über die Barriere in das sichere Abteil gezogen worden waren. Gelegentliche eigene Sprünge über die Barriere führten dagegen zu keinem Lernprozeß.

Das Paradigma besagt also, daß ein Lebewesen, das gelernt hat, in einer Situation unkontrollierbare aversive Reize zu ertragen, in anderen Situationen nur schwer aktive Vermeidungsreaktion erlernt. Die beobachtbare Passivität legt einen Vergleich mit dem Verhalten depressiver Patienten nahe. SELIGMAN (1974) entwickelte daher aus diesem Paradigma ein Erklärungsmodell für bestimmte Formen der Depression (insbesondere die reaktive Depression). Das grundlegende Konzept, mit dessen Hilfe die Übertragung der tierexperimentellen Befunde auf den Menschen und auf das klinische Phänomen der Depression geleistet wird, ist der Begriff der Kontrolle. Kontrolle übt ein Organismus dann aus, wenn sein Verhalten die Umweltsereignisse beeinflussen kann, d.h. lerntheoretisch gesprochen, wenn die Verstärkungen oder Bestrafungen der Umwelt durch sein Verhalten oder Nicht-Verhalten verändert werden können. Nicht-Kontrolle — und das ist die Situation, der das Tier im „learned helplessness"-Experiment und der depressive Patient in seiner Umwelt ausgesetzt sind — besteht dann, wenn die verstärkenden und bestrafenden Ereignisse völlig unabhängig vom Verhalten des Organismus eintreten. SELIGMAN hat sich darüber hinaus noch sehr intensiv mit dem Problem der Übertragbarkeit der experimentellen Ergebnisse auseinandergesetzt. Er nennt vier Bereiche, in denen zwischen einem experimentellen Paradigma und einem klinischen Phänomen Übereinstimmung bestehen muß, damit ersteres zur Erklärung des letzteren herangezogen werden kann. Diese Bereiche sind: ähnliche Merkmale im Verhalten und im physiologischen Reaktionsmuster, ähnliche ätiologische Faktoren, Ansprechen auf ähnliche therapeutische Maßnahmen und vergleichbare präventiv wirkende Faktoren. Für die ersten drei dieser Bereiche konnten SELIGMAN und seine Mitarbeiter durch Human- und Tierexperimente die Vergleichbarkeit von learned helplessness und Depression zumindest plausibel machen[15].

In neuester Zeit hat SELIGMAN (1977) seine Theorie noch erweitert und verbessert. Er betont jetzt, daß nicht die objektiven Kontrollmöglichkeiten entscheidend seien, sondern die Kontrollmöglichkeiten, die sich die Person selbst zuschreibt, d.h. also die subjektiv wahrgenommene Kontrollmöglichkeit. Durch die zusätzliche Einbeziehung der Wahrnehmung der Kontrollmöglichkeiten anderer im Vergleich zur eigenen Kontrollmöglichkeit kann er jetzt zwischen depressiven Zuständen mit und ohne Selbstwertverlust unterscheiden.

2. Beeinträchtigung von Lernprozessen

Außer durch die Konstruktion von Modellen psychischer Störungen hat die lerntheoretische Forschung auch noch auf andere Weise zur Aufklärung psychopathologischer Phänomene beigetragen. Man fragte, auf welche Weise sich Störungen der Grundfunktionen auf Lernprozesse auswirken. Sollten sich daraus Störungen der Lernmechanismen ergeben, so liegt es nahe anzunehmen, daß diese Störungen auch zu abweichenden Verhaltensweisen und Einstellungen führen müßten. Ist z.B. die Speicherung von Erfahrungen im Gedächtnis beeinträchtigt, so kann vielleicht in einer konkreten Situation gelernt werden. Die Übertragung dieses Lernergebnisses auf dieselbe Situation einige Tage später ist aber unmöglich. Der Lernprozeß hat erneut stattzufinden.

Solche Störungen, die das Funktionieren von Lernprozessen beeinträchtigen, können an sehr unterschiedlichen Orten lokalisiert sein. Die Störungen können im Wahrnehmungsbereich, im zentralen Informationsverarbeitungsbereich und in der Motorik lokalisiert sein. Je nachdem werden sich andere Beeinträchtigungen des Lernprozesses ergeben, bzw. werden Störungen kompensiert werden können oder nicht. In erster Linie sind hier die Forschungsergebnisse über den Zusammenhang von biologischen Funktionen insbesondere Hirnmechanismen und Lernvorgängen bedeutungsvoll. Da es bereits eine Reihe von Darstellungen der Forschungsergebnisse gibt (BIRBAUMER, 1975; SIEGEL, 1970; GERMANA, 1973; PLOOG, 1964), soll die Bedeutung dieses Ansatzes für die Analyse psychopathologischer Phänomene anhand einiger Beispiele erörtert werden, die so ausgewählt wurden, daß der Einfluß sowohl psychologischer als auch biologischer Faktoren auf die Lernprozesse deutlich wird.

a) Der Einfluß frühkindlicher Erfahrungen auf Lernprozesse

Eines der bekanntesten Beispiele für die Hemmung von Lernvorgängen durch beeinträchtigte psychologische Grundfunktionen sind die Forschungsergebnisse von HARLOW u. Mitarb. HARLOW und HARLOW (1965) untersuchten den Einfluß des physischen Kontakts zwischen Mutter und Kind auf die spätere Entwicklung. Zu diesem Zweck ließen sie junge Affen in Isolation aufwachsen. In einer Serie

---

[15] Für eine genauere Darstellung siehe SELIGMAN (1974, 1975) und FRESE und SCHÖFTHALER (1976) (deutsch).

von Experimenten wurde der Grad der Isolation dadurch verändert, daß in den Käfigen Gestelle als Ersatzmütter aufgestellt wurden. Die Drahtgestelle waren entweder nackt oder mit Stoff bekleidet, ein Nippel für Milch konnte eingebaut werden.

Wir brauchen hier nicht auf die gesamten Versuchsergebnisse von HARLOW einzugehen. Hier sind nur die Konsequenzen wichtig, welche die Isolation für den späteren Kontakt zu männlichen und weiblichen Artgenossen hatte. Es zeigte sich mit zunehmender Isolation (Stoffmutter – Drahtmutter) eine zunehmende Störung des sozialen und sexuellen Verhaltens. Der Grad der Störung war jedoch zusätzlich davon abhängig, ob die Tiere Gelegenheit hatten, mit altersgleichen Artgenossen Kontakt zu haben. HARLOW und ZIMMERMANN (1958) z.B. berichten, daß Tiere, die mit einer Stoffmutter großgezogen wurden und frühen Kontakt mit normalen Artgenossen hatten, ein adäquates sexuelles Verhalten entwickelten. Werden sie jedoch bis zum Erwachsenenalter in Isolation gehalten, so zeigt sich eine Reihe von Störungen. Werden sie dann mit Artgenossen zusammengebracht, so sind sie stumm, indifferent und apathisch. Sie beachten die anderen nicht, sondern führen typischerweise mit dem ganzen Körper Schaukelbewegungen aus. Wenn sich Artgenossen nähern, so werden diese bisweilen heftig angegriffen. Sie zeigen kein normales sexuelles Verhalten und bringen daher meist keine Jungen zur Welt. Es ist sehr schwierig, sie zu normalem sozialen und sexuellen Verhalten mit gesunden Tieren zu trainieren. Meistens gelingt dies nicht.

In diesen Experimenten wird offensichtlich, daß durch die Bedingungen der Isolation das Lernen von sozialen und sexuellen Verhaltensweisen gestört ist. Es ist anzunehmen, daß die Störungen verschiedener Art sind. Einerseits läßt sich ähnlich wie bei der „learned helplessness"-Interpretation der Depression von SELIGMAN sagen, daß die Tiere im Laufe ihrer Entwicklung Verhaltensweisen gelernt haben, die in dieser speziellen Situation das Überleben garantierten. Diese Verhaltensweisen sind soweit automatisiert worden, daß ein Umlernen, d.h. Lernen situationsadäquater Verhaltensweisen, kaum mehr möglich ist. Allerdings reicht eine solche Interpretation sicherlich nicht aus, da sie z.B. nicht das aggressive Verhalten der Tiere erklären kann. Es ist vielmehr anzunehmen, daß der soziale Partner nicht wie üblich einen sozialen Verstärker darstellt. Dadurch wird die Aneignung einer großen Klasse von Verhaltensweisen, nämlich von Sozialverhalten, unmöglich. Die Lernprozesse sind also dadurch gestört, daß der natürliche Verstärker für soziales Verhalten (FERSTER, 1967) durch die experimentelle Manipulation unwirksam gemacht wurde. Dadurch wird der gesamte Bereich der sozialen und sexuellen Interaktion beeinträchtigt.

Die Bedeutung frühkindlicher Isolation für die Erklärung psychopathologischer Phänomene wurde von Autoren der verschiedenen theoretischen Ansätze erkannt. Dabei werden entweder institutionelle Bedingungen oder das abweisende Verhalten von Mutter oder Vater für die Isolation verantwortlich gemacht [16].

b) Störungen der Lernprozesse bei geistiger Behinderung

Auf die Forschungen über den Zusammenhang zwischen Hirnmechanismen und Lernprozessen wurde bereits verwiesen. Diese Grundlagenuntersuchungen haben allerdings noch keine große praktische Bedeutung gewonnen. Anders ist dies mit den Arbeiten, in welchen die Störungen von Lernprozessen bei

---

[16] Folgende Störungen wurden u.a. mit der frühkindlichen Isolation in Verbindung gebracht: Affektstörungen (BOWLBY, 1944), „Anaklitische Depression" (SPITZ u. WOLF, 1946), Affekthunger (GOLDFARB, 1945), psychotische Störungen in der Kindheit (BETTLEHEIM, 1967; FERSTER, 1961).

bestimmten Schwachsinnsformen untersucht wurden. Der Grundgedanke dieses Ansatzes wurde u.a. von BLACKMAN (1959) formuliert: Es ist zu untersuchen, wie und in welcher Weise die Entwicklungsstörungen des Gehirns die Lernprozesse und Lernparameter beeinflussen, so daß das Lernen in der normalen Umwelt erschwert bzw. unmöglich wird.

Sind die Veränderungen der Lernprozesse bekannt, so können Meßmethoden entwickelt werden, mit deren Hilfe das Defizit des individuellen Patienten ermittelt werden kann. Hierauf aufbauend lassen sich dann in einem dritten Schritt Trainingsmethoden und eine prothetische Umwelt entwickeln, d.h. eine Umwelt, welche die Defizite in den speziellen Lernparametern ausgleicht und so adäquates Lernen erlaubt.

Ausgangspunkt dieses Ansatzes ist also eine neue Art der Diagnostik. Mit Hilfe von definierten Lernsituationen wird die Aneignung neuer Verhaltensweisen beobachtet. Vor allem werden die Bedingungen spezifiziert, unter denen der Patient nicht mehr lernen kann. Unterschiede zu normalen Versuchspersonen geben dann die Lernparameter an, die gestört sind und die in einer Behandlung besonders beachtet werden müssen [17].

Als Beispiel für die Herangehensweise soll eine Untersuchung von SCHUMANN (1970) bei mongoloiden Kindern dienen. Die Autorin untersuchte den Einfluß von verzögerter Verstärkung auf die Entwicklung von Lernhaltungen (learning sets). Beide Variablen haben für den normalen Lernprozeß besondere Bedeutung, da es für die Anpassung an die Umwelt wichtig ist, aus vorausgehenden Lernsituationen Erfahrungen in neue Lernsituation zu übertragen und dadurch schneller zu lernen und auch bei zeitlicher Verzögerung der Verstärkung noch lernen zu können, da die Verstärkungen der sozialen Umwelt meist nicht unmittelbar auf das Verhalten folgen.

Die Aufgabe bestand im Einwerfen von Kugeln in eines von zwei Löchern. Nach jeweils fünf richtigen Einwürfen mußte in das andere Loch eingeworfen werden. Die Aufgabe war so einfach gewählt, um auch die Untersuchung von schwerer gestörten Kindern zu erlauben. Die Einwürfe wurden einmal unmittelbar mit Süßigkeiten verstärkt, zum anderen erfolgte die Verstärkung im Abstand von 12 sec nach dem Einwurf.

Die beiden Darstellungen (s. Abb. 1a und 1b) der Durchschnittswerte (pro Sitzung) zweier Kinder lassen den Einfluß der Verzögerung der Verstärkung und individueller Defizite erkennen. Bei Kind 1 kommt es im Laufe der Sitzungen mit verzögerter Verstärkung zu keinem Lernen der Aufgabe und zu einem Absinken der gesamten Reaktionshäufigkeit. Das Kind scheint nicht motiviert zu sein. Mit dem Einsetzen der unmittelbaren Verstärkung steigt die Reaktionshäufigkeit stark an und die Zahl der richtigen Reaktionen nimmt zu. Unter diesen Bedingungen ist das Kind in der Lage, die Aufgabe zu erlernen. Sobald die verzögerte Verstärkung wieder einsetzt, wird der Lernprozeß unterbrochen.

Kind 2 bildet zunächst unter verzögerter Verstärkung ein Reaktionsstereotyp aus, d.h. fast unabhängig von der Verstärkung wird die Kugel in das linke Loch eingeworfen. Die Reaktionshäufigkeit insgesamt sinkt jedoch. Beim Einsetzen der unmittelbaren Verstärkung steigt die Gesamtreaktionshäufigkeit stark an, die richtigen Reaktionen nehmen zu, es kommt aber zu keinem Lernprozeß, der zu situationsadäquaten Reaktionsmustern führen würde. Immerhin wird die vorher bestehende Reaktionsstereotypie abgebaut. Bei Wiedereinführung der verzögerten Verstärkung nimmt die Reaktionshäufigkeit wieder ab.

Aus den Ergebnissen lassen sich Aussagen über die Art der Störung der beiden Kinder und Anweisungen für das therapeutische Vorgehen gewinnen. In beiden Fällen wird der Lernprozeß durch eine Verzögerung der Verstärkung von 12 sec verhindert. Gleichzeitig scheint sich die Motiva-

---

[17] Unterschiede zwischen normalen und schwachsinnigen Vpn wurden bei den verschiedenen Lernparadigmata gefunden. Bereits 1959 wurden die russischen Untersuchungen zum klassischen Konditionieren von LURIA zusammengefaßt. Außerdem wurden vor allem von seiten der Forscher, die sich am operanten Konditionieren orientierten, sorgfältige Analysen des funktionellen Zusammenhangs zwischen Verhalten und Umweltbedingungen erstellt (s. BARRETT u. LINDSLEY, 1962).

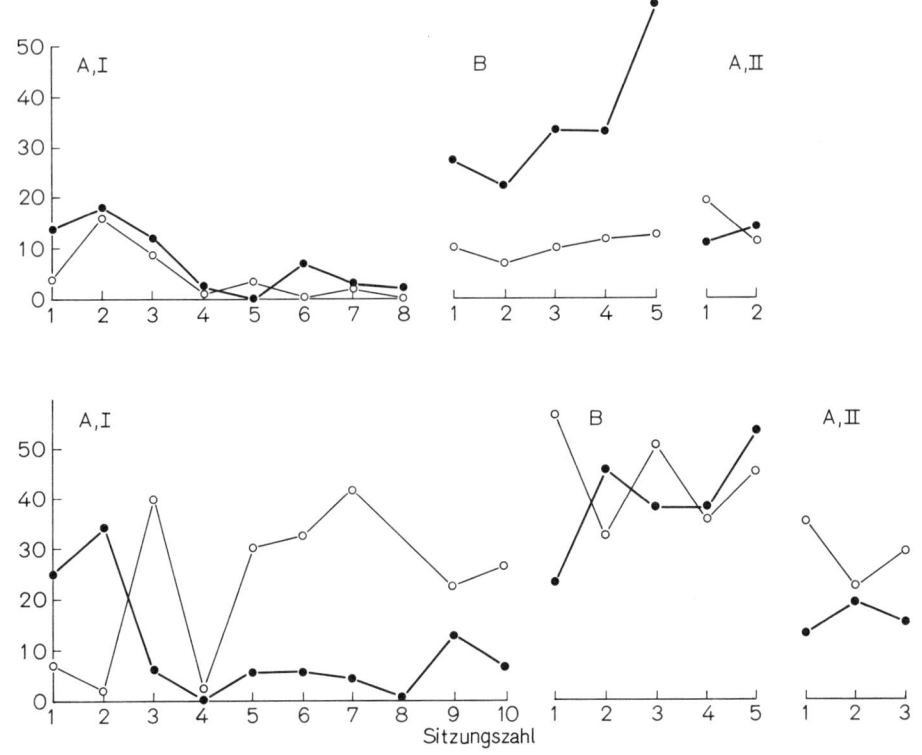

Abb. 1 a u. b. Durchschnittswerte der richtigen (dicke Linie) und falschen (dünne Linie) Reaktionen zweier mongoloider Kinder bei einer Umlernaufgabe. Die Verstärkung der richtigen Reaktion erfolgt entweder mit einer Verzögerung von 12 sec (A,I und A,II) oder unmittelbar. (Nach SCHUMANN, 1970)

tion, in der Situation irgend etwas Aufgabenbezogenes zu tun, zu verringern. Bei unmittelbarer Verstärkung wird die Aufgabe wieder „interessanter". Kind 1 kann sie jetzt lösen. Für Kind 2 ist die Aufgabe allerdings noch zu schwierig. Es müßte mit leichteren Aufgaben beginnen.

Weiterhin kann geschlossen werden, daß eine Umwelt, in der nicht auf unmittelbare Verstärkung geachtet wird, erhebliche Defizite in den Verhaltensmöglichkeiten der Kinder erzeugen muß. Diese Defizite können in allen Gebieten liegen, in denen nicht eine unmittelbare Verstärkung gewährleistet ist. D.h. die Störung der Grundfunktion wirkt sich inhaltlich in vielen Gebieten aus, die scheinbar keinen Zusammenhang miteinander haben.

Therapeutisch läßt sich daraus ableiten, daß beim Training von Fertigkeiten die Verstärkung sofort zu erfolgen hat und daß vor allem versucht werden muß, dem Kind Techniken zu vermitteln, mit deren Hilfe es den zeitlichen Abstand zwischen Verhalten und Verstärkungskonsequenz überbrücken kann.

Im Gegensatz zum traditionellen Ansatz bei der Erforschung der geistigen Behinderung, bei dem der Intelligenzdefekt im Mittelpunkt des Forschungsinteresses steht, werden hier die funktionalen Beziehungen zwischen dem Verhalten und den Umweltvariablen untersucht. BIJOU (1967) beschreibt das Zusammenwirken von organischen und Umweltfaktoren: „Ein organisch geschädigtes Kind kann von Kontakten mit Gegenständen und Personen ausgeschlossen werden, oder verspätet dazu gelangen, weil 1. seine biologische Ausstattung beeinträchtigt ist, 2. seine unterentwickelte psychische Ausstattung die Breite der verfügbaren

Stimuli eingeschränkt, und 3. weil seine Erscheinung und sein Status es an sozialen Interaktionen, die für späteres Lernen wichtig sind, hindern können" (zitiert nach REDLIN, 1974).

Eine Diagnostik, die sich auf den Lernprozeß konzentriert, ist in der Lage, diese Faktoren einzubeziehen. Sie kann organische Defekte der Lernmechanismen ebenso wie die Häufigkeit sozialer Zuwendung oder die Breite der wirksamen Stimuli erfassen[18].

Die lerntheoretische Analyse von Störungen mit definierbarer organischer Grundlage ist auch noch in anderen Bereichen fruchtbar angewendet worden. Im Prinzip sind alle Störungen einzubeziehen, von diffusen, nicht lokalisierbaren Hirnschädigungen bis zu körperlichen Schädigungen.

Als Beispiele seien die lerntheoretische Analyse des Verhaltens autistischer Kinder genannt (WING, 1973), die Ansätze zu einer nichtmedikamentösen Behandlung bestimmter Epilepsieformen durch EFRON (1956, 1957) und SERVIT (1963)[19] und die Analyse der Behinderung bei der Rehabilitation körperlich Behinderter (INCE, 1976).

c) Der Einfluß von Angst auf Lernprozesse

Eine weitere psychopathologisch relevante Bedingung, welche den Ablauf von Lernprozessen stört, ist die Angst. Da dieser Aspekt bereits von BRENGELMANN (1967) in der ersten Auflage ausführlich behandelt wurde, soll hier nur kurz darauf eingegangen werden. In einer Vielzahl von empirischen Untersuchungen hat man gefunden, daß Angst, die durch Streß ausgelöst oder durch Fragebogen als Persönlichkeitszug der Ängstlichkeit definiert wurde, die Leistung in verschiedenen Lernaufgaben beeinträchtigt[20]. Grob vereinfacht fand sich folgende Beziehung zwischen Lernleistung und Angst: Einfache Aufgaben werden unter stärkerer Angst besser gelernt als bei geringer Angst. Bei schwierigen Aufgaben dagegen dreht sich dieses Verhältnis um. In diesem Falle werden die Aufgaben bei geringer Angst leichter und besser gelernt als bei starker Angst.

Die Beziehung zwischen Leistung und Angst wird meistens dadurch erklärt, daß Angst als Motivations- oder Antriebsvariable aufgefaßt wird. Bei einfachen Aufgaben, bei denen vor allem nur eine einzige Reaktionstendenz besteht, wirkt sich eine Steigerung des Antriebs positiv aus, die Reaktionstendenz verstärkt sich. Bei schwierigen Aufgaben dagegen interferieren verschiedene Reaktionstendenzen. Die Antriebssteigerung wirkt sich auf alle gemeinsam aus, so daß es durch die erhöhte Interferenz zu einem Absinken der Leistung kommt (SPENCE, 1960). Neben EYSENCK und seinen Schülern[21] hat vor allem MALMO (1966) den Einfluß hoher Ängstlichkeit auf die Lernleistung bei Patienten aufgewiesen.

---

[18] In der Zwischenzeit liegen vielfältige Untersuchungen über solche Störungen bei Lernprozessen vor. Eine Übersicht bieten die Arbeiten von DENNY (1964), FLORIN und TUNNER (1970), GARDNER und SELINGER (1971), GOTTWALD und REDLIN (1972), REDLIN (1974). Die meisten dieser Arbeiten geben auch einen Überblick über therapeutische Vorgehensweisen, die sich aus diesem Ansatz ableiten lassen. Die jeweils neuesten Ergebnisse finden sich im „International Review of Research on Mental Retardation" und im „American Journal of Mental Deficiency".
[19] Einen Überblick über die Literatur geben JANZ (1969), DÖLLNER (1972).
[20] Einen Überblick über die empirischen Untersuchungen geben MARTIN (1961), MALMO (1966), SPENCE und SPENCE (1966), EYSENCK (1967), LAZARUS et al. (1952), BERGOLD (1974b).
[21] s. BRENGELMANN (1967).

3. Kritik der lerntheoretischen Ansätze in der Psychopathologie

Die nachfolgende Kritik betrifft vor allem die lerntheoretischen Modelle psychischer Störungen wie sie oben dargestellt wurden. Sie trifft weniger die lerntheoretischen Analysen von Störungen mit organischer Grundlage, da diese sich explizit auf einen Teilaspekt des Störungsbildes beschränken.

Als erstes läßt sich die Angemessenheit der Übertragung von Ergebnissen im Tierversuch auf den Menschen in Frage stellen. Obwohl Autoren wie SELIGMAN (1974) versucht haben, Kriterien zu entwickeln, nach denen die Angemessenheit der Übertragung überprüft werden kann, bleibt ein Unbehagen zurück. Bei der Übertragung geht man davon aus, daß die Störungen bei Mensch und Tier auf der gleichen Ebene liegen und daß die Lernprozesse beim Menschen nicht durch höhere, nur beim Menschen anzutreffende Prozesse beeinflußt werden. Da beim Menschen noch andere Lernprozesse als klassisches und operantes Konditionieren anzutreffen sind, müßte bei jeder Übertragung tierexperimenteller Befunde zumindest angegeben werden, weshalb bei der Entwicklung dieser speziellen Störung die höheren Prozesse ausgeschlossen wurden, so daß Konditionierungsprozesse das Verhalten bestimmen konnten. Dies geschieht jedoch in der Regel nicht.

Zum zweiten kann gefragt werden, ob zwei Störungen, die phänotypisch gleich sind, auch die gleiche Genese haben müssen. Es gibt keinen zwingenden Grund für die Annahme, daß ein gestörtes Verhalten, das durch eine bestimmte experimentelle Anordnung erzeugt werden kann, auch bei natürlichem Auftreten durch die gleichen Bedingungen hervorgebracht werden muß. Bei den meisten lerntheoretischen Modellkonstruktionen wird aber mit dieser Annahme gearbeitet. Das bedeutet, daß die meisten dieser Modelle nichts anderes als vorläufige Hypothesen darstellen, die erst in ausführlichen Untersuchungen an Patienten bestätigt oder verworfen werden müssen. Auch wenn die Modelle sich in der praktisch-therapeutischen Arbeit bewähren, ist der Beweis für die Richtigkeit der genetischen Annahmen noch nicht erbracht. Es lassen sich erhebliche Unterschiede zwischen genetisch wirksamen und aufrechterhaltenden Faktoren denken (DAVISON, 1969).

Als weiteren Kritikpunkt läßt sich anführen, daß die experimentelle Lernforschung, gleichgültig ob sie am Tier oder am Menschen durchgeführt wurde, sich nur mit Prozessen von sehr kurzer zeitlicher Erstreckung befaßt hat. Die Bedingungen des Lernversuchs werden sofort im Verhalten sichtbar. Bei der Untersuchung der Genese psychischer Störungen lassen sich jedoch in den wenigsten Fällen unmittelbar auslösende Bedingungen angeben (z.B. traumatische Ereignisse als Auslöser für Angstneurosen). In den meisten Fällen handelt es sich wahrscheinlich um eine Vielzahl von Ereignissen, die als Einstellungen, Lernhaltungen, Verhaltensdispositionen und ähnliches zusammengefaßt werden und dann in einer aktualisierenden Situation das gestörte Verhalten hervorbringen. Der Bildung solcher zeitlich übergreifenden Mechanismen ist in der lerntheoretischen Forschung noch zu wenig Beachtung geschenkt worden. Es ist daher fraglich, ob sich aus den untersuchten Kurzzeitprozessen adäquate Modelle psychischer Störungen entwickeln lassen.

Ein letzter, sehr entscheidender Punkt leitet sich aus einer Analyse der Untersuchungen zur experimentellen Neurose von KIMMEL (1971) ab. Der Autor sieht als gemeinsamen Nenner aller dieser Versuche, daß durch die experimentelle Anordnung zunächst ein Lernprozeß eingeleitet wird, der zur Anpassung des Organismus an die gegebenen Bedingungen führt. Sobald dies geschehen ist, verändert der Experimentator die Situation so, daß die adaptative Reaktion situationsinadäquat wird. Eine neuerliche Anpassungsleistung gelingt dann dem Organismus nicht mehr[22]. Jedes Modell psychopathologischer Störungen muß also auch angeben, welcher Art die Umweltveränderungen sein müssen, damit die Anpassungsleistung nicht mehr gelingt, und weshalb es zu diesen Veränderungen der Umwelt kommt. Dieser Versuch ist bei keiner der bisherigen lerntheoretischen Modellbildungen unternommen worden.

4. Ansätze zur Entwicklung umfassenderer Modelle psychopathologischer Störungen

Als lerntheoretisch orientierte Forscher sich mit der Verhaltenstherapie praktisch therapeutischen Problemen zuwandten, wurden die obigen Modelle in Frage gestellt. Vor allem von ULLMANN und KRASNER (1965, 1969) wurde sehr bald kritisiert, daß die soziale Dimension in den bisherigen Modellen fehlte. Heute wird mehr und mehr gesehen, daß folgende Punkte in Modelle psychischer Störungen einbezogen werden müssen:

1. Jegliche Art von Verhalten — also auch das sogenannte abnorme Verhalten — stellt das Produkt einer Interaktion von Individuum und sozialer Umwelt dar. Die Umwelt spezifiziert durch die in ihr vorhandenen Auslöser und insbesondere durch die Konsequenzen des Verhaltens diejenigen Verhaltensweisen, die für das Individuum möglich sind. Das bedeutet, daß ein Verhalten nur dann ausreichend definiert ist, wenn Individuum und soziale Umwelt in die Definition einbezogen werden.

2. Die Kennzeichnung eines bestimmten Verhaltens als „abnorm" oder „gestört" ist nicht dem Verhalten inhärent, sondern stellt selbst wieder ein untersuchbares Verhalten der Umwelt dar. Es ist zu untersuchen, welche Bedingungen das Kennzeichnungsverhalten von Personen und Institutionen bestimmen, welche ein Individuum als „gestört" kennzeichnen[23].

Hier wird eine Diskussion von lerntheoretischer Seite aufgenommen, die bereits seit längerer Zeit von Sozialwissenschaftlern unter den Stichworten „me-

---

[22] KIMMEL (1971) meint, daß der Experimentator dem Anpassungsprozeß eine Falle stellt: „Um die Falle zu legen, verläßt sich der Experimentator auf normale Verhaltensprozesse, um zunächst adaptative Tendenzen zu etablieren. Die Falle schnappt zu, wenn die Umwelt vom Experimentator verändert wird." (S. 3)

[23] FERSTER (1965) z.B. glaubt, daß vor allem zwei solche Bedingungen eine Rolle spielen. Das Kennzeichnungsverhalten wird aufrechterhalten, wenn für den Kennzeichner das „gestörte" Verhalten negative Konsequenzen und andere nun nicht mehr auftretende Verhaltensweisen positive Konsequenzen haben. Ein Arbeitgeber z.B. wird den Alkoholismus als „psychische Störung" kennzeichnen, wenn sein Angestellter früher ein wertvoller Mitarbeiter für ihn war. Durch die Kennzeichnung als „psychisch gestört" gelingt es, den Angestellten evtl. einer Therapie zuzuführen, welche die Wiederaufnahme des früheren Arbeitsverhaltens zum Ziele hat. Tritt dies ein, so wird die Kennzeichnung positiv verstärkt und damit aufrechterhalten. FERSTER schreibt zusammenfassend: „Die allgemeine Wirkung all dieser Verhaltensweisen (die als gestört bezeichnet werden, J.B.) ist die, daß sie die Verstärkung von Verhalten von Mitgliedern der Gesellschaft entweder verhindern oder vermindern. Sie wirken daher als aversive Stimuli, die potentiell Flucht- und Vermeidungsverhalten aufrechterhalten können."

dizinisches" versus „sozialpsychologisches" Modell psychischer Störungen geführt wird [24]. Bedeutungsvoll an diesem Ansatz ist, daß Mechanismen aufgezeigt werden, denen sowohl der Patient als auch die „nicht-gestörte" soziale Umwelt unterliegen. Es wird deutlich, daß die Kennzeichnung „gestört" das Ergebnis einer Interaktion in einer komplexen sozialen Struktur ist. Was fehlt, ist eine Analyse der gesellschaftlichen Bedingungen, die es z.B. einer Gruppe von Mitgliedern der Gesellschaft ermöglichen, eine andere Gruppe als „psychisch gestört" zu kennzeichnen und damit eine Verminderung der eigenen Verstärkung zu vermeiden. Dies wird selbst in den neueren Arbeiten deutlich, in denen ULLMANN (1977) sich konsequenterweise der Gemeindepsychologie zuwendet, aber eine Analyse der politisch-ökonomischen Struktur der Gemeinde nicht leistet.

3. Ein erster Schritt zur Verbindung lerntheoretischer Überlegungen mit der Analyse der gesellschaftlichen Bedingungen, unter denen die Lernmechanismen psychopathologisch relevant werden können, wurde von FRESE (1977) vorgelegt. Er analysierte den Einfluß von Arbeitsbedingungen auf die Genese psychischer Störungen. Als „Zentralpunkt einer psychischen Störung" nahm er dabei den „Verlust der Fähigkeit, Ziele langfristig zu planen und aktiv mit einem Mindestmaß an Erfolg anzustreben" (S. 25). Als Gründe für diesen Verlust postuliert er: 1. Langfristige Ziele werden nicht mehr aufgestellt, 2. Die Planungsfähigkeit oder -bereitschaft ist nicht mehr vorhanden, oder 3. Es stehen keine Verhaltensmöglichkeiten zur Verfügung, um die Ziele anzustreben. Im weiteren werden dann Lernmechanismen und Arbeitsbedingungen dahingehend untersucht, inwieweit sie nach dem augenblicklichen Wissensstand zu diesen Ergebnissen beitragen. Der Autor entwickelt ein Modell, das vor allem auf einer Interaktion der Konzepte „Streß" und „Kontrolle bzw. Nicht-Kontrolle" beruht. „Streß" wird vor allem an der Stimulusseite festgemacht und definiert als: „Stressoren sind solche Ereignisse, die von der Mehrheit der Mitglieder einer Gesellschaft unter gesellschaftlich durchschnittlichen Bedingungen als aversiv oder bedrohlich eingeschätzt werden" (S. 33). Er untersucht dann, welche Art von Stressoren in der Arbeitswelt gegeben sind [25]. Ob es allerdings zu psychischen Störungen kommt, hängt von dem Faktor der Kontrolle über die Lebensbedingungen ab. FRESE nimmt hier den Begriff der Kontrolle auf, wie er u.a. von SELIGMAN (siehe oben) entwickelt wurde, schlüsselt ihn aber noch weiter auf [26]. Auch hier versucht er zu zeigen, wie die verschiedenen industriellen Arbeitsbedin-

---

[24] s. LEGEWIE in diesem Band, KEUPP (1972a, b).

[25] Grob zusammengefaßt verweist er auf die folgenden Stressoren: 1. Arbeitsintensivierung und in der Folge Arbeitshetze, Unfallgefahr, Frühinvalidität usw.; 2. Gleichgültigkeit gegenüber dem Inhalt der Arbeit; 3. Bedrohung durch Disziplinierungsmittel wie Entlassung, Verweis auf schlechtere Arbeitsplätze, Leistungsüberwachung usw.; 4. Schikanen von Vorgesetzten und Arbeitern gegenseitig; 5. nicht überschaubare Abhängigkeit vom Markt und den daraus resultierenden Gefahren wie Arbeitslosigkeit.

[26] Auf der Dimension Kontrolle—Nichtkontrolle gibt es nach FRESE (1977) folgende Möglichkeiten mit einem Stressor umzugehen: 1. Aktives Angehen, bei weitgehender Kontrolle wird die bedrohende Situation verändert; 2. Flucht, das Individuum entzieht sich der Situation und kontrolliert sie auf diese Weise; 3. Sichhineinfinden, d.h. Aufgeben jedes Kontrollversuchs; 4. Illusion der Kontrolle, die objektiv gegebene Nichtkontrolle wird nicht zur Kenntnis genommen. Dies geschieht durch Leugnen, Pseudoflucht und Pseudokontrolle. Alle finden in der Vorstellung statt und führen zum Verlust der Realität.

	Stressoren				
Ebene der Kontrolle am Arbeitsplatz und gesellschaftliche Kontrolle	Kontrolle groß	Relativ große Möglichkeit der Kontrolle v. a. des Meideverhaltens	Geringes Maß an Kontrolle	Nichtkontrolle	
Modifizierende Faktoren: 1. vorberufliche Sozialisation 2. genetisches Potential 3. allgemeiner Lebenszusammenhang 4. Solidarität 5. Klassenbewußtsein					
Ebene der generalisierten Einstellung	Kontrolle	Kontrolle v. a. im Sinne des Meideverhaltens	Partielle Kontrolle	Gelernte Hilflosigkeit	Kognitive Pseudokontrolle
Tendenz zur Herausbildung bestimmter Verhaltensmerkmale bzw. psychischer Störungen	Aktives Angehen	Phobie	Psychosomatische Störung	Depression	Schizophrenie

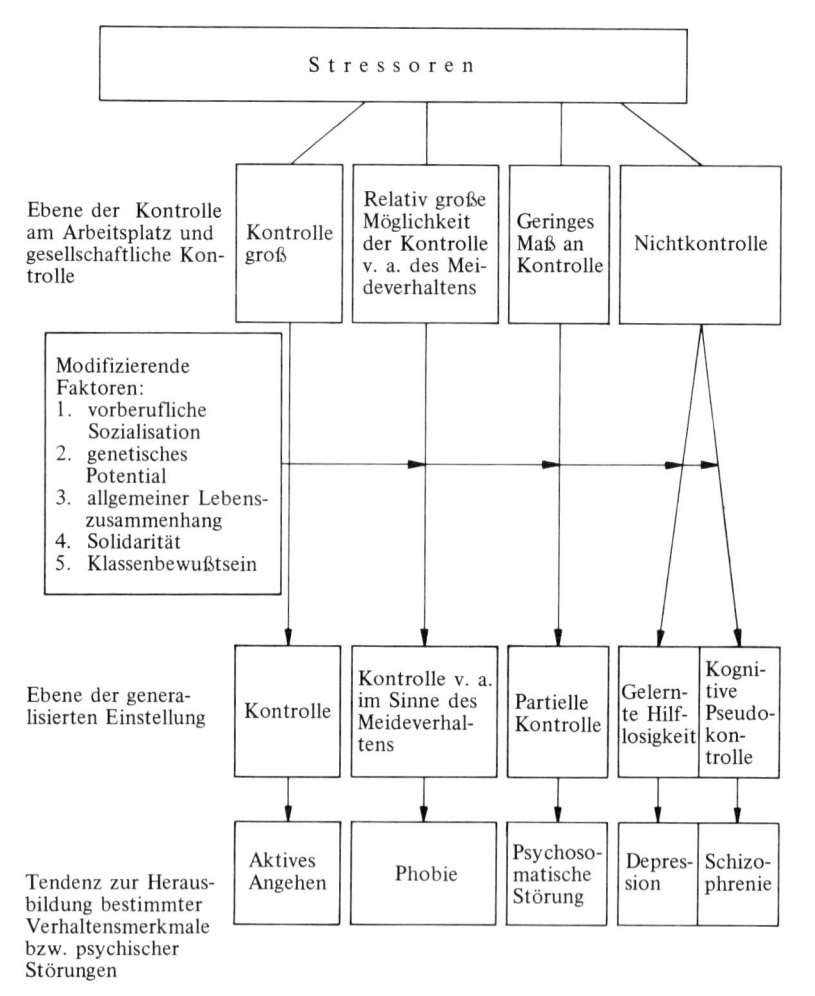

Abb. 2. Zusammenhang zwischen Streß, unterschiedlichen Graden der Kontrolle und psychischen Störungen. (Aus FRESE, 1977)

gungen zu einer Verminderung bzw. zum Verlust der Kontrolle führen, so daß es zu einer pathogenen Situation kommt. Im nachfolgenden Schema (s. Abb. 2) sind die Vorstellungen des Autors über den Zusammenhang von allgemeinem Streß, Kontrollmöglichkeiten und psychopathologischen Phänomenen zusammengefaßt.

Einen weiteren Versuch, ein Modell des Zusammenhangs zwischen Arbeitsbedingungen und gestörten Handlungsweisen zu entwickeln, hat VOLPERT (1974) vorgelegt. Obwohl es nicht direkt den Anspruch hat, psychopathologische Phänomene zu erklären, ist es doch für diese Diskussion bedeutungsvoll, da die Störungen aus einem Handlungsstrukturmodell abgeleitet werden, das auch teilweise diesen Ausführungen zugrunde liegt. VOLPERT untersucht im Rahmen der industriellen Qualifikationsforschung die Arbeitshandlung und versucht zu

Aussagen über effizientes[27] und ineffizientes[28] Handeln zu kommen. Zur Lösung dieser Aufgabe stützt er sich vor allem auf die Konzepte der hierarchisch-sequenziellen Organisation von Handlungen und des Plans, durch den der Weg festgelegt wird, auf dem das Ziel erreicht werden soll. Aufgrund einer Analyse der ökonomischen Bedingungen industrieller Arbeit zeigt er die Entwicklung von unvollständigen bzw. inadäquaten Handlungsstrukturen auf, die er partialisierte Handlungen nennt[29]. Diese partialisierten Handlungen sind dadurch gekennzeichnet, daß sie *isoliert* sind, d.h. der Gesamtzusammenhang, in dem die Handlung steht, kann nicht erfaßt werden, der gesamtgesellschaftliche Sinn bleibt verborgen, und daß sie *restringiert* sind, d.h. daß auf der individuellen Ebene die Tätigkeit nur auf den niedrigeren Niveaus reguliert wird. Die Planentwicklung auf dem höchsten Niveau – nach VOLPERT dem intellektuellen – ist beeinträchtigt bzw. verkümmert. Da der Überblick und das Beherrschen der Gegebenheiten fehlt, gewinnen die Handlungen auch keinen persönlichen Sinn, es entstehen Gefühle der Perspektivelosigkeit und des Beherrschtwerdens.

Obwohl VOLPERT vor allem an der gestörten Arbeitshandlung interessiert ist, sind seine Überlegungen für die Analyse psychopathologischer Phänomene unter lerntheoretischen Gesichtspunkten bedeutungsvoll. Er zeigt Bedingungen auf, unter denen die Entwicklung einer voll ausgebildeten Handlungsstruktur verhindert und die Handlungsregulation auf die unteren Niveaus beschränkt wird. Damit deutet sich ein Weg zur Beantwortung der Frage an, warum einfache Konditionierungsprozesse auch bei der Entstehung menschlicher psychopathologischer Störungen eine Rolle spielen. Werden die höheren Regulationsebenen und die dort stattfindenden Lernprozesse durch bestimmte gesellschaftliche Strukturen ausgeschaltet, so kommen die unteren Regulationsebenen mit ihren zugehörigen Lernprozessen zum Tragen.

5. Psychopathologie aus der Sicht einer handlungstheoretischen Lernkonzeption

In dem vorausgegangenen Abschnitt wurde gezeigt, daß es bereits einige Ansätze zur Überwindung der Schwächen der bisherigen lerntheoretischen Modelle psychopathologischer Störungen gibt. Deutlich wurde, daß der übergeord-

---

[27] Effizientes Handeln sieht er als realistisch, d.h. das Ziel ist erreichbar, die zeitliche Perspektive angemessen, das Aktionsprogramm komplett; stabil-flexibel, d.h. das Handlungsziel wird beibehalten, die Ausführung ändert sich jedoch situationsabhängig, Automatisierungen auf den unteren Regulationsebenen werden ausgenützt, notwendige Veränderungen sind aber möglich; und organisiert, d.h. die hierarchisch-sequenzielle Ordnung des Handlungsablaufs ist voll entwickelt, der Plan ist auf allen Ebenen ausgearbeitet.
[28] Ineffizientes Handeln dagegen ist bei Isolierung der Planungsprozesse illusionär, inflexibel und vorschnell, bei Unterentwicklung der Planungsprozesse wirr, instabil und durch „momentane Strategien" gekennzeichnet.
[29] „Partialisierte Handlungen spiegeln den Widerspruch zwischen Produktionsverhältnissen und entwickelten Produktivkräften wider, indem die konkrete Arbeitstätigkeit hinter den Möglichkeiten zurückbleibt, die sich durch diese Produktivkräfte eröffnet. Bezogen auf das hierarchische Modell des individuellen Handelns bedeutet dies, daß die höchste, also die intellektuelle Regulationsebene in ihren Entwicklungs- und Einsatzmöglichkeiten beschränkt ist und daß die dieser Ebene zugeordneten Planungsvorgänge ‚außerhalb' des Produzenten sind und ihm von dorther aufgeherrscht werden" (VOLPERT, 1974, S. 59).

nete Zusammenhang, der Kontext, in dem Lernprozesse stattfinden, in die Modellkonstruktion einbezogen werden muß. Auf der Seite des Patienten wurde darüber hinaus klar, daß Bedingungen, welche ein Erlernen des Kontextes verhindern, gleichzeitig den Aufbau höherer Regulationsebenen verhindern und so den Menschen auf niedrigere Organisationsebenen samt den ihnen zugehörigen Lernprozessen fixieren.

Ausgehend von den Vorstellungen über ein handlungstheoretisches Lernkonzept soll jetzt die Notwendigkeit lernpsychologischer Forschung für die Erhellung psychopathologischer Phänomene an einigen der wichtigsten Punkte aufgezeigt werden. Im Rahmen dieser Arbeit besteht nur die Möglichkeit, auf Aspekte hinzuweisen, die bisher vernachlässigt worden sind, oder den Stellenwert einzelner Befunde zu bestimmen. Die konkrete Ausfüllung der einzelnen Punkte durch empirische Befunde wird wohl noch lange Zeit beanspruchen.

a) Voraussetzungen für Lernprozesse

Die Voraussetzung für Lernprozesse sind funktionierende Sinnesorgane, welche die Aufnahme einer größeren Zahl von Informationen erlauben. Treten Störungen oder Ausfälle auf, die zu einer Selektion der Informationen führen, so muß es notwendigerweise zu inhaltlich andersartigen Ergebnissen der Lernprozesse kommen. Die Lernprozesse selbst brauchen hierdurch noch nicht gestört zu sein [30]. Veränderungen der Lernprozesse selbst ergeben sich erst, wenn das organische Substrat der Informationsverarbeitung selbst gestört ist. Dann können sich Störungen der Lernprozesse ergeben, wie sie am Beispiel der Verzögerung der Verstärkung bei der Entwicklung von Lernhaltungen Mongoloider aufgezeigt wurden (s.S. 508).

b) Gewinnung der Zielobjekte (Motivation)

Der erste entscheidende Lernprozeß ist die Gewinnung der Repräsentation der Zielobjekte. Hierdurch wird die Aktivierung durch biologische Bedürfnisse erst zur Motivation für menschliches Handeln. Der Prozeß der Gewinnung des Motivs der Handlung wurde von der bisherigen lerntheoretischen Forschung weitgehend vernachlässigt. Dies ist nicht verwunderlich, da sie ihre Konzepte vor allem von Tierexperimenten aus entwickelte. In den Modellen psychopathologischer Störungen wurden daher die bestehenden Motivations- und Verstärkungssysteme nicht weiter hinterfragt. Die bestehenden Verstärker werden zum Aufbau neuer Verhaltensweisen benutzt, ohne daß ihre Angemessenheit in Frage gestellt würde. Nur in seltenen Fällen wird ein Detekt der Verstärkerstruktur in Betracht gezogen, so z.B. bei der Analyse des Autismus. Dort wird angenommen, daß die Zuwendung der Sozialpartner nicht als Verstärker wirksam ist, wodurch viele notwendige Interaktions- und Kommunikationsfertigkeiten nicht erworben werden können (WING, 1973). Lerntheoretische Überlegungen, die nur von den biologischen Bedürfnissen ausgehen, müssen jedoch die Ebene menschlicher Motivation notwendig verfehlen. Sie können damit nur wenig zur Erklärung menschlicher psychischer Störungen beitragen.

---

[30] Zum Beispiel Repräsentationen der Welt bei Blinden oder Tauben, aus denen sich notwendig andersartige Handlungsabläufe ergeben.

Akzeptiert man die Annahme, daß Motivation erst dadurch entsteht, daß sich die Aktivierung durch die Bedürfnisse in Zielobjekten konkretisiert, so ergeben sich einige psychopathologisch wichtige Fragen. Was bestimmt die Auswahl der Objekte? Ist der Vorgang reversibel oder irreversibel? Gibt es im Laufe der Entwicklung Phasen, in denen bestimmte Motivationen erworben werden? Wie läuft der Prozeß der Vergegenständlichung von Bedürfnissen ab? Solche und ähnliche Fragen lassen sich zum gegenwärtigen Zeitpunkt noch kaum beantworten, da noch zu wenig Forschungsergebnisse dazu vorliegen. Einige allgemeine Hinweise lassen sich jedoch bereits geben. Sie beruhen zumeist auf den Untersuchungen von LEONTJEW und seinen Schülern.

Die Auswahl der Zielobjekte wird durch die Gesellschaft geleistet, in die der Mensch hineingeboren wird. Sie wird vermittelt durch die unmittelbaren Beziehungspersonen und deren Stand im gesellschaftlichen Gefüge. Das bedeutet, daß nicht allgemeine, gesellschaftlich durchschnittliche Motivationen erworben werden, sondern spezielle, dem gesellschaftlichen Standort entsprechende. Das bedeutet gleichzeitig, daß Diskrepanzen bestehen können zwischen den gesellschaftlich durchschnittlichen Motivationen und den Motivationen des einzelnen. LEONTJEW (1973) spricht hier von dem Unterschied zwischen der Bedeutung eines Ereignisses und seinem persönlichen Sinn für den einzelnen Menschen. Die Bedeutung eines Examens z.B. ist den meisten Studenten bekannt. Für die einzelnen kann es jedoch einen sehr unterschiedlichen persönlichen Sinn besitzen. Es kann Mittel zur Anerkennung sein, ein Schritt zu einem Beruf usw.

Geht man weiter davon aus, daß die Repräsentationen der Zielobjekte die Ausdifferenzierung der Wahrnehmung und der Handlung bestimmen, so wird deutlich, daß es die Lebensbedingungen vermittelt über den persönlichen Sinn sind, die Wahrnehmungs- und Handlungsstrukturen entstehen lassen, die von den durchschnittlich gesellschaftlich erwünschten Strukturen sehr verschieden sein können. Personen mit solchen Strukturen werden leicht als abnorm gekennzeichnet und einer Behandlung zugeführt. Ein Mensch, der in einer primitiven Gesellschaft die gesellschaftliche Sinndeutung, d.h. die Bedeutung, eines Ereignisses als von Geistern bewirkt, nicht akzeptiert, weil er den Zusammenhang zwischen den Ereignissen durch seine Tätigkeit erfahren hat (z.B. der Medizinmann den Zusammenhang zwischen einem bestimmten Kraut und dem Nachlassen des Fiebers), wird entweder ausgestoßen oder selbst dem Tabubereich zugerechnet. Umgekehrt wird jemand in einer modernen Gesellschaft leicht als gestört ausgesondert, der aufgrund von Entwicklungsbegrenzungen übergeordnete Zusammenhänge nicht erfahren kann und daher übernatürliche Mächte als Auslöser von Ereignissen annimmt. Auch er weicht von der gesellschaftlichen Sinndeutung ab und wird daher nicht akzeptiert.

Bisher wurde der Erwerb von Motivationen und deren Auswirkung auf psychische Störungen vor allem von der Psychoanalyse und der Daseinsanalyse reflektiert. Erstere bleibt jedoch zu stark an den biologischen Trieben und ihren Zielen orientiert (HOLZKAMP-OSTERKAMP, 1976), letztere geht nicht über eine phänomenologische Analyse von Sinnzusammenhängen hinaus. Beide Ansätze besitzen keine eigentliche Lerntheorie, mit deren Hilfe der Erwerb solcher Motivationen nachgezeichnet werden könnte. Einen ersten Versuch hat GLEISS

(1978) vorgelegt. Ausgehend von einer Kritik VOLPERTS versucht sie für den Bereich der industriellen Psychopathologie aufzuzeigen, „daß die Pathogenität partialisierter Handlungen nicht allein in der Isoliertheit und Restringiertheit besteht, sondern in einer umfassenden Entwicklungsbeschränkung, die sich nicht nur auf die kognitive und intellektuelle Qualifikation bezieht, sondern ebenso auf die Motivbildung".

c) Behinderungen beim Aufbau von Handlungssystemen

Wir gehen davon aus, daß die Handlungseinheiten hierarchisch organisiert sein müssen, um die Aufgabe der maximalen Informationsaufnahme bei gleichzeitiger Reduktion auf handlungsrelevante Strukturen übernehmen zu können. Diese Organisation muß im Laufe der individuellen Entwicklung von jedem Menschen erworben werden. Sie muß aber auch für jede neue Problemsituation erworben werden, so daß der Aufbau, der Abbau und die Umstrukturierung von Handlungssystemen während des ganzen Lebens bis zum Zeitpunkt des Todes stattfindet. Psychopathologisch sind vor allem Bedingungen interessant, die den Aufbau adäquater Handlungssysteme behindern oder verhindern, und die sich daraus ergebenden Konsequenzen für den Handlungsablauf.

Als erster Schritt soll an einer Serie von Versuchen von BRIDGER und MANDEL (BRIDGER u. MANDEL, 1964, 1965; MANDEL u. BRIDGER, 1967) aufgezeigt werden, wie Lernprozesse auf unterschiedlichen Ebenen zwar zunächst phänotypisch gleiche Verhaltensergebnisse hervorbringen können, aber auf erneute Veränderungsbedingungen gemäß dem ursprünglichen Organisationsniveau reagieren.

Die Autoren untersuchten den Einfluß von real erfahrenen und nur angedrohten elektrischen Schlägen auf eine konditionierte Hautwiderstandsreaktion. Dazu wurden die Versuchspersonen der Versuchssituation des klassischen Konditionierens ausgesetzt. Ein Lichtreiz (CS) kündigte einen elektrischen Schlag (UCS) an, der seinerseits wieder einen Wechsel des Hautwiderstands (UCR) zur Folge hatte. Eine Gruppe erlebte den Zusammmenhang Licht–Schock real, die andere Gruppe wurde darüber instruiert, daß irgendwann dem Lichtreiz ein Schlag folgen würde. Sie erhielt aber nie einen Schlag. Am Ende der Aneignungsphase zeigten beide Gruppen auf das Licht eine psychogalvanische Reaktion von etwa gleicher Stärke. In der nachfolgenden Löschungsphase, in der die Vpn. darüber informiert wurden, daß kein Schock mehr gegeben würde, und in der die Schockelektroden abgenommen wurden, zeigten sich entscheidende Unterschiede zwischen den Gruppen. Die Gruppe, die den Schock real erfahren hatte, reagierte auf das Licht weiter mit Hautwiderstandsveränderungen, die erst langsam im Laufe mehrerer Versuchsdurchgänge abnahmen. Die Gruppe mit Schockandrohung allein reagierte von dem Augenblick der Abnahme der Elektroden nicht mehr.

Versuche wie diese deuten darauf hin, daß bei der Analyse psychopathologischer Störungen und der Voraussage ihrer Veränderbarkeit gefragt werden muß, welche Lernprozesse auf welchem Niveau bei der Entstehung beteiligt waren. Lernprozesse auf der sensumotorischen Ebene verlangen Eingriffe auf dem gleichen Niveau, während Zusammenhänge, die auf dem sprachlich-symbolischen Niveau hergestellt wurden, auch durch sprachliche Interventionen verändert werden können. Wir werden hierauf noch bei der Frage der Indikation verschiedener psychotherapeutischer Verfahren zurückkommen.

Wie bereits diskutiert, sind der Kontext, in dem eine Lernaufgabe steht, und das nächst höhere Niveau der Handlungsorganisation zwei Seiten einer Münze. Bedingungen, die das Erkennen des Kontextes verhindern, verhindern auch die Entwicklung einer vollen Handlungsstruktur. Eine auf niedrigem Niveau fixierte Handlungsstruktur verhindert das Erkennen des Kontextes und läßt die Handlungsabläufe starr, unplastisch und gegenwartsbezogen werden. Eine Aufgabe der lerntheoretisch orientierten Forschung in der Psychopathologie wird es daher sein, Bedingungen des Individuum-Umweltsystems zu spezifizieren, die ein Kontextlernen verhindern. Solche Bedingungen können in der Entwicklung des Kindes in besonderen Sozialisationsbedingungen gefunden werden und in der Arbeits- und Freizeitwelt des Erwachsenen.

Einige solcher Bedingungen sind bereits bekannt, auf sie soll nur kurz verwiesen werden. BATESON (1960) und in seiner Folge WATZLAWIK et al. (1969) haben auf die Bedeutung der Kommunikation zwischen Kind und Beziehungsperson hingewiesen. Vor allem die sogenannte „double bind"-Hypothese ist ein Beispiel dafür, wie durch eine bestimmte Kommunikationsform die Erfassung des Kontextes der Handlung verhindert wird. Wenn eine Mutter dem Kind sagt: „Du bist noch viel zu klein, um ohne mich auskommen zu können", statt „Ich brauche dich so klein, damit ich für dich sorgen kann und mein Leben einen Sinn hat", so verhindert sie damit, daß der Kontext, in dem die einzelnen Handlungen stattfinden, d.h. in diesem Falle die Beziehung zwischen beiden, erkannt und zur Diskussion gestellt werden kann[31]. Das Kind wird dazu angeleitet, die Probleme am falschen Ort zu lösen — was notwendigerweise zum Versagen bzw. zu inadäquaten Lösungen führen muß. Die therapeutische Handlungsanweisung der Kommunikationstheoretiker besteht dann auch darin, den Kontext wieder einzuführen, d.h. mit Hilfe von Metakommunikation die Art der Beziehung in Frage zu stellen[32].

Die Sozialisationsbedingungen sind zum Verständnis der Genese psychischer Störungen wichtig. Genauso bedeutsam — und dies wird häufig übersehen — sind die Arbeitsbedingungen, unter denen der Erwachsene lebt. Die Arbeitshandlung bestimmt, wie wir gesehen haben, letztendlich die inneren Repräsentationen und den Aufbau des Regulationssystems.

Über partialisierte Handlungen wurde bereits bei der Darstellung des Modells von VOLPERT gesprochen. An ihnen wird deutlich, wie bestimmte gesellschaftlich gegebene Strukturen den Aufbau einer vollständigen Handlungsregulation verhindern können. Wichtig ist, daß ein solches unvollständiges Handlungssystem nicht nur Auswirkungen auf die Qualität der Aufgabenbewältigung hat, sondern, wie GLEISS im Anschluß an LEONTJEW gezeigt hat, auch auf die Motivationsstruktur. Die Erfüllung der Aufgabe wird langweilig, ermüdend und gleichgültig, wenn das unmittelbare Handlungsziel nicht in Zusammenhang mit einem übergeordneten Motiv gebracht werden kann, d.h. wenn der hierarchische Aufbau der Motivationen gestört ist oder wenn der persönliche Sinn der Aufgabe und die gesellschaftliche Bedeutung auseinanderfallen.

d) Störungen der Makrostruktur

Nicht nur der Aufbau der hierarchischen Struktur der Handlungsorganisation kann durch Bedingungen während der Sozialisation oder im Arbeits- und Freizeitbereich beeinträchtigt oder verhindert werden, sondern auch die Entwicklung einer adäquaten Makrostruktur. Wie beschrieben, werden die Komponen-

---

[31] GLEISS (1978) hat den Einfluß solcher Mechanismen auf die „Kompetenz, sich seiner Motive bewußt zu werden, sie gegebenenfalls zu reflektieren und zu hinterfragen" herausgearbeitet.
[32] Für eine ausführliche Diskussion der Kommunikationstheorie siehe Kapitel WATZLAWIK in diesem Band.

ten der Grundhandlungseinheit auf dem höheren Organisationsniveau zu eigenen Handlungsverläufen: der Orientierungshandlung, der eigentlichen Durchführungshandlung und der Kontrollhandlung.

Vor allem Orientierungs- und Kontrollhandlung sind psychopathologisch interessant, da Fehler in ihrer Organisation notwendig zu inadäquaten Handlungen führen müssen.

Die Bedeutung der Orientierungshandlung ist vor allem in der pädagogischen Psychologie (GALPERIN, 1974; KOSSAKOWSKI u. ETTRICH, 1973) und der Arbeitspsychologie (HACKER, 1973) untersucht worden. Das Handlungsprogramm der Orientierungshandlung hat die Aufgabe, die Situation auf handlungsrelevante Aspekte hin zu untersuchen. Dazu muß eine Orientierungsgrundlage vorliegen, in der die situativen Merkmale gespeichert sind, welche die Ausführung der Zielhandlung erlauben. Je genauer die Orientierungsgrundlage ist, desto situationsangemessener wird die Handlung sein[33].

KOSSAKOWSKI und ETTRICH (1973) haben anhand der Literatur drei Typen von Orientierungshandlungen und ihre Folgen für die Durchführungshandlung zusammengefaßt, die allgemeiner formuliert auch über den pädagogischen Bereich hinaus Bedeutung haben:

a) Die Bedingungen sind dem Subjekt nur zum Teil bekannt, sie können schlecht auf unterschiedliche Situationen übertragen werden. Vorgehen nach Versuch und Irrtum herrscht daher vor. Ergebnis: Die Handlungen sind störanfällig, große intersituative und interpersonelle Unterschiede treten auf.

b) Die wesentlichen Bedingungen sind bekannt: Handlungsobjekt, Inhalt und Reihenfolge. Die Orientierung ist jedoch von anderen übernommen und zu konkret und detailliert auf die spezifische Situation bezogen. Ergebnis: Der Handlungsablauf ist stabil, aber nicht generalisierbar. Der Handelnde zeigt geringe Selbständigkeit.

c) Die Orientierungsgrundlage ist vom Handelnden selbst geschaffen in Form verallgemeinernder, übergreifender Zusammenhänge. Die konkrete Handlung wird davon abgeleitet. Ergebnis: Der Handlungsablauf ist stabil. Der Handelnde findet sich in vielen Situationen zurecht, er ist selbständig und eigenverantwortlich.

Obwohl die Orientierungsgrundlage in dieser Form in der psychiatrisch-psychologischen Forschung noch kaum untersucht wurde, scheint es aufgrund der Fallberichte und der klinischen Erfahrungen plausibel anzunehmen, daß die Handlungen vieler Patienten unzureichende Orientierungsgrundlagen haben. Notwendig sind Untersuchungen wie diejenige von LAUCKEN (1974) über die „Naive Verhaltenstheorie"[34], in denen die „Orientierungswerkzeuge" von Pa-

---

[33] GALPERIN (1974) definiert die Orientierungsgrundlage im pädagogischen Bereich als „das System der Merkmale des neuen Stoffes und der darin vorgegebenen Merkzeichen, nach denen sich die gegebene Handlung richtig vollziehen läßt ..." (S. 36).

[34] LAUCKEN (1974) beschreibt die Funktion solcher naiven Theorien ähnlich wie unser Gebrauch des Begriffs Orientierungsgrundlage: „Durch die von einer Theorie gelieferten Beobachtungskategorien wird ein für sich genommen unendlich variantenreicher Wirklichkeitsausschnitt — je nach Theorie — in eine mehr oder weniger große, aber überschaubare Anzahl von Einheiten zergliedert. Machen diese Beobachtungskategorien die Wirklichkeit für den Theoriebenutzer überschaubar, so wird sie durch das ihr von der Theorie auferlegte Netz von ‚Wenn-Dann'-Zusammenhängen für den Theoriebenutzer hantierbar" (S. 214).

tienten mit unterschiedlichen Störungen beschrieben werden. Später werden wir zeigen, daß eine Reihe psychotherapeutischer Verfahren genau an diesem Punkt einsetzen. Sie vermitteln dem Patienten neue Orientierungswerkzeuge, mit deren Hilfe er die ihm entgegentretende Wirklichkeit anders als bisher strukturieren kann.

Auch die Kontrollhandlung ist im psychopathologischen Bereich lange Zeit zu wenig beachtet worden. Ein Handlungsprogramm kann nur dann situationsangemessen ablaufen, wenn Rückmeldungen über die Durchführung und den Erfolg der Handlung auf den verschiedenen Ebenen erfolgen. Die systematische Suche nach solchen Rückmeldungen bildet eine eigene Handlungsorganisation, die Kontrollhandlung. In neuerer Zeit ist die Bedeutung der Kontrollhandlung einerseits durch die Biofeedback-Forschung[35] auf der biologischen Ebene und andererseits durch die Untersuchungen zur Selbstkontrolle[36] auf der psychologischen Ebene deutlich geworden. Dies hat zu neuen therapeutischen Techniken geführt, aber noch zu wenig zu Untersuchungen über die Mängel von Kontrollhandlungen bei verschiedenen Störungen, und erst ansatzweise zu Untersuchungen über die Entwicklung oder Fehlentwicklung dieser Handlungsorganisation.

e) Zerfall von Handlungssystemen

In den bisherigen Punkten wurden vor allem Bedingungen erörtert, die den Aufbau einer angemessenen Handlungsstruktur verhindern. Als letztes soll noch gefragt werden, unter welchen Bedingungen es zu einem Zusammenbruch und einem Auseinanderfallen der Handlungsorganisation kommen kann. Ein solcher Zerfall von Handlungsstrukturen ist klinisch in verschiedenen Störungsbildern zu beobachten. Obwohl man fragen kann, ob eine lerntheoretische Analyse der Störungen auch solche Zerfallserscheinungen einbeziehen muß, sollen hier zwei der wichtigsten Punkte erörtert werden, die sich aus einer Theorie des Handelns ergeben. Die Auflösung von erlernten Handlungsstrukturen gehört zur Dialektik von Festgelegtheit und Modifizierbarkeit, wie sie in Kap. C diskutiert wurde.

Die Bildung von längeren Handlungsketten durch Einschieben von Zwischengliedern ist nur dann möglich, wenn die Aktivierung niedrig ist. Bei hoher Aktivierung setzt sich das Programm der Zielhandlung unmittelbar durch, auch dann, wenn in der Situation keine adäquaten Objekte gegeben sind. Es kommt also zu „Kurzschlußhandlungen", in denen das Endziel unter Weglassung aller Zwischenziele direkt angesteuert wird.

Als Beispiel für einen solchen Zusammenbruch einer Handlungsorganisation soll ein Experiment von HAMILTON (1916) und PATRICK (1934a, b) dienen, das diese mit Tieren und menschlichen Versuchspersonen durchgeführt haben.

Der Versuch fand in einem Raum mit vier Ausgängen statt, von denen drei verschlossen waren. Aufgabe der Versuchsperson oder des Versuchstieres war es, den Raum durch den Eingang, der gleich weit von allen Ausgängen entfernt war, zu betreten und die richtige Ausgangstüre zu finden. Prinzipiell war immer die Türe verschlossen, die im vorhergehenden Versuchsdurchgang

---

[35] Eine übersichtliche Darstellung geben LEGEWIE und NUSSELT (1975).
[36] Siehe KANFER (1971), HARTIG (1973).

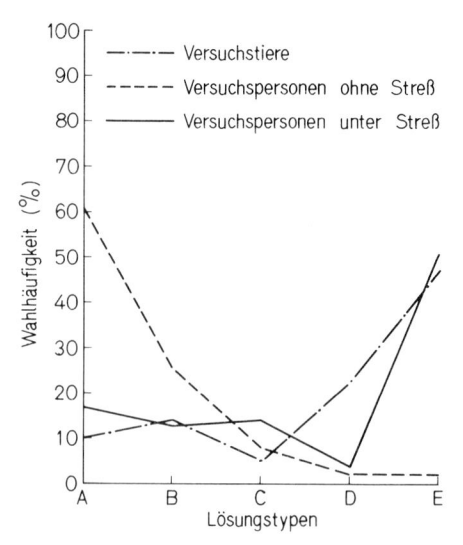

Abb. 3. Zusammenfassung der Ergebnisse von HAMILTON (1916) und PATRICK (1934a, b). Dargestellt sind die Prozentsätze, die bei 22 Versuchstieren verschiedener Tierarten (Hunde, Katzen, Pferde) und bei Versuchspersonen unter normalen und unter Streßbedingungen auf die 5 Lösungstypen entfallen. (Zeichnung nach den von PATRICK (1934a, b) mitgeteilten Prozentwerten)

geöffnet gewesen war. Es zeigte sich, daß sich grob 5 Lösungstypen unterscheiden ließen. A. Die vorher offene Tür wurde nicht beachtet, die anderen in systematischer Reihenfolge durchprobiert; B. Jede Tür wurde in zufälliger Reihenfolge probiert, die vorher offene Tür wurde dabei übergangen oder nicht; C. Die 4 Türen wurden nacheinander probiert, die vorher offene Tür machte keine Ausnahme; D. Die Türen wurden unsystematisch probiert, eine bereits überprüfte Tür wurde im Verlauf erneut probiert; E. Die gleiche Tür wurde wiederholt probiert, erst dann kam es zur Überprüfung einer anderen Türe.

Wie zu erwarten, unterscheiden sich Tiere und Menschen unter normalen Bedingungen in den Ergebnissen erheblich (s. Abb. 3). Menschen zeigen vor allem die ersten beiden Lösungstypen, die durch Systematik und Einsicht in die Situation gekennzeichnet sind, während Ratten vor allem den letzten Lösungstyp zeigen, bei dem eine zufällig ausgewählte Reaktion wiederholt wird. Für unsere Diskussion wird der Versuch erst durch eine zusätzliche Bedingung interessant, die PATRICK einführte. Er setzte seine Versuchspersonen unter schweren Streß (elektrische Schläge durch ein Fußbodengitter, Bespritzen mit eiskaltem Wasser, unangenehm laute Geräusche), dem sie durch Auffinden der offenen Türe entfliehen konnten. In dieser Situation verhielten sich die Menschen ähnlich wie die Tiere. Sie zeigten vor allem die Lösungstypen D und E (s. Abb. 3).

Die Ergebnisse lassen sich gut mit Hilfe der Vorstellungen über die Handlungsorganisation interpretieren. Solange der Antrieb im Normalbereich ist, stehen dem Menschen die höheren Organisationsebenen zur Verfügung, die die Entwicklung einer systematischen Strategie zur Problemlösung erlauben. Die Situation mit ihrem Kontext (kennzeichenbar als Frage für die Versuchsperson: Welche Systematik hat der Experimentator bei der Öffnung der Türen?) steht zur Verfügung. Sobald durch den äußeren Streß der Antrieb stark erhöht und ein Fluchtmotiv gebildet wird, bricht die hierarchische Organisation zusammen. Die Zielhandlung, „Öffnen der Tür", setzt sich durch. Der Kontext kann nicht mehr wahrgenommen werden. Er wird somit auch nicht handlungsrelevant.

Die Analogie zu den klinisch beobachtbaren Affekthandlungen scheint plausibel. Möglicherweise ließe sich mit Hilfe dieser Vorstellungen genauer untersuchen, welche Voraussetzungen und aktuellen Bedingungen für das Entstehen solcher Reaktionen gegeben sein müssen[37]. Überlegungen über die Wirkungen eines erhöhten Antriebs- oder Aktivationsniveaus haben aber auch für andere psychopathologische Phänomene Bedeutung. Es seien nur die bereits erwähnten Untersuchungen von MALMO (1966) oder die Überlegungen von BROEN (1968) über den Zusammenhang zwischen erhöhter Aktivation, konkurrierenden Reaktionstendenzen und Schizophrenie genannt[38].

Die Handlungsorganisation kann aber auch direkt von außen gestört werden, wenn äußere Umstände die Fortführung eines Handlungsplanes verhindern. In dieser Situation entsteht Angst unter der Bedingung, daß (a) das Handlungsziel für das Individuum in hohem Maße persönlich sinnvoll ist und (b) keine anderen Handlungspläne zur Erreichung des Ziels zur Verfügung stehen. Angst wird hier also als Ergebnis der Einschränkung oder Verhinderung von Handlungsmöglichkeiten gesehen, nicht wie häufig als Auslöser von Handlungseinschränkungen. Sie stellt die affektive Komponente der Bewertung der Situation dar. Dieser Ansatz führt zu einer veränderten Analyse von Angststörungen, da jetzt die subjektiven und objektiven Faktoren der Handlungseinschränkung im Vordergrund stehen, und zu einem veränderten therapeutischen Vorgehen.

Ähnliche Vorstellungen wurden von MANDLER (MANDLER u. WATSON, 1966) entwickelt. Er nimmt an, daß die Unterbrechung eines Handlungsplanes zu einer erhöhten Aktivierung führt. Als Angst wird diese Aktivierung dann empfunden, wenn Beginn und Ende der Erregung nicht vom Organismus kontrolliert werden kann. MANDLER und WATSON weisen darauf hin, daß die Erregung erst dann abklingt, wenn ein Alternativplan oder ein Ersatzplan durchgeführt werden kann. Inadäquate Ersatzpläne können auch neurotische Symptome sein. Sie haben die Funktion, die Angsterregung abklingen zu lassen, wenn die Durchführung adäquater Pläne durch subjektive oder objektive Hindernisse gestört ist. Interessant sind auch die Überlegungen von MANDLER und WATSON über das Angstpotential von Gesellschaften. Aus der Planunterbrechungstheorie der Angst leiten sie ab, daß das Angstniveau einer Gesellschaft desto größer sein muß, desto stärker einerseits bestimmte Handlungssequenzen als Normen den Mitgliedern vorgegeben werden und desto höher andererseits die Wahrscheinlichkeit ist, daß diese Handlungssequenzen bei einer größeren Gruppe der Gesellschaft unterbrochen werden[39].

II. Psychotherapeutische Intervention und Lernen

In diesem Kapitel sollen zwei Fragen wenigstens ansatzweise beantwortet werden: Können lerntheoretische Vorstellungen helfen, das praktische Vorgehen

---

[37] Hier ist z.B. an das Fehlen eines adäquaten Durchsetzungsrepertoires bei Patienten mit aggressiven Kurzschlußreaktionen zu denken.
[38] Einen Überblick über die teilweise widersprüchliche experimentelle Literatur geben COHEN und MEYER-OSTERKAMP (1974) und DIETSCH und VOLK (1977).
[39] Die Autoren machen dies am Beispiel einer Leistungsgesellschaft deutlich, bei der einerseits die Handlungsabfolge bis zum Erreichen einer gesellschaftlichen Machtposition klar vorgegeben ist, andererseits aber zu wenig solcher Positionen bestehen, so daß die Handlungssequenz der Mehrzahl der Mitglieder unterbrochen wird.

von Psychotherapeuten besser zu verstehen, und lassen sich aus solchen Überlegungen neue psychotherapeutische Vorgehensweisen entwickeln?

Die Idee, Psychotherapie als Lernprozeß zu verstehen, begleitet die Psychiatrie von ihren ersten Anfängen an. Stellvertretend seien hier zwei Autoren genannt, welche entscheidende Entwicklungsschritte markieren. PINEL (1801) sah die Erziehung des Patienten unter günstigen Bedingungen als hauptsächliche Aufgabe seines „traitement morale". FREUD kennzeichnete die psychoanalytische Behandlung als „eine Art von Nacherziehung"[40]. Beide sahen also irgendeine Form des Lernens in der Behandlung wirksam werden. Bei beiden Autoren werden allerdings auch die speziellen Formen von Lernprozessen, die zu einer Veränderung führen, nicht spezifiziert. Es werden nur Bedingungen beschrieben, unter denen Veränderungen konkret stattfinden können, d.h. die veränderte Institution bei PINEL oder das therapeutische Setting und die Haltung des Analytikers bei FREUD.

Die explizite Erforschung der Lernprozesse in der Therapie wurde erst gefordert, als deutlich wurde, daß zwischen den theoretischen Formulierungen des therapeutischen Handelns und dem praktisch-therapeutischen Handeln in der konkreten Situation eine erhebliche Diskrepanz bestand[41].

Die bestehenden metatheoretischen Konzepte konnten diese Lücke nicht füllen. Lerntheoretische Konzepte schienen geeignet, die Verbindung zwischen den Ebenen herzustellen.

So war z.B. ALEXANDER (1963) der Meinung, daß Lernprozesse in der Interaktion zwischen Patient und Therapeut eine erhebliche Rolle spielen. Er nahm daher an, daß sich therapeutische Prozesse am besten in Lernbegriffen erfassen lassen.

Parallel zu dieser Entwicklung im psychotherapeutisch-psychoanalytischen Bereich versuchten Psychologen, die in der lerntheoretischen Grundlagenforschung arbeiteten, ihre Ergebnisse für die Therapie fruchtbar zu machen. Bereits 1924 hatte JONES gezeigt, daß die Angst eines 3 Jahre alten Kindes mit Hilfe verschiedener Methoden beseitigt werden konnte, die auf der Basis der Lerntheorie konzipiert worden waren. KANTOROVICH (1929) beschrieb eine Aversionstherapie bei Alkoholismus, MOWRER und MOWRER (1938) entwickelten ihre Konditionierungstherapie bei Bettnässen usw.[42]. Später werden wir sehen, daß diese Entwicklung zu den heutigen verhaltenstherapeutischen Techniken führte.

In neuerer Zeit sind in den verschiedenen psychotherapeutischen Schulen explizite Versuche gemacht worden, das therapeutische Vorgehen mit Hilfe lern-

---

[40] In den „Vorlesungen zur Einführung in die Psychoanalyse" (III. Teil 1917, zitiert nach FREUD, 1969) schreibt FREUD: „Die analytische Kur legt dem Arzt wie dem Kranken schwere Arbeitsleistung auf, die zur Aufhebung innerer Widerstände verbraucht wird. Durch die Überwindung dieser Widerstände wird das Seelenleben des Kranken dauernd verändert, auf eine höhere Stufe der Entwicklung gehoben und bleibt gegen neue Erkrankungsmöglichkeiten geschützt. Diese Überwindungsarbeit ist die wesentliche Leistung der analytischen Kur, der Kranke hat sie zu vollziehen, und der Arzt ermöglicht sie ihm durch die Beihilfe der im Sinne einer Erziehung wirkenden Suggestion. Man hat darum auch mit Recht gesagt, die psychoanalytische Behandlung sei eine Art von Nacherziehung" (S. 433).
[41] Eine Darstellung dieser Entwicklung geben STRUPP (1969), FÜRSTENAU (1977).
[42] Eine ausführliche Darstellung der Entwicklung findet sich bei ULLMANN und KRASNER (1969) und YATES (1970).

theoretischer Begriffe zu analysieren. Im folgenden sollen diese Versuche für die wichtigsten psychotherapeutischen Interventionsansätze zunächst kurz dargestellt werden.

1. Psychoanalyse und Lernen

Wie bereits angedeutet hat der Gedanke einer lerntheoretischen Analyse des psychoanalytischen Vorgehens ausgehend von SHOBEN (1949), ALEXANDER (1963) und STRUPP (1969) immer mehr Theoretiker beschäftigt. Zunächst wurde versucht, das therapeutische Geschehen unter einzelne Lernparadigmata zu subsumieren. So stellt z.B. STRUPP fest, daß der Patient vom Therapeuten eine Reihe von „Lektionen" zu lernen hat und daß er diese „Lektionen" vor allem durch Imitation und Identifikation mit dem Therapeuten lernt, wobei der Therapeut u.a. durch Verstärkung, d.h. durch Belohnung und Bestrafung, die Voraussetzungen für dieses imitative Verhalten schafft. Diese Interpretationen blieben jedoch verhältnismäßig folgenlos. Sie führten weder zu empirischen Untersuchungen noch zu Veränderungen der psychoanalytischen Technik. Erst 1977 legten HEIGL und TRIEBEL eine erste vorläufige Untersuchung vor, in der das psychoanalytische Vorgehen nicht nur lerntheoretisch interpretiert, sondern auch der Versuch gemacht wurde, lerntheoretische Prinzipien in der Behandlung wirksam werden zu lassen.

Nachdem die Autoren aufgezeigt haben, daß in der psychoanalytischen Situation lerntheoretische Prinzipien wie Angstreduktion durch Gegenkonditionierung, Lernen am Erfolg und Lernen am Modell wirksam werden, berichten sie über eine eigene Vorstudie. Ausgangspunkt ist der Gedanke, daß mit Hilfe des Prinzips der Verstärkung kleinster Lernfortschritte die „korrigierende emotionale Erfahrung" gefördert werden kann. Bei der korrigierenden emotionalen Erfahrung handelt es sich um ein Konzept, das ALEXANDER und FRENCH (1946) in die psychoanalytische Behandlungstechnik eingeführt haben. Dabei wird darauf abgezielt, den Patienten erleben zu lassen, „daß eine von ihm befürchtete Reaktion weder in der analytischen Beziehung noch in analyse-externen Beziehungen eintritt. Er erfährt den Unterschied zwischen der Reaktion seiner frühen Beziehungspersonen und seiner jetzigen. Dadurch gelingt es ihm, seine Übertragung zu relativieren oder aufzulösen" (HEIGL u. TRIEBEL, 1977, S. 49).

Die Autoren nahmen die Sitzungen von 6 Psychoanalytikern als Ausgangsdaten auf Tonband auf. Anschließend erhielten diese anhand von Beispielen Informationen über das Prinzip der positiven verbalen Verstärkung von kleinsten Lernfortschritten. Die folgenden 6 Sitzungen, in denen die Therapeuten versuchten, die neue Technik anzuwenden, wurden ebenfalls auf Tonband aufgenommen. Nach der Transkription wurden die Sitzungen von 4 unabhängigen Beurteilern daraufhin untersucht, ob die neue Technik durchgeführt worden war und ob ein Effekt der Bestätigung beschrieben werden konnte.

Bei einer groben quantitativen Auswertung zeigte sich, daß die Zahl der Bestätigungen und der korrektiven emotionalen Erfahrungen zunahm. Die Autoren fanden außerdem „vermehrte Bezugnahme auf eigene Gefühle, kleine Verhaltensänderungen sowie vermehrt Lust und Freude!" (S. 151). Von seiten der beteiligten Psychoanalytiker wurde festgestellt: „Die psychoanalytische Therapie werde beschleunigt, erhalte mehr optimistischen Charakter, bewirke eine Ich-

Stärkung und bessere Kooperation des Patienten und sei bei Patienten mit gestörtem Selbstwertgefühl besonders hilfreich!" (S. 151).

Bei der Untersuchung von HEIGL und TRIEBEL handelt es sich um eine Vorstudie. Die Ergebnisse sind noch vorläufig, sie müssen erst noch durch methodisch verbesserte Untersuchungen abgesichert werden. Trotz dieser Vorbehalte scheinen sie mir einen Weg zu weisen, wie die allgemeinen Aussagen über Lernprozesse in der Psychoanalyse konkretisiert werden können.

2. Gesprächstherapie und Lernen

Stärker noch als in der Psychoanalyse haben Vertreter der Gesprächspsychotherapie versucht, das therapeutische Vorgehen mit Hilfe lerntheoretischer Konzepte zu analysieren. ROGERS selbst lagen solche Gedanken zu Beginn seiner Arbeit noch fern. 1942 ging er vor allem von den natürlichen Wachstumstendenzen des Klienten aus und definierte es als Aufgabe des Therapeuten, durch die Art der Beziehung eine permissive, angstfreie und entspannte Atmosphäre entstehen zu lassen, in der der Klient seine Gefühle offen ausdrücken kann. In der nächsten Phase wird betont, daß die subjektive Welt des Klienten vom Therapeuten verstanden werden muß und daß die Reflexion und Akzeptierung der Gefühle des Klienten durch den Therapeuten zu einer Reorganisation des Selbst führt (ROGERS, 1951/73)[43]. Erst später setzte von seiten einiger Mitarbeiter und Schüler der Versuch ein, die Wirksamkeit gesprächstherapeutischer Interventionen lerntheoretisch zu erklären.

TRUAX analysierte 1966 die Tonbandaufzeichnung einer Therapie von ROGERS und zeigte, daß die verbalen Interventionen des Therapeuten als verbale Verstärkung bestimmter erwünschter Äußerungen des Klienten verstanden werden können. Inhaltskategorien, denen zustimmende verbale Reaktionen des Therapeuten folgten (durch: hm, ja, Reformulierung usw.), nahmen im Laufe der Behandlung zu.

Später versuchten u.a. TRUAX und CARKHUFF (1967), TAUSCH (1968) und BOMMERT (1975, 1977), lerntheoretische Konzepte in die Theorie der Gesprächstherapie einzubeziehen. Dabei werden vor allem die Gegenkonditionierung, das verbale operante Konditionieren, die Veränderung der Selbsteinschätzung und das Diskriminationslernen genannt (s. BOMMERT, 1977). Die Wirkung der Gegenkonditionierung wird darin gesehen, daß tabuisierte Gesprächsthemen, die mit Gefühlen von Angst, Scham oder Schuld verbunden sind, durch die akzeptierende und einfühlende Haltung des Therapeuten mit positiven Gefühlen assoziiert werden, welche ihrerseits die negativen Gefühle hemmen. Das verbale operante Konditionieren wurde bereits anhand der Untersuchung von TRUAX (1966) beschrieben. Die Veränderung der Selbsteinschätzung dürfte auf dem gleichen Weg stattfinden. Der Therapeut verstärkt verbal positive Selbsteinschätzungen des Klienten und stellt auch ein Modell für solche Einschätzungen dar. Diskriminationslernen findet durch die intensive Auseinandersetzung mit den eigenen Gefühlen und den situativen Bedingungen statt, welche diese Gefühle auslösen. Mit Hilfe der Therapeutenreaktionen lernt der Patient, seine Umwelt

---

[43] Einen Überblick über die Entwicklung der Gesprächstherapie geben HART (1970) und BOMMERT (1977).

und sich selbst differenzierter wahrzunehmen. Einen interessanten Ansatz zur lerntheoretischen Analyse gesprächstherapeutischen Vorgehens hat MARTIN (1975) vorgelegt.

Der Autor geht von der Vorstellung DOLLARD und MILLERS (1950) aus, daß die Grundlage jeglichen neurotischen Verhaltens immer ein intensiver emotionaler Konflikt sei. Von den verschiedenen Konflikttypen, die diese Autoren beschrieben haben, scheint ihm vor allem der Annäherungs-Vermeidungs-Konflikt psychopathologisch von größter Bedeutung. Bei diesem Typ wird das Ziel sowohl erstrebt als auch gefürchtet. Das Individuum kann ihm daher nicht entgehen, wie das bei anderen Konflikttypen der Fall ist. Der Konflikt führt zu einem Zustand starker und unangenehmer Erregung. „Konflikt ist eine Art Frustration, und Frustration erhöht das Triebniveau und ist begleitet von spezifischen Reaktionen aversiver Natur" (MARTIN, 1975, S. 51). Die starke, unangenehme Erregung, die auch als Angst bezeichnet werden kann, führt im weiteren zu Flucht- und Vermeidungsreaktionen, welche durch die Verminderung der Erregung negativ verstärkt werden, d.h. zu neurotischen Symptomen.

Um den Konflikt zu lösen, sind nach MARTIN zwei Bedingungen notwendig: „Erstens muß das Individuum in der Gegenwart der angsterregenden cues (situativen Reizen, J.B.) gehalten werden, so daß mit diesen cues ein Umlernen verbunden werden kann." 2. „Solange das Individuum den angstauslösenden cues ausgesetzt ist, müssen diese dadurch gegenkonditioniert werden, daß sie mit einem angenehmen Stimulus, irgendeinem gegenkonditionierenden Agens, gepaart werden" (S. 88). Die Tätigkeit des Gesprächstherapeuten sieht der Autor nun genau darin, daß dieser den Klienten darin unterstützt, sich den angsterregenden inneren Reizen (Gedanken, Vorstellungen, Phantasien) auszusetzen, und gleichzeitig durch seine eigene akzeptierende Haltung den gegenkonditionierenden Faktor darstellt.

Die Gesprächstherapie hat also in weitaus größerem Maß als die Psychoanalyse lerntheoretische Vorstellungen einbezogen. Allerdings sind diese Ansätze in der Gesprächstherapie nicht unwidersprochen geblieben. Vor allem in neuerer Zeit lehnt die sogenannte „experiencing"-Schule, die aus der Gesprächstherapie hervorging (GENDLIN, 1961, 1962), jegliche Art von Lernkonzepten ab. Lerntheoretische Konzepte scheinen jedoch trotz dieser Einwände nützlich zu sein, um die Vorgänge bei einer Gesprächstherapie besser analysieren zu können. Sie haben allerdings zu keinen Verbesserungen und Veränderungen des therapeutischen Vorgehens geführt (s. auch MINSEL u. ZIELKE, 1977).

3. Sozialpsychiatrie und Lernen

Auch in der Psychiatrie, vor allem in der Sozialpsychiatrie, verstärkt sich die Tendenz, Veränderungsprozesse beim Patienten als Lernprozesse zu betrachten. Einer der Väter der Sozialpsychiatrie, MAXWELL JONES, widmet dem Lernen in einer seiner neueren Abhandlungen (1976) ein ganzes Kapitel. Er sieht die therapeutische Gemeinschaft als ein Feld, in dem neue zwischenmenschliche Verkehrsformen, offener Ausdruck von Gefühlen usw. gelernt werden können[44]. Sieht man die neuere sozialpsychiatrische Literatur durch, wie sie sich etwa im deutschen Sprachraum in der Zeitschrift „Psychiatrische Praxis" oder den „Sozialpsychiatrischen Informationen" darstellt, so wird deutlich, daß in den meisten Arbeiten entweder explizit oder implizit das Konzept des Lernens enthalten ist. Die Veränderung der Institution psychiatrisches Krankenhaus, die Ein-

---

[44] „Soziales Lernen in einer therapeutischen Gemeinschaft bedeutet eine durch ein inneres Bedürfnis oder inneren Stress motivierte wechselseitige Kommunikation, die zu einem offenen Ausdruck der Gefühle führt und kognitive Prozesse und erkenntnismäßiges Lernen beinhaltet" (JONES, 1976, S. 83).

führung von Tages- und Nachtkliniken, Übergangswohnheimen usw. setzt neue Bedingungen, unter denen es dem Patienten möglich wird, neue und angemessenere Einstellungen und Verhaltensweisen zu erlernen. Welche Lernprozesse ablaufen, ist allerdings zu selten untersucht worden. Häufig wird das Lernkonzept nur vage oder implizit benutzt.

4. Verhaltenstherapie und Lernen

Gemeinsames Kennzeichen der bisher diskutierten therapeutischen Ansätze war, daß sie sich aus der Praxis entwickelt hatten und daß lerntheoretische Überlegungen erst im nachhinein zur Erklärung dieser Praxis herangezogen wurden. Eine andere Situation liegt bei der Verhaltenstherapie vor. Zumindest ihrem Anspruch nach hat sie sich aus lerntheoretischen Überlegungen und Prinzipien entwickelt. Wie bereits angedeutet, versuchten Forscher, die im lerntheoretischen Grundlagenbereich arbeiteten, ihre Erkenntnisse für die Behandlung psychischer Störungen nutzbar zu machen. Dabei lassen sich drei Quellen verhaltenstherapeutischen Vorgehens unterscheiden (s. BERGOLD u. SELG, 1970; YATES, 1970). Am Maudsley Hospital in London versuchte SHAPIRO (1951, 1961) die Untersuchung des einzelnen Patienten als Experiment mit einer Versuchspersonen-Zahl von 1 aufzufassen und aus den Bedingungsvariationen Konsequenzen für die Therapie abzuleiten. In den USA übertrugen Schüler von SKINNER die Technik des operanten Konditionierens auf klinische Probleme und zeigten, daß das Verhalten schizophrener Patienten, autistischer Kinder und neurotischer Patienten mit Hilfe dieser Methode verändert werden konnte[45]. In Südafrika entwickelte schließlich WOLPE aufgrund seiner Angstkonditionierungsversuche mit Katzen die Methode der Desensibilisierung (WOLPE, 1958).

Seit dieser Zeit haben sich die Berichte über verhaltenstherapeutisch orientierte Behandlungstechniken, Fallstudien und Experimente explosionsartig vermehrt. Dies dürfte nicht zuletzt daran liegen, daß die Verhaltenstherapie von der akademischen Psychologie aufgegriffen wurde und daß die Entwicklung und Analyse von Verfahren mit Hilfe der experimentellen Methoden der eher naturwissenschaftlich ausgerichteten Psychologen vorangetrieben wurden. Da auch in deutscher Sprache viele Überblicksarbeiten über Theorie und Praxis der Verhaltenstherapie vorliegen[46], sollen hier nur kurz einige der wichtigsten neueren Entwicklungslinien aufgezeigt werden.

Zunächst wurden aufgrund der lerntheoretischen Untersuchungen Verfahren entwickelt, die in der traditionellen therapeutischen Behandlungssituation ihre Anwendung fanden. Dabei stellt sich heraus, daß vor allem zwei große Gruppen von Störungen gut auf die Behandlungsstrategien ansprachen, auf der einen Seite eine Gruppe von schwer gestörten Patienten, d.h. chronisch schizophrenen Patienten, hirngeschädigten Kindern usw., auf der anderen Seite Patienten mit leichteren neurotischen Störungen, insbesondere Phobien. Heute lassen sich folgende Entwicklungslinien feststellen:

---
[45] LINDSLEY (1956), FERSTER und DE MEYER (1961).
[46] Einen Überblick über die Forschung geben: BERGOLD (1974a) und SCHULTE (1977). Sowohl theoretische Erörterungen wie auch Beschreibungen praktischer Vorgehensweisen finden sich bei: BLÖSCHL (1969), HALDER (1973), KANFER und GOLDSTEIN (1977), KRAIKER (1974), MEYER und CHESSER (1971).

a) Neue Arbeitsbereiche werden erschlossen. Heute gibt es fast keine Störung, die nicht zumindest versuchsweise mit Hilfe verhaltenstherapeutischer Verfahren behandelt wurde. Durch die Entwicklung neuer Verfahren sind Störungen wie psychosomatische Beschwerden, Zwänge, Agoraphobien, Depressionen usw., die bisher kaum verhaltenstherapeutisch angehbar waren, zumindest ansatzweise behandelbar geworden.

b) Der Behandlungsort verlagert sich immer mehr von dem Beratungszimmer in das soziale Feld, in dem der Patient lebt. Die Behandlung wird immer weniger Einflußnahme eines Therapeuten auf einen Patienten. Sie wird vielmehr Veränderung der Lebensbedingungen des Patienten und der Interaktion mit den realen Partnern. Hierdurch verändert sich auch die Rolle des Therapeuten. Er ist eher Berater von Familien, Institutionen usw. Die Therapie wird von ihm nur noch vermittelt über die soziale Umwelt durchgeführt. Damit geht auch eine Wandlung der Theorie einher. Einfache Konditionierungsparadigmata werden ungültig. Sie werden durch Theorien sozialen Lernens wie diejenige von BANDURA (1977) ersetzt.

c) Neben dem sichtbaren Verhalten, das früher im Vordergrund des praktischen und theoretischen Interesses stand, werden immer stärker Vorgänge betont, die im Inneren des Klienten stattfinden. Die Selbstverbalisierungen des Klienten, seine Vorstellungen und Phantasien und deren Einfluß auf das Verhalten werden in die Überlegungen einbezogen. Neue therapeutische Verfahren werden auf dieser Basis entwickelt[47]. Auch durch diesen Trend verlieren die klassischen Konditionierungsparadigmata an Bedeutung. Sie werden durch kognitive Lerntheorien ersetzt.

5. Zusammenfassung und kritische Einschätzung

Der Überblick über die Literatur zeigt, daß lerntheoretische Konzepte zur Analyse so unterschiedlicher psychotherapeutischer Vorgehensweisen wie Psychoanalyse, Gesprächstherapie, Sozialpsychiatrie und Verhaltenstherapie herangezogen werden können. Es fällt allerdings auf, daß diese Konzepte bei allen Verfahren mit Ausnahme der Verhaltenstherapie keine große theoretische und praktische Bedeutung gewonnen haben. Lerntheoretische Modelle werden meist als post-hoc Erklärungen für Verfahren verwendet, die sich aus anderen theoretischen Zusammenhängen oder aus der Praxis entwickelt haben.

Auch für die Verhaltenstherapie ist der direkte Zusammenhang zwischen lerntheoretischen Grundlagenexperimenten und therapeutischen Verfahren in Frage gestellt worden. Bereits 1965 hatten BREGER und MCGAUGH bezweifelt, daß die verhaltenstherapeutischen Verfahren auf „der modernen Lerntheorie" beruhen. In neuerer Zeit hat WESTMEYER (1976a) aufgrund von wissenschaftstheoretischen Überlegungen diese Zweifel verstärkt. Er billigt der Lerntheorie nur noch heuristischen Wert für die Entwicklung verhaltenstherapeutischer Verfahren zu und fordert die Entwicklung einer speziellen Therapietheorie (WESTMEYER, 1976b)[48].

---
[47] Siehe MAHONEY (1974), MEICHENBAUM (1974), QUEKELBERGHE (1977).
[48] Eine ausführliche Diskussion dieser Kontroverse findet sich in GOTTWALD und KRAIKER (1976) und bei SCHULTE (1977).

Diese Situation hat dazu geführt, daß Autoren wie BASTINE (1974) und LINDEN (1977) vorgeschlagen haben, aus heuristischen Gründen Interventionsstrategien zusammenzustellen, die dann sowohl die Entwicklung neuer als auch die Analyse alter psychotherapeutischer Verfahren anleiten könnten[49].

Dieser Vorschlag erscheint zunächst nützlich. Es besteht jedoch meiner Ansicht nach die Gefahr, daß er eine adäquate Analyse der bestehenden Verfahren und die Entwicklung einer theoretischen Grundlage der Veränderungsprozesse in der Psychotherapie hindert. Betrachtet man die bisherigen Ansätze zur lerntheoretischen Analyse psychotherapeutischer Verfahren auf dem Hintergrund der in Kap. B. dargestellten Kritik der klassischen Lerntheorie, so fällt auf, daß bisher — vielleicht mit Ausnahme des Modellernens — nur die traditionellen Konditionierungsparadigmata aufgegriffen wurden. Bei allen Analysen tauchen Begriffe wie Gegenkonditionierung, Verstärkung kleinster Lernfortschritte und Diskriminationslernen auf. Diese Modelle haben sich aber auch in der Grundlagenforschung als unzureichend erwiesen. Wie festgestellt wurde, können sie zur Erklärung komplexen menschlichen Lernens nur sehr eingeschränkt herangezogen werden. Es ist also nicht verwunderlich, wenn das komplexe Lernen in therapeutischen Situationen mit ihrer Hilfe kaum erfaßt werden kann. Als Lerntheoretiker steht man daher vor einer paradoxen Situation. Einesteils müßte man sich darüber freuen, daß die therapeutische Veränderung endlich unter lerntheoretischen Gesichtspunkten untersucht wird, andernteils läßt sich klar erkennen, daß dieses Unternehmen aufgrund der Begrenztheit der aufgenommenen lerntheoretischen Modelle notwendig scheitern muß.

Dies gilt auch für die Verhaltenstherapie. Man muß feststellen, daß die theoretische Grundlage, die in der Verhaltenstherapie herangezogen wird, häufig eine Art Primitivlerntheorie ist. Eine Beziehung zur Entwicklung der Grundlagenforschung besteht kaum[50]. Dies gilt im Prinzip auch für die neueren Ansätze, die die sogenannte „kognitive Variable" einbeziehen (MEICHENBAUM, 1974; MAHONEY, 1974; QUEKELBERGHE, 1977). Zwar wird jetzt die Selbstverbalisation des Klienten stärker beachtet und durch den Therapeuten gezielt beeinflußt, doch bleiben die Vorstellungen, auf welche Weise Selbstverbalisation und Verhalten zusammenhängen und sich auseinander entwickeln, im Grunde noch dem alten S-R-Modell der traditionellen Lerntheorie verhaftet. JAEGGI (1978) hat dies für das „stress inoculation training" von MEICHENBAUM (1974) aufgezeigt. Trotz aller theoretischer Beteuerungen kann der Zusammenhang zwischen Kognition und Aktion nicht erfaßt werden. Es bleibt bei der Ausnutzung des

---

[49] BASTINE (1974) z.B. sieht folgende Interventionsstrategien als Gemeinsamkeit verschiedener Psychotherapieverfahren: 1. Amplifizieren: Erweiterung des Problembewußtseins; 2. Vereinfachen; 3. Unterbrechen von Handlungsketten; 4. Konfrontieren, Selbstaktivieren; 5. Modellieren; 6. Attribuieren; 7. Rückmelden; 8. Akzentuieren.

[50] BERGOLD (1974a) stellt z.B. fest: „Liest man die Untersuchungen durch, die z.B. im ‚Journal of applied behavioral analysis' abgedruckt sind, so ist man zunächst beeindruckt von der Vielzahl der Problemsituationen, die mit Hilfe des operanten Modells angegangen wurden. Analysiert man die Arbeiten genauer, so macht der Eindruck der Vielfältigkeit einer erschreckenden Einförmigkeit Platz. Fast alle Arbeiten sind nach dem Schema aufgebaut: Verhalten — Verstärker — Veränderung des Verhaltens. Man hat den Eindruck einer Weltformel, mit deren Hilfe alles zu erklären und zu modifizieren ist" (S. 249).

empirischen Befundes, daß Selbstverbalisationen sich — irgendwie — auf das Verhalten auswirken.

6. Psychotherapie aus der Sicht einer handlungstheoretischen Lernkonzeption

Die Kritik der bestehenden Situation bedeutet — dies soll betont werden — keine Ablehnung einer lerntheoretischen Analyse psychotherapeutischer Vorgänge. Im Gegenteil, da psychotherapeutische Veränderung nur als Lernprozeß begriffen werden kann, stellt sie eine Herausforderung an die Lerntheorie dar. Es ist Aufgabe der Lerntheorie, Konzepte zu entwickeln, mit deren Hilfe die Veränderungen während einer psychotherapeutischen Interaktion adäquat erfaßt werden können. Das bedeutet, daß auch hier von einer Lerntheorie ausgegangen werden muß, die am menschlichen Komplexitätsniveau ansetzt. Im folgenden werden wir versuchen, ähnlich wie im Kapitel über „Psychopathologie und Lernen" einige wichtige Fragestellungen und Akzentsetzungen anzugeben, die sich aus einer handlungstheoretischen Lernkonzeption ableiten lassen.

Wenn Lernen als zunehmende Verbesserung von Handlungssystemen definiert wird, so kann Therapie aufgefaßt werden als Verbesserung von Handlungssystemen unter äußeren und inneren Bedingungen, die eine solche Veränderung be- oder verhindern. Die Aufgabe des Therapeuten wird es dann sein, zusammen mit dem Patienten neue Bedingungen zu finden, unter denen eine Weiterentwicklung der Handlungssysteme möglich ist. Die Konsequenzen dieser sehr abstrakten Aufgabenstellung sollen nun in einigen Punkten aufgezeigt werden.

a) Verminderung von Aktiviertheit

Da die Verminderung von Aktiviertheit eine unumgängliche Bedingung für den Aufbau komplexer Handlungssysteme durch Bildung von Zwischenzielen ist, wird es Voraussetzung für jede therapeutische Intervention sein, Bedingungen zu schaffen, unter denen eine solche Verminderung eintritt. Phylogenetisch läßt sich hier anknüpfen an die Bedingungen für Spiel- und Explorationsverhalten bei jungen Tieren. Hier hat u.a. HOLZKAMP-OSTERKAMP (1975) herausgearbeitet, daß solche Verhaltensweisen nur bei sozialer Absicherung in einem „entspannten Feld" möglich sind.

Die therapeutische Situation in den traditionellen Psychotherapieformen muß als ein solches „entspanntes Feld" begriffen werden. Dies entspricht auch den Forderungen, die in allen Psychotherapieformen aufgestellt werden. Der Patient muß sich sicher fühlen, er muß Vertrauen zum Therapeuten haben usw. Aus unseren Überlegungen wird aber auch deutlich, warum die klassischen Psychotherapieformen versagen müssen, wenn sie sich einem anderen Klientel als dem üblichen Mittel- und Oberschichtklientel zuwenden. Dann genügt es nicht mehr, ein „entspanntes Feld" durch die Sondersituation beim Therapeuten herzustellen. Die äußeren, materiellen Bedingungen, unter denen Unterschicht- und Randgruppenpatienten zum Teil leben, d.h. „die Sorgen des Alltags" schlagen durch, das therapeutische Setting selbst ist vielleicht bereits angstauslösend. Zur Verminderung der Aktiviertheit werden dann zunächst sozialarbeiterische Tätigkeiten wie Wohnungs- und Arbeitsvermittlung, Schaffung von finanziellen Erleichterungen usw. notwendig. Sie stellen unter diesem Aspekt genuin therapeutische

Aktivitäten dar. Eine Therapiekonzeption, die dies nicht einbezieht, muß notwendig bei diesem Klientel scheitern.

Die Erstellung eines „entspannten Feldes" ist also die erste Voraussetzung für therapeutisches Lernen. Um dieses Ziel zu erreichen, müssen die gesamten Lebensbedingungen des Patienten einbezogen werden. Ein Rückzug auf die traditionelle Psychotherapiesituation allein ist nicht möglich. Ansätze in diese Richtung gibt es heute zahlreiche. Insbesondere ein Teil der sozialpsychiatrischen Bemühungen muß unter diesem Aspekt gesehen werden. Sie könnten u.a. mit Hilfe dieser Überlegungen in eine umfassendere Therapiekonzeption integriert werden.

b) Motiventwicklung

Wir haben angenommen, daß die Aktiviertheit erst ihren Zielgegenstand gewinnen muß, um zur Motivation zu werden, d.h. daß Motive gelernt werden müssen. Außerdem wurde in Kap. C. gezeigt, daß gesellschaftliche Bedeutung und persönlicher Sinn eines Zieles auseinanderfallen können. Aufgabe einer Therapie wird es daher sein, den Stand der Motiventwicklung und die Diskrepanz zwischen gesellschaftlichem und persönlichem Sinn zu analysieren und die Voraussetzungen für eine Weiterentwicklung der Motive zu schaffen. Wichtigster Schritt auf diesem Weg ist die Zielfindung. Nur wenn der therapeutische Prozeß auf Ziele zusteuert, die einen persönlichen Sinn für den Patienten haben, wird der Patient die einzelnen, notwendigen Zwischenschritte motiviert übernehmen, d.h. nur dann wird er selbst aktiv mitarbeiten. Es ist aber nun keineswegs so, daß Ziele, die gleichzeitig Motive für den Patienten darstellen, im Gespräch zwischen Patienten und Therapeuten innerhalb von einer oder mehreren Therapiesitzungen definiert werden könnten[51]. Aus den Überlegungen über den Aufbau von Handlungseinheiten geht hervor, daß Zielentwicklung ein Prozeß ist, der die gesamte Therapie begleitet und auch danach weitergeführt wird. Die Gewinnung neuer Ziele und Motive kann nur im Rahmen der konkreten Tätigkeit, im Umgang mit der realen Welt erfolgen. Der Therapeut kann diesen Prozeß dadurch fördern, daß er die konkrete Tätigkeit fördert und die dort auftauchenden Motive in den Zusammenhang der nächsthöheren Handlungsorganisationsebene stellt. Auf diese Weise gelingt es, immer umfassendere Ziele zu entwickeln, die mit der konkreten Tätigkeit verbunden sind und dadurch tatsächlich motivierend wirken. Pointiert könnte man sagen, daß der Prozeß der Zielfindung mit dem therapeutischen Prozeß selbst zusammenfällt. Dies bedeutet allerdings auch, daß sich Patient und Therapeut in jedem Stadium der Therapie gemeinsam über ein für den Patienten sinnvolles Ziel einigen müssen, wie dies z.B. in der Verhaltenstherapie beschrieben wird. Diese Zielsetzung ist aber vorläufig. Sie dient zur Planung konkreter Tätigkeiten, die dann ihrerseits erst wieder zur eigentlichen Zielfindung führen[52].

---

[51] Dieser Eindruck wird häufig von Vertretern der Verhaltenstherapie oder eines Problemlöseansatzes in der Therapie (s. URBAN u. FORD, 1971) vermittelt.

[52] KLEIBER (1976) hat im Bereich der Studienmotivation die Veränderung der Motive im Zeitraum zwischen dem ersten und sechsten Semester anhand von Fragebogendaten aufgewiesen. Er stellt fest: „In einigen Fächern scheint im Verlauf des Studiums Sachinteresse eher verschüttet zu werden, während parallel dazu sach-, person- und fachexterne Motivationsdimensionen einen Bedeutungsanstieg aufweisen" (S. 245).

Die Veränderung von Zielen, die in der Praxis häufig als Schwierigkeit und Ärgernis für den Therapeuten beschrieben wird, wird hier also als notwendiger Teil des Zielfindungsprozesses aufgefaßt. Besonders in der Verhaltenstherapie wird dieser Zielwechsel deutlich, wenn z.B. SCHULTE (1976) feststellt, daß die Zieldiskussion im Laufe der Therapie immer wieder erneut zu erfolgen habe. Ähnliche Beobachtungen macht man auch z.B. im Rahmen sozialpsychiatrischer Arbeit; wenn es gelingt, den Patienten zu einer Auseinandersetzung mit seiner konkreten Lebenssituation auf der Station zu führen, so tauchen erste Zielsetzungen in diesem Rahmen auf. Erst bei einer Ausdehnung der Tätigkeit auf den Bereich der gesamten Klinik oder der Außenwelt werden neue Zielsetzungen sichtbar, die auch handlungsmotivierend sind. Obwohl diese Entwicklung den Verhaltenstherapeuten beschrieben wurde, konnte sie doch nicht theoretisch gefaßt werden. Sie konnte nur festgestellt werden, da Vorstellungen über eine Motiventwicklung im Modell fehlen.

c) Veränderung der Handlungsorganisation

Die hierarchische Struktur der Handlungsorganisation stellt den Therapeuten vor eine doppelte Aufgabe. Die bestehende Handlungsstruktur muß von zwei Seiten her verändert werden: a) Auf der einen Seite müssen die relativ abstrakten Kontrolleinheiten der höheren Organisationsebenen aufgebrochen und zerlegt werden, um eine neue Gliederung der Untereinheiten zu ermöglichen. b) Auf der anderen Seite müssen ausgehend von den konkreten Handlungseinheiten der untersten Ebene neue Kontrolleinheiten und eine neue Struktur aufgebaut werden.

a) Die Psychotherapietheorie hat traditionellerweise ihr Augenmerk auf das Aufbrechen und Verändern höherer Organisationseinheiten gerichtet. Die Psychotherapie wurde weitgehend als Einstellungsveränderung mittels Sprache verstanden. Versucht man auf der Grundlage des vorgetragenen Lernmodells über die Wirkungsweise solcher sprachzentrierten Therapien zu spekulieren, so wird man einen Prozeß annehmen dürfen, der in umgekehrter Richtung wie der Prozeß des Spracherwerbs bei GALPERIN verläuft[53]). Die sprachliche Interaktion zwischen Patient und Therapeut muß als gemeinsame Handlung an einem Gegenstand, der Problemsituation des Patienten, aufgefaßt werden. Dabei werden die verkürzten und automatisierten Sprachkürzel, welche die Organisation des Handlungssystems von der obersten Ebene her anleiten, zunächst wieder dechiffriert, d.h. mit Hilfe der Interventionen des Therapeuten werden die vollständigen Handlungsabläufe wieder sprachlich rekonstruiert. Sie werden dadurch kommunizierbar und veränderbar, einzelne Teileinheiten lassen sich überprüfen, in neue Beziehung zueinander setzen usw. Wie SUCKERT-WEGERT et al. (o.J.) gezeigt

---

[53] GALPERIN (1974) nimmt an, daß sich geistige Handlungen in einem fünfstufigen Prozeß aus realen Handlungen an Gegenständen entwickeln. Von der materiellen über die materialisierte Handlung (an Modellen, Zeichnungen usw.) geht die Entwicklung zur Handlung mit Hilfe sprachlicher Symbole und zur „äußeren Sprache für sich", d.h. zur Verwendung der Sprache als Denkmittel. In der letzten Stufe wird nur noch mit Denksymbolen gearbeitet, die anscheinend nichts mehr mit Sprache zu tun haben.

haben, lassen sich gesprächstherapeutische Interventionen mit Hilfe dieses Ansatzes analysieren[54].

Auch die verhaltenstherapeutischen Ansätze zu „kognitiven Therapien" müssen unter dem Gesichtspunkt des Zusammenhangs zwischen Denk- und Sprechhandlung und Aktion neu überdacht werden. Zwar versucht man in diesen Therapien, sehr genau zu explorieren, was der Patient zu sich selbst sagt, und auch diese Selbstverbalisationen zu verändern[55], doch bleibt der Zusammenhang zwischen dem Verhalten und der Selbstverbalisation theoretisch unbegriffen. Bezeichnenderweise nennt z.B. MEICHENBAUM (1974) als einen der Ausgangspunkte seiner Überlegungen WYGOTSKY und LURIA. Er übernimmt aber nur die Demonstrationsexperimente dieser Autoren, ohne sich deren theoretische Überlegungen zu eigen zu machen oder diese durch eigene zu ersetzen (s. JAEGGI, 1978).

Die Bedeutung der Umkehrung der GALPERINschen Überlegungen ist jedoch mit der Analyse der Sprechhandlung noch nicht erschöpft. Auch die Sprechhandlungen lassen sich noch weiter auf materialisierte oder materielle Handlungen zurückführen[56]. Hier deutet sich ein Ansatz zu einer theoretischen Einordnung von Verfahren wie Rollenspiel, Psychodrama usw. an, die im Rahmen der Verhaltenstherapie oder der Sozialpsychiatrie häufig eingesetzt werden, ohne daß ihre Verbindung mit anderen psychotherapeutischen Aktivitäten deutlich würde. Häufig wird der diagnostische oder Erkenntniswert dieser Verfahren betont. Dieser kann aber nicht theoretisch begründet werden, sondern er leitet sich aus den praktischen Erfahrungen ab. Eine Systematisierung und Verbesserung ist daher schwer möglich.

Erste Ansätze in dieser Richtung finden sich im pädagogischen Bereich, wo ausgehend von der Lehrstücktheorie BERTOLT BRECHTS versucht wird, pädagogische Theaterverfahren zu entwickeln, in denen durch die Darstellung konkreter, aber exemplarischer Situationen Einsichten in größere Zusammenhänge zu vermitteln[57]. Durch den Zwang zur Darstellung wird die Handlungsorganisation konkretisiert und damit veränderbar. In einem weiteren Schritt können jetzt aber auch durch das Herausarbeiten des Exemplarischen die Bedingungen und der Handlungszusammenhang sichtbar gemacht werden. Hierdurch kommt es einerseits zu einer Erkenntnis des sozialen Kontextes des Handelns und gleichzeitig zur Neustrukturierung der Handlungsorganisation.

---

[54] „In der GT ist das Sprechen von Klient und Therapeut als Handlung anzusehen. Dabei haben die Sprechhandlungen des Klienten den Charakter von Vorbereitungshandlungen, in denen er Bestandteile seiner Handlungsregulation exteriorisiert. Über die Wiederaneignung seiner sprachlichen Produkte und der des Therapeuten kommt es zur Veränderung der Inhalte in der regulatorischen Komponenten, was als Voraussetzung zur Lösung der Probleme des Klienten – definiert als Handlungsunfähigkeit oder Mängel und Fehler in der Handlungsregulation über den Problembereich – anzusehen ist" (S. 476). Die Autoren fanden u.a.: daß der Anteil der Zielanalyse in der GT gering ist; daß Therapeutenäußerungen über innere Bedingungen zwar unmittelbar auch solche Patientenäußerungen hervorbringen, daß aber vom Patienten auch immer wieder Äußerungen über äußere Bedingungen gemacht werden, d.h. daß die Beziehung zwischen äußeren und inneren Bedingungen von besonderer Bedeutung ist.

[55] Siehe BECK (1970), ELLIS (1969), MEICHENBAUM (1974).

[56] Der Einsatz von Spielmünzen bei Kommunikationstraining in der Ehetherapie (MANDEL et al., 1971) kann als Materialisierung bestimmter Beziehungsaspekte verstanden werden. Diese werden erst dadurch veränderbar.

[57] Siehe STEINWEG (1976), RITTER (1975).

b) Damit wird bereits die zweite Aufgabe angesprochen, der Aufbau der Handlungsorganisation auf der Basis der konkreten Einzelhandlungen. Diese konkrete Handlung scheint mir von besonderer Bedeutung, da sie einerseits in den traditionellen Psychotherapietheorien kaum Beachtung findet, andererseits in der Verhaltenstherapie theoretisch nicht in Verbindung mit der inneren Organisationsstruktur gebracht werden kann.

Gerade für die Praxis der Psychiatrie ergeben sich hieraus verschiedene Konsequenzen. Im Gegensatz zur Psychotherapie hat sich die Psychiatrie schon immer mit den realen Lebensbedingungen der Patienten auseinandersetzen müssen, bzw. sie hat sie schaffen müssen. Auswirkungen der kustodialen Psychiatrie sind unter dem Stichwort Hospitalisierungsschäden inzwischen bekannt geworden[58]. Die Sozialpsychiatrie hat den Kampf dagegen mit Hilfe der Umorganisation der Stationen und der Krankenhausstruktur, durch die Bildung therapeutischer Gemeinschaften usw. aufgenommen. Auf welche Weise sich allerdings die Bedingungen der Anstalt auf den Patienten auswirken, wird theoretisch noch nicht erfaßt. Wenn z.B. BARTON (1974) 7 Faktoren aufzählt, die seiner Meinung nach zu Hospitalisierungserscheinungen führen[59], so scheinen Hospitalisierungssymptome wie Apathie, Resignation, Aggression usw. die plausible Konsequenz dieser Bedingungen. Dies ist sicherlich auch auf einer phänomenalen Ebene richtig. Theoretisch erfaßbar werden die Zusammenhänge erst dann, wenn man davon ausgeht, daß über die konkreten Handlungen, auf die der Patient in dieser Umgebung eingeschränkt wird, eine Umstrukturierung seiner Handlungsorganisation und damit entscheidender Aspekte seiner Persönlichkeit erfolgt. Der Patient ist dann nicht nur apathisch, resigniert usw., sondern seine Handlungsstruktur ist im Sinne VOLPERTS partialisiert (s. S. 515). Da er keinerlei Einfluß auf den Kontext, d.h. auf den Ablauf in der Station, im Krankenhaus usw. hat, können sich die höheren Organisationsebenen nicht entwickeln bzw. müssen verkümmern.

Von diesen Überlegungen her wird auch die Forderung erfahrener Sozialpsychiater theoretisch begründbar, daß die Demokratisierung der Anstalt, d.h. die Ermöglichung eines Mitspracherechts des Patienten bei der Gestaltung seines Alltags, eine unabdingbare Voraussetzung jeder sozialpsychiatrischen Gruppenarbeit ist[60]. Der besten Gruppentherapie muß der Erfolg weitgehend versagt bleiben, wenn der Patient den größten Teil seiner Zeit unter Bedingungen verbringen muß, die jegliche Erweiterung der Zielsetzung verhindern und damit auch den Aufbau längerfristiger Motivationen unmöglich machen.

Es kann hier nur angedeutet werden, daß diese Überlegungen selbstverständlich nicht nur für die Lebensbedingungen in der Anstalt gelten, sondern genauso für die Situation im normalen Lebensbereich von Patienten. Eine ambulante Psychiatrie und Psychotherapie, welche die Handlungsmöglichkeiten und den

---

[58] Siehe FINZEN (1974), LAUTER und MEYER (1971).
[59] Diese Faktoren sind: 1. fehlender Kontakt zur Außenwelt; 2. erzwungene Untätigkeit; 3. autoritäres Verhalten von Ärzten und Pflegepersonal; 4. Verlust von Freunden, persönlichem Besitz und Privatleben; 5. Medikamente; 6. Anstaltsatmosphäre; 7. mangelnde Zukunftsaussichten außerhalb der Anstalt.
[60] ROSE (1973) z. B. meint: „Kein Zweifel, daß demgegenüber eine Demokratisierung des milieu interne und eine Auflösung hierarchischer Formen der Abhängigkeit erst die Voraussetzung abgeben für eine sozialisationsfördernde Therapie ..." (S. 74).

Handlungsspielraum des Patienten nicht in ihre Überlegungen einbeziehen, können den Aufbau einer vollen Handlungs- und Motivationsstruktur nur beschränkt fördern. Therapie beginnt vielmehr bei der Analyse und der Veränderung der konkreten Lebensbedingungen des Patienten. Hier scheint sich mir eine weitere Möglichkeit der Einbeziehung sozialarbeiterischer Tätigkeiten in ein therapeutisches Gesamtkonzept zu bieten. Hier wäre auch evtl. der Ansatzpunkt für eine neue Diagnostik, eine Diagnostik der objektiven Handlungsspielräume und Handlungsbeschränkungen als Ausgangspunkt für ein therapeutisches Interventionskonzept.

Aus dem Konzept des Aufbaus der Handlungsorganisation auf der Basis der konkreten Einzelhandlung lassen sich also Forderungen für die Gestaltung psychotherapeutischer Interventionen ableiten. Betrachtet man die bisher entwickelten Therapieformen, so zeigt sich, daß alle jeweils in unterschiedlichen Bereichen zu kurz greifen. Bestimmte Formen der Verhaltenstherapie, die sich eng an das Konditionierungsparadigma anlehnen, beziehen nicht einmal den unmittelbaren Kontext (z.B. die Patient-Therapeut-Institutionsbeziehung) ein und müssen so die Weiterentwicklung der höheren Ebenen der Handlungsorganisation mehr oder minder dem Zufall überlassen. Kognitive Verfahren und vor allem Verfahren, die auf dem Modellernen beruhen, vermitteln zwar den unmittelbaren sozialen Kontext und den Gesamtablauf der Handlung, sie erlauben aber nicht, die Frage nach dem Warum und Wozu zu stellen. Die sozialen Bedingungen, die zur Handlung zwingen, bleiben unhinterfragt. Ähnlich ist es mit der Gesprächstherapie, die sich zusätzlich den Zugang zur konkreten Handlung abschneidet und nur auf dem Niveau der sprachlichen Interaktion bleibt. Letzterer Punkt gilt auch für die Psychoanalyse, die andererseits einen viel weiteren Erkenntnisanspruch als die Gesprächstherapie hat. Da in der Praxis dieser Anspruch weitgehend auf die Erfassung der Familiensituation reduziert ist, gelingt auch hier die Einbeziehung des gesellschaftlichen Kontextes und damit der höchsten Ebene der Handlungsorganisation nicht.

Um zu einer Systematik der bestehenden Therapieverfahren zu kommen, müßte also der Einsatzpunkt in der hierarchischen Struktur der Handlungsorganisation für das jeweilige Verfahren angegeben werden. Kriterium für die Einordnung wäre die Breite des Kontextes, der im Rahmen des Verfahrens erfaßt und an den Patienten weitervermittelt wird.

Eine solche Einordnung wäre zumindest aus zwei Gründen nützlich. Zum einen ergeben sich daraus Indikationen für unterschiedliche Therapieverfahren. Wie bereits anhand der Experimente von BRIDGER und MANDEL (s. S. 518) diskutiert wurde, scheint es nötig, Störungen auf der Ebene anzugehen, auf der sie gebildet wurden. Traditionelle verhaltenstherapeutische Verfahren, kognitive Ansätze, Gesprächstherapie und Psychoanalyse operieren auf unterschiedlichen Ebenen und in unterschiedlichen Beziehungsrahmen. Abhängig davon, wo die Störung angesiedelt ist, ob nur auf der Ebene der konkreten Handlungen (z.B. Verhaltensdefizite bei geistig Behinderten) oder eher im kognitiven Bereich (z.B. Einstellungen depressiver Patienten), wird eine andere Behandlungsmethode indiziert sein[61]. Zum anderen ergibt sich die Möglichkeit anzugeben,

---
[61] Zu einem ähnlichen Ergebnis hinsichtlich der Indikation von kognitiven Verfahren und Konditionierungstherapie kommen SCHEELE und GROEBEN (1976). Sie leiten ihre Vorschläge für einen „lern-

wo die Beschränktheiten der einzelnen Verfahren liegen, und zu untersuchen, ob eine Entwicklung der Verfahren in die bisher vernachlässigte Richtung möglich ist. Die Entwicklung der Verhaltenstherapie kann z.B. als zunehmende Einbeziehung der höheren Ebenen der Handlungsorganisation verstanden werden[62].

d) Vermittlung von Rückmeldungen

Eine weitere entscheidende Voraussetzung für den Aufbau von Handlungssystemen ist die Aufnahme von Rückmeldungen. Die lerntheoretische Forschung und die verhaltenstherapeutische Praxis haben diesen Aspekt deutlich werden lassen. Wenn KRASNER (1962) den Therapeuten als „social reinforcement machine" bezeichnet, so spricht er in überspitzter Form genau dies an. Die Arbeit von HEIGL und TRIEBEL (1977) (s. S. 525) zeigt ebenfalls, daß die Rückmeldung kleinster Fortschritte auch in Therapieformen wie der Psychoanalyse wichtig ist.

Bei der Darstellung des handlungstheoretischen Lernkonzepts wurde gezeigt, daß die rückläufigen Afferenzen mehr Bedeutung haben als das traditionelle lerntheoretische Konzept der Verstärkung. Die Informationen über Vollzug und Erfolg der Handlung verstärken nicht nur eine Assoziation zwischen zwei Ereignissen, sondern verändern die innere Repräsentation in Richtung auf eine immer handlungsrelevantere Widerspiegelung der äußeren Situation. Störungen dieses Rückmeldeprozesses müssen zu inadäquaten Repräsentationen und damit zu inadäquaten Handlungen führen. Aufgabe des Therapeuten wird es daher sein, den Rückmeldeprozeß auf den verschiedenen Ebenen zu verbessern.

Es gibt heute schon eine Reihe von Techniken, die zu einer Verbesserung der Rückmeldung auf den verschiedenen Ebenen führen. Die sogenannten „Biofeedback"-Techniken (s. LEGEWIE u. NUSSELT, 1975) greifen auf der physiologischen Ebene ein. Herzrhythmus, Muskelspannungen, Blutdruck usw. werden durch apparative Einrichtungen deutlich wahrnehmbar und später veränderbar gemacht. Bestimmte Interventionsformen in der Gesprächstherapie wie Reformulierung, Verbalisierung emotionaler Erlebnisinhalte usw. sind ebenfalls als Rückmeldung höher organisierter Handlungseinheiten zu verstehen. Das gleiche gilt für verhaltenstherapeutische Ansätze zur Selbstkontrolle[63]. Dort wird die Aufmerksamkeit der Patienten auf den Handlungserfolg und seine emotionale Bewertung gelenkt, d.h. die Selbstkontrollmethoden stellen teilweise ein Rückmeldetraining dar.

Ein Nachteil der bisherigen Techniken ist, daß sie z.T. auf eine einzige Ebene begrenzt sind. LAZARUS (1976) z.B. hat beklagt, daß die meisten Biofeedback-Techniken den kognitiven, emotionalen und vor allem sozialen Kontext,

---

zielspezifischen Einsatz" allerdings von erkenntnistheoretischen Überlegungen ab. Das kognitive und das Konditionierungsparadigma wird dabei als gleichermaßen gültig betrachtet — dies im Gegensatz zu dieser Arbeit.

[62] Als Beispiel für die Einbeziehung der Handlungsstruktur in ein Trainingskonzept sozialer Fertigkeiten kann der Versuch von SEMMER und PFÄFFLIN (1978) gelten. Die Autoren entwickelten auf der Basis der handlungstheoretischen Überlegungen von VOLPERT ein Trainingskonzept für das Interaktionstraining von Gewerkschaftern, in dem z.B. die Notwendigkeit des Aufbaus der Handlungsstruktur systematisch berücksichtigt wurde.

[63] Siehe HARTIG (1973), KANFER (1971).

in dem das Training stattfindet, nicht oder zu wenig einbeziehen. Eine solche Einschränkung läßt sich auch in der Gesprächstherapie konstatieren, in der die Rückmeldungen aus der realen Lebenssituation des Klienten leicht vernachlässigt werden. Als weiteres Versäumnis der bisherigen Rückmeldetechniken ist festzustellen, daß zu wenig darauf geachtet wurde, was mit den Rückmeldungen geschieht, d.h. wie sie in die Repräsentationen eingebaut werden und wie die Umgestaltung der Repräsentationen erleichtert werden kann. Dies ist nicht verwunderlich, da die Konzepte noch immer sehr von dem Verstärkungsgedanken geprägt sind. Daß Verstärkung als Information zu begreifen ist, wie dies die moderne Lerntheorie tut[64], setzt sich im verhaltenstherapeutischen Denken erst langsam durch.

Die Rückmeldung ist jedoch nicht nur für das Handlungssystem des Patienten, sondern auch für dasjenige des Therapeuten bedeutungsvoll. Im Therapiebereich hat in den letzten Jahren eine stürmische Entwicklung eingesetzt. Dies hat viele Gründe, die hier nicht erörtert werden können. Zu einem Teil hat aber sicherlich die zunehmende wissenschaftliche Reflexion auf der Basis von empirischen Untersuchungen dazu beigetragen, den Bereich zu entwickeln. Vor allem von der Verhaltenstherapie ist ein starker Impuls ausgegangen, therapeutisches Handeln methodisch zu kontrollieren. Da sie sich auf lerntheoretische Grundlagenexperimente berief, mußte sie auch deren methodologische Forderungen übernehmen. In der Zwischenzeit ist deutlich geworden, daß die Methodik der Grundlagenforschung im psychologisch-psychiatrischen Arbeitsbereich nicht ohne weiteres übernommen werden kann[65]. Geblieben ist aber doch die Einsicht in die Notwendigkeit, daß die therapeutischen Modelle empirisch überprüft werden müssen und daß nur auf dem Weg von Rückmeldungen dieser Art die Entwicklung angemessenerer Modellrepräsentationen des therapeutischen Prozesses möglich ist.

Literatur

Alexander, F.: The dynamics of psychotherapy in the light of learning theory. Amer. J. Psychiat. **120**, 440–448 (1963).
Alexander, F., French, T.M.: Psychoanalytic therapy. New York: Ronald Press 1946.
Anderson, J.R., Bower, G.H.: Human associative memory. Washington, D.C.: Winston 1973.
Ashby, W.R.: Design for a brain. London: Wiley 1952.
Astrup, C.: Die Schizophrenie. Leipzig: Hirzel 1967.
Bandura, A.: Social learning theory. Englewood Cliffs: Prentice-Hall 1977.
Barrett, B.H., Lindsley, O.R.: Deficits in acquisition of operant differentiation and discrimination shown by institutionalized retarded children. Amer. J. ment. Deffic. **67**, 424–436 (1962).
Barton, R.: Hospitalisierungsschäden in psychiatrischen Krankenhäusern. In: Hospitalisierungsschäden in psychiatrischen Krankenhäusern (A. Finzen, Hrsg.), S. 11–79. München: Piper 1974.
Bastine, R.: Ansätze zur Formulierung von Interventionsstrategien in der Psychotherapie. Vortrag am 1. Europäischen Kongreß für Gesprächspsychotherapie, Würzburg 1974.
Bateson, G.: Minimal requirements for a theory of schizophrenia. Arch. gen. Psychiat. **2**, 477 (1960).
Baumann, U.: Gruppierung und Klassifikation: Statistische Probleme in der klinischen Psychologie. In: Klinische Psychologie II (W.J. Schraml, U. Baumann, Hrsg.), S. 77–112. Bern: Huber 1974.

---

[64] Siehe ESTES (1973), NUTTIN (1976).
[65] Siehe BAUMANN (1974), BERGOLD (1974a), PAUL (1969), PETERMANN (1977).

Beck, A.T.: Cognitive therapy: Nature and relation to behavior therapy. Behav. Ther. **1**, 184–200 (1970).
Bergold, J.: Forschung in der Verhaltenstherapie. In: Klinische Psychologie II (W.J. Schraml, U. Baumann, Hrsg.), S. 245–283. Bern: Huber 1974a.
Bergold, J.: Verhaltensindikatoren der Angst. In: Handbuch des Verhaltenstherapie (C. Kraiker, Hrsg.), S. 175–194. München: Kindler 1974b.
Bergold, J., Kallinke, D.: Lerntheoretische Überlegungen zur psychosomatischen Medizin. Fortbildungskurse schweiz. Ges. Psychiatrie **6**, 78–85. Basel: Karger 1973.
Bergold, J., Selg, H.: Verhaltenstherapie. In: Klinische Psychologie W.J. Schraml, Hrsg.) S. 270–309. Bern: Huber 1970.
Bettleheim, B.: The empty fortress. New York: Free Press 1967.
Bijou, S.W.: Theory and research in mental retardation. In: Child development (S.W. Bijou, D.M. Baer, Eds.). New York: Appleton-Century-Crofts 1967, pp. 256–272.
Birbaumer, N.: Physiologische Psychologie. Berlin-Heidelberg-New York: Springer 1975.
Birbaumer, N.: Psychophysiologie der Angst, 2. Aufl. München: Urban & Schwarzenberg 1977.
Blackman, C.S.: Research in mental retardation: A point of view. Except. child. **26**, 12–14 (1959).
Blöschl, L.: Grundlagen und Methoden der Verhaltenstherapie. Bern: Huber 1969.
Bommert, H.: Der therapeutische Prozeß unter dem Gesichtspunkt des Lernens. In: Die klientenzentrierte Gesprächspsychotherapie (Gesellschaft für wissenschaftliche Gesprächspsychotherapie, Hrsg.). München: Kindler 1975.
Bommert, H.: Grundlagen der Gesprächspsychotherapie. Stuttgart: Kohlhammer 1977.
Bowlby, J.: Forty-four juvenile thieves. Int. J. Psycho-Anal. **25**, 1 (1944).
Breger, C., McGaugh, J.L.: A critique and reformulation of "learning theory" approaches to psychotherapy and neurosis. Psychol. Bull. **63**, 335–338 (1965).
Brengelmann, J.C.: Bedingte Reaktion, Lerntheorie und Psychiatrie. In: Psychiatrie der Gegenwart (H.W. Gruhle, R. Jung, W. Mayer-Gross, M. Müller, Hrsg.): Bd. I/1A, S. 1039–1125. Berlin-Heidelberg-New York: Springer 1967.
Bridger, W.H., Mandel, I.J.: A comparison of GSR fear responses produced by threat and electric shock. J. psychiat. Res. **2**, 31–40 (1964).
Bridger, W.H., Mandel, I.J.: Abolition of the PRE by instruction in GSR conditioning. J. exp. Psychol. **69**, 476–482 (1965).
Broen, W.E.: Schizophrenia: Research and theory. New York: Academic Press 1968.
Brookshire, K.H.: Comparative psychology of learning. In: Learning: Interactions (M.H. Marx, Ed.). London: Macmillan 1970, pp. 291–364.
Brown, J.S., Martin, R.C., Morrow, M.W.: Self-punishment behavior in the rat: Facilitative effects of punishment on resistance to extinction. J. comp. physiol. Psychol. **57**, 127–133 (1964).
Chomsky, N.: Three models for the description of language. IRE Transactions on Information Theory, Vol. II-2, 113–124, 1959.
Cohen, R., Meyer-Osterkamp, S.: Experimentalpsychologische Untersuchungen in der psychopathologischen Forschung. In: Klinische Psychologie II (W.J. Schraml, U. Baumann, Hrsg.), S. 457–485. Bern: Huber 1974.
Davison, G.C.: Appraisal of behavior modification techniques with adults in institutional settings. In: Behavior therapy–Appraisal and status (C.M. Franks, Ed). New York: McGraw-Hill 1969, pp. 220–278.
Denny, M.R.: Research in learning and performance. In: Mental retardation (H.A. Stevens, R. Heber, Eds.). Chicago: University of Chicago Press 1964.
Dietsch, P., Volk, W.: Endogene Störungen: In: Klinische Psychologie (L.H. Pongratz, Hrsg.), S. 255–329. Göttingen: Hogrefe 1977.
Döllner, O.: Verhaltensmodifikation bei Epilepsien. Psychol. Dipl. Arbeit, München 1972.
Dollard, J., Miller, N.E.: Personality and psychotherapy: An analysis in terms of learning, thinking and culture. New York: McGraw-Hill 1950.
Efron, R.: The effects of olfactory stimuli in arresting uncinate fits. Brain **79**, 267–281 (1956).
Efron, R.: The conditioned inhibition of uncinate fits. Brain **80**, 251–261 (1957).
Ellis, A.: A cognitive approach to behavior therapy. Int. J. Psychother. **8**, 896–900 (1969).
Estes, W.K.: Memory and conditioning. In: Contemporary approaches to conditioning and learning (F.J. McGuigan, D.B. Lumsden, Eds.). New York: Wiley 1973, pp. 265–286.

Estes, W.K. (Ed.): Handbook of learning and cognitive processes, Vol. I. Hillsdale: Lawrence Erlbaum 1975.
Estes, W.K. (Ed.): Handbook of learning and cognitive processes, Vol. III. Hillsdale: Lawrence Erlbaum 1976.
Eysenck, H.J.: The structure of human personality. London: Methuen 1953.
Eysenck, H.J.: The biological basis of personality. Springfield: Thomas 1967.
Eysenck, H.J.: A theory of the incubation of anxiety/fear responses. Behav. Res. Ther. **309**, 309–321 (1968).
Ferster, C.B.: Positive reinforcement and behavior deficits of autistic children. Child Develop. **32**, 437–456 (1961).
Ferster, C.B.: Classification of behavioral pathology. In: Research in behavior modification (L. Krasner, L.P. Ullmann, Eds.). New York: Holt, Rinehart & Winston 1965.
Ferster, C.B.: Arbitrary and natural reinforcement. Psychol. Rec. **17**, 241–347 (1967).
Ferster, C.B., De Meyer, M.: The development of performance in autistic children in an automatically controlled environment. J. Chron. Dis. **13**, 312 (1961).
Finzen, A. (Hrsg.): Hospitalisierungsschäden in psychiatrischen Krankenhäusern. München: Piper 1974.
Florin, I., Tunner, W.: Prinzipien des operanten Konditionierens bei der Behandlung schwer retardierter Kinder. Prax. Kinderpsychol. **19**, 253–259 (1970).
Franks, C.M.: Alkoholismus. In: Abhängigkeiten (R. Ferstl, S. Kraemer, Hrsg.), S. 12–56. München: Urban & Schwarzenberg 1976.
Frese, M.: Psychische Störungen bei Arbeitern. Salzburg: Otto Müller 1977.
Frese, M., Schöfthaler, R.: Kognitive Ansätze in der Depressionsforschung. In: Depressives Verhalten (H. Hoffmann, Hrsg.), S. 58–107. Salzburg: Otto Müller 1976.
Freud, S.: Vorlesungen zur Einführung in die Psychoanalyse und neue Folge, Studienausgabe, Bd. I. Frankfurt: Fischer 1969.
Fürstenau, P.: Praxeologische Grundlagen der Psychoanalyse. In: Klinische Psychologie (L.H. Pongratz, Hrsg.), S. 847–888. Göttingen: Hogrefe 1977.
Galperin, P.J.: Die geistige Handlung als Grundlage für die Bildung von Gedanken und Vorstellungen. In: Probleme der Lerntheorie (P.J. Galperin, A.N. Leontjew, u.a., Hrsg.), S. 33–49. Berlin: Volk und Wissen 1974.
Gantt, W.H.: Experimental basis for neurotic behavior. New York: Harper 1944.
Gardner, J.M., Selinger, S.: Trends in learning research with the mentally retarded. Amer. J. ment. Defic. **75**, 733–738 (1971).
Gendlin, E.T.: Experiencing: A variable in the process of psychotherapeutic change. Amer. J. Psychother. **15**, 233 (1961).
Gendlin, E.T.: Experiencing and the creation of meaning. New York: Free Press of Glencoe 1962.
Germana, J.: Psychophysiology of learning and conditioning. In: Contemporary approaches to conditioning and learning (F.J. McGuigan, D.B. Lumsden, Eds.). New York: Wiley 1973, pp. 245–264.
Giljarowsky, W.A.: Die Lehre von den bedingten Reflexen und ihre Entwicklung in der russischen Psychiatrie. In: Psychiatrie der Gegenwart (H.W. Gruhle, R. Jung, W. Mayer-Gross, M. Müller, Hrsg.): Bd. I/1 B, S. 444–477. Berlin: Springer 1964.
Gleiss, I.: Pathogene Aufforderungsstrukturen der Arbeit – aus der Sicht des Tätigkeitsansatzes. In: Industrielle Psychopathologie (M. Frese, S. Greif, N. Semmer, Hrsg.). Bern: Huber, voraussichtlich 1978.
Goldfarb, W.: Psychological privation in infancy and subsequent adjustment. Amer. J. Orthopsychiat. **15**, 247 (1945).
Gottwald, P., Kraiker, C.: Zum Verhältnis von Theorie und Praxis in der Psychologie. Bochum: Gesellschaft für Verhaltenstherapie 1976.
Gottwald, P., Redlin, W.: Verhaltenstherapie bei geistig behinderten Kindern. Göttingen: Hogrefe 1972.
Grinker, R.R., Spiegel, J.P.: Man under stress. Philadelphia: Blakiston 1945.
Group for the Advancement of Psychiatry: Symposium Number 9: Pavlovian Conditioning and American Psychiatry. New York 1964.
Gruhle, H.W., Jung, R., Mayer-Gross, W., Müller, M. (Hrsg.): Psychiatrie der Gegenwart, Bd. I/1B. Berlin: Springer 1964.

Hacker, W.: Allgemeine Arbeits- und Ingenieurpsychologie. Berlin: VEB Deutscher Verlag der Wissenschaft 1973.
Halder, P.: Verhaltenstherapie. Stuttgart: Kohlhammer 1973.
Hamilton, G.V.: A study of perseverance reactions in primates and rodents. Behav. Monogr. 3, Nr. 13 (1916).
Harlow, H.F., Harlow, M.K.: The affectional system. In: Behavior of nonhuman primates (A.M. Schrier, H.F. Harlow, F. Stollnitz, Eds.), Vol II. New York: Academic Press 1965, pp. 287–334.
Harlow, H.F., Zimmermann, R.R.: The development of affectional responses in infant monkeys. Proc. Amer. Phil. Soc. **102**, 501–509 (1958).
Hart, J.T.: The development of client-centered therapy. In: New directions in client-centered therapy (J.T. Hart, T.M. Tomlinson, Eds.). Boston: Houghton Mifflin 1970.
Hartig, M.: Selbstkontrolle. München: Urban & Schwarzenberg 1973.
Heider, F.: The psychology of interpersonal relations. New York: Wiley 1958.
Heigl, F.S., Triebel, A.: Lernvorgänge in der psychoanalytischen Therapie. Bern: Huber 1977.
Hilgard, E.R., Bower, G.H.: Theorien des Lernens, Bd. I u. II. Stuttgart: Klett 1971.
Holzkamp-Osterkamp, U.: Grundlagen der psychologischen Motivationsforschung 1. Frankfurt: Campus 1975.
Holzkamp-Osterkamp, U.: Motivationsforschung 2. Frankfurt: Campus 1976.
Hull, C.L.: Principles of behavior. New York: Appleton-Century-Crofts 1943.
Ince, P.L.: Behavior modification in rehabilitation medicine. Springfield: Thomas 1976.
Jaeggi, E.: Kognitive Verhaltenstherapie: Ein Widerspruch in sich selbst? Weinheim: Beltz 1978.
Janz, D.: Die Epilepsien — spezielle Pathologie und Therapie. Stuttgart: Thieme 1969.
Jaspers, K.: Allgemeine Psychopathologie, 8. Aufl. Berlin: Springer 1965.
Jones, M.C.: A laboratory study of fear: The case of Peter. Pediat. Semin. **31**, 308–315 (1924).
Jones, M.: Prinzipien der therapeutischen Gemeinschaft. Bern: Huber 1976.
Kanfer, F.H.: The maintenance of behavior by self-generated stimuli and reinforcement. In: The psychology of private events (A. Jacobs, L.B. Sachs, Eds.). New York: Academic Press 1971, pp. 39–59.
Kanfer, F.H., Goldstein, A.P.: Möglichkeiten der Verhaltensänderung. München: Urban & Schwarzenberg 1977.
Kantorovich, N.V.: An attempt at associative-reflex therapy in alcoholism. (Nov. Reflexol. Fixiol. Nerv. Sist. **3**, 436–447 (1929)) Zusammenfassung in: Psychol. Abstr. **4**, 493 (1930).
Kayser, H., Krüger, H., Mävers, W., Petersen, P., Rohde, M., Rose, H.-K., Veltin, A., Zumpe, V.: Gruppenarbeit in der Psychiatrie. Stuttgart: Thieme 1973.
Kelly, G.A.: The psychology of personal constructs, Bd. 1 u. 2. New York: Norton 1955.
Kendler, H.H., Kendler, T.S.: Developmental processes in discrimination learning. Hum. develop. **13**, 65–89 (1970).
Kendler, H.H., Kendler, T.S.: From discrimination learning to cognitive development: A neobehavioristic odyssey. In: Handbook of learning and cognitive processes (W.K. Estes, Ed.), Vol. I. Hillsdale: Lawrence Erlbaum 1975.
Keupp, H. (Hrsg.): Der Krankheitsmythos in der Psychopathologie. München: Urban & Schwarzenberg 1972a.
Keupp, H.: Psychische Störungen als abweichendes Verhalten. München: Urban & Schwarzenberg 1972b.
Kimble, G.A.: Hilgard and Marquis' Conditioning and learning, second Ed. London: Methuen 1961.
Kimble, G.A.: Scientific psychology in transition. In: Contemporary approaches to conditioning and learning (F.J. McGuigan, D.B. Lumsden, Eds.). New York: Wiley 1973, pp. 1–19.
Kimmel, H.D.: Experimental psychopathology. New York: Academic Press 1971.
Kleiber, D.: Information und Motivation — institutionelle und individuelle Bedingungen des Studienhandelns. Diss., Münster 1976.
Kossakowski, A., Ettrich, K.U.: Psychologische Untersuchungen zur Entwicklung der eigenständigen Handlungsregulation. Berlin: VEB Deutscher Verlag der Wissenschaft 1973.
Kraiker, C. (Hrsg.): Handbuch der Verhaltenstherapie. München: Kindler 1974.
Krasner, L.: The therapist as a social reinforcement machine. In: Research in psychotherapy (H.H. Strupp, L. Luborsky, Eds), Vol. 2. Washington: APA 1962.
Laucken, U.: Naive Verhaltenstheorie. Stuttgart: Klett 1974.

Lauter, H., Meyer, J.-E. (Hrsg.): Der psychisch Kranke und die Gesellschaft. Stuttgart: Thieme 1971.
Lazarus, R.S.: A cognitive oriented psychologist looks at biofeedback. In: Annual review of behavior theory and practice (C.M. Franks, G.T. Wilson, Eds). New York: Brunner/Mazel 1976, pp. 225–241.
Lazarus, R.S., Deese, J., Osler, S.F.: The effects of psychological stress upon performance. Psychol. Bull. **49**, 293–317 (1952).
Legewie, H., Nusselt, L.: Biofeedback-Therapie. München: Urban & Schwarzenberg 1975.
Leontjew, A.N.: Tätigkeit und Bewußtsein. Z. Sowjetwiss. **5**, 512–529 (1973).
Leontjew, A.N.: Das Lernen als Problem der Psychologie. In: Probleme der Lerntheorie (P.J. Galperin, A.N. Leontjew, u.a., Hrsg.), S. 11–32. Berlin: Volk und Wissen 1974.
Linden, M.: Der Versuch einer verhaltenstherapeutischen Heuristik: Prinzipien verhaltenstherapeutischen Denkens in Therapiezielbestimmung und Therapiedurchführung. In: Verhaltenstherapie – Theorie (J. Bergold, E. Jaeggi, Hrsg.), S. 79–85. Tübingen: Deutsche Gesellschaft für Verhaltenstherapie 1977.
Lindsley, O.R.: Operant conditioning methods applied to research in chronic schizophrenics. Psychiat. Res. Rep. **5**, 118 (1956).
Lorenz, K.: Über tierisches und menschliches Verhalten, Bd. I(a) u. Bd. 2(b). München: Piper 1965.
Lorenz, K.: Phylogenetische Anpassung und adaptive Modifikation des Verhaltens (1961). In: Über tierisches und menschliches Verhalten (K. Lorenz, Hrsg.), Bd. II. München: Piper 1965.
Lorenz, K.: Die Rückseite des Spiegels. München: Piper 1973.
Luhmann, N.: Zweckbegriff und Systemrationalität. Frankfurt: Suhrkamp 1973.
Luria, A.R.: Experimental study of the higher nervous activity of the abnormal child. J. ment. defic. res. **3**, 1–22 (1959).
Mahoney, M.J.: Cognition and behavior modification. Cambridge, Mass.: Ballinger 1974.
Malmo, R.B.: Studies of anxiety: Some clinical origins of the activation concept. In: Auxiety and behavior (C.D. Spielberger, Ed.). New York: Academic Press 1966, pp. 157–177.
Mandel, A., Mandel, K.-H., Stadter, E., Zimmer, D.: Einübung in Partnerschaft. München: Pfeiffer 1971.
Mandel, I.J., Bridger, W.H.: Interaction between instructions and ISI in conditioning and extinction of the GSR. J. exp. Psychol. **74**, 36–43 (1967).
Mandler, G., Watson, L.: Anxiety and the interruption of behavior. In: Anxiety and behavior (C.D. Spielberger, Ed.). New York: Academic Press 1966, pp. 263–288.
Martin, B.: The assessment of anxiety by psychological behavioral measures. Psychol. Bull. **58**, 234–255 (1961).
Martin, D.G.: Gesprächs-Psychotherapie als Lernprozeß. Salzburg: Otto Müller 1975.
Masserman, J.H.: Principles of dynamic psychiatry. Philadelphia: Saunders 1946.
Meichenbaum, D.: Cognitive behavior modification. Morristown: General Learning Press 1974.
Meyer, V., Chesser, S.: Verhaltenstherapie in der klinischen Psychiatrie. Stuttgart: Thieme 1971.
Miller, G.A., Galanter, E., Pribram, K.H.: Plans and the structure of behavior. London: Holt, Rinehart and Winston 1960 (Holt International Edition 1970).
Miller, N.E.: Visceral learning and other additional facts potentially applicable to psychotherapy. In: The role of learning in psychotherapy (C. Porter, Ed.). London: CIBA-Symposium 1968.
Miller, N.E.: Learning of visceral and glandular responses. Science **163**, 434–445 (1969).
Miller, N.E., DiCara, L.V., Solomon, H., Weiss, J.M., Dworkin, B.: Erlernte Modifikation vegetativer Funktionen: Eine Übersicht und einige neue Ergebnisse. In: Biofeedback-Therapie (H. Legewie, L. Nusselt, Hrsg.), S. 186–199. München: Urban & Schwarzenberg 1975.
Minsel, W.-R., Zielke, M.: Theoretische Grundlagen der CCT. In: Klinische Psychologie (L.H. Pongratz, Hrsg.), S. 953–980. Göttingen: Hogrefe 1977.
Mischel, W.: Personality and assessment. New York: Wiley 1968.
Mowrer, O.H., Mowrer, W.M.: Enuresis: A method for its study and treatment. Amer. J. Orthopsychiat. **8**, 436–456 (1938).
Napalkov, A.V.: Information process of the brain. In: Progress in brain research (N. Wiener, S. Schade, Eds.). Amsterdam: Elsevier 1963.
Nuttin, J.R.: Motivation and reward in human learning: A cognitive approach. In: Handbook of learning and cognitive processes (W.K. Estes, Ed.), Vol. III. Hillsdale: Lawrence Erlbaum 1976, pp. 247–281.

Parsons, T.: An approach to psychological theory in terms of the theory of action. In: Psychology: A study of a science (S. Koch, Ed.), Vol. 3. New York: McGraw-Hill 1959, pp. 612–711.
Patrick, J.R.: Studies in rational behavior and emotional excitement I: Rational behavior in human subjects. J. comp. Psychol. **18**, 1–22 (1934a).
Patrick, J.R.: Studies in rational behavior and emotional excitement II: The effect of emotional excitement on rational behavior in human subjects. J. comp. Psychol. **18**, 153–195 (1934b).
Paul, G.L.: Behavior modification research. In: Behavior therapy – Appraisal and status (C.M. Franks, Ed.). New York: McGraw-Hill 1969, pp. 29–62.
Pawlow, I.P.: Vorlesungen über die Arbeit der Großhirnhemisphäre, Sämtliche Werke Bd. IV. Berlin: Akademie 1953.
Petermann, F. (Hrsg.): Psychotherapieforschung. Weinheim: Beltz 1977.
Pinel, P.: Traité medico-philosophique sur l'aliénation mentale, ou la manie. Paris: Richard 1801.
Ploog, D.: Verhaltensforschung und Psychiatrie. In: Psychiatrie der Gegenwart, Bd. I/1B (H.W. Gruhle, R. Jung, W. Mayer-Gross, W. Müller, Hrsg.), S. 291–443. Berlin: Springer 1964.
Quekelberghe, R.v.: Kognitive Therapie-Ansätze. Einige theoretische und empirische Forschungsrichtungen. In: Verhaltenstherapie – Theorie (J. Bergold, E. Jaeggi, Hrsg.), S. 95–122. Tübingen: Deutsche Gesellschaft für Verhaltenstherapie 1977.
Rachman, S.: Sexual fetishism: An experimental analogue. Psychol. Rec. **16**, 293–296 (1966).
Rachman, S., Bergold, J.: Verhaltenstherapie bei Phobien. München: Urban & Schwarzenberg 1976.
Redlin, W.: Praktische und theoretische Probleme der Verhaltenstherapie bei geistig behinderten Kindern. In: Handbuch der Verhaltenstherapie (C. Kraiker, Hrsg.), S. 482–511. München: Kindler 1974.
Richman, R.J.: Responsibility and the causation of actions. Amer. Philosop. Quart. **6**, 186–197 (1969).
Ritter, H.M.: Handeln und Betrachten, Überlegungen zu zwei Kategorien pädagogischer Theaterverfahren. Unveröff. Manuskript, Berlin 1975.
Rogers, C.R.: Counseling and psychotherapy. Boston 1942, Deutsche Ausg.: Die nicht-direktive Beratung. München: Kindler 1972.
Rogers, C.R.: Client-centered therapy. Boston 1951, Deutsche Ausg.: Die klient-bezogene Gesprächstherapie. München: Kindler 1973.
Rose, H.K.: Die Rolle des Sozialarbeiters. In: Gruppenarbeit in der Psychiatrie (H. Kayser, H. Krüger, W. Mävers, P. Petersen, M. Rohde, H.-K. Rose, A. Veltin, V. Zumpe, Hrsg.). Stuttgart: Thieme 1973.
Rotter, J.B.: Social learning and clinical psychology. Englewood Cliffs: Prentice-Hall 1954.
Scheele, B., Groeben, N.: Voraussetzungs- und teilspezifische Anwendung von Konditionierungs- vs. kognitiven Lerntheorien in der klinischen Praxis. Diskussionspapier Nr. 6. Heidelberg: Psychol. Institut 1976.
Schulte, D.: Diagnostik in der Verhaltenstherapie, 2. Aufl. München: Urban & Schwarzenberg 1976.
Schulte, D.: Theoretische Grundlagen der Verhaltenstherapie. In: Klinische Psychologie (L.H. Pongratz, Hrsg.), S. 981–1026. Göttingen: Hogrefe 1977.
Schumann, E.: Eine Untersuchung an mongoloiden Kindern über die Wirkung verzögerter Verstärkung beim Umlernen. Psychol. Dipl. Arbeit, München: 1970.
Seligman, M.E.P.: Depression and learned helplessness. In: The psychology of depression; Contemporary theory and research (R.J. Friedman, M.M. Katz, Eds.). Washington: Winston 1974.
Seligman, M.E.P.: Helplessness. San Francisco: Freemann 1975.
Seligman, M.E.P.: The relationship between learned helplessness and depression. Vortrag gehalten auf dem 7. Europäischen Kongreß für Verhaltenstherapie. Uppsala 1977.
Seligman, M.E.P., Maier, S.F.: Failure to escape traumatic shock. J. exp. Psychol. **74**, 1–9 (1967).
Semmer, N., Pfäfflin, M.: Interaktionstraining. Ein handlungstheoretischer Ansatz zum Training sozialer Fertigkeiten. Weinheim: Beltz 1978.
Servit, Z. (Ed.): Reflex mechanisms in the genesis of epilepsy. Amsterdam 1963.
Shapiro, M.B.: An experimental approach to psychological diagnostic testing. J. ment. Sci. **97**, 748 (1951).
Shapiro, M.B.: A method of measuring psychological chances specific to the individual psychiatric patient. Brit. J. med. Psychol. **39**, 151 (1961).

Shenger-Krestovnikova, N.R.: Contributions to the question of differentiation of visual stimuli and the limits of differentiation by the visual analyzer of the dog. Bulletin of the Lesgaft Institute of Petrograd **3**, 1–43 (1921).
Shoben, E.J., Jr.: Psychotherapy as a problem in learning theory. Psychol. Bull. **46**, 366–392 (1949).
Siegel, S.: The physiology of conditioning. In: Learning: Interactions (M.H. Marx, Ed.). London: Macmillan 1970, pp. 367–415.
Skinner, B.F.: The behavior of organisms. New York: Appleton-Century-Crofts 1938.
Skinner, B.F.: Verbal behavior. New York: Appleton-Century-Crofts 1957.
Spence, J.T., Spence, K.W.: The motivational components of manifest anxiety: Drive and drive stimuli. In: Anxiety and behavior (C.D. Spielberger, Ed.). New York: Academic Press 1966, pp. 291–326.
Spence, K.W.: Behavior theory and learning. Englewood Cliffs: Prentice-Hall 1960.
Spitz, R., Wolf, K.: Anaclitic depression. Psychoanal. stud. Child. **2**, 313 (1946).
Staats, A.W.: Learning, language and cognition. London: Holt, Rinehart & Winston 1968.
Steinweg, R. (Hrsg.): Brechts Modell der Lehrstücke, Zeugnisse, Diskussionen, Erfahrungen. Frankfurt: Suhrkamp 1976.
Strupp, H.H.: Toward a specification of teaching and learning in psychotherapy. Arch. gen. Psychiat. **21**, 203–212 (1969).
Suckert-Wegert, K., Elsinghorst, J., Henneke, G., Keppler, G., Wieland, N.: Prozeßanalyse von Sprechhandlungen in der Gesprächstherapie. Münster: Forschungsbericht des Psychol. Instituts o.J.
Tausch, R.: Gesprächspsychotherapie. Göttingen: Hogrefe 1968.
Truax, C.B.: Reinforcement and non reinforcement in Rogerian psychotherapy. J. abn. Psychol. **71**, 1–9 (1966).
Truax, C.B., Carkhuff, R.R.: Towards effective counseling and psychotherapy: Training and practice. Chicago: Aldine 1967.
Ullmann, L., Krasner, L. (Eds.): Case studies in behavior modification. New York: Holt, Rinehart & Winston 1965.
Ullmann, L., Krasner, L.: A psychological approach to abnormal behavior. Englewood Cliffs: Prentice-Hall 1969.
Ullmann, L.P.: Foreword. In: Behavioral approaches to community psychology (M.T. Nitzel, R.A. Winett, M.L. MacDonald, W.S. Davidson, Eds.). New York: Pergamon Press, ix – xxviii, 1977.
Urban, H.B., Ford, D.H.: Same historical and conceptual perspectives on psychotherapy and behavior change. In: Handbook of psychotherapy and behavior change (A.E. Bergin, S.C. Garfield, Eds.). New York: Wiley 1971, pp. 3–35.
Volpert, W.: Handlungsstrukturanalyse als Beitrag zur Qualifikationsforschung. Köln: Pahl-Rugenstein 1974.
Watson, J.B.: The place of the conditioned-reflex in psychology. Psychol. Rev. **23**, 89–116 (1916).
Watson, J.B., Rayner, R.: Conditioned emotional reactions. J. exp. Psychol. **3**, 1–14 (1920).
Watzlawick, P., Beavin, J.H., Jackson, D.D.: Menschliche Kommunikation. Bern: Huber 1969.
Weber, M.: Wirtschaft und Gesellschaft. Tübingen: Mohr 1947.
Westmeyer, H.: Verhaltenstherapie: Anwendung von Verhaltenstheorie oder kontrollierte Praxis. In: Zum Verhältnis von Theorie und Praxis in der Psychologie (P. Gottwald, C. Kraiker, Hrsg.), S. 9–32. Bochum: Gesellschaft für Verhaltenstherapie 1976a.
Westmeyer, H.: Grundlagenprobleme psychologischer Diagnostik. In: Diagnose der Diagnostik (K. Pawlik, Hrsg.). Stuttgart: Klett 1976b.
Wing, L. (Hrsg.): Frühkindlicher Autismus. Weinheim: Beltz 1973.
Wolpe, J.: Psychotherapy by reciprocal inhibition. Stanford: University Press 1958.
Wunderlich, D.: Studien zur Sprechakttheorie. Frankfurt: Suhrkamp 1976.
Wygotski, L.S.: Denken und Sprechen. Frankfurt: Fischer 1974.
Yates, A.J.: Behavior therapy. New York: Wiley 1970.

Grundlagen und Probleme der Einstellungsforschung

Von

H. Feldmann

Inhalt

A.	Einleitung	545
B.	Definition von Einstellungen. Multidimensionalität	548
C.	Probleme der Messung	551
D.	Psychologische Bedeutung von Einstellungen	553
E.	Soziologische Aspekte von Einstellungen	556
F.	Einstellungstheorien	558
	I. Verstärkungstheorie	558
	II. Kongruitäts- und Konsistenztheorien	559
	III. Theorie des sozialen Urteils	560
G.	Einstellungsänderungen	561
H.	Einfluß von Persönlichkeitsvariablen	566
I.	Einstellung und Verhalten. Kritik am Einstellungskonzept	567
	Literatur	572

A. Einleitung

Nach der Darstellung des speziellen Problems der Einstellungen gegenüber psychischen Krankheiten in Band III: Soziale und angewandte Psychiatrie, sollen hier die Grundlagen und Fragestellungen der sozialpsychologischen Einstellungsforschung erörtert werden. Die Entwicklung der Sozialpsychologie in diesem Jahrhundert ist zu einem guten Teil mit der Entwicklung der Einstellungsforschung gleichzusetzen. Das früher betonte Interesse an Problemen der Messung und Skalierung von Einstellungen ist zwar nicht mehr festzustellen. Nach wie vor sind aber soziale Einstellungen (attitudes) ein bevorzugter Forschungsbereich der Sozialpsychologie geblieben, insbesondere auch seit dem letzten Kriege, als mit der Untersuchung von politischem Wählerverhalten, von Konsumenteneinstellungen und von ethnischen Vorurteilen neue aktuelle Themen für die Einstellungsforschung in den Blick kamen. Das Interesse der Psychiatrie an Einstellungsphänomenen war zunächst auf spezielle Fragen zentriert: auf die

Einstellungen der Öffentlichkeit gegenüber psychisch Kranken, gegenüber Psychiatern und gegenüber psychiatrischen Einrichtungen, aber auch auf die Möglichkeiten von Einstellungsänderungen durch Öffentlichkeitsarbeit (vgl. FELDMANN, 1975). Bisher wenig gesehen wurde, daß die sozialpsychologische Einstellungsforschung über diesen begrenzten Themenbereich hinaus von weitreichenderer Bedeutung für die Psychiatrie ist. Dieses gilt einmal für die theoretischen Aspekte und Probleme der Einstellungspsychologie, die für die theoretische Grundlegung der Psychiatrie, insbesondere für die psychiatrische Persönlichkeitsforschung und für sozialpsychiatrische Untersuchungen nicht gleichgültig sein können. Zu nennen sind Fragestellungen wie nach dem Zusammenhang zwischen Einstellung als Handlungsdisposition einerseits und dem tatsächlichen Sozialverhalten andererseits, nach Möglichkeiten und Bedingungen von Einstellungsmodifikationen und -veränderungen, aber auch die Frage — die hier nur gestreift werden kann —, wieweit das Einstellungskonzept im Sinne einer unabhängigen Variable, die das Verhalten mitbestimmt, überhaupt noch zu halten ist und neue Gesichtspunkte durch den Aspekt der kausalen Zuschreibung (Attribution) von Verhaltensweisen eröffnet werden. Die Sozialpsychologie ist weit davon entfernt, diese Fragen abschließend beantworten zu können; das damit gewonnene Problembewußtsein dürfte aber auch für den Psychiater befruchtend sein. — Zum anderen gibt es über die begrenzte Thematik der bisherigen psychiatrischen Einstellungsforschung hinaus einen weiten Bereich von Einstellungs-, Meinungs- und Überzeugungsphänomenen, die für die Psychiatrie von unmittelbarer Bedeutung sind und die Auseinandersetzung mit dem heutigen Standort der sozialpsychologischen Einstellungsforschung nahelegen.

Die Problematik von Einstellungen hat für die Neurosenlehre eine ganz besondere Bedeutung. Soziale Einstellungen sind in sozialpsychologischer Sicht Orientierungsschemata für die soziale Umwelt und für soziale Sachverhalte, und sie dienen der sozialen Orientierung. Auf der anderen Seite haben Einstellungen aber auch ihre individuelle psychologische Relevanz und können aus neurotischen Persönlichkeitshaltungen motiviert sein. So können Einstellungen zur Sexualität und zu sexuellen Verhaltensweisen, die interindividuell verbreitet sind, sich auch mit entsprechenden persönlichen Motivationen treffen. Wenn wir die Einstellung einer Person nach ihrer kognitiven, affektiven und konativen Dimension (s.u.) gegenüber einem Problem wie der Homosexualität bestimmen und ihre Plazierung auf entsprechenden Einstellungsskalen festlegen, so bedeutet eine derart gefundene Einstellung zugleich auch eine persönliche Motivationslage, die vieldeutig bestimmt sein kann. So kann eine aversive Haltung gegenüber der Homosexualität eine einfache gruppenkonforme Ablehnung bedeuten. Sie kann aber auch neurosepsychologisch interpretierbar sein, wenn sie der Abwehr eigener verborgener homosexueller Antriebe dient oder wenn sie Ausdruck einer zwangsneurotischen Ideologie ist und die Zurückweisung des Homosexuellen der Selbstwerterhöhung dient und geheime Machtausübung gegenüber dem Diskriminierten bedeutet. Charakterologische Reaktionsbildungen und damit zusammenhängende neurotische Ideologien haben offenbar überhaupt die Tendenz, Anschluß an gruppen- oder schichtspezifischen Einstellungen und Idealen zu finden, um von hier aus eine rationalisierende Rechtfertigung zu beziehen. So ist ein Zwangsstrukturierter mit sadomasochistischen Zügen eher als andere disponiert, eine autoritäre und dogmatische Einstellung anzunehmen und sich in autoritären Ideologien und Gesinnungen der Gesellschaft bestätigt zu fühlen. Umgekehrt kann vermutet werden, daß gesellschaftlich gebilligte oder geschätzte Einstellungen auch entsprechende Charakterstrukturen hervorbringen, und zwar durch die für die Sozialisation entscheidenden Instanzen wie Familie, Kindergarten, Schule. Dieses gilt nicht nur für Probleme des Autoritarismus, sondern auch für Ideologien der Leistungsorientierung und Triebfeindlichkeit, die beispielsweise in Magersuchtsfamilien unmittelbaren Bezug zum anorektischen Triebkonflikt haben, andererseits aber in entsprechenden Mittelschichteinstellungen ihre Entsprechung haben. Auch in der Psychotherapie können Einstellungen ihre Zwitterstellung zwischen neurotischer und gesellschaftlicher Determination erweisen. Wenn ein Neurotiker in der Therapie zur „Einsicht" in unbewußte und konfliktbezogene Determinanten seines Erlebens und Verhaltens unfähig ist und sich auf die sozialpsychologische Kategorie gesellschaftlich gebilligter Einstellungen und Überzeugungen beruft, pflegen wir dieses als Widerstand zu sehen. Das Beharren und die Fixierung des Neurotikers auf seine Symptombildung und seine häufig von der Passivität der Krankenrolle her bestimmte Einstellung zur Psychotherapie, die demgegenüber gerade den Anspruch auf Selbstverwirklichung und Eigenaktivität des Kranken erhebt, würde man als eigenes Einstellungsphänomen deuten können, welches im Kontext der Psychoanalyse aber unter dem Aspekt von primärem Krankheitsgewinn und Widerstand zu interpretieren wäre. — Schließlich ist die Frage von Interesse, welche Relevanz Untersuchungen und Theorien zu Einstellungsänderungen für therapeutische Verhaltensmodifikationen haben, also etwa die Frage, in welcher Beziehung eine Verhaltensänderung auf kognitiver Ebene zur „Einsicht" im psychotherapeutischen Sinne steht. Ein Vergleich zwischen Möglichkeiten der Einstellungsänderung einerseits und therapeutischen Verhaltensänderungen andererseits erscheint besonders naheliegend, wenn man Verhaltenstherapien betrachtet, die auf Variablen wie Selbstinstruktion und Selbstkontrolle beruhen.

Auf einige für den Psychiater wichtige spezielle Einstellungsphänomene sei stichwortartig verwiesen:
1. *Einstellungen des Psychiaters* (und seiner Mitarbeiter) *zu Fragen seiner Berufsausübung.* Hierher gehören vor allem Einstellungen und Überzeugungen, die das Selbstverständnis des Psychiaters und seiner beruflichen Praxis betreffen: Interessenlagen, Einstellungen und Präferenzen gegenüber den Polen der sich vorwiegend biologisch, psychodynamisch oder psychosozial verstehenden Psychiatrie; Präferenzen bzw. Vorurteile gegenüber bestimmten ätiologischen Auffassungen und Therapieformen; neuere Psychiatrie-Ideologien und ideologisch motivierte Aversionen gegenüber dem herkömmlichen Arzt-Selbstverständnis des Psychiaters (bis hin zu Widerständen gegen Symbole des ärztlichen Status wie den weißen Kittel). Abgesehen von der „Groborientierung" des einzelnen Psychiaters am biologischen, psychodynamischen oder psychosozialen Pol der heutigen Psychiatrie ist aber auch an sublimere Einstellungsphänomene und ihre Auswirkungen auf die psychiatrische Praxis zu denken: Zum Beispiel Einstellungen zu bestimmten psychotherapeutischen Verfahren (Kurzverfahren, übende Verfahren gegenüber psychoanalytischen Verfahren) in Abhängigkeit vom Ausbildungsstand des einzelnen Therapeuten, von der Ökonomisierung des Praxisangebotes, von persönlichen Erfolgserlebnissen bei bestimmten Therapieformen.
2. *Persönliche Einstellungen des Psychiaters,* die sich *mittelbar* auf seine beruflichen Überzeugungen und seine Berufsausübung auswirken können: Konservative gegenüber liberalen Einstellungen; Autoritarismus gegenüber demokratischer oder permissiver Einstellung; ferner Einstellungen zu Fragen der Sexualität und Partnerschaft, zur Kontrazeption, zum Schwangerschaftsabbruch, zu

sexuellen Abweichungen; Einstellungen und Werthaltungen zu allgemeinen Möglichkeiten der Daseinsbewältigung, des Leistungsverhaltens und des Lebensgenusses.

3. *Einstellungen von Laien* und insbesondere psychiatrischen *Patienten und ihren Bezugspersonen* gegenüber Sachverhalten und Problemen, die für die persönliche Lebensgeschichte und die Interaktion mit anderen und damit für die Entwicklung psychischer Störungen, aber auch für die Patient-Therapeut-Beziehung bedeutungsvoll sind. Zu nennen sind: Umgang mit Triebansprüchen bzw. das Verhältnis des Lustprinzips (Hedonismus) zu Realitätsforderungen; soziale Normierung, soziale Erwünschtheit von Verhalten versus Selbstbestimmung, zum Beispiel in der Arbeitswelt und im Freizeitverhalten; Einstellungen zu familiären Bindungen und Formen des Zusammenlebens (Großfamilie, Kleinfamilie, alleinstehend, Wohngemeinschaft); Fragen der Seßhaftigkeit (Anstreben von Hausbesitz) und der Mobilität (z.B. im Urlaubsverhalten); Einstellungen zu den eigenen Sozialrollen und zum eigenen sozioökonomischen Status, zu wirtschaftlichen Verhaltensweisen (Sparen oder Kaufen auf Kredit), zu Konsumgewohnheiten. Ferner Einstellungen zu speziellen Fragen des Gesundheitsverhaltens, z.B. zu Genußmitteln, Vorsorgeuntersuchungen, Eßverhalten; Einstellungen gegenüber Psychiatern und Psychotherapeuten, deren Verständnis von Krankheit und deren Behandlungsangebot.

B. Definition von Einstellungen. Multidimensionalität

Der Begriff der Einstellung meint, daß man gegenüber einem sozialen Objekt, etwa einer Person oder einer Gruppe, oder gegenüber einem sozial bedeutsamen Ereignis (wie einer politischen Wahl) oder Problem (wie gegenüber dem Problem des Rauchens) eine bestimmte Überzeugung oder Meinung und darüber hinaus eine bestimmte Reaktions- und Handlungsbereitschaft aufweist. Eine Einstellung zu etwas haben oder in bestimmter Weise „eingestellt zu sein" bedeutet dabei stets ein zweistelliges Prädikat, da es eine Beziehung zwischen einem Subjekt und einem Einstellungsobjekt meint. Einstellungen sind aber auch intersubjektiv, da man sie mit anderen teilt und sie kommuniziert; bestimmte Einstellungen – zu denken ist etwa an religiöse oder politische Einstellungen – können an Gruppen, Schichten oder ganze Populationen gebunden sein, wenn auch mit einer Auffächerung in individuelle Varianten.

In der Literatur finden sich zahlreiche Versuche, Einstellungen zu definieren (vgl. GREENWALD, 1968). Nach der klassischen Definition von ALLPORT (1935) handelt es sich um einen geistigen und neuralen Zustand von Reaktionsbereitschaft, der – aufgrund von Erfahrung organisiert – einen steuernden, dynamischen Einfluß auf das Verhalten ausübt. Andere Aspekte einer Einstellung werden etwa von TRIANDIS (1967, 1971) betont: Dieser sieht eine Einstellung als eine affektbetonte Vorstellung, welche zu bestimmten Reaktionen auf soziale Situationen prädisponiere. IRLE (1975) versteht unter sozialen Einstellungen permanente, nicht nur momentane interne Orientierungen gegenüber sozialen Objekten und Ereignissen, und zwar gleichfalls im Sinne von Verhaltensdispositionen, die durch die Sozialisation erworben wurden. Sehr konzise definiert CAMPBELL (1950): „Eine soziale Einstellung ist (oder erweist sich durch) Konsistenz der Antwort auf soziale Objekte." Diesen Definitionen gemeinsam ist die Vorstellung einer sozialen Handlungsbereitschaft, die sich in der Konsistenz des Handelns ausdrückt. Damit wird aber zugleich die Kernfrage der Einstellungsforschung getroffen, wieweit nämlich Einstellungen als *Prädisposition zum sozialen Handeln* zu verstehen sind; oder anders ausgedrückt: Sind Einstellungen,

```
         Stimulussituation          hypothetisches             Verhalten
                                      Konstrukt
          ┌─────────────┐           ┌──────────┐            ┌──────────────┐
          │Untersuchungs-│──────────▶│          │──────────▶│Response-Typ I │
          │  situation   │          │          │            │ Testverhalten │
          └─────────────┘           │          │            └──────────────┘
                                    │»Einstellung«│
          ┌─────────────┐           │          │            ┌──────────────────┐
          │lebenspraktische│──────▶ │          │──────────▶│Response-Typ II   │
          │  Situation     │        │          │            │lebensprakt.Handeln│
          └─────────────┘           └──────────┘            └──────────────────┘
```

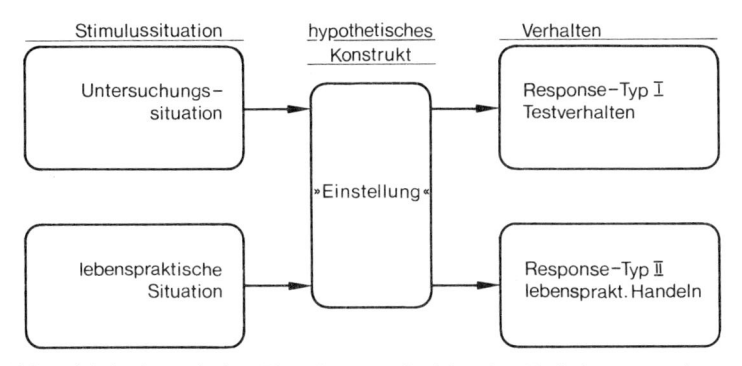

Abb. 1. Abhängigkeit des auf eine Einstellung zu beziehenden Verhaltens von der auslösenden Stimulussituation. In der Untersuchungs- bzw. Testsituation wird ein Testverhalten (Response-Typ I) aktiviert, in der lebenspraktischen Situation ein lebenspraktisches soziales Handeln (Response-Typ II)

wie sie zumeist aus verbalen Äußerungen von Befragten erschlossen werden, ein *Prädiktor* sozialen Handelns?

In mehr operationaler Sicht würde man sagen können, daß Einstellungen eng an entsprechende Meßverfahren (z.B. Fragebogentests) gebunden sind und durch sie definiert werden. Aus Reaktionen und Stellungnahmen des einzelnen in der Testsituation wird auf seine Meinungen und Verhaltensdispositionen gegenüber dem Einstellungsobjekt geschlossen. Eine Einstellung erscheint damit als ein hypothetisches Konstruktum, das zwischen einem sozialen Stimulus und einer Reaktion oder Antwort darauf als vermittelnd dazwischengeschaltet gedacht wird. Dabei müssen wir jedoch zwischen zwei verschiedenen Arten von *Stimulussituationen* unterscheiden: Einmal die mit der Befragungs- oder Untersuchungssituation gegebene standardisierte Stimulussituation, welche bestimmte Reaktionen des Befragten, zum Beispiel eine Selbsteinschätzung, hervorrufen soll, zum anderen die reale Lebenssituation im sozialen Raum, welche ihrerseits bestimmte Verhaltensbereitschaften aktiviert und Reaktionen evoziert. Entsprechend diesen beiden Typen von Stimulussituationen haben wir auch zwischen zwei verschiedenen *Antworttypen* zu unterscheiden, die wir als Response-Typ I bzw. Response-Typ II bezeichnen wollen (vgl. Abb. 1). Der Response-Typ I bezieht sich auf Meßverfahren, wobei das Testverhalten als Indikator der Einstellung bzw. Verhaltensdisposition genommen wird. Der Response-Typ II bezieht sich hingegen auf das konkrete lebenspraktische soziale Handeln des einzelnen, wie es in der realen sozialen Situation in der Auseinandersetzung mit einem Einstellungsobjekt beobachtet werden kann. Es stellt sich dabei unausweichlich die Frage nach der kriteriumbezogenen Validität von Einstellungen, das heißt die Frage, wieweit der Response-Typ I mit dem Response-Typ II kovariiert und wieweit aus dem Response-Typ I bezüglich des Kriteriums „Einstellung" eine Voraussage für den Response-Typ II möglich ist. So kann der Response-Typ II auch beinhalten, daß ein Einstellungsobjekt vermieden wird und es gar nicht zur Aktualisierung einer Einstellung kommt, während die Stimulussituation des Response-Typ I gerade auf Konfrontation mit einem Einstellungsobjekt angelegt ist und somit einen ganz anderen Nachfragecharakter hat (vgl. ORNE, 1962). Es handelt sich hier um Fragen, die von der früheren Einstellungsforschung ungenügend beachtet wurden (vgl. dazu den Abschnitt über Einstellung und Verhalten).

> Einstellung ist der umfassendere und stärker auf den Einstellungsträger bezogene Begriff gegenüber verwandten Konzepten wie Image, Stereotyp und Vorurteil. Unter einem *Image* verstehen wir das relativ stabile Meinungsbild, das man sich von einem Gegenstand macht; es kennzeichnet damit eher den Meinungsgegenstand als den Meinungsträger, ganz im Gegensatz zur Einstellung als einer Reaktionsbereitschaft des Subjekts. Ein *Stereotyp* ist ein relativ verfestigtes, verallgemeinerndes und vereinfachtes Vorstellungsbild vom Meinungsgegenstand. Ein *Vorurteil* (vgl. BETTELHEIM u. JANOWITZ, 1950; HARDING et al., 1969; WOLF, 1969) ist darüber hinaus durch eine besondere subjektive Voreingenommenheit gekennzeichnet und steht damit in größerer Nähe zum Begriff der Einstellung. Ein Vorurteil bedeutet starres Festgelegtsein ohne ausreichende Berücksichtigung realer Gegebenheiten. Der Begriff des sozialen Stereotyps, ursprünglich von LIPPMAN (1922) eingeführt, hat sich als besonders wichtig erwiesen. Die besondere Orientierung, die ein Stereotyp im sozialen Feld gewährleistet, beruht auf drei Momenten: 1. Eine *Verallgemeinerung:* Am Beispiel des Meinungsbildes vom „Geisteskranken" bedeutet diese eine negative Typisierung, so daß Ausdrücke wie Verrückter, Irrer im Sprachgebrauch weniger eine beschreibende als vielmehr eine benennende, deiktische Funktion haben und unreflektiert im Sinne einer Generalisierung benutzt und vom Sprachempfänger auch entsprechend dekodiert werden; 2. Eine *Vereinfachung,* indem bestimmte Merkmale wie Unberechenbarkeit oder Gefährlichkeit komprimiert und abbreviaturhaft das Meinungsobjekt abbilden und den „Geisteskranken" auf einen Nenner bringen, statt das sachlich Gegebene in seiner Vielfalt und Differenzierung zu berücksichtigen; 3. Eine *Rigidität* des Meinungsbildes im Sinne von Starre und mangelnder Beeinflußbarkeit des Stereotyps. Unschwer lassen sich diese Momente auch an anderen sozialen Stereotypen (z.B. dem Alternsstereotyp (FELDMANN, 1976)) beobachten.

Wenn wir Einstellungen als Prädiktoren sozialen Verhaltens nehmen und sie als Verhaltensbereitschaft (z.B. bezüglich sozialer Nähe oder Distanz, Bevorzugung oder Zurückweisung eines Einstellungsobjektes) auffassen, so beziehen wir uns damit vor allem auf die *Verhaltenskomponente* oder die *konative Dimension* der Einstellung. Man versteht darunter die in der Einstellung sich zeigende Bereitschaft zu einem bestimmten sozialen Handeln, im weiteren Sinne aber auch das beobachtbare offene Verhalten selbst (entsprechend dem Response-Typ II). Davon zu unterscheiden sind die kognitive und die affektive Dimension (vgl. MCGUIRE, 1969). Die *kognitive Dimension* einer Einstellung bezieht sich auf das mehr informationale Vorstellungsbild vom Einstellungsobjekt, die *affektive Dimension* auf die affektiv bewertende Stellungnahme bzw. die affektive Tönung des Meinungsbildes.

Die Unterscheidung der kognitiven, affektiven und handlungsmäßigen Dimension von Einstellungen gibt Fragen auf, die bisher unzureichend gelöst sind:

1. Wie ist der *dynamische Zusammenhang* zwischen diesen drei Dimensionen zu sehen, und welche sind die Voraussetzungen für eine Kongruenz oder Balance zwischen den drei Komponenten? Diese Frage ist von besonderer Bedeutung, wenn man sich vergegenwärtigt, daß Einstellungen nichts Statisches sind, sondern ihnen ein *Prozeßcharakter* zukommt (DEFLEUR u. WESTIE, 1963). Auch ist diese Frage für das Problem von Einstellungsänderungen wichtig. So wird die Entwicklung eines negativen Meinungsbildes vom Rauchen und eine aversive Wertschätzung nicht zwangsläufig die Bereitschaft zum Aufgeben des Rauchens, also die handlungsmäßige Konsequenz, implizieren.

2. Es stellt sich das *meßtechnische Problem* der umfassenden und gleichmäßigen Erfassung aller drei Dimensionen. So muß offenbleiben, wieweit die Methodik der Selbstbeschreibung und Meinungsäußerung bei Fragebogenverfahren

außer der kognitiven auch die affektive Komponente mit erfaßt, insbesondere auch latente emotionale Stellungnahmen. Immerhin bedeuten hier Verfahren wie das semantische Differential von OSGOOD et al. (1957; vgl. HOFSTÄTTER, 1966) einen Fortschritt, da damit umfassendere emotional-erlebnismäßige Bedeutungsgehalte, das heißt die Konnotation eines Begriffs im Gegensatz zu seiner Denotation, erfaßt werden können. Zu nennen sind aber auch psychophysiologische Verfahren, welche wie die Pupillographie somatische Korrelate affektiver Aktivierung angesichts eines Einstellungsgegenstandes erfassen. Von manchen Autoren (z.B. MCGUIRE, 1969) wird das affektive Moment als das Zentrale einer Einstellung genommen.

3. Die *Aktualität* eines Einstellungsgegenstandes (vgl. HOFSTÄTTER, 1966) bleibt bei der Multidimensionalität von Einstellungen unberücksichtigt. Es kann unterstellt werden, daß die Handlungsbereitschaft gegenüber einem sozialen Objekt (etwa im Sinne von Bevorzugung oder Zurückweisung) erst dann bedeutsam wird, wenn dieses Objekt Aktualität besitzt; in der Untersuchungssituation, die dann zum Response-Typ I führt, wird diese Aktualität unter Umständen erst durch die Zusatzbedingungen der Experimentalsituation hergestellt. Andererseits scheint die Aktualität eines sozialen Sachverhaltes, zum Beispiel die Aktualität von Krebsvorsorgeeinrichtungen in der Bevölkerung, selbst schon Ausdruck eines Einstellungsphänomens zu sein, was bisher kaum Beachtung gefunden hat. Die Aktualität kann sich auf den Aufforderungscharakter beziehen, den ein soziales Objekt für den einzelnen oder eine Gruppe hat; es kann damit aber auch die *Aktivierung* einer Einstellung (oder ihrer Komponenten) gemeint sein, die unter konkreten situativen Bedingungen bewirkt werden kann. So wird man je nach primärer Nähe oder Distanz zum Einstellungsobjekt unterschiedlich aktiviert sein können: Ein in einer Anstalt untergebrachter psychisch Kranker braucht in der Einstellung der Öffentlichkeit — wie CUMMING und CUMMING (1957) gezeigt haben — nur geringe Aktualität zu besitzen; die Tendenz zu seiner Zurückweisung nimmt erst dann zu, wenn der Kranke zurückkehrt und damit die (bis dahin vielleicht nur latente) Einstellung durch „Nähe" aktiviert wird.

4. Eng damit verknüpft ist die Frage nach der *Erlebnisebene* von Einstellungsäußerungen, das heißt die Frage, wieweit wir mit Einstellungsuntersuchungen außer bewußten auch latente (oder unbewußte) Einstellungen erfassen.

5. Schließlich stellt sich die Frage nach der *Reichweite* einer Einstellung. Damit ist beispielsweise gemeint, ob ein aversives Vorurteil, das *den* Geisteskranken gilt, auch Geltung für den einzelnen Kranken als Individuum hat. Für die Reichweite sozialer Einstellungen kann der jeweilige soziale Kontext wichtig sein. Nach einer Untersuchung von MINARD (zit. KIESLER et al., 1969) zeigten in einem Kohlebergwerk mit gemischtrassiger Belegschaft 60% der Weißen eine vorurteilsfreie Einstellung gegenüber Schwarzen, jedoch nur solange sie im Schacht miteinander arbeiteten; nach Verlassen des Arbeitsplatzes war ein deutlicher Einstellungsshift festzustellen.

C. Probleme der Messung

Einstellungsmessungen sind darauf gerichtet, *Thematik, Richtung* (zum Beispiel Bevorzugung oder Zurückweisung) und *Intensität* von sozialen Einstellungen zu erfassen. Die verbreitetsten Verfahren sind Fragebögen, welche verbale Äußerungen und Selbstbeschreibungen in bezug auf vorgegebene Einstellungsobjekte enthalten. Bei der Verwendung von Skalen entspricht eine Einstellung der Position eines Skalenpunktes.

Methodisch sind vor allem Thurstone-, Likert- und Guttman-Skalen von Bedeutung. Zur näheren Information sei auf die einschlägige Literatur verwiesen (z.B. CAMPBELL, 1950; COOMBS et al., 1975; DIAB, 1967; FISHBEIN, 1967; OPPENHEIM, 1966; SCHEUCH, 1962; SCOTT, 1968; SIXTL, 1967; SUMMERS, 1970). Bei allen drei Skalierungsverfahren werden die Einstellungsfragen jeweils aus einem Pool möglicher Einstellungsäußerungen ausgewählt. Die Homogenität der Fragen, die schließlich in die endgültige Fassung aufgenommen werden, ist bei der Guttman-Skala am ehesten gewährleistet, da eine entsprechende Item-Analyse hier vom methodischen Ansatz her einbezogen ist. Likert-Skalen haben den Vorzug, die Trennschärfe von Einstellungsfragen bezüglich extremer Haltungen vom Ansatz her mit einzubeziehen.

Einige neuere Methoden der Meinungs- und Einstellungsforschung versuchen der kognitiven, der affektiven und der handlungsmäßigen Dimension von Einstellungen besser Rechnung zu tragen. Eine Schwäche herkömmlicher Einstellungsfragebogen war es, bezüglich dieser drei Dimensionen nur unscharf zu trennen. Zur besseren Erfassung der kognitiven Komponente schlägt TRIANDIS (1971; vgl. OPPENHEIM, 1966) die Verwendung der Repertory Grid-Methode nach KELLY vor, um individuelle Meinungssysteme als Hintergrund der Einstellungsäußerungen besser eruieren zu können. – Ein spezielles Befragungsmuster wurde von TRIANDIS (1967) unter der Bezeichnung „implikative Bedeutungsanalyse" eingeführt; dabei werden dem Befragten „implikative" Voraussetzungen des Einstellungsobjektes (z.B. Verfassung, viele Parteien ... sind Voraussetzung von Demokratie) oder „implikative" Folgen (z.B. Sicherheit, Freiheit, mehr Verbrechen .. sind Folge von Demokratie) zur Auswahl angeboten. – Einer gewissen Beliebtheit erfreut sich das semantische Differential (HEISE, 1970; HOFSTÄTTER, 1966; OSGOOD et al., 1957), mit dem die affektiv-erlebnismäßige Dimension einer Einstellung erfaßbar wird. Die dabei erstellten semantischen Profile einzelner Einstellungsobjekte können nach ihrer Ähnlichkeitsbeziehung verglichen und die Bewertungen faktorenanalytisch untersucht werden (zur Verwendung dieses Verfahrens zur Bedeutungsanalyse bei psychiatrischen Fragestellungen vgl. FELDMANN, 1972; MARKS, 1965).

Der Verhaltensaspekt sozialer Einstellungen wird vorwiegend indirekt durch Erfragen von (bewußten) Verhaltensbereitschaften oder Verhaltensintentionen bestimmt. Die schon länger bekannten Bogardus-Skalen (BOGARDUS, 1925) messen die Bereitschaft zur sozialen Nähe (z.B. die Bereitschaft, jemanden zu heiraten, zum Freund, zum Nachbarn, zum Arbeitskollegen zu haben). Die direkte Verhaltensbeobachtung ist in der Einstellungsforschung bisher Ausnahme geblieben. Zu erinnern ist an die klassische Untersuchung von LAPIERE (1934), aber auch an diejenige von DEFLEUR und WESTIE (1958; vgl. KIESLER et al., 1969; MEINEFELD, 1977). LAPIERE untersuchte auf einer Reise mit einem chinesischen Ehepaar die unmittelbare Zurückweisungsrate in Hotels und Restaurants (s.u.). DEFLEUR und WESTIE untersuchten antinegroide Einstellungen in lebensnaher Situation, und zwar anhand der Bereitschaft, sich mit einem Schwarzen anderen Geschlechts fotografieren zu lassen, dieses durch Unterschrift zu bestätigen und die öffentliche Verwendung des Fotos zu gestatten.

Eine grundsätzliche Schwierigkeit bei jeder Einstellungsmessung mittels Einstellungsskalen oder verbalen Selbstbeschreibungen stellen *systematische Antwort-Fehler* und persönliche *Antwort-Stile* (response sets) dar. So können Faktoren wie soziale Erwünschtheit (social desirability), Einwilligungstendenz (acquiescence), die Tendenz zum Ja- oder Nein-Sagen sich auf die Antworttendenz auswirken und die Ergebnisse verzerren oder verfälschen. Andererseits können solche Antwort-Stile selbst Ausdruck bestimmter personaler Haltungen sein, wie auch Persönlichkeitsmerkmale wie Autoritarismus, Dogmatismus und Rigidität (s.u.) zu bestimmten systematischen Antworttendenzen disponieren können. — Weitere Probleme ergeben sich bei gehäuften *neutralen Antworten,* die keine Richtung der Einstellung erkennen lassen. Solche Antworten können Indifferenz gegenüber dem Einstellungsobjekt bedeuten, sie können aber auch auf Ambivalenz mit hoher Ich-Beteiligung beruhen (SCOTT, 1968). Unverbindlichkeit einer Einstellungsäußerung kann schließlich auch in Zusammenhang mit mangelnder *Aktualität* des Meinungsgegenstandes stehen.

Die Aktualität von Meinungs- und Einstellungsgegenständen sollte bei empirischen Untersuchungen künftig besser kontrolliert werden, als dieses bisher geschah. Wir verstehen dabei Aktualität nicht nur als Gruppenphänomen (vgl. HOFSTÄTTER, 1966), sondern als individuelle Aktivierung von Interesse am Meinungsgegenstand. Dabei ist freilich diejenige Aktualität anders zu beurteilen, die erst durch den Nachfragecharakter der Untersuchungs- und Befragungssituation (vgl. ORNE, 1962) geweckt wird. Ob es ausreicht, die Aktualität des Meinungsgegenstandes etwa durch das Ausmaß der Polarisierung im semantischen Differential operational zu definieren, wird dahingestellt bleiben müssen. – Mangelnde Aktualität braucht nicht immer Neutralität oder Indifferenz zu bedeuten, denn es kann sich bei plötzlicher Konfrontation mit dem Einstellungsobjekt eine hohe Ich-Beteiligung herausstellen. So haben Probleme psychischer Krankheiten in der Öffentlichkeit oft nur eine geringe Resonanz und Aktualität; dieses muß aber nicht auf Indifferenz schlechthin beruhen, sondern kann vielmehr Abwehr von Irrational-Bedrohlichem bedeuten. Dazu sei auf die Erfahrungen in dem großangelegten Experiment von CUMMING und CUMMING (1957) verwiesen.

Auch bedarf die Frage weiterer Aufmerksamkeit, in welcher Beziehung das Konstrukt der *Ich-Beteiligung* (ego involvement), dem in der Hovland-Gruppe (vgl. SHERIF u. HOVLAND, 1961; SHERIF u. SHERIF, 1967) besondere Bedeutung für Einstellungsphänomene beigemessen wird, zur Aktualität von Einstellungsobjekten steht. – Problematisch erscheint schließlich die Definition einer bestimmten sozialen Einstellung durch die Plazierung des Respondenten auf einem Punkt der Einstellungsskala, also zum Beispiel auf einem Punkt des angenommenen Kontinuums zwischen den Extremen „soziale Nähe" und „soziale Distanz". So macht DIAB (1967) darauf aufmerksam, daß zwei Personen mit gleichem Score einer Einstellungsskala damit nicht auch eine identische Einstellung zu haben brauchen. Einen zumindest theoretischen Fortschritt bedeutet daher der Vorschlag von SHERIF und SHERIF (1967), Einstellungen dadurch mehrdimensional und somit auch realistischer zu erfassen, daß man den „Umfang des Akzeptierens", den „Umfang der Zurückweisung" und den „Umfang der Unverbindlichkeit" getrennt und als unabhängige Einstellungsmomente berücksichtigt.

D. Psychologische Bedeutung von Einstellungen

Soziale Einstellungen haben ihren besonderen Stellenwert im Kontext des psychischen und psychosozialen Geschehens, sie haben einen funktionalen Aspekt. Dieser wird bereits bei Betrachtung der kognitiven Dimension von Einstellungen deutlich: Die komplexen Stimuli aus der Umwelt werden durch stereotypisierende Vereinfachung organisiert und zu Klassen zusammengefaßt. Es werden *kategoriale Schemata* gebildet, welche Ordnungsstrukturen für die kognitive Bewältigung komplexer sozialer Sachverhalte und Ereignisse darstellen. Schon LIPPMAN (1922) betonte, daß in diesem Vorgang des Stereotypisierens eine Ökonomisierung der Kräfte in der Umweltbewältigung geleistet wird, und das heißt: Es bilden sich kognitive Erwartungsstrukturen, die unsere Wahrnehmung und Auffassung der Dinge typisieren und die damit ein konsistentes Weltbild garantieren. Umgekehrt könnte man sagen, daß der Mensch als soziales Wesen kaum lebensfähig wäre, wenn er jedes Ereignis und jeden Sachverhalt neu und individuell auffassen würde, statt sie mittels erlernter Erwartungsschemata zu ordnen, welche die Sicht seiner sozialen Umwelt zwar vereinfachen, aber auch die Eindeutigkeit und Sicherheit der sozialen Orientierung optimieren. Kategorisierung und Stereotypisierung bedeuten zwar einen Informationsverlust, da individuelle Differenzen vernachlässigt werden, sie garantieren aber auch mehr Sicherheit im Umgang mit der Umwelt. LIPPMAN (1922) hat auch schon darauf hingewiesen, daß über die kognitive Bewältigung der sozialen Umwelt hinaus auch unser praktisches soziales Handeln innerhalb gewisser stabiler Verhaltensschemata oder Verhaltens-Kodes verläuft, welche typischen sozialen Situationen zugeordnet sind. Mit dem Begriff der Verhaltens-Kodes hat LIPPMAN vorweggenommen, was heute als soziale Rolle verstanden wird.

Bemerkenswerte Analogien wird man zwischen dem sozialpsychologischen Begriff der Einstellung (attitude) und dem Begriff der Einstellung (set) in der neueren motivationsorientierten Wahrnehmungspsychologie sehen können, besonders wenn man letzteren im Bereich der sozialen Wahrnehmung betrachtet. Einstellung bedeutet hier soviel wie determinierende Tendenz oder vorwegnehmende Erwartung, welche das Wahrnehmungsgeschehen im Sinne einer Bereitschaft (perceptual readiness) strukturiert. Nach der Hypothesis-Theorie von BRUNER und POSTMAN (vgl. BRUNER, 1951) wird der Wahrnehmungsprozeß von solchen Erwartungen im Sinne einer vorauslaufenden Hypothesis gesteuert und reguliert, indem die Informationsaufnahme aus der Umwelt einer bestimmten Selektion bezüglich relevanter Informationen unterworfen wird. Die Hypothese findet dabei ihre Bestätigung oder verfällt der Falsifizierung. Das tatsächlich Wahrgenommene entspricht der Resultante aus der tatsächlichen Informationsaufnahme und dem, was man zu sehen erwartet. Hypothesis oder Einstellung wird von BRUNER (1951) weitergehend definiert als ein Bereitschaftszustand, auf bestimmte Ereignisklassen in der Umwelt selektiv zu antworten. Je stärker eine Hypothesis ist, desto weniger Informationen bedarf es zu ihrer Bestätigung und desto größer ist die Wahrscheinlichkeit, daß sie sich in einer gegebenen Situation als dominantes Auffassungsschema durchsetzt. „Monopolistische" Hypothesen, die keine Alternativen zulassen, stellen sich als besonders stark dar, sie sind durch diskrepante Informationen weniger zu erschüttern. Diese kurze Skizzierung der Hypothesis-Theorie mag die Nähe zu sozialpsychologischen Begriffen wie Stereotyp und Vorurteil deutlich machen.

In kognitiver Hinsicht sind soziale Einstellungen gewissermaßen ein Raster, um soziale Objekte und Ereignisse besser einordnen und das Umweltverständnis ökonomisieren zu können. Einstellungen haben aber offenbar noch weiterreichende *psychologische Funktionen*. So stellen KATZ (1960) und KATZ und STOTLAND (1959) vier verschiedene Funktionen von Einstellungen besonders heraus:
1. eine instrumentale, utilitaristische Funktion, indem Einstellungen der besseren Anpassung an die Umwelt dienen;
2. eine ich-defensive Funktion, da Einstellungen durch Vereinfachung sozialer Sachverhalte und Ausklammerung diskrepanter und unangenehmer Umstände Sicherheit geben und Angst abwehren;
3. eine wertausdrückende Funktion, da Einstellungen Werthaltungen der Person reflektieren;
4. eine Erkenntnisfunktion, da Einstellungen dazu dienen, Relevantes von Nichtrelevantem zu unterscheiden, und da sie Erkenntnisstrukturen für die Erfassung der Umwelt bereitstellen und so ein Bedürfnis nach Erkenntnis befriedigen.

Die *Anpassungsfunktion* von Einstellungen findet allgemein die größere Aufmerksamkeit, denn sie bedeutet einen Nutzen für das Individuum, weil Einstellungen instrumentell der Befriedigung sozialer Bedürfnisse und der Durchsetzung eigener Meinungen und Verhaltensweisen dienen. Objektiv beinhaltet die Anpassungsfunktion eine gewisse Verhaltenskonsistenz in wechselnden Situationen und ist damit eine Voraussetzung für verläßliches soziales Verhalten (vgl. auch TRIANDIS, 1967, 1971). Die vereinfacht-schematisierende Auffassung der sozialen Umwelt erleichtert es dem einzelnen außerdem, sich so zu verhalten, daß er die sozialen Bekräftigungen und Belohnungen aus der Umwelt maximiert (TRIANDIS, 1967, 1971). — Die *ich-defensive Funktion* von Einstellungen ist psychologisch besonders beachtenswert. Wenn man durch Stereotypisierung sozialer Merkmale zu vereinfachter Sicht gelangt und etwa die Komplexität eines Menschen auf bestimmte Kerneigenschaften reduziert (so in einer voreingenommenen Einstellung gegenüber „den" Rothaarigen, Gastarbeitern, Brillenträgern), so mindert man damit subjektive Ungewißheit und Unsicherheit. Auch gelingt es durch Ausklammerung diskrepanter oder unangenehmer Umstände, wie es im Vorurteil geschieht, das eigene Selbstwertgefühl zu sichern. Diese Sicht steht in der Nähe der psychoanalytischen Theorie sozialer Einstellungen, wie sie von SARNOFF (SARNOFF u. KATZ, 1954; SARNOFF, 1960; vgl. SHAW u. COSTANZO, 1970) vorgelegt wurde. Hier wird vielen sozialen Einstellungen die Funktion zugeschrieben, das Ich gegen innere und äußere Bedrohung zu verteidigen.

Für die psychologische Deutung von Einstellungsphänomenen sind die Konsistenz- und Kongruitätstheorien (s.u.) bedeutsam geworden, vor allem die Theorie der kognitiven Dissonanz von FESTINGER (1957; vgl. ABELSON et al., 1968; INSKO, 1967; SHAW u. COSTANZO, 1970; TRIANDIS, 1971). Danach können Fixierung und Änderung von Einstellungen auf eine Tendenz bezogen werden, intrapsychische Dissonanz zu vermindern, zum Beispiel durch Festhalten an Argumenten oder durch Beibringen neuer Argumente. So ist man nach Kauf eines Autos in seiner Einstellung besonders positiv auf diese Automarke fixiert und studiert bevorzugt entsprechende Prospekte, um „kognitive Dissonanz" zu vermeiden. Diskrepanzen zwischen Einsicht und affektiv-konativer Einstellungskomponente können aber auch teilweise toleriert oder durch Abwehrmechanismen überspielt werden (so wenn Raucher angesichts der erkannten Krebsgefahr zur Rationalisierung und zum Beschönigen neigen).

Wichtige Gesichtspunkte sind aus dem Yale-Projekt über Einstellungen und Kommunikation zum Einstellungsproblem beigetragen worden (HOVLAND u. SHERIF, 1967; SHERIF u. HOVLAND, 1961; vgl. IRLE, 1975; SHAW u. COSTANZO, 1970; TRIANDIS, 1971). *Soziale Urteilsprozesse* gelten hier als wesentliche Grundlage einstellungsmäßiger Reaktionen. Kategorisierung sozialer Objekte bedeutet damit nicht nur Unterscheidung und Einteilung nach Klassen, sondern zugleich Plazierung und Präferenzurteil im Sinne von Annahme-Zurückweisung oder Überlegenheit-Unterlegenheit. Bei der Konfrontation mit sozialen Objekten tendiert jeder dazu, sich subjektiv eine Urteilsskala als Referenzskala zu bilden, um die Stimuli einordnen zu können; dabei dienen bestimmte Referenzpunkte als Anker, die das soziale Urteil beeinflussen. Ein *Ankerreiz* ist ein Standardreiz, welcher als Bezugspunkt auf der Skala Nullpunkt und Einheit beeinflußt und somit für die Plazierung anderer Stimuli auf der Skala wesentlich ist. Wenn wir beispielsweise einen Menschen nach seiner Körperlänge als „klein" einstufen, so ist unsere innere Bezugsskala durch Erfahrungswerte in der hiesigen Population verankert; unter Pygmäen würden andere Ankerreize die Urteilsskala festlegen müssen. Soziale Einstellungen und vor allem soziale Vorurteile sind besonders konsistente Anker für soziale Urteile; so kann eine antinegroide Einstellung die Beurteilungsskala für die Hautfarbe soweit verzerren, daß die Wahrnehmung und Plazierung der Hautfarbe undifferenziert und zum Skalenende hin polarisiert erfolgt (HOVLAND u. SHERIF, 1967; s.u.). Die Wirksamkeit sozialer Anker hängt auch von ihrer Quelle ab, ob etwa eine Autorität oder ein Experte den Standpunkt vertritt, der einen Ankereffekt ausübt.

Einstellungen unterliegen offenbar *Lernprozessen*. So werden viele Einstellungen schon in früher Kindheit, teilweise vielleicht schon im Zusammenhang mit dem Spracherwerb und ohne eigentlichen Kontakt zu den Einstellungs- und Meinungsobjekten erlernt (ROTTER, 1972). Beim Erwachsenen spielen soziale Verstärker wie Konsens mit einer gleichgesinnten Gruppe und die dadurch garantierten häufigeren Interaktionen und wechselseitigen Bekräftigungen innerhalb der Gruppe eine wichtige Rolle, um Einstellungen zu festigen und zu verstärken.

E. Soziologische Aspekte von Einstellungen

Über den individuellen Aspekt hinaus sind Einstellungen ein soziologisch wichtiges Phänomen. Ihre Bedeutung liegt im sozialen Kontext zunächst darin, daß sie soziale *Orientierungsschemata* und soziale *Handlungsbereitschaften* repräsentieren und daß sie als intersubjektiv mit anderen geteilte Einstellungen für Gruppen die wichtige Funktion haben, Verhaltens-Kodes aufrechtzuerhalten und damit die Gruppenkohäsion zu stärken und dem einzelnen die Identifikation mit der Bezugsgruppe und die Abgrenzung gegenüber Außengruppen, die die jeweiligen Einstellungen nicht teilen, zu erleichtern. Solange die wechselseitigen Verhaltenserwartungen von Gruppenmitgliedern rein kasuistischer Natur, das heißt beliebig situationsabhängig sind, wäre dieses kaum möglich. Es bedarf vielmehr relativ stabiler kognitiver und konativer Schemata, damit sich das Sozialverhalten innerhalb einer Gruppe an durch Einstellungen mitgeformten Erwartungswerten orientieren und selbst wiederum bestimmten Bewertungsmaßstäben unterliegen kann. Durch soziale Einstellungen typisierte Erwartungen erleichtern im Ganzen das Sicheinstellen auf die soziale Situation.

Der Komplexität des Zusammenhangs zwischen Einstellung, Verhaltenskodes und Einzelsituation sowie deren Bewertung versucht ROKEACH (1968) durch schärfere Begriffsbestimmung besser gerecht zu werden. Er hält es für inkorrekt zu sagen, daß soziales Handeln aus der Interaktion von Einstellung und Situation resultiert, weil Einstellung einer psychologischen, Situation dagegen einer soziologischen Kategorie entspricht. In psychologischer Sprechweise müßte man deshalb besser sagen, daß es nicht die soziale Situation ist, sondern das Situationsverständnis oder die individuelle „Definition der Situation", welche jeweils mit Einstellungen zusammentrifft. ROKEACH (1968) unterscheidet auch zwischen Einstellungen gegenüber Objekten und Einstellungen gegenüber Situationen; soziales Verhalten kann somit auf objekt- wie situationsbezogene Einstellungen bezogen werden. — Im Sozialverhalten sind offenbar aber auch die Erwartungswerte von Bedeutung, die sich in der jeweiligen sozialen Situation an ein Verhalten (als Konsequenz oder als positive oder negative Auszahlung) knüpfen. Die erwarteten Handlungskonsequenzen wirken sich als Verstärker aus und entscheiden mit darüber, wieweit sich im praktischen Handeln eine Einstellung gegenüber einem Einstellungsobjekt durchsetzt. Soweit im sozialen Handeln eine bestimmte Einstellung aktiviert wird und das Verhalten somit dieser Einstellung entspricht, können wir von einem *einstellungsspezifischen Verhalten* sprechen. Damit ist zugleich gesagt, daß nicht jedes Verhalten gegenüber einem Einstellungsobjekt der jeweiligen Einstellung entsprechen muß, die Kongruenz mit der Einstellung hängt zweifellos noch von anderen Umständen ab (vgl. Einstellungstheorie von FISHBEIN (AJZEN u. FISHBEIN, 1973; FISHBEIN, 1967; FISHBEIN u. AJZEN, 1972; s.u.)).

Für den Psychiater sind solche (negativen) Einstellungen und Vorurteile von besonderem Interesse, welche devianten oder stigmatisierten Gruppen oder Personen gelten. Ein *Stigma* im Sinne von GOFFMAN (1967) ist ein Attribut, das in einem gegebenen sozialen Kontext einen Mangel und eine Deprivation bedeutet, so daß der Betroffene von der Gesellschaft oder der Gruppe nicht akzeptiert und vielmehr diskreditiert wird. Das Stigma, das in bestimmten Krankheiten, in Entstellung, sexuell abweichendem Verhalten, Nichtseßhaftigkeit und anderem begründet sein kann, bedeutet in der sozialen Beurteilung Inferiorität. Die Ablehnung und Diskriminierung Stigmatisierter werden häufig mit stereotypisierten Vorstellungen wie gefährlich, ansteckend, selbstverschuldet begründet und rationalisiert. Dabei können bestimmte Merkmale je nach sozialem Kontext eine ganz unterschiedliche Bewertung erfahren: Eine Narbe im Gesicht kann einen Schmiß bedeuten und innerhalb bestimmter sozialer Gruppierungen ein Prestigesymbol sein; eine Narbe in der Pulsregion kann dagegen als Abzeichen des Suizidanten zum Stigma werden. Hier vermittelt ein Merkmal soziale Information, aber jeweils mit anderem Bedeutungsgehalt. Mit der Theorie der Stigmatisierung eng verbunden ist die *Hypothese der Etikettierung*, der Labelling Approach (GOFFMAN, 1957, 1967; SCHEFF, 1963, 1966, 1967; SCHUR, 1971). Danach wird ein Sozialverhalten, das nicht den gängigen Erwartungen und Normen entspricht, durch Etikettierung als „pervers", „schizophren", „Triebtäter" abgestempelt und die betroffene Person damit ein für allemal kategorisiert. Die künftigen Verhaltenserwartungen an den Betroffenen richten sich nun nach der Etikettierung, und die diskriminierte Person wird aufgrund der negativen Verhaltenserwartungen, die die Umwelt an sie heranträgt, dazu veranlaßt, sich gemäß der neuen „Rolle" des Devianten zu verhalten und damit die Erwartungen der anderen zu bestätigen (vgl. MANKOFF, 1971). Die soziologische Bedeutsamkeit dieses Vorganges wird durch die Sündenbock-Theorie gekennzeichnet: Innerhalb eines sozialen Systems bleibt ein gewisses Gleichgewicht der Kräfte dadurch garantiert, daß Fremdverhalten — als Voraussetzung für rational gesteuertes eigenes Verhalten — voraussagbar ist. Eine Störung oder Gefährdung dieser Homöostase durch abweichendes Verhalten wird dadurch abgefangen und gewissermaßen kommensurabel gemacht, daß in der Rolle devianter Personen Sündenböcke gefunden werden, auf die zugleich eigene unerwünschte und sozial schädliche Antriebe zwecks Abwehr projiziert werden können. Für den Betroffenen bedeutet Stigmatisierung mit dem Selbstverständnis seiner neuen Rolle als Devianter zugleich eine Störung seiner Identität, und zwar im Sinne einer Nötigung, sich selbst als Abgesonderten und Diskriminierten neu zu definieren. DREITZEL (1968) hat darauf aufmerksam gemacht, daß die Definition abweichenden Verhaltens nicht nur operational durch die Reaktion der anderen bestimmt wird, sondern auch von der „sozialen Kenntlichkeit" des Verhaltens abhängt. Heimliches Tun wie Varianten sexuellen Verhaltens wird oft nicht als abweichend erkannt, obwohl es an sich bestimmten sozialen Beurteilungen unterliegt und bei Kenntnisnahme auch soziale Sanktionen nach sich ziehen würde. Andererseits kann Verhalten von diskriminierten Minderheiten, zum Beispiel von Zigeunern, auch dann als abweichend definiert werden, wenn es völlig gesellschaftskonform ist; hier gilt die negative Einstellung nicht einem bestimmten Verhalten, sondern der Gruppenzugehörigkeit. Die Hypothese des Labelling darf man in ihrer Reichweite nicht überbeanspruchen, denn sie erklärt das Erstauftreten psychischer Störungen und seine Bedingungen vielfach nicht, sondern bezieht sich nur auf die sekundäre soziale Reaktion und ihre Auswirkungen. Es wird mit dieser Hypothese aber doch deutlich, daß soziale Einstellungen nicht nur ein festgelegtes Ordnungs- und Orientierungsschema im sozialen Raum sind, die es lediglich deskriptiv festzuhalten gilt; soziale Einstellungen werden vielmehr erlernt, sie werden je nach Situation unterschiedlich aktiviert, und sie haben im sozialen Kontext Wirkungen.

F. Einstellungstheorien

I. Verstärkungstheorie

Die Frage nach Erwerb, Fixierung und Änderung von sozialen Einstellungen und nach ihren Voraussetzungen wird — je nach dem theoretischen Ausgangspunkt — unterschiedlich beantwortet werden können. So kann der Erwerb stabiler und in sich konsistenter Einstellungen in der frühen Kindheit unter der Einwirkung des erzieherischen Milieus und der innerfamiliären Interaktionen mit psychoanalytischen Begriffen beschrieben werden (vgl. dazu ADORNO et al., 1950; SARNOFF u. KATZ, 1954; SARNOFF, 1960). Von besonderer Bedeutung sind jedoch die an lerntheoretischen Ansätzen orientierten Verstärkungstheorien sozialer Einstellungen. Diese gehen davon aus, daß Einstellungen durch *Konditionierung* (Signallernen) und durch *instrumentelles Lernen* mit sozialen Verstärkern erlernt werden (vgl. SHAW u. COSTANZO, 1970). So können Lob, Komplimente, Zustimmung, Konsensus innerhalb einer Gruppe sich im Sinne eines Lernens am Erfolg verstärkend auf Einstellungen auswirken. Zur Verstärkung sozialer Einstellungen kann es andererseits auch dadurch kommen, daß Referenzgruppen mit ähnlichen oder gleichen Einstellungen selektiv gesucht werden, wo entsprechende Gratifikationen aus der Gruppe zu erwarten sind. Gruppenkonforme Einstellungen haben dabei auch häufigere Interaktionen innerhalb der Gruppe zur Folge, was nicht nur zu vermehrter Gruppenkonvergenz und -kohäsion führt, sondern zugleich auch einen sozialen Verstärkereffekt hat. Beim Anschluß an neue Gruppen kann es zu einem Einstellungs-Shift kommen, zu einer Angleichung von Meinungen und Einstellungen (dieses gilt beispielsweise für soziale Aufsteiger, die die Überzeugungen und Einstellungen der neuen Referenzschicht adoptieren).

Der Sonderstellung sozialer Lernprozesse (bei denen auch das System sozialer Gratifikationen, die verstärkend wirken, erst erlernt werden muß) trägt BANDURA (1962, 1965; vgl. IRLE, 1967, 1975) mit seiner Theorie der *stellvertretenden Lernvorgänge* (vicarious learning events) besonders Rechnung. Vom bloßen Imitationslernen unterscheidet er das *Beobachtungslernen,* wobei die Aneignungsphase (ohne eigene Response) von der eigentlichen Ausführungsphase zu trennen sei. Neue Responsemöglichkeiten und damit also auch neue soziale Handlungsbereitschaften im Sinne von Einstellungen werden danach im Sinne eines Modell-Lernens zunächst durch bloße Wahrnehmung bestimmter assoziierter Stimulus-Response-Ereignisse in der sozialen Umwelt angeeignet, und zwar noch ohne unmittelbare Verstärkung. Die Problematik dieser Theorie liegt vorerst noch darin, daß sie die Auswahl der Verhaltensmodelle, die man sich aneignet, nicht ausreichend erklärt und auf Hilfsannahmen angewiesen ist: daß das Beobachtungslernen sich vorzugsweise auf diejenigen Modelle erstreckt, die über vermehrte Verstärkung und damit über soziale Macht verfügen (vgl. IRLE, 1975).

Grundsätzlich fehlt es bisher noch an einer umfassenden lernpsychologischen Theorie sozialer Einstellungen, welche alle bisher bekannten Variablen und Beobachtungen einschließt. Dieses gilt auch für die an Verstärkungstheorien orientierten Untersuchungen zu Verhaltensänderungen, etwa aus der Yale-Gruppe um HOVLAND (vgl. HOVLAND et al., 1973; JANIS u. FESHBACH, 1973; JANIS u. KING, 1954; SHERIF u. HOVLAND, 1961; zur Kritik vgl. auch IRLE, 1975; ROTTER, 1972).

II. Kongruitäts- und Konsistenztheorien

Bereits 1946 hatte HEIDER (vgl. SHAW u. COSTANZO, 1970) eine intrapsychische Tendenz zu kognitiver Balance angenommen, welche zu einem Gleichgewichtszustand zwischen kognitiven Einstellungen gegenüber einem Objekt, einer anderen Person und deren Einstellung zum Objekt führen soll (sog. p-o-x-Theorie). In der Tradition dieser Konsistenztheorie ist die *Theorie der kognitiven Dissonanz* von FESTINGER (FESTINGER, 1957; FESTINGER u. CARLSMITH, 1959; vgl. ABELSON et al., 1968; INSKO, 1967; IRLE, 1975; KIESLER u. MUNSON, 1975; SHAW u. COSTANZO, 1970; TRIANDIS, 1971) zu sehen, die sich auf die sozialpsychologische Forschung außerordentlich befruchtend ausgewirkt hat. Die Hauptannahmen dieser Theorie, die eigentlich ein Konfliktmodell darstellt, besagen, daß diskrepante Kognitionen (das heißt Vorstellungen, Informationen, Wahrnehmungen bezüglich der Realität) als unangenehm erlebt werden und daß eine solche Dissonanz dazu motiviert, die Dissonanz zu vermindern; kognitive Dissonanz kann dadurch reduziert werden, daß man neue Argumente sucht, die die Diskrepanz mindern, auch besteht eine Tendenz, Kognitionen und Situationen zu vermeiden, welche die Dissonanz vergrößern können. So können Raucher die Dissonanz zwischen der erkannten Krebsgefahr und der weiterbestehenden Neigung zum Rauchen dadurch mindern, daß sie rationalisierende Argumente beibringen, z.B., daß sie nur Filterzigaretten rauchen oder daß sie nicht „auf Lunge" rauchen. Die Theorie der kognitiven Dissonanz ist bis heute das am häufigsten verwandte Modell geblieben, um Einstellungsänderungen, aber auch das Festhalten am stereotypisierten kognitiven Aspekt von Einstellungen zu erklären (s.u.). Die *affektiv-kognitive Konsistenztheorie* von ROSENBERG und

ABELSON (vgl. INSKO, 1967) zielt mehr auf die Kongruität zwischen der affektiven und der kognitiven Komponente einer Einstellung ab, wobei kognitive Änderungen affektive nach sich ziehen und umgekehrt. Andererseits können bis zu einem gewissen Grade auch Inkonsistenzen und Diskrepanzen zwischen der affektiven und der kognitiven Einstellungsdimension ertragen werden. Gerade bei sozialen Vorurteilen können tolerante Einsichten und Überzeugungen gewonnen werden unter Beibehaltung negativer affektiver Bewertungen. Bei Konflikten auf rein kognitiver Ebene sind verschiedene Möglichkeiten der Konfliktlösung denkbar, wie TRIANDIS (1967, 1971) am Beispiel der Rauchereinstellungen angesichts der Krebsgefahr des Rauchens aufgezeigt hat. Er differenziert folgende alternative Konfliktlösungen bei kognitiver Inkonsistenz: 1. Rationalisierendes Unterstützen eines isolierten Argumentes: „Das Rauchen ist trotz der damit verbundenen Krebsgefahr immer noch weniger gefährlich als das Autofahren"; 2. Identifikation mit einer respektierten Person: „Mein Doktor raucht ja ebenfalls"; 3. bagatellisierende Differenzierung: „Es gibt krebserzeugende und nichtkrebserzeugende Zigaretten"; 4. Überspielen der Inkonsistenz durch sachfremde Argumente: „Es würde die Wirtschaft ruinieren, wenn alle zu rauchen aufhörten".
— Trotz der vielfachen Anregungen, die die empirische Sozialpsychologie der Dissonanztheorie zu verdanken hat, liegt ihre prinzipielle Schwäche doch offenbar darin, daß ihre Grundannahmen zu allgemein gehalten sind und an divergente, ja konträre Forschungsergebnisse zu weitgehend angepaßt werden können.

III. Theorie des sozialen Urteils

Nach SHERIF und HOVLAND (1961) sind *Urteilsprozesse* eine wichtige Grundlage einstellungsmäßiger Reaktionen. Soziale Stimuli werden danach nicht nur diskriminativ unterschieden, sondern sie werden auf bestimmten Kontinua abgebildet, und das heißt auf Urteilsskalen plaziert und damit kategorisiert. Als sozialpsychologisch besonders wichtige Kontinua stellen SHERIF und HOVLAND Annahme-Zurückweisung und soziale Überlegenheit-Unterlegenheit heraus. Diesen Kontinua entsprechen Urteils- oder Referenzskalen, auf denen Einstellungsobjekte eingeordnet werden, wobei Anker (s.o.) die Skalierung und somit die soziale Wahrnehmung besonders beeinflussen. Die Kategorisierung mittels solcher Urteilsskalen bedeutet eine vereinfachende Stereotypisierung, da man sich mit einer nur geringen Anzahl von Attributen begnügt, die dann als typisch für das Einstellungsobjekt gelten. Solche Stereotype werden oft ohne Kontakt mit dem Einstellungsobjekt und nur aufgrund simplifizierender verbaler Klassifizierungen (etwa Ausdrücke wie irre, verrückt, ausgeflippt) erlernt. Das Moment der (situationsabhängigen) *Ich-Beteiligung* bei Einstellungen wird außer von HOVLAND und SHERIF (INSKO, 1967) auch von ROKEACH (1968) und TRIANDIS (1971) besonders hervorgehoben. Im Gegensatz zur Ichbeteiligung ist die sog. *Zentralität* von Überzeugungen und Einstellungen (ROKEACH, 1968) eher situationsunabhängig und bedeutet engere Bindung an überdauernde zentrale persönliche Bedürfnisse. — Wichtige neue Gesichtspunkte zur Stereotypisierung in der sozialen Wahrnehmung bietet die Theorie von TAJFEL (TAJFEL, 1959a, b; TAJFEL u. WILKES, 1963). Eine Serie von Stimuli, z.B. die Hautfarben von weiß bis schwarz, wird danach verzerrt wahrgenommen, sobald eine Klassifikation,

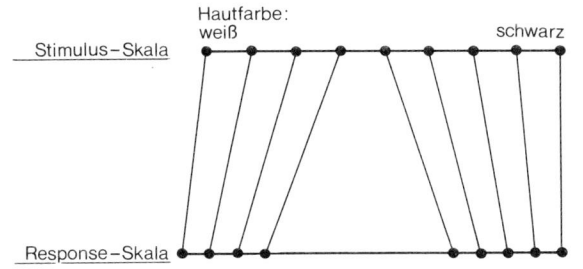

Abb. 2. Verzerrender Einfluß einer ethnozentrischen Klassifizierung nach „Weißen" und „Schwarzen" auf die Wahrnehmung der Hautfarbe. Die Hautfarbe wird nicht nach ihrer physikalischen Charakteristik (Stimulus-Skala) aufgefaßt, sondern polarisiert und mit übergroßer Varianz zwischen beiden Klassen (Response-Skala)

etwa durch die Dichotomie Weißer-Neger, zugeordnet wird. Die Stimulus-Skala wird bei Überlagerung durch eine solche dichotome Klassifizierung nicht mehr veridikal aufgefaßt, sondern die Response-Skala weist eine Verzerrung auf, welche die Varianz zwischen den beiden dichotomen Klassen überbetont, die Binnenvarianz innerhalb der Klasse der Weißen oder der Klasse der Neger jedoch kleiner werden läßt (vgl. Abb. 2). Wenn durch ethnisches Vorurteil die Klassifikation zwischen Weißen und Schwarzen betont wird, wird die Hautfarbe nicht mehr physikalisch getreu wahrgenommen, sondern es kommt in der Response-Skala zu einer Polarisierung, so daß Neger dunkler und Weiße heller wahrgenommen werden als sie sind.

G. Einstellungsänderungen

Das Problem der Einstellungsänderungen und ihrer Bedingungen hat nicht nur theoretisches Interesse, sondern auch eine eminent praktische Bedeutung. Zu erinnern ist nur an Bereiche wie: Änderung von Konsumenten- und Käufereinstellungen (Werbung), von Wählereinstellungen (politische Aufklärung und Propaganda), von Einstellungen mit gesundheitspolitischer Relevanz (z.B. Einstellungen zum Rauchen, zum Anlegen des Gurtes im Auto, gegenüber ärztlichen Vorsorgeeinrichtungen, aber auch gegenüber stigmatisierenden Krankheiten wie psychischen Krankheiten); zu denken ist aber auch an Vorurteile gegenüber diskriminierten Minderheiten und an ethnozentrische Vorurteile und deren Überwindung. Angesichts der *Multidimensionalität* von Einstellungen sind Einstellungsänderungen komplexe Vorgänge, und es stellt sich stets die Frage, in welcher dynamischen Beziehung Änderungen der kognitiven Komponente zu solchen der affektiven und der konativen Komponente stehen und ob einstellungsmodifizierende Einflüsse wirksamer sind, wenn sie selektiv eine der Einstellungsdimensionen besonders ansprechen. Auch stellt sich die Frage, unter welchen Voraussetzungen die Persönlichkeit des einzelnen zu Einstellungsänderungen disponiert ist.

Mit SMITH et al. (1956) wird man eine Einstellungsänderung als einen Kompromiß zwischen drei Faktoren sehen können: den allgemeinen sozialen Anforderungen, den Realitätsansprüchen und einer subjektiven Komponente, die sie als „projektive" bezeichnen. Mit der letzteren Komponente sind intrapsychische Bedürfnisse und Konflikte mit deren Externalisierungen und Projektionen gemeint (so wenn sich bei einer autoritären Persönlichkeit das Bedürfnis zur Selbstwertsicherung in unterdrückenden Tendenzen und einer law-and-order-Einstellung äußert). Wie die Autoren in einer umfassenden Fallstudie zum personalen Hintergrund von Meinungsbildungen zeigen konnten, bedeutet eine Einstellungsänderung eine Verschiebung des Gleichgewichts zwischen den genannten drei Faktoren.

Gegenüber einstellungsändernden Einflüssen gibt es eindeutige *Widerstände*. Solche Widerstände können einmal persönlichkeitsgebunden sein und finden sich bei Persönlichkeitsmerkmalen wie Dogmatismus und Rigidität. WAGMAN (1955) konnte zeigen, daß es autoritären Persönlichkeiten schwerfällt, antinegroide Vorurteile abzubauen. Umgekehrt zeigen solche Persönlichkeiten eine Tendenz zur suggestiven Annahme fremder Überzeugungen, wenn diese von Autoritäten ausgehen. Solche Befunde wurden von LINTON und GRAHAM (1959; vgl. DAVIS, 1964) allerdings insofern eingeschränkt, als Widerstand gegenüber Meinungsänderung nur mit Autoritarismus im engeren Sinn korreliert, nicht dagegen mit dem allgemeinen ethnozentrisch und konservativ ausgerichteten Autoritarismus, wie er durch die F-Skala definiert wird (vgl. ADORNO et al., 1950). Im Rahmen der Yale-Studien konnte gezeigt werden, daß eine hohe Selbsteinschätzung des Rezipienten eine Einstellungsänderung eher hemmt, während eine niedere sie fördert (zit. IRLE, 1975). — Als Ausdruck eines allgemeineren Widerstandes gegenüber persuasiven Einflüssen ist die *Selektivität* des Publikums gegenüber Informationen, speziell gegenüber Einflüssen von Massenmedien anzusehen (FREEDMAN u. SEARS, 1965; SEARS u. FREEDMAN, 1967), die als systematischer Zuhörer-Fehler (audience bias) gewertet werden kann. Besonders wichtig ist aber auch die *Konsistenz,* die Meinungen, Überzeugungen und Einstellungen an sich zukommt und die jeder Änderung entgegenwirkt. Die Verläßlichkeit und relative Invarianz von Einstellungen sind es ja gerade, die die soziale Orientierung garantieren, so daß der Stabilität von Einstellungen eine besondere Bedeutung zukommt. Konsistenz von Einstellungen und Überzeugungen kann hier allerdings zweierlei bedeuten: einmal die Eigenkonsistenz im Sinne der intraindividuellen Zuverlässigkeit; zum anderen die Gruppenkonsistenz im Sinne der Übereinstimmung der eigenen Einstellungen mit denen der Gruppe. Die Beziehung zwischen Eigenkonsistenz und Gruppenkonsistenz von Einstellungen wäre als eigene sozialpsychologisch bedeutsame Größe denkbar, welche ganz allgemein Widerstand gegenüber Einstellungsänderung bedeutet (sie wird in der psychologischen Meßtheorie aber auch operational als „Objektivität" sozialer Urteilsprozesse verstanden; vgl. SIXTL, 1967). Mit dem Problem der Resistenz von Einstellungen und ihrer „Immunisierung" gegenüber Veränderungen hat sich besonders MCGUIRE (1968) befaßt.

Einstellungsänderungen unter informationalen Einflüssen vollziehen sich in einer bestimmten *Sequenz* (TRIANDIS, 1971): 1. Erwecken von Aufmerksamkeit; 2. Einsicht und Verständnis; 3. „Einwilligung" und Bejahung; 4. Retention; 5. Handlungsbereitschaft bzw. konkretes Handeln. — Erste Widerstände gegenüber persuasiven Einflüssen, etwa durch Massenmedien, ergeben sich durch die Aufmerksamkeitsschwelle. Vom Fernsehen weiß man, wie begrenzt die Bevölkerung tatsächlich erreichbar ist: Die Aufnahme von Informationen erfolgt selektiv, diskrepante Informationen und solche, die die Selbstachtung bedrohen, werden am ehesten ausgeblendet. *Selektivität* bei der Informationsaufnahme bedeutet ein Entscheidungsverhalten, das zur Bevorzugung kongruenter und unterstützender Informationen und zur Vermeidung konträrer Informationen führt. Die Rolle der selektiven Exposition bei Massenmedien wurde bereits 1948 von LAZARSFELD et al. hervorgehoben. — Auch der Informationskanal ist nicht bedeutungslos. Beim Fernsehen ist die Aufmerksamkeit höher als bei Zeitungen, Einverständnis mit Informationen und deren Retention liegen aber niederer. Der Vorgang der Einwilligung und des Einverständnisses ist mit KELMAN (1961) differenziert zu sehen. Einfaches Nachgeben (compliance) ist von Identifikation und Internalisierung zu unterscheiden; nur bei der letzteren ist die induzierte Einstellung mit eigenen Werthaltungen kongruent und deshalb in das Gesamtverhalten der Person besser integrierbar, und nur hier wirkt die neu übernommene Einstellung in sich selbst belohnend, so daß es zur Selbstverstärkung der neuen Einstellung kommt. Bloßes Nachgeben gegenüber persuasiver Information bedeutet dagegen nur Adoption einer erwünschten Einstellung aufgrund von sozialen Vorteilen oder Sanktionen; ein solches Nachgeben ist eher an die spezifische Situation gebunden und erstreckt sich weniger auf überdauernde, eigenkonsistente Einstellungen. Identifikation setzt eine positive affektive Beziehung zu einer anderen Person voraus und bedeutet Übernahme von Überzeugungen und Einstellungen, um diese affektive Beziehung aufrechterhalten zu können.

Auch Charakteristika der *induzierenden Quelle* sind von Einfluß auf die Modifikation und Induktion von Einstellungen, so die Glaubwürdigkeit und die Attraktivität der Quelle sowie ihre Macht und Kompetenz, soziale Kontrolle ausüben und soziale Verstärker geben zu können. Grundsätzlich scheinen soziale Verstärker für Einstellungsänderungen von erheblicher Bedeutung zu sein (vgl. SHERIF et al., 1965). Meinungskonsens mit anderen beinhaltet bereits soziale Bekräftigung und schließt häufige Interaktionen innerhalb der Gruppe ein, die gleichfalls verstärkend wirken. Die Wirkung von Massenmedien wird deshalb auch weniger direkt, als vielmehr im Sinne einer „zweistufigen Kommunikation" (HASELOFF, 1973) gesehen, bei der soziale Verstärker ins Spiel kommen. Die unmittelbare Informationsaufnahme erfolgt danach selektiv durch wenige Personen; diese geben die Informationen an andere weiter, und wirksame Einstellungsänderungen werden erst durch diese zwischengeschalteten Kommunikanten herbeigeführt, wobei der direkte Kontakt mit dem Empfänger und die Möglichkeit unmittelbarer Rückmeldung und Bestätigung wesentlich sind. — Spezielle Widerstände gegenüber Einstellungsänderungen ergeben sich aus der *Zentralität* von Einstellungen (ROKEACH, 1968), das heißt daraus, wie zentral Überzeugungen mit dem eigenen Selbstwertsystem verknüpft sind und wie eng ihr Verbund mit anderen Meinungen und Überzeugungen und subjektiven Bedürfnissen ist. In Experimenten hypnotisch induzierter Modifikation von Überzeugungen konnte ROKEACH (1968) zeigen, daß „periphere" Überzeugungen eher aufgegeben werden, weil damit keine größeren Veränderungen im gesamten Überzeugungs- und Meinungssystem verbunden sind. Auch v. CRANACH et al. (1973) heben die Verankerung von Einstellungen in allgemeinen Werthaltungen hervor und schätzen die Bedeutung der Ich-Beteiligung für die Resistenz von Einstellungen gegenüber Änderung geringer ein.

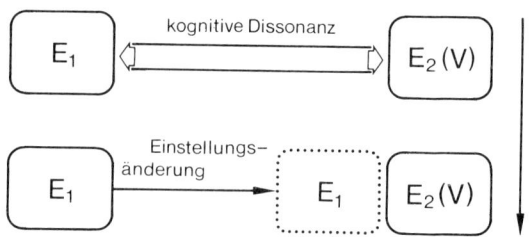

Abb. 3. Modell der Einstellungsänderung nach dem Prinzip der erzwungenen Zustimmung. Die kognitive Dissonanz zwischen der ursprünglichen Einstellung E_1 und der im Experiment durch das Verhalten V geäußerten Einstellung E_2 (s.o.) wird durch Einstellungsänderung gemindert, indem die ursprüngliche Einstellung E_1 sich der Einstellung E_2 angleicht (s.u.)

Die Rolle einer *unmittelbaren Belohnung* bei Einstellungsänderungen ist nach dem klassischen Festinger-Carlsmith-Experiment (FESTINGER u. CARLSMITH, 1959) differenziert zu sehen. Der experimentelle Ansatz geht von dem Prinzip der sog. erzwungenen Zustimmung (forced compliance) aus: Die Versuchsperson wird veranlaßt, eine ihren Überzeugungen diskrepante Einstellung verbal zu vertreten (oder im Rollenspiel darzutun; JANIS u. KING, 1954); nach der Theorie der kognitiven Dissonanz besteht eine intrapsychische Dissonanz zwischen der tatsächlichen und der geäußerten Einstellung, und die Tendenz zur Minderung dieser Dissonanz führt zur Bildung eigener neuer Argumente und damit zu einer Angleichung der tatsächlichen eigenen Einstellung an die experimentell simulierte. Wie Abb. 3 verdeutlicht, wird die Diskrepanz zwischen der ursprünglichen Einstellung E_1 und der im Experiment durch das Verhalten V geäußerten Einstellung E_2 schlecht toleriert, so daß es zu einer Annäherung der Standpunkte E_1 und E_2 und damit zur Dissonanzminderung kommt. Diese Einstellungsänderung ist von Belohnungen abhängig: Dabei führt jedoch nur eine mäßige Belohnung, die das Bewußtsein der Eigenverantwortung nicht tangiert, zur Einstellungsänderung; eine hohe Belohnung (z.B. mit Geld) hemmt dagegen eher die Einstellungsänderung, da diese als ausschließlich externe Bedingung empfunden wird.

Von besonderem Interesse ist die Frage, wieweit die Erzeugung von *Angst* sich auf Einstellungsänderungen auswirkt (vgl. JANIS u. FESHBACH, 1973). So ist es auch für die ärztliche Öffentlichkeitsarbeit von spezieller Bedeutung, ob ein Appell an die Angst sinnvoll ist, wenn es darum geht, die Bevölkerung zur Mitarbeit bei der Krebsvorsorge, bei der Polioimpfung und bei der Bekämpfung der Suchtkrankheiten zu gewinnen. Wie sich im Rahmen der Yale-Studien ergeben hat, ist an einem Zusammenhang zwischen Einstellungsänderung und Furchtintensität der persuasiven Information kein Zweifel. Es muß aber auch hier differenziert werden, denn ein zu starker Angstappell erzeugt emotionale Spannung und setzt die Wirkung einer einstellungsinduzierenden Mitteilung eher herab. Auch muß dabei an die Möglichkeit gedacht werden, daß latent bereits vorhandene Ängste belebt und damit Widerstände gegen eine Einstellungsänderung hervorgerufen werden. Einstellungen gegenüber psychischen Krankheiten sind mit latenten irrationalen Ängsten verbunden, und diese können bei zu direkter Thematisierung und zu direkter Konfrontation mit psychischen

Krankheiten leicht aktualisiert werden. Es kann dann zu einem Bumerang-Effekt kommen wie bei dem fehlgeschlagenen Experiment des Ehepaares CUMMING (CUMMING u. CUMMING, 1957). Die Hypothese des Zusammenhangs von Einstellungsänderung und Angstintensität haben MCGUIRE (1968) und TRIANDIS (1971) reformuliert: Beide Autoren nehmen einen kurvilinearen Zusammenhang zwischen ausgelöster Angst und erreichbarer Einstellungsänderung (im Sinne einer inversen U-Kurve) an; das heißt, bei einem mittleren Angstniveau ist eher mit einer Einstellungsmodifikation zu rechnen als bei sehr niederem oder sehr hohem Angstniveau. Ähnlich ist es, wenn eine Einstellungsinnovation durch sozialen Druck oder aber durch Belohnungen induziert werden soll. So kommt es in Experimenten erzwungener Zustimmung (forced compliance) nicht nur bei überhöhter Belohnung (s.o.), sondern auch bei zu starkem sozialen Druck zu der geringsten Einstellungsänderung (FESTINGER u. CARLSMITH, 1959).

Informationsvermittlung und Persuasion zwecks Einstellungsänderung gehen im wesentlichen den Weg über die kognitive Dimension der Einstellung, erzwungene Zustimmung und Rollenspiel den über die handlungsmäßige, emotionale Appelle den Weg über die affektive Dimension. Schon länger ist bekannt, daß der Weg über die Verhaltensdimension, also das Prinzip der *aktiven Beteiligung* für Einstellungsänderungen der wirksamere ist. Aktives Handeln, etwa die Simulation erwünschter Einstellungen und Verhaltensweisen im Rollenspiel oder in einem Setting der erzwungenen Zustimmung, beispielsweise durch verbales Vertreten der erwünschten Überzeugung, fördert die Einstellungsmodifikation (vgl. HOVLAND et al., 1973). Bereits die unmittelbare persönliche Kommunikation mit Freunden, Nachbarn, Mitarbeitern begünstigt Einstellungsänderungen, da — im Gegensatz zum Konsumenten von Massenmedien — der Empfänger aktiv beteiligt ist, selbst Meinungen äußern, Entscheidungen treffen und die Wirkung geäußerter Ansichten auf andere registrieren kann. — Darüber hinaus sind *Gruppeneinflüsse* für die Innovation von Einstellungen bedeutsam. So konnte bereits LEWIN (1947, 1954) zeigen, wie Nahrungsaversionen in Diskussionsgruppen, also unter dem Einfluß der Gruppendynamik, eher abgebaut werden als bei bloß aufklärender Information. Aus der Bennington-Studie von NEWCOMB (1948) ergibt sich, wie sogar langfristige Einstellungsänderungen, etwa in Richtung auf eine liberalere Haltung, durch Mitgliedschaft in neuen Bezugsgruppen möglich sind. — *Direkte Kontakte* zum Einstellungsobjekt können ein erfolgversprechender Weg sein, um Vorurteile gegenüber Minoritäten abzubauen. Vor allem bei langanhaltenden Kontakten kommt es zu vermehrter Bereitschaft zu sozialer Nähe und zu günstigeren und weniger stereotypisierenden Bewertungen; kurzfristige Kontakte können die voreingenommene Haltung dagegen unverändert lassen oder sogar durch einen bestätigenden Soforteffekt noch verstärken. Ein frühes, gut kontrolliertes Experiment dazu wurde von F.T. SMITH (1943) mitgeteilt.

Die bisherigen Forschungsbemühungen zum Problem sozialer Einstellungsänderungen sind außerordentlich komplex, ihre Resultate oft widersprüchlich. Dabei ist die kritische Anmerkung von V. CRANACH et al. (1973) sicher nicht unberechtigt, daß unerwartete Ergebnisse zu häufig im Sinne eines fehlgeschlagenen Experiments interpretiert werden, statt sie aus einer umfassenden Hypothese zu erklären.

H. Einfluß von Persönlichkeitsvariablen

Eine umfassende Theorie des Zusammenhanges sozialer Einstellungen mit der Persönlichkeit des einzelnen und seinen Motivationen und Habit-Hierarchien gibt es bisher nicht. Mehr ist dagegen über den Zusammenhang mit einzelnen Persönlichkeitsmerkmalen bekannt. Besonders interessieren hier solche Persönlichkeitszüge, die zur Vorurteilsbildung disponieren, also Persönlichkeiten, die zu einengender Stereotypisierung und zum vorschnellen Urteilsabschluß neigen und besonders rigide an Vorurteilen und Stereotypen festhalten. Bahnbrechend waren die Untersuchungen von FRENKEL-BRUNSWIK, ADORNO u.a. (in ADORNO et al., 1950) im Zusammenhang mit der Faschismusforschung. Mittels der sog. F-Skala vermochten sie *Autoritarismus* als besonderes Persönlichkeitsmerkmal abzugrenzen. Dabei sind allerdings verschiedene Persönlichkeitstypen oder „Syndrome" mit hohem F-Score zu differenzieren: Außer einem „konventionellen" Typ mit der Tendenz zum sozialen Konformismus und einem Typus des vordergründigen Ressentiment, der zum Aufgreifen von vorurteilshaften Stereotypen im Sinne handlicher rationalisierender Formeln neigt, stellen sie den autoritären Typus im engeren Sinne besonders heraus. Die Besonderheit dieses Typus liegt darin, daß er neurosepsychologisch im Sinne einer Charakterstruktur zu verstehen ist. Die stark stereotypisierende und autoritär verformte Einstellung bedeutet zugleich Unterdrückung des Schwächeren wie Unterwerfung unter äußere Autorität, sie weist ausgeprägte sadomasochistische Züge auf und ist keine mehr peripher zu sehende Einstellung, sondern eine „zentrale" Haltung, die latente innere Bedürfnisse insgeheim befriedigt. Autoritäre Persönlichkeiten neigen schon in einfachen kognitiven Situationen (z.B. beim autokinetischen Versuch) dazu, sich vorschnell auf Urteilsnormen festzulegen und an diesen festzuhalten, wenn die Ichbeteiligung durch entsprechende Instruktion besonders aktiviert wurde. Sie tendieren offenbar nicht grundsätzlich zur Rigidität, sondern reagieren erst dann rigide, wenn neue Informationen diskrepant zu eigenen Urteils- und Beziehungsschemata sind und als Ich-Bedrohung erlebt werden (MILLON, 1957). Die Neigung des autoritären Typus, die soziale Welt einengend und vereinfacht zu sehen und im Sinne einer Schwarz-Weiß-Zeichnung zu verzerren, wird von KELMAN und BARCLAY (1963) unter dem Gesichtspunkt der *perspektivischen Weite* gesehen, das heißt der Fähigkeit, soziale Ereignisse in unterschiedlichen Kontexten differenziert auffassen und Diskrepanzen und Mehrdeutigkeiten tolerieren zu können. Die Vereinfachung der sozialen Umwelt durch Ausblenden diskrepanter und konflikthafter Momente, durch Klassifizierung in wenige rigide Kategorien, durch vorschnellen Urteilsabschluß und durch die Tendenz, Mehrdeutigkeit in Richtung auf Eindeutigkeit und Gewißheit zu reduzieren, ist ein kennzeichnendes Merkmal des autoritären Typus, sie wirkt sich auf seine Einstellungen und sein soziales Handeln maßgebend aus.

Einen wichtigen Beitrag zu diesem Problem hat ROKEACH (1960, 1968) mit seiner Konzeption des Dogmatismus und der geschlossenen bzw. offenen Meinungssysteme gegeben. *Dogmatismus* bedeutet hier ein enges, *abgeschlossenes Meinungssystem* (closed mindedness), welches die Übernahme und die Integration ungewohnter Überzeugungen nicht zuläßt. Das heißt zugleich starke Zurückweisung nicht geteilter Überzeugungen, die nur undifferenziert aufgefaßt und — vielleicht infolge frühkindlicher Erfahrungen — als immanent bedrohlich erlebt werden. Die Beziehungen zum Autoritarismus sind deutlich, jedoch weist ROKEACH darauf hin, daß die F-Skala (ADORNO et al., 1950) einen eher politisch rechtsgerichteten Autoritarismus erfaßt, während Dogmatismus einen weiteren Begriffsumfang hat. Das Akzeptieren anderer nur aufgrund ihrer Übereinstimmung mit meinem Überzeugungssystem, also nicht als Person, bedeutet hier (im Gegensatz zum üblichen Sprachgebrauch) Intoleranz. So kann auch Gruppenkohäsion innerhalb der eigenen Gruppe Intoleranz bedeuten, wenn sie lediglich auf der Ähnlichkeit der Überzeugungen beruht. Dogmatische Einstellungen wertet ROKEACH (1960) psychologisch als Angstabwehr gegenüber Bedrohlichem.

Es ist die Frage, wieweit auch *kognitive Kontrollfunktionen* im Sinne von G.S. KLEIN und R.W. GARDNER (vgl. GARDNER et al., 1960), also Persönlichkeitsvariablen, die das kognitive Verhalten steuern und strukturisieren, sich auf soziale Einstellungen auswirken. Die sog. Kategorisierungsbreite, das heißt die Tendenz, Objekte nach ihrer Ähnlichkeit oder Äquivalenz grob- oder engmaschig in Kategorien einzuteilen, wurde im Zusammenhang mit sozialen Urteils- und Stereotypisierungsprozessen untersucht (BERKOWITZ, 1972; KIESLER et al., 1969). Dabei stellt sich die Frage, wie die Kategorisierungsbreite mit dem Konstrukt der perspektivischen Weite von KELMAN und BARCLAY (1963) zusammenhängt (s.o.). Beachtung fanden auch Variablen wie Flexibilität vs. Rigidität im Wahrnehmungsverhalten und Toleranz vs. Intoleranz gegenüber kognitiver Mehrdeutigkeit (vgl. FRENKEL-BRUNSWIK in ADORNO et al., 1950). Schließlich wurde auch der Zusammenhang zwischen latentem sozialen Vorurteil und der Neigung zu überbetonenden vs. defensiven Reaktionen auf relevante oder bedrohliche Reize (sensitization bzw. repression) untersucht und eine positive Korrelation mit dem Sensitization-Score gefunden (CHESON et al., 1970).

I. Einstellung und Verhalten. Kritik am Einstellungskonzept

Die klassische Einstellungsforschung nahm soziale Einstellungen als verläßlichen Prädikator sozialen Handelns und sah in ihnen bestimmte soziale Handlungsbereitschaften verankert. Tatsächlich ist es jedoch bis heute fraglich geblieben, wieweit und unter welchen Voraussetzungen eine Disposition zum sozialen Handeln, wie sie sich in einer Einstellungsmessung ausdrückt, mit dem tatsächlichen Sozialverhalten korreliert, oder anders ausgedrückt: wieweit der Response-Typ I mit dem Response-Typ II (s.S. 549) kovariiert (vgl. BENNINGHAUS, 1973). Die Erfahrung lehrt, daß die Korrelation zwischen Einstellung und offenem Verhalten nur sehr schwach zu sein braucht oder sogar fehlt, so daß man grundsätzlich nach der Brauchbarkeit eines Konstrukts wie „Einstellung" als unabhängiger Variable fragen kann, von der das Verhalten bestimmt wird.

Ein Beispiel für die fragwürdige prognostische Valenz von Einstellungsmessungen sind die Untersuchungen von LAPIERE (1934). Dieser reiste mit einem sympathisch wirkenden chinesischen Ehepaar und erlebte in 66 Hotels und 184 Restaurants nur eine Zurückweisung. Ein völlig anderes Bild ergab sich bei der anschließenden schriftlichen Befragung derselben Häuser, denn jetzt ergab sich eine Zurückweisungsrate von 90%. Vorurteile gegenüber Asiaten müssen also in der aktuellen Situation nicht zu dem zu erwartenden abweisenden Verhalten führen. So brauchen negative Einstellungen gegenüber der Klasse der Chinesen gegenüber dem Individuum nicht durchzugreifen, vor allem wenn die situative Schwelle für das einstellungsspezifische Verhalten durch Faktoren wie die soziale Erwünschtheit eines toleranten Verhaltens oder das habituelle Gewinnstreben angesichts von Kundschaft erhöht ist.

Wenn man sich von der naiven Erwartung freimacht, daß eine einfache und durchgehende Beziehung zwischen (zumeist verbal geäußerter) Verhaltensdisposition und dem tatsächlichen Sozialverhalten besteht, so ergibt sich die Notwendigkeit einer neuformulierten Einstellungstheorie, welche von vornherein berücksichtigt, daß eine soziale Entscheidungssituation, die in soziales Handeln einmündet, von einer Vielzahl von Determinanten bestimmt wird. Einige solcher Determinanten, die einen engeren Bezug zu Einstellungsphänomenen haben und diese qualifizieren können, seien noch einmal kurz genannt:

1. *Reichweite* einer Einstellung. Damit ist der engere Geltungsbereich oder die Bandbreite einer Einstellung gemeint, so die Frage, ob ein Vorurteil gegenüber *den* Geisteskranken als Klasse auch gegenüber dem einzelnen Kranken Geltung hat, oder die Frage, ob ein Vorurteil gegenüber der Homosexualität nur für Männer oder auch für Frauen Geltung hat.

2. *Aktualität* des Einstellungsobjektes im Sinne von erlebnismäßiger Relevanz (s.o.).

3. *Aktivierung* einer Einstellung, etwa durch die „Nähe" des Einstellungsobjektes. Diese Nähe wird unter Umständen erst durch das Setting und den Nachfragecharakter der Untersuchungssituation (ORNE, 1962) hergestellt.

4. *Ich-Beteiligung* im Sinne einer Interdependenz zwischen einer Einstellung gegenüber einem bestimmten sozialen Objekt, aktualisierten Werthaltungen und der subjektiven Wertbezogenheit des Einstellungsobjektes. Mit ZIMBARDO (1960) kann man die Ich-Beteiligung gegenüber dem Einstellungsobjekt (issue involvement) von der Ich-Beteiligung gegenüber der einstellungsspezifischen Response (response involvement) unterscheiden.

5. *Zentralität* einer Einstellung im Sinne ihrer Bindung an dominante persönliche Bedürfnisse und Überzeugungssysteme. Hierher gehört auch die neurosedynamisch zu verstehende Zentralität von Einstellungen, wenn diese nämlich — wie beim autoritären Typus — der Befriedigung neurotischer Bedürfnisse dienen.

Ein wichtiger Neuansatz einer *differenzierten Einstellungstheorie* ist FISHBEIN (AJZEN u. FISHBEIN, 1973; FISHBEIN, 1967; FISHBEIN u. AJZEN, 1972; vgl. KIESLER u. MUNSON, 1975) zu verdanken. FISHBEIN bezieht die unterschiedlichen situativen und normativen Bedingungen bei der Realisierung einer Verhaltensintention mit ein und stellt drei Variablen besonders heraus, die das Kräftefeld zwischen „Einstellung" und sozialem Handeln bestimmen (siehe Abb. 4):

1. Die subjektive Bewertung von erwarteten Verhaltenskonsequenzen, also eine Einstellung gegenüber dem eigenen offenen Sozialverhalten. Der Einstellung gegenüber einem sozialen Objekt stellt FISHBEIN damit eine Einstellung gegenüber dem spezifischen sozialen Handeln gegenüber. Einstellung gegenüber der Handlung bedeutet dabei ihre Bewertung, sie hängt von den wahrgenommenen Handlungskonsequenzen und deren Wert für die Person ab.

2. Ein normativer Faktor, welcher die Verhaltenserwartungen anderer, vor allem der jeweiligen Referenzgruppe, und eigene normative Überzeugungen umfaßt.

3. Die Bereitschaft, sich an solchen Erwartungen und Normen zu orientieren und ihnen zu folgen.

Das Zusammenspiel dieser drei Komponenten bestimmt die jeweilige Verhaltensintention, die in das tatsächliche, offene Sozialverhalten einmündet. Alle drei Komponenten, die affektive Bewertung der Verhaltenskonsequenzen, die normativen Anforderungen und die Bereitschaft, ihnen zu folgen, können jeweils

```
┌─────────────────┐
│ Einstellung     │
│ zum Verhalten:  │
│ Bewertung der   │
│ Verhaltens-     │
│ konsequenzen    │
└─────────────────┘ ╲
                     ╲
┌─────────────────┐   ╲  ┌──────────┐
│ normative       │    ╲ │ soziales │
│ Einstellung     │──────│ Verhalten│
│ zum Verhalten   │    ╱ │          │
└─────────────────┘   ╱  └──────────┘
                     ╱
┌─────────────────┐ ╱
│ Bereitschaft    │
│ zu normgerechtem│
│ Verhalten       │
└─────────────────┘
```

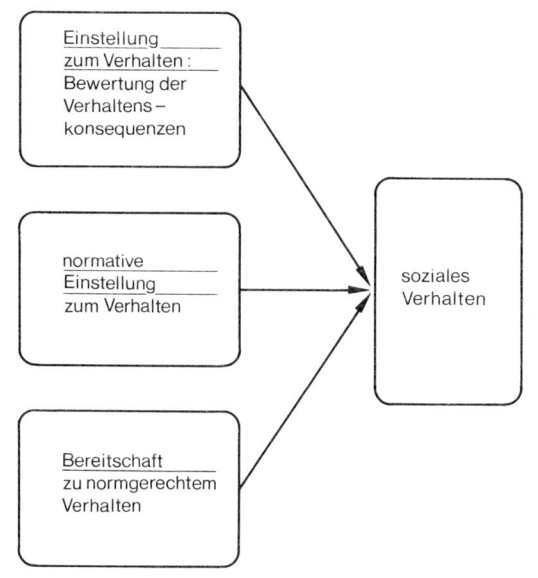

Abb. 4. Determinanten des sozialen Verhaltens nach FISHBEIN

ganz unterschiedlich gewichtet sein, so daß bei einer vorgegebenen „Einstellung" das konkrete lebenspraktische Verhalten sehr unterschiedlich ausfallen kann. Die Einstellungstheorie von FISHBEIN hat den Vorzug, die simplifizierende Eins-zu-eins-Beziehung zwischen Einstellung (als Handlungsdisposition) und tatsächlichem Verhalten zu vermeiden und die soziale Entscheidungssituation, die zum konkreten sozialen Handeln führt, komplexer zu sehen.

Das historische *Dilemma* der Einstellungsforschung ist es bis heute geblieben, daß beachtliche Forschungsaktivitäten der Messung von Einstellungen gewidmet wurden, daß aber die Frage des Zusammenhanges von Einstellung als unabhängiger disponierender Variable und tatsächlichem Sozialverhalten zweifelhaft blieb. So fand WICKER (1969) bei der Durchsicht von 32 Forschungsarbeiten keinen schlüssigen empirischen Nachweis dafür, daß stabile Einstellungen verbales wie offenes Sozialverhalten konsistent beeinflussen. Eine Voraussage sozialen Handelns aus Einstellungsmessungen ist bisher kaum möglich gewesen. Dieses Dilemma, welches lange verkannt wurde (so blieb die Arbeit von LAPIERE (1934) über lange Zeit nahezu unbeachtet), läßt die Frage aufwerfen, ob das Konstrukt „Einstellung" wissenschaftlich überhaupt zu halten ist. Mit dieser Frage haben sich BENNINGHAUS (1973), DEFLEUR und WESTIE (1963) und MEINEFELD (1977) eingehend befaßt. Hier kommt sicher der Einstellungstheorie von FISHBEIN (AJZEN u. FISHBEIN, 1973; FISHBEIN, 1967; FISHBEIN u. AJZEN, 1972; vgl. KIESLER u. MUNSON, 1975) eine besondere Bedeutung zu, zumal der abstrakten Einstellung weniger Bedeutung beigemessen wird und die Verhaltensprognose mehr in den Blick rückt. Eine dynamische Auffassung von Einstellungen vertreten DEFLEUR und WESTIE (1963). Danach sollte man sich von der Vorstellung einer Einstellung als eines stabilen Merkmals, welches als unabhängige Variable Verhalten beeinflußt, lösen und Einstellungen als latente innere Prozesse sehen, welche dem Verhalten Richtung und Konsistenz geben. Wenn wir andererseits von konsistenten sozialen Verhaltensweisen ausgehen und von diesen auf *Konsistenz* und *Richtungskonstanz des Verhaltens* rekurrieren, die wir dann Einstellung nennen, so nähern wir uns wieder der Auffassung von CAMPBELL (1950), der unter einer sozialen Einstellung ein "syndrome of response consistency with regard to social objects" verstand. DEFLEUR und WESTIE (1963) nehmen als „Einstellung" die Wahrscheinlichkeit, mit der ein bestimmtes soziales Verhalten auftritt oder wiederauftritt. In dieser *Wahrscheinlichkeitstheorie sozialer Einstellungen* bedeutet Konsistenz sozialen Handelns nicht mehr und nicht weniger, als daß es mit bestimmter Wahrscheinlichkeit wiederauftritt und zu erwarten ist. Wenn wir Einstellung in dieser Weise nicht mehr als hypothetisches Konstrukt nehmen, das als Disposition „hinter" dem Verhalten steht, sondern als Wahrscheinlichkeit des Auftretens, so ist Einstellung jetzt nurmehr eine „Eigenschaft der Reaktion" selbst. Welchen heuristischen Wert die Wahrscheinlichkeitskonzeption von Einstellungen hat, ist vorerst noch nicht abzusehen.

Neue bedeutsame Aspekte, die in der Psychiatrie bisher kaum zur Kenntnis genommen sind, bringen die *Attributionstheorien* zur Geltung, die in ihrem Beginn auf eine frühere Arbeit von HEIDER (1944, 1946) zurückgehen. Es geht hier um das Problem der kausalen Zuschreibung von Verhaltensweisen, also darum, in welcher Weise ein beobachtbares Verhalten in „naiver", vorwissenschaftlicher Einstellung auf externe, in der äußeren Situation gegebene Faktoren oder aber auf interne, in der Person liegende Umstände zurückgeführt wird. Typische Beispiele für Attributionsvorgänge sind folgende: Das Kaufen eines Objektes (wie eines Autos) kann einem objektiv von der Situation her gebotenen Bedarf oder Erfordernis oder aber einem subjektiven Bedürfnis und Wunsch zugeschrieben werden; aggressives Verhalten kann aus einem Druck von außen oder aus einer Personeigenschaft „Aggressivität" erklärt werden; die erfolgreiche Lösung von Aufgaben kann dem geringen Schwierigkeitsgrad oder aber der persönlichen Befähigung zugeschrieben werden. Diese Beispiele deuten bereits an, daß man eine externe Attribution (nach KELLEY, 1967) von einer internen Attribution (nach JONES u. DAVIS, 1965) unterscheiden muß: Letztere schließt von einem bestimmten Verhalten auf korrespondierende persönliche Attribute und Dispositionen, erstere schreibt ein Verhalten in erster Linie äußeren, situativen Bedingungen zu (vgl. dazu BEM, 1967, 1968; JONES u. HARRIS, 1967; KELLEY, 1972, 1973; KIESLER u. MUNSON, 1975; SHAW u. COSTANZO, 1970) (vgl. Abb. 5). Wichtig ist die Beobachtung von JONES und NISBETT (1971/72), daß Handelnde ihr eigenes Verhalten kausal anders zuschreiben als Fremdbeobachter. Beim Handelnden findet sich eher die Tendenz, sein Verhalten situativen Bedingungen und Anforderungen zuzuschreiben, vielleicht weil er mit seiner Aufmerksamkeit mehr auf Umweltfaktoren fokussiert ist, auf die er – in seiner Sicht – mit seinem Verhalten antwortet. Der Fremdbeobachter neigt dagegen dazu, beobachtetes Verhalten eher einer persönlichen Disposition des Handelnden zuzuschreiben. Diese unterschiedliche Attribution läuft darauf hinaus, daß der Handelnde sich in jeder neuen Situation mit ihren jeweiligen Voraussetzungen gewissermaßen frei handelnd und adäquat auf die Situation eingestellt erlebt, während ein Fremdbeobachter dasselbe Verhalten anders interpretiert und es mehr als Ausfluß persönlicher Momente des Handelnden sieht.

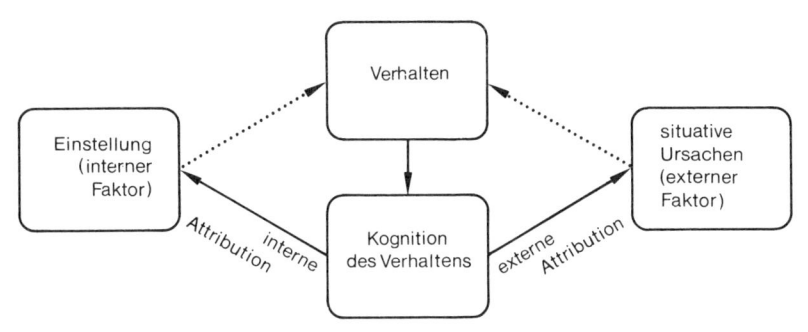

Abb. 5. Kausale Zuschreibung (Attribution) von Verhaltensweisen. Beobachtetes Fremd- wie Eigenverhalten wird entweder äußeren, situativen Umständen zugeschrieben oder internen Faktoren wie persönlichen Dispositionen und Einstellungen

Experimentelle Belege für die unterschiedliche Attribution durch den Handelnden bzw. den Beobachter haben unter anderem MILLER (1975) und REGAN und TOTTEN (1975) erbracht. Attributionsvorgänge spielen auch sonst für die Selbstwahrnehmung eine wichtige Rolle. So ist die Wahrnehmung eigener Einstellungen und Gefühle oft nicht unmittelbar, sondern diese werden aus der Beobachtung des eigenen Verhaltens, ja aus eigenen autonomen Reaktionen erschlossen. Nach einem Beispiel von BEM (1968) kann die Beschreibung der eigenen Einstellung „Ich liebe Schwarzbrot" auf einer Attribution beruhen, wenn sie nämlich aus der Beobachtung „Denn ich esse viel Schwarzbrot" erschlossen wird. VALINS (1966) konnte zeigen, wie die Selbstwahrnehmung einer Präferenz gegenüber erotischen Bildern aus der selbstbeobachteten Herzaktion erschlossen wird und durch fälschliche Rückmeldung einer Herzbeschleunigung sogar manipuliert werden kann. Bei übermäßiger Belohnung oder Rechtfertigung (overjustification) eines Verhaltens empfindet der Handelnde sein Verhalten eher als extern determiniert und als wenig kongruent mit seinen eigenen Überzeugungen und Einstellungen (NISBETT u. VALINS, 1972). Dieser Befund bietet neue Deutungsmöglichkeiten für das Festinger-Carlsmith-Experiment (FESTINGER u. CARLSMITH, 1959; s.o.). — Das Wirksamwerden von ichprotektiven Tendenzen in Attributionsvorgängen erscheint noch nicht gesichert. Immerhin gibt es Hinweise für eine Selbstwerterhöhung durch Attribution, und zwar besonders bei Erfolgserlebnissen (MILLER u. ROSS, 1975). Zusammenhänge zwischen Selbstwertgefühl und kausaler Attribution hat bereits HEIDER (1944) gesehen. So versteht er die Zuschreibung der Sündenbockrolle als eine „fälschliche" Attribution, indem die Ursache einer Selbstwertminderung einer anderen Person zugeschrieben wird.

So wichtig auch die Gesichtspunkte sind, die die Attributionstheorien für die Sozialpsychologie der Selbst- und Fremdbeobachtung liefern, so ist bis jetzt doch noch KIESLER und MUNSON (1975) darin zuzustimmen, daß dieser Forschungsansatz noch nicht genügend theoretisch ausgearbeitet und empirisch überprüft wurde. Auch fehlt es noch weitgehend an einer Beziehungssetzung zu anderen Einstellungstheorien und an einer Integrierung in eine umfassende Persönlichkeitstheorie.

Aus der Sicht des Psychiaters wird man der *Kritik an der Einstellungsforschung* zumindest einige Fragen hinzufügen können. Ob man Einstellung als hypothetische unabhängige Variable beziehungsweise als Personmerkmal nimmt oder aber sie nur als Verhaltenskonsistenz oder Eintrittswahrscheinlichkeit eines sozialen Verhaltens definiert, es bleibt der Zusammenhang zwischen Einstellung und Persönlichkeit letztlich unklar. Ungelöst bleibt auch die Frage, die für die Neurosenlehre von besonderem Interesse ist, in welcher Beziehung (relativ bewußt wahrgenommene und geäußerte) Einstellungen zu unbewußten Determinanten des Verhaltens stehen, welche Rolle latente (unbewußte) Anteile von Einstellungen, vor allem ihrer affektiven und handlungsmäßigen Komponente, spielen und wieweit Einstellungen selbst unbewußt motiviert werden. Solche Fragen bekunden andererseits aber auch das Interesse des Psychiaters an Problemen der Einstellungsforschung. Zu erinnern ist dabei an die Zwitterstellung von Einstellungen: Sie können Ausdruck neurotischer Bedürfnisse und von charakterneurotischen Haltungen sein; sie finden andererseits Entsprechungen in soziokulturell verankerten, intersubjektiven Einstellungen und erfahren gesellschaftliche Bestätigung und Verstärkung.

Literatur

Abelson, R.P., Aronson, E., McGuire, W.J., Newcomb, T.M., Rosenberg, M.J., Tannenbaum, P.H. (Eds.): Theories of cognitive consistency. Chicago: Rand McNally 1968.

Adorno, T.W., Frenkel-Brunswik, E., Levinson, D.J., Sanford, R.N.: The authoritarian personality. New York: Harper 1950.

Ajzen, I., Fishbein, M.: Attitudinal and normative variables as predictors of specific behaviors. J. Person. soc. Psychol. **27**, 41–57 (1973).

Allport, G.W.: Attitudes. In: A handbook of social psychology (Murchison, C., Ed). Worcester, Mass.: Clark University Press 1935. — Teilweise nachgedruckt in: Readings in attitude theory and measurement (Fishbein, M., Ed). New York: Wiley 1967.

Bandura, A.: Social learning through imitation. In: Nebraska symposium on motivation (Jones, M.R., Ed). Lincoln: University of Nebraska Press 1962.

Bandura, A.: Vicarious processes: A case of no-trial learning. In: Advances in experimental social psychology (Berkowitz, L., Ed). Vol. 2. New York-London: Academic Press 1965.

Bem, D.J.: Self-perception: An alternative interpretation of cognitive dissonance phenomena. Psychol. Rev. **74**, 183–200 (1967).

Bem, D.J.: Attitudes as self-descriptions: Another look at the attitude-behavior link. In: Psychological foundations of attitudes (Greenwald, A.G., Brock, T.C., Ostrom, T.M., Eds). New York-London: Academic Press 1968.

Benninghaus, H.: Soziale Einstellungen und soziales Verhalten. Zur Kritik des Attitüdenkonzepts. In: Soziologie, Sprache, Bezug zur Praxis, Verhältnis zu anderen Wissenschaften (Albrecht, G., Daheim, H.J., Sack, F., Hrsg.). Opladen: Westdeutscher Verlag 1973.

Berkowitz, L.: The judgmental process in personality functioning. In: Behavioral science foundations of consumer behavior (Cohen, J.B., Ed). New York: Free Press 1972.

Bettelheim, B., Janowitz, M.: Dynamics of prejudice. New York: Harper 1950.

Bogardus, E.S.: Measuring social distances. J. appl. Psychol. **9**, 299–308 (1925).

Bruner, J.S.: Personality dynamics and the process of perceiving. In: Perception. An approach to personality (Blake, R.R., Ramsey, G.V., Eds). New York: Ronald Press 1951.

Campbell, D.T.: The indirect assessment of social attitudes. Psychol. Bull. **47**, 15–38 (1950).

Cheson, B.D., Stricker, G., Fry, C.L.: The repression-sensitization scale and measures of prejudice. J. soc. Psychol. **80**, 197–200 (1970).

Coombs, C.H., Dawes, R.M., Tversky, A.: Mathematische Psychologie. Weinheim-Basel: Beltz 1975.

Cranach, M.v., Irle, M., Vetter, H.: Zur Analyse des Bumerang-Effektes. Größe und Richtung der Änderung sozialer Einstellungen als Funktion ihrer Verankerung in Wertsystemen. In: Texte aus der experimentellen Sozialpsychologie (Irle, M., Hrsg.). Neuwied: Luchterhand 1973.

Cumming, E., Cumming, J.: Closed ranks. An experiment in mental health education. Cambridge, Mass.: Harvard University Press 1957.

Davis, E.E.: Attitude change. A review and bibliography of selected research. Social Science Clearing House Documents, No. 19. Paris: UNESCO 1964.

DeFleur, M.L., Westie, F.R.: Verbal attitudes and overt acts: An experiment on the salience of attitudes. Amer. soc. Rev. **23**, 667–673 (1958).

DeFleur, M.L., Westie, F.R.: Attitude as a scientific concept. Soc. Forces **42**, 17–31 (1963).

Diab, L.N.: Measurement of social attitudes: Problems and prospects. In: Attitude, ego-involvement, and change (Sherif, C.W., Sherif, M., Eds). New York: Wiley 1967.

Dreitzel, H.P.: Die gesellschaftlichen Leiden und die Leiden an der Gesellschaft. Stuttgart: Enke 1968.

Feldmann, H.: Hypochondrie. Leibbezogenheit – Risikoverhalten – Entwicklungsdynamik. Berlin-Heidelberg-New York: Springer 1972.

Feldmann, H.: Einstellung zu psychisch Kranken. Ergebnisse und Probleme. In: Psychiatrie der Gegenwart, Band III, 2. Aufl. Berlin-Heidelberg-New York: Springer 1975.

Feldmann, H.: Aspekte des Krankheitsverhaltens alter Menschen. Akt. Geront. **6**, 415–423 (1976).

Festinger, L.: A theory of cognitive dissonance. Evanston, Ill.: Row, Peterson 1957.

Festinger, L., Carlsmith, J.H.: Cognitive consequences of forced compliance. J. abn. soc. Psychol. **58**, 203–210 (1959).

Fishbein, M. (Ed.): Readings in attitude theory and measurement. New York: Wiley 1967.

Fishbein, M.: Attitude and the prediction of behavior. In: Readings in attitude theory and measurement (Fishbein, M., Ed). New York: Wiley 1967.

Fishbein, M., Ajzen, I.: Attitudes and opinions. Ann. Rev. Psychol. **23**, 487–544 (1972).

Freedman, J.L., Sears, D.O.: Selective exposure. In: Advances in experimental social psychology (Berkowitz, L., Ed.). Vol. 2. New York-London: Academic Press 1965.

Gardner, R.W., Jackson, D.N., Messick, S.J.: Personality organization in cognitive controls and intellectual abilities. Psychol. Issues, vol. II, No. 4. New York: International University Press 1960.

Goffman, E.: Interpersonal persuasion. In: Group processes (Schaffner, B., Ed.). New York: Macy Foundation 1957.

Goffman, E.: Stigma. Frankfurt: Suhrkamp 1967.

Greenwald, A.G.: On defining attitude and attitude theory. In: Psychological foundations of attitudes (Greenwald, A.G., Brock, T.C., Ostrom, T.M., Eds). New York-London: Academic Press 1968.

Harding, J., Proshansky, H., Kutner, B., Chein, I.: Prejudice and ethnic relations. In: Handbook of social psychology (Lindzey, G., Aronson, E., Eds), Vol. V. 2. ed. Reading, Mass.: Addison-Wesley 1969.

Haseloff, O.W.: Kommunikation, Transformation und Interaktion. In: Neue Anthropologie (Gadamer, H.P., Vogler, P., Hrsg.), Bd. 5. Stuttgart: Thieme 1973.

Heider, F.: Social perception and phenomenal causality. Psychol. Rev. **51**, 358–374 (1944). – Deutsch auch in: Texte aus der experimentellen Sozialpsychologie (Irle, M., Hrsg.). Neuwied: Luchterhand 1969.

Heider, F.: Attitudes and cognitive organization. J. Psychol. **21**, 107–112 (1946).

Heise, D.R.: The semantic differential and attitude research. In: Attitude measurement (Summers, G.F., Ed). Chicago: Rand McNally 1970.

Hofstätter, R.P.: Einführung in die Sozialpsychologie. 4. Aufl. Stuttgart: Kröner 1966.

Hovland, C.I., Janis, I.L., Kelley, H.H.: Überzeugung durch aktive Beteiligung. In: Texte aus der experimentellen Sozialpsychologie (Irle, M., Hrsg.). Neuwied: Luchterhand 1973.

Hovland, C.I., Sherif, M.: Judgmental phenomena and scales of attitude measurement. In: Readings in attitude theory and measurement (Fishbein, M., Ed). New York: Wiley 1967.

Insko, C.A.: Theories of attitude change. New York: Appleton-Century-Crofts 1967.

Irle, M.: Entstehung und Änderung von sozialen Einstellungen (Attitüden). In: Merz, F. (Hrsg.), Bericht über den 25. Kongreß der Deutschen Gesellschaft für Psychologie Münster 1966. Göttingen: Hogrefe 1967.

Irle, M.: Lehrbuch der Sozialpsychologie. Göttingen-Toronto-Zürich: Hogrefe 1975.

Janis, I.L., Feshbach, S.: Auswirkungen angsterregender Kommunikationen. In: Texte aus der experimentellen Sozialpsychologie (Irle, M., Hrsg.). Neuwied: Luchterhand 1973.
Janis, I.L., King, B.T.: The influence of rôle playing on opinion change. J. abn. soc. Psychol. **49**, 211–218 (1954).
Jones, E.E., Davis, K.E.: From acts to dispositions. The attribution process in person perception. In: Advances in experimental social psychology (Berkowitz, L., Ed). Vol. 2. New York-London: Academic Press 1965.
Jones, E.E., Harris, V.A.: The attribution of attitudes. J. exp. soc. Psychol. **3**, 1–24 (1967).
Jones, E.E., Nisbett, R.E.: The actor and the observer: Divergent perceptions of the causes of behavior. Morristown: General Learning Press 1971. – Auch in: Attribution: Perceiving the causes of behavior (Jones, E.E., Kanouse, D.E., Kelley, H.H., Nisbett, R.E., Valins, S., Weiner, B., Eds). Morristown: General Learning Press 1972.
Katz, D.: The functional approach to the study of attitudes. Publ. opin. Quart. **24**, 163–204 (1960).
Katz, D., Stotland, E.: A preliminary statement to a theory of attitude structure and change. In: Psychology: A study of a science (Koch, S., Ed). Vol. 3. New York-Toronto-London: McGraw-Hill 1959.
Kelley, H.H.: Attribution theory in social psychology. In: Nebraska symposium on motivation (Levine, D., Ed). Lincoln: University of Nebraska Press 1967.
Kelley, H.H.: Attribution in social interaction. In: Attribution: Perceiving the causes of behavior (Jones, E.E., Kanouse, D.E., Kelley, H.H., Nisbett, R.E., Valins, S., Weiner, B., Eds). Morristown: General Learning Press 1972.
Kelley, H.H.: The processes of causal attribution. Amer. Psychologist **28**, 107–128 (1973).
Kelman, H.C.: Processes of opinion change. Publ. opin. Quart. **25**, 57–78 (1961). – Auch in: Behavioral science foundations of consumer behavior (Cohen, J.B., Ed). New York: Free Press 1972.
Kelman, H.C., Barclay, J.: The F-scale as a measurement of breadth of perspective. J. abn. soc. Psychol. **67**, 608–615 (1963).
Kiesler, C.A., Collins, B.E., Miller, N.: Attitude change. New York: Wiley 1969.
Kiesler, C.A., Munson, P.A.: Attitudes and opinions. Ann. Rev. Psychol. **26**, 415–456 (1975).
LaPiere, R.T.: Attitudes vs. actions. Soc. Forces **13**, 230–237 (1934).
Lazarsfeld, P.F., Berelson, B., Gaudet, H.: The people's choice. New York: Columbia University Press 1948.
Lewin, K.: Group decision and social change. In: Readings in social psychology (Newcomb, T.M., Hartley, E.L., Eds). New York: Holt 1947.
Lewin, K.: Studies in group decision. In: Group dynamics: Research and theory (Cartwright, D., Zander, A., Eds). Evanston, Ill.: Row, Peterson/London: Tavistock 1954.
Linton, H., Graham, E.: Personality correlates of persuability. In: Personality and persuability (Hovland, C.I., Janis, I.L., Eds). New Haven-London: Yale University Press 1959.
Lippman, W.: Public opinion. New York: Harcourt-Brace 1922.
Mankoff, M.: Societal reaction and career deviance: A critical analysis. Sociol. Quart. **12**, 204–218 (1971).
Marks, I.M.: Patterns of meaning in psychiatric patients. London-New York-Toronto: Oxford University Press 1965.
McGuire, W.J.: The nature of attitudes and attitude change. In: Handbook of social psychology (Lindzey, G., Aronson, E., Eds). Vol. III, 2. ed. Reading, Mass.: Addison-Wesley 1969.
McGuire, W.J.: Personality and susceptibility to social influence. In: Handbook of personality theory and research (Borgatta, E.F., Lambert, W.W., Eds). Chicago: Rand McNally 1968.
Meinefeld, W.: Einstellung und soziales Handeln. Hamburg: Rowohlt 1977.
Miller, A.G.: Actor and observer perceptions of the learning of a task. J. exp. soc. Psychol. **11**, 95–111 (1975).
Miller, D.T., Ross, M.: Self-serving biases in the attribution of causality: Fact or fiction? Psychol. Bull. **82**, 213–225 (1975).
Millon, T.: Authoritarianism, intolerance of ambiguity, and rigidity under ego- and task-involving conditions. J. abn. soc. Psychol. **55**, 29–33 (1957).
Newcomb, T.M.: Attitude development as a function of reference group. In: An outline of social psychology (Sherif, M., Ed). New York: Harper 1948.
Nisbett, R.E., Valins, S.: Perceiving the causes of one's own behavior. In: Attribution: Perceiving

the causes of behavior (Jones, E.E., Kanouse, D.E., Kelley, H.H., Nisbett, R.E., Valins, S., Weiner, B., Eds). Morristown: General Learning Press 1972.
Oppenheim, A.N.: Questionnaire design and attitude measurement. London: Heinemann 1966.
Orne, M.T.: On the social psychology of the psychological experiment: With particular reference to demand characteristics and their implications. Amer. Psychologist **17**, 776–783 (1962).
Osgood, C.E., Suci, G.J., Tannenbaum, P.H.: The measurement of meaning. Urbana: University of Illinois Press 1957.
Regan, D.T., Totten, J.: Empathy and attribution: Turning observers into actors. J. Pers. soc. Psychol. **32**, 850–856 (1975).
Rokeach, M.: The open and closed mind. Investigations into the nature of belief systems and personality systems. New York: Basic Books 1960.
Rokeach, M.: Beliefs, attitudes, and values. San Francisco: Jossey-Bass 1968.
Rotter, J.B.: Beliefs, social attitudes and behavior: A social learning analysis. In: Applications of a social learning theory of personality (Rotter, J.B., Chance, J.E., Phares, E.P., Eds). New York: Holt, Rinehart and Winston 1972.
Sarnoff, I., Katz, D.: The motivational bases of attitude change. J. abn. soc. Psychol. **49**, 115–124 (1954).
Sarnoff, I.: Psychoanalytic theory and social attitudes. Publ. opin. Quart. **24**, 251–279 (1960).
Scheff, T.J.: Social support for stereotypes of mental disorder. Ment. Hyg. **47**, 461–469 (1963).
Scheff, T.J.: Beeing mentally ill. Chicago: Aldine 1966.
Scheff, T.J. (Ed.): Mental illness and social processes. New York: Harper & Row 1967.
Scheuch, E.K.: Skalierungsverfahren in der Sozialforschung. In: Handbuch der empirischen Sozialforschung (König, R., Hrsg.). I. Band. Stuttgart: Enke 1962.
Schur, E.M.: Labelling deviant behavior: Its sociological implications. New York: Harper & Row 1971.
Scott, W.A.: Attitude measurement. In: Handbook of social psychology (Lindzey, G., Aronson, E., Eds). Vol. II, 2. ed. Reading, Mass.: Addison-Wesley 1968.
Sears, D.O., Freedman, J.L.: Selective exposure to information: A critical review. Publ. opin. Quart. **31**, 194–213 (1967). – Auch in: Behavioral science foundations of consumer behavior (Cohen, J.B., Ed). New York: Free Press 1972.
Shaw, M.E., Costanzo, P.R.: Theories of social psychology. New York: McGraw-Hill 1970.
Sherif, M., Hovland, C.I.: Social judgment. Assimilation and contrast effects in communication and attitude change. New Haven: Yale University Press 1961.
Sherif, M., Sherif, C.W.: Attitude as the individual's own categories: The social judgment-involvement approach to attitude and attitude change. In: Attitude, ego-involvement, and change (Sherif, C.W., Sherif, M., Eds). New York: Wiley 1967.
Sherif, C.W., Sherif, M., Nebergall, R.E.: Attitude and attitude change. Philadelphia: Saunders 1965.
Sixtl, F.: Meßmethoden der Psychologie. Weinheim: Beltz 1967.
Smith, F.T.: An experiment in modifying attitudes toward the negro. Teachers college contributions to education No. 887. New York: Columbia University 1943.
Smith, M.B., Bruner, J.S., White, R.W.: Opinions and personality. New York: Wiley 1956.
Summers, G.F. (Ed.): Attitude measurement. Chicago: Rand McNally 1970.
Tajfel, H.: Quantitative judgement in social perception. Brit. J. Psychol. **50**, 16–29 (1959a).
Tajfel, H.: The anchoring effects of value in a scale of judgements. Brit. J. Psychol. **50**, 294–304 (1959b).
Tajfel, H., Wilkes, A.L.: Classification and quantitative judgement. Brit. J. Psychol. **54**, 101–114 (1963).
Triandis, H.C.: Toward an analysis of the components of interpersonal attitudes. In: Attitude, ego-involvement, and change (Sherif, C.W., Sherif, M., Eds). New York: Wiley 1967.
Triandis, H.C.: Attitude and attitude change. New York: Wiley 1971.
Valins, S.: Cognitive effects of false heart-rate feedback. J. Pers. soc. Psychol. **4**, 400–408 (1966).
Wagman, M.: Attitude change and authoritarian personality. J. Psychol. **40**, 3–24 (1955).
Wicker, A.W.: Attitudes vs. actions: The relationship of verbal and overt behavioral responses to attitude objects. J. soc. Issues **25**, 41–78 (1969).
Wolf, H.E.: Soziologie der Vorurteile. In: Handbuch der empirischen Sozialforschung (König, R., Hrsg.). II. Band. Stuttgart: Enke 1969.
Zimbardo, P.G.: Involvement and communication discrepancy as determinants of opinion conformity. J. abn. soc. Psychol. **60**, 86–94 (1960).

Sprache, Persönlichkeitsstruktur und psychoanalytisches Verfahren

Von

A. LORENZER

In seinen „Vorlesungen zur Einführung in die Psychoanalyse" — einer Summe seiner Erfahrungen nach den ersten Jahrzehnten psychoanalytischen Praktizierens — charakterisiert FREUD das psychoanalytische Vorgehen kurz und bündig so:

„In der analytischen Behandlung geht nichts anderes vor als ein Austausch von Worten zwischen dem Analysierten und dem Arzt. Der Patient spricht, erzählt von vergangenen Erlebnissen und gegenwärtigen Eindrücken, klagt, bekennt seine Wünsche und Gefühlsregungen. Der Arzt hört zu, sucht die Gedankengänge des Patienten zu dirigieren, mahnt, drängt seine Aufmerksamkeit nach gewissen Richtungen, gibt ihm Aufklärungen und beobachtet die Reaktion von Verständnis oder von Ablehnung, welche er so beim Kranken hervorruft. Die ungebildeten Angehörigen unserer Kranken — denen nur Sichtbares und Greifbares imponiert, am liebsten Handlungen, wie man sie im Kinotheater sieht — versäumen es auch nie, ihre Zweifel zu äußern, wie man durch bloße Reden etwas gegen die Krankheit ausrichten kann" (SIGMUND FREUD, 1917, 1940, Bd. XI).

Mit anderen Worten, das psychoanalytische Verfahren wird von FREUD als Sprachoperation verstanden. An diesem Verständnis ist niemals ernstlich gerüttelt worden; eine metatheoretische Beurteilung der Psychoanalyse muß deshalb von diesem Sachverhalt ausgehen.

Zwischen der Freudschen Feststellung und den ersten Versuchen LACANS, die Bedeutung von Sprache für Verfahren und Gegenstand der Psychoanalyse zu begründen, sind freilich zwei weitere Jahrzehnte ins Land gegangen — Jahrzehnte, in denen die Psychoanalyse ansonsten lebhaft diskutiert wurde und außerhalb der Psychoanalyse „Sprache" mehr und mehr in den Mittelpunkt wissenschaftlicher Grundlagendiskussionen rückte. Aber auch nach dieser Frist fand die Lacan-Diskussion im engeren Kreise (oder doch — wenn wir Autoren wie RICOEUR einschließen, im umschriebenen französischen Diskussionsraum) statt — jedenfalls abgegrenzt von der psychoanalytischen Generaldebatte.

Ein schwieriges Thema also, vielleicht sogar ein gefährliches? Jedenfalls aber eins, das in der psychoanalytischen Diskussion bemerkenswert schnell und in ersten zustimmenden Äußerungen abgetan wird. Noch jüngst zieht eine psychoanalytische Autorin, die in der „Verbalisierung" das Schlüsselthema zum Verfahren und Gegenstand der Psychoanalyse sieht, das Fazit:

„Erst spät und allmählich sind Versuche gemacht worden, die Verbalisierung als zentrales Moment aller psychischen Strukturbildung hervorzuheben, bis heute ist in den meisten Ausführungen darüber die Schwierigkeit spürbar, sie über das Formale (als Ich-Funktion) hinaus spezifisch sprachtheoretisch zu bestimmen."

und stellt die Frage:

„So unbestreitbar alle diese Beobachtungen und so wichtig die daraus abgeleiteten Hypothesen sind — kann man wirklich behaupten sie seien metapsychologisch detailliert begründet? Mit anderen Worten: Weiß man, *warum* die Verbalisierung die Kontrollfunktionen des Ich steigert, die Identitätsentwicklung fördert usw.?" (JAPPE 1971, S. 87f)

Ein Rätsel also — und noch dazu an zentraler Stelle nicht nur im Verfahren der Psychoanalyse, sondern auch in ihrer Theorie, wenn wir der bündigen Feststellung von HABERMAS folgen wollen:

„Ausgehend von den Erfahrungen der Kommunikation des Arztes mit seinem Patienten hat FREUD den Begriff des Unbewußten an einer spezifischen Form der Störung umgangssprachlicher Kommunikation gewonnen. Dazu hätte es eigentlich einer *Theorie der Sprache* bedurft, die damals nicht existierte und auch heute in Umrissen erst sich abzeichnet" (HABERMAS, 1968, S. 291).

Freilich verrät uns diese Problemverknüpfung — Theorie des Unbewußten und Theorie der Sprache — auch mit einem Schlage, weshalb das Thema „Sprache und Psychoanalyse" ein „heißes Eisen" ist. Die Aufgabe, das Unbewußte sprachtheoretisch zu begründen, führt uns in eine prekäre Lage:

Wenn wir Sprache mit Denken und Handeln verknüpft sehen und bewußtes Handeln als sprachsymbolisch vermitteltes, mit Sprachsymbolen operierendes annehmen, dann ist das Unbewußte entweder außerhalb von Sprache anzusiedeln und fällt — falls wir Sozialisation sprachtheoretisch begründen wollen — nicht nur aus dem Zusammenhang der Handlungselemente heraus, sondern auch aus der gesellschaftlichen Formbildung. Das Unbewußte wird dann ungeschichtlich — oder aber in den Randzonen der Sprache untergebracht, womit die für die Psychoanalyse basale Unterscheidung von Bewußtsein und Unbewußtem aufgelöst würde. Läßt sich die eine Annahme — eine außergesellschaftliche Wirklichkeit des alle psychischen Inhalte determinierenden Unbewußten — nicht mit einem historisch materialistischen Verständnis von Gesellschaftsprozessen vereinbaren, so widersprechen der anderen — sprachsphärischen Verortung des Unbewußten — alle zentralen psychoanalytischen Erfahrungen. Erinnern wir uns: Die Psychoanalyse basiert auf der Grunderkenntnis, daß es zwei Qualitäten von Verhaltensdeterminanten gibt, nämlich bewußtseinsfähige und nicht bewußtseinsfähige. Bewußtseinsfähig, das heißt „sprachlich repräsentierbar", unbewußt heißt „sprachlos". Wir müssen demzufolge nach den verhaltensbestimmenden Grundelementen der psychischen Struktur suchen und diese einerseits (a) in ihrem Verhältnis zur Sprache erfassen, wie auch andererseits (b) sie als gesellschaftlich hergestellt begreifen.

Wenn wir beide Male es nicht bei einer bloß pauschal-bekenntnishaften Etikettierung belassen wollen, so müssen wir genau aufzeigen, wie diese „verhaltensbestimmenden Grundelemente" hergestellt werden und wie ihr Verhältnis zur — ja immer objektiv gegebenen — Sprache zu denken ist. Wir müssen ein Konzept der detaillierten Bildung der verhaltensbestimmenden Grundelemente vorlegen.

Freilich kann es uns da nicht bloß darum gehen, diesen Herstellungsprozeß als *Individuation* aus einem gesellschaftlichen Produktionsprozeß vorzustellen, wir müssen diesen Prozeß auch als *Sozialisation* zu gemeinsamen Verhaltensformen durchsichtig machen. Und das heißt: Wir müssen sowohl *Genese* wie *Funktion* der verhaltensbestimmenden Struktur der Individuen verdeutlichen. Das schließt ein: Verhalten ist nicht nur als *hergestelltes* zu erkennen, sondern auch als Potential individuellen *Herstellens*. Weil wir dieses individuelle Herstellen nun aber nicht individualistisch isoliert verstehen wollen, sondern geschichtlich konkret in dem gesellschaftlichen Wirkungszusammmenhang, in den es einsozialisiert wurde, begreifen wollen, müssen wir dieses individuelle Verhalten als individuelle Praxis im Rahmen gesellschaftlicher Praxis klarstellen.

Unsere Frage läßt sich danach genauer stellen: Wir müssen die Bildung verhaltensregulierender Struktur individuell einsozialisierter und sozial wirksamer Praxis und das Verhältnis dieses Bildungsprozesses zur Sprache definieren. Kürzer formuliert, wir müssen der Frage nachgehen: Wie wird die sprachliche wie auch sprachlose *Regelstruktur individueller Praxis* gebildet?

Die Wegscheide zwischen bloßem sozialwissenschaftlichen Gerede, einer bloß modernistischen „Erweiterung" von psychoanalytischen Annahmen zu „sozialpsychologischen" Maskierungen und Sozialisationstheorie sei uns die harte Frage, die sich sowohl vor der „gesellschaftlichen Produziertheit" der psychischen Struktur wie auch vor der „Naturbestimmtheit des Erlebens" bewähren muß.

— Wie wird das *Es* in der Ontogenese strukturiert?
— Wie wird die psychische Struktur aus dem Es heraus aufgebaut zu einer Regelstruktur, die aussagbar anders als die später entwickelte sprachsymbolisch operierende Handlungsstruktur des erwachsenen Ich funktioniert?
— Wie verbindet sich diese vorsprachliche Regelstruktur mit Sprache?
— Wie kann u.U. die Exkommunikation der verhaltensbestimmenden Grundelemente aus dem Zusammenhang des sprachlich regulierten Handelns erfolgen? Und: In welchen Institutionen ereignet sich dies?

Es versteht sich, daß wir bei der Begründung der Psychoanalyse auf einer Theorie der praxisbestimmenden Grundstrukturen nach der Praxis der Psychoanalyse ebenso fragen müssen wie nach den „Praxisfiguren", die als Gegenstand der psychoanalytischen Therapie und Erkenntnis dienen. Weil wir diese Begründung aber keinesfalls der Psychoanalyse von außen aufkleben wollen, sondern sie in kritischer Auseinandersetzung mit der originären psychoanalytischen Erfahrung — im Zuge einer metatheoretischen Auseinandersetzung mit dieser Erfahrung — herausentwickeln wollen, müssen wir die Erfahrungen — sowohl was die Operationsweise der Psychoanalyse wie auch ihren Erkenntnisgegenstand anlangt — selbst zu Wort kommen lassen. Wir müssen uns das, was der Psychoanalytiker macht, vorführen, und das, was er erfährt, sagen lassen — um vom Verfahren selbst die Antwort auf unsere Fragen zu erhalten.

Dieser Versuch, die Psychoanalyse selbst zum Sprechen zu bringen, zwingt uns zu einem kurzen Rückblick auf die Entwicklung — auch wenn wir keine Rekonstruktion der psychoanalytischen Wissenschaftsgeschichte hier vornehmen können.

Der Anfang der Psychoanalyse darf ohne Einschränkung als eine „stille Revolution" bezeichnet werden. Es wurde ein speziales Verhältnis umgekehrt, das die Medizin während ihrer ganzen geschichtlichen Periode bestimmt hatte, die Verteilung von Frage und Antwort zwischen Arzt und Patient. So zufällig und beiläufig sich diese Wendung ergab, so nachhaltig ist ihre Wirkung: Die

Geburt eines neuen Typs von Erfahrungswissenschaft, einer *kritisch-hermeneutischen*.

Doch sehen wir uns vor einer Etikettierung an, wie die Geschichte begann. Glücklicherweise sind wir darüber in allen Einzelheiten unterrichtet durch die Krankengeschichte „Anna O." der Patientin Berta Pappenheim, die BREUER 1882 behandelt hatte. Der Darstellung von ERNEST JONES zufolge (JONES, 1962) geschah die bedeutsame Wende, auf die ich hier abheben möchte, folgendermaßen. Die Patientin war ein einundzwanzigjähriges Mädchen, das im Zusammenhang mit der tödlichen Krankheit ihres Vaters eine Reihe von Symptomen darbot, die „heute als klassischer Fall von Hysterie" bekannt sind. Sie wurde von JOSEF BREUER untersucht, der ihr in seinen Visiten bemerkenswert viel Zeit gewährte. JONES schreibt von diesen Visiten und dem Verhältnis der Patientin zu BREUER:

> Die Patientin „gewöhnte sich bald daran, ihm alles unangenehme, das ihr im Lauf des Tages zustieß, zu erzählen, unter anderem auch die schreckenerregenden Halluzinationen, nach denen sie sich erleichtert fühlte. Bei einer solchen Gelegenheit schilderte sie ihm einmal das erste Auftreten eines bestimmten Symptoms in allen Einzelheiten, und zu BREUERS großer Verwunderung hatte dies zur Folge, daß das Symptom vollständig verschwand. Die Patientin erkannte den Wert dieses Vorgehens und fuhr fort, BREUER ein Symptom nach dem anderen zu beschreiben ... Da die Menge des Materials erdrückend wurde, ergänzte BREUER nach einiger Zeit diese abendliche ‚talking cour' jeden Morgen durch eine künstliche Hypnose. In jenen Tagen zeugte ein Vorgehen, bei dem der Arzt einer einzigen Patientin und dazu noch einer hysterischen, weit über ein Jahr lang täglich mehrere Stunden opferte, von einem ungewöhnlichen Maß an Geduld, Interesse und Einsicht. Dafür wurde das psychotherapeutische Rüstzeug um die Methode bereichert, die BREUER ‚Katharsis' nannte" (JONES, 1962, Bd. 1, S. 267).

Wir sehen, unter Duldung eines sehr liberalen, interessierten und in besonderer Weise engagierten Arztes kehrte die Patientin die Arzt-Patienten-Beziehung um (JONES zögert denn auch nicht, von Anna O. zu schreiben: „Da sie die eigentliche Entdeckerin der kathartischen Methode war, verdient ihr wirklicher Name Erwähnung"), die Patientin nahm eine neue Position ein:
— Statt sich im Rahmen der ärztlichen Anordnungen zu verhalten, wurde die Patientin selbst aktiv.
— Statt Fragen zu beantworten, stellte sie ein Thema von sich aus dem Arzt zur Interpretation, womit implicite zugleich
— die Unterscheidung zwischen Diagnose und Behandlung beseitigt,
— die Distanz zwischen Beobachter und Beobachtetem ersetzt wurde durch eine Interaktion zweier Partner mit dem Ziel eines gemeinsamen Erkenntnisses. Kurzum, es wurde das alte Behandlungs- und Erkenntnisprivileg des Arztes aufgehoben in eine gemeinsame Operation eines neuen diagnostisch therapeutischen „Subjekts" aus Arzt *und* Patient.

Selbstverständlich bedeutete dies andererseits keineswegs die Einebnung eines Verfügungs- und Autoritätsgefälles. Es läßt sich vielmehr zeigen, daß beides gewahrt blieb — aber eigentümlich mutiert wurde: In die Wiederholung eines familialen Autoritätsgefälles, das sich in der analytischen Interaktion zwischen Analytiker und Analysand wiederholt, mit dem Ziel, es abzuarbeiten.

Diese Möglichkeit, ein bestimmt profiliertes lebenssituativ störendes Interaktionsgefüge anzugehen und in einem „Arbeitsprozeß" (FREUD sprach vom „Durcharbeiten") abzutragen, war nur möglich, weil eine Untersuchungsanordnung abgelöst worden war, die dem Anerkennenden und Erkennenden solcher sozialer Figuren vorweg im Wege war: Die wissenschaftlich-artifizielle Polarisierung der zwischenmenschlichen Situation zur Subjekt-Objekt-Relation.

Der grundlegende Gewinn des neuen Verhältnisses war in einem Zug ein vierfacher:

1. Mit der Aufhebung der Distanz, und das heißt mit der Etablierung des Miteinander der Interaktanten, wurde der Erkenntnisprozeß „sozial geortet": In *dieser* aktuellen Interaktion. Damit wurde eine ungemein folgenreiche Wendung in der Erkenntnisbildung initiiert. Die traditionelle Theoriebildung, welche Daten ihrer Systematik subsumiert, wird ersetzt durch eine kritische Analyse der hier und jetzt auszumachenden Wirklichkeit (genauer in diesem Falle: der individuell ausgegrenzten Totalität der Unmittelbarkeit des Patienten). Die Mitteilungen der Patienten wurden zur Basis einer ganz neuen und qualitativ andersartigen Psychiatrie.

2. Indem diese Interpretation lebenssituativ vom Patienten ausgefüllt wurde (der Analytiker dient als Spiegel), trat ein Gegenstand in die wissenschaftliche Untersuchung, der bislang methodisch zurechtgestutzt und vorweg abgefiltert worden war: Das konkrete Individuum in seiner eigentümlichen lebensgeschichtlichen Besonderheit — anstelle eines abstrakten Individuums, dessen Eigenschaften als „Fall von" subsumiert wurden. Auf das „konkrete Individuum" als eine „Totalität" richtete sich ein Untersuchen, das nicht zufällig dem distanzierten *Beobachten* entgegengesetzt ist. Ein *Verstehen,* das sich auf das zu Verstehende hermeneutisch einläßt — was freilich dem klassischen Selbstverständnis der Psychoanalyse in seiner vollen Gewichtigkeit verschleiert blieb.

3. Zugleich wurde in der Entfaltung der Lebensgeschichte die vom Augenschein vorgespielte Autonomie des Individuums durchsichtig: Man konnte der Individualität als eines Gefüges von Erlebnisfiguren ansichtig werden. Das Individuelle wurde als das Nicht-Individuelle, nämlich als das immer schon Soziale eines Zusammenspiels mit anderen Individuen aufgegriffen.

Die luxuriöse Zuwendung zum einzelnen Individuum vertiefte also nicht die Isoliertheit der Individualität, sondern hob sie auf. Das Wesen des konkreten Individuums wurde als Gefüge einsozialisierter sozialer Figuren erfaßbar. Tendenziell wurde schon in diesem Ansatz der Weg über Lebensgeschichte zur Geschichte eröffnet (wenngleich er im weiteren Fortgang durch eine individualisierende Persönlichkeitstheorie wieder verstellt wurde).

4. Indem die Interaktion zwischen Analytiker und Analysand mit der Darstellung der Lebenssituation des Patienten ausgefüllt wurde, kam lebensgeschichtlich Gewordenes, kommen die Niederschläge der realen Sozialisationspraktiken der Gesellschaft zu Wort. Psychoanalyse machte so die *einsozialisierte Lebenspraxis* zum Gegenstand wissenschaftlicher Untersuchung.

Im übrigen war die eben beschriebene Wende des Arzt-Patienten-Verhältnisses nur der Anfang eines Weges der Anwendung, der Transformation und der Abwandlung des Verfahrens sowie des Aufbaus einer Theorie auf dieser atemberaubend schmalen, aber festen Basis der Untersuchung konkreter Individualität (und damit auch der Beginn des noch weiteren Weges, das neu gewonnene sich selbst verständlich zu machen). Inmitten zunehmender Klärungen und Selbsttäuschungen blieb — bei aller Kraftlosigkeit, das Verhältnis zur Sprache präzis zu bestimmen — doch unbestritten, daß für das Vorgehen wie für die Theorie *Sprache* eine zentrale Bedeutung hat. So wurde die neurotische Störung schon in der ersten „kathartischen" Wissenschaftsphase der Psychoanalyse als „eingeklemmter Affekt", und d.h. als mangelhaftes Abreagieren einer traumatischen Kränkung folgendermaßen beschrieben:

> „Das Verblassen oder Affektloswerden einer Erinnerung hängt von mehreren Faktoren ab. Vor alledem ist von Wichtigkeit, *ob auf das affizierende Ereignis energisch reagiert wurde oder nicht*. Wir verstehen hier unter Reaktion die ganze Reihe willkürlicher und unwillkürlicher Reflexe, in denen sich erfahrungsgemäß die Affekte entladen: Vom Weinen bis zum Racheakt ... Die Reaktion des Geschädigten auf das Trauma hat eigentlich nur dann eine völlige ‚kathartische' Wirkung, wenn sie eine adäquate Reaktion ist, wie die Rache. Aber in der Sprache findet der Mensch ein Surrogat für die Tat, mit dessen Hilfe der Affekt nahezu ebenso „abreagiert" werden kann. In anderen Fällen ist das Reden eben selbst der adäquate Reflex, als Klage und als Aussprache für die Pein des Geheimnisses (Beichte)" (SIGMUND FREUD, 1895/1952, Bd. 1, S. 87).

Von daher ergibt sich zwanglos eine „sprachtherapeutische" Begründung des neuen Vorgehens:

> „Es ist nun verständlich, wieso die hier von uns dargelegte Methode der Psychotherapie heilend wirkt. Sie hebt die Wirksamkeit der ursprünglich nicht abreagierten Vorstellung dadurch auf, daß sie dem eingeklemmten Affekte derselben den Ablauf durch die Rede gestattet, ..." (SIGMUND FREUD, 1895/1952, Bd. 1, S. 97).

Während die Selbsteinschätzung des neuen Verfahrens als eines kathartischen in der Deutung als „Psychoanalyse" aufging, hielt die Einschätzung als Sprachoperation nicht nur stand, sondern trat in der Folge zunehmend deutlicher hervor. Auch dabei war die neugewonnene „Freiheit des Patienten" nicht unbeteiligt. So vermerkt GREENSON (1967/1973, S. 23):

> „FREUD drängte und befragte Elisabeth von R., und sie machte ihm Vorwürfe, weil er den Strom ihrer Gedanken unterbrach. FREUD war einsichtig genug, auf diesen Hinweis einzugehen; damit hatte die Methode des freien Assoziierens einen großen Schritt vorwärts getan."

Freies Assoziieren, das heißt:
— Die Thematisierung durch den Patienten wird verstärkt.
— Die Thematisierung streift ausdrücklicher noch als bisher den Zwang vorgegebener fester Diskussionsfiguren ab und wird zum selbstgewählten Bericht der eigenen — und das heißt einsozialisierten — Lebenssituation.
— Die Thematisierung wird stärker zum Ausdruck der Gesamtpersönlichkeit, nicht bloß eines hypnotisch freigesetzten Teilbereiches.

Um das ganze Gewicht der Bedeutung des methodisch neu eingeführten „freien Assoziierens" als Methode einer Selbstthematisierung des Patienten richtig einschätzen zu können, beachte man, daß dem freien Assoziieren die freischwebende Aufmerksamkeit des Analytikers entspricht. Die Selbstthematisierung des Patienten korrespondiert mithin mit der Bereitschaft des Analytikers, der Darstellung des Patienten zu folgen und darauf deutend zu antworten. Wenn GREENSON freies Assoziieren und Deuten Grundmerkmale des psychoanalytischen Vorgehens nennt:

> „Das freie Assoziieren ist die grundlegende und einzigartige Kommunikationsmethode für Patienten in der psychoanalytischen Behandlung geblieben. Die Deutung ist immer noch das entscheidende und letzte Instrument des Psychoanalytikers" (GREENSON, 1967/1973, S. 24).

so wird damit aber nicht nur die Freiheit der Selbstdarstellung unterstrichen, sondern es wird auch erneut die Bedeutung der Sprache als Medium dieser

Darstellung hervorgehoben. Wie beinahe ausschließlich die Selbstdarstellung eine *verbale* ist, wird noch betont durch die Anordnung der Psychoanalyse, wie sie FREUD (in derselben Arbeit, auf die sich GREENSONS Bemerkung oben bezog) schildert:

> FREUD „behandelt gegenwärtig seine Kranken, indem er sie ohne andersartige Beeinflussung eine bequeme Rückenlage auf einem Ruhebett einnehmen läßt, während er selbst, ihrem Anblick entzogen, auf einem Stuhle hinter ihnen sitzt" (FREUD, 1904/1942, Bd. V, S. 9).

Diese Anordnung ist methodisch richtungsgebend; sie ist bemerkenswerterweise auch innerhalb der Psychoanalyse nie nennenswert verändert worden: Der Analytiker ist nicht nur selbst den Blicken entzogen, er nimmt auch die für Beobachtungen ungünstigste Position ein. Er ist ganz Ohr. Die Aufgabe eines Analytikers ist darauf konzentriert, zu verstehen und das Verstandene zu interpretieren. Gegenstand seiner Wahrnehmung ist vornehmlich das Gesprochene.

Aber nicht nur für das psychoanalytische Vorgehen, sondern auch für das, worauf sich dieses Vorgehen richtet, nämlich Persönlichkeitsstörungen, wurden Spracheigentümlichkeiten und Redeverhalten als Knotenpunkte der Symptomatik verstanden (FREUD, 1901/Bd. 1, 1904/Bd. IV, 1905/Bd. VI, 1960/17, Bd. XI; CORIAT, 1933; GLAUBER, 1953, 1968; WYATT, 1958; EIDELBERG, 1960; BONNARD, 1963).

FREUDS Traumanalyse (FREUD, 1900, Bd. II und III), die Arbeiten „Zur Psychopathologie des Alltagslebens" (FREUD, 1904, Bd. IV) und „Der Witz und seine Beziehung zum Unbewußten" (FREUD, 1908, Bd. IV) eröffneten seine Beschäftigung mit der Sprachproblematik, die weit über den Bereich der psychischen Störung hinausreichend, die psychoanalytische Persönlichkeitstheorie zu begründen beginnt. Eine besondere Rolle spielt dabei die psychoanalytische „Symbol"-Diskussion (RANK u. SACHS, 1913; JONES, 1916; KUBIE, 1953; GREENSON, 1954; RYCROFT, 1956; RUBINFINE, 1961; SEGEL, 1961; GORMAN, 1964; GORMAN u. HELLER, 1964; PHILLIPS, 1963; BERES, 1965; THASS-THIENEMANN, 1963, 1967, 1968; LORENZER, 1970; EL SAFTI, 1973).

Mit der Ausdifferenzierung der psychoanalytischen Ich-Psychologie wurde die Sprache auch in ihrer Bedeutung für die Ichbildung wie auch für die Wiederherstellung von Ich-Funktionen im therapeutischen Prozeß thematisiert (FLIESS, 1949; LÖWENSTEIN, 1956, 1963; KANZER, 1961; KEISER, 1962; BALKÁNYI, 1964, 1968, 1974; HAYMAN, 1965; LAFFAL, 1965; PELLER, 1966; ROSEN, 1967; SHAPIRO, 1970; JAPPE, 1971; GOEPPERT u. GOEPPERT, 1973, 1975).

Nicht von ungefähr stellten sich von der ichpsychologischen Position die Beziehungen zur Linguistik her (ROSEN, 1961, 1967, 1969; EDELHEIT, 1969; ATKIN, 1969; GOEPPERT u. GOEPPERT, 1973, 1975), womit zwei Wegrichtungen eröffnet wurden: Die von der Linguistik her kommenden Autoren setzten auch zu einer Analyse des psychoanalytischen Verfahrens an, sie benutzten dabei freilich ein der Psychoanalyse äußerliches linguistisches Instrumentarium. Die von der Ichpsychologie ausgehenden Autoren wahren zwar den Zusammenhang zur psychoanalytischen Erfahrungsweise, bleiben jedoch bei einer deskriptiven Erfassung bzw. einer Begründung des Vorgehens mit Hilfe der psychoanalytischen Begrifflichkeit in dieser Begrifflichkeit hilflos stecken. Reduziert jenes Vorgehen den psychoanalytischen Gegenstand auf den Zuschnitt einer linguistischen Untersuchung, so verfängt sich dieses notwendigerweise in bloßen Verdoppelungen der psychoanalytischen Theoreme, sofern sich nicht unter der Hand Zirkelschlüsse einstellen, wie sie unvermeidlich sind, wenn man Theorie und Metatheorie nicht auseinanderhält. Richtig ist zwar, die psychoanalytische Praxis selbst zum Sprechen zu bringen in metatheoretischen Aussagen, die Diskussionsebene muß aber mit Notwendigkeit über das Begriffsspiel der Psychoanalyse selbst hinausgreifen. Gerade weil sich die psychoanalytische Erkenntnis nicht der Anwendung einer vorgebenen-übergreifenden Persönlichkeitstheorie bediente (um sie auf ihren Terrain „anzuwenden"), sondern weil sie zu Recht aus ihrer eigenen praktischen Auseinandersetzung heraus ihre Erkenntnis bildete, ergibt sich die Nötigung, bei einer Rede *über* Psychoanalyse über den Bannkreis der eigenen Begriffe hinaus zu gehen. Die im therapeutischen Vorgehen der Psychoanalyse notwendigen methodischen Einschränkungen (z.B. die Reduktion des Leidens auf infantile Familienerfahrungen) wird ansonsten zur anthropologischen Legitimierung einer Blickverkürzung (z.B. einer familialistisch beschränkten Persönlichkeitstheorie).

Kurz gesagt: Eine Aufklärung über das psychoanalytische Verfahren und eine Begründung der psychoanalytischen Persönlichkeitstheorie in einer „Theorie" der „Regelstruktur individueller Praxis", die wir eingangs gefordert haben, können nur von einer metatheoretischen Position erfolgen, die den Bannkreis der auf die Analyse des Individuums konzentrierten psychoanalytischen Begrifflichkeit überschritten hat. Gerade wenn der Gewinn von Psychoanalyse als einer Analyse des „konkreten Individuums" und die geniale Entdeckung der Individualität als einer *immer schon sozialen* nicht zunichte gemacht werden soll von einem borniertem Selbstverständnis von Psychoanalyse, muß die metatheoretische Rede über Psychoanalyse das Individuum in seinem Verhältnis zur Gesellschaft anvisieren, und das heißt: Die metatheoretische Bestimmung des psychoanalytischen Vorgehens ist in Vermittlung zur gesellschaftstheoretischen Bestrebung der Konstitution individueller Praxis vorzunehmen.

Stellen wir an den Ausgangspunkt unseres Versuchs, psychoanalytische Theorie im übergreifenden Rahmen einer Theorie der *Regelstruktur individueller Praxis* zu formulieren, die simple Frage: Was macht der Psychoanalytiker, wie geht er mit den Äußerungen des Patienten um? Wie nimmt er die Sprache des Analysanden auf, wie untersucht er sie?

Wer nach den vorangegangenen Erörterungen erwartet, die Untersuchung der Sprache des Patienten liefe auf eine umfassende Sammlung der Gedankengänge eines Patienten hinaus, wird freilich sofort enttäuscht werden. Dies geschieht schon im Ansatz nicht. Die Grundregel des „freien Assoziierens" ist gegen eine solche Systematik gerichtet. Der „logische" Gang der Gedanken des Patienten wird in jeder Sitzung aufgelöst. „Logisches" Verstehen wird lediglich als Erfassung der Lautfolgen in Anspruch genommen. In seiner freischwebenden Aufmerksamkeit folgt der Analytiker — wie schon hervorgehoben — dem Redefluß auch nicht mit der Absicht, das individuelle Redeverhalten zu erfassen. Das Zuhören mit dem dritten Ohr (REIK, 1948) verweist auch das „psychologische Verstehen" — das Verstehen des Sprechers — auf eine allenfalls beiläufige Funktion.

Keine der beiden — klassischen — Verstehensweisen erfaßt mithin das psychoanalytische Zuhören in seinem Kern. Die Psychoanalyse fällt aus dieser

Alternative heraus, indem sie eine dritte Verstehensweise (LORENZER, 1967, 1970) und eine ursprünglichere (LORENZER, 1977) reetabliert: Das szenische Verstehen.

Alles, was der Patient erzählt, wird dem Analytiker zur Dramatik, sei es als szenisches Fragment, sei es als detaillierte ausgepinselte Abfolge. Eindeutige Inszenierungen wechseln selbstverständlich ab mit mehrdeutigen. Wobei offene Darbietungen kein größeres Gewicht haben als verhüllte, nur in Anspielungen und „im übertragenen Sinn verständliche". Ganz im Gegenteil. Dem Beiläufigen, Partikulären, aus dem Kontext nur Erschließbaren gilt mehr Beachtung. In jedem Falle aber erfolgt die Aufbereitung des Gehörten zu einer Abfolge von bunt gewürfelten und mehr oder weniger zusammenhängenden dramatischen Brocken so selbstverständlich, daß nur Tonbandaufzeichnungen das Rohmaterial festhalten und in der Differenz zu den kasuistischen Stundenprotokollen den Vorgang augenfällig machen könnten. Wir übergehen diese Erfassungsstufe in unserer — notwendig skizzenhaft gerafften — Darstellung und setzen beim bereits „szenisch" zusammengefaßten Satzkonvolut an:

„Szene" verweist auf *Lebenssituation*. Auf sprachlich gefaßte — aber eben nicht nur „sprachliche". Denn schon die Gewichtung auf bloß angedeutete, im „übertragenen Sinne" nur aufscheinende Situationen verrät, daß nicht Sprachfiguren das Ziel der Erkundung sind, sondern Sprache über Sprache hinaus auf eine unmittelbare sinnliche Lebenspraxis zielt. Wagen wir eine erste These: Psychoanalytische Erkenntnis läßt sich innig mit Sprache ein, um im sprachsymbolisch Dargestellten jenen Bodensatz sinnlicher Unmittelbarkeit (der im Sprachidealismus ganz in Sprache aufgelöst erscheint) aus der Darstellung herauszudestillieren.

Der Begriff „Sprachsymbol" ist über die verbale Symbolik hinaus allen „signifikanten Gesten" (von denen die Künste Gebrauch machen) zugeordnet. Der Ton der Sprache, die Mimik gehören ebenso selbstverständlich in den Bereich der Sprachlichkeit (als einem zentralen Merkmal menschlichen Verhaltens im Unterschied zu anderen Lebewesen), wie Musik oder bildende Kunst Teilsysteme dieser Sprachlichkeit sind.

Wie aber im nebelhaft Verhüllten zu der für dieses konkrete Individuum kennzeichnenden Lebenspraxis kommen? Wie kann der Analytiker das Profil real einsozialisierter Lebenspraxis ermitteln, ohne der selbstgesponnenen Imagination angesonnen-unterstellter Lebensentwürfe aufzusitzen oder im Maschennetz der verbalen Äußerungen hängenzubleiben?

Formal ist der Vorgang einfach: Die Aufmerksamkeit wird ja eben deshalb freischwebend gehalten, um offen zu sein für *strukturell übereinstimmende* Szenen innerhalb der „Inszenierung" des Patienten. Quer über alle Darstellungsdifferenzen hinweg ist die Übereinstimmung zu suchen und im Vergleich der konkreten Szenen aufzuzeigen. Vergegenwärtigen wir uns diesen Vorgang am Beispiel eines publizierten Stundenprotokolls von ANDRÉ PETO (1961/62):

Die erste Szene (Szene A) ist: „Der Patient leitete die Stunde mit einem seiner üblichen Angriffe gegen mich ein. Seine bisherigen Attacken waren gegen meine Unkenntnis der amerikanischen Kultur, meine Dummheit, meine Unzulänglichkeit als Analytiker, die Starrheit der orthodoxen Gruppe und gegen meine Unfähigkeit gerichtet, ihn auf irgendetwas hinzuweisen, was er nicht schon seit zehn Jahren kenne. Provoziert wurde der Angriff in dieser Stunde durch meine Krawatte, die er geschmacklos und gewöhnlich fand. Mit seinen eigenen Worten ‚bekümmerte ihn dies unendlich', er steigerte sich in bittere Wut über meinen schlechten Geschmack."

(Weitere Szenen hier ausgelassen).
Eine weitere Szene dieser Stunde (nennen wir sie Szene X):

„Ich wurde in die Welt hinausgestoßen. Als ich sechs Jahre alt war, lebte ich wieder einmal bei meinen alten und ungebildeten Großeltern. An meinem sechsten Geburtstag erwartete ich den Besuch meines Vaters, wie er es mir versprochen hatte. Obgleich meine Großmutter mir versicherte, daß Vater nicht kommen würde, glaubte ich es ihr nicht und saß, auf meinen Vater wartend, auf einer Bank vor dem Hause. Die Zeit verstrich und jeder ging zum Essen. Ich verließ die Bank nicht, weil ich ihn sehen wollte, wie er um die Ecke kommen würde. Es wurde Nacht, jeder ging zu Bett, ich saß und wartete, bis es tagte und die Großmutter mich zwang, zu Bett zu gehen."

Eine unmittelbar anschließende Szene (nennen wir sie Szene Y):
„Nie wieder habe ich seitdem irgendjemandem vertraut."

Die Übereinstimmung der drei Szenen verläuft über den roten Faden: Enttäuschung (Szene A) – frühe Enttäuschungen (Szene X) – Folge der Enttäuschungen (Szene Y).

Der Analytiker greift diese drei szenischen Komplexe zusammen, um sich aus der Übereinstimmung die Erlebnisstruktur verdeutlichen zu lassen. Die Szenen ergänzen und „interpretieren" einander. Die Deutung des Analytikers lautet demgemäß:

Ich sagte Ihm: „Sie sind böse auf mich und mißtrauen mir wegen meines schlechten Geschmacks, wie sie auf ihren Vater böse sind und ihm mißtrauen. Aber Ihr Mißtrauen und Übelnehmen geht über die Angelegenheit mit dem Geschmack hinaus. Sie denken, bzw. ein Teil von ihnen denkt, daß ich sie genauso vernachlässige und genauso unfähig bin, sie zu verstehen und Ihnen zu helfen, wie es Ihr Vater war. Darum fühlen Sie hier die gleiche Hilflosigkeit und Verzweiflung wie damals, als Sie auf der Bank saßen und vergeblich auf Ihren Vater warteten."

Selbstverständlich gibt das vorstehende Protokoll (auch in seiner vollständigen Fassung) nicht entfernt die Ausdehnung und Dichte des „Kontextes" der einzelnen Äußerungen wieder. Mitgedachte, anklingende oder bloß als Hintergrundanmutungen im Analytiker auftauchende Szenen sind unerwähnt, zumal die artifizielle Herauslösung einer Stunde den roten Faden der verborgenen Dramatik zusätzlich zerschneidet.

Wählen wir deshalb als zweites Beispiel einen über längere Zeiträume hinweg protokollierten und vom Analytiker publizierten Fall (Argelander, 1972). Allerdings wird da der Text eher verdichteter noch dargeboten – und selbstverständlich müssen wir auch hier eine Auswahl treffen (S. 54ff.):

Szene 1: „Das war schon in frühester Jugend so. Ich habe schon als Kind davon phantasiert, jeden Tag frische Wäsche anziehen zu können."
Szene 2: „So könnte ich mir z.B. auch niemals ein gebrauchtes Auto kaufen, das andere bereits benutzt haben." Längere Pause.
Szene 3: „Ich denke gerade darüber nach, warum andere Menschen nicht genauso empfinden wie ich."
Szene 4: „Ich würde es als eine Zumutung für Sie empfinden, die von mir benutzte Serviette anzufassen und wegzuwerfen."
(Deutung ausgelassen)
Szene 5: „Eigentlich habe ich es immer als ein Problem von mir empfunden. Wenn ich mich an Ihre Stelle versetze, würde ich nicht gern die Serviette angreifen, auf der andere gelegen haben."
(Szene 6 ausgelassen)
Deutung 2: „Dieses Ihr Problem enthält doch offensichtlich die Angst, mit den Ausscheidungen anderer in Berührung zu kommen" (S. 54ff.).

Betrachten wir die vorliegenden Szenen, so ist unstritten, daß die Szenen 1, 2, 4 und 5 übereinstimmen und die Deutung 2 die augenfällige Übereinstimmung zusammenfaßt, indem sie von der Szene 5 her die Unbestimmtheiten wegkonturiert zugunsten einer eindeutigen zwischenmenschlichen Problemspannung, auf die sich auch die Szene 3 beziehen läßt (als Hinweis auf eine Differenz zu anderen Menschen).

Die Deutungsweise des Analytikers provoziert eine merkwürdige Wendung und es fällt dem Patienten eine Szenerie ein, die im Gegensatz zu den vorangehend dargestellten steht:

Szene 7: „Wenn Sie es so kraß sagen, steht es im Gegensatz zu meinem Verhalten als Kind in der Badewanne. Ob ich damals überhaupt schon einen Begriff von Schmutz hatte?" (Der Patient spielt hier auf früher Berichtetes an, daß er nämlich danach drängte, als letzter in dem Badewasser der Brüder zu baden.)
Deutung 3: „Schmutz schmeckte damals süß."

Die Deutung greift die Gegensätzlichkeit der Szenen auf, ohne auf den Gegensatz hinzuweisen. Sie zeichnet vielmehr lediglich die Wendung des Patienten nach und füllt sie inhaltlich in der Formulierung von zwei Situationsentwürfen: Schmutz, der Angst macht, Schmutz, der Behagen bereitet.

Der Patient nimmt die Gegenüberstellung nicht auf, sondern schwächt sie ab, indem er der Badewannenszene ein anderes Situationsarrangement abgewinnt:

Szene 8: „Ja – Pause – tja. – Aber ich hatte dabei ein Gefühl der Unabhängigkeit, wenn ich als letzter badete. Ich wurde nicht bedrängt und konnte solange im Wasser bleiben, wie ich wollte."
Szene 9: Der Patient reckt sich deutlich sichtbar auf der Couch.
Deutung 4: „Sie recken sich so, als ob Sie in der Badewanne liegen."

– Die letzte Deutung stellt also eine Übereinstimmung zwischen der geschilderten Badeszene und den ausgeführten Gesten her. Die Situation in der Analyse wird hier – von seiten des Analytikers – unmittelbar als eine Szene vorgestellt. Der Patient bestätigt das, indem er sagt:

Szene 10: „Ich fühle im Moment eine Entspannung, die ich vom Liegen in der Badewanne kenne…"

Fassen wir zusammen: Der Ablauf enthielt zunächst eine Dramatik, die in eine Richtung verläuft, die die Deutung formuliert:

(I) Schmutz und Abgrenzung gegen andere.

Diese Thematik wird verlassen, zugunsten einer anderen Richtung:

(II) Angenehmes Verweilen im Schmutz.

Der Gegensatz von I und II bleibt bestehen.

Die Richtung I wird später erst wieder aufgegriffen:

„Eines Tages wundert der Patient sich, in welchem Ausmaß Augen und Haarfarbe – in der väterlichen Linie braune Augen und schwarze Haare, in der mütterlichen Linie blaue Augen und blonde Haare – seine Einstellung zum Menschen bestimmen. Mit den Braunäugigen und Schwarzhaarigen verbindet der Patient die Vorstellung, diese riechen unangenehm."

Einige Bemerkungen danach

Szene 11: „Mein zweiter Bruder, der wie ich nach der Familie der Mutter geraten ist, fing eines Tages an, sich seltener zu waschen und seine Waschungen im Notizbuch zu vermerken. Eine ähnliche Entwicklung hätte auch bei mir einsetzen können."

Deutung 5: „Trotzdem roch dieser Bruder, als der blonde, nicht unangenehm."
Szene 12: „Nein das war nicht der Fall. Immerhin war er damals schon 10 Jahre alt, und ich hatte zu diesem Zeitpunkt nicht mehr viel Kontakt mit ihm. Genau genommen habe ich überhaupt keine konkreten Erinnerungen, nicht einmal mehr an meinen älteren Bruder."
Szene 13: „Ich kann auch keine Erinnerungen dafür bringen, daß braunäugige Menschen wirklich unangenehm riechen. Es ist eine seltsame fixe Idee, die sich auf keine reale Person und Erfahrung bezieht."

An dieser Stelle fügt der Analytiker ein, daß ihm eine weitere Szene – Szene 14 – in Erinnerung kam:

„An dieser Stelle fiel mir eine Bemerkung aus den vorigen Stunden über Wildschweine ein, die sich im Schmutz wälzen. Dieser Einfall brachte mich auf die Idee, der Patient könne als Kind angenommen haben, die dunkelbraune Farbe wäre der sichtbare Ausdruck von Schmutz oder Kot."

Der Analytiker fügt diese Szene zu den eben berichteten Szenen 10–13 hinzu. Er läßt sie Szenen sich gegenseitig interpretieren, indem sie sich vervollständigen zu einer einheitlichen dramatischen Figur.

Deutung 6: „Vielleicht hatten Sie die Vorstellung, daß braune Augen daher rühren, daß sich diese Menschen wie Wildschweine mit Kot beschmieren und riechen."

Ein weiterer nachfolgend vom Analytiker erwähnter Kommentar zu dieser Deutung macht klar, daß die Wildschweinszene nicht nur mit den Szenen 10–13, sondern auch mit den Szenen 1–5 und 6–9 zusammengebracht wurde – und die Wildschweinszene ihre Schlüsselfunktion eben aus dieser weitergreifenden Dramatik erfährt:

„Ich habe diese Deutung schließlich als Versuchsdeutung formuliert, weil mir sofort einfiel, daß der Patient sich als Kind im schmutzigen Badewasser so wohl fühlte, in das Wasser hinein urinierte, ferner gern mit nassem Sand spielte usw. Da er selbst blond und blauäugig ist, muß er wohl die Phantasie gehabt haben, ihm könne der Schmutz nichts anhaben, man könne bei ihm nichts riechen. In diese Richtung weist auch eine weitere frühere Bemerkung von ihm, daß man im Badewasser den Schmutz nicht annimmt."

Die in der ersten Szenenfolge so blaß anmutende Szene 3 („Ich denke darüber nach, warum andere Menschen nicht genauso empfinden wie ich") ist eine Frage, für die der Patient die Antwort vorweg schon bereit hat: Die Frage ist das Anzeichen einer komplexen Struktur von lebenspraktischen Entwürfen, – die über die zunächst so harmlos anmutende Richtung I (Schmutz und Abgrenzung gegen andere) hinausreichend, eine Zweiteilung der Menschen vornimmt: Blonde gegen Braunäugige, die der Schmutz zu Schweinen macht, die stinken, die Negativpersonen sind,
– und der in der Richtung II (angenehmes Verweilen im Schmutz) sich andeutenden Überhöhung der eigenen Position, die sich – scheinbar harmlos – in Schmutzlust und einer Unangreifbarkeit von Schmutz zeigt, tatsächlich aber die eigene Position verbindungslos abgegrenzt gegenüber den „anderen".

Die Wildschweinszene verklammert nicht nur die beiden Richtungen, sie bringt ihre Gegensätzlichkeit vollends zum Vorschein. *Die genetische Rekonstruktion der Phantasien ist zugleich eine Rekonstruktion der verhaltensbestimmenden Regelstruktur individueller Praxis* und zwar gerade in den Anteilen, die von den bewußten Normen abgetrennt sind und allenfalls als eine Schrulle ins Leben hereinzuragen scheinen. („Es ist eine seltsame fixe Idee, die sich auf keine reale Person oder Erfahrung bezieht.") Die strukturelle Rekonstruktion der Regelfiguren ist mit der Rekonstruktion der Lebensgeschichte als Abfolge von Szenen identisch. Denn: Es dürfte inzwischen klar geworden sein, daß es hier um die Rekonstruktion eines *inneren* szenischen Gefüges, um die Rekonstruktion der die Lebenspraxis bestimmenden Systematik handelt und nicht um die Erhebung eines biografischen Datenkranzes zum Zwecke der Nachzeichnung der äußeren Geschehnisse einer Biografie.

Der Hinweis auf die Aufgabe einer analytischen *Rekonstruktion eines inneren Entwurfsgefüges* — und nicht etwa einer historiografischen Rekonstruktion der Biografie — macht auch klar, weshalb das Begreifen des konkreten Individuums in seiner „Sozialität" den Umweg über eine hermeneutische Erkundung der individuellen Interaktionsformen nehmen muß, statt das unmittelbar beobachtbare Interagieren eines Individuums vor unseren Augen aufzunehmen. Der Vorschlag, die Analyse der individuellen Struktur sich zu sparen und sich unmittelbar und ausschließlich der Erforschung von beobachtbaren Interaktionsfiguren zuzuwenden, ist „konkretistisch" — er drängt das Interaktionsgeschehen aus dem Spannungsfeld von Individuum und Gesellschaft heraus. Das Individuum wird geschichtslos, weil es keine Sozialisationsgeschichte mehr zu haben scheint, es fungiert nur noch als Spielstein eines sich selbst spielenden Spieles. Alle Vorschläge, sich auf die Beobachtung der Figuren des Interagierens allein zu konzentrieren und auf solchen Beobachtungen eine Theorie des menschlichen Verhaltens aufzubauen, verkennen, daß die Individuen in die Spiele weder geschichtslos noch strukturlos eintreten. Die zutreffende Entdeckung der Bedeutung der Interaktionsfelder als Schaltstellen einer Umsetzung des gesellschaftlich Allgemeinen ins individuell Besondere darf nicht interaktionistisch verabsolutiert werden zu formalen Spielfiguren.

Zwar ist in einer Kritik des psychoanalytischen Individualismus mit Berechtigung geltend zu machen, daß die Psychoanalyse (psychoanalytische Entwicklungspsychologie, Neurosenlehre und Persönlichkeitstheorie) ihrerseits die „Sozialität" der individuellen Struktur, die sich selbst entdeckt hat, immer wieder verkannte. Und zweifellos ist die psychoanalytische Ich-Psychologie ein Dokument solcher Verleugnung und ein Instrument der Reindividualisierung psychoanalytischer Erfahrung, die so wieder in individualistische Begriffe wie „Motive", „individuelle Strebungen", „Eigenschaften" und „Funktionen" verpackt wird. Die kritische Freilegung der Bedeutung sinnlich erfahrbarer Interaktionen für Genese und Funktion der Individuen muß diesen Individualismus sprengen, ohne die Problematisierung der sinnlich konkreten Individualität im Sinne einer „Persönlichkeitstheorie" aufzugeben. Es muß klargestellt sein, daß die Analyse konkreter Individualität weder darin bestehen kann, Verhaltensprofile auf das Schema einer von den lebenspraktischen Zusammenhängen isolierten Individualität zu projizieren, noch aber auch sich auf die bloße Registrierung beobachtbaren Interagierens zu beschränken. Hauptziel einer nichtindividualistischen Persönlichkeitstheorie muß es vielmehr sein, die einsozialisierte Struktur von Interaktionsformen im konkreten Individuum aufzudecken.

Hier ist der Punkt, an dem analytische Erkenntnisarbeit mit der therapeutischen Aufgabe zur Deckung kommt. Die aktuelle wirksame Praxisstruktur des Patienten, die sich im Zusammenspiel szenisch darstellt, muß verstanden und begriffen werden, um verändert werden zu können. Eben deshalb genügt nicht das bloße Registrieren beobachtbarer Interaktionen. In den vorgeführten und geschilderten Szenen muß das System der je persönlichen Interaktionsentwürfe greifbar werden. Die einzelne Szene ist aus dem Zusammenhang der Lebenssituation und Lebensgeschichte heraus zu interpretieren. Nochmals, es geht nicht um das Zusammenspiel beliebig zusammengetroffener oder gewohnheitsmäßig aneinandergebundener Individuen, sondern um das konkret Individuelle: Das Gefüge der lebenspraktischen Entwürfe *dieses* Individuums. Selbstverständlich erfordert dieses Begreifen den Einsatz eines Verstehens, das — wie jedes Verstehen — über Vorannahmen läuft, die hier aber nun lebenspraktisch-szenisch sein müssen. Die theoriebildende Erkenntnis wie die therapeutisch wirksame Interpretation müssen den Weg über die lebenspraktischen Vorannahmen des Analytikers nehmen. Des „Analytikers" heißt: Die im Analytiker in seiner eigenen Sozialisation aufgebauten lebenspraktischen Entwürfe sind in der Auseinandersetzung mit der Theorie systematisiert worden, indem sie im Diskussionsfeld der Analytiker insgesamt in den Vergleich zu der in der Theorie akkumulierten Lebenspraxis gestellt worden waren.

Bei unseren bisherigen Überlegungen war die Frage noch offen geblieben, weshalb die *verborgenen* und nicht die sprachlich offenen und eindeutig ausgewiesenen szenischen Entwürfe des Patienten das Ziel der psychoanalytischen Erkundung sind. Von der Antwort auf diese Frage hängt ab, ob wir dieses szenische Sich-darstellen-lassen der „lebenspraktischen Entwürfe" überhaupt brauchen, statt uns anhand der Sprachfiguren des Patienten seine Handlungsentwürfe zu erschließen und uns von ihm seine „Handlungsintentionen" sagen zu lassen.

Wir müssen uns den von der Psychoanalyse entdeckten Unterschied zwischen Bewußtsein und Unbewußtem näher ansehen und uns daran erinnern, daß die Grunddevise der Psychoanalyse: „Wo Es war, soll Ich werden" drei nicht voneinander zu lösende Aspekte enthält:

1. Es geht darum, Unbewußtes bewußt zu machen und das heißt in unserem Diskussionszusammenhang, Unbewußtes wieder (oder erstmals) zur sprachlichen Anerkennung zu bringen.

2. Es geht darum, diese Prozesse als Rekonstruktion der Praxisstruktur „entsprechend" der Realgenese der Persönlichkeitsstruktur vorzunehmen und

3. es geht darum, die Triebbedürfnisse gegen ein — sprachlich gefaßtes und in Sprache eingelassenes — Normensystem zur Geltung zu bringen.

Setzen wir am dritten, bisher noch nicht abgehandelten Punkt an mit der Frage: Was sind Triebbedürfnisse? Versuchen wir, den Zusammenhang von Trieb, Persönlichkeitsstruktur und Sprache zu formulieren:

Das menschliche Erlebnisgefüge wird wesentlich von denjenigen biologisch-körperlichen Vorgängen bestimmt, die auf das Zusammenwirken mit der Umwelt und Mitwelt angewiesen sind, deren Ablauf davon abhängt. Diese Abhängigkeit beginnt natürlich nicht erst postnatal, sie setzt auch nicht *irgend*wann in der pränatalen Phase ein (wann sollte das sein?), sondern ist von allem Anfang an gegeben. Sie ist — genauer ausgedrückt — *vor* allem Anfang vorhanden dank der Einbettung des Embryo in die Wechselbeziehung zum mütterlichen Organismus. Er ist in seiner Entwicklung darauf total angewiesen — und zwar nicht nur im Sinne des Stoffwechsels, sondern auch in einem zunehmend sich entfaltenden Spiel von Interaktionen. Von „Interaktionen" können und müssen wir jedenfalls von dem Augenblick an sprechen, wo der Embryo beginnt, in den Austausch von Aktion und Reaktion mit dem mütterlichen Organismus einzutreten. Sei es, daß eine uterin-humorale Aktion der Mutter eine Reaktion des Embryonen auslöst, oder sei es, daß das Zusammenspiel andersherum läuft. Jedenfalls aber spielt sich ein immer enger werdendes Interagieren *innerhalb* der Mutter-Kind-Einheit ab. Diese Reiz-Reaktionsspiele hinterlassen ihre Spuren und beeinflussen von Spiel zu Spiel den weiteren Ablauf dieses embryonal-uterinen Systems. Und selbstverständlich schlägt sich diese Entwicklung auch in dem Teilsystem „Embryo" nieder. Die Abfolge von Spiel und Niederschlag wird, einmal aufgenommen, kontinuierlich fortgesetzt. So reguliert sich das Mutter-Kind-System selbst ein über die Geburtsperiode hinaus. Und auch in den frühinfantilen und allen späteren infantilen Entwicklungsstadien setzt jeder Neuanfang eines Entwicklungsschrittes und jede neue Wendung *innerhalb* des Mutter-Kind-Systems ein. Zwar wird dieses Mutter-Kind-System durch die „Distanzierung" in der Geburt aufgelockert, ohne aber doch aufgelöst zu werden. Denn die Mutter-Kind-Dyade ist nach wie vor das Erlebnisfeld des Aktions-Reaktions-Spiels (und auch andere Beziehungspersonen außer der leiblichen Mutter treten nur als Rollenträger in dieser Dyade auf). In Frage gestellt bzw. allmählich aufgelöst wird die Mutter-Kind-Dyade als „Subjekt der ersten Bildungsprozesse" erst allmählich in einem langen Prozeß, der sich über die gesamte infantile Entwicklungsstufe hinwegzieht.

Die Bildung der physiologischen Grundelemente des Verhaltens folgen also von Anbeginn an stets der Formel:

Interaktion — Interaktionsengramm — Interaktion,

wobei „Engramm" nichts anderes heißen soll als dies: daß in „Spuren" das Zusammenspiel festgehalten und verhaltensbestimmend wird.

Die einzelnen Interaktionsengramme fügen sich Schritt für Schritt zusammen zum systematischen Neben- und Zueinander eines *„Gefüges von Interaktionsengrammen"*. Dieser Aufbau schafft die physiologische Grundlage der psychischen Struktur. Besser ausgedrückt, er ist die physiologische Seite der psychischen Struktur, denn das „Psychische" ist einerseits eben dieser sensomotorische Apparat organisierter Niederschläge, und es ist andererseits zugleich die „Systematik der sozialen Inhalte", die in diesem Zusammenspiel vermittelt wurde.

Auf der — gegenüber der physiologischen Betrachtung anderen — logischen Ebene sozialwissenschaftlicher Untersuchung bedeutet der Begriff Interaktion die Auseinandersetzung zwischen der Natur des Kindes und der über die mütterlichen Reaktionen und Aktionen vermittelten gesellschaftlichen Praxis. Diese Auseinandersetzung markiere — analog zu oben — die Formel:

Interaktion — Interaktionsform — Interaktion,

was heißen soll: Die gesellschaftliche Praxis bildet in einem praktisch-dialektischen Prozeß mit der inneren Natur des Kindes die verhaltensbestimmenden psychophysischen Inhalte aus. Natur ist die nie sichtbare „Thesis". Gesellschaftliche Praxis ist die mit dem individuellen Handeln nicht identische „Antithesis". Das Produkt „Interaktionsform" ist die Synthesis. Weder die „Thesis" Natur noch die Antithesis gesellschaftliche Praxis noch auch die Synthesis „Interaktionsform" sind sichtbare greifbare Erscheinungen. Alle drei gehören auf die Ebene des „Wesens", wobei das Gefüge der Interaktionsformen das — historisch gebildete — „Wesen des Individuums" ausmacht. (Dies ist ein Satz, dem von den gesellschaftlichen Prozessen her gesehen, die sechste Feuerbachthese — MARX, MEW 3, S. 6 — entspricht.) Auch die Synthesis „Interaktionsform" ist demnach nicht beobachtbar, sondern nur erschließbar aus ihren Erscheinungen: den Szenen. Individuelle Praxis*struktur* ist *nur in realen Szenen greifbar.* Aus Szenen läßt sich die Praxisstruktur („das Gefüge der Interaktionsformen" oder die „Regelstruktur individuellen Verhaltens") erschließen. Wäre der Mensch ungeschichtlich und wäre sein Wesen gesellschaftlichen Zusammenhängen vorgeordnet, so wäre die Erforschung der hinter den Szenen, den Figuren beobachtbaren Interagierens stehenden Interaktionsformen uninteressant, entbehrlich und unmöglich.

Die Ausbildung des Gefüges von Interaktionengrammen und Interaktionsformen ist die erste Stufe einer Entwicklung, deren nächster einschneidender Schritt die Verbindung der gebildeten Grundformen sinnlich unmittelbaren Zusammenspiels mit Sprachfiguren ist. Im Vorgang der „Spracheinführung" (LORENZER, 1972) wird die Szene „benannt", indem die Interaktionsengramme (IE) mit Zeichenfiguren (Lautengramme — LE) verknüpft werden. Das heißt zugleich: Es werden aus den vorsprachlichen Interaktionsformen (If) symbolische Interaktionsformen (syIf). Dieser Entwicklungsschritt bringt in der Verbindung von Interaktionsformen und Sprachfiguren gewichtige Vorteile, von denen ich zwei hier hervorheben möchte:

1. Man kann nun mit Zeichenrepräsentanzen sich über die Praxis verständigen, auch in Abwesenheit eines realen Situationsspieles (und der darin vorkommenden Gegenstände).

2. Die Interaktionsformen werden über die Sprache einer durchgängigen Systematisierung unterworfen. Die hohe Bedeutung dieser Systematisierung wird am besten wohl verdeutlicht durch die Fülle all der Versuche, menschliches Handeln sprachtheoretisch zu begründen und Sozialisation ausschließlich als Sprachprozeß zu denken.

Nun ist diese Systematisierung durch Sprache aber eben nicht die erste Organisation des Verhaltens. Gerade
— weil individuelles Verhalten aufgebaut wird aus den Niederschlägen körperlich unmittelbaren Interagierens (auf den verschiedenen Stufen der Systembildung),
— weil dieser Aufbau „kulturspezifisch" und das heißt gesellschaftlich formbestimmt jeder Ontogenese zugrundeliegt und
— weil — umgekehrt gesehen — in jeder Ontogenese die gesellschaftlich spezifische Praxis in ihrer „kulturspezifischen" Formierung realisiert werden muß,
— wird schon vorsprachlich das innere Gefüge der Person systematisch, dem sozialen Ort dieser Ontogenese entsprechend, aufgerichtet.

Diese Systematik kann — welche Bedeutung auch immer die Sprachlichkeit der erwachsenen Mitglieder der Vermittlungsinstitution „Familie" hat — nicht bloßer Abklatsch der Sprachfiguren und sprachlich organisierenden Handlungsfiguren sein, denn
— der Aufbau des Gefüges von Interaktionsformen des Kindes ist als praktisch-

dialektische Auseinandersetzung mit der (inneren, biologischen) Natur des zu bildenden Individuums eigenartig in jeder Mutter-Kind-Dyade (die Thesis je individueller „Natur" geht in die Synthesis „Interaktionsform" ein!);
— was zugleich heißt: Die *eigen*artige Interaktionsstruktur jeder Mutter-Kind-Dyade erbringt ein eigenartiges System von Interaktionsformen. Auf dem Felde der vorsprachlichen Ontogenese präsentiert sich die einzelne Struktur als Resultat eines je besonderen Bildungsprozesses. Und gerade das macht die Individualität aus. Zugleich aber geht über die mütterliche Praxis gesellschaftliche Praxis formbestimmend in die Auseinandersetzungen ein — was wiederum die Sozialität des Individuums ausmacht. Individualität und Sozialität können — und darauf ist besonderes Gewicht zu legen — niemals voneinander getrennt werden; das Individuum ist in seinen Interaktionsformen ein immer schon soziales Lebewesen.

Mit der Einführung der Sprache wird der Prozeß der Sozialisation also um eine entscheidende Stufe weitergetrieben. Der Prozeß wird auf einer höheren Stufe „erneuert", wobei die Ausgangsebene nun aber eine ganz andere ist, verglichen mit dem ersten Ansatz. Der praktisch dialektische Prozeß setzt nun an schon vorhandenen Figuren vorsprachlich gebildeter Praxisstruktur, den Interaktionsformen, an. Wenn die konkreten Interaktionen im Zuge der Sprachführung einen Namen bekommen, so werden die Sprachfiguren jetzt schon ausgebildeten Praxisfiguren zugeordnet. Die Sprachfiguren, die in dem von Sprache repräsentierten Handlungssystem stehen, werden an die gebildeten Interaktionsformen herangetragen, die ihrerseits Momente einer eigenständigen individuellen Praxisstruktur mit eigener Regelhaftigkeit sind. Die *zweite praktisch dialektische Auseinandersetzung vollzieht sich also als Konfrontation zweier Regelsysteme des Verhaltens.*

Unterstellt, das „primäre", das sinnlich unmittelbar einsozialisierte Regelsystem der vorsprachlichen Interaktionsformen wäre unter idealen Bedingungen in einer in sich widerspruchsfreien Mutter-Kind-Dyade gebildet worden (eine ganz und gar irreale Annahme), so wären doch auch in diesem Falle Verspannungen und Verwerfungen zwischen den beiden Regelsystemen unvermeidlich. Zumal ja das neue Regelsystem den Erlebnisraum der Mutter-Kind-Dyade extensiv und intensiv weit überschreitet und grundsätzlich sprengt:
— Sprache operiert ja mit Sprachsymbolen, vermag über die Symbole mithin jede „denkbare" Situation mit jeder anderen „denkbaren" zu verknüpfen. Auch jene Gegensätze werden also aktuell, die sich in einer face to face ablaufenden Auseinandersetzung niemals zeigen.
— Die Verhaltensregeln, die an Sprache gebunden sind, sind in der Bindung an einen Zeichenkatalog gruppenübergreifend auf die gesamtgesellschaftliche Sprachgemeinschaft hin bezogen. Die Umfangsdifferenz zwischen der Mutter-Kind-Dyade (und den sie konzentrisch umgebenden Gruppierungen sinnlich-unmittelbaren Verhaltens) zu der an das sinnlich abstrakte Zeichensystem der Sprache geknüpften Regelhaftigkeit ist fraglos gewaltig.

Jedoch, die Situation ist noch viel komplexer: Zum einen kommt unter bestehenden Verhältnissen der Umstand hinzu, daß die Mutter-Kind-Dyade innerhalb der gesellschaftlichen Zusammenhänge eine besondere Position einnimmt. Mehrfach ist schon darauf verwiesen worden, daß die Mutter-Kind-

Dyade der reellen Subsumption unter das Kapital noch weitgehend entzogen ist (HORKHEIMER, 1936; NEGT u. KLUGE, 1972; LORENZER, 1974). Zum anderen ist weder beim Aufbau des primären „sinnlich-unmittelbaren" Regelsystems ein idealer Ablauf zu erwarten, noch auch wird die Vermittlung von Sprachfiguren ideal vonstatten gehen. Beides würde voraussetzen, daß die individuelle Praxis der Mutter konsistent-harmonisch angelegt wäre, weil die Spannung zwischen Individuum und Gesellschaft ideal-konfliktfrei aufgehoben wäre. Das ist aber niemals zu erhoffen. Störungen sind unvermeidlich. Wohl aber gibt es Unterschiede je nach Ausmaß und Störungsfolgen (abhängig vom lebensgeschichtlichen Einsatz und der Gewichtigkeit der repressiven Interaktionen). Unter den „Folgen" imponieren zwei Störungsgruppen:

1. Praxisfiguren, die inkonsistent gebildet werden *schon innerhalb des primären Regelsystems* aufgrund von einander widersprechenden und sogar in sich selbst widerspruchsvollen Interaktionsformen. Selbstverständlich können solche zerfallenen Praxiskomplexe nicht in einer eindeutigen Interaktion vorgeführt werden, und sie können deshalb auch nicht symbolisiert werden. Sie erleiden deshalb immer auch das Schicksal der zweiten Störungsmöglichkeit:

2. Praxisfiguren, die in sich konsistent sind und Ergebnisse einer weitgehend konfliktfreien Entwicklung des primären Regelsystems sind, im sprachlich organisierten Regelsystem aber keinen Platz finden und deshalb nicht in das System der symbolischen Interaktionsformen aufgenommen werden oder aber (im Zuge eines Beziehungskonfliktes) wieder desymbolisiert werden müssen. Das bekannteste und generelle Beispiel dafür ist der ödipale Konflikt, der zur Desymbolisierung aller jener Interaktionsformen nötigt, in denen die Mutter als leidenschaftliches Objekt sexueller Wünsche ersehnt wird.

Für beide Störungsgruppen aber gilt: Sprachlos-desymbolisierte *Interaktionsformen* werden in das Regelsystem der primären Regulation zurückgestoßen, während die *Sprachfiguren* an der betreffenden Stelle als abstrakte Zeichen ihre Verbindung zum sinnlichen Erleben verlieren bzw. nicht gewinnen. Denn auch das gibt es: Handlungsentwürfe, die als abstrakt-unsinnliche Verhaltensanleitungen von der Sprache her dem Individuum aufgestülpt werden (ZEPF, 1976).

Der Grund jeder Exkommunikation aus der Sprache (bzw. des Nicht-in-Sprache-Aufnehmens von Interaktionsformen) ist, ganz pauschal gesprochen, folgender: Die betreffenden Interaktionsformen fügen sich nicht den in Sprache organisierten und in ihr enthaltenen Normen ein. Zwischen den Normen der Sprache und den Regeln der primären Matrix bricht eine Differenz auf. Die verpönten Interaktionsformen müssen entweder aufgegeben werden oder aber sie sind, falls sie für das sinnlich unmittelbare Interagieren zu wichtig sind, von Sprache getrennt zu halten. Diese Interaktionsformen können nur unbewußt agiert werden. Das bewußtlose Verhalten der vorsprachlichen Lebensperiode wird repetiert und das schließt ein: Die Interaktion läuft zwanghaft ab, sobald die entsprechende Szenerie sich einstellt.

Mit dieser Aussage haben wir den Bogen zurückgeschlagen zur psychoanalytischen Neurosenlehre und zur psychoanalytischen Therapie. Es lassen sich die beiden Grundbegriffe Bewußtsein und Unbewußtes nun folgendermaßen formulieren:

1. Bewußtsein, das sind die symbolischen Interaktionsformen, die gleichermaßen in der Matrix sinnlich unmittelbarer Praxis wie auch in der Sprache verankert sind. Zum Bewußtsein gehören allerdings auch jene vorstehend genannten „Zeichen", die ohne Verbindung zur Matrix sinnlich unmittelbarer Praxis dem Interagieren vermittelt wurden — punktuell ohne Fundament, gleichsam gehalten nur durch den Zusammenhang mit anderen Sprachfiguren.

2. Das Unbewußte, das ist die Summe der Interaktionsformen, die der primären Matrix sinnlich unmittelbarer Praxis zugehören. Es sind dies die frühen Erzeugnisse der praktisch dialektischen Auseinandersetzung zwischen (innerer) Natur und gesellschaftlichen Formen. Sie bilden entweder den dunklen Rest der nicht an Sprache zu vermittelnden und auf die Ebene der symbolischen Interaktiosformen angehobenen Praxisentwürfe oder aber jene unter Konfliktdruck wieder aus dem sprachlich gefaßten, d.h. mit Bewußtsein ablaufenden Regelsystem, ausgestoßenen (verdrängten) Anteile.

Belassen wir es bei diesen beiden Grundaussagen. Sie erlauben es, in Umrissen, den Prozeß der psychoanalytischen Sprachoperation in der Therapie zu begründen. Sie gestatten uns, die Fragen zu beantworten, die wir eingangs gestellt haben:

Der Zweck der psychoanalytischen Sprachoperation ist die Symbolisierung bzw. die Resymbolisierung und d.h. die Verknüpfung von Interaktionsformen sinnlich unmittelbarer Praxis mit Sprachfiguren: die *Bildung von „symbolischen Interaktionsformen"*. Anders ausgedrückt, die desymbolisierten Interaktionsformen müssen wieder ihren „Namen" bekommen. Das allerdings heißt nicht: Es sei den Interaktionsformen irgendeine Bezeichnung beliebig hinzuzufügen, etwa: irgendeine abstrakte „Erklärung", die den unbewußten Inhalten interpretativ angesonnen wird. Es muß vielmehr immer diejenige Sprachfigur ausgemacht werden, die lebensgeschichtlich exakt zu dieser Praxisfigur gehört. Deshalb ist die hermeneutische Erarbeitung einer „gemeinsamen" (der einsozialisierten Sprache dieses Patienten angemessenen) Sprache notwendig in Verknüpfung mit Kontext-realem Zusammenspiel. Genauer, die Sprache des Patienten muß an den relevanten Problempunkten so zur Sprache des „mitspielenden" Analytikers werden, daß dieser lebensgeschichtlich präzise die beiden Regelsysteme, die primäre Matrix und die Sprache, verbinden kann.

Gerade hier wird bedeutsam: Lebensgeschichtliche Rekonstruktion ist nicht biografisch historiografisch mißzuverstehen. Die Wirksamkeit der analytischen Rekonstruktion ist nur deshalb an Lebensgeschichte geknüpft, weil die beiden Regelstrukturen in ihrer einsozialisierten Gewordenheit rekonstruiert werden müssen, um die beschädigten Strukturpunkte wirklichkeitsgerecht zur Übereinstimmung zu bringen.

Und selbstverständlich ist dieser Name nicht ein „Wort". Es ist ohnehin immer ein Satz, so wie auch „Mama" ein Satz ist (ein Ein-Wort-Satz bekanntermaßen). Nur ein *Satz* vermag seinem *szenischen* Gegenstand zu entsprechen. Es geht übrigens auch niemals konkretistisch um ausmachbare Wortkomplexe, sondern um Sprachfiguren, die eine ganz *bestimmte Position im Bedeutungsgefüge der Sprache* einnehmen. Die Resymbolisierung zielt auf die Verbindung der für die individuelle Praxis wichtigen Interaktionsformen mit den als Bedeutungsträgern für die *Entwurfssystematik der Praxis relevanten Sprachfiguren.* Die Verknüpfung verlangt deshalb grundsätzlich zweierlei:

a) Eine „Verstehensoperation" mit dem doppelten Zweck der horizontal-hermeneutischen Annäherung an die Sprache des Patienten und ein Herantasten an relevante verpönte Szenen in Beschreibungen. Die Beschreibung tangiert nur die „Löcher" der zerrissenen Sprachspiele und greift zerrissene Fäden, Fetzen ausgefallener Szenen auf, weshalb die vom Patienten berichteten Szenen verglichen werden müssen, um die verborgene Szene „hervortreten" zu lassen und dann mit „ihren" Sprachfiguren verbinden zu können. Eine Symbolisierung bzw. Resymbolisierung gelingen nur dann, wenn Praxisfiguren und die diese Praxis individuell-strukturgerecht repräsentierende Sprachfigur miteinander verknüpft sind. In einer durchsichtig gewordenen Interaktion müssen genau jene Interaktionsformen, die von Sprache ausgeschlossen waren, mit Bewußtsein gedacht werden können, indem sie nun – wie beim Märchen vom Rumpelstilzchen – mit dem richtigen Namen gerufen werden. Sie finden dann in der Sprache genau jenen Platz, den die Interaktionsform sozialisationsgerecht als symbolische Interaktionsform einnehmen muß. Um nochmals daran zu erinnern: *Szenisch* muß dabei sowohl die Beschreibung (des Analysanden) wie die Benennung (durch den interpretierenden Analytiker) sein, ersteres, weil die Beschreibung anders gar nicht die Praxisfigur in actu erreichen kann, letzteres, weil die Benennung der Name einer Praxisfigur sein muß und Praxisfiguren in einer Szene benannt wurden und wieder benannt werden müssen.

Betrachten wir denselben Prozeß von der *sinnlichen Matrix* her statt von der *Sprache,* dann wird klar: Verstehen ist nur die eine Seite der Medaille. Die andere Seite des „Szenischen" ist die Wirklichkeit des Zusammenspiels. Der Analytiker tritt in die Szene ein, er spielt mit, er übernimmt eine „Rolle", die er sich vom Patienten zuweisen läßt. Er tritt sinnlich unmittelbar dem Analysanden gegenüber, er agiert gestisch, aber er entzieht sich ständig dem gestischen Kontakt, um desto eindrücklicher in der Zwischenzone zwischen sinnlich greifbarem Verhalten und Imagination in die zugewiesenen Szenen sich einzulassen. Im szenischen Verstehen nimmt der Analytiker die gemeinsame *Interaktion* auf, in der Interpretation nähert er sich der *Benennung.* Die Operation bewegt sich zwischen agierender Teilhabe im unmittelbaren Zusammenspiel (in der Inszenierung des Patienten) und dem szenischen Verstehen, dem Begreifen sowie der Rückgabe des Begriffenen an den Patienten in der szenischen Darbietung der Interpretation (LORENZER, 1970, 1974). Auf jeder Stufe und in jeder Hinsicht dieses Prozesses sind Verfahren und Gegenstand „szenisch".

Sucht man nach einer Begründung „letzten Endes", dann läßt sich abschließend sagen: Das Unbewußte steht auf der Grenzlinie zu körperlichen und psychischen Prozessen (FREUD, GW X, S. 214) und das heißt, es enthält die Spannung zwischen *Sinnlichkeit und Bewußtsein.* Die aus dem Bewußtsein abgedrängte Sinnlichkeit muß lebensgeschichtlich genau rekonstruiert werden in Auseinandersetzung mit dem Bewußtsein und das heißt mit der Sprache des Patienten. Die aus dem Bewußtsein abgedrängte Sinnlichkeit kann aber nur in szenischer Reaktualisierung eingeholt werden. Sinnlichkeit muß aber ihren Platz in der *menschlichen* Praxis, und das heißt auch immer in der *Sprache,* gewinnen. Deshalb szenische Operation. Deshalb sprachliche Operation.

Literatur

Argelander, H.: Der Flieger. Frankfurt/M.: 1972
Atkin, S.: The relationship of language and thought: Some psychoanalytic considerations. Psa Quart. 38 (1969).
Balkányi, Ch.: On verbalization. Int. J. of Psa. 45 (1964).
Balkányi, Ch.: Language, verbalization and superego; some thoughts on the development of the sense of rules. Int. J. of Psa. 49 (1968).
Balkányi, Ch.: Die Verbalisierung in der psychoanalytischen Deutungsarbeit. Psyche 28 (1974).
Beres, D.: Symbol and object. Bull. Menninger Clin. 29 (1965).
Bonnard, A.: Impediments of speech: a special psychosomatic instance. Int. J. of Psa. 44 (1963).
Coriat, I.H.: The dynamics of stammering. Psa Quart. 2 (1933).
Edelheit, H.: Speech and psychic structure. The vocal-auditory organization of the ego. J. Amer. Psa. 17 (1969).
Eidelberg, L.: A third contribution to the study of slips of the tongue. Int. Psa. 41 (1960).
El Safti, M.S.: Zum Problem der Sprache in der Psychoanalyse. Dyn. Psychiat. 6 (1973).
Fliess, R.: Silence and verbalization: A supplement to the theory of the 'analytic rule'. Int. J. Psa. 30 (1949).
Freud, S.: Gesammelte Werke, Bd. XI.
Glauber, P.J.: Dynamic therapy for the stutterer. In: Bychowski J.L. (Ed.) Specialized techniques in psycho therapy. New York 1953.
Glauber, P.J.: Dysautonomization. A disorder of preconscious ego functioning. Int. J. Psa. 49 (1968).
Goeppert, S., Goeppert, H.C.: Sprache und Psychoanalyse. rororo studium, Bd. 40. Reinbek: 1973.
Goeppert, S., Goeppert, H.C.: Der kleine Hans und seine Analyse. Anmerkungen zum Problem von Übertragung und Gegenübertragung sowie zur Struktur des Argumentierens im psychoanalytischen Prozeß. In: Goeppert, S. (Hrsg.), Das psychoanalytische Sprachspiel. Festschrift für Wolfgang Loch zum 60. Geburtstag. München: 1975.
Gorman, W.: Body words. The Psa. Review (1964).
Gorman, W., Heller, L.G.: The psychoanalytical significance of words. The Psa. Review 51 (1964).
Greenson, R.R.: Technik und Praxis der Psychoanalyse. Stuttgart: 1973.
Greenson, R.R.: About the sound "mm ...". Psa. Quarterly 23 (1954).
Habermas, J.: Erkenntnis und Interesse. Frankfurt/M.: 1968.
Haymann, A.: Verbalization and identity. Int. J. Psa. 46 (1965).
Hofer, G., Kisker, P. (Hrsg.): Die Sprache des Anderen. Basel-München-Paris-London-New York-Sydney: 1976.
Horkheimer, M.: „Allgemeiner Teil" des Sammelbands Autorität und Familie. Paris: 1936.
Jappe, G.: Über Wort und Sprache in der Psychoanalyse. Frankfurt/M.: 1971.
Jones, E.: Das Leben und Werk von Sigmund Freud. Bern-Stuttgart: 1960–1962.
Jones, E.: The theory of symbolism. In: Papers on psycho-analysis (1916). London: 1950.
Kanzer, M.: Verbal and non-verbal aspects of free association. Psa. Quart. 30 (1961).
Keiser, S.: Disturbance of ego function of speech and abstract thinking. In: J. Amer. Psa. Ass. 10 (1962).
Kubie, L.S.: The distortion of the symbolic process in neurosis and psychosis. J. Amer. Psa. Ass. 1 (1953).
Lacan, J.: Ecrits. Paris 1966. Auswahl deutsch: Schriften Olten 1975.
Laffal, J.: Pathological and normal language. New York: 1965.
Loewenstein, R.M.: Some remarks on the role of speech in psychoanalytical technique. Int. J. Psa. 37 (1956).
Loewenstein, R.M.: Some considerations on free association. J. Amer. Psa. Ass. 11 (1963).
Lorenzer, A.: Kritik des psychoanalytischen Symbolbegriffs. Frankfurt: 1970a.
Lorenzer, A.: Sprachzerstörung und Rekonstruktion. Frankfurt: 1970b.
Lorenzer, A.: Zur Begründung einer materialistischen Sozialisationstheorie. Frankfurt: 1972a.
Lorenzer, A.: Sprache, Verständigung und Psychoanalyse. In: Sprache – Brücke und Hindernis. 23 Beiträge nach einer Sendereihe des „Studio Heidelberg" Süddeutscher Rundfunk. München: 1972b.
Lorenzer, A.: Das Spiel der Phantasie. In: Sprache im technischen Zeitalter. 46 (1973).

Lorenzer, A.: Die Wahrheit der psychoanalytischen Erkenntnis. Frankfurt: 1974a.
Lorenzer, A.: Die einsozialisierte Erlebnisstruktur in ihrem Verhältnis zur Sprache. In: Archiv für Rechts- und Sozialphilosophie 9 (1974b).
Lorenzer, A.: Sprachspiel und Interaktionsformen. Frankfurt: 1977.
Marx, K., Engels, F.: Werke (MEW). Berlin: 1972.
Negt, O., Kluge, A.: Öffentlichkeit und Erfahrung. Zur Organisationsanalyse von bürgerlicher und proletarischer Öffentlichkeit. Frankfurt: 1972.
Orban, P.: Sozialisation. Grundlinien einer Theorie emanzipatorischer Sozialisation. Frankfurt/M.: Athenäum 1973.
Orban, P.: Subjektivität. Über die Produktion von Subjektivität und den Prozeß ihrer Zerstörung. Wiesbaden: Akademische Verlagsgesellschaft 1976.
Peller, L.E.: Freud's contribution to the language theory. Psa. Study of the child 21 (1966).
Peto, A.: Über die vorübergehende desintegrative Wirkung von Deutungen. Psyche XIV, 1961/62, S. 702.
Philipps, J.H.: Psychoanalyse und Symbolik. Bern-Stuttgart: 1962.
Rank, O., Sachs, H.: Die Bedeutung der Psychoanalyse für die Geisteswissenschaften. Wiesbaden: 1923.
Reik, Th.: Listening with the third ear; the inner experience of a psychoanalyst. New York: 1948.
Ricoeur, P.: De l'interpretation. Paris 1965. Deutsch: Die Interpretation. Frankfurt: 1969.
Ricoeur, P.: Le conflict des interpretations. Essais d'herméneutique. Paris 1969. Deutsch: Hermeneutik und Psychoanalyse. München: 1974.
Rosen, V.H.: Disorders of communication in psychoanalysis. J. Amer. Psa. Ass. 15 (1967).
Rubinfine, D.L.: Perception, reality testing and symbolism. Psa. Study of the Child 16 (1961).
Rycroft, Ch.: Symbolism and the primary and secondary process. Int. J. of Psa. **37**, 1956.
Segel, N.P.: The psychoanalytic theory of the symbolic process. J. Amer. Psa. Ass. 9 (1961).
Shapiro, Th.: Interpretation and naming. J. Amer. Psa. Ass. 18 (1970).
Thass-Thienemann, Th.: Psychotherapy and psycho-linguistics. Topical problems of psychotherapy 4 (1963).
Thass-Thienemann, Th.: The subconscious language. New York: 1967.
Walter, H. (Hrsg.): Sozialisationsforschung. 3 Bde. Stuttgart-Bad Cannstatt: 1973.
Wyatt, G.L.: A developmental crisis theory of stuttering. Language and Speech **1**, 250–264 (1958).
Zepf, S.: Die Sozialisation des psychosomatischen Kranken. Frankfurt: 1976a.
Zepf, S.: Grundlinien einer materialistischen Theorie psychosomatischer Erkrankung. Frankfurt: 1976b.

C. Sozial- und geisteswissenschaftliche Grundlagen

Kommunikation und Interaktion in psychiatrischer Sicht

Von

P. WATZLAWICK

Inhalt

A. Standortbestimmung 599
   I. Kausalität in Systemen 601
   II. Komplexität menschlicher Systeme 603
B. Grundregeln menschlicher Kommunikation 606
   I. Die Ubiquität von Kommunikation 606
   II. Metakommunikation 608
   III. Inhalts- und Beziehungsaspekt 609
   IV. Digitale und analogische Kommunikationsmodalitäten. 611
C. Die Doppelbindungstheorie 613
   I. Bezüge zu klinischen Bildern 614
D. Beziehungsregeln 616
   I. Symmetrie und Komplementarität 618
   II. Interpunktion 618
E. Kommunikation und Wirklichkeitsauffassung 620
F. Implikationen für die Psychotherapie 621
Literatur 625

A. Standortbestimmung

Historisch gesehen geht der kommunikationstheoretische Ansatz in der Psychiatrie auf zwei voneinander unabhängige Ursprünge zurück: die klinische Empirie der Mutter-Kind-Beziehung und die Kybernetik.

Jahrzehnte vor dem Aufkommen der Familienpsychotherapie als spezifischer Behandlungsform war es eine Erfahrungstatsache der Kinderpsychiatrie, daß das Verhalten, die Stimmungen und besonders die Pathologie der Mutter einen Einfluß auf die geistige Gesundheit des Kindes haben, und daß diese Beeinflussungen nicht nur unmittelbar in der Mutter-Kind-Interaktion beobachtbar sind, sondern auch dramatisch innerhalb Minutenfrist schwanken können. Es wurde klar, daß es sich hierbei um eine tatsächliche Interaktion zwischen realen Personen und nicht einen intrapsychischen Konflikt mit Introjekten handelte. Daraus leitete sich unter anderem der Begriff der schizophrenogenen Mutter ab, der insofern therapiebestimmend wurde, als er die Trennung dieser pathogenen Symbiose durch Entfernung des Kindes aus dem Einfluß der Mutter nahelegte. Dieses Vorgehen erwies sich aus dreierlei Gründen als unzweckmäßig: erstens ist es in der überwiegenden Mehrzahl der Fälle rein praktisch unmöglich; zweitens ist eine geographische Lösung kein Ersatz für eine psychologische Ablösung; und drittens war damit die Kausalität der Pathogenese lediglich auf den Kopf gestellt: die Mutter, nicht mehr das Kind, wurde damit zur vermeintlichen Ursache. Von wesentlich größerem heuristischem Wert dagegen war die mit diesen Beobachtungen verbundene Einsicht, daß zumindest gewisse funktionelle Störungen im Kindesalter mit der Gegenseitigkeit der Zweierbeziehung Mutter-Kind zu tun haben müssen (wie dies für den Erwachsenen von LASÈGUE und FALRET bereits 1877 als *folie à deux* oder *folie communiquée* beschrieben worden war). Damit vollzog sich, fast unmerklich, der Schritt von der Monade und ihrer intrapsychisch konzipierten Pathologie zur menschlichen Beziehung, deren Medium — in Normalität wie in Pathologie — die Kommunikation ist.

Dieser Wandel der psychiatrischen Epistemologie hatte seinerseits zwei Folgen:

Erstens öffnete er den Blick für die Tatsache, daß die Mutter-Kind-Beziehung nur eine, wenn auch die wichtigste, eines ganzen Netzes von Beziehungen ist, in das der menschliche Organismus eingesponnen ist (und das außer Vater, Geschwistern und Verwandten auch die soziale Umwelt, zivilisatorische und kulturelle Elemente und andere zwischenmenschliche Faktoren einbezieht), und führte damit folgerichtig zur Theorie und Praxis der Familienpsychotherapie.

Zweitens stellte sich heraus, daß die Sätze des monadischen intrapsychischen Lehrgebäudes auf Beziehungsphänomene nicht anwendbar sind. Schon 1914 hatte der Philosoph BERTRAND RUSSELL festgestellt, daß die herkömmliche Logik im Bereich der Beziehungen versagt:

Logische Aussagen, wonach zwei Dinge in einer bestimmten Beziehung zueinander stehen, haben eine von den Subjekt-Prädikat-Aussagen verschiedene Form, und das Nichtbegreifen dieses Unterschiedes oder seine Außerachtlassung ist eine Quelle vieler Irrtümer in der traditionellen Metaphysik.
Der Glaube oder die unbewußte Überzeugung, daß alle Aussagen eine Subjekt-Prädikat-Form haben — in anderen Worten, daß jede Tatsache darin besteht, daß ein Ding eine bestimmte Eigenschaft hat —, hat es den meisten Philosophen unmöglich gemacht, irgendwelche Aussagen über die Welt der Wissenschaft oder des Alltagslebens zu machen (RUSSELL, 1914).

Dies bedeutet aber, daß es unzulässig ist, das praktisch allen indoeuropäischen Sprachen zugrundeliegende (und daher die Wirklichkeitsauffassung der Benützer dieser Sprachen tief beeinflussende) Modell des grundlegenden Satzes: „Jemand (bzw. etwas) tut (bzw. hat, ist) etwas" auf das Studium der menschlichen Beziehungen zu übertragen, wenn die von RUSSELL erwähnten, folgenschweren logischen Irrtümer vermieden werden sollen. Sätze, wie: „Er *hat* eine Angstneurose" oder: „Dieses Kind *ist* schizophren", erweisen sich daher als ebenso falsch, als wollte man die ausschließlich in bezug auf die *Beziehung* zwischen zwei verschieden großen Äpfeln sinnvolle Feststellung: „Dieser Apfel ist größer als jener", zur Eigenschaft *eines* der beiden Äpfel machen[1]. In kommunikations-

---
[1] Die Zahl der wissenschaftlichen Termini in den indo-europäischen Sprachen, die nicht rein monadische Eigenschaften, sondern Eigenschaften von Beziehungen bedeuten, ist überaus gering. Beispiele für letztere sind Homöostase, Symmetrie, Komplementarität, Rückkopplung und eine Reihe von kybernetischen Neologismen.

theoretischer Sicht sind die herkömmlichen psychiatrischen Diagnosen daher auf die Monade (den sog. identifizierten oder designierten Patienten) reduzierte Reifikationen komplizierter Beziehungsmuster.

I. Kausalität in Systemen

Ein weiteres Merkmal jeder Beziehung ist ihr *Gestalt*charakter, das heißt, ihr Wesen ist mehr und andersgeartet als die Summe der Elemente, die die Beziehungspartner in sie hineinbringen. Der überpersönliche Charakter einer Beziehung bringt es mit sich, daß Beziehungskonflikte ebensowenig auf den einen oder den anderen Partner reduzierbar, wie die Eigenschaften des Wassers auf die individuellen Charakteristiken des Sauerstoffs und des Wasserstoffs zurückführbar sind. Es handelt sich vielmehr darum, was in Anlehnung an die Terminologie der Biologen eine *Neubildung* genannt werden kann. Bekanntlich liegt es im Wesen von Neubildungen, daß es sehr schwierig, wenn nicht überhaupt unmöglich ist, ihre Struktur aus den bestehenden Ausgangsgegebenheiten *a priori* zu erfassen oder *a posteriori* abzuleiten. Es spielt hier das von BERTALANFFY (1962) für die Allgemeine Systemtheorie postulierte Prinzip der *Äquifinalität* herein, das besagt, daß in komplexen, sich selbst regulierenden Systemen das Ergebnis einer Interaktion viel mehr durch Kommunikationsprozesse als durch ihre Ausgangsbedingungen bestimmt wird, und daher nicht auf letztere zurückführbar ist. In menschlichen Beziehungskonflikten wird diese Rückführung aber immer in der Weise versucht, daß die Schuld vom einen Partner dem anderen zugeschoben wird, da in monadisch-individueller Sicht eine dritte Möglichkeit scheinbar nicht besteht.

Mit diesem Hinweis auf den Systemcharakter von Beziehungen ist der zweite der oben erwähnten Ansätze gestreift, nämlich die *Kybernetik*. Dabei handelt es sich bekanntlich um eine moderne Epistemologie, die sich auf die Organisation und die Steuerungsmechanismen großer Systeme und daher auch ihre Pathologien bezieht. Hierzu ein Zitat aus einem grundlegenden Werk eines der Begründer der Kybernetik, W. ROSS ASHBY (1956/63, S. 5):

> Die Wissenschaft steht heute an einer Art Scheideweg. Zwei Jahrhunderte lang hat sie Systeme untersucht, die entweder wirklich einfach sind oder zu ihrer Analyse in einfache Bestandteile zerlegt werden können. Die Tatsache, daß ein Dogma wie: „Man verändere jeweils nur einen Faktor" ein Jahrhundert lang anerkannt wurde, beweist, daß die Wissenschaftler hauptsächlich mit der Untersuchung solcher Systeme beschäftigt waren, die dieser Methode zugänglich sind; denn für komplexere Systeme ist sie oft grundsätzlich unbrauchbar. Erst seit Sir RONALD FISHER in den zwanziger Jahren seine Experimente mit bebautem Ackerland durchgeführt hat, ist es klar, daß es komplexe Systeme gibt, die die Änderung von jeweils nur einem Faktor einfach nicht zulassen – sie sind so dynamisch und so reich an inneren Verknüpfungen, daß die Änderung eines Faktors sofort zur Ursache der Änderung anderer, vielleicht vieler anderer Faktoren wird. Bis vor kurzem vermied es die Wissenschaft, solche Systeme zu studieren, und konzentrierte ihre Aufmerksamkeit auf jene, die einfach und vor allem reduzierbar sind.
> Bei der Untersuchung gewisser Systeme konnte deren Komplexität aber nicht völlig umgangen werden. Die Hirnrinde des freilebenden Organismus, der Ameisenhaufen als geordnete Gesellschaft und menschliche Wirtschaftssysteme unterscheiden sich sowohl in ihrer praktischen Bedeutung als auch dadurch, daß die herkömmlichen Methoden auf sie nicht anwendbar sind. So finden wir heute nichtbehandelte Psychosen, zerfallende Sozietäten und zerrüttete Wirtschaftssysteme, während die Wissenschaftler kaum mehr tun können, als sich Rechenschaft über die Komplexität der von ihnen studierten Phänomene abzulegen. Doch die Wissenschaft unternimmt heute auch die ersten Schritte zum Studium von „Komplexität" als Gegenstand für sich.

Diese Komplexität ergibt sich erstaunlich rasch. Selbst im einfachsten Falle, nämlich der Interaktion zwischen zwei Elementen (z.B. Zellen, Neuronen, elektrischen Schaltvorrichtungen), deren Verhaltensrepertoire sich auf lediglich zwei Möglichkeiten – Aktivität oder Inaktivität – beschränkt, sind bereits sieben Interaktionsmuster möglich:

1. Beide Elemente sind inaktiv;
2. Element A ist aktiv und B inaktiv;
3. A ist inaktiv und B ist aktiv;
4. Beide sind aktiv;
5. A beeinflußt B;
6. B beeinflußt A;
7. A und B beeinflussen sich gegenseitig.

Besteht das System dagegen aus sechs Elementen, die alle in der eben beschriebenen Weise kommunizieren können, schnellt seine Komplexität bereits ins Astronomische. Wie der Kybernetiker WIESER (1959) feststellt, würde dieses System ausreichen, um einem Menschen zeit seines Lebens zehn neue Erfahrungen pro Sekunde zu vermitteln[2]. Angesichts dieser Komplexität ist es offensichtlich unmöglich, auf der Basis der klassischen, linearen Kausalitätsauffassung, *sensu* LAPLACE, den nächstfolgenden Zustand eines interagierenden Systems feststellen zu wollen. Mit dieser Einsicht sind auch die orthodoxen Methoden der psychologischen Forschung, die im wesentlichen auf Messung und Auszählung beruhen, in Frage gestellt. Die Erforschung des Verhaltens komplexer Systeme erfordert eine Kausalitätsauffassung, die sich grundsätzlich von der klassischen Untersuchung von Elementarprozessen (die, wenn immer noch zu komplex, traditionell in noch kleinere monadische Einzelteile zerlegt werden) unterscheidet. Diese Auffassung ergibt sich aus der Einsicht, daß große Systeme ihre Stabilität (ihre *Homöostase*) durch kreisförmige Kausalitätsabläufe beibehalten. Die klassische Wissenschaft operiert mit der Annahme linearer Kausalketten, in denen Ereignis A die Ursache von Ereignis B (seiner Folge) ist, B seinerseits dann zur Ursache von C wird, und dieser Ablauf vom Forscher als ein irgendwann in der Vergangenheit begonnener und sich durch die Gegenwart in die Zukunft fortsetzender, starr determinierter Prozeß konzipiert wird. In kybernetischer Sicht dagegen erweist es sich, daß an jedem Punkte eines solchen Ablaufs Rückkopplungskreise bestehen und Folgen daher jederzeit auf Ursachen modifizierend zurückwirken können.

Die grundsätzliche Verschiedenheit dieser beiden Kausalitätsauffassungen ist auch für die Psychiatrie von entscheidender Bedeutung und trennt den monadisch-intrapsychischen vom systemisch-interaktionellen Ansatz. Wie verschieden

---

[2] Diese auf den ersten Blick unwahrscheinliche Feststellung wird etwas plausibler auf dem Hintergrund vergleichbarer Sachverhalte: Allein die vier Elemente Wasserstoff, Stickstoff, Sauerstoff und Kohlenstoff, die den Großteil der Materie unseres Milchstraßensystems ausmachen, können hunderttausende von grundverschiedenen chemischen Verbindungen ergeben, je nachdem in welche komplexe Beziehungsmuster sie zueinander treten. – Oder ein Beispiel aus der Konfliktforschung: Herr X geht in ein Restaurant. Er möchte Hummer und Ente *à l'orange* essen. Er hat das dafür nötige Geld, weiß aber, daß er es zum Unterhalt seiner Familie verwenden und ein Tellergericht bestellen sollte. Dazu aber hat er keine Lust. NOWAKOWSKA (1973) erbringt den mathematischen Nachweis, daß diese verhältnismäßig einfache Situation nicht weniger als 113 verschiedene Einzelkonflikte enthält.

auch in jeder anderen Hinsicht die klassischen Psychotherapieschulen untereinander sein mögen, ihnen allen ist gemeinsam, daß sie in der Epistemologie ihrer Entstehungsperiode verwurzelt sind, und diese Epistemologie ist eine grundsätzlich energetische. Sie beruht auf dem *1. Hauptsatz der Wärmelehre,* dem Prinzip der Erhaltung und Umwandlung von Energie und der ihr inhärenten Annahme einer starr determinierten, linearen Kausalität.

So hat z.B. FREUDS erste Libidotheorie die unverkennbaren Eigenschaften eines hydraulischen Modells, in dem eine etwas zähflüssige Energie im Idealfall in mehr oder minder stetigem Fluß bestimmte, starr präformierte Phasen durchläuft, meist aber auf diesem Wege auf Hindernisse stößt, sich spaltet oder sich staut, dabei bereits aufgegebene Rinnsale erneut aktiviert, regrediert und dergleichen mehr, ohne sich allerdings jemals ganz von einmal erreichten Positionen loszulösen.

In einem linear-kausalen Begriffssystem dieser Art setzt jede Veränderung in der Gegenwart die Untersuchung und das Verständnis der Ursachen in der Vergangenheit voraus. Das hier korrekte wissenschaftliche Vorgehen ist also retrospektiv, analytisch und zielt — im spezifischen Fall der Psychotherapie — auf Einsicht ab[3].

II. Komplexität menschlicher Systeme

Der Erfassung von Ursachen sind jedoch enge Grenzen gesetzt. Selbst wenn menschliche Existenzen sich in monadischem Vakuum entwickelten, wäre die Entdeckung und Analyse, der die Monade in ihrem gegenwärtigen So-Sein determinierenden Erlebnisse und Einflüsse in der Vergangenheit eine Aufgabe, die vermutlich viele Jahre in Anspruch nehmen würde. Aber schon die Analyse einer menschlichen Zweierbeziehung, deren Wesen sich ja nicht nur aus den individuellen Eigenschaften der beiden Monaden, sondern vor allem der überpersönlichen Komplexität ihrer Interaktion (der Neubildung im oben erwähnten Sinne) zusammensetzt, würde eine Fähigkeit zur Datenverarbeitung voraussetzen, die weit über die des menschlichen Gehirns hinausgeht. Hier also, bereits in dieser einfachsten Form menschlicher Interaktion, bricht der linear-kausalanalytische Ansatz zusammen. Wird er dennoch beibehalten, so ist unumgänglich, die Phänomene der Interaktion (in Übereinstimmung mit dem klassischen Vorgehen der Reduzierung und Vereinfachung komplexer Gegebenheiten) auf *ein* Individuum (den Patienten) zurückzuführen und ihm so Eigenschaften und Pathologien zuzuschreiben, die er nicht besitzt. In diesem Zusammenhang wäre der Begriff der *Endogenie* als besonders auffälliges und folgenschweres Beispiel zu nennen.

Das kybernetische Vorgehen ist grundsätzlich verschieden. Die Komplexität eines Systems, die alles erfaßbare Maß weit überschreitet, macht sein kausalgenetisches Verstehen unmöglich. Hierzu wiederum WIESER (1959, S. 33):

---

[3] Da dieser Begriffsrahmen keinen Platz für die Phänomene des spontanen Wandels, der Progression und des überall zu beobachtenden Übergangs von niedrigeren zu höheren Organisationsformen bietet, liegt es nahe, auf zusätzliche Postulate, wie etwa BERGSONS *élan vital* oder JUNGS Entelechie zurückzugreifen. Es muß aber an dieser Stelle bereits mit allem Nachdruck betont werden, daß es sich bei diesen Begriffen nicht um tatsächliche Gegebenheiten einer objektiv erfaßten Wirklichkeit handelt, sondern um reine Konstruktionen, die sich mehr oder weniger zwangsläufig aus den Prämissen einer Theorie ergeben.

Immer wieder kommen wir also auf den Begriff der Komplexität zurück. Wir ahnen, daß hochkomplizierte Systeme voller Überraschungen sind, in keiner Weise deduzierbar aus den Eigenschaften einfacherer Systeme. *Die quantitative Vermehrung von Elementen und Schaltungen hat qualitative Änderungen größten Ausmaßes zur Folge.* Wir bewegen uns hier am Rande einer Logik und Philosophie, die noch völliges Neuland darstellen; einer Logik, in der Verhaltensweisen und Eigenschaften nicht mehr beschrieben werden können, *sondern selbst ihre eigene einfachste Beschreibung sind;* ... [Kursivauszeichnung vom Autor]

Wenn aber die Kausalzusammenhänge nicht erfaßbar sind, so ist auch die Frage nach den Ursachen (die in der monadisch-intrapsychisch orientierten Psychiatrie eine so überragende Rolle spielt) unbeantwortbar. Die Kybernetik fragt daher nicht, *warum* ein System sich in einer bestimmten Weise verhält, sondern *was* sein Verhalten jetzt und hier ist. Dies bedingt unmittelbar auch den Begriff des systemischen Wandels (der Transformation), den ASHBY (1956/63, S. 11) wie folgt umreißt:

Man beachte, daß die Transformation weder unter Bezugnahme darauf definiert wird, was „wirklich" vorliegt, noch unter Bezugnahme auf eine physische Ursache des Wandels, sondern vielmehr dadurch, daß eine Gruppe von Operanden angegeben und dazu festgestellt wird, welche Veränderung jeder von ihnen erfährt. Die Transformation hat damit zu tun, *was* eintritt, und nicht, *warum* es eintritt.

Das Abrücken von der Frage nach Genese und Kausalzusammenhang eröffnet auch grundsätzlich neue Möglichkeiten der Herbeiführung von Wandel, deren Wesen in Anbetracht der obenbeschriebenen Komplexität überraschend trivial und oberflächlich erscheinen mag. Ein Beispiel ist der Heizungsthermostat, der die Temperatur eines Hauses innerhalb eng festgelegter Grenzen hält. Die Vorrichtung ist bekanntlich denkbar einfach; sie besteht aus einem mit einem Thermometer (dem Fühler) gekuppelten Schaltmechanismus, der beim Unterschreiten der gewünschten Temperatur die Heizung einschaltet und sie bei ihrem Erreichen wieder abstellt. Wesentlich an dieser Anordnung ist, daß ihre Eingriffe einerseits vollkommen zweckerfüllend sind (die gewünschte Temperatur des Hauses gewährleisten), andererseits aber ohne jedes kausal-genetische Erfassen der zu verändernden Situation erfolgen (der Thermostat „weiß" nichts von den unerhört komplexen meteorologischen Zusammenhängen, die jene Schwankungen verursachen, die er auszugleichen hat). Er erfüllt seinen Zweck, indem er lediglich die Abweichung von einer Norm feststellt *und diese Abweichung selbst in den Dienst ihrer Korrektur stellt.* Besondere Erwähnung verdient bereits an dieser Stelle, daß sich an diese Interventionen nicht die utopische Erwartung oder Forderung knüpft, daß damit die Abweichung von der Norm ein für allemal behoben sein müsse, sondern nur, daß sie im Stande sein müssen, die jeweiligen, unvermeidlich immer wieder auftretenden Störungen auszugleichen.

Prinzipiell dieselbe Form von Intervention und Störungsausgleich liegt unzähligen physiologischen, ökologischen, sozialen, volkswirtschaftlichen, politischen, technischen und anderen Prozessen zugrunde. Im Gegensatz zu den früher erwähnten energetischen Abläufen spielt hier die Erhaltung und Verwandlung von Energie eine völlig untergeordnete Rolle. Wesentlich ist vielmehr die Fähigkeit des Systems, sich auch unvorhersehbaren, völlig neuartigen Störungen gegenüber adäquat zu verhalten. Wie der Kybernetiker BEER (1975, S. 108–109) betont, scheint das Bestehen und besonders die Herbeiführung dieser Fähigkeit im Denksystem der Energetik unmöglich:

Der Grund dafür ist, daß wir das falsche Modell anwenden: ein Modell, das auf unsere Schulung in Energie-Systemen zurückgeht (mit denen wir vertraut sind), statt auf Informations-Systeme (mit denen wir nicht vertraut sind). [...] Kreiselkompasse und Fliehkraftregler von Dampfmaschinen sind Beispiele homöostatischer Regelmechanismen. Ihr Zweck ist es, Schiffe, Flugzeuge und Motoren zu regulieren und zwar ohne Bezug auf die Gründe, weshalb ein Schiff vom Kurs abgewichen ist oder eine Maschine auf zu hohen Touren läuft. Sie erreichen dies *nicht über eine Analyse des Problems und einer Untersuchung seiner Ursachen*, sondern indem sie in sich selbst die pathologischen Symptome entdecken und *direkt in den Dienst der Regelung stellen.* [Kursivauszeichnung vom Autor]

Zusätzlich zu ihrer bereits erwähnten komplexen Struktur, ihrer kreisförmigen Kausalität und ihrem Gestaltcharakter, ergeben sich daraus zwei weitere grundlegende Eigenschaften von Systemen:

1. Ihr Verhalten beruht auf dem Austausch von *Information,* also auf Kommunikation, und fällt daher in die Domäne des *2. Hauptsatzes der Wärmelehre.* Sie transzendieren die energetische Epistemologie und Phänomenologie des 1. Hauptsatzes und können nicht aus ihm abgeleitet werden.

2. Sie sind homöostatisch, das heißt in dem Sinne selbstregulierend, daß in ihnen die Normabweichungen selbst zur Korrektur der Abweichung führen, was durch das Prinzip der Rückkopplung erreicht wird. Mit anderen Worten, die „Pathologie" des Systems wird zu seiner „Therapie" herangezogen. (Mehr darüber im Abschnitt über Therapie.)

Zum Kommunikationsaustausch in Systemen ist nun zu bemerken, daß alle Kommunikation einen Code im weitesten Sinne voraussetzt, das heißt eine von allen Partnern beachtete Konvention in bezug auf die Bedeutung des Kommunizierten und die Regeln seiner Übermittlung. In dieser Hinsicht wurzelt die Kommunikationstheorie in der *Semiotik* (der allgemeinen Lehre von den Zeichen und Sprachen) und ihrer von MORRIS (1938) und CARNAP (1934) eingeführten Unterteilung in drei interdependente Gebiete: Syntaktik (die sich mit der Beziehung der Zeichen untereinander befaßt), Semantik (dem Studium der Beziehung zwischen den Zeichen und dem von ihnen Bezeichneten [dem *designatum*]), und der Pragmatik (der Erforschung der Beziehung zwischen den Zeichen und den Zeichenbenutzern, und daher auch der verhaltensmäßigen Wirkung von Kommunikation).

Praktisch läuft damit die Untersuchung eines Kommunikationssystems auf die wiederum rein kybernetische Frage nach seinem Code (seiner Struktur, Grammatik, Organisation oder seinem Programm usw.) hinaus. Das heißt, man fragt sich, weshalb jedes System ein bestimmtes, wenn auch oft sehr reiches Verhaltensrepertoire besitzt, das gewisse Verhaltensformen zuzulassen, andere aber zu ignorieren scheint, statt in chaotischer, kaleidoskopischer Wahllosigkeit von einer in irgendeine andere Verhaltensweise zu taumeln. Die Antwort auf diese Frage ergibt sich für den Forscher durch die direkte Beobachtung des Systems im Jetzt und Hier und nicht — wie schon erwähnt — durch die kausalgenetische Exploration der Ursachen in der Vergangenheit. Ebensowenig stützt sich dieses Vorgehen auf die Deutung des hintergründigen Sinnes oder der Symbolik von Verhaltensabläufen, die im tiefenpsychologischen Ansatz eine so hervorragende Bedeutung besitzen.

In diesem Zusammenhang sei die oft verwendete Analogie zur Beobachtung eines Spiels durch einen der Spielregeln unkundigen Außenseiter erwähnt: Auch wo die Möglichkeit der unmittelbaren

Befragung der Spieler nicht besteht, lassen sich die Regeln (selbstverständlich im Laufe einer gewissen Zeit) durch bloße Beobachtung der Redundanzen im Verhalten der Spieler aus dem Jetzt und Hier der Spielsituation ableiten. Dieses Vorgehen setzt weder ein Verständnis der Genese des Spiels, seiner eventuellen Symbolbedeutung oder der Persönlichkeiten der Spieler voraus. Es stellt lediglich fest, daß zum Beispiel auf Ereignis a mit hoher Wahrscheinlichkeit Ereignis f, g oder h folgt, aber anscheinend niemals x, y oder z, was die Annahme des Bestehens einer systemimmanenten Regel gestattet. (Mehr darüber im Abschnitt über Beziehungsregeln.)

Im nächsten Abschnitt sollen die Grundzüge dieses Vorgehens, wie sie von WATZLAWICK et al. (1969) ausgearbeitet wurden, zusammengefaßt werden. Nachstehende Tabelle stellt die bisher behandelten Unterschiede zwischen der monadischen und der systemorientierten Perspektive nochmals gegenüber.

Monade	*System*
Kausalität linear	Kausalität kreisförmig (Rückkopplungskreise)
Ursächlich-genetisch erklärend; retrospektiv	Das System ist seine eigene beste Erklärung; gegenwartsorientiert
Determiniert	Äquifinal
Klassisch-mechanistisch	Kybernetisch
1. Hauptsatz der Wärmelehre	2. Hauptsatz der Wärmelehre
Vorgehen: reduktiv (wo zu komplex, auf einige wenige Variablen reduziert)	Vorgehen: auf gegenwärtige Abweichungen vom Soll-Zustand beschränkt
Intrapsychisch	Interaktionell
Wandel durch Einsicht in die Ursachen	Wandel durch Verwendung der Abweichungen selbst

B. Grundregeln menschlicher Kommunikation

I. Die Ubiquität von Kommunikation

In Gegenwart eines anderen ist alles Verhalten Kommunikation. Diese auf den ersten Blick nicht evidente Feststellung wird dann augenfällig, wenn man versuchen wollte, Kommunikation mit einer anderen, gegenwärtigen Person zu vermeiden. Jeder Versuch, nicht zu kommunizieren (also auch Schweigen, Nichtbeachten usw.) ist selbst eine Kommunikation und besagt grundsätzlich: „Ich will nicht kommunizieren". Wie immer man sich also dem anderen gegenüber verhält, man kommuniziert, und da es kein Nichtverhalten gibt, kann man auch nicht *nicht* kommunizieren. Wer also, aus welchen Gründen auch immer, versuchen möchte, jeder Interaktion auszuweichen, verfängt sich unweigerlich im unendlichen Regreß des Verneinens seiner Kommunikation, die — da selbst Kommunikation — ihre eigene Verneinung erfordert, diese wiederum selbst eine Verneinung, usw.

Wenn es aber unmöglich ist, nicht zu kommunizieren, dann ist das oft verwendete Kriterium der Absichtlichkeit von Kommunikation eine nutzlose

Begriffseinschränkung. Vom Standpunkt der Interaktion ist es nebensächlich, ob ein bestimmtes Verhalten absichtlich, unabsichtlich (unbewußt) oder symptomatisch erscheint; es ist auf jeden Fall pragmatisch wirksam. Nicht nebensächlich ist es natürlich, welche Absicht oder welchen Grad der Bewußtheit der Empfänger einer Kommunikation in sie hineinliest. (Mehr darüber im Abschnitt über Metakommunikation.)

Die Tatsache, daß alles Verhalten kommunikative Bedeutung hat, macht es ferner unmöglich, auf das Verhalten eines anderen nicht zu reagieren. Damit wird Interaktion zu einem überpersönlichen Prozeß, dem sich einerseits niemand zu entziehen vermag, für den man andererseits aber jederzeit verantwortlich gehalten werden kann. Grundsätzlich bestehen nur drei mögliche Reaktionen auf den Erhalt einer Kommunikation:

1. **Annahme** der Kommunikation; d.h. Eingehen auf sie.
2. **Abweisung** der Kommunikation; d.h. die offene Weigerung, mit dem Partner zu kommunizieren, was natürlich selbst eine Kommunikation ist.
3. **Entwertung** der Kommunikation (gelegentlich auch Disqualifikation genannt). Sie ist von besonderem psychiatrischem Interesse, da sie den Schlüssel für viele bizarre Verhaltensformen liefert, die in der monadischen Perspektive der intrapsychischen Pathologie eines Individuums zugeschrieben werden müssen. Sie tritt unweigerlich dort auf, wo jemand erstens nicht kommunizieren will, zweitens die Kommunikation mit dem Partner aber nicht glatt abweisen möchte, und drittens eben nicht *nicht* kommunizieren kann. Das Ergebnis sind kommunikative Verhaltensformen, die allgemein für pathologisch gelten, jedoch aber auch zwischen klinisch normalen Individuen in dem eben beschriebenen Kontext auftreten können. Sie bestehen in Verschleierungen, Mehrdeutigkeiten, Schweigen, unvermittelten Themawechseln, Mißverständnissen (von denen es unentscheidbar bleibt, ob sie unabsichtlich waren oder absichtlich herbeigeführt wurden), Wortspielen, Ausweichen in Fremdsprachen, Vermischungen von buchstäblichen und metaphorischen Sinnbezügen, und vor allem in Verhalten, das sich deswegen als im weitesten Sinne symptomatisch bezeichnen ließe, weil ihm eine körperliche oder seelische Kommunikationsbehinderung zugrundeliegt oder zugrundezuliegen scheint. Beispiele dafür sind Müdigkeit, Schwerhörigkeit, Betrunkenheit, Konzentrationsunfähigkeit, Wortsalat und viele ähnliche Verhalten, die den Sinngehalt einer Kommunikation entwerten (disqualifizieren), von denen es aber der subjektiven Einschätzung des Partners überlassen bleibt, sie für „echt" oder nur vorgeschützt zu halten. Damit verschiebt sich die Bedeutung des psychiatrischen Symptoms in kommunikationstheoretischer Sicht von einer Manifestation intrapsychischer Pathologie zur praktisch einzigen Möglichkeit, die Unmöglichkeit des Nichtkommunizierens zu umgehen[4]. Diese Einsicht macht sich die Familienpsychotherapie zunutze, indem sie fragt, an welchen bizarren zwischenmenschlichen Kontext das gestörte Verhalten des identifizierten Patienten die bestmögliche Anpassung darstellt, statt monadisch zu untersuchen, aus welchen intrapsychischen Gründen sich der Betreffende in dieser patho-

---

[4] NERLICH (1961) umreißt diesen Sachverhalt mit den Worten:
Eine Möglichkeit, nichts zu sagen, ist, sich selbst zu widersprechen. Und wenn man es fertigbringt, sich selbst zu widersprechen, indem man sagt, daß man nichts sagt, dann widerspricht man sich schließlich nicht einmal.

logischen Weise verhält. Der Patient ist also nicht mehr das Individuum, sondern das System, und mit RICHTER (1970) spricht man daher vom *Patient Familie*.

II. Metakommunikation

Mit all dem ist aber noch nichts darüber ausgesagt, weshalb, wenn Kommunikation schon unvermeidbar ist, man unter Umständen zu solchen Extremen geht, um ihre Vermeidung dennoch zu versuchen. Hier kommt eine weitere unumgängliche Eigenschaft menschlicher Kommunikation zum Zuge, nämlich die Tatsache, daß jede Kommunikation eine Stellungnahme dem Partner gegenüber zum Ausdruck bringt und daher Verantwortlichkeit schafft.

Im oben erwähnten Axiom, „Man kann nicht *nicht* kommunizieren", haben die beiden scheinbar identischen *nicht* eine sehr verschiedene Bedeutung. Im Sinne der von WHITEHEAD und RUSSELL (1910) in *Principia Mathematica* postulierten Theorie der logischen Typen gehören sie zwei grundsätzlich verschiedenen logischen Kategorien an. Das wird dann offensichtlich, wenn man den Satz in semantisch und logisch zulässiger Weise wie folgt amplifiziert: „Es trifft nicht zu, daß man nicht kommunizieren kann". In dieser Fassung negiert das zweite *nicht* ausschließlich das Zeitwort *kommunizieren*, während das erste *den ganzen Satz* verneint. Das erste *nicht* sagt also etwas darüber aus, wie die ganze Mitteilung zu verstehen ist. Dies aber ist eine Kommunikation über die Kommunikation und wird in der Fachsprache als *Metakommunikation* bezeichnet. In diesem Sinne ist alle Kommunikationsforschung Metakommunikation, ebenso wie jede Untersuchung der Mathematik selbst nicht der Mathematik, sondern der Metamathematik zugeschrieben wird [5].

> Dem Mathematiker stehen dafür allerdings zwei völlig verschiedene „Sprachen" zur Verfügung (Zahlen und algebraische Symbole für die Mathematik und die natürlichen Sprachen zum Ausdruck der Metamathematik), während die menschliche Kommunikation zwar auch zwei Modalitäten besitzt (siehe den Abschnitt über analogische und digitale Kommunikation), deren Ausdrucksmöglichkeiten aber sehr verschieden sind.
>
> Bereits RUSSELL warnt davor, daß Vermengungen dieser beiden logischen Bezugsebenen zu Paradoxien führen, und BATESON (1972) bezieht sich noch unmittelbarer auf deren Bedeutung für die Forschung, wenn er die Folgen der Außerachtlassung dieses Sachverhalts mit den Worten umreißt:
>
> Insofern, als die Verhaltenswissenschaftler noch immer die Probleme der *Principia Mathematica* ignorieren, können sie Anspruch darauf erheben, 60 Jahre im Rückstand zu sein.

Diese Zweiteilung in Kommunikation und Metakommunikation beschränkt sich aber keineswegs auf die Forschung, sondern liegt aller Interaktion, selbst der zwischen Mensch und Maschine, zugrunde. Um die gewünschte Berechnung durchzuführen, müssen einem Rechner sowohl die Daten als auch die Instruktionen zugeführt werden, was er mit den Daten tun soll. In tierischer Interaktion werden diese beiden Aspekte besonders offensichtlich. Höhere Tiere verfügen einerseits über Signale, die sich rein auf die Gegebenheiten der Außenwelt beziehen (z.B. Beute, Gefahr), andererseits aber auch über solche, die die rangmäßige Beziehung des Einzeltieres innerhalb der Gruppe kommunizieren (z.B. imponieren, unterwerfen) und damit sozusagen seine soziale Identität definieren.

---

[5] Es muß betont werden, daß sich diese Metadisziplinen nicht auf bloße Hypothesen beziehen, wie dies bei den Begriffen *Metaphysik* oder *Metapsychologie* der Fall ist.

III. Inhalts- und Beziehungsaspekt

Jede Mitteilung enthält also zweierlei: 1. Information, die ihren eigentlichen *Inhalt* darstellt, und 2. eine (metakommunikative) Anweisung an den Empfänger, wie dieser Inhalt zu verstehen ist[6]. Dieser zweite Aspekt hat also nichts unmittelbar mit dem Inhalt der Kommunikation zu tun, sondern mit der *Beziehung* zwischen den Kommunikationspartnern, und wird daher der Beziehungsaspekt genannt. Anders ausgedrückt: Er definiert die Beziehung und läuft daher auf die Aussage: „So sehe ich mich in Beziehung zu dir in dieser Situation" hinaus. Damit bezieht man nicht nur dem anderen gegenüber eine Stellung und nimmt die obenerwähnte Verantwortung dieser Stellungnahme auf sich, sondern man hat dem anderen auch gewissermaßen eine Selbstdefinition zur Ratifizierung angeboten[7]. Der andere kann nun seinerseits nicht *nicht* auf diese Selbstdefinition und Definition der Beziehung reagieren, und auch hier stehen ihm nur drei Möglichkeiten offen:

1. Bestätigung dieser Definition, die metakommunikativ etwa besagt: „So wie du dich in Beziehung zu mir siehst, sehe auch ich dich". Diese sich daraus ergebende Festigung des Selbstbildes durch den anderen kann entweder der wichtigste Faktor für die Ausbildung einer tragfähigen Beziehung zur inneren und zur zwischenmenschlichen Wirklichkeit sein, oder aber zu einer *folie à deux* führen.

2. Verwerfung der Definition (und die damit meist verbundene Andersdefinition), etwa: „Du bist nicht so, wie du dich siehst — ich sage dir, wie du wirklich bist". Folgenschwer, wie diese Untergrabung des Selbstgefühls und der Selbstsicherheit sein kann, ist die Verwerfung nicht unbedingt pathogen, da sie zu einem gewissen Grade und in gewissen Kontexten (Kindheit, Beziehung zum anderen Geschlecht, psychotherapeutische Situation, usw.) auch durchaus positiv wirken und zur Ausbildung eines wirklichkeitsbezogeneren Ichbildes beitragen kann.

3. Entwertung: Hierbei handelt es sich nicht nur um die Verwerfung und die Andersdefinition der zur Bestätigung angebotenen Selbstdefinition, sondern um die Negierung der menschlichen Wirklichkeit *ihres Autors selbst* durch irgendeine der vielen möglichen Variationen des Leitmotives: „Du existierst nicht"[8].

In der Praxis gehen Verwerfung und Entwertung meist Hand in Hand, das heißt die Entwertung ist das Ergebnis von sich über lange Zeiträume erstreckenden, widersprüchlichen Verwerfungen und Andersdefinierungen. So ergibt vor allem die Beobachtung von Kommunikationsmustern in Familien Schizophre-

---

[6] Gelegentlich, meist zur besonderen Betonung, wird die Metakommunikation als Aussage für sich formuliert, etwa in Zusätzen wie: „Dies ist ein Befehl!" oder: „Ich meine das durchaus ernst".

[7] Von einem anderen verstanden zu sein bedeutet, daß der andere unsere eigene Sicht der zwischenmenschlichen Wirklichkeit mit uns teilt, sie also gewissermaßen ratifiziert. In gesunden, tragfähigen Beziehungen scheinen die Partner hier weitgehende, stillschweigende Übereinstimmung gefunden zu haben; in „kranken", konfliktgeladenen Beziehungen wehren sie sich verzweifelt dagegen, der Definition des anderen unterworfen zu werden, wobei für alle Beteiligten ein Unterliegen buchstäblich mit Todesangst verbunden zu sein scheint (WATZLAWICK, 1975).

[8] In diesem Zusammenhang sind besonders die Arbeiten von LIDZ et al. (1958), LAING (1973), LAING und ESTERSON (1975) und WYNNE et al. (1958) zu erwähnen.

ner, daß in ihnen der identifizierte Patient unter besonderem Druck steht, eine bestimmte Definition seiner selbst als seine „wirkliche" Identität anzunehmen, daß diese Definition aber häufig und in willkürlicher, unvorhersehbarer Regellosigkeit geändert wird — oft kurz nachdem der Betreffende sich ihr unterworfen hat. Dieser Mechanismus wurde von SEARLES (1969) in einem grundlegenden Referat beschrieben. Ein weiterer Beitrag zu diesem Thema ist LAINGS (1969) Begriff der Mystifizierung.

Konflikte können sich aber nicht nur auf der Beziehungsebene ergeben, sondern sich mit solchen auf der Inhaltsebene kombinieren, woraus sich weitere Beziehungsmuster von unmittelbarem psychiatrischem Interesse ableiten. Nachstehendes Schema umreißt die vier möglichen Grundformen:

Der Idealfall (Nr. 1 in untenstehender Tabelle) liegt dann vor, wenn sich zwei Beziehungspartner sowohl auf der Inhalts- als auch auf der Beziehungsebene einig sind, womit auch bereits der negative Extremfall (Nr. 4; Konflikt auf beiden Kommunikationsebenen) impliziert ist. Fall Nr. 2 liegt dort vor, wo sich die Partner auf der Inhaltsebene uneins sind (widersprechen), diese Meinungsverschiedenheit ihre Beziehung aber nicht belastet. Sie sind sich sozusagen einig, uneins zu sein, und räumen sich damit gegenseitig das Recht ein, die Welt (nicht ihre Beziehung) auf ihre eigene Art zu sehen. Fall 3 ergibt sich meist dann, wenn ein auf der Beziehungsebene bestehender Konflikt deswegen latent bleibt und nicht situationsbestimmend wird, weil die Partner durch die dringende Notwendigkeit der Bewältigung äußerer Widerwärtigkeiten oder Probleme zu gemeinsamem Handeln (und daher zur Übereinstimmung auf der Inhaltsebene) gezwungen sind. In der Praxis der Kommunikationstherapie liegt diese Situation z.B. dann vor, wenn ein Elternpaar seine Aufmerksamkeit, Energie und finanziellen Möglichkeiten fast ausschließlich zur Auseinandersetzung mit dem Problem eines seiner Kinder (körperliche oder psychische Krankheit, asoziales Verhalten, Scheitern in Schule oder Beruf) aufwenden muß. (In einer kinderlosen Ehe übernimmt häufig ein Symptom eines der Ehepartner diese Problem- oder Sündenbockfunktion des Kindes.) Bei Verminderung oder gar Wegfallen des Problems durch Spontanremission oder als Folge einer erfolgreichen Behandlung tritt dann fast unvermeidlich der bisher latent gebliebene Beziehungskonflikt in seiner ganzen Stärke in den Vordergrund, und das System neigt dann zwecks Erhaltung seiner Homöostase entweder dazu, das bisherige Problem zu reaktivieren (z.B. den bisherigen Patienten erneut in seine Patientenrolle zurückzudrängen), oder es droht auseinanderzubrechen.

	Inhaltsebene	Beziehungsebene
Fall 1	+	+
Fall 2	−	+
Fall 3	+	−
Fall 4	−	−

+ = Annahme, bzw. Bestätigung
− = Abweisung, bzw. Verwerfung oder Entwertung

IV. Digitale und analogische Kommunikationsmodalitäten

Zur Übermittlung einer Bedeutung stehen der menschlichen Kommunikation grundsätzlich zwei Modalitäten zur Verfügung: Worte und Bilder. Vom Sonderfall der sogenannten onomatopoetischen Wörter (z.B. sausen, knallen, knirschen) abgesehen, sind Worte rein linguistische Konventionen, die von allen Sprachbenutzern beachtet werden (müssen), zu den Eigenschaften des von dem betreffenden Worte bezeichneten Ding oder Begriff aber keine wie immer geartete andere Beziehung haben. Zwischen dem *Wort* Tisch und dem *Ding* Tisch besteht keine Analogie. Das Bild (einschließlich bildhafte Darstellungen wie Symbole und Allegorien) dagegen stellt tatsächlich eine Analogie zu dem dadurch Ausgedrückten dar. Der Stadtplan ist die Analogie der Stadt (von den aufgedruckten Bezeichnungen abgesehen), ein Schild mit der Silhouette zweier laufender Schulkinder warnt den Kraftfahrer vor der Nähe einer Schule, das Fuchteln der erhobenen Faust signalisiert eine Drohung. Dieser Kommunikationsmodus heißt daher *analogisch,* während sich für den ersterwähnten die mathematische Bezeichnung *digital* eingebürgert hat.

Entwicklungsgeschichtlich kam die Analogiekommunikation lange vor der digitalen. Tiere und Kleinstkinder verfügen nur über sie; die Ausbildung der menschlichen Sprache und damit die Fähigkeit zur Digitalkommunikation ist ein noch weitgehend rätselhafter Prozeß. Durch die Forschung der letzten Jahrzehnte ist jedoch erwiesen, daß sie zu zunehmender Asymmetrie der Funktionen der beiden Hemisphären des Großhirns führte oder eventuell umgekehrt von ihr bestimmt wurde. Beim typischen Rechtshänder hat die linke Hemisphäre unter anderen Spezialisierungen die Sprachkompetenz, während die rechte u.a. über die bildhaften (analogischen) Erfassungs- und Ausdrucksmodi verfügt. Da im normalen (also nicht balkengetrennten oder verletzten) Hirn die Funktionen der beiden Hemisphären sich gegenseitig komplementieren, kann menschliche Kommunikation gleichzeitig über die digital-linkshemisphärische und die analogisch-rechtshemisphärische Modalität erfolgen. Dabei bedient sich die Kommunikation auf der Inhaltsebene hauptsächlich der digitalen Modalität, während der Beziehungsaspekt analogisch (z.B. durch die paralinguistischen Phänomene wie Lautstärke, Tonfall, Schnelligkeit oder Langsamkeit der sprachlichen Äußerungen, Pausen, Lachen, Seufzen, usw., und durch die Körpersprache, also durch Gestik, Mimik usw.) averbal ausgedrückt wird. Diesem Umstand kommt besondere Bedeutung zu, da — wie eingangs erwähnt — die digitale Sprache für den Ausdruck von Beziehungen ungeeignet ist. Es ist deshalb notorisch schwierig, über das Wesen einer Beziehung mit einem anderen Menschen zu *sprechen,* und viele Versuche, zu einer gemeinsam annehmbaren Beziehungsdefinition zu kommen, scheitern und schüren damit den Beziehungskonflikt, statt ihn beizulegen.

Eine zusätzliche Komplikation ergibt sich, wenn gleichzeitig zwei widersprüchliche Bedeutungen mittels der beiden Kommunikationsmodi ausgedrückt werden. Absichtlich ist dies z.B. dann der Fall, wenn jemand durch Lächeln, Augenzwinkern und dergleichen den Ernst seiner digitalen (verbalen) Kommunikation entwertet und damit metakommuniziert: „Das Ganze ist natürlich nicht ernst zu nehmen." Als unbeabsichtigtes Phänomen wurden diese Diskrepanzen z.B. schon von CHARCOT und JANET als *la belle indifférence des hystériques* beschrieben und als Anzeichen dafür gewertet, daß hier ein innerer Konflikt angetönt wurde. In ihrer pragmatischen (verhaltensmäßigen) Wirkung sind sie deswegen von weittragender Bedeutung, da es unentscheidbar bleibt, welche der beiden widersprüchlichen Mitteilungen der Partner für die „wirkliche" halten soll. Da, wie erwähnt, die digitale, linkshemisphärische Kommunikation eine relativ späte Errungenschaft ist, erscheint in vielen dieser Dilemmata die rechtshemisphärische, analogische Metakommunikation aber viel glaubwürdiger und daher überzeugender.

Durch die wesentlich größere Komplexität und Dichte der intrahemisphärischen Konnektivität ist auch die intrahemisphärische Kommunikation der interhemisphärischen (über die *Commissura anterior et hippocampi*) weit überlegen. Dies dürfte dazu führen, daß in Streßsituationen die funktionelle Integration der beiden Hemisphären beeinträchtigt wird und es zwischen den nun weitgehend selbständig reagierenden Hirnhälften zu Interferenzerscheinungen kommen kann, die psychodynamisch als mangelnde Ichstärke, Manifestationen der Primärprozesse oder Rückkehr des Verdrängten bezeichnet werden können[9]. HOPPE (1975) verweist in diesem Zusammenhang auf die Möglichkeit einer *funktionellen Kommissurotomie* besonders bei psychosomatischen Erkrankungen. Zur „Sprache" der rechten Hemisphäre und ihrer therapeutischen Verwendbarkeit vgl. auch WATZLAWICK (1977).

Die Diskrepanz zwischen den digitalen und analogischen Bestandteilen einer Mitteilung kann in Extremfällen zu psychotischen Reaktionen führen, besonders wenn, wiederum im Sinne von SEARLES (1969), die Entscheidung des Partners für eine der beiden Alternativen jeweils als falsch, lieblos, dumm, undankbar, schamlos oder pauschal als Beweis für seine Geistesgestörtheit hingestellt wird. Hierzu ein klinisches Beispiel von BATESON et al. (1969):

Ein junger Mann, der sich von einem akuten schizophrenen Schub ziemlich gut erholt hatte, erhielt im Spital Besuch von seiner Mutter. Er freute sich, sie zu sehen, und legte ihr impulsiv seinen Arm um die Schulter, woraufhin sie erstarrte. Er zog seinen Arm zurück, und sie fragte: „Liebst du mich nicht mehr?" Er wurde rot, und sie sagte: „Lieber, du mußt nicht so leicht verlegen werden und Angst vor deinen Gefühlen haben." Der Patient war danach nicht in der Lage, länger als ein paar Minuten mit ihr zu verbringen, und nachdem sie weggegangen war, griff er einen Assistenten an und wurde ins Bad gesteckt.

Diese Form der Kommunikationspathologie und ihre Wirkungen wurden vom Psychologen ASCH (1952) experimentell repliziert, indem er mit Gruppen von jeweils 7–9 Studenten angebliche Experimente in visueller Diskrimination durchführte. Mit Ausnahme eines Studenten (der eigentlichen Versuchsperson) waren die anderen vor Beginn der Versuchsreihe dahingehend instruiert worden, von einem bestimmten Augenblick an einstimmig dieselbe falsche Antwort zu geben. Wie oben erwähnter Patient von BATESON fand sich daher auch dieser Student plötzlich in der Zwangslage, zwischen der Richtigkeit seiner eigenen Wahrnehmungen und der ihm von außen auferlegten Wirklichkeitsdeutung zu wählen. Entschied er sich für erstere Alternative, so blieb seine Wirklichkeitswahrnehmung dadurch zwar intakt, kam aber auf der Beziehungsebene in Konflikt mit der Gruppe. Schien es für ihn dagegen wichtiger, diesen Beziehungskonflikt zu vermeiden

---

[9] Die bisher vorliegenden Experimentalnachweise für die Asymmetrie des menschlichen Gehirns legen die interessante Möglichkeit nahe, daß JANETS Annahme einer „vertikalen" Trennung des psychischen Apparats in zwei für sich und nebeneinander bestehende Bewußtheiten (anstelle der „horizontalen" Schichtung in Überich, Ich und Es) sich als zutreffend erweisen könnte.

(wofür sich 36,8% der Versuchspersonen entschieden), so mußte er dafür den bedenklich hohen Preis einer massiven Verfälschung seiner Wirklichkeitswahrnehmung (auf der Inhaltsebene) zahlen. Dabei ist das Dilemma dieser Versuchsperson noch gering im Vergleich zur unhaltbaren Lage eines identifizierten Patienten, der in jeder Hinsicht von seinem Familiensystem abhängt und es daher auf eine Verstoßung nicht ankommen lassen kann.

C. Die Doppelbindungstheorie

Sowohl der von BATESON erwähnte Patient als auch die Versuchsperson im Asch-Experiment befinden sich in einer sogenannten Doppelbindungssituation. Unter einer Doppelbindung (*double bind*) versteht man ein Kommunikationsmuster, das den Paradoxien (Antinomien) der Formallogik insofern gleicht, als sich in ihm Kommunikation und Metakommunikation gegenseitig logisch ausschließen und den Empfänger daher in eine unhaltbare Lage versetzen. Nimmt er die Kommunikation auf der Inhaltsebene an, so muß er sie auf der Beziehungsebene verwerfen und umgekehrt. Auf diese Weise kommt er auf jeden Fall in Konflikt mit dem Sender der Kommunikation. Die in menschlichen Beziehungen häufigst zu beobachtende Doppelbindung ist die sogenannte „Sei spontan!"-Paradoxie — eine Aufforderung, sich spontan zu verhalten, die sich metakommunikativ deswegen aufhebt und widerspricht, weil der Natur der Dinge nach nichts spontan sein kann, das gefordert wird. Der Empfänger dieser Aufforderung kann sie nur entweder abweisen (und die Folgen dieser Weigerung auf sich nehmen) oder annehmen (und dafür getadelt werden, daß er das Gewünschte nicht von sich selbst, also spontan, sondern nur deswegen tut, weil es von ihm verlangt wird).

Frei nach BATESON et al. (1969; vgl. auch SLUZKI u. RANSOM, 1976), den Autoren der Doppelbindungstheorie, ist die Struktur einer Doppelbindung folgende:

1. Da es sich um eine Kommunikation handelt, sind an ihr mindestens zwei Personen beteiligt. Oft ist es eine Koalition von zwei Personen gegen eine dritte (z.B. Eltern gegen Kind, oder Mutter und Tochter gegen deren Mann).

2. Eine Primärkommunikation, die meist ein bestimmtes Verhalten fordert (bzw. verbietet) und die Nichterfüllung der Forderung mit einer Drohung (z.B. Liebesentzug) verbindet.

3. Eine sekundäre (Meta-)Kommunikation, die mit der primären in logischem Widerspruch steht; etwa: „Die angedrohte Strafe ist keine Strafe, und wenn du sie als solche siehst, bist du lieblos oder böswillig, weil du mir Lieblosigkeit zuschreibst; oder verrückt, weil du dich grundlos vor mir fürchtest". Ein anderes Beispiel wäre die Metakommunikation: „Wenn du das [das geforderte Verhalten] tust, solltest du dich schämen".

4. Die Unmöglichkeit, sich aus dieser Zwangslage zu befreien; sei es dadurch, daß man auf den Widerspruch der Paradoxie verweist (was wiederum als lieblos, geistesgestört, frech, heimtückisch oder subversiv mit Strafe bedroht sein kann); sei es dadurch, daß man sich aus der Beziehung entweder zurückzieht oder sie aktiv zu ändern versucht (was in Kindheit, körperlicher oder geistiger Krank-

heit, materieller Abhängigkeit, Loyalität oder in totalitären Gesellschaftssystemen unmöglich ist).

In der Interaktion der Familien von Jugendkriminellen läßt sich die sog. *gespaltene Doppelbindung* (FERREIRA, 1960) beobachten, bei der ein Elternteil die Primärkommunikation, der andere die (die Primärkommunikation logisch aufhebende) Metakommunikation aussendet.

Wo die Doppelbindung nicht nur ein gelegentliches Phänomen bleibt, sondern sich chronisch wiederholt und auf diese Weise die Wirklichkeitsauffassung eines Menschen mitprägt, ergeben sich bestimmte klinische Manifestationen.

I. Bezüge zu klinischen Bildern

1. Bezieht sich die Doppelbindung hauptsächlich auf die *Wahrnehmungen* der Umwelt und des eigenen Ich, so untergräbt sie das Vertrauen in die Evidenz der eigenen Wirklichkeitserfassung. Die dieser Unsicherheit zugrundeliegenden Kommunikationen sind Variationen des Grundthemas: „Was du siehst, hörst, denkst, und wer du zu sein glaubst, ist falsch". Erfahrungen aus der Therapie gestörter Familieninteraktion zeigen, daß diese Rüge typischerweise aber nicht von einer Berichtigung gefolgt ist. Wer der Betreffende demnach „wirklich" ist und was er „wirklich" sehen, hören und denken sollte, wird metakommunikativ als so selbstverständlich hingestellt, daß sich jeder Kommentar darüber erübrigt und das Nichtbegreifen dieser Selbstverständlichkeit als weiterer Beweis für die Pathologie des Betreffenden gewertet wird. Eine andere Möglichkeit besteht darin, daß die solcherarts oktroyierte Wirklichkeit einen sog. Familienmythus oder ein sog. offenes Familiengeheimnis darstellt. Beide Begriffe beziehen sich auf eine Verfälschung oder Verschleierung bestimmter Tatsachen, die einerseits allen Beteiligten bekannt sind, über die aber andererseits eine Regel zu bestehen scheint, wonach sie niemanden bekannt sein dürfen. Beispiele dafür sind betrügerische Geschäftspraktiken des Vaters, eine außereheliche Beziehung der Mutter, die Fiktion einer glücklichen Ehe der Eltern, ihre längst nicht mehr glaubhafte Behauptung, das Adoptivkind sei ihr leiblicher Sohn, und dergleichen mehr. In monadischer Sicht und unter Außerachtlassung dieser Interaktion entspricht das Verhalten des Empfängers der Doppelbindung dem klinischen Bild der *Schizophrenie*.

2. Doppelbindungen im *emotionalen* Bereich nehmen entweder die Form eines Tadels gewisser Gefühle an, die der Betreffende hat (aber nicht haben sollte), oder eines Tadels dafür, bestimmte Gefühle nicht zu haben, die er empfinden sollte. Das Vorliegen der „falschen" wie das Fehlen der „richtigen" Gefühle wird als Beweis dafür gedeutet, daß der Betreffende in einem ethischen, moralischen Sinne schuldig (z.B. lieblos, undankbar, respektlos, kalt, usw.) ist, und diese Kritik unterstellt außerdem, daß er — guten Willen vorausgesetzt — die rechten Gefühle in sich erwecken könnte. Am häufigsten tritt diese Doppelbindung als eine Variation des paradoxen Themas: „Sei fröhlich!" in jenen Familien auf, in denen die Eltern überzeugt sind, daß ein richtig erzogenes Kind stets wohlgelaunt und zufrieden sein muß. In diesem metakommunikativen Rahmen kann unter Umständen jede, auch die belangloseste vorübergehende Dysphorie des Kindes als stumme Anklage elterlichen Versagens gelten, auf

die die Eltern dann mit Vorwürfen (z.B.: „Nach allem, was wir für dich getan haben, solltest du zufrieden und fröhlich sein") antworten, die das „Recht" des Kindes auf seine Gefühle in Frage stellen und Traurigkeit mit moralischer Verwerflichkeit verquicken. In monadischer Sicht und daher unter Außerachtlassung der eben beschriebenen Interaktion entspricht das Verhalten des Kindes dem klinischen Bild der *Depression*.

3. Im Bereich des *Handelns* (und der Bewertung von Handlungen) können Doppelbindungen eine paradoxe Lage schaffen, in der ein bestimmtes Verhalten sowohl verboten als auch gefordert wird. Der Prototyp dieser Kommunikation ist: „Befolge meine Befehle und nicht meine Wünsche!" In der Praxis ergibt sich diese Paradoxie z.B. dort, wo Eltern von ihrem Jungen erwarten, daß er einerseits Respekt für Gesetz und Ordnung haben, ihm aber gleichzeitig jedes Mittel zur Erfüllung der hochgespannten Erwartungen heilig sein sollte, die sie in ihn gesetzt haben. In ähnlicher Weise mag eine Mutter ihre kaum pubertäre Tochter vor den Gefahren und der Häßlichkeit alles Sexuellen warnen, ihr aber gleichzeitig in verschiedenster Form nahelegen, daß man als Frau nur dann Wert hat, wenn man stets von Männern umschwärmt ist. Das sich daraus ergebende Verhalten entspricht dem Begriff der *Asozialität*.

Zu diesen drei Varianten ist zu bemerken, daß jede Doppelbindung durch das von ihr bedingte Verhalten auf ihren Sender zurückwirkt und ihn seinerseits in eine unhaltbare, paradoxe Lage versetzt. Dasselbe gilt für den von SLUZKI und VERÓN (1971) postulierten (im folgenden etwas abgeänderten) Zusammenhang zwischen den Doppelbindungen und den Psychoneurosen:

1. Laut diesen Autoren liegt der *Hysterie* ein Interaktionsschema zugrunde, das im Wesentlichen in einer Entwertung der normalen, alltäglichen bewußten Kontaktsuche eines Kindes besteht (z.B. mit dem Verweis: „Laß uns in Ruhe"), während jedem „unabsichtlichen", „unbewußten" Verhalten (z.B. einem Weinkrampf, wirklichem oder vorgegebenem Unwohlsein, Unfällen und dergleichen) sofortige Aufmerksamkeit geschenkt wird. Durch diese metakommunikative Teilung seiner Suche nach zwischenmenschlicher Bestätigung in absichtliches, „unerwünschtes" und unabsichtliches, „legitimes" Verhalten lernt das Kind eine Regel, deren abstrakte Form etwa lautet: „Wir erwarten von dir, daß du selbst deine Interaktionen mit uns einleitest, ohne uns unmittelbar zu beeinflussen". Die Bestätigung der eigenen Wirklichkeit läßt sich daher nur über den Umweg körperlicher und seelischer Zustände erreichen, während unmittelbare Annäherung verworfen wird.

2. Wenn die Eltern ihr Kind manifest zur Unabhängigkeit erziehen, selbst die Welt aber als gefahrvoll sehen und sie latent dementsprechend hinstellen, so kann dadurch das Aufsichnehmen selbst alltäglichster Gefahren und Risiken strafbar und ihre Vermeidung lobenswert werden. Selbständiges Handeln, obwohl allzeit erwartet und gefordert, ist nur auf jenen Gebieten erlaubt, die von den Eltern für sicher erklärt wurden bzw. ganz der elterlichen Macht unterstehen. Dies läuft auf die paradoxe Regel hinaus: „Sei unabhängig, indem du von uns abhängig bleibst". Das sich in diesem Rahmen ergebende Verhalten entspricht der Diagnose der *Phobie*.

3. In der Genese der *Zwangsneurosen* läßt sich laut SLUZKI und VERÓN eine grundsätzliche Regel feststellen, die etwa besagt: „Verhalte dich richtig,

wenn du Strafe vermeiden willst". „Richtiges" Verhalten wird aber nicht belohnt, sondern wird als keiner Erwähnung werte, selbstverständliche Erfüllung universaler und daher unpersönlicher Pflichten definiert. Nur „falsches" Verhalten ist „eigenes, persönliches" Verhalten. Damit ist eine nur schwer zu beendende Oszillation zwischen „gutem" und „schlechtem" Verhalten in Gang gesetzt: Einerseits wird vom Kind erwartet, sich frei für gutes (richtiges) Verhalten zu entscheiden, andererseits aber ist dieses Verhalten definitionsgemäß verwerflich. Dies führt zwangsläufig zur Wiederholung „richtiger", aber sinnentleerter Verhaltensformen zur Abwehr von sinnvollen, situationsadäquaten, auf eigener Entscheidung beruhenden und daher „unerlaubten" Handlungen.

Allen obigen Kommunikationsmustern liegen bestimmte Verhaltensregeln zugrunde, durch die das Wesen der jeweiligen Beziehung metakommunikativ definiert wird.

D. Beziehungsregeln

Wie in Absatz A II erwähnt, liegt allen Systemen ein bestimmter Interaktionscode zugrunde. Dies gilt grundsätzlich auch für menschliche Systeme, vor allem die Familie. Hierzu sind vor allem die mit dem Namen des Anthropologen BATESON verknüpften Forschungen zu erwähnen (RUESCH u. BATESON, 1951; BATESON, 1958), der bereits 1936 eine systemorientierte Methodologie zur Grundlage einer eingehenden Untersuchung des sog. *Naven*-Rituals des *Iatmul*-Stammes auf Neu-Guinea machte. In den Fünfzigerjahren ging BATESON dazu über, diese anthropologische Epistemologie (die durch die inzwischen ausgebildete Kybernetik ihre Bestätigung und Erweiterung erfahren hatte) auf psychiatrische Kontexte anzuwenden und schuf damit die Grundlagen einer systemorientierten Kommunikationstheorie menschlichen Verhaltens (und *implizite* seiner Störungen und deren Therapie).

Diese aller Interaktion zugrundeliegende Regelgebundenheit wurde für die Familie von JACKSON (1965 a, b) in zwei Referaten beschrieben. Wie erwähnt sind diese Regeln Konstruktionen, die der Beobachter eines Beziehungssystems aus den jetzt und hier feststellbaren Redundanzen des Systemverhaltens ableitet. Damit erübrigt sich die Frage, ob diese Regeln den Beteiligten bewußt oder unbewußt sind, und wie, wann und warum sie entstanden. Wie JACKSON betont, läßt sich das Vorhandensein solcher Regeln am einfachsten aus den beobachtbaren Sanktionen schließen, die konkret ergriffen werden, wenn die hypothetische Regel verletzt wurde. Die Regeln haben daher homöostatische Funktionen. Besonders zu erwähnen ist, daß die durch sie gewährleistete Stabilität des Systems nicht gleichbedeutend mit dem Wohlbefinden der es zusammensetzenden Individuen ist. Es ist vielmehr durchaus möglich, daß die Homöostase nur zum Preis des Leidens eines Individuums möglich ist (daß eine Familie sozusagen einen Patienten „braucht" und seine Remission die Stabilität des Systems ernstlich gefährdet).

In der psychiatrischen Beobachtung eines menschlichen Systems (vor allem einer Ehe oder Familie) zum Zwecke seiner Veränderung (Therapie) spielt daher das Erkennen der Regeln dieses Systems eine primäre Rolle. Selbstverständlich werden diese Regeln (wie in anderen Wissenschaftszweigen) in das System hineingelesen, sind also Deutungen von Beobachtungen und können jederzeit durch weitere Beobachtungsergebnisse modifiziert werden oder sich als Irrtümer erweisen. Als weitere Erschwerung kommt dazu, daß diese hypothetischen Regeln meist außerbewußt sind und sich deshalb direkter Befragung entziehen. Dennoch gestattet dieses Vorgehen eine klinisch brauchbare, kommunikationstheoretische Definition von Systempathologien: Ein System wird dann funktionsunfähig, wenn seine Regeln — aus welchen Gründen auch immer — entweder ihre homöostatische Funktion nicht mehr erfüllen können, und das System daher seine Stabilität verliert, oder wenn das Umgekehrte eintritt und die Regeln so starr werden, daß das System seine Anpassungsfähigkeit einbüßt und sich aus immer größeren Bereichen alltäglicher Interaktion mit der Umwelt zurückziehen muß, weil sein Verhaltensrepertoire für ihre Bewältigung nicht mehr ausreicht. Im ersten Falle droht das System buchstäblich zentrifugal auseinanderzufliegen (antisoziale Abreaktion, Mord, Scheidung, Flucht); im zweiten zieht es sich in zentripetaler Wirklichkeitsentfremdung immer mehr zusammen, wobei die Symptomatik mehr auf die Phänomene der Entfremdung, Paranoia, Depression, Phobie und auf körperliche (besonders psychosomatische) Erkrankungen zurückgreift[10].

Beiden Fällen gemeinsam ist der Umstand, daß die Systempathologie die unmittelbare Folge eines inadäquaten Regelrepertoires ist. Kein auch noch so vielfältiger Satz von Regeln kann ein für allemal erstellt und allen möglichen Änderungen der inneren und äußeren Gegebenheiten gerecht werden. Das Überleben eines Systems ist nur dann gewährleistet, wenn es die zusätzliche Fähigkeit hat, seine Regeln gegebenenfalls abzuändern und den neuen Verhältnissen anzupassen. In anderen Worten, es muß Regeln für die Änderung seiner Regeln (Metaregeln) besitzen. Wenn es einem System — wiederum aus welchen Gründen auch immer — unmöglich ist, diese Metaregeln aus sich hervorzubringen und für die Änderung seiner Regeln anzuwenden, so ist es in einem sog. *Spiel ohne Ende* verfangen. Das heißt, es durchläuft dann typischerweise das gesamte ihm zur Verfügung stehende Verhaltensrepertoire, was jedoch deswegen zu keiner Lösung führt, da sowohl das Problem als auch seine Lösung außerhalb des Wirkungsbereichs (der Domäne) des Repertoires liegt. Innerhalb dieses Spiels ohne Ende steht dann nur die Möglichkeit offen, *mehr desselben* zu versuchen, das heißt, die Lösung durch quantitative statt qualitative Veränderungen herbeizuführen, was zu den klinisch wohlbekannten, problemerhaltenden und die Intensität des Leidens steigernden Pseudolösungen führt. In konsequenter Verfolgung dieses scheinbar einzig gegebenen und daher allein vernünftig erscheinenden Auswegs wird die versuchte Lösung schließlich zu ihrem eigenen Problem (WATZLAWICK et al., 1974). Das System ist damit seiner Fähigkeit zum Wachsen und Reifen beraubt.

Damit ist folgendes postuliert: Systemstörungen können entweder durch systemimmanente Rückkopplungskreise aufgefangen werden, wobei die Struktur des Systems selbst unverändert bleibt (*Lösungen 1. Ordnung*), oder die Störung

---
[10] In kybernetischer Terminologie handelt es sich in beiden Fällen um die Auswirkungen von positiver (d.h. eine Abweichung verstärkender) Rückkopplung (*feedback*). Dies bedeutet aber nicht, daß positiver *feedback* allgemein pathogen ist — er ist vielmehr das prinzipielle Schema jeder (erwünschter wie unerwünschter) Veränderung.

erfordert zu ihrer Behebung eine die Struktur des Systems verändernde Lösung (eine *Lösung 2. Ordnung*). Die Unfähigkeit eines Systems, Lösungen 2. Ordnung aus sich hervorzubringen, und das sich daraus ergebende Gefangensein in einem Spiel ohne Ende ist die kommunikationstheoretische Definition von Pathologie.

I. Symmetrie und Komplementarität

Da Beziehungsregeln sich aus Interaktion ergeben und daher Neubildungen im eingangs erwähnten Sinne sind, ist ihre Zahl vermutlich sehr groß und ihr Wesen nicht vorherbestimmbar. Dies schließt natürlich nicht aus, daß gewisse Beziehungsregeln mit großer Häufigkeit beobachtet werden können; ein dem Ehetherapeuten wohlbekannter Umstand. Von praktischer Nützlichkeit ist vor allem die von BATESON (1958) getroffene Einteilung aller Beziehungen in symmetrische und komplementäre. Eine symmetrische Beziehung liegt dann vor, wenn sich die Partner so verhalten, als folgten sie einer Regel, wonach ihre Beziehung auf Gleichheit beruht. Ihr Verhalten ist daher sozusagen spiegelbildlich; was der eine tut, steht auch dem anderen offen; was dem einen recht ist, ist dem anderen billig. Die andere, komplementäre Beziehungsregel legt dagegen fest, daß die Beziehung auf Ungleichheit beruht. Die gegenseitigen Verhaltensweisen ergänzen (komplementieren) sich also, wie dies bei Mutter und Kind, Arzt und Patient, Lehrer und Schüler der Fall ist.

Obwohl antithetisch sind beide Beziehungsmuster *per se* durchaus normal, können aber gegebenenfalls zum Ausgangspunkt sehr spezifischer Beziehungskonflikte werden. In einer symmetrischen Beziehung steckt stets der Keim zur Eskalation, das heißt, zum Übertrumpfen des anderen zum Zwecke der eigenen Absicherung gegen das Übertrumpftwerden durch ihn. Dies führt zu Konflikten von zunehmender Intensität, die schließlich die Stabilität der Beziehung ernsthaft gefährden und in Tätlichkeiten, sexuellen Schwierigkeiten (Coitus ist seiner Natur nach eine komplementäre Interaktion), Scheidung usw. enden können. Auf der Beziehungsebene läßt sich meist die Verwerfung der Beziehungsdefinition des Partners und ihre (dem Partner unannehmbare) Umdefinierung feststellen. Die für Komplementärbeziehungen typische Pathologie beruht dagegen mehr auf Entwertungen der Beziehungsdefinition des Partners. Sie bringt eine zunehmende Erstarrung der Beziehung mit sich und führt schließlich zu den klinischen Bildern der Phobie, Depression, Suicidgefährdung oder, ganz allgemein, zu physischen oder psychosomatischen Komplikationen. — In tragfähigen Beziehungen kann man dagegen feststellen, daß beide Beziehungsformen entweder abwechselnd auftreten, oder daß sich die Partner in bestimmten Bereichen ihrer Interaktion symmetrisch, in anderen dagegen komplementär aufeinander einstellen. Aus dieser Beobachtung leitet sich ein Hinweis für die Therapie ab: Die antithetische und daher interdependente Natur der beiden Kommunikationsmuster legt es nahe, das eine zur Abschwächung des anderen zu verwerten; das heißt, von außen symmetrische Verhaltensweisen in ein starr komplementäres, oder umgekehrt Komplementarität in ein violent eskalierendes System einzuführen.

II. Interpunktion

Die Auseinandersetzung darüber, ob eine Beziehungsregel verletzt wurde, kann ihrerseits zu einem Konflikt *sui generis* ausarten, wobei zu bedenken ist, daß diese Auseinandersetzungen kaum jemals logisch-digital verlaufen, weil die Beziehungsregeln weitgehend außerbewußt sind. Hier nun kommt eine weitere Grundeigenschaft menschlicher Kommunikation mit den ihr eigenen Pathologien ins Spiel:

Die Deutung und Bedeutung einer Interaktion hängt grundsätzlich davon ab, welche Ordnung in den theoretisch anfangs- und endlosen Kommunikationsfluß hineingelesen wird. In Anlehnung an die Verwendung von Satzzeichen in der Grammatik zur Gliederung eines sonst verwirrenden Stroms von Worten wird für diesen Vorgang der Ausdruck Interpunktion verwendet[11]. In der Experimentalpsychologie ist es z.B. üblich, ein bestimmtes Verhalten als Reiz, das darauf folgende und anscheinend vom Reiz ausgelöste Verhalten der Versuchsperson als Reaktion, und das nächste Glied in dieser Kette — das darauf folgende Verhalten des Versuchsleiters — als Verstärkung zu definieren. Diese Interpunktion ist aber eine ganz willkürliche, da es der Versuchsperson (zumindest theoretisch) freisteht, ihre sog. Reaktion als einen an den Versuchsleiter gerichteten Reiz und seine vermeintliche Verstärkung als seine Reaktion auf diesen Reiz zu betrachten. Was in einem Kommunikationsablauf also als Reiz (bzw. als Initiative, Einflußnahme usw.), was als Reaktion gilt, scheint nur in eigener Sicht selbstverständlich; für den Partner dagegen ist *seine* Interpunktion die einzig mögliche, richtige und wirklichkeitsentsprechende, und die Ansicht des anderen eventuell eine böswillige oder krankhafte Verzerrung der Wirklichkeit. Daraus folgt zweierlei:

1. Wenn der stets bestehenden Möglichkeit widersprüchlicher Interpunktion nicht Rechnung getragen wird, läuft *auch der Beobachter* Gefahr, den sich aus dieser Diskrepanz ergebenden Konflikt nicht als überpersönliche Neubildung zu sehen, sondern der individuellen Pathologie eines der Partner zuzuschreiben. Hierzu LAING et al. (1971) in ihrer Studie über zwischenmenschliche Wahrnehmung:

Das Versäumnis, das Verhalten einer Person als die Funktion des Verhaltens einer anderen Person zu sehen, hat zu außerordentlichen Wahrnehmungs- und Begriffsverwirrungen geführt, die sich bis heute erhalten haben. Beispielsweise wird aus einer Handlungsfolge $a_1 \rightarrow b_1 \rightarrow a_2 \rightarrow b_2 \rightarrow a_3 \rightarrow b_3$ innerhalb einer sozialen Interaktion zwischen Person A und Person B die Sequenz $a_1 \rightarrow a_2 \rightarrow a_3$ extrapoliert. Direkte Verbindungen werden zwischen $a_1 \rightarrow a_2 \rightarrow a_3$ hergestellt, und diese künstlich hergeleitete Sequenz wird als das Eigentliche oder als der Vorgang selbst gesehen.

Das auf diese Weise erzielte Beobachtungsergebnis kann dann seinerseits als ein durch *intra*psychische Pathologie hervorgerufener, *intra*persönlicher Prozeß diagnostiziert werden.

2. Für die Kommunikanten selbst *schafft* Interpunktion zwischenpersönliche Wirklichkeiten. Damit ist, wie oben angedeutet, die Möglichkeit einer weiteren Kommunikationspathologie gegeben, nämlich der Konflikt darüber, welche Wirklichkeit „wirklich" ist (WATZLAWICK, 1975). In der Ehetherapie läßt sich häufig beobachten, daß beide Partner individuell fest davon überzeugt sind, auf das Verhalten des anderen lediglich zu *reagieren,* nicht aber es auch selbst zu beeinflussen. Damit fällt die Schuld am Konflikt ganz offensichtlich und ausschließlich dem Partner zu, denn man selbst ist normal und eine dritte Mög-

---

[11] „Zehn Finger hab ich an jeder Hand, fünfundzwanzig an Händen und Füßen" und: „Zehn Finger hab ich, an jeder Hand fünf, und zwanzig an Händen und Füßen" ist zwar dieselbe *Wortfolge;* die verschiedene Interpunktion aber gibt den beiden Sätzen eine sehr verschiedene Bedeutung.

lichkeit (eben die Pathologie der *Beziehung*) scheint bei zwei Personen nicht gegeben. Nicht grundsätzlich anders verhält es sich mit der Struktur sozialer, politischer und besonders internationaler Konflikte.

E. Kommunikation und Wirklichkeitsauffassung

Traditionellerweise ist der Grad der Wirklichkeitserfassung und -anpassung einer Person für die Beurteilung ihrer Normalität von zentraler Bedeutung. In kommunikationstheoretischer Sicht erhebt sich aber die Frage, wessen Definition der Wirklichkeit hier als Maßstab gelten soll. Wie schon bei der Darlegung des Inhalts- und Beziehungsaspekts jeder Mitteilung und anhand des Phänomens der Interpunktion näher erläutert, ist auch hier streng zwischen zwei Modalitäten zu unterscheiden, deren begriffliche und semantische Vermengung folgenschwer sein kann. Auf der Ebene der unmittelbaren Wahrnehmung der Wirklichkeit liegt die von den Sinnesorganen übermittelte Information über die physischen Eigenschaften der Umwelt und des eigenen Körpers. Auf dieser Ebene (der sog. *Wirklichkeit 1. Ordnung*) besteht die Möglichkeit objektiver Feststellung, Messung und dergleichen, sowie die daraus folgende Möglichkeit objektiver Entscheidungen zugunsten der einen oder der anderen Wirklichkeitsauffassung im Falle von Meinungsverschiedenheiten. Wenngleich im Falle von Halluzinationen usw. die Störungen sehr wohl auch diesen Bereich erfassen können, ist dies nicht ihr Anfangsstadium, sondern eine Spätmanifestation, der zahlreiche und viel subtilere Verzerrungen anderer Art vorangehen. Letztere haben nichts mit den objektiven Eigenschaften der Umwelt oder des eigenen Körpers zu tun, sondern mit dem Sinn und dem Wert der den wahrgenommenen Objekten zugeschrieben wird. Sinn und Wert selbst sind aber nicht objektiv existierende Objekte und können es nicht sein, da sie reine Zuschreibungen (also geistige Konstruktionen) und daher Inhalte von Kommunikation ohne physische Eigenschaften darstellen. Wirklich *ist* in dieser *Wirklichkeit 2. Ordnung* demnach, was von einer genügend großen Zahl von Menschen für wirklich *erklärt* und von einem Einzelindividuum so gesehen wird; es ist ein *Bild* der Wirklichkeit, aber nicht *die* Wirklichkeit, und kann es unter keinen Umständen sein. Die Heranziehung des Begriffs der Wirklichkeitsanpassung als Kriterium der geistigen Gesundheit oder Störung eines Individuums kann es nur dann vermeiden, zu einer Pathologie *sui generis* zu werden, wenn dem Umstand Rechnung getragen wird, daß diese Wirklichkeit 2. Ordnung das Resultat von Kommunikation ist.

Mutatis mutandis liegt in diesem Prozeß der Definition der äußeren Wirklichkeit dieselbe Teilung in zwei zwar für sich bestehende, aber dennoch kaum zu trennende Aspekte vor, wie sie für die Struktur jeder Mitteilung postuliert wurde: Die Wirklichkeit 1. Ordnung wird durch den Akt der Wahrnehmung gesetzt, jene 2. Ordnung durch den Akt der Zuschreibung von Sinn und Wert an die Wahrnehmung. Auch ein Kleinkind nimmt ein rotes Licht wahr; die Bedeutung dieses Signals als einem Verbot, die Kreuzung zu überqueren, liegt nicht wahrnehmbar im Wesen der Verkehrsampel, sondern ist ein Wissen *über* die Ampel (also *meta* zur Ampel), das ihm nur durch Kommunikation vermittelt oder aus längerer Beobachtung des Verhaltens anderer Menschen ableitbar und verständlich wird.

Träger des für wirklich erklärten Bildes der Wirklichkeit sind Kultur, Gesellschaft und Familie in ihren vielfältigen Überschneidungen von Sinn- und Wertzuschreibungen, das heißt, die überpersönlichen Eigenschaften, Funktionsmodi und Interferenzerscheinungen dieser komplexen Systeme und nicht die Umnachtung oder Böswilligkeit eines Individuums. Wie erwähnt, fragt die Familientherapie daher nicht, *weshalb* ein Familienmitglied seelisch oder geistig gestört ist, sondern: wie muß der unmittelbare menschliche Kontext des Patienten (das Familiensystem) beschaffen sein, damit in ihm das bizarr erscheinende Verhalten des Patienten adäquat ist? Durch diese grundsätzliche Fragestellung versucht die Kommunikationstheorie sowohl die Scylla der platonisch-monadischen Reduktion auf das Individuum zu vermeiden, als auch die Charybdis der von der Antipsychiatrie und der ihr nahestehenden politischen Ideologie versuchten Reifikation der Systemeigenschaften der Gesellschaft zum Bild einer finsteren, pathogenen Macht (wodurch die Konflikte zwischen Individuum und Gesellschaft nur auf den Kopf gestellt, aber nicht gelöst werden).

F. Implikationen für die Psychotherapie

Aus Obigem leiten sich konkrete Folgerungen für die Kommunikationstherapie ab. Es sind vor allem zwei Ansätze zu unterscheiden. Der erste findet dort Anwendung, wo zur Lösung einer Konfliktsituation eine Veränderung 1. Ordnung ausreicht, das heißt eine, die *innerhalb* des Verhaltensrepertoires des Systems gegeben ist und lediglich aus irgendwelchen Gründen nicht zur Anwendung kam. Es handelt sich hier demnach nicht um die Einführung einer neuen Regel, sondern um die Anwendung einer bereits bestehenden. Die Tatsache ihrer Systemimmanenz führt meist dazu, daß das System früher oder später von sich aus auf diese Möglichkeit zurückgreift und eine derartige Situation eher selten zum Gegenstand eigentlicher Therapie wird.

Der zweite Ansatz findet dort Anwendung, wo ein System sich in einem Spiel ohne Ende (der obenbeschriebenen Definition von Systempathologie) verfangen hat. Das System durchläuft dann immer wieder die ihm zur Verfügung stehenden Veränderungen oder Lösungsversuche 1. Ordnung, die aber zur Lösung des Konflikts nicht ausreichen. Wie erwähnt, muß in diesen Fällen die Veränderung (die neue Regel) von *außen* eingeführt werden; sie findet daher auf der Meta-Ebene statt und verändert die Struktur des Systems. Dies ist das Wesen eines sogenannten Wandels 2. Ordnung[12].

In beiden Fällen aber handelt es sich um *aktive* Eingriffe in das Funktionieren eines Systems. Die Kommunikationstherapie ist daher handlungsorientiert, und zwar sowohl in bezug auf die Haltung des Therapeuten als auch in Hinsicht auf den Beitrag der Patienten zur Therapie. Statt monadisch-kausal zu interpretieren und auf diese Weise auf Einsicht hinzuarbeiten, bezieht der Therapeut hier eine dem obenerwähnten Thermostaten vergleichbare Stellung, indem er

---

[12] Selbstverständlich sind Veränderungen 2. Ordnung alltägliche Phänomene, die sich keineswegs nur auf die Therapie beschränken. Es ist vielmehr umgekehrt so, daß der Kompetenzbereich der Therapie nur dort betreten wird, wo spontaner Wandel 2. Ordnung aus irgendwelchen Gründen nicht möglich ist.

die Systempathologie im Jetzt und Hier (und nicht in ihrer unübersehbar komplexen Genese) als Abweichung von einer Norm erfaßt und diese unmittelbar in den Dienst therapeutischen Wandels stellt. An diesem Abrücken vom Dogma der Einsicht als *conditio sine qua non* jedes therapeutischen Wandels hebt sich der Kontrast zwischen monadisch-kausaler Tiefenpsychologie und Kommunikationstherapie besonders scharf ab. Letztere orientiert sich unter anderem auch an der empirischen Tatsache, daß Einsicht — im klassischen Sinne des sowohl intellektuellen wie affektiven Wiedererlebens der pathogenen Erlebnisse — keinen Einfluß auf die durch diese Erlebnisse verursachten Langzeitwirkungen und Wirklichkeitsauffassungen hat. So wird ein an Fettsucht und Akne leidender Jugendlicher auch dann kontaktscheu bleiben, wenn diese pubertätsbedingten, vorübergehenden Beeinträchtigungen seiner Selbsteinschätzung längst abgeklungen sind. Auch wenn er in späteren Jahren durch Therapie Einsicht in den Ursprung seiner Menschenscheu und seiner Minderwertigkeitsgefühle gewinnt, dürfte sich seine Haltung kaum ändern. Es liegt im Wesen solcher Fehlentwicklungen, daß sie fast stets auf Lösungsversuchen beruhen, die zur Zeit ihres Auftretens nicht nur durchaus wirklichkeitsangepaßt, sondern unter Umständen die einzig möglichen waren, daß sie aber gerade wegen ihrer Wirksamkeit auch dann beibehalten werden, wenn sich die Umweltbedingungen längst grundlegend verändert haben.

Aufgabe der Therapie kann dann nicht die Erhellung der Vergangenheit sein, sondern die Veränderung der jetzt und hier vorliegenden Interaktion zwischen dem Patienten und den Schlüsselpersonen seiner Umwelt. Anders ausgedrückt: Das Problem ist nicht das Problem im historisch-genetischen Sinne, sondern seine *hic et nunc* versuchte Fehllösung. Damit sind die Interventionen der Kommunikationstherapie ihres scheinbar aus der Luft gegriffenen Charakters entkleidet: Sie richten sich gezielt gegen die identifizierten, problemerhaltenden Fehllösungen und beziehen von ihnen ihre spezifische Rigorosität.

Dies läßt sich vielleicht am Beispiel der *Vermeidung* näher beschreiben. Nicht nur in den Phobien, sondern in vielen anderen Störungen besteht der naheliegendste Lösungsversuch in der Vermeidung der leidvollen oder angstbesetzten Situation. Ganz abgesehen davon, daß diese Schwierigkeiten bekanntlich dazu neigen, sich auszudehnen und zu verästeln, und daher immer weitere Vermeidungsmechanismen erfordern, ist Vermeidung schon deshalb eine Pseudolösung, weil sie nicht nur Distanz zum Auftreten des Problems, sondern auch zu seiner Lösung setzt und das Problem so erhält und verewigt. Doch auch das Gegenteil der Vermeidung, das scheinbar direkte Angehen des Problems, wird dann zur Pseudolösung, wenn es erfolglos bleibt und lediglich zur Intensivierung der versuchten Fehllösung führt, also zu einer Lösung 1. statt 2. Ordnung. Ein Beispiel dafür ist die in Zweierbeziehungen oft anzutreffende Eskalation, die darin besteht, daß sowohl der eine wie der andere Partner korrigierend auf ein bestimmtes Verhalten des anderen einzuwirken versucht, und der andere in diesem Korrekturverhalten just das Verhalten sieht, das seines Erachtens der Korrektur bedarf. Da die beiden individuellen Lösungsversuche solcherart gegenseitig zum Scheitern bringen, werden beide Partner dazu neigen, immer *mehr desselben* zu versuchen. Damit aber steigert sich ihr Konflikt quantitativ, während er qualitativ derselbe bleibt. Angesichts dieses Teufelskreises ist es die Aufgabe des Therapeuten, wenigstens einen Partner dazu zu veranlassen, *weniger desselben* (oder etwas grundsätzlich anderes) zu tun. In anderen Worten: Während die Partner in problemerhaltenden Lösungen 1. Ordnung verfangen sind, arbeitet der Therapeut auf eine Lösung 2. Ordnung hin, indem er das Beziehungssystem als solches verändert.

In der Praxis stehen hierzu, je nach der Ausgangslage, zwei Interventionsarten offen. Sie beruhen auf der Tatsache, daß es grundsätzlich nur zwei Möglichkeiten gibt, auf das Verhalten eines anderen Menschen Einfluß zu nehmen. Man kann ihn entweder dazu bringen, sich anders zu verhalten, oder das zu tun, was er bereits tut.

Die erste Alternative ist in der Therapie dort indiziert, wo die Hilfesuchenden sich der Zwecklosigkeit der bisherigen Lösungsversuche bewußt und daher bereit sind, den Teufelskreis der „Mehr desselben"-Lösung zu brechen. In diesen Fällen können direkte *Verhaltensaufforderungen* angewandt werden. Grundsätzlich handelt es sich hier um die „Verschreibung" von Verhaltensformen, die zwar immer schon möglich waren, aber deswegen nicht zur Anwendung kamen, weil für sie im Weltbild des betreffenden Systems die vernunftsmäßigen Voraussetzungen fehlten. Es handelt sich also um Lösungen 1. Ordnung, wobei es in der Praxis nur zu häufig vorkommt, daß sie (eben wegen ihrer scheinbaren Unvernünftigkeit) auf Widerstand stoßen.

Widerstand gegen direkte Verhaltensaufforderungen ist dagegen auf jeden Fall dort zu erwarten, wo das zu ändernde Verhalten in dem Sinne symptomatisch ist, als die Betreffenden sich ihm hilflos ausgeliefert empfinden. Bekanntlich liegt es im Wesen psychischer Symptome im weitesten Sinne, daß sie sich willentlicher Beherrschung entziehen. Die Aufforderung, sich in einer dem Symptom entgegengesetzten Weise zu verhalten, scheitert daher. Hier empfiehlt sich die zweite Interventionsform, die *Symptomverschreibung,* die darauf hinausläuft, dem Patienten dadurch zur Herrschaft über das Symptom zu verhelfen, daß man es ihm zum Gegenstand bewußten und absichtlichen Handelns macht. Diese Intervention, die schon dem englischen Arzte HUNTER (1786) bekannt war, von DUNLAP (1928, 1930) in den USA sozusagen wiederentdeckt, dann besonders von FRANKL (z.B. 1966, 1975) ausführlich beschrieben wurde und in der Batesonschen Doppelbindungstheorie ihre theoretische Untermauerung fand (BATESON, 1969; WATZLAWICK et al., 1969), besteht in der Herstellung einer therapeutischen „Sei spontan!"-Paradoxie. Indem der Patient aufgefordert wird, das wegen seiner Spontanität als unkontrollierbar empfundene symptomatische Verhalten nicht nur nicht zu vermeiden, sondern absichtlich zu verstärken, wird eine Gegenparadoxie (therapeutische Doppelbindung) geschaffen, die das symptomatische Verhalten ebenso unmöglich macht, wie es unmöglich ist, etwas absichtlich zu vergessen oder absichtlich an etwas nicht zu denken. In den Symptomverschreibungen wird also, wie oben rein systemtheoretisch erläutert, die Abweichung (das Symptom) praktisch in den Dienst der erwünschten Veränderung gezogen.

Da das kommunikationstheoretische Vorgehen nicht auf Deutung, Erklärung und damit auf dem eingangs erwähnten Modell indikativer Kommunikation („Jemand tut [bzw. ist, hat] etwas") beruht, sondern auf Anweisungen und Verhaltensaufforderungen, ist die ihm zugrundeliegende Sprache eine grundsätzlich andere. Sie ist imperativ oder „injunktivisch" (nach lat. *injunctio*) und im Vergleich zur unübersehbaren Literatur über die indikativen Sprachformen ist die Logik und Syntax dieser Kommunikationsform theoretisch noch wenig erforscht. Ansätze dafür finden sich allerdings bereits in der *Rhetorik* und *Ethik* ARISTOTELES'; an modernen Untersuchungen sind unter anderen MALLY (1926), RESCHER (1966), HAYAKAWA (1941) und SCHNEIDER (1976) zu erwähnen. Die klinisch-empirische Verwendung dieser Kommunikationsform ist in der Hypnose seit längster Zeit bekannt.

Schließlich bleibt noch ein Aspekt des kommunikationstheoretischen Ansatzes in der Psychotherapie zu erwähnen, der im Obengesagten bereits impliziert ist. Da jede Verhaltensaufforderung und besonders jede Symptomverschreibung *per definitionem* dem Weltbild der Betreffenden zunächst fernliegt, muß sie, um angenommen und ausgeführt zu werden, in eine Form gekleidet sein, die den Erwartungen, Hoffnungen, Widerständen, kurz: der Wirklichkeit 2. Ordnung des Patienten möglichst weitgehend entspricht. Im Gegensatz zur traditionellen Therapie, die dem Patienten zuerst eine neue „Sprache" (das Begriffssystem der betreffenden Therapieschule) lehrt und dann innerhalb dieses Rahmens eine Veränderung herbeizuführen trachtet, lernt umgekehrt der Kommunikationstherapeut die „Sprache" seiner Patienten und stellt sie unmittelbar in den Dienst seiner Interventionen. Daß dieser Ansatz direkter und zeitlich kürzer ist, dürfte aus dem Gesagten hervorgehen.

Nachstehendes Diagramm faßt den Inhalt dieses Abschnitts schematisch zusammen; eine eingehende Darstellung der Theorie und Technik der Kommunikationstherapie (mit Kasuistik) findet sich in WATZLAWICK et al. (1974).

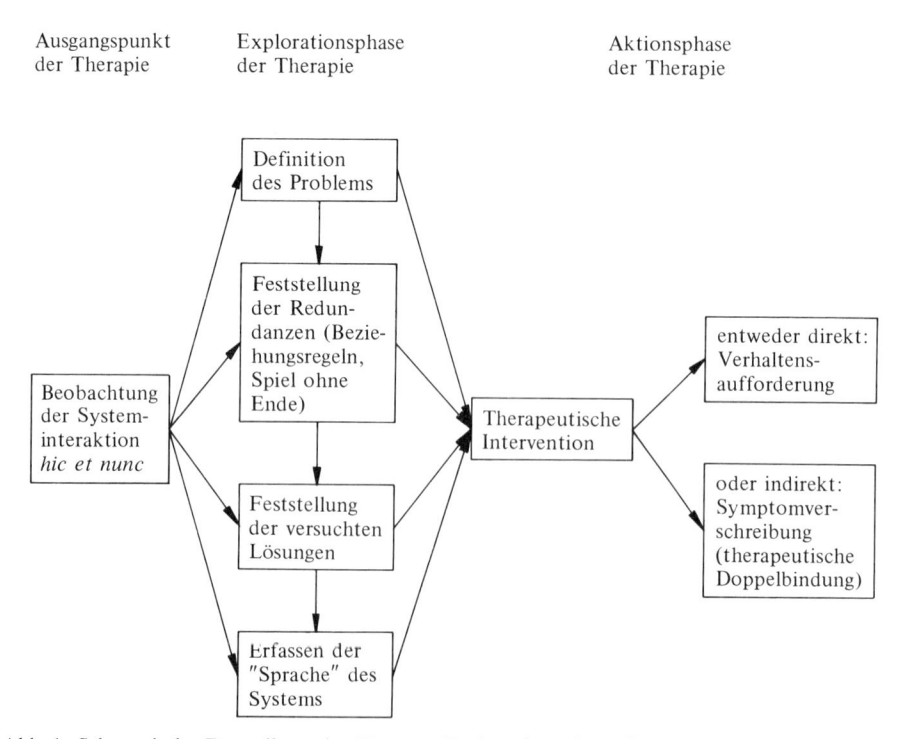

Ausgangspunkt der Therapie	Explorationsphase der Therapie		Aktionsphase der Therapie
Beobachtung der Systeminteraktion *hic et nunc*	Definition des Problems Feststellung der Redundanzen (Beziehungsregeln, Spiel ohne Ende) Feststellung der versuchten Lösungen Erfassen der "Sprache" des Systems	Therapeutische Intervention	entweder direkt: Verhaltensaufforderung oder indirekt: Symptomverschreibung (therapeutische Doppelbindung)

Abb. 1. Schematische Darstellung der Kommunikationstherapie. *Erläuterung:* Ausgangspunkt ist die Beobachtung der Funktionsweise des betreffenden menschlichen Systems in der Gegenwart (Abschnitt A/II). Daraus leiten sich in der Explorationsphase (meist, doch nicht notwendigerweise in der aufgezeigten Reihenfolge) die Definition des Problems, die Beziehungsregeln (Abschn. D) und die bisher versuchten Fehllösungen (Abschnitt D) ab und es ergeben sich die spezifischen Kommunikationsmodi (die „Sprache") der Patienten. Die so gewonnene Information erlaubt die Planung der therapeutischen Intervention, die entweder direkt (Verhaltensaufforderung) oder paradox (therapeutische Doppelbindung) gegeben wird (Abschnitt F)

Literatur

Asch, S.E.: Social psychology. New York: Prentice-Hall 1952.
Ashby, W.R.: An introduction to cybernetics. London: Chapman & Hall 1956. New York: Wiley & Sons, 1963.
Bateson, G.: Naven. 2. Auflage. Stanford: Stanford University Press 1958.
Bateson, G.: Steps to an ecology of mind, S. 279. New York: Ballantine Books 1972.
Bateson, G., Jackson, D.D., Haley, J., Weakland, J.H.: Auf dem Wege zu einer Schizophrenie-Theorie. In: Schizophrenie und Familie (Hrsg. J. Habermas, D. Henrich, J. Taubes), S. 11–43. Aus dem Englischen von H.W. Sass, Frankfurt/M.: Suhrkamp 1969.
Beer, S.: Platform for change. London-New York: John Wiley & Sons 1975.
Bertalanffy, L. von: General system theory – A critical review. General Systems Yearbook **7**, 1–20 (1962).
Carnap, R.: Die logische Syntax der Sprache. Berlin: Springer 1934.
Dunlap, K.: A revision of the fundamental law of habit formation. Science **67**, 360–362 (1928).
Dunlap, K.: Repetition in the breaking of habits. Scientific Monthly **30**, 66–70 (1930).
Ferreira, A.J.: The double bind and delinquent behavior. Arch. gen. Psychiat. **3**, 359–367 (1960).
Frankl, V.E.: Ärztliche Seelsorge. Wien: Deuticke 1966.
Frankl, V.E.: Theorie und Therapie der Neurosen, 4. erweiterte und ergänzte Auflage. München-Basel: Ernst Reinhardt 1975.
Hayakawa, S.I.: Language in action. Kap. 7. New York: Harcourt, Brace & Co. 1941.
Hoppe, K.D.: Die Trennung der Gehirnhälften. Psyche **29**, 919–940 (1975).
Hunter, J.: A treatise on the venereal disease. London: Im Selbstverlag 1786.
Jackson, D.D.: Family rules: The marital *quid pro quo*. Arch. gen. Psychiat. **12**, 589–594 (1965a).
Jackson, D.D.: The study of the family. Family Process **4**, 1–20 (1965b).
Laing, R.D.: Mystifizierung, Konfusion und Konflikt. In: Schizophrenie und Familie (Hrsg. J. Habermas, D. Henrich, J. Taubes), S. 274–304. Aus dem Englischen von H.W. Sass. Frankfurt/M.: Suhrkamp 1969.
Laing, R.D.: Das Selbst und die Anderen. Übersetzt von H. Hermann. München-Wien-Basel: Kurt Desch 1973.
Laing, R.D., Esterson, A.: Wahnsinn und Familie. Übersetzt von H. Hermann. Köln: Kiepenheuer und Witsch 1975.
Laing, R.D., Phillipson, H., Lee, A.R.: Interpersonelle Wahrnehmung. Übersetzt von H.D. Teichman. Frankfurt/M.: Edition Suhrkamp 1971.
Lasègue, Ch., Falret, J.: La folie à deux ou folie comuniquée. Annales Médico-Psychologiques, Band 18, November 1877.
Lidz, T., Cornelison, A., Terry, D., Fleck, S.: Intrafamilial environment of the schizophrenic patient: VI. The transmission of irrationality. Arch. Neurol. Psychiat. (Chic.) **79**, 305–316 (1958).
Mally, E.: Grundgesetze des Sollens. Graz: Leuscher und Lubensky 1926.
Morris, C.: Foundations of the theory of signs. In: International Encyclopedia of unified science (Eds. O. Neurath, R. Carnap, C. Morris). Chicago: University of Chicago Press 1938.
Nerlich, G.C.: Unexpected examinations and unprovable statements. Mind **70**, 503–513, 1961.
Nowakowska, M.: Language of motivations and language of actions. Den Haag-Paris: Mouton 1973.
Rescher, N.: The logic of commands. New York: Dover Publications, und London: Routledge and Kegan Paul 1966.
Richter, H.E.: Patient Familie. Reinbek: Rowohlt 1970.
Ruesch, J., Bateson, G.: Communication: The social matrix of psychiatry. New York: W.W. Norton 1951.
Russell, B.: Our knowledge of the external world as a field of scientific method in philosophy. Chicago-London: The Open Court Publishing Co. 1914.
Schneider, W.: Wörter machen Leute. 4. Kapitel. München: Piper 1976.
Searles, H.F.: Das Bestreben, den anderen verrückt zu machen – ein Element in der Ätiologie und Psychotherapie der Schizophrenie. In: Schizophrenie und Familie (Hrsg. J. Habermas, D. Henrich, J. Taubes). Aus dem Englischen von H.W. Sass. Frankfurt/M.: Suhrkamp 1969.
Sluzki, C.E., Ransom, C. (Eds.): Double bind: The foundation of the communicational approach to the family. New York: Grune and Stratton 1976.

Sluzki, C.E., Verón, E.: The double bind as universal pathogenic situation. Family Process **10**, 397–410 (1971).
Watzlawick, P.: Wesen und Formen menschlicher Beziehungen. In: Neue Anthropologie, Band 7 (Hrsg. H.G. Gadamer, P. Vogler). Stuttgart: Georg Thieme 1975.
Watzlawick, P.: Wie wirklich ist die Wirklichkeit? München: Piper 1976.
Watzlawick, P.: Die Möglichkeit des Andersseins. Bern-Stuttgart-Wien: Hans Huber 1977.
Watzlawick, P., Beavin, J.H., Jackson, D.D.: Menschliche Kommunikation. Bern-Stuttgart-Wien: Hans Huber 1969.
Watzlawick, P., Weakland, J.H., Fisch, R.: Lösungen. Bern-Stuttgart-Wien: Hans Huber 1974.
Whitehead, A.N., Russell, B.: Principia mathematica. Cambridge: Cambridge University Press 1910–1913.
Wieser, W.: Organismen, Strukturen, Maschinen. Frankfurt/M.: Fischer 1959.
Wynne, L.C., Ryckoff, I.M., Day, J., Hirsch, S.J.: Pseudo-Gemeinschaft in den Familienbeziehungen von Schizophrenen. In: Schizophrenie und Familie (Hrsg. J. Habermas, D. Henrich, J. Taubes), S. 44–80. Aus dem Englischen von H.W. Sass. Frankfurt/M.: Suhrkamp 1969.

Longitudinal Methods in the Study of Normal and Pathological Development*

By

L.N. Robins

Contents

A. Introduction 628
   I. What is a Longitudinal Study? 629
   II. Design for this Chapter 630

B. Questions Attacked by Follow-Up Studies 630

C. Typical Designs of Follow-Up Studies 632
   I. The "Real-Time" Prospective Study 632
   II. The "Follow-Back" Study 634
   III. "Catch-Up" Prospective Studies 635

D. Selecting the Index Sample 637
   I. Homogeneity vs. Heterogeneity 638
   II. Simple Random vs. Stratified Samples 639

E. Available Sources for Identifying Index Cases 639

F. How and When to Choose Control Cases 641
   I. Should Control Groups Be Problem-Free? 645
   II. Number of Control Subjects and Matching 647

G. Data to Collect Initially 647

H. Length of the Follow-Up Interval 649
   I. Repeated Assessments During the Follow-Up Interval 650

I. Outcome Measures 651

J. Problems of Case Loss 652

K. Analyzing Results 654

L. What Longitudinal Studies of Children Have Taught Us 656
   I. The Prevalence of Problems in General Populations 656
   II. Correlations Between Problems 658
   III. Persistence and Termination of Problems 659
   IV. The Identification of Successful Treatments 661

---

* This work was supported (in part) by U.S. National Institutes of Health Grants #MH 18864, MH 14677, and DA 00013.

V. The Association of the Family and Other Childhood Environments With Problems	662
VI. The Association of Childhood Problems and Traits With the Emergence of Later Difficulties	665
VII. Some Important Negative Findings	667
M. A Word for the Future	669
Notes on Studies	670
References	680

A. Introduction

The ordinary citizen's observation of the world teaches him a great deal about the stages through which infants and children progress and the kinds of life situations favorable or unfavorable to healthy development. We know that young children differ from older children in their capacities, behaviors, and interests, and that the kind of family in which a child grows up, the society to which he belongs, his educational experience, his health, and historical events can profoundly influence his development. But the layman does not know the limits of the variations consistent with normal development or which signals early in life warn that development will not follow a desirable path, or the relative importance of the various environmental characteristics that impinge on this development.

These areas of ignorance began to yield when folk knowledge and the clinical literature of single dramatic case histories was abandoned in favor of counts of specific behaviors in normal children of varying ages and comparisons of the recollections of childhood family and social environments by those who were adult patients or criminals with the recollections of normal adults. While these contributions were a vast improvement over common-sense knowledge, they still were subject to a variety of criticisms as ways of understanding child development. It soon became obvious not only that recollections by adults might be inaccurate because of failure of memory, but also that an undue association might be found between childhood experience as recollected and adult adjustment, an association brought about by a universal human tendency to try to make sense of one's experience. Those with bad outcomes might exaggerate the harmful aspects of their childhoods to explain their current situations. Even if true, the claim of some psychoanalysts that what actually happened in childhood was less important than what the adult *thought* he remembered was of no help to those who wanted to identify prognostic events *during* childhood, in order to offer therapy or prevention early. For such an accurate report of what actually transpired in childhood to be obtained and linked to later outcome without contamination by memory failure or a desire to rationalize, information had to be collected at more than one point in time: at the time the childhood events actually occurred and again at a later date, when the effects could be assessed. The need was clearly for some type of longitudinal study if early causes of later outcomes were to be accurately assessed.

Describing the normal rather than the pathological development of children did not so obviously require longitudinal study. One could, alternatively, study a large group of normal children of all ages cross-sectionally and hypothesize that differences between the older and the younger were developmental differences. The problems of memory defect or rationalization would then not arise, because there would be no attempt to reconstruct individual histories. If one could assume that all children go through more or less the same stages, the behavior patterns of the younger children could represent the outgrown patterns of the older. It is only recently that the flaws in this design have become obvious. The most dramatic example of its failure was the false finding that IQ scores decline with aging (SCHAIE, 1970). These findings were based on studies of IQs in populations of varying ages. In every study, the elderly people scored lower than middle-aged on all parts of IQ tests. It was not until longitudinal studies were undertaken, retesting the same individuals over time, that it was shown that the apparent decline with aging for scores on Verbal Meaning, Space, Reasoning, and Number were largely a reflection of the fact that education levels have been increasing. Young people have typically had more years of education than older people. Since IQ scores are sensitive to educational level, the older people's scores reflected this historical change. Individuals followed over time did not show the hypothesized sharp decline after middle age.

The discovery that IQ was susceptible to historical change raised questions about other age-related behaviors. Indeed, the ages at which some events of childhood typically occur have varied markedly historically. Deviant behaviors such as theft and illicit drug use are highly responsive to historical changes in opportunities with urbanization, and these changes in rates create a feedback mechanism because disapproval of those behaviors weakens as they become more common in peers and role models. In the United States over the last ten to fifteen years, the typical age of onset of marijuana use has been dropping, as marijuana has become widely used in the late adolescent groups in which it began. There also has been a reduction in the age at which sexual activity becomes normal, in part through the same mechanism and in part because the age at physical sexual maturation has fallen. Thus we have become increasingly aware that the timing of behavioral aspects of development is not purely biological, and that even the timing of biological development can change with changes in pre- and postnatal environments. While there are certainly limits to human malleability, changes in social norms, technological changes in the media, and changes in health and nutrition mean that the developmental level of the current two-year-old cannot be assumed to be the same as the development at that age of someone who is now older. Thus for description of normal development as well as for the explanation of later pathology, longitudinal studies have much to offer.

I. What is a Longitudinal Study?

A longitudinal study differs from other studies in only one aspect: it involves measures taken at two or more points in time. The things measured may be of the same or different kinds. That is, we may repeat a measurement from Time 1 at Time 2 in an attempt, for instance, to see whether IQs change over time, or we may look at different kinds of behaviors in the same people, such as sleep disturbance at age six as a predictor of school problems at age twelve. Even the people studied at Time 1 need not be the same as the people studied at Time 2, although there must be a known relationship between them. For instance, when we investigate whether children in broken homes at time of school entry are likely to fail in school by age 11, we are in fact studying connections between the behavior of parents and children, not two behaviors in the child himself. In some follow-up studies the interval between the two measurements is treated as a "black box". In others, some planned intervention or treatment has taken place.

II. Design for this Chapter

The purpose of the present chapter is to examine the follow-up study as a method for learning about the normal and abnormal development of children. The chapter will cover the purposes for which longitudinal studies of children have been used, various follow-up study designs and their advantages and hazards, methods for the selection of samples, the use of control subjects, what data about the Time 1 period needs to be gathered, the length of the follow-up interval, measures appropriate for describing Time 2 (outcome), and problems of interpretation and presentation of results. These topics will be illustrated by examples from some important follow-up studies. To illustrate the power of follow-up studies of children, the chapter will conclude with findings from some of these studies, particularly those findings that have been replicated in studies in different kinds of samples and different eras. Thus the chapter will hopefully make sense at two levels: as a technical guide to considerations that one should keep in mind when planning a follow-up study, and as a substantive report that will illustrate some of the things that follow-up studies have done and some of the common-sense knowledge they have shown to be myths. Finally, there is an annotated bibliography of selected longitudinal studies, citing their authors and representative publications, describing their samples, the measures used, and the follow-up interval. References to these annotated studies will be indicated by letters.

B. Questions Attacked by Follow-Up Studies

One area to which follow-up studies of children have made a major contribution is in the description of the development of children or young people over time. Some of these studies have begun in early infancy or even before birth, by enlisting the cooperation of pregnant women. An example of the last is the Fels Institute Project (Study E), which began observing women from the time of identified pregnancy and then followed the children into adulthood. Longitudinal studies of normal development are usually distinguished by their frequent periods of observation. Examples of these are the THOMAS and CHESS study (Study V), which began looking at infants immediately after birth and followed them at intervals into their teens. The earliest classic study of this type was the Berkeley Growth Study (Study A), which began with very young children and followed them into their thirties. Although the tactical problems are enormous, a few such studies have included very large samples—55,000 in the USA collaborative perinatal study (NISWANDER and GORDON, 1972), and 16,000 in the British National Child Development Study (Study P). While prospective studies of normal populations from infancy on have included some psychological components, they are not exclusively interested in psychiatric problems and psychological development. In addition to such interests, they have been concerned with physical and intellectual development, educational achievement, and predictors of occupational performance.

Other follow-up studies have sought prognosticators of pathology, defined as psychiatric symptoms, poor functioning in school, or delinquency. Some studies were intended to illuminate the effects of particular agents thought to be causative—agents such as genetic loading for psychiatric disorder, pathological family environment, mother's absence, early toilet training, or adoption. These studies have been cast in a quasi-experimental model to contrast children exposed and not exposed to the presumed cause.

Another important use of follow-up studies has been a nosological one. Psychiatry, lacking laboratory tests for the presence or absence of illness, has relied on follow-up studies to provide validity parameters for diagnosis. If children given a particular diagnosis always either continue to show that same diagnosis at a later age or recover from it, this constitutes evidence for the existence of that diagnosis as a discrete syndrome. If, on the other hand, children so diagnosed typically develop some other well-known diagnostic entity later on, this constitutes evidence that the diagnosis in childhood was not discrete but only the more familiar adult disorder in an early, undeveloped stage. Similarly, if the offspring of adults with a given diagnosis turn out to have a higher rate than expected of that same diagnosis, and a rate no higher than expected of any other diagnosis, this constitutes evidence for the reality of the adult diagnosis, since it must be capable of being passed on either genetically, by modelling, or by subjecting the offspring to the same environment that produced the disorder in the parent's case. Follow-up studies thus can provide important clues to the integrity of a diagnostic entity, as opposed to its being a transient reactive state or simply a variant of another diagnosis. Stability of findings longitudinally has also been used to argue the importance of personality traits and to argue that IQ scores are indicators of inborn capacity. (Scientists are, of course, still challenging the IQ test's validity as such an indicator. Stability alone does not *prove* its validity, but instability would have been sufficient to disprove it.)

Longitudinal studies are also useful for the simple measurement of the prevalence of psychiatric disorders, personality traits, or intelligence. While this is a cross-sectional question essentially, longitudinal studies have advantages, as we will discuss later, in guaranteeing a representative sample of the population. They can also provide rates of expected incidence of new problems in order to predict future needs, with no causal hypotheses in mind. They may be hypothesis generating—looking through a vast array of variables for predictors of specific outcomes. They may be looking at traumatic events to see which of a host of outcomes they might contribute to. They may be designed to test a very specific hypothesis generated by a cross-sectional study or a longitudinal study in a different population. Finally, they may be experiments in the truest sense when, for instance, they assess the effectiveness of treatment by comparing children randomly assigned to control or treated cohorts. In such cases they differ from the classic laboratory experiment only in the relatively long elapsed time between the beginning and the end of the study and in the greater difficulties of keeping all non-experimental variables under control.

C. Typical Designs of Follow-Up Studies

Considering the broad range of purposes that follow-up studies of children can serve, it is not surprising that they also encompass a variety of study designs, some more appropriate for one, some for another purpose. Within the diversity of possible follow-up designs there are three main types: the real time prospective study, the follow-back study, and the "catch-up" prospective study.

I. The "Real-Time" Prospective Study

The real-time prospective study selects a sample at Time 1, examines its members, and then either waits to measure again at Time 2 or interjects an experiment in treatment or prevention that is supposed to change the measures at reassessment at Time 2. The real-time prospective study is the only one that can provide researcher-designed evaluation at Time 1 or at multiple points between entry into the study and termination. It is usually the only acceptable design for therapeutic trials, not only because its baseline measures meet research criteria, but also because it allows random assignment to alternative treatments and to no treatment. When membership in the treatment or control group is not rigorously controlled by random assignment, entry into treatment is likely to be correlated with outcome variables. Children who enter treatment voluntarily are presumably sicker than those who refuse it, and among those equally in need of treatment, those who actually enter it are more likely to come from those social strata with greater faith in ameliorative efforts, usually the educated middle class.

Despite these advantages, the prospective design should be avoided whenever possible. It has other problems that often more than make up for its virtues. One difficulty with prospective follow-up studies of children is that children age slowly as compared with most other experimental animals, and indeed as slowly as the experimenter. This means that questions of long-term outcome are difficult to answer within the lifespan of a single investigator. And even were he so durable and persistent as to stick with his project until all his child subjects were adult, by the time he is ready to do his final evaluation of his now mature cohort, he finds that science has also matured. Those very careful measurements he took 30 years ago look crude in the light of the new tools available, and the very dimensions he chose to measure may no longer interest him or the rest of the scientific community. The place for the real-time prospective longitudinal study is in reasonably short-term studies,

studies in which highly reliable repeated outcome measures are necessary, studies involving a true experiment in which the researcher must provide the experimental intervention as well as the before and after assessments, or where there are no available routine measurements at Time 1 from which adequate baseline figures can be prepared. If these requirements *are* realistic, there is no choice but to start a prospective study, unless one is lucky enough to find one started some time ago by another researcher who has since given up but still has the baseline data of the kind needed. Where the problem requires a prospective study of long duration, the researcher had better be sure that is what he wants to do with the rest of his career. In the U.S., there are studies still in progress that have lasted more than thirty years. Retiring researchers have passed their data on to their juniors, some of whom are now themselves reaching retirement age. Among the studies with such longevity are the Berkeley Growth Study (A), the Fels Study (E), the Cambridge-Somerville Youth Study (C), and the Terman Study of Gifted Children (U). Only one of these, the Cambridge-Somerville Youth Study, was a treatment study. It has continued long past the time needed for evaluation of treatment, but has been maintained nonetheless because of the wealth of data collected during the treatment phase.

Many studies must be prospective because the data needed at Time 1 are not routinely available. Thus RUTTER's study of Isle of Wight children (T1) required a psychiatric evaluation of a total population at the initial point in time. His study shows one way of reducing the risks involved in prospective studies. Because it was the first study to apply diagnostic criteria to a complete population of children, it was a valuable cross-sectional study at Time 1. Even had he failed to carry out the follow-up component, it would have been well worth doing.

In addition to the waiting time problem mentioned above, real-time prospective studies with multiple points of evaluation involve another difficulty—the problem of maintaining the sample. When children are to be repeatedly evaluated, one must keep them and their parents pleased with their participation. This goal may seriously limit (or, which is just as serious, be believed by the investigators to limit) the range of questions that can be asked and measures that can be taken. Thus, real-time prospective studies are distinguished by their avoidance of materials that might be thought to be embarrassing or incriminating.

Prospective studies are often designed around repeated assessments at fixed intervals. Monitoring changes every few months or every year is often thought to be a technique for precisely assessing cause-effect relationships between changes in environment and their reflections in behavior. In practice, unfortunately, carrying out this design is always difficult and sometimes misleading. One can be misled because frequent repetition of measures maximizes practice effects, effects which have been shown by BALTES et al. (1972) to apply to a variety of psychological instruments. Thus true changes may be greater or less than repeated measurement indicates. Second, it is always difficult to carry out the assessments within as short a time span as necessary if the intervals between tests are to be approximately the same for all subjects. The investigator usually has to choose between incomplete recovery of his cases for a particular assessment or stretching the permissible interval during which that particular assessment occurs. This latter choice means that the interval between assessments 2 and 3, for example, may be considerably shorter than planned for children who at Time 2 were difficult to locate or to arrange an appointment for. Such distortions in the planned interval mean that children are not all the expected ages at evaluation and have not all had the same period of risk between evaluations.

Finally, as children develop, the same test forms do not remain appropriate. Since different test forms for different ages are never perfectly equivalent, one may find oneself trying to explain fluctuations on the micro-level that have no real meaning in terms of the contributions of predictors to clinically important levels of life adjustment. Knowing too much detail can indeed blind the investigator to his major results.

These difficulties often compromise the original scheme sufficiently to make repeated assessments both more expensive and less valuable than anticipated. Indeed, they may be practical only when they can be attached to routine occasions in the child's life, such as the annual school health examination.

Because repeated evaluations are expensive, prospective studies that require them have often used samples of only moderate size. When the inevitable sample losses between multiple evaluations occur, the sample becomes both too small and too unrepresentative of the initial population to draw conclusive inferences, despite the richness of detail for each case. Thus in the combined Berkeley Youth Study (A), when evaluated by BLOCK (1971), there were only 171 cases left of 460.

There are certain longitudinal studies for which a real-time prospective design would be particularly inappropriate, even were it not so difficult and lengthy to carry out. When the goal of the study is to understand predictors of rare events or conditions, it is especially uneconomical to study prospectively the large sample necessary to get enough cases of the outcome of interest at a later date. To obtain enough cases to study a rare outcome prospectively, one generally must resort to choosing the sample from a high-risk population, a population in which the outcome is not so rare. But the price one then pays is omission of those cases with atypical backgrounds. An alternative is the follow-back design.

II. The "Follow-Back" Study

The follow-back design chooses as its index cases those already known to have the rare outcome. It then requires locating earlier records about each case and comparing them with records made at the same time for appropriate control cases. Differences between the two are interpreted as indicating either causes of the disorder or its early unrecognized signs. An example of this type is WATTS' (Study W) study of a population of persons admitted to psychiatric hospitals for a functional disorder between the ages of 15 and 35, whose records were located in the public school records of one town. The school record of each hospitalized case was compared with the record of a control case attending the same school and similar to those later hospitalized in age, sex, and social status. The study focused on predictors of schizophrenia, a disorder estimated to occur in only 0.8 percent of the school population. A prospective study starting with a random sample of school children clearly would not have been practical. To get the number of schizophrenics obtained by the methods used would have required examining all 9600 students enrolled during this period, instead of the small sample actually used, and waiting many years for them to have passed through the risk period for schizophrenia. Follow-back studies have much to offer in terms of economies of time and money.

In the WATTS study, both early and late information was obtained only from records, so the researcher had no contact with the patients at all—he merely linked existing records and harvested his reward inexpensively. The saving in time and effort is attractive but has its scientific costs. All follow-back studies share the disadvantage of having to rely on existing measures for Time 1 data. WATTS also relied on existing records for Time 2 data. In principle, the follow-back design does not prevent the researcher from applying his own measuring devices at Time 2—in this case, precise diagnostic criteria. But this would have greatly increased costs for WATTS, since he included cases no longer in the hospital. He would have had to locate and interview them at home, and would still have been faced with the problem of making a diagnosis retrospectively for those found to be in remission.

An additional drawback of the follow-back study is that it requires access to an unbiased population of those with the disorder of interest if one's study is to apply to everyone with the disorder. There are few psychiatric problems other than schizophrenia and severe mental retardation for which a reasonably representative sample is likely to be available in any register or other set of records. If this method were applied to disorders where care is optional, one might very well be identifying in childhood records predictors of seeking care rather than predictors of the disorder itself. There would be no way to disentangle the two.

Finally, the follow-back study usually provides no estimate of how many cases have been missed among those whose records *should* have been available at Time 1. WATTS, for instance, defined his sample as persons with records in both the psychiatric register and the schools. He has no way of knowing whether he failed to locate some patients who actually attended those schools, since hospital records of older persons do not usually specify their place of residence some years before. This *may* be of no practical importance, but if more disturbed young people were in school so briefly that their records were incomplete and unavailable, he may be underestimating early differences between patients and controls.

III. "Catch-Up" Prospective Studies

A third study design, which combines the features of the prospective and follow-back studies, is what we might call a "catch-up" prospective study. In this design, as in the real-time prospective study, the sample is identified as of Time 1, but like the follow-back study, Time 1 data come from existing records. The researcher chooses his sample from records that have already "aged" before the research begins, so that he can begin the follow-up immediately. This design eliminates the waiting period without sacrificing the opportunity to choose an unbiased sample of the population of interest. However, the researcher must sacrifice the opportunity to administer initial and interval evaluations himself.

This method has been used for a variety of studies. Adoption studies (e.g., Study D) and other studies of offspring of psychiatric patients have used the "catch-up" design because a real-time prospective study would have required a whole generation's waiting time before the offspring would have passed through the age of risk for the parents' disorder. In many studies, old records of adoptions and of parents' hospitalizations or incarcerations provided the population from which the sample was selected. Then records concerning the offspring were sought, and in some cases the adoptive parents and mature offspring located and interviewed.

When one can be satisfied with the quality of records for both time periods, the catch-up prospective study is as economical as the follow-back method. It differs from the follow-back procedure only in selecting the sample on the basis of Time 1 rather than Time 2 records. Using record information at both time periods is satisfactory when the Time 1 roster is a complete population (e.g., all births or all adoptions), so that one can be sure to have chosen a representative sample, and when the Time 2 records are complete and accurate. An example is the study of the later school achievement of legally adopted children (SEGLOW et al., Study P), since by definition all legal adoptions must have been recorded by the courts and because school achievement is itself defined by what appears in school records.

Often, however, records are not satisfactory sources of outcome data when the outcome variables are not routinely measured for the whole population—for instance, psychological or physiological test scores—or when the outcome is a general one such as social adjustment or psychiatric status. Available records identify only the extreme cases of social adjustment and psychiatric status. At the failure end, one finds records of detected criminals and those psychiatrically disturbed enough to come to a psychiatrist's attention. At the success end, one finds the famous among biographical listings of notables. Appearance in records even for the extreme cases may be biased by irrelevant social factors, such as the size of the police force in the local town. Further, the data found in existing records may be too inaccurate to meet research criteria, as psychiatric diagnoses in hospital records often are. When any of these conditions exists, the researcher's follow-up must include personal contact to allow administering tests or interviews. Locating cases and making individual measurements greatly increase costs, but even with this expense, catch-up prospective studies are still much less expensive than are real-time prospective studies.

One of the ways in which the catch-up study can be useful is in providing the proper sampling frame for studies in which change over time is not an issue, but the choice of an unbiased sample is. In studying the prevalence of deviant behavior, it is common to do area sampling, based on household enumerations. Yet one of the most striking findings about troubled people is that they are much less likely to be found in households than is the rest of the population. They have higher death rates, higher rates of incarceration and hospitalization, more time out of the house even when they are officially in residence, and some have no fixed address. Samples chosen from rosters of births and early school records, rosters created before the deviant behavior began, provide a truly representative sample, which when followed, yields more accurate estimates of the number of psychiatrically ill or deviant in a population than do area samples. The more deviant are still less likely to be found at home, but at least the researcher knows that they exist and must be searched for.

In addition to providing a sample which is not biased against deviant behavior and illness, sample selection from an early general population roster allows choosing samples homogenous or stratified along those dimensions for which information is recorded in the roster. Thus one can choose samples with special age and sex distributions from birth or school rosters to test particular hypotheses.

In the United States and other countries lacking national registers, the catch-up prospective design is more feasible for studies of general samples of children than of adults, since virtually all children must register at school before age seven, but never again do *all* enter any set of records. For both children and adults, various agency records can also serve if the sample desired is a special-purpose one, rather than a general sample of the population.

Rosters can provide not only a sampling frame, but also information about the subjects selected up to the age at which they enter the sample. Whichever sample design is chosen, unless Time 1 is the moment of birth, some retrospective data for the period preceding Time 1 is usually collected. When Time 1 records are not sufficiently complete, this is done by retrospective interviewing either at Time 1 for real-time prospective studies, or at Time 2 for catch-up studies. Retrospective interviewing about the period prior to Time 1 not only enriches the evaluation of the subjects at Time 1, but can also provide hypotheses to test during follow-up. As an example, in a prospective study of drug use among students (Study K), KANDEL found at Time 1 that best friends of users also tended to be users. She then predicted that at follow-up those who were not yet users at Time 1 but whose friends were already using, would become users before follow-up.

D. Selecting the Index Sample

We have described three alternatives in follow-up study design, and pointed out that the choice among them depends on the particular problem the study is trying to answer. Of course, the same criterion determines the type of population the study sample should be chosen to represent. Samples of children who have been included in longitudinal studies have represented populations of the intellectually gifted (Study U); normal children (Studies A, E, H, J, K, M, P, Q, T1, V, X, Y and Z); children not known to have any pathology at time of selection but thought to have a high future risk of deviance or psychiatric problems because of their race, social class, and sex (the Head Start children in Study O, the black school boys in Study R2, the inner city children in Study T1), because of their parents' problems (the offspring of criminals in

Study D1, offspring of schizophrenic mothers in Study N, the children of impoverished, low-IQ mothers in Study I), or because of their unusual family structure (the adopted children in Studies F and P); and deviant children (the Child Guidance Clinic samples in Studies R1 and S, the reformatory sample in Study G, the boys nominated by teachers as likely to get into trouble in Study C, the hyperactive boys in Study B, the autistic children in Study T2).

When the sample is of gifted or deviant children, the motivation is obvious — to find out how these unusual children turn out later on. When the population is an unselected one, the interest has rather been in describing normal development or in getting accurate incidence figures for common types of problems such as delinquency. Only when general samples are extremely large can they also be used to estimate the incidence of rare problems, like severe mental retardation or cerebral palsy. High-risk samples allow the researcher to explore a variety of possible causes of relatively rare outcomes. General samples are not ordinarily useful for this purpose because if small they would yield too few cases to test causal hypotheses and if very large, the individual cases could not be studied intensively enough to compare the impact of more than a few factors.

I. Homogeneity vs. Heterogeneity

In addition to choosing the type of sample — advantaged, normal, disadvantaged, or deviant — the researcher must decide how much heterogeneity he will allow in demographic variables. *Unplanned* heterogeneity may leave the researcher with too few cases of the types in which he is especially interested to get stable estimates.

Definition of the population to be studied is the major way of limiting the heterogeneity of the follow-up sample. The population can be limited to one sex, one race, a narrow age range, or residence in a particular location. Once the population is described, the researcher must accept whatever natural heterogeneity occurs within that population. Restricting the age range simplifies many problems of follow-ups of children. Children grow so rapidly that a sample spanning even a few years may not all be testable in the same manner. Some may be too young to be interviewed themselves, and so must be evaluated through interviews with parents, while others are old enough for interviews. Those personally interviewable will not find the same questions appropriate if they vary in age, and the same findings will have different significance for children of different ages — as bed wetting and night fears are normal in young children but symptoms in older children. Psychological tests are often designed for children of specific ages, with alternate forms for various ages that may not be truly equivalent.

Despite the great convenience of limiting follow-ups to narrow age spans, there are times when this is neither practical nor desirable. When the sample is to be selected from a small population, the requirement of homogeneity in age or other characteristics may yield too small a sample. But even if the need for sufficient cases did not force one to extend the age range, there are very real advantages of including more than one age cohort in the follow-up, as BALTES has shown (1968). Multiple cohorts allow the testing of findings from one cohort in another. Replication between cohorts is the best evidence of a solid finding. Cohorts born in different years also provide an opportunity to judge whether historical changes are affecting the variables of interest. If historical changes are occurring, prevalence rates at the same ages should differ among age cohorts, even though the same correlates of those rates may be found. To demonstrate that such changes over time are not due to sampling error, one needs more than two cohorts, to show linear changes or to show that peaking of prevalence occurs in certain *years* rather than at certain *ages*. As an example of an issue that needs to be addressed by multiple cohorts, there is the question of whether or not there has been a heroin epidemic in the United States. If there has been, one expects that most heroin use would have begun in the same calendar year, among young people within a relatively broad range of age of risk. With a single age cohort, it would not be possible to distinguish the effect of age at risk of beginning heroin use from the effect of the epidemic. O'DONNELL (1976), by following registrants with Selective Service Boards over an eight-year interval, was able to separate out *age* of initiation from *year* of initiation. It should be noted, however, that when multiple age cohorts are used, it is necessary that the ages at which outcomes are evaluated *must overlap* among the cohorts, because it is only during the overlapping years of age that the cohorts can be compared. An interesting example of this design is the Fels Study (E), in which small successive cohorts of children were admitted at birth each year. This study now makes possible discovering secular changes in developmental timing.

II. Simple Random vs. Stratified Samples

If one knows ahead of time what the important variables are likely to be, there are great advantages in oversampling from those portions of the population that are relatively rare but have important characteristics. In studying the effect of school problems, for instance, if one believes outcomes may differ by sex, it may be necessary to oversample those girls with problems since school problems are less common in girls than boys. For similar reasons, ROBINS (Study R2) and DOUGLAS (Study Q) oversampled school children of upper and middle class backgrounds, because a sample in which their appearance was proportional to their appearance in the general population would have produced too few cases for separate analysis. So long as one knows the sampling fraction for each stratum selected, oversampling those of special interest does not prevent estimates for the total population. Each stratum can simply be appropriately weighted.

E. Available Sources for Identifying Index Cases

Among the sources that have served researchers in choosing index cases with which to conduct longitudinal studies of children are birth records (Studies A, P, and Q), hospital records (Studies L, N, and W), military records (Study S), school records (Studies R2, U, and Y), records of social welfare and adoption agencies (Studies D, M, and P), child guidance clinic records (Study R1), police records (Study D1), institutions of the criminal justice system (Study G), surveys of parents and teachers (Studies I, M, and T1), national health registers of psychiatric care and adoption (Study D), and populations in school classrooms (Studies H, K, and Z).

Whether or not a source of index subjects is the appropriate one depends on the degree to which it provides an unbiased sample of the population to which one wishes to extrapolate results, its ability to provide samples appropriate to testing the particular hypotheses of the study, and its accuracy in providing the identifiers necessary to locate the subject in other records or for personal interview.

Records of agencies dealing with human problems—e.g., mental institutions, child guidance clinics, courts, welfare agencies—typically see the more extreme cases along the spectrum of human troubles, while milder cases often go without official notice. Thus, reformatory children chosen by the GLUECKS (Study G) were more severely deviant than are most delinquents known to the courts, and delinquents known to the courts are in turn more serious offenders than the typical child known to the police, who is himself more seriously deviant than is the typical child who commits some illegal act. Similarly, welfare cases do not represent all children reared in poverty. Thus, while agency records are excellent sources of cases when the goal of the study is to find outcomes or predictors of *severe* problems, using them alone limits the ability to generalize to *all* levels of difficulty.

We noted earlier that area samples are unsatisfactory for the identification of unbiased samples of adults because the more seriously disturbed cases will be missed. While this makes them a poor source of cases for follow-back studies which start with adults, they are satisfactory for identifying young children. The dependence of young children on their parents means that virtually all of them are members of households. Those missing include the small number who are severely retarded, psychotic, or seriously physically ill, and those institutionalized because of their parents' problems or deaths. For follow-up studies of older children and adolescents, the problems outlined for adults begin to apply. Increasingly with age, those missed will be the more deviant.

Thus for real-time prospective studies of general populations of young children, birth records, school records, teacher nominations, and area samples are all acceptable sources. For catch-up prospective studies, early school or birth records are the best sources for general samples or children with school problems, and rosters covering the total population at risk, such as national adoption records, are the best source for studies of high-risk children. Secondary school records are a more biased source of general populations than are elementary school records, since some children will have dropped out of school before reaching high school. Appropriate area samples do not exist for catch-up studies, because there are no records preserved of past neighborhood memberships from which to sample.

Follow-back strategies, attractive as they are for identifying sufficient cases of rare problems, are based on cases selected from special agency records, and thus exclude the milder cases. One way to broaden the range of severity if the index case is to be interviewed is to ask him to identify relatives who had similar pathology. Since psychiatric disorders run in families, there are likely to be such relatives available, many of whom will be milder cases who have not been entered into any treatment agency's records. They can then be interviewed to verify the diagnosis and followed backward into childhood records and compared with a control case just as the original sample is followed.

F. How and When to Choose Control Cases

A study of a random sample of a total population such as all the children in a schoolroom or all the children on the Isle of Wight (Study T1) produces its own index and control groups: the children who at follow-up are found to have problems form an index group which can be contrasted with children who are found to be well-adjusted, the control group. Earlier measures can then be scanned for variables that differentiate between them. In the JESSORS' (Study J) annual follow-up of school children over a four-year school period, control groups to compare with children who began various deviant behaviors—sex, drinking, smoking marijuana—in the last year were drawn from those who had also entered that year with no previous experience with the activity but who did *not* begin it.

When the sample is not representative of a general population, but only of one section of it—whether a section expected to have more or less difficulty then the general population—the question arises as to whether a control group is necessary. If the goal is to evaluate whether the outcomes of that section of the population are actually worse or better than the general population's and how much worse or better, we usually need one. The exception is when the distribution of the outcome measure in the general population is already known. At present, national norms are widely available for a few psychological tests and for some educational achievement tests, but norms for most other kinds of measures—coming to treatment, symptom levels, trouble with the police—are not available.

Even when tests for which national norms are available are to be used as outcome measures, control subjects may be necessary, since the index cases are likely to differ from the general population along dimensions correlated with test results. For instance, adoptees live largely in middle-class families (Study P), and in the United States include few children from ethnic minority groups. Since class and ethnic group are correlated with IQ and school achievement, failure to select a comparison group from similar environments would underestimate the disability associated with adoption.

If our intention is to show that certain subgroups of index cases differ from others rather than to compare outcomes (or origins in a follow-back study) of index cases with general population rates, it may not be necessary to have a normal control group. RUTTER and LOCKYER (Study T2), for instance, used a patient control group in their follow-up of autistic children. The latter's handicap was so gross that there was no need to prove that their outcomes were worse than those of normal children. Given that autistic children become severely impaired adolescents and adults, RUTTER looked *within* the autistic sample for variables that distinguished those with the worst outcomes from those with less bad outcomes, creating an internal comparison group based on outcomes.

In treatment studies, it is customary to provide an untreated control group for contrast. Both groups are children with initial problems, half randomly assigned to treatment, the other half to no treatment. Baseline measures of serverity of disorder are taken in both groups. The better studies of this type provide some sham treatment for the controls to rule out the simple effects of attention and enthusiasm. When the index group has completed its treatment, the two groups are readministered the same test. If the index group shows more change in a positive direction than the control group, the treatment is judged effective.

The difficulty with such treatment studies, as commonly carried out, is that they pay little attention to the *quantity* of improvement that can be attributed to the treatment, and they do not provide a second important control group – normals. Treatments always have costs. Unless the benefits can be shown to be *substantial,* the treatment may not be worth the trouble even if it has been shown statistically to lead to more improvement than does no treatment. The value of a normal group is to make it possible to quantify how close to normal the treated child has become. This quantification is worthwhile even when there is no expectation that treatment will make a disturbed child entirely normal, since it allows comparison of one treatment with another.

What constitutes a normal control group is not always self-evident. MEDNICK et al. (1971) studied birth complications as related to schizophrenia by assessing the hospital records of schizophrenics' children, using other births at the same hospital as a control group. They found no excess complications, except for lower birth weight. Only later did they (MEDNICK et al., 1973) discover that that hospital specialized in births to two kinds of mothers: unwed mothers, and those referred because their doctors expected the births to be complicated. Since 62 percent of the schizophrenics' children were illegitimate, it was not surprising that they had no excess birth complications as compared with controls!

The type of error MEDNICK et al. encountered often occurs in studies where the control group is the remainder of a treatment population – and it is an error that is almost never recognized. What appears to be a distinguishing problem or asset of the index cases may simply be an indication of the abnormal *absence* of that problem or asset in the rest of the treatment population. The important thing to remember is that there has to be *some* pathology to account for the control group's being treated. The mere fact that the rest of the treated population is more heterogeneous than the index cases is no guarantee that it is like the general population in the relevant dimension.

When the decision is made to choose a control group from the general population, there are still a number of options as to its nature. The major alternatives are a simple random sample of the population, a random sample from which all affected cases have been removed, a sample matched to the index cases on various demographic variables, or siblings. Which of these alternatives to select depends on which is least likely to create spurious findings.

The correctness of the results will depend on whether differences discovered between the index cases and controls can safely be interpreted as explained by the variables that have been chosen for study—variables such as symptoms, treatment experience, or family characteristics. If these variables happen to be correlated with uncontrolled variables such as sex, age, or socioeconomic group, spurious findings may occur. That is, differences between index and control cases that we attribute to the variables we *have* identified may actually be attributable to these unidentified correlates. To reduce the risk of spurious conclusions, the researcher can either choose control subjects who match the index cases on possible confounding variables or he can select a random control group and impose statistical controls later. (Even when matched cases are chosen, possible confounding correlates may turn up later which require statistical control.)

In longitudinal studies of index children undergoing a change in environment, as do adoptees, children who enter treatment or correctional institutions, and children who suffer the loss of a parent, it is valuable to have two control groups—one reflecting the earlier and one the later environment. However, both need to be appropriately matched with the index group—either by selection or by statistical control. CRELLIN et al. (Study P) compared adopted illegitimate children's early school success with the achievement of both nonadopted illegitimate children and legitimate children living with their natural parents. The adoptees did better than the nonadopted illegitimate controls and worse than the legitimate controls. However, the nonadopted controls were raised in much poorer families and the legitimate controls in somewhat poorer families than the adoptees. When statistical controls for social status of rearing are applied, the advantage of the adopted over the unadopted illegitimate controls disappears in the only class level in which there are reasonably large samples of both groups (Class III), and the disadvantage of adoptees as compared with legitimate controls disappears in the white-collar families, suggesting either that white-collar families have skills and resources to overcome the handicap of adoption or that they are given infants with lower initial handicap, or both.

In follow-up studies of children treated for psychiatric problems, because it is recognized that patient status itself may affect outcome, the appropriate control group is often thought to be child patients without known psychological problems. The difficulty is that we are learning that there are intimate associations between the physical and emotional health of children. A favorite patient control group is children with fractures, since they are not "sick". However, more aggressive and daring children as well as less well-coordinated children have more injuries, and thus children with injuries are not a random sample of normal children who just "accidentally" happen to be in the hospital.

Before deciding to use matched rather than randomly chosen controls, it is important to remember that any variable used in the matching process is then lost to the analysis. The GLUECK research (Study G), which found a strong association between family structure and delinquency, was severely criticized for having matched controls to delinquents on ethnic background and social status on the one hand, and on the other for *failing* to match on school enrollment. (Since the control subjects were chosen from schools, all were still enrolled although many of the delinquents were dropouts.) The critics claimed that family structure was given undue importance because the vital social status variables had been controlled, and so could not explain delinquent vs. nondelinquent differences. They argued that if family variables had been allowed to compete with ethnic background, social class, and rural-urban residence, the latter variables would have been shown to be the more important. [Studies by ROBINS (Study R) and WILSON (1962) have since shown that family type *is* an excellent predictor as compared with demographic characteristics, so the GLUECK study was not misleading, but this was not known at the time.]

The critics also pointed out that by choosing control subjects still attending school and free of even unofficial delinquency, the GLUECKS had chosen controls who were more virtuous than the average nondelinquent. Thus the study was actually comparing the two extremes of a deviance continuum—children so delinquent they had been institutionalized vs. a "super-normal" group. Since the court considers family type in deciding whether a delinquent requires institutionalization, and since intact and cohesive families are more successful than disorganized families in keeping nondelinquent youth in school, once social status factors had been eliminated by matching, the study could hardly avoid finding a very important role for family structure. This is an example of how the choice of the control group can "set up" the findings of a study ahead of time.

Same-sex siblings are in many ways a nearly ideal control group. They are like index cases with regard to sex, race, socioeconomic status, place of rearing, and family characteristics. The only dimension along which they cannot be precisely matched to the index case is age. Being nearly perfect controls, they neatly illustrate the fact that the better the control group, the more unassailable is the argument that differences in outcome are due to differences in the initial condition, but at the same time, the fewer predictor variables can the researcher pursue. With sibling controls, not only are demographic variables lost to investigation, but so are family environment and genetic variables. Designs using same-sex sibling controls have one other weakness as well—they require selecting index cases who have a sibling of the same sex, and this limits the sample to index cases from at least two-child families and among such cases, biases selection toward large families.

There is one circumstance in which the use of sibling controls has a very special advantage—that is, when the index case and his sibling control are reared in different environments. This is the case when siblings are separated by adoption or when the older sibling is spared the family breakup in early childhood experienced by the younger one. These "natural experiments" provide our best hopes for separating nature from nurture in understanding the contribution of parental impact on children's disorders.

In follow-back studies, it is customary to pick controls from the set of records that provide Time 1 information about the index cases. Either random cases or cases matched to each index child's characteristics are selected. In LANE and ALBEE's follow-back study (Study L) to learn whether schizophrenics had low IQs premorbidly, siblings were the control group. But in addition, classmates matched for IQ to the schizophrenics and *their* siblings provided a second level control. This allowed showing not only that schizophrenics' premorbid IQs were lower than their siblings', but also that the *correlation* found between normal children and their siblings did not occur between the pre-schizophrenic-sibling pairs.

The purpose of a control group is to provide an estimate for what the measures taken in the index cases *would* have been if the index condition or treatment intervention had not occurred. Even with an ideal group, this estimate will be correct only if the controls' participation in the study has not itself influenced these measurements. This problem does not arise when the data come entirely from linking records created independently of the research enterprise at two time periods, as is typical of follow-back studies. However, in prospective studies where baseline and perhaps interval measures as well are made for control as well as index groups, there is the possibility that the experience of being repeatedly measured can influence the measures evaluating the controls' final status. In studies evaluating the effectiveness of psychotherapy, it has even been suggested that the initial interview before allocation to control or treatment groups may itself constitute psychotherapy, leaving the study without a truly untreated group. The argument becomes more plausible if repeated assessments of control subjects are required rather than only at the beginning and end.

The other difficulty with long-term prospective studies that begin with well-matched controls is that greater demands for cooperation as well as greater rewards in terms of friendly interest accrue to the index than to the control subjects, leading to differential dropout rates and thus to progressively poorer matching between index and control groups as time goes by.

A number of strategies can help mitigate these problems of prospective controlled studies, although they do not solve them. If control as well as index cases are chosen only from people who have volunteered to participate as index subjects, there is less likely to be an initial difference in interest and cooperativeness between the two groups—although it might be argued that those who volunteered for treatment but were denied it have been *damaged* by the disappointment, biasing outcomes in favor of the treated group. A second strategy, when repeated measures are deemed necessary, is to divide the control group into subgroups, which are then given different levels of frequency of evaluation: perhaps half evaluated as often as the treated group; the other half evaluated only at the beginning and end. The division should be made so that baseline measures of the subgroups are equal. Then if final measures show equality between the control subgroups, this provides reasonable assurance that repeated measurement has not muddied the final index-control comparison.

I. Should Control Groups Be Problem-Free?

One issue that repeatedly appears with reference to the selection of control groups is whether or not to exclude affected children. Should outcomes of children with behavior problems be compared with outcomes of a general sample of children of similar backgrounds or with outcomes of children with similar backgrounds but free of problems? Eliminating affected children from the control group can be expected to increase the size of differences found, and thus make it possible to find significant differences with smaller samples. However, the screening out of affected children sacrifices an important contribution that a control group can make, in addition to informing us as to whether the index group has different outcomes or predictors: i.e., the controls can provide normative data for the reference population as a whole.

Another important contribution of a control group unselected with respect to the index problem would also be sacrificed: the opportunity to replicate the results found for the index cases. If the subsample of affected cases in the control group differs from the unaffected control cases in the same ways that the index group differs from the total control group, this is powerful support for the findings.

These advantages of an unscreened control group seem to outweigh the statistical advantage of screening. Since the number of affected cases is likely to be small in any case, unless the problems for which index children were selected are common ones, there is not likely to be sufficient benefit to balance the costs. Further, one can always later exclude from calculations those control cases found to have the disorder to see whether differences not significant when comparing index cases with the total control group become significant after the control sample is "purified." Some later "purification" may be necessary to get an unaffected control group even when it has been screened for affected cases intially, since the researcher may discover previously unsuspected affected cases among the controls in the course of the research. For all these reasons, a control sample unselected for the index problem is generally preferable to attempting to obtain a "healthy" control sample.

In follow-up studies that evaluate treatment, an additional problem in interpreting index case vs. control differences arises out of what has been called the "placebo" or "Hawthorne" effect. The observation that receiving a placebo or sham treatment often is associated with improvement has led some scientists to sneer at placebo-responders as overly suggestible or perhaps not having had anything wrong in the first place. This is an unjustified view. Placebo response merely shows that treatment may have nonspecific as well as specific effects. It is reassuring to the child and his family to believe that a professional is taking action about their problem. This reassurance may lead to their undertaking helpful procedures on their own which they had been too demoralized to think of or act on previously. However, the problem usually addressed in treatment evaluation is whether a *particular* treatment is helpful, not whether entry into treatment of *some* kind might be a good idea. Therefore, it is advisable to try to eliminate or compensate for placebo effects.

There are two ways of doing so. First, before beginning the controlled study, one can subject all index and control subjects to a placebo period, and then drop from the study all who improve so much that they no longer meet entrance criteria. Second, one can provide a treatment program for the control group of a different type, rather than using a treatment-no treatment design. MILLER and DYER's study of Headstart nursery schools is an example of a well-executed study of this kind (Study O), where the controls included not only untreated children but those experiencing a variety of nursery school experiences.

II. Number of Control Subjects and Matching

If the population of available index cases is small, it is usually desirable to take all available index cases into the sample and then to choose more control than index cases to increase the total sample size. If there are ample index cases, and if the index sample is to be analyzed using variables that pertain exclusively to it—variables such as diagnostic category or type or length or treatment—the most economical plan is to take enough index cases to have sizeable subgroups after subdivision and a smaller control group, since the latter can remain undivided in analysis. When the index cases are plentiful and homogeneously defined, the most efficient sample selection is that in which index and control groups are of equal size. When this is the design, a further possibility arises—one-to-one matching of controls to index cases with respect to important analytic variables they share—such as age, socioeconomic status, or IQ. The advantage of one-to-one matching over the matching for variables in the total sample is that the control subjects then not only have the same distribution of characteristics as the index cases, but the correlations between these characteristics are identical in the two groups. Further, one-to-one matching makes possible—in theory—the use of the powerful statistical techniques devised for matched-pair analysis. The latter advantage is somewhat illusory, however. At follow-up, these initially matched pairs will no longer all be intact. There will be cases where one member of the pair has been located and the other has not. Throwing out successfully followed members of the sample because their paired member is missing in order to use these statistical techniques usually appears too high a price to pay in sample size and representativeness.

G. Data to Collect Initially

The cardinal rules for data collection are that the same level of data be collected for all cases, that it be reliable, and that it be relevant to the hypotheses to be tested. In prospective studies (whether or not they are catch-up studies), there are three types of relevant data to collect at Time 1: descriptors of variables used as criteria for eligibility to enter the sample, identifiers to allow location at follow-up, and predictors. When the study is a follow-up of children with problems, predictors generally include categorizations of the problems itself along dimensions such as duration, age at onset, age at coming to treatment, nature of symptoms, degree of impairment, plus characteristics of the child in areas other than the disorder, areas such as IQ, school success, personality traits, age, race, sex, birth-order position. Finally there are characteristics of the home and social setting, including the date of study to set it in historical perspective, family history of the disorder, type of family structure (broken, intact, foster family, etc.), socioeconomic status, and place of residence. The choice of predictors obviously depends on what hypotheses are to be tested, and whether one is predicting from a child's status at Time 1 to his later outcome, or from the parents' status at Time 1 to the child's at Time 2. In follow-back studies, descriptors of the selection criteria variables, and identifiers are both collected from Time 2 records for index cases, leaving only predictors to be collected from Time 1 records. For follow-back controls, all three types of information are collected from Time 1 records.

In real-time prospective studies, predictor data missing from the roster from which the case was chosen can be supplemented by interviewing or testing at intake into the study. In catch-up prospective studies and follow-back studies, predictors available at Time 1 are limited to what can be found in the records. These studies may try to supplement the Time 1 data by retrospective questions in interviews at Time 2, giving the respondent the Time 1 date and asking him about his situation or experiences prior to that date. Although obtained as part of a follow-up study, these remain retrospective data, subject to all the limitations of recall and rationalization noted above. Nonetheless it is worth getting such retrospective data, at least for those events that are memorable and easy to date. They are valuable not only for supplementing missing information but for correcting misinformation in the records. As an example, in ROBINS' study of black school boys (Study R2), whether the father was absent from the home before his son reached age 14 was inferred from the name of the guardian on elementary school records. If on any school record, the guardian's name was not masculine or, if masculine, the last name was not the same as the child's, it was assumed the biologic father had been absent. Estimates based on these criteria were found in interview to have been much too low, apparently because the schools often failed to correct their records when the family dissolved after the first record was made on the occasion of the child's school entry.

In catch-up and follow-back studies, Time 1 data typically are obtained from medical records, school records, police records or social-agency records. These can all be used in real-time prospective studies as well. But in addition, real-time prospective studies can include personal interviews with, or written questionnaires from, parents or teachers of young children, and directly from older children, as well as psychological and psychophysiological tests, physical examination, and observations in school rooms, at home, or in the researcher's office.

Sources best used and data collected from them should depend obviously on the study's purposes. Often in a real-time prospective study the easiest way to collect the background data needed is by interviewing the mother. The personal interview, given a systematic structured protocol, can be both a reliable and valid data source, contrary to its detractors' opinions. The personal interview's reputation for unreliability seems to stem mainly from the layman's awe of laboratory science, an awe shared even by social scientists engaged in survey research. Compared with the mysteries of urine tests and X-rays, the interview appears a commonplace and crude tool. FEINSTEIN (1967) has shown, however, that experts' reliability in reading X-rays is much lower than reputed, perhaps less than the reliability of interviews! Another source of doubt stems from the widespread suspicion that subjects lie and interviewers bias responses by the way they ask questions or record answers. Survey methodology research, however, has shown that lying is infrequent when there is privacy, assurance of confidentiality, and assurance that no decisions about treatment or other aspects of the subject's life depend on the answers given (Study R1).

It has also been found that the interviewer influences answers to questions about attitudes much more than questions about facts (SUDMAN and BRADBURN, 1974). Life history interviewing, which concentrates on the occurrence or nonoccurrence of specific events, is not much subject to bias by interviewers' attitudes.

It is difficult to measure the validity of interviews comprehensively because they often ask about feelings and events unknown to anyone other than the person interviewed and about other information not easily subject to confirmation or disconfirmation. One measure of validity that has added to skepticism about the value of interviews is the degree of correspondence between interviews and official records. Discrepancies between interview responses and data found in official records have been assumed to show the inaccuracy of the interview. We noted above, however, that official records can also be inaccurate. Those who use them as yardsticks forget that official records themselves may be based on an interview — more often than not conducted by a clerk or a busy doctor asking questions of untested reliability under circumstances that make the respondent well aware that his answers may affect his chances for a job, for parole, for receiving treatment or welfare payments. These are situations that maximize the chance of falsehood.

H. Length of the Follow-Up Interval

The length of the follow-up is an important design element. An inappropriate choice can produce misleading results. In a study of transmissions from parent to child, the follow-up interval may need to be a full generation. Thus BOHMAN's (1972) conclusion that "the occurrence of the biological fathers in the registers of crime or abuse of alcohol was not related to the children's adjustment," while accurately reporting the findings of her study of eleven-year-olds does not tell us that this relationship may not occur once the adopted-away children enter the age of risk for crime and alcoholism. Studies in which the offspring of criminals are older (Studies D1, R1, R2) do not find such a salutary situation.

The American Headstart program originally was reported as successful because at the end of the brief nursery school program, enrollees showed gains in IQ compared with controls. When those children were followed into public school, however, the differences vanished. Since the goal of the program was to make culturally deprived children more successful in school, doing the evaluation immediately after terminating the project was the wrong choice of follow-up interval.

On the other hand, when the effect of an experience can be expected to be brief or when the purpose of treatment is to make a difficult but self-limited period of distress shorter or less unpleasant, one can miss the effect entirely by extending the follow-up interval too long. KANDEL's study of the effect of having a drug-using friend on the initiation into drugs wisely used a follow-up interval of only a few months (Study K). Had the interval been several years, there is a good chance that the effect of friends' drug-use status at Time 1 would have been obscured by changes in the friends' drug use or a shift to new friends.

Other things being equal, the desirable interval of follow-up is the shortest interval which encompasses the period of risk for the outcome in which the study is interested.

I. Repeated Assessments During the Follow-Up Interval

The opportunity to do repeated assessments during the follow-up interval is available only in prospective real-time studies. When the purpose of the study is to describe developmental processes or to gather information about how soon to expect treatment effects and what is optimum treatment duration, repeated assessments appear to be the only way to obtain the requisite data. The usual technique is to repeat the same protocol at specified intervals.

When the study requires it, repeated measures can be an elegant research tool. An example is the JESSORS' yearly evaluation of how many children had begun a number of socially disapproved behaviors (sex relations, drinking, smoking marijuana) in the previous year (Study J). Without the yearly follow-up, it would not have been possible to show that each year and at each age level the transition probabilities could be predicted from events in the preceding year.

Many studies where the goals do not seem to require interval measurements have nonetheless obtained them. This apparently unnecessary effort often results from the lack of clear commitment at the outset from the researchers, their funding organization, or both as to how long the follow-up would continue. Each data collection point was possibly the final one. An example is the early GLUECK follow-up (1940) of delinquents which had three "final" data collections of police records that could have been done once at the end.

An argument offered in favor of repeated measures, even when all necessary data could be obtained at the study's end, has been that keeping in touch with the subjects during the interval enhances the chances of finding them for interview at the final follow-up. This argument is based on a somewhat exaggerated idea of the difficulties in locating subjects after long intervals. Both in countries with and without national registers, it has been found possible to locate almost every case even after long intervals without contact *if* sufficient identifiers have been obtained at Time 1. Even in the United States, a country with a high level of geographic mobility and no population register, follow-up studies have been able to locate more than 90 percent of samples after intervals of as much as 30 years (Studies R1 and 2). In Sweden, where registers are available, 98 percent follow-ups after 10- and 15-year intervals have been achieved (HAGNELL, 1966).

If the only data to be collected at follow-up come from records, one would suppose that interval assessments should not be necessary, since records made at any time during the interval should be still available at final follow-up in the archives of the police, hospitals, etc. In the last few years, however, in the interests both of saving space and in preserving privacy, there has been a growing practice of destroying records as soon as they become inactive, a practice of great concern to both the researcher and the historian. This destruction is particularly common for records that furnish the best evidence of children's deviance—Juvenile Court records. When records are routinely destroyed, there are indeed good reasons for record monitoring throughout the follow-up interval, rather than only at the termination point.

When the purpose of a follow-up study is to show the effect of parental behavior on children's behavior or symptoms, the follow-up interval should in theory be very brief, since an immediate reaction to the parents can be expected. In fact, the ideal interval is probably *so* brief that the follow-up study is not a practical tool for investigating parental effects on children's behavior. We would like, for instance, to learn whether rejection by the parent incites the child to hostility. To test this, we need index families to follow in which at Time 1 there was a rejecting parent and a child who was *not* hostile, and control families without rejecting parents in which the child was also not hostile. If at follow-up (Time 2), we find that children with rejecting parents have more often become hostile than control children, we would have evidence that parents' rejection does cause hostility. What we are much more likely to find, however, is that our index cases will *still* not be hostile at time 2, since they have already shown an ability to put up with a rejecting parent amicably at Time 1. We would still not know whether in the great majority of families in which both rejecting parents and hostile children occur, the parents' behavior caused the child's. In our control families, by Time 2, there would probably have appeared some cases in which parents had become rejecting and children had become hostile, but in these cases too we would not know which came first—the parent's behavior or the child's attitude. RUTTER (Study T1) points out the inability of his Isle of Wight study to demonstrate such relationships. We must depend on experiments, not follow-up studies of the natural history type, to explore causal relationships between events that normally occur in close temporal proximity.

I. Outcome Measures

Like the data gathered to describe Time 1, data at the conclusion of a follow-up can be entirely based on records, such as the fact of a psychiatric hospitalization, the number of adult arrests, school achievement test scores, dishonorable discharges from the military, or appearance on welfare rolls; or they can be based on personal interview, psychological tests, questionnaires, or any combination of these with records.

A combination of interview with records is often a profitable one. In the course of attempting to locate respondents after a long interval, one may need to use records as a source of recent addresses. As long as the researcher has to check police or hospital records to locate the subjects, he can include their appearance in these records as part of his outcome criteria at negligible cost.

It is not a negligible cost to go in the opposite direction—to add interviews as outcome data when records alone would appear sufficient. It is dangerous, however, to rely on records alone for judging outcome. In interview, the subject has the opportunity to say either "yes" or "no" to every question. In record searches, only the "yeses" are definite. The researcher is forced to assume both that the records he failed to find did not exist *and* that the subject was at risk of having such a record. Not finding a record, however, is not proof that there is none. The record may be misfiled, the name misspelled, or the name changed. The respondent may not be at risk of having the record in question because, unknown to the researcher, he has emigrated or died or been continuously institutionalized during the follow-up interval. If an attempt is made to interview the respondent as well as check his records, one learns of institutionalizations, deaths, and emigrations, and in interview one can ask questions that reveal whether there ought to be a record for him and under what name. Knowing that a record *should* exist leads to a more intensive search and often success. Thus, in Study R 2, interviews indicating men *had* been in military service and *had* finished high school led to renewed and often successful efforts to find these records. A return to search for missing records after interview substantially reduced what would otherwise have appeared to be lying in interview.

Interviewing subjects may seem unnecessary in follow-back studies. After all, the appearance in a particular record source constitutes both the outcome criterion and the criterion for inclusion as an index case. Since the outcome determined the choice of the case, should it be subject to revision by interviewing? Interviewing in follow-back studies has two advantages: it can help the researcher locate the appropriate early records by obtaining childhood addresses, siblings' names, schools attended, and early treatment history, just as it does in prospective studies. Second, it allows the application of more precise criteria for eligibility. Take as an example, LANE and ALBEE's study of schizophrenia as related to school IQ scores (Study L). They found that schizophrenics in general had lower IQs than their siblings but that those with symptoms of "turning against the self" did not. Since it is well known that psychiatric diagnosis in most hospitals is a very unreliable procedure, it seems likely, given the U.K.-U.S. study showing the overdiagnosis of schizophrenia and underdiagnosis of depression in American hospitals (COOPER, 1970), that many of these cases with "turning against themselves" as a symptom would not have met research criteria for schizophrenia had they been systematically interviewed. Their inclusion may have led to an underestimation of the true association of low IQ with schizophrenia.

J. Problems of Case Loss

While prospective studies are particularly susceptible to case loss, it can be a serious problem in follow-back studies as well. Follow-back studies can be biased by selectively failing to locate some cases in early records. It is often difficult to tell in reports of follow-back studies how much sample loss has occurred, because the *selection* criteria are often stated as simultaneous appearance in records of both time periods. If there were Time 2 interviews, as suggested above, sample loss could be estimated because the researcher would know whether to *expect* to find the case in the early (Time 1) records.

The chief protection against case loss in real-time prospective studies is foresight—asking at Time 1 for ample identifying information, including birth dates of the subject himself, and parents' and siblings' names and birth dates as well so that if the subject himself is difficult to locate in the future, at least some relative likely to know his address is locatable. It is also advisable at Time 1 to request written permission from the subject or his parents to search records that can help in later location: school records, police records, vital statistics, tax rolls, or registers.

In "catch-up" prospective studies and follow-back studies, one must depend on data collected for other purposes, which may be both inaccurate and incomplete. It is wise to choose the agency whose records will form the population being sampled on the basis of the quality of the records that will furnish the identifiers. Not only should these data be accurate and plentiful, but they should have been collected at *first* contact with the individuals listed. Otherwise, there will be more identifying data for those who have had most treatment, most welfare payments, attended the school longest, or had most arrests. If those receiving most services have most identifiers, they will be easiest to locate and therefore overrepresented at follow-up. When they are compared with a control group, the agency may appear to have had more effect for good or ill than it really has had.

In the United States, concerns about privacy and decreasing reverence for the medical profession and science in general have combined to reduce research interview acceptance rates. The understandable concern that high refusal rates may mean inaccurate results has even led to talk of abandoning survey methods of evaluation. Fortunately, most studies of the effects of sample loss show that refusals do *not* tend to be biased toward either good or poor adjustment as indicated by available record indices. The same cannot be said, however, for losses due to failure to locate cases. Those with extremely poor outcomes — i.e., who die, or go to jail, or to hospitals — are easy to locate, but among the noninstitutionalized survivors, the well-adjusted are generally easier to find than others, because they have more stable residences and maintain contact with relatives.

The relative nonavailability of cases with more deviant adjustments is a problem not only in evaluation at follow-up but also in case selection at Time 1. As KANDEL (Study K) showed, children not in school on the day on which baseline measures of drug use were taken were disproportionately heavy users. She found this effect again at Time 2: those who had been present at Time 1 but were not in the classroom on the day of follow-up had been heavier users at Time 1 than those still available. BALTES et al. (1971) similarly found that adolescents available at school for a repeat of an IQ test had higher scores on the original test than had adolescents present only on the first occasion.

Case loss may not be a serious matter in studies of predictors of change. If there are strong relationships between predictor and outcome in the total sample, they will appear even if the sample has become somewhat biased by selective case loss. For studies attempting to obtain accurate estimates of the true prevalence of problems, however, case loss inevitably creates errors. There appears to be no statistical adjustment that can compensate adequately for these lost cases. The best strategy is to lay the groundwork ahead of time for high recovery rates and then do one's best to avoid losses. Although the effects of the losses on estimates will always be unknown, if their number is small, the two estimates calculated on the assumption first that the missing cases all had good outcomes and second that all had bad outcomes will be close together, and the true rate will be somewhere within that narrow range. In studies requiring multiple data collections during the follow-up interval, it is difficult to follow all cases at *each* contact. The researcher should at least designate *one* data collection occasion as the most crucial one and try to reassess *all* cases on that occasion. The most crucial reassessment will usually be the final one.

The concerns about missing cases apply to control as well as to index cases in longitudinal studies. Allowing substitution for hard-to-find control subjects will result in exaggerating differences in outcomes between index and controls. Like index cases, easier-to-find control subjects are also likely to be more stable.

K. Analyzing Results

Longitudinal studies clearly have advantages over cross-sectional studies in reaching solid scientific conclusions about the way in which a child's own characteristics or his background at one point in time can affect his later life, about early childhood traits that are durable over time as compared with those that are short-lived, and about early indicators of later liability. Yet the accumulation of complicated bodies of data from distinct time periods sometimes presents awesome challenges to the data analyst. The dangers of drawing easy but incorrect conclusions from longitudinal studies have been spelled out eloquently by CAMPBELL and BORUCH (1975). They call our attention to two serious problems: first that matching, whether we are matching controls to index cases or matching index cases with one kind of pattern of symptoms to those with a different pattern, is never fully successful. Matching is attempted for those background factors thought likely to have made some contribution both to the occurrence of the index case and to the final outcome. As an example, assuming poverty in childhood contributes both to delinquency and to adult crime rates, when we want to learn the effect of delinquency on later criminality, we match control cases to index cases on poverty level in childhood in order to be able to conclude that differences in outcome are delinquency rather than poverty effects. Not content with poverty alone, we may match as well on other background factors—criminal parents, overcrowding, large sibships—until the controls are, insofar as we can tell, from identical settings as the delinquents. If these background factors are powerful predictors, when all occur together the rate of delinquency in children from such a background may be very high—perhaps over 80 percent. When we look for a nondelinquent "match" from the same highly delinquigenic background, we either find a "superchild," whose unusual strengths have protected him from responding to these background factors in the usual way, or more probably, we settle for a match less good than we would like. Even when we appear to obtain perfect matches, defined as falling into all the same background categories as our index cases, our matches are probably still imperfect. Take poverty again. To match on this variable, we define a category as "less than X units of income per month" and call those in it as living "in poverty." If poverty and delinquency are in fact related in the real world, we will find the mean earnings of delinquents' families within the poverty category lower than the mean earnings of the nondelinquent control families in the same category. The controls will be clustered just below our upper limit—like goldfish feeding at the surface. We can improve the matching by dividing income into finer categories, but the pressure to reestablish the "natural order" will always be exerting itself, within any categories we define.

CAMPBELL's other warning (CAMPBELL and ERLEBACHER, 1970) is that because all measurements are subject to error, all follow-up studies are biased by regressions to the mean. The argument is that low initial values are more likely to be the products of errors in the low direction, while middle initial values are equally likely to be the products of errors in either direction, and high values are more likely to be the products of errors in the high direction. As a result, at Time 2, there will be "improvement" in low IQ or reading scores or in high symptom scores just by chance. Since we often are interested in changes only in children who begin at the "problem" end of the scale, we fail to notice that the "utterly healthy" have moved toward the mean about as much as the "sick" have improved. We are thus in danger of reading improvement into our results and interpreting any treatment as successful even when it made no difference. Preventing this error is one of the most important functions of control groups.

Stimulated by these caveats, there has been a great ferment in recent years among statisticians in developing methods for handling the statistical analysis of change in ways that can simultaneously control on a variety of predictor variables and assess the net contribution of each when all other factors are held constant. The newest developments also allow measurement errors to be taken into account. This is not an appropriate place (nor am I qualified) to explain these developments in detail. But the serious reader is referred to work by JÖRESKOG and SÖRBOM (1976), HEISE (1970), and GOODMAN (1970). While these new methods are mathematically elegant, they usually require large samples and interval measures that our crude, clinical assessments simply cannot provide.

Actuarial statisticians have developed widely used techniques for demonstrating the effects of predictors such as marital status and prior illness on life expectancy. These techniques can be applied to all sorts of outcomes other than death. While not elegant mathematically, they are appropriate for cruder data and they do handle the problems of the amount of the risk period through which cases have passed. Those interested in applying actuarial methods to life history data are referred to TIETZE (1968), ROSENBERG (1962), and ROBINS and WISH (1977).

While it is well to consider the new statistical techniques being developed for analyzing data collected at more than one point in time, there remain traditional saisfactory ways of presenting longitudinal data. The most common begin with the classic 2×2 contingency table evaluated by χ^2, which compares a single outcome or predictor for two independent samples. After each outcome or predictor has been looked at one at a time, those significantly distinguishing the two groups are allowed to compete in some form of multivariate analysis.

Difficulties in following this simple analytic program occur when the categorization of the data has not been settled before data collection begins. Some of the early real-time prospective studies (e.g., Studies A and E) collected their data *via* diverse methodologies (observations of play, psychological tests, free interviews, school records, physical examinations) and at many time periods. For these studies, before any analysis could proceed, judges had to read the whole collection of many years of observation, interviews with mothers, tests, etc., and transform them impressionistically into rankings. The result is that the final ranks have no clear operational definitions. When KAGAN (Study E) reports that aggression is the most stable personality trait, it is not clear that the aggression scored in a three-year-old is really the same trait as what is called aggression in adults aged 18 to 30.

With the advent of computers, the sensitive judge trying to absorb the total record is no longer necessary. It is now possible to enter data into the computer in detailed fashion and use computer programs to summarize it. An interesting example using factor analysis for this purpose appears in Study M. This study has summarized children's symptoms into empirically based patterns that can be used as diagnostic syndromes.

L. What Longitudinal Studies of Children Have Taught Us

The questions that longitudinal studies have successfully answered are those dealing with 1) the prevalence of various types of children's problems in the population at large, in children of various ages, in girls as compared with boys, and in children in different social classes; 2) the correlations between various childhood problems; 3) the likelihood that particular problems or personality characteristics will persist or remit; 4) the identification of treatment or intervention effective in changing the likelihood of the persistence of problems; 5) the association of family and other aspects of the childhood environment with the appearance of problems in childhood and with the continuation of childhood problems into adulthood; 6) the association of childhood problems and traits with the emergence of difficulties as adults; and finally, 7) the demonstration that many of the environmental variables and types of intervention commonly believed to influence children's outcomes do not actually do so.

I. The Prevalence of Problems in General Populations

The first decision to be faced in producing estimates of problem rates in a general population concerns the cut-off points defining pathology. Often we use definitions that simply decide *a priori* to consider a certain percentage of the population as "abnormal." To designate that certain percentage as abnormal, we first construct a scale along which a particular characteristic varies, fix the scale's midpoint at the population mean, and call "pathological" those cases that fall more than two standard deviations above or below that midpoint.

In other words we create a standardized scale. The IQ test is the most common example of such a scale, where a score of 100 has been set as the midpoint, and individuals more than two standard deviations below the mean are considered retarded. Sometimes researchers forget that IQ scores mean nothing more than that, and solemnly report that half the children in their sample have low (below 100) IQs! It would be surprising indeed if they did not! National reading evaluation tests, like the IQ, are standardized scales, designed so that a fixed proportion will be defined as backward readers. Once so defined, the lowest group is offered remedial efforts. It is important to remember that the determination of how many poor readers will qualify for help is entirely an *a-priori* one. It merely reflects how much investment the society plans to make in improving reading; it is not an absolute measure of reading disability! Thus the finding that 6.5 percent of ten-year-olds on the Isle of Wight (Study T1) are backward in reading is chiefly useful as a baseline against which children from specially disadvantaged or advantaged backgrounds, with or without psychiatric problems, can be contrasted.

Estimates for psychiatric disturbance do not have such a predetermined distribution of scores in the general population, in part because no standardized measuring devices like IQ and reading tests exist. Indeed, estimates of impairment rates vary widely in normal populations, depending on the criteria applied. For example, RUTTER (Study T1) found a prevalence of 8 percent for psychiatrically disturbed 14-year-olds when he based his estimate on teacher and record data, but after he obtained questionnaire responses, his estimate rose to 21 percent, the increase due principally to self-reports of "often feeling miserable." In the National Child Development Study (DAVIE, Study P), first-grade teachers were asked to identify children who would hardly ever sit still. They named 11 percent of the boys and 5 percent of the girls. Teachers were also asked to assess children on the Bristol Social-Adjustment Guide, and scored 14 percent in the "maladjusted" range. In their sample of 136 children followed from birth to adolescence, THOMAS and CHESS (Study V) identified a third with serious enough emotional problems at some time in their childhoods that help was sought. The Study V sample was especially predisposed to seek psychological counseling, being New Yorkers largely from the professional class who had been induced to participate in the study in part by the offer of professional help to the child. Nonetheless, the authors judged the problems presented *not* to be trivial.

These widely diverse estimates make it clear that different methods yield different results. Yet however one looks at the problem, there seems to be a considerable number of children thought by themselves or others to have psychological problems. It also seems clear from RUTTER's follow-up (Study T1) that problems increase between the ages of 10 and 14. Using the same criteria at both ages, RUTTER identified 11 percent as psychiatrically disturbed at age 10, and 16 percent at age 14. The addition was chiefly among girls, and chiefly in the area of neurotic disturbances, rather than in learning or conduct problems.

Boys not only show problems earlier, but they have a different spectrum of problems. Among those found to predominate in boys at age seven are hyperactivity, reading problems, enuresis, hostility, withdrawal, and restlessness. Young girls exceed young boys only in anxiety (DAVIE, Study P).

In addition to the increase in psychological disturbance with adolescence, there are changes in attitudes that may be upsetting to family and school. As children reach high-school age, they typically become less conventional in their attitudes, less convinced that school achievement is to be sought, more independent, less attached to their parents, and less religious—or so a recent study that followed them for four years found (Study J). These findings confirm lay views of adolescence as a period of exploring new values and separating oneself from parental views. It should be remembered, however, that this study represents only a brief historical period, and one in which there was a marked upsurge of rebellion in adolescents. To demonstrate that these changes are typical of adolescence in general, replications in different historical periods would be necessary.

II. Correlations Between Problems

One of the most important contributions of follow-up studies has been the demonstration of the association between problems of different types. Finding associations between behaviors we had previously perceived as discrete suggests that they may actually be part of a common syndrome, or if not, may share some of the same causes. When behaviors are associated, we begin to look at them in a broader context—as indicators of some underlying process rather than as single symptoms. Thus for many years, there was a great deal of speculation in the literature about the causes of alcoholism. Theories coming from psychoanalysis focused on drinking as an *oral* activity, and looked for its causes in infantile oral experiences. Newer research, however, has found that early drinking occurs in the very same children who are delinquent, drug users, and sexually advanced (Studies J, R 2). If children indulging in forbidden sexual contacts are the very same children indulging in forbidden drinking, it makes it difficult to argue that drinking represents fixation at a pregenital stage of sexual development.

All the behaviors we have just identified as occurring in the same children—drinking, sex, and delinquency—all appear to come from a single conceptual realm: they all represent resistance to authority. There are also examples of related behaviors from other single conceptual realms. For instance, RUTTER (Study T1) has found low IQ and poor reading to be associated with poor performance on school achievement tests, associations that we could have anticipated, since school performance should be a function of both native ability and successful learning. The more interesting results, however, are associations discovered between problems that seem to come from different realms. Poor reading is associated not only with IQ and attendance, but also with general maladjustment (Studies P and Q) and psychiatric disorder (Study T1), particularly conduct disorders. Poor reading is additionally associated with neurological disorders such as epilepsy and cerebral palsy. One connecting link may be IQ, which is also associated simultaneously with conduct disorder and neurological abnormality (as well as with bronchitis, speech impairment, and left-right confusion) (Study T1). However, IQ is not the sole explanation, since children with conduct disorders read even more pooly than their IQs would lead one to expect (Study T1).

Another reliable association found through longitudinal studies is that between enuresis and conduct disorders (Studies R1 and T1) – again an association that is by no means obvious. The association is an intriguing one, since enuresis can be alternatively interpreted as a delay in maturation or as a refusal to conform to family norms.

Not only problems but desirable behaviors have been shown by longitudinal studies to be strongly correlated. DOUGLAS (Study Q) found, not surprisingly, that well-adjusted, non-neurotic students did best in the "eleven-plus," the examinations that English schools used to assign students into academic or general education tracks. Gifted children (Study U) were found to score above average on health, physical attractiveness, and athletic ability. While these findings are consistent with later results, they were surprising at the time, when there was believed to be a law of compensation at work that made bright children athletically or socially inept. The only suggestion that there may be some slight penalty to be paid for having unusual assets is KAGAN and FREEMAN's (Study E) observation that, for girls only, high IQ is associated with aggression, independence, and less dating behavior in high school. (This study was also done a number of years ago. Given the changes since then in views of proper roles for women, it is no longer so clear that these are adverse consequences.)

III. Persistence and Termination of Problems

Discovering the prevalence of problems in general populations and the correlations between different problems is a by-product of longitudinal studies, but similar results could have been obtained in cross-sectional research. The special role of longitudinal studies is in observing change over time. Observations over time lend themselves to two broad goals: discovering which childhood problems persist and which remit, and discovering predictors of future problems.

We noted previously that the prevalence of problems increases between ages 10 and 14, and that the ratio of boys to girls decreases, as girls begin to catch up with the boys' higher early rate. This increase in overall rates and equalizing of the sexes could be due either to the disappearance of young boys' problems and the onset of new types of problems common to both sexes in adolescence, or to the persistence of young boys' problems and the addition of girls' problems in adolescence.

RUTTER (Study T1) found that the latter alternative was the one that actually occurred. Very few of the boys diagnosed as having a conduct disorder at 10 had recovered from it by 14, nor did those with reading disability overcome it. Many studies (Studies C, G, R1 and R2) agree that delinquents have a high risk of continuing their criminal behavior, although the frequency of rearrest begins to taper off in the middle twenties. These studies also agree that continuity of crime is greatest when the juvenile crime was more serious, when the first delinquency occurred at a very young age, and when the juvenile offense led to institutionalization. KAGAN and MOSS (Study E) found that aggressive boys remained aggressive men, and indeed aggressivity was the most stable personality trait in their sample. LANGNER (Study M), following New York City children for five years, found fighting, conflict with parents, delinquency, and "mentation problems" (i.e., academic problems) all to continue or worsen over the five-year period. HEBER (Study I), following the offspring of mentally deficient mothers as control subjects for his treatment project, found that their slightly low IQs in early childhood dropped increasingly with age. Thus there is ample evidence that the conduct and learning problems typical of the disorders of early childhood are often persistent, although it is also clear that many children with early problems improve.

LANGNER (Study M) presents the best evidence about the ages at which these various handicaps stabilize enough to allow them to be used predictively. He found that antisocial behavior becomes stable at about age ten, while conflict with parents and mentation problems are stable much earlier—about age six. On the positive side, early high IQ and early school achievement are also stable, as TERMAN (Study U) found for IQ and KAGAN (Study E) found for achievement. The Berkeley Growth Study (Study A) reported trait stability beginning about the age of school entry. Children showing destructiveness, attention seeking, shyness, somberness, and jealousy at ages six and seven were likely to show the same traits in adolescence.

While findings are remarkably consistent among studies about the stability of antisocial, aggressive, and intellectual problems after the first school years, studies differ in their findings about the stability of neurotic traits. DOUGLAS (Study Q) found that children least well adjusted, i.e., "neurotic," tend to deteriorate in school performance after age eight. RUTTER (Study T 1) found some consistency for neurotic traits, but much less than for conduct problems. Of Isle of Wight children judged neurotic at ten, half were healthy at 14, as compared with only one-fourth of the conduct disorders. Still, neurotic children were more likely to be affected at 14 than were children free of symptoms at ten, particularly if they had been seriously enough affected to require hospitalization. ROFF (Study S) found little relationship between neurotic symptoms as recorded in a child guidance clinic and success in military service, suggesting that the neurotic symptoms either remitted fully or became mild. LANGNER's (Study M) findings may be the key to bringing some order out of the chaos of contradictions about childhood neurotic symptoms. He found that over a five-year interval, a number of "neurotic" symptoms did get better: dependence, repetitive motor behavior, delusions and hallucinations, and social isolation. However, he points out that only one of these social isolation—had been associated with the overall impairment score in his initial survey. He found that anxiety, the classic "neurotic" symptom, did not become a stable characteristic until adolescence. His results would indicate that *most* neurotic symptoms in children are both mild and transitory. The more serious and incapacitating ones, and those arising in adolescence, may be a good deal more stable.

Studies of general populations of children often group together all symptomatic children whose problems are neither in the aggressive, disciplinary problem realm nor learning problems into the residual category "neurotic." In this "catch-all," along with children with anxiety, fears, and overdependence, there is a very small group with serious mental illness. Unlike the rest of the children in the "neurotic" category, these seriously disturbed children have extremely poor prognoses. Childhood psychoses, as shown in follow-up studies by RUTTER and LOCKYER (Study T2), BENDER (1973), ANNELL (1963), EATON and MENOLASCINO (1967), and EISENBERG (1957) are very serious disorders indeed, rarely remitting and extremely disabling.

Although studies differ in their categorizations of childhood problems, there is great consistency in the finding that personality, achievement patterns, social skills, and aggressiveness are largely set well before abolescence into patterns that are likely to be liabilities or assets for a lifetime. Thus the treatment of children with serious impairment in these areas is important not only to provide immediate relief but for the child's long-term adjustment.

IV. The Identification of Successful Treatments

Treatment evaluation is the form in which the follow-up study can function as a true experiment. Ideally, children are randomly assigned to treatment and control groups, the treatment process is carefully specified, and evaluation of outcome is blind and unbiased. While this ideal design is familiar and well accepted, attempts to carry it out have been surprisingly rare, and those studies that have made the attempt often find that dropouts badly mar the equality of treatment and control groups that was initially achieved by random assignment. In addition, the outcome criteria used have often been so general that one can only tell in the positive studies that *some* positive effect has occurred, not its nature. Where outcome measures have been explicitly defined, it is often found that improvements have been achieved in psychological test scores or teachers' impressions, while measures such as academic achievement and rates of arrest for delinquency, which would be more meaningful for the child's future, remain distressingly unaffected (GITTELMAN-KLEIN and KLEIN, 1976).

In all, there have been few studies showing significant long-term effects of treatment (ROBINS, 1973). Even worse, there have been some showing significant adverse effects. McCORD (Study C) reports results of a treatment program in which counselors tried to help boys and their families in every way possible, including tutoring, medical attention, summer camps, and recreational programs. Followed 30 years later, the treatment group had more early deaths, more high blood pressure and heart trouble, worse jobs, more job dissatisfaction, and more repeated arrests. Another study with disturbing results (Study O) followed three years later children who had been assigned at age four to four types of preschools and to a control group. The experimental children in all programs were advanced compared to controls on entering first grade, but by grade two, treated children all showed declining IQ scores and children from three of the four programs had lower scores than did the untreated controls. Girls particularly seemed to suffer detrimental effects. Thus it appears that psychological as well as physical treatment can result in unanticipated noxious effects.

One well-designed study by HEBER (Study I) presents more cheering results. The offspring of 20 women with markedly low IQs were placed in day care before six months of age, and intervention was continued until age six. In day care, the children were offered an unusually intense learning environment. At age seven, the index children continued to show remarkably high IQ levels when compared both with a control group of offspring of women with equally low IQs and with their own older siblings.

This last study, if its results are confirmed in larger samples, will join a small select group of proven successful treatments for children's psychological problems. Follow-up studies of behavior modification techniques have produced impressive short-term results in home and classroom, and desensitization has effectively reduced childhood phobias (ACHENBACH, 1974). It is interesting that treatment has shown its most enduring positive effects with regard to those childhood symptoms—fears—that have a high rate of spontaneous remission.

V. The Association of the Family and Other Childhood Environments With Problems

The family factors most often proposed as predictors in follow-up studies include family size, broken homes, illegitimacy, adoption or foster placement, socioeconomic status, supervision by parents, attitudes of parents toward the child, parental expectations for his achievement, behavior problems in the parents and siblings, and psychiatric disorder in the parents. The difficulty in assessing the role of these family variables is that they are all strongly intercorrelated. Families of low socioeconomic status have more illegitimacy, more breaks, more very small or very large sibships, offer less supervision (in part because poor mothers have to work), have less expectation that the child will receive higher education, include more parents who are criminal, mentally retarded, alcoholic, or schizophrenic. Because of these intercorrelations, a longitudinal study that chooses one or another of these characteristics to show that it predicts bad outcomes in the child could often have come to the same conclusion had it picked any other from this list of variables. It is only when some of the descriptors are held constant while the relationship of another to children's problems is examined that we begin to get a hint as to what the causal mechanisms might be and therefore what aspects of family pathology are most important.

Clearly there is a marked association between families with some or all of these characteristics and both school failure and conduct disorder in offspring. For instance, FARRINGTON and WEST (Study X) have found an association between low social status and delinquency. Low status has also been implicated by DAVIE (Study P) in poor reading, poor mathematics skills, and poor social adjustment as measured by withdrawal, dependency, hostility, and restlessness. RUTTER (Study T1) also found an association between social status and adjustment, which disappeared when he controlled for IQ. However, DOUGLAS (Study Q) found the association of low social status with school problems not to depend entirely on the inheritance of low IQ, since the association continued even when the child's IQ was kept constant. The association might have additionally depended on the poorer school attendance of his lower-status children. Further evidence that the family's social status has an effect independent of IQ comes from the study of gifted children (Study U), which found that social status in childhood continued to predict adult occupational status even in this group where all IQs were very high.

Status in childhood continues its effects into adulthood. HAVIGHURST (Study H) found that lower class status of school children predicted poor adjustment in their early twenties; ROFF (Study S) found that men of lower-class backgrounds were more likely to be diagnosed as having conduct disorder in the military service, but were not more likely to be discharged for neurosis.

Coming from very large families has been shown to depress IQ scores, although by only a small amount, with the effect most pronounced in the later-born children (RECORD et al., 1969) and in children closely spaced (ZAJONC, 1976). The negative effects of large families on other aspects of adjustment have been reported repeatedly. DAVIE (Study P) found large sibships associated with poor reading and poor adjustment in first grade; DOUGLAS (Study Q) also found them associated with poor school achievement. Similarly RUTTER (Study T1) reported a relationship of large families with deviance at age 10, as did FARRINGTON and WEST (Study X) with delinquency. ROBINS (Study R1) found coming from large families added to the risk of sociopathy in adulthood.

Next to social class and family size, the family variable most often reported associated with children's problems is the broken home. The association of the broken home with official delinquency is a well-established one, recognized in the early part of this century and reaffirmed more recently by the GLUECKS (Study G) and by FARRINGTON and WEST (Study X). Broken homes are associated as well with behaviors of an antisocial type that do not come to official attention, as RUTTER (Study T1) has shown. ROFF (Study S) has similarly shown an association between broken homes and bad-conduct discharges from the military. Among gifted children (Study U), broken homes were related to low occupational status and to a second generation of broken marriages.

Families can be broken in various ways and for various reasons: the child may be sent away to relatives, foster parents, or an adoptive home; or a parent may leave, die, or be institutionalized. A child may be born to a mother and father who never lived together. Following the break, the child may live in a variety of settings: with a parent, with relatives, with foster parents, or in an institution. Many studies have now shown that the *type* of broken home, as reflected in its cause and consequences, is an important predictive factor. Thus ROBINS (Study R1) found that the effect of the broken home in predicting sociopathy was entirely attributable to the problems in the parents that led to their divorce, separation, and institutionalization. Quarreling antisocial parents who remained together were no improvement as far as their offspring's adult diagnosis was concerned.

DOUGLAS (Study Q) has shown the importance of the type and time of family breakup. Early breaks (before the child is six) caused by divorce or separations were found strongly associated with sons' delinquency and with daughters' having an illegitimate child. The National Child Development Study (Study P) compared illegitimate children who remained with the mother and those adopted. Most of those adopted ended in middle-class homes, while most of those remaining with their mothers lived in lower-status one-parent homes. Further, adoptive homes offered a high level of parental interest in school achievement, while maintaining equally small sibships as did the setting with the natural mother. Apparently as a result of these relative disadvantages, children kept by the mother had lower school achievement and more adjustment problems than did the adopted children. Despite the assets of the adoptive home as compared with the average "intact" family in terms of income and small sibships, adopted boys, but not girls, nonetheless had more problems with coordination, restlessness, and adjustment than did children from intact families, although they did better in verbal achievement.

The fact that adopted children do as well as legitimate children living with their natural parents on most measures of ability and adjustment suggests that adoption may be the most successful preventive measure available. Since adopted children share with other illegitimate children many of the high-risk indicators — young mothers, poor prenatal care, and small birth weight — their normality at follow-up is probably attributable to their better environments, although screening does prevent the adoption of those illegitimate children with the worst prognoses.

The illegitimate child left with his mother is clearly at a major disadvantage, no doubt in part because of objective deprivation, but apparently also in part because he was unwanted. The dismal outcomes for children born to mothers who do not want them was underscored by a follow-up (Study F) of children born to mothers who had been refused abortions. As compared with the next child in the birth registers, they had more delinquency, more psychiatric care, and were more often educationally subnormal.

A final interesting but controversial discussion about parents' effects has grown out of the attempts to study the genetics of schizophrenia by comparing the offspring of schizophrenics with the offspring of control mothers. Not only has an excess of schizophrenia been identified in these children, but also an excess of alcoholism and drug abuse (SCHULSINGER, Study N). To what extent this represents the genetic contribution of the schizophrenic parent and to what extent it reflects the effect of assortative mating between schizophrenic women and antisocial men or the effects of family breakup due to the mother's illness is still unsettled.

Siblings as well as parents can have important effects on outcome. FARRINGTON and WEST (Study X) and ROBINS (Study R 2) have found that having delinquent siblings increases the risk of delinquency. TERMAN and ODEN (Study U) found that bright and successful siblings increased the probability of achieving a high occupational status for bright children.

In addition to family influences, longitudinal studies have explored cultural influences on children's outcomes. RUTTER (Study R 1) found rates of disorder twice as high in an inner London community as on the Isle of Wight, and WOLFGANG (Study Y) found a strong impact of race on delinquency rates in Philadelphia.

There is a difficulty in assessing the impact of cultural influences, because ethnic status and residence are highly correlated with family variables. Black boys in Philadelphia (Study Y) and inner-city Londoners (Study T 1) are much more likely to have broken homes, arrested parents, low socioeconomic status, and large sibships than are the groups with whom they are contrasted. As mentioned previously, when populations vary profoundly along such dimensions, matching and statistical controls can never fully overcome the differences between them. Therefore even attempts to show the effect of one variable holding another constant may not be adequate to *prove* a relationship, though they are often adequate to *disprove* one. Thus ROBINS (Study R 1) was able to show that low social class in childhood was no longer an important predictor of adult psychiatric status once the parent's level of antisocial behavior was taken into account.

Among the family and background factors that have been found to remain predictive of children's outcomes when factors correlated with both background and outcome were held constant are: large families predict poor school achievement, holding social status constant (Study Q); low social status predicts poor reading and social adjustment holding constant family size, mother's age, and child's legitimacy (Study P); low social status predicts delinquency holding constant family size (Study X); criminality in biological parents of adoptees predicts their criminality, holding constant the criminality of the adoptive parents (Study D1).

How children's infractions of the law are handled by the legal system seems to play an important role in the child's later adjustment. While no particular form of treatment of delinquency has generally been found to reduce the likelihood of recidivism, studies of the diversion system (i.e., whether infractions lead to appearance in court and incarceration) have generally shown that more formal and severe handling of juvenile offenses has been associated with worse outcomes (Studies R 1 and 2, S, Y). It is always difficult in a nonexperimental study to be certain that delinquents treated with greater severity were not initially more seriously delinquent or from more disadvantaged homes. But efforts to hold seriousness of the offense and background factors constant have not been able to wipe out an apparent independent effect of the way the child was handled. Study Y did not find this effect for the first offense, but did for subsequent offenses.

VI. The Association of Childhood Problems and Traits With the Emergence of Later Difficulties

Some of the characteristics portending later childhood difficulties can be detected at birth. Children born both too early and too late have been shown by the National Child Development Study (Study P) to have poorer school achievement and more physical incoordination at age seven. These results are well substantiated in a number of studies, including that by BARKER and EDWARDS (1967), where premature infants were also found to be at high risk for a number of physical disabilities — epilepsy, cerebral palsy — which in turn are associated with later adjustment problems.

Hospital admissions in early childhood were found by DOUGLAS (Study Q) to forecast a variety of problems in adolescence: conduct disorder, reading problems, and delinquency. In general, however, traits prior to school age, except in the severest form such as childhood psychosis and extremely low IQ, have not been shown to predict later outcome (Study A). CHESS and THOMAS

(Study V) attempted to link temperament in the first year with the appearance of psychiatric problems in later childhood. The only significant relationship they found was with activity levels, and this finding itself was unstable, since the same trait in the second year of life was no longer significantly related to later psychiatric problems.

Once children reach school age, however, stability greatly increases. A variety of indicators of trouble in elementary school are strongly related to both adolescent and adult outcomes. Among substantial predictors of later delinquency are recklessness or "daring," resistance to teachers' authority, fighting and aggressiveness, unpopularity with peers, low IQ, school failure, excessive absence, hyperactivity, reading retardation, and poor grades (Studies G, H, R 2, X, and Y). Similar behavior traits are associated with later alcoholism (Studies C, R 1 and 2, U), poor work adjustment (Studies B, H, R 1 and 2), and adult smoking (STEWART and LIVSON, Study A).

Perhaps the most general of all childhood predictors is low IQ. It has been shown to influence not only delinquency, reading problems, and likelihood of completing school, but also smoking (Study Z), early marriage and poor work adjustment (Study H), and later psychiatric problems (Studies L, T 2 and W). Both WATT (Study W) and LANE (Study L) found some relationship between low IQ and schizophrenia. LANE in addition has demonstrated that schizophrenics' premorbid childhood IQs showed less correlation with their siblings' IQ than do normal children's, suggesting a possible neurological basis for the disorder demonstrable early in life.

Almost as broadly predictive of later difficulty as low IQ is early aggressiveness. HAVIGHURST (Study H) found it predicted generally poor adjustment in the early twenties, as well as poor grades in high school, smoking, and nervousness. ROBINS (Study R 1) found that it predicted a host of adult problems, including criminality, low socioeconomic status, poor job performance, marital instability, drinking problems, poor performance in the military, isolation from relatives, impoverished social relationships, and geographic mobility. One of its most common early effects is to increase the risk of delinquency (Study X).

Delinquency in turn has profound implications for later adjustment. The GLUECKS (Study G), ROFF (Study S), and ROBINS (Study R 1) in following delinquents into adulthood, found not only a high rate of criminality but also poorer health, vagrancy, conduct problems in the military, financial dependency, drinking, marital friction, rejection of traditional social relationships such as church and voluntary organizations, promiscuity, gambling—indeed increased rates of problems along almost every dimension of poor adult adjustment.

There is no question, on the basis of these longitudinal studies, that school failure, delinquency, and aggressiveness are all predictors of a host of later adjustment problems. Work by the JESSORS (Study J) clarifies our understanding of how such different kinds of behaviors in childhood can have so similar and generalized an effect. The JESSORS found that one could predict transitions of school-aged children into drinking, loss of virginity, marijuana use, and delinquency about equally well, whichever behavior appeared first. In addition, a drop in achievement orientation, a loss of interest in religion, a shift toward peers and away from parents as the source of values all predicted that in the next year, whichever of these behaviors had not yet occurred would be likely to be tried. They interpreted these findings to mean that there is a normal development during adolescence in the direction of opposing adult values and that the selection of specific acts is largely a matter of chance. ROBINS (Study R 1) also found some evidence for a generalized predisposition to deviance in that the variety of previous deviant behavior was the best predictor of further problems. However, there also seemed to be some more specific relationships, so that early poor school performance predicted school dropout and marijuana use predicted trying other drugs, even when the variety of deviant behavior was constant.

The Berkeley Growth Study (Study A) sought predictors of adjustment at various ages, the last report dealing with adults at age 30. For girls the principal predictors of adult maladjustment were finicky eating, excessive modesty, and excessive dependency in the pre-adolescent period (age 11 to 13). For boys there were two alternative patterns leading to poor psychiatric health. One was the introverted, shy, and somber boy; the other a quarrelsome, negativistic boy with temper tantrums.

At present, evidence for predictors of an antisocial adult adjustment are much more substantial than are predictors of adult neurosis. ROFF (Study S), for instance, searching child guidance clinic records for predictors of a discharge from service for psychoneurosis, found only having been referred to the clinic by a physician and having poor peer relationships, while there are many predictors of rejection and discharge from service for bad conduct: police referral, low IQ, being older, fewer years of schooling, and again, poor peer relationships. While ROBINS (Study R 1) and RUTTER (Study T 1) both found some increased risk for disturbance in later life associated with children's neurotic symptoms, the stability and strength of these relationships were considerably less impressive than for relationships between antisocial behavior in childhood and later problems.

The search for the later significance of childhood symptoms has helped to clarify important diagnostic issues. RUTTER and LOCKYER (Study T 2), for instance, were able to show that childhood psychosis does not turn into adult schizophrenia, and ROBINS (Study R 1), WATT (Study W), and the Dallas studies (MICHAEL et al., 1957) were able to show that, contrary to clinical impressions, male schizophrenics as children are not typically shy and retiring, but on the contrary are described by teachers and in child guidance clinic records as less conscientious, less agreeable, and somewhat more aggressive than other children. ROBINS (Study R 2) and JOHNSTON (Study Z) were able to show that drug abuse was not simply one aspect of a general antisocial pattern, since, unlike truancy from school, delinquency, and incipient alcoholism, it was not related to lower class status, broken homes, or poor achievement in elementary school.

VII. Some Important Negative Findings

In the preceding pages we have emphasized the most solid associations found in longitudinal studies between family and social settings and children's behaviors, and between children's characteristics in early childhood and their later success or problems. To complete the picture we must emphasize the many reliable *negative* findings—findings of no association between background and later outcome.

1. Violent and aggressive behavior patterns do not appear in adults if they have been absent in childhood—except of course in the context of a specific physical or psychiatric disorder like mania, drug intoxication, or temporal lobe epilepsy (Study R 1).

2. Social and cultural environments which are not reflected in the under-the-roof culture of the child's home (e.g., in family discord, parental deviance, or overcrowding) have little impact on delinquency. Thus the child living in a well-functioning home located in a high-delinquency area is about as unlikely to become delinquent as is a child living in a low-delinquency area (Studies R 2, X).

3. Family breakup *per se* is not an important predictor of delinquency. There is no elevation of rates when the breakup is due to death. When parents are deviant, delinquency is equally common when parents do and when they do not separate (Study X).

4. Children of working mothers do not perform worse in school, at least not if the mother's working is delayed until the child starts school (Studies P, R 2).

5. Parental neurotic problems do not lead to delinquency in children (Study Q).

6. Most of the difference in delinquency rates between schools can be explained by the kinds of children who attend them, rather than by the school's own environment (Study X).

7. Pre-schizophrenics' IQs do not decline over the childhood years (Study L).

8. The contribution of the biologic parents to schizophrenia is not the result of the schizophrenic mother's providing a poor intrauterine environment, since the risk for offspring of male schizophrenics is no different from that of female schizophrenics (Hanson et al., 1976).

9. The association between parents' and children's deviance is not principally explained by the child's modeling his behavior on the parents', since a) children separated from the parent have rates of problems similar to those with the affected parent in the home (Study R 1); b) adopted children without criminal biological parents do not have increased rates when the adoptive parent is criminal (Study D 1); and c) younger delinquent siblings account for as great an increase in the risk of delinquency as do older delinquent siblings (Study X).

10. Neurotic symptoms do not protect children against becoming delinquent, although they do not increase the risk (Studies R 1 and X).

11. Birth complications are not associated with delinquency or schizophrenia (Studies N and X).

12. Shy, withdrawn boys are not at high risk of schizophrenia (Studies R 1 and W; Michael et al., 1957).

Negative findings are in some ways the most important contribution that follow-up studies of children can make. All societies invest a large part of their resources in efforts to improve the mental health of their population. Follow-up studies of children can indicate areas in which it would be a mistake to expect investments to have large payoffs and can point to areas in which none of our intervention methods seems successful, so that we know where better methods must be developed. The negative findings listed above have some very practical implications about what *not to expect* in planning prevention and treatment. For instance, removing juvenile delinquents from the neighborhood into detention centers will probably neither improve their own prospects nor protect their peers from "infection." We know this because institutionalization is no cure for delinquency and because family problems are better predictors of delinquency than are neighborhood rates. Nor will removal of children from problem parents wipe out the inheritance of problems in one generation. We know this because children adopted away from criminal, alcoholic, and schizophrenic parents early in life still have an increased risk of problems.

Positive findings of follow-up studies have provided clear indicators of which children are at greatest risk, so we know for whom we need to discover better forms of intervention. It is the negative finding that antisocial behavior virtually never occurs in adulthood if absent in adolescence, however, that suggests that if we do discover an effective intervention, it can be proven effective fairly promptly, since there is not likely to be massive backsliding in adulthood if we can successfully interrupt the conduct disorders of childhood.

M. A Word for the Future

Follow-up studies of children have taught us that children's problems are highly interrelated among themselves and highly predictive of a wide variety of adult problems. These strong intercorrelations mean that when we *do* develop successful techniques for prevention and intervention, they are likely to have wide-ranging beneficial effects. If we could only treat learning problems successfully, for instance, we might simultaneously get a reduction in delinquency and psychiatric disorders in children, not to mention in all the correlated adult problems such as crime, financial dependency, and alcoholism.

Unfortunately the results of follow-up studies can rarely be translated into suggestions for intervention. While they have taught us a great deal about predicting the *occurrence* of problems in children, we have learned very little about predictors of the *course* of those problems once they occur.

Epidemiologists have provided a useful formula which accounts for the prevalence of any disorder: Prevalence = Incidence × Duration. Thus far almost all our attention has been expended in discovering predictors of *incidence* (i.e., new cases), not of duration. Demographic factors such as age, sex, race, status, and family type have been found to be powerful predictors of incidence, but they have not been shown to be of much help in explaining duration. Predictors of incidence are valuable in planning *prevention* strategies, but they give us no clues as to how best to plan *treatment*, which devotes itself to reducing duration. Monitoring duration in longitudinal studies is more difficult than studying incidence. We must be able to determine not only whether the disorder is present or absent but *when* it disappeared and under what circumstances. The potential contribution of longitudinal research in discovering determinants of the duration of childhood problems is so enormous that it should inspire the next generation of research efforts.

Notes on Studies*

A. Berkeley Growth Study

Study Type: Real-time prospective. *Index Cases:* Subjects were drawn from two initially distinct studies: (1) the Berkeley Guidance Study, which selected healthy full-term babies born in Berkeley over an 18-month period (N=248) and assigned matched pairs as treatment or control subjects; and (2) the Oakland Growth Study, which selected fifth-graders from five Oakland elementary schools (N=212). *Length of Follow-Up Interval:* For the Guidance Study sample information was recorded from birth to approximately age 30 years, and for the Oakland Growth Study from fifth grade to approximately 37 years. Many interim studies used shorter intervals. *Interval Measurement:* Semi-annual in the Growth Study and at least yearly to age 14 in the Guidance Study, but with widely fluctuating numbers of cases contacted at different ages. *Data Sources:* Teacher ratings; interviews with subjects, teachers, parents, siblings, spouses; physical assessments; psychological tests; observations of child's behavior; school report cards; sociometric ratings by schoolmates. *Case Recovery:* Varied widely from study to study. BLOCK, and STEWART and LIVSON both used both samples: BLOCK studying 171 (51%) out of a target group of 336, defined as the treated members of the Guidance Study plus the Oakland Growth Study; STEWART and LIVSON studying 165 (36%) out of 460. LIVSON and PESKIN, TUDDENHAM, and ELDER all used the Oakland Growth Study only, obtaining data on 30 percent, 34 percent and 43 percent respectively. At recovery, spouse and offspring were evaluated as well as the subject himself. *Principal Variables: Time 1:* Characteristics of the family environment (values, democracy, participation) and of the parents (competence, warmth, harmony) for the early studies; children's personality traits, intelligence, school achievement, and economic privation for studies of adults. *Time 2:* Personality types, intelligence, personality, smoking, occupation, general adjustment, behavior, IQ, body build of subject's offspring.

References: BLOCK (1971), BRONSON et al. (1959), ELDER (1974), HUNT and EICHORN (1972), LIVSON and PESKIN (1967), MACFARLANE (1964), STEWART and LIVSON (1966), STEWART (1962), TUDDENHAM (1959).

B. BORLAND: Hyperactive Boys

Study Type: Catch-up prospective. *Index Cases:* 37 white males were selected from old child guidance clinic records if they met five criteria: (1) symptoms satisfied criteria for the hyperactive syndrome, (2) each had a brother, (3) aged 4 to 11 at referral; (4) IQ of 80+, (5) no physical or medical problems. *Control Cases:* Same-sexed siblings. Substituted brothers-in-law in two cases. *Length of Follow-Up Interval:* 20 to 25 years. *Interval Measurement:* None. *Data Sources:* Clinic records; family physicians; school records, including grades

---
* This bibliography was prepared with the great assistance of KATHRYN STROTHER RATCLIFF, Ph.D.

and IQ scores; and interviews. *Case Recovery:* Interviews with 20 index cases (49%) and 19 controls. *Principle Variables: Time 1:* Number of symptoms of hyperactivity, IQ, school achievement. *Time 2:* Adult symptoms of hyperactivity, school success, socioeconomic situation, hyperactivity in offspring.

Reference: BORLAND and HECKMAN (1976).

C. Cambridge-Somerville Youth Study

Study Type: Real-time prospective. *Index Cases:* One boy randomly chosen from each of 253 pairs matched on age (5 to 13), delinquency-proneness, family background and home environment. Pool of subjects came from agency and school recommendations of difficult and average boys in the community. *Control Cases:* The 253 boys *not* selected as index cases. *Length of Follow-Up Interval:* 35 years. *Interval Measurement:* 200 interviewed at about age 23; records searched when they were 31. *Data Sources:* Police, mental hospitals, alcohol treatment centers, questionnaires. *Case Recovery:* 477 located out of 506 (94%). Questionnaire information on 222 (44%); interviewing still in progress. *Principal Variables: Time 1:* Family type, child's delinquency, treatment. *Time 2:* Alcoholism, adult criminal behavior.

References: MCCORD (1976a and b), MCCORD and MCCORD (1959), MCCORD et al. (1960), POWERS and WITMER (1951).

D(1). Danish Adoption Studies: Criminality

Study Type: Catch-up prospective. *Index Cases: Part 1:* 1145 male adoptees born 1927 to 1941. *Part 2:* 143 criminal adoptees whose biological fathers were born since 1890. *Control Cases: Part 1:* 1145 nonadoptees matched on age, sex, occupational status of father and residence. *Part 2:* 143 adoptees not known to the police, matched for age and adoptive father's occupation. *Length of Follow-Up Interval:* Birth to age 30 to 44 years. *Interval Measurement:* None. *Data Sources:* Adoption records, police records, psychiatric register, midwives' reports. *Case Recovery:* Information obtained on 971 biological fathers of 1145 adoptees (85%) and on 1120 fathers of 1145 nonadoptees (98%). *Principle Variables: Time 1:* Criminal status of biological and adoptive parents. *Time 2:* Criminal record of adoptees vs. nonadoptees. Psychiatric diagnoses of biological parents of criminal and non-criminal adoptees.

Reference: HUTCHINGS and MEDNICK (1975).

D(2). Danish Adoption Studies: Schizophrenia

Study Type: Catch-up prospective. *Index Cases:* 173 biological and 74 adoptive relatives of 34 persons adopted between 1924 and 1947 and unanimously classified as schizophrenic by four researchers on the basis of abstracts of mental hospital records (out of 507 hospitalized). *Control Cases:* 174 biological relatives and 91 adoptive relatives of 34 adoptees who had never lived in a mental institution, matched on age, sex, socioeconomic status of rearing family, time spent with biological relatives, in child care or in foster home before transfer to adoptive home. *Length of Follow-Up Interval:* From 30 to 50 years. *Interval Measurement:* None. *Data Sources:* Institutional records, interviews. *Case Recovery:* Interviews with 329 of 512 relatives (64%). *Principal Variables: Time 1:* Sex and kinship to index or control case. *Time 2:* Psychiatric diagnosis.

Reference: KETY et al. (1968, 1975).

E. Fels Research Institute Study

Study Type: Real-time prospective study. *Index Cases:* 300 newborns, 6–15 added each year since 1929. *Length of Follow-Up Interval:* 19–29 years. *Interval Measurement:* Frequent assessment through age 10. Semi-annual home visits and observations in school and camp settings; biannual interviews in adolescence. *Data Sources:* Behavioral observations, physical growth measurements, IQ and achievement tests, projective tests, parent ratings, interviews with mother and child. *Case Recovery:* KAGAN and MOSS (1960) studied 54 subjects born between 1930 and 1939, 36 percent of those entering the sample in those years. KAGAN and FREEMAN studied 50 subjects. MOSS and KAGAN (1961) studied 71 subjects aged 20–29. *Principal Variables: Time 1:* IQ, socioeconomic status, early personality traits, maternal rearing patterns. *Time 2:* adolescent and adult personality (achievement, aggression, sexuality, passivity, dependence, anxiety, etc.) and intelligence.

References: KAGAN and FREEMAN (1963), KAGAN and MOSS (1960, 1962), MOSS and KAGAN (1961).

F. FORSSMAN and THUWE: Refused Abortions

Study Type: Catch-up prospective. *Index Cases:* 120 children surviving to age 21 out of pregnancies which went to term after the mother requested and was refused an abortion. Applications for abortion were during 1939–1941 in Göteborg. *Control Cases:* The next same-sexed child born in the same hospital and surviving (N=119). *Length of Follow-Up Interval:* Birth to age 21. *Interval Measurement:* None. *Data Sources:* Registry offices, child welfare boards, school records, hospitals, guidance clinics, mental hospitals, penal register, military, temperance boards. *Case Recovery:* All were located in records. *Principal Variables: Time 1:* Maternal age, socioeconomic status, broken home. *Time 2:* Psychiatric treatment, alcoholism, education, military service, delinquency, marital status, receipt of public assistance.

Reference: FORSSMAN and THUWE (1966).

G. GLUECK: Delinquent Boys

Study Type: Real-time prospective. *Index Cases:* 500 white males committed to a correctional school. *Control Cases:* 500 schoolboys free of both official and unofficial delinquency matched by residence, age, ethnicity, global I.Q. *Length of Follow-Up Interval:* 15 to 22 years: Boys aged 9 to 17 at intake were followed at age 31. *Interval Measurement:* At age 25. *Data Sources:* Criminal data from police and court sources; interviews with subject, parents, wife, others; records of settlement houses, boys' clubs, family welfare agencies. *Case Recovery:* 463 delinquents and 466 nondelinquents at age 25 (83%), 438 delinquents and 442 nondelinquents at age 31 (88%). *Principal Variables: Time 1:* Seriousness of offense history. *Time 2:* Educational attainment, marital stability, criminality, mobility, health, psychiatric care, occupational attainment, leisure interests, military history.

Reference: GLUECK and GLUECK (1968).

H. HAVIGHURST: River City

Study Type: Real-time follow-up. *Index Cases:* 487 children aged eleven. *Length of Follow-Up Interval:* nine years (to age 20). *Interval Measurement:* Tested from sixth through twelfth grades. *Data Sources:* Intelligence tests; ratings by teachers; sociometric tests; talent tests; psychological tests; interviews with subject, employers, college counselors; court records. *Case Recovery:* Most of the analyses of adult adjustment are limited to 411 individuals (84%). *Principal Variables: Time 1:* IQ, leadership, talent, personal and social adjustment, social class. *Time 2:* school progress, including college attendance; early marriage; work adjustment; competence (work history, adjustment in college, marital history, criminal behavior).

Reference: HAVIGHURST et al. (1962).

I. HEBER: Children of Mothers With Low IQs

Study Type: Real-time prospective. *Index Cases:* Half of 40 infants born to mothers with IQs less than 70 in an urban poverty area, randomly assigned to treatment of mother and child. *Control Cases:* a) half of 40 infants born to mothers with IQs less than 70 randomly assigned to control status, b) siblings of treatment and control cases. *Length of Follow-Up Interval:* Birth to age 7. *Interval Measurement:* Very frequent (every three weeks). *Data Sources:* IQ tests, tests of language development. *Case Recovery:* All recovered. *Principal Variables: Time 1:* Mother's IQ, infant's IQ. *Time 2:* Children's IQ and language development, mother-child interaction, speech patterns.

References: HEBER (1971), HEBER and GARBER (1974).

J. JESSORS: Colorado Students

Study Type: Real-time prospective. *Index Cases:* A random stratified sample of 1126 students from three junior high schools, 2220 from three high schools and 497 from a college. *Length of Follow-Up Interval:* Four years for most items. *Interval Measurement:* Yearly questionnaire administration. *Data Sources:* Questionnaires given to subjects in groups. *Case Recovery:* Four years' data available on 432 (30%) of junior high sample, 205 (41%) of college sample. Two years' information available on 692 (31%) of the students in the high school sample. *Principal Variables: Time 1:* Personal values; perceptions; beliefs; conventionality; history of drinking, sexual experience, marijuana use;

deviance; church attendance; grade point average. *Time 2:* Year of transition to drinking, marijuana use, nonvirginity; attitudes toward parents and peers.

References: JESSOR (1976), JESSOR and JESSOR (1975), JESSOR and JESSOR (1975), JESSOR et al. (1973).

K. KANDEL: New York State High School Students

Study Type: Real-time prospective. *Index Cases:* 10130 New York State public secondary school students. *Length of Follow-Up Interval:* five to six months. *Interval Measurement:* None. *Data Sources:* Questionnaires to students and parents. *Case Recovery:* 5468 (54%) with Time 2 questionnaires that could be matched to Time 1 questionnaire. *Principal Variables: Time 1:* Amount and type of drug use, parents' drug use, best friend's drug use, attitudes toward drug use, year in high school, ethnicity. *Time 2:* Amount and type of drug use.

References: KANDEL (1975a and b), KANDEL et al. (1975, 1976).

L. LANE and ALBEE: IQs of Schizophrenics

Study Type: Follow-back. *Index Cases:* 36 schizophrenics in state and Veterans Administration hospitals who had no sign of childhood schizophrenia and had school test information available for themselves and a sibling; spouses and children of schizophrenics who attended the same schools. *Control Cases:* 35 cases matched on IQ score in second grade (age seven) identified in school records. Control had to have a sibling with an available IQ score. *Length of Follow-Up Measurement:* Second grade to adult. Maximum interval approximately 24 years. *Interval Measurement:* None. *Data Sources:* School and hospital records. *Case Recovery:* Unknown. Cases admitted only if recoverable. *Principal Variables: Time 1:* IQ scores of schizophrenics, matched controls, and siblings in second grade. *Time 2:* Adult psychiatric status, IQs in records of the same school district for children and spouses of schizophrenics.

References: LANE and ALBEE (1964, 1965, 1968), LANE et al. (1970).

M. LANGNER: Manhattan Child Follow-Up

Study Type: Real-time prospective. *Index Cases:* 1034 children aged six to 18, a representative sample of Manhattan (New York City) children. *Length of Follow-Up Interval:* Five years. *Interval Measurement:* None. *Data Sources:* Interviews with mothers and children. *Case Recovery:* 732 cases (71%). *Principal Variables: Time 1:* Stressful life events (illness, change in economic well-being in the household); behavior patterns (dependence, fighting, conflict, isolation, weak group membership); family functioning; race. *Time 2:* Disturbed behavior patterns; behavioral stability and change.

References: GERSTEN et al. (1976), Langner et al. (1976).

N. MEDNICK and SCHULSINGER: Children of Schizophrenic Mothers

Study Type: Real-time prospective. *Index Cases:* 207 children of schizophrenic mothers, with median age of 15. *Control Cases:* 104 subjects with no known mental illness in parents or grandparents matched for age, sex, social class, years of education, placement out of parental home, rural-urban residence. *Length of Follow-Up Measurement:* Eight to 12 years (so far). Follow-up at ages 18 to 30. *Interval Measurement:* Interview and check of psychiatric register after four years. *Data Sources:* Clinical interviews; psychophysiological assessments; psychiatric and psychological examinations; interviews on life history and school behavior; parent interviews, school reports, midwife's report; check of psychiatric register for child, parents, and other relatives; mother's hospital records. *Case Recovery:* 173 of 207 high-risk subjects; 91 of 104 low-risk subjects. *Principal Variables: Time 1:* Psychophysiological status, psychiatric problems, mother's premorbid history, severity of mother's illness, contact with mother and father, perinatal complications. *Time 2:* Current diagnostic status.

References: MEDNICK (1973), MEDNICK (1970), SCHULSINGER (1976).

O. MILLER and DYER: Preschool Programs

Study Type: Real-time prospective. *Index Cases:* From the pool of those who registered for Head Start classes in four areas of Louisville, Kentucky, students were randomly selected and assigned to one of four experimental Head Start nursery school programs: Bereiter-Engelmann; Darcee; Montessori; and Traditional. By the end of the pre-kindergarten years the total in experimental classes was 214. *Control Cases:* Two control samples: (1) 34 children, 22 drawn from waiting lists for Head Start and 12 from names supplied by the teachers and principals, often preschool brothers and sisters of children enrolled in the school. (2) 15 low-income children who had not attended Head Start, but had entered special kindergarten classes using behavior modification principles. *Length of Follow-Up Interval:* Four years, except for the second control group which had three years. *Interval Measurement:* Assessment of the four treatment modalities to demonstrate their difference; psychological tests, behavioral inventories. *Data Sources:* Tests and rating scales on subjects; information forms filled out by parents. *Case Recovery:* 175 of 214 experimental cases; 29 of 34 Control Group 1 cases; 11 of 15 Control Group 2 cases. *Principal Variables: Time 1:* prekindergarten IQ, program type, sex. *Time 2:* achievement, IQ, behavior.

Reference: MILLER and DYER (1975).

P. National Child Development Study

Study Type: Catch-up prospective. *Index Cases:* 17418 children comprising a one-week birth cohort in England, Wales and Scotland in March 1958, originally studied in a survey of the causes of perinatal death. *Length of Follow-Up Interval:* Birth to eight years. *Interval Measurement:* These are interval studies. Children were followed at age seven. There is a still unpublished follow-up at age eleven. *Data Sources:* At birth: obstetric, sociological, and medical information. At age seven: teachers' reports, achievement and psychological tests, medical examination, interviews with biological or adoptive parents, records of adoption. *Case Recovery:* 15468 in follow-up (89%). For study of illegitimate births, 526 of 679 followed up (77%). For study of adopted children, 145 of 205 interviews with adoptive parents (71%). *Principal Variables: Time 1:* Obstetric factors, illegitimacy, adoptive status, sex, class, home characteristics. *Time 2:* School achievement, adjustment, intelligence, physical development.

References: CRELLIN et al. (1971), DAVIE et al. (1972), SEGLOW et al. (1972).

Q. The National Survey of Health and Development

Study Type: Real-time prospective. *Index Cases:* A birth cohort of 5362 individuals born in Great Britain the first week of March, 1946. *Control Cases:* A sub-group was excluded from tests to provide a comparison with those given repeated evaluations. *Length of Follow-Up Interval:* Birth to thirties. *Interval Measurement:* IQ tests at ages 8, 11, and 15. Teacher ratings at ages 13 and 15; self-rating psychological inventory at 13. School physical examinations at ages 6, 7, 11, and 15; parent questionnaires at ages 4, 6, 8, 9, 11, and 15. *Data Sources:* Teachers, parents, doctors, employment offices, police and court records, school achievement records, examinations, questionnaires completed by survey member, school setting descriptions from school. *Case Recovery:* 77 percent with full educational test results; 98 percent have some follow-up information. *Principal Variables: Time 1:* Home environment (insecurity, family breakup, education encouragement), social class, early symptoms of disturbed behavior, hospital admissions. *Time 2:* School attainment, delinquency, enuresis, illegitimacy.

References: DOUGLAS (1964, 1966, 1970, 1975), DOUGLAS et al. (1968), WADSWORTH (1976).

R(1). ROBINS: St. Louis Child Guidance Study

Study Type: Catch-up prospective. *Index Cases:* 503 consecutive white patients with an IQ over 80 seen at a Child Guidance Clinic who survived past age 25. *Control Cases:* 91 subjects with problem-free elementary school records matched on race, age, sex, IQ, and socioeconomic status who survived past age 25. *Length of Follow-Up Interval:* Median age at referral was 13. Interviewed approximately 30 years later. *Interval Measurement:* None. *Data Sources:* Clinic records, police, school, hospital, and many other records. Personal interview. School and police records for their sons. *Case Recovery:* Interviews obtained for 82 percent; some records for 98%. *Principal Variables: Time 1.* Symptoms in childhood; antisocial and other behavior problems of parents; childhood social status. *Time 2:* Psychiatric diagnosis (in particular, sociopathy), crime, alcoholism, marital stability, mortality, school and police records of offspring.

References: ROBINS (1974), ROBINS and O'NEAL (1958a and b), ROBINS and LEWIS (1966), ROBINS et al. (1962a and b).

R(2). ROBINS: Black School Boys as Adults

Study Type: Catch-up prospective. *Index Cases:* 235 black males born and raised in St. Louis, Missouri, with an IQ of 85 or higher, selected from elementary school records. *Length of Follow-Up Interval:* Approximately 20 years. *Interval Measurement:* None. *Data Sources:* School, police, military and other record sources for men, wives, and children. Interview with subject. *Case Recovery:* Interviews for 223; records for all. *Principal Variables: Time 1:* Home environment, early childhood behavior, school success, juvenile delinquency. *Time 2:* adult psychiatric status, adult deviance (crime, drug abuse, alcoholism), educational and economic outcomes, school success and delinquency of offspring.

References: ROBINS (1972), ROBINS and HILL (1966), ROBINS and MURPHY (1967), ROBINS and WISH (1977), ROBINS et al. (1968, 1971, 1975).

S. ROFF: Military Service of Child Guidance Cases

Study Type: A. Catch-up prospective; B. Follow-back. *Index Cases:* Cases for which adequate information is available both in military and child guidance clinic records. For catch-up study: 265 delinquents. For follow-back study: 104 with military discharge for psychoneurosis and 164 with discharge for bad conduct. *Control Cases:* For catch-up: randomly chosen school boys. For follow-back: High-ranking enlisted men without discipline problems who had been clinic patients. *Length of Follow-Up Interval:* Approximately eight years. *Interval Measurement:* None. *Data Sources:* CHILD GUIDANCE CLINIC RECORDS; military acceptance or rejection, military discharge, Veterans Administration records; school records. *Case Recovery:* Not reported. *Principal Variables: Time 1:* Childhood maladjustment, personality problems, family background (status, interaction, structure), delinquency, peer relations. *Time 2:* Success in military service.

References: ROFF (1960, 1969, 1970, 1972).

T(1). RUTTER: Isle of Wight Study

Study Type: Real-time follow-up. *Index Cases:* Isle of Wight — A total school population of 10–11 year olds (N = 2334). *Control Cases:* A sample of all 10-year-olds in an inner London borough. *Length of Follow-Up Interval:* Four years. *Interval Measurement:* None on the total sample. Some ongoing intervention studies during the interval. *Data Sources:* Tests, teacher and parent questionnaires, medical exams, interviews with children, survey questionnaires to subjects at Time 2. *Case Recovery:* Not clear. *Principal Variables: Time 1:* Family characteristics; nature and severity of psychiatric, physical, and intellectual-educational problems. *Time 2:* Continued manifestation of problem behaviors.

References: RUTTER et al. (1970, 1975, 1976a and b).

T(2). RUTTER and LOCKYER: Autistic Children

Study Type: Catch-Up Prospective. *Index Cases:* 64 prepubescent patients with a hospital diagnosis of childhood psychosis or autism. *Control Cases:* 63 nonpsychotic psychiatric patients of the same sex and IQ seen the same year. *Length of Follow-Up Interval:* 12–20 years. *Interval Measurement:* At 9–10 years. *Data Sources:* Hospital records (Time 1); neurological and psychiatric examination, observation, interview with parent, psychological tests (interval evaluation); mail questionnaires to parents and hospital and clinic records (final assessment). *Case Recovery:* All psychotics followed: 61 controls included in the interval evaluation; not followed for the final assessment. *Principal Variables: Time 1:* IQ, presence or absence of speech, neurological signs, response to sound, behavior problems, interpersonal relationships. *Time 2:* Institutionalization, educational level, marriage, occupation, speech, social skills, convulsions, IQ, psychological tests.

References: LOCKYER and RUTTER (1969), RUTTER (1970), RUTTER et al. (1967).

U. Terman Study of the Gifted

Study Type: Real-time prospective. *Index Cases:* 1528 children in grades 1 to 12 in California schools who scored in the top 1 percent on an IQ test. *Control Cases:* 533 unselected subjects given psychological tests. *Length of Follow-Up Interval:* Forty years. *Interval Measurement:* Frequent: 3 field studies 6, 18, and 30 years after entry. Annual reporting by mail in first five years. Mail contact after 14 years, 23 years, 28 years, and 33 years. *Data Sources:* Interviews with family and subject, questionnaires to parents, teachers, subjects. Teachers' observations, medical examinations, school records, school achievement tests, home visits. *Case Recovery:* 1188 replied to 40-year-later Information Blank (74% of total; 85% of survivors), only 2 percent entirely lost. *Principal Variables: Time 1:* Family values, personality traits and motivation, health and school progress. *Time 2:* Mortality, health, psychological adjustment, alcohol use, crime, homosexuality, occupation, marital status, fertility, income.

References: ODEN (1968), TERMAN and ODEN (1947, 1959).

V. THOMAS and CHESS: New York Longitudinal Study

Study Type: Real-time prospective. *Index Cases:* 136 children followed from infancy. *Length of Follow-Up Interval:* 16 years (for the 95 older cases). *Interval Measurement:* Frequent during first five years. *Data Sources:* Interviews with parent and child; clinical psychiatric evaluation; behavioral and psychometric data. *Case Recovery:* 90 of 95 who had reached age 16. *Principal Variables: Time 1:* Early personality traits ("temperament"), parent attitudes. Early childhood behavior problems. *Time 2:* New behavioral disturbance in adolescence, remission.

References: THOMAS and CHESS (1976), THOMAS et al. (1968).

W. WATT: School Records of Schizophrenics

Study Type: Follow-back. *Index Cases:* 54 schizophrenics aged 15–34 at admission to Massachusetts mental hospitals between 1958 and 1965, who were found to have school records in one town. *Control Cases:* 143 cases drawn from the school records and matched for age, sex, race, father's occupation and father's education, who had never been in a mental hospital in Massachusetts. Three controls were chosen for most index cases. *Length of Follow-Up*

Interval: 10 to 28 years (from school entry to admission to hospital). *Interval Measurement:* None. *Data Sources:* Hospital register, school records. *Case Recovery:* Selection required presence in both Time 1 and Time 2 records. *Principal Variables: Time 1:* Behavior patterns in school (e.g., conscientiousness, assertiveness, conformity): school achievement, IQ. *Time 2:* Adult diagnosis of schizophrenia.

References: WATT et al. (1970, 1976).

X. WEST and FARRINGTON: Cambridge Study in Delinquent Development

Study Type: Real-time prospective. *Index Cases:* 411 boys aged eight to nine chosen from two successive classroom generations in the schools in a London working-class area. *Length of Follow-Up Measurement:* 14 years (continuing). *Interval Measurement:* Tested at age 10 and 14; interviewed at age 16 and 18. *Data Sources:* Police records for subject, parents, and siblings; medical and social service records; teacher's questionnaires; peer ratings; tests; parent interviews. *Case Recovery:* 389 boys at age 19. *Principal Variables: Time 1:* Income, family size, parent and sibling criminality, quality of parental behavior, child's aggressiveness. *Time 2:* Delinquency.

References: FARRINGTON et al. (1975), WEST and FARRINGTON (1973).

Y. WOLFGANG: Delinquency in a Cohort

Study Type: Catch-up prospective. *Index Cases:* 9945 boys born in 1945 who lived continuously in Philadelphia from ages 10 to 18, selected from public, parochial, and private schools. *Length of Follow-Up Interval:* Birth to end of juvenile court jurisdiction (age 18). *Interval Measurement:* None. *Data Sources:* School and police records. *Case Recovery:* Not an issue. *Principal Variables: Time 1:* Race, school attended, IQ, achievement level, final grade reached, census tract of last residence (used for social class assignment), physical handicap, residential moves. *Time 2:* Severity of offenses, recidivism, type of crime.

Reference: WOLFGANG et al. (1972).

Z. Youth in Transition

Study Type: Real-time prospective. *Index Cases:* 2281 tenth-grade boys (age 15) selected in a multi-stage national sample (1966). *Length of Interval Covered:* Eight years. *Interval Measurement:* Recontacted after 18 months, 30 months, and 42 months. *Data Sources:* Personal interview, tests, questionnaires. Questionnaires for teachers, principals, school counselors. *Case Recovery:* 1365 found for fifth wave (60%). *Principal Variables: Time 1:* Home environment, family size, family values, residence, race, socioeconomic status, academic progress, grades, delinquency, IQ, self-concept, motivation, values. *Time 2:* High school dropout, values and attitudes in high school; enlisting in the military; drug use, smoking, alcohol; delinquency; employment.

References: BACHMAN (1970), BACHMAN et al. (1971), JOHNSTON (1973), JOHNSTON and BACHMAN (1972).

References

Achenbach, T.M.: Developmental psychopathology. New York: Ronald 1974 (Chapter 11).
Annell, A.-L.: The prognosis of psychotic syndromes in children. Acta psychiat. scand. **39** (Suppl. 172), 235–297 (1963).
Bachman, J.G.: Youth in transition, Vol. II: The impact of family background and intelligence on tenth-grade boys. Ann Arbor: Institute for Social Research 1970.
Bachman, J.G., Green, S., Wirtanen, I.D.: Youth in transition, Vol. III: Dropping out – problem or symptom. Ann Arbor: Institute for Social Research 1971.
Baltes, P.B.: Longitudinal and cross-sectional sequences in the study of age and generation effects. Hum. Devel. **11**, 145–171 (1968).
Baltes, P.B., Schaie, K.W., Nardi, A.H.: Age and experimental mortality in a seven-year longitudinal study of cognitive behavior. Develop. Psychol. **5**, 18–26 (1971).
Baltes, P.B., Nesselroade, J.R., Schaie, K.W., Labouvie, E.W.: On the dilemma of regression effects in examining ability-level-related differentials in ontogenetic patterns of intelligence. Develop. Psychol. **6** (1), 78–84 (1972).
Barker, D.J.P., Edwards, J.H.: Obstetric complications and school performance. Brit. J. Med. **3**, 695–699 (1967).
Bender, L.: The life course of children with schizophrenia. Amer. J. Psychiat. **130**, 783–786 (1973).
Block, J.: Lives through time. Berkeley: Bancroft Books 1971.
Bohman, M.: A study of adopted children, their background, environment, and adjustment. Acta paediat. scand. **61**, 90–97 (1972).
Borland, B.L., Heckman, H.K.: Hyperactive boys and their brothers. Arch. gen. Psychiat. **33**, 669–675 (1976).
Bronson, W.C., Katten, E.S., Livson, N.: Patterns of authority and affection in two generations. J. abnorm. soc. Psychol. **58**, 143–152 (1959).
Campbell, D.T., Boruch, R.F.: Making the case for randomized assignment to treatments by considering the alternatives. In: Evaluation and experiment (C.A. Bennett and A.A. Lumsdaine, Eds.). New York: Academic Press 1975.
Campbell, D.T., Erlebacher, A.E.: How regression artifacts in quasi-experimental evaluations can mistakenly make compensatory education look harmful. In: Compensatory education: a national debate, Vol. 3 (J. Hellmuth, Ed.). New York: Brunner Mazel 1970.
Cooper, J.E.: The use of a procedure for standardizing psychiatric diagnosis. In: Psychiatric epidemiology (E.H. Hare and J.K. Wing, Eds.). Oxford: Oxford University Press 1970.
Crellin, E., Kellmer Pringle, M.L., West, P.: Born illegitimate. London: National Foundation for Educational Research in England and Wales 1971.
Davie, R., Butler, N., Goldstein, H.: From birth to seven. London: Longman 1972.
Douglas, J.W.B.: The Home and the School. London: Macgibbon and Kee 1964.
Douglas, J.W.B.: The school progress of nervous and troublesome children. Brit. J. Psychiat. **112**, 1115–1116 (1966).
Douglas, J.W.B.: Broken families and child behaviour. J. roy. Coll. Physicians Lond. **4**, 203–210 (1970).
Douglas, J.W.B.: Early hospital admissions and later disturbances of behaviour and learning. Develop. Med. Child Neurol. **17**, 456–480 (1975).
Douglas, J.W.B., Ross, J.M., Simpson, H.R.: All Our Future. London: Peter Davies 1968.
Eaton, L., Menolascino, F.J.: Psychotic reactions of childhood: a follow-up study. Amer. J. Orthopsychiat. **37**, 521–529 (1967).
Eisenberg, L.: The course of childhood schizophrenia. Arch. Neurol. Psychiat. **78**, 69–83 (1957).
Elder, G.H.: Children of the great depression. Chicago: University of Chicago Press 1974.
Farrington, D.P., Gundry, G., West, D.J.: The familial transmission of criminality. Med. Sci. Law **15**, 177–186 (1975).
Feinstein, A.R.: Clinical judgment. Baltimore, Md: Williams and Wilkins 1967.
Forssman, H., Thuwe, I.: One hundred and twenty children born after application for therapeutic abortion refused. Acta psychiat. scand. **42**, 71–88 (1966).
Gersten, J.C., Langner, T.S., Eisenberg, J.G., Simcha-Fagan, O., McCarthy, E.D.: Stability and change in types of behavioral disturbance of children and adolescents. J. abnorm. Child Psychol. **4**, 111–127 (1976).

Gittelman-Klein, R., Klein, D.F.: Methylphenidate effects in learning disabilities. Arch. gen. Psychiat. **33**, 655–664 (1976).
Glueck, S., Glueck, E.: Juvenile delinquents grown up. New York: The Commonwealth Fund 1940.
Glueck, S., Glueck, E.: Delinquents and nondelinquents in perspective. Cambridge: Harvard University Press 1968.
Goodman, L.A.: The multivariate analysis of qualitative data: Interactions among multiple classifications. J. Amer. Statist. Assoc. **65**, 225–256 (1970).
Hagnell, O.: A prospective study of the incidence of mental disorder. Stockholm: Scandinavian University Books 1966.
Hanson, D.R., Gottesman, I.I., Heston, L.L.: Some possible childhood indicators of adult schizophrenia inferred from children of schizophrenics. Brit. J. Psychiat. **129**, 142–154 (1976).
Havighurst, R.J., Bowman, P.H., Liddle, G., Matthews, C., Pierce, J.: Growing up in River City. New York: Wiley 1962.
Heber, R.: Rehabilitation of families at risk for mental retardation: A progress report. Madison, Wisc.: Rehabilitation Research and Retraining Center in Mental Retardation 1971.
Heber, R., Garber, H.: Progress Report III: An experiment in the prevention of cultural-familial retardation. *In:* Proceedings of the Third International Congress of the International Association for the Scientific Study of Mental Deficiency (1974).
Heise, D.R.: Causal inference from panel data. *In:* Sociological methodology (E.F. Borgatta and G.W. Bohrnstedt, Eds.). San Francisco: Jossey-Bass 1970.
Hunt, J.V., Eichorn, D.H.: Maternal and child behaviors: A review of data from the Berkeley Growth Study. Semin. Psychiat. **4**, 367–381 (1972).
Hutchings, B., Mednick, S.A.: Registered criminality in the adoptive and biological parents of registered male criminal adoptees. *In:* Genetic Research in Psychiatry (R. Fieve, D. Rosenthal, and H. Brill, Eds.). Baltimore, Md: Johns Hopkins 1975.
Jessor, R.: Predicting time of onset of marijuana use: A developmental study of high school youth. J. consult. clin. Psychol. **44**, 1:125–134 (1976).
Jessor, R., Jessor, S.L.: Adolescent development and the onset of drinking: A longitudinal study. J. Stud. Alcohol **36**, 1:27–51 (1975).
Jessor, S.L., Jessor, R.: Transition from virginity to nonvirginity among youth: A social-psychological study over time. Develop. Psychol. **11**, 4:473–484 (1975).
Jessor, R., Jessor, S.L., Finney, J.: A social psychology of marijuana use: Longitudinal studies of high school and college youth. J. Personal. soc. Psychol. **26**, 1:1–15 (1973).
Johnston, L.: Drugs and American youth. Ann Arbor: Institute for Social Research 1973.
Johnston, J., Bachman, J.G.: Youth in transition, Vol. V: Young men and military service. Ann Arbor: Institute for Social Research 1972.
Jöreskog, K.G., Sörbom, D.: Statistical models and methods for analysis of longitudinal data. *In:* Latent variables in socioeconomic models (D.J. Aigner and A.S. Goldberger, Eds.). New York: North-Holland 1976.
Kagan, J., Freeman, M.: Relation of childhood intelligence, maternal behaviors, and social class to behavior during adolescence. Child Develop. **34**, 899–911 (1963).
Kagan, J., Moss, H.A.: The stability of passive and dependent behavior from childhood through adulthood. Child Develop. **31**, 577–591 (1960).
Kagan, J., Moss, H.A.: Birth to maturity. New York: Wiley 1962.
Kandel, D.: Reaching the hard-to-reach: Illicit drug use among high school absentees. Addictive Diseases **1**, 4:465–480 (1975a).
Kandel, D.: Stages in adolescent involvement in drug use. Science **190**, 912–914 (1975b).
Kandel, D., Single, E., Kessler, R.: The epidemiology of drug use among New York State high school students: Distribution, trends, and change in rates of use. Amer. J. publ. Health **66**, 43–53 (1976).
Kety, S.S., Rosenthal, D., Wender, P.H., Schulsinger, F.: The types and prevalence of mental illness in the biological and adoptive families of adopted schizophrenics. *In:* The Transmission of Schizophrenia (D. Rosenthal and S.S. Kety, Eds.). Oxford: Pergamon 1968, pp. 345–362.
Kety, S.S., Rosenthal, D., Wender, P.H., Schulsinger, F., Jacobsen, B.: Mental illness in the biological and adoptive families of adopted individuals who have become schizophrenic: A

preliminary report based on psychiatric interviews. *In:* Genetic Research in Psychiatry (R. Fieve, D. Rosenthal, and H. Brill, Eds.). Baltimore, Md: Johns Hopkins 1975, pp. 147–165.
Lane, E.A., Albee, G.W.: Early childhood intellectual differences between schizophrenic adults and their siblings. J. abnorm. soc. Psychol. **68**, 193–195 (1964).
Lane, E.A., Albee, G.W.: Childhood intellectual differences between schizophrenic adults and their siblings. Amer. J. Orthopsychiat. **35**, 4:747–753 (1965).
Lane, E.A., Albee, G.W.: On childhood intellectual decline of adult schizophrenics: A reassessment of an earlier study. J. abnorm. Psychol. **73**, 2:174–177 (1968).
Lane, E.A., Albee, G.W., Doll, L.S.: The intelligence of children of schizophrenics. Develop. Psychol. **2**, 3:315–317 (1970).
Langner, T.S., Gersten, J.C., McCarthy, E.D., Eisenberg, J.C., Greene, E.L., Herson, J.H., Jameson, J.D.: A screening inventory for assessing psychiatric impairment in children 6 to 18. J. consult. clin. Psychol. **44**, 286–296 (1976).
Livson, N., Peskin, H.: Prediction of adult psychological health in a longitudinal study. J. abnorm. Psychol. **72**, 509–518 (1967).
Lockyer, L., Rutter, M.: A five to fifteen-year follow-up study of infantile psychosis. III: Psychological aspects. Brit. J. Psychiat. **115**, 865–882 (1969).
McCord, J.: Patterns of deviance. Paper presented at the Annual Meeting of the Society for Life History Research in Psychopathology (1976a).
McCord, J.: A thirty-year follow-up of treatment effects. Paper presented at the meetings of the American Association of Psychiatric Services for Children (1976b).
McCord, W., McCord, J.: Origins of crime. New York: Columbia University Press 1959.
McCord, W., McCord, J., Gudeman, J.: Origins of alcoholism. Palo Alto: Stanford University Press 1960.
MacFarlane, J.W.: Perspectives on personality and change from the Guidance Study. Vita hum. **7**, 115–126 (1964).
Mednick, B.R.: Breakdown in high-risk subjects: Familial and early environmental factors. J. abnorm. Psychol. **82**, 469–475 (1973).
Mednick, S.A.: Breakdown in individuals at high risk for schizophrenia: Possible predispositional perinatal factors. Ment. Hygiene **54**, 50–63 (1970).
Mednick, S.A., Mura, E., Schulsinger, F., Mednick, B.: Perinatal conditions and infant development in children with schizophrenic parents. Social Biol. **18** (Suppl.), S103–S113 (1971).
Mednick, S.A., Mura, E., Schulsinger, F., Mednick, B.: Erratum and further analysis: "Perinatal conditions and infant development in children with schizophrenic parents." Social Biol. **20**, 111–112 (1973).
Michael, C.M., Morris, D.P., Soroker, E.: Follow-up studies of shy, withdrawn children. II: Relative incidence of schizophrenia. Amer. J. Orthopsychiat. **27**, 331–337 (1957).
Miller, L.B., Dyer, J.L.: Four preschool programs: Their dimensions and effects. Monogr. Soc. Res. Child Develop. **40**, 1–170 (1975).
Moss, H.A., Kagan, J.: Stability of achievement and recognition seeking behaviors from early childhood through adulthood. J. abnorm. soc. Psychol. **62**, 504–513 (1961).
Niswander, K., Gordon, M.: The women and their pregnancies. Philadelphia: Saunders 1972.
Oden, M.H.: The fulfillment of promise: 40 year follow-up of the Terman gifted group. Genet Psychol. Monogr. **77**, 3–93 (1968).
O'Donnell, J.A., Voss, H.L., Clayton, R.R., Slatin, G.T., Room, R.G.: Young men and drugs—a nationwide survey. Rockville, Md. NIDA Research Monograph Ser. 5; DHEW Publ. No. ADM-76-311 (1976).
Powers, E., Witmer, H.: An experiment in the prevention of delinquency. New York: Columbia University Press 1951.
Record, R.G., McKeown, T., Edwards, J.H.: The relation of measured intelligence to birth order and maternal age. Ann. hum. Genet. Lond. **33**, 61–69 (1969).
Robins, L.N.: An actuarial evaluation of the causes and consequences of deviant behavior in young black men. *In:* Life history research in psychopathology, Vol. 2 (M. Roff, L.N. Robins, and M. Pollack, Eds.). Minneapolis: University of Minnesota Press 1972, pp. 137–154.
Robins, L.N.: Evaluation of psychiatric services for children in the United States. *In:* Roots of evaluation (J.K. Wing and, H. Häfner, Eds.). London: Oxford University Press 1973.
Robins, L.N.: Deviant children grown up. Huntington, N.Y.: Krieger 1974.

Robins, L.N., Bates, W.M., O'Neal, P.: Adult drinking patterns of former problem children. *In:* Society, Culture, and Drinking Patterns (D.J. Pittman and C.R. Snyder, Eds.). New York: Wiley 1962a.

Robins, L.N., Gyman, H., O'Neal, P.: The interaction of social class and deviant behavior. Amer. Sociol. Rev. **27**, 480–492 (1962b).

Robins, L.N., Hill, S.Y.: Assessing the contributions of family structure, class and peer groups to juvenile delinquency. J. crim. Law Criminol. Police Sci. **57**, 325–334 (1966).

Robins, L.N., Lewis, R.G.: The role of the antisocial family in school completion and delinquency: A three-generation study. Sociol. Quart. **7**, 4:500–514 (1966).

Robins, L.N., Murphy, G.E.: Drug use in a normal population of young Negro men. Amer. J. publ. Health **57**, 1580–1596 (1967).

Robins, L.N., Murphy, G.E., Breckenridge, M.B.: Drinking behavior of young urban Negro men. Quart. J. Stud. Alc. **29**, 3:657–684 (1968).

Robins, L.N., Murphy, G.E., Woodruff, R.A., Jr., King, L.J.: The adult psychiatric status of black school boys. Arch. gen. Psychiat. **24**, 338–345 (1971).

Robins, L.N., O'Neal, P.: The marital history of former problem children. Social Problems **5**, 347–358 (1958a).

Robins, L.N., O'Neal, P.: Mortality, mobility and crime: Problem children thirty years later. Amer. Sociol. Rev. **23**, 162–171 (1958b).

Robins, L.N., West, P.A., Herjanic, B.: Arrest and delinquency in two generations: A study of black urban families and their children. J. Child Psychol. Psychiat. **16**, 125–140 (1975).

Robins, L.N., Wish, E.: Childhood deviance as a developmental process: A study of 223 urban black men from birth to 18. Social Forces **56**, 448–473 (1977)

Roff, M.: Relation between certain preservice factors and psychoneurosis during military duty. U.S. Armed Forces med. J. **11**, 152–160 (1960).

Roff, M.: Juvenile delinquency and military service. *In:* Selective Service and American Society (R.W. Little, Ed.). New York: Russell Sage 1969.

Roff, M.: Some life history factors in relation to various types of adult maladjustment. *In:* Life History Research in Psychopathology (M. Roff and D.F. Ricks, Eds.). Minneapolis: University of Minnesota Press 1970.

Roff, M.: A two-factor approach to juvenile delinquency and the later histories of juvenile delinquents. *In:* Life History Research in Pathopathology, Vol. 2 (M. Roff, L.N. Robins, and M. Pollack, Eds.). Minneapolis: University of Minnesota Press 1972.

Rosenberg, M.: Test factor standardization as a method of interpretation. Social Forces **41**, 53–61 (1962).

Rutter, M.: Autistic children: Infancy to adulthood. Semin. Psychiat. **2**, 435–450 (1970).

Rutter, M., Graham, P., Chadwick, O., Yule, W.: Adolescent turmoil: fact or fiction? J. Child Psychol. Psychiat. **17**, 35–56 (1976b).

Rutter, M.L., Greenfeld, D., Lockyer, L.: A five to fifteen year follow-up study of infantile psychosis: II. Social and behavioural outcome. Brit. J. Psychiat. **113**, 1183–1199 (1967).

Rutter, M., Tizard, J., Whitmore, K.: Education, Health, and Behaviour. London: Longman 1970.

Rutter, M.L., Tizard, J., Yule, W., Graham, P., Whitmore, K.: Research report: Isle of Wight studies, 1964–1974. Psychol. Med. **6**, 313–332 (1976a).

Rutter, M.L., Yule, B., Quinton, D., Rowlands, O., Yule, W., Berger, M.: Attainment and adjustment in two geographical areas. III: Some factors accounting for area differences. Brit. J. Psychiat. **126**, 520–533 (1975).

Schaie, K.W.: A reinterpretation of age related changes in cognitive structure and functioning. *In:* Life-span developmental psychology (L.R. Goulet and P.B. Baltes, Eds.). New York: Academic 1970.

Schulsinger, H.: A ten-year follow-up of children of schizophrenic mothers. Acta psychiat. scand. **53**, 371–386 (1976).

Seglow, J., Kellmer Pringle, M.L., Wedge, P.: Growing up adopted. London: National Foundation for Educational Research in England and Wales 1972.

Single, E., Kandel, D., Johnson, B.D.: The reliability and validity of drug use responses in a large scale longitudinal survey. J. Drug Issues **5**, 426–443 (1975).

Stewart, L., Livson, N.: Smoking and rebelliousness: A longitudinal study from childhood to maturity. J. consult. Psychol. **30**, 225–229 (1966).

Stewart, L.H.: Social and emotional adjustment during adolescence as related to the development of psychosomatic illness in adulthood. Genet. Psychol. Monogr. **65**, 175–215 (1962).

Sudman, S., Bradburn, N.M.: Response effects in surveys. Chicago: Aldine 1974.

Terman, L.M., Oden, M.H.: The gifted child grows up. Stanford: Stanford University Press 1947.

Terman, L.M., Oden, M.H.: The gifted group at mid-life. Genetic Studies of Genius, Vol. 5. Stanford: Stanford University Press 1959.

Thomas, A., Chess, S.: Evolution of behavior disorders into adolescence. Amer. J. Psychiat. **133**, 539–542 (1976).

Thomas, A., Chess, S., Birch, H.G.: Temperament and behavior disorders in children. New York: New York University Press 1968.

Tietze, C.: Fertility after discontinuation of intrauterine and oral contraception. Internat. J. of Fertility **13**, 385–389 (1968).

Tuddenham, R.D., Read, D.: The constancy of personality ratings over two decades. Genet. Psychol. Monogr. **60**, 3–29 (1959).

Wadsworth, M.E.M.: Delinquency, pulse rates and early emotional deprivation. Brit. J. Criminol. **16**, 245–256 (1976).

Watt, N.F., Lubensky, A.W.: Childhood roots of schizophrenia. J. consult. clin. Psychol. **44**, 363–375 (1976).

Watt, N.F., Stolorow, R.D., Lubensky, A.W., McClelland, D.C.: School adjustment and behavior of children hospitalized for schizophrenia as adults. Amer. J. Orthopsychiat. **40**, 637–657 (1970).

West, D.J., Farrington, D.P.: Who becomes delinquent? London: Heinemann 1973.

Wilson, H.: Delinquency and child neglect. London: Allen and Unwin 1962.

Wolfgang, M.E., Figlio, R.M., Sellin, T.: Delinquency in a birth cohort. Chicago: University of Chicago Press 1972.

Zajonc, R.B.: Family configuration and intelligence. Science **192**, 227–236 (1976).

Demographic and Epidemiological Methods in Psychiatric Research

By

B. Cooper

Contents

A. Introduction 685
B. Research Strategy and Design 686
    I. Comprehensive Area Surveys 687
    II. Sample Surveys 688
    III. Case-Control Studies 689
    IV. Cohort Studies 690
    V. Population Mobility 692
C. Case Definition and Classification 692
D. Case Finding and Case Identification 695
    I. The Psychiatric Interview 695
    II. Psychiatric Screening Methods 698
E. Indices of Morbidity 699
F. Analysis of Survey Data 703
G. Role of the Psychiatrist 706
References 706

A. Introduction

The aim of this chapter is to provide an introduction to demographic and epidemiological methods as they are used in the study of mental disorders. A review of the scope and application of such techniques in psychiatry is to be found in Vol. III of this edition (SHEPHERD, 1975).

Demography has been defined as "the study of the size, territorial distribution and composition of population, changes therein, and the composition of such changes, which may be identified as natality, mortality, territorial movements and social mobility (change of status)" (HAUSER and DUNCAN, 1959). "Composition" should here be taken to include the distribution of attributes or characteristics, such as age, sex, marital status, social status and intelligence. Demography, in short, is the study of human populations by statistical methods, in which as a rule the basic unit of enquiry is the individual.

Since the incidence and spread of disease within a population comprise one important aspect of change, it is clear that demography, in the broad sense, comprehends epidemiology, which is "the study of the distribution of disease in time and space, and of the factors that influence this distribution" (LILIENFELD, 1957). Epidemiologists, however, are not restricted to statistical methods of investigation. They may also be concerned with localized outbreaks of disease among small groups, and with the conditions under which such outbreaks occur. Demographers, for their part, must study populations in relation to natural resources, to economic trends, to the supply of labour, and to other topics which, though ultimately important for public health, lie outside the scope of epidemiology. The aims and methods of the two disciplines coincide most closely in the study of mortality rates. More generally, however, research into endemic disease in large populations calls for techniques which are essentially demographic.

B. Research Strategy and Design

The distinctive feature of epidemiology as a research strategy is that it tries to relate the occurrence and distribution of disease to defined populations.

Table 1. The Main Types of Epidemiological Research Strategy

Types of investigation	Subject of investigation	
	Area population, or population sample	Population-based index and control groups
I. Observational studies:		
a) Cross-section	Prevalence surveys: rates estimated for census day (point prevalence), or for period of survey (period prevalence).	Comparisons of "cases" and "normals" in terms of defined characteristics.
b) Longitudinal (α) retrospective	Onset, course and outcome of illness in population. Relation of antecedent events to onset of illness. Comparison of illness rates in populations at risk in different time-periods (cohort studies).	Comparison of "cases" and "normals" in terms of exposure to risk factors.
(β) prospective	Incidence of illness in population. Relation of environmental changes to changes in incidence rates.	Comparison of population sub-groups with differing characteristics or life experience, in terms of incidence of illness.
II. Experimental and evaluative studies	Comparison of incidence and prevalence of illness, before and after introduction of new therapy, service or preventive measure.	Comparison between treated and untreated groups; or between groups with contrasting treatment, service or preventive facilities.

Source: COOPER and MORGAN (1977).

The main research designs which can be utilized for this purpose are shown in Table 1.

Which design is appropriate in any investigation will depend primarily on the research aims, but also on the size of population, the frequency of the disease to be investigated, and the resources of the research team.

I. Comprehensive Area Surveys

Any spatially delimited human group may be regarded, according to the question at issue, either as a population, or as a sample in space and time drawn from some parent population. In practice, comprehensive area surveys are usually said to deal with total populations. How far their findings can be extrapolated—for instance, to national populations—has to be decided on common-sense rather than scientific grounds, since there is no possibility of identifying, let alone controlling, all the myriad factors which determine who lives where.

The same principle applies to surveys of all inhabitants of an area who share certain features in common; for example, all persons over 65, all schoolchildren or all gainfully employed men. Though these are also, in the broad sense, sample surveys (GALTUNG, 1967), for practical purposes they are better regarded as comprehensive surveys of artificially delimited populations. Findings from such studies cannot be extrapolated to the general population.

It may be noted that tests of statistical significance are commonly applied to the findings of comprehensive surveys, on the assumption that the values given are indeed 'statistics'. Although this assumption is not strictly justified, it can be highly convenient (MORRISON and HENKEL, 1970).

The aim of a comprehensive area survey is to find all cases of the disease category being investigated, and to express their frequency as a rate, or rates, for the population. If adequate demographic data are available—for example, from a recent population census—these can be used as denominators. Where such data are not to hand, as in developing countries or in areas undergoing rapid demographic change, the investigators must undertake some form of *ad-hoc* census; in other words, they must supply both numerator and denominator, in order to calculate an illness rate.

Comprehensive area surveys are feasible in situations where all cases of a disease are routinely notified and registered. In psychiatry, this condition will be met only (apart from suicide) if the operational definition of a 'case' specifies admission to hospital, or contact with a specialist agency. Case reporting will then be *secondary* to the recording and collection of data for clinical or administrative purposes, though the routine record-keeping system may be augmented to meet special requirements.

Surveys based on secondary data can be undertaken on a national scale (KRAMER and TAUBE, 1973; BROOKE, 1967), or they may be restricted to local populations covered by a case register (WING and BRANSBY, 1970; HALL et al., 1973). They require the assumption that anyone who consults a psychiatrist is suffering from a mental disorder of some form.

Comprehensive surveys based on collections of *primary* data will as a rule be feasible only if the population at risk is fairly small. This may be the only possible approach if no sampling frame exists. Sample surveys are preferable, because they can yield the same information with much greater economy.

II. Sample Surveys

In social-survey and market research, sampling techniques have developed into a highly specialized field (KISH, 1965). The medical investigator is thus well advised to seek the advice or co-operation of a statistician who is competent in the field.

The principal forms of sampling technique used in epidemiology are as follows:
a) simple random sampling;
b) systematic sampling;
c) stratified sampling;
d) two-phase (or multi-phase) sampling.

Each has special advantages and disadvantages, which must be assessed in relation to the over-all research plan. Thus, systematic sampling, which consists in drawing every kth member of a population, is scientifically inferior to random sampling, because once the initial choice has been made, the remaining members of the population do not all share an equal probability of being chosen. Nevertheless, it is widely used in surveys where the sampling procedure cannot be directly supervised; for example, a physician or a receptionist can be asked to make a special record of every kth patient who consults.

In stratified sampling, the population is divided at the outset into a number of categories (for instance, by sex and by age-group), and a random or systematic sample is then drawn within each. This technique avoids the danger that the sample might be unrepresentative, because of chance fluctuation; or that one or more sub-groups might be seriously under-represented.

Two-phase sampling is a variant of the other techniques; a sample is selected in two successive stages. As a rule, the first stage deals with sub-populations, such as the residents of certain districts, children at certain schools, patients in certain hospitals, and so on. It may consist of time-samples, such as all patients treated in certain months of the year. The second stage will then comprise random or systematic sampling within each of these groups. The merits of this kind of procedure depend on the degree of bias which occurs at the first stage.

A problem common to all types of sample survey is that of deciding in advance what size of sample is required. The statistical problem, discussed in detail in a number of textbooks (e.g. COCHRAN, 1963; KISH, 1965) concerns the smallest sample-size required to ensure an acceptable standard of accuracy.

If π is the proportion of a population suffering from a given disease, the standard error of the estimator is given by the formula

$$\text{S.E.}(p) = \sqrt{\frac{\pi(1-\pi)}{n}}$$

where n is the size of a simple random sample, and p is the proportion of the at-risk population to be included in the sample.

If the prevalence of the disease in question is known approximately, and the acceptable limits of error have been decided, the required size of sample can be calculated simply by inverting the above equation, so that

$$n = \frac{\pi(1-\pi)}{\text{S.E.}(p)^2}.$$

If, however, the sample size thus calculated represents a substantial proportion of the at risk population (conventionally taken to be more than 5%), a correction factor, known as the finite population correction, should be introduced. The corrected sample-size is then given by

$$n' = \frac{n}{1+(n/N)}$$

where N is the size of the at-risk population.

To take a practical example: suppose the total prevalence of psychotic illness in the elderly population of a city is to be estimated as a percentage rate. From the findings of a number of previous surveys, a figure of approximately 8 percent is to be expected (LAUTER, 1974). If a standard error of 1 percent is acceptable, the minimum sample size can be fixed at

$$\frac{0.08(1-0.08)}{(0.01)^2}, \quad \text{or} \quad 736.$$

If the total number of persons over 65 living in the city is known to be 14,000, the sample comprises just over 5 percent. The finite population correction will then reduce the sample-size estimate to

$$\frac{736}{(1+736/14,000)}, \quad \text{or} \quad 700 \text{ persons}.$$

This calculation assumes that a simple random sample will be drawn. The use of stratified or multi-phase sampling technique will complicate the issue. Moreover, it may be necessary to fix the limits of error separately for a number of diagnostic categories, such as schizophrenic and senile psychoses.

Practical considerations bearing on the size of sample will include the number of investigators, the time required to examine each individual, the distances to be travelled and the time limits imposed on the survey.

III. Case-Control Studies

The boundaries of epidemiology are not sharply demarcated, but overlap with those of clinical and experimental research. Case-control studies can be viewed as a form of transition between these strategies. They are usually intended to test hypotheses about the influence of possible risk factors. If the comparison groups represent, respectively, (a) all persons with a given disease and (b) the remainder of the at-risk population, the investigation can be classed as epidemiological. This condition is not easily fulfilled, because of the difficulty of excluding selective bias from both index and control groups.

The commonest type of bias in the index group ("cases") arises when selection is restricted to patients under medical or specialist care. Selection for psychiatric treatment is known to be strongly influenced by social, economic, and other non-clinical factors (TERRIS, 1965; COOPER, 1966). Use of case-control techniques does not, therefore, obviate the need to supplement hospital- or clinic-based samples with proportionate numbers of untreated sick persons.

Choice of control group will depend on the hypothesis to be tested. Errors in the design of case-control studies may arise from confusion between specific and non-specific hypotheses. Thus, differences between schizophrenic patients and a normal, healthy control group need not relate to specific features of schizophrenia. They could equally well be due to an association common to many forms of psychiatric illness, or to patients receiving phenothiazines, or to patients living under institutional regimes, or to all chronically disabled persons. To test a specific hypothesis, controls would have to be drawn not from the healthy section of the population, but from psychiatric patients with other diagnoses, who share the same environment with the schizophrenic patients.

It should be noted that a specific hypothesis is not always necessary for productive research. Thus, the importance of life events for acute schizophrenic illness (BROWN and BIRLEY, 1968) has not been diminished by subsequent findings of similar patterns of association between life events and depressive illness, acute neuroses, and attempted suicide (GUNDERSON and RAHE, 1974). The crucial point is that the selection of controls must be appropriate to test the stated hypotheses.

To what extent cases and controls can be matched on the relevant sociodemographic and biological variables will depend on the available sampling-frames. Matching even for such basic variables as sex, age, and marital status will be difficult if there is no suitable sampling frame. The use of unrepresentative groups, such as medical students or nurses, simply because they *are* available, can result in misleading conclusions.

The best form of case-control design is that in which each case is paired individually with one or more controls, drawn from the same base population. This may be done from contemporary lists, as when a sample of children is matched from the school class-lists (PASAMANICK et al., 1956); or retrospectively, as when controls are drawn from the same birth or adoption registers (KETY et al., 1968). Without some such source, the value of case-control studies in epidemiology is questionable.

Problems of misclassification, as between case and control groups, can easily arise in psychiatry. Members of both groups should, therefore, be carefully screened with the aid of clinical techniques, to ensure that they are correctly defined.

IV. Cohort Studies

A cohort study is, in essence, a longitudinal investigation of a sample over a defined period of time. Membership of the sample depends on some event which can be taken as the starting point of the enquiry, such as birth, entry into school or university, or entry into psychiatric treatment. Persons included in the sample are regarded neither as "cases" nor as "controls", but rather as persons at risk for a given disease (or, in the case of an admission or discharge cohort, as at risk for various complications, including relapse, chronicity, suicide, etc.).

A cohort study can be undertaken retrospectively, prospectively, or by a combination of the two techniques. Retrospective studies will be adequate only if good records exist, and if the population is fairly static. Even if reliable records are available, they will probably be limited to a small range of data: birth, marriage, birth of children, changes of address, etc., Information obtained from the cohort members themselves may be incomplete and unreliable: a point of special importance in psychiatric research. Prospective cohort studies raise their own problems, the most important being that of selective loss due to migration or refusal to co-operate. Over-ambitious research aims should, therefore, be avoided.

Cohort studies were first introduced into psychiatry as a way of establishing expectancy rates for the major psychoses (FREMMING, 1951; HELGASON, 1964). Such investigations are basically descriptive. Of greater scientific potential is the type of study in which two or more cohorts are compared, to test the effects of differential exposure to possible risk factors, or to ascertain trends in the rates of morbidity. Examples are plentiful in general epidemiology (BENJAMIN, 1968; MACMAHON and PUGH, 1970), but still rare in psychiatry. The

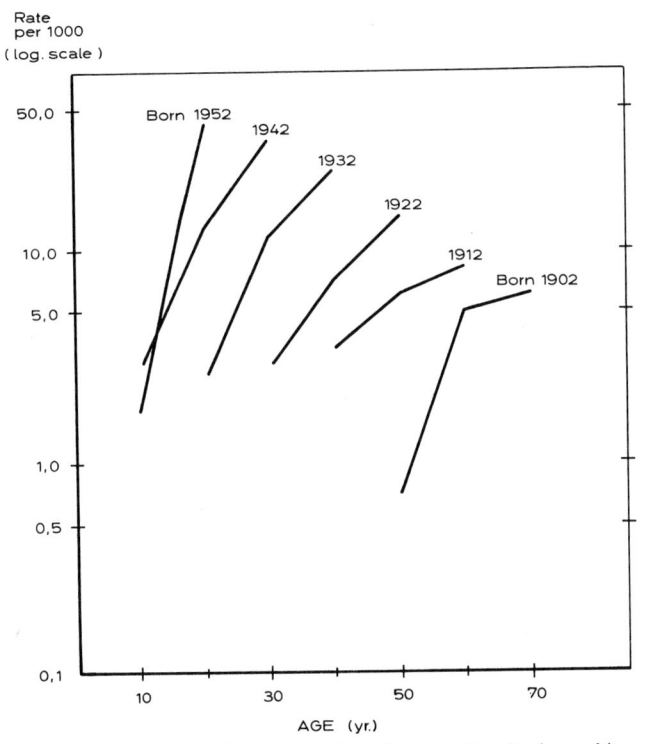

Fig. 1. Admission-rates by age for self poisoning for cohorts of females born this century (England and Wales) (Source: ALDERSON, 1974)

technique has been employed to study changes in the use of mental hospital services (SHEPHERD, 1957), and hence to predict future levels of demand (TOOTH and BROOKE, 1961). Current rapid changes in the incidence of suicidal behaviour (WEISSMAN, 1974) indicate a need for cohort studies, and ALDERSON (1974) has already published data for England and Wales, showing a striking increase in admissions for self-poisoning, in successive birth cohorts. Figure 1, based on these data, shows no evidence of a peak; the admission rates increase both with advancing age and with each successive cohort.

V. Population Mobility

A general problem in epidemiology is that of monitoring changes in at-risk populations, due to births, deaths, and migration. Estimated morbidity rates may differ, according to whether they are based on all persons resident at the beginning, at the end, or at any time during a survey. A comparison of rates for two areas could be misleading if one had much higher mobility of population than the other. Here again, there are special implications for psychiatry, because of the link between mental illness and spatial mobility (TIETZE et al., 1942).

One possible solution is to restrict case enumeration to persons resident on a given census day (point prevalence). This approach is more useful for studying long-term disorders, such as mental retardation or chronic schizophrenia, than in the investigation of acute and remittent illness. Most surveys estimate rates for all cases reported during the survey period (period prevalence), or for all new cases occurring within this period (incidence). The usual denominator is the estimated at-risk population at the mid-point of the survey, or that enumerated at the most recent census. Some degree of inaccuracy is unavoidable.

Where morbidity data are collected at first hand, the effect of differential mobility can be partly controlled by checking on migration rates in the sample (TIETZE et al., 1942). In surveys based on secondary data, such as hospital admission records, this check will not be possible. An attempt can still be made at the stage of statistical analysis, if migration rates for local populations are published in the official statistics. Spatial mobility then becomes one of a number of ecological variables which may have to be taken into account when the environmental factors of disease are analysed (ROSENBERG, 1968; SUSSER, 1973).

C. Case Definition and Classification

A basic rule of scientific research is that the terms of reference should be clearly defined. Psychiatry, however, is not a science, but a branch of medicine which, like others, makes use of scientific methods for humane ends. A fundamental task for the research worker in this field is to find variables which are intimately related to the concepts of clinical practice, yet which can be defined and measured with some precision.

No global definition exists for mental illness, any more than for physical illness — or, indeed, for health. Attempts to define a psychiatric "case" in terms of some general conceptual model have not proved fruitful, despite a great deal of discussion of the problem (JAHODA, 1958; REDLICH, 1957; SCOTT, 1958; KEUPP, 1972). Lately, however, some progress has been made in the related fields of taxonomy, nomenclature, diagnostic procedure and clinical measurement, and these advances have influenced thinking about case definition.

Probably the most important single criterion is that of clinical diagnosis. If the investigator can make at least a provisional diagnosis, he has at once a familiar set of references. Without a diagnosis, he may experience great difficulty in deciding whether or not a proband fulfils certain general criteria of illness. The construct "mental illness" (or "disorder") is applied to a heterogeneous set of conditions, whose relationships with one another, and with the healthy state, cannot be gauged on any single axis. A diagnosis of paranoid schizophrenia, obsessional-compulsive neurosis or early childhood autism conveys much more information than a rating of psychiatric "caseness" (LEIGHTON et al., 1963) or score on a complaint inventory[1]. In passing, it may be noted that this comment is equally valid for physical illness: a diagnosis of rheumatoid arthritis or thyrotoxicosis is descriptively and predictively more powerful than a general rating for morbidity.

Since the value of epidemiology depends largely on communication and comparison of findings between research groups or between countries, the diagnostic categories must be based on an accepted system of classification. That in widest use today is the International Classification of Diseases, or ICD (World Health Organization, 1967), Section V of which is devoted to mental disorders and has a glossary of terms (Deutsche Gesellschaft für Psychiatrie und Nervenheilkunde, 1974). The most recent revision – ICD 9 – shows a modest advance over its predecessors in making some allowance for biaxial classification (World Health Organization, 1975).

No diagnostic classification, however good, can resolve all the problems of case definition. Application of a system developed in clinical practice to field-survey research gives rise to a number of problems. To begin with, glossary descriptions will not, by themselves, be adequate for operational use, because they do not specify which features must be present, and which absent, to permit a firm decision in the individual case. KENDELL (1975), discussing this question in relation to schizophrenia, has pointed out that reliance on features such as Schneider's 'first rank' symptoms is insufficient, unless accompanied by this kind of specification:

"it is not adequate to say, 'The typical features of schizophrenia are A, B, C and D'. The statement must be recast in some such form as 'for a diagnosis of schizophrenia at least two of A, B, C and D must be present, and E must be absent'."

As an example of the kind of operational definition required, Kendell cites the criteria proposed for schizophrenia by the St. Louis group (FEIGHNER et al., 1972). These criteria include, in addition to the central clinical features, conditions covering the duration of illness, premorbid social adjustment, and family

---

[1] An important exception is the identification of mentally retarded persons, which in a high proportion of cases will depend on the recognition and assessment of intellectual deficit, without any medical diagnosis.

history of the patient. How far non-clinical criteria should enter into a diagnostic specification is still unclear. What can be said is that an approach of this kind lends itself more readily to study of a single category, such as schizophrenia, than to surveys which try to cover the whole spectrum of mental illness, or at least a number of different categories.

A second problem is that, in a field survey, firm diagnosis will not always be possible. Records of earlier treatment will not be to hand. No informant may be present. Psychometric testing and laboratory investigation may be precluded, as, indeed, may physical examination of the proband. Under such circumstances, questions of differential diagnosis cannot easily be resolved.

Thirdly, it is not certain that all forms of illness encountered in a field survey — especially milder forms of illness — will correspond to glossary descriptions. To take a single example: many patients who consult in medical practice present symptoms of depressive illness, without either definite psychotic features or a history of preceding life stress. Whether they should be classed as mild cases of manic-depressive psychosis, depressed type (ICD 296.2), or of depressive neurosis (300.4), or as "other" or "unspecified" neuroses, remains open to question. A survey of psychotic illness which included such cases would yield much higher prevalence rates than one which did not. Operational definitions, therefore, must be formulated so as to avoid such ambiguities.

Finally, difficulty arises because many diagnostic entities in psychiatry — as, indeed, throughout medicine — shade into the normal range of variation. Thus, the boundaries between senile dementia and normal senescence, or between problem drinking and culturally normal drinking for example, may be impossible to draw clearly for the purpose of a cross-section survey.

To overcome these difficulties, a number of criteria have been proposed as supplements to, rather than as substitutes for, clinical diagnosis. They include being under psychiatric treatment (HOLLINGSHEAD and REDLICH, 1958) or general medical care (SHEPHERD et al., 1966); being judged *in need of* medical care (STROTZKA et al., 1969); manifesting a required degree of clinical severity, in terms of frequency and intensity of symptoms (GOLDBERG et al., 1970); suffering a definite degree of disability, or of functional and social impairment (WATTS et al., 1964).

The relative merits and demerits of these criteria are not yet firmly established. As a general principle, one can say that indices which vary with the level of service provision are weaker indicators than those which do not. Taxonomies of disability (WILLIAMS et al., 1976), of handicap (AGERHOLM, 1975) and of social need (BRADSHAW, 1971; ISAACS and NEVILLE, 1976) are now being developed in a number of countries, and can be expected to play an increasing part in case definition in the future.

The requirements for a good operational case definition can now be listed as follows:

a) It should provide the clinically trained investigator with firm guidelines, which will enable him to reach a decision on each borderline or suspected case.

b) It should be based primarily on clinical syndromes, classified according to an accepted system, such as the ICD. Where necessary, categories should be combined or regrouped, to improve discrimination between cases and not-cases.

c) Definition of individual categories should be based on a psychiatric glossary, with the addition of more precise criteria for inclusion or exclusion.

d) In addition to the diagnostic criteria, one or more general criteria should be stipulated for defining the lower threshold of morbidity; for example, need for medical treatment, or presence of a definite degree of functional impairment.

D. Case Finding and Case Identification

Once a case definition has been formulated, the problems of ascertainment in a psychiatric survey will be basically similar to those encountered throughout epidemiology. The methods used to identify mental illness must be judged by the same standards of validity, reliability, and discrimination as apply to psychological tests (CRONBACH, 1949) and to the diagnosis of physical disease (PFLANZ, 1973).

For most categories of mental disorder, the validity of a case-finding or diagnostic procedure must be assessed by means of expert judgments: that is, the clinical judgments of experienced psychiatrists. There are a number of ways of checking on expert judgments—for example, by testing their predictive validity through follow-up studies—but none which has intrinsically greater validity.

The techniques of case identification with highest face validity[2] are those which are clinical in approach; that is to say, which utilize the constructs and methods of clinical practice. Techniques which use non-clinical constructs (for example, personality scales) are not valid in this sense, and do not show close agreement with clinical judgments (BLUM, 1962).

Broadly speaking, survey investigation must focus on current mental disturbance, as manifested in symptoms, behavioural disturbance and impaired function. Case identification, based on a single examination, cannot be reliable in the absence of frank symptoms. This point holds good whether the proband is dissimulating (as in drug dependence or sexual perversion), or unconsciously "denying" his problems. Evidence of underlying psychopathology, in the absence of overt disorder, is best regarded as a risk factor, rather than as positive case identification.

I. The Psychiatric Interview

The chief diagnostic tool in psychiatry is the clinical interview. For research purposes, the interview procedure should be structured to some extent, to ensure the same range of enquiry in each case, and to improve reliability of the findings. Generally speaking, the more tightly structured the interview, the more reliable the findings, in the sense that they can be replicated by different investigators. On the other hand, the flexibility of a good clinical interview,

---

[2] Various components of test or diagnostic validity are described by CRONBACH (1949), VECCHIO (1966) and HOLM (1970).

in which every statement by the patient can be judged in context, and a warm rapport established between doctor and patient, may then be lost.

The simplest way to structure an interview is to make use of a checklist of symptoms (WITTENBORN, 1955; LORR et al., 1963). This technique is relatively crude, since individual symptoms may occur in varying degrees, and the number of symptoms is not always closely related to clinical severity. A more refined technique is the AMP System (SCHARFETTER, 1971), which is now quite widely used in German-speaking countries. This is basically a checklist in which each symptom is rated as mild, moderate, or severe. The system does not prescribe the form of a psychiatric interview.

In the standardized interview developed by SPITZER and his co-workers (SPITZER et al., 1970), individual questions are prescribed, and instructions giving for coding the patient's responses. The content and course of the interview are thus quite tightly controlled by the interview schedule; as in many social research interviews, the questions function as standard stimuli, with no allowance for further cross-questioning. A more flexible technique is used in the Present State Examination (PSE) developed by Wing and his co-workers. The essential features of this method have been summarized as follows:

"The clinician has in mind a particular symptom and, in order to be sure whether the patient has it or not, asks a series of questions, each one depending on the patient's previous reply. Only if he is satisfied that the symptom is indeed present is a positive rating made. The patient's affirmation is not in itself sufficient. The criteria laid down for the presence or absence of a symptom are fairly detailed. The symptom of worrying, for example, is only rated if the patient says that he has a round of painful thought, out of proportion to the subject of the worry, which he cannot voluntarily stop. This is a very flexible method, which allows the examiner liberty to vary the procedure in response to different interviewing conditions or patients' reactions, while still pursuing an agreed goal. It requires expert clinicians" (WING et al., 1974).

The PSE has been translated into many languages, including German (CRANACH and STRAUSS, 1978), and has been used in an international collaborative study of schizophrenia (World Health Organization, 1973). It was originally developed as a diagnostic tool, and so far has been used mainly to examine patients under psychiatric care. Recently, however, a modified version has been produced as a 'screening schedule' for general population studies (WING et al., 1974).

The interview described by Goldberg and his colleagues (GOLDBERG et al., 1970) differs from the PSE in a number of respects. It was designed for use in field surveys, not primarily as a diagnostic tool, but as a method of case identification. The emphasis rests on non-psychotic disturbance. Scores are given, both for reported symptoms and for abnormalities noted at interview, on a series of 5-point scales. The interviewer has ample scope for "cross-examining" the proband about each item, and guidance to rating is provided in an accompanying manual, with case summaries illustrating the different scores. Allocation as a "case" or "normal" (not-case) is decided on the basis of three separate ratings:

a) *Diagnosis*: psychiatric diagnosis (ICD) or no psychiatric diagnosis.

b) *Symptom score*: each proband is given a weighted total score, derived from his ratings for symptoms and observed abnormalities. The score is calculated from

$$S = \Sigma R_i + 2\Sigma M_i,$$

where S is the total score, R the score for each reported symptom, and M the score for each manifest abnormality.

c) *Over-all severity score*: each proband is given an overall score, corresponding to the degree of functional impairment, and assessed need for medical care. The following guidelines are used:

0 – no psychiatric abnormality;
1 – mild personality deviance, or isolated symptoms requiring no medical intervention;
2 – mild psychiatric disorder, requiring only general medical care;
3 – moderate psychiatric disorder, requiring referral to psychiatrist or specialist agency;
4 – severe psychiatric disorder, requiring admission to psychiatric clinic or hospital.

Table 2 illustrates schematically the distribution of probands on these three axes. In a recent survey of patients in general medical practice (ZINTL-WIEGAND et al., 1978), this schema was used to separate psychiatric cases (Groups D, F, G and H) from normals (Groups A, B, C and E). The seemingly anomalous groups, such as F and G, were small in numbers, and readily understandable in clinical terms.

Dichotomies between cases and normals, based on clinical item scores, are bound to be somewhat arbitrary, since there is no natural threshold between mental illness and mental health. The operational criteria can be strengthened by means of direct, systematic comparisons between field-survey samples and the clienteles of psychiatric agencies. A step in this direction has been taken by WING (1976), who derived from the PSE a series of criteria of clinical severity or specificity, which were then applied (a) to a sample of patients in two psychiatric hospitals; and (b) to a random sample of the local female

Table 2. Distribution of an interview sample, by three criteria of psychiatric case-identification

	no psychiatric ICD diagnosis (−)		psychiatric ICD diagnosis (+)	
	clinical severity score		clinical severity score	
	0–1 (−)	2–4 (+)	0–1 (−)	2–4 (+)
Total item score 0–19 (−)	A (− − −)	B (− − +)	C (+ − −)	D (+ − +)
Total item score 20+ (+)	E (− + −)	F (− + +)	G (+ + −)	H (+ + +)

Source: ZINTL-WIEGAND et al. (1978)

population. According to these criteria, 99.2 percent of the hospital sample, and 12.2 percent of the random sample, had either "definite" or "borderline" psychiatric illness.

An alternative way of handling clinical item scores is to compare the "profiles" of two or more groups of probands, as derived from their mean scores. This technique, which avoids the need for identifying "cases" or estimating prevalence rates, has obvious advantages in controlled investigations. In general, however, attempts to replace measures of prevalence or incidence by frequency distributions—that is, to move to purely dimensional models—are probably misguided (WING, 1970).

II. Psychiatric Screening Methods

The psychiatric interview is a time-consuming technique, which calls for a high degree of skill and clinical experience. In large-scale surveys, therefore, it may be necessary to reduce the numbers for investigation by means of a preliminary screening test. Psychiatric screening has been defined as

"... the presumptive identification of previously unrecognized or unreported psychiatric disorder by the application of tests, examinations or other appropriate procedures to defined populations. Psychiatric screening procedures differentiate between those members of the population who probably have a clinically significant mental or emotional disturbance and those who probably do not. Persons with positive or suspicious findings will require more intensive examination for definite identification and diagnosis" (COOPER and MORGAN, 1977).

A screening test can be evaluated by means of the proportions of persons correctly classified as cases and normals, as measured by comparison with some independent, valid method of discrimination. In psychiatry, this criterion is usually taken as clinical assessment and diagnosis by one or more trained psychiatrists. The efficiency of a test consists of its *sensitivity*, or efficiency in detecting valid positives (cases) and its *specificity*, or efficiency in detecting valid negatives (normals). Table 3 illustrates the method of evaluation.

Table 3. Efficiency of a Screening Procedure for Case-Identification

		Screening test classification		
		Positive	Negative	Combined
Criterion Classification	Cases	a	b	a+b
	Normals	c	d	c+d
	Total	a+c	b+d	a+b+c+d

$$\text{Sensitivity} = \frac{a}{a+b}$$

$$\text{Specificity} = \frac{d}{c+d}$$

$$\text{Efficiency} = \frac{a+d}{a+b+c+d}$$

The efficiency of a screening test measured experimentally (for example, by application to 100 cases and 100 normals) will tend to be spuriously high, because doubtful and "borderline" cases are excluded. Cross-validation can be performed by applying the test to unselected members of the population, and then checking to see what proportions have been correctly identified by the test as cases and normals.

Practical requirements of a psychiatric screening test are that it is cheap, can be administered simply and quickly, and is acceptable to the survey population. No single screening test can cover the whole spectrum of psychiatric morbidity. Which method, or methods, should be applied in any investigation will depend both on the type of disorder under enquiry, and on the nature of the population at risk. It may take the form of a standardized psychological test, such as Raven's Progressive Matrices (ORME, 1957, 1961); a guided interview, carried out by a research assistant (SROLE et al., 1962); a complaint inventory or self-rating scale (ZUNG, 1965; GOLDBERG, 1972); a questionnaire for parents or teachers (RUTTER et al., 1970), or routine case-reporting by physicians, nurses, social workers or other trained informants. Whatever the form of test used, it should be administered in a survey under the same conditions under which it has been validated.

E. Indices of Morbidity

In order to ensure that the findings of different surveys are comparable, they should be expressed in the form of standard indices of morbidity. Disease frequency is usually computed in terms of rates for the population at risk (or "reference population"), although ratios of the frequency of illness between different populations may also be useful. The rates most frequently estimated are those for *incidence*, *prevalence* and *expectancy* (morbid risk).

The *incidence* of a disease is the number of new cases which occur within a specified period of time, and is normally expressed as a rate per 1000 population. It is customary to estimate the incidence rate for one year. If the frequency of occurrence of a disease is steady, incidence rates for differing time-intervals can be compared by simple extrapolation.

Generally speaking, incidence cannot be measured directly, since it is impossible to monitor all new cases as they occur. Instead, some indirect measure, such as first contacts with the psychiatric service, must be used as a substitute. This inability to measure true incidence rates is a grave weakness of epidemiological psychiatry, because it means that no causal hypothesis can be tested with confidence.

The *prevalence* of a disease represents the frequency of *all* cases—new and old—in a defined population. *Point* prevalence is the frequency at a designated point in time; *period* prevalence is the frequency of all cases which exist in the population within a specified period (usually one year).

Prevalence rates tend to be more reliable than incidence rates, because the former can be estimated without regard to the duration of illness or point of onset. They are useful for administrative purposes (for example, in estimating needs for specialist services), but much less so in causal research. Differences in prevalence rates, between populations, do not necessarily imply differences in the incidence of a disease; they may be due simply to differing proportions of chronic, unrecovered cases.

In surveys based on secondary data collection, the total frequency of disease can be broken down into all cases present on a given census day (point prevalence), and all new cases making contact in the following year (incidence). In field surveys, sick persons will be located who are not in contact with specialist agencies. Use of census-day rates may then be impracticable, and estimation of period prevalence the most suitable compromise.

Unlike incidence rates, period prevalence rates cannot easily be compared if they are based on different time intervals. The frequency of case finding may be uneven; in particular, the numbers of pre-existing, chronic cases reported by medical agencies will be highest in the early weeks of a survey, and will fall steadily thereafter. Accumulation of cases will thus tend to follow a geometric, rather than an arithmetical, progression. Prevalence rates should always be specified in terms of the period of data collection.

Since the prevalence of any disease is a function of its inception and its mean duration, each of these variables can be estimated if the other two are known. Pooled survey data on schizophrenia, for example, indicate a mean prevalence rate of 3–4 per 1000, and a mean incidence of 40–50 per 100,000 (COOPER, 1978), figures which correspond to a mean duration of seven to eight years. Such crude estimates are, however, of little value for clinical prognosis, because of the great range of variation around the mean.

The *expectancy* (morbid risk) of a disease is the probability, usually expressed as a percentage rate, that an individual who survives long enough to be exposed during the risk period will in fact suffer from the disease. Unlike incidence and prevalence rates, expectancy refers to the individual, rather than to a defined population. It was introduced as an index in population genetics, to express the differential risk of mental illness among relatives of mentally sick persons (SCHULZ, 1932). Expectancy rates can also be used as a standard of comparison between populations, provided the same method of estimation is used for each.

The technique most widely used in population surveys is Weinberg's shorter method (REID, 1960). This depends upon a knowledge of the age-distribution of a defined population at one point in time, and the total number of cases of disease of a given type existing in the population. Limits of age are set for the risk period of the disease, and a *Bezugsziffer*, or index of total exposure to risk, is then calculated for the population. The appropriate formula is

$$p = \frac{a}{b - (b_0 + 0.5\, b_m)}$$

where

p = morbid risk
a = number of persons with the disease
b = total population
b_0 = number who have not yet reached the risk period
b_m = number within the risk period.

Table 4. Treated Prevalence of Schizophrenia, Monroe County, 1970

Age-group	No. in population	No. of treated cases	Rate per 1000
Under 15	205,588	73	0.36
15–24	121,208	649	5.35
25–34	91,966	840	9.13
35–44	79,884	861	10.78
45–54	82,262	596	7.25
55–64	62,038	234	3.77
65+	68,874	66	0.96
Total	711,820	3319	4.78

Source: BABIGIAN (1975)

If we apply this formula to the data in Table 4, which are taken from the case register of Monroe County, New York (BABIGIAN, 1975), we get the following:

$a = 3319$
$b = 711,820$
$b_0 = 205,588$
$b_m = 293,058$ (taking the risk period for incidence of schizophrenia as 15–45 years).

Then

$$p = \frac{3319}{711,820 - (205,588 + 0.5 \times 293,058)} \quad \text{or} \quad 0.92 \text{ percent.}$$

This method is crude in that it assumes the risk of schizophrenia to be evenly distributed within the (somewhat arbitrary) age limits imposed, and takes no account of the actual distribution of new cases. In the more refined technique developed by STRÖMGREN (1938), the distribution of new cases is derived from first-admission data for the different age-groups, and the *Bezugsziffer* then obtained by computing, for each age-group, number of persons against proportion of total risk so far survived, and summing the results. In practice, the differences in expectancy rate estimated by these two methods appear to be relatively small.

In family investigations, it is possible to check on those relatives (for example, siblings of schizophrenic probands) who have died or migrated before the survey, and on the psychiatric history of these family members. In an area survey, information of this kind is unlikely to be comprehensive or reliable. BÖÖK (1953) has suggested a method of weighting estimated expectancy rates to allow for differential mortality rates.

Whichever method of estimation is employed, expectancy rates will tend to be under-estimates, because of incomplete case reporting. If the data are based on a field survey, earlier episodes will tend to be missed; if on first-admission data, untreated and ambulant cases will be excluded. Comparisons of expectancy rates for different populations, based on first admission rates, will be affected by differences in the level of hospital provision.

Of greater value in testing aetiological hypotheses are measures of association between defined risk factors and the frequency of a disease. Two measures which have been widely used in general epidemiology are the *relative risk*, or ratio of the incidence rates of a disease among exposed and non-exposed population groups, and the *attributable risk*, or excess of disease incidence in exposed groups over that found among the non-exposed. They are best estimated by means of prospective studies of different risk groups (cf. Table 1), but can be calculated indirectly if exposure to risk, for persons who suffer onset of a disease, can be compared with that for the general population. Relative risk can also be calculated from case-control studies, if the relative proportions of cases and controls who have been exposed to risk is known (MacMahon and Pugh, 1970).

Paykel (1978) has recently provided an example of the use of this technique in psychiatry. Analysing the findings of a number of "life-event" studies, he showed that the relative risk for various forms of mental disorder was much higher among persons who had experienced certain life events than among those who had not. In this type of investigation, relative risk must be specified in relation to the time-interval since the event, since it appears probable that

Table 5. Life Events and the Relative Risk of Mental Disorder

Diagnostic category	Authors	Event types	Time period	Relative risk
Depression	Brown et al. (1973)	All events	6 months	1.8
		Markedly threatening events	6 months	5.9
	Paykel et al. (1969)	All events	6 months	5.4
Schizophrenia	Brown and Birley (1968)	All events	3 weeks	6.4
			3 months	2.9
	Paykel (1978)	All events	6 months	3.0
		"Undesirable" events	6 months	4.5
Neurosis	Cooper and Sylph (1973)	All events	3 months	5.3
Suicide attempts	Paykel et al. (1975)	All events	1 month	10.0
			6 months	6.3
Psychiatric illness	Parkes (1964)	Death of parent, spouse, sibling	6 months	5.9
	Birtchnell (1970)	Death of parent	1–5 years	1.6

risk is greatest immediately following an event, and then returns gradually to its previous level (BROWN et al., 1973).

Most of the "event types" listed in Table 5 are too general to be of great value in aetiological research. However, the studies listed by PARKES (1964) and BIRTCHNELL (1970) refer to more specific events, and a study reported by STEINBERG and DURELL (1968) showed that the risk of one diagnostic category, schizophrenia, was sharply increased following a specific life event; namely, entry into the U.S. Army.

Relative risk seems destined to become an important concept in psychiatry, as the search for environmental causes gains momentum.

F. Analysis of Survey Data

The main tasks of data processing and data analysis cannot be undertaken until survey field work has been completed. The methods to be employed should, however, be decided much earlier; indeed, very largely at the planning stage, since they will determine to a large extent which data can usefully be included, and how they should be collected. Problems of data handling and statistical analysis may arise throughout the course of a survey; for example, in testing the research instruments for validity and reliability; in checking for observer bias; in reducing the number of variables to be studied, and grouping them by factor- or cluster-analytic techniques; in carrying out "pre-test" interviews, or conducting a full-scale pilot study.

The technical operations of editing and coding the data, writing a computer program, and preparing basic tabulations, are outside the scope of this review. They are essentially similar in all kinds of medical and social survey, and are described in a number of standard texts (FESTINGER and KATZ, 1953; JANDA, 1965; MOSER and KALTON, 1971). Some special considerations are important in surveys which make use of clinical techniques. All items requiring clinical judgment should be coded by the medical investigator as soon as possible after each examination. The coding schema should permit inclusion of incomplete items; it is undesirable, for instance, that blind, deaf, mentally retarded or demented persons should have to be excluded from the analysis because their data schedules contain too many "missing values". Questions of confidentiality must be taken especially seriously in dealing with medical information, and may require deletion of all identifying items, before a schedule is handed over for coding or machine-punching.

The characteristic feature of epidemiology, when compared with other branches of demographic or survey research, is its concentration on illness as the "dependent variable" of enquiry (MECHANIC, 1970). Basically, epidemiological analysis consists in testing for associations between illness rates and various indices ("independent variables") which represent causal or risk factors. In the simplest paradigm, possible associations are tested separately for each independent variable in turn, all others being held constant. Modern techniques of multivariate analysis permit the relative contributions of a number of factors to be assessed simultaneously (MAXWELL, 1970), but as a rule these techniques will be fruitful only when the relevance of each single factor has already been established.

The need to hold constant (or "control") intervening variables arises because they may conceal, exaggerate or distort causal associations, or may be so linked with the hypothetical causal variable as to suggest a causal effect where none exists. Intervening variables have been classified, according to the kind of effect they produce, as simple antecedent, explanatory, moderator, component, distorter, and suppressor variables (SUSSER, 1973). Of more immediate practical importance is the distinction between those which are effectively controlled by the research design, those which can be controlled in the data analysis, and those which remain uncontrolled.

Undoubtedly, the most effective way of controlling variables is by means of a carefully planned research design. This can be achieved in a number of ways. First, the number of variables may be reduced by restricting the investigation — provided that so doing is consistent with the research aims — to a defined sub-population; for example, to married women in the age-group 25–44. Secondly, in experimental and evaluative studies, the index and control groups can be formed by random allocation (COCHRANE, 1972). Thirdly, in purely observational studies (which constitute the great majority in epidemiology), case-control comparisons can be made with the help of individual or group matching. By this means, the obviously relevant demographic variables, such as age, sex, marital status and social class, can be held constant, and also possibly some clinical variables. Finally, it may be possible to dispense with control groups altogether, if the observed distribution of cases can be compared with that to be expected on a chance basis. Such a technique is the Greenwood-Yule method for studying effect of birth order, which has been applied to neurosis (NORTON, 1952) and schizophrenia (GOODMAN, 1957).

Control of intervening variables by means of data analysis is bound to be imperfect. Not all relevant variables can be identified and, of those that can, some may prove to have confounding effects which were not foreseen and cannot be separated out in the analysis. There are also purely quantitative problems. Modern computer techniques allow large numbers of variables to be dealt with simultaneously, in contingency tables (LIENERT and KRAUTH, 1973), by linear regression or path analysis, or in other ways (BLALOCK and BLALOCK, 1968), but only if the data pool is sufficiently large. Since the size of sample required increases geometrically with the number of variables to be controlled, scope for these techniques in the analysis of primary data will always be limited.

The comparison of findings for different populations may be misleading if their age-sex structures vary appreciably. Morbidity rates should, therefore, be standardized to correct for the differences. Either the 'direct' or the 'indirect' method of standardization may be applied (PFLANZ, 1973; SWAROOP, 1960). Age-standardization is the best-known application of the technique of standardization, which is basically a way of matching population samples after they have been selected. Procedures have been described for matching different samples on a combination of variables (BELSON, 1959; KALTON, 1968).

Statistical associations do not in themselves provide information about causes. We must first be sure that the so-called independent variable really is independent: that a change in X leads to a change in Y, and not the reverse. The direction of association may be obvious on *a-priori* grounds (as between, say, air pollution and rate of bronchitis); in the investigation of psychological and social variables, however, this is by no means always the case. Consider, for example, the association between schizophrenia and low social status, or that between disturbed family relationships and mental illness in one member of the family. In both instances, the nature of the association is still a topic of keen debate.

Five principal criteria can be used in judging if a statistical relationship has causal significance (U.S. Department of Health, 1964; SUSSER, 1973).

a) The most important single criterion is the temporal sequence of events: to be accepted as causal, the independent variable must precede the dependent. It follows that, in aetiological research, the point of inception of an illness must be defined with some precision — a requirement not always easily fulfilled in psychiatry. The problem is most acute in study of the "precipitating proximal factors" of mental disorder (REID, 1961), which by definition are closely related to its first manifestations.

b) The criterion of *consistency* depends on the replication of research findings, either within a single investigation, or in a number of surveys carried out at different times and in different areas. Consistent associations do not necessarily imply a causal effect (as witness the similar ecological pattern of schizophrenia in many big cities); but lack of consistency speaks against such an effect.

c) The *strength* of an association, though not a logical proof, can provide circumstantial evidence of causality. Thus, the fact that occurrence of certain events temporarily increases the risk of suicidal behaviour tenfold (cf. Table 5) is a strong indication, though not proof, of a causal link. Strength of association is not the same as level of statistical significance: common tests such as Chi-square, product-moment correlation, and rank correlation may give highly significant results with weak associations. Stronger evidence is a steep regression slope, such that, for example, doubling the density of population corresponds to a twofold increase in the rate of juvenile delinquency (GATH et al., 1977).

d) *Specificity* of association is important, in the sense that, when it can be demonstrated, it provides strong support for a causal hypothesis. Lack of specificity does not argue against causal significance (cf. Table 5, on "life events"); indeed, in psychiatric research, specificity, taken to imply a single, necessary and sufficient cause, has too often proved a chimera. What is now required is the testing of associations at many different levels: cytogenetic, biochemical, neurophysiological, psychological, clinical and social, to identify those which are relatively specific.

e) *Plausibility* and *coherence* relate the observed association to what is known about the pathogenesis of a disease, and, if possible, to some underlying theoretical model. Evidence of a statistical association between birth complications and later development of schizophrenia, for example, would be much more plausible if a convincing similarity could be shown between clinical schizophrenia and the effects of certain types of localized brain damage (MEDNICK, 1962). Even more convincing would be demonstration of a change in the incidence or prevalence of mental illness, following on planned intervention to change the strength of a suspected causal factor. Ambitious projects of this kind are currently being undertaken, on mental retardation in the U.S. (HEBER, 1970) and on schizophrenia risk in Mauritius (MEDNICK et al., 1975).

G. Role of the Psychiatrist

Epidemiological research in psychiatry has now progressed to a stage at which careful attention to methodology, and a working knowledge of the basic demographic techniques, must be seen as prerequisites. This advance is almost wholly to the good, but it does carry a danger that clinical psychiatrists, because they cannot engage in full-time research, will be discouraged from entering the field at all. The result could well be a split between clinical practice, where the medically trained specialist would remain dominant, and research, which would be taken over more and more by psychologists, social scientists, statisticians and geographers. Such a trend would be regrettable, and in the long term almost certainly deleterious to standards of mental health care.

No branch of medicine today requires a greater proportionate investment in research than does psychiatry. The methods outlined in this review are bound to be applied increasingly, over the next years and decades, to problems of mental disorder and social pathology. A great part of this applied research – as of biological research into mental disease – will have to be undertaken by non-medical personnel. Yet if psychiatrists themselves do not play an active role in the research programmes, a vital element will be missing. The gap between the concepts used in clinical practice and health-care planning and those derived from modern biological and social sciences is already wide. The only people who can effectively bridge this gap are psychiatrists and psychologists who have had extensive clinical experience with the mentally ill but who are also trained in research theory and methods. Such persons are already few in any country, and, in view of current manpower problems, their numbers can be expected to diminish. Measures to encourage a small but steady inflow of trained psychiatrists into research in general, and into population research in particular, should therefore be accorded some importance in postgraduate training and in the planning of future mental health services.

References

Agerholm, M.: Handicaps and the handicapped. Roy. Soc. Hlth. J. **95**, 3 (1975).
Alderson, M.R.: Self-poisoning – what is the future? Lancet **1974 1**, 1040.
Babigian, H.M.: Schizophrenia: epidemiology. *In:* Comprehensive Textbook of Psychiatry, 2nd ed., Vol. 1 (A.M. Freedman, H. Kaplan, and B.J. Sadock, Eds). Baltimore, Md: Williams and Wilkins 1975.
Belson, W.A.: Matching and prediction on the principle of biological classification. Appl. Statistics **8**, 65 (1959).
Benjamin, B.: Health and Vital Statistics. London: Allen & Unwin (1968).
Birtchnell, J.: Recent parent death and mental illness. Brit. J. Psychiat. **116**, 289 (1970).
Blalock, H.M., Blalock, A.B.: Methodology in Social Research. New York: McGraw-Hill (1968).
Blum, R.H.: Case identification in psychiatric epidemiology. Milbank Mem. Fd. Quart. **40**, 253 (1962).

Böök, J.: A genetic and neuropsychiatric investigation of a North Swedish population. Acta Genet. (Basel) **4**, 1 (1953).
Bradshaw, J.R.: A taxonomy of social need. *In:* Problems and Progress in Medical Care, 7th Series (G. McLachlan, Ed.). London: Oxford University Press 1971.
Brooke, E.M.: A Census of Patients in Psychiatric Beds, 1963. Ministry of Health Reports on Public Health and Medical Subjects, No. 116. London: H.M.S.O. 1967.
Brown, G.W., Birley, J.L.: Crises and life changes, and the onset of schizophrenia. J. Hlth. soc. Behav. **9**, 203 (1968).
Brown, G.W., Harris, T.O., Peto, J.: Life events and psychiatric disorders. 2. Nature of the causal link. Psychol. Med. **3**, 159 (1973).
Cochran, W.G.: Sampling Techniques, 2nd ed. New York: Wiley 1963.
Cochrane, A.L.: Effectiveness and Efficiency: Random Reflections on Health Services. London: Nuffield Provincial Hospitals Trust 1972.
Cooper, B.: Psychiatric disorder in hospital and general practice. Soc. Psychiat. **1**, 7 (1966).
Cooper, B.: Epidemiology of Schizophrenia. *In:* Schizophrenia: a Review (J.K. Wing, Ed.). London. Academic Press 1978 (In the press)
Cooper, B., Sylph, J.: Life events and the onset of neurotic illness: an investigation in general practice. Psychol. Med. **4**, 421 (1973).
Cooper, B., Morgan, H.G.: Epidemiologische Psychiatrie. München-Wien: Urban & Schwarzenberg 1977.
Cranach, M.v., Strauss, A.: Die internationale Vergleichbarkeit psychiatrischer Diagnostik. In: Psychiatrische Epidemiologie (H. Häfner, Ed.) Berlin-Heidelberg-New York. Springer 1978.
Cronbach, L.J.: Essentials of Psychological Testing. New York: Harper 1949.
Deutsche Gesellschaft für Psychiatrie und Nervenheilkunde: Diagnosenschlüssel und Glossar psychiatrischer Krankheiten, 4th ed. Berlin-Heidelberg-New York: Springer 1974.
Feighner, J.P., Robins, E., Guze, S.B., Woodruff, R.A., Winokur, G., Munoz, R.: Diagnostic criteria for use in psychiatric research. Arch. gen. Psychiat. **26**, 57 (1972).
Festinger, L., Katz, D. (Eds): Research Methods in the Behavioural Sciences. New York: Holt, Rinchart & Winston 1953.
Fremming, K.H.: The Expectation of Mental Infirmity in a Sample of the Danish Population. Occasional Papers on Eugenics No. 7. London: Cassell 1951.
Galtung, J.: Theory and Methods of Social Research. Int. Peace Res. Inst., Oslo, Basic Social Science Monograph, No. 1. New York: Columbia University Press 1967.
Gath, D., Cooper, B., Gattoni, F., Rockett, D.: Child Guidance and Delinquency in a London Borough. Maudsley Monograph, No. 24. London: Oxford University Press 1977.
Goldberg, D.P.: The Detection of Psychiatric Illness by Questionnaire. Maudsley Monograph No. 21. London: Oxford University Press 1972.
Goldberg, D.P., Cooper, B., Eastwood, M.R., Kedward, H.B., Shepherd, M.: A standardized psychiatric interview for use in community surveys. Brit. J. prev. soc. Med. **24**, 18 (1970).
Goodman, N.: Relation between maternal age at parturition and incidence of mental disorder in the offspring. Brit. J. prev. soc. Med. **11**, 203 (1957).
Gunderson, E.K., Rahe, R.H.: Life Stress and Illness. Springfield, Ill.: Thomas 1974.
Hall, D.J., Robertson, W.C., Eason, R.J. (Eds): Proceedings of the Conference on Psychiatric Case Registers. D.H.S.S. Statistical & Research Report Series, No. 7. London: H.M.S.O. 1973.
Hauser, P.M., Duncan, O.D.: The Study of Population: an Inventory and Appraisal. Chicago: University Press 1959.
Heber, R., Garber, H.: Milwaukee Project: A study of the use of family intervention to prevent cultural-familial mental retardation. *In:* Exceptional Infant (Friedlander, B.Z., Sterritt, G.M., Kirk, G.E., Eds), Vol. 3. Assessment & Intervention. New York: Brunner Mazel 1970.
Helgason, T.: Epidemiology of mental disorders in Iceland. Acta psychiat. scand. **40**, Suppl. 173 (1964).
Hollingshead, A.B., Redlich, F.C.: Social Class and Mental Illness. New York: Wiley 1958.
Holm, K.: Gültigkeit von Skalen und Indizes. Köln. Z. Soziol. **22**, 293 (1970).
Isaacs, B., Neville, Y.: The needs of old people: the 'interval' as a method of measurement. Brit. J. prev. soc. Med. **30**, 79 (1976).
Jahoda, M.: Current Concepts of Positive Mental Health. U.S. Joint Commission on Mental Illness and Health. New York: Basic Books 1958.

Janda, K.F.: Data Processing: Applications to Political Research. Evanston, Ill.: Northwestern University Press 1965.
Kalton, G.: Standardization: a technique to control for extraneous variables. Appl. Statistics 17, 118 (1968).
Kendell, R.E.: Schizophrenia: the remedy for diagnostic confusion. *In:* Contemporary Psychiatry (J. Silverstone and B. Barraclough, Eds). Brit. J. Psychiat. Special Publication, No. 9. Ashford, Kent: Hedley 1975.
Kety, S.S., Rosenthal, D., Wender, P., Schulsinger, F.: The types and prevalence of mental illness in the biological and adoptive families of adopted schizophrenics. *In:* The Transmission of Schizophrenia (D. Rosenthal and S.S. Kety, Eds). New York: Pergamon 1968.
Keupp, H.: Psychische Störungen als abweichendes Verhalten. München-Wien: Urban & Schwarzenberg 1972.
Kish, L.: Survey Sampling. New York: Wiley 1965.
Kramer, M., Taube, C.A.: The role of a national statistics programme in the planning of community psychiatric services in the United States. *In:* Roots of Evaluation (J.K. Wing and H. Häfner Eds). London: Oxford University Press 1973.
Lauter, H.: Epidemiologische Aspekte alterspsychiatrischer Erkrankungen. Nervenarzt 45, 277 (1974).
Leighton, D.C., Harding, J.S., Macklin, D.B., MacMillan, A.M., Leighton, A.H.: The Character of Danger. The Stirling County Study of Psychiatric Disorder and Sociocultural Environment, Vol. 3. New York: Basic Books 1963.
Lienert, G.A., Krauth, J.: Die Konfigurationsfrequenzanalyse und ihre Anwendung in Psychologie und Medizin. Freiburg-München: Broschur 1973.
Lilienfeld, A.M.: Epidemiological methods and influences in studies of non-infectious diseases. Publ. Hlth. Rep. (Wash.) 72, 51 (1957).
Lorr, M., Klett, C.J., McNair, D.M., Lasky, J.: In-patient Multidimensional Psychiatric Scale (Manual). Palo Alto: Consulting Psychologists Press 1963.
MacMahon, B., Pugh, T.F.: Epidemiology: Principles and Methods. Boston, Mass.: Brown, Little 1970.
Maxwell, A.E.: Multivariate Analysis. *In:* Data Handling in Epidemiology (W.W. Holland, Ed.). London: Oxford University Press 1970.
Mechanic, D.: Problems and prospects in psychiatric epidemiology. *In:* Psychiatric Epidemiology (E.H. Hare and J.K. Wing, Eds). London: Oxford University Press 1970.
Mednick, S.A.: Schizophrenia: a learned thought disorder. *In:* Clinical Psychology. Proceedings of the XIV International Congress of Applied Psychology, Vol. 4 (G.S. Nielsen, Ed.). Copenhagen: Munksgaard 1962.
Mednick, S.A., Schulsinger, F., Schulsinger, H.: Schizophrenia in children of schizophrenic mothers. *In:* Childhood Personality and Psychopathology (A. Davids, Ed.). New York: Wiley 1975.
Morrison, D.E., Henkel, E.: The Significance Test Controversy. Chicago: Aldine 1970.
Moser, C.A., Kalton, G.: Survey Methods in Social Investigation. London: Heinemann 1971.
Norton, A.: Incidence of neurosis related to maternal age and birth order. Brit. J. soc. Med. 6, 253 (1952).
Orme, J.E.: Intellectual and verbal ability in normal old age, senile dementia and elderly depression. J. Gerontol. 12, 408 (1957).
Orme, J.E.: The coloured progressive matrices as a measure of intellectual subnormality. Brit. J. med. Psychol. 34, 291 (1961).
Parkes, C.M.: Recent bereavement as a cause of mental illness. Brit. J. Psychiat. 110, 198 (1964).
Pasamanick, B., Rogers, M.E., Lilienfeld, A.M.: Pregnancy experience and the development of childhood behaviour disorders. Amer. J. Psychiat. 112, 613 (1956).
Paykel, E.S.: Contribution of life events to causation of psychiatric illness. Psychol. Med., 8, 245 (1978).
Paykel, E.S., Myers, J.K., Dienelt, M.N., Klerman, G.L., Lindenthal, J.J., Pepper, M.P.: Life events and depression: a controlled study. Arch. gen. Psychiat. 21, 753 (1969).
Paykel, E.S., Prusoff, B.A., Myers, J.K.: Suicide attempts and recent life events: a controlled comparison. Arch. gen. Psychiat. 32, 327 (1975).
Pflanz, M.: Allgemeine Epidemiologie. Stuttgart: Thieme 1973.
Redlich, F.C.: The concept of health in psychiatry. *In:* Explorations in Social Psychiatry (A.H. Leighton, J.A. Clausen, and R.N. Wilson, Eds). New York: Tavistock 1957.

Reid, D.D.: Epidemiological Methods in the Study of Mental Disorders. Public Health papers No. 2. Geneva: W.H.O. 1960.
Reid, D.D.: Precipitating proximal factors in the occurrence of mental disorders: epidemiological evidence. *In:* Causes of Mental Disorders: a Review of Epidemiological Knowledge (E.M. Gruenberg and M. Huxley, Eds). New York: Milbank Mem. Found. 1961.
Rosenberg, M.: The Logic of Survey Analysis. New York: Basic Books 1968.
Rutter, M.L., Graham, P., Whitmore, K.: Education, Health and Behaviour. London: Longmans 1970.
Scharfetter, C.: Das AMP-System. Manual zur Dokumentation psychiatrischer Befunde. Berlin-Heidelberg-New York: Springer 1971.
Schulz, B.: Zur Erbpathologie der Schizophrenie. Z. ges. Neurol. Psychiat. **143**, 175 (1932).
Scott, W.A.: Research definitions of mental health and mental illness. Psychol. Bull. **55**, 29 (1958).
Shepherd, M.: A Study of the Major Psychoses in an English County. Maudsley Monograph No. 3. London: Chapman & Hall 1957.
Shepherd, M.: Epidemiologische Psychiatrie. *In:* Psychiatrie der Gegenwart, 2nd ed., Bd. 3 (K.P. Kisker, J.E. Meyer, C. Müller and E. Strömgren Eds). Berlin-Heidelberg-New York: Springer 1975.
Shepherd, M., Cooper, B., Brown, A.C., Kalton, G.: Psychiatric Illness in General Practice. London: Oxford University Press 1966.
Spitzer, R.L., Endicott, J., Fleiss, J.L., Cohen, J.: The Psychiatric Status Schedule: a technique for evaluating psychotherapy and impairment in role functioning. Arch. gen. Psychiat. **23**, 41 (1970).
Srole, L., Langner, T.S., Michael, S.T., Opler, M.K., Rennie, T.A.C.: Mental Health in the Metropolis: the Midtown Manhattan Study, Vol. 1. New York: McGraw-Hill 1962.
Steinberg, H.R., Durell, J.: A stressful situation as a precipitant of schizophrenic symptoms. Brit. J. Psychiat. **114**, 1097 (1968).
Strömgren, E.: Beiträge zur psychiatrischen Erblehre. Acta psychiat. scand. Suppl. 19 (1938).
Strotzka, H.: Kleinburg: eine sozialpsychiatrische Felduntersuchung. Wien-München: Österreichischer Bundesverlag für Unterricht, Wissenschaft und Kunst 1969.
Susser, M.: Causal Thinking in the Health Sciences. London: Oxford University Press 1973.
Swaroop, S.: Introduction to Health Statistics. Edinburgh: Livingstone 1960.
Terris, M.: Use of hospital admissions in epidemiological studies of mental disease. Arch. gen. Psychiat. **12**, 420 (1965).
Tietze, J., Lemkau, P.V., Cooper, M.: Personal disorder and spatial mobility. Amer. J. Sociol. **48**, 29 (1942).
Tooth, G.C., Brooke, E.M.: Trends in the mental hospital population. Lancet **1961 1**, 710.
U.S. Department of Health, Education and Welfare: Smoking and Health: Report of the Advisory Committee to the Surgeon General. Washington, D.C.: Public Health Service 1964.
Vecchio, T.J.: Predictive value of a single diagnostic test in unselected populations. New Engl. J. Med. **274**, 1171 (1966).
Watts, C.A.H., Cawte, E.C., Kuenssberg, E.V.: Survey of mental illness in general practice. Brit. med. J. **1964 2**, 1351.
Weissman, M.: The epidemiology of suicide attempts, 1960–71. Arch. gen. Psychiat. **30**, 737 (1974).
Williams, R., Johnston, M., Willis, A., Bennett, A.E.: Disability: a model and measurement technique. Brit. J. prev. soc. Med. **30**, 71 (1976).
Wing, J.K.: A standard form of psychiatric present state examination. *In:* Psychiatric Epidemiology (E.H. Hare and J.K. Wing, Eds). London: Oxford University Press 1970.
Wing, J.K.: A technique for studying psychiatric morbidity in in-patient and out-patient series, and in general population samples. Psychol. Med. **6**, 665 (1976).
Wing, J.K., Bransby, E.R.: Psychiatric Case Registers. D.H.S.S. Statistical Report Series No. 8. London: H.M.S.O. 1970.
Wing, J.K., Cooper, J.E., Sartorius, N.: The Measurement and Classification of Psychiatric Symptoms. Cambridge: University Press 1974.
Wittenborn, J.R.: Wittenborn Psychiatric Rating Scales. New York: Psychological Corporation 1955.
World Health Organization: Manual of the International Statistical Classification of Diseases, Injuries and Causes of Death, 9th Revision. Geneva: W.H.O. 1975.

World Health Organization: Manual of the International Statistical Classification of Diseases, Injuries and Causes of Death. 8th Revision. Geneva: W.H.O. 1967.

World Health Organization: Report of the International Pilot Study of Schizophrenia, Vol. 1. Geneva: W.H.O. 1973.

Zintl-Wiegand, A., Schmid-Maushart, C., Leisner, R., Cooper, B.: Psychische Erkrankungen in Mannheimer Allgemeinpraxen. *In:* Psychiatrische Epidemiologie (H. Häfner, Ed.). Berlin-Heidelberg-New York. Springer 1978.

Zung, W.: A self-rating depression scale. Arch. gen. Psychiat. **12**, 63 (1965).

Crosscultural Psychiatry

By

N. Sartorius

Contents

A. Introduction: Premises of Crosscultural Psychiatry 711
B. Areas of Application of Crosscultural Psychiatry 714
C. Methods of Crosscultural Psychiatry 718
D. Common Concerns in Crosscultural Psychiatry 720
    I. Acceptability 720
    II. Translation and Language Equivalence 721
    III. Selection and Training of Interviewers 723
    IV. Coordination and Management of Crosscultural Studies 727
    V. Some Ethical Issues Relevant to Collaborative Crosscultural Research 731
E. Unity in Diversity: A Coda on Culture-Bound Syndromes 732
F. Suggestions for Further Reading 733
References 734

A. Introduction: Premises of Crosscultural Psychiatry

The existence of crosscultural psychiatry depends on four premises: (1) that culture is a meaningful concept that can be described in operational terms, (2) that occurrence, form, content, and development of mental disorders can be influenced by cultural factors, (3) that there are methods by which relationships between culture and mental functioning can be examined, and (4) that the application of concepts and methods developed by crosscultural psychiatry results in the development of useful and effective techniques for the management and prevention of mental disorders.

Culture is an elusive concept that has been used to describe a variety of characteristics of human groups and societies ranging from religious and philosophic ideas prevailing at a given time and in a given society to preferred patterns of communication among individuals composing the society and their life styles. Kroeber and Kluckhohn (1952), in their now classic paper on culture, list some 160 definitions of culture and define it as consisting of:

> ...patterns explicit and implicit of and for behaviour acquired and transmitted by symbols, contributing the distinctive achievement of human groups including their embodiments in artifacts; the essential core of culture consists of traditions (i.e., historically derived and selected), ideas and especially their attached values; culture systems may, on the one hand, be considered as products of actions, on the other as conditioning elements of further action.

Though a feat as a condensation of ideas, this definition (as well as many others) lacks operational precision that would allow measurement of its components and hence specific examination of culture and of differences between cultures. Furthermore,

> ...the boundaries between culture, social structure and economic organization are difficult to demarcate and in many instances such a demarcation may not be necessary. Moreover, while culture, subculture, social structure and economic organization are undoubtedly forces influencing man's 'ways of acting and thinking', so also is the physical environment, (external and internal) and especially where the study of disease is concerned its influence may be so closely interwoven as to render its exclusion from crosscultural research undesirable.
>
> Therefore, at the present state of our knowledge it would be premature to pursue too rigourously the differences between cross- and transcultural, multiethnic, comparative and generally ecological approaches to mental illness (JABLENSKY and SARTORIUS, 1975).

But, as in the story of the six blind men describing an elephant, the deficiencies of descriptions and differences between them do not mean that the subject of description does not exist; it can be as concrete and as large as the elephant who defied definition by any one single individual. Perhaps it is justified to carry this allegory further and plead for new methods of study of culture and their application by different disciplines working together. In this way the clearly multivariate phenomenon of culture may be described sufficiently clearly to allow its understanding and measurement. Meanwhile, however ill-defined, the concept of culture can sensitize researchers to the broader context in which people live and generally lead to a more comprehensive view of the psychological reality. Until better defined, it should continue to be used as a label for the sum of those characteristics of the social environment of man, which determine behavior and life style of members of a group and stem from its history, prevailing philosophy, and perceptions of the future.

This way of describing culture presupposes that there is more than one culture: but some anthropologists (e.g., HALLOWELL, 1965) maintain that differences among cultures have been overemphasized and assert that the weight of evidence points to a basic unity of man across cultures (reflected for example in common personality types and common basic strategies for dealing with stress), a statement that could be supported by results of some more recent studies such as INKELES' study of "modernity" (1969) and by psychiatric research pointing to the similarity of clinical conditions across cultures (e.g., WHO, 1973, ZUBIN and KIETZMAN, 1966). HALLOWELLS's views about the evolutionary aspects of culture and the literature on personality and culture (e.g., SPIRO, 1951, BARNOW, 1973, WALLACE, 1961 and LEVINE, 1973) and on "normality" and "abnormality" in different cultures (e.g., GIEL, 1966) are also relevant in this context. Since HOFER's review of ethnopsychiatry (HOFER, in press) deals with these and related matters, they will not be discussed here.

The second premise for crosscultural psychiatry is that cultural factors can influence the occurrence, form, content, and development of mental disorders. Most studies as well as clinical experience support this hypothesis. The contents of psychopathologic phenomena in different cultures show important dissimilarities; on the other hand, however, most symptoms and signs can be found in patients belonging to a variety of cultures.

This can be shown to be so for symptoms in schizophrenic syndromes (JABLENSKY and SARTORIUS, 1975), for symptoms of depressive conditions (SARTORIUS, 1974; SARTORIUS et al., 1978; MARSELLA, 1977; MARSELLA, in press), and other major groups of disorders. Furthermore, there are excellent descriptions of syndromes occurring in only one or a small number of similar cultures (e.g., YAP, 1974), and more recently there is evidence that course and outcome of groups of patients with functional psychosis differ between countries (WHO, 1978). The reasons for these differences and the mechanisms by which they occur are insufficiently explored, although a variety of hypotheses to explain them have been proposed.

Sociocultural factors change in importance over time, and there is evidence about changes of the content of symptoms and their relative frequency over time. Comparative studies of mental disorders at different points of human history are hampered by a variety of methodologic difficulties (SHEPHERD, 1957), but even when possible distortions of data are accounted for there remain significant differences that seem likely to be attributable to changes of the sociocultural environment over time (VARGA, 1966; COOPER and SARTORIUS, 1977). The simple correlation in time between changes in society and changes in the form, content, and frequency of mental disorders does not in itself imply either a direct or an indirect causal relationship: but alternative explanations are much less likely (e.g., that a mutation of a virus that occurred in the nineteenth century could have been the reason that schizophrenia became so frequently seen in most industrialized countries, TORREY, 1974).

The third premise for the recognition of crosscultural psychiatry as a branch of psychiatry is that there are methods by which the relationship between culture and mental disorder can be examined. Methods for the examination of the relationship between culture and mental functioning must allow the comparative assessment of the mental state in different cultures and the comparisons of characteristics of different types of mental disorders in the same culture. A number of methods have been proposed, and at this point it can be concluded that, in spite of their many deficiencies, they allow both types of comparisons.

Finally, it remains to examine the fourth premise—whether results of the application of the crosscultural method can be translated into guidelines that can be used in the prevention and management of mental disorders or in the promotion of mental health. This question can be answered in the positive, since knowledge obtained from comparative studies served to improve classification systems in psychiatry, to identify predictors of course and outcome of certain mental disorders, and to lend strength to certain hypotheses that, though lacking final proof, became more likely by the similarity of findings in studies carried out in different cultures (e.g., DUNHAM, 1976 ODEGAARD, 1975).

B. Areas of Application of Crosscultural Psychiatry

In the joint statement by the Committees of the American and Canadian Psychiatric Associations (1969), a group of distinguished scientists listed the following 12 areas to which the crosscultural method has been applied:
(1) Similarities and differences in the form, course, or manifestation of mental illness in different societies and cultures
(2) The occurrences, incidence, and distribution of mental illness or behavioral characteristics in relation to sociocultural factors
(3) Sociocultural factors predisposing to mental health or to optimal function; or increasing the vulnerability to or perpetuating or inhibiting recovery from mental illness or impaired function
(4) The forms of treatment or of otherwise dealing with people defined as deviant, physically or mentally ill that are practiced or preferred in various sociocultural settings
(5) The influence of sociocultural factors on the assessment of clinical psychiatric issues (such as therapeutic approaches, progress, and diagnosis) and the adaptation of established psychiatric principles to varying sociocultural contexts
(6) The relationship between culture and personality as it may be approached through studies of the character traits shared by members of the same society derived from exposure to similar patterns of child rearing and to positive and negative social sanctions
(7) The understanding of conflict in persons experiencing rapid social and cultural change
(8) Attitudes and beliefs regarding behavioral deviance and the mentally ill, including the labeling of behavior
(9) The psychological and social adaptation of migrants, voluntary or involuntary, within or across national boundaries, especially insofar as their cultural traits or those of the receiving society are significantly involved
(10) Psychiatric or behavioral aspects of communication between individuals and groups from differing cultural or national regions
(11) Response to varying culturally based stressful situations
(12) Cultural determinants of transnational interaction and of public policy decisions within nations

The joint statement is comprehensive and illustrates the fuzziness of the boundaries of the subject: other terms that are partially or totally covering the area of investigations described in the statement are numerous: for example, cultural psychiatry, crossnational psychiatry, international, intercultural, or comparative psychiatry, ethnopsychiatry and so on. Though authors of the new labels argue that they are introducing their (preferred) label to better define the subject and focus of enquiries that they consider particularly important, it is difficult to become convinced by the reasons given for the utilization of one term in preference to another.

MURPHY and LEIGHTON (1965) are more restrictive in their definition of problem areas. They feel that there are three main problem areas for crosscultural psychiatry: (1) comparative study of diagnostic entities, (2) comparative epi-

demiology, and (3) comparative studies of personality and personality formation. They also describe different ways in which culture "might exert causal or determining influences on psychiatric disorders:
(1) Determining the pattern of certain specific disorders, such as *làtah* (in Malaya), *koro* (in China), and *witiko* (in the Indian cultures of Northeast America)
(2) Producing basic personality types, some of which are especially vulnerable to psychiatric disorder
(3) Producing psychiatric disorders (usually considered latent for a time) through certain child-rearing practices
(4) Having a selective influence on a population's potential for psychiatric disorder as well as the pattern of disorder through types of sanctions and whether "shame" or "guilt" is engendered
(5) Precipitating disorder in an otherwise adequately functioning personality by confrontation with stressful roles
(6) Perpetuating disorder by rewarding it in prestigeful roles such as holy man, witch doctor, or shaman
(7) Precipitating disorder by changing more rapidly than personality systems are able to tolerate
(8) Producing disorder through the inculcation of sentiments (beliefs and values) that produce emotional states damaging to personality, such as fears, jealousies, and unrealistic aspirations
(9) Affecting the distribution of some kinds of disorder through breeding patterns
(10) Influencing the amount and distribution of disorder through patterns of poor hygiene and nutrition"

Another area of application of crosscultural psychiatry has become more popular recently: it is "coping" with culture (e.g., TAFT, 1977). TAFT gives a comprehensive classification of situations in which coping with unfamiliar cultures is necessary. These fall into two broad groups: those linked with geographic locomotion that is temporary (like migrant workers, tourists, journalists, scientists carrying out field research in another culture, etc) or permanent (e.g. immigrants) and those where facing an unfamiliar culture is not linked with locomotion. The latter includes "subcultural mobility" (e.g., retirement), "segregation" (e.g., minorities, prisoners), and changes in society (e.g., in conditions of rapid social change, a concept close to ZWINGMAN's, 1973 "temporal uprooting"). Indeed, coping with one's own culture and its changes is a problem rapidly gaining in importance if not in investments necessary for its solution.

The need for new knowledge in this area has grown in parallel to vast population movements that characterize the past few decades. Psychiatric disorder occurring in conditions of culture change is not infrequent and ranges from mild forms of "culture shock" to severe (if transient) psychotropic reactions (e.g., RISSO and BOKER, 1964). In his excellent paper on migration, culture, and mental health, MURPHY (1977) points to the fact that the former belief that migrants suffer from an excess of mental disorder is no longer valid and urges that a more comprehensive approach to the problem be taken, including the investigation of factors related to the society of origin, to the migration itself, and to the society of resettlement. In another type of re-examination of crosscultural psychiatry, KLEINMAN (1978), among others, speaks of a "major transition" of crosscultural studies in psychiatry from a focus on epidemiologic issues to a new area of "clinically relevant comparative research", which he believes will produce essential information for the understanding and response to a diseased individual.

Such knowledge becomes particularly relevant in the application of certain therapeutic techniques, such as psychotherapy in a situation where the doctor and the patient belong to different cultures (HSU and TSENG, 1972): a situation that is becoming more frequent and better recognized in many settings. In a recent conference on transcultural psychiatry in Bradford, a number of speakers eloquently illustrated problems of managing patients from other cultures. In addition, MURPHY (1973) argues that the aim of transcultural psychiatry "of improving psychiatry in countries and cultures other than those in which the specialty originated is well understood but its function of testing assumptions and developing new theories is not" and stresses the importance of considering the influence on psychopathology of the culture to which both the psychiatrist and the patient belong.

In the light of current efforts to bring psychiatry closer to general medicine, the application of knowledge obtained by the crosscultural method in the treatment of a variety of somatic disorders also gains in importance. WITTKOWER and WARNES (1975) list a variety of conditions and situations where such application of knowledge is of relevance, illustrating their point with the example of cardiovascular and gastrointestinal disorders influenced by such diverse factors as race, life expectancy, dieting habits, variations in the types of psychosocial stress, and basic personality differences. FAVAZZA and OMAN (1978) speak to the same point in enumerating areas in which anthropology and social psychology are relevant to psychiatry: understanding of mental health and illness, child-rearing practices and their effects on personality, cognition, family and social networks, sex roles and behavior, alcohol use, communication, and therapy.

Organization of health care is an excellent example of an area in which results of crosscultural investigations should find more application. In countries that receive immigrants and refugees, medical students, practitioners, and psychiatrists should receive training that will enable them to deal more appropriately with patients belonging to other cultures (COX, 1977). Training of psychiatrists and other medical doctors in a country other than their own should take into account cultural factors and include courses on crosscultural matters (CARSTAIRS, 1973; WIG, 1975).

Acceptability of certain forms of care provision depends on culture, and neglect of cultural factors will lead to nonutilization of services (KAPUR, 1975; BASTIDE, 1967) or to inadequate diagnosis and treatment (AUBIN, 1955; KIEV, 1964, 1969). Models of mental health care provision can be studied and described from a cultural standpoint: this approach lends new insights and can significantly improve chances to develop culture-adjusted services (BAASHER, 1976; BAASHER et al., 1975; HARDING, 1978; KIEV, 1964; LAMBO, 1964).

Culture-oriented examination of health care could result in better utilization of resources and increased satisfaction of care providers and patients. The need to develop a "clinical social science" concerned with the translation of concepts of cultural anthropology into clinical application and the possibilities offered by this approach have been convincingly described by KLEINMAN et al. (1978). If this were done communication between doctors and patients could be improved and diagnosis and treatment facilitated and made more economical. Countries could learn from each other (SHEPHERD, 1962), and even within the same country the integration of culturally different approaches to care could be of major benefit to all concerned (COLLOMB, 1973). Traditional forms of mental health care also contain important elements that have not been adequately studied and understood and therefore not fully utilized (e.g., MAKANG MA MBOG, 1969; JILEK, 1974; VAHIA et al., 1966).

Clearly, the importance of crosscultural approaches can be demonstrated in a number of areas of relevance to medical care and life in general; unfortunately our knowledge in this area is less than the aspirations created by the findings of studies that are often open to criticism on scientific grounds. DRAGUNS (1973) comments: "upon comparing psychopathology across cultures positive findings are exceedingly easy to obtain: on closer examination, however, many of these crosscultural differences turn out to be artifactually inflated by a host of broadly social but not specifically cultural factors." In discussing this notion, Draguns lists five "simultaneously operating influences" that can mediate the occurrence and perception of disturbed behavior: the observer, the (immediate) setting, the (wider) community, the instrument by which the observations have been gathered, and the patients' own action.

When observers are from a culture different from that of the patient, their perception of what is abnormal is often influenced by the degree of their familiarity with the culture in which they work, their ability to learn from successive observation, and their willingness to accept standards prevailing in other cultures. An interesting and informative example of dangers of the application of psychiatric concepts of one culture to another is the work of CAROTHERS, published in the early 1950s (e.g., CAROTHERS, 1953) and widely quoted at the time. His approach of collecting information and making observations within the existing colonial structures would not be acceptable today, and although his work is of historical interest much of it would now be regarded as misinterpretation. Extreme forms of abnormal behavior are easily recognized as such even when observers belong to a very different culture: it is the less pronounced abnormality that is most likely to be misjudged.

The influence of the professional orientation of the observer is also important: a psychiatrist is likely to seek for symptoms and signs with which he became acquainted in his own culture; the psychologist may be more inclined to concern himself with differences in perception, cognition, or performance in certain situations. Observers who belong to the same culture as the patients are also handicapped when they are to report about their findings in the terms of a conceptual system developed in another culture and belonging to that culture. In such instances, a procrustean transformation of their findings may take place: the development of instruments that would avoid danger is still in its infancy.

The sensitivity thresholds of observers from different cultures can vary (WHO, 1973; FABREGA and WALLACE, 1967), particularly in the assessment of behavior and emotions (LEFF, 1977). The setting in which the investigation takes place mediates perceptions (DRAGUNS, 1973): mental hospital patients in different countries differ in the degree of social solidarity and responsiveness, in their relationship to doctors and interviewers, and degree of compliance with instructions. Investigations outside institutions, for example, in patients' homes, are also conducted under vastly different conditions in different countries. The general community setting and the reactions of the community to mental illness can also influence results.

C. Methods of Crosscultural Psychiatry

The sampling of subjects for a crosscultural investigation is a major methodologic problem. Ideally, epidemiologic surveys of communities in different cultures should be undertaken to avoid the influence of nosocomial factors on the composition of the sample. One of the most important aims of this type of investigation could be the identification and description of patients who are well integrated in communities because their symptoms do not disturb the way in which they function in their culture (though they might in others). These patients, however, can only be found in epidemiologic comparative surveys (e.g., LEIGHTON et al., 1963), which are extremely difficult to perform but are, for this and other reasons, well worth the effort.

For practical reasons, most investigators resort to studies based on patients who have been in contact with mental health services. Differences in the treatment orientation of the service, in the perception of the hospital by the population, and in the number of available beds are among the many factors that can seriously distort the results of this type of investigation.

In some countries, distances from the patients' home to the hospital or outpatient department are such that only the most seriously disturbed (and disturbing) patient will come forward to seek treatment (ORLEY, 1970). Stigma attached to mental illness or to a contact with a psychiatrist can play a similarly important role in determining which patients will be found in the service-based sample. Matching patients by as many criteria as possible—sex, age, social class, residence, etc.—can only partially correct for these biases, since they arise from basic properties and characteristics of the communities and the health services that have developed in them.

The methods that are used to obtain data about patients can be divided in several ways: one such division is by source of information:
(1) Methods based on clinical observation and examination of the patient;
(2) Methods based on the performance of patients presented with specified cognitive or other tasks (e.g., psychological tests) and on questionnaires given to patients to fill them in;
(3) Methods using information obtained from relatives, other key informants and health workers who had the opportunity to observe the patient;

(4) Methods based on records in hospitals, law courts, schools, and other institutions. Study of literary descriptions also fall into this category: these can be an invaluable and only source of information for crosscultural studies in the same setting over time;
(5) Methods using psychophysiological measurements, e.g., the measurement of pupillary reactions to specific stimuli (ZUBIN and KIETZMAN, 1966).

Methods can also be divided by the level of standardization that has been achieved. Over the years projective techniques (e.g., thematic a perception test, Rorschach) as well as narrative and free descriptions of patient states have given way to other methods more suitable for analysis of differences among groups of patients. Comparisons of data obtained with fully standardized methods are rarely possible in crosscultural studies, and the currently most frequently used methods are semistandardized. In such instances, the instruments for data collection are basically lists of symptoms about the presence of which the interviewer must make his judgment taking into account all that he knows about the patient. Most frequently the standardization of such instruments refers to covering the same grounds with each patient; the form of questioning and the order in which information is obtained is left to the clinical sense of the interviewer. Although they may have psychometric deficiencies, these techniques have been gaining in popularity because they minimize the disturbance to clinical examination of patients and make maximal use of the interviewer's expertise and knowledge about the culture. Availability of a glossary of terms and thorough joint training of interviewers who are to use the methods are of essential importance for a reliable use of semistandardized methods. In recent years the increased availability of video and audiotaping have opened new perspectives for better training and use of semistandardized methods (see below).

In recent years the number of methods used in crosscultural investigations has increased exponentially. Many of these have been thoroughly assessed in one culture and then, after a relatively superficial pretest, applied in another. Some 1000 instruments, for example, have been included in the source book for mental health measures (COMREY et al., 1973); a number of them have been used in more than one culture. Psychological instruments are even more numerous; a bibliography prepared by CHUN et al. (1975) lists 3000 sources for such measures. One hundred twenty-seven social psychological attitude measures are described in ROBINSON and SHAVER's book (1973); LYERLY and ABOTT (1967) reviewed psychiatric rating scales, and DENT (1966) produced a bibliography on mental health evaluation techniques containing a variety of measures, many of which are apparently suitable for assessment of mental states in different cultural setting. Committees of professional associations have also been active in assembling instruments (e.g., CIPS, 1977).

Some methodologic aspects of use of these instruments have been extensively discussed (e.g., KATZ et al., 1967), while others—and in particular those concerning psychiatric instruments for use in different cultures—still await in-depth analysis. Social and behavioral scientists have been much more concerned with methodologic aspects of crosscultural investigations, as the excellent work by BRISLIN et al. (1973) amply demonstrates.

Some other sources of information can be of considerable usefulness in crosscultural research. An outstanding achievement among those is the Human Relations Area File (HRAF). This data system, started in the United States in the late 1930s, is now sponsored by some 20 universities, mostly in the United States. The outline of World Cultures (MURDOCK, 1969) and the Outline of Cultural Materials (MURDOCK et al., 1967) are two essential publications for the use of the HRAF. The first lists tribal cultures of the world, the second gives codified cross-referenced entries (some 700, e.g., on alcoholism, kinship, etc.). Following the HRAF research guide and those two publications, it is relatively easy to get access to the data compiled for each of the cultures. In another HRAF-sponsored publication—Ethnology, an international journal of cultural and social anthropology, the Ethnographic Atlas with cross-referenced information about some 1300 world cultures is being published.

D. Common Concerns in Crosscultural Psychiatry

I. Acceptability

Methods used in crosscultural psychiatry have to be acceptable to those who are subjects of investigations and those who apply them. Acceptability concerns the form and manner of application of the instrument used, the main content areas that it covers, and the effort that it requires from the researcher and the subject. In a number of settings, it is simple to use methods in which the patient is required to fill in—under supervision or without it—a questionnaire, check list, or rating scale. Tests and similar self-assessment methods have been most widely used in English-speaking developed countries or countries in which the influence of researchers and scientists from these countries was strong. More recently the use of such methods has spread to other countries, particularly through the application of test examinations in schools and universities. In such settings, however, the familiarity with this type of investigation is limited to those with secondary education—still a minority of the population in most developing countries. Other shortcomings of paper and pencil tests are also more likely to become important in a crosscultural setting. Different interpretations of the meaning of items, for example, can pass unobserved and seriously distort the results.

On the whole, methods based on interviews with patients conducted by a psychiatrist or other qualified personnel from the same cultural setting, in the language of the subject and following customary dialogue (interview) patterns, offer by far the greatest possibility to obtain useful material in a manner likely to be acceptable both for the researcher and the patient. Unfortunately, it is often impossible to satisfy all of these desiderata. Language alone is a major problem. In a single country in Asia or Africa there may be hundreds of languages and dialects and the researcher—as much as the psychiatrist—may have to work through interpreters (COX, 1977).

Acceptability depends on the content of the interview as much as on its form. Homosexuality is a topic that is difficult to investigate in interviews in many parts of Africa: according to African psychiatrists and skilled interviewers who have tried it, it is a subject that, when mentioned, "results in laughter or cessation of interview." Other topics may also, for cultural reasons, prove to be difficult to explore.

Clinical experience is not necessarily the best criterion for decisions on which content areas are taboo, embarrassing, incomprehensible, or offending. Sexuality, for example, is rarely explored in psychiatric practice in some countries because of the psychiatrists' impression that this topic would be unsuitable for discussion; in these settings, however, patients freely discuss their sexual problems with other staff working on the same ward and with fellow patients. Feasibility studies can best answer the questions about acceptability of certain content areas of the interview and should be preferred among methods to reach a decision on the inclusion of such material in the investigation.

Certain types of examinations are unacceptable for patients because of the prevailing cultural norms; others are not acceptable in the patient's home or within the same locality. In such instances, changing the place where the investigation is carried out may help. An important biasing factor may be a difference in reaction to observation or interview between members of different cultures (see below). An excellent review of problems arising from unfamiliarity with test material has been given by LEFF (1977).

The effort required from the researcher and the patient is often the main criterion of acceptability. Long-lasting interviews are likely to result, because of fatigue and annoyance, in poorer quality of data. They put off the interviewer and the patient and usually result in "short cuts" in data collection, for example, by assuming or inferring the presence or absence of certain symptoms or personality traits where specific questioning would have taken too much time. If it can be shown that all the items included in the plan of investigation are relevant, length can be remedied by careful consideration of the items and definition of groups of items that can be explored in subsequent sittings; usually, however, excessive length results from "greed for data" far surpassing the ability to connect such data to specified hypotheses or the facilities for their analysis.

II. Translation and Language Equivalence

It is usually impossible to carry out crosscultural studies without instruments available in different languages. Occasionally, when the interviewers speak the same language (in addition to their own), they agree to carry out clinical interviews in their own language and then fill in the schedules, recording findings in the language that they share with interviewers in the other culture. This procedure, though expedient, may lead to distortions of data without a chance to trace their origins or even to note them. In such investigations, whatever the findings, a plausible alternative explanation is that the differences (or their absence) are explicable by the lack of language equivalence in the method used. The same is even more so when the interview guide or schedule is simply translated, without direct discussions or any checks of language equivalence.

In their discussion of questionnaire wording, BRISLIN et al. (1973) list a series of characteristics of the formulations likely to be easier to translate.

The list is by and large similar to the one that resulted from the WHO multinational studies (e.g., WHO, 1973):
(1) Use short simple sentences of less than 16 words
(2) Employ active rather than passive voice
(3) Repeat nouns instead of using pronouns
(4) Avoid metaphors and colloqualisms
(5) Avoid the subjective mode, e.g., verb forms with could and would
(6) Avoid adverbs and prepositions telling "where" and "when" (e.g., beyond, upper)
(7) Avoid possessive forms
(8) Use specific rather than general terms (e.g., cows, chicken instead of "livestock")
(9) Avoid words that indicate vagueness (e.g., probably)
(10) Avoid sentences with two different verbs if the verbs suggest different actions.

A limited amount of purposeful redundancy and addition of context to the questions is very useful. LONGACRE (1958) has for example shown that words are more likely to be translated poorly when alone; they are translated better when they are in a sentence and better still in a paragraph. This argues against adjectival checking lists, against the application of single word polar scales, and against the repetition of the words in different items because of the possibility that errors, if they occur, will be multiplied.

In psychiatric interviews, it is of importance to ensure that the translation is not only faithful but also using words that carry the same connotation as those in the source language. From backtranslation it is often extremely difficult to see whether connotative equivalence has been achieved. Dictionary equivalents are used very often, particularly if skilled professional translators have been employed to do the translation and the backtranslation. Nonprofessional translators often do better simply because they rely less on dictionaries and more on their understanding and consultation with others. It is important to accept that the instrument perfectly suitable for use in one language may have to be changed to allow adequate translation. BRISLIN (1970) uses the word "decentering" to describe the successive adjustment of versions in the two languages.

Backtranslation is the most often used method to explore language equivalence. This method requires translation from the language in which the instrument was originally produced ("source" language) into the other language in which it will be used ("target" language) and an independent backtranslation into the source language. The two versions—the original and the backtranslated versions—are then compared. Differences between the two versions serve to identify items in which translation has to be checked and the two versions amended.

The process of translation-backtranslation-amendment-translation-backtranslation-comparison of source and target language versions may have to be repeated several times before satisfactory levels of equivalence are reached. It is necessary that individuals who undertake translation do not backtranslate but leave this to others who have no knowledge of the original version. Other factors likely to contribute to equivalence of versions in different languages include readiness to change both the source and the target language version and similarity of language structure (e.g., translations from French into English are more likely to be successful than translation from English into Hebrew, BASS, 1968).

In addition to the backtranslation method, there are others that have been reported to serve well in producing translation equivalence. They include application of the instrument in the two languages by bilinguals who answer questions in two languages. PRINCE and MOMBOUR (1967), for example, assigned 80 bilingual subjects randomly to two groups and applied the first half of the Langner 22 item scale to 40 subjects in the source language and the second half of the scale in the target language of the remaining 40 subjects. The other half of the scale was given to each group in the other language. The difference in frequency of positive answers served to identify items requiring improvement of translation.

Another technique was used by SCHUMAN (1966) who suggested that a random sample of questions should be used in a pretest during which additional probes are also used to establish (by comparison of answers) whether the item is equivalent. The "committee approach" is yet another method in which several people translate items and then compare results. Depending on the nature of the translation problems and the resources available, it will usually be found in practice that a combination of these techniques will be desirable.

III. Selection and Training of Interviewers

The selection and training of interviewers depends on a variety of factors including the complexity and level of standardization of the assessment method used, the similarity between cultures in which the investigation is carried out, the likely duration of the study, and the expectations of the subjects who are to be examined.

In his selection of standards for researchers in West Africa, HOFFMAN (1963), for example, recommends that candidates should have:
(1) A high level of education, especially a command of English and French
(2) A command of the vernacular used among the people to be interviewed
(3) Professional experience from past research or survey work
(4) Ability to understand questionnaires in a limited amount of time as demonstrated by an examination

Though undoubtedly important, these characteristics do not guarantee that the interviewer will be able to perform well in the field situation. Interpersonal skills, for example, are not mentioned, neither is motivation to learn and work under often difficult conditions. Some researchers stressed the usefulness of concordance between interviewer and subject in race, socioeconomic status, sex, and religion. Other important criteria for the selection of an interviewer or a researcher are his ability:
(1) To learn to apply the technique that is to be used in a reliable way
(2) To be able to relate to other members of the team
(3) To be acceptable to and able to communicate with the subjects of the investigation

(4) To be committed to continuing work in the project in spite of frustration and hardship

(5) To be tolerant and respect other cultures

All of the above can best be demonstrated and assessed in the course of the investigation. An experienced chief investigator can often obtain important clues about the ability of the future interviewer during the training period and adjust training so as to improve their performance in specific areas.

Though dealing with training needs and desired characteristics of foreigners in general rather than concentrating on researchers only, JOHNSON (1974) confirms some of the above points. She compared the rankings of training needs for Americans working abroad made by a group of Americans and by a group of their counterparts in Asia. In both groups human relations skill was ranked first, understanding of the other culture second, and ability to adapt third. The Americans working abroad ranked technical competence fourth while the nationals ranked it lower and placed orientation toward providing service fourth. Language ability was ranked seventh and ninth by the two groups.

Training on how to behave in the interviewing situation is particularly important when the researcher is not thoroughly familiar with the respondent's culture. BRISLIN et al. (1973) quote several passages from a manual that has been proposed by the National Institute for Statistics and Economic Studies (INSEE); in this and in other manuals, most of the instructions that relate to behavior of the interviewer could be summarized by three dicta: (1) to be polite, (2) to be considerate and adjust behavior to local customs, and (3) to be prepared to use one's own judgment and improvise. Such manuals usually provide specific instruction on behavior in given settings in addition to generalities and can be a useful tool to prepare researchers for a study.

The specific training in the use of the technique can best be conducted by letting the future interviewer pass through three training phases: (1) observation of a skilled interviewer at work, (2) observation of interview and simultaneous rating, followed by a thorough discussion of each rating (disagreements and agreements should be discussed!), and (3) conducting an interview under supervision, with a subsequent discussion about the behavior of the interviewer and about the ratings made (WING et al., 1974; VON CRANACH and COOPER, 1972). It is commonly found that a thorough discussion of an interview takes as long or longer than the interview itself.

After an initial period of training, a first set of reliability assessments can be made; the results of the reliability assessment can be used as a reference point to establish—through subsequent reliability exercises—whether the interviewers tend to deviate from each other or come closer in the course of the study.

A special difficulty in training arises when the teacher-interviewer does not speak the language in which the interviews will be performed in the study and training has to be done in another language common to the teacher and the future interviewer. Though reliability assessments conducted in the language that is understood by all interviewers can show good agreement, it may happen that the reliability of assessment is much lower when the interview is conducted in the other language(s). On the other hand, results of reliability tests with interviews in a "common" language are often distorted by differences in language fluency among raters. The only way to ensure that the reliability is in fact sufficiently high is to have several interviewers in each culture and have them carry out reliability interviews both in their native language and in the language common to all interviewers in the study. A comparison of reliability estimates obtained in the two languages can then help to assess reliability of the procedure.

Video and audiotapes as well as transcripts of interviews can be used in training and in the assessment of reliability between interviewers partaking in a study. Each of these methods has its advantages and disadvantages: videotaped material can be used repeatedly but does not allow additional questions to the subject; also, the compatibility of video equipment is only infrequently achieved in spite of assurances of the makers. Good videotape apparatus is costly and tends to require constant maintenance. In developing countries, working with videorecorders is marred by inability to obtain the correct spare parts, lack of specialized technicians or the manufacturer's agents in the country, and frequent innovations and improvement of apparatus, requiring additional funds and importation permissions. With significant innovations of apparatus, previously taken tapes can become useless. Tapes tend to deteriorate, particularly in tropical countries; retaping old tapes takes time and money. On the whole, videotape technology can be very useful in countries where maintenance is easy; where there is a technician looking after apparatus, cataloguing, storage, and retrieval of tapes; where there are chances that the tapes will be regularly used; and when it can be demonstrated that there is a difference between assessments made rating videotapes and those made rating sound only, recorded on audiotape.

Audiotaped material suffers from fewer technical shortcomings. Recording and replay are easy and equipment cheap. Among the disadvantages of audiotapes is that trainees and researchers rating for reliability purposes often find the procedure boring and that audiotapes cannot be used to assess reliability of rating behavior—a severe shortcoming because of the often confirmed fact that ratings of behavior generally tend to be made with less reliability.

Live reliability and training interviews are probably best because (1) they are closest to the situation in which study interviews take place, (2) they allow posing of additonal questions when the second rater is not satisfied with the answer, and (3) they are cheapest and most acceptable to the subject. The main disadvantages are that the interviewer cannot return to passages where on reviewing ratings he becomes uncertain about a rating and that the interview can be assessed by only a limited number of raters. This difficulty can sometimes be overcome by the use of one-way mirrors.

Transcripts of interviews and other written documents, often the only material on which reliability assessments can be made, have the advantage that they give a standard amount of information to all raters, that they are easy to transport, store, and retrieve, and that they can be used by raters whose knowledge of the language is less than perfect. However, transcripts of interviews have serious disadvantages in that they do not provide the opportunity to assess to what extent the raters differ in their interpretation of the tone of voice and the rate of speech of the interviewee, nor do they give a chance to rate information about nonverbal clues and the "atmosphere" of the interview.

A combination of methods is probably the most desirable way to proceed. If a live interview with two or more raters rating simultaneously can be audiotaped or videotaped and the tape subsequently transcribed, the advantages of the different methods are added to each other and the disadvantages minimized.

Standard rating materials—for example, a series of videotapes or audiotapes—with ratings made by a number of experienced raters are an invaluable resource for training and reliability assessment. Though they are tedious to produce, their availability should repay the effort of production because they can be used many times and for a variety of purposes.

Observations of interviewers are often not recorded in their entirety in the schedules used in the study. Unless actively encouraged, interviewers tend to neglect giving narrative accounts of observations that they could not rate in the schedule. Such narratives—and regular discussions about interviews—provide valuable information for the improvement of the technique used and for the assessment and selection of interviewers. Discussions about the interviews also serve the important function of maintaining the motivation of interviewers and improving their performance through the development of a team spirit and identity.

The training of interviewers should also include instruction about frequent sources of bias that have their origin in the relationship between the interviewer and respondent. Some of these sources are easy to identify and demonstrate in training sessions; but others can only be discovered in the course of the study. Their discovery (even if no "conscious" corrective action is undertaken), say halfway through the study, can make it impossible to pool the results obtained before and after that point in time. Some of the most frequent sources of bias include:

(1) Differences in the respondents' perception of the interviewer and the interview. Better educated subjects are often more used to being interviewed and have seen interviews performed or read about them. They perceive the interviewer's inquisitiveness and his intrusion in their private life differently from subjects who did not have such experience before.

(2) In some cultural settings, the respondents will try to guess what the interviewer wants and give the answer that they think will please him. In other places a simple and direct "yes" or "no" answer is customarily avoided and the answer misrated by the interviewer who may not be aware of such tendencies.

(3) Some of the biases known to occur in attitude assessment can also affect the psychiatric interview. Subjects often tend to give answers that will make them (or their family members) appear in a socially desirable light. This kind of bias becomes particularly strong in countries where it is almost impossible to carry out an interview without the presence of family members who insist on attending the interview and being helpful to the interviewer.

(4) In some cultures, respondents tend to speak a great deal, in others little if at all; MITCHELL (1968), for example, reported that Chinese in Malaysia speak very little and Indians in the same country talk a lot: he warned

that the misratings are likely to occur unless the interviewer is aware of such cultural differences.

A number of other sources of bias have been described, particularly in psychological writings (e.g., BRISLIN et al., 1973).

IV. Coordination and Management of Crosscultural Studies

There are numerous settings in which comparisons between patients belonging to different cultures are possible. In Hawaii, for example, a number of studies have been carried out comparing Samoans, Chinese, Japanese, Filipino, and several other groups (e.g., TSENG et al., 1974) resident in the state. Studies on migrant workers (e.g., BÖKER, 1975) often deal with comparisons of mental disorders in people belonging to different culture groups; and mental disorders in members of minority groups are frequently compared with those in the majority of the population (e.g., MORICE, 1978). Such studies can usually be done by a compact research team located in the same institution, sharing the same theoretical positions and knowledgeable about each others interviewing style and thinking. Though launching such studies can present specific problems, e.g., translation of schedules, the closeness of the researchers usually makes such studies comparable, in terms of research management and coordination, to other types of investigations.

The position is slightly more complex when an individual researcher sets out to do an investigation in a culture different from his own. The usual preparation for such work includes familiarization with written material about the research setting and acquisition of language skills; on occasion this is complemented by discussion with colleagues from the country in question. More rarely still, the investigator will attempt to read or talk about history and socioeconomic development, about literature, poetry, or about administrative procedures regulating life of the ordinary citizen in the country. There are few written descriptions of the early problems encountered by researchers and foreign experts (e.g., GALTUNG, 1966; NOREAU, 1974), but from personal accounts it appears that the most reliable predictor for success of such investigations is the amount of time the investigator spends in the country of his choice before he starts his study. Culture "learning" occurs imperceptibly and familiarity with constraints to research is best obtained during joint work with other colleagues in the country. Most constraints can be overcome through friendly links and personal acquaintance with those resident in the country and likely to be connected with the study. Joint research involving both the guest and host experts and equal sharing of tasks is an essential ingredient to success of such work, which otherwise, more often than not, ends in disappointment and abandoning the study. Another prerogative for success seems to be the ability to proceed slowly, taking on a relatively small study first, and building on the experience and confidence gained, rather than making a comprehensive long-term master plan and attempting to adhere to it.

The situation is very different when a crosscultural study takes place in several locations sometimes thousands of miles apart. The management of such studies is completely different from that of projects in one setting; problems that arise are many and varied ranging from political and administrative obstacles to the simple logistics of getting the data posted from one country to another.

The International Pilot Study of Schizophrenia is probably the largest and most ambitious crosscultural psychiatric investigation ever undertaken (WHO, 1973). This study was a collaborative investigation carried out simultaneously by research centers in nine countries that differed considerably in their sociocultural characteristics. The centers involved were in Aarhus (Denmark), Agra (India), Cali (Colombia), Ibadan (Nigeria), London (United Kingdom), Moscow (U.S.S.R.), Prague (C.S.S.R.), Taipeh (China), and Washington (United States). The study set out to lay methodologic groundwork for epidemiologic and other research in schizophrenia and other functional psychoses and to expand knowledge about the nature of schizophrenia. The three major methodologic questions tackled in the study were:

(1) Is it feasible to carry out a large-scale international psychiatric study that requires coordination and collaboration of psychiatrists and mental health workers from different theoretical backgrounds and from widely separated countries with different cultures and socioeconomic conditions
(2) Is it possible to develop standardized research instruments and procedures that can be applied reliably in a variety of cultural settings
(3) Can teams of research workers be trained to use such instruments and procedures so that observations in the different countries can be compared.

With regard to substantive knowledge on the nature of schizophrenia, the study aimed: (1) to explore whether schizophrenic disorders exist in different parts of the world; (2) to identify similarities and dissimilarities between groups of patients diagnosed as schizophrenic in different cultures, as well as to compare such patients with patients suffering from other functional psychoses; (3) to determine to what extent dissimilarities between schizophrenic patients in different settings result from variations in diagnostic practices or from culture-related differences in the manifestations of the disorder; and (4) to investigate whether the course and outcome of schizophrenia differ from country to country.

The IPSS was not designed to be an epidemiologic study, and no attempt was made to sample representative groups of patients. However, operationally defined selection criteria were used at each field research center to screen all patients contacting a psychiatric service during a 1-year period. In this way, it was possible to include in the project patients within the age range of 15 to 44 who had nonorganic psychotic illnesses of a recent onset and who would be available for follow-up.

A total of 1202 patients were selected for study in the nine field research centers and were given a detailed standardized clinical examination at the initial evaluation. Of these 1202 patients, 811 had received a clinical diagnosis of schizophrenia, 164 a diagnosis of affective psychosis, and 227 of other psychoses or nonpsychotic conditions. In the follow-up phase, the patients were traced and re-examined twice, 2 years and 5 years after the initial evaluation.

The results of the initial phase of the study are described in detail in the Report of the Study (WHO, 1973; SARTORIUS et al., 1974; WHO, 1975), and the results of the follow-up phase are being published (SARTORIUS et al., 1978;

SHELDRICK et al., 1977; WHO, 1978a). The 5-year follow-up of the 1200 patients included in the study has also been completed and will be published in the near future. Although the study provided important data demonstrating, for example, that schizophrenic disorders similar in psychopathology exist in all of the cultures studied and that the course and outcome of schizophrenic disorders in developing countries appears to be significantly more favorable than in the industrialized countries, the main purpose of mentioning the study here is to illustrate the coordinative and managerial aspects of conducting crosscultural multicentre research in psychiatry. In a study of that magnitude, there was an opportunity to discover most problems that can arise in an undertaking of that kind. Smaller studies are likely to encounter only some of them. The study produced a wealth of experience and information on research management that is being actively used in other WHO studies of comparable or even greater magnitude (e.g., WHO, 1978b).

In the preparations for the International Pilot Study of Schizophrenia, a systematic search was made in the literature to find descriptions of how crosscultural studies were managed; all that was to be found were post hoc descriptions of management procedures usually given briefly and in outline. Editors, worried about the interest of the majority of readers, tend to strike out parts dealing with practical aspects of research management that will be of interest mainly to the few who plan to organize studies themselves or who would like to compare experiences. It is extremely rare to find a study in which a rigorously planned prospective investigation about the management of a project starts simultaneously with the project itself.

Obstacles to interdisciplinary collaboration in crosscultural research and similar problems have received somewhat more attention in recent years. In his excellent article on interdisciplinary crosscultural research, DINGES (1977) has few references: the earliest is from 1969. DINGES quotes from JACOB and JACOB (1977) describing the personality characteristics necessary for crosscultural collaborative research:

can one recruit a 'critical mass' of collaborators with the motivation, resilience, thickness of skin, sensitivity to other's feelings, humility, patience, readiness to learn and basic know-how in conflict avoidance and conflict resolution to hold the show together through four or five years of mounting tensions and frustrations?

These traits are desirable but rare, and other factors also usually contribute to holding the studies together. They include scientific curiosity and motivation; the challenge of carrying out multicentre crosscultural studies that are still rare; the intellectual and emotional enrichment that comes from intense contacts with skilled members-observers from other cultures; and a variety of personal interests that have a common denominator of breaking the routine of life. Finally, there is good luck in matching research groups in different settings. The International Pilot Study of Schizophrenia retained its collaborating centers for over 10 years of joint work, and although a few of the original investigators are no more actively associated with the continuing program and the network that the study created, the majority are still collaborating and planning for further joint action. In fact, new centers have recently become associated with the network and found their place in the group without difficulty.

The prestige of the World Health Organization, which served as the neutral sponsor of the study, plus the financial support of the US National Institute of Mental Health and the excellence of the centers did much to overcome difficulties likely to be encountered in such studies.

First there are problems linked to the international character of a study. Intergovernmental relationships are not always favorable for research and may on occasion thwart the carrying out of activities essential for the conduct of a study. Administrative delays in obtaining visas or permissions may prevent attendance at important meetings. Strict import and export regulations may slow down or prevent movement of research equipment, data or interview tapes, and research schedules. In the IPSS some 9000 schedules had to be transported from centers to study headquarters in the initial phase of the study; and the same was repeated several times for follow-up investigations, and when returning schedules to centers and so on. The normal delays in correspondence tend to grow exponentially when several centers have to comment on a new schedule or proposed change of research protocols. Even small queries connected with records, exchange of information about preliminary analyses, or other details of daily work that can normally be resolved by picking up a telephone take an extraordinary amount of time that has to be budgeted for in advance.

The basic network for the study was composed of the principal investigator and the chief collaborating investigators in each of the centers, supported by their staff. An important fact was that the headquarters of the study could rely and draw strength from other services of WHO, such as budget, finance, travel, and data processing and analysis.

A crucial element in the management of the study were regular contacts among the collaborating investigators. In addition to usual meetings of all the chief collaborators, exchanges of visits were organized bringing together smaller groups of investigators. During these it was possible to:

(1) Review activities carried out in the centers and at headquarters
(2) Discuss technical and organizational problems arising in the study
(3) Continue joint training in the use of research instruments and carry out reliability exercises
(4) Formulate protocols for additional studies
(5) Ensure that investigators become thoroughly familiar with the different research settings since they were as a rule organized in different centers in turn
(6) Discuss and jointly interpret results of preliminary data analyses
(7) Review drafts of papers and reports and agree upon their conclusions.

Most importantly, however, the exchanges of visits contributed to the team spirit and strengthened personal links among the participants in the study. The participation in decision making about important aspects concerning the study increased the feeling of involvement and significantly contributed to the value of the study as a whole.

In addition to exchanges of visits between centers, the principal investigator and headquarters staff visited all the centers at regular intervals, ironing out problems, carrying out reliability exercises with the investigators, informing them of progress, and receiving advice from the center's staff.

Rigorous voluntary adherence to the research protocols agreed upon by the investigators was a major achievement and a keystone to success of the undertaking. Without it, it is unthinkable that a study of this size could have progressed.

A detailed description of the organization of the study and its conduct is given in the first volume of the report. On the basis of the experience and results of the study, it can be said that the model developed can be used in other studies in crosscultural psychiatry. Another international study—this time on depression—(SARTORIUS et al., 1977) was organized and carried out at considerably lower cost because of the availability of the model developed in the IPSS. A review of other successful crosscultural investigations (e.g., COOPER et al., 1969) shows that frequent contacts among investigators, adherence to protocols by all concerned, a clearly circumscribed focus of investigation, joint decision making by the investigators concerned, and full responsibility of the collaborating investigator in each center for the implementation of the protocol play crucial roles in investigations of this kind.

The review of the organization of a number of multinational social science studies, reviewed by ELEQUIN (1977), again shows the importance of these factors. ELEQUIN also lists several patterns of organization, varying in the amount of flexibility and names given to the different structural components of crosscultural research management. Many of these components are basically an insurance against unethical conduct of crosscultural research.

V. Some Ethical Issues Relevant to Collaborative Crosscultural Research

BRISLIN et al., in their insightful chapter on ethical issues in crosscultural research (BRISLIN et al., 1975), quote a description of different types of crosscultural researchers entering and being perceived by a Filipino social scientist, Tagumpay-Castillo: the types listed include the "data exporter" who does research "safari style" taking away all data he can and leaving "nothing of value to the country of study"; the "theory builder" who has a theory and collects cultures to add them to his sample; the "penny collaborator" whose contribution to a collaborative study is a small amount of money; and a number of others.

The basic point made is that because of differences in availability of research facilities, the amount of free time for research and data analyses, colonial attitudes of many researchers from developed countries, and a variety of similar factors, the researcher from a developing country collaborating in a crosscultural study often ends up exploited and disappointed. BERIEN (1970) lists 'musts" for ethically correct crosscultural research that can be paraphrased as follows: (1) the problem should be defined jointly with the investigator in the other culture; (2) when on site the investigators should work together on an equal status basis; (3) joint publication should be the norm, not an exception; (4) research should deal with a problem of importance to both cultures; (5) the researchers should try to adjust to the community in which they are working; and (6) in some instances the researcher should use his data to become an advocate for another culture.

The ethical considerations in crosscultural research also include the place and manner of publication or other presentation of results of such studies. The ambition of researchers is often to publish their results as rapidly as possible, in a widely read journal, to reach other researchers (particularly those who are leaders in the field), and to use their results as the basis for further research in the field of their choice. Crosscultural research often involves developing countries and this fact should—for a researcher concerned with ethical consequences of his work—result in a modification of such ambitions. Results, for example, must be discussed and interpreted jointly by the researchers in the different settings; this may entail delays, drawn out debates, and somewhat later publication. Results should also be made available to those concerned with the welfare of the community in which the research took place: that will require publication (or republication) of the material in a language and form that will be comprehensible and accessible to them. The results will also have to be presented at meetings at which local scientists take part, rather than only at international prestigious conferences. Most of the "well-read" journals are published in English and reach many readers in a small number of countries. Papers on crosscultural research should find their place in journals with distribution to many countries and disciplines, even if the total number of copies of the journal is relatively small.

Clearly, these rules apply less to crosscultural research than to other investigations in which investigators seek subjects in another country where ethical controls are less rigid, for example, to test new drugs or study biopsy material. Nevertheless, they apply to crosscultural research as well, although such research should have—as a desirable side-effect—increased sensitivity to ethical misconduct in the setting of another culture. Other ethical rules relevant to research in general apply automatically to crosscultural research and will not be listed here.

E. Unity in Diversity: A Coda on Culture-Bound Syndromes

It is fitting to end this chapter with a brief note on the classification of culture-bound syndromes. These have been studied and described by many and in particular by one of the pioneers in this field of enquiry, P.M. YAP. He has attempted to find a way in which different rare and "exotic" syndromes occurring in only one or a small number of cultures could be brought into a meaningful classification that would demonstrate their differences but also their similarities to other mental disorders. YAP wrote:

A condition like lâtah (which is a Malay-Indonesian word) refers to a disorder found among Malay peoples; but it is also encountered in the Philippines as mali-mali, in Burma as young-dah-the, in Thailand as bah-tschi, in Hokkaido as imu, in sub-arctic Siberia as miry-achit, among the Eskimoes as piblokto, and what is of great interest in northeast America as jumping....

To avoid stagnation in this field, it is essential to apply the concepts of clinical psychopathology to the study of these disorders, and attempt to integrate them into recognized classifications of disease. This will meet the need for a common language between widely dispersed workers, and also allow accumulated knowledge to be brought to bear on fresh observations. Moreover the culture-bound syndromes will then be open to systematic study along lines that are familiar to clinical psychiatrists.

His comparison of "atypical" culture-bound and "typical" syndromes clearly exemplify this theme (Tables 1 and 2):

Table 1. Tentative classification of atypical culture-bound reactive syndromes.[a]

Paranoid syndrome	
Emotional syndrome	Depersonalization state: koro
	Fear-induced depressive state: susto
Syndrome of disorder consciousness	Impaired consciousness: lâtah reaction
	Turbid states: malignant anxiety, amok
	Dissociated consciousness: certain types of possession syndrome, windigo psychosis

[a] It may be possible with further information to add meaningfully to the three main headings a fourth: extreme and irreversible psychophysiologic disorganization from terror: psychogenic death.

Table 2. Atypical and typical syndromes of "reactive psychosis" (psychogenic reaction).

Atypical "exotic syndrome"	Typical, generally distributed prototype
Primary fear reactions malignant anxiety	Undifferentiated states of acute anxiety and panic with varying degrees of egodisorganization
Lâtah reaction, including piblokto, mali-mali, miry-achit, imu, bah-tschi, young-dah-the; also 'jumping'	States of hypersuggestibility with echo reactions following psychogenic shock, commonly with other predisposing causes, e.g., toxic-exhaustive; "startle neurosis"
Susto including expanto	Traumatic anxiety-depressive states with psychophysiologic changes
Psychogenic "magical" death or "thanatomania"	Severe psychophysiologic disorganization with surgical shock from terror in catastrophic situations
Hypereridic (morbid rage) reaction amok (? including negi-negi)	Acute psychopathic reaction issuing from states of morbid hostility in predisposed personalities
Specific, culturally imposed nosophobia, koro	Depersonalization states associated with severe anxiety, arising from unrealistic fears, e.g., "venereophobia"
Trance dissociation possession syndrome, including windigo psychosis	Possession states, with varying degrees of social sanctioning, often poorly delimited and beyond patient's control

YAP's attempt to seek unity in diversity is an important guideline for work in crosscultural psychiatry, which should seek to create bridges between disciplines and help to better understand and help mental patients — and those who are not ill — regardless of the culture in which they live.

F. Suggestions for Further Reading

Findings about mental disorders in different cultural settings have been reviewed by several authors (e.g., DE REUCK and PORTER, 1965; PFEIFER, 1971; KIEV,

1972; DRAGUNS, 1973; ODEGAARD, 1975), and a number of publications provide the interested reader with comprehensive information on various aspects of crosscultural work: on behavioral studies (AL-ISSA and DENNIS, 1970), cognition (BERRY and DASEN, 1972), psychology (WARREN, 1977), personality (e.g., KAPLAN, 1960; WALLACE, 1961; LEVINE, 1973), and on crosscultural studies (PRICE-WILLIAMS, 1969). Annotated bibliographies are also available, for example, the recent review of anthropologic and crosscultural themes in mental health (FAVAZZA and OMAN, 1977) and the most useful series of bibliographies on culture and psychopathology (edited by A. Marsella) published by the Queens Medical Center, Honolulu.

Bibliographies such as those issued by the US National Institute of Mental Health (HANNON, 1973), though dealing with epidemiology in general, contain a fair number of useful references. Several journals, such as *Culture, Medicine and Psychiatry, Psychopathologie Africaine, Journal of Crosscultural Psychology,* and the *Transcultural Psychiatric Research Review*, carry excellent articles and reviews giving access to most of the currently available literature.

Acknowledgement. The most useful comments of Dr. J. Cooper, Dr. R. Day, Dr. T. Harding, Dr. A. Jablensky, and Prof. E. Strömgren on a draft of this chapter are gratefully acknowledged.

References

Al-issa, I., Dennis, W. (eds.): Crosscultural studies of behaviour. New York: Holt Rinehart & Winston (1970).
Aubin, H.: Pensée magique et psychiatrie – A propos de quelques travaux récents. L'Evolution Psychiatrique **2**, 399–404 (1955).
Barnow, V.: Cultures and personality. Homewood, Ill.: Dorsey, 1973.
Baasher, T.A.: Cultural variations and psychiatric models. Paper read at International Congress on Transcultural Psychiatry, Bradford, 1976.
Baasher, T.A., Carstairs, G.M., Gill, R., Hassler, F.R.: Mental health services in developing countries. Geneva: WHO, 1975.
Bass, B.: 1968 Quoted from Brislin R.W., Lonner, W.J., Thorndike, R.M., 1973.
Bastide, R.: Psychiatrie sociale et ethnologie. Paris: Gallimard, 1967.
Berien, F.: A super-ego for crosscultural research. Int. J. Psychol. **5**, 33–39 (1970).
Berry, J.W., Sasen, P.R.: Culture and cognition. Readings in Crosscultural Psychology. London: Methuen 1972.
Böker, W.: Psychiatrie der Gastarbeiter. In: Psychiatrie der Gegenwart. Kisker, K.P., Meyer, J.E., Müller, C., Strömgren, E. (eds.). Berlin, Heidelberg, New York: Springer 1975
Brislin, R.W.: Backtranslation for crosscultural research. J. Crosscult. Psychol. **1**, 185–216 (1970).
Brislin, R.W., Bochner, S., Lonner, W.J.: Crosscultural perspectives on learning. New York London, Sydney, Toronto: John Wiley & Sons 1975.
Brislin, R.W., Bochner, S., Lonner, W.J.: Crosscultural perspectives on learning. New York, London, Sydney, Toronto: John Wiley & Sons 1975.
Campbell, D.T., Stanley, J.: Experimental and quasi-experimental design for research. Chicago: Rand-McNally 1966.
Carothers, J.C.: The African mind in health and disease: A study in ethnopsychiatry. Geneva: WHO 1953.
Carstairs, G.M.: Psychiatric training for foreign medical graduates. In: Companion to psychiatric studies, Forrest, A. (ed.), Vol. 1. London, Edinburgh: Churchill Livingstone, 1973.
Chun, K.T., Cobb, S., French, J.R.D.: Measures for psychological assessment: A guide to 3000 original sources and their application. Ann Arbor: Institute for Social Research, 1975.

C.I.P.S.: Internationale Skalen für Psychiatrie. Frankfurt: Hoechst, A.G. 1977.
Cole, M., Gay, J., Glick, J., Sharp, D.: The cultural context of learning and thinking. New York: Basic Books, 1971.
Collomb, H.: Rencontre de deux systèmes de soin: A propos de thérapeutiques de maladies mentales en Afrique. Soc. Sci. Med. 7, 623–633 (1973).
Committees of the American and Canadian Psychiatric Associations: The Concerns of Transcultural Psychiatry. A joint statement by the Committees of the American and Canadian Psychiatric Associations. Can. Psychiatr. Assoc. J. 14, 323–325 (1969)
Comrey, A.L., Backer, T.E., Glasser, E.M.: A sourcebook of mental health measures. Los Angeles: Human Interaction Research Institute, 1973.
Cooper, J.W., Kendell, R.E., Gurland, B.J., Sartorius, N., Farkas, T.: Crossnational study of diagnosis of the mental disorders: some results from the first comparative investigation. Am. J. Psychiatry 125, (Suppl.) 21–29 (1969).
Cooper, J., Sartorius, N.: Cultural and temporal variations in schizophrenia: a speculation on the importance of industrialization. Br. J. Psychiatry 130, 50–55 (1977).
Cox, J.L.: Aspects of transcultural psychiatry. Br. J. Psychiatry 130, 211–221 (1977).
Dent, J.K.: A bibliographic index of evaluation in mental health. Washington, D.C.: US PHS Publication No. 1545, 1966.
De Reuck, A.V.S., Porter, R. (eds): Transcultural psychiatry. London: Churchill, 1965.
Dinges, N.: Interdisciplinary collaboration in crosscultural social science research. Top. Cult. Learn. 5, 136–143 (1977)
Draguns, J.G.: Comparisons of psychopathology across cultures. J. Crosscult. Psychol. 4, 9–47 (1973).
Dunham, W.: Society, culture and mental disorders. Arch. Gen. Psychiatry 33, 147–156 (1976).
Elequin, E.T.: Organizing for crosscultural research. Top. Cult. Learn. 5, 145–153 (1977).
Fabrega, H., Jr., Wallace, C.A.: How physicians judge symptoms: a crosscultural study. J. Nerv. Ment. Dis. 142, 486–491 (1967).
Favazza, A.R., Oman, M.: Anthropological and crosscultural themes in mental health: an annotated bibliography 1925–1974. Columbia, London: University of Missouri Press 1977.
Favazza, A.R., Oman, M.: Overview: foundations of cultural psychiatry. Am. J. Psychiatry 135, 293–303 (1978).
Galtung, I.E.: The status of the technical assistance expert – a study of UN experts in Latin America. J. Peace Res. 4, 359–379 (1966).
Giel, R.: Problems of transcultural psychiatric research. Psychiatr. Neurol. Neurochir. (Amst.) 69, 217–224 (1966).
Hallowell, A.I.: Hominid evolution, cultural adaptation and mental dysfunctioning. In: Transcultural Psychiatry, De Reuck, A.V.S. and Porter, R. (eds.), pp. 26–61. London: Churchill 1965.
Hannon, V.: Bibliography of epidemiology of mental disorders, 1969–1970. Washington, D.C.: DHEW Publication No. 73-9043, 1973.
Harding, T.W.: Psychiatry in rural-agrarian societies. Psychiatr. Ann. 8, 74–84 (1978).
Hofer, G.: Ethnopsychiatrie. In: Psychiatrie der Gegenwart, Kisker, K.P., Meyer, J.-E., Müller, C., Strömgren, E. Berlin, Heidelberg, New York: Springer (in press).
Hoffmann, M.: Research on opinions and attitudes in West Africa. Int. Soc. Sci. J. 15, 59–69 (1963). Quoted from Brislin, R.W., Lonner, W.J., Thorndike, R.M., 1973.
Hsu, J., Tseng, W.S.: Intercultural psychotherapy. Arch. Gen. Psychiatry 27, 699–705 (1972).
Inkeles, A.: Making man modern: on the causes and consequences of individual change in six developing countries. Am. J. Sociol. 75, 208–225 (1969).
Jablensky, A., Sartorius, N.: Culture and schizophrenia. Psychol. Med. 5, 113–124 (1975).
Jacob, P., Jacob, B.: Diplomacy of crosscultural research. In: Bounds without bondage: explorations in transnational cultural interactions. Kumar, K. (ed.). Quoted from Dinges, N. (1977).
Jilek, W.J.: Salish Indian mental health and culture change. Toronto: Holt Rinehart and Winston 1974.
Johnson, M.B.: Training needs of overseas Americans as seen by their national coworkers in Asia. IDR Focus 4, 21–25 (1974).
Kaplan, B.: Studying personality crossculturally. New York: Houghton Miffein 1960.
Kapur, R.L.: Mental health in rural India. Br. J. Psychiatry 127, 286–293 (1975).

Katz, M.M., Cole, J.O., Barton, W.E.: The role and methodology of classification in psychiatry and psychopathology. Washington, D.C.: US PHS Publication, 1584, 1967.

Kiev, A.: Magic faith and healing: studies in primitive psychiatry today. New York: Free Press 1964.

Kiev, A.: Transcultural psychiatry. In: Changing perspectives in mental health. Plog, S., Edgerton, R.B. (eds.). New York: Holt Rinehart and Winston, 1969.

Kiev, A.: Transcultural psychiatry. Harmondsworth: Penguin Books, 1972.

Kleinman, A.: Clinical relevance of anthropological and crosscultural research: concepts and strategies. Am. J. Psychiatry **135**, 427–431 (1978).

Kleinman, A., Eisenberg, L., Good, B.: Culture, illness and care. Ann. Intern. Med. **88**, 251–258 (1978).

Kroeber, A.L., Kluckhohn, C.: Culture: a critical review of concepts and definitions. Papers of the Peabody Museum, Cambridge, Mass., 1952.

Lambo, T.A.: Patterns of psychiatric care in developing African countries. In: Magic, faith and healing. Kiev, A. (ed.). New York: Free Press, 1964.

Leff, J.: The crosscultural study of emotions. Cult. Med. Psychiatry **1**, 317–350 (1977).

Leighton, A.H., Lambo, T.A., Hughes, C.C., Leighton, D.C., Murphy, J.M., Macklin, D.B.: Psychiatric disorders among the young. Ithaca: Cornell University Press, 1963.

Levine, R.: Culture, behaviour, personality. Aldine: Chicago, 1973.

Longacre, R.E.: Items in context – their bearing on translation theory. Language **34**, 482 (1958).

Lyerly, S.B., Abbott, P.S.: Handbook of psychiatric rating scales, (1950–1964). Washington, D.C.: US PHS publications No. 1495, 1967.

Makang Ma Mbog, M.: Essai de compréhension de la dynamique des psychothérapies africaines traditionnelles. Psychopathol. Afric. **5**, 303–354 (1969).

Marsella, A.J. (ed.): Culture and psychopathology: annotated bibliography series. Honolulu: Queens Medical Center, 1977.

Marsella, A.J.: Depressive experience and disorder across cultures. In: Handbook of crosscultural psychology, Triandes, H., Draguns, J. (eds.). Vol. 5, Boston: Allyn & Bacon (in press).

Mitchell, R.: Survey materials collected in the developing countries: obstacles to comparisons. In: Comparative research across cultures and nations. Rokan, S. (ed.). Paris: Mouton, 1968.

Morice, R.: Psychiatric diagnosis in a transcultural setting. Br. J. Psychiatry **132**, 87–95 (1978).

Murdock, G.P., Ford, C.S., Hudson, A.E., Kennedy, R., Simmons, L.W., Whiting, J.W.M.: Outline of cultural materials. New Haven, Conn.: HRAF Press 1971.

Murdock, G.P.: Outline of world cultures. New Haven, Conn.: HRAF Press 1969.

Murphy, H.B.M.: Current trends in transcultural psychiatry. Proc. R. Soc. Med. **66**, 711–716 (1973).

Murphy, J.M., Leighton, A.H.: Approaches to crosscultural psychiatry. Ithaca, N.Y.: Cornell University Press 1965.

Murphy, H.B.M.: Migration, culture and mental health. Psychol. Med. **7**, 677–684 (1977).

Noreau, J.J.: Le vécu des acteurs dans l'assistance technique: un élément négligé. IDR Focus **4**, 10–14 (1974).

Odegaard, O.: Social and ecological factors in the etiology, outcome, treatment and prevention of mental disorders. In: Psychiatrie der Gegenwart. Kisker, K P, Meyer, J.E., Müller, C., Strömgren, E. Berlin, Heidelberg, New York: Springer 1975.

Orley, J.H.: Culture and mental illness. Nairobi: East African Publications House 1970.

Pfeifer, W.M.: Transkulturelle Psychiatrie. Stuttgart: Thieme 1971

Price-Williams, D.R.: Crosscultural studies. Baltimore: Penguin Books 1969.

Prince, R., Mombour, W.: A technique for improving linguistic equivalence in crosscultural surveys. Int. J. Soc. Psychiatry **13**, 229 (1967).

Risso, M., Boker, W.: Ein Beitrag zum Verständnis von Wahnerkrankungen Süditalienischer Arbeiter in der Schweiz. Bibl. Psychiatr. Neuro. **124**, Basel, New York: Karger 1964.

Robinson, J.P., Shaver, P.R.: Measures of social psychological attitudes. Ann Arbor: Institute for Social Research 1973.

Sartorius, N.: Description and classification of depressive disorders. Pharmacopsychiatrie **7**, 76 (1974).

Sartorius, N., Shapiro, R., Jablensky, A.: The international pilot study of schizophrenia. Schizophrenia Bull. **1**, 21–34 (1974).
Sartorius, N., Davidian, H., Ernberg, G., Fenton, F.R., Gastpar, M., Gulbinat, W., Jablensky, A., Kielholz, P., Lehmann, H.E., Naraghi, M., Sakurai, Y., Shimizu, M., Shinfuku, N., Takahashi, R.: International agreement on the assessment of depression. Preliminary communication on the WHO Collaborative Study on standardized assessment of depressive disorders. Presented at the VI. World Congress of Psychiatry, Honolulu, Hawaii, 28 August–3 September 1977.
Sartorius, N., Jablensky, A., Shapiro, R.: Crosscultural differences in short-term prognosis of schizophrenic psychoses. Schizophrenia Bull. **4**, 102–113 (1978).
Schuman, H.: The random probe: a technique for evaluating the quality of closed questions. Am. Soc. Rev. **31**, 218–222 (1966).
Sheldrick, C., Jablensky, A., Sartorius, N., Shepherd, M.: Schizophrenia succeeded by affective illness: a catamnestic study and statistical enquiry. Psychol. Med. **7**, 619–624 (1977).
Shepherd, M.: A study of major psychoses in an English county. London: Chapman & Hall 1957.
Shepherd, M.: Comparative psychiatric treatment in different countries. In: Aspects of Psychiatric Research, Richter, D., Tanner, J.M., Lord Taylor, Zangwill, O.L. (eds.). London: Oxford University Press 1962.
Spiro, M.: Culture and personality: The natural history of a false dichotomy. Psychiatry **14**, 19–46 (1951).
Taft, R.: Coping with unfamiliar cultures. In: Studies in crosscultural psychology. Warren, N., Vol. 1. London, New York, San Francisco: Academic Press 1977.
Torrey, F., Peterson, M.R.: Schizophrenia and the lymbic system. Lancet **II.**, 942–946 (1974).
Tseng, W.S., McDermott, J.F., Maretski, T.W. (eds.): People and cultures in Hawaii. Transcultural Psychiatry Committee, Department of Psychiatry Medical School, University of Hawaii, Hawaii, 1974.
Vahia, N.S., Vinekar, S.L., Doongaji, D.R.: Some ancient Indian concepts in the treatment of psychiatrie disorders. Br. J. Psychiatry **112**, 1089–1096 (1966).
Varga, E.: Changes in the symptomatology of psychotic patterns. Budapest: Akademiai Kiado 1966.
von Cranach, M., Cooper, J.E.: Change in rating behaviour during the learning of a standardized psychiatric interview. Psychol. Med. **2**, 373–380 (1972).
Wallace, A.F.C.: Culture and personality. New York: Random House 1961.
Warren, N. (ed.): Studies in crosscultural psychology. London, New York, San Francisco: Academic Press 1977.
WHO: The international pilot study of schizophrenia, Vol. 1. Geneva: WHO 1973.
WHO: Schizophrenia: a multinational study. Geneva: WHO 1975.
WHO: Schizophrenia: an international follow-up study. London: John Wiley & Son 1978a (in press).
WHO: The medium-term mental health programme. Report of the Director-General to the 31st World Health Assembly, 1978 (offset doc.). Geneva: WHO 1978b.
Wig, N.N.: Training of psychiatrists. In: Mental health services in developing countries. Baasher, T.A., Carstairs, G.M., Giel, R., Hassler, F.R. (eds.). Geneva: WHO 1975.
Wing, J.K., Cooper, J.E., Sartorius, N.: Measurement and classification of psychiatric symptoms, Cambridge: University Press 1974.
Wittkower, E.D., Warnes, H.: Transcultural psychosomatics. Can. Psychiatr. Assoc. J. **20**, 143–150 (1975).
Yap, P.M.: Comparative psychiatry: a theoretical framework. Toronto, Buffalo: University of Toronto Press 1974.
Yap, P.M.: Classification of the culture-bound reactive syndromes. Aust. N.Z.J. Psychiatry **1**, 172 (1967).
Zubin, J., Kietzman, M.C.: A crosscultural approach to classification of schizophrenia and other mental disorders. In: Psychopathology of Schizophrenia. Hoch, P.H., Zubin, J. (eds.), pp.: 482–574. New York: Gruene & Stratton 1966.
Zwingman, C., Pfister-Ammende, M. (eds.): Uprooting and after. Berlin, Heidelberg, New York: Springer 1973.

Ethnopsychiatrie

Von

G. Hofer

Inhalt

A. Einleitung 739
B. Die ethnische Kohäsion 742
   I. Der Doppelaspekt der fremden Wirklichkeit 742
   II. Zwei Prozeßformen: Ethnos und Kultur 744
   III. Ethnische Äquilibrationsstrategien 747
      1. Die Zentrierung 747
      2. Die Ventil-Institution und der Konformitätsdruck 749
      3. Die Revitalisierung 749
C. Dynamische Elemente der ethnischen Gruppe 749
   I. Die Tatsache der Verwandtschaft 749
   II. Frau und Mann 753
   III. Der Geber der Frau (Lévi-Strauss) 754
   IV. Die Inzestmeidung 756
   V. Krankwerden durch Verwandtschaft 758
      1. Krankwerden durch die Gegenwart der Ahnen 758
      2. Der von der Verwandtschaft isolierte Mensch 759
D. Der Mensch als Individuum und Kreatur im ethnischen Zusammenhang . . . 760
   I. Individuum, Abnormität und Krankheit 760
   II. Formen abnormen Verhaltens in der Ethnie 763
      1. Situative Hilflosigkeit 763
      2. Abnormes Verhalten als gebilligte Kommunikationsform 763
      3. Unverständliches Verhalten 764
      4. Ausgeliefertsein an ein Naturgeschehen 765
   III. Kultur und Natur in der Psyche des Menschen 765
Literatur 767

A. Einleitung

Die Auseinandersetzung mit „fremden Völkern", da sie Menschen wie alle sind und doch eine jeweilige Eigenart ausdrücken, wurde durch die Frage nach der Besonderheit der „Naturvölker" und dem Zugang zu dieser in der Suche nach dem je eigenen Maß einer Ethnie durch Herder expliziert. Völker wurden dabei wie Individuen verstanden. Die soziale Sensibilität der Romantik nahm eine solche Hinwendung zum Menschen auf und erweiterte sie um die Ansicht menschlicher Veränderbarkeit (KARDINER u. PREBLE, 1974). Als ein Medium, in dem sich der Zugang zu einem anderen Volk realisieren läßt, gilt von Anfang an die Sprache, über deren Analyse WILHELM V. HUMBOLDT (1929) eine Völkerpsychologie für das wissenschaftliche Denken vorbereitete. Für DILTHEY (1966) war die Klärung der Frage, durch welche „Gleichartigkeiten engeren Umfangs" sich Gruppen innerhalb der Gesamtheit darstellen und wie die „Verteilung des geistigen Lebens und seiner Unterschiede" auf der Erde zu sehen seien, gleich WILHELM V. HUMBOLDT nur als „vergleichende Anthropologie" möglich.

Die Ideengeschichte einer „Völkerpsychologie", die Konzeption der Beschäftigung mit dem Seelenleben fremdvölkischer Menschen im europäischen Denken, hat BEUCHELT (1974) dargestellt und aufgezeigt, wie dieser Denkansatz dann in Europa provinziell verkümmerte, während er in Amerika zu einer intensiven Entfaltung gelangte und zu einem neuen Humanismus (STAGL, 1974a) führte. Die Anregung, die eine Ethnopsychologie durch die amerikanische „cultural anthropology" erhielt, entstand in einer Abänderung des wissenschaftlichen Gegenstandes, indem es nunmehr weniger um ethnische Einheiten als um Kulturen ging. Damit thematisierte sich das Konzept einer „basic personality", d.h. einer allgemeinen Voraussetzung der individuellen Selbstentfaltung, die in der ethnischen Gemeinsamkeit begründet ist, aufgrund der Annahme einer engen Beziehung zwischen Kultur und Persönlichkeit, sowie eines „kulturellen Relativismus", d.h. der immer vorhandenen Voraussetzung einer kulturabhängigen Perspektive bei allen Erfahrungen über kulturelle Sachverhalte, aus Überlegungen zum „normalen" Denken und Verhalten des Einzelnen in seiner Gemeinschaft. Von SAPIR (1932) kam der Hinweis an die Psychiatrie, auch das Studium fremder Kulturen zur Klärung des Problems der Persönlichkeit zu nutzen. BENEDICT (1934, 1949) deckte in ihrer holistischen Einstellung jene „patterns of culture" auf, die den Menschen in einer Kultur charakteristisch prägen, und postulierte, daß als normal jene Menschen anerkannt werden, die eine „Geisteshaltung" zeigen, welche den von einer Gemeinschaft favorisierten Kulturelementen entspricht, während jene Menschen, die diesen widersprechen, als „abnorm" unterdrückt werden. HALLOWELL (1934) nahm diese Überlegung auf und untersuchte die Wirksamkeit der Kultur auf die Form seelischen Gestörtseins.

Das kulturelle Relativitätsproblem wird pointiert in der Hypothese von SAPIR (1961) und WHORF (1963) formuliert, daß es die jeweilige Umgangssprache sei, die das Denken des Menschen organisiere und für ihn eine gewohnte kulturabhängige Weltansicht bedinge. WHORF betont die „Divergenz in der Analyse der Welt" bei der Gegenüberstellung fremder Sprachen mit unserer eigenen und beharrt auf der „Relativität aller begrifflichen Systeme, das unsere eingeschlossen, und ihre Abhängigkeit von der Sprache". Die Sprache konditioniert für ihn die Erfahrungsbildung jedes Menschen. Für die Ethnologie bedeutet dieses aber zugleich, daß nur über das Sprechen der in der zu untersuchenden Kultur geltenden Sprache ein Zugang zu dieser möglich ist.

Wie die Forderungen der Kultur das Individuum mit der Gemeinschaft in Konflikt geraten läßt, versucht eine „Kulturpathologie" abzuhandeln oder eine „Vergleichende Psychiatrie" in der Frage nach der Formbarkeit des Psychischen durch eine Kultur aufzuklären, um den Begriff der reinen Psychose zu gewinnen. In der Psychoanalyse war die Frage, ob der ödipale Konflikt zu den Universalien des Menschen gehört, schon bald gestellt worden und führte zur Beschäftigung mit ethnographischen Beispielen und zur Formierung jener neo-freudianischen Analytikergruppe, die die Universalität des Ödipus-Komplexes in Frage stellte. FREUDS Gedanken zur Einwirkung von „Kultur" auf die Identitätsfindung des Menschen führte in einer lebhaften Korrespondenz zwischen psychiatrischem Denken und den Forschungsergebnissen der verschiedensten Anthropologen-Schulen zu stets neuen Facetten der Normfrage. FREUD (1930) sah in der Kultur eher eine den Menschen Lebenssicherheit gewährende, als ihm Lebensglück verheißende Funktion und wies auf eine „kulturfeindliche" Meinung hin, die postuliere, „daß der Mensch neurotisch wird, weil er das Maß von Versagung nicht mehr tragen kann, das ihm die Gesellschaft im Dienste ihrer kulturellen Ideale auferlegt". Immer wieder diskutiert wird eine als Residuum evolutionistischen Denkens anzusehende Parallele zwischen den Zügen von Menschen in primitiven Kulturen und dem zivilisierten Menschen in der Neurose. PARIN et al. (1971) betreiben Ethno-Psychoanalyse ausdrücklich als Suche „nach sozialen Einrichtungen, die dem Menschen weniger Zwang auferlegen und seiner Natur angemessener sind als die unseren". Als weitere Hoffnung der Beschäftigung mit ethnischen Gruppen nennt DEVEREUX (1974a) die Möglichkeit, eine für alle Menschen gültige psychotherapeutische Methode zu gewinnen.

LÉVI-STRAUSS (1970a) betont die Wichtigkeit der Neigung des Menschen, seine Natur durchschauen zu wollen, eben auch um sie, wenn notwendig, korrigieren zu können. Er hält es für wesentlich, die „Kenntnis fremder Gesellschaften zur Herausbildung jener Prinzipien des sozialen Lebens zu verwenden, die uns erlauben, unsere eigenen Sitten und Gebräuche" zu verändern. Jede Kultur enthält für LÉVI-STRAUSS allgemein-menschliche „Grundeigenschaften", die möglicherweise bei naturvolklichen Gruppen, die für ihn „reduzierte Modelle" menschlicher Gemeinschaften darstellen, besser erkennbar sind als in der eigenen Kultur und damit erlauben, basale Strukturen des Menschseins zu analysieren. Gebunden an seine Kreatürlichkeit und abhängig von der Societät zeigt der Mensch damit eine Antwort auf die Frage nach der Beziehung zwischen Natur und Kultur. DEVEREUX (1974b) sieht die wesentliche Aufgabe einer Ethno-Psychiatrie darin, meta-kulturelle und meta-ethnographische Grundlagen jeder Psychiatrie zu erarbeiten, „die auf einem wirklichen Verständnis der Natur und der allgemeinen Funktion der Kultur *also solcher* beruht, wie sie allenthalben von normalen Individuen und bestimmten Typen von psychiatrischen Patienten erfahren wird".

Der Vergleich als Methode, um die Wirksamkeit von Kultur auf den Menschen festzustellen, wird zwar in der Psychologie und der Psychiatrie zu nutzen gesucht, bleibt aber doch problematisch durch die Schwierigkeit, Kultur zu definieren. Für WULFF (1972) bedeutet eine „Vergleichende Psychiatrie" die Beachtung eher der politisch-ökonomischen Bedingungen kultureller Gesellschaftsstrukturen für psychisches Krankwerden, und er betont, wie dieses bereits HORNEY (1939) getan hatte, daß das „Objekt" der Psychiatrie keineswegs auf die gleiche Weise in jeder Gesellschaft formuliert und erklärt wird. Dieses ähnelt DEVEREUXS (1974a, b) Meinung, daß Ethno-Psychiatrie die „ethnische Psychose" als Modell des Fehlverhaltens, wie es von einer Kultur konzipiert wird, zum Erkenntnisgegenstand hat. Wenn auch PFEIFFER (1971) solche Verhaltensweisen, geleitet von der Idee einer „Transkulturellen Psychiatrie", sorgfältig gesammelt hat, kehrt er letztlich wieder zur Frage der Psychoplastik zurück und subsummiert die beobachteten ethnischen Phänomene unter eine standardeuropäische psychiatrische Systematik, die für ihn allein als Vergleichsbasis für alle möglichen psychischen Störungen des Menschen dient. Das in solcher Sicht Beobachtbare hat aber nicht überall den gleichen Sinn, so daß die Vergleichbarkeit fragwürdig wird. Denn der gleiche formale seelische Sachverhalt kann in verschiedenem ethnischen Zusammenhang verschiedenen Sinn haben. Seelisches ist nicht so einfach vergleichbar, da es Funktion und Bedeutung nur in einem sozialen und ethnischen Kontext gewinnt. Man kann die Psychose des Menschen als Ausdruck seiner Natur betrachten, darf aber unter diesem Aspekt nicht verkennen, daß sie auch als Ausdruck von Kultur zur Institution wird und nur in einem geltenden System von Vorstellungen Relevanz hat. Dabei hebt sich das Problem nicht auf, ob Psychisches als Natur und Kultur unterschiedlich erscheine.

B. Die ethnische Kohäsion

I. Der Doppelaspekt der fremden Wirklichkeit

Der Mensch lebt vergesellschaftet. Seine Wirklichkeit ist das Zusammenleben mit anderen. DURKHEIM und MAUSS (1903) stellten die Gesellung als ursprüngliche Lebensform des Menschen heraus und haben verdeutlicht, daß der Mensch Individuum nur infolge der Gesellung sein kann. Das Eingebundensein in ein mitmenschliches Zusammenleben ist kein beliebiges Zusammensein, sondern ein festgelegtes Miteinander in einer bestimmten Gruppe. In diesem Zusammensein mit anderen schafft sich der Mensch seine „Alltagswelt" oder „Routinewelt" (BERGER u. LUCKMANN, 1969). Es ist dies eine Lebenswelt, die als Wirklichkeit einfach hingenommen wird und dadurch Geborgenheit gibt, daß sie selbstverständlich ist. Um diese Sicherheit nicht zu verlieren, darf das, was als wirklich gilt, d.h. das Weltkonzept der ethnischen Gruppe, das von ihr angenommene Sosein der Welt, nicht in Frage gestellt werden. BERGER und LUCKMANN haben die Anstrengung, die ein Mensch braucht, um die gewohnte Wirklichkeit kritisch zu reflektieren, an der Aktualisierung von Zweifel gemessen: Sie bemerkten die Ausschaltung des Zweifels an dieser Wirklichkeit für „so zweifelsfrei", daß, werde der Zweifel einmal gebraucht, „für's Neue eine echte Grenze" überschritten werden müsse. Gerät der Mensch in die Versuchung, die Weise seiner Wirklichkeit zu analysieren, heißt dies, die Unbefangenheit aus dem Gewohnten, die ihn in diesem Leben sichert, aufgeben.

Die Versuchung, seine *gelebte* Wirklichkeit auf ihre Struktur hin zu befragen, ihre Modellhaftigkeit zu ergründen, entsteht in der Begegnung mit dem Anderssein fremder Menschen, indem der Fremde nicht nur die Frage aufwirft, wie er anders ist, sondern auch wie man selbst ist. Hier erscheint die Wirklichkeit eines Gegensatzbezugs zwischen Gruppen, da die eine Gruppe sich in einem Verhältnis zu einer anderen Gruppe, die die fremde heißt, profiliert. Konfrontiert mit den Fremden, kann die Frage nach dem Modus des gewohnten Zusammenseins mit seinesgleichen die eigene Geborgenheit beunruhigen. LÉVI-STRAUSS (1970a) hat auf die positiven Aspekte dieses Vorgangs hingewiesen, indem er formulierte, daß die Einsicht in fremde Gesellschaften ein Mittel sein kann, uns aus der Konvention unserer eigenen Gruppe zu lösen, weil diese Konvention die einzige ist, zu der wir Distanz gewinnen müssen, nicht, um in einer kritischen Wendung die eigene gelebte Wirklichkeit zu entwerten, sondern um sie rational auf ihre Grundform hin anzusehen, indem Ähnlichkeiten in den Gruppen Schlüsse, die unsere eigene Gruppe betreffen, ermöglichen.

Sich in einen Erkenntnisbezug zum Fremden zu bringen, bedeutet, die *Grenze*, die Fremdheit konstituiert, zu überschreiten und damit die Selbstverständlichkeit der eigenen Sozialisation zu relativieren. In der Praxis der Grenzüberschreitung wird Grenze erlebt als aufkommende und bleibende Unsicherheit und mitunter auch als bleibende Entwurzelung durch eine marginale Existenz (marginal man): Ein Mensch kann der eigenen Gruppe gegenüber nun nicht mehr unbefangen sein, während er in der fremden Gruppe durch die fehlende primäre Sozialisation nicht heimisch zu werden vermag und ein Außenstehender bleibt. Nur in dieser Position als Fremder, der man ist, kann man eine andere Gruppe als Ganzheit auffassen; und wenn dies auch wohl eine Illusion ist, so ist es doch eine solche, die eine notwendige Beschreibung erst ermöglicht (DEN HOLLANDER, 1965). In der Fremde wird ein Mensch zum Exoten für jene, die für ihn die Exoten sind. Und er kann dann auch zum Exoten für die Gruppe werden, die er verlassen hat. Die in der Fremde gewonnene Distanz zur eigenen Gruppe, für die man in die Fremde gegangen ist, ist immer wieder zu reflektieren, da sonst die Mitglieder der eigenen Gruppe für ihn zu Exoten werden.

Fremde können Unruhe in eine traditionale Gruppe bringen, erscheinen sie doch, besonders wenn sie aus industriellen Gemeinschaften kommen, in ihrem realen Anderssein für die veränderungsbereiten Jungen als „modern". Aber sie können auch Gier nach ihren Gütern wecken. Eine Szene, die im Kulturkontakt immer wiederkehrt, ist die der Erregung der Begierde auf die Güter der „Zivilisation", wozu BALANDIER (1949) in Anspielung auf MAUSS' „Essay sur le don" betont: „Alle gelehrten und scharfsinnigen Erklärungen, jene eingeschlossen, die das Geschenk zur Quelle gegenseitiger Herzensbindung macht, ändern nichts" an diesem Stand der Dinge. Mit dem Erscheinen des anderen ist die Tradition der Gruppe in Gefahr, und so wird der Widerstand der Alten gegen den Fremden geweckt. Eine „Fremdenablehnung" bis zur Aggression gegen den Fremden findet sich in ethnischen Gruppen in unreflektierter Weise bei den Kindern (EIBL-EIBESFELDT, 1976). So beginnen Kinder bereits im Alter von sechs bis acht Monaten Fremde zu fürchten, auch wenn sie keinerlei schlechte Erfahrungen mit diesen gesammelt haben können. Für EIBL-EIBESFELDT ist dies Indiz für eine „angeborene Grundlage", den Fremden als einen das Leben bedrohenden Anderen zu erfahren.

Die Gruppengrenze scheidet nicht nur Menschen als ihresgleichen von den fremden anderen, sondern auch die eine Tradition von der anderen. Die Grenze bedeutet die Reichweite der Forderung und der Erwartung eines bestimmten Verhaltens in konventionellen Situationen und damit einer gewohnten Kommunikation. Das Wissen allein um ein Gemeinsames im menschlichen Zusammensein in allen Menschengruppen bedeutet keine sichere Anweisung für das Verhalten außerhalb der eigenen Gruppe. Die Lebenswelt ist immer eine je eigene und nur in dieser Weise den Menschen eine Lebensmöglichkeit. Das Unheimliche der Situation im Zwischenfeld von Gruppen wird nun aber in gleicher Weise durch die eigene Unsicherheit wie die der fremden bedingt. Die Überwindung des Unheimlichen gelingt durch die Transformation der bedrohlichen Situation in eine solche relativer Strukturiertheit (SACK, 1971), indem Fremde als bestimmbare Gruppen auf einen Begriff gebracht werden. Da die Konvention der eigenen Gruppe sich niemals gänzlich aufhebt – man kann nicht zum „Eingeborenen" werden, ohne sich für die eine wie die andere Gruppe lächerlich zu machen –, gerät jener, der die fremde Gruppe besser verstehen will, immer wieder vor die Frage, *wie* er sieht. Das, was gesehen wird, offenbart seine Einschränkung in der Beschreibung, die gleich dem Schreibenden einer Konvention unterliegt. So bleibt besonders das wissenschaftliche Erfahren des Fremden stets artifiziell und doch unverzichtbar für den Versuch, die Blindheit uns selbst gegenüber aufzuhellen.

II. Zwei Prozeßformen: Ethnos und Kultur

Ethnische Einheiten (ŠIROKOGOROV, 1935a, 1963), Ethnien (MÜHLMANN, 1964) oder ethnische Gruppen (ethnic group, FRANCIS, 1954) sind unterschiedlich große Kollektive, in denen eine nicht immer reflektierte Solidarität als psychische Kohäsion wirksam ist. FRANCIS (1954, 1965) definiert das Kollektiv als „dynamisches System" durch eine geordnete Beziehung zwischen sozialen Handlungen und Personen und sieht es als Ganzheit, indem die „Veränderungen, die man an jedem zum System gehörenden Tatbestand beobachtet, so mit den Veränderungen verbunden sind, die man an anderen zum System gehörenden Tatbeständen beobachtet, daß das Gesamtergebnis aller solcher Veränderungen als Veränderungen des Systems als Einheit gesehen und behandelt werden" kann. Der Dynamik der ethnischen Gruppen eignet dadurch Prozeßcharakter, daß Impulse der Veränderung auf ein sich stets zu äquilibrieren trachtendes System, das sich in einer andauernden Erregung befindet, einwirken. ŠIROKOGOROV (1935a, 1963) hat diesen Prozeß „Ethnos" genannt.

Für das Äquilibrium Ethnie scheint es aber nun Grenzsituationen zu geben, die zu einer Krise des Gebildes führen können. Aus solchen Lagen kann die Ethnie gewandelt hervorkommen, die Krise kann aber auch zum Entstehen neuer ethnischer Einheiten führen, etwa durch Verschmelzen von Ethnien und vermag auch das Erlöschen einer Gruppe zu bedeuten.

Eine Ethnie ist nie für sich isoliert zu sehen, sondern immer in ihrer Beziehung zu anderen ethnischen Gruppen zu betrachten. Sie steht zu diesen in einer Wechselwirkung oder in einem „interethnischen Gefälle" (MÜHLMANN, 1964), dadurch, daß sich eine Rangordnung herausbildet, in der Überlegenheit und Unterlegenheit festgestellt wird. Die Ethnie definiert sich in diesen interethnischen Beziehungen, indem sie ihre Eigenheit als Kultur gegenüber den anderen formuliert. Formen der Auseinandersetzung zwischen Ethnien werden danach auch beschrieben als „cultur clash", „cultur contact", erzwungene Akkulturation (kulturelle Angleichung) oder Kulturwandel. Hierbei handelt es sich um historische Phänomene.

„Kultur" wird von DILTHEY (1966) als ein „Grundsystem" jeglicher Sozietät erläutert: „Dasselbe beruht zunächst auf der Wechselwirkung der Individuen in der Gesellschaft, sofern sie, auf der Grundlage eines denselben gemeinsamen Bestandteils der Menschennatur, ein Ineinandergreifen der Tätigkeiten zur Folge hat, in welchem dieser Bestandteil der Menschnatur zu seiner Befriedigung verlangt". Dieses „Grundsystem" entfalte sich in einer Verschiedenheit der Systeme und enthalte notwendig die Eigenschaft der Veränderung und zugleich des Beharrens, letzteres in der Weise, daß, während die Menschen im Leben erscheinen und wieder abtreten, Kultur sich doch niemals verliert. TYLORS (1873) Bestimmungsversuch folgten nach den Recherchen von KROEBER und KLUCKHOHN bis 1952 mehr als 150 Definitionen von Kultur. Pragmatisch läßt sich sagen, daß Kultur eine Funktion für die Gruppe hat, während theoretisch formuliert werden kann: Kultur ist Funktion der Gruppe.

Durch das ihr immanente System „Kultur" unterscheidet sich eine ethnische Gruppe von einer anderen. Es sind weniger die physisch-anthropologischen Merkmale Kennzeichen der Zugehörigkeit eines Menschen zu einer Ethnie, sondern das Praktizieren bestimmter Verhaltens- und Denkmuster, die als geltend anerkannt worden sind. Das Tradierte stabilisiert die Ethnie, die damit zunächst Fremdes als „barbarisch" ausschließt. Durch dieses Vor-Urteil sichert sich die Ethnie dagegen, daß das Fremde von vornherein maßgebend wird. Im Ethnozentrismus, d.h. der Neigung die eigene Kultur zum alleinigen Maßstab der Beurteilung des Fremden zu machen, stellt sich dieses Problem der Abwehr der anderen vereinseitigt dar. Eine solche ethnozentrische Tendenz erhellt sich etwa in dem Wort „Entdeckung" in „Entdeckungsgeschichte" (SCHLESIER, 1963) oder in dem Wort „Entwicklung" in „Entwicklungshilfe", auch im Sprechen von „dem Osten" bzw. „dem Westen" (ŠIROKOGOROV zit. v. MÜHLMANN, 1941).

Als „endemischer Ethnozentrismus" (KÖNIG, 1972) gewinnt solche Einseitigkeit Relevanz auch für die Eigengruppe, indem erkannt wird, daß die Lebensform von bestimmten Menschen in der Ethnie, in der man lebt, für einen ebenso fremd sein kann wie die einer fremden ethnischen Gruppe. Allerdings stehen in diesem Falle „Erkennender" und „Eingeborener" nicht in einem differenten kulturellen Kontext, sondern es herrscht eine gewisse kulturelle Identität, wobei eine partielle kulturelle Nicht-Identität wechselseitig beansprucht wird (SACK, 1971). Für eine Ethnie kann es sich hierbei mitunter um „Kontra-Kulturen" (YINGER, 1960) handeln, und es wird abweichendes Verhalten diagnostiziert, welches mit Sanktionen oder Diskriminierung belegt wird. Die „Forschung" hat dann eine solche ängstigende Situation, gleich wie bei einer fremden Ethnie, aufzuarbeiten, indem sie in der Subkultur eine ihr eigentümliche Ordnung auffindet; so konnte beispielsweise LEWIS eine „Kultur der Armut" beschreiben.

Versucht man, Kultur nicht gegen andere Kulturen, sondern allgemein als *die* Kultur zu definieren, kann man sie als eine Gesamtheit jener überindividueller Muster und Standards ansehen, die als Regelhaftigkeit und Möglichkeit menschlichen Verhaltens sowie Handelns in gleichen Situationen in einer Gruppe sichtbar werden (FRANCIS, 1954; SACK, 1971), wobei dieses Verhalten durch die hierarchische Ordnung eines Wertsystems geregelt ist. Diese Wertordnung bestimmt die Prinzipien, nach denen die Gruppe ihr Leben einrichtet, an ihr sind die geltenden Normen orientiert. Gegen eine Änderung des Wertsystems erhebt Kultur stets Vorbehalte, ,,da Neuerungen die bestehende kulturelle Selbstverständlichkeit gefährden" (SAVRAMIS, 1970). Kultur als ,,System ineinandergreifender Voraussetzungen und Begriffe" (KLUCKHOHN, 1951) und als Reflektion der vom Menschen geschaffenen Welt wird u.a. über das Medium der Sprache von Kind auf den Mitgliedern der Gemeinschaft vermittelt und über die Habitualisierung typisiert (BERGER u. LUCKMANN, 1969). KARDINER (1939) sah darin die Bildung einer basic personality structure, wodurch die Mitglieder einer bestimmten Gemeinschaft mehr Persönlichkeitselemente gemeinsam haben, als sie etwa mit Mitgliedern von Gruppen anderer kultureller Prägung teilen. Die von GOTTSCHALCH et al. (1971) hervorgehobenen ,,klassenspezifischen Unterschiede in der Persönlichkeitsstruktur" verweisen auf einen ähnlichen Vorgang für die Mitglieder von Subkulturen. Dabei ist natürlich niemals in Frage zu stellen eine relative Eigenbestimmung in der Persönlichkeitsbildung, auch dann, wenn Kultur für diese eine maßgebende Determinante ist. Da der Mensch aber immer selbst die Kultur lebt und sich so niemals von dieser trennen läßt, ist die Frage, was am jeweiligen Menschen kulturbedingt und was genuin ist, kaum präzise zu beantworten (LINDESMITH u. STRAUSS, 1972).

Kultur unterscheidet den Menschen vom Tier. Damit wird das Problem der Überformung des Biotischen im Menschen durch die von ihm gelebte Kultur, das Sein des Menschen in einer künstlichen Natürlichkeit exponiert. Der Mensch, der stets ein biotisches Wesen bleibt, wird zum Menschen dadurch, daß selbst elementaren körperlichen Bedürfnissen ein symbolischer Gehalt gegeben wird (GOLDSCHMIDT, 1959). So muß der Mensch wohl essen, aber welche Dinge er ißt, wie er sie zubereitet, wann, wo und mit wem er sie zu sich nimmt, aber, besonders auch, was er nicht essen darf (Nahrungstabu), das ist kulturspezifisch durch Tradition festgelegt und so für ihn bedeutsam. Die Wirksamkeit von Kulturmustern kann so weit gehen, daß Körperfunktionen erheblich eingeschränkt, oft, zumindest über einen gewissen Zeitraum, fast vollständig unterdrückt werden. Allerdings wird jede Kultur den Grundbedürfnissen des Menschen: der Stillung seines Hungers, seines Durstes sowie seiner sexuellen Befriedigung Rechnung tragen müssen. Sein leibliches Wohlbefinden wird dabei in einer Weise berücksichtigt, daß der einzelne in seiner Lebendigkeit dann nicht behindert wird, wenn es der Gruppe nicht schadet. Auch werden diese Bedürfnisse niemals vollständig versagt. Tritt für den einzelnen Menschen eine Notlage ein, gelangen solche Normen passager außer Geltung. Aber, sie bleiben dennoch immer für ihn maßgebend. ,,Was eine ‚unmögliche Anstrengung', ein ‚unerträglicher Schmerz' und eine ‚hemmungslose Ausgelassenheit' ist, hängt nicht so sehr vom betreffenden Individuum ab, sondern bestimmt sich nach Kriterien, die durch kollektive Billigung bzw. Mißbilligung sanktioniert worden sind" (LÉVI-STRAUSS, 1970a). Denn die Normen führen zu jenen Institutionen, die dem ethnischen Gebilde Dauer verleihen (FRANCIS, 1965), und der einzelne wird zur Übernahme dieser Institutionen durch die Bestätigung in seiner gesellschaftlichen Existenz gebracht. Es ist ,,das immer und überall wirkende psychische Bedürfnis des Menschen nach einer emotionalen Reaktion auf seiten anderer Individuen", das ihn bestimmt, die Verhaltensregeln der Gruppe zu befolgen (LINTON, 1974).

Als wesentliche Kontrolle wirken Scham und Furcht (von den STEINEN, 1894; SCHMITZ, 1966; ELIAS, 1976). Hinweise auf die Funktion von Scham im Beziehungsgefüge der Ethnie entdecken sprachliche Wendungen wie „vor Scham vergehen" oder „sich zu Tode schämen". Die Abwendung von der Gruppennorm ist in traditionalen Gemeinschaften von einer tiefgreifenden Konsequenz begleitet, sie isoliert den einzelnen und versetzt ihn in das Außerhalb der Gruppe, er gilt als tot und ist durch die Trennung von den anderen real der Lebensmöglichkeit verlustig gegangen.

III. Ethnische Äquilibrationsstrategien

Die ethnische Gemeinschaft ist stets mehr als nur die Summe ihrer Individuen (LOMMEL, 1952). Andererseits ist der einzelne immer notwendig für die Gruppe, die sich aus einer Anzahl von einzelnen bildet, indem diese sich auf die Gemeinsamkeit hin öffnen. Das Sein des einzelnen bleibt danach bedeutsam für das Kollektiv, indem Heil und Unheil des einzelnen untrennbar mit dem Schicksal des Kollektivs verbunden sind. Das Gruppeninteresse am Einzelnen wird ihm nutzen wie ihn ausnutzen. Es gibt Situationen, da ein Mitglied der Gruppe zum alleinigen Träger des Gleichgewichts bestimmt wird, woraufhin dieser Mensch notwendige Gruppenvorgänge einleitet oder verdeutlicht. Hat der Gruppenprozeß seine Eigenbewegung wiedergewonnen, d.h. ist Entspannung oder Spannung eingetreten, wird der einzelne aus dieser Position zurückgebracht und von der Gruppe resorbiert.

1. Die Zentrierung

Traditionelle Gemeinschaften exponieren für sich ein Individuum als Repräsentanten: Eine solche von allen akzeptierte Gestalt ist der „Schamane" mit der Pflicht, aufkommende Disharmonie in der Gruppe wie im einzelnen Mitglied der Gemeinschaft auszugleichen. Dadurch, daß der Schamane es vermag, die „Geister", das sind aber die fördernden und schädigenden Wirkungsprinzipien des Gruppenlebens, zugunsten der Menschen dieser Gruppe zu lenken, ist er für jedermanns Wohl unentbehrlich und für die Gruppe lebenswichtig. Der Lebenszyklus des einzelnen und der Jahreszyklus der Gemeinschaft sind von dieser Gestalt abhängig. Der Tod eines Schamanen bedeutet für die Gruppe, daß die von ihm *beherrschten* Geister nunmehr frei werden, dadurch den Lebensprozeß stören oder zerstören mit der Folge einer psychischen Dekompensation der Gruppe. Es kommt zunehmend ein Fehlverhalten auf, indem die Mitglieder des Kollektivs sich vereinzeln, ihre Beschäftigung aufgeben, sich eine allgemeine Erregung und brutales Verhalten einstellt, die die Existenz der Gruppe bedrohen. ŠIROKOGOROV (1935a, b) beobachtete diesen Vorgang in Tungusen-Sippen und berichtete, daß derartige desolate Zustände in einer Gruppe solange andauern können, bis diese sich einen neuen Schamanen geschaffen hat. Tritt dieser in sein Amt, stellt sich die traditionelle Ordnung wieder her.

Gleiches ist von den australischen tribalen Gemeinschaften bekannt, in denen der „Medizinmann" Wahrer der Kontinuität der Existenz der Gemeinschaft ist (PETRI, 1954; LOMMEL, 1952; CAWTE, 1974). Er meistert nicht nur das Wissen seiner Gruppe, sondern zeugt von deren Dauer dadurch, daß er teilhat an der Urschöpfung, d.h., daß er von jeher gelebt hat und niemals sterben wird. Erfolgt jedoch eine Irritation seiner Selbstsicherheit als Person, kommt es zu Unsicherheiten in der Gruppe bis zu deren Auflösung. Die Gruppe verliert mit diesem Repräsentanten die tragende Verbindung zur Schöpfung, wodurch es zu einem Verlust des Lebenswillens kommt. Die Ablösung der Sicherheit durch Unsicherheit in australischen Ethnien ist daran erkennbar, daß es kaum noch einen Medizinmann in diesem Sinne gibt, dafür aber „Geister-Doktoren", die unheil- und furchtwirkend zunehmen und die Gruppe beunruhigen. Diese Gestalten sind Teil eines nunmehr unaufhebbaren Zirkels von Angst, die ihre soziale Funktion (HALLOWELL, 1941) einbüßt und nur noch antisozial wirkt.

2. Die Ventil-Institution und der Konformitätsdruck

Wie ein besonderer einzelner für die Gruppe als ihr Stabilisator gilt, kann das Äquilibrium der Gruppe ebenso durch einzelne gestört werden. Als solche Verursacher einer sozialen Disharmonie gelten neben dem Schadenszauberer die Hexen. Diese werden zum Aggressionsobjekt für die Gruppe; man verfolgt sie oder tötet sie sogar, um des Gruppenwohls willen. Kulturkrisen sind dann Zeiten, die solche Sündenbock-Mechanismen als Ventil-Institutionen (COSER, 1965) benötigen. Die Gruppe stellt in einem Mitglied das Böse und Schädigende fest und kann es dadurch mit ihm beseitigen. In den europäischen Gemeinden des 16. bis zu Beginn des 18. Jahrhunderts waren es Frauen, die als soziale Außenseiter in Spannung zur Gesellschaft standen (ERNST, 1972), die der öffentlichen Meinung nach nur in Buhlschaft mit dem Bösen leben konnten. Auch von afrikanischen Gruppen wird Gleiches berichtet (MAIR, 1969), da es heißt, daß alte oder frustrierte Frauen als Hexen festgestellt werden. Für ethnische Gemeinschaften Afrikas nennt KUNENE (1971) die Nonkonformität als Hinweis darauf, wie eine Person für die Gemeinschaft zum auffälligen Anderen wird, so etwa sehr reiche, die nicht bereit sind zu teilen, oder eine Person, die „die soziale Ethik ernsthaft verletzt oder bedroht". In der Gestalt der Hexe drückt sich aber auch ein ursprüngliches Gefühl des ständigen Bedrohtseins menschlichen Lebens und eine Möglichkeit, wie sich der Mensch Entlastung davon geschaffen hat, aus. Die Benennung eines Menschen zur Hexe gehört zum System der Kontrollen und Sanktionen einer Gruppe (KUNENE, 1971). Aus den westafrikanischen ethnischen Gruppen ist bekannt, daß dann, wenn eine Hexe ihre „Missetaten" eingesteht, ihre soziale Wiedereingliederung erfolgt (HAAF, 1967; STAEWEN u. SCHÖNBERG, 1970; PARIN et al., 1971).

Die Anschuldigung der Hexerei erzwingt Gruppenkonformität und Kooperationsbereitschaft. Der einzelne wird durch diese Möglichkeit der Gruppe dazu gezwungen, vom traditionellen Verhaltensmuster nicht abzuweichen oder zuviel Macht zu erstreben. So mußten nach dem 2. Weltkrieg die Kriegsrückkehrer des Pueblo Zuni ein Solidaritätsritual durchlaufen, ehe sie wieder in die Gemeinschaft aufgenommen wurden. Es wurde diesen auferlegt, sich einer Reinigungszeremonie zu unterziehen und ihre Übereinstimmung mit der Anschauung der Gruppe zu bekennen, wollten sie der Hexereianschuldigung entgehen (ADAIR u. VOGT, 1949).

3. Die Revitalisierung

Die kulturelle Irritation einer Gruppe in der überwältigenden Begegnung mit einer fremden Kultur führt nach Abklingen einer Schockreaktion zu einer kollektiven Abwehr oder Neuformierung, die sich in Erneuerungsbewegungen (Nativismus) und Heilserwartungen (Chiliasmus, Milinarismus) äußern kann (MÜHLMANN, 1961). Diese sind zu allen Zeiten und aus der ganzen Welt belegt, da gedemütigte und unterdrückte Gruppen sich auf ihre Eigenständigkeit besinnen. Es wird die Gemeinsamkeit durch die Mitglieder der Gruppe erneuert und die Ethnie sammelt sich, um ihre Interessen durchzusetzen.

Als Beispiel für solche Art Vorgänge sei die milinarische Bewegung der nordamerikanischen Indianer genannt, in der sich deutlich das Moment der Abwehr der Fremden zeigt. Schon im sog. Pueblo-Aufstand von 1680, der zur Vertreibung der spanischen katholischen Priester führte, wird das Moment der Neuordnung der Gruppe darin deutlich, daß es zu einer ersten Vereinigung aller Pueblo-Gruppen kommt, die bis dahin nur die eigene Dorfgemeinschaft akzeptierten. In der Geistertanz-Bewegung, die 1870 durch eine Prophezeihung einsetzt, entsteht dann der Versuch für die Prärieindianer, nicht nur deren alte Lebensgewohnheit wiederzugewinnen, sondern gleichzeitig auch den Zugang zu den Gütern der „Weißen" zu öffnen: Es entwickelt sich die Erwartung, daß jene Eisenbahn, die dem Indianer Grund und Boden genommen hatte, die Ahnen zurückbringen wird, wonach eine Sintflut die „Weißen" vernichtet und deren Güter den Indianern zufallen. Ein ritueller Tanz sollte die Zeit, da sich dieses ereignet, beschleunigt heranführen, war aber auch zugleich eine neue Form von Kommunikation. Zu einer dramatischen Steigerung dieser Erwartung kam es bei den Sioux, als diese 1892 nicht nur ihr restliches Land verloren, sondern durch die Ausrottung des Büffels hungern mußten. In einer kollektiven Ekstase bildete sich in der Gruppe ein Gefühl der Mächtigkeit. In Verkennung dieser Illusion als Realität vernichteten amerikanische Truppen die Sioux. Danach wurde ab 1895 bei den Prärie-Indianern die Eigenständigkeit weniger mit Gewalt durchzusetzen gesucht, sondern die Abhängigkeit einer unträglichen Wirklichkeit im Peyote-Kult erstrebt, der bis heute durchhält und als Teil der Native American Church die indianische Traum-Wirklichkeit tradiert.

Ethnische Gerechtigkeit und kulturelle Revitalisierung lassen sich als Moment solcher Bewegungen stets erkennen, sei es, daß diese sich als Gütererwartung der sog. Cargo-Kulte (WORSLEY, 1973; JARVIE, 1963) eine Beteiligung am Reichtum der „Weißen" erhoffen oder wie in der Mau-Mau-Bewegung der Kikuyu (1948) in Kenia die „Weißen" töten, um, von diesen ungestört, leben zu können (MÜHLMANN, 1961). WORSLEY (1973) weist auf Beispiele milinarischer Kulte hin, die nicht gegen die Fremden, sondern gegen Angehörige anderer Klassen innerhalb einer Ethnie gerichtet sein können. Propheten und charismatische Lehrer bringen wohl solche Bewegungen in Gang, doch sind sie immer nur als Teil eines Veränderungsprozesses zu verstehen, in dem es um das Gruppengleichgewicht geht.

C. Dynamische Elemente der ethnischen Gruppe

I. Die Tatsache der Verwandtschaft

In der naturvölkischen ethnischen Gemeinschaft ist die Feststellung der Verwandtschaft Ordnungsgesichtspunkt für das Zusammenleben. Es sind deshalb diese Gruppen auch als „Verwandtschaftsgesellschaften" (Kinship Societies, MORGAN, 1870) bezeichnet worden. Die Verwandtschaftsbeziehungen enthalten in diesen Gemeinschaften die wesentlichsten möglichen sozialen Beziehungen. Durch die Tatsache der Verwandtschaft bleibt der Einzelne stets im Verbund der Gruppe. Verwandtschaft dient ihm zur Orientierung, was er im Zusammensein mit den Anderen zu tun oder zu lassen hat. Durch dieses Ordnungsprinzip bleibt er an die Gruppe gebunden und konventionell dieser streng verpflichtet. Durch Verwandtschaft sind somit die Menschen einer Gruppe notwendig miteinander verbunden.

FISCHER (1975) hält aus der Kenntnis vieler Gesellungen die Annahme für berechtigt, daß „das Vorhandensein eines *set* von Wörtern für auf Zeugung, Geburt und Heirat beruhenden Beziehungen" universell ist. Auch bei Reduktion dieses sets, wie sie für industrielle Gesellschaften bezeichnend ist, bleibt eine Terminologie erhalten, die Kernbeziehungen ausdrückt: Dies ist die Nennung von Eltern, Geschwistern, Schwiegereltern und Schwäger. Die Frage nach einem bestimmten Verhalten zwischen zwei Personen klärt sich durch die zwischen ihnen geltende Anrede. In dieser Anrede (Verwandtschafts-Bezeichnung) wird nicht nur das Verwandtsein ausgesprochen, sondern die Kommunikationsform klargestellt. Die Verwandtschaftsbezeichnungen sind, positiv verstanden, ein sicherndes Netzwerk. Deshalb wird in traditionalen Lebensräumen bei einer Begegnung zuerst einmal Verwandtschaft erfragt. Der Nachweis einer solchen Beziehung heißt, daß sich hier Nicht-Fremde begegnen. Verwandtschaft hat dann die weitere Bedeutung, daß eine Verpflichtung besteht, wohingegen der Fremde in der Nicht-Verpflichtung bleibt: Man ist ihm gegenüber ebensowenig verpflichtet wie er der Gruppe gegenüber eine Verpflichtung hat; es ist also kein Verlaß auf ihn und damit bedeutet er eine Gefahr.

Wie Verwandtschaftsbeziehungen zu einem inneren logischen Gefüge einer ethnischen Gruppe gehören und diese eine Gemeinde (community) sein lassen, hat THURNWALD (1921) an den Bánaro, einer Papua-Gruppe am Keram-River (Töpfer-Fluß), 1915 untersucht. Die Gemeinde entsteht als Einheit durch festgelegte wechselseitige Beziehungen zwischen Teilen der Ethnie. Eine dieser Beziehungen ist die Heiratsregelung, die mehr ist als die Regelung der Beziehung der Geschlechter miteinander. Zu heiraten ist eine Forderung und verheiratet zu sein die Norm von einem bestimmten Alter ab für jedes Mitglied der Gemeinschaft (FISCHER, 1975). Heirat ist dann eine Form, aus der Verwandtschaft entsteht, indem sich Menschen, die bis dahin nicht verwandt waren, in eine Relation von Gemeinsamkeit bringen. H.W. SCHMITZ (1975) nennt als Funktion des Verwandtschaftssystems Möglichkeit und Unmöglichkeit Heirat „zu erzeugen", wobei für dieses System, als Code gesehen, die Verwandtschafts-Terminologie das Lexikon, die Heiratsregel die Grammatik abgibt.

Ein verwandtschaftsbildendes Prinzip einer ethnischen Gruppe als Ganzheit ist die Dual-Ordnung als „Halbierungssystem" (THURNWALD, 1932). Die „Gemeinde" der Bánaro besteht nach THURNWALDS Bericht (1921) aus zwei Clans, die jeweils wieder in zwei Sippen zerfallen. Diese Symmetrie ist eine Grundordnung, die sich in der Aufenthaltsregelung der Sippe im „Geisterhaus" abbildet, in dem die erste Sippe jedes Clans auf der rechten Seite, die zweite Sippe jedes Clans auf der linken Seite ihre Feuerstellen hat. Somit gliedert sich die Gemeinde in zwei Hälften. Zwischen diesen Gebilden wird ein Gleichgewicht gewahrt, indem Geschehnisse in der einen Sippe von der anderen miterlebt werden und Ereignisse in der einen Hälfte durch einen parallelen Vorgang auf der anderen Seite sich spiegeln. Der Symmetrie des „Geisterhauses" entspricht somit die Symmetrie der Gemeinschaftsstruktur, der hinwiederum eine Symmetrie von Handlungen korrespondiert. Die Beziehung der Clans untereinander erfolgt durch den Tausch von Frau gegen Frau, wobei die Sippen einer Hälfte Frauen untereinander zur Ehe eintauschen, d.h. es findet sich in der endogamen Gemeinde das Gebot der Clan-Exogamie. Als Möglichkeit in besonderen Lagen sieht die Tauschordnung den Tausch der Frau gegen andere „Werte" vor. Wenn hier das Prinzip der Gabe (MAUSS, 1968) durch Gabe und Gegengabe seine Geltung verrät, entdeckt sich hierin auch eine Wurzel der Spannung, eines möglichen Konflikts, der in der Realität von Wettkämpfen, aber auch Vernichtungskämpfen zwischen den Clans erscheint. Das Miteinandersein der Clans enthält neben der Möglichkeit der Vernichtung die der Trennung durch Abwanderung einer unterlegenen Gruppe (SCHLESIER, 1956).

Die Partnerwahl folgt bei den Bánaro anfangs nicht ohne weiteres einem Schema, sondern das Mädchen hat in der Gruppe einen Spielraum zur Wahl, und das Zusammenfinden der Partner ist keineswegs betont einseitig, wenngleich die Gruppenordnung keine unbegrenzte Wahl erlaubt. Die Einleitung einer Heirat vollzieht sich bereits mit der Reifeweihe des Mädchens dadurch, daß das zur Ehe mit einem Partner der gleichen Sippe des anderen Clans bereite Mädchen eigentlich mit dem Schwiegervater die erste sexuelle Beziehung realisieren sollte. Der Vater des zukünftigen Mannes dieses Mädchens hat aber dem Brauch nach dieses abzulehnen unter Hinweis darauf, daß er „sich schäme". Er bittet nunmehr seinen Sippenfreund, das ist jener Mann aus der anderen Sippe des Clans, der mit ihm zusammen, um die Symmetrie zu wahren, einmal heiratete, an seiner Stelle die erste sexuelle Begegnung mit dem Mädchen zu haben. Diese Rolle führt er als „Geist" durch, also in einer das menschliche Beziehungssystem überschreitenden Gestalt. Doch sind die Mädchen nicht ahnungslos in dieser Sache, denn sie wissen, um was es geht, auch, mit wem sie ihre erste sexuelle Beziehung haben werden und daß es sich um ein Gebot handelt, dem sie sich fügen müssen. Die Mutter des Mädchens führt dieses dem Vater des Bräutigams zu und dieser geleitet es zur Nacht in die „Geisterhalle", wo der erste Beischlaf mit dem Sippenfreund des Vaters stattfindet. Dieser Sippenfreund ist nun aber der Schwiegervater des komplementären Paars der anderen Sippe, und so ist die Sippenfreundschaft nicht einseitig belastet, die zukünftigen Ehemänner dieser Mädchen sind in dieser Zeit unter der Aufsicht ihres Mutter-Bruders abgesondert, und es bleibt ihnen die sexuelle Beziehung zum Mädchen versagt, bis dieses vom Sippenfreund des Schwiegervaters geschwängert wurde und ein Kind geboren hat.

Nun fordert es sich, daß diese Geist-Beziehung gleich der nicht realisierten sexuellen Beziehung des Schwiegervaters mit der Schwiegertochter einer konventionellen Verdrängung unterliegt, indem die Ordnung der Bánaro verlangt, daß die Frau niemals den Namen ihres Geist-Partners ausspricht, wie auch der Schwiegervater den Namen seiner Schwiegertochter niemals nennen darf.

Auch nachdem die Frau die sexuelle Beziehung zu ihrem Mann aufgenommen hat, bleibt sie in einer sexuellen Verbindung mit dem Sippenfreund des Schwiegervaters und dem Sippenfreund ihres Mannes. Der Mann, bei den Bánaro durch die Sippenfreundin der Großmutter in das Geschlechtsleben eingeführt, steht hinwiederum nicht nur in sexueller Beziehung zu seiner Frau, sondern ebenso mit der Frau und später der Schwiegertochter seines Sippenfreundes.

Vaterschaft ist in einer solchen Gemeinschaft dann wesentlich durch die Versorgung einer Frau als Mutter ihrer Kinder bestimmt, d.h. der Vater ist der Beschützer der Frau und ihrer Nachkommenschaft. Die Kinder nennen alle jene Personen „Vater", denen die Sorge für die Mutter obliegt und die Anrede „Mutter" gilt für sie noch für deren Schwester, der Frau des Bruders des Ehemanns und für dessen nicht ausgetauschte Schwester, die gleich der Mutter um sie besorgt sind. In einer „klassifikatorischen" Terminologie, die an australischen Gruppen mit zuerst herausgearbeitet wurde, werden der Mann und seine Brüder wie eine Frau und ihre Schwestern als „Klassen" festgelegt (HERRMANN, 1967). Die Kinder aller Personen, die ein Australier „Vater" und „Mutter" nennt, sind für ihn Brüder und Schwestern. In dieses System werden auch die eingeheirateten Gruppenmitglieder einbezogen. Damit entsteht aber eine Verwandtschaftsbeziehung, die die Gruppengrenze überschreitet und für den einzelnen klassifikatorische Verwandte in anderen ethnischen Gruppen schafft. Wenn das komplizierte Verwandtschaftssystem und die entsprechende Heiratsregelung als eine imponierende Kulturleistung der australischen Tribus gilt, so spricht dieses dafür, daß diese Systeme für die Lebensbewältigung in einem kargen Lebensraum eine unbedingte Notwendigkeit sind und daß ihre Kompliziertheit sowie Rigidität ein Optimum an Funktion gewährleisten. Indem Verwandtschaft die Gruppe übergreift, kann der Mensch auch bei notwendigen Wanderungen auf Unterstützung rechnen.

So verschlungen die Systeme erscheinen, für den, der darin lebt, sind sie selbstverständlich (THURNWALD, 1921). In solchen Gemeinschaften ist das Aufwachsen jedes Kindes durch eine mehrfache sorgende Beziehung gesichert und späterhin bedeutet in gleicher Weise die mehrfache sexuelle Beziehung bleibenden Schutz, da Sexualbeziehung und Nahrungssicherung miteinander verbunden sind. Diese Vorgänge sind real nicht explizite Prozesse. Erst durch die Frage des Ethnologen erfahren sie eine explizite Kommentierung, wodurch Unsicherheit ausgelöst werden kann.

In der Beschreibung dieser Systeme menschlichen Miteinanders werden diese zum Schema, und es ist stets zu bedenken, wie ein Zusammensein in der Gemeinde aktuell gelebt wird. Die Beziehungen folgen da zwar einer Regel, sind aber keineswegs als mechanische Abläufe anzusehen, wenn sie auch erkennen lassen, wie eine Gemeinde zusammenhält. Nicht zuletzt ist das Psychische bleibendes Korrektiv der Ordnung und gibt dieser Lebendigkeit. Jede Institution kann auf ihren Sinn und ihre Funktion für die Gruppe hin betrachtet werden, erfährt aber auch eine subjektive Auslegung und Realisierung durch den Menschen als Individuum in der Gruppe. So kommt es aus persönlichen Gründen zu „Verstößen" etwa gegen die Heiratsregelung auch trotz des sicheren Wissens des einzelnen damit für sich und den Partner schwerste, in den australischen Gruppen meist tödliche Züchtigungen zu riskieren. Sei es Erotik, sei es Liebe, es sind psychische Momente, die den Menschen dazu bringen, die Ordnung zu durchbrechen. SCHLESIER (1956) hat es hervorgehoben: „Trotz dem gemeinsamen Handeln, Auftreten und ausgeprägten Zusammengehörigkeitsgefühl gibt es auch im Klan, wie überall, wo Menschen zusammen wohnen, Streit, Konflikte, Haß, Neid und Mißgunst". Der Mensch als psychisches Wesen „stört" die Ordnung der Gruppe, d.h. aber er bringt in die der Gruppe immanente Bewegung modifizierende oder übergreifende Impulse ein.

II. Frau und Mann

Durch eine von der Kultur festgelegte Teilung entsteht die Lebendigkeit einer Gemeinschaft. Eine Grunddichotomie ist die in männliche und weibliche Mitglieder, die über eine Verhaltenserwartung, die als Rolle Ideal der Gemeinschaft ist, in einen Gegensatz gebracht werden. In der Teilung der Gemeinschaft in Frauen und Männer erscheint „Grenze" als Binnenphänomen, insofern „man" für gewöhnlich nicht von der einen Seite auf die andere überwechseln kann. Neben der Beziehung zwischen Eltern und Kindern klärt MEAD (1958) die zwischen Männern und Frauen als den entscheidenden Bereich menschlicher Beziehungen überhaupt. Geschlecht wird durch die Kultur zur Institution. Männer und Frauen werden in manchen Kulturen als grundsätzlich verschieden angesehen. Real sind die Geschlechter aber nur relativ ungleich, ergänzen sie doch einander, d.h. erst durch Verbund erfüllt sich ihre Funktion für die Gemeinschaft. Daß für eine ethnische Einheit die Reproduktionsfunktion in der sexuellen Vereinigung der Geschlechter gefordert ist, läßt sich in der Ablehnung von Homosexualität erkennen, Ausdruck jener Strategie der Kultur, „individuelle Geschlechtsimpulse in soziale Formen" zu bringen (MEAD, 1958). Das Konzept des Gegensatzes wird als Konstituens des Verbunds für notwendig gehalten, da Polarität jene Spannung erzeugt, die den notwendigen Verbund realisiert.

In melanesischen Ethnien findet sich die Alltagswelt der Frauen auf weite Strecken von der der Männer getrennt (Geschlechter-Antagonismus). STAGL (1974b) hat die Gliederung der ethnischen Gruppen im Hochland von Neu-Guinea zusammengestellt und fand innerhalb des patrilinearen Clans die verheiratete Frau als Fremde, als die von außen aus einer anderen Gruppe Gekommene. Solidar leben die in dieser Gemeinschaft geborenen Männer aller Altersgruppen und ihre unverheirateten Töchter oder Schwestern. Gegenüber der einheitlichen Männergruppe erweist sich die Frauengruppe der Ethnie gespalten, insofern die Frauen in der Gruppe geboren sein können oder in diese eingeheiratet haben. Die Frau muß in jedem Fall aus dem sie bergenden Clan in eine Ungeborgenheit überwechseln, wobei die neue Mitwelt ihr nicht nur ungewohnt ist, sondern für sie ein Potential an Mißtrauen bereithält. Auch dann, wenn sich eine liebende Beziehung zwischen den Eheleuten entwickelt, bleibt die Frau in der Gemeinschaft eher allein. Die Männer bilden als Bund eine eigene Gesellungsform mit einem „Geheimnis", von dem die Frauen ausgeschlossen sind, wobei einer solchen Distribution von Wissen eine Quantelung von Herrschaft korrespondiert. Um die Frau keinen Einfluß auf den Mann gewinnen zu lassen, ist dieser verpflichtet, das „Männerhaus" zu besuchen, will er sich nicht lächerlich machen. In der „Männerhaus-Gruppe" wird die Situation der Gemeinschaft besprochen und werden die Entscheidungen für die Gemeinde gefällt.

Die Frau gilt als das den Mann überwältigende Geschlechtswesen, und aus solcher tradierten Bedrohung entsteht für den Mann Sexualangst. Der Mann bleibt aber stets angewiesen auf die Frau, nicht nur für die sexuelle Partnerschaft, sondern um seinen Status in der Gemeinschaft zu gewinnen bzw. zu erhalten. Damit werden Spannungen vorbereitet, die zu Befriedigung wie Konflikt führen können. Das Leben als Unverheirateter ist für den Mann in den Gemeinden im Hochland Neu-Guineas wenig attraktiv, und so wird der Mann versuchen, durch Übernahme großer wirtschaftlicher Verpflichtungen diese Situation für sich zu beenden, indem er heiratet, d.h. eine Frau erwirbt. Er erwartet dann von dieser Frau, daß sie ihm vor allem erst einmal bei der Tilgung seiner Schulden hilft. Nun findet sich in den Hochland-Ethnien eine hohe Rate an Suizidversuchen der Frau, die dadurch erklärbar wird, daß dem Mann, der durch Repressionen der Frau eine Kommunikationseinschränkung auferlegt, in letzter Konsequenz ein Kommunikationsabbruch entgegengesetzt wird (BERNDT, 1962). Die Möglichkeiten der Frau, sich der Macht des Mannes zu widersetzen, bestehen für sie weiterhin im Entzug der Kooperation, wodurch der Wohlstand des Mannes gefährdet wird, auch durch Rückzug in die Menstruationshütte, wohin der Mann ihr nicht folgen darf, ferner Rückkehr zur Familie, womit allerdings für diese die Rückgabe des „Brautpreises" aktuell wird, oder es bietet sich als Sanktion der Frau an, sich mit einem anderen Mann einzulassen und sich mit diesem davonzumachen. READ berichtet davon, daß die Männer die Frauen beschuldigen, sie verhüten die Empfängnis, um den Clan, in den sie einheirateten, durch Kinderlosigkeit zu schädigen. Da aus solchen Situationen für die Gemeinde Schwierigkeiten entstehen können, sorgt diese als Kollektiv dafür, daß für gewöhnlich der Mann die Frau so behandelt, daß Konflikte zwischen beiden selten bleiben.

Neben der allgemeinen Geschlechterdichotomie ist duale Organisation sonst weniger häufig. Die tatsächlichen ethnischen Strukturen sind komplizierter, etwa durch die Bildung ternärer Organisationssysteme (LÉVI-STRAUSS, 1967). Doch auch in diesen bleibt das Prinzip der Gegenseitigkeit (Reziprozität) gültig. LÉVI-STRAUSS (1967) meint, dadurch die jeweilige konkrete soziale Situation besser durchschauen zu können, daß er hinter der empirischen Ebene eine „Ebene der unbewußten Kategorien" annimmt, durch die sich Bereiche angleichen, die auf den ersten Blick eine Gemeinsamkeit nicht erkennen lassen: „Diese Bereiche schließen einerseits die Sozialinstitutionen ein, so wie sie in der Praxis funktionieren und andererseits die verschiedenen Arten, wie die Menschen in ihren Mythen, ihren Riten und ihren religiösen Vorstellungen die Widersprüche zwischen der realen Gesellschaft, in der sie leben und dem idealen Bild, das sie sich von ihr machen, zu verschleiern oder zu rechtfertigen suchen." Es kann sich dabei erweisen, daß „Elemente einer diametralen Struktur" ungleich sind, wodurch sich reale Abhängigkeiten erklären.

III. Der Geber der Frau (LÉVI-STRAUSS)

Tausch gehört zum Beziehungssystem ethnischer Gruppen. Dieses wird ersichtlich in den Regeln, die für die Heiratsvermittlungen Geltung haben. Folgt man LÉVI-STRAUSS (1970b), so sind es stets die Männer, die untereinander die Mädchen tauschen. Der „Geber der Frau" wird zur Notwendigkeit in einem ethnischen Beziehungsgefüge, denn „damit ein Mann eine Gattin erhält, muß diese direkt oder indirekt von einem anderen Mann abgetreten werden, der in den einfachsten Fällen ihr gegenüber die Position eines Vaters oder eines Bruders hat" (LÉVI-STRAUSS, 1975). Der „Geber der Frau" ist eine wesentliche dynamische Figur im Äquilibrium.

In naturvolklichen Gesellungen kann die auf Reziprozität beruhende Tausch-Heirat zur Ehe mit Blutsverwandten führen, wie etwa die Heirat eines Mannes mit der Tochter seiner Schwester, weniger mit der Tochter des Bruders, da diese Verbindung in den meisten Ethnien abgelehnt wird. Bevorzugt ist dann wieder die Ehe mit Kreuzcousinen, d.h. mit der Tochter des Mutter-Bruders und seltener mit der Tochter der Vater-Schwester. Die Hauptfrage bleibt immer die, wer über die Mädchen verfügen kann, um durch diese sich wieder Mädchen für die eigene Gruppe zu erwerben. An der Beschreibung der Lele durch DOUGLAS (1963) hat LÉVI-STRAUSS (1975) den Anspruch des Mannes in der Heiratsregelung einer matrilinearen Gemeinschaft aufgezeigt. Die Geburt eines Mädchens, das später wieder Mädchen gebiert, sichert in dieser Gemeinschaft den Fortbestand des Clans. Daraus folgt, daß ein Mann, der als Gatte einer Frau des Clans eine Tochter zeugt, das Recht hat, die Tochter dieser Tochter für seinen eigenen Clan als Frau zu fordern.

LÉVI-STRAUSS (1970b) differenziert zwei Arten des Tauschs: a. Der Mann gibt seine Schwester zur Heirat, wenn er dafür im Austausch selbst von seinem Schwager eine Frau erhält (beschränkter Austausch, échange restreint), oder b. er gibt seine Schwester in eine andere Sippe, dabei in der Erwartung, selbst aus einer weiteren Sippe der Gruppe eine Frau zu bekommen (allgemeiner Austausch, échange generalisé). Bei letzterer Tauschform liegt der Vorteil darin, zwei Schwäger zu erhalten und sich eine bessere Unterstützung zu sichern. Die Heiratsregel entdeckt hier eine wichtige politische Möglichkeit, um günstige Beziehungen und tragfähige Verbindungen herzustellen. Der Austausch der Frauen ist aber doch mehr als nur ein Tausch von Werten, stellt er doch das Verbindende zwischen Menschen überhaupt dar. Der Frauentausch als Realität ist dann das Symbol für eine lebendige Gemeinsamkeit (H.W. SCHMITZ, 1975). Das Zusammenleben von Menschen ist ohne Kommunikation undenkbar, doch funktionieren alle zwischenmenschlichen Kommunikationsprozesse unzuverlässig; in ihnen ist der Kommunikationskonflikt mit der Folge des sozialen Konflikts immer enthalten (UNGEHEUER, 1972).

Für LÉVI-STRAUSS ist Verwandtschaft niemals auf die biologische Familie zu reduzieren, sondern wird durch die Ehebeziehung ausgewiesen. Danach besteht für ihn die „elementare Verwandtschaftsstruktur" aus einem Mann, seiner Frau, einem Kind und dem „Geber der Frau".

Es geht in einer solchen Formation zwar auch um Gründung von Verwandtschaft durch die biotischen Sachverhalte der Zeugung und Aufzucht der Kinder, doch wesentlicher um Verwandtschaft als menschliches Miteinander. In der Familie gewinnen, folgt man weiter LÉVI-STRAUSS (1967), unterschiedliche Beziehungstypen ein Gewicht: a. Konsanguinität in der Beziehung zwischen Bruder und Schwester, b. Allianz in der Beziehung zwischen den Ehepartnern und c. Abstammung in der Beziehung zwischen Eltern und Kindern. Der „Geber der Frau", meist der Onkel mütterlicherseits, bewahrt die Frau vor dem Einseitigwerden der Allianz mit dem Mann, durch ihn wird eine „innere strukturelle Asymmetrie" einem Gleichgewicht zugeführt (PARSONS, 1964). Der Onkel mütterlicherseits gewinnt seine Autorität dadurch, daß die Familie sich ohne ihn nicht gründen konnte, er also deren „Bedingung" (LÉVI-STRAUSS, 1967) ist, ferner zwischen ihm und dem Mann die Beziehung des Gläubigers zum Schuldner sich nicht aufhebt, er jedoch andererseits vom Neffen in Anspruch genommen werden kann. Für das Äquilibrium der Familie berücksichtigt LÉVI-STRAUSS von den sechs interfamilialen Relationen (Vater/Mutter, Vater/Sohn, Vater/Onkel, Mutter/Sohn, Mutter/Onkel, Onkel/Sohn) nicht die zwischen Vater und Onkel, da diese stets negativ ist und nicht die zwischen Mutter und Sohn, weil sie sich durchweg positiv findet. Zu den das Gleichgewicht bestimmenden vier Beziehungen formuliert LÉVI-STRAUSS ein Korrelationsgesetz: es verhalte sich die Beziehung zwischen dem Onkel mütterlicherseits und dem Neffen zu der Beziehung zwischen Bruder (dem „Geber der Frau") und Schwester wie die Beziehung zwischen Vater und Sohn zu der Beziehung zwischen Mann und Frau. Ist ein Beziehungspaar bekannt, kann das andere daraus abgeleitet werden. Die Relationen sollten allerdings nicht als gleichbleibend angesehen werden, sondern unterliegen zumindest einer Veränderung entsprechend den Verpflichtungen und Entpflichtungen im menschlichen Lebenszyklus, dem Prinzip der Altersstufung mit der Ritualisierung der Rollenerwartung der Gruppe, aber ebenso persönlichen Haltungsänderungen. Daß die Familie sich nicht vereinzelt, sondern an die Gruppe angeschlossen bleibt, ist durch die Figur des „Gebers der Frau" gesichert.

IV. Die Inzestmeidung

„Die Ähnlichkeiten zwischen den Sitten verschiedener Gesellschaften" erklärte LINTON (1974) als bedeutsamer für das Verständnis menschlichen Lebens als die Unterschiede in der Struktur der Gruppen. Die Suche nach ethnischen Universalien erbrachte, daß in allen Gemeinschaften eine Verwandtschaftsordnung und Familienorganisation vorhanden ist. Begründet werden nun aber solche ethnischen Binnensysteme durch eine unerwartete Konstante. Während für gewöhnlich alles dem Menschen Universelle auf sein biotisches Dasein verweist, erscheint in der universellen Inzestmeidung eine anthropologische Konstante als kulturbedingte Norm. Die ethnologische Feldforschung bemerkte schon früh, daß das Inzestverbot nichts mit der bei uns sich sofort einstellenden Erklärung, daß dies Ausdruck der moralischen „Stimme des Blutes" ist oder mit dem eugenischen Moment der „natürlichen Schranke des Blutes" zu tun hat, betrifft das Inzestverbot doch in ethnischen Gruppen oft gerade nicht Blutsverwandte im naturwissenschaftlichen Sinne, sondern eben auch Menschen, bei denen eine Konsanguinität sich ausschließt. Wenn auch Inzest im engeren Sinne die sexuelle Beziehung zwischen Bruder und Schwester, Mutter und Sohn oder Vater und Tochter meint, ist die Erklärung, daß hier die „Schranke des Blutes" sich darstelle, nur eine unbefriedigende und wohl auch allein durch die Denkgewohnheit unserer Ethnie intendierte Erklärung, läßt sich doch unschwer aus der heute kaum noch umstrittenen offenen Objektwahl des Menschen sowie auch durch die Existenz von Inzest und nicht zuletzt durch den dem Menschen eigenen

Inzestwunsch verstehen, daß dieses Problem sich niemals nur naturwissenschaftlich erklären läßt. Wenn es sich tatsächlich um ein Faktum der „Natur" des Menschen handelte, brauchte Inzest nicht besonders untersagt zu werden. Es wird aber durch dieses Gebot ausdrücklich die sexuelle Beziehung in der Familiengruppe geklärt, indem in der Familie nur die Sexualbeziehung zwischen Mann und Frau als Ehepartner gestattet ist und die Kinder ihre Sexualbeziehungen nach außen zu richten haben, indem sie ihre Sexualpartner außerhalb der „Inzestschranke" suchen müssen (C.A. SCHMITZ, 1964). Die Frage nach der Universalität des Inzestverbots ist immer wieder neu gestellt worden, ohne daß sich eine bündige Antwort finden läßt. Man wird eingestehen müssen, daß der Sinn dieser Institution anscheinend aus der Reflektierbarkeit verdrängt ist und durch die aktuelle Inzestscheu schwer wieder bewußt gemacht werden kann. PARSONS Erklärung des Problems geht dahin, daß durch das Inzesttabu eine binnenfamiliale Sexualkonkurrenz und ferner eine zwischenfamiliale Kontaktverkümmerung durch familiale sexuelle Autarkie verhindert und damit eine Gefährdung des sozialen Systems ausgeschlossen wird. Es ist in der soziologischen Diskussion geblieben, diese Institution als Wahrung der Heiratschance für jedes Gemeindemitglied anzusehen, womit es sich um ein Phänomen der Gruppenbalance handelt, indem zusammen mit dem Gebot der Außenheirat die familiale Kleingruppe als geschlossenes sexuelles Versorgungsfeld untersagt wird.

In der Familie, nach PARIN et al. (1971) „ohnehin der Ort, an dem die gesellschaftliche Ordnung individuellen Wünschen entgegentritt", trifft Verwandtschaft als biotisches Faktum und soziale Verhaltensweise (LEACH, 1971) zusammen, womit Inzest als biotisches und als soziales Phänomen zugleich denkmöglich wird. LÉVI-STRAUSS (1970b) sieht im Inzestverbot den Ausdruck des Übergangs „vom natürlichen Fakt der Konsanguinität zum kulturellen Fakt der Allianz". In der Geschlechtsbeziehung stecke ein die Gemeinschaft konstituierendes Moment dadurch, daß, „wenn die Regelung der geschlechtlichen Beziehungen ein Durchbruch der Kultur inmitten der Natur ist, seinerseits das Geschlechtsleben innerhalb der Natur einen Ansatz gesellschaftlichen Lebens darstellt". (LÉVI-STRAUSS, 1970b). Im Inzestverbot postuliert sich die Kultur als menschliche Ordnung, die die Natur des Menschen regelt. Ohne Inzestverbot gibt es keine Gesellschaft, stellt OPPITZ (1975) fest. Die Inzestmeidung als Universal wird einsichtig dadurch, daß die Kultur ihr Sein mit der Freigabe des Inzests in Frage stellen würde zugunsten einer sich selbst regulierenden Natürlichkeit des Menschen. Eine Ethnie kann deshalb eher Einschränkungen der Reproduktion durch Homosexualität, Schwangerschaftsverhütung und Schwangerschaftsabbruch dulden, als mit dem Inzesttabu ihr eigenes Prinzip der künstlichen Natürlichkeit als Notwendigkeit für menschliches Zusammenleben aufzugeben. Indem die Inzestmeidung akzeptiert wird, erkennt sich das Individuum als Mitglied der Gemeinschaft und somit fördert diese Institution notwendig die soziale Kohäsion.

So findet sich als Binnenstruktur der Gemeinschaft, daß eine Abgeschlossenheit der ethnischen Gruppen gegenüber anderen Gruppen eine Forderung der Offenheit der Kernfamilie korrespondiert. Die ethnische Gruppe existiert durch die Offenheit der Familie und durch die Geschlossenheit der Gemeinde. THURN-

WALD (1921) hatte bei seiner Bánaro-Analyse ermittelt, daß die Sexualbeziehung eine wesentliche Form der Kommunikation ist, vielleicht die kommunikative Grundbeziehung einer Gemeinschaft überhaupt, die in der Spielbreite der geforderten, erlaubten, realisierten, versagten, untersagten und verbotenen Beziehung lebendig wirkt. LÉVI-STRAUSS (1970b) stellt dann den Inzest dem Selbstmord gleich, insofern Inzest wie Selbstmord eine Kommunikation versagen und die Verwirklichung von Gemeinschaft als „notwendige Beziehung" verhindert wird.

V. Krankwerden durch Verwandtschaft

Überprüft man die Ethnographien traditionaler Gemeinschaften, ergibt sich, daß Krankwerden korrespondiert dem Streit des einzelnen mit Familien- und Dorfgenossen, untersagten Sexualbeziehungen, Ehebruch sowie sexuellen Übergriffen, Mißachtung der Ahnen, aber auch Grenzverletzungen bei Grund und Boden sowie Diebstahl von Lebensmitteln. Das Aufkommen von Krankheit ist für die Gemeinde dabei Hinweis auf eine bestehende, aber noch nicht entdeckte interne Unordnung. Damit wird Krankwerden aber zur ethnischen Erscheinung. Mitunter ist es deutlich eine Disharmonie in der Gemeinde, die den Grund für das Krankwerden einzelner abgibt, die hier als Störer der Gruppenkonvention gelten, wobei das Gleichgewicht in der Gruppe über ihr Krankwerden wiederhergestellt wird. Die Gemeinde erlebt dann im Krankwerden des einzelnen Gerechtigkeit. Es ist Reziprozität in der Weise der „Vergeltung", die den Menschen in einer ethnischen Gruppe krank werden läßt, da nur so das notwendige Gleichgewicht in der Gruppe erhalten werden kann. Eine Beziehungsform, in der Einseitigkeit aufkommt als Praktik der Überlegenheit des einen über den anderen, gerät selbst wieder in eine Grenzlage, da dem, der dieses verschuldet, Beziehungsentzug durch die Gemeinschaft droht. Für jeden Teil der Gruppe ist das Motiv dabei aktuell und die Folge selbstverständlich. Der eine in der Gruppe kann jedoch auch erlittenes Unrecht durch den Wunsch ausdrücken, der andere möge deswegen erkranken. Solche Vorgänge sollen durch einige Beispiele erläutert werden.

1. Krankwerden durch die Gegenwart der Ahnen

Die Ahnen gehören mit zur „Blutverwandtschaftsgruppe" (C.A. SCHMITZ, 1964), gilt doch, daß der Mensch über den Tod hinaus der Sippe verbunden bleibt. Wie die Ahnen dem lebenden Sippenmitglied helfen können, hat dieses aber auch Verfehlungen der Ahnen auf sich zu nehmen, hat für die Toten mit seinem Leben zu büßen. In beiden Fällen tritt Krankheit ein.

Eine Mitteilung aus dem Wewäk-Boikin-Gebiet (Nordost-Neu-Guinea) durch GERSTNER (1955) mag die Folge einer gestörten Beziehung belegen:

Zwei Männer in einer Papua-Gemeinde, Montjon und Juwangu, hatten miteinander heftigen Streit gehabt. „Kurze Zeit nachher", so heißt es, erkrankte Juwangu unerwartet mit hohem Fieber. In der Nacht träumte er – und Traum ist hier direkte Wirklichkeitsaussage –, daß ihn des Montjons Ahnen wegen des Streits krank gemacht hatten. Er erzählte seinem Bruder davon. Dieser hielt Montjon den Traum vor und forderte von ihm: „Deine Vorfahren dürfen meinen Bruder nicht krank machen!" Montjon, erschüttert von diesem Geschehen, besuchte sofort den Kranken und bekannte: „Wir haben ja gar keinen großen Streit gehabt. Warum dann haben meine Vorfahren Dich krank gemacht? Wir wollen meinen Vorfahren ein Essen bereiten und sie versöhnen, dann werden sie die Krankheit wieder wegnehmen". Daraufhin wurde ein Essen durch Montjon und Juwangus Bruder bereitet, dieses auf dem Dorfplatz aufgestellt und als sich die Dorfgemeinschaft versammelte, gebot Montjon den Ahnen: „Hier ist Essen für Euch! Nehmt und verzehrt es! Ihr dürft keine Krankheit mehr schicken! Schluß mit der Krankheit!" Er bot von dem Essen den Ahnen an, gab einen Teil dem kranken Juwangu und den größeren Teil davon Juwangus Schwesterkindern. Der Kranke gesundete bald darauf. Montjons Ahnen waren versöhnt. Die Versöhnung der Ahnen ist also eine Möglichkeit, um Krankheit wieder aufzuheben.

In der Lebensschilderung des Australiers Waipuldanya von einem Tribus am Roper-River (Arnhem-Land), die LOCKWOOD (1964) ediert hat, ist die Erinnerung des 7jährigen an ein Krankwerden wiedergegeben. Der Ernst seiner Situation spiegelte sich ihm wieder im Gesicht des Großvaters und dessen Wort an ihn, daß er „besprochen" sei. Es stellte sich heraus, daß es nicht seine Schuld war, die er da mit todesnahem Kranksein zu sühnen hatte, sondern es war der Verstoß eines Vorfahren gegen ein Stammesgesetz, der sich in ihm ahndete. Der einzelne hat nicht nur für die lebenden, sondern auch für die verstorbenen Verwandten einzustehen.

Und dieser Australier, der später als medical assistent ausgebildet wurde, reflektiert dazu: „Das ist uraltes Sittengesetz bei den meisten Stämmen. Oft ist ein Junge wegen der Sünde eines alten Mannes getötet worden. Auf diese Weise gewinnt die Strafe an Bedeutung. Ein Alter mag über die Zeit hinaus sein, da er Kinder zeugen kann, ein Junger aber hat die Zeugungsfähigkeit vor sich. Durch seinen Tod sind viele andere Leben, die viele Leben zeugen würden, verloren..."

Eine für den Außenstehenden geringe Abweichung in einem Ritual, eine Unachtsamkeit eines Vorfahren bei der Bemalung zum Tanz, in dem die Männer der Gruppe Zeugungskraft zu gewinnen suchen, forderte hier ihre tödliche Konsequenz. Was für einen Fremden eine Geringfügigkeit zu sein scheint, ist für die Gruppe Gefährdung ihres Lebensmöglichkeit.

An solchem Kranksein ist die Gemeinschaft in der Weise beteiligt, daß sie an dem Schicksal des so Erkrankten nicht zweifelt. Waipuldanya erzählt, auf welche Weise ihn der Großvater betrachtete, nämlich auf eine Weise, die eindeutig ihm zusprach: „Du mußt sterben". Und die Mutter jammerte, begann, ihre Brust zu schlagen, so daß dieser Mensch nur erleben konnte: „Der Fluch war über mir, und er würde heimtückisch meinen Geist und meinen Körper zerstören". In diesem Augenblick besann sich die Gruppe auf den „Medizinmann", rief ihn herbei, und diesem gelang es, Waipuldanya von der Krankheit zu befreien.

2. Der von der Verwandtschaft isolierte Mensch

Sich der Verwandtschaft zu widersetzen und gar sie zu negieren, heißt unlebendig werden. Dieses mag die von BALANDIER (1949) mitgeteilte Begegnung mit einem 20jährigen Mann einer gabonesischen Ethnie in einer Stadt am Kongo belegen. Dieser Mann war dem Ethnologen durch „Unbeständigkeit und Unrast" aufgefallen.

Im Gespräch erfuhr BALANDIER (1949), daß dieser Mann seine Gruppe verlassen hatte, um eine regionale Schule zu besuchen. Es war dieses sein Wunsch gewesen, und der Vater hatte, wenngleich zögernd, eingewilligt, jedoch nicht der Mutter-Bruder. „Die Familie (d.h. die mütterlichen Verwandten) wollten nicht, daß ich lerne. Aber, vielleicht hat sie recht, und es ist wahr, daß es ein Unglück ist, daß wir unseren alten Sitten untreu geworden sind..."

Hier wird eine verwandtschaftliche Grundbeziehung vorgestellt, in der nicht dem Vater, sondern dem Mutter-Bruder Autorität zukommt, und indem sowohl der Vater wie auch der Sohn diese nicht anerkennen, wird das Wohlbefinden gestört und der junge Mann erlebt sich mehr und mehr krank werdend. „Ich konnte nicht mehr essen, nicht mehr schlafen. Ich war krank, aber, es war keine Krankheit des Körpers, von innen verschlangen mich die Verwandten …" Das Thema, mit einem „Zauber" belegt zu sein, den die Verwandten gegen ihn gerichtet haben und der den Tod bringen soll, wurde für diesen Menschen aktuell. Die von ihm gewählte Flucht vor den Verwandten war die Flucht in die Stadt, wo ihm Anonymität Schutz versprach. Doch auch da erwies er sich ohne Verwandtschaft als isoliert, vermochte er doch keinen Kontakt zu realisieren und wanderte einsam vom Arbeitsplatz zur Behausung. Die Worte: „Ich bin nirgends ruhig, als in meiner Hütte …" drücken seine Verlassenheit aus. Dieser Mensch ist ohne Hilfe in einer todesnahen Situation, und die Notlösung, die er gerade noch leben kann, bewahrt ihn doch nicht vor der Konsequenz des Fluchs der Verwandten.

Die Einbeziehung des menschlichen Krankwerdens in den ethnischen Äquilibrationsprozeß wird möglich durch den Ausschluß von Zufall in dieser Lebenswelt und die Annahme einer weitgehenden Manipulierbarkeit des Menschen, besonders seiner Körperlichkeit mit der letzten Konsequenz des Todes. Der Mensch ist in ethnischen Gruppen in ein Gefüge eingebunden, dessen Kohäsion ihn nicht entläßt und für dessen Gleichgewichtsvorgänge er benutzt wird, eben auch durch Verlust seines Wohlbefindens. Sein Zustand ist gleichsam Ausdruck der Gleichgewichtslage des Kollektivs, aber auch seiner persönlichen Beziehung zum Kollektiv im Sinne des Konsens mit dessen „psycho-mentalem Komplex" (ŠIROKOGOROV, 1935a, 1963). Eine Beziehungsform, über die Signale und Veränderungsreize übermittelt werden, ist dabei die Verwandtschaft. Durch „Zauber" erfolgt die Isolierung des Menschen. Der einzelne vermag dann keinen Widerstand aufzubringen gegen das „Wirken des intensiven Terrors, des plötzlichen und totalen Rückzugs der vielfältigen Bezugssysteme" (LÉVI-STRAUSS, 1967), wodurch der Mensch seiner Identitätsmöglichkeit beraubt ist und für sich allein keine Lösung zum Überleben finden kann. Die persönliche Homöostase bricht zusammen. Mit der Auflösung der sozialen Persönlichkeit geht der Mensch zugrunde. Krankwerden heißt Irritation oder Zusammenbruch der Gleichgewichtsregelung des persönlichen Lebens bei Entlassung aus übergreifenden Regelsystemen.

D. Der Mensch als Individuum und Kreatur im ethnischen Zusammenhang

I. Individuum, Abnormität und Krankheit

Der Mensch wird in seinem Verhalten durch die Konvention der ethnischen Gruppe, deren Mitglied er ist, bestimmt, und dieses gilt auch dann, wenn er von dem üblichen Gruppenverhalten abweicht. Immerhin sieht die Gruppenkonvention für den einzelnen einen mehr oder weniger weiten Verhaltensspielraum vor. In traditionalen Gruppen ist ein solcher Spielraum eher eng bemessen im Gegensatz zu dem Verhaltensspielraum in komplexen Gemeinschaften, die einen gewissen Individualismus tolerieren (SAVRAMIS, 1970). Jede Gruppe nennt aber Verhaltensweisen, die unzulässig sind, und die Ethnomethodologie (GARFINKEL, 1967) hat derartige Zuschreibungsprozesse für abweichendes Verhalten, insbesondere auch für das psychisch abnorme (SMITH, 1976), erkennbar gemacht. Die Unzulässigkeit eines Verhaltens kann auch als Meidungsgebot (Tabu) ausgesprochen sein, wobei Krankwerden als Konsequenz der Übertretung vorausgesagt ist. Die Unzulässigkeit eines Verhaltens ist jedoch durch das immanente System der Gleichgewichtsregulation bestimmt, insofern der einzelne das Äquilibrium nicht gefährden darf. Es ist aber durchaus auch möglich, daß Einzelne neue Maßstäbe in einer Gruppe setzen, woraufhin es dann zu einer allgemeinen Veränderung des Regelsystems kommen wird.

In den traditionalen ethnischen Gruppen ist die Prüfung der Selbstkontrolle des einzelnen durch Unterwerfungsrituale gewährleistet, durch die eine Übernahme des geltenden Verhaltens institutionalisiert ist. Ein solches Ritual am Übergang von der primären zur sekundären Sozialisation ist die Initiation in den Status des Erwachsenen. R. und B.B. LEVINE (1969) haben von der Initiation der Mädchen und Knaben bei den Gusii in Kenia berichtet, daß eine situative Skepsis der Eltern die Kinder dazu bringt zu beweisen, daß sie sich, wie von der Gemeinschaft gefordert, verhalten können. Obwohl etwa die Knaben und auch die Mädchen wissen, daß sie schmerzvollen Prozeduren durch die Beschneidung des Genitale ausgesetzt werden, wollen sie sich selbst bestätigen und darstellen, daß sie „zu ‚Verstand‘ gekommen" sind. Es bleibt jedoch im Einzelnen mehr oder weniger ausgeprägt eine Unruhe und Furcht vor diesem Konformitätsritual, das daraufhin erst die Fähigkeit zur Selbstkontrolle prüft.

Während der Beschneidung der Knaben — so schildert es R. LEVINE (1969) — bedrohen die älteren Jungen und die Männer den Initianten mit Speeren und Keulen, wobei sie ihm zurufen, daß er getötet werde, wenn er Schmerz äußere. Nach dem Verhalten bei dieser Szene weiß die Gruppe, wie mit dem Einzelnen zu rechnen ist. B.B. LEVINE (1969) berichtet von Mädchen, die sich der Klitoridektomie zu entziehen trachteten, wobei die Gruppe mitunter weiß, daß auch deren Mütter sich vor diesem Eingriff übermäßig gefürchtet hatten und die Tochter sich wohl dementsprechend benommen habe.

Für den Bestand der Gruppe scheint eine solche Kontrolle der Unterwerfungsbereitschaft lebensnotwendig zu sein, da jeder, der diese Bereitschaft nicht demonstriert, als Mitmensch unwägbar ist. Durch solche rites de passage (VAN GENNEP, 1969) erhält aber die Ethnie ihr Gleichgewicht, das durch das Hinzukommen der Kinder als „Invasion von Barbaren" in die Gruppe sowie die Toten irritiert wurde. Wie YOUNG (1969) bemerkte, tritt die Initiationszeremonie in allen Gemeinschaften in der Form des Jeder oder Keiner auf, und damit gilt als „nicht normal" eine Person, die nicht dem üblichen Verhalten folgt. Nicht normal ist also der Nonkonformist. Bedeutsam ist die Reduktion der Individualität durch die Gruppenforderung, die sich in einem solchen Phänomen demonstriert und nicht etwa die Bestätigung in einer Rolle, z.B. der Geschlechtsrolle, durch die Gruppe. Wenn auch nonkonforme Menschen, das sind Menschen, die sich dem Ritual nicht unterwerfen, ohne Schwierigkeit menschliche Lebensrollen übernehmen können, werden jene, die dem Unterwerfungsritual ausweichen, nicht als Mitglieder der Gruppe anerkannt. Durch den Eingriff wird eine nur vorgespiegelte Konformität real zu einer gelebten. Ein Mensch, der sich auf das Spiel der Gruppe einläßt, spielt es dann wie von selbst mit.

Es wurde gesagt, daß die Gemeinschaft darüber entscheidet, was normal und was abnorm, was gesund und was krank ist (HONKO, 1959), doch wird zu bedenken sein, daß es sich hierbei um Ausdruck einer Gleichgewichtslenkung handelt. Die Gemeinschaft kontrolliert zwar als öffentliche Meinung die „Normen", jedoch ist dieses ein Sicherungsmechanismus für basale Regelungsvorgänge und deren Toleranz. Eine Toleranz innerhalb des Systems wird dadurch gefordert, daß der Mensch bei aller Konformität immer eine Individualität ausbildet und sein biotisches Wesen unaufhebbar ist. Jede ethnische Gruppe muß „mit der Gefahr individueller Abweichungen" rechnen (BERGER u. LUCKMANN, 1969), woraufhin sie eine Theorie der Abweichung und eine Praxis der Therapie entwickeln muß. Ihre Notwendigkeit bestätigt sich daraus, daß beides universelle Phänomene der Gemeinschaft sind (BERGER u. LUCKMANN, 1969). Wenn in traditionalen Gruppen sich durch „Krankwerden" des einzelnen immer auch das Kollektiv gefährdet erlebt, ist da das Gespür für die Labilität der Gleichgewichtslage in einer kleinen Gemeinschaft, die auf jedes Mitglied angewiesen ist, aktuell geblieben. Der Mensch steht immer in einem Doppelaspekt, indem er sich durchaus der Tradition anzupassen sucht, zugleich aber auch versucht, sich dem Anpassungsdruck zu entziehen. Dadurch, daß er zumindest abweichen kann, ist er stets bedeutsam für die Gleichgewichtslage der Ethnie.

In traditionalen Gruppen haben ein oder mehrere Kundige den Grund festzustellen, warum ein Mensch seine Individualität überzieht, ob er zur „Normalität" zurückgebracht werden kann oder als bleibend abnorm, d.h. ständig das Gleichgewicht der Gemeinschaft störend, aus der Gruppe auszuschließen ist. Daraus ergibt sich ein Katalog jener Verhaltensweisen, die eine Gruppe nicht ertragen kann, und es gibt keine Gruppe, die alle dem Menschen mögliche Verhaltensweisen akzeptiert. Stets bietet die Gruppe eine Hilfe für abweichendes Verhalten an, indem ein oder mehrere Heiler, mitunter auch ein Bund des Heilens Kundiger, sich um dieses Gruppenmitglied bemühen, es unternehmen, dieses „in Ordnung zu bringen". Der „Heiler" zeigt sich im Vergleich zu den anderen Mitgliedern der Gruppe sensibler für die ethnischen und persönlichen Konflikte, von denen er selbst nicht verschont bleibt. Seine Funktion hält ihn, da sie eine Autonomie über ihn entwickelt, frei von einem Zweifel an seiner Möglichkeit, und er übersteigt nicht die geltende Auffassung über Krankheitsentstehung und Krankheitsheilung als Denker. Er ist sich selbst sicher, sowie er für die Gruppe sicher ist durch die ständig demonstrierte Übereinstimmung mit der Konvention. Für den einzelnen, der da krank geworden war, ist die Rückkehr zur „Normalität" auch persönliche Genugtuung (BERGER u. LUCKMANN, 1969).

Zum Problem wird „Normalität", wenn es sich um deformierte Ethnien handelt. DEVEREUX (1974b) hat darauf hingewiesen, daß „Anpassung" nicht als Kriterium für „Gesundheit" gelten könne, gäbe es doch schwer veränderte Gemeinschaften, die sich nur durch eine entsprechende tiefgreifende Manipulation ihrer Mitglieder zu erhalten vermögen. Indem er auch Gemeinschaften als „gesund" oder „krank" bezeichnet, kommt DEVEREUX zu dem Schluß, daß in einer „kranken Gesellschaft" die Internalisierung der Normen „das Individuum zumindest neurotisch" werden läßt. Eine Persönlichkeitsabänderung, die

DEVEREUX hier „neurotisch" nennt, kann dann aber für diese Gemeinschaft zur Institution werden, oder es findet eine „Nihilierung" statt, d.h. die Leugnung der Wirklichkeit von Phänomenen oder ihrer Interpretation, „die nicht in die betreffende Sinnwelt hineinpassen" (BERGER u. LUCKMANN, 1969).

II. Formen abnormen Verhaltens in der Ethnie

1. Situative Hilflosigkeit

Wie für eine wichtige Lebenssituation die Kultur einer Ethnie eine Lösung versagt, stellt sich in der *Kajak-Angst,* die vor allem bei den westgrönländischen Eskimo bekannt ist, dar (GUSSOW, 1963; HONIGMANN, 1967; PFEIFFER, 1971). Dann, wenn der Eskimojäger in seinem Kajak allein auf einer unbewegten See, weit vom Land entfernt, auf Beute lauert, befällt ihn Schwindel und Furcht, und er erlebt sich wie gelähmt und meint, mit dem Boot kentern zu müssen. Einigen wenigen gelingt es, durch Schlag mit dem Paddel den Bann dieser Situation zu durchbrechen, ohne daß dieser Mann dadurch aber die Gefahr dieser traditionellen Beschäftigung, d.i. die Kajak-Jagd, für immer gemeistert hat. Es gibt in dieser Ethnie keine Trainingsmöglichkeit, eine solche Angst unter die Kontrolle der Person zu bringen, sondern ist ein Mensch einmal in die Lage geraten, von der *Kajak-Angst* überwältigt worden zu sein, wird diese immer häufiger und stärker ihn heimsuchen. Schließlich ist er gezwungen, die Seehundjagd gänzlich aufzugeben, und jener Mensch realisiert jenes Verhalten, das bei Eskimogruppen bei Belastung üblich ist, nämlich das *kiviktoq* ("going into the mountains"), um fern von der Gruppe in einer Gemeinschaft von Ausgeschlossenen sein Leben zu fristen (WALLACE, 1972).

2. Abnormes Verhalten als gebilligte Kommunikationsform

Für jene Gruppe Männer in Ethnien des Hochlands von Neu-Guinea, die dabei sind, sich zu verheiraten oder gerade eine Familie gegründet haben und bei denen durch den Druck der notwendigen ökonomischen Verpflichtung in dieser Lebenslage eine innere Spannung zunimmt, bietet sich im sog. *Wild Man Behavior* eine Entlastungsmöglichkeit an. Es ist dieses eine Verhaltensweise, die von der Gemeinschaft wohl als abnorm angesehen wird, meint man doch, dieser Mensch sei vom „Geist der Verrücktheit" besessen (VETTER, 1917), doch gleichwohl bleibt sie eine gebilligte Kommunikationsform. NEWMAN (1964) berichtet, daß dieses Verhalten bei den Gururumba im östlichen Hochland "being (a) wild pig" genannt wird, was soviel besagt, daß hier jemand aus einer Ordnung ausgebrochen ist, gebe es doch in dieser Kultur für gewöhnlich keine wilden Schweine, sondern die Schweine sind domestiziert, wobei es aber gelegentlich vorkommt, daß eins die Herde verläßt, um dann Menschen oder andere Schweine anzugreifen. Gleich wie beim Schwein handelt es sich beim „wild man" um eine Episode, die mit der Rückkehr in die Gruppe endet. In einer Art „öffentlichem Schauspiel" demonstriert ein Mann die Grenze seiner Belastbarkeit, und die Gemeinde billigt ihm die besondere Reaktion zu, woraufhin er die anderen in seiner Gruppe angreifen und auch deren Güter zerschlagen kann. Er vollführt also Handlungen, die in einem anderen Kontext für ihn eine ernste Konsequenz bedeuten würden, eben Streit mit den Mitmenschen. Die Gemeinde weiß aber, daß hier ein Mensch offensichtlich an der Grenze seiner Möglichkeit zur Selbstkontrolle ist, diese schon als verloren darstellt und für sich die Möglichkeit erhält, für die anderen seine persönliche Belastungsgrenze aufzuweisen. Dieser Mensch bleibt durch eine solche Verhaltensbilligung integriert, und man unterhält sich später nicht selten mit dem Betreffenden darüber und lacht zusammen über sein tolles Gebaren (VETTER, 1917).

Solche Art „culturally enforced patterns" (WEGROCKI, 1939) können auch nicht nur als Episode angeboten werden, sondern als Lebensrolle, wofür der Berdache („Transvestit") der Prärie-Indianer Nordamerikas ein Beispiel ist (BENEDICT, 1949; RUDOLPH, 1968). Hier gibt ein Mann, da er sich dafür als ungeeignet erweist, das männliche Verhaltensmuster auf und entschließt sich zu weiblichen Tätigkeiten. Ein Mensch wird durch seine Individualität hier aber nicht zu einem Devianten, sondern bleibt ein geachtetes Mitglied der Gemeinschaft.

Wie unter verschiedenen Umständen Mitglieder einer ethnischen Gruppe auf denselben Abwehrmechanismus zurückgreifen, mag der Feldbericht von LIND (1974) über den Menschen als „Opfer des Leguan" bei den Ayoré-Indianern im Gran Chaco belegen. Wenn in der verbotenen Zeit (Winterruhe) ein Indianer dieser Gruppe einen Leguan sieht oder gar berührt, was aber oft unabsichtlich und jederzeit bei der Nahrungssuche möglich ist, wird diese Begegnung zu einem Ereignis, dem Krankheit folgt. Dieses Kranksein verläuft nach einem stets gleichen Verhaltensmuster: Man hat die Meinung, daß der Geist des Leguan in den Menschen eintritt und dessen Seele verzehrt. Durch eine dem Leguan eigene Macht wird in einem so usurpierten Menschen die Fähigkeit geschaffen, die Stimme des Leguans zu hören, ihn auch zu sehen, während er für andere unsichtbar und unhörbar bleibt. Die Leguane reden als Gruppe auf einen solchen Menschen ein und verfolgen dabei das Ziel, ihn in den Wald zu treiben, d.h. ihn von den anderen zu entfernen.

Die Befragung von LIND (1974) ergab, daß eine solche Erlebnisweise unter den Ayoré häufig ist, erklärte doch etwa die Hälfte der Erwachsenen, daß sie zumindest einmal zum „Opfer des Leguan" geworden waren.

3. Unverständliches Verhalten

Sich als „wild man" ins Spiel zu bringen, ist nur für Männer in einer bekannten und definierten Lebenssituation gebilligt und immer versagt etwa unverheirateten jungen Männern oder den etablierten älteren. Auch muß es innerhalb der Gemeinschaft vollzogen werden, würde es doch sonst als Täuschung aufgefaßt. Gefährlich aber erscheint es als Maskierung von *afafaje,* einem Zustand von Kommunikationsabbruch, in dem ein Mensch weder auf die anderen hören, noch mit ihnen sprechen kann, diese bösartig attackiert und ihr Gut zertrümmert. Auf solche Personen reagieren die Gruppen im Hochland von Neu-Guinea mit Zwangsmaßnahmen, diese Menschen werden eingesperrt oder solange über ein rauchendes Feuer gehalten, bis sie wieder „normal" werden.

Bei der Analyse der psychischen Befindlichkeit „Opfer des Leguan" gewann LIND (1974) die Erfahrung, daß sich von diesem tolerierten psychischen Verhalten ein „schweres Krankheitsbild" abgrenzte. Dieses Kranksein wird von der

Ethnie als „ernste Störung" angesehen, als eine Verhaltensweise, die zwar jener der „Opfer des Leguan" ähnelt, für die Gemeinschaft aber ohne besonderen Grund, d.h. eben ohne Hinweis auf eine Verletzung des Ruhe-Tabus erscheint; daraufhin tut ein solcher Mann Dinge, die die Gruppe nicht versteht:

„Ein Mann aus der Gruppe ... wurde plötzlich verrückt, man konnte nicht sagen, ob er ein Opfer der Leguane war, denn er hatte keinen poji gesehen. Trotzdem hörte er Stimmen und rannte in den Wald, doch die Verwandten brachten ihn wieder zurück. Schließlich wurde er aggressiv und hätte um ein Haar einen anderen Mann ohne jeden Grund erschlagen. Da sich seine Aggressivität nicht legte und sein Gesundheitszustand immer schlechter wurde, mußte man ihn schließlich ohne seine Einwilligung vergraben."

LIND (1974) fügt hinzu, daß ein Leguan-Opfer für gewöhnlich nicht als verrückt gilt, da man sich in seine Handlungen hineindenken kann.

4. Ausgeliefertsein an ein Naturgeschehen

Eine bestimmte ethnische Verhaltenseigenart kann sich jedoch auch als wesentlich biotisch begründet darstellen, wie bei dem *kuru,* auch „lachender Tod" genannten Dahinsiechen von Frauen, Kindern sowie Adoleszenten beiderlei Geschlechts der Fore im östlichen Hochland Neu-Guineas (GAJDUSEK u. ZIGAS, 1961; STÖCKLIN, 1965). Man weiß heute, daß es sich dabei um eine Slow-Virus-Erkrankung handelt, die meist mit einem Tremor der Hände beginnt, der durch Kälte oder Furcht, beides wesentliche Momente dieser Lebenswelt, provoziert wird. Voller Angst beobachten sich die Frauen, besonders am kühlen Morgen, und bemerken sie dann das Zittern einer Hand, wissen sie, daß der kuru-„Zauber" über sie gekommen ist. Eine Artikulationsschwäche imitiert bald ein Kichern oder Lachen. Nun wissen alle davon, und dem Tode anheimgegeben, macht sich eine solche Frau auf, oft begleitet von ihren Kindern, um im Dschungel zu sterben. Es ist heute die medizinische Meinung, daß die Infektion durch den Brauch der Fore, ihre Toten zu verzehren, um deren „Kraft" der Gruppe zu erhalten, zustande kommt. Bei diesem Totenmahl fällt die Hirnmasse, vermischt mit Sago oder wilden Bananen, den Frauen oder Kindern zu, während die Männer die Muskulatur erhalten.

III. Kultur und Natur in der Psyche des Menschen

Kultur und Natur begrenzen den Menschen als Individuum, wie ebenso die Wirkung von Kultur und Natur durch das Individuum variiert und sogar begrenzt wird. Das Psychische, so sagt LANDMANN (1963), „formt sich jeweils zum helfenden Glied im Ablaufganzen einer Kulturkonfiguration". Der Mensch nimmt teil am „psycho-mentalen Komplex" seiner Gemeinschaft (ŠIROKOGOROV, 1953a, 1963), wobei das Psychische eine Autonomie über den Menschen gewinnen kann, ihn zur Einordnung bringt, ihn aber auch zum Nonkonformisten werden läßt. Das Psychische ist formbar, da es sich auf Muster (patterns) einläßt, die als gewohnte durch die Kultur einer Gemeinschaft vorgegeben werden. Allerdings vermögen diese nicht immer, einen „psychischen Konflikt" zu verhindern, da das Eigenwesen des Seelischen derartige Kulturformen durchaus sprengen kann. Wenn die Kulturformen und ihre Situationsfaktoren die Tatsache bestimmen, „daß jede Kultur ihre bevorzugten, geistigen Störungen hat" (KLUCKHOHN,

1951), so erweist sich letztlich, daß diese eben doch immer noch gebilligte Verhaltensweisen sind, die von jedem Mitglied der Gruppe durchschaut werden können, wenn sie etwa nur als Maskierung eines persönlichen Konflikts auftreten. Die gebilligten abnormen Verhaltensweisen kommensurabilisieren mit der Interpretation als Besessenheit durch den „Geist der Verrücktheit", das Ausgeliefertsein an etwas unheimlich Fremdes. Stets ist der Mensch gefährdet, in eine Lage zu geraten, da er nur auf sich selbst gestellt, der Eruption des Psychischen oder der Überwältigung durch den Bios begegnet. Es findet sich dann ein letzter Versuch, ihm durch für ganz andere Situationen geschaffene Abwehrmechanismen zu helfen. Sicher sind für gewöhnlich nur eine begrenzte Zahl von Störungsformen für das Gruppengleichgewicht bedeutsam, woraufhin die Zahl der Abwehrmechanismen in einem Ethnos begrenzt ist. Dieses gilt wie das Faktum, daß der Mensch nur Verhaltensweisen ausbildet, die seiner Lebenswelt entsprechen. Jedes Kulturmodell hat seine Ökonomie, diese befaßt sich bevorzugt mit Konfliktformen aus dem Überschneidungsbereich von kulturgeprägter Gebundenheit und individueller Freiheit des Menschen.

Die Äquilibration der Gruppe geht zu Lasten der Individuen, wobei diese eine Deformierung in Kauf zu nehmen haben, die von ihnen durch eine persönliche Gleichgewichtsregelung nicht zu beheben ist, so daß die Vereinzelung des so betroffenen Menschen und seine Aussonderung die Folge sein können. Zur Erhaltung des Bestehenden kann es dann zur Adoption oder gewaltsamen Aneignung von Fremdem kommen, aber es sind auch bleibende ungünstige Veränderungen möglich, die die Gruppenexistenz überhaupt in Frage stellen. Nur durch eine geeignete Gegenbewegung ist dann der Ausgleich gewährleistet und diese ist in einem Kultur-Modell durch dessen Ganzheit bestimmt und insofern gesichert, als Bewegung und Gegenbewegung korrespondieren. Die Gegenbewegung braucht nicht im gleichen Bereich der Kultur zu erscheinen, sondern kann durchaus in konventionell „entfernten" Bereichen oder mehreren Bereichen wie auch im Gesamt-Modell reflektiert werden. Veränderungen können dann passager oder andauernd sein, wobei letztere sich zur Institution zu wandeln vermögen. In allen diesen Vorgängen bestätigt sich die berechtigte Annahme der Gruppe als Bewegungs-Modell von Ganzheitscharakter. Soziale und technische Kontrollen signalisieren und regulieren die Bewegungsfiguren, die durch den Menschen und mit ihm in der Gruppe sich realisieren. Der Mensch ist in seiner Homöostase die kleinste, aber auch notwendige Einzelheit im Balancegesamt eines Kollektivs. Die Kultur bietet ihm Hilfe für seine Gleichgewichtserhaltung an, um die Eigenbalance der Gruppe zu erhalten. — Eine tiefgreifende „Störung" bedeutet jedoch der Mensch als „Natur". Da Natur sich aus sich selbst entfalten kann, etwa als Krankheit, gerät das Äquilibrium in Gefahr, und die Kultur sucht ein Instrument der Abhilfe zu entwickeln, wobei sich ein „Impotenzprinzip" d.h. die Verweisung auf etwas, das in dieser Welt nicht möglich ist, feststellt: Das Psychische ist durch Kultur wohl zur Gänze formbar, doch erweist es sich, daß dieses einer Kultur praktisch stets nur in Annäherung gelingt.

Modelle tolerierter Verhaltensabänderungen gehören zum „habit" des Menschen einer Gruppe. Es gibt nun aber Verhaltensabänderungen, die ein solches Modell zwar noch einhalten, in denen aber die Nähe einer möglichen Grenzüberschreitung erspürbar wird (borderline-case). Hier wird eine subjektive Beunruhigung zwar noch auf eine konventionelle Art demonstriert, doch erspürt sich, daß ein solches konventionelles Verhalten nur gerade eben noch möglich ist. Während in der „ethnischen Psychose" die Verhaltensform positiv definiert wird, kommt hier die Verhaltenseigenart bereits als defizient in den Blick. Da kulturelle Adaptation noch gelingt, akzeptiert die Gemeinde diesen Menschen noch als ihr Mitglied.

Es tritt schließlich ein Verhalten auf, das als „sozialer Negativismus" (DEVEREUX, 1974b) erscheint. Hier ist ein Mensch in eine Lage geraten, für die ihm die Kultur der Gruppe keine adäquate Abwehrform anbietet. Er kann zwar noch eine solche Abwehr improvisieren, indem er kulturelle Elemente, die ursprünglich keine Abwehrmittel oder eine Abwehr für konventionelle Situationen sind, einbezieht, aber nur dadurch, daß er diese verändert. Er gerät damit aus dem Bezug zu den anderen heraus. Er wird der Gemeinde unheimlich, wie das Beispiel der Ayoré (LIND, 1974) zeigte.

Wie Kranksein die kulturelle Auseinandersetzung des Menschen mit seiner Versehrbarkeit als biotischem Wesen ist, deutet die Überlegung an, wie die kulturelle Formung des Menschen durch seine Kreatürlichkeit eine Grenze erreichen kann. Der Mensch ist in diesem Augenblick in dem Kultur-Modell nicht mehr formbar und damit nicht mehr aufgehoben. Weil der Mensch aber stets selbst Kultur ist, wird er damit zum Widerspruch in sich selbst als Kulturwesen, indem er als Kreatur seine Kultur in Frage stellt. Da erfolgt eine letzte Reaktion der Kultur: Die Gruppe gibt, ihrer Konvention folgend, diesen Menschen als „Mensch" auf.

Damit benennt sich das Problemfeld einer Ethno-Psychiatrie durch Fragen nach der Äquilibrationstoleranz von Ethnien, der Manipulationstendenz und dem Veränderungsdruck der Kultur-Modelle sowie der psychischen Toleranz im Hinblick auf die Eigenstruktur des Psychischen des Menschen überhaupt. Als Grundfrage entdeckt sich letztlich die nach dem Wesen von Veränderung und wie diese für das menschliche Leben relevant ist, wobei stets zu bedenken bleibt, daß dieses Leben ein Leben in einer Gemeinschaft, d.i. in einem maßgebenden menschlichen Ordnungsgefüge, ist.

Literatur

Adair, J., Vogt, E.: Navaho and Zuni Veterans: A Study of Contrasting Modes of Culture Change. Amer. Anthropol. **51**, 547–561 (1949).
Balandier, G.: Zwielichtiges Afrika. Stuttgart: E. Schwab 1949.
Benedict, R.: Anthropology and the Abnormal. J. gen. Psychol. **10**, 59–82 (1934).
Benedict, R.: Kulturen primitiver Völker. Stuttgart: Schröder 1949.
Berger, P., Luckmann, Th.: Die gesellschaftliche Konstruktion der Wirklichkeit. Frankfurt/Main: S. Fischer 1969.
Berndt, R.M.: Excess and Restraint. Chicago-London: The University of Chicago Press 1962.
Beuchelt, E.: Ideengeschichte der Völkerpsychologie. Meisenheim/Glan: Hain 1974.
Cawte, J.: Medicine is the Law. Honolulu: University Press of Hawaii 1974.
Coser, L.A.: Theorie sozialer Konflikte. Neuwied/Rh.: Luchterhand 1965.
Den Hollander, A.N.J.: Soziale Beschreibung als Problem. Köln. Z. Soziol. Sozialpsychol. **17**, 201–233 (1965).
Devereux, G.: Normal und abnorm: Schlüsselbegriffe der Ethnopsychiatrie. In: Der Mensch und seine Kultur (W. MUENSTERBERG, Hrsg.). München: Kindler 1974a.

Devereux, G.: Normal und anormal. Frankfurt/Main: Suhrkamp 1974b.
Dilthey, W.: Einleitung in die Geisteswissenschaften. Gesammelte Schriften Bd. I. Göttingen: Vandenhoeck u. Ruprecht 1966.
Douglas, M.: The Lele of the Kasai. London: Oxford University Press 1963.
Durkheim, E., Mauss, M.: De quelques formes primitives de classification. Ann. Sociol. **6**, 1–72 (1903).
Eibl-Eibesfeldt, I.: Menschenforschung auf neuen Wegen. Wien-München-Zürich: Molden 1976.
Elias, N.: Über den Prozeß der Zivilisation. 2. Bd.: Wandlungen der Gesellschaft. Entwurf zu einer Theorie der Zivilisation. o.O.: Suhrkamp 1976.
Ernst, C.: Teufelsaustreibungen. Bern-Stuttgart-Wien: Huber 1972.
Fischer, H.: Gabsongkeg '71. München: Renner 1975.
Francis, E.: Einige Grundbegriffe zu einer Theorie der ethnischen Gebilde. Köln. Z. Soziol. Sozialpsychol. **6**, 91–103 (1954).
Francis, E.: Ethnos und Demos. Berlin: Duncker u. Humblot 1965.
Freud, S.: Das Unbehagen in der Kultur. Leipzig-Wien-Zürich: Int. Psychoanalyt. Verlag 1930.
Gajdusek, D.C., Zigas, K.: Studies on Kuru, I.: The Ethnological Setting of Kuru. Amer. J. trop. Med. Hyg. **10**, 80–91 (1961).
Garfinkel, H.: Studies in Ethnomethodology. Anglewood Cliffs-New Yersey: Prentice-Hall 1967.
Gennep, A. van: Rites de passage. Paris: Nourry 1909.
Gerstner, A.: Die glaubensmäßige Einstellung der Wewäk-Boikin-Leute zu den Krankheiten und deren Heilung (Nordost-Neuguinea). Anthropos **49**, 460–480 (1954) u. **50**, 319–336 (1955).
Goldschmidt, W.: Man's Way. New York: Holt, Rinehart and Winston 1959.
Gottschalch, W., Neumann-Schönwetter, M., Soukup, G.: Sozialisationsforschung. Frankfurt/Main: Fischer 1971.
Gussow, Z.: A preliminary report of Kayak-angst among the Eskimo of West Greenland: a study in sensory deprivation. Int. J. soc. Psychiat. **9**, 18–26 (1963).
Haaf, E.: Die Kusase. Stuttgart: Fischer 1967.
Hallowell, A.J.: Culture and mental disorder. J. abnorm. soc. Psychol. **29**, 1–9 (1934).
Hallowell, A.L.: The Social Function of Anxiety in Primitive Society. Amer. sociol. Rev. **7**, 869–881 (1941).
Herrmann, F.: Völkerkunde Australiens. Mannheim: Bibliographisches Institut 1967.
Honigmann, J.J.: Personality in Culture. New York-Elvanston-London: Harper and Row 1967.
Honko, L.: Krankheitsprojektile. Helsinki: Academia Scientiarum Fennica 1959.
Horney, K.: New ways in Psychoanalysis. New York: Norton and Company 1939.
Humboldt, W. v.: Philosophische Anthropologie und Theorie der Menschenkenntnis. Halle/S.: Niemeyer 1929.
Jarvie, I.C.: Theories of Cargo Cults: A Critical Analysis. Oceania XXXIV, 1–31 u. 108–136 (1963).
Kardiner, A.: The Individual and his Society. New York: Columbia University Press 1939.
Kardiner, A., Preble, E.: Wegbereiter der modernen Anthropologie. Frankfurt/Main: Suhrkamp 1974.
Kluckhohn, C.: Spiegel der Menschheit. Zürich: Pan 1951.
König, R.: Über einige Fragen der empirischen Kulturanthropologie. In: Kulturanthropologie (R. König, A. Schmalfuss, Hrsg.). Düsseldorf-Wien: Econ 1972.
Kroeber, A.L., Kluckhohn, C.: Culture. New York: Vintage Books o.J.
Kunene, R.: Die Großfamilie. Nürnberg: Laetare Verlag Stein 1971.
Landmann, M.: Pluralität und Antinomie. München-Basel: Reinhardt 1963.
Leach, E.: Claude Lévi-Strauss. München: Deutscher Taschenbuch Verlag 1971.
LeVine, B.B.: Die Initiation der Mädchen in Nyansongo. In: Initiation (V. Popp, Hrsg.). Frankfurt/Main: Suhrkamp 1969.
LeVine, R.: Die Initiation der Jungen in Nyansongo. In: Initiation (V. Popp, Hrsg.). Frankfurt/Main: Suhrkamp 1969.
Lévi-Strauss, C.: Strukturale Anthropologie. I. Frankfurt/Main: Suhrkamp 1967.
Lévi-Strauss, C.: Traurige Tropen. Köln-Berlin: Kiepenheuer u. Witsch 1970a.
Lévi-Strauss, C.: The Elementary Structures of Kinship. (Les Structures élémentaires de la parenté). Rev. Edit. London: Social Science Paperbacks 1970b.
Lévi-Strauss, C.: Strukturale Anthropologie II. Frankfurt/Main: Suhrkamp 1975.

Lewis, O.: La Vida. Düsseldorf-Wien: Econ 1971.
Lind, U.: Die Medizin der Ayoré-Indianer im Gran Chaco. Hamburg: Arbeitsgemeinschaft Ethnomedizin 1974.
Lindesmith, A.R., Strauss, A.: Zur Kritik der ‚Kultur- und Persönlichkeitsstruktur'-Forschung. In: Logik der Sozialwissenschaften (E. Topitsch, Hrsg.), 8. Aufl. Köln: Kiepenheuer u. Witsch 1972.
Linton, R.: Gesellschaft, Kultur und Individuum. Frankfurt/Main: S. Fischer 1974.
Lockwood, D.: Tabu. Herrenalb: Erdmann 1964.
Lommel, A.: Die Unambal. Hamburg: Museum f. Völkerkunde 1952.
Mair, L.: Magie im Schwarzen Erdteil. München: Kindler 1969.
Mauss, M.: Die Gabe. Frankfurt/Main: Suhrkamp 1968.
Mead, M.: Mann und Weib. Hamburg: Rowohlt 1958.
Morgan, L.H.: Systems of Consanguinity and Affinity of the Human Family. Washington: Smithsonian Institution 1870.
Mühlmann, W.E.: Nachruf auf S.M. Širokogorov. Arch. Anthropol. **26**, 55–64 (1941).
Mühlmann, W.E.: Chiliasmus und Nativismus. Berlin: Reimer 1961.
Mühlmann, W.E.: Rassen, Ethnien, Kulturen. Neuwied-Berlin: Luchterhand 1964.
Newman, P.L.: "Wild Man" Behavior in a New Guinea Highlands Community. Amer. Anthropol. **66**, 1–19 (1964).
Oppitz, M.: Notwendige Beziehungen. Abriß der strukturalen Anthropologie. Frankfurt/Main: Suhrkamp 1975.
Parin, P., Morgenthaler, F., Parin-Matthèy, G.: Fürchte deinen Nächsten wie dich selbst. Frankfurt/Main: Suhrkamp 1971.
Parsons, I.: Beiträge zur soziologischen Theorie (D. Rüschenmeyer, Hrsg.). Neuwied/Rh.-Berlin: Luchterhand 1964.
Petri, H.: Sterbende Welt in Nordwest-Australien. Braunschweig: Limbach 1954.
Pfeiffer, W.M.: Transkulturelle Psychiatrie. Stuttgart: Thieme 1971.
Read, K.E.: Cultures of the Central Highlands, New Guinea. Sth. J. Anthropol. **10**, 1–43 (1954).
Rudolph, W.: Der kulturelle Relativismus. Berlin: Duncker und Humblot 1968.
Sack, F.: Die Idee der Subkultur. Köln. Z. Soziol. Sozialpsychol. **23**, 261–282 (1971).
Sapir, E.: Cultural Anthropology and Psychiatry. J. abnorm. soc. Psychol. **27**, 229–242 (1932).
Sapir, E.: Die Sprache. München: Hueber 1961.
Savramis, D.: Wertsysteme in traditionalen und industriellen Gesellschaften. J. Religionssoziol. **6**, 7–44 (1970).
Širokogorov (oder Shirokogoroff), S.M.: Psychomental Complex of the Tungus. London: Kegan Paul, Trench, Trubner u. Co. 1935a.
Širokogorov, S.M.: Versuch einer Erforschung der Grundlagen des Schamanentums bei den Tungusen. Baessler-Archiv XVIII, 41–96 (1935b).
Širokogorov, S.M.: Die Grundzüge der Theorie vom Ethnos. In: Kultur (C.A. Schmitz, Hrsg.). Frankfurt/Main: Akademische Verlagsgesellschaft 1963.
Smith, D.E.: K. ist geisteskrank. In: Ethnomethodologie (E. Weingarten, F. Sack, J. Schenkein, Hrsg.). Frankfurt/Main: Suhrkamp 1976.
Schlesier, E.: Die Grundlagen der Klanbildung. Göttingen-Berlin-Frankfurt: Musterschmidt 1956.
Schlesier, E.: Kulturwandel in Südostneuguinea. Umschau **63**, 725–729 (1963).
Schmitz, C.A.: Grundformen der Verwandtschaft. Basel: Pharos-Verlag 1964.
Schmitz, C.A.: Scham und Normenkontrolle in Melanesien. Z. Ethnol. **91**, 40–49 (1966).
Schmitz, H.W.: Ethnographie der Kommunikation. Hamburg: Buske 1975.
Staewen, C., Schönberg, F.: Kulturwandel und Angstentwicklung bei den Yoruba Westafrikas. München: Weltforum-Verlag 1970.
Stagl, J.: Kulturanthropologie und Gesellschaft. München: List 1974a.
Stagl, J.: Die Morphologie segmentärer Gesellschaften. Meisenheim/Glan: Hain 1974b.
Steinen, K.v.d.: Unter den Naturvölkern Zentral-Brasiliens. Berlin: Reimer 1894.
Stöcklin, W.H.: Medizin und Schwarze Magie bei den Fore im östlichen Hochland Neu Guineas. In: Festschrift Alfred Bühler (C.A. Schmitz, R. Wildhaber, Hrsg.). Basel: Pharos-Verlag 1965.
Thurnwald, R.: Die Gemeinde der Bánaro. Stuttgart: Enke 1921.
Thurnwald, R.: Werden, Wandel und Gestaltung von Familie, Verwandtschaft und Bünden im Lichte der Völkerforschung. 2. Bd.: Familie. Berlin-Leipzig: De Gruyter u. Co. 1932.

Tylor, E.B.: Die Anfänge der Cultur. 1. Bd. (2 Bde.). Leipzig: Winter'sche Verlagshandlung 1873.
Ungeheuer, G.: Sprache und Kommunikation. 2. erw. Aufl. Hamburg: Buske 1972.
Vetter, K.: Krankheit, Tod und Begräbnis bei den heidnischen Papua. 4. Aufl. Neuendettelsau: Verlag des Missionshauses 1917.
Wallace, A.F.C.: Mental Illness, Biology and Culture. In: Psychological Anthropology. (F.L.K. Hsu, Ed.). Cambridge, Mass.: Schenkman Publishing Comp. 1972.
Wegrocki, H.J.: A Critique of Cultural and Statistical concepts of Abnormality. J. abnorm. soc. Psychol. 34, 166–178 (1939).
Whorf, B.L.: Sprache, Denken, Wirklichkeit. Reinbek: Rowohlt 1963.
Worsley, P.: Die Posaune wird erschallen. „Cargo"-Kulte in Melanesien. Frankfurt/Main: Suhrkamp 1973.
Wulff, E.: Psychiatrie und Klassengesellschaft. Frankfurt/Main: Fischer Athenäum 1972.
Yinger, M.: Contraculture and subculture. Amer. sociol. Rev. 25, 625–636 (1960).
Young, F.W.: Die Funktion von Initiationszeremonien für Männer. In: Initiation (V. Popp, Ed.). Frankfurt/Main: Suhrkamp 1969.

Psychiatrie und Gesellschaftstheorien

Von

K. Dörner

Inhalt

A. Der Sinn der Psychiatrie 773
    I. Kritische Gesellschaftstheorie 773
    II. Marxistische Gesellschaftstheorie 784
    III. Strukturalismus 786
    IV. Systemtheorie 788
    V. Normativ-kritische Gesellschaftstheorie 792

B. Der Sinn psychischen Krankseins 792
    I. Strukturell-funktionale Theorie 793
        1. Anomie- und Devianztheorie 793
        2. Rollentheorie 794
    II. Phänomenologie 795
    III. Ethnomethodologie 797
    IV. Labeling-Theorie 798

C. Der Sinn psychiatrischen Handelns 800
    I. Ethnomethodologie 801
    II. Italienisch-antibürokratischer Ansatz (Beispiel für Krankenhaus-Handeln) 804
    III. Krisenintervention (Beispiel für ambulantes Handeln) 805

D. Ausblick 806

Literatur 807

Die Psychiatrie beginnt, über sich nachzudenken. Zwar hat sie sich in den 150–200 Jahren ihres Bestehens immer schon *auch* reflektiert. Sie war jedoch bisher darin behindert durch ihren notwendigen Kampf um den bloßen Bestand, durch den Zwang der Verteidigung gegen Angriffe von außen, durch die Rechtfertigung ihrer Reputierlichkeit, durch den permanenten, ermüdenden und einengenden Existenznachweis der eigenen Positivität, der Objektivität ihrer Fakten usw. Sicher ist dieser Kampf nicht vorbei. Aber er muß nicht mehr ständig im Vordergrund stehen. Jeder kennt dies von sich selbst: Je weniger ich mich nach außen verteidigen muß, desto freier und fruchtbarer kann ich mich auf andere und auf mich selbst einlassen; und was für uns noch wichtiger ist: der Satz ist umkehrbar. In dieser Umkehrung kann ich auch sagen: Je vollständiger ich mit anderen und mit mir im Gespräch bin, desto weniger muß ich

Angst haben, daß ein anderer, wenn er etwas anderes sagt als ich, mir dadurch etwas wegnehmen könnte. Das ist gemeint mit meiner These, die jetzt lautet: Die gegenwärtige Psychiatrie nimmt sich die Freiheit, *vollständig* über sich nachzudenken. D.h. sie macht sich offen für andere und für sich selbst; sie fragt sich und andere nach ihrer Grundlage, ihrem Sinn und ihrem Ziel; sie stellt sich als Institution und Wissenschaft in den allgemeinen Zusammenhang und reflektiert von daher ihr Verhältnis von Theorie, Praxis und Technik; sie nimmt sich zurück auf ihr einfachstes Element, auf das alltägliche Handeln zwischen zwei Subjekten, die sich als „psychiatrisch Tätiger" und „psychiatrischer Patient" begegnen und so täglich neu Psychiatrie konstituieren.

Damit ist zugleich das Thema meines Beitrages umrissen, nämlich: Grundlagen und Methoden der Einübung einer Haltung der Nachdenklichkeit, sofern ich psychiatrisch handle oder denke. Freilich mit einer wesentlichen Einschränkung. Während das Thema philosophisch, anthropologisch, kommunikationstheoretisch, politökonomisch, linguistisch usw. behandelt werden könnte, geht es uns hier nur um gesellschaftstheoretische Grundlagen und Methoden. Somit geht es um die Frage, welchen Nutzen Gesellschaftstheorien für die psychiatrische Tätigkeit abwerfen können. (Der umgekehrte Nutzen steht hier weniger zur Debatte.) Die Frage setzt Gesprächsoffenheit zwischen Psychiatrie und Soziologie voraus. Ausgeklammert bleiben dabei die empirischen Einzelergebnisse der Soziologie, die für die Psychiatrie wichtig sind. Hierzu vgl. von Ferber (1975) in Band III der „Psychiatrie der Gegenwart". Hilfreich für unser Thema können nur solche im weitesten Sinne soziologischen (oder gesellschaftswissenschaftlichen) Ansätze sein, die 1. den Anspruch haben, den gesamtgesellschaftlichen Zusammenhang zu verstehen oder zu erklären, und die 2. sich auch selbst als Teil dieses Zusammenhangs begreifen, d.h. die selbst hinreichend reflexiv und nicht überwiegend dogmatisch sind. Solche Sichtweisen können in doppelter Weise unserer Absicht dienlich sein. Entweder sie lassen sich direkt auf die Psychiatrie anwenden. Oder die können als Modell wirken für die Reflexionsarbeit der Psychiatrie an sich selbst.

Günstig für das beabsichtigte Gespräch zwischen Psychiatrie und Soziologie und damit für unser Thema mag es sich auswirken, daß die gegenwärtige Lage der Soziologie in einigen Hinsichten der Psychiatrie vergleichbar ist. Die Soziologie ist ein Spaltprodukt derselben Gesellschaftskrise, der sich die Psychiatrie verdankt, blickt also auf ein ähnliches Alter zurück, hatte sich ebenfalls gegen äußere Abhängigkeiten (mit Gewinn und Verlust) freizukämpfen und ihren Bestand und ihre Positivität nachzuweisen und hat sich im Zusammenhang damit lange Zeit auf „Theorien mittlerer Reichweite" (Merton, 1957) beschränkt. Gegenwärtig ist die Soziologie wieder mutiger geworden, sich der Gesamtheit ihres Gegenstandsbereichs, der Gesellschaft, und ihrer eigenen Tätigkeit ineins theoretisch zu nähern. Daß diese Ansätze vielfältig kontrovers sind, versteht sich; vgl. die Kommentierung des letzten Deutschen Soziologentages 1976 von B. Meurer (1977). Aber es werden auch Konvergenzen sichtbar: so die Zuwendung zur Phänomenologie der Lebenswelt, die Entdeckung der Alltagsphänomene, die Verbindung historischer und strukturell-systematischer Sichtweisen sowie eine vor kurzem noch undenkbare Verstehensbemühung um die Sinn-Konstruktionen handelnder Subjekte.

Eben diese Trends lassen die Aussichten eines Gesprächs zwischen Psychiatrie und Soziologie günstiger erscheinen, als dies lange der Fall war. Da Gesellschaftstheorien sich auf das Ganze und Allgemeine eines ge- und erlebten Beziehungs- und Strukturzusammenhangs beziehen, haben sie auf ihre Offenheit zu achten. Damit diese nicht nur als vage Unbestimmtheit sich darstellt, haben sie sich mit den sie legitimierenden Organisationsprinzipien auszuweisen. Diese können philosophisch begründet sein (Vernunft- oder Wahrheitsbegriff) und/ oder z.B. mit Politökonomie (Begriff des Klassenkampfes) oder mit Kybernetik (Systembegriff) zusammenhängen. Ich habe mich für den vorliegenden Beitrag für den Sinn-Begriff entschieden. Ich begründe diese — zweifellos nicht wertfreie — Wahl damit, daß mit diesem Begriff nach meiner Erfahrung über eine Reihe wichtiger theoretischer und praktischer Fragen der Psychiatrie gut nachzudenken ist und daß „Sinn" in den meisten von mir berücksichtigten Gesellschaftstheorien ein zentraler Begriff ist: so in der Systemtheorie, in der kritischen Theorie, im Strukturalismus, in der Rollen-Theorie, in der Phänomenologie, in der Labeling-Theorie und in der Ethnomethodologie. Entsprechend ist der Beitrag unterteilt: A. Der Sinn der Psychiatrie. B. Der Sinn psychischen Krankseins. C. Der Sinn psychiatrischen Handelns.

Um einer in der Psychiatrie häufigen Fehleinschätzung zuvorzukommen: Keine Soziologie und auch keine Gesellschaftstheorie kann eine psychiatrische Frage *lösen* und kann der Psychiatrie notwendige Arbeit an sich selbst *abnehmen*. Lediglich Anregungen zum Nachdenken sind möglich, Hilfe zur Selbsthilfe. Nicht mehr und nicht weniger beansprucht dieser Beitrag.

A. Der Sinn der Psychiatrie

Über den Sinn der Psychiatrie nachzudenken, heißt, sich folgende Fragen zu stellen: Warum gibt es überhaupt Psychiatrie und wozu ist sie zu einem bestimmten Zeitpunkt *erfunden* worden? Und wie kann sie *ihren* Sinn finden? Während die letztere Frage von den Bedingungen für die inner-psychiatrische Reflexion abhängt, verlangt die Beantwortung der ersteren Frage, die Psychiatrie in den gesamtgesellschaftlichen und historischen Zusammenhang zu stellen. Dies ist unumgänglich. Denn zwar ist seit HIPPOKRATES immer schon über psychisch Kranke geredet worden. Aber erst zu einem bestimmten Zeitpunkt und im Umgang mit einer definierten gesellschaftlichen Krise erfanden vernunftorientiert diskutierende Bürger für die Lokalisierung der Unvernünftigen (Irren, psychisch Kranken) die *spezielle Institution Psychiatrie* (Anstalten), die der Ort für die Entwicklung der *speziellen Wissenschaft Psychiatrie* wurde.

I. Kritische Gesellschaftstheorie

Daher hat sich die „*kritische Gesellschaftstheorie*" als Methode für die Behandlung unserer Frage als fruchtbar erwiesen. Denn 1. hält die kritische Theorie am Anspruch der Aufklärung für alle Wissenschaften fest, den Menschen von aller überflüssigen Unvernunft und Herrschaft zur Vernunft zu befreien, 2.

hat sie zugleich in der „Dialektik der Aufklärung" (HORKHEIMER u. ADORNO, 1972) die Kritik der Aufklärung und damit die Kritik der instrumentellen Verengung der Vernunft, d.h. der Unterdrückung der äußeren und inneren Natur im Namen der Rationalisierung, entwickelt, was heute zur Zeit der strukturellen Arbeitslosigkeit und der Bürgerinitiativen („Umweltschutz") erst aktuell zu werden beginnt, 3. erlaubt sie in Neuformulierung der idealistischen und der Marxschen Philosophie die Verknüpfung von philosophischer Konstruktion mit historischer und empirischer Sozialforschung, und 4. bemüht sich J. HABERMAS (HABERMAS, 1973; HABERMAS u. LUHMANN, 1976) durch Untersuchung der Öffentlichkeit (HABERMAS, 1962) und durch Verbindung der kritischen Theorie mit Phänomenologie (umgangssprachliche Alltagswelt), mit Systemtheorie und mit dem symbolischen Interaktionismus (MEAD, 1968) wissenschaftliches wie politisches Handeln auf den sinn-explizierenden intersubjektiven Diskurs (als „Geneninstitution"), auf verallgemeinerungsfähige Interessen und auf wahrheitsfähige Praxis und damit auf einen nicht technokratisch eingeengten Vernunftbegriff zu gründen.

Dieser gesellschaftstheoretische Ansatz hat mich geleitet bei meinem Versuch, mit „Bürger und Irre" (DÖRNER, 1975a) die Frage nach dem Sinn der Psychiatrie zu behandeln. Dabei hat mir neben sozialhistorischen Methoden auch die interessanteste wissenschaftssoziologische Theorie der letzten Zeit geholfen: Nach KUHN (1973) entwickeln sich Wissenschaften nicht geradlinig-kumulativ-„fortschrittlich", sondern über Krisen und Revolutionen. Dies gilt für Natur- wie Geisteswissenschaften. Eine Wissenschaft entsteht, wenn in der öffentlichen Diskussion über anstehende Bedürfnisse eine Sichtweise, verbunden mit einer exemplarischen Leistung (Paradigma, Modell), zur Herrschaft kommt. Dies Paradigma muß 1. für die meisten Probleme offen genug sein, 2. für eine größere Gruppe (community) den Streit über Grundsatzfragen beenden, 3. einzelne Methoden, Regeln und Theorien ermöglichen und 4. wissenschaftliche Institutionen etablieren können. Wird das Paradigma neuen Bedürfnissen nicht mehr hinreichend gerecht und ist eine öffentliche Diskussion gewährleistet, kommt es zur Krise, zur neuen Wahrnehmung der Tatsachen, zum Austausch der Sichtweisen, bis ein neues Paradigma sich durchsetzt, wobei scheinbar gesicherte Aspekte lächerlich, überholte Aspekte wiederbelebt werden können.

Im folgenden gebe ich als Beispiel für die Anwendbarkeit der kritischen Gesellschaftstheorie meine durch neuere Forschungsergebnisse modifizierte Sicht der Frage nach dem Warum? und Wozu? der Psychiatrie in Kurzform wieder. Für empirische Belege ist auf das Original (DÖRNER, 1975a) zurückzugreifen. Auf alternative Sichtmöglichkeiten wird später eingegangen. Beansprucht wird nicht ein vollständiges Verständnis, eher die Hervorhebung bisher vernachlässigter Aspekte. Es handelt sich also – um es zu wiederholen – überwiegend um meine Interpretation.

Wir haben mit der *Aufklärung und dem Absolutismus* (17.–18. Jahrhundert) zu beginnen. Einstweilen noch unter aufgeklärt-absoluten Monarchen konstituieren die Bürger die *bürgerliche Gesellschaft*, zunächst als Öffentlichkeit, als Zusammenschluß der im intersubjektiv offenen Diskurs Sinn- und Konsenssuchenden Menschen, die sich eben dadurch als *vernünftig* erklären. Ihr Ziel (=Aufklärung) ist es, daß jeder Mensch und die ganze Gesellschaft nur an der Vernunft (und Selbstbeherrschung) orientiert sei; entsprechend ist jede Form von Unvernunft (und Fremdbeherrschung) abzuschaffen. Ökonomisch beginnt dieser Prozeß der Rationalisierung in der Landwirtschaft und umfaßt von da aus immer mehr Lebensbereiche. Die Wirtschaftsform des Merkantilismus mit vorindustriellen Manufakturbetrieben sieht bereits den Monarchen als obersten Unternehmer. Damit ist dieser bzw. der Staat zum erstenmal in der europäischen Geschichte vital am Besitz einer möglichst großen Zahl gesunder und arbeitsfähiger Untertanen interessiert, um sie durchaus dirigistisch „vernünftig" zu machen, d.h. in kinderreiche und moralisch anständige Eheleute, fromme Soldaten, gehorsame Manufakturarbeiter und pünktliche Steuerzahler zu verwandeln. Es versteht sich, daß durch dieses gegenüber der Vergangenheit engmaschigere Sieb höherer Komplexität und Vernunftansprüche mehr Menschen als Unvernünftige durchfallen. Da die Aufklärung aber postuliert, daß jeder Mensch „an sich" vernünftig ist, entsteht auch der Wille, die gesamte Gesellschaft restlos vernünftig zu machen – nach den obigen Prinzipien der Vernunft. Wer es nicht ist, wird erzogen. Wer sich auch der *Pädagogik* widersetzt, wird sozial unsichtbar gemacht. Dies ist der Absolutismus der Aufklärung, der schon hier sein oberstes Prinzip, den öffentlichen, Sinn-suchenden Diskurs aller und die Orientierung nur an verallgemeinerungsfähigen Interessen zu verraten droht.

Die Mittel für dieses Programm sind: 1. Das Militär als „Schule der Nation" (später allgemeine Wehr- und Schulpflicht). 2. Statt des religiösen jetzt ein informeller und zunehmend engerer bürgerlicher Moralkodex. 3. Die Entmündigung, z.B. um das „vernünftige" Gut Besitz zu erhalten und zu mehren. 4. Die Medizin, die jetzt konsequenterweise zu den Polizei- oder Staatswissenschaften gerechnet wird, da sie für die innere Ordnung, Sicherheit und Prävention(!) wichtig ist, vor allem ihre ersten Spezialisierungen Hygiene, Geburtshilfe, Kinderheilkunde und Orthopädie. 5. Schließlich die großen Reservoirs für die halsstarrigen Unvernünftigen, die ersten Umerziehungslager Europas, in England workhouse, in Frankreich hôpital général, in Deutschland Zucht-, Arbeits-, Korrektions-, Toll-, Versorgungs- oder Verwahrungshaus genannt. Dies imponierende Netz von Zwangseinrichtungen hatte den Sinn, die von der bürgerlichvernünftigen Öffentlichkeit als unvernünftig Definierten auszugrenzen und sozial unsichtbar zu machen: Bettler, Vagabunden, Arbeits- und Besitzlose; Asoziale, Unmoralische und Straffällige; Dirnen und Lustseuchenkranke; politisch und religiös Abweichende; entjungferte Töchter, verschwenderische Söhne und mißliebige Ehefrauen; und eben auch Alkoholiker, Idioten, Sonderlinge, Narren und Irre. Die pädagogisch-positive Absicht dieser Einrichtungen ist ebenso aktenkundig wir ihr faktisches Elend. Die (noch öffentliche, vorakademische!) Demonstration tobender Irrer gegen Entgelt galt ebenso wie die Besichtigung wilder Tiere in den zeitgleich aufkommenden Zoos als pädagogisch lehrreiches und abschreckendes Vergnügen bei den Bürgern der europäischen Großstädte zur Einübung ihrer Vernunft. – Die psychiatrische Tätigkeit steht unabweisbar in der Tradition der menschenbefreienden Aufklärung mit ihren Ideen von Freiheit, Gleichheit und Brüderlichkeit. Gerade deshalb gehört aber auch zu ihrer Sinnsuche, zu ihrer Selbstaufklärung die Reflexion, daß die Aufklärung wie jede Idee zum Terror wird, wenn die jeweils Herrschenden sie als alleingültige „Vernunft" absolutsetzen. Diese „Dialektik der Vernunft" mitsamt den Schattenseiten der folgenden Revolution meinte der Maler GOYA, als er um 1800 einem Bild den Titel gab „Der Traum der Vernunft gebiert Ungeheuer".

Wir erreichen die Zeit der *Industriellen und der Bürgerlichen Revolution* und damit die Zeit der Konstituierung der Psychiatrie als Institution und Wissenschaft, woran neben der Aufklärung die Bewegung der Romantik beteiligt war. Wie ist dieser Kontext für den Sinn der Psychiatrie zu verstehen? Die Industrielle Revolution und die mit ihr zusammenhängende soziale Krise wurde von der entwickeltsten Gesellschaft England ab 1750 durchlebt, von Frankreich um 1800 und von der „verspäteten Nation" Deutschland verzögert zwischen 1800 und 1850. Die Umstellung der Wirtschaft auf die industrielle Produktionsweise erfordert: 1. hinreichendes fixes Kapital für die damals unerhört großen Investitionen zur Erstellung einer Fabrik; 2. technische Erfindungen (Dampf-, Spinn- und Webmaschinen); 3. Verfügbarkeit einer wachsenden Zahl *geeigneter* Arbeiter, da die Wirtschaft weiterhin dem kapitalistischen Prinzip des expansiven, quantitativen Wachstums und des kreativen Konkurrenz-Motors folgte; und 4. mußte der Bürger sich durch die Bürgerliche Revolution von staatlicher Fremdbeherrschung befreit haben, um als freier Privatunternehmer durch freie Arbeitsverträge über „freie" (nämlich nicht mehr ständisch geschützte) Arbeiter frei verfügen zu können. Da die fortschreitende Rationalisierung (instrumentelle Vernunft) jetzt nicht nur das Kleinbauerntum, sondern auch das Handwerk und Kleingewerbe zu zerstören begann, bezog die Industrie zunächst von dort Arbeitskräfte. Diese reichten jedoch bald nicht mehr und waren nach ihrer Mentalität auch nicht immer geeignet. Denn die Frage nach der industriellen Eignung führte jetzt zu neuen, restriktiveren Kriterien der Vernunft: als vernünftig für das neue industrielle System galt jetzt die Fähigkeit zum reibungslosen, monotonen Funktionieren, Freisein von störenden persönlichen Eigenarten sowie Kalkulierbarkeit und Vorausberechenbarkeit des Verhaltens. Denn Maschinen – und Verkehr! – werden von nun an immer kostspieliger und störanfälliger, verlangen immer mehr diszipliniertes, genormtes und selbstverbietendes Verhalten, einer der Gründe für die entweder echte Zunahme (z.B. Alkoholkranke) oder aber gnadenlosere Sichtbarmachung „unbrauchbarer", gestörter, frühinvalider und psychiatrisierter Menschen – bis heute.

Da entsann man sich der großen Reservoirs für die Unvernünftigen im Sinne der ständestaatlichen Aufklärung. Man löste sie aber nicht nur auf, sondern nahm eine große soziale Umverteilung vor und schuf damit das im Prinzip heute noch gültige instrumentell-vernünftige Management für die durch die Industrialisierung ausgelöste soziale Krise. Denn nur die nach den obigen Vernunft-Kriterien Brauchbaren kamen in die Fabriken und konnten klassengesellschaftlich zum Proletariat werden. Für die anderen schuf man je nach der Art ihrer Unvernunft oder Unbrauchbarkeit Spezialeinrichtungen, das moderne Sozialversorgungssystem. Diese grandiose gesamteuropäische Reform-Aktion hatte zugleich den Sinn, die Familien zu befreien – nämlich von zu pflegenden Mitgliedern, die im Sinne der instrumentellen Vernunft unnütze Ballastexistenzen sind. So konnte aus der Großfamilie die für den industriellen Produktionsprozeß zweckrationale Kleinfamilie werden, mitsamt ihrer Pathologie, die heute einen wesentlichen Teil der Arbeit der psychiatrisch Tätigen ausmacht (an anderen und an sich selbst!). Im Zuge dieser sozialen Umverteilungsreform wurden immer systematischer für unbrauchbare Alte Altenheime eingerichtet, für Pflegebedürftige Pflegeheime, für unversorgte oder störende Kinder Waisenhäuser und Kindergärten (PESTALOZZI), für geistig Behinderte Idiotenanstalten, für „Arbeitsscheue" Arbeitshäuser, für Straffällige erstmals eigene Gefängnisse und für die Irren eben Irrenanstalten. Für all diese Einrichtungen (incl. Fabrik) entwarf der liberale Nationalökonom J. BENTHAM (1791) ein geradezu perfekt technokratisches Organisationsprinzip: die „panoptische Anstalt", in der nach dem Prinzip des Spinnennetzes von einem Kontrollzentrum aus durch einen Kontrolleur eine beinahe beliebige Zahl von Insassen überwacht werden kann — die präzise Gegeninstitution gegen die Institution des öffentlichen Sinn-suchenden gleichberechtigten Diskurses.

Zum Verständnis des Sinnes der Psychiatrie gehört es also *auch*, ihre Entstehung in dem beschriebenen Kontext zu sehen, als ein Spaltprodukt der damaligen Lösung der Krise, der „sozialen Frage". Denn die Irrenanstalten waren vor allem für die „armen Irren" da. Für die begüterten Irren gab es nach wie vor auch andere Möglichkeiten: Hauspflege, Hausärzte, Sanatorien oder das Statussymbol der Bäderreise („sentimental journey"); denn für sie gehörte es eher zum guten Ton, die „unvernünftigen" Anteile zu pflegen, an „Hypochondrie", „Hysterie" oder „english spleen" zu leiden oder — in den Begriffen von TH. WILLIS — „es an den Nerven zu haben".

Fordert also die Industriegesellschaft mit Hilfe der von ihr finanzierten Einrichtungen die optimale Kontrolle der für sie Unvernünftigen, eben auch der psychisch Kranken, so bringt die spezialisierte Unterbringung es auf der anderen Seite mit sich, daß die besonderen Bedürfnisse der einzelnen Gruppen besser sichtbar und befriedigt werden können. Die Irrenanstalten waren die Voraussetzung dafür, daß die in ihnen Tätigen durch den täglichen Umgang mit den Insassen erst die Psychiatrie als eigene Wissenschaft mit Theorie und therapeutischer Praxis entwickeln konnten. Denn forderten die *Wirtschaftsbürger* Kontrolle und soziale Ausgrenzung, so forderten die *Bildungsbürger* (beide sind ihrerseits Spaltprodukte des *unverkürzt* vernünftigen Bürgers der Aufklärung) humane Hilfe, Gerechtigkeit und Anpassung für die Unvernünftigen, gemäß dem Auftrag der Aufklärung, der Befreiung des Menschen zu sich selbst. Aber auch der Vernunftbegriff des psychiatrisch tätigen Bildungsbürgers bleibt nicht vollständig, sondern verwirklicht sich oft in zwei scheinbar kontroversen Stilbildungen: entweder über den *pädagogischen* Vernunftbegriff mit Distanzierung gegenüber dem anderen (Gefahr: pädagogischer Terror oder positivistisch-wissenschaftliche Objektivierung des anderen) oder über den *romantischen* Vernunftbegriff mit Annäherung an den anderen (Gefahr: folgenlose Identifizierung mit dem anderen in „machtgeschützter Innerlichkeit"). Für das praktische Engagement der frühen Psychiatrie war gerade diese mit der Industrialisierung zeitgleiche Protestbewegung der Romantik wesentlich, mit ihrer Entdeckung der „Biographie" (so K.P. MORITZs „Anton Reiser") und mit ihrer Faszination für die „Nachtseiten" (NOVALIS) des Menschen, d.h. gerade für seine *Un*vernünftigkeiten, die sich naturhaft der Einzwängung in berechenbare Vernunft widersetzen. Eine der zahlreichen Manifestierungen der romantischen Bewegung ist auch der an unmittelbarer Nächstenliebe orientierte Pietismus (z.B. Bethel), seinerseits ebenfalls ein Protest gegen die rationalistisch vereinseitigte Theologie. Dem Einfluß der

Romantik verdanken endlich auch die meisten Irrenanstalten die Lage auf dem Lande, fernab von der Hektik der Stadt, was sich zwar bis heute als Verschärfung der sozialen Isolation psychiatrischer Patienten auswirkt, was jedoch Symbol dafür sein sollte, daß nicht Herrschaft über die äußere und innere Natur, sondern Versöhnung mit der Natur das ursprüngliche Ziel der Aufklärung ist. Wie seit der „Dialektik der Aufklärung" (HORKHEIMER u. ADORNO, 1972) für uns provozierend unabweisbar, ist also die Romantik dasjenige Spaltprodukt des vollständigen Aufklärungsbegriffs, das von dem anderen, siegreichen, zweckrationalen Spaltprodukt immer wieder unterdrückt und oft genug in die Sackgasse des bloßen Irrationalismus gedrängt wird, das es aber für uns zu beerben gilt, wollen wir dem Auftrag der Gesamt-Aufklärung gerecht werden.

Das erste vollständige Modell der Psychiatrie als Institution und Wissenschaft (im Sinne KUHNS Paradigma) entstand zeitgleich mit der Industrialisierung in England. W. BATTIE schuf 1751 mit dem St. Luke's Hospital bewußt eine Gegeneinrichtung gegen das Vernunft-Reservoir Bedlam in London und faßte seine durch täglichen Umgang mit den Irren gesammelten wirklichen Erfahrungen 1758 in seiner Darstellung der Psychiatrie als Wissenschaft (BATTIE, 1758) in dem epochalen Satz zusammen: "Management did much more than medicine." Moralisch-pädagogische Beeinflussung der Lebensweise der Patienten schien wirksamer als die Vergabe von Medikamenten. Hierauf baute das „moral management" als Methode therapeutischer Praxis bei F. WILLIS und bei dem Quaker TUKE auf, später auch die No-Restraint-Bewegung von J. CONOLLY. – In Frankreich ist das erste psychiatrische Modell PH. PINEL zuzuschreiben. Auch hier ist der Kontext wesentlich: Aus den Pariser Unvernunft-Reservoirs Salpêtrière und Bicêtre waren nämlich schon alle anderen Gruppen befreit bzw. umverteilt worden, als PINEL 1793 die spektakuläre Befreiung der Irren von den Ketten vornahm. Daß die Irren allein übriggeblieben waren, hat seine Logik. Denn wenn die Vorausberechenbarkeit des Verhaltens höchster Wert der industriellen Vernunft ist, dann stellen die Irren das Gegenextrem dar, weshalb heute noch psychisch Kranken in Meinungsumfragen an erster Stelle die Eigenschaft „Unberechenbarkeit" zugeschrieben wird. 1801 publiziert PINEL seine Erfahrungen als psychiatrische Wissenschaft (PINEL, 1801): seine Definition für psychische Störungen heißt alienation, seine Methode minutiöser Symptombeobachtung entspricht bereits dem naturwissenschaftlichen Modell der Medizin, seine Methode des „traitment moral" wird entsprechend dem Ausgang der Französischen Revolution so gewendet, daß die therapeutische Aufmerksamkeit vor allem auf die sorgfältige Kanalisierung der Freiheit zu richten ist, so sein Schüler ESQUIROL. – In Deutschland ist im Zusammenhang mit der Verzögerung der industriellen und bürgerlichen Revolution bzw. der Nation- und Gesellschaftsbildung die langdauernde Trennung zwischen psychiatrischer Theorie und Praxis bezeichnend. Die praktisch Tätigen schreiben wenig und die bücherschreibenden Psychiater haben kaum eigene Erfahrung. Daher kann man erst W. GRIESINGERS Erfahrung und Lehrbuch von 1845 (GRIESINGER, 1845) Paradigma-Bedeutung zusprechen. Die Vollständigkeit seiner Wahrnehmung der subjektiven und objektiven, der idealistischen und materialistischen, der seelischen, körperlichen und sozialen Aspekte des Problembereichs Psychiatrie sowie seine reflexive Selbstkritik der bisherigen Anstaltspraxis lassen sein Werk als eines erscheinen, daß nicht nur dem Aufgaben-, Grenz- und Bestands-Verständnis, sondern auch dem Sinn-Verständnis der Psychiatrie gerecht wird. GRIESINGER ist nach seiner Denkstruktur durchaus dem zeitgleichen K. MARX zu vergleichen (DÖRNER, 1975a, S. 315–335). Seiner Sicht entsprach bereits die Forderung nach Gemeindepsychiatrie (kleine dezentralisierte „Stadtasyle", kurzer stationärer Aufenthalt, Berücksichtigung der Familie, Erhalt der sozialen Beziehungen, ambulante Therapie „vor Ort"), eine Forderung, die z.B. in der BRD erst heute nach über 100 Jahren in der Psychiatrie-Enquête als verallgemeinerungsfähiges Interesse gesehen werden kann.

Dieser Vorgriff gibt Anlaß, noch einmal die Realität der Anstaltspraxis unter dem Aufklärungsaspekt des intersubjektiven, Sinn-suchenden Diskurses zu sehen. Durchaus kommen hier Bürger-Psychiater und „arme Irre", Vernunft und Unvernunft, in täglichen Umgang und ins Gespräch. Doch besteht die Gefahr, daß die Sinnsuche immer schon vorentschieden ist, daß die ersteren den Sinn für die letzteren suchen und finden. Denn die Psychiater bestimmen die Sprache der Anstalt und legen fest, wieviel Offenheit oder Abwehr sie erlaubt. Sie spielen gewissermaßen mit Platzvorteil. Umgangssprachlicher Austausch ist erschwert und eher noch zwischen Pflegepersonal und Patienten möglich, was aber entwertet wird. Die, von denen schon feststeht, daß sie „irren", können ihren Sinn und ihre Wahrheit kaum bei sich selbst suchen und finden.

Anfangs – also in der moralisch-pädagogischen Ära – gab es für einen solchen Diskurs noch Chancen, als nämlich die in den Anstalten Tätigen den verschiedensten Berufen angehören konnten und als auch noch Offenheit bestand, ob die Psychiatrie als Wissenschaft der Medizin oder der Philosophie (woraus sich z.B. auch Psychologie, Pädagogik und Soziologie bildeten) zuzuordnen sei. Während des ganzen *19. Jahrhunderts* werden jedoch diejenigen Kräfte stärker, die etwa um 1900 ihr Ziel vorläufig erreicht haben: die Anerkennung der Psychiatrie als medizinische Wissenschaft, was von allen europäischen Psychiatern – zeitgemäß für die jeweilige Nation – als patriotischer Sieg gefeiert wird. Einige Gründe für diese Entwicklung zur Medizin: 1. Im 19. Jh. finden in der Medizin die größten Fortschritte statt, vor allem bezüglich der Erforschung körperlicher Krankheitsursachen; körpermedizinische Erklärungsmodelle haben also eine größere Überzeugungskraft. 2. Liberal-humane Fortschrittlichkeit ist im 19. Jh. meist mit einem naturwissenschaftlich-antiphilosophischen Denkmuster kombiniert („Herrschaft über die äußere und innere Natur"), weshalb die Ersetzung des „Philosophikums" durch das „Physikum" für Medizinstudenten zu einer Revolutionsforderung von 1848 werden konnte. 3. Daher konnte es als humane Aufklärungsidee gelten, seelische Störungen als Körperkrankheit zu erklären: die Patienten wurden so von den „Vorurteilen" religiöser oder moralischer Schuld entlastet und befreit, konnten sich „wertneutral" wie andere Kranke fühlen und wurden so freilich auch vom Sinn ihres Zustandes befreit! 4. Der größte psychiatrische Erkenntnisfortschritt des 19. Jh. war die kausale Rückführung der Progressiven Paralyse auf die Lues bzw. Spirochäten-Infektion; dies mußte die Psychiater um so mehr faszinieren, als damals bis zur Hälfte der Anstaltspatienten an diesem fast alle psychiatrischen Syndrome imitierenden Leiden litten, und sie dazu verführen, auch für alle anderen seelischen Störungen hirnorganische Ursachen mit aller Hartnäckigkeit zu suchen.

Und 5. der Professionalisierungsprozeß: durch die institutionelle Ausdehnung der Psychiatrie war inzwischen ein ganzer Berufsstand entstanden, der mit einem legitimen berufspolitischen Interesse gesellschaftliches Prestige (statt spöttischer Identifizierung mit den Unvernünftigen!), angemessene Bezahlung und akademische Statusvorteile sich zu erkämpfen suchte. Auch dafür war der Anschluß an die damals erfolgreichste Institution Medizin am günstigsten. GRIESINGERS Parole „Geisteskrankheiten sind Gehirnkrankheiten" ist also mehrfach begründet.

Diese Anpassung (oder wie die Körpermedizin die Psychiatrie insgeheim gern belächelt: Überanpassung) an das medizinische Modell ist jedoch erst vollständig zu verstehen, wenn man einen in der leicht ideologischen Auseinandersetzung meist vergessenen Kontext-Umstand berücksichtigt: In jedem medizinischen Lehrbuch bis etwa 1800 ist nachzulesen, daß die Medizin bis dahin den Patienten auch als handelndes Subjekt sah, Krankheit auch einen Sinn haben konnte, mit Selbstverständlichkeit bei jeder Krankheit nach körperlichen, seelischen und sozialen Ursachen gesucht wurde und daß medizinisches Handeln der philosophischen Disziplin der Selbstreflexion (wahrheitsfähige Praxis) verpflichtet war. Diejenige Medizin, der die Psychiatrie im 19. Jh. nacheiferte, war jedoch nicht nur naturwissenschaftlich auf den Körperaspekt, geblendet vom eigenen Erfolg, eingeengt, sondern hatte sich auch positivistisch von jedem reflexiven Sinnbezug befreit. Während die Integration in die *vollständige* Medizin seine Legitimation gehabt hätte, wirkte sich die blinde Imitation der so *reduzierten* Medizin zwar berufspolitisch erfolgreich, aber für den Sinn psychiatrischen Handelns und für die Situation der Irren fatal aus.

Diese hießen jetzt zwar „Kranke", hatten aber wenig davon, da die Entdeckung der körperlichen Ursachen bis heute immer wieder zum Versprechen für kommende Generationen gemacht wird (erkenntnistheoretisch eine metaphysische Form der Gewißheit). Entsprechend ändern sich Umgang und therapeutische Haltung ihnen gegenüber. Es bleibt ein objektivierend-kontrollierendes Interesse an ihnen: diagnostisch, klassifikatorisch, objektiv-psychopathologisch, an ihren Leichen hirnpathologisch. Es entsteht eine Ontologie von Krankheitseinheiten. Da sie als körperkrank gelten, werden sie vermehrt in Betten behandelt, was sie zusätzlich abhängig macht und hospitalisiert, ohne daß ihnen bis heute die volle rechtliche Gleichstellung mit Körperkranken zuteil wird. An die Stelle der therapeutischen Begeisterung der moralisch-pädagogischen Ära tritt „therapeutischer Nihilismus". Die Aufenthaltsdauer in den meisten europäischen Anstalten steigt Ende des 19. Jh. rapide an. Je mehr Wechselseitigkeit und Reflexivität der Beziehung, des Handelns und Sprechens dem positivistischen Standpunkt der Vernunft als sinnlos und unmöglich erscheinen, desto mehr reduziert sich der Sinn der Psychiatrie auf Einordnen und Aufbewahren. Das instrumentell-vernünftige Selbstverbot intersubjektiven Handelns und Sprechens macht aber ideologieanfällig und verführt dazu, die als unbefriedigend empfundene Sinnleere mit Wertungen anderen Ursprungs zu erklären, aufzufüllen oder zu verschleiern. Solche meist kulturpessimistischen Sichtweisen lagen in der Imperialismus-Ära der Wende zum 20. Jahrhundert (Nationalismus, Abwehr der erstarkenden Arbeiterklasse, expansive Erschließung der Kolonialmärkte, beginnender Monopolkapitalismus) auch gesamtgesellschaftlich bereit.

Soziale Verantwortung artikulierten Psychiater um 1900 häufig so: Wenn man schon therapeutisch nichts tun könne, sei es schon ein Verdienst, möglichst viele Geisteskranke während des fortpflanzungsfähigen Alters in den Anstalten zu bewahren, um sie an der Zeugung kranker Nachkommen zu hindern. MOREL entwickelt die Degenerationstheorie, MÖBIUS macht daraus das Endogenitätskonzept. LOMBROSO erfindet den „geborenen Verbrecher", KOCH den Psychopathen als „moralisch Schwachsinnigen". Die wichtige Entdeckung der Erblichkeitsregeln verführt Psychiater, Psychosen zu Erbkrankheiten zu reduzieren. Aus der Beobachtung kultureller Unterschiede werden gelegentlich rassistische oder antisemitische Theorien. HOCHE und BINDING fordern als extreme Zuspitzung instrumenteller Verwertungs-Vernunft die Befreiung von unnützen „Ballastexistenzen", d.h. „die Vernichtung lebensunwerten Lebens". Dieses Motiv, das subjektiv ehrliche Leiden an der eigenen therapeutischen Ohnmacht bei einem dezisionistischen Willen zur Therapie „um jeden Preis", sowie der Kontext des Nationalsozialismus führten nicht wenige Psychiater zu einer ersatzweisen „gesellschaftstherapeutischen" Haltung: sie beteiligten sich an den Tötungsaktionen im Dritten Reich (DÖRNER, 1975c).

Was gleichwohl die objektivierende Methode der Fall- und Verlaufsbeobachtung vermag, wenn man die asketische Redlichkeit aufbringt, sich nur auf sie — gleichsam als Selbstzweck — zu beschränken, zeigt das epochale Werk E. KRAEPELINS. Die von ihm in mühseliger und immer wieder korrigierter Kleinarbeit entwickelten diagnostisch-nosologischen Grundbegriffe gelten nun seit 70 Jahren und zwar weltweit: in der Sowjetunion ebenso wie in Europa, in den USA und in der internationalen Klassifikation der WHO, — ein wissenschaftshistorisch ziemlich einmaliger Vorgang, wenn man bedenkt, wie schnell die Grundbegriffe etwa der Physik sich wandeln. Dies ist in mehrfacher Hinsicht ein Indikator: 1. für das Maß an Wahrheit, das KRAEPELIN unter *seinem* Aspekt an der psychiatrischen Wirklichkeit hat wahrnehmen können; 2. für das Ausmaß des Bedürfnisses nach Schutz gegen Intersubjektivität Psychiater–Patient; und 3. für den erstaunlichen Mangel an wissenschaftlich offenem, Sinn-suchendem Diskurs, an Intersubjektivität Psychiater–Psychiater.

Das *20. Jahrhundert* zeigt unter der von uns gewählten gesellschaftstheoretischen Sichtweise der kritischen Theorie für die Psychiatrie das folgende Muster: Fortbestehen der alltagsbeherrschenden Verfestigungen des 19. Jahrhundert bei langsam, aber ständig zunehmender intersubjektiv-diskursiver Auflösung dieser Verfestigungen und gleichzeitiger Tendenz technologischer Neu-Verfestigung. Die Auflösung betrifft 1. Rückkehr der Psychiatrie zu einem vollständigeren Vernunft- und Wahrnehmungsbegriff; 2. Wieder-Ausweitung des positivistisch Sinn-entleerten Medizin-Verständnisses; und vor allem 3. die geradezu epochal zu nennende Umkehr der immerhin 250 Jahre herrschenden Ausgrenzungsbestrebung der psychisch Kranken und ihrer Unvernunft zugunsten einer räumlichen, zeitlichen und alltagssprachlichen Wiederannäherung von Vernunft und Unvernunft. Die Frage nach dem gesamtgesellschaftlichen Sinn dieser Tendenzwende ist für uns, die wir aktuelle Mitspieler in diesem Prozeß sind, noch kaum zu beantworten. Hypothesen sind dazu: 1. Das Leiden und Elend in den entwickelten Gesellschaften ist heute weniger sozioökonomisch und ungleich, sondern mehr seelisch und verallgemeinerungsfähiger und erlaubt eher Näherung, Identifizierung und Solidarisierung. 2. Die Mechanismen der Kontrolle von Unvernunft und Abweichung sind heute sublimer und bedürfen weniger brutal-mechanischer physisch-räumlicher Ausgrenzung, sondern können sich mit psychisch oder chemisch manipulativen Mitteln begnügen. Oder 3. das bisher herrschende Gesetz prinzipiell grenzenlos-expansiven quantitativ-instrumentellen Wachstums der Wirtschaft kommt an ihr Ende; damit müssen sich auch die Vorstellungen über Vernunft ändern, also auch die Normen über den Wert, die Brauchbarkeit oder die Gemeingefährlichkeit eines Menschen.

Was sind die Indikatoren für die behauptete Wende der Psychiatrie zum unverkürzten Vernunftbegriff der Aufklärung? Hier können nur Stichworte gegeben werden. Angefangen hat der Dialog zwischen Vernunft und Unvernunft — und zwar wechselseitig, wenn auch noch in „machtgeschützter Innerlichkeit" — wohl mit der Psychoanalyse. Therapeut und Patient unterscheiden jetzt beide zwischen eigener Vernunft und Unvernunft. Mit Recht hat die positivistische Psychiatrie dies als Bedrohung empfunden und es die Psychoanalytiker — teils bis heute — büßen lassen, dabei nicht einmal die strukturelle Ähnlichkeit beider Ansätze wahrgenommen. Ein weitergehender Schritt ist die Psychosomatik; denn ihr Sinn ist die Wiederentdeckung der z.Z. der Aufklärung als averbal-verallgemeinerungsfähig wichtigen „Organsprache"; vgl. zu den Beziehungen zwischen demokratischer Öffentlichkeit, common sense, sensus communis, Gemeinsinn, vegetativem Nervensystem GADAMER (1965); zugleich ermöglicht die Psychosomatik eine Wahrnehmungs- und Sinn-Öffnung der selbst-verengten Körpermedizin selbst.

Mit der Phänomenologie beginnt die Psychiatrie zeitgleich, sich wieder philosophisch zu begründen. Sie lernt wieder, nach einem verallgemeinerungsfähigen Sinn zu fragen, entdeckt die Ich-Du- oder Subjekt-Subjekt-Beziehung, die alltagssprachliche Welt, den reflexiven Diskurs. Das beginnt mit JASPERS' noch-objektivierender Psychopathologie, geht über Existentialontologie und symbolischem Interaktionismus zur Daseinsanalyse, zur anthropologischen Medizin sowie zur zeitgenössischen Kommunikationstheorie. Die Psychiatrie kann wieder die lange unerlaubte Frage stellen: „Was ist meine, deine, die Wahrheit?"

Von der philosophischen Offenheit ist die Wiederentdeckung der sozialen Wahrnehmung und der gesellschaftstheoretischen, soziologischen oder sozialpsychiatrischen Reflexion nicht unabhängig, was meist vergessen wird, zumal die Soziologie denselben „Positivismusstreit" (ADORNO et al., 1969) auszudiskutieren hatte wie die Psychiatrie. Es ist daher kein Zufall, daß z.B. in der BRD fast alle wichtigen Sozialpsychiater als Daseinsanalytiker angefangen haben, so KULENKAMPFF, BOSCH, KISKER, HÄFNER, WULFF. Ebenso hat es einen Sinn, daß die philosophischen Fächer, von denen die Revolutionäre von 1848 die Medizin befreien wollten, jetzt als Psychologie, Soziologie (und Pädagogik) in die Medizin- und Pflegeausbildung wieder Eingang gefunden haben, nicht zuletzt als Forderung der Studentenbewegung von 1967. Zur sozialen Wahrnehmungsausweitung der Psychiatrie gehört einerseits die offene diskursive Reflexion des eigenen (diagnostischen und therapeutischen) Sprechens und Handelns sowie die Sinnsuche der eigenen Tätigkeit, die sich aus der Situation derer, um die es geht, legitimiert. Zum anderen gehört hierher all das, was mit „Gemeindepsychiatrie" (PÖRKSEN, 1974) vielleicht noch am schlichtesten ausgedrückt ist, d.h. alles was mit der Rückverlagerung des wechselseitigen Diskurses Vernunft-Unvernunft an den Ort seiner Entstehung zusammenhängt. Dies beginnt, was auch meist nicht bedacht wird, mit den ersten psychiatrischen Einrichtungen auf Gemeinde- und Ambulanzebene, also mit der Institution des niedergelassenen Nervenarztes und des Psychiatrischen Dienstes am kommunalen Gesundheitsamt. Hier ist weiter alles zu erwähnen, was zur Verkürzung der Aufenthaltszeiten in Psychiatrischen Krankenhäusern beiträgt: Arbeits-, Beschäftigungs- und Milieutherapie, Dezentralisierung und Verkleinerung der stationären Einrichtungen, teilstationäre Einheiten sowie vorgeschaltete präventive (Krisenintervention z.B.) und nachsorgende rehabilitative Dienste, soweit sie gemeindenah lokalisiert sind. Die Umkehrung der Ausgrenzung der Unvernunft ist freilich erst da hinreichend verwirklicht, wo der wechselseitige Diskurs zwischen Vernunft und Unvernunft am Ort seines wirklichen alltäglichen Geschehens auch ausgetragen wird. Hierzu gehören Familien- und Partnertherapie, mobile Dienste, Selbsthilfegruppen, Patienten- oder besser Gemeinde-Clubs, Wohngruppen sowie jede Form diskursiver Gemeinde-Öffentlichkeit für präventives Miteinandersprechen und -handeln, sofern — und das ist die Grenze — Prävention lebensweltliche Erfahrung ermöglicht und begleitet, nicht aber vorbeugt und verhindert.

Ein besonders wichtiger Indikator besteht darin, daß durch die psychische, soziale und philosophische Ausweitung der psychiatrischen Wahrnehmung und Diskussion der Anspruch ihres körpermedizinischen Anteils sich zwar verkleinert, aber gleichsam gesundgeschrumpft hat. Frei von positivistischer Einengung und ideologischer Überdetermination der Jahrhundertwende ist die biologische und pharmakologische Psychiatrie erfolgreicher als je zuvor. So konnte und kann sie einen entscheidenden Beitrag leisten zur Ausgrenzungsumkehr und zur Gemeindepsychiatrie — gleichsinnig mit den anderen psychiatrischen Intentionen.

Voraussetzung und Folge dieser Entwicklung der Psychiatrie zugleich ist es, daß der zentrale Ort des Sinn-suchenden, öffentlichen, wechselseitigen, verallgemeinerungsfähigen und herrschaftsfreien Diskurses *das berufsübergreifende Team* ist. Nur hier kann Vollständigkeit des Sinnes und der Vernunft psychiatrischen Tätigseins immer wieder neu hergestellt werden, im Gespräch zwischen Krankenschwester, Sozialarbeiter, Arzt, Psychologe und Werktherapeut. Sie konstituieren *gemeinsam* Psychiatrie. Indem die „Deutsche Gesellschaft für Soziale Psychiatrie" (DGSP) ein freier Zusammenschluß *aller* psychiatrisch Tätigen ist, unternimmt sie den Versuch, Forum im Sinne der Aufklärung zu sein, um den beschriebenen vollständigen Diskurs, jenseits berufspolitischer und sonstiger Sonderinteressen, über den Sinn der Psychiatrie auf dem Prinzip des berufsübergreifenden Teams auf Dauer zu stellen und auch gesellschaftlich öffentlich zu machen — freilich zunächst einmal die dafür erforderliche gemeinsame Sprache zu finden.

Es versteht sich, daß mit den Chancen der Wiedereröffnung der Sinnfrage in der Psychiatrie sich auch die Chancen einer neuen Verfestigung vermehren. Denn etwa für die Anwendung von Zwang in der Psychiatrie wächst bei zunehmendem Entscheidungsspielraum nicht nur das Legitimationsproblem, sondern auch das Kausalitäts-, Sicherheits- und Kontrollbedürfnis. Verfestigungen können als psychologischer, soziologischer oder biologischer Reduktionismus

(Schema der „nichts als ..."-Aussage) auftreten und als Entlastung empfunden werden. Moderner sind jedoch technologische Komplexitätsreduktionen, so wenn 1. im „multikonditionalen Ansatz" subjektives Handeln mit der Summe seiner Bedingungen wegrelativiert wird, wenn 2. versorgungstechnologisch für jede Art seelischen Leidens ein eigenes System lückenlos ineinandergreifender Versorgungseinrichtungen installiert wird (z.T. in der Psychiatrie-Enquête), was Therapeuten und Patienten den Selbsthilfe-Ansatz austreibt, oder wenn 3. psychiatrisches Handeln sich vom technisch Machbaren her bestimmen lassen möchte. Auf einige der damit zusammenhängenden Fragen werden wir an späterer Stelle dieses Beitrages zu sprechen kommen.

Diese Darstellung des Sinns der Psychiatrie mit Hilfe der kritischen Theorie ist bezüglich der Diskussion unterschiedlicher gesellschaftstheoretischer Grundlagen und Methoden nur *eine* unter mehreren Möglichkeiten, welche jeweils andere Aspekte der Psychiatrie stärker bzw. schwächer sichtbar machen können.

II. Marxistische Gesellschaftstheorie

So ist z.B. die Untersuchung von GÜSE und SCHMACKE „Psychiatrie zwischen bürgerlicher Revolution und Faschismus" (GÜSE u. SCHMACKE, 1976) eindeutiger der *marxistischen Gesellschaftstheorie* verpflichtet. Historisch gesehen, ist die Arbeit eine Fortsetzung von „Bürger und Irre", d.h. sie beginnt mit der Position GRIESINGERS, interpretiert sie als materialistisches, liberales und fortschrittliches Paradigma, entlarvt dagegen KRAEPELINS Konzept als ideologisch und exemplifiziert die ideologische Funktion der Psychiatrie für den Bestand des herrschenden Gesellschaftssystems und zum Nachteil der psychisch Leidenden am Beispiel der forensischen Psychiatrie und der politischen Indienstnahme der Psychiatrie durch den Nationalsozialismus. Die Analyse beschränkt sich auf die Psychiatrie als Wissenschaft in Abhängigkeit von der gesellschaftlichen Entwicklung und bezieht sich weniger auf die Psychiatrie als Institution. Die Wahl des marxistischen Ansatzes hat den Vorteil, daß die Funktion der Psychiatrie in der Geschichte als der Geschichte von Klassenkämpfen schärfer wahrgenommen wird. Diese Sicht kann zudem als feststehendes Kriterium für die Anwendung der Methode einer konsequenten Ideologiekritik benutzt werden, zumal — gemessen an diesem Kriterium — GRIESINGER als positiv gesetzt wird und Abweichungen davon als ideologisch entlarvt werden. Nachteilig wirkt es sich m.E. aus, daß die an sich notwendige Aktualisierung des marxistischen Ansatzes mit Hilfe der wichtigsten Psychiatrie-Theoretiker *der DDR*, A. THOM (1971, 1973) und K. WEISE (vgl. THOM, 1971, 1973) gewonnen wird. Die marxistische Theorie dieser Autoren ist in doppelter Weise materialistisch: a) Die Psychiatrie ist zu analysieren als abhängig vom objektiven ökonomisch-materialistischen Produktionsprozeß (historischer Materialismus) und b) die subjektiven, normalen wie gestörten psychischen Prozesse sind zu analysieren als abhängig von der objektiven materiellen Basis des zentralen Nervensystems (dialektischer Materialismus). Vgl. hierzu auch die neueren Ergebnisse von THOM, WEISE und Mitarb. (BACH et al., 1976). GÜSE und SCHMACKE (1976) sind daher auch nach ihrem eigenen Ansatz inkonsequent, wenn sie diesen ohnehin als external oder partiell zumindest zu befragenden THOM/WEISE-Ansatz nicht auf seine Abhängigkeit von den materiellen bzw. gesellschaftlichen Bedingungen der DDR beziehen. So kommt der Ansatz in Gefahr, doppelt external zu werden, nämlich auch für die gesellschaftliche Wirklichkeit der BRD. Dies aber zieht die einigermaßen absurde Folgerung nach sich, daß eine patientenorientierte Psychiatrie als Praxis in der BRD nicht möglich sei. So wird auch E. WULFF resignierend von GÜSE und SCHMACKE zitiert: „Hauptaufgabe (der kritischen Sozialpsychiatrie) wird die Ideologiekritik psychiatrischer Lehrgebäude und Institutionen und darüber hinaus des kapitalistischen Systems bleiben" (GÜSE u. SCHMACKE, 1976, S. 33). Eben diese nun schon eher dogmatisch selbstverordnete Beschränkung wirkt sich bei GÜSE und SCHMACKE aus. Ihre Ideologiekritik der Psychiatrie ist zwar empirisch gut fundiert und eine notwendige Voraussetzung für ein offenes Nachdenken über den Sinn der Psychiatrie. Sie rehabilitieren auch die naturwissenschaftliche Tradition der Psychiatrie gegenüber subjektivistischen Angriffen und legitimieren eine Möglichkeit der Definition der Psychiatrie als medizinische Wissenschaft. Aber über die Ideologiekritik kommen sie mit diesem Ansatz eben auch nicht hinaus, wobei ihr Materialismusbegriff oft in Gefahr gerät, objektivistisch und damit positivistisch und undialektisch sich zu verfestigen, sich so seiner eigenen Chancen beraubend. Daher wird psychiatrisches Denken, das von handelnden Subjekten ausgeht, vorschnell von GÜSE und SCHMACKE als romantisch, mystisch, magisch oder irrational abgetan, was auf den eingeengten Rationalitäts- oder Vernunftbegriff verweist. Ähnlich bleibt das Selbstverständnis psychiatrischer Tätigkeit oft zu wenig berücksichtigt. Und aus demselben Grund verwechseln GÜSE und SCHMACKE die Frage nach dem *Sinn* der Psychiatrie leicht mit der Frage nach ihrer gesellschaftlichen *Funktion* bzw. sie beschränken sich auf die letztere Frage, für deren Beantwortung sie — wie gesagt — ungemein wichtige Arbeit leisten.

Nahezu dasselbe gilt für die Untersuchung des Historikers E. KÖHLER „Arme und Irre, die Fürsorgepolitik des Bürgertums" (1977): Mit demselben Ansatz einer marxistischen Gesellschaftstheorie, die gleichermaßen sich der Gefahr einer ökonomistischen Selbsteinengung aussetzt, analysiert KÖHLER das Armenwesen des 19. Jh. im allgemeinen, das Irrenwesen im besonderen. Dabei behält nichts — weder der Staat noch die Psychiatrie als Wissenschaft und Institution — seinen Eigen-*Sinn* oder seine Legitimation durch die Aufklärung. Vielmehr wird all dies nur in seiner *Funktion* für die Entfaltung des kapitalistischen Produktionsprozesses wahrgenommen. Inhaltlich wird die These aus „Bürger und Irre" vom Zusammenhang der Entstehung der Psychiatrie mit der Lage der *armen* Irren und mit der Lösung der „sozialen Frage" von KÖHLER wesentlich schärfer formuliert und empirisch besser fundiert. Methodisch liefert KÖHLER, von seiner Sicht her verständlich, die schärfste bisher vorliegende Kritik am gesellschaftstheoretischen Ansatz der kritischen Theorie von „Bürger und Irre"; er sieht hier — von den Formulierungen abgesehen nicht unzutreffend — einen „Eklektizismus, der Idealismus und Materialismus, Apologetik und Kritik, Wissenschaftsgläubigkeit und Entlarvung der bürgerlichen Wissenschaft zu versöhnen sucht".

In Betracht der vorgenannten Ansätze ist folgender methodologischer Hinweis angezeigt: Gesellschaftliches Kontext-Verständnis (Bedingungen, Abhängigkeiten, Funktionen der Psychiatrie) ist ein integraler Teil des Selbst-Verständnisses (Sinn der Psychiatrie), aber nicht schon es selbst; daher muß der Vernunftbegriff des zu wählenden gesellschaftstheoretischen Ansatzes vollständig genug sein, um die Spannung aufrechtzuerhalten zwischen dem Verstehen der Psychiatrie aus sich selbst *und* aus ihrem Kontext. In diesem Sinne scheint die kritische Theorie vollständiger zu sein als der marxistische Ansatz, solange dieser sich die Annahme der Möglichkeit selbständig und vernunftorientiert handelnder Subjekte derart objektivistisch verbietet und damit MARX kaum noch gerecht wird, dem man eher den Eklektizismus der Versöhnung von Idealismus und Materialismus und damit die Bemühung um Wahrnehmungsvollständigkeit nachsagen könnte. Gleichwohl kann die kritische Theorie vergleichsweise leichter in die Gefahr kommen, die Kontextabhängigkeit zu unterschätzen.

III. Strukturalismus

Der Gesellschaftstheorie des *Strukturalismus* ist M. FOUCAULTS ,,Wahnsinn und Gesellschaft" (1969) verpflichtet. Der Ansatz ist vor allem aus der ethnologischen und anthropologischen Forschung von C. LEVI-STRAUSS entwickelt worden. Der strukturalistischen Methode geht es — grob gesagt — darum, alle Elemente eines Zusammenhangs durch Beobachtung bzw. durch Identifizierung mit dem Beobachteten für sich selbst zu bestimmen und sie auf das Ganze zu beziehen. Damit und danach geht es darum, die Struktur des Realen, der jeweiligen Wirklichkeit zu erfassen. Dies gelingt dadurch, daß man alles Gelebte, Alltägliche, Historische, Subjektive, alle Handlungen von Individuen ausschaltet, den Sinn von etwas als bloßen Oberflächeneffekt durchdringt und von der gesprochenen Sprache auf die Grammatik und Syntax der Sprache durchstößt. Was als Konstantes übrigbleibt, ist die Struktur der Wirklichkeit, das Organisationsprinzip des Systems. Die verbalen oder praktischen Beziehungen zwischen Menschen sind nur das Rohmaterial für die Entdeckung des darunterliegenden Code. Daher vergleichen die Strukturalisten ihre Methode auch mit der Archäologie oder sprechen von einer Übertragung der Psychoanalyse auf die Humanwissenschaften.

So will FOUCAULT ,,jenen Punkt Null der Geschichte des Wahnsinns wiederzufinden versuchen, an dem der Wahnsinn noch undifferenzierte Erfahrung, noch nicht durch eine Trennung gespaltene Erfahrung ist" (FOUCAULT, 1969, S. 7). Er bemüht sich, zu der Struktur des Diskurses Vernunft-Wahnsinn durchzustoßen, gegen das Reden das Schweigen, gegen die Fülle die Leere, gegen Leistung die Nicht-Leistung und gegen die Dialektik der Geschichte das Tragische der Strukturen zu denken. ,,Die Konstituierung des Wahnsinns als Geisteskrankheit am Ende des 18. Jh. trifft die Feststellung eines abgebrochenen Dialogs, gibt die Trennung als bereits vollzogen aus und läßt all die unvollkommenen Worte ohne feste Syntax, die ein wenig an Gestammel erinnerten und in denen sich der Austausch zwischen Wahnsinn und Vernunft vollzog, im Vergessen versinken. Die Sprache der Psychiatrie, die ein Monolog der Vernunft *über* den Wahnsinn ist, hat sich nur auf einem solchen Schweigen errichten können. Ich habe nicht versucht, die Geschichte dieser Sprache zu schreiben, vielmehr die Archäologie dieses Schweigens" (FOUCAULT, 1969, S. 8). Daher besteht für FOUCAULT der Sinn der Psychiatrie zugleich in der Befreiung und Entwaffnung des Wahnsinns. Der Monolog der Psychiatrie über die Unvernunft ersetzt die klassische binäre Struktur der Unvernunft (Wahrheit und Irrtum) durch eine neue anthropologische Struktur mit den drei Begriffen Mensch, Wahnsinn, Wahrheit. PINELS Asyl hat „dazu gedient, den Irren von der Unmenschlichkeit seiner Ketten zu befreien und den Menschen und seine Wahrheit mit dem Irren zu verketten. Von jenem Tage an hat der Mensch Zugang zu sich selbst als wahrem Wesen. Aber jenes wahre Wesen ist ihm nur in der Form der Alienation gegeben" (FOUCAULT, 1969, S. 550). Die Psychologie, als Beziehung des Menschen von sich und zu sich selbst und als Weg des Menschen zu seiner Wahrheit, ist für FOUCAULT als Ergebnis der Geschichte des Wahnsinns anzusehen, auch wenn die Psychologie dies gern leugnet, um sich so an der Verwiesenheit auf den Wahnsinn bzw. an den tragischen Strukturen vorbeizumogeln.

Daß FOUCAULTS Untersuchung die bisher wohl faszinierendste Darstellung der Psychiatrie ist, liegt an der strukturalistischen Methode oder — genauer — an der ethnologischen Methode der Identifizierung des Beobachters mit dem Beobachteten, hier also mit der Unvernunft des Wahnsinns. Gegenüber dem von FOUCAULT als positivistisch definierten Monolog der Psychiatrie werden auf diese Weise mögliche Strukturen eines Dialogs, eines Diskurses zwischen Vernunft und Unvernunft sichtbar. Voraussetzung ist das Finden einer *gemeinsamen* Sprache, die daher keine der bisher etablierten psychiatrischen Sprachen sein darf. Zweifellos ist dies eine Möglichkeit, sich einer Antwort auf die Frage nach dem Sinn der Psychiatrie zu nähern.

Andererseits ist der Preis für FOUCAULTS Einsicht hoch, z.T. unnötig hoch. Die Identifizierung mit dem Beobachteten erfolgt aus der schützenden Distanz eines Archäologen, der sich auch deshalb nicht selbst in seine eigene Untersuchung einbeziehen muß, weil der Strukturalismus keine Geschichte kennt, die von miteinander sprechenden und handelnden Subjekten gemacht wird, also auch keinen Anspruch aus der Geschichte, etwa aus der Aufklärung, der heute noch eine wahrheitsfähige Legitimationsbasis für Handeln sein könnte. Dies scheint mir die größte Schwäche des Strukturalismus gegenüber etwa der kritischen Theorie zu sein. Die Strukturen — und Systeme — scheinen sich selbst zu konstruieren oder werden gegen das konstruiert, was sich ereignet, und haben die Funktion, Zerfall aufzuhalten. Stets geht es um das Generalthema Bestand und Zerfall, so daß der Ansatz leicht als Integrationstheorie sich artikuliert, mit einem vorausgesetzten und unbegründeten Konsensus. Eine ausführliche kritische Würdigung des Strukturalismus in diesem Sinne gibt U. JAEGGI (1968); er verweist auch auf die z.T. enge Beziehung des Strukturalismus zur strukturell-funktionalen Analyse von PARSONS und MERTON (bes. JAEGGI, 1968, S. 106ff.). Gerade FOUCAULT expliziert den Strukturalismus mehrfach als Anti-Geschichte, Gegen-Wissenschaft oder als anti-humanistisch, etwa anläßlich der Psychiater-Philanthropie. Dennoch liegt dem Strukturalismus eine bestimmte Geschichtsmetaphysik zugrunde: So ist etwa für LEVI-STRAUSS die Geschichte ein einsinnig gerichteter Prozeß der Auflösung, Zersetzung, Desintegration der ursprünglichen Ordnung der Strukturen der archaischen oder primitiven Kulturen; Anthropologie könne man daher auch Entropologie nennen (JAEGGI, 1968, S. 124). Dies macht deutlich, daß der Strukturalismus Strukturübergänge kaum erklären, sie vielmehr nur aus der gerade beschriebenen fatalistischen Voreingenommenheit interpretieren kann, wobei das Ergebnis vorher schon feststeht. So gesehen, ist auch die Trennung von Vernunft und Wahnsinn für FOUCAULT nur einer von unzähligen Zersetzungs- und Desintegrationsprozessen. Dasselbe gilt für die von ihm mit dieser Trennung verbundene Entstehung der Subjektivität (FOUCAULT, 1969, S. 544)) und letztlich auch für die von ihm andernorts aufgestellte Behauptung, der Mensch sei eine ganz junge Problem-Konfiguration, die für Jahrtausende nicht existiert habe, sei ein „Riß in der Ordnung der Dinge" (FOUCAULT, 1966, S. 355).

Wenn auch für den Strukturalismus Sinn, Interaktion, Diskurs, subjektives Handeln und Geschichte nur Material für die Struktursuche sind, was als konsequente, aber verengte Sichtweise angesehen werden darf, so ist doch neben dem schon beschriebenen ein weiterer Nutzen für unsere Fragestellung festzuhalten: Die meisten Gesellschaftstheorien, vor allem die kritische Theorie, bedienen sich einer Ausformulierung der Interaktionstheorie. Auch dieser Ansatz bedeutet eine Verengung der Sichtweise. Und gerade an dieser Stelle können die Provokationen des Strukturalismus ein heilsames Korrektiv sein, z.B. hinsichtlich der den Handlungsspielraum begrenzenden anthropologischen Strukturen oder hinsichtlich der Eigenwirkung der Strukturen der Sprache oder der Institutionen. Z.B. hat G. BÖHME die Bedeutung FOUCAULTs für den Diskurs-Begriff der kritischen Theorie so herausgearbeitet: „Er denkt dem Diskurs entgegen, um ihn auf das Ungesagte hin zu durchdringen" (BÖHME, 1975, S. 236).

IV. Systemtheorie

Es gibt bisher keinen diskutablen Versuch, die Psychiatrie mit der gesellschaftstheoretischen Hilfe etwa der *strukturell-funktionalen Theorie* oder der *Systemtheorie* darzustellen, obwohl das möglich wäre. Wir wollen daher — zur Anregung — wenigstens einige Überlegungen in dieser Richtung anstellen. Wir wählen dazu, wegen des aktuellen Diskussionsbezuges, N. LUHMANNS Ausarbeitung der *Systemtheorie* (HABERMAS u. LUHMANN, 1976).

Ausgehend von der kybernetischen Systemtheorie definiert LUHMANN, „daß Systeme der Reduktion von Komplexität dienen, und zwar durch Stabilisierung einer Innen/Außen-Differenz". Alles, was über Systeme aussagbar ist, ist *funktional* analysierbar als Leistung der Komplexitätsreduktion. Soziale Systeme sind *sinnhaft* identifizierte Systeme; ihre Grenzen sind Sinngrenzen, die als Selektionshilfen fungieren. Sinnverwendende Systeme sind die Subjekte; sie sind sekundär, weil ihr Begriff den Sinnbegriff schon voraussetzt. Sinn bzw. sinnhafte Erlebnisverarbeitung funktionieren als Selektionsstrategie: Sie schaffen Einheit in der Fülle des Möglichen, halten aber den Verweis auf andere Möglichkeiten (neutralisierend, negierend, aber nicht vernichtend) aufrecht; d.h. sie ermöglichen Reduktion und Erhaltung von Komplexität zugleich. Alle Handlungssysteme sind dann funktional zu definieren „als Sinnbeziehungen zwischen Handlungen, die Komplexität reduzieren durch Stabilisierung einer Innen/Außen-Differenz"; Gesellschaft wäre ein Sonderfall solcher Systemleistung. Das Spezifische der Gesellschaft müßten dann letzte, grundlegende (=„ins Unbestimmbare und Voraussetzungslose gebaute") Komplexitätsreduktionsleistungen sein, die „darüber entscheiden, wie hohe Komplexität der Mensch aushalten, d.h. in sinnvolles Erleben und Handeln umsetzen kann". LUHMANN stellt nun fest, daß die früheren letzten Weltauslegungen nicht mehr gesamtgesellschaftlich institutionalisiert, sondern zwecks höherer Leistung — funktional spezifiziert — an einzelne Teilsysteme delegiert sind; so z.B. die Wahrheit (früher „unproblematische Alltagsangelegenheit der Gesamtgesellschaft") riskanterweise an die Wissenschaft; das Recht positiviert an das politische Teilsystem; und die Liebe an die „individuelle Passion" bzw. an die Familie. Gleichwohl sei Gesellschaft nicht nur Sprache, etwa der Hermeneutik zugewiesen. Vielmehr seien zumindest die Probleme der *Grenzsicherheit* und der *Evolution* nur gesamtgesellschaftlich zu denken und zu lösen.

Zum ersteren Problem führt LUHMANN aus, daß vermehrte funktionale Innendifferenzierung stärkere Ausdifferenzierung des Systems aus seiner Umwelt und damit feste Außengrenzen voraussetzt und daß mit steigender Differenzierung = Komplexität der Gesellschaft immer abstraktere Systemgrenzen als Selektionshilfen zu erwarten sind. Der Innenaspekt dieser Leistung muß in den heutigen, äußerst differenzierten Gesellschaften vor allem in „Ausgrenzung von unbestimmter und unbestimmbarer, also nicht manipulierbarer Komplexität" bestehen. Das bedeutet, daß die in allem Sinn enthaltene Verweisung auf andere Möglichkeiten dort abgeschnitten und verboten wird, wo sie die Selektionsstrategien der Gesellschaft sprengen würde, wo eine Möglichkeit als prinzipiell unerkennbar gilt (eine Erklärung der Entstehung des Positivismus, DÖRNER). Wo in älteren Gesellschaften unbestimmte Komplexität zum Erlebnishorizont der Menschen gehörte (Gott, Wunder, Glück, Natur), treten heute Weltauslegungen ein, die die Welt als reduzierbare Komplexität schematisieren: Hierzu gehört z.B. die Anerkennung *aller* Menschen als sinnkonstituierende Subjekte mit der Reduktionsform des Konsensus; die Kausalität schematisiert die Wirklichkeit als unendlichen Kontext von Ursache-Wirkung-Verbindungen, was in der binären Struktur des Schemas Gesetzmäßigkeiten und Werte als Reduktionsformen liefert; und die Zeit wird als prinzipiell offen nach der Zukunft hin schematisiert, woraus als Reduktionsformen Planung und Übernahme der Geschichte als Bindung der Zukunft entstehen. Mit der Ausgrenzung des Unbestimmbaren ändern sich auch die Formen der Angstbewältigung, die moralische Qualität der Gesellschaft und der Stil, in dem Institutionen und Freiheit ethisch aufeinander bezogen sind. Bei hoher Komplexität versagt die moralische Gewißheit guten Handelns als Angstdämpfung; sie wird durch Sicherheit als Schutz vor den Selektionen anderer ersetzt.

Die Annahme der Gesellschaft als System ist für LUHMANN aber auch notwendig, um *Evolution* denken zu können. Als vom Bestand und Überleben eines Systems unabhängiges systemtheoretisches Fortschrittskriterium schlägt er die mit der menschlichen Entwicklung zunehmende Komplexität der Gesellschaft vor. Folgerungen: Komplexere (= fortgeschrittenere) Gesellschaften müssen 1. konkrete durch abstraktere Sinnstrukturen ersetzen, die nicht mehr unmittelbar ansprechen, dafür ein höheres Potential an Alternativen haben; 2. die Zuverlässigkeit der Verhaltenserwartungen mehr durch Rollen als durch Personen gewährleisten, während die Person als Individuum nur in begrenzten Funktionsbereichen institutionalisiert wird; 3. ihren Teilsystemen hohe Beliebigkeiten einräumen (z.B. Wahrheit, Recht, Liebe), was wegen Entlassung aus der gesamtgesellschaftlichen Kontrolle ein hohes strukturelles Risiko für die Gesellschaft bedeutet; und 4. hohe funktionale Differenzierung, d.h. zugleich mehr Abhängigkeiten und mehr Unabhängigkeiten im Verhältnis ihrer Teilsysteme vorsehen, was „im einzelnen sehr hohe Verhaltensanforderungen", etwa für die Trennschärfe der Wahrnehmung von Systemgrenzen und sozialen Prozessen, zur Folge hat.

Die Anwendbarkeit der Systemtheorie LUHMANNs auf unsere Frage nach dem Sinn der Psychiatrie liegt auf der Hand. Ich gebe nur einige Beispiele. Daß die Psychiatrie u.a. zwecks „Ausgrenzung von unbestimmter und unbestimmbarer, also nicht-manipulierbarer Komplexität" da ist oder zumindest entstanden ist, ist eine sinnerhellende Formulierung, hier von eher konservativer Seite. Die Entstehung der Psychiatrie als Teil der ihr synchronen Sozial- und Wissenschaftssysteme bezeichnet in der Tat den Zeitpunkt, in dem auf Grund steigender Komplexität (industrielle und bürgerliche Revolution) *unbestimmte Komplexität*, nicht-manipulierbares, -vorausberechenbares oder -kalkulierbares Handeln aus den Sinn-Möglichkeiten sozialen Handelns auszugrenzen war, weil die verfügbaren Selektionsstrategien sprengend. So dient die Psychiatrie der Grenzsicherung und dem Bestand des Systems. Ihr Sinn ist Reduktion *und* Erhalt von Komplexität. Sie erhält die von der Gesellschaft gewünschte *bestimmte Komplexität* (instrumentelle Vernunft!); sie reduziert die unbestimmte Komplexität, d.h. sie entlastet von unbestimmten, nicht-manipulierbaren Sinn-Möglichkeiten, das Gesellschaftssystem von psychisch Kranken, das individuelle System von psychischen Störungen. In anderen Begriffen: Der zuvor alltagssprachliche Diskurs zwischen Vernunft und Unvernunft wird aus der gesamtgesellschaftlichen Weltauslegung entlassen und dem Teilsystem Psychiatrie (riskanterweise!) überlassen. Dabei wird der Psychiatrie als Wissenschaftssystem auch noch die Wahrheit über diesen Diskurs überantwortet. Daneben wird die Psychiatrie als Institution, als Handlungssystem auf andere Weise Teil der gesellschaftlichen Selektionsstrategie. Nicht nur, daß sie die unbestimmten Anteile der Sinn-Verweise (Unvernunft) neutralisiert oder negiert, gelegentlich auch vernichtet. Sie wird vielmehr auch Instrument der komplexitätsreduzierenden Schematisierung der Welt, die an die Stelle der unbestimmten Komplexität der älteren Gesellschaften tritt: dem Konsens als Reduktionsform (s.o.) dient sie z.B. durch das Institut der Entmündigung; der Kausalität, indem sie Unvernunft als Krankheit erklärt; und der Reduktionsform Planung entspricht sie etwa durch Entwurf eines differenzierten Versorgungssystems. Zugleich gehört die Psychiatrie zu den Instrumenten, die auch den Stil der Angstbewältigung und der ethischen Beziehung zwischen Freiheit und Institutionen ändern – und zwar weg vom Sich-Einlassen auf das Ängstigende in der moralischen Gewißheit guten Handelns und hin zu mehr Abwehr von Angst, zu mehr Sicherheit und Schutz. Schließlich noch zur Psychiatrie im Rahmen des Evolutions-Konzeptes LUHMANNs. Wenn wir sein Fortschrittskriterium der zunehmenden Komplexität der Gesellschaft übernehmen, heißt das, daß „jeder bestimmte Sinn jetzt eine Auswahl aus mehreren anderen Möglichkeiten ist", womit sich die Stabilisierungsbedingungen aller Systeme ändern: „Stabilität muß auf einem Niveau höherer Komplexität gewonnen werden." Die 4 referierten Voraussagen, die LUHMANN daraus ableitet, sind ebenfalls in der Lage, Aspekte der Psychiatrie wahrnehmbar zu machen. Wenn etwa mit zunehmender Gesellschaftskomplexität die Menschen sich an immer abstrakteren, nicht mehr unmittelbar ansprechenden Sinnstrukturen bei höherem Alternativpotential orientieren müssen; die Zuverlässigkeit ihrer Verhaltenserwartungen mehr durch die Rollen, die sie spielen, als durch sie selbst als Person garantiert ist; wenn sie in immer mehr wichtigen Handlungsbereichen (Wahrheit, Recht, Liebe) der alltäglichen Selbstverständlichkeit des gesamtgesellschaftlichen Zusammenhangs (Solidarität) entbehren müssen und statt dessen vom hochdifferenzierten Expertenwissen „für einander unberechenbarer Teilsysteme" abhängig werden; und wenn sie auf Grund der funktionalen Differenzierung zudem „sehr hohen Verhaltensanforderungen" z.B. hinsichtlich der Trennschärfe der Wahrnehmung der Teilsystemgrenzen unterworfen werden, dann ist die Zunahme der Sichtbarmachung und damit Markierung von Menschen zu psychiatrischen Patienten, die auf unterschiedliche Weise an der entfremdenden Diskrepanz zwischen funktionaler technologischer Überforderung (Überbestimmtheit?) und personaler Unterforderung leiden, kein Wunder. Zu dieser Zunahme trägt freilich auch das Wachstum des psychiatrischen Versorgungssystems selbst bei. Dieselben 4 Voraussagen lassen sich auch auf die psychiatrisch Tätigen anwenden, deren Gefährdung dann darin besteht, in ihren Rollen und Techniken zu immer perfekter und funktionaler realisierenden Sozialingenieuren zu werden (HABERMAS, 1963, S. 257). Und hinsichtlich der für moderne Systeme funktionalen immer abstrakteren Grenzen und Sinnstrukturen finden wir sowohl eine Bestätigung in der technologischen Darstellung des Psychiatrie-Systems in der Psychiatrie-Enquête der BRD als auch eine Bestätigung für die zweite der auf S. 782 aufgestellten Hypothesen zur Wiederannäherung von Vernunft und Unvernunft im 20. Jahrhundert, daß nämlich statt der konkreten physischen jetzt abstraktere, nämlich chemische und psychische, Mittel bzw. Grenzen für die Ausgrenzung funktional sind. Andere Aspekte einer wirklichen Wiederannäherung dürften systemtheoretisch kaum darstellbar sein, allenfalls als Differenzierungsrückschritt.

Zur Kritik der Systemtheorie kann auf die Auseinandersetzung zwischen HABERMAS und LUHMANN (1976) verwiesen werden. Hier versucht HABERMAS nachzuweisen, daß die Systemtheorie daran krankt, dem Bestandsproblem eines Systems stets die Priorität zu geben, die funktionale Analyse für den einzigen Weg der Rationalisierung von Entscheidungen zu halten sowie für den Diskurs Sinn-setzender Subjekte blind zu sein; er faßt zusammen: LUHMANNs Systemtheorie der Gesellschaft „stellt sozusagen die Hochform eines technokratischen Bewußtseins dar, das heute praktische Fragen als technische von vornherein zu definieren und damit öffentlicher und ungezwungener Diskussion zu entziehen gestattet" (HABERMAS u. LUHMANN, 1976, S. 145). Umgekehrt weist LUHMANN HABERMAS auf die Schwierigkeiten der von ihm benutzten Interaktionstheorie hin: Zwischen den Subjekten und der Interaktion, also zwischen psychischem und sozialem System, bestehe logische Diskontinuität „mit der Konsequenz, daß Interaktion als solche schon Entfremdung und Repression ist". Er warnt vor der „Überschätzung der Möglichkeit, 1. soziale Systeme als Dialog zu ‚subjektivieren' und 2. personale Systeme durch Partizipation in sozialen Systemen zu sich selbst zu ‚emanzipieren'" (HABERMAS u. LUHMANN, 1976, S. 317). Hier ist m.E. ein Problem gerade der neueren Psychiatrie hilfreich getroffen, die in ihrer Begeisterung für die zwischenmenschlichen Beziehungen und in ihrem

Spott über individualpathologische oder monadische Ansätze die Beziehungen eines Menschen zu sich selbst weniger beachtet als die zu anderen; vgl. GLATZELS „Interaktionelle Psychopathologie" (GLATZEL, 1976) sowie die Kommunikationstheorie, auf die ich hier nicht eingegangen bin, weil sie von P. WATZLAWICK selbst in diesem Band dargestellt wird.

V. Normativ-kritische Gesellschaftstheorie

Zum Abschluß dieses Abschnitts über gesellschaftstheoretische Ansätze zur Frage nach dem Sinn der Psychiatrie soll die *Normativ-kritische Gesellschaftstheorie* der Erlanger Schule zumindest erwähnt werden. Sie nimmt, wenn auch der kritischen Gesellschaftstheorie nahestehend, in vieler Hinsicht eine vermittelnde Position ein, insbesondere hinsichtlich der Vermittlung zwischen Gesellschaftstheorie und empirischer Sozialforschung. Dies wird deutlich, wenn etwa J. MITTELSTRASS (1975, S. 9) die eigentliche Aufgabe der Sozialwissenschaften „in der Ausarbeitung begründeter Systeme von Zielen (Zwecken, Interessen) und Handlungsregeln" sieht, wozu die methodischen Ansprüche und die normativen Absichten entwickelt werden müssen; vgl. hierzu auch F. KAMBARTEL (1975). In diesem gesellschaftstheoretischen Ansatz liegen m.E. günstige Voraussetzungen für eine Darstellung des Sinns der Psychiatrie vor.

B. Der Sinn psychischen Krankseins

Sinn kann also gesellschaftstheoretisch etwa als Reduktion *und* Erhalt von Komplexität wahrgenommen werden (Systemtheorie) oder als zumindest komplementär zur Komplexitätsreduktion, weil auf Diskurse als Gegeninstitution verweisend und darauf, „daß Handlungssysteme als solche nur funktionieren, soweit sie mehr als Handlungssysteme sind — nämlich Systeme umgangssprachlicher Kommunikation" (kritische Theorie); vgl. HABERMAS u. LUHMANN, 1976, S. 201 f.

Läßt sich nun auch gesellschaftstheoretisch nach dem Sinn psychischen Krankseins fragen? Das erste Beispiel dafür ist aufregend genug: Genau zu dem Zeitpunkt, an dem Psychiatrie und Soziologie als zwei selbständige Wissenschaften sich positivierten, schreibt E. DURKHEIM 1897, „Le Suicide" (DURKHEIM, 1973) und produziert damit *ineins* das erste Paradigma einer soziologischen empirischen Untersuchung im Zusammenhang mit der Konstruktion einer Gesellschaftstheorie zur Bewältigung eines als Krise empfundenen Gesellschaftszustandes *und* das erste Paradigma der empirischen Untersuchung einer Form psychischen Krankseins, des Selbstmordes, wenn man von Vorläufern wie MORELS Familienuntersuchungen absieht; vgl. meine Einleitung zur deutschen Ausgabe von „Le Suicide". Mit Hilfe eines riesigen statistischen Datenmaterials konstruiert DURKHEIM seine berühmten 4 Suizid-Typen, den egoistischen, den altruistischen, den anomischen und den fatalistischen Typ. Diese Typen entsprechen normativen Einstellungen. Anomie (Wertorientierungslosigkeit) und Egoismus wertet DURKHEIM als abträglich für den Gesellschafts-Bestand, Altruismus als stabilisierend. Insofern läßt sich der Sinn der Suizid-Typen auch systemtheoretisch in Begriffen der Komplexitätsreduktion denken.

I. Strukturell-funktionale Theorie

Dieses Paradigma DURKHEIMS hat weitreichende Folgen für die wissenschaftliche Sicht menschlicher Probleme, speziell für die Soziologie gehabt: hinsichtlich der Methode (deduktive Konstruktion von Typen), der gesellschaftstheoretischen Ausrichtung (Orientierung am System-Bestand) und des gesellschaftspolitischen Interesses (Krisenbewältigung und Gesellschaftsstabilisierung). Dies gilt vor allem für die jahrzehntelang die Soziologie beherrschende *strukturell-funktionale Gesellschaftstheorie* T. PARSONS'und R. MERTONS, von der ein Kernstück die *Anomie- oder Devianztheorie* MERTONS (1957) ist.

1. Anomie- und Devianztheorie

Wir brauchen sie hier im einzelnen nicht darzustellen, da wir auf den Beitrag von v. FERBER (1975) verweisen können. Daher hier nur einige für unser Thema wichtige Ergänzungen. Ähnlich wie bei DURKHEIM wird in dieser Theorie das normative System gesellschaftlicher Ziele und das System der für das Erreichen dieser Ziele als legitim erklärten Mittel vorgegeben. Daran gemessen, kann das Verhalten von Menschen konform oder abweichend sein. MERTON hat die möglichen Formen der Abweichung (Devianz) beschrieben (1957, S. 131 ff.). Ihnen können die Formen möglicher Psychopathologie zugeordnet werden. Historisch und theoretisch interessant ist es, daß DOHRENWEND (1959) den 4. Suizid-Typ DURKHEIMS, den dieser als für seine Zeit unaktuell in eine Fußnote verbannt, nämlich den Fatalismus, als die Vorform von MERTONS Ritualismus begreift; so kann er als Überkonformität, Zwanghaftigkeit und Bürokratismus verstanden werden, verwandt mit ADORNOS rigid personality oder mit D. RIESMANS außen-geleitetem Menschen. Während also DURKHEIM nur die Nonkonformität Sorgen bereitete, kann heute auch Überkonformität gefürchtet werden, ein Umstand, dem die psychiatrische Nosologie bisher wenig Rechnung getragen hat, obwohl kein Zweifel besteht, daß KRAEPELINS wie DURKHEIMS Typenkonstruktionen von ein und derselben kulturpessimistischen „Rahmenhandlung" beeinflußt sind; vgl. etwa die Ähnlichkeit der Konzepte der Dementia praecox (= Schizophrenie) und der Anomie (DURKHEIM, 1973, S.XVII). Die Devianztheorie erlaubt es, abweichendes Verhalten unterprivilegierter Menschen (Unter- und Randschichten) im Zusammenhang mit deren objektiv ungünstigen Lebensbedingungen, die die Benutzung erlaubter Mittel für das Erreichen der als allgemeingültig ausgegebenen kulturellen Ziele behindern oder verunmöglichen, zusammenzusehen. Sie erlaubt jedoch noch mehr. Da die Devianztheorie Teil einer allgemeinen Gesellschaftstheorie ist, kann der Sinn psychischen Krankseins wieder innerhalb eines gesellschaftlichen Rahmens bestimmt werden, und zwar als psychische Abweichung im Rahmen der allgemeinen, gesamtgesellschaftlichen Abweichung. Dies ist aber eine Neuauflage der alten Sinnbestimmung: psychische Unvernunft als Teil der allgemein-gesellschaftlichen Unvernunft. Damit sind nach 100 Jahren Sonderbehandlung der psychischen wie aller anderen Sorten der Unvernunft Bedingungen – zumindest der Wahrnehmung und der Theorie – für eine Wiederanknüpfung des Gesprächs Vernunft – Unvernunft hergestellt. In diesem Rahmen wird der sonst eher akademisch-langweilige Streit um den Krankheitsbegriff in der Psychiatrie verständlicher; vgl. hierzu H. KEUPP

(1972a, b). Es ist klar, daß der Krankheitsbegriff gegenüber dem Devianzbegriff hinsichtlich der Sinn-Frage nur Chancen hat, wenn er sich auf seinen vollständigen Geltungsumfang aus der Zeit vor 1800 und der Zeit der Aufklärung wiederbesinnt, was u.a. Aufgeben der immer wieder vergeblich postulierten und daher ideologieanfälligen Wertneutralität bedeuten würde. In diesem Zusammenhang ist schließlich noch über eine weitere Implikation der Devianztheorie nachzudenken. Sie läßt sich lerntheoretisch bzw. verhaltenstherapeutisch so weit erweitern und verallgemeinern, bis mit dem Grundsatz „Alles Verhalten ist gelerntes Verhalten" sämtliche qualitativen Unterschiede zwischen „normalem" und „abnormem" (deviantem, krankem) Verhalten verschwinden; vgl. z.B. ULLMANN und KRASNER (1969). Es ist dabei jedoch zu bedenken, daß wir uns in diesem begrifflichen Bezugsrahmen im Bereich der *Bedingungen* eines möglichen Gesprächs Vernunft – Unvernunft bewegen, was oft methodologisch verwechselt wird: Wir sprechen hier von „Verhalten", nicht von „Handeln", so daß auf diese Weise die Sinn-Frage nur schwer zu stellen ist.

2. Rollentheorie

Auch von der *Rollentheorie* her, die ebenfalls als Teil-Theorie der strukturellfunktionalen Gesellschaftstheorie aufgefaßt werden kann, können wir heute theoretisch in einen Bereich hineindenken, in dem die Frage nach dem Sinn psychischen Krankseins sich wieder neu stellen läßt. Hinsichtlich der empirischen Bedeutung der Rollentheorie für die Psychiatrie vgl. wieder den Beitrag v. FERBERS (1975, S. 65ff). Wir beschränken uns auf jenen Teil des Rollen-Konzeptes, der gesellschaftstheoretische, damit aber auch philosophische und vor allem anthropologische Bezüge hat, welche in diesem Fall mit H. PLESSNERS Idee der Doppelnatur des Menschen von Identität *und* Nicht-Identität (PLESSNER, 1964) anzugeben sind. (An dieser Stelle ist nachzutragen, daß Gesellschaftstheorien in mehr oder weniger expliziertem Umfang stets einen *anthropologischen* Bezug haben, die kritische Gesellschaftstheorie etwa in der Aufklärung und in MARX, die Systemtheorie in A. GEHLEN, der Strukturalismus in LEVI-STRAUSS, die strukturell-funktionale Theorie in B. MALINOWSKI und A. RADCLIFFE-BROWN. Die Frage ist, auf welche Anthropologie, auf welches Menschenbild unsere heutige Psychiatrie Bezug nimmt? Es ist dies eine lange Zeit vermiedene und als unwissenschaftlich verpönte Frage. Zu den Absichten dieses Artikels gehört es, dazu beizutragen, daß diese Frage wieder zu einer offenen wird.)

Als Beispiel für die Rollentheorie wählen wir H.P. DREITZELS „Die gesellschaftlichen Leiden und das Leiden an der Gesellschaft" (1968). Rollenverhalten stellt für DREITZEL ein je verschiedenes Mischungsverhältnis aus Ichleistung und den Erwartungsnormen der Bezugsgruppen bzw. der Gesellschaft dar. Eine Rolle vermittelt Verhaltenssicherheit, insofern sie die Erwartung typischen, regelmäßigen Verhaltens des Gegenübers impliziert, während schon die volle, über die jeweilige Interaktion hinausgehende Subjektivität des Gegenübers Verhaltensunsicherheit bedeutet. Dies und die Einführung des Begriffs der Rollendistanz, d.h. des Abstandes des Subjektes gegenüber seinem eigenen Rollenspiel, verdeutlicht den Versuch DREITZELS, den normativ-objektivistischen Rahmen der strukturell-funktionalen Theorie mit dem „handelnden Subjekt" zu konfrontieren und damit zu sprengen; was m.E. halbherzig bleibt, weil er auch das Subjekt weitgehend triebtheoretisch-psychoanalytisch erklärt und damit objektiviert. Übertragen wir den Ansatz auf das psychische Kranksein, ergibt sich: Wenn schon die stets nur unvollständig integrierte Subjektivität des Gegenübers verunsichert, dann stellt der psychisch Kranke als Gegenüber erst recht eine Bedrohung dar. Denn er kündigt mit der Reziprozitätsnorm die Voraussetzung der Interaktion auf; sein Handeln ist nicht mehr an den etablierten Rollenerwartungen orientiert, ist *un*erwartet — für andere und/oder für sich selbst —, unberechenbar und damit bedrohlich. Indem das Unerwartete selbst zur Rollenerwartung des psychisch Kranken wird, fällt dieser so fundamental aus der Rolle, daß hier derjenige Fall abweichenden Verhaltens vorliegt, in dem am wenigsten die Bildung einer Gruppenidentität und einer neuen Rollenstruktur als Subkultur möglich ist. Insofern können wir am psychischen Kranksein auch die sozial isolierte Verabsolutierung der beschriebenen Bedrohlichkeit der Subjektivierung oder Individuierung sehen. Da DREITZEL zugleich aber auch den norm-abhängigen Charakter der Devianztheorie ad absurdum zu führen versucht, gipfelnd in dem Satz „Das Individuum ist die ‚Abweichung' von der Gesellschaft" (DREITZEL, 1968, S. 73), ist in seinem Ansatz eine weitere Möglichkeit enthalten, das Gespräch zwischen Vernunft und Unvernunft wieder zu eröffnen, und zwar so, daß die Reziprozitätsnorm auf einer fundamentaleren Ebene wiederhergestellt wird, wo Subjektivität und Objektivität, Abweichung und Konformität, Unvernunft und Vernunft gegenseitig verschränkt sich ineinander aufsuchen können; vgl. für diesen Zusammenhang DÖRNER (1973).

II. Phänomenologie

Die *Phänomenologie* ist natürlich keine Gesellschaftstheorie, aber sie ist eine philosophische Methode, die so umfassend und allgemein ist, daß sie — bei wissenschaftlicher Anwendung auf psychosoziale Phänomene — den jeweiligen gesamtgesellschaftlichen Zusammenhang mitmeinen muß. Die Wiederentdeckung der Phänomenologie hat zur schärfsten Kritik der bisherigen überwiegend normativ-objektivistischen Gesellschaftstheorien geführt und beeinflußt ihrerseits die meisten soziologischen Theoriebildungen der Gegenwart und in Sonderheit die aus dieser Richtung kommenden Sichtweisen des Sinns psychischen Krankseins. Denn seither kann die Frage nach dem Sinn, die die positivistische Emanzipation der Wissenschaft von der Philosophie mit Mühe aus ihrem Wissenschaftsbegriff als unwissenschaftlich-unvernünftig ausgegrenzt hatte, wieder unmittelbar gestellt werden. Seither ist es theoretisch erlaubt, daß Subjekte in sprachlicher und handelnder Kommunikation und in Reflexion ihres gesamtgesellschaftlichen Zusammenhangs den Sinn ihres Sprechens und Handelns aus sich hervorbringen und sich seiner in gegenseitiger Anerkennung vergewissern. Das begann damit, daß von HUSSERL die Lebenswelt, die Praxis des alltäglichen Meinens und Tuns, im Gegensatz zur philosophischen Tradition des 19. Jahrhunderts, als auch das Erkennen fundierend erkannt wurde. Aktualisierend wirkte A. SCHÜTZ' „Der sinnhafte Aufbau der sozialen Welt" (1932), besonders in den USA. Zunehmend interessiert jetzt an der Sprache die Umgangssprache, am Handeln das Alltagshandeln und am Sinn das, was ich subjektiv oder intersubjektiv hervorbringe, und nicht, was funktional sinnhaft ist für eine subjektlose Struktur. An der gesellschaftlichen Organisation interessieren Öffentlichkeit und Privatheit sowie die sinn-ermöglichenden Regeln des Alltags und der informellen Bereiche. So kommt vor allem GOFFMAN z.B. in „Stigma" (1967) zu einer noch weiteren Sicht der traditionellen Felder der sozialen Probleme bzw. der Unvernunft als die Devianztheorie und benennt die Gemeinsamkeiten der Alltagsbewältigung in diesen Bereichen, indem er versucht, sie aus sich heraus zu verstehen. Die entscheidende methodologische Veränderung besteht in dem Bemühen, die angemessene Untersuchungsmethode sich induktiv aus dem Gegenstand ergeben zu lassen statt wie zumeist bisher, dem Gegenstand eine Methode und einen theoretischen Rahmen deduktiv aufzustülpen. In „Asylums" (1961) bestimmt GOFFMAN aus der Betrachtung aller Institutionen die Wirklichkeit der „totalen Institution"; mit dem Begriff der „moral career" bringt er die Patientenkarriere-Forschung auf den Weg (DÖRNER, 1975b); mit der Analyse des institutionellen Anteils am Zustand des psychiatrischen Patienten fördert er die Hospitalismus-Forschung und den Labeling-Ansatz (s.u.); und mit der Beschreibung des Anteils der psychiatrisch Tätigen an der institutionellen Schädigung der Patienten expliziert er ein weiteres Mal den von der modernen Physik gelernten neuen methodologischen Grundsatz, daß der Untersucher, Beobachter, Therapeut stets zugleich ein Teil der Untersuchung, Beobachtung, Therapie ist und daher sich als einen die ursprünglich gemeinte Situation verändernden Faktor stets mitberücksichtigen muß. Diese Einsicht wirkt sich entscheidend auch auf die Diagnostik-Forschung aus, führt etwa zum Nachweis der wissenschaftlichen Fragwürdigkeit der traditionellen objektivistischen Diagnostik und Nosologie und lenkt die Aufmerksamkeit auf den Anteil des Diagnostikers (z.B. Schicht-, Sprach-, Motivations- und Angstabhängigkeit) und seiner Sinn-Zuschreibung am Prozeß des Diagnostizierens als einer intersubjektiven Kommunikation; vgl. DÖRNER (1972). Aber nicht nur den psychiatrisch Tätigen macht GOFFMAN für den Sinn seines (diagnostisch-therapeutischen) Handelns verantwortlich, sondern auch den psychisch Kranken für den Sinn seines (symptomatischen) Handelns, vielleicht am deutlichsten in „Das Individuum im öffentlichen Austausch" (GOFFMAN, 1974). Diese Sicht geht eindeutig hinter die Ära des medizinischen Unverantwortlichkeitsattestes für psychisches Kranksein zurück und knüpft an aufklärerische Traditionen an, die *jedem* Individuum für seine je besondere Mischung aus vernünftigen und unvernünftigen Anteilen eine partielle moralische Verantwortung überlassen. GOFFMAN geht von der Analyse solcher Situationen aus, in denen unvernünftiges (z.B. psychiatrisch-symptomatisches) Handeln auftritt, untersucht also die „Verrücktheit des Platzes" und die „Territorien des Selbst", dessen Code den Handlungen des Individuums Sinn verleiht. So kommt er etwa zu der Sinn-Interpretation: „Psychische Symptome sind vorsätzliche situationelle Ungehörigkeiten, die beweisen, daß das Individuum nicht gewillt ist, seinen Platz beizubehalten" (GOFFMAN, 1974, S. 460). Am eindrucksvollsten führt er dies an den Situationen des Manischseins, im „öffentlichen Austausch" (Verkehr, Einkaufen), in der Arbeit, in Familie und Haushalt durch (GOFFMAN, 1974, 470ff.). Dieses Verstehen des Sinns aus sich selbst und seiner Situation ist jedoch nur möglich, dann aber auch *praktisch* um so wichtiger, je mehr die Organisation psychiatrischer „Orte" nicht der klassischen Subjekt-

Objekt-Beziehung entspricht, sondern intersubjektiv am umgangssprachlichen Alltagshandeln orientiert ist, also etwa in Patientenclubs, Tageskliniken, Übergangsheimen, mobilen psychiatrischen Diensten oder auch in entsprechend organisierten Stationen. Am leichtesten gelingt eine solche Wahrnehmung und Interpretation unter den psychiatrischen Berufen dem Pflegepersonal, weil ihm immer schon stückweises intersubjektives Zusammenleben mit Patienten als natürlich erlaubt oder abverlangt wurde.

Bei TAYLOR (1975) führt die Phänomenologie, in diesem Fall deren psychiatrisch besonders fruchtbare Ausarbeitung von MERLEAU-PONTY (1966), explizit zur Gesellschaftstheorie. Als Politikwissenschaftler bemüht TAYLOR sich, den Wissenschaften vom Menschen den behavioristischen Positivismus auszutreiben, und zwar, indem er sie durch den Grundbegriff des Sinns wieder zu moralischen Wissenschaften macht, durchaus an die unverkürzte Aufklärungstradition des 18. Jh. anknüpfend. Als Beispiel für das Interesse auch dieses Ansatzes für die Psychiatrie hier einige Bemerkungen TAYLORs zur „sinnlosen" (endogenen) Depression: „Was mich verwirrt, das ist, daß ich nicht erkenne, warum dieselben Umstände, die gestern Begeisterung und Lebenslust einflößten, heute Gegenstände der Schwermut sind. Die Gegenstände erscheinen ungeeignet, ich erkenne nicht den ‚Sinn' meiner Depression... Daher ist eine Depression, die sinnlos ist, eine Depression mit einem Gegenstand, aber mit einem inadäquaten Gegenstand", wobei es auf Grund meiner Wahrnehmungsverteilung sein kann, „daß ich den wirklichen Sinn, d.h. den adäquaten Gegenstand des Gefühls verdrängt habe." Gleichwohl kann man auch die sinnlose Depression kaum „unbegründet" oder „unberechtigt" nennen; denn es handelt sich bei der Depression oder seinem Gegenteil um so allgemein fundierte Gefühlszustände, daß „fast jede Situation des Lebens Gründe für Schwermut oder gehobene Stimmung liefern kann" (TAYLOR, 1975, S. 87f.).

III. Ethnomethodologie

Alle noch darzustellenden Ansätze sind mit unterschiedlichen Schwerpunkten von der Phänomenologie beeinflußt. Dies gilt auch für die *Ethnomethodologie*, auf die wir noch im Abschnitt C ausführlicher eingehen. Hier geht es uns nur um J.D. DOUGLAS' "The social meaning of suicide" 1970, den vielleicht schärfsten Angriff auf die Theorie und Empirie der Soziologie dieses Jahrhunderts, insbesondere auf die strukturell-funktionale Theorie. Dabei knüpft diese Kritik ironischerweise an DURKHEIMS Paradigma dieser positivistischen Soziologie an: am Problem des Suizids. DOUGLAS führt aus, daß soziologische Untersuchungen nicht so sehr dem Problem wie etwa dem Suizid gelten, sondern der Bestätigung der wissenschaftlichen Eigenständigkeit und des eigenen Begriffssystems. Sichtweise und Theorie stehen fest, bevor die empirischen Daten in ihren Dienst gestellt werden. Die Untersuchungen sind durchweg deduktiv-hypothetisch, geben aber vor, induktiv von verläßlichen Daten auszugehen. Begriffe werden für Realität genommen. Der Sinn des Handelns (des Suizids) wird nicht vom Handelnden erfahren, sondern vom Soziologen verliehen, nach seiner professionellen Sicht, seiner Theorie oder nach den offiziell geltenden Normen. Schon die Feststellung eines Selbstmordfalls sei aber selbst schon eine Interaktion, die der empirischen Prüfung bedarf. Offizielle Statistiken werden fälschlich als Fakten genommen, obwohl die sie erstellenden Organisationen selbst erst empirisch untersucht werden müßten nach ihren Unterschieden der Methoden, der Motive, der Verheimlichungsneigung und der Durchführungstechnik. Rolle, Statusverlust, Subkultur oder psychoanalytische Konzepte seien nur Annahmen, an die die Frage zu stellen sei: „Nach welchen Regeln werden solche Konzepte von den beobachtbaren Phänomenen des Alltagslebens ‚abstrahiert'?" (DOUGLAS, 1970, S. 242). Gegenüber dieser Tradition schlägt DOUGLAS ein zugleich bescheideneres und mühsameres Vorgehen vor. Die betroffen Personen (z.B. Suizidenten) seien endlich zunächst einmal selbst zu fragen nach dem unmittelbaren situativen Sinn, den sie als handelnde Subjekte ihrem Handeln geben, und nach den Regeln, nach denen sie diesen Sinn hervorbringen. Dies sei ernstzunehmen und davon sei auszugehen, während der Wissenschaftler es zu unterlassen habe, diese Sinn-Gegebenheiten immer schon aus seinem professionellen oder persönlichen Konzept heraus (z.B. als Rationalisierung) durchschauen und auf einen scheinbar tieferen oder „eigentlichen" Sinn reduzieren zu wollen. Erst durch sorgfältige Analyse und Vergleich der situativen Bedingungen komme man allmählich – induktiv – zu einem abstrahierteren Sinn, und zwar im Kontext der gesamtgesellschaftlichen allgemeinen Sinn-Muster. Der Wissenschaftler habe sich diesem Sinn der handelnden Subjekte auszusetzen; er benutzt dabei zwar seine eigene Alltagserfahrung, habe diese und sich jedoch im hermeneutischen Zirkel des Verstehens zu reflektieren. Empirisches Vorgehen dieser Art und Theoriebildung müssen sich simultan über Stufen aufbauen.

Es besteht kein Zweifel, daß die meisten psychiatrischen Untersuchungen diagnostischer, nosologischer oder epidemiologischer Art über psychisches Kranksein, seine Bedingungen und seinen Sinn derselben Kritik zu unterziehen sind.

IV. Labeling-Theorie

Schließlich ist auch die *Labeling-Theorie* (Definitions-Theorie) durch die phänomenologische Wende der Sichtweise in den Wissenschaften vom Menschen beeinflußt. Zwar ist dieser theoretische Ansatz ebensowenig wie die Ethnomethodologie bisher zu einer Gesellschaftstheorie ausgearbeitet worden; doch sind diese Ansätze in ihrem Geltungsanspruch konkret-allgemein genug und bemühen sich hinreichend um eine historische, systematische, in jedem Fall auch philosophische Legitimation, um ihre Darstellung in diesem Beitrag gerechtfertigt und – hinsichtlich ihrer Folgen – wichtig erscheinen zu lassen.

P.M. ROMAN (1971) reflektiert die Geschichte der soziologischen Beschäftigung mit dem Problem des psychischen Krankseins. Er unterscheidet eine Ätiologie-Ära, die – zumeist epidemiologisch – nach Ursachen gesucht hat und die er trotz positiver Einzelergebnisse als unbefriedigend wertet, da sie einem mechanischen Kausalitätsbegriff anhing und die Psychiatrie selbst konstant hielt und aus ihren Untersuchungen weitgehend ausklammerte. Dagegen befänden wir uns heute seit E.M. LEMERTS „Social Pathology" (1951) in der Labeling-Ära, in der methodologisch die Forscher sich selbst als Bestandteil ihrer eigenen Untersuchungen mitreflektieren und in der inhaltlich die sozialen und gesellschaftlichen Kontrollreaktionen auf psychisches Kranksein mituntersucht werden, wobei psychiatrische Handlungen und Einrichtungen als professioneller Teil dieser Reaktionen wahrgenommen werden.

LEMERT unterscheidet die „primäre Abweichung" eines Menschen, die erst über die Reaktionen anderer zu einer manifesten „sekundären Abweichung", z.B. eben einer psychischen Krankheit, wird. SCHEFF (1973) hat versucht, das mit der „primären Abweichung" Gemeinte genauer als „residual rule-breaking" (residuale Abweichung) zu bestimmen. Wieder geht es hierbei um eine, weil zu alltäglich, bisher meist übersehene Sicht der Wirklichkeit: Jede Gesellschaft entwickelt ein System von Normen, deren Verletzung mehr oder weniger ausdrücklich (z.B. schriftlich) festgelegt mit Sanktionen geahndet wird. So entstehen aus der unendlichen Vielzahl möglicher Handlungen durch Normsetzungen verschiedene Arten abweichenden Verhaltens. Für etliche Arten werden sogar besondere Institutionen geschaffen, z.B. der Justizapparat für Kriminalität als Verletzung strafrechtlicher Normen. Es gibt aber, so SCHEFF, einen (residualen) Restbereich an Verhaltenserwartungen, die so *selbstverständlich*, grundlegend und natürlich sind, daß sie gar nicht erst durch leicht erkennbare Normen oder Regeln geschützt sind. Die Verletzungen solcher selbstverständlichen Grundregeln sind – nach SCHEFF – mögliche Ausgangspunkte psychischer Störungen. Beispiele für solche Grundregelverletzungen: Distanzfehler (Aufdringlichkeit, sozialer Rückzug); verfehlter Realitätsbezug; unerwartetes, unberechenbares Verhalten; inadäquates Lachen und Weinen; nicht zu erklärende Untätigkeit; „Auffälligkeit" z.B. in Kleidung oder Körperpflege; vom Kontext her sinnlose Wahrnehmungen, Gefühlsäußerungen oder Handlungen; schlechthinniges Anderssein als andere; körperliche Sonderlichkeiten; oder auch nur, daß jemand im Gespräch den anderen nicht anguckt, „wie es sich gehört". Die resultierende psychische *Störung* ist durchaus doppeldeutig: Nicht nur das Individuum ist gestört, sondern auch die Gesellschaft bzw. der jeweilige soziale Kontext, da es eben im Bereich der Selbstverständlichkeiten keine klar erkennbaren, bewährten und etablierten Antworten und Reaktionen auf Grundregelverletzungen gibt. So entsteht zunächst einmal Irritation, Befremden und Hilflosigkeit. SCHEFF hat eine Reihe von Hypothesen entwickelt, um diejenigen Bedingungen zu finden, die die prozessuale Entwicklung von Grundregelverletzungen zu manifesten psychischen Krankheiten begünstigen: 1. Eine residuale Abweichung hat grundsätzlich verschiedene Ursprünge; sie wird 2. wesentlich häufiger nicht erfaßt als erfaßt; ist 3. meist vorübergehend und wird meist von der Gesellschaft verleugnet. Daher hält SCHEFF die Art der Reaktion der Gesellschaft für den wichtigsten (nicht einzigen) Einzelfaktor für die Chance der Stabilisierung einer Abweichung. Hierzu nimmt er weiter an, daß 4. stereotype Vorstellungen über psychische Krankheiten in der frühen Kindheit gelernt und 5. in der alltäglichen Interaktion unabsichtlich laufend verstärkt werden. Damit ein Individuum die stereotypisierte abweichende Rolle auch akzeptiert, soll 6. gelten, daß es, wenn es das Etikett „abweichend" erhielt, dafür bekräftigt wird, sowie 7. dafür bestraft wird, wenn es versucht, zu konventionellen Rollen zurückzukehren; wenn endlich 8. eine residuale Abweichung (=„unorganized phase of illness" nach BALINT) ein offizielles Etikett erhält, entsteht eine Krise, die das Annehmen der Rolle des psychisch Kranken geradezu suggeriert. Die 9. Annahme besagt zusammenfassend, daß die Etikettierung die einzige bedeutende Ursache für den klinischen Verlauf einer residualen Abweichung ist, wenn diese einmal besteht.

Die Labeling-Theorie, vor allem in der Ausarbeitung von SCHEFF, der sie am konsequentesten auf die Psychiatrie angewandt hat, ist wiederholt kritisiert worden; vgl. H. KEUPP (1972a). Vor allem wurde die Vernachlässigung des abweichend handelnden Subjektes und der sozialstrukturellen Bedingungen bemängelt sowie die Unklarheit des gesamtgesellschaftlichen Zusammenhangs und des empirischen Gehalts der residualen Abweichung selbst, wenn auch allgemein anerkannt wird, daß mit der konzentrierten Aufmerksamkeit für die gesellschaftlichen Reaktionen die Bedeutung dieses bisher eher ausgeblendeten Aspektes unabweisbar geworden ist und in keinem theoretischen oder empirischen Ansatz mehr unterschlagen werden kann.

A. TROJAN (1978) hat nun versucht, die Schwächen der Labeling-Theorie dadurch auszugleichen, daß er sie gewissermaßen mit der strukturell-funktionalen Theorie versöhnt, namentlich unter Einbeziehung der Ziel-Mittel-Relation der Anomie-Theorie und der Rolle-Identität-Theorie. Auf diese Weise hat er ein von ihm „Reaktionstheorie" genanntes Instrument entwickelt, mit dem er bemüht ist, sowohl die subjektiven Labeling-Prozesse als auch die objektiven sozialstrukturellen Bedingungen, unter denen Menschen leben, methodisch in einen Satz empirisch falsifizierbarer Hypothesen zu integrieren. Die Fruchtbarkeit dieses Ansatzes erweist sich z.B. daran, daß er erlaubt, eine so wichtige Frage zu stellen und empirisch zu untersuchen, wie und in welchem Umfang eine psychiatrische Therapie als Kontrollreaktion wirkt, d.h. in welchem Maße sie Abweichungsprozesse schwächt oder verstärkt. Darüber hinaus liegt mit TROJANS Arbeit m.E. der erste, wenn auch sicher unvollkommene Versuch vor, von einem gesellschaftstheoretischen Ansatz her eine Theorie der psychiatrischen Praxis zu entwerfen, und zwar unter Differenzierung *und* Integrierung sowohl des „sozialen Modells" als auch des „medizinischen Modells". Damit ist zumindest eine der wichtigsten theoretischen und empirischen Forschungsaufgaben für die nächsten Jahre oder Jahrzehnte gestellt.

Für das Thema dieses Abschnitts, der Sinn psychischen Krankseins, scheint mir aufgrund der vorliegenden Arbeiten erwiesen zu sein, daß es prinzipiell möglich ist, den Sinn psychischen Krankseins aus sich selbst und aus seinem Kontext neu zu bestimmen, was ein Schritt über die klassische diagnostische Sichtweise und Methode der Psychiatrie hinaus wäre. Ein unvollkommener Versuch in diese Richtung liegt vor in DÖRNER und PLOG „Lehrbuch der Psychiatrie/Psychotherapie" (1978).

C. Der Sinn psychiatrischen Handelns

Hier ist noch am wenigsten darzustellen. Das hat seine Gründe. Einmal ist gesellschaftstheoretisch zwar der Sinn des Handelns als Problem allenthalben wieder erkannt, aber noch wenig durchgeführt worden, wobei sich für den deutschen Sprachbereich die Kluft zwischen Soziologie und Anthropologie hinderlich auswirkt. Zum anderen ist die Sinnbestimmung psychiatrischen Handelns in Sonderheit eine Sache der psychiatrisch Tätigen selbst, die nur anstoßweise gesellschaftstheoretisch zu fördern ist. Schließlich sind in den Abschnitten A und B notwendigerweise zahlreiche Ansätze für die hier interessierende Fragestellung bereits zur Sprache gekommen, die wir nicht wiederholen wollen.

I. Ethnomethodologie

H. GARFINKEL, der Erfinder dieses auf den ersten Blick merkwürdigen Begriffs, definiert: „Ich verwende den Begriff Ethnomethodologie, um auf verschiedene Vorgehensweisen, Methoden, Ergebnisse, Risiken und Irrwitzigkeiten zu verweisen, mit denen das Studium der rationalen Eigenschaften (=Sinn, DÖRNER) praktischer Handlungen als kontingente, fortlaufende Hervorbringungen der organisierten kunstvollen Praktiken des Alltags festgelegt und durchgeführt werden kann" (GARFINKEL, 1967, S. 309). Wenn wir der Darstellung von WEINGARTEN et al. (1976, S. 7–26) folgen, geht es darum, „die Methoden aufzudecken, deren sich die Gesellschaftsmitglieder bedienen, um die Vielzahl ihrer Alltagshandlungen durchzuführen, ... um sich gegenseitig den Sinn ihrer Handlungen aufzuzeigen". Alle Gesellschaftsmitglieder verfügen zur Sinnerzeugung bzw. zur Konstruktion der sozialen Realität über methodische Verfahren. Außerdem verstehen sie sich nur deshalb, weil sie „jetzt und hier" sich die Vernünftigkeit ihrer Aussagen gegenseitig unterstellen und „aus oft äußerst bruchstückhaften Informationen und Wahrnehmungen die Bedeutung einer Situation konstruieren. Mit der Unzahl solcher tagtäglicher Handlungen stellen die Mitglieder ihre soziale Ordnung her." „Indexikalität" bedeutet, daß alle Handlungen für ihr Zustandekommen — wie die Sprache — auf eine Grammatik zu beziehen sind, die durch die Methode der „dokumentarischen Interpretation" freizulegen ist. Mit „Reflexivität" ist gemeint, daß die Mitglieder vertraute Alltagshandlungen *als* vertraute Alltagshandlungen darstellen, womit sie die soziale Situation als *scheinbar* von den einzelnen Akteuren unabhängig existierend und somit beobachtbar konstituieren, was systemtheoretischen Ansätzen einen Anknüpfungspunkt bietet. Zugleich setzt die Reflexivität die Gesellschaftsmitglieder in die Lage, den Sinn und die Vernünftigkeit ihrer eigenen Handlungen für andere erkennbar zu machen, die sie zunächst einmal als gegeben hinnehmen können.

Dieser Ansatz führt die Ethnomethodologen, deren sprachanalytische Arbeit vor allem von CICOUREL (1975) geleistet wird, zur schärfsten Kritik vor allem an behavioristischen und strukturell-funktionalen Ansätzen. Ihnen wird vorgeworfen, daß sie den Menschen bzgl. seines Urteilsvermögens für einen Deppen (judgmental dope) halten, dessen Handlungen lediglich den von der Gesellschaft vorgegebenen und von Sozialwissenschaftlern konstatierten Verhaltenserwartungen entsprechen, was empirisch tagtäglich zu widerlegen sei. In Arbeitsteilung hätten die Soziologen sich ihren „kulturellen Deppen" geschaffen, der kulturellen Erwartungen brav entspricht, und die Psychologen ihren „psychologischen Deppen", der den von Psychologen produzierten Konstruktionen einer Konditionierungsbiographie, einer psychiatrisch-psychoanalytischen Lebensgeschichte oder eines kranken Hirnzustandes folgt. Solche Wissenschaftler seien, DURKHEIMS Rat folgend, „aus der Arena alltäglichen Handelns ausgestiegen und betrachten mit ihren reifizierenden Konstrukten sich das, was ,da unten' vor sich geht". Auch hier ist ein Menschenbild sichtbar, das an der Aufklärung anknüpft mit ihrer Idee einer — auch kontrafaktischen — Vernunftorientierung: „Für den Ethnomethodologen ist das Individuum ein kompetent Handelnder, dem es möglich ist, in den alltäglichen Handlungssituationen seine Wissenssysteme reflexiv, methodisch und situationsbezogen zu gebrauchen. Die Bedeutung der Ethnomethodologie liegt wohl darin, daß sie mit diesem theoretisch formulierten und empirisch aufgezeigten Bild vom kompetent handelnden Menschen die Brücken zu den deterministischen Modellen behavioristischer und strukturell-funktionaler Theoretiker in den Sozialwissenschaften abgebrochen und, durch die philosophische Tradition der Phänomenologie angeleitet, Wege aufgezeigt hat, das zielgerichtet handelnde Individuum bei der Herstellung der gesellschaftlichen Realität zu beobachten und diese dadurch zu erkennen" (WEINGARTEN et al., 1976, S. 20f.). Nehmen wir jetzt noch die ethnomethodologische Feststellung hinzu, daß „praktisches soziologisches Handeln" nur ein Alltagshandeln unter vielen ist, daß Soziologen und Laien sich grundsätzlich nicht unterscheiden, daß vielmehr beide, der Wissenschaftler und jedes Gesellschaftsmitglied „methodisch handeln, d.h. zwischen Handeln an sich und dem methodischen Einsatz dieses Handelns zur Vollziehung des Handelns trennen", wird klar, was dieses für die Psychiatrie bedeuten kann: Psychiatrisch Tätige und Patienten stünden als für sich kompetent und sinnerzeugend Handelnde grundsätzlich auf derselben Ebene, könnten beide ihr Handeln und die Methoden und Techniken ihres Handelns unterscheiden, konstituierten so ein verschränkt-reflexives Gespräch zwischen Vernunft und Unvernunft und hätten beide ihren intersubjektiven Umgang an den Beziehungen Diagnostik-Selbstdiagnostik, Therapie-Selbsttherapie und Hilfe-Selbsthilfe zu orientieren; vgl. DÖRNER (1977). Darüber hinaus liegt der Bezug zu WATZLAWICKS „Lebensschwierigkeiten" und „problemlösenden Handlungsweisen" in diesem Band auf der Hand.

Ähnlich, aber vielleicht leichter von der Psychiatrie anzueignen, ist der Ansatz von G. DEVEREUX „Angst und Methode in den Verhaltenswissenschaften" (1976). Dieser Ethnologe und Psychoanalytiker beginnt mit EINSTEINS Erkenntnis, daß wir Ereignisse nur „am" Beobachter beobachten können, und kehrt entsprechend FREUD mit der Behauptung um, „daß das entscheidende Datum jeglicher Verhaltenswissenschaft eher die *Gegenübertragung* denn die Übertragung ist". Bei der Begegnung zwischen zwei Menschen ebenso wie bei der wissenschaftlichen Beobachtung, Diagnose oder Therapie eines Menschen findet etwas „Neues", „Unbekanntes" statt bzw. beeinflussen sich zwei Selbsts oder überschneiden sich die Grenzen von Beobachter und Objekt. Dies erzeugt beim Beobachter in jedem Fall *Angst*, die als Widerstand gegen das Eindringen der Gegenübertragung abgewehrt wird. Die Widerstände tarnen sich als „wissenschaftliche Methode", z.B.: professionelle Haltung („ich bin Psychiater und diese sind Patienten"); Aktivität als Teil der Professions-Definition, womit man Angst wegagieren kann; ethischer Relativismus („ich behandele ja nur ein rein sachliches Problem"); Erklärung nur des angstfreieren Teilaspekts seines Phänomens, jedoch Verallgemeinerung dieser Erklärung auf das ganze Phänomen; Abtrennung der (subjektiven) Bedeutung eines Datums als „unwissenschaftlich" von der (objektiven) Information; schließlich auch die Benutzung aller wissenschaftlichen Apparate, Filter und (z.B. therapeutischen) Techniken, mit denen ich mir den angstauslösenden Anderen weiter weg vom Leibe halten kann. „Da die Existenz des Beobachters, seine Beobachtungstätigkeit und seine Ängste (sogar im Fall der Selbstbeobachtung) Verzerrungen hervorbringen, die sich sowohl technisch als auch logisch unmöglich ausschließen lassen, muß jede taugliche verhaltenswissenschaftliche Methodologie diese Störungen als die signifikantesten und charakteristischsten Daten der Verhaltenswissenschaft behandeln und sich die aller Beobachtung inhärente Subjektivität als den Königsweg zu einer eher authentischen als fiktiven Objektivität dienstbar machen... Kurz, verhaltenswissenschaftliche Daten erregen Ängste, die durch eine von der Gegenübertragung inspirierte Pseudomethodologie abgewehrt werden. Diese Manöver ist für nahezu alle Mängel der Verhaltenswissenschaft verantwortlich." Je näher mir ein Phänomen ist, desto größer die Angst und damit die Erkenntnischance, aber auch die Gefahr der „wissenschaftlichen" Angstabwehr. Nur so ist es zu erklären, daß die Psychiatrie sich so lange Zeit so intensiv mit den von mir entfernteren Symptomen der Patienten wissenschaftlich beschäftigt hat, die mir näheren alltagsweltlichen Schwierigkeiten der Patienten jedoch als „unwissenschaftlich" ausgeblendet und abgewehrt hat.

Das alternative, der *vollständigen* Realitätserfassung angemessene wissenschaftliche Vorgehen muß — nach DEVEREUX — „mit der genauen Untersuchung der komplexen Matrix der Bedeutungen *beginnen*, in die ihre relevanten Daten sämtlich eingebettet sind, sowie mit einer Spezifizierung der Mittel, durch die der Forscher zu einer möglichst großen Anzahl dieser Bedeutungen Zugang gewinnen kann. Der *zweite* Schritt besteht darin, die persönliche Verstrickung des Verhaltenswissenschaftlers mit seinem Material und die Realitätsverzerrungen, die diese ‚Gegenübertragungs'-Reaktionen nach sich ziehen, zu studieren." Denn sein Material ist der Forscher (Therapeut) letztlich selbst, was unvermeidlich in ihm Ängste auslöst. „Der *dritte* Schritt besteht in der Analyse von Art und Ort der Trennung zwischen Objekt und Beobachter. Der *vierte* und (vorläufig) letzte Schritt ... besteht darin, die Subjektivität des Beobachters und die Tatsache, daß seine Gegenwart den Verlauf des beobachteten Ereignisses so radikal beeinflußt wie die Messung das Verhalten eines Elektrons beeinflußt (‚stört'), zu akzeptieren und auszuwerten." Das bedeutet also für den Beobachter (bzw. für den diagnostisch und therapeutisch psychiatrisch Handelnden), seine Angst nicht „wissenschaftlich" abzuwehren, sondern sie (und die Gegenübertragung) in sich hineinzulassen, sie zu akzeptieren, um mit ihr arbeiten, sie für sich einsetzen zu können. Macht sich der psychiatrisch Tätige mit dieser Haltung zum Modell für den Patienten und bringt er ihn auf diese Weise zu einem ähnlich annehmenden Umgang mit seiner Angst, so ist damit der Sinn therapeutischen psychiatrischen Handelns benannt. DEVEREUX nennt die Erlebnisweise seines Vorgehens „geteilte Erfahrung". Es geht also darum, daß der Beobachter (psychiatrisch Tätige) gleichzeitig oder in erster Linie *sich selbst* zu verstehen versucht. „*Nicht die Untersuchung des Objekts, sondern die des Beobachters eröffnet uns einen Zugang zum Wesen der Beobachtungssituation*" (DEVEREUX, 1976, S. 20). Das bedeutet für die Psychiatrie, daß *Selbst*diagnose bzw. *Selbst*therapie die Basis für Diagnose bzw. Therapie sind. Abschließend sei angemerkt, daß der Ansatz von DEVEREUX zeigt, daß es keineswegs darum gehen kann, den Bereich psychiatrischen (und medizinischen) Handelns vom naturwissenschaftlichen Denken zu befreien, wie es mancherorts heißt; vielmehr kann das naturwissenschaftliche Denken diesem Bereich angemessen sein, wenn es nicht nach dem Stand des 19. Jahrhundert, sondern nach dem heutigen selbst-reflektierten Stand angewandt wird.

II. Italienisch-antibürokratischer Ansatz (Beispiel für Krankenhaus-Handeln)

In Italien wird gegenwärtig an verschiedenen Orten, z.B. Görz, Parma, Triest, Arezzo psychiatrisches Handeln aus einer ausformulierten gesellschaftstheoretischen Sichtweise begründet. Die wichtigsten Veröffentlichungen, so F. BASAGLIAS „Die negierte Institution" (1971) und A. PIRELLAS „Sozialisation der Ausgeschlossenen, Praxis einer neuen Psychiatrie" (1975), lassen einen antibürokratischen Ansatz erkennen, der von orthodox-marxistischer Seite durchweg als unmarxistisch kritisiert wird. Hier kann es mir nicht um *die* italienische Psychiatrie gehen, zumal sie in diesem Band durch den Beitrag von K.P. KISKER berücksichtigt wird. Der Gesamtansatz dieser italienischen Psychiatrie hängt ohnehin von bestimmten Voraussetzungen ab. Allgemein und in meinem Denkzusammenhang wichtig sowie übertragbar sind jedoch einige Aspekte oder Schritte dieses Ansatzes, auf die ich zu verweisen habe: 1. Die psychiatrischen Probleme werden im Rahmen einer gesamtgesellschaftlichen Analyse begriffen, die sie in den Zusammenhang nicht nur der ökonomischen Ausbeutung, sondern auch der aufklärerisch-frühmarxschen Herrschaft des Menschen über den Menschen stellt. Dies führt 2. dazu, daß in den bürokratisch verselbständigten Herrschaftssystemen der Anstalten die psychiatrisch Tätigen zunächst einmal die Herrschaft ausdrücklich zu übernehmen haben, um sie überhaupt wieder als eine personale sichtbar zu machen. Denn man kann nur etwas *abgeben*, was man *hat* und wozu man sich bekennt, übrigens eine Grundregel für die Möglichkeit jeder – auch therapeutischen – Veränderung. So wird das verantwortliche Subjekt ins psychiatrische Handeln wiedereingeführt, und zwar auch als Team. Der 3. Schritt ist die Wiederherstellung des Aufklärungsprinzips der Öffentlichkeit, und zwar auf allen Ebenen: in der Beziehung zwischen psychiatrisch Tätigem und Patient, auf der Station, in der Abteilung, für das ganze Krankenhaus und für die ganze Gemeinde. Damit wird der intersubjektive Diskurs allgemein, aber auch der zwischen Vernunft und Unvernunft, wiederhergestellt. Die Voraussetzung ist geschaffen, daß auch der Patient wieder Subjekt sein kann. Und in den Diskurs, der ebenso Konfrontation wie Annäherung sein kann, sind die Angehörigen, die Bürger der Gemeinde, die kommunal Verantwortlichen und – so weit wie möglich – das ökonomische System – miteinbezogen. Deutlich wird dieses Öffentlichkeitsprinzip auch daran, daß die Veröffentlichungen nicht nur aus Aufsatz-Monologen, sondern auch aus der Wiedergabe von Dialogen bzw. Diskursen besteht. Unter diesen Bedingungen wird 4. die „*verifica*" zur entscheidenden Grundhaltung psychiatrischen Handelns; denn es genügt nicht, daß die Patienten sich als Subjekte wahr*nehmen*, es ist vielmehr erforderlich, daß sie sich auch als Subjekte verifizieren, wahr*machen*. PIRELLA: „Wahrheitsbeweis, Überprüfung durch die Konfrontation mit der Wirklichkeit, so würde ich *verifica* bestimmen ... Und nun ist auf die *verifica*, die Wahrheitsprobe, zurückzukommen, nämlich mit dieser Kranken solch eine Verbindung zu finden, die sie befähigt, nun auch selbst den Zusammenhang herzustellen zwischen ihrem gestörten Bewußtsein und ihren Lebensbedingungen. Die ‚Psychose' hindert sie nämlich daran, die wirklichen Verhältnisse zu erkennen … Wichtig bleibt, daß wir von *verifica* nur im Sinne einer offenen Aktion sprechen; das heißt nicht, der kranken Person nun zu *sagen*, was Wirklichkeit ist, was wirklich ist und was nicht, um sie zu heilen, sondern einfach, daß wir uns immer bereit halten, um dann die Wahrheitsfindung kollektiv zu betreiben … Meist akzeptiert der Kranke eine Interpretation, die von einem anderen Kranken kommt, eher als die des Arztes … *Verifica* haben wir auch als *reality verification* übersetzt. Im Grunde genommen heißt das: mit jemandem die Wahrheit über sich selbst zu finden, ihn dazu zu bringen, sie zu finden" (PIRELLA, 1975, S. 31–41). *Verifica* bedeutet also, der Grundannahme gerecht zu werden, daß jemand mit Hilfe seiner Psychose oder Neurose subjektiv/objektiv sich etwas vormacht, seine „Lebenslüge" lebt, seine Schwierigkeiten (seine Wünsche, Ängste, seine Einsamkeit, Ausbeutung oder sein Alter) sich und anderen verheimlicht und die wirklichkeitsbezogene Lösung vermeidet, entsprechend der häufigen Patientenfrage: „Wie kann ich mich wieder ehrlich machen?". Die Nähe zu WATZLAWICKS Annahmen liegt auf der Hand. Mit *verifica* ist eine *Grundhaltung* für psychiatrisches Handeln gemeint, der sich diagnostische Techniken (Analyse sozialer und biologischer Bedingungen) sowie therapeutische Techniken unterzuordnen haben. Sie verhindert, daß die Praxis von der Technik oder von beliebigen therapeutischen Methoden her fremdbestimmt werden kann. Sie ist der Versuch, eine „wahrheitsfähige Praxis" (HABERMAS) der Psychiatrie zu konstituieren. Auch wenn die psychiatrisch Tätigen von diesem Ansatz her stets die Möglichkeiten mitreflektieren, wie weit sie sich gesellschaftlich überflüssig machen können, so hat das nichts — wie oft fälschlich behauptet wird — mit Antipsychiatrie, jedoch viel mit verantwortlicher Psychiatrie zu tun.

III. Krisenintervention (Beispiel für ambulantes Handeln)

Als Mitplaner und Mitarbeiter des Kriseninterventionsdienstes der DGSP in München hat der Soziologe ST. WOLFF einen gesellschaftstheoretischen Begründungsversuch für den Sinn dieser Art psychiatrischen Handelns unternommen. Dieser Versuch ist deswegen interessant, weil er — als Beispiel — zeigen kann, daß der Vorsatz, den Gesellschaftsbezug aus den Besonderheiten einer konkreten Handlungswirklichkeit, hier eben der Krisenintervention, zu entwickeln, dazu führt, nicht *eine* Theorie dieser Situation überzustülpen, sondern die unterschiedlichen Aspekte dieser Wirklichkeit mit Hilfe unterschiedlicher gesellschaftstheoretischer Ansätze zu reflektieren, ein Vorgehen, daß nur von einem dogmatischen Standpunkt aus als eklektizistisch zu bezeichnen wäre. WOLFF (1976) beginnt damit, den allgemeinen Hintergrund des Krisenbegriffs mit Hilfe der *kritischen Theorie* zu bestimmen und hält fest, daß Krisen schon lange vor einer Systembestandsgefährdung als Störung der lebensweltlichen Sozialintegration wichtig werden. In einem *ökonomisch-marxistischen* Abschnitt weist er nach, daß das Interesse an Krise, Krisenintervention und Prävention auch mit der Kostenexplosion im Gesundheitswesen, also mit der allgemeinen Mittelverknappung zusammenhängt. Analog der *Kommunikationstheorie* (Unterscheidung WATZLAWICKS zwischen Schwierigkeit und Problem) differenziert WOLFF zwischen „emotionalen Gefahrensituationen", die gesellschaftlich vorgegeben und primär präventiv anzugehen sind, und deren Nichtbewältigung, die sich im akuten Zustand der Krise äußert. Auf diesem Hintergrund schlägt er eine *ethnomethodologisch* formulierte Grundlagentheorie der Krisenintervention vor. Er definiert „Krise" in diesem Rahmen zunächst als „die aktive Aufhebung oder das Aufgehobensein von Alltäglichkeit und Selbstverständlichkeit im subjektiven Erleben aufgrund fehlgelaufener Normalisierungsprozesse von situativen Schwierigkeiten". Da in der Krise von den beiden Regelebenen des Handelns sowohl Basisregeln (Grammatik des Handelns, die das Gefühl für soziale Geordnetheit und damit Normbezug und Selbstverständlichkeit ermöglicht) als auch Normregeln teilweise suspendiert sein können, lassen sich auch zwei Interventionsmöglichkeiten unterscheiden: sozio-emotionale (z.B. emotionale Stützung, Entspannung, Medikamente) und kognitive (z.B. Informationen). Da weiter nach dem ethnomethodologischen Prinzip der Indexikalität (s.d.) die ständige praktische Leistung der dokumentarischen Interpretation bzw. Sinnherstellung des Handelns für das Individuum fundamentaler als die Norm-Entsprechung (vgl. „cultural dope") ist, entspricht der Krisenintervention ein Menschenbild, nach dem das Individuum aktiv-sinnsetzend sich seine lokal-historische Situation und deren Geordnetheit interpretativ aneignet. Der Sinn psychiatrischen Handelns verwirklicht sich dann etwa in: Nutzung der Selbsthilfemöglichkeiten des Individuums, ständiger Rückkoppelung der Intervention mit seiner alltäglichen Praxis und u.U. gemeinsamer, solidarischer Arbeit an gemeinsam erlebten objektiven Schwierigkeiten. Daraus entwickelt WOLFF „Faustregeln" der Krisenintervention z.B. zur zeitlichen Entzerrung der Krisensituation, zur Wiederherstellung der „Reziprozität der Perspektiven" und zur Wiederbefähigung des vertrauensvollen Aushaltens der prinzipiellen Unvollständigkeit jeglicher Interaktion („sanktionierte Vagheit" nach GARFINKEL). Für die Ausarbeitung des fundamentalen Mechanismus des Vertrauens zur Komplexitätsreduktion und zum Aushalten von Ambivalenzen in Entscheidungssituationen im Dienst der Krisenintervention stützt sich WOLFF schließlich noch auf den *systemtheoretischen* Ansatz LUHMANNS (LUHMANN, 1973). Er entwickelt eine pragmatische Typologie von Menschen, die 1. weder zu sich noch zur Umwelt Vertrauen haben, 2. nur sich, aber nicht der Umwelt vertrauen und 3. der Umwelt mehr als sich selbst vertrauen. Diese Typologie läßt sich mit der klassischen psychiatrischen Nosologie analogisieren, hat jedoch den Vorteil, daß mit ihrer Hilfe die Möglichkeiten und die Grenzen des Sinnes angegeben werden können, den die psychiatrische Handlungssituation „Krisenintervention" für unterschiedliche Menschen haben kann.

D. Ausblick

Ich habe in meinem Beitrag versucht, diejenigen gesellschaftstheoretischen Grundlagen und Methoden zusammenzustellen, die dem Nachdenken über die Psychiatrie bzw. dem Selbstreflexions- und Selbstaufklärungsprozeß der Psychiatrie Chancen bieten. Die Aufzählung ist sicher nicht vollständig. Auswahl, Schwerpunktsetzung und Wertung sind von mir zu vertreten. Gleichwohl ist der Überblick in mehrfacher Hinsicht aufschlußreich: 1. Da der Mut zur Entwicklung gesellschaftstheoretischer Ansätze erst in jüngerer Zeit wieder zugenommen hat, ist es auch nicht verwunderlich, daß die Psychiatrie erst jetzt wieder bereit ist, sich — wie zu Anfang — in einem gesamtgesellschaftlichen Rahmen zu reflektieren. 2. Indem die Psychiatrie dies tut, gewinnt sie Anschluß an den allgemeinen, d.h. auch philosophischen Denkzusammenhang, zumal jede Philosophie explizit oder implizit auch eine gesellschaftstheoretische Seite hat; vgl. den Beitrag von J. BLANKENBURG in diesem Band. 3. Die gesellschaftstheoretische Reflexion der Psychiatrie hat nichts oder wenig mit der Subdisziplin „Sozialpsychiatrie" zu tun, betrifft vielmehr die Grundlegung der Psychiatrie selbst; freilich verdankt die Psychiatrie der Sozialpsychiatrie einen Anstoß hierzu. 4. Trotz Unterschiedlichkeit oder Widersprüchlichkeit der zeitgenössischen Gesellschaftstheorien überrascht das hohe Ausmaß an gemeinsamer Frage- und Suchrichtung; daher war es vertretbar, die Sinn-Frage paradigmatisch in den Mittelpunkt der Untersuchung zu stellen. 5. Es hat sich erwiesen, daß eine Reihe von Grundfragen der Psychiatrie der Gegenwart gesellschaftstheoretisch als Fragen zu formulieren oder erst sichtbar zu machen sind, womit schon allein die Bedeutung dieses Ansatzes für die Psychiatrie außer Zweifel steht. 6. Solche Grundfragen sind etwa: die gesellschaftliche und allgemeine Legitimation der Psychiatrie überhaupt; die Orientierung der Psychiatrie an verallgemeinerungsfähigen Interessen; die Intersubjektivität des Diskurses zwischen psychiatrisch Tätigen und Patienten; die Fundierung der Psychiatrie sowie des psychischen Krankseins im umgangssprachlichen Reden und alltagsweltlichen Handeln von Menschen miteinander; die Verallgemeinerung von Medizin als Voraussetzung dafür, daß die Psychiatrie medizinische Wissenschaft sein kann; die Neuformulierung des Ortes und der Zeit psychiatrischen Handelns als Gemeindepsychiatrie; das Team als psychiatrisches Subjekt; das Verhältnis von Psychiatrie und Psychotherapie, allgemeiner: von psychiatrischer Praxis und Technik; und die Wahrheitsfähigkeit von psychiatrischer Praxis überhaupt. Ein Versuch, diese Fragen lehrbuchhaft zumindest mitzuberücksichtigen, ist mit DÖRNER und PLOG (1978) unternommen worden.

Um es abschließend noch einmal zu wiederholen: die *Beantwortung* der gesellschaftstheoretisch gestellten Fragen kann nur die Psychiatrie aus sich selbst heraus, durch ihre eigene theoretische und praktische Arbeit, leisten.

Literatur

Adorno, T.W., Albert, H., Dahrendorf, R., Habermas, J., Pilot, H., Popper, K.: Der Positivismusstreit in der deutschen Soziologie. Neuwied: Luchterhand 1969.
Bach, O., Feldes, D., Thom, A., Weise, K.: Sozialpsychiatrische Forschung und Praxis. Leipzig: Thieme, 1976.
Basaglia, F. (ed.): Die negierte Institution. Frankfurt: Suhrkamp, 1971.
Battie, W.: A treatise on madness. London: Whiston u. White 1758.
Bentham, J.: Panopticon; or the inspection-house. Dublin 1791.
Böhme, G.: Die Ausdifferenzierung wissenschaftlicher Diskurse. In: Wissenschaftssoziologie (N. Stehr, R. König, Hrsg.). Opladen: Westdeutscher Verlag 1975.
Cicourel, A.V.: Sprache in der sozialen Interaktion. München 1975.
Devereux, G.: Angst und Methode in den Verhaltenswissenschaften. Frankfurt: Ullstein 1976.

Dörner, K.: Bürger und Irre. Frankfurt: Europ. Verlagsanstalt 1969, als Taschenbuch: Frankfurt: Fischer 1975a.
Dörner, K.: Entstehung und Wirkung psychiatrischer Diagnosen. Sozialpsychiat. Informationen 7, 3–20 (1972).
Dörner, K.: Der psychisch Kranke in der Industriegesellschaft. In: Arzt und Patient in der Industriegesellschaft (O. Döhner, Hrsg.). Frankfurt: Suhrkamp 1973.
Dörner, K.: Wie werde ich Patient oder Sozialisation zum Patienten. In: Diagnosen der Psychiatrie (K. Dörner, Hrsg.). Frankfurt: Campus 1975b.
Dörner, K.: Nationalsozialismus und Lebensvernichtung. In: Diagnosen der Psychiatrie (K. Dörner, Hrsg.). Frankfurt: Campus 1975c.
Dörner, K.: Wege zur Selbsthilfe bei psychisch Kranken. Theorie u. Praxis d. Sozialarbeit **28**, 132–139 (1977).
Dörner, K., Plog, U.: Lehrbuch der Psychiatrie/Psychotherapie. Wunstorf/Hann.: Psychiatrie Verlag 1978.
Dohrenwend, B.P.: Egoism, Altruism, Anomie, and Fatalism: a conceptual analysis of Durkheim's types. Amer. Soc. Rev. **24**, 466–473 (1959).
Douglas, J.D.: The social meanings of suicide. Princeton, N.J.: Princeton Paperback Printing 1970.
Dreitzel, H.P.: Die gesellschaftlichen Leiden und das Leiden an der Gesellschaft. Stuttgart: Enke 1968.
Durkheim, E.: Der Selbstmord. Neuwied: Luchterhand 1973.
Ferber v., C.: Sozialwissenschaftliche Theorien der psychiatrischen Praxis. In: Psychiatrie der Gegenwart, Bd. III Soziale und angewandte Psychiatrie, 2. Aufl. Berlin-Heidelberg-New York: Springer 1975.
Foucault, M.: Die Ordnung der Dinge. Frankfurt: Suhrkamp 1974.
Foucault, M.: Wahnsinn und Gesellschaft. Frankfurt: Suhrkamp 1969.
Gadamer, H.-G.: Wahrheit und Methode, 2. Aufl. Tübingen: Mohr 1965.
Garfinkel, H.: Remarks on ethnomethodology. In: Directions in sociolinguistics (J. Gumperz, D. Hymes, ed.). New York 1967.
Glatzel, J.: Aspekte einer interaktionalen Psychopathologie. Nervenarzt **47**, 362–368 (1976).
Goffman, E.: Asylums. New York: Doubleday Anchor Books 1961.
Goffman, E.: Stigma. Frankfurt: Suhrkamp 1967.
Goffman, E.: Das Individuum im öffentlichen Austausch. Frankfurt: Suhrkamp 1974.
Griesinger, W.: Die Pathologie und Therapie der psychischen Krankheiten, Stuttgart 1845, 2. Aufl. 1861.
Güse, H.-G., Schmacke, N.: Psychiatrie zwischen bürgerlicher Revolution und Faschismus (2 Bde.). Kronberg: Athenäum 1976.
Habermas, J.: Strukturwandel der Öffentlichkeit. Neuwied: Luchterhand 1962.
Habermas, J.: Theorie und Praxis. Neuwied: Luchterhand 1963.
Habermas, J.: Legitimationsprobleme im Spätkapitalismus. Frankfurt: Suhrkamp 1973.
Habermas, J., Luhmann, N.: Theorie der Gesellschaft oder Sozialtechnologie. Frankfurt: Suhrkamp 1976.
Horkheimer, M., Adorno, T.W.: Dialektik der Aufklärung. Frankfurt: Suhrkamp 1972.
Jaeggi, U.: Ordnung und Chaos, Strukturalismus als Methode und Mode. Frankfurt: Suhrkamp 1968.
Kambartel, F. (ed.): Praktische Philosophie und konstruktive Wissenschaftstheorie. Frankfurt: Suhrkamp 1975.
Keupp, H.: Psychische Störungen als abweichendes Verhalten. München-Berlin-Wien: Urban & Schwarzenberg 1972a.
Keupp, H.: Der Krankheitsmythos in der Psychopathologie. München-Berlin-Wien: Urban & Schwarzenberg 1972b.
Köhler, E.: Arme und Irre, die liberale Fürsorgepolitik des Bürgertums. Berlin: Wagenbach 1977.
Kuhn, T.: Die Struktur wissenschaftlicher Revolutionen. Frankfurt: Suhrkamp 1973.
Lemert, E.M.: Social pathology. New York: McGraw-Hill 1951.
Luhmann, N.: Vertrauen; ein Mechanismus der Reduktion sozialer Komplexität. Stuttgart: Enke 1973.
Mead, G.H.: Geist, Identität und Gesellschaft. Frankfurt: Suhrkamp 1968.

Merleau-Ponty, M.: Phänomenologie der Wahrnehmung. Berlin: de Gruyter 1966.
Merton, R.K.: Social theory an social structure, 3. Ed. Glencoe, Ill.: The Free Press 1957.
Meurer, B.: Gesellschaftliche Probleme oder Gesellschaft als Problem — Zum 18. Deutschen Soziologentag. Leviathan **5**, 137–150 (1977).
Mittelstrass, J. (Ed.): Methodologische Probleme einer normativ-kritischen Gesellschaftstheorie. Frankfurt: Suhrkamp 1975.
Pinel, P.: Philosophisch-medizinische Abhandlungen über Geistesverwirrungen oder Manie. Wien: Schaumburg 1801.
Pirella, A. (Ed.): Sozialisation der Ausgeschlossenen; Praxis einer neuen Psychiatrie. Reinbek/Hamburg: Rowohlt 1975.
Plessner, H.: Conditio humana. Pfullingen: Neske 1964.
Pörksen, N.: Kommunale Psychiatrie; das Mannheimer Modell. Reinbek/Hamburg: Rowohlt 1974.
Roman, P.M.: Labeling theory and community psychiatry. Psychiatry **34**, 378–390 (1971).
Scheff, T.: Das Etikett „Geisteskrankheit". Frankfurt: Fischer 1973.
Schütz, A.: Der sinnhafte Aufbau der sozialen Welt; eine Einleitung in die verstehende Soziologie. Wien: Julius Springer 1932.
Taylor, C.: Erklärung und Interpretation in den Wissenschaften vom Menschen. Frankfurt: Suhrkamp 1975.
Thom, A.: Sozialpsychiatrie in der sozialistischen Gesellschaft. In: Sozialpsychiatrie in der sozialistischen Gesellschaft (B. Schwarz, Hrsg.). Leipzig: Thieme 1971.
Thom, A.: Psychiatrie und gesellschaftliche Mächte. Psychiat., Neurol., Med. Psychol. **25**, 577–590 (1973).
Trojan, A.: Psychisch krank durch Etikettierung? Die Bedeutung des Labeling-Ansatzes für die Sozialpsychiatrie. München-Berlin-Wien: Urban & Schwarzenberg 1978.
Ullmann, L.P., Krasner, L.: A psychological approach to abnormal behavior. Prentice Hall, New Jersey 1969.
Weingarten, E., Sack, F., Schenkein, J.: Ethnomethodologie; Beiträge zu einer Soziologie des Alltagshandelns. Frankfurt: Suhrkamp 1976.
Wolff, S.: Sozialpsychologische Anmerkungen zur psychiatrischen Krisenintervention. Soziologen-Korrespondenz, München, **3**, 144–215, 1976.

Antipsychiatrie (AP)

Von

K.P. Kisker

Inhalt

A. Definition der AP 812
B. Antipsychiater-Typen 812
   I. Psychiater mit konsequenter AP-Praxis 813
   II. Psychiater mit marginaler AP-Praxis und konsequenter AP-Theorie 813
   III. Literarische Verwerter mit AP-Praxis 813
   IV. Verfechter der therapeutischen Gemeinschaft mit Beiträgen zur AP-Theorie 813
   V. Politische, psychotherapeutische und theologische Reformulierer der Psychiatrie mit AP-Anstrich 813
   VI. Konventional-Psychiater, die AP schreiben 813
   VII. AP-Ghostwriter, Kompilatoren und Abschreiber 814
C. Kingsley Hall 814
D. AP-Richtungen 816
   I. Kern-AP 816
   II. „Psychothérapie institutionelle" 816
   III. Die „Andere Psychiatrie" 817
   IV. Polit-Psychiatrie 818
E. Praxis 818
   I. Kingsley Hall, Reprise 818
   II. „Station 21" 819
   III. „Upper Cottage" 819
   IV. SPK-Heidelberg 820
   V. Szasz-AP 820
   VI. Institutionen der „Psychothérapie institutionelle" 820
F. Theorien 821
   I. AP-Theorie 821
   II. Philosophische Zuflüsse 821
   III. Zuflüsse aus Interaktionstheorie und Familienforschung 821
   IV. Polit-Theorie 822
Literatur 824

Eine Darstellung der AP wird heute – 1978 – notwendig kritischer Nachruf, Besinnung auf praktisches Wirken und theoretische Einsichten, welche der

Psychiatrie durch ihre antithetische Befragung während eines 1975 zu Ende gegangenen AP-Jahrzehnts hinzugebracht worden sind.

Zuvor war Psychiatrie für eine Weile in Mode gewesen. Man hatte mit ihr kokettiert, um an der brutalen Wahrheit ihres Alltags vorbeizukommen. Der Psychiatrie war eine Weltorganisation gegründet worden. Unbürgerliche Bürger hatten zu „Initiativen" auf die Psychiatrie (kaum je aus ihr heraus) angesetzt. Wie schon der vorletzten Aufklärung war sie erneut zum humanen Zoo geworden. Als sich dann nicht einmal mehr Druckerschwärze aus ihr pressen ließ, erhielt sie ihr „Anti", wie so viele andere oppositionsträchtige Einrichtungen unserer Zeit: Anti-Held, Anti-Kultur, Anti-Universität usw.

Unter dem Titel „AP" wurde der Psychiatrie von etwa 1964 bis 1975 eine schwarze Messe mit einigem publizistischen Verkaufswert gelesen. Es begann mit einigen englischen Psychiatern aus dem Tavistock-Kreis, denen die einige Kilometer entfernt in London einsetzende sozialpsychiatrische Forschung *und* Praxis im Umkreis des Maudsley Hospitals zum Ärgernis wurde. Deswegen und weil auch andernorts so viel Unbehagen an der Psychiatrie in der Luft lag, trieben diese utopisch inspirierten, schreibgewandten Leute die Sache „Psychiatrie" in ihre Negation: entschieden auf dem Papier, beiläufiger in der Praxis. Heute haben sich ihre ehemaligen Exponenten von der AP abgesetzt. Die wenigen AP-Gruppen, die es je gab – den bekannten, unzureichend beratenen Wohngemeinschaften mehr oder minder psychisch Kranker gleichend, nur literarisch umwitterter – sind zerfallen. Die Psychiatrie hat ihr „Anti" gehabt. Sie ist geblieben, was sie war: schwerfällig-komplizierter soziötärer Versorgungskörper, Gefahrenzone möglicher Gefühlsverödung für „Versorgte" wie für „Versorgende", gesellschaftliche Deponie mit unbeholfenen sozialen Müllwerkern. Neuerdings geht es nicht mehr um AP, sondern um eine „andere", eine „alternative" Psychiatrie.

A. Definition der AP

COOPER bildete das Wort. Außer ihm hat sich keiner der Autoren, die als Urheber der AP literarisch in Anspruch genommen werden, selbst der AP zugerechnet. Als Theorie negierte AP die Existenz seelischer Krankheit. Ihre Basisphilosophie war anfangs existentialer Pessimismus, später kulturrevolutionäre Emanzipatorik. Verrücktheit galt ihr – nach der Formel ihres phantasievollen Initiators LAING – als Strategie, eine (kommunikativ oder sozio-ökonomisch) vertrackte Situation zu bestehen. Als Praxis propagierte sie (und betrieb) „weiche" Laissez-aller-Typen therapeutischer Gemeinschaft. Sie verpönte Rollengliederung. In London hatte AP ihren Kingsley Hall-Hyde Park, in Heidelberg ihren teutonischen Kader, in Paris ihre spirituelle Multiplikationsstätte und in Gorizia ihr politisches Hospital-Experiment. (Informative kritische Übersichten über AP schrieben TRIMBOS, 1975; GLATZEL, 1975; BOSSEUR, 1974.)

B. Antipsychiater-Typen

Da es keinen Psychiater gegeben hat, der AP in Theorie *und* Praxis länger als ein bis zwei Jahre verwirklichte, lassen sich nur Annäherungstypen von „Antipsychiatern" unterscheiden:

I. Psychiater mit konsequenter AP-Praxis

Menschen mit Erfahrungen in tradierter psychiatrischer Arbeit, die in konsequente AP-Praxis ausbrachen, sie längere Zeit durchhielten und theoretisch begründeten. Ihnen kann allein der Psychiater HUBER aus dem relativ kurzlebigen Heidelberger SPK zugerechnet werden, wenn man das sich psychiatrisch deklinierende Polit-Kollektiv überhaupt der AP zurechnen mag. Doch selbst HUBER, Chefagitator des SPK, hat, soweit man weiß, nicht längerfristig und rund um die Uhr im SPK gelebt. Er war bestenfalls Teilzeit-Polit-Antipsychiater und überwiegend damit beschäftigt, militanter Guerilla zu werden. Da HUBER während seiner SPK-Zeit nichts unter eigenem Namen schrieb und allenfalls SPK-Zirkulare verfaßte oder mitverfaßte, bleibt seine theoretische Position unklar.

II. Psychiater mit marginaler AP-Praxis und konsequenter AP-Theorie

Menschen mit Psychiatrie-Erfahrung, die kurzfristig AP-Praxis mitmachten, aber Beachtliches zur AP-Theorie beitrugen. Hierher gehört zweifellos LAING, der für einige Monate in Kingsley Hall lebte, im Network fungierte, dann indessen in die Privat-Praxis zurückging.

III. Literarische Verwerter mit AP-Praxis

Menschen ohne Psychiatrie-Erfahrung, die längerfristig Mitglied eines AP-Settings waren, um diese Erfahrung literarisch zu verwerten: dazu rechnet etwa der nicht namentlich genannte amerikanische Arzt, der mit Frau und Kind 1½ Jahre in Kingsley Hall lebte und BAILLON (1971) im März 1970 ein instruktives Interview gab. Er sammelte dort Material zu einem Buch über AP.

IV. Verfechter der therapeutischen Gemeinschaft mit Beiträgen zur AP-Theorie

Menschen mit Psychiatrie-Erfahrung, die in psychiatrischen Einrichtungen therapeutische Gemeinschaften mit AP-Anstrich in Gang zu bringen suchten und ohne eigene Erfahrung aus einer AP-Gruppe Beachtliches zur AP-Theorie beitrugen: etwa D. COOPER.

V. Politische, psychotherapeutische und theologische Reformulierer der Psychiatrie mit AP-Anstrich

Menschen wie in I-IV, die ihre theoretische Arbeit nicht als AP-Beitrag verstanden sondern als politische (BASAGLIA), psychotherapeutische (FOUDRAINE, 1973) oder als theologische (SIIRALA, 1961) Reformulierung der Psychiatrie.

VI. Konventional-Psychiater, die AP schreiben

Menschen mit Psychiatrie-Erfahrung, die psychiatrisch konventionell arbeiten, aber AP schreiben: SZASZ.

VII. AP-Ghostwriter, Kompilatoren und Abschreiber

Menschen ohne Psychiatrie- und ohne AP-Erfahrung, die das von Menschen der Gruppen I bis VI Erfahrene oder Geschriebene kompilierten oder abschrieben: das ist das Heer jener Schreibtisch-Täter, von welchen RACAMIER (1971) meint, man solle ihre Produkte als Antipsychiatrismus von AP unterscheiden. Diese Gruppe hat schätzungsweise zehnmal mehr Papier über vermeintliche AP beschrieben als Menschen der Gruppen I bis VI. H. KEUPP kann mit seinem (von SZASZ inspirierten) Plädoyer für ein sozialwissenschaftlich orientiertes Alternativmodell der Psychiatrie als einer der gescheitesten Vertreter dieser Gruppe gelten.

C. Kingsley Hall

Kingsley Hall, AP-Kernkultstätte: Alle namhaften Vertreter der AP waren Psychiater. Zu Beginn hatte AP noch keinen politischen Unterton. Bevor LAING (1964) mit drei Schizophrenen den ersten „household" gründete, hatte sich seit einem Dutzend Jahren eine kleine Gruppe zumeist privat praktizierender, analytisch orientierter Psychiater getroffen und kritische Gedanken über Psychiatrie ausgetauscht. 1965 gründeten LAING, COOPER und ESTERSON die gemeinnützige „Philadelphia-Association" (wörtlich: Vereinigung der Bruderliebe). Ihre Satzung verschrieb Erforschung und Behandlung psychisch Kranker, Schizophrener zumal. Die Begründung lautete: „Unsere Forschungen gaben uns die Überzeugung, daß die Ursache in zahlreichen Fällen nicht die ‚Krankheit' einer einzelnen Person sondern ein sozialer Prozeß ist. ...Familienforschungen über Menschen, die schizophren genannt werden, haben das bestätigt. Wir sehen, daß solche Menschen von den Menschen ihrer Umgebung zurückgestoßen werden, und zwar durch widersprüchliche Impulse, Bedürfnisse und Erwartungen, die ihnen in widersprüchlicher Weise durch andere oder durch das eigene Unbewußte zugetragen werden. Wird jemand so relegiert, bleibt ihm nichts anderes, als mit dem Kopf gegen die Wand zu rennen. ... Um die kommunikativen Widersprüche aufzuklären, die uns zu gewissen Zeiten dazu zwingen, wie ein Irrer zu handeln und als ein solcher genommen zu werden, brauchen wir weiche Kommunitäten, in denen diese Leute sich nicht gezwungen fühlen, die Rollen des Arztes, des Sozialarbeiters, des Krankenpflegers oder des Kranken zu übernehmen. –

In demselben Jahr 1965 wurde der Philadelphia-Gruppe für eine symbolische Jahresmiete von einem Pfund Kingsley Hall überlassen: ein altes Gebäude in einem Londoner Abbruchviertel. Dort lebten bis 1969 113 Personen, gleichzeitig etwa je ein Dutzend Soziopathen, Drogenabhängige, sonstige Outsider jedweder Art, unter ihnen auch einige anstaltsentlassene Psychotiker. Kurzfristig entstanden in London einige weitere „Households". Untereinander bildeten diese Wohngruppen ein „Netzwerk" mit wechselseitigen Unterstützungen und Besuchen im Alltäglichen und bei Krisen. Der in den Jahren darauf hochgezogene Überbau von Veranstaltungen und Publikationen, die sich zunehmend stärker politisch ausformulierten, stand in keinem strikten Initiative-Zusammenhang zu diesen Wohngemeinschaften. 1967 organisierten BERKE, COOPER, LAING und

REDLER — sie luden als „Psychiater-Antipsychiater" ein — einen „Internationalen Kongreß über die Dialektik der Befreiung", und zwar im Namen eines „Institutes für phänomenologische Forschung London". Namhafte linke Intellektuelle (unter ihnen H. MARCUSE) versammelten sich, um unter dem Reizwort „Gegen-Kultur" über die „Schaffung einer anderen Gesellschaft" zu diskutieren. Explizierte Ziele: eine „occidentale Kulturrevolution" einleiten, eine Londoner „Gegen-Universität" gründen u.ä. Verwandte Treffen wurden wiederholt, fanden aber geringere Resonanz. Angesichts solcher Versammlungen, die eher den Charakter eines psychiatrisch hingebogenen Pop-Kult-Happenings als denjenigen einer Arbeitstagung über eine echte soziale Psychiatrie-Alternative (wie etwa die zu derselben Zeit sich entwickelnden Treffen des „Mannheimer Kreises" in Deutschland) trugen, fragt man sich, welcher Typ von Tagung geeigneter sei, jene finstere Front totaler psychiatrischer Institutionen zu verändern, in welchen man nach ROSENHANS Experiment (1973) eingeschleuste „Normale" nach Belieben diagnostisch etikettieren lassen. ROSENHANS Resultat, daß seelisch Gesunde in solchen USA-Psychiatrie-Fabriken unweigerlich als Schizophrene klassifiziert und therapiert werden, wenn sie nur angeben, daß sie „hohle und dumpfe Stimmen" hören, und daß solche Fabriken einen höheren Output an gesund deklarierten psychisch Kranken auswerfen, wenn man ihnen die Einschleusung von Pseudo-Patienten nur ankündigt, ist — wie SCHIPKOWENSKY (1974) mit Recht bemerkt hat — nicht so sehr ein Beweis für die Labeling-Theorie als für den diagnostizistischen Tic und eine (allerdings weithin grassierende) apathisch-leblose Kommunikation zwischen Therapeuten und Bewohnern in solchen Einrichtungen. Läßt man allerdings die Beschreibungen von Bewohnern und Besuchern *Kingsley Halls* auf sich wirken, so sieht man, daß in diesem umgedreht konstruierten Milieu eine formal und wohl auch in manchen ihrer sozialen Effekte analoge apathisch-indifferente Beziehungslosigkeit unter den dort Lebenden herrschte.

Die Demontage der AP-Scene verdeutlicht sich am besten an der Position des heutigen LAING. In einem Interview mit GIL, FONTANA und PIATTELLI vom 6. 12. 1975 lehnte er den Begriff AP für sein Werk ab, desgleichen einlinige Kausalverknüpfungen zwischen Schizophrenie und soziopolitischen bzw. mikrosoziologischen Umständen. Effekte kapitalistischer Persönlichkeitsdeformation bilden nach LAINGS später Einsicht allenfalls einen Teilaspekt seelischer Gestörtheit. Er befürwortet jetzt mit aller Welt einen multidisziplinären Ansatz, der genetische, biochemische und kommunikative Vorgänge zusammenschaut, und hält den AP-Reduktionismus für ebenso verfehlt wie den biologischen. LAING, der eben einen kritischen Review über genetische und biochemische Forschungen zur Schizophrenie vorbereitete, hielt nun Thesen, wonach Gesunde in kapitalistischen Systemen eigentlich seelisch krank und ein Anwachsen seelisch Kranker prärevolutionäres Signal seien, für „Aufputschung durch die extreme politische Linke". Der Vater der AP, der stets kreativer und ideenreicher schrieb als sein einseitiger und fanatisierter wirkender Mitstreiter COOPER, rückt von dessen letzten Büchern („Tod der Familie", „Grammar of living") weit ab. Sein neuerliches Eintreten für die Familie wirkt minder paradox als dasjenige COOPERS, der die Familie zwar zu Tode schrieb, zugleich aber dankbar einbekannt, wie er sich in einer persönlichen Krise im Schoße seiner Verwandschaft barg. Familie ist nun für LAING „eine der besten Sachen, die dem Menschen in unserer Gesellschaft zur Verfügung stehen". Die wissenschaftsfeindliche Einstellung radikaler AP-Epigonen hält er für „undialektisch". Schizophren zu sein, sei ein Übel. Schwer schizophrene Menschen seien kommunikationsunfähig, und man könne mit ihnen nichts sozial Nützliches anfangen, weder im Blick auf Alltagsfreuden noch auf Revolutionen.

D. AP-Richtungen

I. Kern-AP

Ihr war — wie H. EY zeigte — stets ein Doppel-Impetus eigen: anti-asyläre Heilsbewegung und Verleugnung des brutalen psychopathologischen Faktums. Sie gab sich als Anklägerin der vermeintlich repressiven Rolle des Psychiaters in der Sozietät und stellte das psychiatrische Feld als Produkt ärztlicher gewinnbringender Phantastik vor. AP begann mit LAING und einem initialen romantischen, existentiell oberflächlich verbrämten Touch. C.G. JUNGS archetypische Symbolik und ein deutschtümelnd anmutender Kulturpessimismus standen dem „Divided Self", der ersten größeren AP-Publikation LAINGS, Pate. JUNGS „Persona", ein psychologisch und böse gemachtes „Man" HEIDEGGERS und MÉLANIE KLEINS Introjekten-Lehre schmolzen bei ihm zu einem defektuösen Norm-Begriff zusammen. Die Ahnengalerie der AP kann man mit GLATZEL (1975) verlängern bis zu den „Psychikern" der Romantik und den Degenerationstheoretikern des vergangenen Jahrhunderts. JUNGS „Abstieg zu den Müttern" wurde zur „Metanoia", zum Umsinnungs-Abweg aus gesellschaftlich auferlegter Unfreiheit. COOPER unternahm dann die politische Auswalzung dieses Entwurfs. Entsprechende Argumente waren seinerzeit in jedem Intellektuellen-Zirkel zu hören. Unter den AP-Exponenten hat SZASZ die fundiertesten Überlegungen für eine Herauslösung der Psychiatrie aus dem Bezugsrahmen der Medizin angestellt. (Eine Darstellung der amerikanischen Kontroverse um SZASZ' antimedizinisches Modell mitsamt einer Pro-SZASZ-Parteinahme gab H. KEUPP.)

II. „Psychothérapie institutionelle"

Eine seit den Nachkriegsjahren in einigen französischen Hospitälern (Ville Evrard u.a.) gepflegte Variante von „therapeutischer Gemeinschaft", die von manchen in die Nähe der AP gerückt wird, zu Unrecht. Das mag darauf beruhen, daß die Protagonisten dieser Richtung die herkömmlichen psychiatrischen und psychotherapeutischen Methoden radikal in Frage stellen und allein dem institutionellen „Inter-jeu" therapeutische Wirkung zutrauen. TOSQUELLES, maßgeblicher „Institutionalist", will zumal das pflegerische Personal in eine „Nouvelle attitude" bringen und es zur therapeutischen Schlüsselgruppe machen. Er warnt aber davor, die Interaktion Therapeut/Patient demokratisch einzuebnen. Das „collectif des soins" bleibt weit davon entfernt, mit der Patientengruppe zu verschmelzen. Als ein Versuch, Psychotherapie als kollektive Praxis institutionell in einer Studentenberatung zu verankern, ist in Deutschland der Ansatz SPAZIERS und BOPPS (1975) aus Heidelberg zu nennen.

III. Die „Andere Psychiatrie"

Die jüngste, 1973 durch BONAFÉ inaugurierte Bewegung „Pour une autre psychiatrie" — in manchem der Zielrichtung der „Deutschen Gesellschaft für Soziale Psychiatrie" verwandt, aber theorieergebener und politisierter als diese — hat aus der verunglückten Idealisierung der Verrücktheit in der AP gelernt. Sie will an zwei Fronten zugleich eine Alternative sein: gegenüber der „Psychothérapie institutionelle", die ihr als psychoanalytisch unterwandert gilt, und gegenüber dem in Frankreich staatlich verordneten Sektorismus, der ihr ebenfalls als psychoanalytisch angekränkelt erscheint. Viele Vertreter dieser „alternativen", „differenten" Psychiatrie stoßen sich von der AP als „Neuem Snobismus der Verrücktheit" (GUATTARI) ab und stehen der Polit-Psychiatrie (s. D. IV) näher. Anti-Modelle haben für sie allenfalls vorbereitende Funktion: sie helfen traditionelle Schemata überwinden, indem man ihnen versuchsweise ein neues Schema überstülpt. Diese Richtung sucht (so auf ihrem Brüsseler Treffen 1975 und dem Pariser Treffen 1976) vorwiegend nach einer Alternative zum „Sektor", insofern dieser in Frankreich staatspsychiatrische Devise ist. Daß der „Sektor" in Frankreich weitgehend Papier blieb, obwohl er von Krankenhauspsychiatern dort schon Ende des zweiten Weltkrieges gefordert und seit Jahren staatlich dekretiert wurde, verschlägt die mehr an der Philosophie als an der Praxis der Versorgung orientierten, vorwiegend franco-romanischen Gruppen dieser Réunions wenig. In der Tat hatte DAUMÉZON (1975), Frankreichs Chef-Sektorisierer, in einem Interview am 19. 6. 1974 geäußert: „Wir haben gesagt, es müsse einen Sektor geben. Letztlich hat niemand ihn gemacht. Der Sektor existiert gar nicht". Gleichwohl wird der „Sektor" für diese Alternisten Anlaß zur Inobedienz und Opposition. Politisch gesehen stehen diese Autristen räterepublikanischen Ideen nahe. Sie erhoffen sich eine „Neue Psychiatrie" aus organisierten sozialen Initiativen der Kommunitäten. Im Verhältnis zu den ganz unpolitischen englischen AP-Gruppen, die in weitem Abstand von ihren Theoretikern dahinlebten (auch von deren unpolitischen Theoremen, etwa demjenigen LAINGS, daß die Schizophrenie nicht im Kopf des als schizophren Deklarierten sondern allein im Kopf des Psychiaters sei), sind die Konzepte der Alternisten alltagsnäher, organisierter.

Wie viele linke Bewegungen, so wird auch diese Differenz-Psychiatrie von internen Richtungskämpfen eingenommen. GUATTARI und JERVIS beispielsweise polemisierten auf dem Brüsseler Kongreß gleichzeitig gegen die AP, gegen Frankreichs „demokratische Reformisten" in der Psychiatrie (BONAFÉ, DAUMÉZON, 1975; EY, SIVADON), gegen die Staats-Sektorisierer und gegen die kommunistische Richtung innerhalb der „Psychiatrie différente", welche die Versorgungsprobleme „planerisch, technokratisch, feudal und professionell" zu erledigen trachte, ohne sich auf die Arbeit in Basis-Initiativen einzustellen. — In die deutsche Psychiatrie-Diskussion, die weit nüchterner als in Frankreich verläuft, hat FINZEN das Wort „alternative Psychiatrie" eingebracht. Ihm wird es zum Titel einer „mit Besonnenheit und Schläue" durchgehaltenen Veränderung der großen psychiatrischen Krankenhäuser, in welchen die Inhumanität und Not am größten sind, während die Planierraupen-Ideologie der AP und die Modellinstituts-Mache der heutigen offiziösen „Sozialpsychiatrie" nicht weiterführen. —

Eine „andere", „kritische" Psychiatrie will auch FOUDRAINE (1973), der an die Intentionen der Psychose-Psychotherapeuten aus den fünfziger Jahren anknüpft. AP ist für ihn „futurologischer Entwurf", der „sinnlos" bleibt", wenn nicht zunächst das Problem der Ausbildung eines neuen Mitarbeitertyps in Angriff genommen wird".

IV. Polit-Psychiatrie

RACAMIER (1971) gab dieser Richtung den Namen „Politichiatrie" und sieht in ihr das Resultat einer Konfusion des psychopathologischen mit dem politischen Faktum. Die Kern-Autoren der AP setzten ursprünglich nicht politisch an. Sie griffen allenfalls die emanzipativen Ideen auf, die in den beginnenden sechziger Jahren in der Luft lagen. Das änderte sich in den folgenden Jahren, als der politische Protagonist der AP COOPER entschiedener in die Gesellschafts-Diskussion einstieg. Gleichwohl blieb den AP-Vertretern im Vergleich etwa zu einem so strikten Polit-Psychiater wie BASAGLIA ein escapistischer Zug eigen. Organisatorische Asthenie lautete denn auch der Vorwurf, den sie sich häufig von der Polit-Seite einheimsten. BASAGLIAS Devise, daß zur politischen „Behandlung" der Gesellschaft greifen müsse, wer psychische Störungen vermeiden oder behandeln wolle, blieb in der AP deklamatorisch. Politpsychiatrische Programme werden am entschiedensten aus dem eurokommunistischen Bezugsrahmen vertreten. Von anderen Linken wird ihnen entgegengehalten, ein solcher Rahmen lasse nur die Entwicklung allgemeiner Prinzipien einer Politik mit der Psychiatrie zu. Aus ihm lasse sich aber nichts für innovatorische psychiatrische Methoden folgern. Eine organisierte Kader-Partei – und sei sie eine linke – könne Initiativen allenfalls manipulieren, nicht aber verwirklichen (CASTEL, GUATTARI).

E. Praxis

Aus der Perspektive der AP nimmt sich die (von ihr als herkömmlich angesehene) soziale Psychiatrie mit ihrem Sektorismus und ihren organisierten Formen „therapeutischer Gemeinschaft" als eine Praxis aus, welcher das Verrückte letztlich als das Antisoziale erscheint. AP setzt dagegen Verrücktheit als eine im Prinzip wertvolle, wenngleich scheiternde Verteidigung gegen die Gesellschaft. In der vorhandenen Gesellschaft möchte sie Anti-Institution bleiben, in einer noch nicht vorhandenen weiche Institution werden. Sie bevorzugt kontraktlose Zusammenschlüsse in offenen Gruppen.

I. Kingsley Hall, Reprise

In *Kingsley Hall* und ähnlichen Households – sie zerfielen allesamt um 1970 – war den Bewohnern erlaubt, was andere nicht verletzte. Man konnte kommen, ruhen, fortgehen und wiederkehren, wann immer man wollte. Man schlief, wann und mit wem es immer gefiel. Manchen gefiel es, Monate im Bett zu verbringen. Man machte – mehr oder minder spontan – Malerei, Yoga, indische Tänze. Wieviel und welche Psychotiker, zumal zuvor chronisch Hospitalisierte, in den AP-Gemeinschaften während der knappen fünf Jahre ihres Bestehens lebten, wird stets unklar bleiben, da solche Einteilungen den dort Lebenden verständlicherweise gleichgültig blieben. Nach einem Interview der Bewohner ist es wahrscheinlich, daß nur eine Minderzahl psychotischer Menschen dort lebte. Die Ökonomie regelte sich so, daß Bewohner, die Geld brauchten, zu einem Arzt gingen, um sich krankschreiben zu lassen. Das Geld wurde in einen Topf geworfen. Medikamente wurden natürlich nicht verabreicht. Wollte man sie, so ließ man sie sich von einem Arzt des Nationalen Gesundheitsdienstes verschreiben. LAING lebte mehrere Monate in Kingsley Hall, zwei andere Ärzte je sechs Monate. Der Lebensstil war derjenige einer Hippie-Gemeinschaft. Die meisten kamen, weil sie LAINGS Bücher gelesen hatten. Alle waren akademisch vorgebildet, zwischen 18 und 30 Jahre alt. Viele blieben wenige Tage, manche zwei bis drei Monate. Eine Bewohnerin, Artistin, wohnte ganze fünf Jahre dort, durchlebte zeitweilig massive regressive Verfassungen bis hin zur ausgeprägten Anorexie und schrieb zugleich ein Buch über ihre „Erfahrungen". Ihre Ausnahmezustände, die von Psychiatern vermutlich als schizophreniforme Episoden einer malignen Hysterie bezeichnet worden wären, wurden von den Bewohnern mit einem Gemisch von Toleranz und Apathie begleitet. Diese Wohngemeinschaften gingen ein, da es zunehmend schwieriger wurde, Leute zu finden, die so leben wollten. Die sieben privat praktizierenden Londoner Psychiater, Starter dieses Unternehmens, haben sich längst aus ihm zurückgezogen. LAING orientiert sich, wie man hört, nach Indien: „‚Orientierung' heißt wissen, wo der Orient ist, für den inneren Sinn ist der Osten Ursprung und Quelle unserer Erfahrung" (LAING).

II. „Station 21"

Schneller noch scheiterte COOPERS Unternehmung, eine isolierte Station in einem größeren psychiatrischen Krankenhaus hart am Laissez-faire-Typ einer therapeutischen Gemeinschaft zu fahren. Solche Versuche sind in den fünfziger und sechziger Jahren zu Dutzenden unternommen worden und aus inzwischen sattsam bekannten Gründen untergegangen. Das Stationspersonal sah sich bald in etwas Unmögliches verwickelt. COOPER verließ die Station und wenig später auch England.

III. „Upper Cottage"

FOUDRAINE (1973), holländischer Psychiater und Analytiker, Autor des zu Unrecht der AP-Literatur zugeschlagenen Bestsellers „Wer ist aus Holz?", suchte eine Station von neun Frauen im US-Luxus-Sanatorium Chestnut Lodge („Ohne die vielen reichen Väter und Mütter von Patienten undenkbar") in eine soziale Lerngemeinschaft, eine „Lebensschule" zu verwandeln, nachdem er erkannt hatte, daß die neunzig Patienten des Sanatoriums durch eine geölt organisierte Personalgruppe von 180 Menschen (darunter zwanzig analytisch trainierten Psychiatern) in einer Verfassung regressiver Unselbständigkeit gehalten wurden. Sein Versuch mit dieser therapeutischen Mikro-Gemeinschaft, der — wie alle ähnlichen Unternehmungen — nicht denkbar gewesen wäre ohne den Pionier der therapeutischen Gemeinschaft MAXWELL JONES (1962), hat in Chestnut Lodge nicht weiter Schule gemacht.

IV. SPK-Heidelberg

Dieses kurzlebige politische Kollektiv deduzierte seine Notwendigkeit bekanntlich aus extrem formalisierten Prämissen eines dialektischen Materialismus. Seine Praxis blieb isoliert von den „Massen" und damit von den theoretisch postulierten Bedürfnissen der zur ausgebeuteten Klasse umstilisierten breiten Bevölkerungsschicht. GUATTARI scheint mit dem SPK-Alltag nicht besonders vertraut gewesen zu sein, wenn er dem Kollektiv zutraute, „une véritable politique du secteur comme politique de masse, définie en fonction du développment d'un désir collectif" gemacht zu haben. Ein Anarcho-Kollektiv ortsunsteter Intellektueller drückt keinen „désir" einer „Klasse" aus, auch nicht denjenigen einer vermeintlich unterjochten.

V. Szasz-AP

SZASZ, Tonangeber einer kleinen Gruppe amerikanischer AP-Anhänger, suchte den Mythos-Wert seelischer Krankheiten am nur bedingt dazu taugenden Proteus-Phänomen „Hysterie" zu demonstrieren. Wenn SZASZ schließlich alle psychiatrischen Begriffe und zumal das „Panchreston" (den Alleserklärer) „Schizophrenie" als Mythologeme bewertet, so geht er an brutalen Alltagserfahrungen (keineswegs nur psychiatrischen) vorüber. Riskante Schlüsse auf die strafrechtliche Verantwortlichkeit sogenannter psychiatrischer Patienten, die er literarisch vertrat und bei einer Anhörung lächelnden US-Bundesrichtern verkündete, blieben unverbindlich. In der von ihm geleiteten psychiatrischen Abteilung der Syracuse-Universität wurden Neurosen und ambulante Psychosen höchst konventionell behandelt.

VI. Institutionen der „Psychothérapie institutionelle"

Ihre Geburtsstätte scheint während der Nachkriegsjahre das von L. BONAFÉ und F. TOSQUELLES geleitete Hospital St. Alban im Süden Frankreichs gewesen zu sein. Die Klinik Laborde in Court Cheverny ist ganz unter den Einfluß von LACAN-Schülern (der „Ecole freudienne") geraten, während die sektorisierte Versorgung im 13. Pariser Arrondissement seit langem von Mitgliedern der „Société psychanalytique" gesteuert wird.

Befragt man, wie C. MÜLLER (1973), Leute, die als Utopiker oder Progressive in der psychiatrischen Versorgung gelten, nach ihren Vorstellungen über wünschenswerte zukünftige psychiatrische Institutionen, so bezweifelt keiner der Antwortenden (7 von 18 Angefragten) deren Notwendigkeit. Keine Antwort gaben u.a. COOPER und ESTERSON (1964); BASAGLIA schickte ein Manuskript, SZASZ Sonderdrucke. LAING, GENTIS u.a. wandten sich prinzipiell gegen die Beantwortung solcher Fragen. Niemand leugnete die Existenz einer „seelischen Krankheit" oder die Notwendigkeit einer Zwangs-Asylierung und alle stimmten in ihren Vorstellungen über die Struktur und personelle Ausstattung einer Einrichtung der Standardversorgung befriedigend überein mit den heute als abgesichert geltenden Planungsdaten. Eine Diskrepanz zwischen theoretischer Radikalität und utilitarischer Praxis wurde offenkundig.

F. Theorien

I. AP-Theorie

Sie ist mit AP nahezu identisch. Im Prinzipiellen war sie verbrämende Idealisierung ineins mit pessimistisch moralisierender sozietärer Reduktion des *Factum brutum psychopathologicum*. En détail war sie Mixtur der eben aufkommenden, auf die Soziopathie zugeschnittenen sozialen Beschädigungstheorien ihrer Zeit. Jedes dritte Wort der AP lautete „Erfahrung", aber sie unterschlug stets Beachtliches an Erfahrung. Daß sie um diese Unterschlagung wußte und weniger aussprach, als sie wußte (vom Tode, von der Persönlichkeitsdynamik, vom Unbewußten usw.), hat ihr RACAMIER (1971) als charakteristische Argumentationstaktik nachgewiesen. Normalität, Gesundheit und Freiheit als „Wahn" denunzieren, insofern darin auf „Ekstase" verzichtet und „Verrat an unseren wahren Möglichkeiten" geübt wird — mit diesem LAINGschen Rahmen läßt sich jedes nur denkbare philosophisch-psychologisch-soziologische Theoriegemenge kombinieren.

II. Philosophische Zuflüsse

Unter den philosophischen Versuchen, das Phänomen des Verrücktseins dialektisch oder dialogisch aufzuklären, hätten die Reflexionen M. FOUCAULTS — H. EY hat seine „Histoire de la folie" geradezu als das „große Rotbuch der AP" bezeichnet — entschieden Einfluß auf die AP-Theorie nehmen können. FOUCAULTS Sentenzen dienten indessen der AP allenfalls als Theorie-Patchwork, und Sätze wie dieser „Puisque dans la folie, l'homme découvre sa vérité, c'est à partir de sa vérité et du fond même de sa folie qu'une guérison est possible... La guérison du fou est dans la raison de l'autre, sa propre raison n'étant que la vérité de la folie" sind von ihr keineswegs ausgeschöpft worden.

Im Werk FOUCAULTS wurde der Begriff „Verrücktheit" so systematisch wie nie zuvor negiert und das psychiatrische „Hospital" als Press-Institution der Polizei- und Staatsverwaltung enttarnt. Die AP-Autoren ließen die Chance aus, sich auf die historiologische Theorie dieses Philosophen zu beziehen.

Würden sie allerdings FOUCAULTS dialektische Entdinglichung der seelischen Pathologie ernst genommen haben, so wären ihnen die Paradoxien erspart geblieben, in die sich nach EY bislang jeder Versuch verwickelt hat, die Psychiatrie psychogenetisch oder soziogenetisch zu einer „Super-Psychiatrie" (oder einer „Anti-Psychiatrie") umzufungieren. Die Epigonen der AP in Frankreich ließen sich zuletzt durch DELEUZE (GUATTARI u. DELEUZE, 1975) inspirieren, jenen Sozialphilosophen, den BLANC (1975) als den „Todesengel der Psychoanalyse und des Kapitalismus" bezeichnet hat und dessen Dialektik die oedipale Situation als blasses psychologistisches Abbild universeller Macht-Dreiecke auslegt.

III. Zuflüsse aus Interaktionstheorie und Familienforschung

Aus beiden hat AP eine skeptische Kulturanthropologie destilliert. Sie geht davon aus, daß der gestrige und heutige Mensch überwiegend der Wolf seines Mitmenschen sei. Die verdrehten Begegnungsformen in den Familien Schizophrener wurden zum Dogma universeller, elterlich angezettelter Persönlichkeitsdestruktion vereinseitigt.

In AP-Theoriesprache reproduziert Familie Normalität in generativ perpetuierter Gewaltanwendung. Was von der Steinzeit bis ins 20. Jahrhundert von Eltern zu Eltern an Kindes-„Liebe" weitergereicht wird, soll nichts sein als maskierte Gewalt. Normalität sei halbe Demenz in der Konsequenz generativen Terrors. Dieser verfestige sich in den juristisch-moralisch geregelten Verhaltenserwartungen einer Gesellschaft, für welche Menschen mit halbiertem Bewußtsein unabkömmlich seien. An dieser Stelle hat die AP-Theorie ihr Gewinde für unterschiedliche politische Vorsatzstücke. Seiner Tendenz nach ist der als schizophren bezeichnete Versuch, aus diesem Terrorzusammenhang auszubrechen, positiv bestimmt: er ist Sensibilität für das Unerträgliche der Situation und will die Wiedergeburt eines ursprünglichen, noch nicht vergewaltigten Ichs. Gelingt der befreiende Durchbruch zu den bislang terroristisch verriegelten Regionen des Selbst und zu neuen Begegnungsregistern, dann wird die Produktivität der Krise besonders augenfällig und die Gefahr einer Etikettierung bleibt klein. Bricht aber der kritische Aufhub auf halber Strecke zusammen, dann gerät der Versagende in die Gefahr, als „schizophren" klassifiziert und einer Psychiatrie überantwortet zu werden, die nichts anderes ist als die ins System gebrachte Bewußtseinsspaltung.

Solche Formeln verabsolutieren Sequenzen aus amerikanischen Sozialtheorien devianten Verhaltens (GOFFMAN, BECKER, 1973; SHEFF, 1966; LEMERT, 1971; u.a.), um sie dann einer Psychiatrie anzudienen, welche ihrerseits erwartet, daß die Klärung solcher Theoreme zunächst einmal in der Gesellschaft selbst, soweit diese nicht psychiatrisch bestimmt ist, geleistet werden sollte, bevor man mit ihnen psychisch Kranke zu falschen Märtyrern stempelt. Wie man die Interaktionstheoreme klassenkampffähig macht, demonstriert KEUPP. Daß soziologische Interpretationsschemata abweichenden Verhaltens (vom Anomie- und Adaptationskonzept bis zur Askription und Affiliation) eine Fähigkeit zum Umgang mit der eigenen beschädigten Identität voraussetzen, die bei Homoerotischen, Alkoholikern, Drogenabhängigen und Soziopathen jedweder Art gegeben ist, nicht aber den im Hinblick aufs Stigma-Management — eben durchs Schizophrensein — talentlos gemachten Schizophrenen, hat GLATZEL (1975) klar gesehen. Wenn einige AP-Psychiater die Interaktionstheorien versimpelten, so sollte man das weder diesen Theorien noch ihren in psychopathologischer Hinsicht meist vorsichtig abwägenden Urhebern anlasten.

IV. Polit-Theorie

Sie war in der Ur-AP durch COOPER eingeleitet worden, und zwar mit den bekannten Argumenten über die psychiatrischen Folgen der Kapitalgesellschaft. COOPERS Argumentation ermangelt auf weite Strecken jener historischen und logischen Fundierung, die eine Auseinandersetzung mit den Werken von DÖRNER (1969), WULFF (1972), GÜSE und SCHMACKE (1976) lehrreich macht. Zu subtileren Analysen des Verfilzungszusammenhanges von Abweichlerkontrolle und Macht gelangten erst in den letzten Jahren französische Autoren aus dem Umkreis der „Psychothérapie institutionnelle" und der Bewegung „Für eine andere Psychiatrie".

Nicht so sehr die Psychiatrie als Ganze sondern die Psychoanalyse als ihr schwieriger zu fassendes Integral wurde GUATTARI und DELEUZE (1975) zum Zielpunkt einer letztlich polit-ökonomisch ansetzenden Kritik (im „Anti-Edipe", dem ersten Band eines noch ausstehenden Werkes „Capitalisme et schizophrénie"). Neben ihnen sind es vorwiegend jüngere französische Psychoanalytiker, die der Psychoanalyse die Diamat-Rechnung aufzumachen suchen. Die Geschichte der Arbeiterbewegung soll sich *auch* im Asyl abspielen. Die polit-ökonomischen Inhalte der Libido sollen sich umso krasser zeigen, je de-sozialisierter, d.h. je psychosenäher ein Mensch ist. Im Wahn des Kranken will der Klassenkampf unmittelbar werden. Differenzierter argumentiert CASTEL (in seinem Buch „Le psychanalysme", 1973/76). Er kritisiert die macht- und verfilzungsanalytisch blinde Sicht derjenigen Vertreter der „Psychothérapie institutionnelle", welche die institutionellen Apparaturen der Psychoanalyse und Psychiatrie allein mit den Mitteln analytischer Betriebsinterpretation ausleuchten und reparieren wollen. Die soziopolitischen Voraussetzungen der psychoanalytischen Parteinahme für den Trieb, das Geschlecht, die Lust, die Angst usw. bleiben der Psychanalyse selbst undurchschaubar. So verabsäumt Psychoanalyse auch dann, wenn sie als „Psychothérapie institutionnelle" die Betriebsabläufe ihrer eigenen Therapie analysiert, die Analyse eines Machttypus, der für demokratische Herrschaftsform durchaus funktionell ist. Und eben diesen ideologiezeugenden Instituierungseffekt (die Privatisierung sozialer Kontrolle etwa) nennt CASTEL „Psychoanalysmus". In seinem Vorwort zur deutschen Ausgabe des Buches CASTELS zeigt WULFF den illusionären Charakter der Hoffnung einiger LACAN-Schüler, ein von seinen orthodoxen Verkrustungen befreiter und dialektisch interpretierter FREUD könne die Psychiatrie vermittels institutionell-psychotherapeutischer Reformen verändern helfen. WULFF verweist auch auf die psychoanalytische Unterwanderung jener „psychiatrie de secteur", die sich in Frankreich, ähnlich wie in abgeglittenen CMH-Einrichtungen der USA, zu einer parapsychiatrischen Parallel-Organisation mit neuen Klienten (Trinker, Drogenabhängige, verwahrloste Jugendliche, Rebellierende am Arbeitsplatz u.a.) fehlentwickelt hat, sofern sie den Kern psychisch Kranker außer acht läßt.

In der AP wird zumeist übersehen, daß abnormes Mensch-sein stärker noch als „normales" an zeitunabhängigen, geschichtslosen Halterungen angegurtet ist. Es liegt im Zug unserer aufklärerisch gestimmten Zeit, solche Halterungen, „anthropologische Konstanten" in der Sprache der Humanwissenschaften, zu leugnen, zumindest sich ihrer als unbeherrschter Reste von Unmündigkeit zu schämen. Sie bilden aber zusammen mit zahlreichen animalischen Aktivitäten und Reaktivitäten, die wir mit den Gefährten unseres kreatürlichen Lebens, den Tieren, teilen, einen Verhaltenssockel, dessen Störbarkeit auf Kompositionsgesetzen beruht, in welche inter-subjektive Vorgänge auf eine sehr vermittelte Weise eingehen. (WYSS (1973) hat die Verflechtungen der Ichbildung mit kulturellen und naturalbiologischen Einflüssen eindringlich analysiert.) Verhalten und Benehmen sind zweierlei. Der schwer, etwa psychotisch gestörte Mensch ist zuerst ein in seinem Verhalten, zum zweiten ein in seinem Benehmen Beschädigter. Die AP, in ihrem Beginn Pathologie des Irrationalen, wurde in der Dekade ihrer Wirksamkeit während der emanzipationssüchtigen sechziger Jahre bald in eine radikal rationalistische Position geworfen. ,,Die Zahl dieser Streiter gegen das eigene Fach" sagt v. ZERRSSEN (1976), ,,ist klein, ihre Wortgewandtheit umso größer. Namhafte Verlage sorgen dafür, daß sie mit ihrer scheinbar vernichtenden Kritik eine breite Öffentlichkeit erreichen und damit das Bild prägen, das sich viele Laien von ,,der" Psychiatrie machen." AP verkam zu einer falschen ,,Politichiatrie" und wird mit den nachhinkenden Übersetzungen ihrer Endwerke, mitsamt Sekundär- und Tertiärliteratur noch eine Weile Verführung psychiatrisch Ahnungsloser und Lehrstück eines kulturpsychopathologischen Manirismus bleiben.

Literatur

Baillon, G.: Introduction à l'antipsychiatrie. Le Nef **42**, 19 (1971)
Barnes, M.: Meine Reise durch den Wahnsinn. München: 1973
Basaglia, F.: L'Instituto negata. Turin: Einaudi 1968
Basaglia, F.: Die abweichende Mehrheit. Frankfurt/M.: Suhrkamp 1972
Becker, H.S.: Außenseiter. Zur Soziologie abweichenden Verhaltens. Frankfurt/M.: Suhrkamp 1973
Blanc, C.J.: Traité des hallucinations de Henri Ey. Dé-construction, réévaluation et refonte du savoir psychiatrique. Évolut. psychiat. **40**, 141 (1975)
Bosseur, C.: Clefs pour l'antipsychiatrie. Paris: 1974
Cooper, D.: Psychiatry and antipsychiatry. London: Tavistock 1967
Cooper, D.: Psychologie und Geisteskrankheit. Frankfurt/M.: Suhrkamp 1968
Cooper, D.: The death of the family. New York: 1970
Castel, R.: Psychoanalyse und gesellschaftliche Macht. Kronberg: Athenaum 1976
Castel, R.: Genèse et ambiguités de la notion de secteur (unpubliz. Manuskript)
Daumézon, G.: zit. n. Histoire de la psychiatrie de secteur ou le secteur impossible. Recherches **17**, (1975)
Deleuze, G.: s. Guattari
Dörner, K.: Bürger und Irre. Frankfurt: EVA 1969
Esterson, A. s. Laing
Ey, H.: Medicine et psychanalyse. Rev. Prat. (Paris) **20**, 1589 (1970)
Ey, H.: Commentaires critiques sur ,,L'histoire de la folie" de M. Foucault" Evolut. psychiat. **26**, 243 (1971)
Ey, H.: La position idéologique de l'antipsychiatrie. Évolut. psychiat. **37**, 50 (1972)
Ey, H.: Traité des hallucinations. Paris: Masson 1973
Ey, H.: La psychose et les psychotiques. Évolut. psychiat. **40**, 103 (1975)
Finzen, A.: Antipsychiatrie, Sozalpsychiatrie, soziale Psychiatrie. Soz. psychiat. Info. **3**, (1973)
Finzen, A.: Zur Kritik an der Politik mit psychisch Kranken. Soz. pschiat. Info. **4**, 24 (1974)
Foucault, M.: Histoire de la folie à l'âge classique, Paris: Plon 1961
Foucault, M.: Maladie mentale et psychologie. Paris: PUF 1966
Foudraine, J.: Wer ist aus Holz? München: Piper 1973
Foudraine, J.: Gedanken über die Zukunft der Psychiatrie. In: H. Hippiusu. H. Lauter (Her.) Standorte der Psychiatrie. München: Urban u. Schwarzenberg 1975
Glatzel, J.: Antipsychiatrie, Stuttgart: G. Fischer 1975
Goffman, E.: The moral carreer of the mental patient. Psychiatry **22**, 127 (1959)
Goffman, E.: Asylums. New York: Aldine 1961
Goffman, E.: Interaktionsrituale. Frankfurt/M.: Suhrkamp 1971
Goffman, E.: Stigma. Über Techniken der Bewältigung beschädigter Indentität. Frankfurt/M.: Suhrkamp 1972
Guattari, F.: Psychanalyse et transversalité. Paris: Maspero 1972
Guattari, F.: Psychanalyse et politique. In: Politique et psychanalyse. Bibliothèque des mots perdus. Mailand: 1973
Guattari, F. u. G. Deleuze: Anti-Oedipus. Frankfurt/M.: Suhrkamp 1975

Güse, H.-G. u. N. Schmacke: Psychiatrie zwischen bürgerlicher Revolution und Faschismus. Kronberg: Athenäum 1976
Jones, M.: Social psychiatry. Springfield: C. Thomas 1962
Keupp, H.: Psychische Störungen als abweichendes Verhalten. München: Urban u. Schwarzenberg 1972a
Keupp, H. (Her.): Der Krankheitsmythos in der Psychopathologie. München: Urban u. Schwarzenberg 1972b
Kisker, K.P.: Gedanken zur Antipsychiatrie. Psychiat. Prax. **1**, 10 (1974)
Laing, R.D.: The divided self. London: Tavistock 1961a
Laing, R.D.: The self and the others. London: Tavistock 1961b
Laing, R.D., Cooper, D.: Reason and violence. London: Tavistock 1964
Laing, R.D., Esterson, A.: Sanity, madness and the family. In: Families of schizophrenics. London-New York: 1964
Laing, R.D.: The politics of experience. London: Tavistock 1967
Laing, R.D.: The obvious. In: Dialectics of liberation. Harmoundsworth: 1968
Laing, R.D.: Undurchschaubarkeit und Evidenz in modernen Sozialsystemen. Kursbuch **16**, 96 (1969)
Laing, R.D., Philippson, H. u. A.R. Lee: Interpersonelle Wahrnehmung. Frankfurt/M.: Suhrkamp 1971
Lemert, E.: Paranoia und die Dynamik der Ausschließung. In: Basaglia, F.: Die abweichende Mehrheit. Frankfurt/M.: Suhrkamp 1971
Mannoni, M.: Le psychiatre, son fou et la psychanalyse. Paris: Le Seuil 1970
Maurel, H.: L'antipsychiatrie, réflexions sur une terminologie et une thématique. Évolut. psychiat. **37**, 73 (1972)
Müller, C.: L'avenir de l'institution psychiatrique, utopie ou réalite. Soc. Psychiat. **8**, 185 (1973)
Racamier, P.-C.: La psychiatrie nouvelle face aux nouvelles illusions. La Nef **42**, 55 (1971)
Rascovic, J.: Antipsychiatry in theory and practice. Socijalna psittij. **3**, 183 (1975)
Rosenhan, D.L.: On beeing sane in insane places. Science **179**, 250 (1973)
Scheff, T.J.: Being mentally ill. A sociological theory. Chicago: Aldine 1966
Schipkowensky, N.: Die Antipsychiatrie in Vergangenheit und Gegenwart. Fortschr. Neurol. Psychiat. **42**, 291 (1974)
Seabra-Dinis, T.: Antipsychiatrie, ideologie contestataire, ses origines et signification. Évolut. psychiat. **38**, 789 (1973)
Siirala, M.: Die Schizophrenie des Einzelnen und der Allgemeinheit. Göttingen: Hogrefe 1961
Sozialistisches Patientenkollektiv Heidelberg: Aus der Krankheit eine Waffe machen. München: 1972
Spazier, D., Bopp, J.: Grenzübergänge. Psychotherapie als kollektive Praxis. Frankfurt/M.: Suhrkamp 1975
Strotzka, H.: Die Stellung der Antipsychiatrie. In: Strotzka, H. (Hrsg.): Neurose, Charakter, soziale Umwelt. München: Kindler 1973
Szasz, T.S.: The myth of mental illness. London: 1962
Szasz, T.S.: Law, liberty and psychiatry. New York: Macmillan 1963
Szasz, T.S.: The moral dilemma of psychiatry, autonomy or heteronomy? Amer. J. Psychiat. **121**, 521 (1964)
Szasz, T.S.: Ideology and insanity. New York: 1970
Trimbos, K.: Antipsychiatrie. Deventer: van Loghum 1975
Tosquelles, F.: Préface à „Les centres d'entraînement aux méthodes actives et la formation du personnel infirmier. Recherches Paris 1970
Tosquelles, F.: La problematique du pouvoir dans les collectif de soin psychiatrique. La Nef **42**, 94 (1971)
Wulff, E.: Psychiatrie und Klassengesellschaft. Kronberg: Athenäum/Fischer 1972
Wulff, E.: Einleitung z. dtsch. Ausgabe von R. Castel „Le psychoanalysme". Psychoanalyse und gesellschaftliche Macht. Kronberg: Athenäum 1976
Wyss, D.: Beziehung und Gestalt. Göttingen: Vandenhoeck u. Ruprecht 1973
Zerssen, D.v.: Psychisches Kranksein. Mythos oder Realität. In: H. Hippius u. H. Lauter (Her.): Standorte der Psychiatrie. München: Urban u. Schwarzenberg 1976

Psychiatrie und Philosophie

Von

W. BLANKENBURG

Inhalt

A. Einleitung 827
   I. Einzelwissenschaften und Philosophie 831
   II. Eingrenzung der Fragestellung 832
B. Psychiatrie als Gegenstand philosophischer Besinnung 833
   I. Methodologie 833
   II. Gegenstandstheorie 834
      1. Paradigmatische Ansätze in der Psychiatrie 835
      2. Der Methoden- und Theorienpluralismus in der Psychiatrie 840
C. Psychiatrie und Phänomenologie 841
   I. Die Frage nach der Konstitution von Selbst und Welt 842
   II. Der Leib 845
   III. „Dasein" und „Person" 846
D. Philosophie als Gegenstand der Psychiatrie 847
   I. Der philosophierende Patient 847
   II. Der pathographische Ansatz 849
   III. Philosophieren als Grenzsituation 849
Literatur 850

A. Einleitung

Eine Vollständigkeit anstrebende, enzyklopädische Übersicht über alle möglichen Berührungspunkte, Überschneidungen, Konfrontationen, wechselseitige Mißverständnisse und Befruchtungen zwischen Psychiatrie und Philosophie ist kaum vorstellbar — auch wenn ein Mehrfaches an Raum zur Verfügung stünde. Der folgende Beitrag beschränkt sich darauf, einige wesentliche Fragestellungen zu verdeutlichen, ohne alle angebotenen Lösungsmöglichkeiten im Detail referieren zu können.

In der ersten Auflage des vorliegenden Bandes umfaßten die diesem Thema gewidmeten Artikel von NATANSON (1963) und STRAUS (1963) sowie die dazugehörigen (gesonderte Konzeptionen darstellenden) Beiträge von EY (1963), ZUTT (1963a), KUHN (1963) insgesamt 274 Seiten, für die vorliegende zweite Auflage sind 30 Seiten vorgesehen. Daran bekundet sich ein bemerkenswerter Interessenwandel.

Es sind vor allem zweierlei Widerstände, die sich gegen ein Eindringen philosophischer Besinnung in die Psychiatrie formieren:
1. Das angeblich „Spekulative" des Philosophierens wird als unvereinbar, ja als Gefahr für die empirische Forschung angesehen. Dieser Vorwurf ist bekannt. Es ist nicht notwendig, an dieser Stelle in extenso auf ihn einzugehen.

Nur soviel: Unter dem „Spekulativen" versteht man in diesem Zusammenhang zumeist eine über die Tatsachen sich hinwegsetzende gedankliche Konstruktion. Der Wissenschaftsrat (1976) formuliert: „Die Möglichkeit, durch das Sammeln persönlicher Erfahrungen oder auf spekulativem Wege zu verallgemeinerungsfähigen Erkenntnissen zu gelangen, wird ... immer noch überschätzt." Diese Gefahr ist nicht von der Hand zu weisen; vor allem da, wo zu wenig darauf geachtet wird, was von einem bestimmten methodischen Zugang her zu erwarten ist und was nicht. Gänzlich ignoriert wird hier jedoch die entgegengesetzte Gefahr, die darin besteht, ausschließlich dasjenige als „real" anzusetzen, was sich mittels bereits vorhandener Methoden verobjektivieren läßt. Es ist leicht zu zeigen, daß die Gefahren einer daraus resultierenden Methodenhörigkeit für die Psychiatrie nicht geringer sind als diejenigen, die aus mangelnder Objektivierung und Evaluation herrühren (BLANKENBURG, 1978a). Während *hier* droht, die Bedingungen psychischer Beeinträchtigungen nicht stringent und effizient genug in den Griff zu bekommen bzw. diesbezüglich Täuschungen zu unterliegen, besteht *dort* die Gefahr, eine von der jeweiligen Begrenzung der Objektivierungsmöglichkeiten abhängige Sicht und eine daraus erwachsende Beeinträchtigung der Lebensqualität zu riskieren; eine Gefahr, die in den Bereichen, wo der technische Fortschritt am deutlichsten ist, bereits die zuerst genannte überflügelt.

Meist genügt ein Hinweis auf das „Spekulative" der Philosophie, um jegliche „Einmischungsversuche" von dieser Seite als indiskutabel von jeder weiteren Erörterung auszuschließen; nicht selten mit der Geste der Abfälligkeit gegenüber etwas gänzlich Obsoletem. Auf die Gefahr hin, eben diese Geste erneut herauszufordern, ist es jedoch notwendig, darauf aufmerksam zu machen, daß der Begriff im ursprünglichen Wortsinn „Anschauung" meint, allerdings nicht Anschauung von sinnlich begegnenden Gegenständen, sondern von geistigen Strukturen, Beziehungen, Zusammenhängen – also so etwas wie ein „vernehmendes Denken" (KUNZ, 1975). Damit zielt er auf eine eigene Form der *Erfahrung*, die nicht im Gegensatz oder gar in Konkurrenz zur datenverarbeitenden Empirie, sondern in einem *ergänzenden* Verhältnis zu ihr zu sehen ist. Das setzt allerdings voraus, daß zunächst einmal – entgegen allen Vermengungstendenzen – der *andere* Erkenntnissinn (GADAMER, 1976a; KAMBARTAL, 1976; SCHMIDT, 1977; SCHULZ, 1972; u.a.) ins Auge gefaßt wird, den philosophische Bemühungen im Rahmen einer Einzelwissenschaft wie der Psychiatrie verfolgen.

2. Der Rückgang im Austausch zwischen Psychiatrie und Philosophie in den letzten 15 Jahren resultiert aber nicht nur aus diesem Vorwurf mangelnder Empirie, der nicht neu ist, sondern mehr noch aus dem Vorwurf, philosophische Besinnung bleibe „*kontemplativ*". Sie könne vielleicht der persönlichen „Zwiesprache des Kranken mit dem Arzt" (KUHN, 1955) zugute kommen, nicht aber die verheerende Lage des Großteils der in den psychiatrischen Krankenhäusern untergebrachten Patienten beheben. Die Situation des psychisch Kranken nicht nur zu verstehen, sondern mit größtmöglicher Breitenwirkung faktisch zu verbessern, wurde zum vordringlichen Ziel.

Bedeutet dies, daß keinerlei Beziehungen zwischen philosophierender und reformierender (wenn nicht sogar revolutionierender) Psychiatrie bestünden? Für die Entwicklung in Mitteleuropa ist eher das Gegenteil nachweisbar. Einige der entschiedensten Protagonisten der Sozialpsychiatrie (z.B. HÄFNER, KISKER,

KULENKAMPFF, WULFF) entstammen eben dieser philosophisch inspirierten, vorwiegend phänomenologisch-anthropologisch orientierten Psychiatrie und haben in ihr wesentliche Beiträge geleistet, bevor sie sich mehr oder weniger ausschließlich der Sozialpsychiatrie zuwandten. Andere Autoren dieser Richtung, wie v. BAEYER (1951), hatten schon lange zuvor das Problem der „Schranke zwischen dem psychisch Kranken und der Gesellschaft" zum Gegenstand kritischer Analysen gemacht. Der Verfasser dieses Beitrages arbeitet daran, phänomenologisch-anthropologische Kategorien, die das Weltverhältnis eines Patienten differenzierter zu beschreiben erlauben, für die Rehabilitation psychotischer Patienten fruchtbar zu machen. Solche Zusammenhänge sind sicher nicht nur zufällig biografischer Natur; ihnen im Detail nachzugehen, ist hier nicht der Ort.

Zu den beiden genannten kritischen Vorbehalten von außen gesellt sich als ein *dritter* (nunmehr innerer) Grund für den Rückgang der philosophischen Orientierung in der Psychiatrie die *mangelnde Einheitlichkeit* der sie vertretenden Richtungen. Jede von ihnen versuchte für sich mit der größtmöglichen Entschiedenheit einen bestimmten Ansatz in seiner Fruchtbarkeit aufzuzeigen und zur Geltung zu bringen. Die Querverbindungen ließen zu wünschen übrig. Wechselseitige Geringschätzung, Skepsis, Polemik oder Ignorierung hemmten nicht selten den Fortschritt. In dem Bestreben, den eigenen Stollen möglichst weit in den Berg abzutragender Probleme voranzutreiben, fehlte es an Umsicht und Kooperation. Schulbildungen erschweren ein Voranschreiten auf breiter Basis.

Viele Autoren bemühten sich darum, mit Hilfe des je eigenen methodischen Ansatzes ein Maximum an Einsichten zu gewinnen. Statt dessen wäre es manchmal besser gewesen, den erreichbaren Konsens hinsichtlich eines Fundus einigermaßen abgesicherter Erträge auszubauen und zu vertiefen. Dieser Fundus ist keineswegs so unbedeutend, wie es nach polemischen Äußerungen szientifistisch orientierter Psychiater oder zur Skepsis neigender Philosophen (MARQUARD, 1973; ALBRECHT, 1975; u.a.) den Anschein hat. Der Einfluß einer teils problematisierenden, teils klärenden, teils neue Phänomene ins Blickfeld rückenden philosophischen Besinnung läßt sich auch bei herben Kritikern, die diesen Einfluß selbst nicht wahrhaben möchten, nachweisen.

Bedeutet dies, daß eine philosophisch reflektierende Psychiatrie ein für allemal überholt und das mannigfaltige Beziehungsnetz zwischen Psychiatrie und Philosophie gänzlich uninteressant geworden wäre? Es ist nicht zu leugnen, daß die empirische Forschung ihre eigenen Wege geht (SCHULZ, 1972), dabei sogar durch ein Zuviel an philosophischer Reflexion behindert werden kann, und daß die Verbesserung der Lage der psychisch Kranken im Sinne einer sozialen Psychiatrie vordringlich war und für die nächste Zukunft auch noch bleiben wird. Beides rechtfertigt aber nicht, die grundlegenden Fragen nach dem Wesen des Menschen — insbesondere des psychisch Kranken — mehr als nur vorübergehend zurückzustellen. Im Gegenteil: Es gibt gute Gründe anzunehmen, daß die Wege sowohl der objektivierenden Forschung als auch einer sozialisierenden Praxis auf die Dauer gesehen in die Irre gehen können, wenn nicht eben diese Fragen ständig wachgehalten und immer von neuem gestellt werden.

Dementsprechend prophezeite W. v. BAEYER (1978) jüngst sogar eine Renaissance der phänomenologisch-anthropologischen Forschung und damit zugleich ein Wiederaufleben der wechselseitigen Befruchtungen zwischen psychiatrischer Empirie und anthropologischer Besinnung. Bereits gegenwärtig ist das Interesse daran keineswegs erloschen. Dies gilt insbesondere auch für Länder wie Italien, Spanien, Frankreich, Japan, Südamerika.

In den vergangenen Jahren erschienen mehrere *historische* Überblicke, auf die der vorliegende Beitrag verweisen muß. „Die Begründung psychiatrischer Erfahrung und psychiatrischer Methoden in philosophischen Konzeptionen vom Wesen des Menschen" und ihr Hervorwachsen aus ihnen stellte TELLENBACH (1975) zusammenfassend dar. WYSS (1976c) gab einen weitgespannten Überblick über die phänomenologisch-anthropologisch orientierte Psycho-(patho)logie und Psychiatrie. In „Phenomenology in Psychology und Psychiatry" resümierte SPIEGELBERG (1972, 1975) die Einflüsse der Phänomenologie auf unser Fachgebiet aus philosophischer Sicht. Ergänzt wird dieser Überblick durch eine speziell die amerikanische Szene – und darin insbesondere auch die Humanistische Psychologie – berücksichtigende Darstellung von MISIAK und SEXTON (1973). Hinsichtlich der historischen Entwicklung müssen wir auf diese Ausführungen und diejenigen zur älteren Geschichte der Psychiatrie verweisen (ACKERKNECHT, 1957; ALEXANDER u. SELESNICK, 1969; AMSTURZ, 1974; BARUK, 1967; BINSWANGER, 1958; CARGNELLO, 1969; DÖRNER, 1969; FOUCAULT, 1961, 1972; HOWELLS, 1975).

Wichtig ist in diesem Zusammenhang der durch STRAUS (1956) nachgewiesene Ursprung neuropsychiatrischer Konzeptionen im philosophischen Ansatz und Menschenbild von DESCARTES (1953, 1969). Seine Analysen haben deutlich gemacht, daß die sich so philosophiefeindlich gebärdende klassische Neuropsychiatrie – dies gilt in ähnlicher Weise auch für die neuere, mit objektivierendem Verfahren arbeitende Psychiatrie – sehr wohl eine bestimmte philosophische Position voraussetzen. Diese ist inzwischen freilich so sehr zum selbstverständlichen Ausgangspunkt geworden, daß sie nicht mehr *als* philosophische bewußt wird. Die positivistische Forschung macht ihre eigenen philosophischen Voraussetzungen vergessen (TELLENBACH, 1975; u.a.), weil diese Voraussetzungen ihr ein Vorgehen ermöglichen, das zu reproduzierbaren, jederzeit und (prinzipiell) von jedermann wiederholbaren Resultaten führt; ein Vorgehen, das ein schrittweises (zunächst geistiges, sodann auch technisches) Beherrschbarmachen des Vorliegenden verspricht. Daß diese Forschung eben damit das Begegnende auf eine bestimmte Seinsart festlegt, entgeht dabei zumeist der Aufmerksamkeit.

Die Abwehr alles „Philosophischen" schlechthin beruht demnach zu einem guten Teil auf einem Mangel an Reflexionsbereitschaft und/oder -fähigkeit. Es wäre ein Irrtum zu meinen, erst durch die von HEIDEGGER ausgehenden existentialontologische Bewegung sei die Psychiatrie philosophisch „infiziert" worden. Bereits die aus der Geschichte der Psychiatrie nicht wegzudenkende „Allgemeine Psychopathologie" von JASPERS (1965) basierte auf (freilich andersartigen) philosophisch-methodologischen Reflexionen. SCHNEIDER stand unter dem nachhaltigen Einfluß nicht nur von JASPERS, sondern vor allem auch von SCHELER und N. HARTMANN (BARAHONA-FERNANDES, 1962; TELLENBACH, 1975; u.a.). Die Reihe könnte beliebig fortgesetzt werden. Sogar neurophysiologische Grundlagenforschung kann auf ein philosophisches Fundament nicht verzichten, wie die auf der Schichtentheorie HARTMANNS aufbauende Gesamtdarstellung von JUNG (1967) eindrucksvoll zeigt [vgl. dazu ferner die neuerdings literarisch dokumentierte Auseinandersetzung zwischen ECCLES und POPPER (1977)].

Dennoch sollte das gespannte Verhältnis zwischen Einzelwissenschaft und Philosophie, das auch für die Psychiatrie besteht, nicht verharmlost werden. Ein kurzer Überblick über die vorherrschenden Positionen ist zweckmäßig.

I. Einzelwissenschaften und Philosophie

Das Verhältnis zwischen Einzelwissenschaften und Philosophie ist seit langem umstritten und in den vergangenen Jahren wiederholt zum Thema von Kongressen und Sammelbänden gemacht worden (DIEMER, 1970; Proceedings of the XVth World Congress of Philosophy, Sofia 1973; s. auch Weltkongreß 1978 in Düsseldorf; KAMBARTAL, 1975; ORTH, 1976; IHDE, 1977; SPICKER und ENGELHARDT, 1976; BAUMGARTNER und HÖFFE, 1976; u.a.)
Folgende Thesen wurden und werden vertreten:
1. Philosophie ist als die Mutter der Wissenschaften zugleich *die* Grundwissenschaft. Als solche hat sie sich auf der Grundlage der aristotelischen Kategorienlehre bis zum Beginn der Neuzeit dargestellt.
2. Der Positivismus, seit COMTE (1842) im Vormarsch begriffen, besagt: Die Einzelwissenschaften lösen die Philosophie (als eine ältere Form der Problembewältigung innerhalb der Menschheitsentwicklung) ab; letztere hat keine Bedeutung mehr, es sei denn die eines anachronistisch in die Gegenwart hineinreichenden Relikts aus der *Vorgeschichte* der Wissenschaften.
3. Insofern die Einzelwissenschaften Wesensbestimmungen (Kategorien) der Philosophie operationalisieren, bleiben sie ständig auf diese rückbezogen.
4. Einzelwissenschaft *ist* Philosophie bzw. philosophiert, ohne es zu wissen und zu wollen (GADAMER, 1976; SZILASI, 1945).
5. Einzelwissenschaften und Philosophie stehen in einem dialektischen Verhältnis – Verhältnis wechselseitiger Verborgenheit zueinander, wie es etwa zwischen der Wahrnehmung von Figur und Grund oder auch zwischen Wahrnehmung und Bewegung (WEIZSÄCKER, 1940) herrscht (BLANKENBURG, 1978; O'MALLEY, 1971).
Daraus lassen sich unterschiedliche Konsequenzen ziehen:
a) Das dialektische Verhältnis wird als ein einander ausschließendes angesehen. Die innere Beziehung wird nur vom Reflektierenden wahrgenommen, ohne daß dieser einen wechselseitigen Austausch bewerkstelligt oder auch nur für möglich bzw. sinnvoll hält. „Wissenschaft" und „Besinnung" (HEIDEGGER, 1954) bewegen sich hiernach eher auseinander als zueinander. Alternative Thesen beherrschen die Diskussion: „Wissenschaft denkt nicht" (HEIDEGGER, 1953) „Philosophie führt zu ‚Einsichten'... nicht zu.. ‚Erkenntnis'" (PIAGET, 1974); so lauten entsprechende Formulierungen bzw. Verdikte, wonach ein wechselseitiges Verstehen-Wollen von vornherein zum Mißverstehen – jegliche Interaktion zu hemmender Interferenz oder unbotmäßiger Einmischung – verurteilt erscheint.
b) Bei voller Anerkennung des dialektischen Verhältnisses zwischen empirischer Forschung und Philosophieren wird ein Vorgehen gefordert, in dem sich Tatsachenforschung und Wesensforschung unvermengt, in welchem zeitlichen Rhythmus auch immer, gestaltkreisartig zu *einem* Erkenntnisprozeß zusammenschließen (BLANKENBURG, 1971, 1978).

II. Eingrenzung der Fragestellung

Gefragt ist nach den Beziehungen zwischen Psychiatrie und Philosophie. NATANSON (1963) hat in der ersten Auflage dieses Bandes die Eingrenzung in *der* Weise vorgenommen, daß er einige Fragen des Philosophen an den Psychiater formulierte, so wie dann umgekehrt STRAUS (1963) Fragen des Psychiaters an den Philosophen. Dabei wurde deutlich, daß — sobald überhaupt erst einmal ein solcher Dialog in Gang gesetzt ist — beide Seiten die Fragen in gewandelter Gestalt einander wieder zurückgeben.

Ein Fragenkomplex, um den der Dialog immer wieder kreiste, ist jener, der die Norm der Normalität[1] zum Thema hat. Ein *zweiter*, unmittelbar damit in Zusammenhang stehender, bezieht sich auf die „Axiome der Alltagswelt" (STRAUS, 1963). Es kann als einer der Fortschritte des bereits weiter zurückliegenden Dialogs zwischen Psychopathologie und phänomenologisch-anthropologischer Forschung gewertet werden, daß etwa der Wahn nicht mehr als eine Entgleisung der Erkenntnisfunktionen — meßbar an der „Richtigkeit" einer Vorstellung — angesehen wird, sondern als Einbruch in die intersubjektive Konstitution der vorprädikativen Selbstverständlichkeiten unserer Alltagswelt (MATUSSEK, 1963; BLANKENBURG, 1967, 1969, 1978c; u.a.).

Neben intersubjektiver Konstitution und „Lebenswelt" (BRAND, 1971, 1973, 1978; ENG, 1974; HOHL, 1962; GADAMER, 1967–1977, III, 190–201; JANSSEN, 1970; NATANSON, 1964; PAŽANIN, 1974; SCHÜTZ, 1962–66; SCHÜTZ u. LUCKMANN, 1974) bzw. Alltäglichkeit (die heute zum Gegenstand einer phänomenologisch inspirierten Soziologie geworden ist) bildet der „*Leib*" im Spannungsfeld zwischen „Natur" und „In-der-Welt-sein" („Dasein") einen *dritten* wichtigen Problembereich.

Während es in der ersten Auflage aus der damaligen Situation heraus notwendig war, die Naturbestimmtheit des menschlichen Daseins gegenüber zu weitreichenden existentialen Interpretationsansprüchen zu betonen (STRAUS, 1963; S. 929ff.), gilt es gegenwärtig wieder mehr, das Eigenwesentliche (d.h. die konstitutiven Strukturen) im Selbst- und Weltverhältnis eines Individuums oder auch den zwischenmenschlichen Beziehungen herauszuarbeiten in Ergänzung zur ausschließlich Natur- und Sozialdetermination ins Auge fassenden konditionalanalytischen Forschung.

Der vorliegende Beitrag gliedert sich wie folgt:

1. Psychiatrie als Gegenstand der Philosophie: Reflexion auf das, was der Psychiater theoretisch und praktisch tut, um es in seinem Erschließungscharakter näher zu bestimmen. Dabei wird das Verhältnis zwischen Methodologie und Gegenständlichkeit zum Problem. Die Frage nach dem „Gegenstand" der Psychiatrie lenkt eigentümlicherweise die Aufmerksamkeit auf den *vor*gegenständlichen Bezug zum Begegnenden, d.h. zum Patienten und seiner psychischen Beeinträchtigung (BLANKENBURG, 1978b).

2. Die Erweiterung der psychiatrischen Erfahrung durch den phänomenologisch-anthropologischen Ansatz. Es ist zu zeigen, inwiefern die Bedeutung der Philosophie für die Psychiatrie sich nicht in methodologischen und gegenstands-

---
[1] Vgl. HUPPMANN, 1975; KINDT, 1978; OFFER and SABSHIN, 1974; NATANSON, 1963; TITZE, 1974; BLANKENBURG, 1974.

theoretischen Reflexionen erschöpft, sondern darüber hinaus zu einer größeren Offenheit gegenüber dem Begegnenden führt. (Der Wandel des Begriffs „Erfahrung" im Spannungsfeld zwischen phänomenologischer und empirischer Forschung).

3. Philosophie bzw. Philosophieren als ein möglicher Gegenstand der Psychiatrie (Der philosophierende Patient).

a) Psycho(patho)logische Analysen des Philosophierens.

b) Der pathographische Ansatz.

c) Vergegenwärtigung des Philosophierens als einer besonderen Erfahrungs-, Erlebnis- und Befindlichkeitsweise (Grenzsituation) im Verhältnis zu psychischen Normabweichungen.

B. Psychiatrie als Gegenstand philosophischer Besinnung

Wird die Psychiatrie als wissenschaftliche Einzeldisziplin Gegenstand der Philosophie, fungiert letztere als Meta-Wissenschaft (RADNITZKY, 1970) bzw. Wissenschaftstheorie. MARCHAIS (1974) verwendet hierfür den Begriff „Métapsychiatrie". — Diese kann ihre Aufmerksamkeit auf zweierlei richten:

1. Auf die möglichen Zugangsweisen zum Gegenstand der Psychiatrie mitsamt der ihnen innewohnenden Problematik.

2. Auf die Art der Gegenständlichkeit des Gegenstandes, mit dem es die Psychiatrie zu tun hat.

Im ersteren Fall ist sie *Methodologie*, im letzteren *Gegenstandstheorie*.

Beide hängen eng miteinander zusammen und bleiben aufeinander bezogen, ohne deshalb völlig zur Deckung kommen zu müssen. Das Spannungsverhältnis zwischen ihnen wiederholt — auf einer anderen Ebene — das Spannungsverhältnis, das zwischen Kategorienlehre und Ontologie besteht. Dieses unterscheidet sich nur dadurch von jenem, daß es das nichtwissenschaftliche Weltverhältnis (wie auch Selbstverhältnis) von vornherein mit einbezieht, das eine zum andern in Relation setzend. Die philosophische Besinnung dient nicht zuletzt gerade dieser Erweiterung der Sicht.

Das bedeutet keineswegs einen Rückfall in vorwissenschaftliche (= vorkritische) Naivität. Die Hinterfragung der Differenz zwischen wissenschaftlicher und vorwissenschaftlicher Erfahrung bereitet vielmehr den Boden für eine kritische Besonnenheit, die wissenschaftliche Objektivität mit einer größeren Offenheit für das Begegnende verbindet und auf die menschliche Gesamterfahrung zurückbezieht.

I. Methodologie

Spätestens seit JASPERS' Allgemeiner Psychopathologie bilden methodologische Reflexionen eine wesentliche Grundlage der Psychiatrie. In kaum einer anderen Wissenschaft ist der Methoden- und Theorienpluralismus (DIEMER, 1970) so groß geschrieben wie in diesem Fach. Mit Recht bezeichnete TELLENBACH (1975) den Psychiater als das „Methodenchamäleon" im Vergleich zu den Vertretern anderer Disziplinen.

Methodologie reflektiert auf das methodische Vorgehen einer Wissenschaft. Sie kann vorwiegend deskriptiv ausgerichtet sein. Dann untersucht sie retrospektiv eine bereits faktisch vollzogene Forschung. Über die reine Beschreibung hinaus kann sie die Implikationen des methodischen Vorgehens bloßlegen. In dieser Art haben sich z.B. BINSWANGER (1947, 1955, 1957a), KUNZ (1950, 1956, 1975a, b) u.a. mit dem Werk FREUDS beschäftigt. Das Resultat war die Herausarbeitung des dem methodischen Ansatz der Psychoanalyse zugrunde liegenden Natur- und Menschenbildes als Manifestation einer „latenten Anthropologie".

Anstatt auf bereits erprobte Zugangswege zu reflektieren, kann die Methodologie auch methodischen Möglichkeiten, sie in ihrem Für und Wider diskutierend, allererst den Weg bahnen. Dies setzt allerdings voraus, daß der Gegenstandsbereich als solcher schon hinlänglich bekannt ist.

Ein anderer Weg ist der des Methodenvergleichs. So vergleicht z.B. MARCHAIS (1974) die verschiedenen Methoden innerhalb der Psychiatrie miteinander und alsdann mit außerpsychiatrischen Methoden, sowohl solchen naturwissenschaftlicher als auch geisteswissenschaftlicher Art. Sein Ziel ist, durch interdisziplinäre Anregungen und interdisziplinäre Kritik die Effizienz der Forschung zu steigern. Die Beschäftigung mit Homologien und Analogien in verschiedenen Wissenschaftszweigen birgt allerdings auch beträchtliche Gefahren.

In Abhebung von solchen sehr formal-allgemein gehaltenen methodologischen Erörterungen ist auf konkretere Bearbeitungen einzelner Problemfelder hinzuweisen, wie sie etwa GRÜNBAUM (1976a, b, c) — in Auseinandersetzung mit dem Falsikabilitätspostulat POPPERS (1934, 1963, 1973) — hinsichtlich der wissenschaftlichen Grundlagen der Psychoanalyse durchführt (vgl. dazu MÖLLER, 1976a, b; PERREZ, 1969, 1972; u.a.) oder der Psychiater FRIED gemeinsam mit dem Wissenschaftstheoretiker AGASSI (1977) in bezug auf das Problem der Wahnentwicklungen (FRIED et al., 1976).

Aus der Fülle methodologischer Problemkreise, mit denen sich die Psychiatrie seit langem konfrontiert sieht, sei nur auf zwei hingewiesen: 1. auf „Beschreiben-Erklären-Verstehen" (ABEL, 1953; APEL, 1953; DILTHEY, Bd. V u. VII; DIEMER, 1970, 1977b; ESSLER, 1972; GADAMER, 1972, 1967–1977; GRAUMANN, 1976; GÜNTHER, 1934; HENRICHS, 1968; MALDINEY, 1961; MÖLLER, 1977a, b; RICŒUR, 1974; SCHÄFER, 1978b; ŚRUBAR, 1978; STRASSER, 1974; WALDENFELS, 1978) und die damit zusammenhängende Unterscheidung von nomothetischem und ideographischem Vorgehen (BLANKENBURG, 1978); 2. auf die Probleme des methodologisch notwendigen Reduktionismus (ERLENKÄMPER, 1976; GIORGI, 1970, 1976; GRAUMANN und MÉTRAUX, 1977; BLANKENBURG, 1978e; u.a.), mitsamt allen übrigen Problemen, die sich aus der primären Methodenbezogenheit (MASLOW, 1946; BLANKENBURG, 1978a, e) einer psycho(patho)logischen Forschung ergeben, in der die Kriterien der Reliabilität und Objektivität den Anspruch auf Validität und Wesensbezug der Feststellungen in den Hintergrund treten lassen. Diesbezüglich muß auf die wissenschaftstheoretische Literatur zu diesem Thema verwiesen werden.

II. Gegenstandstheorie

Wo innerhalb einer Einzelwissenschaft die Frage nach ihrem Gegenstand und dessen Gegenständlichkeit aufbricht, sprechen wir seit KUHN (1976, 1977) von einer „Paradigma"-Krise.

1. Paradigmatische Ansätze in der Psychiatrie

Paradigma-Fragen wurden früher als „transzendentale" Fragen (nach den Bedingungen der Möglichkeit von — z.B. einzelwissenschaftlicher — Erfahrung) innerhalb der Philosophie abgehandelt. Wie in vielen anderen Bereichen hat sich auch hier die einzelwissenschaftliche Forschung der Probleme angenommen, die man früher gerne den Denkern überließ. Sie hat gezeigt — wie dies bereits ehedem von einzelnen Philosophen deutlich gemacht worden war (SZILASI, 1945; u.a.) —, daß solche Fragen, die die Gegenständlichkeit ihres Gegenstandes betreffen, den Wissenschaften selbst *immanent* sind, ja ihr eigentliches Leben ausmachen. Die Art und Weise, wie sich Epistemologie, Wissenschaftsgeschichte und Wissenschaftssoziologie mehr und mehr an die Stelle philosophischer Reflexion zu setzen versuchen, kann man für die Psychiatrie am besten an den Veröffentlichungen von FOUCAULT (1961, 1969/1972) und DÖRNER (1969, 1975) verfolgen. — FOUCAULT (1969/1972) rühmt sich (als ein „Archäologe" des Wissens und zugleich „des Schweigens", das sich hinter jedem Wissen ausbreite), Bahnbrecher für eine Epistemologie der Humanwissenschaften zu sein, die es ihnen erlaube, „das Band, das sie mit der Philosophie verbindet, zu zerschneiden und sich selbst zu bestimmen".

Der Begriff „Paradigma" ist gegenüber dem des „transzendentalen Entwurfs" vordergründiger, weniger präzise, mehrdeutig-schillernd. MASTERMAN (1974) hat insgesamt 21 verschiedene Bedeutungen nachgewiesen, die dem Terminus „paradigm" bei KUHN anhängen (LAKATOS u. MUSGRAVE, 1970; MASTERMAN, 1970). Dafür besitzt dieser Begriff den Vorzug der Anschaulichkeit, Griffigkeit und Plastizität. Seine mit zahlreichen Konnatationen und Assoziationen behaftete, offensichtlich „gewollte Ungenauigkeit" rückt ihn in die Nähe der von W. v. BAEYER (1976, 1978) kürzlich herausgestellten „Schlüsselwörter". Schlüsselwort ist er freilich nicht primär für die Psychiatrie, sondern — vornehmlich an der Physik entwickelt — ganz generell für Wissenschaftsgeschichte, Wissenschaftssoziologie, Wissenschaftstheorie; Fachgebiete, die er in seiner gezielten Unschärfe ineinander verschränkt. Dies verleiht ihm seine Brisanz: dem Wissenschaftstheoretiker ist er zu historisch, zu soziologisch, zu relativistisch, dem Wissenschaftshistoriker dagegen zu sehr mit Theorie durchsetzt. Insofern er ein neues Forschungsfeld erschließt, kommt dem Begriff „Paradigma" für die genannten Disziplinen selbst Paradigma-Charakter zu (DIEMER, 1977a; LAKATOS u. MUSGRAVE, 1970; STRÖKER, 1976). Heute bevorzugt KUHN (1974 in KUHN, 1977) den Begriff der „disziplinären Matrix", der in mancher Hinsicht wieder dem des transzendentalen Entwurfs näherkommt.

Innerhalb der Psychiatrie ist „Paradigma" geradezu zu einem Modewort geworden („Paradigmakrise", „Paradigmawandel"). Demgegenüber ist auf kritische Stimmen zu verweisen, die den an den exakten Naturwissenschaften entwickelten Begriff in den Fächern der klinischen Medizin nur für bedingt verwendbar halten (ROTHSCHUH, 1977). F. HARTMANN (1977) verteidigt dagegen die Verwendung. Nicht erst der totale Ersatz, bereits die partielle Umformung eines medizinischen Erklärungsmodells (das häufig zugleich ein ärztliches Handlungsmodell sei) könne als *Paradigma*wandel bezeichnet werden. Ein aktuelles Beispiel ist die Einführung des Familien- bzw. Interaktionsmodells in die Psychopathologie

(STIERLIN, 1977; WATZLAWICK i.ds.Bd.; GLATZEL, 1977). „Paradigma" sollte jedenfalls nicht mit „Weltbild" oder „Menschenbild" gleichgesetzt werden. Dabei ist nicht entscheidend, daß Paradigmata weniger anschaulich zu sein pflegen. Dies sind sie zumeist, doch können sie auch die Form recht konkreter Modellvorstellungen annehmen. Entscheidend ist vielmehr ihr *instrumentaler* Charakter. Sie umreißen im Grunde nicht das Begegnende (z.B. in der Gestalt eines bestimmten „Menschenbildes" [2]), sondern die Art, wie man ihm methodisch „beikommen" kann. Insoweit dürfen also „Paradigma" und „Bild" vom Menschen nicht auf *einer* Ebene angesiedelt werden. — Dem Menschen mit Hilfe von Paradigmen, Modellvorstellungen usw. (im übertragenen Sinne) „zu Leibe zu rücken" entspricht dagegen in toto gesehen sehr wohl einem bestimmten Weltbild und damit auch einem Bild vom Menschen, nämlich dem „Bild" vom Begegnenden als einem Resultat von Bedingungskonstellationen i.S. eines konditionalanalytisch (und damit letztlich technisch) orientierten Weltbildes. Dies deutlich zu machen, gehört zu den Aufgaben philosophischer Besinnung im Hinblick auf eine Einzelwissenschaft wie die Psychiatrie.

Zwar verwenden wir im folgenden den Paradigma-Begriff, müssen aber darauf aufmerksam machen, daß er im Rahmen der verschiedenen Gegenstandsbestimmungen der Psychiatrie eine recht unterschiedliche Bedeutung annimmt.

Aufgabe der Psychiatrie ist die Behebung psychischer Beeinträchtigungen. Was aber bedeutet „psychische Beeinträchtigung"? Das ist gegenwärtig strittig[3]. Die Psychopathologie befindet sich in einer „Grundlagenkrise" (JANZARIK, 1976; v. BAEYER, 1977; BLANKENBURG, 1978b). Dies in einem doppelten Sinn: Es wird erstens ganz allgemein die Grundlagenfunktion der Psychopathologie im Hinblick auf die Psychiatrie in Frage gestellt, zum andern die Bestimmung des Gegenstandes der Psychopathologie. Eine Aufgabe philosophischer Besinnung kann es sein, zur ontologischen Klärung der verschiedenen Gegenstandsbestimmungen und zu einer Ordnung in der verwirrenden Mannigfaltigkeit derselben beizutragen.

Folgende Paradigmen konkurrieren gegenwärtig miteinander:
1. Psychische Krankheit bzw. psychische Störung krankhafter Art (= „medizinisches Modell"), z.B. als Summe abnormer Phänomene, durch die dem Individuum ein letztlich *biologischer* Nachteil (SCHÄFER, 1974), entsteht, den KENDELL (1975, 1976) als Begrenzung der Vermehrungsfähigkeit oder der Lebensdauer auslegte; eine Definition, die wohl kaum allen psychischen Störungen gerecht werden dürfte.

Die klassische Psychopathologie hat sich nie ausschließlich mit i.e.S. „krankhaften" Störungen befaßt. So sind z.B. nach SCHNEIDER (1969) auch nichtkrankhafte „Spielarten seelischen Wesens" Gegenstand der Psychopathologie. Doch bleibt mögliche Krankhaftigkeit (in der Rechtsprechung: Krankheitswertigkeit) ein wesentlicher Maßstab, an dem gemessen wird. — Hinzu tritt die:
2. Abweichung von der statistischen Norm. Diese reicht für sich allein zu einer Gegenstandsbestimmung nicht aus, weil endemisch verbreitete krankhafte Störungen damit ausgeschlossen würden und umgekehrt belanglose Anomalien

---
[2] Vgl. BENEDETTI, 1959, 1976; BURKHARDT, 1963, 1965; GRIESE, 1977; F. HARTMANN, 1977; HUSEMANN u. WOLFF, 1978; TREICHLER, 1978; SCHOENE, 1977).

[3] Eine ähnliche Gegenstandsverunsicherung findet sich auch in der Psychologie (EBERLEIN u. PIEPER, 1976; HERRMANN, 1973; u.a.).

oder auch positiv zu wertende Abweichungen von der statistischen Norm als ein Gegenstand der Psychopathologie imponieren könnten. Gemäß der Psychopathielehre SCHNEIDERS (1969) muß der Betroffene selbst und/oder die Gesellschaft unter seiner Abnormität leiden, damit diese unter dem Titel „psychopathisch" als psychopathologischer Tatbestand gilt. Dieser Rückgriff auf einen individuell und/oder kollektiv subjektiven (=intersubjektiven) Maßstab wurde notwendig, weil diese Psychopathologie aufgrund ihres bekannten „Agnostizismus" kein wissenschaftliches Urteil über „Psychopathologisches" i.S. von Beeinträchtigung (der Freiheitsgrade) menschlichen Erleben- und Sichverhalten*könnens* (s.u.) für möglich hielt. Dieser Agnostizismus hat paradoxerweise — vermutlich wider Willen der Urheber — subjektiven und vor allem intersubjektiven Maßstäben und damit der Soziologie den Eingang in die Psychiatrie geebnet.

3. Beeinträchtigung des Befindens bzw. „Leidensdruck" wäre der *subjektive* Maßstab, der hiermit angesprochen ist und der bis heute bei der Abgrenzung zwischen Neurosen und Persönlichkeitsstörungen (wie auch — wenngleich umstritten — bei der Indikationsstellung zur Psychotherapie) eine Rolle spielt. Daß er nicht allein für eine Gegenstandsbestimmung der Psychopathologie ausreicht, demonstriert uns täglich das subjektive Wohlbefinden manischer Patienten wie auch das subjektive Mißbefinden hypochondrischer Menschen.

4. „Abweichendes Verhalten" lautet die soziologische Gegenstandsbestimmung. Sie stützt sich auf einen intersubjektiven Maßstab. (Das „Abweichen" bezieht sich hier nicht so sehr auf die statistische Norm als vielmehr auf das kollektive „Be-finden".) „Abweichendes Verhalten" ist ein Paradigma, das Soziologen, Psychologen (insbesondere Verhaltenstherapeuten) und Antipsychiater miteinander verbindet, so unterschiedlich auch die Konsequenzen sind, die sie daraus ziehen. Aber: nicht jedes abweichende Verhalten ist als psychopathologisches zu bezeichnen. Bislang bleibt dieser Ansatz ohne klare Antwort auf die Frage, wodurch denn ein „Abweichen" zu einem psychopathologischen werde.

Auch unabhängig davon hat der Ansatz beim „Verhalten" Kritik erfahren (EBERLEIN u. PIEPER, 1976; BLANKENBURG, 1978b; u.a.). Das wichtigste Gegenargument lautet: Der Ansatz beim „Verhalten" erlaubt zwar ein scheinbar wertfreies Vorgehen — prinzipiell besteht kein Unterschied, ob man das Verhalten eines Tieres, eines Computers oder eines Menschen untersucht —, er eliminiert aber von vornherein ein mögliches Subjekt des Verhaltens aus der Betrachtung. Dadurch tritt der Gegenstand der Psychopathologie — der Mensch — einseitig als ein bedingtes d.h. manipuliertes und zu manipulierendes Objekt ins Blickfeld.

5. Einbuße an ausreichender Leistungsfähigkeit eines Individuums zur Erfüllung der Rollen und Aufgaben, für die es sozialisiert worden ist: So grenzte PARSONS (1970) im Gegensatz zu anderen Soziologen der Gegenwart den Gegenstand ein. Aber — dies ist wiederum kritisch zu vermerken — Leistungsfähigkeit wird oft erst beeinträchtigt, wenn eine Erkrankung bereits verhängnisvolle Ausmaße erreicht hat; sie ist daher nicht von der Einbuße der Leistungsfähigkeit her definierbar, es sei denn eine prospektiv irgendwann zu erwartende Leistungseinbuße würde in die Definition einbezogen. Aber auch dann noch wäre die Orientierung an der Leistungsfähigkeit einseitig: von vielen Seiten wird sie als ein Symptom der „Leistungsgesellschaft" gewertet.

6. Eine radikalisierte soziologische Definition lautet: Krankheit — und damit auch psychische Erkrankung — liege vor, „wenn eine Person, die meistens von

der Gesellschaft dazu bestimmt ist, eine andere als krank bezeichnet" (ZUSMANN, 1966). Warum dies geschieht, bleibt dabei absichtlich offen. Gegenüber einer solchen – vielfach als „soziologistisch" apostrophierten – Gegenstandsbestimmung zielt die Mehrzahl der Autoren heute wieder eine stärker inhaltlich bestimmte Definition an.

7. BOJANOVSKY (1977) umschreibt Krankheit „als einen dem Leben nicht immanenten und nicht beabsichtigten Prozeß, der wichtige Funktionsfähigkeiten des Betroffenen beeinträchtigt". Bei der Formulierung „dem Leben nicht immanent" dürfte es sich allerdings um eine versteckte petitio principii handeln, denn woran bemißt sich „Lebensimmanenz" anders als an dem Gesunden bzw. Nichtkranken eines Lebensprozesses? Ein Vorverständnis von Gesundheit und Krankheit geht demnach bereits in diese Definition ein.

8. An die Stelle des Begriffs „psychische Krankheit" tritt seit einigen Jahren aus guten Gründen zunehmend der (weitere) Begriff „psychische Behinderung". SCHWARZ und MICHAEL (1977) verstehen darunter „eine durch innere und äußere Faktoren bedingte Störung der Aufrechterhaltung spezifischer sozialer Funktionen oder Rollen", die von dem Betreffenden erwartet werde. Dabei gelten die „inneren" Faktoren als die eigentlich „krankheitsbedingten". Die Trennbarkeit von „inneren" und „äußeren" Faktoren ist aber in vielen Fällen problematisch. Eine Verschränkung derselben ist für bestimmte psychopathologische Syndrome geradezu charakteristisch. Das sehen auch die genannten Autoren. Der Begriff „psychische Behinderung" bietet für die Praxis den Vorzug, die Frage der Trennbarkeit vorübergehend zurückstellen zu können, ohne diesbezüglich voreilige Entscheidungen treffen zu müssen.

9. Krankheit – und damit auch der Gegenstand der Psychopathologie – wird im Rahmen einer phänomenologisch-anthropologischen Konzeption (z.B. WYSS, 1973, 1976) als „Dekompensation" eines bislang kompensierten „Mißverhältnisses" gesehen. Dazu gehört der Begriff einer „anthropologischen Proportion" (BINSWANGER, 1956b; BLANKENBURG, 1972; WYSS, 1973, 1976b) bzw. die Phänomenologie der Dynamik möglicher Dysproportionierungen menschlichen In-der-Welt-seins. In einem sehr weiten Sinn lassen sich sodann psychische Erkrankungen auch als Kommunikationsstörungen (WATZLAWICK i.ds.Bd., WYSS, 1973, 1976b, c) verstehen. Dies leitet über zur

10. „Beziehungsstörung" als Gegenstand der Psychopathologie. Dieses Paradigma dominiert in der psychodynamischen Psychiatrie der USA seit SULLIVAN (1953, 1954) und bildet die Grundlage der Familienforschung und -therapie (STIERLIN, 1977 u.a.) sowie weiter Bereiche der Sozialpsychiatrie und hat in Form der Interaktionalen Psychopathologie (GLATZEL, 1976, 1977, 1978) auch die überkommene Psychopathologie reformiert. – Mit der „Beziehungsstörung" wird ein äußerst wichtiges Vorfeld freigelegt und erforscht, *innerhalb* dessen der Gegenstand der Psychopathologie einzugrenzen ist. Vorwiegend auf Schizophrenien und Neurosen ausgerichtet, läßt dieses Paradigma vorerst aber noch im Stich, wenn es darum geht, zu präzisieren, welche unter der Vielzahl möglicher Beziehungsstörungen als psychopathologische anzusprechen sind und welche nicht. Hinsichtlich dieses Paradigmas (das eine tiefgreifende Metamorphose der Psychopathologie in Gang gesetzt hat, deren Ende noch nicht abzusehen ist) ist auf den Beitrag von WATZLAWICK in diesem Band zu verweisen.

11. In einer Kritik am Ansatz beim „Verhalten" hat BLANKENBURG (1978b) den Gegenstand der Psychopathologie als ein Spektrum von Beeinträchtigungen des Erleben- und Sichverhalten*könnens* herausgearbeitet. Danach konstituieren Einschränkungen der Freiheitsgrade im Erleben- und Sichverhaltenkönnen den psychopathologischen Befund. Inwieweit wir Patienten – i.S. einer „pathologie de la liberté" (EY, 1967, 1975) – Freiheitsgrade zu- oder absprechen, wird nicht als ein „metaphysisches" Problem, sondern als Sache einer den klinischen Alltag bestimmenden Pragmatik angesehen. Diese verlange eine eigene „Diagnostik", die mit der nosologischen Diagnostik nicht zusammenfalle. Wir könnten sie in foro von uns weisen, die alltägliche Praxis bestimme sie jedoch schon allein durch die Art und Weise, wie der Arzt mit einem Patienten umgehe. Die Frage nach dem Gegenstand der Psychopathologie leite sich damit zurück zu der Frage nach dem *vorgegenständlichen* Bezug zum begegnenden Kranken. – Auch dieser Ansatz läuft also darauf hinaus, daß die Frage nach der Beziehung zu ihm aus der Psychopathologie nicht ausgeklammert werden darf. Im Gegensatz zur interaktionalen Psychopathologie wird sie aber nicht nur als Gegenstand, sondern mehr noch als Organ der psychopathologischen Erfahrung angesehen. Dies weist zurück auf die ältere Konzeption einer „Diagnose aus der Beziehung", zugleich voraus auf eine mögliche Vertiefung der psychopathologischen Erfahrung.

Als wissenschaftliche Methodik für die Erfassung der vorgegenständlichen Erfahrung einer Beziehung bietet sich die Phänomenologie an. Auf sie wird – als ein Beispiel, inwiefern die philosophische Forschung nicht nur der Reflexion (auf das, was der Psychiater theoretisch und praktisch tut) dient, sondern darüber hinaus auch neue Erfahrungsweisen zur Verfügung stellt – weiter unten zurückzukommen sein.

Eine „pathologie de la liberté" (EY, 1969, 1975) verweist aber nicht nur auf den vorgegenständlichen Bezug zum „Gegenstand" der Psychopathologie, sondern thematisiert zugleich auch die Zukunftsdimension. Sie läßt sich insoweit nicht mehr im herkömmlichen Schema einer Tatsachenwissenschaft unterbringen. Objektivierende Tatsachenwissenschaft bezieht sich auf aus der Vergangenheit her Vorliegendes, Fest-stellbares. Der Zukunftsaspekt kann höchstens in der Form von Extrapolationen relevant werden. Die Frage nach Einschränkungen der Freiheitsgrade menschlichen Erleben- und Sichverhaltenkönnens bezieht dagegen unmittelbar den Zukunftsaspekt ein. Sie hat daher keinen Platz in einer empirischen Tatsachenwissenschaft, die genau besehen stets eine Wissenschaft des Gewesenen ist. Die o.g. „Diagnostik", die zu einem guten Teil (zumeist vorbewußt) das psychiatrische Alltagshandeln bestimmt, geht nicht in einer Diagnostik des Vorliegenden auf, sondern ist stets auch eine Diagnostik des *Zumutbaren*. Wenn wir im psychiatrischen Alltag entscheiden, ob wir einen Patienten gegen seinen Willen stationär aufnehmen oder nicht, ob wir ihm allein Ausgang geben oder nur in Begleitung oder was wir ihm in einer einzel- oder gruppentherapeutischen Sitzung „zumuten", so basieren solche Entscheidungen keineswegs allein auf seinswissenschaftlichen Befunden. Dies nicht nur wegen eines beträchtlichen Rückstandes der objektivierenden Forschung auf diesem Feld, sondern weil eine reine Tatsachenforschung, die auf Feststellbarkeit angewiesen bleibt, die Sache, um die es geht, prinzipiell nicht treffen kann (BLANKENBURG, 1978b).

Außer seinswissenschaftlichen sind „pathische" Kategorien (WEIZSÄCKER, 1956) unerläßlich. Gerade auf diesem Gebiet würden wir die Wirklichkeit des Menschen verfehlen, wenn wir die Wirklichkeit nicht als seine *Möglichkeit* verstehen würden (WYSS, 1973, 1976c). Dies bedeutet in der Praxis, daß wir dem Patienten häufig ein klein wenig mehr „zumuten", als dies nach einer ausschließlich auf Befunden – d.h. vergangenheitsorientiert – sinnvoll wäre. Dies nicht zuletzt deswegen, weil eine solche *„Zumutung"* selbst bereits die Wirklichkeit des Patienten (seine reale Möglichkeit) zu verändern vermag. Wenn wir an den Patienten als „natura naturata" herangingen, würden wir ihn – mit den Gefahren einer „selffullfilling prophecy" – hinter seinen eigenen Möglichkeiten zurückhalten. Das bedeutet keine „Metaphysik". Die Möglichkeiten, die wir in der rehabilitativen Praxis beim Patienten aufrufen im Sinne einer „vorspringenden Fürsorge" (HEIDEGGER, 1927), sind keine beliebigen Möglichkeiten. Es handelt sich nicht um willkürliche Zuschreibungen. Wir handeln vielmehr dabei „aus Erfahrung"; allerdings aus Erfahrungen, die wir weniger „von", sondern vielmehr „mit" unseren Patienten gemacht haben. Der Erfahrungsmodus, den wir dabei im Auge haben, ist ein besonderer (BLANKENBURG, 1975a, 1978a), und auch die Realität, auf die wir uns dabei beziehen, ist eine besondere. Es handelt sich nicht um die naturwissenschaftlich objektivierbare Realität, sondern um eine solche, die vom Element potentieller menschlicher Freiheit durchwirkt ist und von da her eine Zukunftsbezogenheit aufweist, die der naturwissenschaftlichen Empirie fremd ist. Gegenwärtig herrscht noch die Meinung vor, daß diese Realität prinzipiell nicht Sache wissenschaftlichen Forschens sein könne, sondern ausschließlich Sache der Intuition des Praktikers oder der „Spekulation".

Dementgegen steht, daß Soziologen und insbesondere Ethnomethodologen (GARFINKEL, 1967; KÖCHLER, 1974; WEINGARTEN et al., 1976; GRATHOFF, 1977; TÖPFER, 1977) gegenwärtig dabei sind, die Grundlagen des Alltagshandelns überhaupt und so auch die der Alltagsentscheidungen des Psychiaters näher zu untersuchen. Es liegt auf der Hand, daß diese Forschung zunächst ihre Aufmerksamkeit auf Vorurteilsbildungen, Typisierungen, Routinegepflogenheiten mit ihren Abhängigkeiten von individuellen und vor allem von gesellschaftlichen Faktoren richten muß. Es kann aber nicht ausbleiben, daß sodann auch jene Anteile dieses Handelns thematisiert werden, die ihre Legitimation nicht aus individuellen und gesellschaftlichen Vor-Gegebenheiten, sondern aus dem Kontakt mit dem psychisch Kranken und seinen Möglichkeiten beziehen. Einerseits wird es notwendig sein, die Realität, auf die sich die psychiatrische Praxis, wo sie sachbezogen ist, bezieht, von jener Realität abzugrenzen, auf die sich die verobjektivierende, letztlich naturwissenschaftlich orientierte Forschung bezieht. Andererseits wird man nicht umhin können, diese Realität – als eine durch eine besondere Form der Erfahrung zugängliche – von metaphysischen Spekulationen und auch von dem weiten Feld normativer Setzungen abzugrenzen.

2. Der Methoden- und Theorienplusralismus in der Psychiatrie

Die Vielfalt der Ansätze bestätigt die Auffassung, wonach die Psychiatrie an Methoden- und Theorienpluralismus kaum zu übertreffen ist. Die meisten dieser Ansätze haben ihre partielle Berechtigung und Fruchtbarkeit. Dennoch ist es problematisch, sie völlig wertneutral nebeneinander stehen zu lassen.

Dies wäre nicht der Fall, wenn Gegenstandsbestimmungen in jedem Fall arbeitshypothetischen Charakter behielten, d.h. letztlich unverbindlich blieben. Die Erfahrung zeigt jedoch, daß es analog einer „selffullfilling prophecy" auch so etwas wie einen Prozeß der „selfrealisation" von Gegenstandsbestimmungen und daraus entwickelten Hypothesen, Modellvorstellungen, Konstrukten gibt. Es spricht vieles dafür, daß in einer technisch geprägten Welt methodologische Zwänge in nicht unbeträchtlichem Maße mitbestimmen, was am Ende als „wirklich" zur Geltung kommt und was nicht.

Gegenstandsbestimmungen hängen „nicht in der Luft". Sie sind eingebettet in ein Ganzes, das sie selbst aber nie treffen oder ganz einholen können. Es bleibt für sie „unumgänglich" (HEIDEGGER, 1954) in dem doppelten Sinn dieses Wortes: nie ganz zu umgehen (=einzukreisen) und dennoch zugleich unabweisbarer Bezugspunkt. HEIDEGGER bestimmte das „Unumgängliche der Psychiatrie" als das „Da-sein" in dem von ihm spezifizierten Sinn. Auf die Daseinsanalyse, die darauf aufbaut, soll an dieser Stelle nicht näher eingegangen werden (vgl. BLANKENBURG, 1977; KUHN, 1962, 1972; und die übrige im Literaturverzeichnis aufgeführte einschlägige Literatur).

Die Frage nach dem Gegenstand der Psychiatrie verweist in jedem Fall zurück auf die Frage nach dem *vorgegenständlichen* Bezug zum Begegnenden und dem dazugehörigen Bezugsrahmen. Die Aufhellung des vorgegenständlichen Selbst- und Weltverhältnisses, wie auch des Verhältnisses zum Leib (BUYTENDIJK, MERLEAU-PONTY, PLÜGGE, TRILLAT, ZUTT u.a.) als dem Organ eines jeden Selbst- und Weltverhältnisses, ist ein zentrales Thema der phänomenologischen Forschung.

C. Psychiatrie und Phänomenologie

Es ist bekannt, daß unter allen philosophischen Strömungen unseres Jahrhunderts die *phänomenologische* den größten Einfluß auf die Psychiatrie ausgeübt hat (CARGNELLO, 1969; MISIAK u. SEXTON, 1973; SPIEGELBERG, 1972; TATOSSIAN u. GUIDICELLI, 1973; TELLENBACH, 1975; WYSS, 1976c). Dafür gibt es verschiedene Gründe:

1. Die phänomenologische Devise „Zu den Sachen selbst" (HUSSERL, 1950; BRAND, 1971) begünstigt einen unmittelbaren Sachbezug anstelle historisch vermittelter Problemansätze.

2. Die Abhebung auf „originär gebende Anschauung" (HUSSERL, 1950) rückt die Offenbarkeit des Begegnenden *vor* dessen Objektivierbarkeit. Das bedeutet: Die Phänomenologie beschränkt sich nicht auf gegenständliche Erfahrung, sondern schließt die vorgegenständliche Erfahrung mit ein. Vom Prädikativen weist sie zurück den Weg zum Vorprädikativen. Sie erweitert damit die Sphäre des Gegebenen, ohne vorschnell die Frage nach der Subjektivität oder Objektivität desselben zu stellen. Erst in einer zweiten Phase wird das Sich-Gebende auf das Ineinander von subjektiven und objektiven Momenten hin befragt.

3. Die Dialektik zwischen Wahrheit und Gewißheit (s.o.) wird damit nicht mehr einseitig zugunsten letzterer verschoben.

4. Die Phänomenologie erfüllt das Postulat einer primär sach- und problembezogenen Forschung als notwendige Ergänzung einer primär methodenbezogenen Forschung (GIORGI, 1970; BLANKENBURG, 1978a, d, e).

Die Phänomenologie verfolgt einen radikalen Begründungsanspruch; dieser ist aber ein anderer als der der empirischen Wissenschaften. Man sollte nicht den einen gegen den anderen ausspielen. Dies ist oft genug von beiden Seiten geschehen (z.B. HUSSERL, 1950/II, 1965; PIAGET, 1974). Es gilt vielmehr, beide Begründungsansprüche in ihrer Verschiedenheit und Komplementarität zu sehen. Sich auf den einen oder anderen versteifen zu wollen, läuft letztlich in beiden Fällen auf einen — freilich sehr unterschiedlich gearteten — Dogmatismus hinaus. Über den vielbeschworenen Methodenpluralismus hinaus bedarf besonders die Psychiatrie eines Einstellungs- und Begründungspluralismus. Das bedeutet: Die Festlegung auf *eine* Idee und *eine* Form von Wissenschaftlichkeit reicht nicht aus. Die Phänomenologie bietet als wichtige Alternative eine andere Art von Wissenschaftlichkeit an, deren Tragweite bislang noch nicht abzusehen ist.

I. Die Frage nach der Konstitution von Selbst und Welt

Der kardinale Ansatz der Phänomenologie ist der beim „Sich-Konstituieren von etwas als etwas" — und zwar zunächst einmal innerhalb des „Bewußtseins" (HUSSERL, 1950ff.; vor allem Bd. II, III, XVIII). Damit stellte sich die Phänomenologie, vor allem in ihrer Anfangsphase, als eine „gigantische Vivisektion des Bewußtseins" (FINK, 1966) dar und konnte damit als Widerpart zur psychoanalytischen Vivisektion des Unbewußten gesehen werden. Doch zeigte bereits die phänomenologische Untersuchung der „passiven Synthesen" im Spätwerk HUSSERLS (1950, Bd. XVII), daß die konstitutiven Leistungen des transzendental „leistenden Lebens" (HUSSERL, 1929) weiterreichen und tieferreichen als das Bewußtsein und zwar letztlich bis in die organisch fundierten Schichten des Menschen. Nicht nur des einzelnen Menschen: neben der subjektiven Konstitution wurde im weiteren Fortgang der phänomenologischen Forschung immer mehr die intersubjektive Konstitution — und das Verhältnis beider zueinander — zu einem entscheidenden Problem (BRAND, 1978; HUSSERL, XIII-XV[4]; GADAMER, 1974, 1966–77; KISKER, 1969; SCHÄFER, 1978a; STRASSER, 1975; THEUNISSEN, 1965; WALDENFELS, 1970 u.a.).

Es waren vor allem diese beiden Erweiterungen der Phänomenologie, welche sie für die Psychiatrie in ihrem weiteren Fortgang interessant machten und weiterhin machen: 1. Die Ausdehnung der Erforschung des „Für-mich-Seins von etwas als etwas" über die Sphäre des Bewußtseins hinaus in Richtung auf das Unbewußte wie auch in Richtung auf das Unmittelbare (d.h. in Richtung auf die leibliche Existenz); 2. die Überwindung des in den Anfangsstadien der Phänomenologie drohenden transzendentalen Solipsismus zugunsten der Frage nach dem Verhältnis zwischen subjektiver und intersubjektiver Konstitution.

STRAUS (1963) äußerte bereits in der ersten Auflage dieses Bandes den Verdacht, daß es sich bei dem transzendentalen Ego HUSSERLS um eine naive Rückprojektion des natürlichen (konstituierten) Ichs in den transzendentalen (konsti-

---

[4] Die Rezeption der von J. KERN erst 1973 herausgegebenen Husserliana-Nachlaßbände zum Intersubjektivitätsproblem ist bis heute noch nicht abgeschlossen (BRAND, 1978; ORTH, 1977; SCHAEFER, 1978a).

tuierenden) Bereich handelt. Es ist zumindest fraglich, inwieweit ein solches transzendentales Ego tatsächlich in phänomenologischer Anschauung faßbar ist und inwieweit es sich dabei nur um eine Verführung der Sprache handelt, wenn vom Konstituieren stets sogleich auf ein konstituierendes Ich zurückgeschlossen wird. Wir haben diese Schwierigkeit zu Beginn des Abschnittes bereits dadurch umgangen, daß wir vom „Sich-Konstituieren von etwas als etwas" gesprochen haben. Das „etwas" stellt dabei eine Abstraktion dar. Für die Psychiatrie wichtig ist vor allem das „*Sich*-Konstituieren von jemandem als jemandem für jemanden".

Nachdem in den Anfangsstadien der Phänomenologie der Ansatz bei einer transzendentalen Subjektivität einseitig dominierte, besteht jetzt eher die Gefahr, daß die Bedeutung der intersubjektiven Konstitution überschätzt wird. Im Strukturalismus ist das Konstituieren zu einem gänzlich anonymen Geschehen neutralisiert worden. Dabei spricht vieles dafür, daß es ebenso einseitig wäre, das Subjekt ausschließlich *inter*subjektiv konstituiert zu sehen, wie es seinerzeit einseitig war, das Augenmerk ausschließlich auf die *subjektive* Konstitution (auch des Interpersonellen) zu richten (BINSWANGER, 1942; THEUNISSEN, 1965; KIMMICH, 1978).

Bereits in HUSSERLs Spätwerk (1950, Bde. I, XIII-XV) tritt eine transzendental verstandene Intersubjektivität in Konkurrenz zur transzendentalen Subjektivität. Neben Sätzen wie „Ich selbst" bin „konstitutiv die Urnorm für alle Menschen" (I, §154) stehen solche Formulierungen wie „Der fremde Mensch" ist „konstitutiv der an sich erste Mensch" (I, §154; dazu ORTH, 1977). Bei HUSSERL herrschte die Tendenz noch vor, beide Ansätze alternativ zu behandeln, wobei er bis zuletzt dem zuerst genannten verhaftet blieb.

Alternative Ansätze dominieren bis in die Gegenwart hinein. Demgegenüber spricht vieles dafür, daß es angemessener wäre, subjektive und intersubjektive Konstitution in einem dialektischen Verhältnis zu sehen. In die einfachere Sprache der Praxis übersetzt, bedeutet das: Es wäre ebenso einseitig, das Ich allein im Wir begründet zu sehen, wie es umgekehrt einseitig wäre, das Wir ausschließlich aus einer Vielzahl von Ichen heraus verstehen zu wollen. Das Intersubjektivitätsproblem ist für die Psychiatrie und Psycho(patho)logie von grundlegender Bedeutung. Zu verweisen ist auf das Übersichtsreferat von KISKER im „Handbuch der Psychologie" (KISKER, 1969). Seither ist die Entwicklung durch eine deutliche Konvergenz zwischen phänomenologisch-anthropologischer und einzelwissenschaftlicher Forschung (Kommunikationstheorie, Familienforschung, Sozialpsychiatrie und -psychologie, Interaktionale Psychopathologie usw.) gekennzeichnet (vgl. die einschlägigen Artikel in diesem Band). Aus der „intersubjektiven Konstitution" ist in der soziologisch fundierten Psycho(patho)logie „gesellschaftliche Konstruktion der Wirklichkeit" (BERGER u. LUCKMANN, 1969) geworden. Damit sind die Probleme in ihren praktischen Konsequenzen für den Sozialpsychiater griffiger geworden — freilich unter Preisgabe wichtiger Grundlagenfragen. Dennoch ist nicht zu leugnen, daß hier eine transzendentale Konzeption — früher als Domäne der Philosophen betrachtet — Eingang in die empirische Forschung gefunden hat. Es wäre eine gesonderte Aufgabe, den mannigfaltigen Wechselwirkungen nachzugehen, die auf diesem Feld — oft den Forschern selbst nicht in vollem Umfang bewußt — zwischen Psychiatrie (inclusive Psychodynamik, Psychoanalyse, Sozialpsychologie) und Philosophie stattgefunden haben.

Gegenwärtig übt die Phänomenologie über die ethnographischen und ethnomethodologischen Forschungsprogramme in der Soziologie (BERGMANN, 1974; GARFINKEL, 1967; GRATHOFF, 1970, 1975, 1978; HILDENBRAND, 1978; TOEPFER, 1977; u.a.) Einflüsse auf die Psychiatrie aus. — Daneben gibt es neue Ansätze (SCHÄFER, 1978a), die phänomenologische Intersubjektivitätstheorie unmittelbar in den Dienst einer philosophischen Grundlagenklärung der Psychiatrie zu stellen.

Es reicht aber nicht aus, hinsichtlich des Sich-Konstituierens-von-etwas-*als*-etwas nur an eine subjektive und intersubjektive Konstitution zu denken und an das wechselseitige Ineinanderspielen beider. Lediglich rein hypothetisch läßt sich das Begegnende zum amorphen hyletischen Stoff depotenzieren, der sich gleichsam ohne eigenes Mitspracherecht den transzendental subjektiven und intersubjektiven Interpretationen bzw. „Konstruktionen" fügen müßte, die ihn quasi willkürlich mit Bedeutsamkeit ausstatten würden. Es ist vom Gang der Forschung her verständlich, daß die Frage nach einer subjektiven und intersubjektiven Konstitution zunächst alles Interesse für sich in Anspruch nahm; im Hinblick auf die empirische Ebene formuliert: daß Beschreibungen auf latente Zuschreibungen hin durchgemustert werden mußten. Die Rolle, die das Begegnende bei der Konstitution von Bedeutungen, Verstehenshorizonten usw. spielt, ist freilich eine andere als die, die es bei der Konstitution von Faktizitätsurteilen spielt. Während es hier eindeutig dominiert, läßt es dort einen größeren Spielraum für subjektive und intersubjektive Interpretationen. Dieser Spielraum ist aber kein beliebiger Tummelplatz; er sollte zumindest nicht zu einem solchen werden. Gerade da, wo eine subjektive und intersubjektive Konstitution in ihrer weitreichenden Penetranz beim Aufbau des für uns Wirklichen sichtbar werden, entstehen eben damit auch zugleich neue Möglichkeiten, sie gegenüber dem Begegnenden zurückzunehmen, d.h. diesem eine neue Art von „Mitspracherecht" einzuräumen. — In der unter dem Einfluß der Konstitutions-Phänomenologie stehenden empirischen Forschung (z.B. innerhalb der Soziologie) spricht man von einem „Generieren" der Forschungshypothesen und meint damit eine Abstimmung derselben auf den Gegenstand im Sinne großmöglichster qualitativen Angemessenheit unter Vermeidung von zu stark reduzierenden und denaturierenden Vorstellungsmodellen (GLASER u. STRAUSS, 1975).

Diese Entwicklungsphase der phänomenologischen Forschung befindet sich erst in ihren Anfängen. Wenn oben betont vom „*Sich*-Konstituieren-von-etwas-als-etwas" gesprochen wurde und nicht vom subjektiven und intersubjektiven Konstituiert-*werden* von Bedeutungen, war das bereits ein Vorgriff auf diese Etappe der Phänomenologie, ohne daß damit einem anonymen Konstituieren das Wort geredet würde, wie es der Strukturalismus unterstellt.

Zusammenfassend kann man sagen: die Frage nach der Konstitution von Selbst und Welt *löst* Selbst und Welt, Subjektivität und Objektivität *in Geschehen* auf. Selbst und Welt — und damit die Wirklichkeit überhaupt — erscheinen als Produkt von Prozessen, die z.B. in der Kommunikationsforschung schrittweise empirisch faßbar werden. Es gibt in der Gegenwart kaum einen anderen Bereich, in dem die „Empirifizierung" ursprünglich philosophischer Ansätze so deutlich wird wie hier.

Die Frage nach der Konstitution ist aber nicht nur „Archäologie", nicht nur Frage nach dem jeweils abgeschlossenen Aufbau der Wirklichkeit für jemanden. Die Überleitung der Frage nach dem konstitutiven Aufbau der für einen

Patienten relevanten Wirklichkeit zur Frage nach dem je aktuellen Konstituieren bedeutet Überleitung von Grundlagenproblemen der Psycho(patho)logie zu Fragen der Therapie.

Der Rückgang vom Konstituierten zu den konstituierenden Akten ist vergleichbar dem psychoanalytischen Rückgang vom manifesten Trauminhalt zur unbewußten Traumarbeit.

Er steckt den Rahmen nur weiter. Im Unterschied von der Psychoanalyse setzt die phänomenologische *Konstitutionsanalyse* als therapeutisches Verfahren (vgl. z.B. ENG, 1974) nicht eine vorgegebene Realität voraus (der sich ein Patient z.B. anpassen kann oder auch nicht), sondern versucht, sich in den für einen Patienten sich vollziehenden Wirklichkeitswerdeprozeß zu versetzen. Dies bedeutet, daß die phänomenologisch-anthropologisch orientierte Psychiatrie auch für den Bereich der Therapie klare Zielvorstellungen hat, von deren voller Realisierung wir allerdings noch recht weit entfernt sind. Als Korrigens zu recht pragmatisch und vordergründig auf Nahziele hin angelegten Therapieverfahren (wie der Verhaltenstherapie) kommt ihnen aber auch jetzt schon eine gewisse Bedeutung für den klinischen Alltag zu.

Phänomenologie bedeutet demnach kein Hineintragen von Philosophie in die Psychiatrie und Psycho(patho)logie, sondern ein weiteres *Ausholen* im Sinne einer hinter die Voraussetzungen objektivierender Forschung, psychiatrischer Kennerschaft und vorwissenschaftlicher Beeindruckung durch psychisch Auffälliges zurückfragenden Forschung. Kritisch könnte man einwenden, ob denn zur Bewältigung der naheliegenden Aufgaben im psychiatrischen Alltag ein so weites Ausholen sinnvoll oder gar notwendig sei. Ein Vergleich mit der Relativitätstheorie und Elementarteilchen-Physik liegt auf der Hand. So wie letztere nicht zur Bewältigung der physikalischen Aufgaben des Alltags erforderlich seien, so wenig seien es die Fragen nach der Konstitution von Selbst und Welt für die Behandlung etwa einer paranoiden Psychose (ungeachtet des rein theoretischen Interesses, das solche Analysen vielleicht für sich beanspruchen könnte). Dem ist nicht ganz beizupflichten: 1. Die Grenzen, von denen ab die Fragen nach der Konstitution von Selbst und Welt auch für den praktischen Alltag wichtig werden können, sind bislang weit weniger abzusehen als die entsprechenden Grenzen in der Physik. 2. Für die Atmosphäre und den Stil im Umgang mit psychisch Kranken haben die aufgeworfenen Fragen bereits heute Bedeutung. Sie erzeugen eine größere Offenheit und Verstehensbereitschaft. Darüber hinaus dienen sie der Zielorientierung in der Therapie.

II. Der Leib

Das Leib-Problem gehört zu den zentralen Themen einer phänomenologisch-anthropologischen Psychiatrie. Dies in zweierlei Perspektiven:

1. Im Rahmen einer Schichtenlehre „von unten" bezeichnet der Leib die zwischen Körperlichkeit und Psychischem anzusetzende Vitalsphäre, d.h. alle mit Wachstum und Fortpflanzung verbundenen vegetativen Funktionen, soweit sie keine Anzeichen von Beseeltheit aufweisen.

Trotz beträchtlicher Fortschritte der Physiologie auf der einen Seite, der Psychobiologie auf der anderen Seite, fehlt es an adäquaten Konzeptionen für diese Dimension des menschlichen Daseins. Es spricht vieles dafür, daß das von der Tradition der Gegenwart weitergereichte „Leib-Seele-Problem" „kein Scheinproblem" (FEIGL, 1973) ist, sondern nur mangels Erforschung der eigentlichen Leib-Schicht vorerst noch weiterhin als ungelöst betrachtet werden muß.

2. Die zweite Perspektive ist die des Verhältnisses des Menschen zu seinem „Leib" als der erlebbaren Bedingung der eigenen Existenz. Wesentlich ist die Spanne zwischen Leib-Haben, Leib-Sein, dem Leib Sich-Ausgeliefert-Fühlen als Artikulationen im Geschehen der „Leiblichung" als einem in jedem Moment sich neu gestaltenden Prozeß. Die wesentlichen Arbeiten zu dieser Thematik (MARCEL, 1935; SARTRE, 1943; MERLEAU-PONTY, 1966; PLÜGGE, 1962, 1967, 1970; TRILLAT, 1973; ZANER, 1964; ZUTT, 1963b) stammen aus den ersten beiden Jahrzehnten nach dem letzten Weltkrieg. Die dringend erforderliche weitere Konkretisierung blieb aus, weil soziologische Probleme das Interesse in der Folgezeit stärker Anspruch nahmen.

In den letzten Jahren sind einige neue Arbeiten zum Thema erschienen (APEL, 1975; GRENE, 1976; LANG, 1978; MÉTRAUX, 1975, 1978; vgl. ferner das Heft IV der Evolut. psychiat. 41 (1976), das einige Arbeiten zum Thema „corps et psychose" bringt). Nicht zufällig dominieren Titel wie „Geschichtlichkeit des Daseins oder Entwicklung des Soma" und „Intersubjektivität und Leiblichkeit". Noch unausgewertet für die Psychiatrie ist die breit angelegte Phänomenologie des Leibes von SCHMITZ (1964, II/1).

III. „Dasein" und „Person"

Eine Kontroverse, die innerhalb der phänomenologisch-anthropologischen Forschung ausgetragen wurde und wird, ist die zwischen „personalem" Ansatz und dem beim „Das-sein" als „In-der-Welt-sein" (zusammenfassende Darstellungen der Konzeption von BINSWANGER finden sich bei CARGNELLO, 1969; KUHN, 1963, 1972; PROTTI, 1974; WYSS, 1976c; BLANKENBURG, 1977; KIMMICH, 1978). Beide Konzeptionen klaffen nicht so weit auseinander, wie gelegentlich angenommen wird. Es handelt sich im wesentlichen um unterschiedliche Akzentsetzungen.

Für den Ansatz beim „Dasein" wird geltend gemacht (1977), daß das Wesen des Menschen zwecks möglichst unvoreingenommener Analyse nicht vorwegbestimmt werden dürfe — sowenig als „Person" wie als „leiblich-seelisch-geistiger Organismus" oder auch als Agentur von „Verhalten". Zur angemessenen Beschreibung bedürfe es einer „transanthropologischen Matrix" (BLANKENBURG, 1967). Wenn wir den Menschen von vornherein als „Organismus", „Psyche", „Ich", „Leib-Seele-Geist"-Einheit oder als „Person" in den Ansatz brächten, könnten wir uns nur zu leicht den Blick darauf verbauen, *wie* denn eigentlich nun tatsächlich ein Mensch „da" sei. Es ist ersichtlich, daß dieser Ansatz ein weiteres Ausholen und eine größere Offenheit anstrebt. Andererseits ist fraglich, ob das Persönliche der „Person" eines Menschen im Rahmen dieses letztlich neutralisierenden Ansatzes in vollem Umfang zu Gesicht kommen kann (ALLPORT, 1959a, b, 1974; BINDER, 1974; BUBER, 1962; CHRISTIAN, 1952, 1959, 1963; VON GEBSATTEL, 1954, 1964; GÖRRES, 1958; GRIMM, 1977; THEUNISSEN, 1965).

Gemeinsam ist beiden Ansätzen, daß sie den Menschen *vor* jeder Frage nach seiner Natur- und Sozialdetermination in seiner Eigenwesentlichkeit (als ein „Ereignis") in den Blick bringen möchten.

D. Philosophie als Gegenstand der Psychiatrie

I. Der philosophierende Patient

Über jede Wissenschaft und ihre Gegenstände läßt sich philosophieren. Das gilt auch für die Psychiatrie. Diese unterscheidet sich nur darin grundsätzlich von fast allen anderen Wissenschaften, daß ihr Gegenstand — der psychisch Kranke — in manchen Fällen selbst philosophiert; und zwar nicht zufällig, so wie jeder Mensch irgendwann einmal ans Philosophieren geraten mag, sondern in einem inneren Zusammenhang mit seiner Erkrankung. Manche psychische Störungen — z.B. bestimmte Formen von Schizophrenien und Neurosen — scheinen ein philosophisches Reflektieren (zumindest in gewissen Phasen) geradezu zu begünstigen. Der Eindruck überzufälliger Häufigkeit könnte (beeinflußt von positiven oder negativen diesbezüglichen Erwartungen) trügen. Eine statistische Erfassung stößt selbstverständlich auf Schwierigkeiten. Die Untersuchungen von KREITLER und KREITLER (1965) über „Die weltanschauliche Orientierung der Schizophrenen" beziehen sich mehr auf die Art und Weise dieser Orientierung, aber nicht auf Intensität und Häufigkeit philosophischen Fragens bei diesen Patienten. Eigene Untersuchungen ergaben, daß unter 405 Schizophrenen bei 23 das Zustandsbild über längere Zeit durch ein philosophisches Reflektieren oder Grübeln gekennzeichnet war (BLANKENBURG, 1971); dies hat statistisch gesehen keinerlei Aussagekraft, da entsprechende Vergleichsuntersuchungen bei Gesunden fehlen. Immerhin war auffällig, daß es sich bei der Mehrzahl dieser Patienten keineswegs um prämorbid philosophisch Interessierte handelte. Ihre Neigung zu philosophischen Grübeleien entstand zumeist erst kurz vor oder zu Beginn eines schizophrenen Schubes. Dies deckt sich mit Beobachtungen, die seit jeher von Psychiatern gemacht wurden. JASPERS (^{8} 1965) wies bereits mit Nachdruck darauf hin. Auch bei nicht wenigen neurotischen Patienten findet sich eine ausgeprägte Neigung zu philosophischen Reflexionen, wobei zwangsneurotische Strukturen, „Entfremdungsneurosen" und sog. „existentielle Neurosen" offenbar in dieser Richtung besonders prädisponieren.

Zusammenhänge sind in verschiedener Weise denkbar:

1. Seelische Verunsicherung provoziert *reaktiv* gedankliche Auseinandersetzung. Der Anlaß (= die seelische Verunsicherung) bildet zugleich den Gegenstand der philosophischen Reflexion. Das Verhältnis zu ihm muß nicht notwendig ein anderes sein als bei psychisch Gesunden, für die etwa das faktische Bevorstehen des Todes zum Anlaß und Gegenstand philosophischen Nachdenkens wird (vgl. hierzu „Tod und Neurose" von J.E. MEYER). In diesem Fall würde sich der Zusammenhang auf die Vorgabe des Themas beschränken. Zumeist besteht bei psychischen Erkrankungen aber darüber hinaus ein innerer, unmittelbarer Zusammenhang zwischen der Störung und der Neigung zum philosophischen Reflektieren.

2. Gewohnte Bahnen des Denkens und Auffassens werden (z.B. durch eine sich anbahnende Psychose) durchbrochen. Nicht nur die eigene Existenz, sondern darüber hinaus ein Teil der Erfahrungswelt verliert die Selbstverständlichkeit (BLANKENBURG, 1972), die sie für die Gesunden hat. Die Aufhebung dieser Selbstverständlichkeit schafft eine neue Offenheit, die manches zu sehen erlaubt, wenngleich häufig in pathologischer Verzerrung. Immerhin vermitteln Schizophrene gelegentlich erstaunliche Tiefblicke, die offenbar begünstigt werden durch

den größeren Abstand dieser Patienten von der Geläufigkeit des Geläufigen und von den Typisierungsschemata, durch die für den Gesunden die Welt immer schon vorstrukturiert ist. Auch wenn man angesichts der brutalen klinischen Realität psychischer Erkrankungen nicht den Enthusiasmus LAINGS (1969) teilen kann, wonach die schizophrene Episode so etwas wie ein Initiationsgeschehen darstellen soll (was nur in äußerst seltenen Fällen diskutabel erscheint) und Schizophrene als „Hierophanten des Heiligen" gelten, ist es gut, sich offen zu halten für die — keineswegs ausschließlich unter dem Gesichtspunkt der Defizienz zu sehenden — anderen Erfahrungsdimensionen, die Schizophrene vermitteln (BLANKENBURG, 1958). KISKER (1970) hat die im Volksmund sog. „Umnachtung" als gleichsam polar entgegengesetzte Entgleisung der „Vertagung" des normalen-allzu-normalen, „gesunden" Durchschnittsmenschen gegenübergestellt. Eine solche mit Polaritäten arbeitende dialektische Sicht, die auch der Verfasser (BLANKENBURG, 1958, 1969, 1978f) wie andere anthropologisch orientierte Autoren (VON BAEYER, 1978; KISKER, 1970a, b; WYSS, 1973, 1976c), vertritt, hebt das Pathologische nicht von einer Norm des Gesunden ab, sondern versteht es im Gegenzug zu einer entgegengesetzten Vereinseitigung des menschlichen Daseins. Sie hat den Vorzug, das Positive im Pathologischen (KISKER, 1970; BLANKENBURG, 1978d) faßbar zu machen, ohne deshalb wie manche Antipsychiater (vgl. den Beitrag von KISKER in diesem Band) die Realität des Krankhaften leugnen oder auch nur verharmlosen zu müssen. Durch einen Vergleich zwischen dem Ausnahmezustand philosophischen Reflektierens etwa in Form der phänomenologischen „Epoché" (HUSSERL, 1950; FINK, 1976; SCHÜTZ, 1962–66; STRÖKER, 1970) und schizophrener Alienation lassen sich in eine gewisse Verwandtschaft ebenso wie das völlig Unvergleichbare näher herausarbeiten (BLANKENBURG, 1978c).

3. Das Philosophieren kann ferner — vor allem da, wo es sich zu einer „System"-Schöpfung verdichtet — als Abwehrvorgang interpretiert werden. Unter den Abwehrmechanismen, die FREUD aufzählt, wäre in erster Linie an „Rationalisierung" und „Sublimierung" zu denken. Zu warnen ist vor der gedankenlosen Übernahme des zum Schlagwort gewordenen Terminus „-mechanismen". Inwieweit es sich tatsächlich um anonyme, vom Unbewußten her bestimmte Abwehr*mechanismen* handelt, inwieweit um bewußte oder vorbewußte Ich-*Leistungen* ist in jedem einzelnen Fall sorgfältig gegeneinander abzugrenzen, wenngleich dies nicht immer leicht ist, zumal auch die Möglichkeit doppelter Determination besteht.

4. Das Philosophieren kann nicht nur formal als Abwehr fungieren, sondern mehr oder minder auch bereits inhaltlich psychotische Erlebnisse verarbeiten bzw. als unmittelbarer Ausdruck psychotischen Erlebens sich darstellen. Außer den einschlägigen Krankengeschichten, die in jeder psychiatrischen Klinik zu finden sind, gibt es eindrucksvolle historische Dokumente (CUSTANCE, 1954; DÖLTGEN, 1961; KAPLAN, 1964; SCHWAB, 1919 u.a.). Die Frage, wo die Grenze zwischen Ausdruck bzw. Produkt psychotischen Erlebens und Abwehr bzw. Auseinandersetzung liegt, ist freilich — wie hinsichtlich der gesamten schizophrenen Symptomatologie — kaum verläßlich zu beantworten. Das gilt auch für die „Endzustände", in denen der Gedankengang sowohl formal als auch inhaltlich kaum noch Zusammenhänge erkennen läßt und nur hin und wieder verworrene Andeutungen tiefsinniger Reflexionen wie auch pseudophilosophische Manierismen faßbar sein können.

II. Der pathographische Ansatz

Auch für andere psychische Störungen wäre der Frage nachzugehen, inwieweit sie ein Philosophieren oder ein Entstehen von Philosophemen begünstigen oder sogar provozieren. Das würde eine Auseinandersetzung mit der pathographischen Literatur erfordern, die im Rahmen dieses Beitrages keinen Platz hat. Als Beispiel sei nur auf die Frage der Zusammenhänge zwischen der Neurose KIERKEGAARDS und dem spezifischen Charakter seines Philosophierens verwiesen, oder auf die Frage, inwieweit und ab wann die eigentümliche Gehobenheit im Denken NIETZSCHES durch hirnorganische Faktoren (auf dem Boden einer beginnenden Paralyse) mitbestimmt war. Die reduktionistische Einseitigkeit älterer Pathographien, die Form und Gehalt eines Werkes nur allzu rasch aus einer psychischen Störung des Urhebers ableiten zu können glaubten (LANGE-EICHBAUM, KURTH, 1965; TREHER, 1969), ist großenteils einer differenzierteren Betrachtungsweise gewichen (z.B. MITSCHERLICH (Hrsg.), 1977; in bezug auf HEGEL: DRÜE, 1976).

III. Philosophieren als Grenzsituation

Hierzu ist es erforderlich, nicht allein von psychischen Störungen auszugehen, um sodann zu fragen, welchen Einfluß sie auf ein Philosophieren nehmen können. Auch die umgekehrte Frage muß gestellt werden: Inwieweit kann ein radikales philosophisches Fragen die psychische Verfassung eines Menschen labilisieren, inwieweit setzt es eine gewisse Labilisierung bereits voraus? Manche Menschen philosophieren aus Liebhaberei (gleichsam aus dem Überfluß) oder von Berufs wegen, andere aus einer bitteren Frage-Not, bei der die psychische Stabilität, wenn nicht Gesundheit, auf dem Spiel steht.

HUSSERL beteuerte in seinen Briefen, daß er ohne die Lösung gewisser Erkenntnis-Probleme einfach nicht weiterleben könne. Man begegnet immer wieder Menschen, „die gewisse Fragen über das Wesen des Menschen und die Welt so als Lebensnotwendigkeit empfinden, wie man Hunger und Durst empfindet" (STEINER). Wie tief gehen bestimmte Fragen einen Menschen an, wie tief treffen sie ihn? Für solche Untersuchungen, die im Dienst einer subtileren Psycho-(patho)logie durchaus von Interesse wären, fehlen objektivierende Verfahren.

Bei WITTGENSTEIN (1977; Nr. 255) findet sich ganz isoliert der lapidare Satz: „Der Philosoph behandelt eine Frage; wie eine Krankheit." Bevor er sie als solche „behandelt", muß er sie als „Krankheit" erlebt und erfahren haben. Handelt es sich dabei nur um eine Metapher?

Ähnlich sprechen manche Patienten von Fragen, „wirklichen" Fragen, die — wenn sie ungelöst bleiben oder nicht immer wieder von neuem beantwortet würden — ihnen „Schmerzen" verursachten (BLANKENBURG, 1972). — Wann verweist das Sichgetroffenfühlen durch eine Frage auf eine positiv zu wertende Sensibilität, wann auf eine psychische Labilität, wann auf eine Krankheit? Entscheidend ist offenbar, ob und in welcher Weise der Mensch ein solches Getroffensein bewältigt oder auch nicht. Gehört es darüber hinaus zur psychischen Gesundheit, sich nicht auf mehr Fraglichkeit einzulassen, als jeweils zu bewältigen ist?

Zusammenfassend ist zu sagen: Wenn philosophisches Reflektieren und psychische Störung oder Labilität nicht zufällig assoziiert sind — was selbstverständlich auch denkbar ist —, sollte nicht nur eine einseitige Abhängigkeit des ersteren von letzterer als Möglichkeit ins Auge gefaßt werden, sondern auch die Möglichkeit einer wechselseitigen Beziehung. Abgesicherte Ergebnisse liegen in diesem Bereich nicht vor. Es konnte in diesem Abschnitt nur darum gehen, Fragen aufzuwerfen, ohne dabei in die ausgefahrenen Denkgeleise einer älteren pathographischer Konzepte zurückzugleiten.

Mit dieser vieles offen lassenden Erörterung der Philosophie als eines möglichen Gegenstandes psycho(patho)logischer Analysen soll der vorliegende — notgedrungen unvollständige — Überblick über die Beziehungen zwischen Psychiatrie und Philosophie seinen Abschluß finden.

Literatur

Das Literaturverzeichnis beschränkt sich nicht auf die im Text genannten Autoren. Ohne Anspruch auf Vollständigkeit versucht es einen Überblick über die Forschungsschwerpunkte im Grenzbereich zwischen Psychiatrie und Philosophie zu vermitteln. Es bezieht sich auch auf Problemfelder, die nicht behandelt werden konnten bzw. deren Bearbeitung aus Umfanggründen für die Endfassung gestrichen werden mußte. So besitzt es eine über den Text hinausweisende Eigenständigkeit und kann als Basis für eine weiter ausholende Bearbeitung der Thematik angesehen werden.

Ein klarer Abriß der Gesamtproblematik Philosophie/Medizin findet sich bei Diemer (1966). Über gegenwärtige Trends informieren Engelhardt und Spicker (1978) sowie das seit 1976 erscheinende "Journal of Medicine and Philosophy". Einen Überblick über die besonderen Beziehungen zwischen Psychiatrie und Philosophie geben Edel (1974) und — unter besonderer Berücksichtigung der phänomenologisch-anthropologischen Forschungsrichtung — Spiegelberg (1972), Misiak und Sexton (1973), Tellenbach (1965), Wyss (1976c) und Blankenburg (1978d).

Abel, Th.: The operation called "Verstehen". Readings in the philosophy of science, p. 677–687 New York: 1953
Ackerknecht, P.H.: Kurze Geschichte der Psychiatrie. Stuttgart: Enke 1957
Adler, A.: Individualpsychologie. (H.L. und R.R. Ansbacher, Hrsg.). München: Reinhardt 1972
Adorno, Th.: Gesammelte Schriften. Frankfurt/M.: Suhrkamp 1970
Agassi, J.: Towards a Rational Philosophical Anthropology. The Hague: Nijhoff 1977
Albee, G.W.: Emerging Concepts of Mental Illness and Models of Treatment: The Psychological Point of View. Amer. J. Psychiat. **125**, 870–876 (1961)
Albert, H.: Theorie, Verstehen und Geschichte. Zur Kritik methodologischer Autonomieansprüche in den sog. Geisteswissenschaften. Z. allgemein. Wissenschaftstheor. **1**, 3–23 (1970)
Albert, H.: Konstruktion und Kritik. Aufsätze zur Philosophie des kritischen Rationalismus, 2. Aufl. Hamburg: Hoffmann u. Campe 1975
Alexander, F.G., Selesnick, S.D.: Geschichte der Psychiatrie. Zürich: Diana 1969
Allers, R.: Psychiatrie und Philosophie. Jb. Psychol. Psychother. **5**, 107–123 (1958)
Allers, R.: Existentialism and Psychiatry. Springfield/Ill.: Ch.C. Thomas 1961
Allport, G.W.: European and American Theories of Personality. In: Perspectives in Personality Theories. New York: Basic Books 1957; deutsch: Europäische und amerikanische Theorien der Persönlichkeit. In: Perspektiven der Persönlichkeitstheorie. Bern-Stuttgart: Huber 1959a
Allport, G.W.: Pattern and Growth in Personality. London-New York: Holt, Rienehardt und Winston 1963; deutsch: Gestalt und Wachstum in der Persönlichkeit. Meisenheim: Hain 1959b
Allport, G.W.: Becoming. New Haven: Yale Univ. Press 1955. Deutsch: Werden der Persönlichkeit. Reihe „Geist und Psyche" Bd. 2127. München: Kindler 1974
Altschule, M.D.: Origins of Concepts in Human Behavior: Social and Cultural Factors. New York: Halsted Press, J. Wiley & Sons 1977
Amsel-Kainarou, A.S.: Einige prinzipielle Züge der Begegnung mit psychiatrischen Patienten. Jb. psychol. psychother. med. Anthropol. **12**, 2–5 (1965)
Amsturz, J.: Montaignes Begriff der Gesundheit. Heidelb. Jahrbücher, **18**, 101–127 (1974)
Ananjew, B.G.: Der Mensch als Gegenstand der Erkenntnis. Berlin: VEB Deutscher Verlag der Wissenschaften 1974
Ansbacher, H.L., Ansbacher, R.: Alfred Adlers Individualpsychologie. München-Basel: Reinhardt 1972

Antonio, R.J.: The Work of R.D. Laing: A Neo-Marxist, Phenomenological Interpretation. The Human Context 7, 15–26 (1975)
Apel, K.O.: Das Verstehen. Eine Problemgeschichte als Begriffsgeschichte. Arch. Begriffsgeschichte **1** (1953)
Apel, K.O.: Das Leibapriori der Erkenntnis. In: Neue Anthropologie (H.-G. Gadamer, P. Vogler, Hrsg.), Bd. 7, S. 264–288. Stuttgart: Thieme 1975
Apel, K.O.: Transformation der Philosophie. Bd. I Sprachanalytik, Semiotik, Hermeneutik. Bd. II Das Apriori der Kommunikationsgemeinschaft Frankfurt/M. 1976
Ashby, W.R.: Design for a Brain. New York 1952
Ayer, A.J.: The Problem of Knowledge. London: Macmillan 1956
Ayer, A.J.: Sprache, Wahrheit und Logik. Stuttgart: Reklam 1970
Bachelard, G.: L'eau et les rêves. Paris 1942
Bachelard, G.: L'air et les songes. Paris 1943
Bachelard, G.: La dialectique de la durée. Paris: Presses univ. de France 1950
Bachelard, G.: La psychoanalyse du feu. Paris 1938; dt.: Psychoanalyse des Feuers. Stuttgart: Schwab 1959
Bachelard, G.: La philosophie du non. Paris: Presses Univ. de France; dt.: Die Philosophie des Nein. Wiesbaden: Heymann 1978
Baczko, B.: Zum Problem der Leiblichkeit in der Anthropologie von Marx. In: W. Biemel (Hrsg.) 1976
Baeyer, W. v.: Über konformen Wahn. Z. ges. Neurol. Psychiat. **140**, 398–438 (1932)
Baeyer, W. v.: Die Schranke zwischen dem seelisch Abnormen und der Gemeinschaft. Nervenarzt **22**, 457–462 (1951)
Baeyer, W. v.: Der Begriff der Begegnung in der Psychiatrie. Nervenarzt **26**, 369–376 (1955)
Baeyer, W. v.: Medizinische Anthropologie in ihrer Bedeutung für Ärzte und Richter. In: Werden und Handeln, hrsg. von E. Wiesenhütter, S. 304–320. Stuttgart: Hippokrates 1963
Baeyer, W. v.: Entfremdung und Wiederaneignung in der Psychiatrie. Zeitwende **6**, 369–378 (1973)
Baeyer, W. v.: Über Schlüsselwörter moderner Psychiatrie. In: Die Sprache des Anderen, hrsg. von G. Hofer u. K.P. Kisker, S. 69–74. Basel-München-Paris u.a.: Karger 1976
Baeyer, W. v.: Die Rolle der Psychopathologie. In: Diagnostische und therapeutische Methoden in der Psychiatrie, hrsg. von Th. Vogel u. J. Vliegen. Stuttgart: Thieme 1977
Baeyer, W. v.: Über die Bedeutung psychiatrischer Schlüsselwörter. In: Kraus, A. (Hrsg.): Leib, Geist, Geschichte. Brennpunkte anthropologischer Psychiatrie, S. 29–44. Heidelberg: Hüthig 1978
Baeyer-Katte, W. v.: Leib und Leiblichkeit der Seele in Hegels Philosophie. Jb. Psychol. Psychother. **11**, 3–17 (1963)
Baeyer-Katte, W. v.: Immanuel Kant über das Problem der abnormen Persönlichkeit. In: Conditio Humana, hrsg. von Griffith u. E. Eng. Berlin-Heidelberg-New York: Springer 1966
Bakker, R.: Der andere Mensch in der Phänomenologie Merleau-Pontys. ZEE **4**, 10–26 (1960)
Bally, G.: Ordnung und Ursprünglichkeit, Zuwendung und Ziel. In: Michel, E., v. Sborowitz, A. (Hrsg.): Der leidende Mensch. Personale Psychiatrie in anthropologischer Sicht (WdF). Darmstadt: Wissenschaftliche Buchgesellschaft 1974
Bannon, J.F.: The Philosophy of Merleau-Ponty. New York: Harcourt, Brace & World 1967
Barahona-Fernandes, H.J. de: Nicolai Hartmann und die Psychopathologie. In: Kranz, H. (Hrsg.): Psychopathologie heute, S. 6–10. Stuttgart: Thieme 1962
Barion, J.: Philosophie. Einführung in ihre Terminologie und Hauptprobleme. Bonn: Bouvier 1977
Bartels, M.: Selbstbewußtsein und Unbewußtes. Studien zu Freud und Heidegger. Berlin 1976
Baruk, H.: L psychiatrie et la science de l'homme, 1. vol. Paris: Levain 1974
Baruk, H.: La psychiatrie francaise de Pinel à nos jours. Paris: Presses universitaires des France 1967
Bauersfeld, K.H.: Wahn, Welt, Geld, Daseinsanalytische Studie einer chronischen paranoiden Schizophrenie. Bern-Stuttgart: Huber 1968
Baumgartner, H.M., Höffe, O.: Zur Funktion von Philosophie in Wissenschaft und Gesellschaft. In: Z. philos. Forschung **30**, 414–424 (1976)
Baumgartner, H.M., Sass, H.-M.: Philosophie in Deutschland 1945–1975. Meisenheim: Hain 1978
Becker, A.M.: Existenz und Psychiatrie: Über die Existenzangst. Psyche **9**, (1955/56)
Becker, E.: The relevance to psychiatry of recent research in anthropology. Amer. J. Psychother. **16**, 600–617 (1962)
Benedetti, G.: Die Welt des Schizophrenen und deren psychotherapeutische Zugänglichkeit. Schweiz. med. Wochenschr. **84**, 1029–1034 (1954)
Benedetti, G.: Die Daseinsanalyse in der Sicht eines Psychiaters. Jb. Psychol. Psychother. med. Anthropol. **11**, 272–279 (1962a)

Benedetti, G.: Dialektische Begriffspaare in der Psychotherapie. Jb. Psychol. Psychother. med. Anthropol. **11**, 304–317 (1962b)
Benedetti, G.: Wandlungen des Menschenbildes in der Psychiatrie. Schweiz. med. Wschr. **89**, 751–755 (1959)
Benedetti, G.: Psychiatrische Aspekte des Schöpferischen und schöpferische Aspekte der Psychiatrie. Göttingen: Vandenhoeck & Rupprecht 1975
Benedetti, G.: Der Geisteskranke als Mitmensch. Göttingen: Vandenhoeck & Rupprecht 1976
Beres, D.: Die Menschlichkeit des Menschen. Psyche **24**, 430 (1970)
Berg, J.H. van den: The Phenomenological Approach to Psychiatry. Springfield/Ill.: Ch.C. Thomas 1955
Berg, J.H. van den: Different Existence. Pittsburg 1972
Berger, P., Luckmann, Th.: The social construction of reality; dt.: Die soziale Konstruktion der Wirklichkeit. Frankfurt a.M.: Fischer 1969
Bergmann, J.R.: Der Beitrag Harold Garfinkels zur Begründung des ethnomethodologischen Forschungsansatzes. Psychol. Diplomarbeit. München 1974
Bergson, H.: Œuvres complètes. Genève: Skira 1945ff
Bielianskas, V.J.: Existential philosophy and psychoanalysis. In: Russell, R.W. (Ed.) Frontièrs in Psychology. Chicago: Scott, Foresman 1964
Biemel, W. (Hrsg.): Die Welt des Menschen – Die Welt der Philosophie. Festschr. f. J. Patočka. The Hague: Nijhoff 1976
Bieri, P.: Zeit und Zeiterfahrung. Frankfurt/M.: Suhrkamp 1972
Binder, H.: Die menschliche Person. 2. veränd. u. erg. Aufl. Bern-Stuttgart-Wien: Huber 1974
Binswanger, L.: Einführung in die Probleme der allgemeinen Psychologie (1912/13). Berlin: Springer 1922
Binswanger, L.: Geschehnis und Erlebnis. Mschr. Psychiat. Neurol. **80**, 1931, 243–273. Auch in: Ausgewählte Vorträge und Aufsätze, Bd. II. Bern: Francke 1955
Binswanger, L.: Grundformen und Erkenntnis menschlichen Daseins. Zürich: Niehans 1942. München: Reinhardt 1964
Binswanger, L.: Ausgewählte Vorträge und Aufsätze. Bd. I, Bern: Francke 1947
Binswanger, L.: Ausgewählte Vorträge und Aufsätze. Bd. II, Bern: Francke 1955
Binswanger, L.: Erinnerungen an Sigmund Freud. Bern: Francke 1956a
Binswanger, L.: Drei Formen mißglückten Daseins. Verstiegenheit, Verschrobenheit, Manieriertheit. Tübingen: Niemeyer 1956b
Binswanger, L.: Der Mensch in der Psychiatrie. Pfullingen: Neske 1957a
Binswanger, L.: Schizophrenie. Pfullingen: Neske 1957b
Binswanger, L.: Daseinsanalyse, Psychiatrie, Schizophrenie. Schweiz. Arch. Neurol. Psychiat. **81**, 1958a, 1–8
Binswanger, L.: Psychiatrisches Denken der Gegenwart in der Schweiz. Jb. Psychol., Psychother. **6**, 175–192, 1958b
Binswanger, L.: Dank an Edmund Husserl. In: Phaenomenologica, IV. Den Haag 1959a
Binswanger, L.: Die Philosophie Wilhelm Szilasis und die Psychiatrische Forschung. In: H. Höfling (Hrsg.): Beiträge zur Philosophie und Wissenschaft. München 1960a
Binswanger, L.: Melancholie und Manie. Phänomenologische Studie. Pfullingen: Neske 1960b
Binswanger, L.: Über das Wahnproblem in phänomenologischer Sicht. Schweiz. Arch. Neurol. Psychiat. **91**, 85f, 1963
Binswanger, L.: Wahn, Beitrag zur seiner phänomenologischen und daseinsanalytischen Erforschung. Pfullingen: Neske 1965
Blankenburg, W.: Daseinsanalytische Studie über einen Fall von paranoider Schizophrenie. Schweiz. Arch. Neurol. Psychiat. **81**, 9–105, 1958
Blankenburg, W.: Aus dem phänomenologischen Erfahrungsfeld innerhalb der Psychiatrie. Schweiz. Arch. Neurol. Psychiat. **19**, 412–421, 1962
Blankenburg, W.: Persönlichkeitsstruktur, Dasein, Endogenität. Confin. psychiat. (Basel), **7**, 183–194, 1964
Blankenburg, W.: Die anthropologische und daseinsanalytische Sicht des Wahns. Stud. gen. **20**, 639–650, 1967
Blankenburg, W.: Ansätze zu einer Psychopathologie des ‚common sense'. Confin. psychiat. (Basel) **12**, 144–163 (1969)
Blankenburg, W.: Der Verlust der natürlichen Selbstverständlichkeit. Ein Beitrag zur Psychopathologie symptomarmer Schizophrenien. Stuttgart: Enke 1971a

Blankenburg, W.: Das ‚Weltverhältnis' des Kranken als Indikator für die Rehabilitation. In: V. Weltkongreß für Psychiatrie. S. 209–210. México: La Prensa Médica Mexicana 1971 b
Blankenburg, W.: Grundsätzliches zur Konzeption einer ‚anthropologischen Proportion'. Z. klin. Psychol. Psychother. **20**, 322–333 (1972)
Blankenburg, W.: Was heißt ‚Erfahrung'? In: A. Métraux, C.F. Graumann (Hrsg.): Versuche über Erfahrung. Bern-Stuttgart-Wien 1975a
Blankenburg, W.: Voraussetzungen der Projektionstheorie I. Confin. psychiat. (Basel) **18**, 207–220. 1975b
Blankenburg, W.: Die Daseinsanalyse. In: Die Psychologie des 20. Jahrhunderts. Bd. III, S. 941–964. Zürich: Kindler 1977
Blankenburg, W.: Was heißt ‚Anthropologische' Psychiatrie? In: Kraus (Hrsg.): Leib, Geist, Geschichte. Brennpunkte einer anthropologischen Psychiatrie. Heidelberg: Hüthig 1978a
Blankenburg, W.: Grundlagenprobleme der Psychopathologie. Nervenarzt, **49**, 140–146 (1978b)
Blankenburg, W.: Phänomenologische Epoche und Psychopathologie. In: Grathoff, R. u. Sprondel, W. (Hrsg.): Alfred Schütz und die Idee des Alltags in den Sozialwissenschaften. Stuttgart: Enke 1978c
Blankenburg, W.: Die anthropologische Orientierung in der Psychiatrie. Im Druck 1978d
Blankenburg, W.: Toward a man-centered psychiatry. In: Schaefer, K.E. (Hrsg.): A New Image of Man in Medicine. Vol. II. Main St.: Futura Publ. Im Druck 1978e
Blankenburg, W.: Wie weit reicht die dialektische Betrachtungsweise in der Psychiatrie? Im Druck
Blankenburg, W.: Nomothetische und idiografische Methodik in der Psychiatrie. Vortrag bei der Wanderversamml. südwestdt. Neurol. u. Psychiater. Im Druck
Blum, E.: Daseinserkenntnis und Psychoanalyse. Mschr. Psychiat. Neurol. **110**, 47–67 (1945)
Bochenski, I.M.: Die zeitgenössischen Denkmethoden, 7. Aufl. München: Francke 1975
Bojanovsky, J.: Das Konzept der psychischen Krankheit. MMG **2**, 224–228 (1977)
Borgna, E.: La «logique du cœur» come fondazione diagnostica della schizofrenia. Freniatria **100**, 1311–1336 (1976)
Borgna, E.: La schizofrenia sine schizofrenia. Rivista Psichiatria **11**, 243–262 (1976)
Borgna, E.: La fenomenologia come negazione delle ideologie (im Druck)
Boss, M.: Beitrag zur daseinsanalytischen Fundierung psychiatrischen Denkens. Schweiz. Arch. Neurol. Psychiat. **67**, 15–19 (1951)
Boss, M.: Psychoanalyse und Daseinsanalytik. Stuttgart-Bern: Huber 1957
Boss, M.: Die Bedeutung der Daseinsanalyse für die psychoanalytische Praxis. Z. Psychosomat. Med. **7** (1961)
Boss, M.: Daseinsanalytische Bemerkungen zu Freud's Vorstellung des „Unbewußten". Z. Psychosomat. Med. **7** (1961)
Boss, M.: Lebensangst, Schuldgefühle und psychotherapeutische Befreiung. Bern-Stuttgart: Huber 1962a
Boss, M.: Conception of Man in Natural Science and in Daseinsanalysis. Compreh. Psychiatry **3**, 193–214 (1962b)
Boss, M.: Der Mensch — Gegenstand der wissenschaftlichen Forschung. Ein Beitrag zu L'homme — objet de la recherche scientifique? Bukarest: Scientia 1967
Boss, M.: Grundriß der Medizin. Ansätze zu einer phaenomenologischen Physiologie, Psychologie, Pathologie, Therapie und zu einer daseinsmäßigen Praeventiv-Medizin in der modernen Industriegesellschaft. Bern-Stuttgart: Huber 1971
Boss, M.: Die Bedeutung der Daseinsanalyse für die Psychiatrie; dargestellt aufgrund der Behandlung einer schizophrenen Psychose. Therapeutische Umschau/Revue Thérapeutique **30**, 5–11 (1973a)
Boss, M., Condrau, G.: Die Daseinsanalyse in der Züricher Psychiatrie von heute. Schweiz. Arch. Neurol. Neurochir. Psychiat. **112**, 21–30 (1973b)
Bovet, Th.: Personenhafte Begegnung. W.z.M. **19**, 433–444 (1967)
Bräutigam, W.: Genetisch-deterministische und praesentisch-offene Einstellung in der Psychotherapie. Jb. Psychol. Psychother. **88**, 262–274 (1960)
Bräutigam, W.: Psychotherapie in anthropologischer Sicht. Stuttgart: Enke 1961
Bräutigam, W.: Anthropologie der Neurose. In: Gadamer, H.-G., Vogler, P. (Hrsg.): Neue Anthropologie, Bd. VI, S. 114–137. Stuttgart: Thieme 1975
Brand, G.: Welt, Ich und Zeit. Den Haag: Nijhoff ²1969
Brand, G.: Die Lebenswelt. Berlin: de Gruyter 1971
Brand, G.: The structure of the life-world according to Husserl. Man and World **6**, 143–162 (1973)

Brand, G., Husserl, E.: Zur Phaenomenologie der Intersubjektivität. Texte aus dem Nachlaß. Phänomenologische Forschungen. Bd. 6/7, 28–117 (1978)
Brandstaetter, J., Reinert, G.: Wissenschaft als Gegenstand der Wissenschaft vom menschlichen Erleben und Verhalten: Überlegungen zur Konzeption einer Wissenschaftspsychologie. Z. allg. Wissenschaftstheorie **4**, 368–379 (1973)
Breda, H.L. van: L'itinéraire husserlien de la phénomenologie pure à la phénomenologie transcendentale. In: Biemel, W. (Hrsg.) 1976
Brentano, F.: Psychologie vom empirischen Standpunkt, Bd. I-III. Leipzig: Meiner 1924–28
Broekman, J.M.: Phaenomenologie und Egologie. Den Haag: Nijhoff 1963
Broekman, J.M., Müller-Suur, H.: Psychiatrie und Phaenomenologie. Philos. Rundschau **11**, 161–170 (1964)
Broekman, J.M.: Phaenomenologisches Denken in Philosophie und Psychiatrie. Confin. psychiat. (Basel) **88**, 165–87 (1965)
Bromme, R., Hömberg, E.: Psychologie und Heuristik. Probleme der systematischen Effektivierung von Erkenntnissen. Darmstadt: Steinkopf 1977
Buber, M.: Werke: Band I. Schriften zur Philosophie. München: Kösel; Heidelberg: Lambert Schneider 1962
Buber, M.: Nachlese. München: Kösel 1965
Bubner, R.: Handlung, Sprache, Vernunft. Grundbegriffe praktischer Philosophie. Frankfurt/M. 1976
Bühl, W.: Reduktionismus – die Soziologie als Naturwissenschaft. In: Bühl, W. (Hrsg.): Reduktionistische Soziologie als Naturwissenschaft?, S. 9–109. München 1974
Bugenthal, J.F.T.: Humanistic psychology: A new Break-through. Amer. Psychologist **18**, 563–567 (1963)
Bugenthal, J.F.T.: The third force in psychology. J. human. Psychol. **7**, 1–9 (1967)
Bugenthal, J.F.T.: Challenges of Humanistic Psychology. New York: Mac Graw Hill 1967
Bunge, M.: Scientific Research I. The Search for System. Berlin-Heidelberg-New York: Springer 1967
Burkhardt, H.: Das Bild des Menschen im Lichte der Anthropologie unserer Zeit. Ärztl. Mitteilungen D.Ä. **60**, 904–912 (1963)
Burkhardt, H.: Dimensionen menschlicher Wirklichkeit. Schweinfurt 1965
Burkhardt, H.: Sichöffnen und Sichschließen. Z. klin. Psychol. Psychother. **19**, 195–206 (1971)
Burkhardt, H.: Die lebendige Mitte des Menschen. Die Ich-Problematik in psychiatrisch-anthropologischer Sicht. In: Vom menschlichen Selbst. Stuttgart: Balzer o.J.
Buytendijk, F.J.J.: Phaenomenologie der Begegnung. Eranus-Jb. **19**, 431–486 (1951)
Buytendijk, F.J.J.: Das Menschliche. Wege zu seinem Verständnis. Stuttgart: Köhler 1958
Buytendijk, F.J.J.: The Body in Existential Philosophy. Review of Existential Psychology and Psychiatry **2**, 149–172 (1961)
Buytendijk, F.J.J.: Prolegomena zu einer anthropologischen Physiologie. Salzburg: Müller 1967
Buytendijk, F.J.J.: L'Objectivité des Choses et l'Expressivité des Formes. Psychiat. Neurol. Neurochir. **73**, 427–431 (1970)
Callieri, B.: Lineamento di una Psicopatologica Fenomenologica. Rom 1972
Canguilhem, G.: Le normal et le pathologique: Paris: Presses Univ. de France 1966 – dt.: Das Normale und Pathologische. München: Hanser 1974
Cantril, H.: An inquiry concerning the characteristics of man. J. abnorm. Social. Pathol. **45**, 491–503 (1950)
Cargnello, D.: Dal Naturalismo psicoanalytico alla fenomenologica anthropologica della Daseinsanalyse; Da Freud a Binswanger. In: Castelli, E. (Ed.): Filosofia della Alienazione e Analisi Existenziale. Rom: Archivio di filosofia 1961; engl.: From Psychoanalytic Naturalism to Phenomenological Anthropology (Daseinsanalyse). The Human Context **1**, 421–435 (1969)
Cargnello, D.: Alterità e Alienità, 2. Ed. Milano: Peltrinelli 1976
Carnap, R.: The methodological character of theoretical concepts. In: Minnesota Studies in the Philosophy of Science, Bd. I, hrsg. von H. Feigl et al. P. 38–76. Minneapolis: Univ. of Minnesota Press 1956
Carnap, R.: The philosopher replies. In: The Philosophy of Rudolf Carnap (ed. by P.A. Schilpp). New York: Tudor 1963
Casper, B.: Das dialogische Denken. Freiburg-Basel-Wien 1967

Cassirer, E.: Philosophie der symbolischen Formen, 2. Aufl. Oxford: Bruno Cassirer 1954
Castelli, E. (Ed.): Filosofia della Alienazione e analisi Existenziale. Roma: Archivio di filosofia 1961
Castilla del Pino, C.: Foundations of Dialectic Anthropology: of the Dialectics of Relations. The Human Context **1**, 398–420 (1969); engl. Fassung des zentralen Kapitels aus: Un Estudio sobre la Depresión. Fundamentos Antropologica Dialectica. Barcelona: Edicciones Peninsula 1966
Cekiç, M.: Philosophy and Science. In: Proceedings of the XVth World Congress of Philosophy, Varna 1973, p. 43–46. Sofia 1973
Chappell, V.C. (Ed.): The Philosophy of Mind. Prentice Hall 1962
Cho, K.K.: Anschauung und Abstraktion im Lichte der modernen Wissenschaftstheorie. In: 9. Deutscher Kongreß f. Philosophie, hrsg. von L. Landgrebe, S. 131–158. Meisenheim/Glan: Hain 1972
Christian, P.: Das Personenverständnis im modernen medizinischen Denken. Tübingen 1952
Christian, P.: Begegnen und Antreffen. Zur Problematik einer „anthropologischen" Psychologie. Jb. Psychol. Psychother. **6**, 93–102 (1959)
Christian, P.: Medizinische und philosophische Anthropologie. In: Büchner, F. (Hrsg.): Handbuch der Pathologie Bd. I, S. 232–278. Berlin-Heidelberg-New York: Springer 1963
Chrzanowski, G.: Einige Grundpositionen der interpersonellen Theorie. Z. psychosom. Med. **14**, 291–297 (1968)
Cleghorn, R.A.: The shaping of psychiatry by science and humanisme: Part II An ermerging synthesis of science and humanism. C.M.A. J. **24**, 933–941 (1970)
Cohen, J.: Die beiden Reiche der Seele. Die Psychologie zwischen Natur- und Geisteswissenschaften. Psychol. Rundschau **15**, 17–27, (1964)
Colodny, R.G. (Hrsg.): Beyond Edge Certaincy. Essays. Contemporary Science Philosophy. New York 1965
Comte, A.: Discours sur l'Esprit Positif/Rede über den Geist des Positivismus. Französisch-deutsch. Übers., eingeleitet u. hrsg. von I. Fetscher. Hamburg: F. Meiner 1966
Condrau, G.: Daseinsanalytische Psychotherapie. Bern-Stuttgart: Huber 1963
Condrau, G.: Die Daseinsanalyse von Medard Boss und ihre Bedeutung für die Psychiatrie. Bern-Stuttgart: Huber 1965
Condrau, G. (Hrsg.): Aufbruch in die Freiheit. Medard Boss zum Siebzigsten Geburtstag. (Mit e. Bibliografie d. Schriften von Boss). Bern-Stuttgart-Wien: Huber 1973
Conrad, K.: Die beginnende Schizophrenie. Stuttgart: Thieme 1958
Conrad, K.: Die Gestaltanalyse in der psychiatrischen Forschung. Nervenarzt **31**, 267–271 (1960)
Cooper, D.: Psychiatrie und Antipsychiatrie. Frankfurt a.M.: Suhrkamp 1971
Coulter, J.: Approaches to Insanity. London: Robertson 1973
Curry, A.E.: Toward a Phenomenological Study of the Familiy. Ex. Psychiatry **6**, 35–44 (1967)
Curtius, F.: Individuum und Krankheit. Berlin-Göttingen-Heidelberg: Springer 1959
Custance, J.: Wisdom, Madness and Folly: The Philosophy of a Lunatic. London: V. Gollancz Ltd.; dt.: Weisheit und Wahn. Zürich: Rascher 1954
Dagenais, J.J.: Models of Man. The Hague: Nijhoff 1972
Dallmayr, W. (Hrsg.): Materialien zu Habermas' ‚Erkenntnis und Interesse'. Frankfurt a.M.: Suhrkamp 1974
Delius, H.: Zum Wahrheitsgehalt egologischer Aussagen. In: Die Wirklichkeit des Unverständlichen (Hrsg. J.M. Broekman u. G. Hofer). Den Haag: Nijhoff 1974
Demoulin, P.: Névrose et Psychose. Essai de psychopathologie phénoménologique. Louvain/Paris: Nauwelaerts/Béatrice 1967
Deppe, W.: Formale Modelle in der Psychologie. Eine Einführung. Standards Psych. Basisbuch Stuttgart 1976
Derrida, J.: La voix et le phénomène. Paris 1967
Descartes, R.: Œvres complètes. Paris: Gallimard 1953
Descartes, R.: Über den Menschen. Heidelberg. Schneider 1969
Dessauer, Ph.: Über die Dringlichkeit des philosophischen Aspekts in der Psychotherapie. In: Rombach, H. (Hrsg.): Die Frage nach dem Menschen. Freiburg-München. Alber 1965
Devereux, G.: Normal und abnormal. Aufsätze zur allgemeinen Ethnopsychiatrie. Frankfurt a.M.: Suhrkamp 1974

Dieckhöfer, K.: Probleme des sprachlichen und wissenschaftsgeschichtlichen Standortes der Psychopathologie im Rahmen der heutigen Psychiatrie. Schweiz. Arch. Neurol. Neurochir. Psychiat. **118**, 137–146 (1976)
Dieckhöfer, K.: Wege der Biographik. In: Diagnostische und therapeutische Methoden in der Psychiatrie (Th. Vogel und J. Vliegen, Hrsg.). Stuttgart: Thieme 1977
Diederich, W. (Hrsg.): Theorien der Wissenschaftsgeschichte. Beiträge zur diachronen Wissenschaftstheorie. Frankfurt 1974
Diemer, A.: Grundriß der Philosophie, Bd. I u. II u. III. Meisenheim/Glan: Hain 1962 u. 1964
Diemer, A.: Zur Grundlegung einer Philosophie der Medizin. Festvortrag anläßlich des 37. Fortbildungskursus f. Ärzte in Regensburg 13.10.1966. Chemiewerk Homburg 1966
Diemer, A. (Hrsg.): Der Methoden- und Theorienpluralismus in den Wissenschaften. Meisenheim/Glan: Hain 1970
Diemer, A.: Die Trias Beschreiben, Erklären, Verstehen in historischem und systematischem Zusammenhang. In: Diemer, A. (Hrsg.) 1970, S. 5–26
Diemer, A. (Hrsg.): Die Struktur wissenschaftlicher Revolutionen und die Geschichte der Wissenschaften. Meisenheim/Glan: Hain 1977a. Darin: Diemer, A.: Wissenschaftsentwicklung-Wissenschaftsrevolution-Wissenschaftsgeschichte.
Diemer, A.: Elementarkurs Philosophie Hermeneutik. Düsseldorf-Wien. Econ 1977b
Diemer, A., Frenzel, J. (Hrsg.): Philosophie. Frankfurt/M.: Fischer 1971
Dilthey, W.: Ideen über eine beschreibende und zergliedernde Psychologie 1894. In: Gesammelte Schriften, Bd. V. Leipzig-Berlin 1921
Dilthey, W.: Verstehen von anderen Personen und ihren Lebensäußerungen. Ges. Schriften VII, 205ff. Stuttgart 1958–1962
Döltgen, G.: Über selbstveröffentlichte Publikationen psychisch Kranker. Diss. München 1961
Dörner, K.: Bürger und Irre. Frankfurt/M.: Ennup 1969
Dörner, K.: Wohin sollen wir den Krankheitsbegriff in der Psychiatrie entwickeln? Psychiat. Praxis **1**, 123–129 (1974)
Dörner, K.: Diagnosen der Psychiatrie. Über die Vermeidungen der Psychiatrie und Medizin. Frankfurt/M.-New York: Campus 1975
Donceel, J.F.: Philosophical anthropology. New York: Sheed and Word 1967
Douglas, J.D. (ed.): Understanding Everyday Life. London: Routledge 1971
Dreitzel, H.P.: Die gesellschaftlichen Leiden und das Leiden an der Gesellschaft. Stuttgart: Thieme ²1972
Drüe, H.: Edmund Husserls System der phänomenologischen Psychologie. Berlin: de Gruyter 1963
Drüe, H.: Psychologie aus dem Begriff. Berlin: de Gruyter 1976
Dürckheim, K. Graf v.: Vom doppelten Ursprung des Menschen als Verheißung, Erfahrung, Auftrag 2. Aufl. Freiburg-Basel-Wien 1974
Düsing, J.: Das Problem der Subjektivität in Hegels Logik. Systematische und entwicklungsgeschichtliche Untersuchung zum Prinzip des Idealismus und der Dialektik. Hegel Studien Beiheft 15. Bonn: Bouvier 1976
Eberlein, G.L., Pieper, R. (Hrsg.): Psychologie ohne Gegenstand? Eine wissenschaftstheoretische Kontroverse. Frankfurt-New York 1976
Eccles, J.C.: Facing Reality. Berlin-Heidelberg-New York: Springer 1970 (Deutsch: Wahrheit und Wirklichkeit 1975)
Edcl, A.: Psychiatry and Philosophy. In: Arieti, S. (Ed.): Amer. Handbook Psychiat., Vol. I. p. 961–975. New York: Basic Books ²1974
Edwards, P. (ed.): Encyclopedia of Philosophy. New York: Macmillan Co. and The Free Press 1967
Edie, J.M.: Phenomenology in the United States. Vortrag auf dem Kongreß der Deutsch. Ges. für phänomenol. Forschung Berlin 1974
Eley, L.: Transzendentale Phänomenologie und Systemtheorie der Gesellschaft. Zur philosophischen Propädentik der Sozialwissenschaften. Freiburg: Rombach 1972
Ellenberger, H.F.: A clinical introduction to psychiatry phenomenology and existential analysis. In: May, R. et al.: Existence: A new dimension in psychiatry and psychology. New York: Simon and Schuster 1967
Ellenberger, H.F.: The discovery of the Unconscious. New York: Basic Book 1970; dt. Die Entdeckung des Unbewußten. Bern-Stuttgart-Wien: Huber 1972

Embree, L. (Ed.): Life-World and Consciousness. Evanston: North Western Univ. Press. 1972
Eng, E.: Constitution and Intentionality in psychosis. In: Analecta Husserliana (T. Tymieniecka, Hrsg.), Vol. III, p. 279–289 Dordrecht (Holland): Reidel 1974
Engel, G.L.: Psychisches Verhalten in Gesundheit und Krankheit. Übers. von R. Adler; hrsg. u. eingel. von E. Heim. Bern-Stuttgart-Wien: Huber 1976
Engelhardt, H.T.: Mind and Body: A Categorial Relation. The Hague: Nijhoff 1973
Engelhardt, H.T. jun., Spicker, St.F. (Eds.): Mental Health: Philosophical Perspectives. Proceedings of the Fourth trans-disciplinary symposium on philosophy and medicine held at Galveston, Texas, May p. 16–18, 1976. Dordrecht: Reidel 1978
Enriques, F.: Les Concepts fondamentaux de la Science. Paris: Flammarion 1914
Erlenkämper, R.: Reduktives Erkennen. UTB 603 München-Basel: Reinhardt 1976
Esquirol, J.E.D.: Von den Geisteskrankheiten. Bearbeitet, erläutert u. hrsg. von E.H. Ackerknecht. Bern-Stuttgart-Wien: Huber 1968
Essler, K.W.: Wissenschaftstheorie Bd. I. Definition und Reduktion. München 1970; Bd. II. München 1972
Essler, W.E.: Naturwissenschaftliche und geisteswissenschaftliche Erklärung. In: 9. Deutscher Kongreß für Philosophie, hrsg. von L. Landgrebe, S. 101–116, Meisenheim/Glan: Hain 1972
Ey, H.: Esquisse d'une conception organo-dynamique de la structure de la nosographie et de l'étiopathogénie des maladies mentales. In: Gruhle, H.W., et al. (Hrsg.): Psychiatrie der Gegenwart, Bd. I/2, 1. Aufl. Berlin-Göttingen-Heidelberg: Springer 1963
Ey, H.: La conscience II ed. Paris: Presses de Univ. de France 1968. (Deutsch übers. u. eingel. von K.P. Kisker: Das Bewußtsein. Berlin: de Gruyter 1967)
Ey, H.: La conscience, 2nd ed. Paris: 1969
Ey, H.: La psychose et les psychotiques. Évolut. psychiat. **40**, 103–116 (1975)
Fahrenbach, H.: Heidegger und das Problem einer „philosophischen" Anthropologie. In: Durchblicke, hrsg. von V. Klostermann. Frankfurt/M.: Klostermann 1970
Fahrenbach, H.: Zur Problemlage der Philosophie. Eine systematische Orientierung. Frankfurt/M. 1975
Farber, M.: The foundation of phenomenology, 2nd Ed. New York: Paine-Whitman 1962
Farber, M.: Basic Issues of Philosophy. New York: Evanston, and London: Harper & Row 1968
Feer, H.: Kybernetik in der Psychiatrie. Basel: Karger 1970
Feigl, H.: Existential hypotheses. Realistic versus phenomenalistic interpretations. Philos. Sci. **17**, 35–62 (1950)
Feigl, H.: The "mental" and the "physical". Minn. Stud. Philos. Sci. **2**, 370–497 (1958)
Feigl, H.: Leib-Seele, kein Scheinproblem. In: Neue Anthropologie, hrsg. von H.-G. Gadamer u. P. Vogler, Bd. V, S. 3–14. Stuttgart: Thieme, und München: dtv 1973
Feldmann, H.: Zur phaenomenologischen Strukturanalyse der Störungen des Ichbewußtseins. Arch. Psychiat. Nervenkr. **198**, 96–112 (1958)
Feldmann, H.: Über das Ganzheitsproblem. Akt. Fragen Psychiat. Neurol. **1**, 36–56 (1964)
Feyerabend, P.K.: Against Method. An Outline of an Anarchist Theory of Knowledge. Minnesota Studies Philosophy Science **1**, 17–30 (1970)
Feyerabend, P.K.: Wider den Methodenzwang. Skizze einer anarchistischen Erkenntnistheorie. Frankfurt/M. 1976
Fichte, I.H.: Anthropologie. Elberfeld 1856
Fichte, J.G.: Sämtliche Werke, hrsg. von J.H. Fichte 1845/46; fotomechan. Nachdruck, Berlin: de Gruyter 1971
Fink, E.: Sein, Wahrheit, Welt. Vorfragen zum Problem des Phänomen-Begriffes. Den Haag: Nighoff 1958
Fink, E.: Studien zur Phänomenologie 1930–1939. Phaenomenologica XXI. Den Haag: Nijhoff 1966
Fink, E.: Nähe und Distanz. Phänomenologische Vorträge und Aufsätze Freiburg-München: Alber 1976
Fischer, W.F.: Erwin Straus and the Phenomenological Approach to Psychopathology. J. Phen. Psychology **7**, 95–115 (1976)
Fischer-Homberger, E.: Der Begriff Krankheit als Funktion außermedizinischer Gegebenheiten. Sudhoffs Arch. Gesch. Med. 54 (1970) 225–241
Foucault, M.: Folie et Déraison. Histoire de la folie à l'âge classique. Paris: Librairie Plon 1961

Foucault, M.: Psychologie et Déraison. Paris: Presses Univ. de France 1969. Dt.: Psychologie u. Geisteskrankheit, 4. Aufl. Frankfurt/M.: Suhrkamp 1972
Foudraine, J.: „Wie is van hout ..." (1971); deutsch: Wer ist aus Holz? Neue Wege der Psychiatrie. München: dtv 1976
Francioni, M.: Temporalità vissuta e semantica esistenziale in Eugenio Minkowski. Torino: Edizioni di Filosofia 1967
Frankl, V.E.: Grundriß der Existenzanalyse und Logtherapie. In: Hb. d. Neurosenlehre und Psychotherapie, Bd. III. München-Berlin: Urban & Schwarzenberg 1959
Frankl, V.E.: Der Wille zum Sinn. Ausgewählte Vorträge über Logotherapie. Mit einem Beitrag von E.S. Lukas. Bern-Stuttgart-Wien: Huber 1972
Frankl, V.E.: Anthropologische Grundlagen der Psychotherapie. Bern-Stuttgart-Wien: Huber 1975
Freud, A.: Das Ich und die Abwehrmechanismen (1936). München: Kindler 1968
Freud, S.: Gesammelte Werke, 3. Aufl. Frankfurt/M.: Fischer 1969
Frey, G.: Philosophie und Wissenschaft. Eine Methodenlehre. Stuttgart-Berlin-Köln-Mainz 1970
Frey, G.: Die Abgrenzungsfunktion des Bewußtseins. In: Bucher, A.J., et al. (Hrsg.): Bewußt sein, S. 86–110. Bonn: Bouvier/H. Grundmann 1975
Fried, Y., Agassi, J.: Paranoia: A Study in Diagnosis. Dordrecht: Reidel 1976
Fromm, E.: Haben oder Sein. Stuttgart: Deutsche Verlagsanstalt 1976
Frostig, J.: Das schizophrene Denken. Leipzig 1929
Funke, G.: Bewußtseinswissenschaft – Evidenz und Reflexion als Implikate der Verifikation. In: van Breda, H.L. (Hrsg.), S. 13–52. 1974
Gabel, J.: La fausse conscience. Essai sur la réification. Paris 1962
Gabel, J.: Formen der Entfremdung: Frankfurt/M.: Fischer 1964
Gadamer, H.-G.: Wahrheit und Methode, 3. Aufl. Tübingen: Mohr 1972
Gadamer, H.-G.: Theorie, Technik, Praxis – die Aufgaben einer neuen Anthropologie. Einleitung in: Neue Anthropologie, Bd. I, S. IX–XXXVII, hrsg. von H.-G. Gadamer u. P. Vogler. Stuttgart: Thieme 1972
Gadamer, H.-G.: Zusammenfassender Bericht. In: van Breda, H.L. (Hrsg.): Vérité et Vérification/Wahrheit und Verifikation, S. 210–223. Den Haag: Nijhoff 1974
Gadamer, H.-G.: Schlußbericht. In: Neue Anthropologie, Hrsg. von H.-G. Gadamer u. P. Vogler, Bd. VII, S. 374–392. Stuttgart: Thieme 1975
Gadamer, H.-G.: Über das Philosophische in den Wissenschaften und die Wissenschaftlichkeit der Philosophie. In: Vernunft im Zeitalter der Wissenschaft. Frankfurt/M.: Suhrkamp 1976a
Gadamer, H.-G.: Vernunft im Zeitalter der Wissenschaft. Frankfurt/M.: Suhrkamp 1976b
Gadamer, H.-G.: Kleine Schriften, Bd. I–IV. Tübingen: Mohr 1967–1977
Garelick, H.M.: Modes of irrationality. Preface to a theory of knowledge. The Hague: Nijhoff 1971
Garfinkel, H.: Studies in Ethnomethodology. Englewood Cliffs (N.J.): Prentice-Hall 1967
Gebsattel, V.E. v.: Prolegomena einer medizinischen Anthropologie. Berlin-Göttingen-Heidelberg: Springer 1954
Gebsattel, V.E. v.: Psychokatharsis. Gedanken zu einer anthropologischen Psychotherapie. In: Handbuch der Neurosenlehre und Psychotherapie, Bd. III. München-Berlin: Urban & Schwarzenberg 1959
Gebsattel, V.E. v.: Imago hominis. Salzburg 1968. Schweinfurt: Neues Forum 1964
Gehlen, A.: Der Mensch. Seine Natur und Stellung in der Welt, 6. Aufl. Bonn: Bouvier 1958
Gehlen, A.: Anthropologische Forschung. Reinbek: Rowoher 1961
Giegel, H.J.: Die Logik der seelischen Ereignisse. Zu Theorien von L. Wittgenstein und W. Sellars. Frankfurt/M.: Suhrkamp 1969
Gilbert, A.R.: Der Mensch als Intentionalgefüge. In: Seelenleben und Menschenbild; hrsg. von A. Däumling, S. 43–51. München 1958
Giorgi, A.: An Application of Phenomenological Method in Psychology. In: Giorgi, A., et al. (Eds.), p. 82–103. 1975
Giorgi, A.: Convergence and Divergence of Qualitative and Quantitative Methods in Psychology. In: Giorgi, A., et al. (Eds.), p. 72–81. 1975
Giorgi, A.: Psychology as a Human Science. A phenomenologically based approach. London: Harper & Row 1970

Giorgi, A.: Phenomenology and the Foundations of Psychology. In: J.K. Cole, W.S. Arnold (Eds.): Nebraska Symposium on motivation. Nebraska 1976
Giorgi, A., Fischer, C.T., Murray, E.L. (Eds.): Duquesne Studies in Phenomenological Psychology, Vol. II. Pittsburgh: Duquesne Univ. Press 1975
Glaser, B., Strauss, A.: The Discovery of Grounded Theory. Chicago 1975
Glatzel, J.: Zum Begriff der Symptome in der Psychopathologie. Nervenarzt **43**, 33–36 (1972)
Glatzel, J.: Zur Psychopathologie endogener Psychosen in der Bundesrepublik seit dem Jahre 1945. Fortschr. Neurol. Psychiat. **42**, 576–596 (1974)
Glatzel, J.: Das psychisch Abnorme. München-Berlin: Urban & Schwarzenberg 1976
Glatzel, J.: Soziologischer und psychopathologischer Situationsbegriff. Nervenarzt **48**, 427–432 (1977)
Glockner, H.: Die europäische Philosophie. Stuttgart: Reclam 1958
Gnädinger, H.W.: Gegensatz als Prinzip der Psychischen bei Siegmund Freud. Abhandlung z. Erlangung der Doktorwürde d. Univ. Zürich. Gießen 1976
Gölz, W., Schmidhäuser, U., Thiess, E., Zahn, L. (Hrsg.): Wozu heute Philosophie? Bad Heilbrunn 1976
Görres, A.: Personen, Psyche, Krankheit. Jb. Psychol. Psychother. **6**, 192–199 (1958)
Goethe, J.W.: Beobachten und Denken. Gedenkausgabe der Werke, Briefe und Gespräche, Bd. XVII Zürich: Artemis 1952
Gogoneata, N.: La philosophie et la science dans le processus de la connaissance. In: Proceedings of the XVth World Congress of Philosophy, Varna 1973, p. 47–50. Sofia 1973
Goffman, E.: Frame Analysis. New York 1974
Goldstein, K.: Selected Papers (Ed. by A. Gurwitsch et al.). The Hague: Nijhoff 1971
Goldstein, K.: Der Aufbau des Organismus. The Hague: Nijhoff 1934
Gouldner, A.: The coming crisis in Western Sociology. New York 1970; dt: Die westliche Soziologie in der Krise. Reinbek: Rowohlt 1974
Grathoff, R.: On Normality and Typicality in Everyday Life. Sociol. Anal. Theory **3**, 81–106 (1975)
Grathoff, R.: The Structures of Social Inconsistencies. The Hague: Nijhoff 1970
Grathoff, R.: Normalität und Anomalie. Über Typik und Normalität im alltäglichen Milieu. In: Grathoff, R., Sprondel, W. (Hrsg.): Alfred Schütz und die Idee des Alltags in den Sozialwissenschaften. Stuttgart: Enke 1978
Graumann, C.F.: Grundlagen einer Phaenomenologie und Psychologie der Perspektivität. Berlin: de Gruyter 1960
Graumann, C.F.: Bewußtsein und Bewußtheit. In: Hb. d. Psychologie, Bd. I, S. 79–127. Göttingen: Hogrefe 1966
Graumann, C.F.: Zur Lage der Psychologie. Ber. über den 27. Kongreß d. Deutsch. Ges. f. Psychol. 1970. Göttingen: Hogrefe 1973
Graumann, C.F.: Person und Situation. In: W. Lehr und F.E. Weinert (Hrsg.): Entwicklung und Persönlichkeit. Stuttgart 1975a
Graumann, C.F.: Gedanken über das Machen. In: Versuche über Erfahrung, hrsg. v. A. Métraux u. C.F. Graumann, S. 21–33. Bern: Huber 1975b
Graumann, C.F.: Meanings vs. Gestalt. Research in Phenomenology **5**, 11–17 (1976)
Graumann, C.F., Métraux, A.: Die Phänomenologische Orientierung in der Psychologie. In: Schneewind, A. (Hrsg.): Wissenschaftstheoretische Grundlagen der Psychologie. UTB 659. München-Basel: Reinhardt 1977
Graumann, H.M.: Das Verstehen. Versuch einer historisch-kritischen Einleitung in die Phänomenologie des Verstehens. In: Psychologie des 20. Jh, Bd. I, S. 159–271. Zürich: Kindler 1976
Greco, P.: Epistémologie de la psychologie. In: J. Piaget (Hrsg.): Logique et connaissance scientifique, p. 927–991. Paris 1967
Greene, M.: Hegel on the soul. Den Haag: Nijhoff 1972
Greenings, T.C. (Ed.): Existential humanistic psychology. Belmont/Cal.: Brooks/Cole 1971
Greiff, Bodo von: Gesellschaftsform und Erkenntnisform. Zum Zus. von wiss. Erf. u. gesellsch. Erk. JSBN 3593321610. Frankfurt/M.: Campus Diskuss.: Krit. Sozialwiss. 1976
Grene, M.: Mind and Brain. The Embodied. In: Spicker, St.F., and Engelhardt, H.Tr., jr. (Eds.): Philosophical Dimensions of Neuro-Medical Sciences. Lawrence/Mass.: Reidel 1976
Griese, H.M.: Menschenbilder in der Soziologie. MMG **2**, 123–129 (1977)
Griese, H.M.: Soziologische Anthropologie und Sozialisationstheorie. Weinheim-Basel 1976

Griese, H.M.: Rollentheorie und Anthropologie. Duisburg
Grimm, J.: Begegnung und Vergegnung. Inaug.-Diss. Heidelberg 1977
Grinker, R.R.: Emerging Concepts of Mental Illness and Models of Treatment: The Medical Point of View. Amer. J. Psychiat. **125**, S. 865–869 (1969)
Grinker, R.R.: The Relevance of General Systems Theory to Psychiatry. In: American Handbook of Psychiatry, ed. by S. Arieti, Vol. VI, p. 251–272. 1975
Groeben, U., Scheele, B.: Argumente für eine Psychologie des reflexiven Subjekts. Paradigmawechsel vom behaviorialen zum epistemologischen Menschenbild. Psychologie und Gesellschaft Bd. **4**, 1977
Grömig, U.: Der Wandel des Krankheitsbegriffes in Rechtssprechung und Gesetzgebung. Dtsch. Ärztebl. 1974, 475–480
Groethuysen, B.: Philosophische Anthropologie. Darmstadt: Wissenschaftl. Buchgemeinschaft 1969
Groos, F.: Entwurf einer philosophischen Grundlage für die Lehre von den Geisteskrankheiten. Heidelberg 1828
Grünbaum, A.: Is Psychoanalysis a Pseudo-Science? Karl Popper versus Freud. Z. Philos. Forschung **30**, 414–424 (1976a)
Grünbaum, A.: Is Falsifiability the Touchstone of Scientific Rationality? Karl Popper versus Inductivism. Boston Studies in the Philosophy of Science **39**, 67–81 (1976b)
Grünbaum, A.: Falsifiability and Rationality. Pittsburg: Univ. Press 1976c
Grünbaum, A.: Popper versus Inductivism. In: Progress and Rationality in Science, ed. by Radnitzky and G. Andersson. Kronberg-Workshop in "Progress in Science and Methodology", sponsored by the Fritz-Thyssen-Stiftung
Grünbaum, A.: Philosophical Problems of Space and Time, 2nd ed. Dordrecht-Boston: Reidel 1973
Günther, H.R.: Das Problem des Sichselbstverstehens. Berlin: Jünker & Dünnhaupt 1934
Gurwitsch, A.: Studies in Phenomenology and Psychology. Evanston 1966
Gurwitsch, A.: Das Bewußtseinsfeld; dt. von W. Fröhlich. Berlin: de Gruyter 1974
Gurwitsch, A.: Phenomenology and the Theory of Science, ed. by L. Embree. Evanston 1974
Gurwitsch, A.: Die mitmenschliche Begegnung in der Milieuwelt. Hrsg. u. eingeleitet von A. Métraux: Phänomenolog.-psycholog. Forsch, Bd. 16. Berlin-New York: de Gruyter 1977
Habermas, J.: Technik und Wissenschaft als ‚Ideologie'. Frankfurt/M.: Suhrkamp 1970
Habermas, J.: Theorie und Praxis. Frankfurt/M.: Suhrkamp 1971
Habermas, J.: Erkenntnis und Interesse. Frankfurt/M.: Suhrkamp 1973
Habermas, J.: Wahrheitstheorien. In: Fahrenbach, H. (Hrsg.): Wirklichkeit und Reflexion. Pfullingen: Nieske 1973
Häberlin, P.: Der Gegenstand der Psychiatrie. Schweiz. Arch. Neurol. Psychiat. **60**, 132–144 (1947)
Häberlin, P.: Anthropologie und Ontologie. Z. Philos. Forschung **4**, 6–18 (1949)
Häfner, H.: Psychopathien. Daseinsanalytische Untersuchungen zur Struktur und Verlaufsgestalt von Psychopathien. Berlin-Göttingen-Heidelberg: Springer 1961
Häfner, H.: Existentielle Ordnungen des Leiblichen. Praxis Psychother. **7**, 181–189 (1962)
Häfner, H.: Prozeß und Entwicklung als Grundbegriffe der Psychopathologie. Fortschr. Neurol. Psychiat. **31**, 393–438 (1963)
Häfner, H.: Der echte Wahn und die „Verrücktheit" in der Politik. Versuch einer Gegenüberstellung und Interpretation. Studium Generale **20**, 611–622 (1967)
Halling, St.: The Implications of Emmanuel Levinas' 'Totality and Infinity' for Therapy. In: Giorgi, A., et al (Hrsg.): p. 206–223. 1975
Hannemann, E.: Entwicklungsstrukturen menschlichen Bewußtseins. Stud. Generale **22**, 930–949 (1969)
Hartkopf, W.: Der Durchbruch der Dialektik in Hegels Denken. Meisenheim/Glan: Hain 1977
Hartmann, F., Hardke, K.: Der Bedeutungswandel des Begriffs Anthropologie im ärztlichen Schrifttum der Neuzeit. In: Sitz.-Ber. d. Ges. z. Beförd. d. ges. Nat.wiss. zu Marburg **85**, 39–99 (1963)
Hartmann, F.: Anthropologie, I. naturwissenschaftlich. RGG, 3. Aufl., Bd. I, S. 401–410
Hartmann, F.: Diskussionsbemerkung zum Referat Rothschuh: „Ist das Kuhnsche Erklärungsmodell wissenschaftlicher Wandlungen mit Gewinn auf die Konzepte der klinischen Medizin anwendbar?" In: Diemer, A. (Hrsg.): S. 88–90. 1977
Hartmann, F.: Das Verständnis des Menschen in der gegenwärtigen Medizin. MMG **2**, 144–151 (1977)

Hartmann, N.: Der Aufbau der realen Welt. Grundriß einer allgemeinen Kategorienlehre. Berlin: de Gruyter 1940
Hartmann, N.: Neue Wege der Ontologie. In: N. Hartmann (Hrsg.): Systematische Philosophie. Stuttgart-Berlin: Kohlhammer 1942
Hartmann, N.: Philosophie der Natur. Abriß der speziellen Kategorienlehre. Berlin: de Gruyter 1950
Hegel, G.W.F.: Sämtliche Werke. Stuttgart: Frommanns 1958
Heidegger, M.: Das Realitätsproblem in der modernen Philosophie. Philosophisches Jahrbuch **25**, (1912)
Heidegger, M.: Sein und Zeit. Halle: Niemeyer 1927
Heidegger, M.: Einführung in die Metaphysik. Tübingen: Niemeyer 1953
Heidegger, M.: Wissenschaft und Besinnung. In: Vorträge und Aufsätze. Pfullingen: Neske 1954
Heidegger, M.: Was heißt Denken? Tübingen: Niemeyer 1954
Heidegger, M.: Zur Sache des Denkens. Tübingen: Niemeyer 1969
Heidegger, M.: Die Grundprobleme der Phänomenologie. Vorlesungen SS 1927, hrsg. von F.-W. von Herrmann. Martin Heidegger Gesamtausgabe Bd. 24. Frankfurt/M.: Klostermann 1976
Heimann, H.: Über die Bedeutung ethischer Begriffe für die Psychiatrie. Confin.psychiat. (Basel) **9**, 177–189 (1966)
Heimann, H.: Grundsätzliche Erwägungen über eine Psychopathologie der Bekehrung. Mschr. Psychiat. **131**, 16 (1956)
Heimsoeth, H.: Die sechs großen Themen der abendländischen Metaphysik. Darmstadt: Wiss. Buchgesellschaft ^{5}1965
Held, R.: Psychopathologie du regard. Evolution psychiatrique 221-255 (1952)
Hengstenberg, H.-E.: Ontologie der Person als zentrales Thema der Anthropologie. In: Handbuch der Neurosenlehre und Psychotherapie, hrsg. von Frankl, V., u.a., Bd. III. München-Wien-Berlin: Urban & Schwarzenberg 1959
Henrichs, N.: Bibliographie der Hermeneutik. Düsseldorf: Philosophia Verlag 1968
Henry, J.: Pathways to Madness. New York: Random House ^{5}1971
Herrmann, Th.: Die Phänomenologie als kritische Methode. In: Bericht über den sechzehnten Internationalen Kongreß für Psychologie, S. 522–527. Amsterdam 1962
Herrmann, Th.: Der Wissenschaftsbegriff der Psychologie. In: A. Diemer (Hrsg.): Der Wissenschaftsbegriff (Studien zur Wissenschaftstheorie, Bd. IV), S. 188–201, Meisenheim/Glan: Hain 1970
Herrmann, Th.: Anmerkungen zum Theorienpluralismus in der Psychologie. In: Diemer, A. (Hrsg.): Der Methoden- und Theorienpluralismus in den Wissenschaften. Meisenheim/Glan: Hain 1971
Herrmann, Th.: Braucht die Psychologie eine Gegenstandsbestimmung? zu Robert Kirchhoffs Kritik. Z. klin. Psychol. Psychother. **21**, 292–297 (1973)
Herrmann, Th.: Zur Lage der Psychologie. Ber. über den 28. Kongreß der Deutsch. Ges. f. Psychol. 1972, S. 3–25. Göttingen: Hogrefe 1974
Hesnard, A.: Apport de la phénoménologie à la psychiatrie contemporaine. Paris 1959
Hildenbrand, B.: Zur intersubjektiven Konstitution des Eigen- und Fremdverständnisses von Selbst, Körper und Welt im psychopathologischen Kontext. M.A.-Arbeit Konstanz 1976
Hippius, H., Lauter, H. (Eds.): Standorte der Psychiatrie. Zum Selbstverständnis einer angefochtenen Wissenschaft. München: Urban & Schwarzenberg 1976
Höfling, H. (Hrsg.): Beiträge zu Philosophie und Wissenschaft. München: Francke 1960
Hofer, G.: Phänomen und Symptom. Zum Gegenstandsaspekt in der Psychiatrie. Nervenarzt **25**, 342–346 (1954)
Hofer, G.: Kasus und Norm. Confin.psychiat. (Basel) **2**, 95–107 (1959)
Hofer, G.: Der Mensch im Wahn. Basel-New York: Karger 1968
Hohl, H.: Lebenswelt und Geschichte. Freiburg-München: Alber 1962
Hole, G.: Über das Gewißheitselement im Glauben und Wahn I u. II. Confin.psychiat. (Basel) **14**, 65–90, 145–173 (1971)
Hole, G.: Der Glaube bei Depressiven. Stuttgart: Enke 1977
Holenstein, Elmar: Linguistik, Semiotik, Hermeneutik. Plädoyers für eine strukturale Phänomenologie. Frankfurt/M. 1976
Holzhey, H.: Kants Erfahrungsbegriff. Basel: Schwabe 1970
Holzhey, H.: Wissenschaft/Wissenschaften. Interdisziplinäre Arbeit und Wissenschaftstheorie. Basel: Schwabe 1974

Huber, G.: Über das Gemüt. Eine daseinsanalytische Studie. Basel-Stuttgart: Schwabe 1975
Hunger, F.: Zum Krankheits-, Normen- und Verantwortungsbegriff in der psychiatrischen Begutachtung. Psychiat.clin. **6**, 211–225 (1973)
Hunger, J.: Ontologische Probleme eines mehrdimensionalen Krankheitsverständnisses. Psychiat. clin. **4**, 347–371 (1971)
Huppmann, G.: Zum Begriff der Norm in der deutschen Psychiatrie (vom Jahre 1800 bis zur Gegenwart). Diss. Würzburg 1975
Husemann, F., Wolff, O.: Das Bild des Menschen als Grundlage der Heilkunst. Stuttgart: Freies Geistesleben. Bd. I, ^{5}1974, Bd. II/1 1977, II/2 1978
Husserl, E.: Formale und transzendentale Logik. Halle: Niemeyer 1929
Husserl, E.: Husserliana Bd. I–XVIII. Den Haag. Nijhoff 1950ff
Husserl, E.: Philosophie als strenge Wissenschaft; hrsg. von W. Szilasi. Frankfurt/M.: Klostermann 1965
Husserl, E.: Erfahrung und Urteil; hrsg. von L. Landgrebe. Hamburg: Claasen & Goverts 1948
Ihde, D., Zaner, R.M. (Eds.): Interdisciplinary Phenomenology. The Hague: Nijhoff 1977
Imamichi, Y.A.: Grund und Ursprung. Über die Differenz der Fragestruktur zwischen den Wissenschaften und der Philosophie. In: Proceedings of the XVth World Congress of Philosophy, Sofia 1973
Innerhofer, P., Gottwald, P.: Wissenschaftstheoretische Grundlagen. In: Handbuch der Psychologie (Gottschaldt et al., Hrsg.). Bd. VIII/1: Klinische Psychologie (L.P. Pongratz, Hrsg.), S. 459–481. Göttingen-Toronto-Zürich: Hogrefe 1977
Jacob, W.: Medizinische Anthropologie im 19. Jahrhundert. Stuttgart: Enke 1967
Jacob, W.: Der Krankheitsbegriff in der Dialektik von Natur und Geist bei Hegel. In: Stuttgarter Hegel-Tage 1970, hrsg. von H.-G. Gadamer. Bonn: Bouvier/Grundmann 1974
James, W.: Principles of Psychology, Vol. I u. II. New York: Hoet 1890
James, W.: Psychology. New York: Holt 1905
James, W.: The Meaning of Truth. New York: Longmans Green 1909
James, W.: The Writings of William James. New York: Random House 1967
Janssen, P.: Geschichte und Lebenswelt. Den Haag: Nijhoff 1970
Janzarik, W.: Forschungsrichtungen und Lehrmeinungen in der Psychiatrie. Geschichte, Gegenwart, forensische Psychiatrie. In: Hb. d. Forensischen Psychiatrie, hrsg. v. H. Göppinger u. H. Witter
Janzarik, W.: Psychologie und Psychopathologie der Zukunftsbezogenheit. Arch. ges. Psychol. **117**, 33–53 (1963)
Jaspers, K.: Rechenschaft und Ausblick. Reden und Aufsätze. München 1951
Jaspers, K.: Psychologie der Weltanschauungen (^{1}1919). Berlin-Göttingen-Heidelberg: Springer ^{5}1960
Jaspers, K.: Gesammelte Schriften zur Psychopathologie. Berlin-Göttingen-Heidelberg: Springer 1963
Jaspers, K.: Allgemeine Psychopathologie (^{1}1913). Berlin-Heidelberg-New York: Springer ^{8}1965
Jentzsch, M.: Wesen und Sinn des Dialogs. WzM **20**, 417–428 (1968)
Jentzsch, R.: Der Dialog des Psychiaters mit seinem Patienten. WzM **20**, 428–431 (1968)
Johnson, M.: Science and the Meaning of Truth. London: Farber & Farber 1948
Jonas, H.: On the Power or Impotence of Subjectivity. In: Spicker, St.F., Engelhardt, H.Tr. (Eds.): Philosophical Dimensions of the Neuro-Medical Sciences. Lawrence/Mass.: Reidel 1976
Jones, G.S.: Therapie oder Tortur. Stuttgart: Klett 1976 (Treatment and Torture. The Philosophy, Techniques and Future of Psychoanalysis.)
Jung, R.: Neurophysiologie und Psychiatrie. In: Psychiatrie der Gegenwart, Bd. I/1 A. Berlin-Heidelberg-New York: Springer 1967
Kaam, A., van: Art of Existential Counceling. Wilkes Barre, Pa.: Dimension Press 1966
Kaam, A., van: Existential Foundations of Psychology. Pittsburgh: Duquesne University Press 1966
Kambartal, Fr.: Theorie und Begründung. Studien zum Philosophie- und Wissenschaftsverhältnis. Frankfurt 1976
Kamp, A., van: The Goals of Psychotherapy from the Existential Point of View. In: Mahrer, A.R., (Ed.): The Goals of Psychotherapy. New York: Appleton-Century-Crofts 1967
Kant, J.: Werke I–X, hrsg. von W. Weischedel. Darmstadt: Wiss. Buchgesellschaft 1968
Kaplan, B. (ed.): The Inner World of Mental Illness. New York-London 1964

Keen, E.: Psychology and the new consciousness. Monterey: Brooks/Cole Co. 1972
Keidel, W.D.: Kybernetisches Denken in der Medizin. In: Die Kapsel. Z. der R.P. Scherrer GmbH (Eberbach) **22**, 759–768 (1967)
Keller, W.: Psychologie und Philosophie des Wollens. München: Reinhardt 1954
Keller, W.: Philosophische Anthropologie – Psychologie – Transzendenz. In: Neue Anthropologie; hrsg. von H.G. Gadamer u. P. Vogler, Bd. VI, S. 3–43. Stuttgart: Thieme, u. München: dtr. 1975
Kendell, R.E.: The Concept of Disease and its Implications for Psychiatry. Brit. J. Psychiat. **127**, 305–315 (1975)
Kendell, R.E.: Correspondence. Brit. J. Psychiat. **128**, 508 (1976)
Keupp, H.: Der Krankheitsmythos in der Psychopathologie. München-Berlin-Wien: Urban & Schwarzenberg 1972
Keupp, H.: Modellvorstellungen von Verhaltensstörungen: „Medizinisches Modell" und mögliche Alternativen. In: Kraiker, H.: Handbuch der Verhaltenstherapie. München: Kindler 1973
Keupp, H.: Psychische Störungen: Krankheit oder abweichendes Verhalten? In: Reimann, H., Reimann, H. (Hrsg.): Psychische Störungen, S. 11–30. München: Goldmann 1975
Keupp, H.: Abweichung und Alltagsroutine. Die Labeling-Perspektive in Theorie und Praxis. Hamburg: Hoffmann u. Campe 1976
Kiev, A.: Prescientific psychiatry. In: Arieti, S. (Ed.): Amer. Handb. Psychiat., Vol. III. New York-London: Basic Books 1966
Kimmich, H.: Anthropologie und Menschlichkeit. Der Beitrag Ludwigs Binswangers zur Humanisierung der Psychiatrie. Diss. Göttingen 1978
Kimura, B.: Zur Wesensfrage der Schizophrenie im Lichte der japanischen Sprache. Jb. Psychol. Psychother., med. Anthropol. **17**, 28–37 (1969)
Kimura, B.: Mitmenschlichkeit in der Psychiatrie. Z. klin. Psychol. Psychother. **19**, 3–13 (1971)
Kimura, B.: Transkulturelle Psychiatrie und Kulturtranszendenz der Psychosen. Endon und Shizen (Natur). In: Kraus, A.: Leib, Geist, Geschichte. Brennpunkte einer anthropologischen Psychiatrie. Heidelberg: Hüthig 1978
Kindt, H.: Fehlverhalten: Normabweichung oder psychische Krankheit. MMG **3**, 133–137 (1978)
Kisiel, Th.: Scientific Discovery: Logical, Psychological or Hermeneutical? In: Carr, D., Casey, E. (Eds.): Explorations in Phenomenology, p. 263–284. The Hague: Nijhoff 1973
Kisiel, Th.: Hermeneutic Modells für Natural Science. In: Die Phänomenologie und die Wissenschaften. Phänomenologische Forschungen **2**, 180–191 (1976)
Kisker, K.P.: Kants psychiatrische Systematik. Psychiat. et Neurol. (Basel) **133**, 17–32 (1957)
Kisker, K.P.: Der Erlebniswandel der Schizophrenen. Ein psychopathologischer Beitrag zur Psychonomie schizophrener Grundsituationen. Berlin-Göttingen-Heidelberg: Springer 1960
Kisker, K.P.: Sprache und Situation eines Schizophrenen. In: H. Kranz (Hrsg.): Psychopathologie heute, S. 123–138. Stuttgart: Thieme 1962
Kisker, K.P.: Gedanken zur schizophrenen Wandlung als einer menschlichen Möglichkeit. In: Wiesenhütter, E. (Hrsg.): Werden und Handeln, S. 388–407. Stuttgart: Hippokrates 1963
Kisker, K.P.: Besprechung von „Die Daseinsanalyse von Medard Boss und ihre Bedeutung für die Psychiatrie" von G. Condrau. Nervenarzt **37**, 179 (1967)
Kisker, K.P.: Die Phänomenologie der Intersubjektivität. Hb. der Psychologie, Bd. VII, hrsg. von C.F. Graumann. Göttingen: Hogrefe 1969
Kisker, K.P.: Positives in der Verrücktheit. In: Kreativität in der Psychose. Hannover 1970
Kisker, K.P.: Dialogik der Verrücktheit. Ein Versuch an den Grenzen der Anthropologie. Den Haag: Nijhoff 1970
Kisker, K.P.: Mediziner in der Kritik. Abgründe einer Krisenwissenschaft, 2. Aufl. Stuttgart: Enke 1975
Klaus, G.: Kybernetik und Erkenntnistheorie. Berlin: VEB Deutscher Verlag der Wissenschaften 1972
Klix, F.: Kybernetische Analysen geistiger Prozesse München 1968
Kluge, E.: Die zwei Sprachen der Psychiatrie. Fortschr. Neurol. Psychiat. **45**, 567–575 (1977)
Knittermeyer, H.: Grundgegebenheiten des menschlichen Daseins. Darmstadt: Wissenschaftl. Buchgemeinschaft 1963
Knowles, R.T.: Suggestions for an Existential-Phenomenological Understanding of Erikson's Concept of Basic Trust. J. Phen. Psychology **7**, 183–194 (1977)

Kockelmans, J.J.: Gestalt-Psychology and Phenomenology. In: Embree, L. (Ed.): Gurwitsch Conception of Thematics, s.d.S. 263–285. Evanston: North Western Press 1972
Kockelmans, J.J.: Empirische, phänomenologische und hermeneutische Psychologie. In: Versuche über Erfahrung, hrsg. von A. Métraux u. C.F. Graumann, S. 35–49. Bern: Huber 1975
Köchler, H.: Die Subjekt-Objekt-Dialektik in der transzendentalen Phänomenologie. Das Seinsproblem zwischen Idealismus und Realismus. Meisenheim/Glan: Hain 1974
Kötter u. Dörner: Studien zur Simulation der Begriffsbildung. In: Kroebel (Hrsg.): Fortschritte der Kybernetik 1967
Kohn, R.: Phänomenologische Befunde zum Problem der Zeitlichkeit des Leibes. In: Schaltenbrand, G. (Hrsg.): Zeit in nervenärztlicher Sicht. Stuttgart: Enke 1963
Kolakowski, L.: Husserl and the Search for Certitude. New Haven and London: Yale Univ. Press. 1975. Dt.: Die Suche nach der verlorenen Gewißheit. Denkwege mit Edmund Husserl. Stuttgart-Berlin: Kohlhammer 1977
Kopper, J.: Reflexion und Determination, Berlin 1976. Kant-Studien, Ergänzungsheft 108, S. 231
Korger, E.M., Pollak, P.: Der geistesgeschichtliche Ort der Existenzanalyse. Handbuch der Psychotherapie und Neurosenlehre, Bd. II. München, Berlin 1959
Kräupl Taylor, F.: Psychopathology. Its causes and symptoms. London: Butterworths 1966
Kräupl Taylor, F.: A Logical Analysis of the Medicopsychological Concept of Disease, Part I. Psychol. Med. **1**, 356–364 (1971)
Kräupl Taylor, F.: The Medical Model for the Disease Concept. Brit. J. Psychiat. **128**, 588–594 (1976)
Kraft, J.: Philosophie als Wissenschaft und als Weltanschauung. Untersuchungen zu den Grundlagen von Philosophie und Soziologie. Hamburg 1977
Krappmann, L.: Soziologische Dimensionen der Identität. Strukturelle Bedingungen für die Teilnahme an Interaktionsprozessen, 3. Aufl. Stuttgart: Klett 1973
Kraus, A.: Sozialverhalten und Psychose Manisch-Depressiver. Stuttgart: Enke 1977
Kraus, A.: Existenzanalytisch-anthropologische Aspekte der Persönlichkeit Melancholischer. In: Kraus, A. (Hrsg.): Leib, Geist, Gesellschaft. Brennpunkte anthropologischer Psychiatrie, S. 160–171. Heidelberg: Hüthig 1978
Kreitler, H., Kreitler, S.: Die weltanschauliche Orientierung der Schizophrenen. München-Basel: Reinhardt 1965
Kretz, H.: Die Einführung des Gestaltkreisprinzips in die Psychiatrie. Jb. Psychol. Psychother. med. Anthropol. **16**, 172–176 (1968)
Kronfeld, A.: Das Wesen der psychiatrischen Erkenntnis. Berlin 1920
Kronfeld, A.: Die Psychologie in der Psychiatrie. Berlin 1927
Krüll, M.: Schizophrenie und Gesellschaft. Zum Menschenbild in Psychiatrie und Soziologie. München: Beck 1977
Kruse, L.: Räumliche Umwelt. Die Phänomenologie des räumlichen Verhaltens als Beitrag zu einer psychologischen Umwelttheorie. Berlin: De Gruyter 1974
Künzli, A.: Prolegomena zu einer Psychographie Hegels. In: Kaltenbrunner, G. (Hrsg.): Hegel und die Folgen. Freiburg 1970
Kuhn, R.: Daseinsanalyse eines Falles von Schizophrenie. Mschr. Psychiat. Neurol. **112**, 1946 (233–257)
Kuhn, R.: Daseinsanalyse im psychotherapeutischen Gespräch. Schweiz. Arch. Neurol. Psychiat. **67**, 52–60 (1951 a)
Kuhn, R.: Zur Daseinsanalyse der Anorexia mentalis. I. Nervenarzt **22**, 11–13 (1951 b)
Kuhn, R.: Über magische und technische Wahninhalte. Mschr. Psychiat. Neurol. **123**, 73–84 (1952 a)
Kuhn, R.: Daseinsanalytische Studie über die Bedeutung von Grenzen im Wahn. Mschr. Psychiat. Neurol. **124**, 354–383 (1952 b)
Kuhn, R.: Zur Daseinsanalyse der Anorexia mentalis. II. Nervenarzt **24**, 191–198 (1953 a)
Kuhn, R.: Zur Daseinsstruktur einer Neurose. Jb. Psychol. Psychother. **1**, 207–222 (1953 b)
Kuhn, R.: Der Mensch in der Zwiesprache des Kranken mit dem Arzt und das Problem der Übertragung. Mschr. Psychiat. Neurol. **1929**, 189–206 (1955)
Kuhn, R.: Zum Problem der ganzheitlichen Betrachtung in der Medizin. Schweiz. Med. Jb. **1957**, 53–63
Kuhn, R.: Aus einer Psychotherapiestunde. In: H. Höfling (Hrsg.): Beiträge zur Philosophie und Wissenschaft. W. Szilasi zum 70. Geburtstag. München 1960

Kuhn, R.: Die Daseinsanalyse Ludwig Binswangers und das Problem der Begründung der wissenschaftlichen Psychiatrie. Schweiz. Arch. Neurol. Psychiat. **90**, 402–409 (1962)
Kuhn, R.: Daseinsanalyse und Psychiatrie. In: Psychiatrie der Gegenwart, Bd. I/2, S. 853–902. Berlin-Göttingen-Heidelberg: Springer 1963
Kuhn, R.: Zur Daseinsanalyse depressiver Erkrankungen. Vortrag in Münsterlingen 1965a
Kuhn, R.: Daseinsanalytische Aspekte der Psychotherapie. Vortrag bei der ersten Tagung der Schweiz. Ges. der Psychotherapeuten für Kinder und Jugendliche in Zürich am 3.4.1965b
Kuhn, R.: Die aktuelle Bedeutung des Werkes von Ludwig Binswanger. Z. klin. Psychol. Psychother. **20**, 311–321 (1972)
Kuhn, R.: Daseinsanalyse. In: C. Müller (Hrsg.): Lexikon der Psychiatrie, S. 78–91. Berlin-Heidelberg-New York: Springer 1972
Kuhn, T.S.: Die Struktur wissenschaftlicher Revolutionen. 2. revid. u. ergänzte Aufl. Frankfurt/M.: Suhrkamp 1976
Kuhn, T.S.: Die Entstehung des Neuen. Studien zur Struktur der Wissenschaftsgeschichte. Frankfurt/M.: Suhrkamp 1977
Kulenkampff, C.: Entbergung, Entgrenzung, Überwältigung als Weisen des Standverlustes. Zur Anthropologie der paranoiden Psychosen. Nervenarzt **26**, 89–95 (1955)
Kulenkampff, C.: Erblicken und Erblickt-werden. Das für-Andere-sein (J.-P. Sartre) in seiner Bedeutung für die paranoiden Psychosen. Nervenarzt **27**, 2–11 (1956)
Kunz, H.: Die Grenze der psychopathologischen Wahninterpretation. Z. ges. Neurol. Psychiat. **135**, 671–715, 1931
Kunz, H.: Die anthropologische Betrachtungsweise in der Psychopathologie. Z. ges. Neurol. Psychiat. **172**, 145–180 (1941)
Kunz, H.: Die anthropologische Bedeutung der Phantasie. Erschienen als Supplementa 3 u. 4 zum Schweiz. Philos. Jb. Basel 1946
Kunz, H.: Die Bedeutung der Daseinsanalytik Martin Heideggers für die Psychologie und die philosophische Anthropologie (1949). In: Die Psychologie des 20. Jahrhunderts, Bd. I, S. 446–460. Zürich: Kindler 1976
Kunz, H.: Zur wissenschaftlichen Problematik der Psychoanalyse. Stud. general. **3**, 308–316 (1950)
Kunz, H.: Die latente Anthropologie der Psychoanalyse. Schweiz. Z. Psychol. **15**, 84–102 (1956)
Kunz, H.: Über den Sinn und die Grenzen des psychologischen Erkennens. Stuttgart: Klett 1957. Teilabdruck in: Die Psychologie des 20. Jahrhunderts, Bd. I
Kunz, H.: Votum bei der 134. Versammlung der Schweiz. Ges. für Psychiatrie 1961. Schweiz. Arch. Neurol. Psychiat. **90**, 436–437 (1962a)
Kunz, H.: Die eine Welt und die Weisen des In-der-Welt-Seins. Psyche **16**, 58–80, 142–159, 221–239 usw. Insgesamt 7 Beiträge (1962/1963)
Kunz, H.: Die Frage nach der Natur des Menschen. Psyche **17**, 685 (1963)
Kunz, H.: Über vitale und intentionale Bedeutungsinhalte. In: Conditio Humana. Berlin-Heidelberg-New York: Springer 1966
Kunz, H.: Grundfragen der psychoanalytischen Anthropologie. Göttingen: Vandenhoeck & Ruprecht 1975a
Kunz, H.: Die Erweiterung des Menschenbildes in der Psychoanalyse Sigmund Freuds. In: H.-G. Gadamer, P. Vogler (Hrsg.): Neue Anthropologie, Bd. VI. Stuttgart 1975b
Kunz, H.: Die anthropologischen Grundlagen der Psychoanalyse. Gesammelte Aufsätze. Göttingen 1975c
Kunz, H.: Die partielle Verfehlung der Phänomene in Husserls Phänomenologie. Z. klin. Psychol. Psychother. **25**, 107–135 (1977)
Laing, R.D.: The Self and Others. London 1961
Laing, R.D.: The Divided Self. London [2]1965
Laing, R.D.: The Politics of Experience. London: Penguin 1976. Dt.: Phänomenologie der Erfahrung. Frankfurt/M. 1969
Lakatos, J.: Falsification and the methodology of scientific research programmes. In: Lakatos, J., and Musgrave (Eds.) 1970
Lakatos, J., Musgrave, A. (Hrsg.): Criticism and the growth of knowledge. Cambridge 1970; dt.: Kritik und Erkenntnisfortschritt
Landgrebe, L.: Seinsregionen und regionale Ontologie in Husserls Phänomenologie. In: Der Weg der Phänomenologie. Das Problem einer ursprünglichen Erfahrung. Gütersloh [2]1967

Landgrebe, L.: Phänomenologie und Geschichte. Darmstadt: Wiss. Buchgemeinschaft 1968
Landgrebe, L.: Philosophische Anthropologie – eine empirische Wissenschaft? In: Die Welt des Menschen – die Welt der Philosophie. Festschrift f. J. Patočka. Phaenomenologica 72. The Hague: Nijhoff 1976
Lang, H.: Geschichtlichkeit des Daseins oder Entwicklung des Soma? Überlegungen zum wissenschaftlichen Standort der Psychoanalyse. In: Kraus, A. (Hrsg.): Leib, Geist, Geschichte. Brennpunkte anthropologischer Psychiatrie. Heidelberg: Hüthig 1978
Lang, H.: Phänomenologisch-anthropologisch orientierte Psychiatrie und Psychologie im französischen Sprachraum. In: Psychologie des XX. Jahrhunderts, Bd. III, S. 965–974. Zürich: Kindler 1977
Lange-Eichbaum, W., Kurth, W.: Genie, Irrsinn und Ruhm, 6. Aufl. Basel: Reinhard 1967
Langefeld, M.J.: Das Selbstvertrauen als Wagnis. In: Verstehen und Vertrauen. O.F. Bollnow-Festschrift. Stuttgart-Berlin-Köln-Mainz 1968
Langer, S.: Philosophy in a new Key. Cambridge (Mass.): Harvard Univ. Press 1942
Laudan, L.: Progress and Its Problems: Towards a Theory of Scientific Growth. In: Lakotos (1970)
Lay, R.: Grundzüge einer komplexen Wissenschaftstheorie. Frankfurt/M.: Knecht 1971
Leibbrand, W., Wettley, A.: Der Wahnsinn. Geschichte der abendländischen Psychopathologie. Freiburg-München: Alber 1960
Lenk, H.: Pragmatische Philosophie. Plädoyers und Beispiele für eine praxisnahe Philosophie und Wissenschaftstheorie. Hamburg 1975
Lewin, K.: Der Übergang von der aristotelischen zur galileischen Denkweise in Biologie und Psychologie. Darmstadt: Wiss. Buchgesellschaft 1971
Lichtner-De Clerk, R.: Zum Verhältnis von Pathologie und Entfremdung. Kommunikation u. Ästhetik, S. 63 (1975)
Lidz, Th.: The Origin and Treatment of Schizophrenic Disorders. New York: Basic Books 1973; dt.: Der gefährdete Mensch. Frankfurt/M.: Fischer 1976
Linden, M.: Untersuchungen zum Anthropologiebegriff des 18. Jahrhunderts. Bern/Frankfurt/M.: Lang 1976
Lingis, A.: Man as a symbol maker: The face and the things. Worshop **44**, 477–482 (1970)
Linschoten, J.: Auf dem Weg zu einer phänomenelogischen Psychologie. Die Psychologie von William James; Dt. von H. Mönks. Berlin: De Gruyter 1961
Linschoten, J.: Die phänomenologische Methode in der Psychologie. In: Bericht über den sechzehnten Internationalen Kongreß für Psychologie, S. 514–515. Amsterdam 1962
Lipps, W.: Werke. Frankfurt/M.: Klostermann 1976ff
Löwith, K.: Das Individuum in der Rolle des Mitmenschen (1928). Darmstadt: Wiss. Buchgesellschaft 1969
Lorenz, K.: Der dialogische Wahrheitsbegriff. Neue Hefte für Philosophie 2/3, 111–123 (1972)
Lorenz, K.: Die Rückseite des Spiegels. München-Zürich: Piper 1973
Luijpen, W.A.: Existentielle Phänomenologie. München: Manz 1971
Lyons, J.: Psychology and the Measure of Man. A Phenomenological Approach. London 1963
Maier, W.: Das Problem der Leiblichkeit bei Jean-Paul Sartre und Maurice Merleau-Ponty. Tübingen: Niemeyer 1964
Maiers, W.: Normalität und Pathologie des Psychischen. Das Argument **91**, 457–493 (1975)
Maldiney, H.: Compendre. Rev. de Méthaphysique et de Morale **1961**, 35–89
Maldiney, H.: Regard, Parole, Espace. Lausanne: Edit. L'age d'Homme 1973
Marbach, E.: Das Problem des Ich in der Phaenomenologie Husserls. Den Haag: Nijhoff 1974
Marcel, G.: Être et avoir. Paris 1935
Marcel, G.: Der Mensch als Problem. Frankfurt/M. 1956
Marcel, G.: Leibliche Begegnung. In: Kraus, A. (Hrsg.): Leib, Geist, Gesellschaft. Brennpunkte anthropologischer Psychiatrie. Heidelberg: Hüthig 1978
Marchais, P.: Métapsychiatrie. Paris: Masson et Cie. 1974
Marquard, O.: Zur Geschichte des philosophischen Begriffs „Anthropologie" seit dem Ende des 18. Jahrhunderts. In: Collegium philosophicum, Festschr. f. J. Ritters, S. 209–239. Basel-Stuttgart: Schwabe 1965
Marquard, O.: Anthropologie, In: Historisches Wörterbuch der Philosophie, hrsg. von J. Ritter, Bd. I, S. 362–374. Basel-Stuttgart: Schwabe 1971
Marquard, O.: Inkompetenzkompensationskompetenz? Über Kompetenz und Inkompetenz der Philosophie. In: Baumgartner, H.M., et al. (Hrsg.) 1976

Maslow, A.H.: Problem-centering vs. means-centering in Science. Philos. Sci. **13**, 326–331 (1946)
Maslow, A.H.: Motivation and Personality. New York: Harper & Row 1954; deutsch: Motivation und Persönlichkeit. Olten: Walter 1977
Mastermann, M.: The nature of a paradigm. In: Lakatos, J. and Musgrave, A. (Hrsg.): Criticism and the Growth of Knowledge. Cambridge: Univ. Press 1970
Matussek, P.: Psychopathology II: Wahrnehmung, Halluzination und Wahn. In: Psychiatrie der Gegenwart, Bd. I/2, S. 23–76. Berlin-Göttingen-Heidelberg: Springer 1963
McLeod: 'Phenomenology': A Challenge to Experimental Psychology. In: T.W. Wann (ed.): Behaviorismus and Phenomenology. The University of Chicago Press 1967
Mercier, A.: La philosophie et la science. In: Proceedings of the XVth World Congress of Philosophy 17–22, Sept. 73 in Varna Bd. I, Sofia 1973
Merleau-Ponty, M.: La structure du comportement. Paris: Gallimard 1942
Merleau-Ponty, M.: Phénoménologie de la perception. Paris: Gallimard 1945; deutsch: Phänomenologie der Wahrnehmung. Berlin: de Gruyter 1966
Merleau-Ponty, M.: Le visible et l'invisible. Paris: Gallimard 1964
Métraux, A.: Zur Erfahrung des Leibes. In: Métraux, A., Graumann, C.F. (Hrsg.): Versuche über Erfahrung, S. 51–68. Bern-Stuttgart-Wien: Huber 1975
Métraux, A.: Leiblichkeit und Fremdwahrnehmung. In: A. Kraus (Hrsg.): Leib, Geist, Geschichte. Brennpunkte einer anthropologischen Psychiatrie. Heidelberg: Hüthig 1978
Meyer, J.E.: Tod und Neurose. Göttingen: Vandenhoek & Ruprecht 1973
Minkowski, E.: Traité de psychopathologie. Paris 1966
Misiak, M., Sexton, V.St.: Phenomenological, Existential and Humanistic Psychologies: A Historical Survey. New York: Grune & Stratton 1973
Mitscherlich, A. (Hrsg.): Pathographien I. Frankfurt: Suhrkamp 1977
Mittelstrass, J.: Die Galileische Wende. In: 9. Deutscher Kongreß für Philosophie, hrsg. von L. Landgrebe, S. 285–318. Meisenheim/Glan: Hain 1972
Mittelstrass, J.: Die Möglichkeit von Wissenschaft. Frankfurt/M. 1974
Möller, H.-J.: Methodische Grundprobleme der Psychiatrie. Stuttgart: Kohlhammer 1976
Möller, H.-J.: Methodenkritische Untersuchungen zu hermeneutischen und teleologischen Forschungsansätzen in der psychoanalytisch orientierten Psychosomatik. Fortschr. Neurol. Psychiat. **45**, 579–595 (1977a)
Möller, H.-J.: Psychoanalyse – erklärende Wissenschaft oder Deutungskunst? München: Fink 1977b
Muchielli, R.: Analyse existentielle et psychotherapie phénomeno-structurale. Brüssel 1967
Müller, W.: Être-au-monde. Grundlinien einer philos. Anthropologie bei Maurice Merleau-Ponty. Bonn: Bouvier 1975
Müller-Suur, H.: Das psychisch Abnorme. Berlin-Göttingen-Heidelberg: Springer 1950
Müller-Suur, H.: Das Nicht-Tatsächliche in der Psychiatrie. Confin.psychiat. 236–245 (1968)
Müller-Suur, H.: Thesen zum Verhältnis zwischen Wissenschaft und Praxis. Festschr. W.Th. Winkler. Gütersloh: Landschaftsverband Westfalen-Lippe 1974
Müller-Suur, H.: Inkommensurabilität und Kommensurabilität. In: Die Sprache des Anderen (G. Hofer und K.P. Kisker, Hrsg.). Basel-München-Paris: Karger 1976
Natanson, M.: Philosophische Grundfragen der Psychiatrie I. Philosophie und Psychiatrie. In: Psychiatrie der Gegenwart, Bd. I/2, S. 903–925. Berlin-Göttingen-Heidelberg: Springer 1963
Natanson, M.: The Lebenswelt. Review Exist. Psychol. Psychiat. **4**, 126–131 (1964)
Natanson, M.: Essays in Phenomenology. The Hague: Nijhoff 1966
Natanson, M. (Ed.): Phenomenology and Social Reality. The Hague: Nijhoff 1970
Nitschke, A.: Verhalten und Wahrnehmung. In: Gadamer, H.-G., Vogler, P. (Hrsg.): Neue Anthropologie, Bd. IV, S. 123–149. Stuttgart: Thieme 1973
Noack, Hermann: Allgemeine Einführung in die Philosophie. Probleme ihrer gegenwärtigen Selbstauslegung. 2. überarb. Aufl. Darmstadt: Wiss. Buchgesellschaft 1976
Nuttin, J.: Das Verhalten des Menschen: Der Mensch in seiner Erscheinungswelt. In: Gadamer, H.-G., Vogler, P. (Hrsg.): Neue Anthropologie, Bd. V, S. 163–199. Stuttgart: Thieme 1973
O'Connor, D.J.: The Correspondence Theory of Truth. London: Hutchinson 1975
O'Connor, T.: Behaviour and Perception: A Discussion of Merleau-Ponty's Problem of Operative Intentionality. The Human Context **7**, 39–48 (1975)
Offer, D., Sabshin, M.: Normality. New York 1966
Offer, D., Sabshin, M.: The Concept of Normality. In: Arieti, S.: Americ. Handbook of Psychiatry, p. 202–213. New York: Basic Books [2]1974

O'Malley, J.: The dialectic of human inquiry. Philosophy Forum 1971
Orth, E.W.: Die Phänomenologie und die Wissenschaften. Einleitung in: Die Phänomenologie und die Wissenschaften. Phänomenologische Forschungen **2**, 7–18 (1976)
Orth, E.W.: Anthropologie und Intersubjektivität. Zur Frage von Transzendentalität oder Phänomenalität der Kommunikation. In: Mensch, Welt, Verständigung. Phänomenologische Forschungen **4**. Freiburg-München: Alber 1977
Owens, Th.J.: Phenomenology and Intersubjectivity. Contemporary interpretations of the interpersonal situation. The Hague: Nijhoff 1970
Paci, E.: The Function of the Science and the Meaning of Man (translat. by P. Piccone and J.E. Hansen). Evanston: Northwestern University Press 1972
Paci, E.: Vérification empirique et transcendance de la vérité. In: Breda, H.L., van (Hrsg.): Vérité et Vérification, S. 59–67. The Hague: Nijhoff 1974
Parsons, T.: Mental Illness and "Spiritual Malaise": The Role of the Psychiatrist and of the Minister of Religion. In: Hofman, H. (Ed.): The Ministry and Mental Health, S. 292–324. New York: Association Press 1960
Parsons, T.: Definition von Gesundheit und Krankheit im Lichte der Wertbegriffe und der sozialen Struktur Amerikas. In: Mitscherlich, A. et al. (Hrsg.): Der Kranke in der modernen Gesellschaft. Köln-Berlin: Kiepenheuer & Witsch 1970
Pascal, B.: Œuvres complètes. Paris: Gallimard 1954
Patzig, G.: Widerspruch. In: Krings, H., et al. (Hrsg.), S. 1694–1702. 1973/74
Pauleikhoff, B.: Möglichkeiten und Grenzen der Erfahrung in der heutigen Psychopathologie. In: Kranz, H. (ed.), Psychopathologie heute, p. 28–37. Stuttgart: Thieme 1962
Pažanin, A.: Wahrheit und Lebenswelt beim späteren Husserl. In: Vérité et Vérification (H.L. van Breda, Hrsg.), S. 71–116. Den Haag: Nijhoff 1974
Peirce, C.S.: Schriften: Bd. I u. II (deutsche Übers., mit einer Einführung, hrsg. von K.-O. Apel). Frankfurt/M.: Suhrkamp 1972
Perrez, M.: Bedarf die psychoanalytische Theorie eigener Kriterien der Wissenschaftlichkeit? Psyche **23**, 842–849 (1969)
Perrez, M.: Ist die Psychoanalyse eine Wissenschaft? Bern-Stuttgart-Wien: Huber 1972
Perrot, L.A.: Research on Research: The Human Dimensions. J. Phän. Psychology (New Jersey) **7**, 148–171 (1977)
Pethö, B.: Zur methodologischen Neubesinnung in der Psychiatrie. Fortschr. Neurol. Psychiat. **37**, 405–437 (1969)
Peursen, C.A. van: The Concept of the body in transcendental phenomenology and in modern biology. In: Analecta Husserliana, Vol. I, 133–151 (ed. T. Tymieniecka). Dordrecht: Reidel 1970
Piaget, J.: Sagesse et Illusions de la Philosophia. Paris: Presses Universitaires de France 1965. Deutsch: Weisheit und Illusion der Philosophie. Frankfurt/M.: Suhrkamp 1974
Piaget, J.: Gesammelte Werke. Stuttgart: Klett 1975
Pieper, A.: Das philosophische Unbehagen an der Philosophie. Philos. Jahrbuch d. Görresgesellschaft, S. 146–148. Freiburg: Alber 1974
Pfänder, A.: Schriften aus dem Nachlaß zur Phänomenologie und Ethik. Bd. I Philosophie auf phänomenologischer Grundlage; hrsg. von H. Spielberg. Bd. II Ethik in kurzer Darstellung; hrsg. von P. Schwankl. München: Fink 1973
Place, U.T.: Is Consciousness a Brain Process? In: Chapell, V.C. (Ed.): The Philosophy of Mind. Prentice Hall 1962
Plessner, H.: Über das Welt-Umwelt-Verhältnis des Menschen. Studium Generale **3**, 116–121 (1950)
Plessner, H.: Zwischen Philosophie und Gesellschaft. Ausgewählte Abhandlungen und Vorträge. Bern: Francke 1953
Plessner, H.: Conditio humana. Pfullingen: Neske 1964
Plessner, H.: Die Stufen des Organischen und der Mensch. Düsseldorf ^{2}1964
Plessner, H.: Die Einheit der Sinne. Grundlinien einer Aesthesiologie des Geistes. Bonn: Bouvier & Co. 1965
Plessner, H.: Diesseits der Utopie. Frankfurt/M.: Suhrkamp 1974
Plessner, H.: Anthropologie der Sinne. In: Gadamer, H.-G., Vogler, P. (Hrsg.): Neue Anthropologie, Bd. VII, S. 3–63. Stuttgart: Thieme 1975
Plog, St.C., R.B. Edgerton (Eds.): Changing Perspectives in Mental Illness. New York: Holl, Rinehart and Winston 1969

Plügge, H.: Wohlbefinden und Mißbefinden. Tübingen: Niemeyer 1962
Plügge, H.: Der Mensch und sein Leib. Tübingen: Niemeyer 1967
Plügge, H.: Der Spielraum des Leibes. Salzburg: O. Müller 1970
Pöggeler, O.: Existenziale Anthropologie. In: Aufriß einer philosophischen Anthropologie. Freiburg-München 1966
Pohlen, M.: Schizophrene Psychose. Ein Beitrag zur Strukturlehre des Ich. Bern: Huber 1969
Pohlmeier, H., Biefang, S.: Kann man Krankheit messen? Zur Diskussion des Krankheitsbegriffes. MMG **2**, 158–165 (1977)
Polanyi, M.: Life's Irreducible Structure. Science **160**, 1308–1312 (1968)
Polio, H.R.: The psychology of symbolic activity. Menlo Park: Addison Wesley Co. 1974
Pongratz, L.J.: Problemgeschichte der Psychologie. Bern-Stuttgart: Huber 1967
Pongratz, L.J. (Hrsg.): Psychiatrie in Selbstdarstellungen. Bern-Stuttgart-Wien: Huber 1976
Pongratz, J.: Einleitung: Geschichte, Gegenstand, Grundlagen der klinischen Psychologie (speziell: II. Gegenstandsbestimmung u. III. Anthropologische Prolegomena. In: Handbuch der Psychologie, Bd. VIII/;, S. 1–59. Göttingen-Toronto-Zürich: Hogrefe 1977
Popper, K.R.: Logik der Forschung. Wien: Springer 1934
Popper, K.R.: Conjectives and refutations. The growth of scientific knowledge. London: Routledge & Paul 1963
Popper, K.R.: Objektive Erkenntnis. Ein evolutionärer Entwurf. Hamburg: 1973
Popper, K.R., Eccles, J.C.: The Self and Its Brain. Berlin-Heidelberg-New York: Springer 1977
Portmann, A.: Biologische Fragmente zu einer Lehre vom Menschen. Basel: Schwabe 1951. Unter dem Titel: Zoologie und das neue Bild des Menschen. Reinbek: Rowohlt 1956
Portmann, A.: Entläßt die Natur den Menschen? München: Piper 1975
Portmann, A.: An den Grenzen des Wissens. Düsseldorf: Econ 1974
Protti, M.: Strutture nello sviluppo del pensiero di L. Binswanger. Neuropsychiatrie **30**, 273–294 (1974)
Prütter, K.: Der Zugang zum Schizophrenen auf Grund phänomenologisch-daseinsanalytischer Erfahrung. Schweiz. Arch. Neurol. Psychiat. **90**, 420–425 (1962)
Rachman, S.: The Effects of Psychotherapy. Oxford 1971
Rad, M. v.: Anthropologie als Thema von psychosomatischer Medizin und Theologie. Mit Beiträgen von M. von Rad, P. Achilles u. Chr. Link. Stuttgart-Berlin-Köln-Mainz 1974
Radnitzky, G.: Contemporary Schools of Metascience. New York: Humanities Press 1970
Rath, F.: Psychopathologische Theorien zu Ende des Mittelalters und am Beginn der Neuzeit. Psychiat. fenn. 1973, 33–38
Rather, I.: Zur Philosophie des Begriffs ‚Krankheit‘. Dtsch. med. Wschr. **83**, 45–49 (1958)
Rauche, G.A.: Contemporary philosophical alternatives and the crisis of truth. The Hague: Nijhoff 1970
Reenpää, Y.: Wahrnehmen, Beobachten, Konstituieren. Phänomenologie und Begriffsbestimmung der ersten Erkenntnisakte. Frankfurt a.M.: Klostermann 1967
Reenpää, Y.: Über das Körper-Seele-Problem. In: Neue Anthropologie hrsg. von H.-G. Gadamer u. P. Vogler, Bd. V, S. 14–50. Stuttgart: Thieme u. München: dtv. 1973
Reid, D.D.: Epidemiologische Methoden in der psychiatrischen Forschung. Übers. u. hrsg. von K.P. Kisker. Stuttgart: Thieme 1966
Revers, W.J.: Philosophisch orientierte Theorien der Person und Persönlichkeit. Hb. der Psychologie Bd. IV. Göttingen: Hogrefe 1960
Revers, W.J.: Psychosomatische Einheit versus psychophysischer Dualismus. Hexagon Roche (Basel) **4**, 11–17 (1976)
Richardson, W.J.: Humanism and existential psychology. In: Greenings, T.S. (ed.): Existential humanistic psychology. Belmont (Cal.): Brooks/Cole 1971
Ricoeur, P.: Philosophie de la volonté. Le volontaire et l'involontaire. Paris 1967
Ricoeur, P.: De l'interprétation. Essai sur Freud. Paris 1965; deutsch: Die Interpretation. Ein Versuch über Freud. Frankfurt/M.: Suhrkamp 1974
Ricoeur, P.: L'inconscient. Paris 1966
Ricoeur, P.: Le conflit de interprétation. Essai d'Herméneutique. Paris 1969; deutsch: Hermeneutik und Psychoanalyse. Der Konflikt der Interpretation. München: Kösel 1974
Ricoeur, P.: Psychiatry and Moral Values. In: Arieti, S.: American Handbook of Psychiatry, Vol. I, p. 976–990. New York: Basic Books 1974

Ricoeur, P.: Phénoménologie et herméneutique. Man and World 7, 223–253 (1974) und in: Phänomenologie heute. Phänomenologische Forschungen 1, 31–75 (1975)
Ricoeur, P.: Conclusions. In: Breda, D.L. van (Hrsg.): Veritéet Verifications, S. 190–209. Den Haag 1974
Riese, W.: Phenomenology and Existentialism in Psychiatry: An Historical Analysis. J. nerv. ment. Dis. 132, 469–484 (1961)
Ritter, J. (Hrsg.): Historisches Wörterbuch der Philosophie. Bd. I–IV. Basel-Darmstadt: Schwabe 1971ff.
Rohr-Dietrich, U.: Zur Genese des Selbstbewußtseins. Phänomenol.-psycholog. Forschungen Bd. 14. Berlin-New York: de Gruyter 1974
Rohracher, H.: Regelprozesse im psychischen Geschehen. Forsch.Fortschr. **1963**, 37
Romanyshyn, R.D.: The Attitude of Science and the Crisis of Psychology. In: Giorgi, A. et al., p. 6–18. 1975
Rombach, H. (Hrsg.): Die Frage nach dem Menschen. Freiburg-München: Alber 1966
Rombach, H. (Hrsg.): Wissenschaftstheorie 1 – Probleme und Positionen der Wissenschaftstheorie. Freiburg i.Br. 1974
Rombach, H.: Die Grundstruktur der menschlichen Kommunikation. Zur kritischen Phänomenologie des Verstehens und Mißverstehens. In: Mensch, Welt, Verständigung. Phänomenologische Forschungen 4, 19–51 (1977)
Rosenthal, R.: Experimenter outcome-orientation and the result of the psychological experiment. In: Corah, p. 55–62
Rotenstreich, N.: Reflexion und Philosophie. Ratio 17, 1–16 (1975)
Rothacker, E.: Schichten der Persönlichkeit. Bonn: Bouvier [8] 1969
Rothschuh, K.E.: Ist das Kuhnsche Erklärungsmodell wissenschaftshistorischer Wandlungen mit Gewinn auf die Konzepte der klinischen Medizin anwendbar? In: Diemer, A. (Hrsg.): Die Struktur wissenschaftlicher Revolutionen und die Geschichte der Wissenschaften, S. 73–88. Meisenheim/Glan: Hain 1977
Rümke, H.C.: Eine blühende Psychiatrie in Gefahr. Berlin-Heidelberg-New York: Springer 1967
Ruesch, J.: The Trouble with Psychiatric Research. Arch. Neurol. Psychiat. 77, 93–107 (1957)
Ruitenbeek, H.M. (Ed.): Psychoanalysis and existential philosophy. New York: Dutton 1962
Ruml, V.: Positivismus, Weltanschauung und Erkenntnis. In: Proceedings of the XVth World Congress of Philosophy 1973, Vol. I, p. 105–110. Sofia 1973
Ryback, D.: Existentialism and Behaviorism: Some differences settled. Canad. Psychologist 13, 53–60 (1972)
Ryle, G.: The Concept of Mind. London: Hutchinson 1949
Sardello, R.J.: Behaviorism (versus?) (and?) (or?) Phenomenology. Amer. Psychologist 25, 567–568 (1970)
Sartre, J.-P.: L'être et le néant. Paris 1943; deutsch: Das Sein und das Nichts. Versuch einer phänomenologischen Ontologie. Reinbek: Rowohlt 1970
Schäfer, K.: Paradox. In: Krings, H. et al. (Hrsg.), S. 1051–1059. 1974
Schäfer, L.: Erfahrung und Konvention. Zum Theoriebegriff der empirischen Wissenschaften. Stuttgart: Frommann 1974
Schäfer, M.L.: Das Problem der Intersubjektivität. Zur philosophischen Grundlegung der Psychiatrie. In: Die Psychologie des 20. Jahrhunderts, Bd. X (U.H. Peters, Hrsg.). Zürich: Kindler (im Druck)
Schäfer, M.L.: Reflexion, Ideation, Hermeneutik, Explanation. Grundelemente eines psychiatrischen Wissensmodells (im Druck)
Schapp, W.: In Geschichten verstrickt. Zum Sein von Mensch und Ding, 2. Aufl. Mit einem Vorwort von H. Lübbe. Wiesbaden: Heymann 1976
Scharfetter, C.: Psychiatrie als Wissenschaft und Praxis. Nervenarzt 44, 255–261 (1973)
Scheler, M.: Gesammelte Werke. Bern: Francke 1954ff.
Scher, J.: The ontoanalytic view. Amer. J. Psychoanalysis, 23, 1963
Scher, J.: Intending, Committing and Crisis in Ontoanalysis. Ex. psychiatry 6, 347–354 (1967)
Scher, J.: The Depressions and Structure: An Existential Approach to their Understanding and Treatment. Amer. J. Psychotherapy 25, 369–384 (1971)
Scherer, G.: Strukturen des Menschen – Grundlagen philosophischer Anthropologie. Referat bei der 34. Tagung

Schimmelpfenning, G.W.: Psychiatrie – Wissenschaft und Praxis. Dtsch. Ärztebl. **1977**, 1429–1436
Schipperges, H.: Anthropologien in der Geschichte der Medizin. In: H.-G. Gadamer u. P. Vogler (Hrsg.): Neue Anthropologie, Bd. II, S. 179–214. Stuttgart: Thieme u. München: dtv 1972
Schipperges, H.: Am Leitfaden des Leibes. Zur Anthropologie und Therapeutik Friedrich Nietzsches. Stuttgart 1975
Schipperges, H.: Setzt die Medizin der Aufklärung Grenzen? Z. klin. Psychol. Psychother. **25**, 5–20 (1977)
Schmerz, A.J.: Natur und Geist. Zum Problem der Menschen in der Philosophie Hegels. Inaug. Diss. Bonn 1971
Schmidt, G.: ‚Was ist der Mensch?'· In: Die Welt des Menschen – die Welt der Philosophie. Phänomenologica 72. The Hague: Nijhoff 1976
Schmidt, H.J.: „Philosophie" als Problem. Anmerkungen zum Paradox und zur Sinnhaftigkeit von Philosophie. Rheinstetten: Schindele 1977
Schmitz, H.: System der Philosophie. Bonn 1964ff.
Schneemann, K.: Was bedeutet manipulierte Übertragung eigentlich? Ein Beitrag zur Auseinandersetzung von Existenz- und Daseinsanalyse mit der Psychoanalyse. Psychother. Psychosom. **14**, 329–337 (1966)
Schneemann, K.: Ein psychoreaktives Zustandsbild in daseinsanalytischer Interpretation. Psychother. Psychosom. **17**, 257–280 (1969)
Schneemann, K. (Hrsg.): Wissenschaftstheoretische Grundlagen der Psychologie UTB 659. München-Basel: Reinhardt 1977
Schneider, H.: Über den Autismus. Berlin-Göttingen-Heidelberg: Springer 1964
Schneider, K.: Klinische Psychopathologie. Stuttgart: Thieme ^{9}1969
Schoene, W.: Menschenbilder und Medizin. MMG **2**, 121–122 (1977a)
Schoene, W.: Menschenbild im medizintechnologischen Wandel. MMG **2**, 136–143 (1977b)
Schopenhauer, A.: Werke. Frankfurt am Main: Suhrkamp 1977
Schott, E.: Situationstheoretische Ansätze in Psychologie und Soziologie. Diplomarbeit am Psychologischen Institut der Universität Heidelberg 1974
Schotte, J.: Psychoanalyse et Daseinsanalyse: ou la voie d'une répétition concrète des dits fondamentaux de Freud. Vortrag bei der 134. Versammlung der Schweiz. Ges. f. Psychiatrie in Münsterlingen am 14.5.1961
Schrenk, M.: Ludwig Binswangers Auseinandersetzung mit Sigmund Freud, ein Stück Wissenschaftsgeschichte. Confin. psychiat. **10**, 113–127 (1967)
Schrenk, M.: Zur Entwicklung der gegenwärtigen anthropologischen Medizin. Hippokrates **8**, 304–310 (1968)
Schütz, A.: Der sinnhafte Aufbau der sozialen Welt. Eine Einleitung in die verstehende Soziologie. Wien: Springer, 1, 1932, 2, 1960
Schütz, A.: Collected Papers Vol. I.–III. The Hague: Nijhoff 1962–1966
Schütz, A.: Das Problem der Relevanz. Frankfurt/M.: Suhrkamp 1971
Schütz, A., Luckmann, Th.: The Structures of the Life-World. London: Heinemann 1974
Schulz, W.: Philosophie in der veränderten Welt. Pfullingen: Neske 1972
Schwankl, P.: Zur Wertproblematik der Praxis. Phänomenologische Forschungen. Bd. **3**, S. 74–87, Freiburg: Alber 1976
Schwarz, R., Michael, J.: Zum Konzept von (psychischer) Behinderung. Nervenarzt **48**, 656–662 (1977)
Seifert, F.: Ideendialektik und Lebensdialektik. In: Die kulturelle Bedeutung der komplexen Psychologie, S. 237–270, 1935
Simmel, S.: Das individuelle Gesetz. Frankfurt/M.: Suhrkamp 1968
Simon, H.A.: Models of discovery and other topics in the methods of science. Dordrecht: Reidel 1977
Sinha, D.: Studies in Phenomenology. The Hague: Nijhoff 1969
Sinha, K.: Meeting Ground of Philosophy and Science. In: Proceedings of the XVth World Congress of Philosophy 1973, Vol. I, S. 111–118. Sofia 1973
Skirbekk, G. (Hrsg.): Wahrheitstheorien. Frankfurt/M.: Suhrkamp 1977
Solomon, R.C. (Ed.): Phenomenology and Existentialism. New York: Harper & Row 1972
Sommer, R.: Personal Space. The Behavioral Basis of Design. Englewood Cliffs: Prentice Hall 1969

Sonnemann, U.: Existence and Therapy. New York 1954
Sonnemann, U.: Existential Analysis. Cross Currents **5**, 3 (1955)
Sonnemann, U.: Die Daseinsanalyse in der Psychotherapie. In: Handbuch der Neurosenlehre und Psychotherapie, Bd. III. München-Berlin 1959
Sonnemann, U.: Negative Anthropologie. Reinbek: Rowohlt 1969
Spaemann, R.: Praktische Gewißheit — Descartes provisorische Moral. In: Epirrhosis, Festgabe für Carl Schmitt. Berlin: Duncker & Humblot 1968
Spicker, St.F., Engelhardt, H.T. (Eds.): Philosophical Dimension of the Neuro-Medical Science. Lawrence, Mass.: Reidel 1976
Spicker, St.F., Engelhardt, H.T. (Eds.): Philosophical Medical Ethics. Dordrecht: Reidel 1977
Spiegelberg, H.: The Phenomenological Movement. The Hague: Nijhoff ^{2}1969
Spiegelberg, H.: Phenomenology in Psychology and Psychiatry. Evanstone 1972
Spiegelberg, H.: Die Relevanz der phänomenologischen Philosophie für die Psychologie. In: Versuche über Erfahrung, hrsg. von A. Métraux u. C.F. Graumann, S. 101–111. Bern: Huber 1975
Spinner, H.: Pluralismus als Erkenntnismodell. Frankfurt/M. 1974
Srubar, K.: Die Grenzen des Verstehen-Erklären-Modells bei Schütz. In: Grathoff u. Sprondel. Stuttgart: Enke 1978 (im Druck)
Steffens, H.: Anthropologie. Stuttgart 1922
Stegmüller, W. (Hrsg.): Das Universalien-Problem. Darmstadt: Wiss. Buchgesellschaft
Stegmüller, W.: Theoriendynamik und logisches Verständnis. In: Diederich, W. (Hrsg.): S. 167–209. 1974
Steiner, R.: Gesamtausgabe, Bd. 26. Dornach: R. Steiner-Nachlaßverwaltung 1954
Stelzl, J.: Wissenschaftstheoretische Erwägungen. In: Psychologie des XX. Jh. (hrsg. von H. Balmer), S. 82–116. Zürich: Kindler 1976
Stern, G.: Über das Haben. Sieben Kapitel zur Ontologie der Erkenntnis. Bonn: Cohen 1928
Steußloff, H., Gniosko, E. (Hrsg.): Marxistisches Menschenbild und Medizin. Leipzig-Berlin 1968
Stich, H.: Kernstrukturen menschlicher Begegnungen. Ethische Implikationen der Kommunikationspsychologie. München: Kindler 1977
Stierlin, H.: Some comments on the relevancy for psychotherapy of the work of Gabriel Marcel. Rev. Existent. Psychol. Psychiatr. **1**, 145–148 (1961)
Stierlin, H.: Existentialism meets psychotherapy. Phil. Phenom. Res. **24**, 1963, 215–239. Deutsch: Die Begegnung von Existentialismus und Psychotherapie. In: G. Szcesny (Hrsg.): Club Voltaire I. München 1964
Stierlin, H.: Conflict an Reconciliation. New York 1969
Stierlin, H.: Das Tun des Einen ist das Tun des Anderen. Frankfurt/M. 1972
Stierlin, H.: Perspektiven der Familientheorie und -therapie. MMG **2**, 188–193 (1977)
Stoffels, H.: Das Problem der Objektivität in der Medizin. The Human Context **7**, 503–529 (1975)
Storch, A.: Die Welt der beginnenden Schizophrenie und die archaische Welt. Ein existential-analytischer Versuch. Z. ges. Neurol. Psychiat. **127**, 799 (1930)
Storch, A.: Wege zur Welt und Existenz des Geisteskranken. Stuttgart 1965
Strasser, St.: Seele und Beseeltes. Über das Problem der Seele in der metaphysischen und empirischen Psychologie. Wien 1955
Strasser, St.: Phänomenologie und Erfahrungswissenschaft vom Menschen. Berlin 1964
Strasser, St.: Probleme des ‚Verstehens' in neuer Sicht. In: Bieda, H.L. van (Hrsg.), S. 132–189. Den Haag: Nijhoff 1974
Strasser, St.: Grundgedanken der Sozialontologie Edmund Husserls. Z. philos. Forschungen **29**, 3–33 (1975)
Strasser, St.: Der Begriff der Welt in der phänomenologischen Philosophie. In: Phänomenologische Forschungen, Bd. 3, S. 151–179. Freiburg/München 1976
Straus, E.: Geschehnis und Erlebnis. Berlin 1930
Straus, E.: Vom Sinn der Sinne. Berlin-Göttingen-Heidelberg: Springer 1956
Straus, E.: Psychologie der menschlichen Welt. Gesammelte Schriften. Berlin-Göttingen-Heidelberg: Springer 1960
Straus, E.: Philosophische Grundfragen der Psychiatrie II. Psychiatrie und Philosophie. In: Psychiatrie der Gegenwart, Bd. I/2. Berlin-Göttingen-Heidelberg: Springer 1963
Straus, E.: Phenomenological Psychology. Selected Papers. New York: Basic Books 1966
Strickland, B.: Existential psychology. In: Powers, G., Baskin (Eds.).: New outlooks in psychology. New York: Philosophical Library 1968

Ströker, E.: Das Problem der Epoché in der Philosophie Edmund Husserls. Dordrecht: Reidel 1970
Ströker, E.: Einführung in die Wissenschaftstheorie. Darmstadt: Wiss. Buchges. 1973
Ströker, E.: Wissenschaftsgeschichte als Herausforderung. Frankfurt/M.: Suhrkamp 1976
Sullivan, H.St.: The interpersonal theory of psychiatry. New York: Norton 1953
Sullivan, H.St.: The psychiatric interview. New York: Norton 1954
Szasz, T.S.: The myth of mental illness. Foundations of a theory of personal conduct. New York 1961
Szasz, T.S.: The manufacture of madness: A comparative study of the inquisition and the mental health movement. New York 1970
Szasz, T.S.: Ideology and insanity. Essays on the psychiatry dehumanitation of man. New York: Doubleday 1970. Dt.: Psychiatrie – die verschleierte Macht. Essays über die psychiatrische Entmenschung des Menschen. Olten u. Freiburg: Walter 1975
Szentagothal, J., Arbid, M.A.: Conceptual Models of Neurol Organisation. Neurosci. Res. Programm Bull. **12**, 305–510 (1974)
Szilasi, W.: Wissenschaft als Philosophie. Zürich-New York: Europa-Verlag 1945
Szilasi, W.: Die Erfahrungsgrundlagen der Daseinsanalyse Binswangers. Schweiz. Arch. Neurol. Psychiat. **67**, 74–82 (1951). Auch in: Philosophie und Naturwissenschaft. Bern-München 1961
Szilasi, W.: Einführung in die Phänomenologie Edmund Husserl. Tübingen 1959
Szilasi, W.: Phantasie und Erkenntnis. Bern-München 1969
Szumowski, W.: La philosophie de la Médecine, son histoire, son essence, sa dénomination et sa définition. In: Archives internationales d'histoire des sciences, N.S., Vol. 28 (1948)
Tatossian, A., Giudicelli, S.: De la phénoménologie de Jaspers au «retour à Husserl». Confrontations psychiatriques **11**, 127–161 (1973)
Tellenbach, H.: Annäherung an die Daseinsanalyse. In: W. Schulte (Hrsg.): Almanach für Neurologie und Psychiatrie. 1967. München 1967
Tellenbach, H.: Geschmack und Atmosphäre. Salzburg: O. Müller 1968
Tellenbach, H.: Hermeneutische Akte in der Psychiatrie. Salzburg: Jg. Philos. **9**, S. 139–149. 1971
Tellenbach, H.: Die Begründung psychiatrischer Erfahrung und psychiatrischer Methoden in philosophischen Konzeptionen vom Wesen des Menschen. In: H.-G. Gadamer, P. Vogler (Hrsg.): Neue Anthropologie, Bd. VI. Stuttgart 1975
Tellenbach, H.: Melancholie. Berlin-Göttingen-Heidelberg: Springer 1961. 3. Erweiterte Auflage. Berlin-Heidelberg-New York: Springer 1976
Theraios, K.: Wissenschaft und Philosophie: Beitrag zur fundamentalontologischen Klärung ihres Zusammenhanges. In: Proceedings of the XVth World Congress of Philosophy 1973, Vol. I, p. 119–122. Sofia 1973
Theunissen, M.: Der Andere. Berlin: De Gruyter 1965
Thines, G.: The phenomenological approach in comparative psychology. J. Phenomenol. Psychology **1**, 63–73 (1970)
Thom, A.: Philosophisches Denken in der modernen Psychiatrie. In: Medizin und Philosophie (H. Steußloff, Hrsg.). Wiss. Z. der Karl-Marx-Univ. Math.-naturwiss. Reihe. Sonderband V, S. 166–204 (1965)
Thomä, H.: Sigmund Freud – ein Daseinsanalytiker? Psyche **12**, 881–892 (1958/59)
Thomae, H.: Das Individuum in seiner Welt. Göttingen: Hogrefe 1969
Thomae, H.: Formen der Daseinsermöglichung. In: Neue Anthropologie, hrsg. von H.-G. Gadamer u. P. Vogler, Bd. V, S. 317–348. Stuttgart: Thieme u. München: dto. 1973
Thorne, F.C.: An Existential Theory of Anxiety. J. clin. Psychol. **19**, 1963, 18–25
Thorne, F.C.: A New Approach in Psychopathology. J. clin. Psychol. **32**, 751–761 (1976)
Titelmann, P.: A Phenomenological Approaches to Psychopathology: The Conception of Erwin Straus. J. Phen. Psychology **7**, 15–33 (1976)
Titze, M.: Die Organisation des Bewußtseins in der normalen, paranormalen und abnormalen Dimension. Diss. Konstanz 1974
Toellner, R. (Hrsg.): Medizin als Wissenschaft. Meisenheim/Glan: Hein 1977
Toellner, R.: Mechanismus – Vitalismus: ein Paradigmawechsel? Testfall Haller. In: Diemer, A. (Hrsg.) 1977
Töpfer, S.: Normalitätszuschreibung: Theoretisch-methodologische Überlegungen. Forschungsbericht. Konstanz 1977
Toon, P.D.: Correspondence. Brit. J. Psychiat. **128**, 99 (1976)
Toulmin, S.E.: Einführung in die Philosophie der Wissenschaft. Göttingen: Vandenhoek & Ruprecht 1969

Toulmin, St.: On the Nature of the Physican's Understanding. J. Medicine Philosophy **1**, 32–50 (1976)
Toulmin, St.: The Multiple Aspects of Mental Health and Mental Disorders. J. Medicine Philosophy **2**, 191–196 (1977)
Toulmin, St.: Knowledge and Art in the Practice of Medicine. 6. Interdisziplinäres Symposion für Philosophie u. Medizin. Hamburg 1977
Treher, W.: Hegels Geisteskrankheit oder das verborgene Gesicht der Geschichte. Emmendingen: Selbstverlag 1969
Treichler, R.: Der schizophrene Prozeß. Stuttgart: Freies Geistesleben 1967
Treichler, R.: Grundzüge einer geisteswissenschaftlich orientierten Psychiatrie. In: Husemann, F.: Das Bild des Menschen als Grundlage der Heilkunst. Entwurf einer geisteswissenschaftlichen Medizin, Bd. II/2. Stuttgart: Freies Geistesleben 1978
Trillat, E. (Ed.): Le corps en psychiatrie. Paris: Masson 1973
Troschke, J., v.: Medizinsoziologische Überlegungen zur Definition von Krankheit und Gesundheit. Prakt. Arzt **1971**, 6
Tugendhat, E.: Der Wahrheitsbegriff bei Husserl und Heidegger. Berlin: de Gruyter 1967
Turner, M.B.: Philosophy and the science of behavior. New York: Appleton-Century-Croft 1967
Tyler, L.E.: Existentialism in counseling. The Counseling Psychologist 2
Uexküll, J. v.: Theoretische Biologie, 2. Aufl. Berlin 1928
Uexküll, J. v., Kriszat, G.: Streifzüge durch die Umwelten von Tieren und Menschen. – Bedeutungslehre. Reinbek: Rowohlt
Vogler, P.: Theorienbildung in der Medizin und die Lehre von den Grundfunktionen. In: H.G. Gadamer, P. Vogler (Hrsg.): Neue Anthropologie, Bd. II, S. 428–459. Stuttgart: Thieme 1972
Waelhens, A. de: Une Philosophie de l'Ambiguité. Louvain 1951
Waelhens, A. de: Existence et signification. Paris: Louvain 1958
Waelhens, A. de: La philosophie et les experiénces naturelles. La Haye 1961
Waelhens, A. de: La psychose. Essai d'interprétation analytique et existentiale. Paris: Louvain 1972
Waldenfels, B.: Im Zwischenreich des Dialogs. The Hague: Nijhoff 1970
Waldenfels, B.: Intentionalität und Kausalität. In: Versuche über Erfahrung, hrsg. von A. Métraux u. C.F. Graumann, S. 113–135. Bern: Huber 1975
Waldenfels, B.: Die Verschränkung von Innen und Außen im Verhalten. In: Die Phänomenologie und die Wissenschaften. Freiburg/Br.-München: Alber. Phänomenologische Forschungen **2**, 102–129 (1976)
Waldenfels, B.: Im Labyrinth des Alltags. In: Waldenfels et al.: Phänomenologie und Marxismus 3. Frankfurt/M: Suhrkamp 1978
Washburn, Sh. L., Harding, R.S.O.: Evolution and Human Nature. In: Amer. Handb. of Psychiatry, Vol. **VI**, p. 3–13
Wein, H.: Das Problem des Relativismus. In: N. Hartmann (Hrsg.): Systematische Philosophie. Stuttgart u. Berlin: Kohlhammer 1942
Wein, H.: Philosophie als Erfahrungswissenschaft. Den Haag: Nijhoff 1965
Weingarten, E., Sack, F., Schenkein, J. (Hrsg.): Ethnomethodologie. Beiträge zu einer Soziologie des Alltagshandelns. Frankfurt/M.: Suhrkamp 1976
Weingartner, P.: Wissenschaftstheorie I. Einführung in die Hauptprobleme. Stuttgart-Bad Cannstadt 1971
Weiss, P.A.: The Basic Concept of Hierarchic Systems. In: Weiss, P. (ed.): Hierarchically Organized Systems in Theory and Practice, p. 1–43. New York: Hafner 1971
Weizenbaum, J.: On the Impact of the Computer on Society. Science **176**, 609–614 (1971)
Weizsäcker, V. v.: Der Gestaltkreis. Stuttgart: Thieme 1940
Weizsäcker, V. v.: Pathosophie. Göttingen: Vandenhoek & Ruprecht 1956
Weizsäcker, C.F. v.: Die Einheit der Natur. München: Hanser 1971
Weizsäcker, C.F. v.: Wissenschaftsgeschichte als Wissenschaftstheorie. Zur Frage nach der Rolle der Gesellschaft in der Wissenschaft. In: Wirtschaft und Wissenschaft 1974
Wellek, A.: Das Problem des seelischen Seins. Leipzig 1941
Wellek, A.: Der Rückfall in die Methodenkrise der Psychologie und ihre Überwindung. In: Psychologie des XX. Jh., Bd. I (hrsg. von H. Balmer), S. 41–66. Zürich: Kindler 1976
Wetherick, N.E.: Can there be non-phenomenological psychology? The Human Context **4**, 50–60 (1972)

White, A.R.: The Philosophy of Mind. New York: Random House 1967
Wigner, E.P.: Remarks on the Mind-Body Problem. In: Good, J.J. (ed.): The Scientist Speculates, p. 284–301. New York: Basic Books 1962
Wilson, J.R.S.: Emotion and Object. Cambridge: Univ. Press 1972
Winkler, W.Th.: Dynamische Phänomenologie der Schizophrenie als Weg der gezielten Psychotherapie. Z. Psychother. **7**, 192 (1957)
Winkler, W.Th.: Objektivierende Betrachtung und psychotherapeutische Grundeinstellung. Z. Psychother. med. Psychol. **15**, 17–28 (1965)
Wisdom, J.: Philosophy and Psychoanalysis. Oxford: Blackwell 1953
Wittgenstein, L.: Philosophische Untersuchungen. Frankfurt/M.: Suhrkamp 1977
Witzenmann, H.: Intuition und Beobachtung. Stuttgart: Freies Geistesleben 1977
Wohlgenannt, R.: Was ist Wissenschaft? Braunschweig 1976
Worden, F.G.: Questions about Man's attempt to understand himself. In: Holt, R.R. and Peterfreund (Eds.): Psychoanalysis and Contemporary Science, Vol. 1, S. 38–59. New York: Macmillan 1972
Wucherer-Huldenfeld, A.: Freud und die Philosophie. Acta Psychother. Psychosom. Orthopaed. **4**, 243–251 (1956)
Wucherer-Huldenfeld, A.: Sigmund Freud als Philosoph. Wissenschaft u. Weltbild (Wien) **21**, 171–188 (1968)
Wucherer-Huldenfeld, A.: Philosophie als Wahnsinn bei Sigmund Freud. Wissenschaft u. Weltbild (Wien): **29**, 57–80 (1976)
Wyrsch, J.: Die Person des Schizophrenen. Bern 1949
Wyrsch, J.: Psychopathologie und Daseinsanalyse. Schweiz. Arch. Neurol. Psychiat. **90**, 425–426 (1962)
Wyrsch, J.: Psychiatrie als offene Wissenschaft. Bern 1969
Wyrsch, J.: Leib-Leben-Seele-Geist. Schweiz. Arch. Neurol. Neurochir. Psychiat. **121**, 307–316, 1977
Wyss, D.: Beziehung und Gestalt. Göttingen: Vandenhoek & Ruprecht 1973
Wyss, D.: Die tiefenpsychologischen Schulen von den Anfängen bis zur Gegenwart. Göttingen: Vandenhoek & Ruprecht [5] 1976a
Wyss, D.: Mitteilung und Antwort. Göttingen: Vandenhoek & Ruprecht 1976b
Wyss, D.: Die anthropologisch-existenzialontologische Psychologie und ihre Auswirkungen insbesondere auf die Psychiatrie und Psychotherapie. In: Psychologie des 20. Jahrhunderts, Bd. I, hrsg. von H. Balmer, S. 460–569. Zürich: Kindler 1976c
Yager, J.: Psychiatrie Eclectism: A cognitive View. Amer. J. Psychiat. **134**, 736–741 (1977)
Yoos, G.: A phenomenological look at metaphor. Phil. and Phen. Research **32**, 78–88 (1971)
Zaner, R.M.: The way of phenomenology: Criticism as a philosophical discipline. New York: Pegasus 1970
Zaner, R.M.: The Problem of Embodiment. Some contributions to a phenomenology of the body. Den Haag: Nijhoff 1964
Zaner, R.M.: The way of phenomenology: Criticism as a philosophical discipline. New York: Pegasus 1970
Zeltner, H.: Das Ich und die Anderen. Husserls Beitrag zur Grundlegung der sozialen Philosophie. Z. philos. Forschg. **13**, 288–314 (1959)
Zener, K., Gaffon, M.: Perceptual Experience: An Analysis of its Relation to the External World Through Internal Processing. In: Koch, S. (Ed.): Psychology. A Study of a Science, Vol. 4, p. 515–618. New York 1962
Zimmermann, F.: Einführung in die Existenzphilosophie. Darmstadt: Wiss. Buchges. 1977
Zoila, A.F.: Le temps brisé des schizophrènes. Essai sur le temps intensif et sur le temps construit. Evol. psychiat. **41**, 973–991 (1976)
Zusmann, J.: Sociology and Mental Illness. Arch. Gen. Psychiat. **15**, 635–648 (1966)
Zutt, J. mit Kulenkampff, C. (Hrsg.): Das paranoide Syndrom in anthropologischer Sicht. Berlin-Göttingen-Heidelberg: Springer 1958
Zutt, J.: Über verstehende Anthropologie. Versuch einer anthropologischen Grundlegung der psychiatrischen Erfahrung. In: Psychiatrie der Gegenwart. Bd. I/2, S. 763–852. Berlin-Göttingen-Heidelberg: Springer 1963a
Zutt, J.: Auf dem Weg zu einer anthropologischen Psychiatrie. Berlin-Göttingen-Heidelberg: Springer 1963b

Psychiatrie und Kunst

Von

A. BADER und L. NAVRATIL

Inhalt

A. Das Interesse für künstlerische Produktionen psychisch Kranker. Von A. BADER 877
   I. Vorbemerkung 877
   II. Die ersten Ansätze im 19. Jahrhundert.................................... 878
   III. Gegensätzliche Auffassungen zu Beginn des 20. Jahrhunderts 879
   IV. Die Stellungnahmen von MORGENTHALER und PRINZHORN 881
   V. Entwicklungstendenzen seit PRINZHORN 885
B. Positionen und Gegenpositionen. Von L. NAVRATIL............................. 887
   I. Die Persönlichkeit des Künstlers (Pathographien)......................... 887
   II. Das Werk 889
      1. Die künstlerische Bewertung psychotischer Produktion 889
      2. Der schizophren-manieristisch-halluzinatorische Stil. 895
   III. Der Gestaltungsvorgang 901
      1. Kann sich eine Psychose schöpferisch auswirken?................... 901
      2. Die schizophrenen Gestaltungstendenzen – Kreativität? 902
      3. Veränderungen des Bewußtseinszustandes. Zustandsgebundene Kunst 905
   IV. Kunst – die Brücke zwischen Normalität und Psychose 909
Literatur 911

A. Das Interesse für künstlerische Produktionen psychisch Kranker

Von A. BADER

I. Vorbemerkung

Innerhalb des hier zur Verfügung stehenden Rahmens ist es nicht möglich, alle Probleme zu umreißen, die bei der Beschäftigung mit der Bildnerei psychisch Kranker auftreten. Noch viel weniger können wir der großen Zahl einschlägiger Publikationen gerecht werden. Ich muß mich darauf beschränken, die historische Entwicklung in großen Zügen aufzuzeigen, während LEO NAVRATIL die diametral verschiedenen Einstellungen der Psychiater gegenüber künstlerischen Äußerungen psychisch Kranker besonders beleuchten wird. Es geht uns also hauptsächlich darum, die Ausgangspunkte für das Grenzgebiet „Psychiatrie und Kunst" festzulegen. Der interessierte Leser möge auf das Standardwerk von PRINZHORN (1922), auf den früheren Handbuchbeitrag von VOLMAT (1961) und auf unser gemeinsames Buch zum Thema „Kunst–Psychose–Kreativität" (BADER u. NAVRATIL, 1976) zurückgreifen.

II. Die ersten Ansätze im 19. Jahrhundert

Der erste Hinweis auf zeichnerische Betätigung von Patienten aus psychiatrischen Anstalten liegt nur rund hundert Jahre zurück. Er findet sich in der gerichtsmedizinischen Studie, die AUGUSTE AMBROISE TARDIEU (1818–1879) im Jahre 1872 in Paris veröffentlichte. TARDIEU ging zwar nicht sehr weit, doch ist seine Stellungnahme von historischer Bedeutung. Nachdem er mehrere Beispiele von schriftlichen Erzeugnissen geistig kranker Menschen in Hinsicht auf ihre gerichtliche Verwertbarkeit untersucht hatte, erwähnte er die Zeichnungen mehr nebenbei:

„Obwohl bisher nur die Schriften von Verrückten Beachtung gefunden haben, scheue ich mich nicht zu erwähnen, daß man oft ein wirkliches Interesse fände, die Zeichnungen und Malereien der Geisteskranken zu untersuchen. Selbst wenn man sich in Gedanken oder durch freies Gehenlassen der Phantasie die unmöglichsten Dinge vorstellen würde, so könnte man doch niemals die Art von Wahnwelt erreichen, die durch die Hand eines Verrückten auf dem Papier entsteht. Das sind wirklich Schöpfungen, die uns schwindlig werden lassen wie durch einen Alpdruck."

TARDIEU führte als Beispiel einen ungebildeten Kranken an, der in Hunderten von Bildern „die tollsten Farbkombinationen, grüne oder scharlachrote Köpfe, gelbe Himmel, unmögliche Proportionen, ungewohnte Lichteffekte, Monstren, phantastische Tiere, entfremdete Landschaften, unbekannte Architekturen, höllische Flammen" produzierte. Er hätte aber auch kranke Kunstmaler angetroffen, „die wenn nicht die Unversehrtheit ihres Talentes, so doch die Möglichkeit und Gewohnheit recht befriedigende Bilder zu malen, behielten".

Neben diesen Angaben kann man bei TARDIEU auch die erste Wiedergabe einer Zeichnung finden, die mit Sicherheit von einem Schizophrenen stammt (Abb. 1), auch wenn sie der damaligen Reproduktionstechnik entsprechend von dritter Hand in die Platte graviert und dabei vielleicht etwas „verschönert" wurde. Der Zeichner war ein Kranker, der 1854 in Paris ein dreibändiges Werk über Religion veröffentlicht haben soll. TARDIEU erwähnt aus Gründen der Diskretion den Namen des Autors nicht, gibt aber an, die von ihm reproduzierte Zeichnung sei dem erwähnten Werk entnommen. Er zitiert eine ganze Seite des unbekannten Autors, auf der dieser beschreibt, wie er drei Wochen lang seine Feder auf dem Papier dem Willen Gottes überlassen habe.

Vier Jahre nach TARDIEUS Buch erschien 1876 die Arbeit „L'imagination dans la folie" des Franzosen P. MAX SIMON, worin er die schriftlichen Erzeugnisse, die Zeichnungen und auch die Kostüme von Irren untersucht und sich darum bemüht, Beziehungen zwischen dem Krankheitsbild und der entsprechenden Produktion aufzuzeigen. Bei den Zeichnungen (deren Abbildungen leider fehlen) läßt er sich vor allem vom Inhaltlichen leiten. Er erwähnt ihren oft symbolischen Gehalt bei Verfolgungswahn, die bevorzugte Darstellung von Palästen bei Größenwahnsinnigen, die Diskrepanz zwischen Anspruch und dem erreichten kümmerlichen Resultat bei progressiver Paralyse, die Anzeichen von

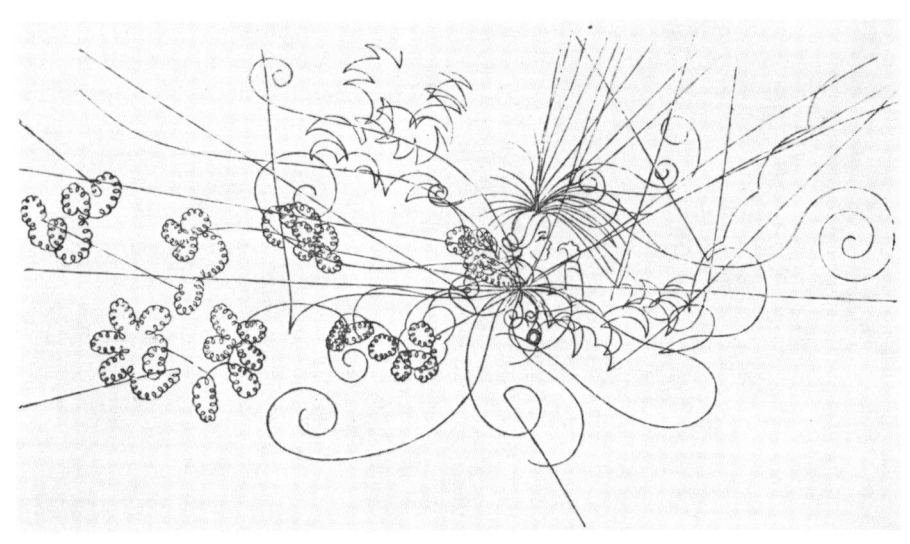

Abb. 1. Die erste, mit Sicherheit von einem Schizophrenen stammende Zeichnung, die von Tardieu (1872) veröffentlicht worden ist. Der Zeichner hat die „aromatisch-magnetischen Wellen" dargestellt, die er dem Haupt und der Brust seiner Frau entströmen *sah* und unter deren Einfluß er sich wähnte

Zerfall bei zunehmender Demenz sowie die Ähnlichkeit der Zeichnungen von Schwachsinnigen mit solchen, die von Kindern stammen. Dabei stößt man bei Simon allgemein auf abwertende Beurteilungen: Er sieht im untersuchten Material vor allem negative Krankheitszeichen und kaum viel Originalität. Immerhin kommt ihm das historische Verdienst zu, den Weg für jene Psychiater bereitet zu haben, welche im Studium des bildnerischen Ausdrucks ihrer Kranken eine Verfeinerung der diagnostischen Mittel finden wollten.

Die Arbeiten von Tardieu und Simon eilten ihrer Zeit voraus: Aus den folgenden dreißig Jahren sind nur etwas über ein Dutzend Publikationen bekannt, die unser Thema meist lediglich streifen. Erwähnt zu werden verdient Cesare Lombroso, der schon 1882 meinte, „der Wahnsinn fördere die Originalität der Einfälle, weil er der Einbildungskraft freien Lauf läßt und so Kreationen ermöglicht, vor denen ein allzu berechnender Geist aus Angst vor dem Unlogischen und Absurden zurückschrecken würde", denn „die Phantasie wird von der Hemmung befreit, welche ihr die Vernunft auferlegt, indem sie Halluzinationen und Illusionen verdrängt und somit dem normalen Menschen eine wahre Quelle der bildenden und literarischen Kunst entzieht".

III. Gegensätzliche Auffassungen zu Beginn des 20. Jahrhunderts

Im Jahre 1906 veröffentlichte der deutsche Psychiater Fritz Mohr im „Journal für Psychologie und Neurologie" erstmals eine systematische Arbeit „Über Zeichnungen von Geisteskranken und ihre diagnostische Verwertbarkeit", die sich in der Folge besonders für die Entwicklung von Zeichen-Testmethoden anregend auswirken sollte. Mohr stellt die Zeichnungen „in das große Gebiet der Ausdrucksbewegungen im weiteren Sinne des Wortes" und zieht Parallelen zum Sprechen und Schreiben. Wie SIMON läßt auch er sich hauptsächlich vom Inhaltlichen beeindrucken und stellt bei der Dementia praecox Vergleiche mit der Sprachverwirrtheit an. Die diagnostischen Möglichkeiten, die ihm, wie aus dem Titel hervorgeht, am Herzen liegen, überschätzt er allerdings sehr, wenn er zum Beispiel glaubt, die Analyse von Zeichnungen erlaube eine Unterscheidung verschiedener Formen von Dementia praecox. Der Vergleich mit Kinderzeichnungen führt ihn zu einer Bewertung des Schwachsinnsgrades bei Oligophrenen. MOHR grenzt diesen differentialdiagnostisch vom „erworbenen Schwachsinn" bei Epilepsie, Dementia praecox und progressiver Paralyse ab.

Mehr noch als SIMON sieht MOHR nur das negativ Krankhafte in den Zeichnungen; bei der Beschreibung eines Bildes, auf dem ein geflügeltes Weib, Bismarck und Amor einander begegnen, schließt er mit den Worten: „Irgend etwas Produktives wird man nicht finden." Die abwertende Grundhaltung, die wir bei MOHR antreffen, entsprach der Einstellung der damaligen Psychiatrie und behielt noch jahrzehntelang Geltung.

Und doch erschien schon ein Jahr später, 1907, ein wahrhaft revolutionäres Buch des Franzosen MARCEL RÉJA, das als Ausgangspunkt der modernen Psychopathologie des Ausdrucks betrachtet werden darf. Schon im Titel „L'art chez les fous" distanziert sich RÉJA von einer abschätzigen Beurteilung der gemeinten Produktionen. Das Buch wird in der späteren Literatur überall zitiert, aber es sind nur wenige Exemplare erhalten, und es dürfte sehr selten gelesen worden sein. Auch die Angaben über den Autor sind dürftig: meine Nachforschungen ergaben nur, daß er 1873 geboren wurde und nie eine medizinische Doktorarbeit geschrieben hat; sehr wahrscheinlich war er gar nicht Arzt.

In seiner Literaturübersicht würdigte HANS PRINZHORN (1919) das Buch von RÉJA folgendermaßen:

„Hier wird zum ersten (und überhaupt bisher einzigen) Male nicht von engem klinischen Gesichtspunkte ein Symptom verfolgt und auf diagnostische Verwertbarkeit geprüft, sondern das Phänomen, daß ein für das Leben verlorener Geisteskranker Werke von unbestreitbarer künstlerischer Qualität schaffen kann, deren Wirkung auf den Beschauer in allen wesentlichen Teilen der eines echten Kunstwerkes entspricht –, dieses abgesehen von aller Psychiatrie erschütternde Phänomen ist RÉJA zum Bewußtsein gekommen und bestimmt seine Einstellung. Infolgedessen ist er fähig, einige feine Bemerkungen über die Verwandtschaft des echten künstlerischen Schaffens mit der Produktion der Geisteskranken zu machen."

Schon im ersten Satz seines Buches stellt RÉJA fest, daß die Untersuchung der künstlerischen Werke der Verrückten sich nicht auf das Sammeln eigenartiger Dokumente beschränken dürfe, denn gerade diese Werke erlaubten es, die inneren Bedingungen einer künstlerischen Tätigkeit wirklich zu erforschen. Es sei zwar überspitzt, bei solchen Dokumenten das Wort „Kunstwerk" zu gebrauchen, doch handle es sich um mehr oder weniger embryonale Formen der Kunst, bei denen der Wille, ein Kunstwerk zu erschaffen, fehle.

RÉJA ist der Ansicht, daß die Verrücktheit in gewissen Fällen schöpferische Tätigkeit begünstige, und glaubt, dies sei dem Verlust der rationalen Kontrolle zuzuschreiben. Der Geisteskranke werde zum Opfer seiner eigenen Ideen, die er nicht mehr rational ordnen könne. Zwar meint RÉJA, die psychischen Bedingungen schöpferischen Wirkens zeigten oft beim Gesunden analoge Mechanismen, wie auch der Begriff „Inspiration" andeute. Doch würde sich beim Gesunden – und dies ist für RÉJA ein wesentlicher Unterschied – das vernünftige Ich nie sehr weit entfernen, nur „sich klein machen" im Feuer des schöpferischen Arbeitens. Diese Art Ausnahmezustand sei indessen beim Verrückten von Dauer, und gerade deshalb lasse sich bei ihm die Genese der schöpferischen Tätigkeit besonders gut beobachten.

Für RÉJA besteht die Kunst nicht nur aus Meisterwerken. Neben diesen, die per definitionem vollkommen seien, gebe es eine Vielzahl mehr oder weniger elementarer Produktionen. Dazu gehörten auch die Werke, die von Kindern, von Wilden, von Gefangenen und von Geisteskranken geschaffen würden. Für die letzteren sei es wesentlich, daß sie als erwachsene Menschen, meist ohne irgendwelche technische Schulung, durch eine in ihrer Krankheit liegende Notwendigkeit zum Zeichnen getrieben würden. Die ungeübten Züge ihrer Werke dürften nicht dazu verführen, ihre Beziehung zur Norm zu übersehen. Es gebe in unserer Welt kein Monstrum, das nicht eine Übersteigerung oder Karikatur des Normalen wäre. Der Sinn des Monstrums sei es, das Wesen des zugrundeliegenden Normalen besser erkennbar werden zu lassen.

RÉJA meint, dem Genie sei es gegeben, uns die Seinsweisen und die Hintergründe des menschlichen Geistes zu offenbaren, während es das Privileg der Verrückten sei, uns dieselben Einsichten in ihrer nackten Ursprünglichkeit, auf wohl ungeschickte, aber unschuldige Weise nahezubringen. Wir werden sicherlich weniger von den Werken der Verrückten geblendet als von denen der Genies, sagt RÉJA, aber wir haben dafür auch eine größere Chance, das Wesentliche ganz klar zu sehen!

In seinen Schlußfolgerungen drückt RÉJA sich noch moderner aus. Einerseits betrachtet er den übermäßigen Gebrauch von Symbolen als typisch für diese Werke, andererseits das Ornamentale, die Betonung des Dekorativen ohne direkte Aussage. Die Tendenz zum Geometrischen und zur Symmetrie versteht er noch hauptsächlich als Kompensation fehlender Übung. Der Symbolismus und das Ornamentale aber seien in allen embryonalen Kunstformen besonders ausgeprägt. Die Kunst sei dann der Ausdruck einer „conscience obscure", einer dunklen Bewußtheit des Individuums, und stelle ein konkretes Schema dar, worin der Mensch sich zum Ausdruck bringen könne, ohne das logisch-rationale Mittel der geistigen Abstraktion zu Hilfe nehmen zu müssen. So sei die Kunst – und besonders die embryonale Irrenkunst – ein „raccourci expressif de l'état actuel des affaires", was man als „eine ausdrucksgeladene Kurzformel des jeweiligen Standes der Dinge" übersetzen darf.

Soweit der Pionier MARCEL RÉJA. Die meisten Publikationen der folgenden Jahre fußten auf den Arbeiten von SIMON und MOHR; die wichtigsten Ergebnisse hat PRINZHORN (1919) in seiner Literaturübersicht zusammengefaßt.

IV. Die Stellungnahmen von MORGENTHALER und PRINZHORN

Einen mutigen Schritt tat 1921 der Schweizer Psychiater WALTER MORGENTHALER mit seiner umfassenden Monographie über den chronisch schizophrenen Patienten Adolf Wölfli (Abb. 2). Schon im Titel des Buches – „Ein Geisteskranker als Künstler" – bezog MORGENTHALER deutlich Stellung: Zum ersten Mal

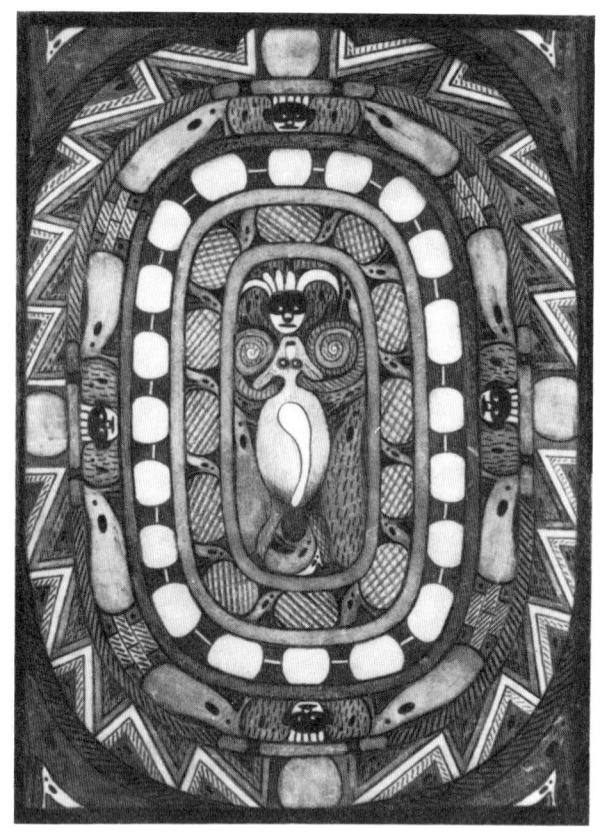

Abb. 2. „Das Großgroß-Kaiser-Reich Widderwald in Japan" (Sammlung A. Bader). Farbstiftzeichnung des schizophrenen Adolf Wölfli

wurde die Ansicht vertreten, daß eine schwere Psychose den von ihr betroffenen Menschen dazu bringen kann, Kunstwerke zu schaffen, oder ihn doch zumindest nicht daran hindert. MORGENTHALER ging es darum, „reiches und interessantes psychiatrisches Material kritisch gesichtet vorzulegen, in größere Zusammenhänge hineinzustellen und dadurch für die Psychologie und für andere Wissenschaften fruchtbar zu machen", wobei ihm der Fall Wölfli besonders geeignet schien, Licht in Probleme zu bringen, die beim Gesunden noch im Dunkeln lägen. Er sah in seiner Untersuchung Bausteine für „ein Fundament, auf dem sich eine Psychologie der Kunst aufbauen lassen wird".

Neben der sorgfältigen Beschreibung von Wölflis Leben, Krankheit und Werk enthält die Monographie eine Fülle interessanter Bemerkungen zu allgemeinen Fragen der Bildnerei geistesgestörter Menschen. Daneben unterstreicht MORGENTHALER den ganz persönlichen Zeichenstil seines Patienten, der durch zwei gegensätzliche Tendenzen gekennzeichnet sei:

„Es ist das auf der einen Seite das triebhaft Maßlose, etwas Titanisches, das alle Grenzen von Raum und Zeit überschreiten möchte, das immer wieder das Ganze zu erfassen sucht, das alles maximal betont, eine Steigerung und Übersteigerung im Symbolischen, ein Drang nach absoluter Freiheit, der alle natürlichen Formen gewaltsam verstümmelt und zerschlägt, eine innere Unruhe und Leidenschaftlichkeit bis zur Angst, die alles in ein einziges Blatt hineinstopfen, alles in einem einzigen Begriff ausdrücken möchte, etwas Mystisches und Dämonisches. Und auf der andern Seite kommt auch im Formalen und gerade hier am schönsten, die andere Seite zum Ausdruck, der Gegentrieb, das Normative, Gesetzmäßige, eine äußere Ruhe und Objektivität, die bis zur kühlen Selbstverständlichkeit oder gar Gleichgültigkeit gehen kann, eine regelnde Ordnung bis zur Gleichmäßigkeit, ja bis zur Formalisierung und Erstarrung".

Nach MORGENTHALER kam Wölflis künstlerische Arbeit für den Patienten selbst „geradezu einer Art Selbstbefreiung" gleich. Er hätte seine frühe Jugend in seiner Krankheit neu verarbeitet und zum „unerschöpflichen Born für alle Herrlichkeiten seines Größenwahns" werden lassen. Dabei aber sei er über seine eigene Kindheit hinausgegangen, sei (nach JUNG) „vom Persönlichen ins Überpersönliche oder absolute Unbewußte" hinabgestiegen, genau wie der Künstler „unter den Oberflächentrug der Sinne und des Intellekts in die große irrationale Unterschicht, so wie Faust zu den Müttern" hinabsteigen müsse.

Es ist MORGENTHALERS historisches Verdienst, bei einem bis dahin nur negativ bewerteten Geisteskranken nicht nur positive kreative Fähigkeiten aufgedeckt, sondern ihm sogar die Möglichkeit zugebilligt zu haben, zutiefst Menschliches künstlerisch formulieren zu können. Daß seine künstlerische Wertung richtig war, zeigt sich heute, wo Wölflis Bilder als Kunst anerkannt werden und in Museen hängen (SPOERRI u. GLAESEMER, 1976).

Ein Jahr nach der Wölfli-Monographie erschien die „Bildnerei der Geisteskranken" (1922) des deutschen Psychiaters HANS PRINZHORN. Dieses erste, den ganzen Problemkreis umfassende Buch stellt eine Bestandsaufnahme des damaligen Wissens und zugleich einen nicht zu unterschätzenden persönlichen Beitrag des Verfassers dar. Noch heute gilt es zu Recht als Standardwerk. Im Titel benutzte PRINZHORN bewußt das etwas ungewohnte Wort „Bildnerei", denn er wollte in der künstlerischen Wertung der Bilder Freiheit wahren. Er betont jedoch, daß nicht selten Bildwerke entstehen, „die weit in den Bereich ernster Kunst ragen". Wie der Untertitel zeigt, verfolgte er das Ziel, einen „Beitrag zur Psychologie und Psychopathologie der Gestaltung" zu liefern, in der Überzeugung, daß von den Geisteskranken her Rückschlüsse auf normale psychologische Vorgänge kreativer Art erwartet werden dürfen.

Im theoretischen Teil seines Buches setzt sich PRINZHORN mit den „sechs Wurzeln des Gestaltungstriebes" (Ausdrucksbedürfnis, Spieltrieb, Schmucktrieb, Ordnungstendenz, Abbildetendenz, Symbolbedürfnis) auseinander, was ihm den Vorwurf einbrachte, er benütze den Ausdruck „Trieb" für durchaus heterogene Vorgänge. Heute spricht man lieber von „Gestaltungsdrang" oder „Gestaltungstendenzen", doch ist damit kaum grundsätzlich mehr begriffliche Klarheit gewonnen.

Durch die Ausdruckslehre von KLAGES beeinflußt, untersucht PRINZHORN im zweiten Teil seines Buches die „psychologischen Grundlagen der bildnerischen Gestaltung": objektfreie Kritzeleien, spielerische Zeichnungen mit vorwiegender Ordnungstendenz, dann ähnliche mit vorwiegender Abbildetendenz, anschließend die anschauliche Phantastik und zum Schluß die gesteigerte Bedeutsamkeit und Symbolik. Dies wird dann anhand von zehn Lebensläufen schizophrener Zeichner, die er aus der großen, von ihm geschaffenen Sammlung der

Heidelberger Klinik ausgewählt hatte, dargelegt und mit Beispielen aus deren zeichnerischem Werk illustriert.

Im dritten Teil seines Buches bespricht PRINZHORN die bildnerischen Ergebnisse, die Gestaltungsmerkmale der einfachsten Zeichnungen und der komplexeren Bildwerke, die mehr oder weniger symbolischen Inhalte, wobei er sich jeder spekulativen Interpretation enthält. Zum Vergleich werden Kinderzeichnungen, Zeichnungen ungeübter Erwachsener, von Primitiven (nach ethnologischen Forschungen), aus älteren Kulturen sowie aus der Volkskunst und der mediumistischen Kunst herangezogen.

Schließlich wirft PRINZHORN „die Frage nach der Eigenart schizophrener Gestaltung" auf. Es wäre anmaßend, die hier vorgebrachten, oft sehr originellen Überlegungen des Verfassers auch nur annähernd resümieren zu wollen. Vieles wird schon hier ausgesagt, was andere Autoren später entdeckt haben möchten. Es dürfen aber einige seiner grundlegenden Gedanken herausgegriffen und zitiert werden.

Dem schizophrenen Zeichner gehe es nicht eigentlich um Abbildung der dargestellten Gegenstände, sondern darum, „daß er sie um der besonderen Bedeutung willen, die sie für ihn besitzen, sich anschaulich vergegenwärtigt". Er sei weit entfernt von einer naturalistischen Nachbildungsabsicht des äußeren Scheins der Welt. Seine „Abbildetendenz" beschränke sich auf Detailformen: „Was unser Zeichner sich schafft, ist eine autistische Bilderschrift, zu der nur er selbst den Schlüssel besitzt". Diese Einstellung des Schizophrenen beruhe auf seinem besonderen Verhältnis zur Umwelt. „Die Gewohnheit, alle Dinge der Außenwelt nur als Material für den eigenen seelischen Haushalt zu verwenden, führt nun auch verhältnismäßig einfache Begabungen unversehens zu einer mehr oder weniger symbolischen, jedenfalls aber ganz festen beständigen Formensprache – zu einem persönlichen Stil."

Infolge der „persönlichen Bedingtheit der Einzelformen", meint PRINZHORN, erstaune dann die oft unheimliche Gesamtwirkung, die mystisch erklärbar sei, denn „diese Kranken stünden auf völlig irrationale Weise mit den tiefsten Erkenntnissen in Berührung und offenbarten, ihnen selbst unbewußt, erschaute Ewigkeitsbilder". Es gäbe seelische Äußerungsformen und entsprechende anschauliche Gestaltungen, die bei allen Menschen unter gleichen Bedingungen zwangsläufig fast gleich sein würden, doch sei ein solcher „normaler" Ablauf unter der Einwirkung von zivilisatorischen Sitten und beschränkenden Regeln gestört. „Ausnahmezustände aller Art aber, in denen die alltägliche Bindung aufgehoben ist, begünstigen jene urtümlichen Ablaufsformen."

PRINZHORN weist ferner auf die Schwierigkeit hin, vieldeutige Werke von ihrem Symbolgehalt („Phänomene, die sich der Meßbarkeit entziehen") her auszuschöpfen:

„Für uns bleibt einstweilen nur die unanfechtbare Tatsache bestehen, daß unsere Kranken, in erster Linie die Schizophrenen, fast ausnahmslos von einem Streben nach dem Absoluten erfüllt sind, durch das sie oft zu tiefzielenden Problemstellungen gelangen. Wenn sie dann absurde Lösungen ernsthaft behandeln, so sehen wir darin zwar ein kritikloses Verfahren, d.h. eines, das unseren auf bestimmte rationale Begriffsbildung gestellten Denkkonventionen nicht angepaßt ist, und wir führen dieses auf die autistische Selbstherrlichkeit des Urhebers zurück. Aber wir dürfen uns nicht darüber täuschen, daß wir hiermit durchaus kein unterscheidendes Kriterium für die Einstellung des Schizophrenen in Händen halten. In der rationalen Sphäre ist die Einstellung eines Mathematikers, der aufgrund völlig unanschaulicher, aber nach einem logischen Prinzip folgerichtiger Annahmen mit einer vierten Dimension operiert, phänomenologisch schlechterdings nicht zu unterscheiden von der eines Schizophrenen, der als Erklärungsprinzip für bestimmte körperliche Sensationen statuiert eine elektrische Zentralstation, in deren Stromkreis er schwimmt. Das eine ist nicht richtiger, wirklicher, allgemeingültiger als das andere. Es gehört nichts dazu als die konsequente Einstellung auf das Grundprinzip und der Verzicht auf alltägliche Denkgewohnheiten. Erst die Rolle eines solchen ‚Denkens unter anderen Voraussetzungen' im Lebenslauf des Denkenden setzt den Unterschied. Dort ein freies Spiel, von dem in jedem Augenblick der Rückweg offen steht. Hier beim Schizophrenen ein zwangsmäßiges Sodenken-Müssen, ein Gehetztsein, um unerträglichen Erlebnissen durch Systematisierung wenigstens einen Sinn zu geben."

Durch Symbolisierung gelinge es dem Kranken oft, in seinem System die Widersacher zu personifizieren, die er nun statt anonymer Mächte bekämpfen kann. Wenn aber geheimnisvolle Beziehungen in Bildwerke projiziert und fremdartige Wirkungen angestrebt werden, „so stehen wir damit eben auf dem Boden des magischen Denkens, das nicht auf Kritik und Wissen, sondern auf Wirken aus ist, und das eben nicht Objektivität sucht, sondern intensivste Ausgestaltung der Subjektivität". So weist schließlich, nach PRINZHORN, die „absurde Diskrepanz zwischen dem anschaulich Gegebenen und dem damit Gemeinten am ehesten auf schizophrene Störung hin". In der mangelnden Wirklichkeitsanpassung des Schizophrenen, in seinem Verlust des Kontaktes mit der übrigen Welt, in der völligen autistischen Vereinzelung glaubt PRINZHORN die Eigenart schizophrener Gestaltung im Kern getroffen zu haben. Er postuliert dabei einen „originalen Gestaltungsdrang, der allen Menschen wesenhaft eigen" sei, aber durch die zivilisatorische Entwicklung verschüttet wurde. Die Krankheit hätte zur Folge, daß sich in der Psyche Vorgänge abspielen, die sonst dem Künstler vorbehalten blieben, indem die Gestaltungskraft freigesetzt werde.

Allerdings mache dann der Gestaltungsvorgang meist sozusagen kurz vor der eigentlichen Schöpfung halt, als ob die Einfälle sich noch ihr selbständiges Dasein bewahrten, ohne sich einer Obervorstellung einzuordnen. Das Verweilen auf dem Augenblick vor der Entscheidung sei für die ambivalente Einstellung des Schizophrenen, für seine Spaltung in jeder Beziehung, kennzeichnend.

PRINZHORN ist sich jedoch darüber klar, daß weder formale noch inhaltliche Kriterien es erlauben, aus einer Zeichnung auf die Geisteskrankheit ihres Urhebers zu schließen. Allerhöchstens lege eine starke Häufung solcher Merkmale einen Verdacht auf Krankhaftes nahe.

Für den Problemkreis „Psychose und Kunst" wird das Werk von HANS PRINZHORN auch in Zukunft jenes solide Fundament bilden, auf das immer wieder zurückgegriffen werden muß und auf dessen Grundlage weitergearbeitet werden kann.

V. Entwicklungstendenzen seit PRINZHORN

Im Jahre 1922 veröffentlichte der deutsche Psychiater und spätere Existenzphilosoph KARL JASPERS seine Arbeit „Strindberg und van Gogh, Versuch einer pathographischen Analyse unter vergleichender Heranziehung von Swedenborg und Hölderlin". Zwar wurde die Schizophreniediagnose, die JASPERS bei van Gogh stellte, seither immer wieder in Frage gezogen, doch fand das Buch große Beachtung und darf heute noch wegen seiner Gründlichkeit als Vorbild einer pathographischen Bearbeitung angesehen werden, auch wenn es die Grenzen einer posthumen Interpretation erkennen läßt.

Das Buch von R.A. PFEIFER „Der Geisteskranke und sein Werk" (1923), in dem der Verfasser über vier eigene Fälle und Zeichenexperimente mit Gesunden berichtete, blieb hingegen ohne nachhaltige Wirkung, weil der Akzent nur auf der Minderleistung und der „Entartung" lag.

Im Jahre 1932 erschien das Handbuch der Geisteskrankheiten von BUMKE, worin HANS BÜRGER-PRINZ über die künstlerischen Arbeiten Schizophrener referierte, wobei er sich weitgehend auf das Buch von PRINZHORN berief. Damit fand dieses Thema zum ersten Mal Eingang in die großen Nachschlagwerke der offiziellen Psychiatrie. Im französischen Sprachraum ist erstaunlicherweise in der Zwischenkriegszeit trotz der Pioniertat von RÉJA nur ein kleines Büchlein von JEAN VINCHON (1924) „L'Art et la folie" erschienen (erweiterte Neuauflage 1950). Bis zum Ausbruch des zweiten Weltkriegs beschäftigten sich insgesamt kaum mehr als 150 wissenschaftliche Arbeiten mit dem bildnerischen Ausdruck psychisch Kranker.

In den Nachkriegsjahren hat die einschlägige Literatur allerdings rasch an Umfang zugenommen, und heute ist sie für einen einzelnen Menschen fast nicht mehr übersehbar. Der im Jahre 1965 erschienene Bibliographieband von NORMAN KIELL „Psychiatry and Psychology in the Visual Arts and Aesthetics" führt schon über 7000 Titel auf. Die Gründung der „Internationalen Gesellschaft für Psychopathologie des Ausdrucks" (S.I.P.E.) mit Sitz in Paris, die anläßlich einer Zusammenkunft interessierter Psychiater in Verona (1959) stattfand, löste einen gewichtigen Ansporn aus. Er fand seinen Niederschlag in vielen Einzelpublikationen, u.a. im Organ der Gesellschaft (Confinia psychiatrica) sowie in Sammelbänden (MACCAGNANI, 1966; JAKAB, 1968, 1969, 1971, 1975; VOLMAT u. WIART, 1969; WIECK, 1974).

Einige Publikationen sollen hier noch Erwähnung finden, weil sie entweder versuchten, aufgrund der Literatur einen Gesamtüberblick zu bieten oder aber die früheren Ansichten von neuen Gesichtspunkten her zu beleuchten. Von den zusammenfassenden Arbeiten ist die kritische Literaturübersicht von ANASTASI und FOLEY (1940/41) noch heute grundlegend. Das Buch von VOLMAT (1956) – das im historischen Teil darauf basiert – berücksichtigt die gesamte Literatur der folgenden fünfzehn Jahre und bietet eine gute Übersicht über den damaligen Stand des Wissens. Auch das Buch von RENNERT (1962/1966) „Die Merkmale schizophrener Bildnerei" setzt sich mit der Literatur kritisch auseinander und bringt erstmals eine tabellarische Zusammenstellung aller beschriebenen formalen und inhaltlichen Merkmale. Die Tabelle von RENNERT hat sich als Arbeitsinstrument bewährt. Eine prägnante Zusammenfassung der psychiatrischen, anthropologischen, soziologischen und kunsttheoretischen Standpunkte ist von THEODOR SPOERRI (1972) veröffentlicht worden.

Wesentliche Bausteine zu dem, was heute als Psychopathologie des bildnerischen Ausdrucks einen festen Platz in der Psychiatrie besitzt, lieferten – unter vielen andern – die Arbeiten von GASTON FERDIÈRE (1947/48) über den „Stil schizophrener Zeichnungen", von FRANÇOISE MINKOWSKA (1949) über die Gegensätzlichkeit von schizoider und epileptoider Grundstruktur sowie das Buch von WALTER WINKLER (1949), „Psychologie der modernen Kunst", worin der

Autor versuchte, den Antinaturalismus der Kunst mit dem schizothymen Charakter nach KRETSCHMER in Zusammenhang zu bringen. Wenn auch WINKLERS These in der damaligen Formulierung heute kaum mehr vertreten werden kann, so hat doch dieses Buch sehr anregend gewirkt. Dasselbe gilt für das gut dokumentierte Werk von IRENE JAKAB (1956), die zwar noch im „Mangel an künstlerischer Komposition" und in der „falschen Perspektive" den Hauptunterschied zwischen Bildnerei der Geisteskranken und moderner Kunst zu sehen glaubte. MARGARETE NAUMBURG veröffentlichte ein Buch über die psychotherapeutische Auswertung schizophrener Bildnereien (1950), dem ein analoges, die Neurosen betreffend (1953), folgte. Das Buch von ERNST KRIS (1952/53) über psychoanalytische Untersuchungen im Bereich der Kunst ist ein Sammelband seiner wichtigen Arbeiten. Gesichtspunkte der Linguistik fanden ihren Eingang in unsern Themenkreis vor allem mit den Arbeiten von BOBON (1962), WIART (1967) und ANDREOLI (1969). Ab 1953 hat HEMMO MÜLLER-SUUR seine Lehre von den „Sinnhorizonten" der Schizophrenen ausgearbeitet (1953, 1967, 1975), und 1965 postulierte LEO NAVRATIL eine Identität zwischen dem manieristischen Stil in der Kunst und den Stilmerkmalen der Schizophrenen. Davon ausgehend, gelangte er zu der Annahme, daß die drei von ihm aufgezeigten „schizophrenen Gestaltungstendenzen" (Physiognomisierung, Formalisierung und Symbolisierung) mit den kreativen Grundfunktionen des Menschen schlechthin identisch sind (1969, 1974).

War die Bildnerei psychisch Kranker ursprünglich ein Interessengebiet weniger Psychiater, die vor allem auf eine Verfeinerung ihrer diagnostischen Möglichkeiten bedacht waren, so bot sie in der Zwischenkriegszeit durch das Buch von PRINZHORN einen besonderen Anziehungspunkt für Künstler. Erst nach dem letzten Weltkrieg wurde diesem Thema in der Psychiatrie immer größere Aufmerksamkeit zuteil. Seit einigen Jahren – vor allem infolge der Veranstaltungen der S.I.P.E. und ihrer Tochtergesellschaften – kommt ein Dialog von Psychiatern mit kunstinteressierten Kreisen sowie mit Psychologen, Philosophen, Soziologen und andern Wissenschaftlern in Gang, der sich fruchtbar auswirkt. Auf dem Umweg über die künstlerischen Produktionen psychisch Kranker werden neue Erkenntnisse zu den heute so aktuellen Themen der menschlichen Kommunikation und Kreativität, unter neurophysiologischen, normalpsychologischen *und* psychopathologischen Voraussetzungen gewonnen.

BENEDETTI (1975) bekommt recht, wenn er postuliert: „Die psychiatrische Erfahrung des Schöpferischen gibt der Psychiatrie den schöpferischen Zug, wandelt sich in einen schöpferischen Aspekt der Psychiatrie".

B. Positionen und Gegenpositionen

Von L. NAVRATIL

I. Die Persönlichkeit des Künstlers (Pathographien)

„Man empfindet Unbehagen beim Betreten des Parketts ‚Psychiatrie und Kunst'," schreibt LIESER (1967), und er erinnert daran, wie es C.G. JUNG erging, der anläßlich einer Picasso-Ausstellung in Zürich im Jahre 1932 dessen Bilder als typisch schizophrenes Gestalten klassifiziert hatte. MORGENTHALER (1925) setzte sich vier Jahre nach dem Erscheinen seines Buches über den Schizophrenen Adolf Wölfli, den er mit großer Kühnheit als einen Künstler bezeichnet hatte, bei einer Ausstellung von Paul Klee mit der Frage auseinander, ob das, was Paul Klee gibt, „überhaupt noch Kunst zu nennen sei", und er kam zu dem Schluß, daß diese Arbeiten „so starke Zersetzungserscheinungen aufweisen", daß Paul Klees Bilder nicht als „vollendete Kunstwerke" gelten könnten.

Man kann MORGENTHALER die Unsicherheit angesichts der Werke Paul Klees im Jahre 1925 nicht verargen. Zu bewundern ist aber seine Stellungnahme zur Frage nach der diagnostischen Bedeutung dieser Arbeiten. Dabei erwies er sich vorsichtiger und auf dem Gebiet der bildenden Kunst auch zeitnäher als C.G. JUNG. Er meinte, Paul Klees Bilder würden sicher eine große Zahl schizophrener Züge aufweisen, eine Krankheit könne deshalb nicht ausgeschlossen, noch viel weniger aber diagnostiziert werden.

Selbst PRINZHORN (1922) wollte den Zöllner Henri Rousseau zu den „stillen Schizophrenen" rechnen. Seine „gewinnende Sanftheit und Weltfremdheit im Verein mit visionären Zügen" schien ihm diese Annahme recht zwingend nahezulegen. Heute glauben wir, keinen Anhaltspunkt für eine solche Diagnose zu haben.

Nach WINKLER (1948) litt Alfred Kubin an einer oneiroiden Schizophrenie, was MÜLLER-THALHEIM (1961, 1970), der Kubin persönlich kannte, bestreitet. Das Diagnostizieren aufgrund zu geringer Daten führt meist zu widersprechenden Ergebnissen. Diese Tatsache wird durch das bekannte Sammelwerk von LANGE-EICHBAUM und KURTH (1967) ausführlich belegt.

Über Vincent van Goghs Diagnose konnten sich schon die behandelnden Ärzte nicht recht klar werden: „Eine Art Epilepsie mit Halluzinationen und agitiert verwirrten Episoden, wobei die Krisen durch Alkoholexzesse ausgelöst werden" (REY, zit. n. MÜLLER-THALHEIM, 1959); „Terpentinvergiftung plus Insolationsschaden" (GACHET, zit. n. MÜLLER-THALHEIM, 1959). Und nun einige Anschauungen späterer Pathographen: „Epilepsie" (BIRNBAUM, 1920; MINKOWSKA, 1933); „Schizophrenie" (JASPERS, 1922); „Frühe Libidostauung und homosexuelle Bindung an den Vater, den Bruder und an Gauguin; Schizophrenie" (WESTERMAN-HOLSTIJN, 1924). „Es wäre ja nach den heutigen Kenntnissen der Medizin auch denkbar, daß eine Gehirngeschwulst im Spiele war mit zeitweilig auftretenden Hirndruckstörungen", schrieb BADER senior (1932). „Luetische Hirnerkrankung" (LANGE-EICHBAUM, 1967). „Zyklothyme Persönlichkeit mit Perioden von Depression und Manie" (PERRY, zit. n. LANGE-EICHBAUM u. KURTH, 1967). „Temporallappenepilepsie mit schweren psychomotorischen Anfällen, lang dauernden halluzinatorischen Verwirrtheitszuständen und typischen charakterlichen Wesenszügen" (GASTAUT, 1956). „Zunehmende Kurzimpulsigkeit und Stereotypie der Strichführung könnten bei van Gogh auf Epilepsie hinweisen" (NAVRATIL, 1959; IN DER BEECK, 1975). „Symptomatische delirante Episoden durch chronische Unterernährung, chronischen Alkoholismus, Schlafmangel und seelische Belastung ... Weder für die Diagnose einer Temporallappenepilepsie noch gar für die einer Schizophrenie sind genügend sichere Kriterien vorhanden" (SELBACH, 1966). R. JUNG (1974) meint, unter den Psychiatern würde jetzt Übereinstimmung bestehen, daß van Gogh nicht schizophren war, sondern an einer organischen Hirnerkrankung mit Epilepsie gelitten hat. BENEDETTI (1975) hält den Künstler weiter für schizophren.

Im Falle Vincent van Goghs wird man eine definitive Klärung der Diagnose wohl kaum erwarten dürfen. Mehrere Autoren betonen, daß die intensive Motivgebundenheit Vincents sowie das Fehlen eines pathologischen Stilwandels gegen die Annahme einer Schizophrenie sprechen. Sicherlich wird es auch schwer möglich sein, einen Einfluß seiner psychischen Erkrankung auf das Werk Vincent van Goghs überzeugend darzulegen.

Trotz aller Unzulänglichkeiten der Pathographien berühmter Persönlichkeiten bleibt es Aufgabe des Arztes, über Gesundheit oder Krankheit zu urteilen und im Falle der Krankheit auch eine Diagnose zu stellen. Die psychiatrische Beurteilung der Persönlichkeit eines Künstlers ist die wichtigste Aufgabe des Arztes in dem Problemkreis „Psychiatrie und Kunst", vielleicht seine einzige.

II. Das Werk

1. Die künstlerische Bewertung psychotischer Produktion

So relativ leicht das Vorliegen einer Schizophrenie, einer manisch-depressiven Psychose, einer Epilepsie (besonders bei noch lebenden Personen und besonders dann, wenn sie sich längere Zeit in unserer Behandlung befinden) in vielen Fällen festgestellt werden kann, so schwierig und problematisch ist es, die Unterschiede im Werk und im Prozeß des Schaffens bei Gesunden und psychisch Kranken stichhaltig zu definieren. Wahrscheinlich hat MORGENTHALER (1921) diese Schwierigkeit empfunden, als er den Satz formulierte: „Vom normalen Künstler unterscheidet sich WÖLFLI vor allem dadurch, daß er eben krank ist." Und auch DALI (zit. n. BENEDETTI, 1975) urteilte richtig, als er von sich selbst sagte: „Der einzige Unterschied zwischen mir und einem Verrückten besteht darin, daß ich allerdings nicht verrückt bin."

Während man dem Arzt die Zuständigkeit für die Diagnose nicht streitig machen kann, muß man sich darüber wundern, wenn namhafte Psychiater immer wieder behaupten, daß die schizophrene Bildnerei nicht als Kunst anerkannt werden dürfe, weil die psychische Störung darin zum Vorschein komme. „Den meisten Autoren, die sich über Bildwerke Geisteskranker geäußert haben", meinte PRINZHORN (1922), „galt es von vornherein als ausgemacht, daß die Krankheit nur destruktiv wirke, daß man also nur Verfallserscheinungen an den Bildwerken feststellen könne und höchstens manche psychotische Inhalte in unmittelbar eindrucksvoller Weise dargestellt finden würde."

„Gerade dadurch, daß Elemente der Irrenkunst Eingang in moderne Kunstrichtungen fanden", schrieb SPOERRI (1964), „wird aber der grundsätzliche Unterschied zwischen wirklicher Kunst und Bildnerei von Geisteskranken besonders deutlich: denn was der wirkliche Künstler als Formungsmöglichkeit und Stilweise integriert und zur einheitlichen Gestalt erhebt, das bleibt beim Schizophrenen Material, ist keine Stilmöglichkeit, über die verfügt wird, ist Zwang, der das Gesicht des Ganzen verzerrt. Somit besteht zwischen Kunst und Schizophrenie grundsätzlich ein Gegensatz: je mehr sich in einer Bildnerei die schizophrenen Merkmale vordrängen, um so geringer ist die ästhetische Wirkung, und je eindeutiger die Gestaltung geglückt ist, um so mehr tritt das Schizophrene in den Hintergrund." "Heute besteht sicher da und dort die Gefahr", warnte WEITBRECHT (1974), "zuviel in die Produktionen seelisch Gestörter hineinzugeheimnissen und vor allem die entordnende, destruierende Macht der Krankheit zu verharmlosen." Und er ließ "alle Verklärer psychopathologischer Kunst" wissen, "daß höhere Erkenntnisse in der Kunst der seelisch Abnormen" nicht zu gewinnen wären. Auch BENEDETTI (1975) möchte die "Zerrbilder" (PLOKKER, 1969) schizophrener Patienten von der "modernen künstlerischen Form" unterscheiden, eine "echte Kunst" und "unsere gesunde Kulturwelt" der schizophrenen Bildnerei gegenüberstellen.

Von manchen Autoren wird die "Bildnerei der Geisteskranken" deshalb nicht als Kunst anerkannt, weil sie dem persönlichen Geschmack, der eigenen Vorstellung von Kunst nicht entspricht. So hält der holländische Psychologe RÉVÉSZ (1952) keine einzige der 187 Abbildungen in PRINZHORNS Buch (1922) für ein echtes Kunstwerk. Wie PRINZHORN sich berechtigt fühlen konnte zu behaupten, daß sich Geisteskranke "zu einer Gestaltungskraft großen Stils" entwickeln könnten, sei ihm unbegreiflich. "Eine reine, künstlerisch-ästhetische Einstellung wird diese dem Ideal des Schönen und Erhabenen widersprechenden Produkte geistig und emotional gestörter Menschen niemals als Kunst gelten lassen", schreibt dieser Autor. Er urteilt vom Standpunkt des idealistischen Kunstverständnisses des 19. Jahrhunderts aus.

Anderen wieder fehlt das Professionelle an der Kunst der psychisch Kranken. "Souveränität der Handhabung beim Künstler und Unvollkommenheit der Gestaltung beim Kranken" hebt BENEDETTI (1975) hervor. Auch R. JUNG (1974) meint: "Die schwachen Produkte der Bildnerei von Geisteskranken sind mit den Werken bedeutender Künstler kaum vergleichbar und meistens nicht nach künstlerisch-ästhetischen Maßstäben zu bewerten." Dazu muß man sagen, daß einfache Techniken von kranken Autodidakten oft sehr gut beherrscht werden und daß eine schwierige Technik keine unbedingte Voraussetzung für künstlerische Qualität ist. JEAN DUBUFFET (1967) zählt "künstlerische Arbeiten von Personen, die dem kulturellen Milieu fernstehen und von dessen Einfluß bewahrt geblieben sind", zur *Art brut*. Bei der Aufnahme eines Werkes in die Kategorie der Art brut legt er jedoch strengste künstlerische Maßstäbe an; sie beziehen sich allerdings nicht auf die Virtuosität der Herstellung, sondern auf Selbständigkeit und Erfindungskraft. Art brut können nur Menschen hervorbringen, die keine Kunstschule besucht haben.

Manchmal wird psychopathologische Kunst auch aufgrund eines Mißverständnisses abgelehnt, und zwar in der irrigen Annahme, die Verfechter dieser Kunstrichtung würden jedem Werk, das von einem Schizophrenen stammt, künstlerischen Wert beimessen. Das ist keineswegs der Fall. Psychopathologische Kunst ist nach den gleichen Kriterien wie die Kunst der Professionellen zu beurteilen. Man darf deshalb auch nicht vom Wert schizophrener Bilder oder schizophrener Gedichte im allgemeinen sprechen. Der Wiener Kunstwissenschaftler OTTO BREICHA (1975) schreibt: "Alle Verhalten, die einem Kunstwerk gegenüber möglich erscheinen, sind ebenso (oder annähernd ähnlich) dem psychotischen Kunstwerk gegenüber möglich. Alles kann ihm abverlangt und abgenommen werden, worauf es sonst im Bildkünstlerischen (und darüber hinaus) ankommt."

PRINZHORN (1922) behauptete: „Ungeübte Geisteskranke, besonders Schizophrene, schaffen nicht selten Bildwerke, die weit in den Bereich ernster Kunst ragen und im einzelnen oft überraschende Ähnlichkeiten zeigen mit Bildwerken der Kinder, der Primitiven und vieler Kulturzeiten. Die engste Verwandtschaft aber besteht zu der Kunst unserer Zeit und beruht darauf, daß diese in ihrem Drange nach Intuition und Inspiration seelische Einstellungen bewußt erstrebt und hervorzurufen sucht, die zwangsläufig in der Schizophrenie auftreten."

Gegen diese Auffassung nahm WEITBRECHT (1974) so Stellung: „Es ist eine bedauerliche Mischung von Unkenntnis und Arroganz, die sich aber für Tiefsinn hält, wenn immer wieder Kulturschreiber moderne Kunst mit Geisteskrankenkunst und vollends mit dem von ihnen ad hoc erfundenen schizophrenen Zeitgeist in Verbindung bringen." Man spürt, daß hier ideologische Momente mit ins Spiel kommen, denen ich aber keinen politischen Beweggrund unterstellen möchte. Dennoch — um die ganze Schärfe der Auseinandersetzung und deren Verflochtenheit auch mit politisch-ideologischen Haltungen deutlich zu machen, dürfen hier CARL SCHNEIDERs (1939) Angriffe gegen „Entartete Kunst und Irrenkunst" nicht übergangen werden. Er hat sie von jener Klinik aus vorgetragen, an der wenige Jahre vorher PRINZHORN seine großartige Bildersammlung angelegt und sein bekanntes Buch geschrieben hatte. Die Ansicht PRINZHORNs (1922), daß das Weltgefühl des Schizophrenen mit dem Weltgefühl unserer Zeit verwandt sei, kommentierte CARL SCHNEIDER (1939): Wer die „Verstiegenheit" einer solchen Behauptung „dem gesunden Lebensgefühl des gesunden Arbeitertums unseres deutschen Volkes" gegenüberstellt, „dem entringt sich nur das eine Wort: Höher geht es nicht mehr". CARL SCHNEIDER ging von einer Ideologie der Gesundheit aus. Obwohl er sich auf das Arbeitertum berief, verriet er seine elitäre Gesinnung, wenn er weiter schrieb: „Selbstverständlich ist auch PRINZHORN der Meinung, daß dieser jedem Durchschnittsmenschen angeborene originale Gestaltungsdrang durch die zivilisatorische Entwicklung verschüttet worden ist. Diese Meinung haben wir durch die Psychoanalyse und den Marxismus ununterbrochen vertreten gehört. In ihr liegt die Quelle der wertenden Gleichsetzung des banalen Durchschnittsmenschen, des Entarteten mit dem Künstler." CARL SCHNEIDER nahm weiter Anstoß daran, daß man den menschlichen Körper in verzerrter Form habe darstellen dürfen und daß derartig verzerrte Gebilde den Anspruch auf den Namen Kunstwerk erhoben hätten. Schon im Jahre 1914 habe der Jude Herzfelde „den Geisteskranken geradezu zum Vorbild des gesunden Künstlers" gemacht. Deshalb sei auch die „entartete Kunst" der Irrenkunst so überaus ähnlich. Aus der Gleichheit der Gestaltungsvorgänge bei modernen Künstlern und Kranken hätte PRINZHORN aber die Konsequenz zu ziehen versäumt, „daß der, der entartete Kunst macht, eben selbst entartet ist". Zur „entarteten Kunst" gehörten damals Kokoschka, Klee, Kirchner, Nolde, Schwitters, Dix und viele andere. Auch die Werke der nicht-deutschen Kubisten und Surrealisten einschließlich Picassos wurden zur „entarteten Kunst" gezählt (SCHULTZE-NAUMBURG, 1938).

Einige Autoren wollten die „Bildnerei der Schizophrenen" deshalb nicht als Kunst anerkennen, weil sie ungeschichtlich ist. So erblickte BINSWANGER (1956) im Fehlen jeglicher Beziehung zu künstlerischen Vorbildern und Überlieferungen den entscheidenden Beweis dafür, daß Kunst und schizophrene Bildnerei unvereinbare Begriffe seien: „Dort künstlerische Darstellungsweisen, die ihre Geschichte, ihre künstlerischen Bedingungen und Bestrebungen haben, hier ungeschichtliche, aus keiner Tradition, also auch nicht aus einem ‚Bruch mit der Tradition' entstandene, rein ‚persönliche' Erzeugnisse."

Der englische Sprach- und Kunstwissenschaftler ROGER CARDINAL (1972) hält dieses Argument für ein zweifelhaftes Kriterium und für ein Beispiel eines groben kulturellen Vorurteils, auf einer tautologischen Definition der Kunst — als Kunst, wie sie durch die Kultur definiert ist — aufgebaut. Die Verfechter eines kulturellen Historizismus würden damit nur ihre Engstirnigkeit unter Beweis stellen.

Aber auch der Kunsthistoriker GEORG SCHMIDT (1961) wollte den bildnerischen Produkten der Geisteskranken unabhängig von ihrer formalen Höhe und Ausdruckskraft den Namen der Kunst im strengeren, reineren Sinne nicht zuerkennen; denn Kunst im strengsten Sinne sei nur, „was den geistigen Bedürfnissen, dem Ausdruck der Freuden und Nöte der menschlichen Gesellschaft in einer bestimmten Phase ihrer Geschichte dient, was auf eine ganz bestimmte Zeitsituation antwortet".

Zehn Jahre später hatte sich die Bewertung der Kunst psychisch Kranker durch einen Kunsthistoriker gewandelt. FRANZ MEYER (1971), Nachfolger von GEORG SCHMIDT als Direktor des Basler Kunstmuseums, schreibt: „Man hat verstanden, daß auch Menschen, die in einem Bewußtseinshorizont leben, der dem kulturellen Horizont ihrer Zeit nicht entspricht, Werke von größter Aussagekraft zu schaffen vermögen." „Die Surrealisten haben darum die Werke Geisteskranker mit gleichem Recht gelten lassen wie die Werke anderer Künstler." Dem Einwand, die Kranken stünden außerhalb der Zeit, begegnet MEYER mit dem Hinweis, daß sie doch nicht außerhalb des gemeinsamen geschichtlichen Schicksals stünden und Geschichte sich nicht nur im bewußten Bereich des Menschen abspiele. In der abendländischen Kultur habe sich eine Umschichtung ergeben, durch die auch für die bildende Kunst bisher unübliche, neue Sprachweisen ihre Geltung und repräsentative Bedeutung erhalten haben.

Der Philosoph J.M. BROEKMAN (1970) schreibt über die Begegnung mit der Kunst Geisteskranker, „daß ein Kunstwerk nie zu den zu erwartenden Ereignissen gehört". „Die Ursprungsgeschichte des Kunstwerkes ist nämlich nur zu verstehen als eine Historizität des Uns-Bedürfens, um Kunstwerk zu sein, und das ist eine ganz andere Geschichte als die Historizität seines Seins, die aus einem konstituierenden Ego heraus gedacht wird."

Kunst kann ohne Berücksichtigung der historisch-soziologischen Dimension heute nicht mehr gültig definiert werden (GORSEN, 1973). MORGENTHALER (1921) konnte noch annehmen, daß die Stärke einer autochthonen regelnden und ordnenden Funktion, PRINZHORN (1922), daß die Spannung zwischen Expressivität und Form ausreichende Kriterien für künstlerische Qualität seien. Welche Kunst entsteht und was als Kunst gilt, ist aber nicht vom einzelnen, sondern von der rezipierenden Gesellschaft abhängig. Es wäre denkbar, daß die künstlerischen Schöpfungen psychotischer Menschen den „geistigen Bedürfnissen" unserer Gesellschaft gemäß sind und auf eine „ganz bestimmte Zeitsituation" (im Sinne von GEORG SCHMIDT) antworten. Ob man im Schizophrenen den „Projektionsträger" eines politischen Widerstandes gegen Konservativismus und Unterdrük-

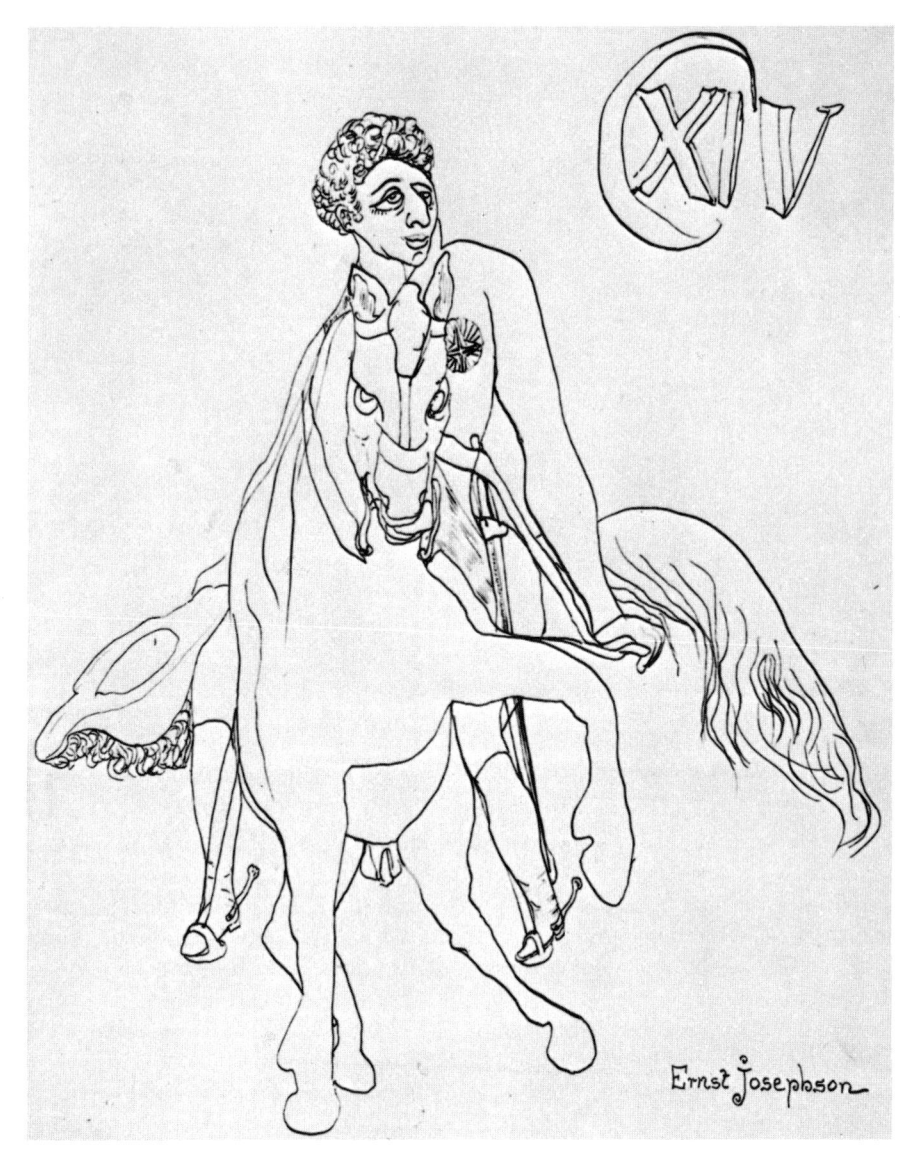

Abb. 3. „Charles XIV Jean" (1893, Museum Waldemarsudde, Stockholm). Federzeichnung des schwedischen Berufskünstlers Ernst Josephson, fünf Jahre nach Ausbruch einer schizophrenen Psychose

kung erblickt (GORSEN, 1970, 1973) oder einen Menschen, der infolge unserer gemeinsamen Schuld krank ist und stellvertretend für uns leidet (SIIRALA, 1961), das sind Interpretationsmöglichkeiten, die sowohl Aktualität als auch einen geistesgeschichtlichen Hintergrund haben. Sicher scheint mir, daß wir es in erster Linie der zeitgenössischen Kunst und den Künstlern verdanken, wenn heute Äußerungen psychotischer Menschen als Kunst betrachtet werden können.

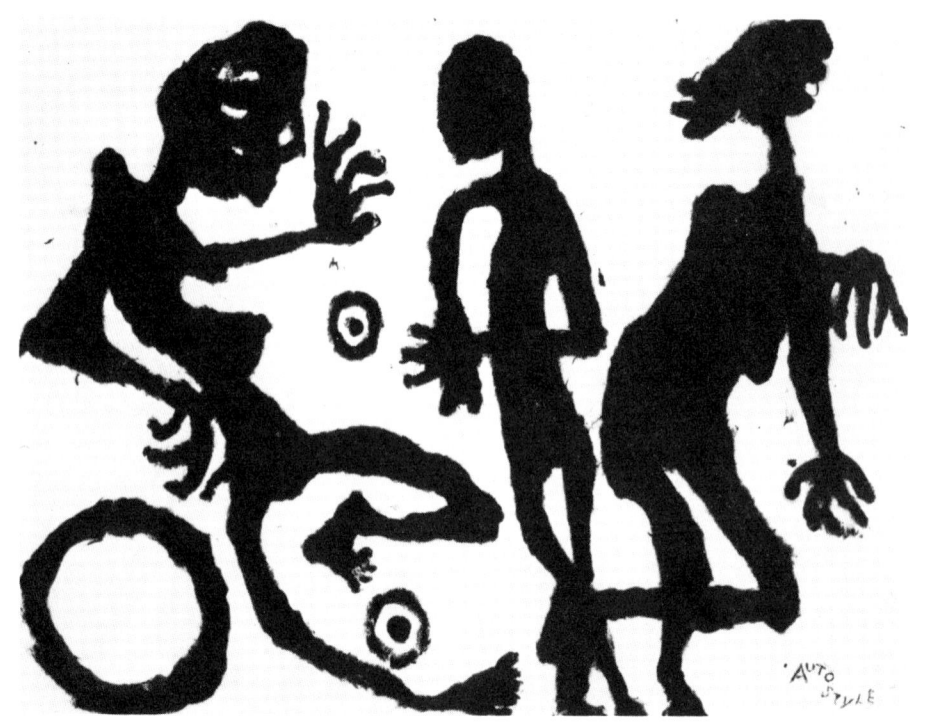

Abb. 4. „Autostyle" (Sammlung A. Bader). Fingermalerei des Schweizer Berufskünstlers Louis Soutter, 35 Jahre nach den ersten Anzeichen einer schizophrenen Psychose

Ihre Emanzipation und Freiheit hat eine psychopathologische Kunst erst möglich gemacht.

Schöpferisch kann jeder sein, einen Beitrag zur Kultur kann aber nur jener leisten, dem es seine Umgebung gestattet. In dieser Hinsicht waren die Gesunden bisher im Vorteil. Nun ist eine gewisse Änderung der Wertmaßstäbe eingetreten. Man bewundert die Werke, die Hill und Josephson (Abb. 3) in ihrer Krankheit geschaffen haben, Soutter (Abb. 4) und Schröder-Sonnenstern und viele nichtprofessionelle psychisch kranke Künstler hat man kennen und schätzen gelernt. Die Literaturwissenschaft hat ein neues Verhältnis zum späten und spätesten Hölderlin gewonnen. So schreibt der Germanist WINFRIED KUDSZUS (1969): „Wie voreingenommen muß man sein, um Kunstgebilden, weil sie der Feder eines Wahnsinnigen entstammen, den Wert abzusprechen." Und BÖSCHENSTEIN (zit. n. KUDSZUS, 1969) kommt in seinen Hölderlinstudien zu dem Ergebnis, daß Geisteskrankheit und gültige Poesie einander keineswegs ausschließen. Schriftsteller, Künstler und andere Autoren, die an der Entwicklung der Kunst unseres Jahrhunderts stark Anteil nehmen, haben keinerlei Bedenken, bestimmte Werke und Äußerungen psychisch Kranker als Kunst anzuerkennen. Schon für PRINZHORN (1922) hatte die klassische Ästhetik ihre absolute Verbindlichkeit verloren: „Die Abgrenzung unserer Bildwerke von bildender Kunst ist heute nur auf Grund einer überlebten Dogmatik möglich", schrieb er. Und MORGENTHALER (1921) erwähnt, daß alle die ernsthaften Künstler, die mit Adolf Wölfli bekannt geworden sind, eine künstlerische Verwandtschaft herausgespürt oder sogar Wölfli direkt als ihresgleichen bezeichnet haben. RILKE (1921) war von MORGENTHALERS Buch über Adolf Wölfli (zit. n. BADER, 1976) begeistert. Als MAX ERNST 1922 nach Paris reiste, seiner surrealistischen Laufbahn entgegen, trug er die „Bildnerei der Geisteskranken" bei sich (ROTHE, 1967). ALFRED KUBIN (1922) bezeichnete die Blätter, die er beim Besuch der Heidelberger Bildersammlung sah, als „Wunder des Künstlergeistes", von denen er stark berührt worden sei. Die italienischen Schriftsteller MORAVIA und BUZZATI sind der Ansicht, daß manche Malereien, die in psychiatrischen Krankenhäusern entstehen, ohne jeden Zweifel Kunstwerke sind (RIGHETTI, 1970). Der Wiener Maler ARNULF RAINER (1967) prophezeit, „daß die Wahnkreationen die Kunst der nächsten Jahrzehnte ebenso bestrahlen und düngen werden, wie es die afrikanischen Kulturen zu Anfang des Jahrhunderts taten" und daß man sie eines Tages in unsere Museen aufnehmen wird müssen. MALRAUX (1947) schrieb, die Kunst der Geisteskranken sei die ausdrucksvollste aller nicht traditionsgebundenen Künste.

2. Der schizophren-manieristisch-halluzinatorische Stil

Neben der Frage nach dem Kunstwert steht die Frage nach der Eigenart schizophrener Gestaltung. GRUHLE (1943) sprach von einem *schizophrenen Stil*. Auch BENEDETTI (1975) vertritt die Ansicht, „daß es einen zeitlosen ‚schizophrenen Stil' gebe, der eine relative (niemals vollständige) Autonomie gegenüber den wechselnden Kulturströmungen aufweist". Bei WEITBRECHT (1974) können wir von einem „sogenannten schizophrenen Stil" lesen. Von einem diagnostischen Interesse ausgehend, haben Ärzte immer wieder nach den Merkmalen schizophrenen Gestaltens gesucht. RENNERT (1962) hat eine Liste solcher Merkmale aufgestellt. Bei dem gleichen Bemühen gelangte ich zu der Ansicht, daß sich die vielen Einzelmerkmale auf drei Hauptmerkmale reduzieren lassen: Physiognomisierung, Formalismus und Symbolbildung. Andere Psychiater sind der Meinung, daß es wohl einen schizophrenen Stil gebe, der intuitiv erfaßbar ist, aber nicht an Hand von „Merkmalen" festgestellt werden kann. So wendet WINKLER (1970) das „Praecox-Gefühl" auch gegenüber den Bildwerken als diagnostisches Kriterium an und meint, die Feststellung des „spezifisch Schizophrenen" beruhe auf Kennerschaft, ebenso wie die Feststellung, was ein Werk zum Kunstwerk erhebe, durch Kennerschaft erfolge. Der Vergleich macht deutlich, daß es sich bei dieser Diagnostik mehr um einen normativen als um einen kognitiven Akt handelt. Der Japaner EMOTO (1975) hat als ergänzenden diagnostischen Kompaß ein „Sympathie-Gefühl" in sich entdeckt, das sogar „echten" Schizophrenien gegenüber auftreten könne. Ob „Praecox-" oder „Sympathie-Gefühl" den Ausschlag gebe, sei, wie er glaubt, von der Identifikationsneigung des Arztes mit dem Patienten abhängig.

Sogar PRINZHORN (1922) glaubte noch, „die Eigenart schizophrener Gestaltung im Kern" erfassen zu können: er definierte sie als Spaltungserscheinung, als Ambivalenz, als ein „Verweilen auf dem Augenblick vor der Entscheidung". Der Autismus, die mangelnde Wirklichkeitsanpassung der Schizophrenen äußere sich darin.

Dieses „Verweilen in einem Spannungszustand vor der Entscheidung" kann aber die schizophrene Kunst nicht von der Kunst der Gesunden trennen. REINHOLD SCHNEIDER (zit. n. BENN, 1975) schrieb: „Es gehört zum Wesen der Kunst, Fragen offen zu lassen, im Zwielicht zu zögern, zu beharren." Was hier als das Wesen der Kunst gilt, kann dort nicht für Schizophrenie pathognomonisch sein.

Auch PRINZHORNS weitere Ausführungen über die Eigenart schizophrener Gestaltung können heute nicht mehr als gültige Kriterien angesehen werden. Wir trennen uns von ihm, wenn er schreibt: „Von hier aus ist auch schließlich der letzte, vielleicht allein ganz stichhaltige Unterschied typisch schizophrener Gestaltung von aller übrigen Gestaltung zu verstehen: alles Gestaltete rechnet seinem Wesen nach damit, in dem Mitmenschen Resonanz zu finden, so aufgefaßt zu werden, wie es gemeint ist. Die Gewißheit solcher Resonanz trägt jeden Künstler und nährt seinen Schaffensdrang. Auch hinter der verzerrtesten negativen Einstellung nicht nur zu dem Publikum, sondern auch zu der Menschheit, die das eigene Werk nie verstehen würde, lebt die Zuversicht, ‚die Welt' werde eines Tages beglückt aufnehmen, was der Verkannte voll Weltverachtung schafft. Auch der Einsamste lebt auf dem Grunde seines Weltgefühls noch im Kontakt mit der Menschheit — sei es auch nur durch Wunsch und Sehnsucht. Und dieses Grundgefühl spricht aus allen Bildwerken ‚Normaler'. Dagegen nun ist der Schizophrene allerdings aus diesem Menschheitskontakt gelöst und seinem Wesen nach weder geneigt noch fähig, ihn herzustellen. Könnte er das, so wäre er geheilt. Von dieser völligen autistischen Vereinzelung, dem über alle Schattierungen psychopathischer Weltentfremdung hinausgehenden grauenhaften Solipsismus spüren wir in den typischen Bildwerken den Abglanz, und hiermit glauben wir die Eigenart schizophrener Gestaltung im Kern getroffen zu haben."

PRINZHORN hat sein Buch, das für manche „Offenbarungscharakter" gewann und als „geistesgeschichtliches Dokument" bezeichnet wird (ROTHE, 1967) geschrieben, nachdem er sich relativ kurz mit der Psychiatrie und der Bildnerei der psychisch Kranken beschäftigt hatte. Er war nach seiner Rückkehr aus dem Krieg im Winter 1918/19 als Assistent in die Psychiatrische Universitätsklinik Heidelberg eingetreten, hatte dort das Thema aufgegriffen, und 1922 ist bereits sein Buch erschienen. PRINZHORN hat seine Anschauungen über den „grauenhaften Solipsismus" der Schizophrenen der damaligen Lehrmeinung entnommen. In den folgenden fünfzig Jahren hat man weitere und andersartige Erfahrungen mit diesen Kranken gemacht. So schreibt MANFRED BLEULER (1972): „Gerade das spüren wir aber beim Schizophrenen so stark: Er löst sich von den gemeinverständlichen Denk- und Umgangsnormen, die im Alltag Gültigkeit haben. Er entfernt sich von der Gesellschaft. Gleichzeitig sucht er aber in seiner Art der Ichfindung nach Kontakt mit uns. Darin liegt ja eine erschütternde Erfahrung im Umgang mit Schizophrenen; so sehr sie sich vom Kontakt mit anderen in ihrer schizophrenen Welt absondern, so ist in ihrem Wesen doch immer auch ein sehnsüchtiges Tasten nach der Beziehung zu anderen Menschen. Gerade damit bietet sich uns heute ein Anknüpfungspunkt der Psychotherapie. Dem Künstler und dem Schizophrenen kommt dieselbe dunkel empfundene Tendenz zu, in der Abweichung von Realität, Gesellschaft und

Alltäglichkeit letzten Endes doch wieder den Mitmenschen zu finden. Sie wollen sich so darstellen, wie sie sind, und in dieser Darstellung angenommen werden."

Für BALLY (1961) war Schizophrenie nicht mehr Regression auf den primären Narzißmus, sondern Rückzug in ein präverbales, urtümliches und ungeschiedenes Mitsein und Entwurf einer Welt, in der der psychotische Mensch seine Liebesansprüche zu realisieren versucht. Und für SEARLES (1975) ist das sogenannte Ich-Defizit des schizophrenen Patienten nicht nur ein Gebiet der intensivsten Lebendigkeit, sondern es ist von derselben Natur wie die „symbiotische Grundlage einer gesunden, erwachsenen Ich-Tätigkeit". Dieses Ich-Defizit ermögliche es sowohl dem Gesunden als auch dem Schizophrenen, sich mit einem anderen Individuum oder mit der äußeren Welt eins zu fühlen und kreativ zu sein.

GOTTFRIED BENN (1975) war der Meinung, daß die Größe des Dichters gerade darin bestehe, „daß er keine sozialen Voraussetzungen findet". Er glaubte an die monologische Kunst. Ein Gedicht sei an niemanden gerichtet. BENN nannte den Dichter einen Sonderling, einen Einzimmerbewohner. „Er steht allein, der Stummheit und der Lächerlichkeit preisgegeben." „Er folgt einer inneren Stimme, die niemand hört." Wenn deshalb BENEDETTI (1975) meint, das „autistische, selbstbezogene Moment" sei für die schizophrene Kunst charakteristisch oder „dem Menschen, der sich in der Geisteskrankheit auflöst, kommt keine Erfahrung der Liebe zu", dann scheint hier zu Kunst und Künstler, wie BENN sie sah, kein allzugroßer Unterschied zu bestehen.

Ich habe nachzuweisen versucht, daß der schizophrene Manierismus auf bildnerischem und sprachlichem Gebiet mit dem Manierismus im kunst- und geistesgeschichtlichen Sinn wesensverwandt ist (NAVRATIL, 1965, 1966). MANFRED BLEULER (1972) hat in seinem großen Werk über die schizophrenen Geistesstörungen diese These anerkannt. Er schreibt: „Was hier über die manieristische Kunst gesagt wird, trifft für die schizophrenen Darstellungen und sogar für das innere Leben Schizophrener ebenfalls zu."

Als Manierismus bezeichnete man zunächst eine kulturhistorische Epoche, die in Italien und anderen Ländern der Renaissance folgte. Der Wiener Kunsthistoriker MAX DVORAK (zit. n. FRIEDRICH, 1972) wies im Jahre 1924 als erster auf die Parallelen zwischen manieristischem und expressionistischem Gestaltungswillen hin. Auf E.R. CURTIUS (1963) geht die Ausweitung des Begriffs Manierismus zurück. Er verstand unter Manierismus eine „Komplementärerscheinung zur Klassik aller Epochen", und er empfahl die Bezeichnung Manierismus für alle Tendenzen, „die der Klassik entgegengesetzt sind, mögen sie vorklassisch oder nachklassisch oder mit irgendeiner Klassik gleichzeitig sein". GUSTAV RENÉ HOCKE (1957, 1959) verdanken wir eine Bestandsaufnahme des Manierismus und seiner Folgen bis in unsere Zeit, die durch die Fülle ihres Materials fast erdrückend wirkt. Dabei entpuppten sich die Manieristen des 16. Jahrhunderts als die Vorväter unserer Moderne.

HOCKE (1957) spricht von einer „Urgebärde des Manierismus", einer Geisteshaltung, die ihm nicht bloß historisch, sondern auch biologisch, psychologisch, soziologisch, ja sogar metaphysisch bedingt erscheint, und er stellt sie einer „Urgebärde der Klassik" gegenüber. Von einer Beziehungssetzung des Manierismus mit der Schizophrenie distanzierte sich HOCKE ausdrücklich. Was Kranke

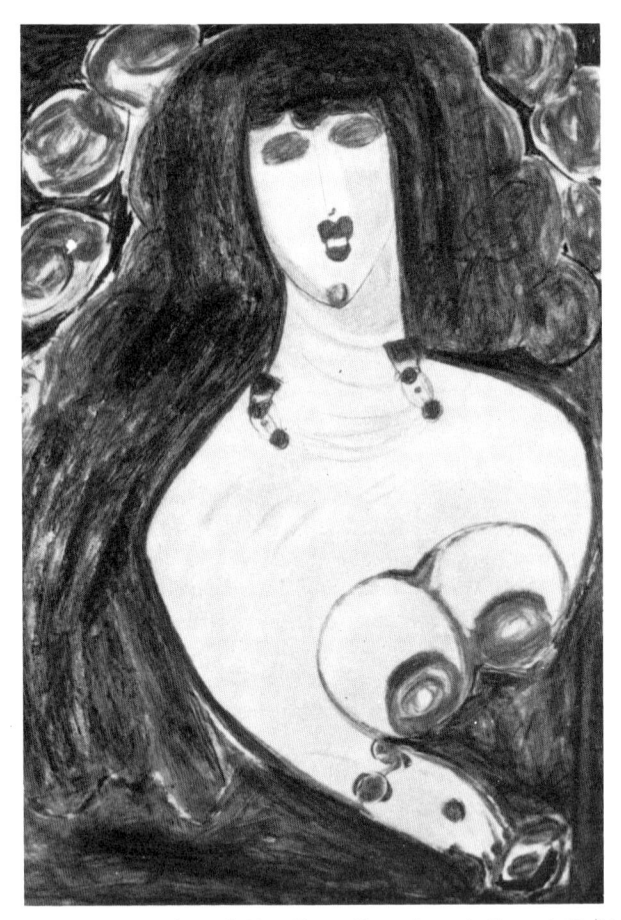

Abb. 5. „Joséphine lance des roses-lotus à Napoléon" (Sammlung A. BADER). Farbkreidezeichnung der schizophrenen Aloyse, 30 Jahre nach Beginn der Psychose

hervorbringen (HOCKE gibt als Beispiel ein Bild der schizophrenen Aloyse — siehe Abb. 5), hält er für ungeschichtlich und künstlerisch wertlos, wobei er sich auf BINSWANGER (1956) beruft, der im schizophrenen Manierismus eine Form „mißglückten Daseins" sah, nichts weiter als Manieriertheit, dahinter Angst und Verzweiflung und eine nur „mühsam zurückgehaltene proletenhafte Aggressivität" gegenüber der sozial gehobenen Mitwelt (zit. n. HOCKE, 1957).

Im Gegensatz zu HOCKE habe ich die schizophrene Bildnerei „die *eigentliche* Urgebärde des Manierismus" genannt (1965), denn ihr liegt — wie es einer „Urgebärde" zukommt — keine Tradition zugrunde. Diese „Urgebärde" ist nicht geistesgeschichtlich, sondern psychobiologisch zu verstehen. (HOCKE spricht *nicht* von einer „Urgebärde schizophrener Bildnerei", wie FISCHER [1970] irrtümlich angibt.)

Gegen das dualistische Schema „Klassik — Manierismus" sind wiederholt Bedenken geäußert worden. Sie lassen sich zerstreuen, wenn man die beiden

Begriffe nur als Richtpunkte dynamischer Prozesse, nicht als ein statisches Einteilungsprinzip versteht. Man könnte sich vorstellen, daß in geistigen Entwicklungsprozessen aus Manierismus immer wieder Klassik entsteht — wie aus Phantasie Realität, aus Schizophrenie Normalität, aus Halluzinationen Wahrnehmungen entstehen können. Und man könnte vielleicht sagen, daß die Kunst — auch die sogenannte klassische — überhaupt mehr „manieristisch" und der Alltag mehr „klassisch" ist.

Der schizophrene Stil stimmt aber nicht nur mit dem Stil des künstlerischen Manierismus im Sinne von CURTIUS und HOCKE überein. ROLAND FISCHER (1970) erkannte in den „halluzinatorischen Formkonstanten" KLÜVERs die biologische Grundlage des manieristischen und des schizophrenen Stils. Man kann diese Stilweisen deshalb auch „halluzinatorisch" nennen, wogegen der klassisch-naturalistische Stil den Wahrnehmungskonstanten des normalen Bewußtseins entspricht.

HEINRICH KLÜVER (1942) stellte fest, daß die optischen Halluzinationen, die unter der Einwirkung von Mescalin auftreten, häufig geometrische Formen haben. Einfache geometrische Figuren, etwa Quadrate oder Sechsecke, erscheinen dabei in vielfacher Wiederholung schachbrettartig oder bienenwabenartig nebeneinander; die einzelnen Formelemente sind oft von feinen Linien begrenzt. Diese Muster bewegen und verändern sich ununterbrochen und wechseln wie in einem Kaleidoskop miteinander ab. Formkombinationen, Bewegung, die Leuchtkraft der Farben sind bei den Halluzinationen, die durch Mescalin ausgelöst werden, höchst eindrucksvoll und äußerst variabel; ihr geometrisch-ornamentaler Charakter bleibt jedoch konstant. KLÜVER hat deshalb von „halluzinatorischen Formkonstanten" gesprochen. Er rechnet dazu auch optische Erscheinungen in Form von Gittern, Netzwerken, Filigran, Spiralen, Trichtern oder Spinngewebe. Neben den geometrisch-ornamentalen Formen hat KLÜVER weitere „halluzinatorische Konstanten" beschrieben: sie betreffen Veränderungen in der Zahl, der Größe und der Form einzelner Objekte und ihrer Teile. Eine Gestalt oder ein Teil einer Gestalt kann doppelt oder vielfach gesehen werden, es können Disproportionen auftreten, Verdrehungen und Verzerrungen. Den optischen Erscheinungen entsprechen mitunter Halluzinationen des Körpergefühls: im Mescalinrausch glaubt die Person, daß ihre Glieder schrumpfen oder wachsen, sich verdoppeln oder verzerrt werden. Bei Untersuchungen des eidetischen Erlebens fand KLÜVER folgende immer wiederkehrende Veränderungen der subjektiven Anschauungsbilder: Dislokationen der Objekte oder Entstellungen einzelner Teile, Verstümmelungen, Fragmentierungen und Verschmelzen von Teilen verschiedener Gegenstände. Er schloß daraus, daß die „halluzinatorischen Konstanten" nicht an eine bestimmte Droge gebunden sind, sondern alle halluzinatorischen Zustände und auch verwandte Erlebnisweisen, wie etwa die subjektiven Anschauungsbilder, charakterisieren.

Nach meiner Erfahrung entsprechen die Formalismen, Deformationen und Symbolbildungen in den Zeichnungen der schizophrenen Kranken den *halluzinatorischen Konstanten* KLÜVERs bis in alle Einzelheiten (BADER u. NAVRATIL,1976). Zwischen dem halluzinatorischen Erleben, dem schizophrenen und dem manieristischen Stil bestehen verwandtschaftliche Beziehungen, denen ähnlich strukturierte Zustände des Bewußtseins zugrundeliegen müssen.

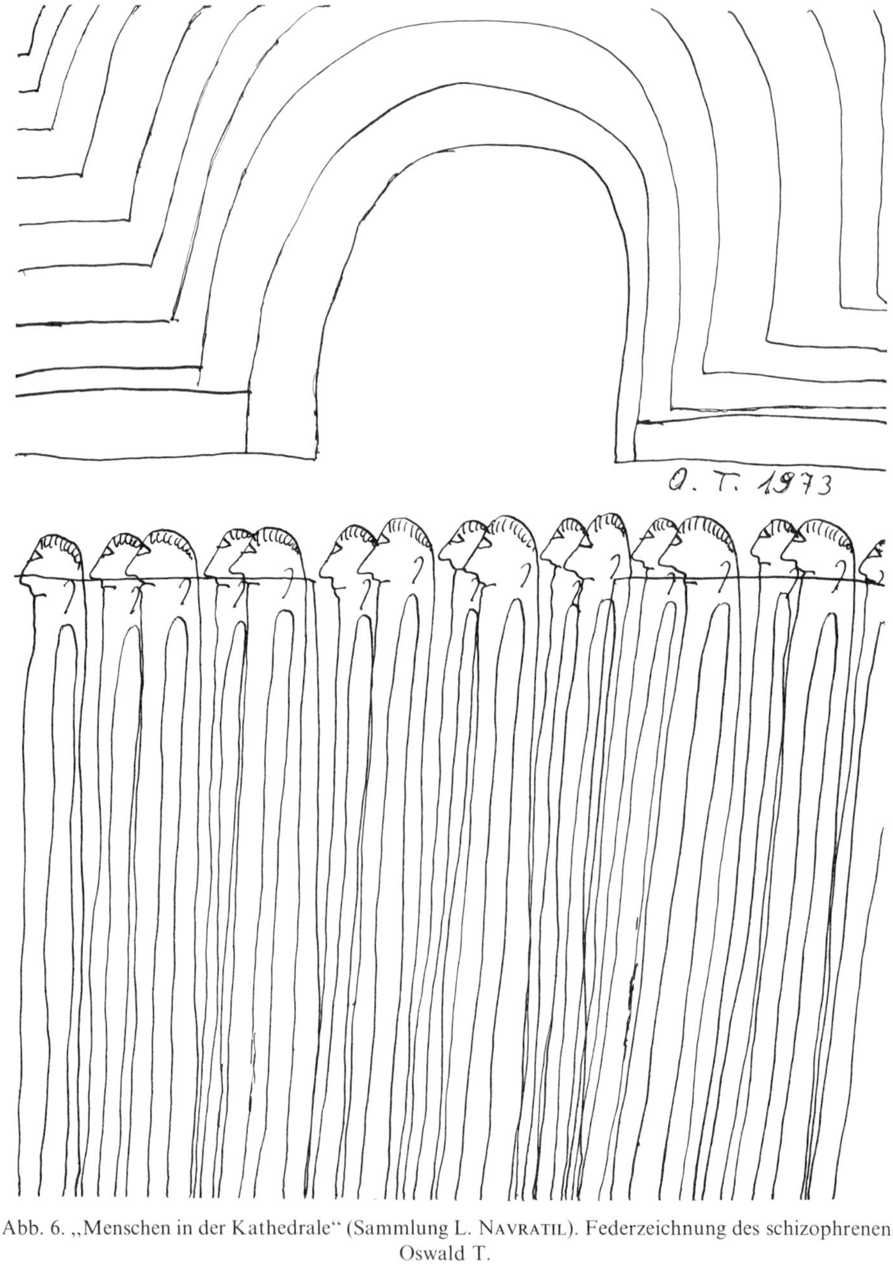

Abb. 6. „Menschen in der Kathedrale" (Sammlung L. NAVRATIL). Federzeichnung des schizophrenen Oswald T.

Es ist eine interessante Frage, warum schizophrene Kranke geometrische Muster zeichnen, in ihren Zeichnungen Figuren elongieren (Abb. 6) oder zusammenquetschen oder andersartig deformieren, ohne an optischen Halluzinationen oder solchen des Körpergefühls zu leiden. Die Erklärung für dieses Phänomen könnte darin liegen, daß die halluzinatorischen Formveränderungen — worauf

KLÜVER besonders hinweist — nicht nur die eigentlichen Halluzinationen, sondern das gesamte visuelle Erleben (also auch Wahrnehmungen und Vorstellungen) betreffen und auch auf andere Sinnesgebiete übergreifen können. Es könnte sein, daß bei geringer halluzinatorischer Erregung, zum Beispiel in einer schizophrenen Psychose, optische Halluzinationen fehlen, aber jene Vorstellungen, die den Zeichenvorgang leiten, verändert sind, wogegen bei hochgradiger halluzinatorischer Erregung, etwa in einer Mescalinpsychose, die Körpermotorik schwer beeinträchtigt ist, Zeichnen also nahezu unmöglich wird, dafür aber optische Halluzinationen mit den typischen Formveränderungen bestehen.

III. Der Gestaltungsvorgang

1. Kann sich eine Psychose schöpferisch auswirken?

Wir haben über die Persönlichkeit des Künstlers und über das Werk gesprochen und wollen uns nun mit jenen Ansichten befassen, die über den Gestaltungsvorgang bei Kranken und Gesunden dargelegt worden sind. Da tritt zunächst die Frage auf, ob eine Psychose künstlerischen Hervorbringungen förderlich sein kann.

PRINZHORN (1922) glaubte, daß die Krankheit bei völlig Ungeübten einen latenten Gestaltungsdrang mobilisieren könne. Er meinte, daß ein originaler Gestaltungsdrang allen Menschen wesenhaft eigen ist und durch die zivilisatorische Entwicklung verschüttet worden sei. Tradition und Schulung seien nur eine äußere kulturelle Verbrämung dieses primären Gestaltungsdranges, der unter günstigen Umständen aus jedem Menschen hervorbrechen könne.

PRINZHORNS Anschauung deckt sich damit weitgehend mit derjenigen JEAN DUBUFFETS (1967), der annimmt, daß die „Gaben", die dem Künstler zugeschrieben werden, in Wirklichkeit sehr verbreitet seien. Kultur und Erziehung würden uns aber Normen aufzwingen, die eine freie schöpferische Tätigkeit verhindern. Die gesamte „Art culturel" sei das Ergebnis eines solchen sozialen Druckes; sie sei eintönig im Vergleich zur „Art brut", die von Geisteskranken und anderen der Kultur Entfremdeten geschaffen werde.

Heute stehen manche Psychiater auf dem Standpunkt, daß unter dem Einfluß einer Psychose die Kreativität schwinde (SUCHENWIRTH, 1972). Auch BENEDETTI (1975) schreibt: „Der Schizophrene leidet an einer eigentlichen Grundstörung der Kreativität, an der Unmöglichkeit, sein Ich zu konstituieren." Von PLOKKER (1969) wird die Ansicht vertreten, daß es auf Zufall beruhe, wenn ein schizophrener Kranker Kunst hervorbringe. Die künstlerische Leistung habe in diesen Fällen mit der Schizophrenie gar nichts zu tun. Hin und wieder fände ein Patient die „signifikante Form", die der völlig adäquate Ausdruck seiner Gefühle sei. „Mag dem einen oder anderen in der Aufwühlung der Psychose auch einmal ein eindrucksvolles Bild gelingen — wir kennen keinen, der durch die Psychose erst zum Künstler geworden wäre", stellte WEITBRECHT (zit. n. LIESER, 1967) fest.

Und wie verhält es sich mit Adolf Wölfli? Wäre er ohne die schizophrene Erkrankung ein Künstler geworden? Nach meiner Ansicht verdankt Wölfli sein Künstlertum nicht ausschließlich, aber doch zu einem wesentlichen Teil der

Psychose. MÜLLER-SUUR (1976) schreibt allerdings im Katalog der großen Adolf Wölfli-Retrospektive des Kunstmuseums Bern : „Sein Künstlertum hat Wölfli nicht von seiner Schizophrenie." „Denn seine Geisteskrankheit kann nicht Ursache für seine Kunst sein, sondern nur als zufällige Bedingung für die Thematik seines Werkes in Frage kommen." Wäre MORGENTHALER (1921) der gleichen Ansicht gewesen, dann hätte er seiner Monographie über Wölfli wahrscheinlich nicht den Titel „Ein Geisteskranker als Künstler" gegeben. MORGENTHALER sah es aber anders; er schrieb: „Bei Wölfli kommt die Form manchmal wunderbar klar zum Vorschein. Durch einen Krankheitsprozeß wurde bei ihm ein großartiges Gerüst freigelegt. Es ist ein Teil jenes Gerüstes, in das Raffael seine zartesten Madonnen... hineinkomponiert hat." Allgemeiner hat PRINZHORN (1922) den gleichen Gedanken formuliert: „Der Kranke würde unter ganz spezifischer Einwirkung der Schizophrenie zu einer Gestaltungskraft gelangen, die ihm sonst versagt wäre, indem nämlich in seiner Psyche sich Vorgänge abspielen würden, die sonst dem Künstler vorbehalten sind." Mit diesem Satz hat PRINZHORN eine Auffassung vorweggenommen, die von einer anderen Gruppe von Psychiatern auch heute wieder vertreten wird. So erblickt BADER (1976) eine gewisse Paradoxie darin, wenn man die Werke psychotischer Künstler jetzt „nur als Kunst" akzeptieren möchte, genauso wie sie früher „nur als Krankheitszeichen" verstanden worden sind. Er selbst meinte (1961), daß die Psychose nach ungefähr zehnjähriger Dauer bei Aloyse das Talent aus der Latenz befreit und damit eine originelle und reichhaltige Bildproduktion ausgelöst hatte. Und etwas später schrieb BADER (1968): „Wir haben gute Gründe zu glauben, daß Soutter gerade dank seiner Psychose einer der erstaunlichsten Meister der Moderne geworden ist." Auch ich habe seit 1965 die These zu belegen gesucht, daß die schizophrene Psychose schöpferische Fähigkeiten vermittelt — unabhängig davon, ob dadurch ein Talent geweckt wird oder nicht. Wie die gesamte produktive Symptomatik der Psychose schrieb ich auch die künstlerische Originalität der Schizophrenen den seelischen Krankheitsvorgängen, genauer gesagt, den Restitutionsversuchen innerhalb des Krankheitsgeschehens zu. In dieser Ansicht fand ich mich durch KRIS (1953) gestützt, aber auch schon durch MORGENTHALER (1921), der über Wölfli sagte: „Wir müssen überhaupt, klinisch betrachtet, sein Zeichnen den katatonen Stereotypien, Automatismen, Manieren usw. gleichsetzen." Weiter meinte er, daß gewisse katatone Erscheinungen nicht nur Krankheitssymptome, sondern auch Selbstheilungsversuche seien, zum Beispiel Versuche, in das innere Chaos eine gewisse Ordnung zu bringen — „und wenn es auch nur durch das Sichfestklammern an einer einzigen stereotypen Bewegung wäre".

2. Die schizophrenen Gestaltungstendenzen — Kreativität?

In der schizophrenen Psychose ist die Neigung zu physiognomisieren, zu formalisieren und Bedeutungen zu erleben (Symbole zu bilden) erhöht. Ich habe die originale psychotische Produktivität darauf zurückgeführt, gelangte aber im weiteren Verlauf meiner Arbeit zu dem Schluß, daß diese „schizophrenen Gestaltungstendenzen" — obgleich aus der Psychose stammend und symptomatisch für die Psychose — nichts anderes als die allgemeinmenschlichen „kreativen

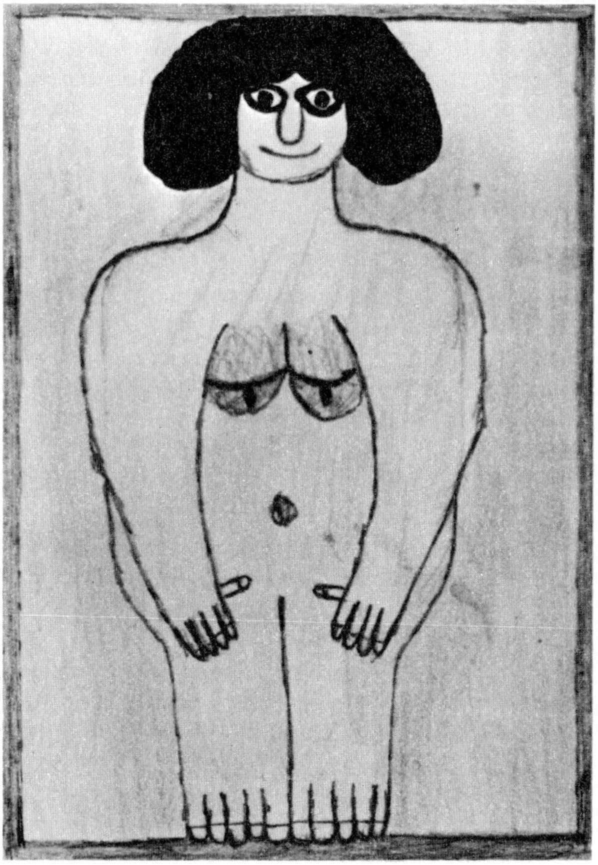

Abb. 7. Freie Zeichnung des manisch-depressiven Franz G. während des Abklingens einer manischen Phase (Sammlung L. NAVRATIL). Hervortreten der kreativen Grundfunktionen (Physiognomisierung, Formalisierung, Symbolisierung)

Funktionen" (Abb. 7) seien (NAVRATIL, 1969). Was bei den Kranken die Psychose bewirke, bewirke bei den Gesunden ein ähnliches psychisches Geschehen.

GORSEN (1969) hat darauf hingewiesen, daß Kreativität und künstlerische Kreativität nicht identisch sind. Eine echte künstlerische Leistung ist ohne Kreativität nicht möglich, aber nicht jede kreative Leistung hat künstlerischen Wert. In der Schizophrenie wird der Mensch kreativ. Es bedarf aber zusätzlicher Bedingungen für die Entstehung eines Kunstwerkes: einer vielleicht zum Teil angeborenen, zum Teil erworbenen Begabung und weiterer fördernder Einflüsse durch die Umwelt sowie eines korrespondierenden Entgegenkommens der Rezipienten.

KRIS (1953) sah — wie die meisten psychoanalytisch orientierten Autoren — im künstlerischen Schaffen der Gesunden eine „kontrollierte Regression", eine „Regression im Dienste des Ichs", während er die schizophrene Kunst als einen Verfall an den Primärvorgang und als „unkontrollierte Regression" betrachtete. Versteht man unter „Kontrolle" — wie KRIS es tut — die Adaptierung der Schöpfungen des Primärvorganges an die Ansprüche der Sozietät, dann ist darin kein eigentlich künstlerischer Vorgang zu erblicken. Die Gesellschaft urteilt ja nach den herrschenden Normen, Künstler aber sind Normwandler, deren Ergebnisse dann akzeptiert werden können, wenn eine Unsicherheit in bezug auf gewisse Normen eingetreten ist. In dem Augenblick, da eine künstlerische Innovation entsteht, weiß aber weder der Künstler selbst noch seine Umwelt, warum sie so und nicht anders ausgefallen ist: Der Verstand erfaßt nicht, was ihn selbst verändert.

Ich glaube, daß die Physiognomisierung und die mehr ursprünglichen Formen der Symbolbildung (zum Beispiel die Verdichtungen des Traumes) dem entsprechen, was die Psychoanalytiker unter Primärvorgang verstehen, daß aber die Formalisierung bereits in ihren ursprünglichsten (noch vorbewußten) Manifestationen — als eine „Ordnungstendenz" — dem Sekundärvorgang zugerechnet werden müßte. Sie ist in den schizophrenen Produktionen genauso wie in der Kunst der Gesunden wirksam.

Auch SPOERRI (1972) hat der Auffassung, daß die schizophrenen Gestaltungen keineswegs bloß als Minderleistungen zu bewerten sind, später zugestimmt. Er fand in den Schöpfungen der Kranken Ordnung, Kontrolle, Reflexion und Hyperreflexion. Die fehlende Anpassung der psychotischen Äußerungen an die sozialen Normen führte er nicht nur auf Autismus und Negativismus, sondern ebensosehr auf Erfindung und ein Streben nach neuer Kommunikation zurück.

Dagegen meint BENEDETTI (1975), in der „echten Kunst" der Gesunden sei ein „großartiger ‚sekundärer Prozeß' bei der Gestaltung mit dabei, er kontrolliert die Paläopsyche in ihren primären Prozessen". Für den Schizophrenen sei „aber gerade die Schwäche solcher sekundärer Prozesse, der gestaltenden Ichstruktur, charakteristisch". BENEDETTI schreibt weiter: Der Künstler „weiß jedenfalls von der Dialektik zwischen seinem Erleben und der allgemein verständlichen Realität. Sein der letzteren verpflichtetes Ich liefert sich also nie radikal aus, ist nie dem Verfall preisgegeben". Die Zerstörung der Realität sei beim Kranken ein erlittener Vorgang, die Realitätsverformung dränge sich ihm auf, er habe nicht die Freiheit des Gesunden, sie zu wollen. „Hierin ist ein wesentlicher Unterschied zwischen der schizophrenen Bildnerei und der normalen Kunst begründet."

Die meisten Autoren glauben, daß sich das Gestalten der Kranken generell von dem der Gesunden in dieser Weise unterscheidet und leiten daraus einen geringeren Wert psychotischer Produktionen im allgemeinen ab. Sie postulieren, daß der gesunde Künstler mit freiem Willen und vollem Bewußtsein schaffe, in ständiger Fühlungnahme mit der gegenständlichen und sozialen Wirklichkeit. Beim Kranken sei das Schaffen dagegen ein „erlittener" Vorgang. Besonders der Bruch mit der Realität, den der gesunde Künstler absichtlich vollziehe, stelle sich beim Kranken gegen seinen Willen ein und zwinge ihn zu ganz bestimmten Abweichungen und Deformationen.

Dagegen stehen nun andere Ansichten, die auf einen mehr graduellen als prinzipiellen Unterschied im Schaffen psychisch Kranker und Gesunder schließen lassen. So meint MATUSSEK (1974), das Schöpferische sei eine Gabe, die man empfängt, und zwar von einem Etwas, das nicht identisch ist mit dem bewußten Ich. Die passive Einstellung des Ichs sei eine unerläßliche Voraussetzung der Kreativität. KISKER (1970) findet in den Briefen eines Schizophrenen eine Haltung und ein Wollen, das „ebenso unfreiwillig wie das unsrige" ist. Er spricht von einer „halben Unfreiwilligkeit", die für den Menschen schlechthin, für Kranke und Gesunde, konstitutiv sei. HOCKE (1957) weist auf den „Ausdruckszwang" des manieristischen Künstlers hin. Und FISCHER (1971) hat den Satz geprägt: „Was für den einen ein Verlust an Freiheit ist, ist für den anderen ein Gewinn an Kreativität." Die Freiheit der Wahl des künstlerischen Ausdrucks bei Kranken und Gesunden ist also keinesfalls durch eine scharfe Trennlinie bestimmt. Die Äußerungen schizophrener Menschen umfassen alle Abstufungen von traumartiger Bewußtheit bis zu hellwacher Reflexion, vom Automatismus bis zur freien Willensentscheidung. Und es bleibt oft „ziemlich unklar, wie sich das, was an ihrer Verfassung Gebrechen des Gehirns ist, mit dem verflicht, was das Leben ihnen zuträgt" (KISKER, 1970). Wenn unser Patient Alexander schreibt „Rot sind manche Blaue Blätter" (NAVRATIL, 1966), dann sehe ich eine schizophrene Äußerung darin (zumal Alexander literarisch ungebildet ist), bin aber nicht imstande zu sagen, ob diese Formulierung „frei gewählt" oder „einem inneren Zwange folgend" zustande gekommen ist. Ich habe anderen Ortes weitere Beispiele für die Absichtlichkeit und Bewußtheit solcher Gestaltungen, die den „schizophrenen Stil" ausmachen, mitgeteilt, einen „Stil", der bei Kranken und Gesunden vorkommen kann (BADER u. NAVRATIL, 1976; NAVRATIL, 1974).

SPOERRI (1972) und BENEDETTI (1975) haben betont, daß trotz äußerer Ähnlichkeit der „Abbildung" das „Abgebildete" (= das innere Erleben) bei Psychotikern und Normalen wesentlich verschieden sei. Wegen der schizophrenen Körpergefühlshalluzinationen hätten zum Beispiel die Deformationen in den Zeichnungen dieser Patienten einen ganz anderen Ausdruckswert als ähnliche Erscheinungen in den Bildern moderner Maler. Ich meine: So interessant die verschiedene Entstehung bildnerischer Deformationen bei Gesunden und Kranken sein kann, so ergibt sich daraus doch nicht zwangsläufig der Schluß auf einen völlig anderen Ausdruckswert solcher Gestaltungen. BENEDETTI (1975) trennt schizophrenes und gesundes Seelenleben und dessen Äußerungen besonders scharf: „Die Sonderbarkeit der Erlebnisse schließt sowohl die Möglichkeit des Darstellenden aus, sich mit allgemeinen menschlichen Empfinden eins zu fühlen, wie auch diejenige des Beobachters, sich mit dem schizophrenen Künstler ganz zu identifizieren." Die Gegenposition hat SULLIVAN (zit. n. CHRZANOWSKI, 1968) mit seinem „Ähnlichkeitsprinzip" formuliert: „Wir sind alle einander viel mehr ähnlich als verschieden, gleichgültig ob wir geistesgesund oder geisteskrank sind; die menschlichen Ähnlichkeiten überwiegen immer die Verschiedenheiten. Etwas bindet die Menschen aneinander, das stärker als die individuellen Schwierigkeiten ist; durch dieses gemeinsame Band kann man therapeutischen Kontakt herstellen."

3. Veränderungen des Bewußtseinszustandes. Zustandsgebundene Kunst

Mittel wie Mescalin, LSD und Psilocybin können bei gesunden Versuchspersonen kreative, psychotische und ekstatische Zustände auslösen. Für FISCHER

(1970, 1971, 1975) ist deshalb die Psychose ein Geschehen, das mit dem kreativen Zustand des Gesunden durchaus vergleichbar ist. Nach seiner Ansicht sind schöpferische und psychotische Vorgänge an einen veränderten Zustand des Bewußtseins gebunden, der auf einem höheren Grad ergotroper Weckreaktion („ergotropic arousal") beruht. BADER (1972) hält es deshalb für richtig, den kreativen Zustand des Gesunden und jenen des Psychotikers mit dem gleichen Wort zu bezeichnen: in beiden Fällen sei ein „hyperphrener" Zustand (=ein höherer Grad von „arousal") Voraussetzung der schöpferischen Aktivität — im Gegensatz zum „normophrenen" Zustand, bei dem sich die „arousal reaction" in mäßigen Grenzen hält und der Anpassung an die Konventionen der Gesellschaft dient.

Nach FISCHER (1971, 1975) treten mit ansteigender subcorticaler Erregung folgende Bewußtseinsveränderungen auf: Schwinden der normalen Konstanten der Wahrnehmung und deren Ersatz durch die „halluzinatorischen Formkonstanten", zunehmende Innenschau bei zunehmender Blockierung der Körperbewegungen, Auflösung des Ichbewußtseins und Verlust des rationalen Denkens, Stereotypie und zunehmende Intensität des Bedeutungserlebens, Verringerung der Freiheitsgrade (der Wahlmöglichkeiten). Bestimmte Erlebnis- und Verhaltensweisen sind an bestimmte Bewußtseinszustände geknüpft und diese wieder an bestimmte Grade subcorticaler Erregung („Stateboundness"=„Zustandsgebundenheit"). Die verschiedenen Zustände des Bewußtseins sind durch partielle oder totale Amnesie voneinander und vom gewöhnlichen Bewußtsein des Alltags getrennt, wie etwa die Träume („Stateboundaries"=„Zustandsgrenzen").

Das künstlerische Werk unseres Patienten Johann Hauser ist in hohem Maße zustandsgebunden. Johann Hauser leidet an Oligophrenie (Intelligenz-Quotient 52 nach Hamburg-Wechsler) und an einem manisch-depressiven Krankheitsgeschehen. Er ist seit seiner Jugend hospitalisiert. Im psychiatrischen Krankenhaus wurde er zu einem Künstler (BADER u. NAVRATIL, 1976; NAVRATIL, 1970, 1975). Für die moderne Kunst hat Johann Hauser kein Verständnis. Sein Geschmack orientiert sich am Fotorealismus illustrierter Zeitungen. Alles, was von naturalistischer Darstellung abweicht, lehnt er entschieden ab. Er selbst ist aber nicht imstande, eine etwas komplizierte Figur, etwa ein Tier oder einen Menschen, von einer Vorlage richtig abzuzeichnen. Seine besten Arbeiten hat er auf den Höhepunkten manischer Phasen geschaffen, wobei man nicht selten auch die Mischung mit depressiven Zügen bemerken kann (Abb. 8). In den depressiven Phasen, aber auch im Intervall, wagt sich Johann Hauser an größere und schwierigere Aufgaben dagegen nicht heran, und es gelingen ihm auch nur sehr einfache Zeichnungen, etwa ein Herz, eine Schlange, eine Rakete oder gar nur ein Viereck (Abb. 9). Die in der Manie geschaffenen Werke erscheinen ihm dann fremd, gefallen ihm nicht mehr, manchmal findet er, daß sie mißlungen sind. Bisweilen wird er verlegen, wirkt verschämt, wenn er eine Zeichnung, die in der Manie entstanden ist, später betrachtet; wenn er in mehr gehobener Stimmung ist, amüsieren ihn allerdings diese Werke, er bewundert sie und wundert sich darüber, daß er so etwas zustande gebracht hat. Es ist dabei auch eine eigenartige Gedächtnisstörung vorhanden: Im Normalzustand ist ihm vieles entfallen, was er in den manischen Zuständen gezeichnet hat.

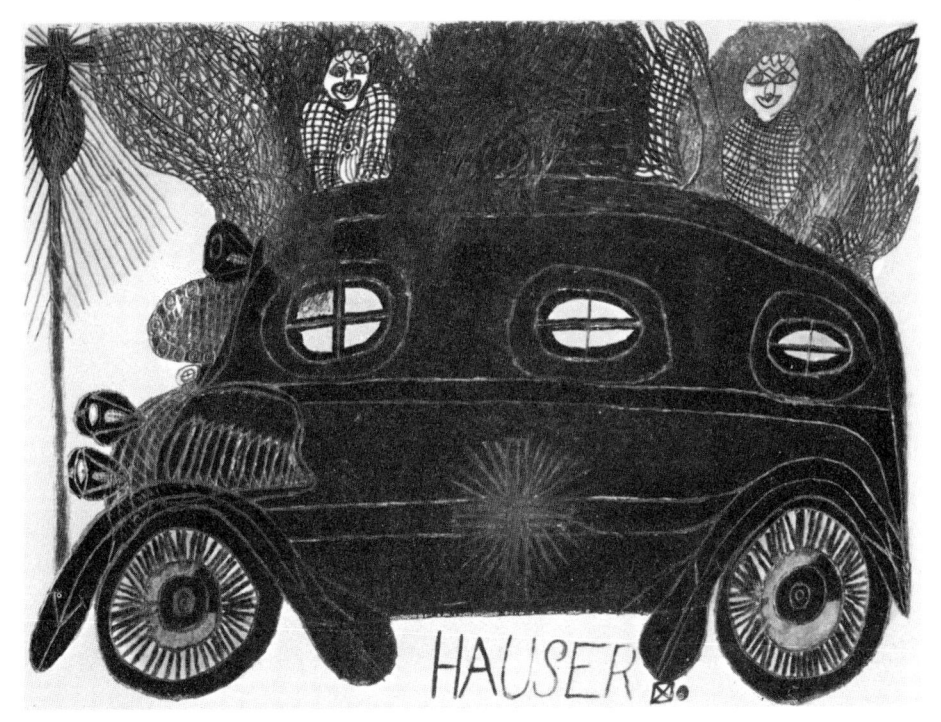

Abb. 8. „Leichenwagen" (Sammlung L. NAVRATIL). Spontane Zeichnung des oligophrenen Johann Hauser in einem manisch-depressiven Mischzustand

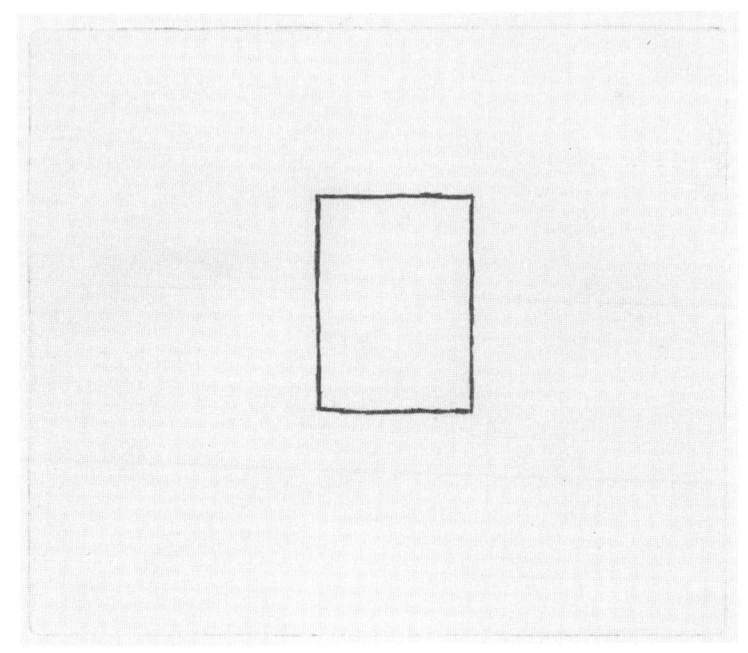

Abb. 9. „Viereck". Radierung von Johann Hauser. Formenreduktion in einem depressiv-gehemmten Zustand

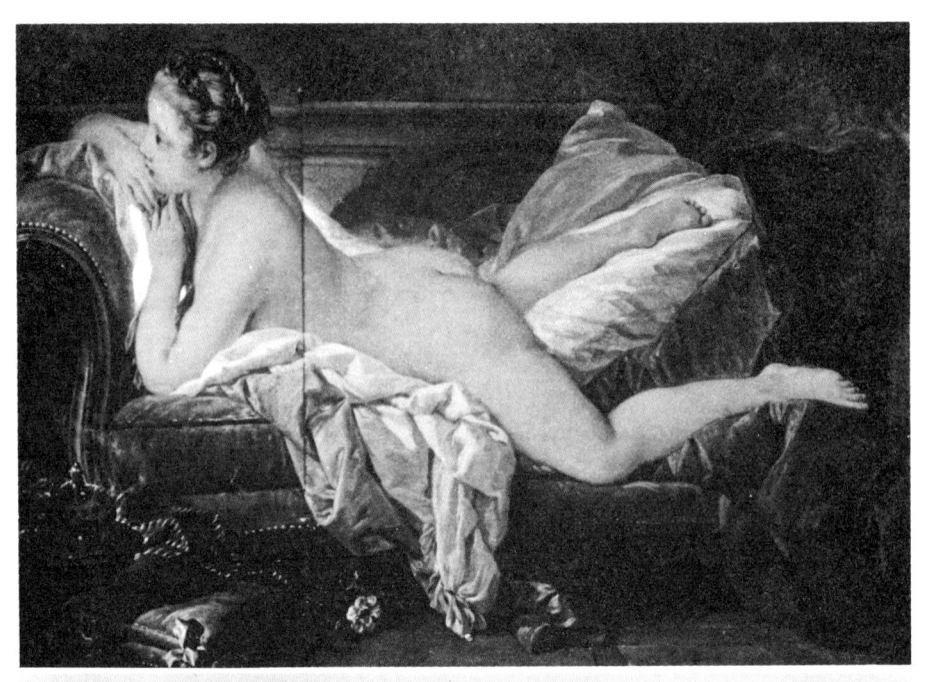

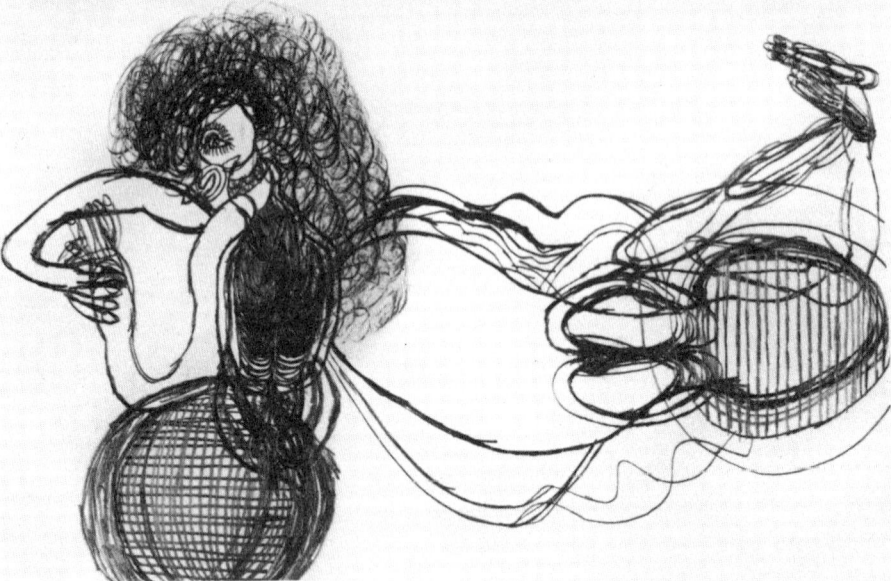

Abb. 10. „Louise O'Murphy" von François Boucher (Bayer. Staatsgemäldesammlung, München). Spontane Kopie von Johann Hauser nach einer farbigen Doppelseite aus „Quick" (No. 3, 1969) in manischem Zustand angefertigt (Sammlung L. Navratil)

Eines Tages kam Johann Hauser — während einer manischen Phase — mit einer Bildzeitschrift in mein Zimmer und zeigte eine zwei Seiten ausfüllende Abbildung eines Werkes von François Boucher (Louise O'Murphy). Johann Hauser war stark beeindruckt und hatte den Plan, das Bild abzuzeichnen. Er zeichnete rasch, aber konzentriert, mit kräftigem, sicherem Strich. Er war mit seiner Arbeit sehr zufrieden. Seine Unfähigkeit zu annähernd getreuer Wiedergabe hatte er in der Manie grandios überspielt (Abb. 10). Als diese Zeichnung etwa eineinhalb Jahre später gemeinsam mit der Vorlage Johann Hauser wieder gezeigt wurde — die manische Phase war abgeklungen —, brachte er zum Ausdruck, daß ihm seine Zeichnung nicht gefalle. In der Konfrontation mit seinem Werk, das in der Manie entstanden war, ließ seine ganze Reaktionsweise die Zustandsgrenzen deutlich erkennen.

Wenn nun ein Mensch in einer Psychose ganz eigenartige, durch die Psychose geprägte künstlerische Äußerungen hervorbringt und weder vorher noch nachher imstande ist, ähnliches zu produzieren, wenn sich im nicht-psychotischen Zustand seine Erzeugnisse vielmehr in einem völlig unauffälligen, konventionellen Stil bewegen, dann darf man die in der Psychose hervorgebrachten Schöpfungen sicherlich „zustandsgebunden" nennen. Zum Kunstschaffen und Kunsterleben gehört allerdings, wie wir glauben, immer ein Bewußtseinszustand, der sich vom gewöhnlichen Bewußtsein des Alltags unterscheidet. Kunst ist eine „zustandsspezifische Äußerung" und dient einem „zustandsspezifischen Kommunikationsbedürfnis" bei Gesunden und psychisch Kranken (NAVRATIL, 1976). Dennoch schien es mir gerechtfertigt, die aus einer Psychose entstehenden künstlerischen Leistungen „*zustandsgebundene* Kunst" zu nennen (NAVRATIL, 1975), weil nämlich die Zustandsgebundenheit im Vergleich mit den anderen Bedingungen künstlerischen Schaffens, insbesondere allen äußeren Einflüssen, dabei im Vordergrund steht. Der Ausdruck „zustandsgebundene Kunst" scheint mir die Besonderheit dieser Kunst treffender wiederzugeben als die Bezeichnungen „Irrenkunst", „Bildnerei der Geisteskranken", „psychopathologische Kunst", und er hat den Vorteil, das Attribut des Krankhaften und Abartigen zu vermeiden, das meist zu einer Abwertung derartiger Produkte führt.

IV. Kunst — die Brücke zwischen Normalität und Psychose

Die Erwartung, durch den Vergleich der Werke einen Unterschied zwischen einer „pathologischen" und einer „gesunden" Kunst herauszufinden, muß man fallen lassen. Ich kann mich hier außer auf meine persönliche Erfahrung auch auf eine experimentelle Arbeit aus jüngerer Zeit berufen, welche gezeigt hat, daß weder Laien noch Künstler imstande sind, Werke schizophrener Kranker von Werken gesunder professioneller Maler mit Sicherheit zu unterscheiden (MARAN, 1970). Ich stimme GORSEN (1973) zu, wenn er betont, daß zwischen den künstlerischen Erzeugnissen Kranker und Gesunder nicht alle Differenzen eingeebnet werden sollten. Man kann ähnliche künstlerische Werke aber nur dadurch voneinander abgrenzen, daß man deren Entstehungsbedingungen untersucht. Will man Eigentümlichkeiten eines Werkes auf eine psychotische Störung zurückführen, dann ist die klinische Feststellung, ob der Hervorbringer an einer Psychose gelitten hat, unerläßlich.

Die künstlerische Leistung unserer Patienten hängt von den verschiedensten Umständen ab: von dem Raum, wo sie arbeiten, dem zur Verfügung stehenden Material, dem Auftrag, den man ihnen gibt, dem Vorhandensein oder Fehlen und von der Art einer tragenden zwischenmenschlichen Beziehung, von der ganzen Atmosphäre ihrer Umgebung. Angeborene und erworbene Talente spielen eine Rolle, aber auch der Mangel spezieller Begabungen und Fähigkeiten (bei Johann Hauser zum Beispiel seine Unfähigkeiten zu naturalistischem Abzeichnen) sowie andere Persönlichkeitseigenschaften, Erlebnisse und psychodynamische Verhältnisse. Die Isolation, das Fehlen äußerer Erlebnismöglichkeiten und Informationen wirken sich in ihren künstlerischen Arbeiten aus. Bei gesunden Berufskünstlern wird der Schaffensprozeß durch vergleichbare Umstände, mit unterschiedlicher Wertigkeit, beeinflußt; den größten Einfluß übt jedoch deren Kultur-, Traditions- und Geschichtsgebundenheit auf ihr künstlerisches Schaffen aus. Die kranken Autodidakten bleiben von diesen Einwirkungen nicht unberührt, für ihre künstlerischen Werke sind sie jedoch von relativ geringer Bedeutung oder scheinen darin völlig zu fehlen. Die aus einer Psychose entstehende Kunst unterscheidet sich auch hinsichtlich ihres Entstehungsprozesses nicht prinzipiell von der Kunst nicht-psychotischer Menschen, sondern nur durch ein Mehr oder Weniger des Hervortretens der einzelnen Determinanten jedes künstlerischen Schaffens.

Die intensive Auseinandersetzung mit dem zeichnerischen und sprachlichen Gestalten in der Psychose hat mich vor zehn Jahren zu der Anschauung geführt, daß zwischen den Werken Gesunder und Kranker kein grundsätzlicher Unterschied besteht und daß auch der schöpferische Vorgang im wesentlichen der gleiche ist (NAVRATIL, 1965, 1966). Diese Behauptung kann ich aufrecht halten.

In der heutigen Psychiatrie wird das Patientengut und dessen Symptomatologie etikettiert, quantifiziert und behandelt. Die gesamte Aktivität geht von den Ärzten aus. Die Selbständigkeit, die von den Patienten gefordert wird, entspricht den geläufigen sozialen Rollen. Die Kommunikation mit dem Patienten ist eine einseitige, da sie nur dessen Wiederanpassung an die konventionellen Normen dient. Der rational-objektivierende Zugang zur Psychopathologie erscheint als der einzig mögliche.

„Psychopathologische Kunst" impliziert aber einen zeitweiligen Rollentausch zwischen dem Arzt und dem Patienten. Durch sie kann der Patient Therapeut des Therapeuten sein. Der Arzt muß allerdings seinen distanzierten Standpunkt verlassen und eine rezeptive Haltung einnehmen. Wenn der Arzt psychopathologische Produkte wie Kunst aufzunehmen versucht, nähert sich seine Einstellung dem veränderten seelischen Zustand des Kranken an, es entsteht eine „zustandsspezifische Kommunikation", die den kommunikativen Möglichkeiten und Bedürfnissen des Patienten entspricht und das normalerweise Uneinfühlbare und Unverständliche seines Innenlebens besser verständlich macht. Die Anerkennung der eigenständigen Produktivität des Patienten, sei sie noch so inadäquat und psychotisch, hat aber — wie die Erfahrung lehrt — ein besseres Einvernehmen mit ihm auch im Alltagsbereich zur Folge. Und schließlich können psychopathologische Produktionen als Kunstwerke allgemeine Bedeutung erlangen und das Selbstbild des Menschen in der Gesellschaft ändern.

Literatur

Anastasi, A., Foley, J.P.: A survey of the literature on artistic behavior in the abnormal. I. Historical and theoretical background. J. gen. Psychol. **25**, 111–142 (1941). II. Approaches and interrelationships. Ann. N. Y. Acad. Sci. **42**, 1–111 (1941). III. Spontaneous productions. Psychol. Monog. **52**, 1–71 (1940). IV. Experimental investigations. J. gen. Psychol. **25**, 187–237 (1941).
Andreoli, V.: Il linguaggio grafico della follia. Verona: Amministrazione provinciale 1969.
Bader, A. (Senior): Künstler-Tragik (Karl Stauffer – Vincent van Gogh). Basel: Schwabe 1932.
Bader, A. (Hrsg.): Wunderwelt des Wahns – Insania pingens. Mit Beiträgen von J. Cocteau, G. Schmidt, H. Steck, A. Bader. Köln: DuMont/Basel: Ciba 1961.
Bader, A.: Louis Soutter, eine pathographische Studie. Leverkusen: Bayer/Stuttgart: Eckhardt 1968.
Bader, A.: Zugang zur Bildnerei der Schizophrenen vor und nach Prinzhorn. Confin. psychiat. **15**, 101–115 (1972). Abgedruckt in: Geisteskrankheit, bildnerischer Ausdruck und Kunst (Hrsg. A. Bader). Bern-Stuttgart-Wien: Huber 1975.
Bader, A. (Hrsg.): Geisteskrankheit, bildnerischer Ausdruck und Kunst. Eine Sammlung von Texten zur Psychopathologie des Schöpferischen. Mit Beiträgen von R. Arnheim, A. Bader, M. Bleuler, R. Fischer, P. Gorsen, F. Meyer, W. Morgenthaler, H. Müller-Suur, L. Navratil, H. Prinzhorn, M. Réja, H. Rennert, W. Rothe, G. Schmidt, T. Spoerri. Bern-Stuttgart-Wien: Huber 1975.
Bader, A.: Zur Rezeption von Wölflis Kunst im Verlaufe der Zeit. In: Adolf Wölfli (Hrsg. E. Spoerri, J. Glaesemer). Adolf Wölfli-Stiftung Bern. Basel: Basilius Presse 1976.
Bader, A. u. Navratil, L.: Zwischen Wahn und Wirklichkeit. Kunst – Psychose – Kreativität. Luzern: Bucher 1976.
Bally, G.: Einführung in die Psychoanalyse Sigmund Freuds. Hamburg: Rowohlt 1961.
Benedetti, G.: Psychiatrische Aspekte des Schöpferischen und schöpferische Aspekte der Psychiatrie. Göttingen: Vandenhoeck & Ruprecht 1975.
Benn, G.: Gesammelte Werke. Hrsg. v. D. Wellershof. München: Deutscher Taschenbuch Verlag 1975.
Binswanger, L.: Drei Formen mißglückten Daseins. Verstiegenheit, Verschrobenheit, Manieriertheit. Tübingen: Niemeyer 1956.
Birnbaum, K.: Psychopathologische Dokumente. Selbstbekenntnisse und Fremdzeugnisse aus dem seelischen Grenzlande. Berlin: Springer 1920.
Bleuler, M.: Die schizophrenen Geistesstörungen im Lichte langjähriger Kranken- und Familiengeschichten. Stuttgart: Thieme 1972.
Bobon, J.: Psychopathologie de l'expression. Paris: Masson 1962.
Breicha, O.: Was soll's? In: O. Breicha (Hrsg.): Der Himmel Elleno. Zustandsgebundene Kunst. Zeichnungen und Malereien aus dem Niederösterreichischen Landeskrankenhaus für Psychiatrie und Neurologie Klosterneuburg. Katalog der Ausstellungen in Graz, Linz, Bregenz. Graz: Kulturhaus 1975.
Broekman, J.M.: Das Phänomen der Begegnung mit der Kunst Geisteskranker. Schriftenreihe der Medizinischen Hochschule Hannover, Heft 7: Kreativität in der Psychose 11–21 (1970).
Bürger-Prinz, H.: Über die künstlerischen Arbeiten Schizophrener. In: O. Bumke (Hrsg.): Handbuch der Geisteskrankheiten, Bd. IX, S. 668–704. Berlin: Springer 1932.
Cardinal, R.: Outsider Art. London: Studio Vista 1972.
Chrzanowski, G.: Einige Grundpositionen der interpersonellen Theorie. Z. psychosom. Med. Psychoanal. **14**, 291–297 (1968).
Curtius, E.R.: Europäische Literatur und lateinisches Mittelalter. 4. Aufl. Bern-München: Francke 1963.
Dubuffet, J.: Place à l'incivisme. In: L'Art Brut. Catalogue Musée des Arts décoratifs, Paris 1967.
Emoto, H.: Comparative-Pathography and Self-Analysis (Puccini, Rossini and I) from "Puccini his opera and pathography" No. 1, Mainly about "Simpàtico-Gefühl". Japanese Bulletin of Art Therapy **6**, 69–75 (1975).
Ferdière, G.: I. Les dessins schizophréniques: leurs stéréotypies vraies ou fausses. Ann. méd. psychol. **105/I**, 95–100 (1947). II. Introduction à la recherche d'un style dans les dessins des schizophrènes. Ann. méd. psychol. **105/II**, 35–43 (1947). III. Le style des dessins schizophréniques: ils sont

«bourrés». Ann. méd. psychol. **106/I**, 430–434 (1948). IV. Le style des dessins schizophréniques: la symétrie et l'équilibre. Ann. méd. psychol. **106/I**, 434–437 (1948).
Fischer, R.: Über das Rhythmisch-Ornamentale im Halluzinatorisch-Schöpferischen. Confin. psychiat. **13**, 1–25 (1970). Auszug abgedruckt in: Geisteskrankheit, bildnerischer Ausdruck und Kunst (Hrsg. A. Bader). Bern-Stuttgart-Wien: Huber 1975.
Fischer, R.: A Cartography of the Ecstatic and Meditative States. Science **174**, 897–904 (1971).
Fischer, R.: Cartography of Inner Space. In: Hallucinations. Behavior, Experience and Theory (R.K. Siegel, L.J. West, Eds.). New York: Wiley 1975.
Friedrich, H.: Im Narrenschiff des Zeitgeistes. München: Beck 1972.
Gastaut, H.: La maladie de Vincent van Gogh envisagée à la lumière des conceptions nouvelles sur l'épilepsie psychomotorice. Ann. méd. psychol. **114/II**, 196–238 (1956).
Gorsen, P.: Das Bild Pygmalions – Kunstsoziologische Essays. Hamburg: Rowohlt 1969.
Gorsen, P.: Arnulf Rainer. Wort und Wahrheit, XXV. Jg., 80–83. Wien: Herder 1970.
Gorsen, P.: Kunst, Literatur und Psychopathologie heute. In: Neue Anthropologie, Bd. 4: Kulturanthropologie (Hrsg. H.G. Gadamer, P. Vogler). Stuttgart: Thieme 1973.
Gruhle, H.W.: Grundriss der Psychiatrie. 13. Aufl. Berlin: Springer 1943.
Hocke, G.R.: Die Welt als Labyrinth. Manier und Manie in der europäischen Kunst, rde Bd. 50/51. Hamburg: Rowohlt 1957.
Hocke, G.R.: Manierismus in der Literatur. Sprach-Alchimie und esoterische Kombinationskunst, rde Bd. 82/83. Hamburg: Rowohlt 1959.
In der Beeck, M.: Vincent van Gogh and James Ensor. In: Transcultural Aspects of Psychiatric Art. Psychiatry and Art (I. Jakab, Ed.), Vol. 4, pp. 8–9, Basel: Karger 1975.
Jakab, I.: Zeichnungen und Gemälde der Geisteskranken, ihre psychiatrische und künstlerische Analyse. Budapest: Ungarische Akademie der Wissenschaften 1956.
Jakab, I. (Hrsg.): Psychiatry and Art. Vol. 1 (1968), Vol. 2 (1969), Vol. 3 (1971), Vol. 4 (1975). Basel-New York: Karger.
Jaspers, K.: Strindberg und van Gogh. Arbeiten zur angewandten Psychiatrie, Bd. V. Bern: Bircher 1922.
Jung, C.G.: Pablo Picasso. Neue Zürcher Zeitung No. 2107 (13.11.1932). Abgedruckt in C.G. Jung: Wirklichkeit der Seele. Zürich: Rascher 1947.
Jung, R.: Neuropsychologie und Neurophysiologie des Kontur- und Formsehens in Zeichnung und Malerei. In: Psychopathologie musischer Gestaltungen (Hrsg. H.H. Wieck). Stuttgart-New York: Schattauer 1974.
Kiell, N.: Psychiatry and Psychology in the Visual Arts and Aesthetics. Madison: University of Winconsin Press 1965.
Kisker, K.P.: Positives in der Verrücktheit. Schriftenreihe der Medizinischen Hochschule Hannover, H. 7: Kreativität in der Psychose 43–51 (1970).
Klüver, H.: Mechanisms of Hallucinations. In: Studies in Personality (Q. McNemar, M.A. Merrill, Eds.). New York: McGraw-Hill 1942. Abgedruckt in Klüver, H.: Mescal and Mechanisms of Hallucinations. Chicago: University of Chicago Press 1966.
Kris, E.: Psychoanalytic Explorations in Art. London: Allen and Unwin 1953.
Kubin, A.: Aus meiner Werkstatt/Gesammelte Prosa mit 71 Abbildungen (Hrsg. U. Riemerschmidt). München: Nymphenburger Verlagshandlung 1973.
Kudszus, W.: Sprachverlust und Sinnwandel. Zur späten und spätesten Lyrik Hölderlins. Stuttgart: Metzler 1969.
Lange-Eichbaum, W., Kurth, W.: Genie, Irrsinn und Ruhm. 6. Aufl. München: Reinhardt 1967.
Lieser, H.: Zur Bildnerei psychisch Kranker. Ärztl. Prax. **19**, 1642–1644 (1967).
Lombroso, C.: Genio e follia. Milano: Hoepli 1882. – Genie und Irrsinn. Leipzig: Reclam 1887.
Maccagnani, G. (Hrsg.): Psicopatologia dell'espressione. Imola: Galeati 1966.
Malraux, A.: Psychologie de l'Art. Le Musée Imaginaire. Genève: Skira 1947.
Maran, O.F.P.: Ein Urteil von Künstlern und Laien über moderne Malerei ohne Rücksicht auf den psychischen Zustand des Malers. Confin. psychiat. **13**, 145–155 (1970).
Matussek, P.: Kreativität als Chance. München-Zürich: Piper 1974.
Meyer, F.: Ein Geisteskranker als Künstler. In: Adolf Wöfli 1864–1930. Katalog, Basel: Kunstmuseum 1971.
Minkowska, F.: Van Gogh. Les relations entre sa vie, sa maladie et son oeuvre. Evol. psychiat. **5**, 53–76 (1933).

Minkowska, F.: De van Gogh et Seurat aux dessins d'enfants. Paris: Presses du temps présent 1949.
Mohr, F.: Über Zeichnungen von Geisteskranken und ihre diagnostische Verwertbarkeit. J. Psychol. Neurol. **8**, 99–140 (1906).
Morgenthaler, W.: Ein Geisteskranker als Künstler. Bern-Leipzig: Bircher 1921.
Morgenthaler, W.: Kunstwissenschaft und Biologie. „Der kleine Bund", Nr. 48 (1925).
Müller-Suur, H.: Über die Wirksamkeit allgemeiner Sinnhorizonte im schizophrenen Symbolerleben. Stud. generale **6**, 356 (1953).
Müller-Suur, H.: Sinnhorizonte in Zeichnungen von Schizophrenen. Confin. psychiat. **10**, 46–52 (1967).
Müller-Suur, H.: Das Schizophrene in künstlerischen Produktionen von Schizophrenen. In: Versuche über Erfahrung (Hrsg. A. Métraux, C.F. Graumann). Bern-Stuttgart-Wien: Huber 1975. Abgedruckt in: Geisteskrankheit, bildnerischer Ausdruck und Kunst (Hrsg. A. Bader). Bern-Stuttgart-Wien: Huber 1975.
Müller-Suur, H.: Die Kunst Wölflis als Problem für die Psychiatrie. In: Adolf Wölfli (Hrsg. E. Spoerri, J. Glaesemer). Adolf Wölfli-Stiftung Bern. Basel: Basilius Presse 1976.
Müller-Thalheim, W.K.: Die Erkrankung des Vincent van Gogh unter neueren psychiatrischen Gesichtspunkten. Materia Medica Nordmark, XI, H. 12, 409–421. Hamburg: Nordmark-Werke 1959.
Müller-Thalheim, W.K.: Alfred Kubin in psychiatrischer Sicht. Materia Medica Nordmark, 1. Sonderheft, Hamburg: Nordmark-Werke 1961.
Müller-Thalheim, W.K.: Erotik und Dämonie im Werk Alfred Kubins. München: Nymphenburger Verlagshandlung 1970.
Naumburg, M.: Schizophrenic art: its meaning in psychotherapy. New York: Grune & Stratton 1950.
Naumburg, M.: Psychoneurotic art: its function in psychotherapy. New York: Grune & Stratton 1953.
Navratil, L.: Woran litt Vincent? Zur Beurteilung der Krankheit van Goghs aufgrund seines Werkes. CIBA-Symposium **7**, 210–216 (1959).
Navratil, L.: Schizophrenie und Kunst. München: Deutscher Taschenbuch Verlag, Bd. 287, 1965 (Neudruck in Navratil, L.: Schizophrenie und Sprache – Schizophrenie und Kunst. München: Deutscher Taschenbuch Verlag, WR Bd. 4267, 1976).
Navratil, L.: Schizophrenie und Sprache. München: Deutscher Taschenbuch Verlag, Bd. 355, 1966 (Neudruck in Navratil, L.: Schizophrenie und Sprache – Schizophrenie und Kunst. München: Deutscher Taschenbuch Verlag, WR Bd. 4267, 1976).
Navratil, L.: Psychose und Kreativität. Hippokrates **40**, 597–602 (1969). Abgedruckt in: Geisteskrankheit, bildnerischer Ausdruck und Kunst (Hrsg. A. Bader). Bern-Stuttgart-Wien: Huber 1975; dort auch als Ergänzung L. Navratil: Zur „Deformation".
Navratil, L.: Mutteridole eines Imbezillen. In: Zwischen Eros und Thanatos. Psychopathologie und bildnerischer Ausdruck, 14. Serie. Basel: Sandoz 1970.
Navratil, L.: Über Schizophrenie und Die Federzeichnungen des Patienten O.T. München: Deutscher Taschenbuch Verlag, WR Bd. 4147, 1974.
Navratil, L.: I. Psychopathologie, Kunst und Sprache. II. Zur Ausstellung. In: O. Breicha (Hrsg.): Der Himmel Elleno. Zustandsgebundene Kunst. Zeichnungen und Malereien aus dem Niederösterreichischen Landeskrankenhaus für Psychiatrie und Neurologie Klosterneuburg. Katalog der Ausstellungen in Graz, Linz, Bregenz. Graz: Kulturhaus 1975.
Navratil, L.: Zustandsspezifische sprachliche Kommunikation mit Schizophrenen. In: Die Sprache des Anderen (Hrsg. G. Hofer, K.P. Kisker). Bibliotheca Psychiat. 154. Basel-New York: Karger 1976.
Pfeiffer, R.A.: Der Geisteskranke und sein Werk. Leipzig: Kröner 1923.
Plokker, J.H.: Zerrbilder. Schizophrene Gestalten. Stuttgart: Hippokrates-Verlag 1969.
Prinzhorn, H.: Das bildnerische Schaffen der Geisteskranken. Z. ges. Neurol. Psychiat. **52**, 307–326 (1919).
Prinzhorn, H.: Bildnerei der Geisteskranken. Berlin-Heidelberg: Springer 1922 (2. Aufl. 1923 u. Neudruck 1968).
Rainer, A.: Schön und Wahn. Protokolle, Jschr. f. Literatur, Kunst und Musik. Wien: Jugend und Volk 1967. Abgedruckt in O. Breicha (Hrsg.): Der Himmel Elleno. Zustandsgebundene

Kunst. Zeichnungen und Malereien aus dem Niederösterreichischen Landeskrankenhaus für Psychiatrie und Neurologie Klosterneuburg. Katalog der Ausstellungen in Graz, Linz, Bregenz. Graz: Kulturhaus 1975.

Reja, M.: L'Art chez les fous. Paris: Mercure de France 1907. Auszüge in deutscher Übersetzung abgedruckt in: Geisteskrankheit, bildnerischer Ausdruck und Kunst (Hrsg. A. Bader). Bern-Stuttgart-Wien: Huber 1975.

Rennert, H.: Die Merkmale schizophrener Bildnerei. Jena: Fischer 1962 (2. erweiterte Aufl. 1966).

Révész, G.: Talent und Genie. Grundzüge einer Begabungspsychologie. Bern: Francke 1952.

Righetti, D.: On the borderline of art. Rassegna/Medical and cultural review, XLVII, Nr. 2, 52–59. Mailand: Lepetit 1970.

Rilke, R.M.: Briefwechsel mit Lou Andreas-Salomé. Wiesbaden-Zürich: Insel-Verlag und Niehans 1952.

Rothe, W.: Zur Vorgeschichte Prinzhorns. In: Bildnerei der Geisteskranken aus der Prinzhorn-Sammlung. Ausstellungsbuch 1 der Galerie Rothe, Heidelberg 1967.

Schmidt, G.: Was hat die Kunst der Geisteskranken mit Kunst zu tun? In: A. Bader (Hrsg.): Wunderwelt des Wahns – Insania pingens. Köln: DuMont/Basel: Ciba 1961. Abgedruckt in: Geisteskrankheit, bildnerischer Ausdruck und Kunst (Hrsg. A. Bader). Bern-Stuttgart-Wien: Huber 1975.

Schneider, C.: Entartete Kunst und Irrenkunst. Arch. Psychiat. **110**, 135–164 (1939).

Schultze-Naumburg, P.: Kunst und Rasse. 3. Aufl. München-Berlin: Lehmann 1938.

Searles, H.F.: Über die therapeutische Symbiose. In: Psychotherapie der Psychosen (Hrsg. G. Ammon). München: Kindler 1975.

Selbach, H.: Vincent van Gogh oder die tiefe Einsamkeit. Ansprache zur Premiere des Filmes „Die Passion des Vincent van Gogh, gezeigt an seinen Selbstbildnissen", am 1. Juni 1966 in Berlin. Byk-Gulden: Konstanz 1966.

Siirala, M.: Die Schizophrenie des Einzelnen und der Allgemeinheit. Göttingen: Vandenhoeck & Ruprecht 1961.

Simon, P.M.: L'imagination dans la folie. Ann. méd. psychol. **16**, 358–390 (1876).

Spoerri E., Glaesemer, J.: Adolf Wölfli. Adolf Wölfli-Stiftung Bern. Basel: Basilius Presse 1976.

Spoerri, Th.: Die Bilderwelt Adolf Wölflis. Psychopathologie und bildnerischer Ausdruck, 5. Serie. Basel: Sandoz 1964. Abgedruckt in: Schriftenreihe der Medizinischen Hochschule Hannover, Heft 7: Kreativität in der Psychose 27–30 (1970).

Spoerri, Th.: Identität von Abbildung und Abgebildetem in der Bildnerei der Geisteskranken. In: Ausstellungskatalog Documenta 5 Kassel. Gütersloh: Bertelsmann 1972. Auszug abgedruckt in: Geisteskrankheit, bildnerischer Ausdruck und Kunst (Hrsg. A. Bader). Bern-Stuttgart-Wien: Huber 1975.

Suchenwirth, R.: Kreativität im Durchgangs-Syndrom. Umschau **72**, 533 (1972).

Tardieu, A.: Etude médico-légale sur la folie. Paris: Baillière 1872.

Vinchon, J.: L'Art et la folie. Paris: Stock 1924. Erweiterte Neuausgabe Paris: Stock 1950.

Volmat, R.: L'art psychopathologique. Paris: P.U.F. 1956.

Volmat, R.: Art et Psychiatrie. In: Psychiatrie der Gegenwart, Bd. 3, S. 494–567. Berlin-Heidelberg-New York: Springer 1961.

Volmat, R., Wiart, C. (Hrsg.): Art & Psychopathology. Amsterdam: Excerpta Medica Int. Congr. Series No. 196, 1969.

Weitbrecht, J.J.: Ausdruck und psychopathologische Interpretation. In: Psychopathologie musischer Gestaltungen (Hrsg. H.H. Wieck). Stuttgart-New York: Schattauer 1974.

Westerman-Holstijn, A.J.: Die psychologische Entwicklung Vincent van Goghs. Imago **10**, 389 (1924).

Wiart, C.: Expression picturale et psychopathologie. Essai d'analyse et d'automatique documentaires. Paris: Doin 1967.

Wieck, H.H. (Hrsg.): Psychopathologie musischer Gestaltungen. Stuttgart-New York: Schattauer 1974.

Winkler, W.: Das Oneiroid. Zur Psychose Alfred Kubins. Arch. Psychiat. Nervenkr. **181**, 136–167 (1948).

Winkler, W.: Psychologie der modernen Kunst. Tübingen: Alma Mater 1949.

Winkler, W.Th.: Zum bildnerischen Gestalten von Schizophrenen. Schriftenreihe der Medizinischen Hochschule Hannover, Heft 7: Kreativität in der Psychose 5–10 (1970).

Namenverzeichnis — Author Index

Die *kursiven* Seitenzahlen beziehen sich auf die Literatur. — Page numbers in *italics* refer to the bibliography.

Abbott, P.S., s. Lyerly, S.B. 719, *736*
Abe, K. 152, *176*
Abel, T. 834, *850*
Abelman, W.H., s. Schiffer, F. 161, *203*
Abelson, R.P., Aronson, E., McGuire, W.J., Newcomb, T.M., Rosenberg, M.J., Tannenbaum, P.H. 555, 559, *572*
Abraham, K. 69, *81*
Achenbach, T.M. 662, *680*
Achorn, E., s. Stelmack, R.M. 150, *205*
Achté, K. 313, *331*
Ackerknecht, P.H. 830, *850*
Ackerman, S.H., Sachar, E.J. 108, *176*
Ackerman, S.H., Weiner, H. 163, *176*
Acuna, A., s. Mountcastle, V.B. 215, 230, *254*
Adair, J., Vogt, E. 748, *767*
Adampoulos, D.A., see Loraine, A.J. 306, *337*
Adams, D.B., see Spitz, C.J. 309, *340*
Adams, J.E., see Coelho, G.V. 123, *181*
Ader, R., Wied, D. de 323, *331*
Adey, W.R., see Berkhout, J. 142, *178*
Adler, A. 82, *850*
Adler, G. 406, *442*
Adler, R., Herrmann, J.M., Schäfer, N., Schmidt, T., Schonecke, O.W., Uexküll, T. von 107, 142, 156, *176*

Adlerstein, A.M., s. Rose, J. 360, *384*
Adlerstein, A.M., s. Rose, J.A. 359, *385*
Adorno, T. *850*
Adorno, T.W., Frenkel-Brunswik, E., Levinson, D.J., Sanford, R.N. 558, 562, 566, 567, *572*
Adorno, T.W., s. Horkheimer, M. 774, 778, *808*
Adorno, W. 456, *488*
Adorno, W.T., Albert, H., Dahrendorf, R., Habermas, J., Pilot, H., Popper, K. 782, 793, *807*
Agassi, J. *850*
Agassi, J., s. Fried, Y. 834, *858*
Agerholm, M. 694, *706*
Agrawal, K.C., s. Kellam, S.G. 366, 371, *382*
Ahlbrecht, B., s. Becker, D. 142, *178*
Aichhorn, A. 395, *442*
Aimard, G., s. Chazot, G. 320, *333*
Ainsworth, M., Salter, D. 55, *82*
Ainsworth, M., Salter, D., Wittig, B.A. 54, *82*
Ainsworth, M., s. Bowlby, J. *83*
Aitken, R.C.B., s. Maguire, G.P. 123, *195*
Ajuriaguerra, J. de, s. Hecaen, H. 223, *251*
Ajzen, I., Fishbein, M. 557, 569, *572*
Ajzen, I., s. Fishbein, M. 557, 568, 569, *573*

Akelaitis, A.J. 213, *248*
Akelaitis, A.J., Risten, W.A., Herren, R.Y., Wagenen, W.P. van 213, *248*
Åkerstedt, T., Theorell, T. 163, *176*
Åkerstedt, T., s. Theorell, T. 161, *206*
Akert, K., Orth, O.S., Harlow, H.P., Schiltz, K.A. 244, 246, *248*
Akiskal, H.S., McKinney, W.T. 33, *38*
Albee, G.W. *850*
Albee, G.W., s. Lane, E.A. 644, 652, 666, 674, *682*
Albert, H. *850*
Albert, H., s. Adorno, T.W. 782, 793, *807*
Albright, F., s. Klinefelter, H.F. 328, *336*
Alderson, M.R. 691, 692, *706*
Alexander, A.A. 153, 154, 169, 172, *176*
Alexander, A.A., s. Roessler, R. 169, *201*
Alexander, A.B. 141, 156, 162, 165, *176*
Alexander, F. 72, 73, 74, 75, 82, 96, 110, 158, 159, 166, *176*, 524, 525, *538*
Alexander, F., French, T.M. 525, *538*
Alexander, F.G., Selesnick, S.D. 830, *850*
Alexander, L., Horner, S.R. 35, *38*
Alexander, M. 411, *442*
Alexander, W.D., s. Sandmann, C.A. 323, *340*

Allen, L., s. McFarlane, J.W. 383
Allen, R.C., Ferster, E.Z., Rubin, J.G. 397, 442
Allers, R. 850
Allinsmith, B.B. 61, 62, 82
Al-Issa, I., Dennis, W. 734, 734
Allport, G.W. 548, 572, 846, 850
Alltop, L.B., s. Prange, A.J.jr., 320, 338, 339
Alltop, L.B., s. Wilson, I.C. 320, 342
Alpert, R., s. Hatfield, J.S. 55, 85
Alpert, R., s. Sears, R.R. 56, 57, 88
Altman, N., s. Sachar, E.J. 311, 339
Altschule, M.D. 850
Alverdes, F. 96, 177
American Psysiatric Association 95, 177
Amnesty International 406, 442, 488
Amsel-Kainarou, A.S. 850
Amsturz, J. 830, 850
Ananjew, B.G. 94, 177, 850
Anastasi, A. 297, 331
Anastasi, A., Foley, J.P. 886, 911
Ancel, M. 392, 393, 442
Anch, M., Orr, W.C., Karacan, I. 161, 177
Anchersen, P., Noreik, K. 435, 442
Anchersen, P., s. Svendsen, B.B. 435, 449
Ander, S., s. Berglund, G. 157, 178
Andersen, E., s. Danvad, I. 418, 443
Anderson, B.G., s. Clark, M. 381
Anderson, J.R., Bower, G.H. 496, 538
Anderson, M.S., s. Kastin, A.J. 320, 336
Anderson, M.S., s. Plotnikoff, N.P. 321, 338
Anderson, W.M., Dawson, J., Margerison, J.H. 153, 177
Andrejew, I. 406, 442
Andreoli, V. 887, 911
Andrews, G., s. Kiloh, L.G. 30, 40

Angelergues, R., s. Hecaen, H. 225, 226, 234, 251
Angst, J. 324, 331
Angst, J., Battegay, R., Bente, D., Berner, P., Broeren, W., Cornu, F., Dick, P., Engelmeier, M.-P., Hejmann, H., Heinrich, K., Helmchen, H., Hippius, H., Pöldinger, W., Schmidlin, P., Schmitt, W., Weis, P. 38
Angst, J., Baumann, H., Hippius, H., Rothweiler, R. 11, 15, 16, 31, 38
Angst, J., Graf, P., Hippius, H., Pöldinger, W., Weis, P. 38
Annell, A.-L. 661, 680
Annett, M. 234, 248
Anonyme 344, 356, 366, 367, 369, 372, 376, 379
Ansbacher, H.L., Ansbacher, R. 850
Ansbacher, R., s. Ansbacher, H.L. 850
Anson, B.J. 152, 177
Anthony, A., s. Whithing, J.W.M. 70, 89
Antin, J., Gibbs, J., Smith, G.P. 278, 331
Anton, G. 224, 248
Antonio, R.J. 851
Anttila, I. 392, 402, 442
Anzieu, D., Bowlby, J., Chauvin, R., Dyckaerts, F., Harlow, H.H.F., Koupernik, C., Lebovici, S., Lorenz, K., Malrieu, P., Spitz, R., Wildlöcher, D., Zozzo, R. 379
Apel, K.O. 834, 846, 851
Apfelberg, B., s. Messinger, E. 403, 446
Appley, M.H., Trumbull, R. 120, 124, 177
Appley, M.H., s. Cofer, C.N. 91, 117, 120, 122, 125, 157, 181
Arbid, M.A., s. Szentagothal, J. 873
Archibald, Y., s. Kimura, D. 252
Argelander, H. 586, 597
Argenta, G., Calvesi, A., Minicis, C. de 301, 331
Argyle, M. 488
Argyris, C. 482, 489
Arieti, S. 21, 38

Arko, R.S., s. Struve, F.A. 318, 341
Armitage, C., s. Nott, P.N. 311, 338
Armor, D.J., s. Lazare, A. 69, 86
Arnold, M.B. 98, 113, 125, 129, 177
Arnolds, 129
Aron, C. 275, 331
Aronfreed, J., Cutick, R.A., Fagen, S.A. 62, 82
Aronson, E., s. Abelson, R.P. 555, 559, 572
Arthur, R.J., s. Rahe, R.H. 153, 200
Asanuma, H., Rosen, I. 230, 248
Åsberg, M., s. Schalling, D. 106, 171, 175, 202
Asch, S.E. 612, 625
Aschaffenburg, G. 410, 442
Ashby, W.R. 499, 538, 601, 604, 625, 851
Assal, G. 226, 248
Assal, G., s. Hecaen, H. 223, 237, 251
Astrup, C. 502, 538
Atkin, S. 583, 597
Aubin, H. 716, 734
Aubry, H. 372, 379
Austin, G.M., s. McCough, G.P. 242, 253
Autorenkollektiv Wissenschaftspsychologie 489
Avenarius, R. 25, 38
Averill, J., s. Lazarus, R. 121, 122, 123, 124, 130, 168, 193
Averill, J.R. 124, 128, 130, 177
Averill, J.R., Olbrich, E., Lazarus, R.S. 124, 177
Averill, J.R., Opton, E.M. 102, 122, 130, 177
Averill, J.R., Opton, E.M., Lazarus, R.S. 122, 177
Averill, J.R., s. Koriat, A. 133, 138, 150, 191
Averill, J.R., s. Lazarus, R.S. 124, 130, 193
Averill, J.R., s. Weinstein, J. 124, 132, 208
Averill, J.R., s. Wenger, M.A. 134, 208
Averkin, E., s. Goldzieher, J.W. 314, 334

Ax, A.F. 94, 128, 131, 159, *177*
Ax, A.F., Bamford, J.L. 173, *177*
Ax, A.F., s. Plutchik, R. 130, *200*
Ayer, A.J. *851*

Baan, P. 402, 419, 426, *442*
Baasher, T.A. 716, *734*
Baasher, T.A., Carstair, G.M., Gill, R., Hassler, F.R. 716, *734*
Babigian, H.M. 701, *706*
Babinski, J. 224, *248*
Bach, G.R. 57, *82*
Bach, O., Feldes, D., Thom, A., Weise, K. 784, *807*
Bachelard, G. *851*
Bachman, J.G. 679, *680*
Bachman, J.G., Green, S., Wirtanen, I.D. 679, *680*
Bachman, J.G., s. Johnston, J. 679, *681*
Backer, T.E., Comrey, A.L. 719, *735*
Backus, F.I., Dudley, E.L. 158, *177*
Baczko, B. *851*
Bader, A. 877, 882, 888, 894, 895, 898, 902, 906, *911*
Bader, A., Navratil, L. 877, 878, 899, 905, 906, *911*
Badgley, L.E., Spiro, H.M., Senay, E.C. 162, *177*
Bäckenförde, H., s. Thomä, H. 15, *42*
Bäckström, T., Mattson, B. 309, *331*
Bär, H. 273, *331*
Baeyer, W. von 829, 835, 836, 848, *851*
Baeyer-Katte, W. von *851*
Bahn, A., s. Oöeinick, M. 360, *384*
Bailey, I., s. Coppen, A. 320, *333*
Bailey, M.A. 399, *442*
Bailey, P., s. Marie, P. 222
Baillon, G. 813, *824*
Baker, J.W., Schaie, K.W. 142, *177*
Baker, S.W., Ehrhardt, A.A. 294, *331*
Bakker, R. *851*
Balandier, G. 743, 759, *767*
Baldwin, A.L. 57, 61, *82*

Balint 799
Balint, M. 49, 58, 66, 80, *82*
Balkányi, C. 583, *597*
Bally, G. 78, *82*, *851*, 897, *911*
Balshan, I.D. 151, *177*
Baltes, P.B. 638, *680*
Baltes, P.B., Schaie, K.W., Nardi, A.H. 653, *680*
Baltes, P.B., Nesselroade, J.R., Schaie, K.W., Labouvie, E.W. 633, *680*
Bamford, J.L., s. Ax, A.F. 173, *177*
Bancroft, J. 426, *442*
Bancroft, J., Tennent, G., Loucas, K., Cass, J. 427, *442*
Bandura, A. 496, 529, *538*, 559, *572*
Bandura, A., Ross, D., Ross, S.A. 64, *82*
Bandura, A., Walters, R.H. 60, 62, 64, *82*
Banister, H., Ravden, M. 53, *82*
Bannister, R.G., s. Marks, V. 328, *337*
Bannon, J.F. *851*
Barahona-Fernandes, H.J. de 830, *851*
Barber, Hahn 128
Barber, T.X., Dicara, L.V., Kamiya, J., Miller, N.E., Shapiro, D., Stoyva, J. 140, *177*
Barber, T.X., s. Brown, R.A. 150, *180*
Barclay, J., s. Kelman, H.C. 566, 567, *574*
Bardwick, J.M. 297, 309, 314, 317, 318, *331*
Bargemann, W. 275, *331*
Barion, J. *851*
Barker, D.J.P., Edwards, J.H. 665, *680*
Barland, G.H., Raskin, D.C. 142, *177*
Barlow, D., s. Hersen, M. 153, *188*
Barnes, C.A. 69, *82*
Barnes, M. *824*
Barnett, C., s. Leiderman, P.H. 360, *383*
Barnett, C., s. Leifer, A. 360, *383*
Barnett, J. 53, 73, 77, *82*

Barnow, V. 712, *734*
Barrabee, E., s. Gundry, R.K. 163, *187*
Barraclough, B. 379
Barrett, B.H., Lindsley, O.R. 508, *538*
Barron, F. 78, *82*
Barry, H.J., Lindemann, E. 379
Barry, T.J., s. Rubin, L.S. 173, *202*
Barta, S.G., s. Klinger, E. 142, *191*
Bartelheimer, H. 108, *177*
Bartels, M. *851*
Barten, H.H., Bellak, L. 356, *380*
Bartenwerfer, H. 112, 132, *177*
Barton, K., Cattell, R.B., Curran, J. 153, *177*
Barton, R. 425, *442*, 535, *538*
Barton, W.E., s. Katz, M.M. 719, *735*
Baruk, H. 830, *851*
Basaglia, F. 78, 80, *82*, 804, *807*, 813, 818, 820, *824*
Basowitz, H., Persky, H., Korchin, S.J., Grinker, R.R. 120, 123, *177*
Bass, B. 722, *734*
Bassam, M., s. Chessick, R.D. 128, 134, *180*
Basser, L.S. 238, *248*
Basso, A., De Renzi, E., Faglioni, P., Scotti, G., Spinnler, H. 220, *248*
Bastiaans 156
Bastians, J., s. Groen, J.J. 166, *186*
Bastide, R. *380*, 716, *734*
Bastine, R. 530, *538*
Basu, G.K., s. Persky, H. 151, *199*
Bates, W.M., s. Robins, L.N. 676, *683*
Bateson, G. 519, *538*, 608, 612, 613, 616, 618, 623, *625*
Bateson, G., Jackson, D., Haley, S., Wealand, S. 77, *82*
Bateson, G., Jackson, D.D., Haley, J., Weakland, J.H. 612, 613, *625*
Bateson, G., s. Ruesch, J. 616, *625*
Battegay, R., Benedetti, G., Rauchfleisch, U. 11, 12, *38*

Battegay, R., s. Angst, J. *38*
Battegay, R., s. Benedetti, G. *83*
Battegay, R., s. Hauswirth, R. 314, *335*
Battie 457
Battie, W. 778, *807*
Bauersfeld, K.H. *851*
Baumann, H., s. Angst, J. 11, 15, 16, 31, *38*
Baumann, R., Zipprian, H., Gödicke, W., Hartrodt, W., Naumann, E., Läuter, J. 159, 160, *177*
Baumann, U. 15, *38*, 538, *538*
Baumann, U., s. Schraml, W.J. 101, *203*
Baumgartner, H.M., Gerhardt, G., Konhardt, K., Schönrich, G. 97, *178*
Baumgartner, H.M., Höffe, O. 831, *851*
Baumgartner, H.M., Sass, H.-M. *851*
Baumrind, D. 61, 62, *82*
Baust, W. *178*
Bay, E. 225, *248*
Bayer, W. v. *851*
Bayley, N., Schaefer, E.S. 60, *82*
Bayreuther, W. 372, *380*
Bazelon, D.L. 397
Beach, R.C., s. Herrmann, W.M. 300, 302, *335*
Beaching, M., s. Furlong, F.W. 321, *334*
Beamish, P., s. Kay, D.W.K. 375, *382*
Bearwood, C.J., s. Beumont, P.J.V. 328, *332*
Bearwood, C.J., s. Russell, G.F.M. 329, *339*
Beatty, J., Legewie, H. 141, *178*
Beatty, J., s. Schwartz, G.E. 141, *203*
Beavin, J.H., s. Watzlawick, P. 519, *544*, 617, 623, *626*
Bebbington, P., s. Stein, G. 311, *340*
Beck, A.T. 123, 156, 157, *178*, 534, *539*
Beck, R.W., s. Persky, H. 306, *338*
Becka, D.R., s. Struve, F.A. 318, *341*
Becker, A.M. *851*

Becker, D., Schwibbe, M., Ahlbrecht, B., Steufgen, M. 142, *178*
Becker, E. *851*
Becker, H.B., s. Doering, C.H. 153, *182*
Becker, H.S. 822, *824*
Becker, J., s. Hodapp, V. 159, 160, *189*
Becker, P., s. Schmidt, L.R. 95, 99, 156, 157, 158, *203*
Becker, W.C. 59, *82*
Becker, W.C., Peterson, D.R., Luria, Z., Shoemaker, D.J., Hellmer, L.A. 59, *82*
Becker-Carus, C. 146, *178*
Beckmann, D. 489
Beckmann, D., s. Brähler, E. 158, *179*
Beckmann, H., Goodwin, F.K. 32, *38*
Beer, S. 604, *625*
Begleiter, H., Prjeszz, B., Gross, M.M. *178*
Behrendt, W., O'Neal, E., Morris, L. 130, *178*
Belanger, D., s. Malmo, R.B. 114, *195*
Bell, C. 94, *178*
Bell, E.T., Harkness, R.A., Loraine, J.A., Russell, C.F.M. 328, 329, *331*
Bell, E.T., s. Russell, G.F.M. 328, 329, *339*
Bell, I.R., Schwartz, G.E. 141, *178*
Bell, R.Q. 152, *178*
Bellak, L. 354, *380*
Bellak, L., s. Barten, H.H. 356, *380*
Beller, E.K., Haeberle, A.W. 54, *82*
Bellet, S., Roman, L., Kostis, J., Slater, A. 161, *178*
Belleza, T., s. Rappaport, M. 172, *200*
Belliaeva, Z.V., s. Kryshova, N.A. 152, *192*
Beloff, H. 69, *82*
Belson, W.A. 704, *706*
Bem, D.J. 570, 571, *572*
Bender, L. 53, *82*, 661, *680*
Bender, L., s. Lowrey, L.G. 53, 59, *86*
Benedect, R. 48, *82*
Benedek, T., Rubinstein, B.B. 309, 316, *331*

Benedetti, G. 21, *38*, 43, 49, 53, 58, 69, 71, 73, 77, 79, 80, 82, *83*, 835, *851*, *852*, 887, 889, 890, 895, 897, 901, 904, 905, *911*
Benedetti, G., Kind, H., Johansson, A.S., Wenger, V. *83*
Benedetti, G., Rauchfleisch, U., Battegay, R., Benedetti, H., Rauchfleisch, R. *83*
Benedetti, G., s. Battegay, R. 11, 12, *38*
Benedetti, H., s. Benedetti, G. *83*
Benedict, R. 740, 764, *767*
Beneke, F.E. 94, *178*
Benjamin, B. 691, *706*
Benjamin, R.M., Thompson, R.F. 244, *248*
Benkert, O., Lücke, H.K. 320, *332*
Benn, G. 896, 897, *911*
Bennett, A.E., s. Williams, R. 694, *709*
Bennett, E.M., Cohen, L.R. 56, *83*
Benninghaus, H. 567, 569, *572*
Benson, D.F., Marsden, C.D., Meadows, J.C. 228, *248*
Benson, D.A., s. Yeni-Komshian, G.H. 240, *256*
Benson, H., Greenwood, M.M., Klemchuk, H. 165, *178*
Bente, D. *178*
Bente, D., s. Angst, J. *38*
Bentham, J. 777, *807*
Benton, A.L. 227, *248*
Berelson, B., s. Lazarsfeld, P.F. 563, *574*
Beres, B. 583, *597*
Beres, D. *852*
Berg, J.H. van den *852*
Berg, M., Cohen, B.B. 70, *83*
Berg, W.K., Graham, F.K. 136, *178*
Berger, H. 94, *178*
Berger, L., s. Lasky, J.L. 70, *86*
Berger, M., s. Rutter, M.L. 677, *683*
Berger, P., Luckmann, T. 742, 746, 762, 763, *767*, 843, *852*

Bergey, B., s. Itil, T.M. 320, *335*
Berglund, G., Ander, S., Lindström, B., Tibblin, G. 157, *178*
Bergman, J.S., Johnson, H.J. 141, *178*
Bergmann, G. von 111, 156, *178*
Bergmann, J.R. 844, *852*
Bergold, J. 493, 510, 528, 530, 538, *539*
Bergold, J. et al. 458, 462, 473, 475, *489*
Bergold, J., Kallinke, D. 503, *539*
Bergold, J., Selg, H. 528, *539*
Bergold, J., s. Rachman, S. 503, 504, *543*
Bergold, J.B. 142, *178*
Bergson, H. *852*
Berien, F. 731, *734*
Berke 814
Berkhout, J., Walther, D.O., Adey, W.R. 142, *178*
Berkmann, P.L., s. Loewenthal, M.F. 375, *383*
Berkowitz, L. 567, *572*
Berkwits, G.K., s. Rosenthal, M.J. 54, 60, *88*
Berlucchi, G. 226, *248*
Berlyne, D.E. 117, *178*
Berlyne, D.E., Madsen, K.B. 143, *178*
Berndt, J., Tiesler, G. 142, *178*
Berndt, R.M. 754, *767*
Berner, P. 22, 23, 24, 33, *38*
Berner, P., Stacher, G. 162, *178*
Berner, P., s. Angst, J. *38*
Bernheim, J. 413, *443*
Bernstein, A. 69, *83*
Bernstein, B. 365, *380*
Berry, C.A. 142, *178*
Berry, J.W., Dasen, P.R. 734, *734*
Bertalanffy, L. von 96, 97, *179*, 601, *625*
Bertelson, P., s. Morais, J. 236, *253*
Bertrand, J., s. Forest, G. 297, *334*
Beske, F. 376, *380*
Besser, G.M., s. Mortimer, C.H. 301, *337*

Bettelheim, B. 46, *83*, 507, *539*
Bettelheim, B., Janowitz, M. 550, *572*
Beuchelt, E. 740, *767*
Beumont, P.J.V., Bearwood, C.J., Russell, G.F.M. 328, *332*
Beumont, P.J.V., Carr, P.J., Gelder, M.G. *332*
Beumont, P.J.V., Richards, D.H., Gelder, M.G. 309, *332*
Bever, J., s. Raskin, D.C. 137, *200*
Bever, T.G., Chiarello, R.J. 222, 235, *248*
Bianchi, G.N., s. Kiloh, L.G. 30, *40*
Biber, B. et al. 351, *380*
Bibering, L. et al. 358, *380*
Bibring, E. 59, *83*
Bickel, H. *380*
Bickford, A.F., s. Engel, B.T. 160, *183*
Biebranskas, L., s. Johnson, D.A. 245, *252*
Biefang, S., s. Pohlmeier, H. 869
Bielianskas, V.J. *852*
Biemel, W. *852*
Bieri, P. *852*
Bierman, J.M., s. Werner, E. 358, *386*
Bierwisch, M., s. Weigl, E. 221, *256*
Bijou, S.W. 509, *539*
Binder, H. 846, *852*
Binding, s. Hoche 781
Binswanger, L. 4, 7, 10, 32, *38*, 830, 834, 838, 843, 846, *852*, 891, 898, *911*
Birbaumer, N. 94, 95, 101, 109, 123, 133, 138, 140, 141, 153, 154, 157, 158, 165, 167, *179*, 503, 506, *539*
Birbaumer, N., s. Rockstroh, B. 138, 140, *201*
Birbaumer, N., s. Schandry, R. 138, *202*
Birch, H.G., s. Thomas, A. 678, *684*
Birch, H.G., s. Turkewitz, G. 133, 137, *207*
Birk, L., Williams, G.H., Chasin, M., Rose, L.I. 306, *332*

Birkmayer, Winkler 156
Birkmayer, W., s. Sturm, A. 112, *206*
Birley, J.L., s. Brown, G.W. 690, 702, *707*
Birley, J.L.T., s. Brown, G.W. 347, 350, 353, *380*
Birnbaum, K. 425, *443*, 888, *911*
Birtchnell, J. 702, 703, *706*
Bischof, N. 12, 13, *38*, 94, 96, *179*
Bittker, T.E., s. Williams, R.B. 136, 142, *209*
Björkvall, C., s. Frankenhaeuser, M. *185*
Bjorklund, A., s. Moore, R.Y. 241, *253*
Bjornaes, H., Smith-Meyer, H., Valen, H., Kristiansen, K., Ursin, H. 175, *179*
Black, A.H., s. Obrist, P.A. 153, *198*
Black, P. 98, 125, *179*
Blackman, C.S. 508, *539*
Blackwell, B., s. Palmai, G. 171, *199*
Blackwell, B., s. Whitehead, W.E. 165, *209*
Blättler, J.K., Blättler, W., Hauser, G.A. 314, *332*
Blättler, W., s. Blättler, J.K. 314, *332*
Blakemore, C., s. Gazzaniga, M.S. 94, *185*
Blalock, A.B., s. Blalock, H.M. 704, *706*
Blalock, H.M., Blalock, A.B. 704, *706*
Blanc, C.J. 821, *824*
Blanchard, E.B., Young, L.D. 140, 141, 165, *179*
Blanchard, E.B., Young, L.D., McLeod, P.G. 133, *179*
Blankenburg, W. 10, *38*, 807, 827, 828, 831, 832, 834, 836, 837, 838, 839, 840, 841, 842, 846, 847, 848, 849, 850, *852*, *853*
Blaser, P., s. Hole, G. 153, *189*
Bleecker, E.R., s. Luparello, T. 164, *194*
Bleuler, E. 4, 21, 23, 24, 25, *38*, 346

Bleuler, M. 47, 49, 51, 71, 79, *83*, 257, 261, 283, 287, 300, 308, *332*, 363, 373, *380*, 896, 897, *911*
Blick, K., s. Ojemann, G.A. 236, *254*
Blickenstorfer, E. 311, *332*
Blickenstorfer, E., Isler, P., Marti, M., Hedinger, C. 311, *332*
Bliding, Å., s. Sandberg, B. 157, 159, 163, *202*
Bliss, E.L., Branch, C.H.H. 331, *332*
Bliss, E.L., Migeon, C.J. 328, *332*
Block, J. 634, 670, *680*
Block, J.D. 152, *179*
Blöschl, L. 528, *539*
Blohmke, M., s. Schaefer, H. 161, *202*
Bloom, S.W., s. Kaplan, H.B. 142, *191*
Blum, E. *853*
Blum, R.H. 695, *706*
Blumer, H. 458, 465, *489*
Blumstein, S., s. Spellacy, F. 235, *255*
Boag, T.J., s. Malmo, R.B. 142, *195*
Bobon, J. 887, *911*
Bochenski, I.M. *853*
Bochenski, J.M. 8, 10, 18, *38*
Bochner, S., s. Brislin, R.W. 731, *734*
Bochnik, H.J., Legewie, H. 463, *489*
Bodamer, J. 225, *248*
Bodensteiner, J.B., Zellweger, H. *380*
Böhme, G. 788, *807*
Böhme, G., Daele, W. van den, Krohn, W. 460, *489*
Böhme, W., s. Ermann, G. 142, *184*
Böker, W. 727, *734*
Böker, W., Häfner, H. 424, *443*
Böker, W., s. Häfner, H. 424, *444*
Böök, J. 701, *707*
Böttger, K., s. Losse, H. 112, *194*
Böttger, P., s. Kirchner, F. 478, 479, *490*
Bogaert, L. van 224, *248*
Bogardus, E.S. 552, *572*
Bogdonoff, M.D., s. Nowlin, J.B. 142, *198*
Bogen, J.E., Gazzaniga, M.S. 213, *248*
Bogen, J.E., Vogel, P.J. 213, *248*
Bogen, J.E., s. Gazzaniga, M.S. 223, *250*
Boggs, T. jr., s. Rose, J. 360, *384*
Bohman, M. 649, *680*
Bohr, N. 98, *179*
Bohus, B., Gispen, W.H., Wied, D. de 323, *332*
Bohus, B., Wimersma, G. van, Wied, D. de 324, *332*
Bohus, B. de, s. Wied, D. 323, *341*
Bojanovsky, J. 838, *853*
Boker, W., s. Risso, M. 715, *736*
Bollnow, O.F. 126, *179*
Bolman, W.M., Westman, J.C. 344, 363, 364, *380*
Bolshakova, T.D. *332*
Bolwig, T.G., Rafaelsen, O.J. 171, *179*
Bommert, H. 526, *539*
Bonafé, L. 817, 820
Bonhoeffer, K. 262, *332*
Bonin, G. von 233, *248*
Bonnard, A. 583, *597*
Bonvallet 115
Boor de 156
Bopp, J., s. Spazier, D. 816, *825*
Borgna, E. *853*
Borinsky, M., Neale, J.M., Fox, R., Cromwell, R.L. 173, *179*
Borland, B.L., Heckman, H.K. 671, *680*
Bornston, F.L., Coleman, J.C. 60, *83*
Boruch, R.F., s. Campbell, D.T. 654, *680*
Bosch 782
Bosia, G. 273, *332*
Boslow, H.M., Kohlmeyer, W.A. 409, *443*
Boss, M. *853*
Boss, M., Condrau, G. *853*
Bosseur, C. 812, *824*
Bostem, F., s. Servais, J.F. 299, *340*
Boston, M., s. Bowlby, J. *83*
Bottenberg, E.H. 111, 113, 126, 127, 128, 129, *179*
Bottoms, A.E., McClintock, F.H. 429, *443*
Botwinick, J., s. Thompson, L.W. 136, *206*
Boucsein, W., Frye, M. 124, 133, *179*
Bouillaud, J.B. 219, *249*
Boulding, K.E. 458, *489*
Boulton, D.M., s. Pilowsky, I. 30, *41*
Bouttier, H., s. Marie, P. 222, *253*
Bovet, T. *853*
Bower, E.M. 344, *380*
Bower, G.H., s. Anderson, J.R. 496, *538*
Bower, G.H., s. Hilgard, E.R. 495, *541*
Bowlby, E.J.M. 360, 364, *380*
Bowlby, J. 50, 53, 70, *83*, 507, *539*
Bowlby, J., Ainsworth, M., Boston, M., Rosenbluth, D. *83*
Bowlby, J., s. Anzieu, D. *379*
Bowman, P.H., s. Havighurst, R.J. 663, 666, 673, *681*
Boyar, R.M., Katz, J., Finkelstein, J.W., Kapen, S., Weiner, H., Weitzmann, E.D., Hellmann, L. 331, *332*
Boyar, R.M., s. Katz, J.L. 329, 331, *336*
Boyd, R.W., Dimascio, A. 142, *179*
Boyd, R.W., s. Dimascio, A. 142, *182*
Boyd, S., s. Strupp, H.H. 164, *206*
Brackbill, Y., s. Hetherington, E.M. 69, *85*
Bradburn, N.M., s. Sudman, S. 649, *684*
Bradshaw, T.R. *707*
Brady, J.V. 114, 157, *179*
Brady, J.V., s. Stephens, J.H. 141, *205*
Brähler, E., Beckmann, D., Müller, S. 158, *179*
Bräutigam, W. 5, *38*, *853*, *854*
Bräutigam, W., Christian, P. 72, 73, 74, 75, *83*, 95, 98, 156, 158, 159, 164, *179*
Brain, R. 223, *249*

Branch, C.H.H., s. Bliss, E.L. 331, *332*
Branch, J.D., s. Kellam, S.G. 366, 371, *382*
Brand, G. 832, 841, 842, *854*
Brand, G., Husserl, E. *854*
Brand, R.J., Rosenman, R.H., Sholtz, R.I., Friedman, M. 161, *179*
Brand, R.J., s. Rosenman, R.H. 161, *201*
Brandt, R., Kim, J. 96, *179*
Bransby, E.R., s. Wing, J.K. 687, *709*
Brandstaetter, J., Reinert, G. *854*
Breckenridge, M.B., s. Robin, L.N. 677, *683*
Breda, H.L., van *854*
Brede, K. 98, 156, 157, *179*
Bredenkamp, J. 477, 484, *489*
Breeijen, A. den, s. Persky, H. 283, *338*
Breese, G.L.J., s. Lipton, M.A. *337*
Breese, G.R., Cooper, B.R., Prange, A.J. jr., Cott, J.M., Lipton, M.A. 321, *332*
Breese, G.R., Cott, J.M., Cooper, B.R., Prange, A.J. jr., Wilson, I.C., Lipton, M.A., Plotnikoff, N.P. *332*
Breese, G.R., s. Plotnikoff, N.P. 321, *338*
Breese, G.R., s. Prange, A.J. jr. 320, 321, 322, *338, 339*
Breger, C., McGaugh, J.L. 529, *539*
Breicha, O. 890, *911*
Breije, T.B., s. Irwine, L.M. jr. 396, *445*
Brender, D.B., s. Gross, C.G. 230, *251*
Brener, J. 133, *179*
Brenner, J., s. Obrist, P.A. 153, *198*
Brengelmann, J.C. 453, *489*, 510, *539*
Brenner, W., Rohmert, W., Rutenfranz, J. 142, *179*
Brentano, F. *854*
Breuer 156
Breuer, J. 580
Brewer, W.F. *489*
Brickenkamp, R. *180*
Brickner, R.M., s. Lowrey, L.G. 53, 59, *86*

Bridger, W.H., Mandel, I.J. 518, 536, *539*
Bridger, W.H., s. Mandel, I.J. 518, *542*
Bridgman, P.W. *489*
Briggs, D., s. Whiteley, S. 419, *449*
Brim, O.G. jr., Wheeler, S. 57, *83*
Brislin, R., Lonner, W.J., Thorndike, R.M. 719, 721, 724, 727, *734*
Brislin, R.W. 722, *734*
Brislin, R.W., Bochner, S., Lonner, W.J. 731, *734*
Brix, R. 142, *180*
Broadbent, D. 25, *38*, 112, *180*
Broca, P. 233, *249*
Broca, P.P. 218, 219, *249*
Brod, J. 159, 160, *180*
Brodbeck, A.J. 64, *83*
Brodie, H.K.G., Gartrell, N., Doering, C., Rhue, T. 306, *332*
Brodie, H.K.H., s. Doering, C.H. 153, *182*
Broekman, J.M. *854*, 892, *911*
Broekman, J.M., Müller-Suur, H. *854*
Broen, W.E. 25, *38*, 523, *539*
Broeren, W., s. Angst, J. *38*
Bromme, R., Hömberg, E. *854*
Bronfenbrenner, U. 63, 64, *83*
Bronner, A.F., s. Healy, W. 60, *85*
Bronson, W.C., Katten, E.S., Livson, N. 670, *680*
Brooke, E.M. 687, *707*
Brooke, E.M., s. Tooth, G.C. 692, *709*
Brooks, A.D. 397, *443*
Brookshire, K.H. 496, *539*
Brosi, K., s. Mayer, H. 123, *196*
Broussais 37, *38*
Brown, A.C., s. Shepherd, M. 694, *709*
Brown, B.S., Courtless, T.F. 428, *443*
Brown, C.C. 107, *180*
Brown, C.C., s. Kelly, D. 133, 170, 171, *191*
Brown, F. 53, *83*

Brown, G.M., s. Ettigi, P.G. 286, *334*
Brown, G.M., s. Furlong, F.W. 321, *334*
Brown, G.M., s. Garfinkel, P.E. 331, *334*
Brown, G.W., Birley, J.L.T. 347, 350, 353, *380*, 690, 702, *707*
Brown, G.W., Harris, T.O., Peto, J. 702, 703, *707*
Brown, G.W., s. Wing, J.K. 353, *386*
Brown, J.S., Martin, R.C., Morrow, M.W. 503, *539*
Brown, R.A., Fader, K., Barber, T.X. 150, *180*
Brown, W., Shereshefsky, P. 311, *332*
Brown, W.A., s. Monti, P.M. 306, *337*
Brown, W.L., s. Kutner, J.S. 314, *336*
Browning, M., s. Griffiths, P.D. 306, *335*
Brozek, J. 109, *180*
Bruce, H. 288, *332*
Bruch, H. 327, *332*
Bruch, H., s. Roessler, R. 142, *201*
Bruckner, McGrath 112
Brun, G. 363, *380*
Bruner, J.S. 554, *572*
Brunner, J.S., s. Smith, M.B. 561, *575*
Brunn, R.W.L. von *332*
Bryden, M.P., s. Zurif, E.B. 239, *256*
Buber, M. 846, *854*
Bubner, R. *854*
Buchsbaum, M.S. 173, *180*
Buchsbaum, M.S., s. Williams, R.B. 136, 142, *209*
Buchwald, A.M., s. Davis, R.C. 134, *182*
Buckner, D.N., s. McGrath, J.J. 112, *180*
Bucy, P., s. Kluver, H. 229, *252*
Budzynski, T., s. Stoyva, J. 165, *206*
Bühl, W. *854*
Bürger-Prinz, H. 886, *911*
Bugenthal, J.F.T. *854*
Bull, s. Gidro-Frank 128
Bull, s. Pasquarelli 128
Bumke 886

Bunge, M. *854*
Burch, N.R., Greiner, T.H. 113, *180*
Burch, N.R., s. Kaplan, H.B. 142, *191*
Burdick, J.A. 150, *180*
Buren, J.M. van, s. Fedio, P. 236, *250*
Burgess, M., s. Hokanson, J.E. 159, *189*
Burkhardt, H. 836, *854*
Burling, K.A., Collipp, P.J. 360, 363, *380*
Burstein, S., s. Meichenbaum, D. 124, *197*
Busch, H., Renfordt, E. 9, *38*
Buser, P., Imbert, M. 230, *249*
Busk, J., Naftulin, D.H., Donelly, F.A., Wolkon, G.H. 142, *180*
Buswell, R., s. Carman, S.J. 326, *333*
Butler, N., s. Davie, R. 657, 658, 662, 663, 676, *680*
Butler Report 417, 420, 423, *443*
Butters, N., Rosen, J.J., Stein, D. 245, *249*
Butters, N., Rosvold, H.E. 237, *249*
Buytendijk, F.J.J. 126, 157, *180*, 841, *854*
Byrne, D. 124, 132, *180*
Bykow, K.M., Kurzin, I.T. 139, 157, *180*

Cabanis, P.J.G. 94, *180*
Cadoret, R., s. Winokur, G. 312, *342*
Cahn, L.A. 374, *380*
Calderon, M., s. Goodglass, H. 222, 235, *251*
Callaway, E. 138, *180*
Callieri, B. *854*
Calvesi, A., s. Argenta, G. 301, *331*
Camhi, J., s. Cohen, B.D. *38*
Campbell, D., s. Cox, F.N. 53, *83*
Campbell, D.T. 453, 472, 488, *489*, 548, 552, 570, *572*
Campbell, D.T., Boruch, R.F. 654, *680*
Campbell, D.T., Erlebacher, A.E. 655, *680*

Campbell, D.T., Stanley, J. *734*
Campbell, D.T., Stanley, J.C. 477, 478, 479, 484, 487, *489*
Campbell, D.T., s. Webb, E.J. 469, *491*
Campbell, H.J. 34, *38*
Campbell, K. 96, *180*
Campbell, K.B., s. Stelmack, R.M. 150, *205*
Campos, J.J., Johnson, H.J. 136, *180*
Campos, J.J., s. Delfini, L.F. 136, *182*
Cancro, R., s. Spohn, H.E. 172, *205*
Canepa, G., Szabo, D. 399, *443*
Canguilhem, G. 37, *38*, *854*
Cannon, W.B. 111, 112, 113, *180*, 279, 282, *332*
Cannon-Bards 129
Canter, S., s. Claridge, G. 152, *181*
Cantril, H. *854*
Caplan, G. 344, 345, 348, 349, 352, 353, 354, 357, 361, 363, *380*
Cardinal, R. 892, *911*
Caresano, G. 313, *332*
Carew, T.J., s. Petrinovitch, L. 243, *254*
Cargnello, D. 830, 841, 846, *854*
Carkhuff, R.R., s. Truax, C.B. 526, *544*
Carl, W., s. Carl-Zeep, A. 108, 149, *180*
Carlsmith, J.H., s. Festinger, L. 559, 564, 565, 571, *573*
Carlson, N.A. 441, *443*
Carlson, R. 56, *83*
Carl-Zeep, A., Carl, W. 108, 149, *180*
Carman, S.J., Post, R.M., Buswell, R., Goodwin, F.K. 326, *333*
Carnap, R. 605, *625*, *855*
Carney, F.L. 409, *443*
Carothers, J.C. 717, *734*
Carpenter, F.A., s. McDonald, D.G. 138, *196*
Carr, P.J., s. Beumont, P.J.V. *332*
Carroll, B.J. 286, *333*
Carroll, B.J., Curtis, B.C., Mendels, J. 286, *333*

Carruthers, M., s. Taggart, P. 161, *206*
Carstairs, G.M. 716, *734*
Carstair, G.M., s. Baasher, T.A. 716, *734*
Casler, L. 55, *83*
Casper, B. *855*
Cass, J., s. Bancroft, J. 427, *442*
Cassirer, E. *855*
Castel, R. 818, 823, *824*
Castelli, E. *855*
Castilla del Pino, C. *855*
Castle, R.L. van de, s. Hall, C.S. 70, *85*
Cattell, A.K.S., s. Cattell, R.B. 153, *180*
Cattell, R.B. 69, *83*, 114, 134, 153, *180*
Cattell, R.B., Cattell, A.K.S., Rhymer, R.M. 153, *180*
Cattell, R.B., s. Barton, K. 153, *177*
Cattell, R.B., s. Pawlik, K. 114, *199*
Cawte, E.C., s. Watts, C.A.H. 694, *709*
Cawte, J. 747, *767*
Ceccarelli, G. 287, *333*
Cederlöf, R., s. Friberg, L. 152, *185*
Cekiç, M. *855*
Chadwick, O., s. Rutter, M. 677, *683*
Chafetz, M.E. 373, *380*
Chai, H., s. Lobel, M. 164, *194*
Chalumeau, A., s. Chazot, G. 320, *333*
Chapman, J., s. McGhie, A. 25, *41*
Chapman, J.P., s. Chapman, L.J. 25, 26, *38*
Chapman, L.J., Chapman, J.P. 25, 26, *38*
Chappell, V.C. *855*
Charcot, Janet 612
Charcot, J.M. 225, *249*
Chardel, C. 94, *180*
Chasin, M., s. Birk, L. 306, *332*
Chauvin, R., s. Anzieu, D. *379*
Chazot, G., Chalumeau, A., Aimard, G., Moruex, R., Garde, A., Schott, B., Girard, P.F. 320, *333*

Checkley 174
Chein, I., s. Harding, J. 550, 573
Cheng, C.-Y. 96, *180*
Cheser, S., s. Meyer, V. 503, 528, *542*
Chesler, D., s. Kennell, J. 360, *382*
Cheson, B.D., Stricker, G., Fry, C.L. 567, *572*
Chess, S., s. Thomas, A. 630, 657, 665, *666*, 678, *684*
Chessick, R.D., Bassam, M., Shattan, S. 128, 134, *180*
Chiarello, R.J., s. Bever, T.G. 222, 235, *248*
Child, I., s. Whithing, J. 61, 69, *89*
Childs, B. 152, *180*
Cho, K.K. 855
Chomsky, N. 462, *489*, 497, 499, *539*
Chow, K.L. 241, *249*
Chown, S., s. Heron, A. 16, *39*
Chrisholm, R.C., Degood, D.E., Hartz, M.A. 141, *180*
Christian, P. 846, 855
Christian, P., Spohr, U. 142, *181*
Christian, P., s. Bräutigam, W. 72, 73, 74, 75, *83*, 95, 98, 156, 158, 159, 164, *179*
Christian, P., s. Groen, J.J. 102, *187*
Christiansen, K.O., Moe, M., Senholt, L., Schubell, K., Zederler, K. 412, *443*
Christie, M.J., s. Venables, P.H. 102, 153, 169, *207*
Christie, N. 391, *443*
Chrzanowski, G. 855, 905, 911
Chun, K.T., Cobb, S., French, J.R.D. 719, *734*
Ciba Foundation 443
Ciba Foundation Symposium 8 125, *181*
Cicourel, A.V. 468, 470, *489*, 801, *807*
Ciompi, L. 343, 354, 356, 375, 376, *380*
Ciompi, L., Eisert, M. 372, *380*
Ciompi, L., Lai, G. 372, 375, *381*

Ciompi, L., Müller, C. 374, *381*
C. I. P. S. 719, *735*
Clanon, L. 408, *443*
Clanon, T.L., s. Jew, C.C. 408, *445*
Clanon, T.L., s. Kim, L.I.C. 408, *445*
Claridge, G. 158, 171, *181*
Claridge, G., Canter, S., Hume, S.I. 152, *181*
Clark, M., Anderson, B.G. *381*
Clark, P.J., s. Vandenberg, S.G. 152, *207*
Clark, R., s. Wada, J. 234, 256
Clarke, R.V.G., Cornish, D.E. 431, *443*
Clarke, R.V.G., Sinclair, I. 431, *443*
Clavatescher, P., s. Jutz, P. 318, *336*
Clayton, R.R., s. O'Donnell, J.A. 639, *682*
Cleghorn, R.A. 855
Clemens, T.L. 134, *181*
Clemens, T.L., s. Wenger, M.A. 134, *208*
Clements, P.R., Hafer, M.D., Vermillion, M.E. 134, *181*
Cleveland, 156
Clifton, R.K., s. Graham, F.K. 136, *186*
Cobb, S., s. Chun, K.T. 719, *734*
Coccozza, J.J., s. Steadman, H.J. 417, *448*
Cochran, W.G. 688, 690, 704, *707*
Cochrane, C., s. Mendels, J. 30, 31, *41*
Cochrane, R. 157, 159, *181*
Cocozza, J.J., Steadman, H.J. 436, *443*
Coelho, G.V., Hamburg, D.A., Adams, J.E. 123, *181*
Cofer, C.N., Appley, M.H. 91, 117, 120, 122, 125, 157, *181*
Cohen, B.B., s. Berg, M. 70, 83
Cohen, B.D., Camhi, J. 38
Cohen, D.H. 136, *181*
Cohen, H.D., Goodenough, D.R., Witkin, H.A., Oltman, P. 163, *181*

Cohen, J. 855
Cohen, J., s. Spitzer, R.L. 696, *709*
Cohen, L.R., s. Bennett, E.M. 56, *83*
Cohen, M.F., s. Hokanson, J.E. 159, *189*
Cohen, R. 2, 4, 15, 26, 38
Cohen, R., Florin, I., Grusche, A., Meyer-Osterkamp, S., Sell, H. 482, *489*
Cohen, R., Keim, G., Lieb, J. 141, *181*
Cohen, R., Meyer-Osterkamp, S. 523, *539*
Cohen, R., s. Meyer-Osterkamp, S. 27, 28, *41*, 172, *181*
Cohen, R., s. Fuchs, U. 123, *185*
Cole, J.O., s. Katz, M.M. 719, *735*
Cole, J.O., s. Tecce, J.J. 25, *42*, 172, *206*
Cole, M., Gay, J., Glick, J., Sharp, D. *735*
Coleman, J.C., s. Bornston, F.L. 60, *83*
Coleman, R., Greenblatt, M., Solomon, H.C. 142, *181*
Coles, M.G.H., Gale, A., Kline, P. 150, *181*
Collins, B.E., s. Helmreich, R.L. 54, *85*
Collins, B.E., s. Kiesler, C.A. 551, 552, 567, *574*
Collins, F., s. Roessler, R. 124, 142, *201*
Collipp, P.J., s. Burling, K.A. 360, 363, *380*
Collomb, H. 717, *735*
Colodny, R.G. 855
Committees of the American and Canadian Psychiatric Associations 735
Comrey, A.L., Backer, T.E., Glasser, E.M. 719, *735*
Comte, A. 37, *38*, 831, *855*
Condrau, G. 308, 309, 311, 313, *333*, 855
Condrau, G., s. Boss, M. *853*
Conolly, J. 778
Conrad, E., s. Persky, H. 283, *338*
Conrad, K. 7, 23, *38*, 152, *181*, 855
Cook, M.R. 137, *181*

Coombs, C.H., Dawes, R.M., Tversky, A. 552, *572*
Cooper, B. 685, 700, *707*
Cooper, B., Morgan, H.G. 463, *489*, 686, 698, *707*
Cooper, B., Sylph, J. 702, *707*
Cooper, B., s. Gath, D. 705, *707*
Cooper, B., s. Goldberg, D.P. 694, 696, *707*
Cooper, B., s. Shepherd, M. 694, *709*
Cooper, B., s. Zintl-Wiegand, A. 697, *710*
Cooper, B.R., s. Breese, G.R. 321, *332*
Cooper, B.R., s. Lipton, M.A. *337*
Cooper, B.R., s. Prange, A.J. jr. 321, *338*
Cooper, D. 78, *83*, 812, 813, 814, 815, 816, 818, 819, 820, 822, *824*, 855
Cooper, D., s. Laing, R.D. 814, *825*
Cooper, J., Sartorius, N. 713, *735*
Cooper, J.E. 652, *680*
Cooper, J.E., s. Cranach, M. von *39*, 724, *737*
Cooper, J.E., s. Wing, J.K. 7, *42*, 696, *709*, 724, *737*
Cooper, J.W., Kendell, R.E., Gurland, B.J., Sartorius, N., Farkas, T. 731, *735*
Cooper, M., s. Tietze, J. 692, *709*
Cooper, R., Osselton, J.W., Shaw, J.C. 107, *181*
Cooper, R., Sylph, S. 347, 350, 353, *381*
Coppel, L., s. Diatkine, R. *381*
Coppen, A., Milne, H.B., Outram, D.H., Weber, J.C.B. 314, *333*
Coppen, A., Montgomery, S., Peet, M., Bailey, I., Marks, V., Woods, P. 320, *333*
Coppen, A., Whybrow, P.C., Noguera, R., Maggs, R., Prange, A.J. jr. 319, *333*
Coppen, A., s. Herzberg, B. 314, *335*
Coppen, A., s. Sachar, E.J. 286, *339*

Coppen, A., s. Stein, G. 311, *340*
Coriat, I.H. 583, *597*
Corkin, S. 228, *249*
Cormier, B. 403, 441, *443*
Cormier, B., Morf, G., Mersereau, G. 405, 408, *443*
Cornelison, A., s. Lidz, T. 609, *625*
Cornil, P. 410, 411, *443*
Cornish, D.E., s. Clarke, R.V.G. 431, *443*
Cornu, F., s. Angst, J. *38*
Corriveau, D.P., s. Monti, P.M. 306, *337*
Corsi, P.M. 228, *249*
Coser, L.A. 748, *767*
Costanzo, P.R., s. Shaw, M.E. 555, 558, 559, 570, *575*
Costello, C.G., s. Stern, J.A. 143, 171, *205*
Costiloe, J.P., s. Schneider, R.A. 161, *203*
Cott, J.M., s. Breese, G.R. 321, *332*
Cott, J.M., s. Prange, A.J. jr. 321, *338*
Cotterau, M.-J., s. Demiker, P. 320, *333*
Coulter, J. 855
Council of Europe 401, 431, *443*
Cours Internationale de Criminologie *443*
Courtless, T.F., s. Brown, B.S. 428, *443*
Cowan, R.M., s. Sokolow, M. 160, *204*
Cox, D.N., s. Hare, R.D. *188*
Cox, F.N., Campbell, D. 53, *83*
Cox, J.L. 716, 720, *735*
Coyeche, Thysell 136
Craft, M. 395, 419, 426, *443*
Craig, J.J., Glick, S.J. 367, *381*
Craigen, D., s. Hare, R.D. 175, *188*
Cramer, A. 149, 156, *181*
Cranach, M. von, Cooper, J.E. 724, *737*
Cranach, M. von, Irle, M., Vetter, H. 563, 565, *572*
Cranach, M. von, Strauss, A. 696, *707*

Cranach, M. von, s. Kendell, R.E. 22, *40*
Craske, B., s. Hinton, J.W. *189*
Cravioto, J., Robles, B. 358, *381*
Crawford, H.T., s. Goldman, P.S. *250*
Crellin, E., Kellmer Pringle, M.L., West, P. 643, 676, *680*
Crider, A., s. Shapiro, D. 142, *204*
Crinis, M. de 110, 156, *182*
Crisp, A.H. 157, *181*
Cromwell, R.L., s. Borinsky, M. 173, *179*
Cronbach, L.J. 695, *707*
Cronholm, B., s. Schalling, D. 106, 171, 175, *202*
Crowley, B. 409, *443*
Crown, S. 167, *181*
Cullberg, J. 314, 315, *333*
Cullen, T.D., s. Wenger, M.A. 108, 111, 149, *209*
Cumming, E., Cumming, J. 551, 553, 565, *573*
Cumming, E., Henry, W.E. 375, *381*
Cumming, J., s. Cumming, E. 551, 553, 565, *573*
Cunningham, D.A., s. Howard, J.H. 161, *189*
Curran, J., s. Barton, K. 153, *177*
Curtis, B.C., s. Carroll, B.J. 286, *333*
Curtis, G.C., s. Persky, H. 151, *199*
Curtis, G.C., s. Zuckerman, M. *210*
Curtis, E. 855
Curtius, E.R. 897, 899, *911*
Curtius, F. 152, *181*
Cury, A.E. 855
Custance, J. 848, *855*
Cutick, R.A., s. Aronfreed, J. 62, *82*
Cutrow, R.J., Parks, A., Lucas, N., Thomas, K. 142, *181*
Czernik, A. 142, *181*
Czernik, A., s. Eiff, A.W. von 120, 142, 170, *183*

Daele, W. van den, s. Böhme, G. 460, *489*
Dagenais, J.J. *855*
Dahlin, Y., s. Schalling, D. 202
Dahme, B., Minsel, W.R., Urspruch, M. 142, 153, *181*
Dahrendorf, R., s. Adorno, W.T. 782, 793, *807*
Dallmayr, W. *855*
Dalton, K. 294, *333*
Daly, K.J., Kane, F.J., Ewing, J.A. 314, *333*
Damaser, et al. 128
D'Amato, C.J., s. Hicks, S.P. 247, *251*
D'Andrade, R.G. 57, *83*
Daniels, G.E., s. Karusch, A. 72, *85*
Dantchakoff, V. 289, *333*
Danvad, I., Andersen, E., Kirkegaard, Aa. 418, *443*
Darrow, C.W. 94, *181*
Darsie, M.L., s. Wenger, M.A. 134, *208*
Darwin, C. 94, *181*
Dasen, P.R., s. Berry, J.W. 734, *734*
D'Atri, D.A., s. Ostfeld, A.M. 142, 166, *199*
Daumézon, G. 817, *824*
Davidian, H., s. Saxtorius, N. 731, *736*
Davidoff, R.A., McDonald, D.G. 175, *182*
Davidson, P.O., McDougall, C.E.A. 150, *182*
Davidson, P.O., Neufeld, R.S. 134, *182*
Davie, R., Butler, N., Goldstein, H. 657, 658, 662, 663, 676, *680*
Davies, B., s. Grounds, D. 314, *335*
Davies, M.H. 159, *182*
Davis, E.E. 562, *573*
Davis, F.H., s. Malmo, R.B. *195*
Davis, I.C., s. Jeffcoate, T.N.A. 195, *336*
Davis, K.E., s. Jones, E.E. 570, *574*
Davis, K.M., s. Wermuth, B.M. 330, *341*
Davis, L., s. Turkewitz, G. 133, 137, *207*

Davis, R.C., Buchwald, A.M., Frankmann, R.W. 134, *182*
Davison, Stuart 476
Davison, G.C. 511, *539*
Davison, G.C., Neal, J.M. *489*
Davison, L., s. Speisman, J.C. 122, *204*
Davison, L.A., s. Lazarus, R.S. 122, *193*
Davitz, J. 63, *83*
Dawes, R.M., s. Coombs, C.H. 552, *572*
Dawson, J., s. Anderson, W.M. 153, *177*
Dax, M. 218, *249*
Day, J., s. Wynne, L.C. 609, *626*
Day, R.S., s. Wood, C.C. 234, *256*
Decker, J.B., Stubblebine, J.M. 363, 371, *381*
Deese, J., s. Lazarus, R.S. 510, *542*
DeFleur, M.L., Westie, F.R. 550, 552, 569, 570, *573*
Degen, R., s. Lässker, G. 357, *383*
Degeorge, F.V., s. Mathers, J.A. 152, *196*
DeGeorge, F.V., s. Osborne, R.H. 152, *199*
Degood, D.E., s. Chrisholm, R.C. 141, *180*
Degood, D.E., s. Valle, R.S. 141, *207*
DeGroot, L.J., s. Means, J.H. 359, *383*
DeGuia, D., s. Vlachakis, N.D. 160, *208*
Deines, M.M., s. Guthrie, G.M. *187*
Dejerine, A., s. Dejerine, J. 246, *249*
Dejerine, J. 220, *249*
Dejerine, J., Dejerine, A. 246, *249*
Dekirmenjian, H., s. Deleon-Jones, F. 32, *39*
Dekirmenjian, H., s. Maas, J.W. 32, *41*
Deleon-Jones, F., Maas, J.W., Dekirmenjian, H., Sanchez, J. 32, *39*
Deleuze, G. *824*
Deleuze, G., s. Guattari, F. 821, 823, *824*

Delfini, L.F., Campos, J.J. 136, *182*
Delius, H. *855*
Delius, L. 156, 164, 165, *182*
Delius, L., Fahrenberg, J. 97, 158, 164, 165, *182*
Delius, L., Witzleb, E. 128, *182*
Dembroski, T.M. 161, *182*
Dembroski, T.M., MacDougall, J.M., Shields, J.L. 161, *182*
Dement, W., Kleitman, N. 214, *249*
Demiker, P., Ginestet, D., Lôo, H., Zarifian, E., Cottereau, M.-J. 320, *333*
Demling, L., Ottenjahn, R., Hässler, R. 163, *182*
Demoulin, P. *855*
Denenberg, V.H. 152, *182*
DenHollander, A.N.J. 743, *767*
Denney, R., s. Riesman, D. 57, *88*
Dennis, M., Whitaker, H.A. 238, *249*
Dennis, W., s. Al-Issa, I. 734, *734*
Denny, M.R. 510, *539*
Denny-Brown, D. 223, *249*
Dent, J.K. 719, *735*
Deppe, W. *855*
Derrida, J. *855*
Descartes, R. 830, *856*
Dessauer, P. *856*
Deutsch, A. 407, *443*
Deutsch, F. 95, 156, *182*
Deutsch, M. 361, *381*
Deutsche Gesellschaft für Psychiatrie und Nervenheilkunde 693, *707*
Devereux, G. 741, 762, 763, 767, *767, 768*, 802, 803, *807, 856*
Devlin, J.M., s. Rizzo, N.D. 422, *447*
Dewar, J.-H., s. Mountjoy, C.Q. 320, *338*
Diab, L.N. 552, 553, *573*
Diabler, H.L., s. Elder, S.T. 165, *183*
Diamond, B. 436, *444*
Diatkine, R., Coppel, L. *381*
Dicara, L.V., s. Barber, T.X. 140, *177*

DiCara, L.V., s. Miller, N.E. 497, 503, *542*
DiCara, L.V., s. Obrist, P.A. 153, *198*
Dick, P., s. Angst, J. *38*
Dieckhöfer, K. *856*
Dieckmann, G., Hassler, R. 296, *333*
Dieckmann, G., Hassler, R., Horn, H.-J., Schneider, H., Schneider, B. 296, *333*
Diederich, W. 456, *489, 856*
Diemer, A. 831, 833, 834, 835, 850, *856*
Dienelt, M.N., s. Paykel, E.S. 353, *384, 702, 708*
Diethelm, O., Reilly, J.R. 279, *333*
Dietsch, P., Volk, W. 523, *539*
Dillenkoffer, L., s. Elder, S.T. 165, *183*
Dilthey, W. 6, 12, *39, 740, 745, 768, 834, 856*
Dimascio, A., Boyd, R.W., Greenblatt, M. 142, *182*
Dimascio, A., s. Boyd, R.W. 142, *179*
Dimitrikoudi, M., Hanson-Norty, E., Jenner, F.A. 320, *333*
Dinges, N. 729, *735*
Dittman, A.T., Goodrich, D.W. 59, *83*
Dittmar, F., s. Doerr, P. 306, *333*
Dittrich, J., Hassenstein, P., Hüllemann, K.D., Mösseler, U. 161, *182*
Divac, I., Resvold, H.E., Szwarcbart, M.K. 237, *249*
Dixon, J.J., Monchaux, C. de, Sandler, J. 70, *83*
Dmitrieva, A.F., s. Kryshova, N.A. 152, *192*
Docherty, J.P., s. Luborsky, L.L. 166, *194*
Dodson, J.D., s. Yerkes, R.M. 112, *209*
Döllner, O. 510, *539*
Döltgen, G. 848, *856*
Doering, C., s. Brodie, H.K.G. 306, *332*
Doering, C.H., Brodie, H.K.H., Kraemer, H.C., Moos, R.H., Becker, H.B., Hamburg, D.A. 153, *182*

Dörner, G. 275, 289, 293, 296, *333*
Dörner, G., Stahl, F., Rössner, P., Halle, H. 289, 295, 296, *333*
Dörner, K. 457, 462, 463, *489, 771, 774, 779, 781, 789, 795, 796, 801, 802, 808, 822, 824, 830, 835, 856*
Dörner, K., Plog, U. 800, 807, *808*
Doerr, P., Kockott, G., Vogt, H.J., Pirke, K.M., Dittmar, F. 306, *333*
Dohrenwend, B.B., s. Dohrenwend, B.S. 123, 166, *182*
Dohrenwend, B.P. 793, *808*
Dohrenwend, B.P., Dohrenwend, B.S. 370, *381, 479, 489*
Dohrenwend, B.S., Dohrenwend, B.B. 123, 166, *182*
Dohrenwend, B.S., s. Dohrenwend, B.P. 370, *381, 479, 489*
Doll, L.S., s. Lane, E.A. 666, 674, *682*
Dollard, J., Miller, N.E. 527, *539*
Donahue, W.T. 376, *381*
Donaldson, R.M., s. Gundry, R.K. 163, *187*
Donceel, J.F. *856*
Donchin, E., Kubovy, M., Kutas, M., Johnson, R., Herning, R.I. 132, 138, *182*
Donelly, F.A., s. Busk, J. 142, *180*
Donovan, B.T., s. Harris, G.W. 289, *335*
Doongaji, D.R., s. Vahia, N.S. 717, *737*
Doty, R.W. 244, 246, *249*
Doughaday, W.H., s. Kolodny, R.C. 306, *336*
Dougherty, T.F. 277, *333*
Douglas, J.D. 797, 798, *808, 856*
Douglas, J.W.B. 366, *381, 639, 659, 660, 662, 663, 665, 676, 680*
Douglas, J.W.B., Ross, J.M., Simpson, H.R. 676, *680*
Douglas, J.W.B., s. Mulligan, G. 366, *384*
Douglas, M. 755, *768*

Dove, G.A., s. Loraine, A.J. 306, *337*
Dovidio, J.F., s. Gaertner, S.L. 142, *185*
Doyle, C.M., s. Roth, W.T. 153, *201*
Drager, K.C., s. Herzberg, B. 314, *335*
Draguns, J.G. 717, 718, 733, *735*
Drayson, A.M. 320, *333*
Dreitzel, H.P. 558, *573, 794, 808, 856*
Drolette, M., s. Funkenstein, D.H. 128, 159, *185*
Dronsejko, K., s. Fenz, W.D. 124, *184*
Droppleman, L.F., Schaefer, E.S. 56, *83*
Drüe, H. 849, *856*
Dubois, I., s. Hecaen, H. 221, *251*
Dubos, R. 166, *182*
Dubos, R., Savage, D., Schaedler, R. 358, *381*
Dubuffet, J. 890, 901, *911*
Ducarne, B., s. Tissot, R. 220, *255*
Dudley, D.L., Martin, C.J., Holmes, T.H. 128, 163, *182*
Dudley, E.L., s. Backus, F.I. 158, *177*
Dudley, L.M., s. Eason, R.G. 133, *183*
Dührssen 156
Dührssen, A. 363, *381*
Dührssen, A., Jores, A., Schwidder, W. 119, 125, *182*
Dürckheim, K. Graf von *856*
Düsing, J. *856*
Duffy, E. 112, 113, 129, 131, *182*
Duffy, T., s. Lorimer, A.R. 159, *194*
Dunand, P., s. Lobel, M. 164, *194*
Dunbar 156
Duncan, C.H., Stevenson, J.P., Ripley, H.S. 161, *183*
Duncan, O.D., s. Hauser, P.M. 685, *707*
Dunham, H.W., s. Faris, R.E.L. 350, 369, 370, *381*
Dunham, W. 713, *735*
Dunlap, K. 623, *625*

Durell, J., s. Steinberg, H.R. 703, *709*
Durkheim, E. 792, 793, 797, 801, *808*
Durkheim, E., Mauss, M. 741, *768*
Dworkin, B., s. Miller, N.E. 497, 503, *542*
Dyckaerts, F., s. Anzieu, D. *379*
Dyer, J.L., s. Miller, L.B. 646, 675, *682*
Dykman, R., s. Reese, W.G. 142, *200*
Dyrenfurth, J., s. Friedmann, R.C. 306, *334*
Dyster-Aas, K., s. Kastin, A.J. 324, *336*
Dziewas, H., s. Grawe, K. 475, *490*

Earle, B.V. 319, *333*
Eason, R.G., Dudley, L.M. 133, *183*
Eason, R.J., s. Hall, D.J. 687, *707*
East, W., Norwood, Hubert, V.H. de B. 413, *444*
Eastwood, M.R., s. Goldberg, D.P. 694, 696, *707*
Eaton, G.G., Goy, R.W., Phoenix, C.H. 289, *333*
Eaton, L., Menolascino, F.J. 661, *680*
Ebbecke, U. 94, *183*
Ebel, A., Mack, G., Stefanovic, V., Mandel, P. 216, *249*
Eberhard, G. 152, *183*
Eberlein, G.L., Pieper, R. 836, 837, *856*
Eccles, J.C. 96, *183*, 830, *856*
Eccles, J.C., s. Popper, K.R. 96, *200*, 830, *869*
Ecker, M., s. Quint, H. 161, *200*
Eckerman, W.C. 409, *444*
Eckert, A., s. Huppmann, G. *190*
Eckman, K.M., s. Zuckerman, M. 171, *210*
Economo, V., Horn, L. von 233, *249*
Edel, A. 850, *856*
Edelberg, R. 135, 173, *183*
Edelberg, R., s. Kaplan, H.B. 142, *191*
Edelberg, R., s. Maricq, H.R. 173, *195*
Edelheit, H. 583, *597*
Edgerton, R.B., s. Plog, S.C. *868*
Edgren, I.G. 222, *250*
Edwards, A.E., Treadwell, T. 134, *183*
Edwards, J.H., s. Barker, D.J.P. 665, *680*
Edwards, J.H., s. Reccord, R.G. 663, *682*
Edwards, P. *856*
Edie, J.M. *856*
Efron, R. 510, *539*
Ehlers, T., Kalveram, K.T., Ritter, M. 149, *183*
Ehrensing, R.H., Kastin, A.J., Schalch, D.S., Friesen, H.G., Vargas, J.R., Schally, A.V. 320, 322, *333*
Ehrensing, R.H., s. Kastin, A.J. 320, *336*
Ehrhardt, A.A. 294, 296, *333*
Ehrhardt, A.A., s. Baker, S.W. 294, *331*
Ehrhardt, H. 415, *444*
Ehrhardt, H., Villinger, W. 394, *444*
Ehrhardt, K.J. 118, 130, 135, 146, *183*
Eibl-Eibesfeldt, I. 743, *768*
Eichorn, D.H., s. Hunt, J.V. 670, *681*
Eidelberg, L. 583, *597*
Eiff, A.W. von 123, 142, 151, 158, 159, 160, *183*
Eiff, A.W. von, Czernik, A., Horbach, L., Jörgens, H., Wenig, H.G. 120, 142, 170, *183*
Eiff, A.W. von, Piekarski, C. 159, *183*
Eiff, A.W. von, s. Groen, J.J. 102, *187*
Einars, W., s. Strasser, H. 142, *206*
Einstein 802
Eisdorfer, C., s. Nowlin, J.B. 142, *198*
Eisenberg, J.C., s. Langner, T.S. 660, 674, *682*
Eisenberg, J.G., s. Gersten, J.C. 674, *680*
Eisenberg, L. 344, 358, 359, *381*, 661, *680*
Eisenberg, L., s. Kleinman, A. 717, *736*
Eisenberg, L., s. Oleinick, M. 360, *384*
Eisenfeld, A.J. 318, *334*
Eisert, M., s. Ciompi, L. 372, *380*
Eisinger, A.J., s. Griffiths, P.D. 306, *335*
Eissler, K.R. *444*
Ekehammar, B., Magnusson, D. 123, *183*
Ekman, P., Friesen, W.V. 106, 107, *183*
Ekman, P., Friesen, W.V., Ellsworth, P. 106, 111, 127, *183*
Elbert, T., s. Rockstroh, B. 138, 140, *201*
Elder, G.H. 670, *680*
Elder, S.T., Ruiz, Z.R., Diabler, H.L., Dillenkoffer, L. 165, *183*
Elequin, E.T. 731, *735*
Eley, L. *857*
Elias, N. 747, *768*
Eliot, R.S. 136, 161, 183
Ellenberger, H.F. *857*
Ellis, A. 534, *539*
Ellsworth, P., s. Ekman, P. 106, 111, 127, *183*
Elmadjian, F.J., Hope, J., Lamson, E.T. 282, *334*
Elmis, A.C., Milgram, S. 63, *83*
El Safti, M.S. 583, *597*
Elsinghorst, H., s. Suckert-Wegert, K. 533, *544*
Ely, D.L., s. Henry, J.P. 159, *188*
Embree, L. *857*
Emerson, A.R. 376, *381*
Emerson, P.E., s. Schaffer, H.R. 54, *88*
Emmerich, W. 56, *83*
Emoto, H. 895, *911*
Endicott, J., s. Spitzer, R.L. 696, *709*
Endo, J., s. Hatotani, N. 319, *335*
Endo, M., s. Hatotani, N. 319, *335*
Eng, E. 832, 845, *857*
Engel, B., s. Kristt, D. 141, 160, 165, *191*
Engel, B.T., Bickford, A.F. 160, *183*

Engel, B.T., s. Levene, H.I. 152, *193*
Engel, B.T., s. Moos, R.H. 160, *197*
Engel, B.T., s. Roessler, R. 144, 168, *201*
Engel, B.T., s. Wenger, M.A. 134, *208*
Engel, G.L. 128, 157, 162, 163, *183*, *857*
Engel, G.L., Schmale, A.H. 156, 166, *183*
Engelhardt, H.T. *857*
Engelhardt, H.T., s. Spicker, S.F. 831, *872*
Engelhardt, H.T. jun., Spicker, S.F. 850, *857*
Engelmeier, M.-P., s. Angst, J. *38*
Engels, F., s. Marx, K. 592, *598*
Englert, E. 124, *183*
English, J.T., Levine, M. *381*
Enke, H. 153, *183*
Enke, H., s. Ermann, G. 142, *184*
Ennis, B.J. 421, *444*
Enriques, F. *857*
Eppinger, H., Hess, L. 111, 156, *183*
Epstein, S. 115, 123, 124, 125, *183*
Epstein, S., s. Fenz, W.D. 124, *184*
Epstein, S., s. Taylor, S.P. 134, *206*
Erdmann, G., Janke, W. 130, *183*
Erikson 156
Erikson, E.H. 46, 50, 52, 59, 65, 77, 78, *83*, 368, *381*
Erikson, R., s. Pflug, B. 32, 34, *41*
Erikson, T. 399, *444*
Erlebacher, A.E., s. Campbell, D.T. 655, *680*
Erlenkämper, R. 834, *857*
Ermann, G., Enke, H., Ermann, M., Böhme, W. 142, *184*
Ermann, G., Enke, H., Theil, S. 142, *184*
Ermann, M., s. Ermann, G. 142, *184*
Ernberg, G., s. Sartorius, N. 731, *736*

Ernst, C. 748, *768*
Ernst, F.H., Keating, V.C. 404, 408, *444*
Eron, L., s. Lefkowitz, M. 61, *86*
Eron, L.D., Walder, L.O., Toigo, R., Lefkowitz, M.M. 61, *83*
Ervin, F.R., s. Roth, L.H. 404, *447*
Escoll, P.J., s. Morris, H.H. jr. *384*
Espmark, S., s. Schalling, D. 171, 175, *202*
Esquirol 778
Esquirol, J.E.D. *857*
Essler, K.W. *857*
Essler, W.E. 834, *857*
Esterson, A.S., Laing 820, *824*
Esterson, A., s. Laing, R.D. 609, *625*, 814, *825*
Estes, W.K. 496, 499, 538, *539*, *540*
Estess, F.M., s. Wenger, M.A. 134, *208*
Ettigi, P.G., Brown, G.M. 286, *334*
Ettlinger, G., s. Moffet, A. 231, *253*
Ettrich, K.U., s. Kossakowski, A. 499, 520, *541*
Euler von 111
Euler, U.S., von, Lundberg, U. 282, *334*
Evans, L.E.J., Hunter, P., Hall, R., Johnston, M., Roy, V.M. 320, *334*
Everitt, B.S., Gourlay, A.J., Kendell, R.E. 30, *39*
Ewert, O. 126, 129, *184*
Ewing, J.A., s. Daly, K.J. 314, *333*
Ey, H. 816, 817, 821, *824*, 827, 839, *857*
Eysenck, H.J. 30, *39*, 111, 115, 123, 148, 149, 150, 151, 157, 164, *184*, 497, 503, 510, *540*
Eysenck, H.J., Eysenck, S.B.G. 149, 150, *184*
Eysenck, H.J., s. Lynn, R. 150, *195*
Eysenck, S.B.G., s. Eysenck, H.J. 149, 150, *184*

Fabrega, H. jr., Wallace, C.A. 718, *735*

Fader, K., s. Brown, R.A. 150, *180*
Fagen, S.A., s. Aronfreed, J. 62, *82*
Faglioni, P., s. Basso, A. 220, *248*
Faglioni, P., s. Renzi, E. de 225, *249*
Fahrenbach, H. *857*
Fahrenberg, J. 75, *84*, 91, 96, 98, 99, 100, 101, 102, 103, 105, 106, 107, 110, 111, 114, 117, 123, 128, 133, 134, 143, 147, 148, 149, 150, 151, 153, 156, 166, *184*
Fahrenberg, J., Kuhn, M., Kulick, B., Myrtek, M. 153, *184*
Fahrenberg, J., Myrtek, M., Kulick, B., Frommelt, P. 153, *184*
Fahrenberg, J., Myrtek, M., Walschburger, O., Foerster, F., Freidel, M. 134, *184*
Fahrenberg, J., Selg, H., Hampel, R. 149, *184*
Fahrenberg, J., s. Delius, L. 97, 158, 164, 165, *182*
Fahrenberg, J., s. Myrtek, M. 153, 161, *198*
Fair, P.L., Schwartz, G.E. 135, *184*
Fair, P.L., s. Schwartz, G.E. 135, *203*
Fairbain, W.R.D. 50, 66, 67, *84*
Faire, U. de, s. Friberg, L. 152, *185*
Falconer, W. 94, *184*
Falret, J., s. Lasègue, C. 600, *625*
Farber, M. *857*
Farberow, N.L., s. Shneidman, E.S. 373, *385*
Faris, R.E.L., Dunham, H.W. 350, 369, 370, *381*
Farkas, T., s. Cooper, J.W. 731, *735*
Farmer, B.B., s. Grosz, H.J. 108, *187*
Farr, J.H., s. Stern, R.M. *205*
Farrington, D.P., Gundry, G., West, D.J. 662, 663, 664, 679, *680*
Farrington, D.P., s. West, D.J. 449, 679, *684*

Fauls, L.B., Smith, W.D. 56, 84
Favazza, A.R., Oman, M. 716, 734, 735
Fawcett, J.A., see Maas, J.W. 32, 41
Fechner, G.T. 94, 184
Fedio, P., Buren, J.M. van 236, 250
Feer, H. 8, 39, 857
Feighner, J.P., Robins, E., Guze, S.B., Woodruff, R.A., Winokur, G., Munoz, R. 693, 707
Feigl, H. 96, 98, 184, 846, 857
Feinstein, A.R. 648, 680
Feldes, D., s. Bach, O. 784, 807
Feldman, G.M. 165, 184
Feldmann, H. 545, 546, 550, 552, 573, 857
Felix, R.H. 344
Fenichel, O. 57, 84
Fenton, F.R., s. Sartorius, N. 731, 736
Fenz, W.D., Dronsejko, K. 124, 184
Fenz, W.D., Epstein, S. 124, 184
Ferber, C. von 772, 793, 794, 808
Ferdière, G. 886, 911
Ferenczi 156
Ferenczi, S. 80, 84
Ferguson, P.E., s. Hatfield, J.S. 55, 85
Ferreira, A.J. 614, 625
Ferri, E. 393, 444
Ferster, C.B. 507, 512, 540
Ferster, C.B., Meyer, M. de 528, 540
Ferster, E.Z., s. Allen, R.C. 397, 442
Feshbach, S. 61, 62, 84
Feshbach, S., s. Janis, I.L. 559, 564, 574
Fessard, A. 94, 184
Festinger 130
Festinger, L. 555, 559, 573
Festinger, L., Carlsmith, J.H. 559, 564, 565, 571, 573
Festinger, L., Katz, D. 703, 707
Fetzner, H.-R., s. Laschet, U. 272, 337

Feuerstein, M., Schwartz, G.E. 94, 184
Feyerabend, P.K. 857
Fichte, I.H. 857
Fichte, J.G. 857
Field, P.M., s. Raisman, G. 241, 254
Fieve, R.R., s. Huba, G.J. 32, 40, 153, 189
Fieve, R.R., s. Stallone, F. 153, 205
Figar, S., s. Oster, P.J. 115, 137, 199
Figlio, R.M., s. Wolfgang, M.E. 664, 679, 684
Finch, H.M. 56, 84
Fine, E., s. Persky, H. 306, 338
Finger, S., Walbran, B., Stein, D.G. 242, 250
Fink, E. 842, 848, 857, 858
Fink, L., Martin, J.P. 441, 444
Fink, M., s. Miller, L.H. 324, 337
Finkelnburg, F.C. 224, 250
Finkelstein, J.W., s. Boyar, R.M. 331, 332
Finkelstein, M., s. Rosenthal, M.J. 54, 60, 88
Finney, J., s. Jessor, R. 674, 681
Finney, J.C. 69, 84
Finzen, A. 535, 540
Finzen, H. 817, 824
Firth, H. 138, 184
Fisch, R., s. Watzlawick, P. 606, 624, 626
Fischer, C.T., s. Giorgi, A. 859
Fischer, G.H. 471, 489
Fischer, H. 750, 768
Fischer, L.K., s. Wiener, G. 386
Fischer, R. 898, 899, 905, 906, 912
Fischer, W.F. 858
Fischer-Homberger, E. 858
Fishbein, M. 552, 557, 568, 569, 573
Fishbein, M., Ajzen, I. 557, 568, 569, 573
Fishbein, M., s. Ajzen, I. 557, 569, 572
Fisher 156
Fisher, R. 601

Fisher, R.A., s. Mortimer, C.H. 301, 337
Fiske, D.W., Maddi, S.R. 113, 184
Flaherty, B.E. 142, 184
Flanagan, J.C. 348, 349, 350, 381
Flechsig, P.E. 233, 250
Fleck, S., s. Lidz, T. 609, 625
Fleisch, A.O. 272, 334
Fleiss, J.L., s. Friedmann, R.C. 306, 334
Fleiss, J.L., s. Spitzer, R.L. 696, 709
Flerko, B., s. Szentagothai, J. 275, 341
Fliegner, J.R.A., s. Jeffcoate, T.N.A. 295, 336
Fliess, R. 583, 597
Florin, I., Tunner, W. 140, 184, 510, 540
Florin, I., s. Cohen R. 482, 489
Flourens, P. 219, 250
Foerster, F. 136, 143, 184
Foerster, F., s. Fahrenberg, J. 134, 184
Foerster, O. 212, 250
Foley, J.P., s. Anastasi, A. 886, 911
Fontana 815
Ford, C.S., s. Murdock, G.P. 720, 736
Ford, D.H., s. Urban, H.B. 532, 544
Forest, G. 334
Forest, G., Maguelone de Perretti, E., Bertrand, J. 297, 334
Forssman, H., Thuwe, I. 672, 680
Foucault, M. 786, 787, 788, 808, 821, 824, 830, 835, 858
Foudraine, J. 813, 818, 819, 824, 858
Fowles, D.C. 102, 153, 154, 166, 169, 185
Fox, H.M., Gifford, S., Valenstein, A.F., Murawski, B.J. 152, 185
Fox, R., s. Borinsky, M. 173, 179
Francioni, M. 858
Francis, E. 744, 745, 746, 768
Francis, R.D. 150, 185
Frank, R.T. 306, 334

Frankenhaeuser, M. 108, 111, 128, *185*, 281, 282, *334*
Frankenhaeuser, M., Fröberg, J., Hagdahl, R., Rissler, A., Björkvall, C., Wolff, B. *185*
Frankenhaeuser, M., Gardell, B. 142, *185*
Frankenhäuser, M., Jarpe, G. 282, *334*
Frankenhaeuser, M., s. Johansson, G. 123, *190*
Frankenhäuser, M., Rissler, A. 282, *334*
Frankenhäuser, M., s. Patkai, P. 282, *338*
Frankl, V.E. 623, *625*, *858*
Frankl-Hochwart, L. von 263, *334*
Franklin, M., s. Nott, P.N. 311, *338*
Frankmann, R.W., s. Davis, R.C. 134, *182*
Franks, C.M. 503, *540*
Frantz, A.G., s. Sachar, E.J. 311, *339*
Fraser, T.R., s. Marshall, J.C. 329, *337*
Frazelle, J., s. Hare, R.D. *188*
Freedmann, D.G. 54, *84*
Freedman, J.L., Sears, D.O. 562, *573*
Freedman, J.L., s. Sears, D.O. 562, *575*
Freeman, H.E., Sherwood, C.C. 348, *381*
Freeman, M., s. Kagan, J. 656, 659, 660, 672, *681*
Frege, G. 98, *185*
Freidel, M., s. Fahrenberg, J. 134, *184*
Freidson, E. 14, *39*
Fremming, K.H. 691, *707*
French, J.R.D., s. Chun, K.T. 719, *734*
French, S.E., s. Werner, E. 358, *386*
French, T.M., s. Alexander, F. 525, *538*
Frenkel-Brunswik, E., s. Adorno, T.W. 558, 562, 566, 567, *572*
Frese, M. 166, *185*, 513, 514, *540*
Frese, M., Schöfthaler, R. 506, *540*
Freud 802, 823

Freud, A. 43, 50, 58, 64, 65, *84*, *381*, *858*
Freud, S. 44, 49, 50, 55, 56, 57, 58, 59, 62, 65, 66, 67, 68, 69, 72, 73, 76, 80, *84*, 215, 224, 238, *250*, 258, 296, *334*, 524, *540*, 577, 578, 580, 582, 583, 596, *597*, 603, 741, *768*, 834, 848, *858*
Freund 156
Frey, G. *858*
Frey, M., Hauser, G.A. 331, *334*
Freyberger, H. 72, *84*
Freyhan, F.A. 157, *185*
Friberg, L., Cederlöf, R., Lorich, U., Lundman, T., Faire, U. de 152, *185*
Fried, Y., Agassi, J. 834, *858*
Friedhoff, A.J. 282, *334*
Friedlander, K. 53, *84*
Freidman, M., Rosenman, R.H. 161, *185*
Friedman, M., s. Brand, R.J. 161, *179*
Friedman, M., s. Rosenman, R.H. 161, *201*
Friedman, S.M. 70, *84*
Friedmann, R.C., Dyrenfurth, J., Linkie, D., Tendler, R., Fleiss, J.L. 306, *334*
Friedrich, H. 897, *912*
Friedrich, J.B. 94, *185*, 394, *444*
Friedrichs, J., Lüdtke, H. 472, *489*
Friesen, H.G., s. Ehrensing, R.H. 320, 322, *333*
Friesen, W.V., s. Ekman, P. 106, 107, 111, 127, *183*
Fritsch, G., Hitzig, E. 219, *250*
Fröberg, J., s. Frankenhaeuser, M. *185*
Fromm, E. 48, 55, 66, 77, 78, *84*, *858*
Frommelt, P. 153, *185*
Frommelt, P., s. Fahrenberg, J. 153, *184*
Frommelt, P., s. Myrtek, M. 123, *198*
Frostig, J. *858*
Frowein, R., Harrer, G. 108, *185*
Fry, C.L., s. Cheson, B.D. 567, *572*

Frye, M., s. Boucsein, W. 124, 133, *179*
Fuchs, U., Sell, H., Cohen, R. 123, *185*
Fürstenau, P. 524, *540*
Fujimura, O., s. Sasanuma, S. 213, *254*
Funke, G. *858*
Funkenstein, D.H., King, S.H., Drolette, M. 128, 159, *185*
Furedy, J.J., s. Ginsberg, S. 137, *186*
Furlong, F.W., Brown, G.M., Beaching, M. 321, *334*

Gabel, J. *858*
Gadamer, H.-G. 782, *808*, 828, 831, 832, 834, 842, *858*
Gaddum, J.H., Holzbauer, M. 282, *334*
Gaertner, S.L., Dovidio, J.F., Sterling, B., Johnson, G. 142, *185*
Gaffon, M., s. Zener, K. 875
Gaillard, A. 138, *185*
Gain, D., s. Money, J. 296, *337*
Gainotti, G. 229, *250*
Gajdusek, D.C., Zigas, K. 765, *768*
Galanter, E., s. Miller, G.A. 458, *491*, 499, *542*
Galbrecht, C.R., s. Reese, W.G. 142, *200*
Gale, A. 150, *185*
Gale, A., s. Coles, M.G.H. 150, *181*
Galkin, T.W., s. Goldman, P.S. *250*
Gall, F.J. 219, *250*
Gallagher, T.F., s. Sachar, E.J. 302, *339*
Galperin, P.J. 499, 520, 533, 534, *540*
Galtung, I.E. 727, *735*
Galtung, J. 687, *707*
Gang, M.J., Teft, L. 136, *185*
Gantt, W.H. 502, *540*
Garai, J.E., Scheinfeld, A. 297, *334*
Garber, H., s. Heber, R. 673, *681*, 706, *707*
Garde, A., s. Chazot, G. 320, *333*
Gardell, B., s. Frankenhaeuser, M. 142, *185*

Gardner, B.T., Gardner, R.A. 217, *250*
Gardner, J.M., Selinger, S. 510, *540*
Garnder, R.A., s. Gardner, B.T. 217, *250*
Gardner, R.W., Jackson, D.N., Messick, S.J. 567, *573*
Garelick, H.M. *858*
Garfinkel, H. 761, *768,* 801, 806, *808,* 840, 844, *858*
Garfinkel, P.E., Brown, G.M., Stancer, H.C., Moldofsky, H. 331, *334*
Garma 156
Garmezy, N. *381*
Garofalo, R. 393, *444*
Garrud, P., Gray, J.A., Wied, D. de 323, *334*
Gartrell, N., s. Brodie, H.K.G. 306, *332*
Garwick, G., Vanderpool, C. 475, *490*
Garwick, G., s. Kiresuk, T.J. 475, *490*
Gastaut, H. 888, *912*
Gastpar, M., s. Sartorius, N. 731, *736*
Gatchel, R.J., Lang, P.J. 136, 142, *185*
Gatchel, R.J., McKinney, M.E., Koebernick, L.F. 172, *185*
Gath, D., Cooper, B., Gattoni, F., Rockett, D. 705, *707*
Gattoni, F., s. Gath, D. 705, *707*
Gaudet, H., s. Lazarsfeld, P.F. 563, *574*
Gaupp, R. 4, *39*
Gay, J., s. Cole, M. *735*
Gaylor, M.S., s. Redmond, D.P. 165, *200*
Gazzaniga, M.S., Blakemore, C. 94, *185*
Gazzaniga, M.S., Bogen, J.E., Sperry, R.W. 223, *250*
Gazzaniga, M.S., s. Bogen, J.E. 213, *248*
Gebsattel, V.E. von 7, 32, *39,* 846, *858*
Geddes, L.A. 107, *185*
Gehlen, A. 794, *858*
Gehring, A., s. Hole, G. 153, *189*

Gelb, A., Goldstein, K. 224, *250*
Gelder, M.G., s. Beumont, P.J.V. 309, *332*
Gelder, M.G., s. Nott, P.N. 311, *338*
Gellhorn, E. 116, 124, 156, *186*
Gendlin, E.T. 527, *540*
Gennep, A. van 761, *768*
Gentis 820
Georgi, F. 153, *186*
Georgopoulos, A., s. Mountcastle, V.B. 215, 230, *254*
Gerard 156
Gerhardt, G., s. Baumgartner, H.M. 97, *178*
Germana, J. 506, *540*
Gerrard, J.W. 360, *381*
Gersten, J.C., Langner, T.S., Eisenberg, J.G., Simcha-Fagan, O., McCarthy, E.D. 674, *680*
Gersten, J.C., s. Langner, T.S. 660, 674, *682*
Gerstmann, J. 222, 224, *250*
Gerstner, A. 758, *768*
Gerver, D. 26, 27, *39*
Geschwind, N. 232, 234, *250*
Geschwind, N., Kaplan, N. 223, 232, *250*
Geschwind, N., Levitsky, W. 233, *250*
Geschwind, N., s. Lemay, M. 240, *252*
Geschwind, N., s. Mesulam. M.M. 229, *253*
Geuns, H. van, s. Heijder, A. 407, 437, *445*
Gewirtz, J.L. 55, *84*
Giallombardo, R. 429, *444*
Gibbens, T.C.N. 389, 399, 435, *444*
Gibbs, J., s. Antin, J. 278, *331*
Gibbs, J., s. Smith, G.P. 278, *340*
Gidro-Frank, Bull. 128
Giegel, H.J. *858*
Giel, R. 712, *735*
Gifford, S., s. Fox, H.M. 152, *185*
Gil 815
Gilbert, A.R. *858*
Gildea, M.C.-L., Glidewell, J.C., Kantor, M.B. 367, *381*

Giljarowsky, W.A. 502, *540*
Gill, R., s. Baasher, T.A. 716, *734*
Ginestet, D., s. Demiker, P. 320, *333*
Ginsberg, S., Furedy, J.J. 137, *186*
Giorgi, A. 834, 842, *859*
Giorgi, A., Fischer, C.T., Murray, E.L. *859*
Girard, P.F., s. Chazot, G. 320, *333*
Gispen, W.H., s. Bohus, B. 323, *332*
Gispen, W.H., s. Wied, D. de 323, *341*
Gittelman-Klein, R., Klein, D.F. 661, *681*
Glaesemer, J., s. Spoerri, E. 883, *914*
Glaser, B., Strauss, S.A. 844, *859*
Glaser, N., s. Riesman, D. 57, *88*
Glaserfeld, E.C., s. Rumbaugh, D.M. 217, *254*
Glasser, E.M., s. Comrey, A.L. 719, *735*
Glatzel, J. 1, 3, 4, *39,* 792, *808,* 812, 816, 822, *824,* 836, 838, *859*
Glauber, P.J. 583, *597*
Glazer, H.I., s. Weiss, J.M. 162, *208*
Gleiss, I. 517, 519, *540*
Glick, J., s. Cole, M. *735*
Glick, S.J., s. Craig, J.J. 367, *381*
Glidewell, J.C., s. Gildea, M.C.-L. 367, *381*
Glockner, H. *859*
Glover, E. 69, *84, 395, 444*
Glueck 429
Glueck, E., s. Glueck, S. 53, 60, *84,* 640, 643, 644, 650, 663, 666, 673, *681*
Glueck, S., Glueck, E. 53, 60, *84,* 640, 643, 644, 650, 663, 666, 673, *681*
Gnädinger, H.W. *859*
Gniosko, E., s. Steussloff, H. *872*
Gödicke, W., s. Baumann, R. 159, 160, *177*
Gölz, W., Schmidhäuser, U., Thiess, E., Zahn, L. *859*

Goeppert, H.C., s. Goeppert, S. 583, 597
Goeppert, S., Goeppert, H.C. 583, 597
Göppinger, H., Witter, H. 394, 414, 444
Görres, A. 846, 859
Goethe, J.W. 859
Goff, W.R., see Wood, C.C. 234, 256
Goffman, E. 14, 39, 482, 490, 557, 573, 796, 808, 822, 824, 859
Gogoneata, N. 859
Gold, A.R., s. Spitz, C.J. 309, 340
Gold, P.W., Goodwin, F.K., Wehr, T., Rebar, R. 322, 334
Goldberg, D.P. 699, 707
Goldberg, D.P., Copper, B., Eastwood, M.R., Kedward, H.B., Shepherd, M. 694, 696, 707
Goldberg, S., Lewis, M. 56, 84
Goldblum, M.C., s. Hecaen, H. 225, 251
Goldfarb, R.I., Singer, L.R. 409, 444
Goldfarb, W. 53, 84, 507, 540
Goldfried, M.R., Kent, R.N. 470, 490
Goldhammer, H., Marshal, A. 370, 381
Goldman, H., Kleinman, K.M., Snow, M.Y. 165, 186
Goldman, H., s. Kleinman, K.M. 141, 160, 165, 191
Goldman, P.S. 243, 244, 245, 246, 247, 250
Goldman, P.S., Crawford, H.T., Stokes, L.P., Galkin, T.W., Rosvold, H.E. 250
Goldman, P.S., Rosvold, H.E. 240, 245, 250
Goldman, P.S., Rosvold, H.E., Mishkin, M. 240, 244, 251
Goldman-Eisler, F. 69, 84
Goldmeier, J., Sauer, R.H., White, E.V. 423, 444
Goldschmidt, W. 746, 768
Goldstein, A.P., s. Kanfer, F.H. 528, 541
Goldstein, H., s. Davie, R. 657, 658, 662, 663, 676, 680

Goldstein, I.B. 147, 151, 186
Goldstein, K. 37, 39, 241, 251, 859
Goldstein, K., s. Gelb, A. 224, 250
Goldzieher, J.W., Moses, L.E., Averkin, E., Scheel, C., Taber, B.C. 314, 334
Goleman, D.J., Schwartz, G.E. 141, 165, 186
Golle, R., s. Othmer, E. 108, 149, 199
Gonzalez-Barcena, D., s. Kastin, A.J. 324, 336
Good, B., s. Kleinman, A. 717, 736
Goodenough, D.R., s. Cohen, H.D. 163, 181
Goodglass, H., Calderon, M. 222, 235, 251
Goodhart, R.S., s. Wohl, M.D. 386
Goodman, D.C., Horel, J.A. 241, 251
Goodman, J. 305, 334
Goodman, L.A. 655, 681
Goodman, N. 704, 707
Goodrich, D.W., s. Dittman, A.T. 59, 83
Goodwin, F.K., s. Beckmann, H. 32, 38
Goodwin, F.K., s. Carman, S.J. 326, 333
Goodwin, F.K., s. Gold, P.W. 322, 334
Gordon, E. 365, 382
Gordon, M., s. Niswander, K. 631, 682
Gorman, W. 583, 597
Gorman, W., Heller, L.G. 583, 597
Gormly, J. 142, 186
Gorsen, P. 892, 893, 903, 909, 912
Gorzinsky, G., s. Katz, J.L. 329, 331, 336
Gottesfeld, H., s. Roen, S.R. 356, 384
Gottesman, I.I., s. Hanson, D.R. 668, 681
Gottheil, E. 69, 84
Gottschalch, W., Neumann-Schönwetter, M., Soukup, G. 746, 768
Gottwald, P. 462, 476, 477, 485, 486, 490

Gottwald, P., Kraiker, C. 529, 540
Gottwald, P., Redlin, W. 510, 540
Gottwald, P., s. Innerhofer, P. 460, 490, 862
Gould, R.L. 381
Gouldner, A. 859
Gourlay, A.J., s. Everitt, B.S. 30, 39
Goy, R.W. 291, 334
Goy, R.W., s. Eaton, G.G. 289, 333
Goy, R.W., s. Phoenix, C.H.H. 289, 291, 338
Goya 776
Goyeche, J.R.M., Thysell, R.V. 136, 186
Grace, Graham 156, 162
Grace, W.J., Graham, D.T. 72, 73, 74, 84
Graeff, J.A., Hutchinson, W., Walters, J., Krasner, L. 475, 490
Graf, P., s. Angst, J. 38
Graham, s. Grace 156, 162
Graham, D.T. 96, 128, 153, 156, 158, 159, 166, 186
Graham, D.T., s. Grace, W.J. 72, 73, 74, 84
Graham, E., s. Linton, H. 562, 574
Graham, F.K. 138, 142, 163, 186
Graham, F.K., Clifton, R.K. 136, 186
Graham, F.K., s. Berg, W.K. 136, 178
Graham, B., s. Rutter, M.L. 677, 683
Graham, P., s. Rutter, M.L. 677, 683, 699, 709
Gramadel, J., s. Stein, D.G. 255
Granach, M. von, Cooper, J.E. 39
Grandjean, P. 318, 335
Grant, E.C. 106, 186
Grant, E.C.G., Pryse-Davies, J. 314, 335
Grathoff, R. 840, 844, 859
Graumann, C.F. 834, 859
Graumann, C.F., Métraux, A. 834, 859
Graumann, H.M. 859

Graw, P., s. Hole, G. 171, 189
Grawe, K., Dziewas, H. 475, 490
Gray, J.A. 111, 117, 128, 150, 186
Gray, J.A., s. Garrud, P. 323, 334
Gray, J.A., s. Nebylitsyn, V.D. 111, 150, 151, 198
Gray, W.J. 413, 444
Grecco, P. 859
Green, R.S., Rau, J.H. 330, 335
Green, R.S., s. Rau, K. 330, 339
Green, S., s. Bachman, J.G. 679, 680
Greenblatt, M., s. Coleman, R. 142, 181
Greenblatt, M., s. Dimascio, A. 142, 182
Greene, E.L., s. Langner, T.S. 660, 674, 682
Greene, M. 859
Greenfeld, D., s. Rutter, M.L. 641, 661, 667, 678, 683
Greenfield, N.S., Sternbach, R.A. 101, 103, 107, 186
Greenfield, N.S., s. Roessler, R. 169, 201
Greenings, T.C. 859
Greenland, C. 444
Greenland, G. 416, 418, 421, 444
Greenson, R.R. 582, 583, 597
Greenstein, J.M. 58, 84
Greenwald, A.G. 548, 573
Greenwood, M.M., s. Benson, H. 165, 178
Gregoire, K.C., s. Klinger, E. 142, 191
Greiff, B. von 859
Greiner, T.H., s. Burch, N.R. 113, 180
Grene, M. 846, 859
Greve, V. 429, 444
Greven, K., s. Wezler, K. 112, 209
Griese, H.M. 836, 860
Griesinger 457
Griesinger, W. 5, 7, 11, 39, 94, 186, 778, 779, 784, 808

Griffiths, P.D., Merry, J., Browning, M., Eisinger, A.J., Huntsman, R.G., Lord, J., Polani, P.E., Tanner, J.M., Whitehouse, R.H. 306, 335
Grimm, J. 846, 860
Grings, W.W. 139, 186
Grinker, R.R. 860
Grinker, R.R., Spiegel, J.P. 120, 186, 502, 540
Grinker, R.R., s. Basowitz, H. 120, 123, 177
Griswold, G.C., s. Klinefelter, H.F. 328, 336
Grobstein, R., s. Leiderman, P.H. 360, 383
Groddeck 156
Groddeck, G. 71, 84
Groeben, N., s. Scheele, B. 536, 543
Groeben, U., Scheele, B. 860
Grömig, U. 860
Groen, J.J. 156, 158, 164, 186
Groen, J.J., Bastians, J. 166, 186
Groen, J.J., Hansen, B., Hermann, J.N., Schäfer, N., Schmidt, T.H., Selbmann, K.H., Uexküll, T. von, Weckmann, P. 159, 160, 186
Groen, J.J., Meyer, A.E., Kerekjarto, M. von, Eiff, A.W. von, Levi, L., Künzler, E., Pflanz, M., Christian, P. 102, 187
Groethuysen, B. 860
Groffmann, K.J., Michel, L. 100, 187
Groll, E. 133, 187
Groll-Knapp, E., Haider, M. 107, 187
Groos, F. 860
Gross, Kempe 142
Gross, C.G. 231, 251
Gross, C.G., Rocha Miranda, C.E., Brender, D.B. 230, 251
Gross, D., Witzleb, E. 108, 187
Gross, M.M., s. Begleiter, H. 178
Grossman, S. 94, 99, 187
Grosz, s. Martin 128
Grosz, H.J., Farmer, B.B. 108, 187

Grounds, D., Davies, B., Mowbray, R. 314, 335
Group for the Advancement of Psychiatry 540
Groves, P.M., Thompson, R.F. 137, 138, 187
Gruen, P.H., s. Sachar, E.J. 311, 339
Grünbaum, A. 834, 860
Grünberger, J., s. Hoff, H. 413, 445
Grünberger, J., s. Sluga, W. 413, 448
Grünhut, M. 423, 444
Grünhut, E. 96, 187
Grünthal, E. 96, 187
Grünzig, H.-J., s. Thomä, H. 15, 42
Grüter, W. 382
Gruhle, H.W. 25, 39, 895, 912
Gruhle, H.W., Jung, R., Mayer-Gross, W., Müller, M. 540
Gruner, J., s. Teszner, D. 234, 255
Grusche, A., s. Cohen, R. 482, 489
Grusec, J. 63, 84
Gruzelier, J.H. 173, 187
Gruzelier, J.H., Lykken, D.T., Venables, P.H. 173, 187
Gruzelier, J.H., Venables, P.H. 133, 137, 154, 172, 173, 174, 187
Grygier, T.G. 69, 85
Gschwend, J. 318, 335
Gschwind, M. 414, 444
Guatteri, F. 817, 818, 820, 824
Guatteri, F., Deleuze, G. 821, 823, 824
Gudeman, J., s. McCord, W. 671, 682
Günther, H.R. 834, 860
Güse, H.-G., Schmacke, N. 784, 785, 808, 822, 825
Guidicelli, S., s. Tatossian, A. 841, 873
Gulbinat, W., s. Sartorius, N. 731, 736
Gulbandsen, G.B., Kristiansen, K., Ursin, H. 175, 187
Gummlich, H., s. Hörmann, H. 120, 189
Gunderson, E.K., Rahe, R.H. 166, 187, 690, 707

Gundry, G., s. Farrington, D.P. 662, 663, 664, 679 *680*
Gundry, R.K., Donaldson, R.M., Pinderhughes, C.A., Barrabee, E. 163, *187*
Gunn, J. 404, 413, 435, *444*
Gurland, B.J., s. Cooper, J.W. 731, *735*
Gurwitsch, A. *860*
Guski, R. 142, 149, *187*
Gussow, Z. 763, *768*
Guthrie 495
Guthrie, G.M., Verstraete, A., Deines, M.M., Stern, R.M. *187*
Guttmann, G. 94, 113, 132, 138, *187*
Guy, E.B., s. Robitscher, J. 396, *447*
Guze, S.B. 404, *444*
Guze, S.B., s. Feighner, J.P. 693, *707*
Gyman, H., s. Robins, L.N. 676, *683*

Haaf, E. 748, *768*
Haag, F., Krüger, H., Schwärzel, W., Wildt, J. 485, *490*
Haan, N. 124, *187*
Habermas, J. 6, *39*, 457, 461, *490*, 578, *597*, 774, 791, 805, *808, 860*
Habermas, J., Luhmann, N. 774, 788, 791, 792, *808*
Habermas, J., s. Adorno, W.T. 782, 793, *807*
Hacker, W. 499, 520, *541*
Haeberle, A.W., s. Beller, E.K. 54, *82*
Häberlin, P. *860*
Häfner 782
Häfner, H. 370, 371, *382, 828, 860*
Häfner, H., Böker, W. 424, *444*
Häfner, H., Reimann, H. 370, *382*
Häfner, H., s. Böker, W. 424, *443*
Hässler, R., s. Demling, L. 163, *182*
Hafer, M.D., s. Clements, P.R. 134, *181*
Hagdahl, R., s. Frankenhaeuser, M. *185*
Hagen, F.W. 94, *187*

Hagnell, O. 366, *382*, 650, *681*
Hahn, s. Barber 128
Hahn, K. *382*
Hahn, W.W. 136, 163, *187*
Haider, M. 94, 116, 146, *187*
Haider, M. s. Groll-Knapp, E. 107, *187*
Haily, A., s. Kendell, R.E. 311, *336*
Hakerem, G., Lidsky, A. 173, *187*
Halasz, B., s. Szentagothai, J. 275, *341*
Halder, P. 528, *541*
Haley, J., s. Bateson, G. 612, 613, *625*
Haley, S., s. Bateson, G. 77, *82*
Hall, C.S. 70, *85*
Hall, C.S., Castle, R.L. van de 70, *85*
Hall, D.J., Robertson, W.C., Eason, R.J. 687, *707*
Hall, K., s. Rappaport, M. 172, *200*
Hall, R., s. Evans, L.E.J. 320, *334*
Hall, R., s. Mountjoy, C.Q. 320, *338*
Hall, R.A., s. Rappaport, M. 172, *200*
Hallauer, W. 159, *187*
Halle, H., s. Dörner, G. 289, 295, 296, *333*
Halleck, S. 395, 407, 408, 422, 435, *444, 445*
Halliday, J.L. 74, *85*
Halling, S. *860*
Hallowell, A.I. 712, *735*
Hallowell, A.J. 740, *768*
Hallowell, A.L. 748, *768*
Hallström, T. 313, *335*
Halmi, K.A., Sherman, B.M. 328, *335*
Halpern, F., s. Sachar, E.J. 302, *339*
Halpern, F.S., s. Sachar, E.J. 311, *339*
Hamburg, D.A. 283, *335*
Hamburg, D.A., Moos, R.H., Yalom, I.D. 311, *335*
Hamburg, D.A., s. Coelho, G.V. 123, *181*
Hamburg, D.A., s. Doering, C.H. 153, *182*
Hamilton, G.V. 521, 522, *541*

Hamilton, M. 15, *39*
Hamm, A., s. Wada, J. 234, *256*
Hammer, E., s. Michal-Smith, H. 70, *87*
Hammond, S.B., s. Vagg, P.R. 149, *207*
Hammond, W.A., s. Mulligan, G. 366, *384*
Hampel, R., s. Fahrenberg, J. 149, *184*
Hampson, S.L., s. Lynn, R. 149, *195*
Hannemann, E. *860*
Hannon, V. 734, *735*
Hansen, B., s. Groen, J.J. 159, 160, *186*
Hanson, D.R., Gottesman, I.I., Heston, L.L. 668, *681*
Hanson, L.A., Winberg, J. 360, *382*
Hanson-Norty, E., s. Dimitrkoudi, M. 320, *333*
Harding, J., Proshansky, H., Kutner, B., Chein, I. 550, *573*
Harding, J.S., s. Leighton, D.C. 693, *708*
Harding, R.S.O., s. Washburn, S.L. *874*
Harding, T.W. 716, *735*
Hardke, K., s. Hartmann, F. 836, *860*
Hare, R.D. 136, 137, 174, 175, *188*
Hare, R.D., Craigen, D. 175, *188*
Hare, R.D., Frazelle, J., Cox, D.N. *188*
Harkness, R.A., s. Bell, E.T. 328, 329, *331*
Harkness, R.A., s. Russell, G.F.M. 328, 329, *339*
Harlow, H.F. 54, 55, *85*, 361, *382*
Harlow, H.F., Harlow, M.K. 506, *541*
Harlow, H.F., Zimmermann, R.R. 507, *541*
Harlow, H.H.F., s. Anzieu, D. 379
Harlow, H.P., s. Akert, K. 244, 246, *248*
Harlow, M.K., s. Harlow, H.F. 506, *541*
Harma, P.G., s. Ojeda, S.R. 279, *338*

Harper, P.A., s. Wiener, G. 386
Harrer, G., s. Frowein, R. 108, 185
Harrington, M. 371, 382
Harris, A.H., s. Stephens, J.H. 141, 205
Harris, C.W. 128, 153, 188
Harris, G.W. 275, 335
Harris, G.W., Donovan, B.T. 289, 335
Harris, T.O., s. Brown, G.W. 702, 703, 707
Harris, V.A., s. Jones, E.E. 570, 574
Harshman, R., s. Papçun, G. 235, 254
Hart, J.D. 136, 188
Hart, J.T. 526, 541
Hartig, M. 521, 537, 541
Hartkopf, W. 860
Hartley, L.H., s. Schiffer, F. 161, 203
Hartmann, F. 830, 835, 860, 861
Hartmann, F., Hardke, K. 836, 860
Hartmann, H. 50, 63, 65, 66, 85
Hartmann, M. 97, 188
Hartmann, N. 97, 188, 830, 861
Hartrodt, W., s. Baumann, R. 159, 160, 177
Hartz, M.A., s. Chrisholm, R.C. 141, 180
Harvey, F., Hirschman, R. 136, 188
Haseloff, O.W. 563, 573
Haslam, D. 150, 188
Hassenstein, P., s. Dittrich, J. 161, 182
Hassler, F.R., s. Baasher, T.A. 716, 734
Hassler, R., s. Dieckmann, G. 333
Hatfield, J.S., Ferguson, P.E., Rau, L., Alpert, R. 55, 85
Hatfield, L.M., s. Tourney, G. 306, 341
Hatotani, N., Tsujimura, R., Nishikubo, M., Yamaguchi, T., E do, M., Endo, J. 319, 315
Haugen 418, 445
Hauser, G.A., s. Blättler, J.K. 314, 332

Hauser, G.A., s. Frey, M. 331, 334
Hauser, P.M., Duncan, O.D. 685, 707
Hauswirth, R., Battegay, R., Mall, M., Pfund, T. 314, 335
Havighurst, R.J., Bowman, P.H., Liddle, G., Matthews, C., Pierce, J. 663, 666, 673, 681
Hawkins, G., s. Morris, N. 393, 446
Hawley, W.D., s. Kastin, A.J. 324, 336
Hayakawa, S.I. 623, 625
Haygarth, J. 94, 188
Haymann, A. 583, 597
Hazari, A. 69, 85
Hazari, A., s. Sandler, J. 69, 88
Head, H. 111, 188, 220, 251
Head, H., Holmes, G. 224, 251
Healy, W. 445
Healy, W., Bronner, A.F. 60, 85
Heathers, G. 85
Heber, R. 660, 661, 673, 681
Heber, R., Garber, H. 673, 681, 706, 707
Hecaen, H. 231, 237, 251
Hecaen, H., Ajuriaguerra, J. de, Massonet, J. 223, 251
Hecaen, H., Angelergues, R. 225, 226, 234, 251
Hecaen, H., Assal, G. 223, 237, 251
Hecaen, H., Dubois, I., Marlie, P. 221, 251
Hecaen, H., Goldblum, M.C., Masure, M.C., Ramier, A.-M. 225, 251
Hecaen, H., Sauguet, J. 239, 251
Hecaen, H., Tzortzis, C., Masure, M.C. 227, 251
Hecaen, H., s. Ramier, A.-M. 227, 254
Hecaen, H., s. Teszner, D. 234, 255
Hecaen, H., s. Tzavaras, A. 225, 227, 255
Hecker 156
Heckman, H.K., s. Borland, B.L. 671, 680

Hedinger, C., s. Blickenstorfer, E. 311, 332
Hegel, G.W.F. 849, 861
Heidegger 816
Heidegger, M. 830, 831, 840, 841, 861
Heider, F. 499, 541, 559, 570, 571, 573
Heigl, F.S., Triebel, A. 525, 526, 537, 541
Heijder, A., Geuns, H. van 407, 437, 445
Heiman, J.R. 188
Heimann, H. 1, 3, 4, 5, 9, 18, 20, 30, 35, 39, 135, 188, 861
Heimann, H., Schmocker, A.M. 16, 40
Heimann, H., Schmocker, M., Straube, E. 35, 40
Heimann, H., s. Straube, E. 27, 42
Heimsoeth, H. 861
Hein, A. 246, 251
Hein, L.J., s. Sassenrath, E.N. 285, 340
Heinemann, H., s. Schaefer, H. 166, 167, 202
Heinicke, C.M., Westheimer, I. 53, 85
Heinrich, K., s. Angst, J. 38
Heinroth, J.C.A. 94, 95, 188
Heise, D.R. 552, 573, 655, 681
Heiss, R. 153, 188
Hejmann, H., s. Angst, J. 38
Held, R. 861
Helgason, T. 691, 707
Heller, L.G., s. Gorman, W. 583, 597
Heller, M., s. Robitscher, J. 396, 447
Hellhammer, D., s. Huppmann, G. 190
Hellman, L. 331, 335
Hellman, L., s. Katz, J.L. 329, 331, 336
Hellmann, L., s. Boyar, R.M. 331, 332
Hellmann, L., s. Sachar, E.J. 302, 339
Hellmer, L.A., s. Becker, W.C. 59, 82
Helmchen, H., s. Angst, J. 38
Helmreich, R.L., Collins, B.E. 54, 85
Hencke 156
Hencke de 156

Henderson, A.S., Montgomery, I.M., Williams, C.L. 382
Henderson, J. 351, 356, 382
Hendriks, P.A.M. 419, 445
Hendryx, J., s. Kolodny, R.C. 306, 336
Hengstenberg, H.-E. 861
Henkel, E., s. Morrison, D.E. 687, 708
Henneke, G., s. Suckert-Wegert, K. 533, 544
Henrichs, N. 834, 861
Henry, J. 861
Henry, J.P., Ely, D.L., Stephens, P.M. 159, 188
Henry, J.P., Stephens, P.M. 158, 166
Henry, W.E., s. Cumming, E. 375, 381
Henschen, S.E. 222, 251
Hentig, H. von 8, 40
Hentschel, U. 188
Herjanic, B., s. Robins, L.N. 677, 683
Hermann, J.M., s. Groen, J.J. 159, 160, 186
Herning, R.I., s. Donchin, E. 132, 138, 182
Herren, R.Y., s. Akelaitis, A.J. 213, 248
Herrlitz, W. 464, 468, 469, 490
Herrmann, F. 752, 768
Herrmann, H.J.M., Rassek, M., Schäfer, N., Schmidt, T., Uexküll, T. von 160, 188
Herrmann, J.M., s. Adler, R. 107, 142, 156, 176
Herrmann, J.M., s. Schmidt, T.H. 159, 160, 203
Herrmann, T. 103, 148, 149, 188, 836, 861
Herrmann, W.M., Beach, R.C. 300, 302, 335
Heron, A., Chown, S. 16, 39
Hersen, M., Barlow, D. 153, 188
Herson, J.H., s. Langner, T.S. 660, 674, 682
Herz, M.J., s. Peeke, H.V.S. 115, 137, 199
Herzberg, B., Coppen, A. 314, 335

Herzberg, B., Drager, K.C., Johnson, A.L., Nicol, G.C. 314, 335
Herzen, A. 94, 188
Hesnard, A. 861
Hess, L., s. Eppinger, H. 111, 156, 183
Hess, R.D., Shipman, V.C. 361, 382
Hess, W.R. 94, 112, 188
Heston, L.L., s. Hanson, D.R. 668, 681
Hetherington, E.M., Brackbill, Y. 69, 85
Hewitt, L.E., Jenkins, R.L. 53, 85
Heyer 156
Hiatt, J.F., Kripke, D.F. 162, 188
Hicks, S.P., D'Amato, C.J. 247, 251
Hildebrandt, G., s. Tänzer, J. 206
Hildenbrand, B. 844, 861
Hilgard, E.R., Bower, G.H. 495, 541
Hilgard, J. 382
Hill, C., s. Prange, A.J. 339
Hill, C., s. Wilson, I.C. 320, 342
Hill, O. 158, 189
Hill, S.Y., s. Robins, L.N. 677, 682
Hines, E.A., s. McIlhany, M.L. 152, 196
Hinrichsen, J.J., s. Strupp, H.H. 164, 206
Hinton, J.W., Craske, B. 189
Hippius, H. 22, 40
Hippius, H., Lauter, H. 861
Hippius, H., s. Angst, J. 11, 15, 16, 31, 38
Hippokrates 773
Hirsch, J.S., s. Wynne, L.C. 609, 626
Hirschman, R., s. Harvey, F. 136, 188
Hitchcok, J., Wolford, J.A. 372, 382
Hitzig, E., s. Fritsch, G. 219, 250
Hoche, Binding 781
Hoche, A. 445
Hocke, G.R. 897, 898, 899, 905, 912
Hodapp, V., Weyer, G., Bekker, J. 159, 160, 189

Hodges, E.F. 409, 445
Hodges, W.F., Spielberger, C.D. 124, 189
Höffe, O., s. Baumgartner, H.M. 831, 851
Höfling, H. 861
Hölzl, R.H., Wilhelm, H., Lutzenberger, W., Schandry, R. 138, 189
Hömberg, E., s. Bromme, R. 854
Hörmann, H., Mainka, G., Gummlich, H. 120, 189
Hofer, G. 712, 735, 861
Hofer, G., Kisker, P. 597
Hofer, M.A. 152, 189
Hoff, F. 114, 156, 189
Hoff, H., Sluga, W., Grünberger, J. 413, 445
Hoffman, M. 723, 735
Hoffman, M.L. 62, 66, 85
Hoffman, M.L., Saltzstein, H.D. 62, 63, 64, 85
Hoffmann, M., s. Mayer, H. 123, 196
Hofstätter, R.P. 551, 552, 553, 573
Hohl, H. 832, 861
Hohlweg, W. 275, 335
Hohlweg, W., Junkmann, K. 335
Hokanson, J.E., Burgess, M., Cohen, M.F. 159, 189
Hokanson, J.E., Willers, K.R., Koropsak, E. 189
Hole, G. 861
Hole, G., Gehring, A., Blaser, P. 153, 189
Hole, G., Graw, P. 171, 189
Holenstein, E. 861
Hollenberg, E.H., Sperry, M.S. 61, 85
Hollingshead, A.B., Redlich, F.C. 350, 370, 382, 463, 490, 694, 707
Hollister, L.E., s. Overall, J.E. 30, 41
Hollister, L.E., s. Wermuth, B.M. 330, 341
Holloway, F.A., Parsons, O.A. 142, 175, 189
Holloway, F.A., s. Lovallo, W. 175, 194
Holm, K. 695, 707
Holmes, D.S. 159, 189
Holmes, G., s. Head, H. 224, 251

Holmes, T.H., Rahe, R.H. 123, 166, *189*
Holmes, T.H., s. Dudley, D.L. 128, 163, *182*
Holzbauer, M., s. Gaddum, J.H. 282, *334*
Holzhey, H. *862*
Holzkamp, K. 454, 456, 461, 462, 470, 477, 480, 482, *490*
Holzkamp-Osterkamp, U. 499, 517, 531, *541*
Holzman, P.S., Levy, D.L., Proctor, L.R. 173, *189*
Home Office and Department of Health and Social Security 395, *445*
Honigmann, J.J. 763, *768*
Honko, L. 762, *768*
Honzik, M.P., s. McFarlane, J.W. *383*
Hood, R., Sparks, R. 392, *445*
Hoon, E., s. Hoon, P. 134, *189*
Hoon, P., Wincze, J., Hoon, E. 134, *189*
Hope, J., s. Elmadjian, F.J. 282, *334*
Hopkins, H.K., s. Rappaport, M. 172, *200*
Hopkins, T.R., s. Zuckerman, M. 171, *210*
Hoppe, B. 98, *189*
Hoppe, K.D. 612, *625*
Horbach, L., s. Eiff, A.W. von 120, 142, 170, *183*
Horel, J.A., s. Goodman, D.C. 241, *251*
Horkheimer, M. 594, *597*
Horkheimer, M., Adorno, T.W. 774, 778, *808*
Horn, H.-J., s. Dieckmann, G. *333*
Horn, L. von, s. Economo, V. 233, *249*
Horne, J.A., Östberg, O. 150, 153, *189*
Horner, S.R., s. Alexander, L. 35, *38*
Horney, K. 77, *85*, 741, *768*
Horvath, T.B., Meares, R.A. 150, 170, 173, *189*
Horvath, T.B., s. Roth, W.T. 153, *201*
Houet, R., s. Melon, J. 365, *383*

Hovland, C.I., Janis, I.L., Kelley, H.H. 559, 565, *573*
Hovland, C.I., Sherif, M. 555, 556, 560, *573*
Hovland, C.I., s. Sherif, M. 553, 559, 560, *575*
Howard, A., s. McCord, W. 54, 60, *87*
Howard, J. 406, 413, *445*
Howard, J.H., Cunningham, D.A., Rechnitzer, P.A. 161, *189*
Howard, W.J., s. Persky, H. 306, *338*
Howarth, E. 149, *189*
Howzak, R., s. Valek, J. 161, *207*
Hsu, J., Tseng, W.S. 716, *735*
Huba, G.J., Lawlor, W.G., Stallone, F., Fieve, R.R. 32, *40*, 153, *189*
Huba, G.J., s. Stallone, F. 153, *205*
Hubel, D.H. 215, *251*
Hubel, D.H., Wiesel, T.N. 215, *251*
Huber 813
Huber, G. 23, *40*, 344, 373, *382*, *862*
Huber, H. 153, *189*
Hudson, A.E., s. Murdock, G.P. 720, *736*
Hüllemann, K.D., Mayer, H., Stahlheber, R. 161, *189*
Hüllemann, K.D., s. Dittrich, J. 161, *182*
Hug, R., s. Richou, H. 314, *339*
Hughes, C.C., s. Leighton, A.H. 718, *736*
Hull 114
Hull, C.L. 495, 496, *541*
Humboldt, W. von 740, *768*
Hume, S.I., s. Claridge, G. 152, *181*
Hume, W.I. *189*
Hunger, F. *862*
Hunger, J. *862*
Hunt, J.V., Eichorn, D.H. 670, *681*
Hunt, T., s. Sarason, I.G. 168, *202*
Hunter, J. 623, *625*
Hunter, P., s. Evans, L.E.J. 320, *334*
Hunter, P., s. Mountjoy, C.Q. 320, *338*

Hunter, R., MacAlpine, I. 326, *335*
Huntsman, R.G., s. Griffiths, P.D. 306, *335*
Huppmann, G. 832, *862*
Huppmann, G., Eckert, A., Hellhammer, D. *190*
Hurst, M.W., Jenkins, C.D., Rose, R.M. 166, 168, *190*
Hurwitz, T., s. Whybrow, P.C. *341*
Husemann, F., Wolff, O. 836, *862*
Hussain, M.Z., Murphy, J. 314, *335*
Husserl, E. 795
Husserl, E. 841, 842, 843, 848, 849, *862*
Husserl, E., s. Brand, G. *854*
Hutchings, B., Mednick, S.A. 671, *681*
Hutchinson, G.B., s. McMahon, B. 348, *383*
Hutchinson, W., s. Graeff, J.A. 475, *490*
Hyden, H. 216, *251*
Hyman, E. et al. 348, *382*
Hymann, H.T., s. Kessel, L. 111, *191*
Hyska, P., s. Kujalova, V. 281, 282, *336*
Hyvarinen, J., Poranen, A. 215, 230, *251*

Ideler, K.W. 7, *40*
Ihde, D., Zaner, R.M. 831, *862*
Imamichi, Y.A. *862*
Imbert, M., s. Buser, P. 230, *249*
Imes, N.K., s. Orr, W.C. *199*
Inbau, F.E., Reid, J.E. 102
Inbau, F.E., Reid, J.E. 142, *200*
Ince, P.L. 510, *541*
In der Beck, M. 888, *912*
Inkeles, A. 712, *735*
Innerhofer, P., Gottwald, P. 460, *490*, *862*
Innes, G., Millar, W.M., Valentine, M. 170, *190*
Insko, C.A. 555, 559, 560, *573*
International Society of Sozial Defence. Int. Rev. Crime Policy *445*
Ippolitov, F.V. *190*

Irle, M. 548, 555, 558, 559, 562, *573*
Irle, M., s. Cranach, M. von 563, 565, *572*
Ironside, W., s. Kehoe, M. 128, 162, *191*
Irwine, L.M. jr., Brelje, T.B. 396, *445*
Isaacs, B., Neville, Y. 694, *707*
Isaacson, R.L., Nonneman, A.J., Schmaltz, L.W. 242, *251*
Ishikawa, H., Tawara, I., Ohtsuka, H., Takeyama, M., Kobayashi, T. 161, *190*
Isler, P., s. Blickenstorfer, E. 311, *332*
Ismail, A.A.A., s. Loraine, A.J. 306, *337*
Ismail, A.H., Young, R.J. 151, *190*
Israel, J. 488, *490*
Itil, T.M. 320, *335*
Itil, T.M., Patterson, C.D., Polvan, N., Metha, D., Bergey, B. 320, *335*
Itil, T.M., s. Saletu, B. 172, *202*
Izard, C.E. 106, 111, 123, 127, 132, *190*

Jablensky, A., Sartorius, N. 712, 713, *735*
Jablensky, A., s. Sartorius, N. 713, 728, 731, *736, 737*
Jablensky, A., s. Sheldrick, C. 728, *737*
Jacklin, C.N., s. Maccoby, E.E. 297, *337*
Jackson 157
Jackson, D., s. Bateson, G. 77, *82*
Jackson, D.D. 77, *85*, 616, *625*
Jackson, D.D., s. Bateson, G. 612, 613, *625*
Jackson, D.D., s. Watzlawick, P. 519, *544*, 617, 623, *626*
Jackson, D.N., s. Gardner, R.W. 567, *573*
Jackson, H. 221, 222, *251, 252*
Jackson, I.M.D., Reichlin, S. 321, *335*
Jacob, B., s. Jacob, P. 729, *735*

Jacob, P., Jacob, B. 729, *735*
Jacobi, W. *862*
Jacob, M. 94, *190*
Jacobs, L.S., s. Kolodny, R.C. 306, *336*
Jacobs, M.A., s. Spilken, A.Z. 168, *205*
Jacobs, S.C., Prusoff, B.A., Paykel, E.S. *382*
Jacobsen, B., s. Kety, S.S. 672, *681*
Jacobsohn, D. 275, *336*
Jacobson, E. 46, 52, 64, 66, 67, *85*
Jacobson, G.F. 354, *382*
Jaeggi, E. 530, 534, *541*
Jaeggi, U. 787, *808*
Järvi, R., s. Lethinen, V. 344, 347, *383*
Jahnke, G.D., s. Prange, A.J. jr. *338*
Jahoda, M. 693, *707*
Jakob, I. 886, 887, *912*
Jakobson, R. 217, *252*
James, W. 110, 129, *190, 862*
Jameson, J.D., s. Langner, T.S. 660, 674, *682*
Janda, K.F. 703, *708*
Janes, C.L., s. Stern, J.A. 173, *205*
Janet, s. Charcot 612
Janis, I. 351, *382*
Janis, I.L. 123, *190*
Janis, I.L., Feshbach, S. 559, 564, *574*
Janis, I.L., King, B.T. 559, 564, *574*
Janis, I.L., Leventhal, H. 124, *190*
Janis, I.L., s. Hovland, C.I. 559, 565, *573*
Janke, W. 101, 103, 113, 120, 123, 124, *190*
Jahnke, W., s. Erdmann, G. 130, *183*
Janowitz, M., s. Bettelheim, B. 550, *572*
Janssen, P. 832, *862*
Janz, D. 510, *541*
Janzarik, W. 2, 6, 22, 23, 33, 40, 394, 415, *445, 836, 862*
Jappe, G. 578, *597*
Jarpe, G., s. Frankenhäuser, M. 282, *334*
Jarvie, I.C. 749, *768*
Jasper 782

Jasper, H., s. Sharpless, S. 113, *204*
Jaspers, K. 2, 3, 5, 6, 12, *40*, 71, 79, *85*, 126, *190*, 498, *541*, 830, 833, 847, *862*, 885, 888, *912*
Jeffcoate, T.N.A., Fliegner, J.R.A., Russell, S.H., Davis, I.C., Wade, A.P. 295, *336*
Jenkins, C.D. 161, *190*
Jenkins, C.D., s. Hurst, M.W. 166, 168, *190*
Jenkins, C.D., s. Rosenman, R.H. 161, *201*
Jenkins, R.L., s. Hewitt, L.E. 53, *85*
Jenner, F.A., s. Dimitrikoudi, M. 320, *333*
Jenner, F.A., s. Sampson, A.G. 309, *340*
Jennings, J.R., s. Kreuz, L.E. 301, *336*
Jennings, J.R., Wood, C.C. 136, *190*
Jentzsch, M. *862*
Jentzsch, R. *862*
Jerauld, R., s. Kennell, J. 360, *382*
Jervis 817
Jespersen, D., s. Kirschner, M.A. 305, *336*
Jessor, R. 641, 650, 666, 674, *681*
Jessor, R., Jessor, S.L. 674, *681*
Jessor, R., s. Jessor, S.L. 674, *681*
Jessor, R., Jessor, S.L., Finney, J. 674, *681*
Jessor, S.L., Jessor, R. 674, *681*
Jessor, S.L., s. Jessor, R. 674, *681*
Jew, C.C., Clanon, T.L., Mattocks, A.L. 408, *445*
Jhaveri, S.R, s. Schneider, G.E. 245, *254*
Jilek, W.J. 717, *735*
Jochheim, K.A., Scholz, J.F. 165, *190*
Jöreskog, K.G., Sörbom, D. 655, *681*
Jörgens, H., s. Eiff, A.W. von 120, 142, 170, *183*
Johanson, E. 429, *445*
Johansson, A.S., s. Benedetti, G. *83*

Johansson, G. 123, *190*
Johansson, G., Frankenhaeuser, M. 123, *190*
John, V. 365, *382*
Johnson, A.L., s. Herzberg, B. 314, *335*
Johnson, B.D., s. Single, E. *683*
Johnson, D.A., Poplawsky, A., Biebranskas, L., Liebert, D. 245, *252*
Johnson, G., s. Gaertner, S.L. 142, *185*
Johnson, G., see Raskin, M. 171, *200*
Johnson, H.J., May, J.R. 94, *190*
Johnson, H.J., s. Bergman, J.S. 141, *178*
Johnson, H.J., s. Campos, J.J. 136, *180*
Johnson, L.C. 135, 141, *190*
Johnson, L.C., Lubin, A. 101, 117, 136, 152, *190*
Johnson, L.E. *190*
Johnson, M. *862*
Johnson, M., s. Overall, J.E. 30, *41*
Johnson, M.B. 724, *735*
Johnson, R., s. Donchin, E. 132, 138, *182*
Johnson, V.E., s. Masters, W.H. 134, *196*
Johnsson, A., s. Pflug, B. 32, 34, *41*
Johnston, J., Bachman, J.G. 679, *681*
Johnston, L. 667, 679, *681*
Johnston, M., s. Evans, L.E.J. 320, *334*
Johnston, M., s. Williams, R. 694, *709*
Johnston, N., Savitz, L., Wolfgang, M.E. 406, *445*
Johnston, N., s. Wolfgang, M.E. 392, *450*
Jonas, H. *862*
Jones, E. 69, *85*, 580, 583, *597*
Jones, E.E., Davis, K.E. 570, *574*
Jones, E.E., Harris, V.A. 570, *574*
Jones, E.E., Nisbett, R.E. 570, *574*
Jones, F.N., s. Wenger, M.A. *209*

Jones, G.S. *862*
Jones, J.R., Samimy, J. 306, *336*
Jones, K.J., s. Murawski, B.J. 151, *197*
Jones, M. 419, 445, 527, *541*, 819, *825*
Jones, M.C. 524, *541*
Jones, M.H., s. Wenger, M.A. *209*
Jones-Gotman, M., Milner, B. 227, *252*
Jonsson, E., Kajland, A., Paccagnella, B., Sörensen, S. 120, *190*
Jores, A. 98, 164, *190*
Jores, A., s. Dührssen, A. 119, 125, *182*
Jouvet, M. 215, *252*
Jukos, B., Katzenbrunn, W. 40
Jung 113
Jung, C.G. 48, 80, *85*, 816, 883, 887, 888, *912*
Jung, R. 830, *862*, 890, *912*
Jung, R., s. Gruhle, H.W. 540
Jungmann, H., s. Stein, G. 161, *205*
Junkmann, K., s. Hohlweg, W. *335*
Juris, M., s. Velden, M. 136, *207*
Jutz, P., Clavatescher, P., Kretz, E., Wegmann, T. 318, *336*

Kaam, A. van *862*
Kächele, H., s. Thomä, H. 15, *42*
Kagan, J. 56, 64, *85*
Kagan, J., Freeman, M. 656, 659, 660, 672, *681*
Kagan, J., Lemkin, J. 56, *85*
Kagan, J., Moss, H.A. 47, 54, 57, 60, *85*, 659, 672, *681*
Kagan, J., s. Lacey, J. 115, *192*
Kagan, J., s. Moss, H.A. 672, *682*
Kahn 122
Kahn, E. 40
Kaita, A.A., s. Sassenrath, E.N. 285, *340*
Kajland, A., s. Jonsson, E. 120, *190*

Kalashnik, K.M., s. Morozow, G.V. 397, *446*
Kales, A., s. Kales, J.D. 161, *190*
Kales, J.D., Kales, A. 161, *190*
Kallinke, D., s. Bergold, J. 503, *539*
Kalton, G. 704, *708*
Kalton, G., s. Moser, C.A. 703, *708*
Kalton, G., s. Shepherd, M. 694, *709*
Kalveram, K.T., s. Ehlers, T. 149, *183*
Kambartal, F. 828, 831, *862*
Kambartel, F. 792, *808*
Kamiya, J., s. Barber, T.X. 140, *177*
Kamp, A. van *862*
Kandel, D. 637, 649, 653, 674, *681*
Kandel, D., Single, E., Kessler, R. 674, *681*
Kandel, D., s. Single, E. *683*
Kane, F.J. 314, *336*
Kane, F.J., s. Daly, K.J. 314, *333*
Kane, F.J., s. Marcotte, D.B. 314, *337*
Kanfer, F.H. 521, 537, *541*
Kanfer, F.H., Goldstein, A.P. 528, *541*
Kanfer, F.H., Phillips, J.S. 473, *490*
Kanner, L. 52, *85*
Kanno, C.K., s. Scheidemandel, P.L. 409, *447*
Kant, J. *863*
Kantor, M.B., s. Gildea, M. C.-L. 367, *381*
Kantorovich, N.V. 524, *541*
Kanzer, M. 583, *597*
Kapen, S., s. Boyar, R.M. 331, *332*
Kaplan, A.H., s. McGarry, A.L. 417, 418, *446*
Kaplan, A.R. *190*
Kaplan, B. 734, *735*, 848, *863*
Kaplan, H.B. 142, 152, *190*
Kaplan, H.B., Burch, N.R., Bloom, S.W., Edelberg, R. 142, *191*
Kaplan, N., s. Geschwind, N. 223, 232, *250*
Kaplan, S.R., s. Peck, H.B. 370, *384*

Kapur, R.L. 716, 735
Karacan, I., s. Anch, M. 161, 177
Kardiner, A. 48, 85, 746, 768
Kardiner, A., Preble, E. 740, 768
Karolyi, L. von 108, 191
Karusch, A., Daniels, G.E., O'Connor, J.F., Stern, L.O. 72, 85
Kashiwagi, T., McClure, J.N. jr., Wetzel, R.D. 309, 336
Kassel, V. 376, 382
Kastin, A.J., Ehrensing, R.H., Schalch, D.S., Anderson, M.S. 320, 336
Kastin, A.J., Miller, L.H., Gonzalez-Barcena, D., Hawley, W.D., Dyster-Aas, K., Schally, A.V., Velasco de Parra, M.L., Velasco, M. 324, 336
Kastin, A.J., Miller, L.H., Nockton, R., Sandman, C., Schally, A.V., Stratton, L.O. 323, 336
Kastin, A.J., s. Ehrensing, R.H. 320, 322, 333
Kastin, A.J., s. Miller, L.H. 324, 337
Kastin, A.J., s. Sandmann, C.A. 323, 340
Katkin, E.S. 191
Katkin, E.S., Murray, E.N. 139, 191
Katten, E.S., s. Bronson, W.C. 670, 680
Katz, B.A., Sharrock, W. 471, 490
Katz, D. 554, 574
Katz, D., Stotland, E. 554, 574
Katz, D., s. Festinger, L. 703, 707
Katz, D., s. Sarnoff, I. 555, 575
Katz, J. 477, 490
Katz, J., s. Boyar, R.M. 331, 332
Katz, J.L., Boyar, R.M., Weiner, H., Gorzinsky, G., Roffwarg, H., Hellman, L. 329, 331, 336
Katz, M.M., Cole, J.O., Barton, W.E. 719, 735
Katzenbrunn, W., s. Jukos, B. 40

Kaufman, E. 406, 445
Kaufmann, L. 17, 40, 364, 366, 382
Kay, D.W.K., Beamish, P., Roth, M. 375, 382
Kayser, H., Krüger, H., Mävers, W., Petersen, R., Rohde, M., Rose, K.-H. 541
Keating, V.C., s. Ernst, F.H. 404, 408, 444
Kedward, H.B., s. Goldberg, D.P. 694, 696, 707
Keen, E. 863
Kehoe, M., Ironside, W. 128, 162, 191
Keidel, W.D. 863
Keidel, W.D., Spreng, M. 132, 191
Keim, G., s. Cohen, R. 141, 181
Keiser, S. 583, 597
Kellam, S.G., Branch, J.D., Agrawal, K.C. 366, 371, 382
Keller, J., s. Lässker, G. 357, 383
Keller, W. 863
Kellett, J.M. 294, 336
Kelley, H.H. 552, 570, 574
Kelley, H.H., s. Hovland, C.I. 559, 565, 573
Kellmer Pringle, M.L., s. Crellin, E. 643, 676, 680
Kellmer-Pringle, M.L., s. Seglow, J. 636, 676, 683
Kellner, R. 165, 191
Kelly, D., Brown, C.C., Shaffer, J.W. 133, 170, 171, 191
Kelly, D.H.W., Walter, C.J.S. 172, 191
Kelly, E.L. 58, 85
Kelly, G.A. 499, 541
Kelman, H.C. 563, 574
Kelman, H.C., Barclay, J. 566, 567, 574
Kempe, s. Gross 142
Kempe, G.T. 423, 445
Kempf, E., s. Vergnes, M. 216, 255
Kendell, R.E. 22, 30, 34, 40, 693, 708, 836, 863
Kendell, R.E., Pichot, P., Cranach, M. von 22, 40
Kendell, R.E., Wainwright, S., Haily, A., Shannon, B. 311, 336

Kendell, R.E., s. Cooper, J.W. 731, 735
Kendell, R.E., s. Everitt, B.S. 30, 39
Kendler, H.H., Kendler, T.S. 496, 541
Kendler, T.S., s. Kendler, H.H. 496, 541
Kennard, M.A. 243, 244, 252
Kennedy, J.F. 347, 382
Kennedy, R., s. Murdock, G.P. 720, 736
Kennell, J., Jerauld, R., Wolfe, H., Chesler, D., Kreger, N., McAlpine, W., Steffa, M., Klaus, M.H. 360, 382
Kennell, J.H., s. Sosa, R. 360, 385
Kent, R.N., s. Goldfried, M.R. 470, 490
Keppler, G., s. Suckert-Wegert, K. 533, 544
Kerbikow, O. 347, 382
Kerekjarto, M. von, Stute, J., Meyer, A.E., Müller, L. 164, 191
Kerekjarto, M. von, s. Groen, J.J. 102, 187
Kernberg, O. 46, 49, 50, 52, 81, 85
Kertesz, A., s. McGlone, J. 240, 253
Kessel, L., Hymann, H.T. 111, 191
Kessler, R., s. Kandel, D. 674, 681
Kety, S.S., Rosenthal, D., Wender, P.H. 382, 383
Kety, S.S., Rosenthal, D., Wender, P.H., Schulsinger, F. 672, 681, 690, 708
Kety, S.S., Rosenthal, D., Wender, P.H., Schulsinger, F., Jacobsen, B. 672, 681
Kety, S.S., s. Rosenthal, D. 346, 376, 385
Keupp, H. 454, 457, 463, 490, 513, 541, 693, 708, 793, 800, 808, 863
Keupp, J. 814, 816, 822, 825
Keveles, G., s. Steadman, H.J. 417, 448
Khan, M.A., s. Persky, H. 306, 338
Kielholz, P. 30, 40
Kielholz, P., s. Sartorius, N. 731, 736

Kiell, N. 886, *912*
Kiesler, C.A., Collins, B.E., Miller, N. 551, 552, 567, *574*
Kiesler, C.A., Munson, P.A. 559, 568, 569, 570, 571, *574*
Kiesler, D.J. 169, *191*
Kietzman, M.C., s. Zubin, J. 712, 719, *737*
Kiev, A. 716, 733, *736, 863*
Kiloh, L.G., Andrews, G., Nelson, M., Bianchi, G.N. 30, *40*
Kim, J., s. Brandt, R. 96, *179*
Kim, L.I.C., Clanon, T.L. 408, *445*
Kimball, C.P. 157, *191*
Kimball, C.P., s. Williams, R.B. jr. *209*
Kimble, G.A. 495, 496, *541*
Kimmel, H.D. 140, 165, *191*, 501, 511, 512, *541*
Kimmich, L. 843, 846, *863*
Kimura, B. *863*
Kimura, D. 222, 235, *252*
Kimura, D., Archibald, Y. *252*
Kinberg, O. 395, 403, *445*
Kind, H., s. Benedetti, G. *83*
King, B.T., s. Janis, I.L. 559, 564, *574*
King, L.J., s. Robins, L.N. 677, *683*
King, S.H., s. Funkenstein, D.H. 128, 159, *185*
Kinsbourne, M. 236, *252*
Kinston, W., Rosser, R. 123, 166, *191*
Kirchhoff, R. 106, *191*
Kirchner, E.P., s. Piers, E.V. 150, *199*
Kirchner, F., Kissel, E., Petermann, F., Böttger, P. 478, 479, *490*
Kiresuk, T.J., Garwick, G. 475, *490*
Kiritz, S., Moos, R.H. 166, *191*
Kirkegaard, Aa., s. Danvad, I. 418, *443*
Kirschner, M.A., Zucker, J.R., Jespersen, D. 305, *336*
Kish, L. 688, *708*
Kisiel, T. *863*
Kisker, K.P. 782, 804, 811, *825, 828, 842, 843, 848, 863, 905, 912*

Kisker, P., s. Hofer, G. *597*
Kissel, E., s. Kirchner, F. 478, 479, *490*
Kittrie, N.N. 392, 429, 437, 438, *445*
Klages 883
Klaus, G. *863*
Klaus, M., s. Sosa, R. 360, *385*
Klaus, M.H., s. Kennell, J. 360, *382*
Kleiber, D. 532, *541*
Klein 156
Klein, D.F., s. Gittelman-Klein, R. 661, *681*
Klein, D.F., s. Struve, F.A. 318, *341*
Klein, M. 49, 56, 66, 67, *85*, 816
Kleinman, A. 716, *736*
Kleinman, A., Eisenberg, L., Good, B. 717, *736*
Kleinman, K.M., Goldman, H., Snow, M.Y., Korol, B. 141, 160, 165, *191*
Kleinman, K.M., s. Goldman, H. 165, *186*
Kleinman, K.M., s. Shedivy, D.I. 132, 141, *204*
Kleist, K. 223, 227, *252*
Kleitman, N., s. Dement, W. 214, *249*
Klemchuk, H., s. Benson, H. 165, *178*
Klemm, W., s. Straube, E. 26, *42*
Klerman, G.L., s. Lazare, A. 69, *86*
Klerman, G.L., s. Paykel, E.S. 702, *708*
Klerman, G.L., s. Schwartz, G.E. 135, *203*
Klett, C.J., s. Lorr, M. 15, *40*, 696, *708*
Kline, P. 48, 49, 69, 70, *85*
Kline, P., s. Coles, M.G.H. 150, *181*
Klinefelter, H.F., Albright, F., Griswold, G.C. 328, *336*
Kling, A., Tucker, T.J. 245, *252*
Klinger, E., Gregoire, K.C., Barta, S.G. 142, *191*
Klix, F. *863*
Klorman, R., Weissberg, R.P., Wiesenfeld, A.R. 136, *191*
Klosinska, B. 311, *336*

Klosinska, B., Wierzbicki, T. *336*
Kluckhohn, C. 746, 765, *768*
Kluckhohn, C., s. Kroeber, A.L. 711, *736*, 745, *768*
Kluckholm, H., s. Whithing, J.W.M. 70, *89*
Klüver, H. 899, 901, *912*
Klüver, J., Krüger, H. 485, *490*
Kluge, A., s. Negt, O. 594, *598*
Kluge, E. *863*
Kluver, H., Bucy, P. 229, *252*
Knittermeyer, H. *863*
Knobloch, H. 152, 168, *191*
Knobloch, H., s. Pasamanick, B. 358, *384*
Knöpfel, H.K. 272, *336*
Knott, J., s. McCallum, W. 138, *196*
Knott, J.R., s. Travis, T.A. 150, *207*
Knowles, R.T. *863*
Knox, A., s. Prange, A.J. jr. 320, *339*
Knust, U., s. Richter-Heinrich, E. 142, 160, 165, *201*
Kobayashi, T., s. Ishikawa, H. 161, *190*
Koch 781
Kockelmans, J.J. *864*
Kockott, G., s. Doerr, P. 306, *333*
Kodama, M., s. Lazarus, R.S. 102, *193*
Koebernick, L.F., s. Gatchel, R.J. 172, *185*
Köchler, H. 840, *864*
Köhler, E. 785, *808*
König, F., s. Myrtek, M. 153, 161, *198*
König, K., s. Myrtek, M. 109, 151, *198*
König, R. 745, *768*
Köenig, W. 107, 108, *191*
Kötter u. Dörner *864*
Kohlberg, L. 57, 59, *86*
Kohlmeyer, W.A., s. Boslow, H.M. 409, *443*
Kohn, M.L. 62, *86*
Kohn, R. *864*
Kohrs, A., s. Krope, P. 142, *192*
Kohut, H. 43, 46, 49, 52, 56, 58, 59, 63, 65, 66, 67, 68, 72, *86*

Kolakowski, L. 864
Kolodny, R.C., Jacobs, L.S., Masters, W.H., Toro, G., Doughaday, W.H. 306, 336
Kolodny, R.C., Masters, W.H., Hendryx, J., Toro, G. 306, 336
Komskaya, E.D., s. Luria, A.R. 227, 253
Kondo, C.Y., s. Travis, T.A. 150, 207
Kondo, H., s. Takahashi, S. 320, 341
Konhardt, K., s. Baumgartner, H.M. 97, 178
Kopell, B.S., s. Roth, W.T. 153, 201
Kopin, I.J. 336
Kopin, I.J., s. Usdin, E. 282, 341
Kopper, J. 864
Korchin, S.J., s. Basowitz, H. 120, 123, 177
Koresko, R.L., s. Waters, W.F. 139, 208
Korger, E.M., Pollak, P. 864
Koriat, A., Averill, J.R., Malmstrom, E.J. 133, 138, 150, 191
Korol, B., s. Kleinman, K.M. 141, 160, 165, 191
Koropsak, E., s. Hokanson, J.E. 189
Korsakoff, S.S. 228, 252
Koss, E.L. 383
Kossakowski, A., Ettrich, K.U. 499, 520, 541
Kostis, J., s. Bellet, S. 161, 178
Kotes, H., s. Raskin, D.C. 137, 200
Koupernik, C., s. Anzieu, D. 379
Kraemer, H.C., s. Doering, C.H. 153, 182
Kraepelin, E. 4, 6, 21, 40, 258, 336, 346, 404, 781, 784, 793
Kräupl Taylor, F. 864
Krafft-Ebing, R. von 394, 414, 445
Kraft, J. 864
Kraiker, C. 528, 541
Kraiker, C., s. Gottwald, P. 529, 540
Kramer, M., Taube, C.A. 687, 708

Krappmann, L. 864
Krashen, S. 238, 252
Krashen, S., s. Papçun, G. 235, 254
Krasner, L. 537, 541
Krasner, L., s. Graeff, J.A. 475, 490
Krasner, L., s. Ullmann, L.P. 512, 524, 544, 794, 809
Kraus, A. 864
Krauth, J., s. Lienert, G.A. 704, 708
Krech, D. 94, 191
Kreger, N., s. Kennell, J. 360, 382
Kreitler, H., Kreitler, S. 847, 864
Kreitler, S., s. Kreitler, H. 847, 864
Kreitman, N. 373, 383
Kremen, I., s. Mandler, G. 132, 195
Kretschmer 887
Kretschmer, E. 4, 40, 109, 152, 191
Kretschmer, W., s. Losse, H. 112, 194
Kretz, E., s. Jutz, P. 318, 336
Kretz, H. 864
Kreuz, L.E., Rose, R.M., Jennings, J.R. 301, 336
Krevelen, A. van 344, 385
Kringlen, E. 346, 383
Kringlen, E., s. Torgersen, S. 152, 207
Kripke, D.F. 153, 191
Kripke, D.F., s. Hiatt, J.F. 162, 188
Kris, E. 50, 65, 86, 887, 902, 903, 904, 912
Kristiansen, K., s. Bjornaes, H. 175, 179
Kristiansen, K., s. Gulbrandsen, G.B. 175, 187
Kristt, D., Engel, B. 141, 160, 165, 191
Kriszat, G., s. Uexküll, J. von 874
Kroeber, A.L., Kluckhohn, C. 711, 736, 745, 768
Kröner, B. 142, 191
Krohn, W., s. Böhme, G. 460, 489
Krohne, H.W. 124, 192
Krol, J.P., s. Opmeer, C.H.J.M. 142, 198
Kronfeld, A. 864

Krope, P., Kohrs, A. 142, 192
Krout, M.H., Krout, T.J. 69, 86
Krout, T.J., s. Krout, M.H. 69, 86
Krüger, H., s. Haag, F. 485, 490
Krüger, H., s. Kayser, H. 541
Krüger, H., s. Klüver, J. 485, 490
Krüll, M. 864
Krull, F., s. Schmidt, T.H. 159, 160, 203
Kruse, G., s. Myrtek, M. 123, 198
Kruse, L. 864
Kryshova, N.A., Belliaeva, Z.V., Dmitrieva, A.F., Zhilinskaie, M.A., Pernov, L.G. 152, 192
Krzywanek, H.J., s. Raab, W. 200
Kuban, G., s. Losse, H. 112, 194
Kubie, L.S. 583, 597
Kubin, A. 895, 912
Kubovy, M., s. Donchin, E. 132, 138, 182
Kubzansky, P.E. 361, 383
Kudszus, W. 894, 912
Kühn, E., s. Valek, J. 161, 207
Künkel 147
Kuenssberg, E.V., s. Watts, C.A. 694, 709
Künzler, E., s. Groen, J.J. 102, 187
Künzli, A. 864
Kugelmass, S. 102, 192
Kuhn, M., s. Fahrenberg, J. 153, 184
Kuhn, R. 827, 828, 841, 846, 864, 865
Kuhn, T. 774, 778, 808
Kuhn, T.S. 456, 490, 834, 835, 865
Kujalova, V., Mikiska, A., Hyska, P. 281, 282, 336
Kulenkampff 782
Kulenkampff, C. 829, 865
Kulenkampff, C., s. Zutt, J. 875
Kulick, B., s. Fahrenberg, J. 153, 184
Kumpfer, K.L., s. Prokasy, W.F. 139, 200

Kunene, R. 748, *768*
Kunz, H. 828, 834, *865*
Kurth, W., s. Lange-Eichbaum, W. 849, *866*, 888, *912*
Kurzin, I.T., s. Bykow, K.M. 139, 157, *180*
Kussmann, T. 94, 96, 150, *192*
Kutas, M., s. Donchin, E. 132, 138, *182*
Kutchinsky, B. 439, *445*
Kutner, B., s. Harding, J. 550, *573*
Kutner, J.S., Brown, W.L. 314, *336*
Kutzner, P., s. Myrtek, M. 153, 161, *198*
Kuypers, H.G.J.M., s. Lawrence, D.G. 230, 246, *252*
Kvetnansky, R., s. Usdin, E. 282, *341*

Labhart, A. 294, 305, 326, *336*
Labouvie, E.W., s. Baltes, P.B. 633, *680*
Lacan, J. 577, *597*
Lacey, B., s. Lacey, J. 115, *192*
Lacey, B.C., Lacey, J.I. 115, 136, 138, 156, *192*
Lacey, B.C., s. Libby, W.L. 136, *193*
Lacey, J., Kagan, J., Lacey, B., Moss, H. 115, *192*
Lacey, J.I. 115, 124, 136, *192*
Lacey, J.I., s. Lacey, B.C. 115, 136, 138, 156, *192*
Lacey, J.I., s. Libby, W.L. 136, *193*
Lacey, J.L. 102, 114, 142, 152
Lachman, S.J. 140, 156, 157, 162, 164, 167, *192*
Lader, M. 31, 35, *40*
Lader, M., Wing, L. 35, *40*
Lader, M.H. 94, 101, 102, 125, 138, 153, 154, 166, 169, 170, 171, 172, 174, 175, *192*
Lader, M.H., Mathews, A.M. 138, 154, 170, *192*
Lader, M.H., Tyrer, D.J. 134, *192*
Lader, M.H., Venables, P.H. 94, *192*
Lader, M.H., Wing, L. 169, 170, 172, *192*

Lader, M.H., s. Noble, R. 172, *198*
Lässker, G., Degen, R., Keller, J. 357, *383*
Läuter, J., s. Baumann, R. 159, 160, *177*
Laffal, J. 583, *597*
Lai, G., s. Ciompi, L. 372, 375, *381*
Laignel-Lavastine, M. 258, *336*
Laing, s. Esterson, A.S. 820, *824*
Laing, R.D. 78, *86*, 609, 610, 619, *625*, 814, 815, 816, 817, 819, 820, 821, *825*, 848, *865*
Laing, R.D., Cooper, D. 814, *825*
Laing, R.D., Esterson, A. 609, *625*, 814, *825*
Laing, R.D., Phillipson, H., Lee, A.R. 619, *625*, *825*
Lakatos, J. *865*
Lakatos, J., Musgrave, A. 835, *865*
Lambert, W.W., Triandis, L.M., Wolf, M. 60, *86*
Lambo, T.A. 716, *736*
Lambo, T.A., s. Leighton, A.H. 718, *736*
Lamson, E.T., s. Elmadjian, F.J. 282, *334*
Lanc, O. 107, 146, *192*
Landgrebe, L. *865*, *866*
Landmann, M. 765, *768*
Lane, E.A., Albee, G.W. 644, 652, 674, *682*
Lane, E.A., Albee, G.W., Doll, L.S. 666, 674, *682*
Lang, H. 846, *866*
Lang, P.J. 101, 102, 117, 126, 134, 142, *192*
Lang, P.J., Rice, D.G., Sternbach, R.A. 117, 129, *192*
Lang, P.J., s. Gatchel, R.J. 136, 142, *185*
Lange, C. 94, 110, 128, 129, *192*
Lange-Eichbaum, W., Kurth, W. 849, *866*, 888, *912*
Langefeld, M.J. *866*
Langelüddeke, A. 394, 427, *445*
Langer, D. 119, *192*
Langer, S. *866*
Langner, T., Michael, S. 370, *383*

Langner, T.S., Gersten, J.C., McCarthy, E.D., Eisenberg, J.C., Greene, E.L., Herson, J.H., Jameson, J.D. 660, 674, *682*
Langner, T.S., Michael, S.T. 119, 123, 166, *192*
Langner, T.S., s. Gersten, J.C. 674, *680*
Langner, T.S., s. Srole, L. 699, *709*
Langosch, W. 161, *192*
LaPiere, R.T. 552, 567, 569, *574*
Lara, P.P., s. Prange, A.J. *339*
Lara, P.P., s. Prange, A.J. jr. 320, *339*
Lara, P.P., s. Wilson, I.C. 320, *342*
Larbig, W. 153, 166, *192*
Laschet, U. 302, *336*
Laschet, U., Fetzner, H.-R. 272, *337*
Laschet, U., Laschet, L. 300, *337*
Laschet, L., s. Laschet, U. 300, *337*
Lasègue, C., Falret, J. 600, *625*
Lashley, K. *252*
Lashley, K.S. 220, 231, 232, *252*
Lasky, J.J., s. Lorr, M. 15, *40*, 696, *708*
Lasky, J.L., Berger, L. 70, *86*
Lassner, J. 141, *192*
Laucken, U. 454, 490, 499, 520, *541*
Laudan, L. *866*
Lauritzen, C. 313, *337*
Lauter, H. 689, *708*
Lauter, H., Meyer, J.-E. 535, *542*
Lauter, H., s. Hippius, H. *861*
Lautinen, L.V., s. Vilki, J. 236, *255*
Laux, L. 103, *192*
Lawler, J.E., s. Lawler, K.A. 136, 142, *193*
Lawler, K.A., Obrist, P.A., Lawler, J.E. 136, 142, *193*
Lawlor, W.G., s. Huba, G.J. 32, *40*, 153, *189*
Lawlor, W.G., s. Stallone, F. 153, *205*

Lawrence, D.G., Kuypers, H.G.J.M. 230, 246, *252*
Lawrie, T.D.V., s. Lorimer, A.R. 159, *194*
Lay, R. *866*
Lazare, A., Klerman, G.L., Armor, D.J. 69, *86*
Lazarsfeld, P.F., Berelson, B., Gaudet, H. 563, *574*
Lazarus, R.S. 91, 120, 121, 122, 123, 124, 125, 129, 157, 166, *193*, 537, *542*
Lazarus, R.S., Averill, J.R. 123, 130, *193*
Lazarus, R., Averill, J., Opton, E. 124, 130, 168, *193*
Lazarus, R.S., Averill, J.R., Opton, E.M. 121, 122, *193*
Lazarus, R.S., Deese, J., Osler, S.F. 510, *542*
Lazarus, R.S., Opton, E., Tomita, M., Kodama, M. 102, *193*
Lazarus, R.S., Speisman, J.C., Mordkoff, A.M. 122, 153, *193*
Lazarus, R.S., Speisman, J.C., Mordkoff, A.M., Davison, L.A. 122, *193*
Lazarus, R.S., s. Averill, J.R. 124, *177*
Lazarus, R.S., s. Opton, E.M. 122, 124, *199*
Lazarus, R.S., s. Speisman, J.C. 122, *204*
Lazarus, R.S., s. Weinstein, J. 124, 132, *208*
Leach, E. 757, *768*
Leat, M., s. Walters, R.H. 64, *89*
Lebovici, S., s. Anzieu, D. *379*
Leboyer, F. 359, *383*
Le Bras, H., s. Tzavaras, A. 225, *255*
Leckie, E.V., Withers, R.F.J. 70, *86*
Lee, A.R., s. Laing, A.R. *825*
Lee, A.R., s. Laing, R.D. 619, *625*
Leeper, R.W. 129, *193*
Leeton, J. 318, *337*
Leferenz, H. 431, *445*
Leff, J. 718, 721, *736*
Lefkowitz, M., Walder, L., Eron, L. 61, *86*

Lefkowitz, M.M., s. Eron, L.D. 61, *83*
Legewie, H. 100, 141, *193*, 451
Legewie, H., Nusselt, L. 132, 141, *193*, 503, 521, 537, *542*
Legewie, H., s. Beatty, J. 141, *178*
Legewie, H., s. Bochnik, H.J. 463, *489*
Legros, J.J., Servais, J., Mormont, C. 301, *337*
Legros, J.J., s. Servais, J.F. 299, *340*
Lehmann, A. 94, *193*
Lehmann, H.E. 33, *40*
Lehmann, H.E., s. Sartorius, N. 731, *736*
Leib, W., Tryon, W.W., Stroebel, C.S. 141, *193*
Leibbrand, W. 94, *193*
Leibbrand, W., Wettley, A. *866*
Leiderman, P.H., Leifer, A., Seashore, M., Barnett, C., Grobstein, R. 360, *383*
Leiderman, P.H., Shapiro, D. 142, *193*
Leiderman, P.H., s. Leifer, A. 360, *383*
Leifer, A., Leiderman, P.H., Barnett, C., Williams, J. 360, *383*
Leifer, A., s. Leiderman, P.H. 360, *383*
Leighton, A.H. 370, *383*
Leighton, A.H., Lambo, T.A., Hughes, C.C., Leighton, D.C., Murphy, J.M., Macklin, D.B. 718, *736*
Leighton, A.H., s. Leighton, D.C. 693, *708*
Leighton, A.H., s. Murphy, J.M. 714, *736*
Leighton, D.C., Harding, J.S., Macklin, D.B., MacMillan, A.M., Leighton, A.H. 693, *708*
Leighton, D.C., s. Leighton, A.H. 718, *736*
Leisner, R., s. Zintl-Wiegand, A. 697, *710*
Lemay, M., Geschwind, N. 240, *252*
Lemert, E. 822, *825*
Lemert, E.M. 5, *40*, 798, 799, 808

Lemkau, P.V., s. Titze, J. 692, *709*
Lemkin, J., s. Kagan, J. 56, *85*
Lenckner, T. 394, 414, *445*
Lenk, H. *866*
Lenz, W. *383*
Leontjew, A.N. 498, 517, 519, *542*
Lersch, P. 126, *193*
Leschke, E. 110, 111, *193*
Lesser, G.S. 60, 62, *86*
Lester, D. 372, 373, *383*
Lester, J.W., s. Roessler, R. 107, *201*
Lethinen, V., Järvi, R. 344, 347, *383*
Levander, S.E., s. Schalling, D. *202*
Levene, H.I., Engel, B.T., Schulkin, F.R. 152, *193*
Levenson, R.W. 141, *193*
Levenson, R.W., s. Strupp, H.H. 164, *206*
Leventhal, H., s. Janis, I.L. 124, *190*
Levey, A.B., s. Martin, I. 139, *196*
Levi, L. 98, 108, 111, 114, 122, 123, 124, 125, 128, 153, 157, 159, 166, *193*, 282, *337*
Levi, L., s. Groen, J.J. 102, *187*
Levin, H., s. Sears, R.R. 55, 56, 59, 60, 61, 69, *88*
LeVine, B.B. 761, *768*
Levine, M., s. English, J.T. *381*
Levine, R. 712, 734, *736*, 761, *768*
Levine, S. 285, *337*
Levine, S., s. Pilowsky, I. 30, *41*
Levinson, D.J., s. Adorno, T.W. 558, 562, 566, 567, *572*
Lèvi-Strauss, C. 739, 741, 743, 746, 754, 755, 756, 757, 758, 760, *768*, 786, 787, 794
Levita, E., s. Riklan, N. 236, *254*
Levitsky, W., s. Geschwind, N. 233, *250*
Levitt, et al. 128
Levitt, E.E. 108, 124, *193*
Levy, D.L., s. Holzman, P.S. 173, *189*

Levy, D.M. 57, *86*
Levy, J., Trevarthen, C., Sperry, R.W. 226, 234, *252*
Lewin, K. 485, *491*, 565, *574*, 866
Lewis, H. 53, 60, 70, *86*
Lewis, M., s. Goldberg, S. 56, *84*
Lewis, O. 745, *769*
Lewis, R.G., s. Robins, L.N. *384*, 676, *683*
Ley, P., s. Mumford, J.M. 150, *197*
Lhermitte, F., Signoret, J.L. 228, *252*
Lhermitte, F., s. Tissot, R. 220, *255*
Lhermitte, J. 224, *252*
Libby, W.L., Lacey, B.C., Lacey, J.I. 136, *193*
Liberman, R.P. 475, *491*
Lichtner-De Clerk, R. *866*
Lidberg, L., s. Schalling, D. *202*
Liddle, G., s. Havighurst, R.J. 663, 666, 673, *681*
Lidsky, A., s. Hakerem, G. 173, *187*
Lidz, T. 58, 77, 80, *86*, *866*
Lidz, T., Cornelison, A., Terry, D., Fleck, S. 609, *625*
Lidz, T., s. Lidz, W.R. 58, 80, *86*
Lidz, W.R., Lidz, T. 58, 80, *86*
Lieb, J., s. Cohen, R. 141, *181*
Liebert, D., s. Johnson, D.A. 245, *252*
Liebert, R.M., Opra, J.P. jr. 64, *86*
Liebert, R.M., s. Mischel, W. 63, *87*
Lienert, G.A. 466, *491*
Lienert, G.A., Krauth, J. 704, *708*
Liepmann, H. 222, 223, *252*
Lieser, H. 887, 901, *912*
Lilie, F.R. 289, *337*
Lilienfeld, A., s. Oleinick, M. 360, *384*
Lilienfeld, A.M. 686, *708*
Lilienfeld, A.M., s. Pasamanick, B. 690, *708*
Liljefors, I. 152, *193*
Liljefors, I., Rahe, R.H. 152, *193*

Limbourg, M. 142, *193*
Lind, U. 764, 765, 767, *769*
Lindemann, E. 344, 353, *383*
Lindemann, E., s. Barry, H.J. *379*
Linden, M. 530, *542*, *866*
Lindenthal, J.J., s. Paykel, E.S. 702, *708*
Lindesmith, A.R., Strauss, A. 746, *769*
Lindsley, D.B. 113, 114, 129, *194*
Lindsley, D.B., s. Skinner, J.E. 143, *204*
Lindsley, O.R. 528, *542*
Lindsley, O.R., s. Barrett, B.H. 508, *538*
Lindström, B., s. Berglund, G. 157, *178*
Lingis, A. *866*
Linkie, D., s. Friedmann, R.C. 306, *334*
Linschoten, J. *866*
Linton, H., Graham, E. 562, *574*
Linton, R. 48, *86*, 746, 756, *769*
Lipowski, Z.J. 156, 157, 159, 161, 166, *194*
Lipowski, Z.J., Lipsitt, D.R., Whybrow, P.C. 156, 158, *194*
Lippman, W. 550, 553, 554, *574*
Lippmann, H.S., s. Lowrey, L.G. 53, 59, *86*
Lipps, W. *866*
Lipsitt, D.R., s. Lipowski, Z.J. 156, 158, *194*
Lipton, E.L., Steinschneider, A., Richmond, J.B. 152, *194*
Lipton, M.A., Breese, G.L.J., Prange, A.J. jr., Wilson, I.C., Cooper, B.R. *337*
Lipton, M.A., s. Breese, G.R. 321, *332*
Lipton, M.A., s. Marcotte, D.B. 314, *337*
Lipton, M.A., s. Prange, A.J. 319, 320
Lipton, M.A., s. Prange, A.J. jr. 320, 322, *338*, *339*
Lipton, M.A., s. Wilson, I.C. 319, 320, *342*
Lipton, R.C., s. Provence, S. 360, *384*

Lissauer, H. 224, 225, *252*
Liu, C.N., s. McCough, G.P. 242, *253*
Livson, N., Mussen, P.H. 62, *86*
Livson, N., Peskin, H. 58, *86*, 670, *682*
Livson, N., s. Bronson, W.C. 670, *680*
Livson, N., s. Stewart, L. 666, 670, *683*
Lobel, M., Dunand, P., Chai, H. 164, *194*
Loch, W. 5, 7, *40*
Lockhart, R.A. 174, *194*
Lockwood, D. 759, *769*
Lockyer, L., Rutter, M. 678, *682*
Lockyer, L., s. Rutter, M.L. 641, 661, 667, 678, *683*
Loehlin, J.C. 152, *194*
Loew, D. 171, *194*
Loewenstein, R.M. 583, *597*
Loewenthal, M.F., Berkmann, P.L. 375, *383*
Löwith, K. *866*
Lolas, F., s. Mayer, H. 142, *196*
Lombroso 781
Lombroso, C. 393, 405, 410, 411, *445*, 879, *912*
Lommel, A. 747, *769*
London, H., Nisbett, R.E. 130, *194*
Longacre, R.E. 722, *736*
Lonner, W.J., s. Brislin, R. 719, 721, 724, 727, 731, *734*
Lôo, H., s. Demiker, P. 320, *333*
López-Rey, M. 399, *445*
Loraine, A.J., Ismail, A.A.A., Adampoulos, D.A., Dove, G.A. 306, *337*
Loraine, J.A., s. Bell, E.T. 328, 329, *331*
Loraine, J.A., s. Russell, G.F.M. 328, 329, *339*
Lord, J., s. Griffiths, P.D. 306, *335*
Lordat, J. 218, *253*
Lorenz, K. 289, 496, 499, *542*, *866*
Lorenz, K., s. Anzieu, D. *379*
Lorenzer, A. 577, 583, 585, 592, 594, 596, *597*, 598
Lori, M., s. Richter-Heinrich, E. 142, 160, 165, *201*

Lorich, U., s. Friberg, L. 152, 185
Lorimer, A.R., MacFarlane, P.W., Provan, G., Duffy, T., Lawrie, T.D.V. 159, *194*
Lorr, M., Klett, C.J., McNair, D.M., Lasky, J.J. 15, *40*, 696, *708*
Losse, H., Kretschmer, W., Kuban, G., Böttger, K. 112, *194*
Lotze, R.H. 94, *194*
Loucas, K., s. Bancroft, J. 427, *442*
Lovallo, W., Parson, O.A., Holloway, F.A. 175, *194*
Lovett-Doust, J.W. 172, *194*
Lovibond, S.H. 150, *194*
Lowrey, L.G. 53, *86*
Lowrey, L.G., Zilboorg, G., Bender, L., Brickner, R.M., Reeve, G.H., Lippmann, H.S., Slavson, S.R., Slawson, J. 53, 59, *86*
Lubensky, A.W., s. Watt, N.F. 634, 635, 667, 679, *684*
Lubin, A., s. Johnson, L.C. 101, 117, 136, 152, *190*
Luborsky, L.L., Docherty, J.P., Penick, S. 166, *194*
Luborsky, L., Mintz, J. 153, *194*
Luby, R.D., s. Slovenko, R. 421, *448*
Lucas, N., s. Cutrow, R.J. 142, *181*
Luckmann, T., s. Berger, P. 742, 746, 762, 763, 767, 843, *852*
Luckmann, T., s. Schütz, A. 832
Lücke, H.K., s. Benkert, O. 320, *332*
Lüdtke, H., s. Friedrichs, J. 472, *489*
Luhmann, N. 8, *40*, 498, 499, *542*, 789, 790, 791, 806, *808*
Luhmann, N., s. Habermas, J. 774, 788, 791, 792, *808*
Luijpen, W.A. 866
Lund, R. 153, *194*
Lundberg, U., s. Euler, U.S. von 282, *334*
Lundman, T., s. Fridberg, L. 152, *185*

Luparello, T., Lyons, H.A., Bleecker, E.R., McFadden, E.R. 164, *194*
Luria, A.R. 227, 241, *253*, 508, 534, *542*
Luria, A.R., Komskaya, E.D. 227, *253*
Luria, Z., s. Becker, W.C. 59, *82*
Lurie, E., s. Whitehead, W.E. 165, *209*
Lushene, R.E., s. Spielberger, C.D. *205*
Luthe, W. 141, 165, *194*
Lutzenberger, W., s. Hölzl, R.H. 138, *189*
Lutzenberger, W., s. Rockstroh, B. 138, 140, *201*
Lutzenberger, W., s. Schandry, R. 138, *202*
Lyerly, S.B., Abbott, P.S. 719, *736*
Lykken, D.T. 107, 130, 142, 152, *194, 195*
Lykken, D.T., Tellegen, A., Thorkelson, K. 152, *195*
Lykken, D.T., s. Gruzelier, J.H. 173, *187*
Lynch, G. 242, *253*
Lynch, J.C., s. Mountcastle, V.B. 215, 230, *254*
Lynn, D.B., Sawrey, W.L. 57, *86*
Lynn, R. 115, *195*
Lynn, R., Eysenck, H.J. 150, *195*
Lynn, R., Hampson, S.L. 149, *195*
Lyons, H.A., s. Luparello, T. 164, *194*
Lyons, J. 866
Lysko, C. 151, *195*
Lysko, C., s. Schröder, J. 149, 150, *203*

Maas, J.W., Fawcett, J.A., Dekirmenjian, H. 32, *41*
Maas, J.W., s. Deleon-Jones, F. 32, *39*
MacAlpine, I., s. Hunter, R. 326, *335*
Maccagnani, G. 886, *912*
Maccoby, E.E., Jacklin, C.N. 297, *337*
Maccoby, E.E., Masters, J.C. 55, *86*

Maccoby, E.E., Wilson, W.C. 56, *86*
Maccoby, E.E., s. Sears, R.R. 55, 56, 59, 60, 61, 69, *88*
MacDonald, J.M. 396, *445*
MacDougall, J.M., s. Dembroski, T.M. 161, *182*
MacFarlane, P.W., s. Lorimer, A.R. 159, *194*
Mack, G., s. Ebel, A. 216, *249*
Mack, G., s. Vergnes, M. 216, *255*
MacLean, A.M., s. Maguire, G.P. 123, *195*
Macklin, D.B., s. Leighton, A.H. 718, *736*
Macklin, D.B., s. Leighton, D.C. 693, *708*
MacMahon, B., Pugh, T.F. 691, 702, *708*
MacMillan, A.M., s. Leighton, D.C. 693, *708*
Madanes Sojit, G. *383*
Maddi, S.R., s. Fiske, D.W. 113, *184*
Madsen, K.B. 119, *195*
Madsen, K.B., s. Berlyne, D.E. 143, *178*
Mävers, W., s. Kayser, H. *541*
Magaro, P.A. 172, *195*
Maggs, R., s. Coppen, A. 319, *333*
Magnusson, D. 470, *491*
Magnusson, D., s. Ekehammar, B. 123, *183*
Magoun, H.W., s. Moruzzi, G. 113, *197*
Maguelone de Perretti, E., s. Forest, G. 297, *334*
Maguire, G.P., Maclean, A.W., Aitken, R.C.B. 123, *195*
Mahl, G.F. 107, *195*
Mahler, M. 43, 46, 49, 50, 51, 52, 53, 54, 56, 58, 67, 80, *86*
Mahoney, M.J. 529, 530, *542*
Maier, S.F., s. Seligman, M.E.P. 505, *543*
Maier, W. 866
Maiers, W. 866
Mainka, G., s. Hörmann, H. 120, *189*
Mair, L. 748, *769*
Makang Ma Mbog, M. 717, *736*

Malan, D.H. 354, *383*
Maldiney, H. 834, *866*
Malinowski, B. 50, 56, *86*, 794
Mall, M., s. Hauswirth, R. 314, *335*
Mall-Haefeli, M. 261, 314, *337*
Mally, E. 623, *625*
Malmo, R.B. 114, 123, 124, 129, 158, 168, 170, *195*, 510, 523, *542*
Malmo, R.B., Belanger, D. 114, *195*
Malmo, R.B., Boag, T.J., Smith, A.A. 142, *195*
Malmo, R.B., Shagass, C. 152, 156, 170, *195*
Malmo, R.B., Shagass, C., Davis, F.H. *195*
Malmo, R.B., s. Shagass, C. 142, *203*
Malmos 129
Malmstrom, E.J., s. Koriat, A. 133, 138, 150, *191*
Malraux, A. 895, *912*
Malrieu, P., s. Anzieu, D. *379*
Mandel, A., Mandel, K.-H., Stadter, E., Zimmer, D. 534, *542*
Mandel, I.J., Bridger, W.H. 518, *542*
Mandel, I.J., s. Bridger, W.H. 518, 536, *539*
Mandel, K.-H., s. Mandel, A. 534, *542*
Mandel, M.R., s. Schwartz, G.E. 135, *203*
Mandel, P., s. Ebel, A. 216, *249*
Mandell, A.J., s. Segal, D.S. 322, *340*
Mandelzys, N., s. Stelmack, R.M. 150, *205*
Mandler, G. 166, *195*
Mandler, G., Kremen, I. 132, *195*
Mandler, G., Mandler, J.M., Uviller, E.T. 132, *195*
Mandler, G., Watson, L. 523, *542*
Mandler, J.M., s. Mandler, G. 132, *195*
Mangan, G.L. 151, *195*
Mangan, G.L., O'Gorman, J.G. 150, 151, *195*

Mangan, G.L., s. Siddle, D. 150, *204*
Mangan, G.L., s. White, K.D. 151, *209*
Mankoff, M. 557, *574*
Mannheim, H. 431, *445*
Mannoni, M. *825*
Manuck, S.B., s. Strupp, H.H. 164, *206*
Maran, O.F.P. 909, *912*
Marbach, E. *866*
Marcel, G. 846, *866*
Marchais, P. 833, 834, *866*
Marcotte, D.B., Kane, F.J., Obtist, P., Lipton, M.A. 314, *337*
Marcuse, H. 815
Marquard, O. 829, *866*
Maretski, T.W., s. Tseng, W.S. 727, *737*
Margerison, J.H., s. Anderson, W.M. 153, *177*
Margetts, E.L. 94, *195*
Margolese, M.S. 306, *337*
Margolin 156
Maricq, H.R., Edelberg, R. 173, *195*
Marie, P. 220, *253*
Marie, P., Bouttier, H., Bailey, P. 222, *253*
Marks, I. 124, *195*
Marks, I.M. 552, *574*
Marks, V., Bannister, R.G. 328, *337*
Marks, V., s. Coppen, A. 320, *333*
Marlie, P., s. Hecaen, H. 221, *251*
Maroc, J., s. Persky, H. 283, *338*
Marsden, C.D., s. Benson, D.F. 228, *248*
Marsella, A.J. 713, *736*
Marshal, A., s. Goldhammer, H. 370, *381*
Marshall, J.C., Fraser, T.R. 329, *337*
Marti, M., s. Blickenstorfer, E. 311, *332*
Martin, Grosz 128
Martin, B. 153, 169, *195*, 510, *542*
Martin, B., Sroufe, L.A. 123, 169, *195*
Martin, B.R., s. Prange, A.J. jr. 320, 321, *338*, *339*

Martin, C.J., s. Dudley, D.L. 128, 163, *182*
Martin, D.G. 527, *542*
Martin, I. 101, 102, 107, 139, *196*
Martin, I., Levey, A.B. 139, *196*
Martin, I., s. Venables, P.H. 107, *207*
Martin, J.P., s. Fink, L. 441, *444*
Martin, R.C., s. Brown, J.S. 503, *539*
Marty, 157
Marx, J.L. 323, *337*
Marx, K. 779, 786, 794
Marx, K., Engels, F. 592, *598*
Maschewsky, W. 477, *491*
Maslow, A.H. 834, *867*
Mason, E.A. 360, *383*
Mason, J.W. 111, 114, 117, 119, 124, 125, 144, 146, 147, *196*, 280, 282, 285, *337*
Massachusetts Court Clinics *446*
Masserman, J.H. 502, *542*
Massias, N. 94, *196*
Massonet, J., s. Hecaen, H. 223, *251*
Mastermann, M. *867*
Masters, J.C., s. Maccoby, E.E. 55, *86*
Masters, W.H., Johnson, V.E. 134, *196*
Masters, W.H., s. Kolodny, R.C. 306, *336*
Masterson, J. 49, 52, *86*
Masuda, M. 152, *196*
Masure, M.C., s. Hecaen, H. 225, 227, *251*
Mathers, J.A., Osborne, R.H., Degeorge, F.V. 152, *196*
Mathers, J.A.L., s. Osborne, R.H. 152, *199*
Mathews, A.M., s. Lader, M.H. 138, 154, 170, *192*
Mathiesen, T. 392, *446*
Matson, F.W. 98, *196*
Matthews, C., s. Havighurst, R.J. 663, 666, 673, *681*
Mattocks, A.L., s. Jew, C.C. 408, *445*
Mattson, B., s. Bäckström, T. 309, *331*
Matus, I. 151, *196*
Matussek, P. 2, 41, 832, *867*, 904, *912*

Mauch, G. 446
Mauch, G., Mauch, R. 414, 446
Mauch, R., s. Mauch, G. 414, 446
Maurel, H. 825
Mauss, M. 743, 751, 769
Mauss, M., s. Durkheim, E. 741, 768
Maxwell, A.E. 703, 708
May, E. 96, 196
May, J.R., s. Johnson, H.J. 94, 190
Mayer, H., Brosi, K., Scheibler, D., Hoffmann, M., Nussbickel, D. 123, 196
Mayer, H., Lolas, F. 142, 196
Mayer, H., s. Hüllemann, K.D. 161, 189
Mayer, H., s. Stanek, B. 142, 205
Mayer-Gross, W., s. Gruhle, H.W. 540
McAdam, D.W., Whitaker, H.A. 234, 253
McAdoo, W.G., see Spielberger, C.D. 205
McAlpine, W., s. Kennell, J. 360, 382
McCabe, S., s. Walker, N. 395, 416, 449
McCallum, W., Knott, J. 138, 196
McCann, S.M., s. Ojeda, S.R. 279, 338
McCarron, L.T. 172, 196
McCarthy, E.D., s. Gersten, J.C. 674, 680
McCarthy, E.D., s. Langner, T.S. 660, 674, 682
McClane, T.K., s. Prange, A.J. jr. 320, 339
McClane, T.K., s. Wilson, I.C. 319, 342
McClelland, D.C., s. Watt, N.F. 666, 679, 684
McClintock, F.H., see Bottoms, A.E. 429, 443
McClure, J.N., s. Pitts, F.N. 108, 200
McClure, J.N., s. Stern, J.A. 143, 171, 205
McClure, J.N. jr., s. Kashiwagi, T. 309, 336
McCord, I.H. 59, 60, 87
McCord, J. 661, 671,

McCord, J., s. McCord, W. 54, 55, 60, 87, 367, 383, 425, 446, 671, 682
McCord, W., McCord, J. 367, 383, 425, 446, 671, 682
McCord, W., McCord, J., Gudeman, J. 671, 682
McCord, W., McCord, J., Howard, A. 54, 60, 87
McCord, W., McCord, J., Verden, P. 55, 87
McCough, G.P., Austin, G.M., Liu, C.N., Liu, C.Y. 242, 253
McDermott, J.F., s. Tseng, W.S. 727, 737
McDonald, D.G., Carpenter, F.A. 138, 196
McDonald, D.G., s. Davidoff, R.A. 175, 182
McDonald, D.G., s. Waters, W.F. 139, 208
McDonald, R.H., s. Redmond, D.P. 165, 200
McDougall, C.E.A., s. Davidson, P.O. 150, 182
McFadden, E.R., s. Luparello, T. 164, 194
McFarland, R.A. 132, 196
McFarlane, J.W. 670, 682
McFarlane, J.W., Allen, L., Honzik, M.P. 383
McFie, J. 223, 238, 253
McFie, J., Percy, M.F., Zangwill, O.L. 223, 253
McGarry, A.L. 421, 446
McGarry, A.L., Kaplan, H.A. 417, 418, 446
McGarry, A.L., Parker, L.L. 417, 446
McGaugh, J.L., s. Breger, C. 529, 539
McGhie, A., Chapman, J. 25, 41
McGlone, J., Kertesz, A. 240, 253
McGrath, J.E. 119, 120, 122, 124, 125, 196
McGrath, J.J., s. Buckner, D.N. 112, 180
McGrath, P.G. 416, 446
McGuigan, F.J., Schoonover, R.A. 142, 196
McGuinness, D., s. Pribram, K.H. 117, 118, 136, 137, 139, 200

McGuire, W.J. 550, 551, 562, 565, 574
McGuire, W.J., s. Abelson, R.P. 555, 559, 572
McIlhany, M.L., Shaffer, J.W., Hines, E.A. 152, 196
McIntyre, M., Stein, D.G. 242, 253
McKeown, T., s. Reccord, R.G. 663, 682
McKinney, M.E., s. Gatchel, R.J. 172, 185
McKinney, W.T., s. Akiskal, H.S. 33, 38
McLean 129
McLean, A. 166, 196
McLean, P.D. 123, 129, 196
McLeod, 867
McLeod, P.G., s. Blanchard, E.B. 133, 179
McMahon, B., Pugh, T.F., Hutchinson, G.B. 348, 383
McNair, D.M., s. Lorr, M. 15, 40, 696, 708
McNeilly, A.-S., s. Mortimer, C.H. 301, 337
McReynolds, P. 106, 124, 196
McReynolds, W.T. 196
Mead, G.H. 774, 808
Mead, M. 48, 87, 753, 769
Means, J.H., DeGroot, L.J., Stanbury, J.B. 359, 383
Meares, R.A., s. Horvath, T.B. 150, 170, 173, 189
Meadows, J.C., s. Benson, D.F. 228, 248
Mecacci, L. 151, 197
Mecadows, J.C. 226, 253
Mechanic, D. 168, 197, 703, 708
Medert-Dornscheidt, G. 108, 149, 151, 161, 197
Medert-Dornscheidt, G., Myrtek, M. 149, 197
Medert-Dornscheidt, G., s. Myrtek, M. 153, 161, 198
Mednick, B., s. Mednick, S.A. 642, 682
Mednick, B.R. 675, 682
Mednick, S.A. 675, 682, 705, 708
Mednick, S.A., Schulsinger, F. 138, 142, 174, 197
Mednick, S.A., Schulsinger, F., Schulsinger, H. 706, 708

Mednick, S.A., Mura, E., Schulsinger, F., Mednick, B. 642, *682*
Mednick, S.A., s. Hutchings, B. 671, *681*
Meehl, P.E. 24, *41*
Mefferd, R. 153, *197*
Mefferd, R.B., Wieland, B.A. 153, *197*
Mefferd, R.B., s. Wieland, B.A. 153, *209*
Meichenbaum, D. 124, *197*, 529, 530, 534, *542*
Meichenbaum, D., Turk, D., Burstein, S. 124, *197*
Meijers, F.S. *446*
Meinefeld, W. 552, 569, *574*
Meinertz, J. 97, *197*
Melon, J., Houet, R. 365, *383*
Mende, W. 394, *446*
Mendels, J., Cochrane, C. 30, 31, *41*
Mendels, J., s. Carroll, B.J. 286, *333*
Mendlowitz, M., s. Vlachakis, N.D. 160, *208*
Mendlove, F.L. 53, *87*
Menne, F. 359, *383*
Menninger, 435
Menninger, W.C. 69, *87*
Menolascino, F.J., s. Eaton, L. 661, *680*
Mercier, A. *867*
Merleau-Ponty, M. 797, *809*, 841, 846, *867*
Merry, J., s. Griffiths, P.D. 306, *335*
Mersereau, G., s. Cormier, B. 405, 408, *443*
Merskey, H. 423, *446*
Mertens, W. 454, 455, 477, 479, 480, 481, 482, *491*
Merton, R.K. 772, 793, *809*
Merton, R., s. Parsons, T. 787, 793
Mess, B., s. Szentagothai, J. 275, *341*
Messinger, E., Apfelberg, B. 403, *446*
Messick, S.J., s. Gardner, R.W. 567, *573*
Mesulam, M.M., Waxman, S.G., Geschwind, N. 229, *253*
Metha, D., s. Itil, T.M. 320, *335*
Métraux, A. 846, *867*

Métraux, A., s. Graumann, C.F. 834, *859*
Metzger, W. 12, *41*
Meumann, E., s. Zoneff, P. 136, *210*
Meurer, B. 772, *809*
Meyer, 847
Meyer, A.E., s. Groen, J.J. 102, *191*
Meyer, A.E., s. Kerekjarto, M. von 164, *191*
Meyer, A.E., s. Othmer, E. 108, 149, *199*
Meyer, A.E., s. Weitemeyer, W. 158, *208*
Meyer, F. 892, *912*
Meyer, J.E. 313, 327, 331, *337, 867*
Meyer, J.-E., s. Lauter, H. 535, *542*
Meyer, M. de, s. Ferster, C.B. 528, *540*
Meyer, V., Cheser, S. 503, 528, *542*
Meyer-Abich, K.M. 98, *197*
Meyer-Bahlburg, H.F.L., Strohbach, H. 149, *197*
Meyer-Osterkamp, S., Cohen, R. 27, 28, *41*
Meyer-Osterkamp, S., s. Cohen, R. 172, *181*, 482, 489, 523, *539*
Meyers, A. 347
Meyerson, A., s. Svendsen, B.B. 435, *449*
Meyerson, A., Törnquist, K.-E. 435, *446*
Mezei, L., s. Walters, R.H. 64, *89*
Michael, C.M., Morris, D.P., Soroker, E. 667, 668, *682*
Michael, J., s. Schwarz, R. 838, *871*
Michael, S., s. Langner, T. 370, *383*
Michael, S.T., s. Langner, T.S. 119, 123, 166, *192*
Michael, S.T., s. Srole, L. 699, *709*
Michal-Smith, H., Hammer, E., Spitz, H. 70, *87*
Michaud, A., s. Stelmack, R.M. 150, *205*
Michaux, L. *383*
Michel, L., s. Groffmann, K.J. 100, *187*

Middendorf, W. 429, 431, *446*
Mielke, F., s. Mitscherlich, A. 476, *491*
Migeon, C.J., s. Bliss, E.L. 328, *332*
Mikiska, A., s. Kujalova, V. 281, 282, *336*
Miklich, D.R., s. Tal, A. 163, *206*
Milgram, S., s. Elmis, A.C. 63, *83*
Millar, W.M., s. Innes, G. 170, *190*
Miller, A.G. 571, *574*
Miller, D.R., Swanson, G.E. 61, *87*
Miller, D.T., Ross, M. 571, *574*
Miller, G.A., Galanter, E., Pribram, H.H. 458, *491*
Miller, G.A., Galanter, E., Pribram, K.H. 458, *491*, 499, *542*
Miller, G.A., Selfridge, J.A. 26, *41*
Miller, L.B., Dyer, J.L. 646, 675, *682*
Miller, L.H., Kastin, A.J., Sandman, C.A., Fink, M., Veen, W.J. van 324, *337*
Miller, L.H., s. Kastin, A.J. 323, 324, *336*
Miller, N., s. Kiesler, C.A. 551, 552, 567, *574*
Miller, N.E. 141, 157, *197*, 503, *542*
Miller, N.E., DiCara, L.V., Solomon, H., Weiss, J.M., Dworkin, B. 497, 503, *542*
Miller, N.E., s. Barber, T.X. 140, *177*
Miller, N.E., s. Dollard, J. 527, *539*
Millon, T. 566, *574*
Milne, H.B., s. Coppen, A. 314, *333*
Milner, B. 222, 227, 228, 234, 239, *253*
Milner, B., s. Jones-Gotman, M. 227, *252*
Milner, P.M. 94, 99, *197*
Milton, F., s. Stein, G. 311, *340*
Miluer, P., s. Olds, J. 34, *41*
Minicis, C. de, s. Argenta, G. 301, *331*

Minkowska, F. 886, 888, *912, 913*
Minkowski, E. *867*
Minsel, W.-R., Wielke, M. 527, *542*
Minsel, W.R., s. Dahme, B. 142, 153, *181*
Mintz, J., s. Luborsky, L. 153, *194*
Minuchin, P. 58, *87*
Mirsky, I.A. 72, 74, *87*
Mischel, W. 57, 58, *87*, 497, *542*
Mischel, W., Liebert, R.M. 63, *87*
Mishkin, D., s. Stein, D.G. *255*
Mishkin, M. 231, *253*
Mishkin, M., Vest, B., Waxler, M., Rosvold, H.E. 232, *253*
Mishkin, M., s. Goldman, P.S. 240, 244, *251*
Misiak, M., Sexton, V.S. 830, 841, 850, *867*
Mitchell, R. 726, *736*
Mitscherlich, A. 76, *87*, 99, 120, 156, 157, *197*, 849, *867*
Mitscherlich, A., Mielke, F. 476, *491*
Mittelman, Wolff 128
Mittelstrass, J. 792, *809, 867*
Moe, M., s. Christiansen, K.O. 412, *443*
Möbius 781
Möller, H.-J. 834, *867*
Möller, T., Thorsteinsson, G. 435, *446*
Mösseler, U., s. Dittrich, J. 161, *182*
Moffet, A., Ettlinger, G., Morton, H.B., Piercy, M. 231, *253*
Mohr, F. 879, 880, 881, *913*
Mohr, J.W. 426, *446*
Moldofsky, H., s. Garfinkel, P.E. 331, *334*
Mombour, W. 15, *41*, 463, 466, *491*
Mombour, W., s. Prince, R. 723, *736*
Monakow, C. von 220, 223, 224, 240, *253*
Monchaux, C. de, s. Dixon, J.J. 70, *83*
Monchaux, C. de, s. Sarason, I.G. 168, *202*

Money, J., Wiedeking, C., Walker, P.A., Gain, D. 296, *337*
Monnier, M. 112, *197*
Montagu, M.F.A. 357, *384*
Montgomery, I.M., s. Henderson, A.S. *382*
Montgomery, S., s. Coppen, A. 320, *333*
Monti, P.M., Brown, W.A., Corriveau, D.P. 306, *337*
Moore, C.R., Price, D. *337*
Moore, R.Y., Bjorklund, A., Stenevi, U. 241, *253*
Moos, R.H. 124, 166, *197*
Moos, R.H., Engel, B.T. 160, *197*
Moos, R.H., s. Doering, C.H. 153, *182*
Moos, R.H., s. Hamburg, D.A. 311, *335*
Moos, R.H., s. Kiritz, S. 166, *191*
Morais, J., Bertelson, P. 236, *253*
Mordkoff, A.M., s. Lazarus, R.S. 122, 153, *193*
Mordkoff, M., s. Speisman, J.C. 122, *204*
Moreau, T., s. Turkewitz, G. 133, 137, *207*
Morel 781, 792
Morf, G., s. Cormier, B. 405, 408, *443*
Morgan 114
Morgan, H.G., s. Cooper, B. 463, 489, 686, 698, *707*
Morgan, L.H. 750, *769*
Morgan, M.I., Ojemann, R.H. 351, *384*
Morgenthaler, F., s. Parin, P. 49, *87*, 741, 748, 757, *769*
Morgenthaler, W. 877, 881, 882, 883, 888, 889, 892, 894, 895, 902, *913*
Morice, R. 727, *736*
Moritz, K.P. 777
Mormont, C., s. Legros, J.J. 301, *337*
Mormont, C., s. Servais, J.F. 299, *340*
Morozow, G.V., Kalashnik, K.M. 397, *446*
Morris, C. 605, *625*
Morris, D.P., s. Michael, C.M. 667, 668, *682*

Morris, H.H. jr., Escoll, P.J., Wexler, R. *384*
Morris, L., s. Behrendt, W. 130, *178*
Morris, M.M., s. Udry, R.J. 317, *341*
Morris, N. 396, *446*
Morris, N., Hawkins, G. 393, *446*
Morrish, R.B., s. Siddle, D. 150, *204*
Morrison, D.E., Henkel, E. 687, *708*
Mortimer, C.H., McMeilly, A.-S., Fisher, R.A., Murray, M.A.F., Besser, G.M. 301, *337*
Morrow, M.W., s. Brown, J.S. 503, *539*
Morton, H.B., s. Moffet, A. 231, *253*
Moruex, R., s. Chazot, G. 320, *333*
Moruzzi, G., Magoun, H.W. 113, *197*
Moser, C.A., Kalton, G. 703, *708*
Moser, T. 403, *446*
Moses, L.E., s. Goldzieher, J.W. 314, *334*
Moss, H., s. Lacey, J. 115, *192*
Moss, H.A., Kagan, J. 672, *682*
Moss, H.A., s. Kagan, J. 47, 54, 57, 60, *85*, 659, 672, *681*
Mosso, A. 94, *197*
Mostofsky, D.I. 112, *197*
Mountcastle, V.B. 215, 230, *253*
Mountgastle, V.B., Lynch, J.C., Georgopoulos, A., Sakata, H., Acuna, A. 215, 230, *254*
Mountjoy, C.Q., Price, J.S., Weller, M., Hunter, P., Hall, R., Dewar, J.-H. 320, *338*
Mowbray, R., s. Grounds, D. 314, *335*
Mowrer 157
Mowrer, O.H. 64, *87*
Mowrer, O.H., Mowrer, W.M. 524, *542*
Mowrer, W.M., s. Mowrer, O.H. 524, *542*
Mucielli, R. *867*

Mühlmann, W.E. 744, 745, 749, 769
Müller, C. 80, 87, 820, 825
Müller, C., s. Ciompi, L. 374, 381
Mueller, G.O.W. 398, 446
Müller, J. 94, 197
Müller, L., s. Kerekjarto, M. von 164, 191
Müller, M. 2, 41
Müller, M., s. Gruhle, H.W. 540
Müller, S., s. Brähler, E. 158, 179
Müller, W. 867
Müller-Limmroth, W., s. Strasser, H. 142, 206
Müller-Suur, H. 22, 41, 867, 887, 902, 913
Müller-Suur, H., s. Broekman, J.M. 854
Müller-Thalheim, W.K. 888, 913
Mulder, G. 94, 197
Mullahy, P. 55, 87
Mulligan, G., Douglas, J.W.B., Hammond, W.A., Tizard, J. 366, 384
Mumford, J.M., Newton, A.V., Ley, P. 150, 197
Munk, H. 224, 254
Munoz, R., s. Feighner, J.P. 693, 707
Munson, P.A., s. Kiesler, C.A. 559, 568, 569, 570, 571, 574
Mura, E., s. Mednick, S.A. 642, 682
Murawski, B.J., Jones, K.J. 151, 197
Murawski, B.J., s. Fox, H.M. 152, 185
Murdock, G.P. 720, 736
Murdock, G.P., Ford, C.S., Hudson, A.E., Kennedy, R., Simmons, L.W., Whiting, J.W.M. 720, 736
Murphy, G.E., s. Robins, L.N. 677, 683
Murphy, H.B.M. 716, 736
Murphy, I.C., s. Tong, J.E. 123, 175, 207
Murphy, J., s. Hussain, M.Z. 314, 335
Murphy, J.M., Leighton, A.H. 714, 736

Murphy, J.M., s. Leighton, A.H. 718, 736
Murphy, K.B.M. 715, 736
Murray, E.L., s. Giorgi, A. 859
Murray, E.N., s. Katkin, E.S. 139, 191
Murray, H.A. 142, 197
Murray, M.A.F., s. Mortimer, C.H. 301, 337
Musgrave, A., s. Lakatos, J. 835, 865
Mussen, P.H. 58, 87
Mussen, P.H., Rutherford, E. 56, 87
Mussen, P.H., s. Livson, N. 62, 86
Mussen, P.H., s. Sewell, W.H. 69, 88
Mussen, P.H., s. Thurston, J.R. 69, 89
Myers, J.K., s. Paykel, E.S. 353, 384, 702, 708
Myrtek, M. 101, 108, 134, 143, 149, 151, 152, 164, 197, 198
Myrtek, M., Frommelt, P. 123, 198
Myrtek, M., König, K. 109, 151, 198
Myrtek, M., Medert-Dornscheidt, G., König, F., Fahrenberg, J., Kutzner, P. 153, 161, 198
Myrtek, M., Walschburger, P., Kruse, G. 123, 198
Myrtek, M., s. Fahrenberg, J. 134, 153, 184
Myrtek, M., s. Medert-Dornscheidt, G. 149, 197

Näätänen, R. 113, 139, 198
Nadjarov, R.A., s. Serebriakova, Z.N. 347, 385
Naftulin, D.H., s. Busk, J. 142, 180
Napalkov, A.V. 503, 542
Nasaghi, M., s. Sartorius, N. 731, 736
Nardi, A.H., s. Baltes, P.B. 653, 680
Nasse, F. 94, 198
Natanson, M. 827, 832, 867
Naumann, E., s. Baumann, R. 159, 160, 177
Naumburg, M. 887, 913

Navratil, L. 877, 887, 888, 897, 900, 903, 905, 906, 907, 908, 909, 910, 913
Navratil, L., s. Bader, A. 877, 878, 899, 905, 906, 911
Neal, J.M., s. Davison, G.C. 489
Neale, J.M., s. Borinsky, M. 173, 179
Neary, R.S., Zuckerman, M. 150, 198
Nebergall, R.E., s. Sherif, C.W. 563, 575
Nebylicyn, V.D., s. Teplov, B.M. 111, 150, 151, 206
Nebylitsyn, V.D. 94, 150, 198
Nebylitsyn, V.D., Gray, J.A. 111, 150, 151, 198
Negt, O., Kluge, A. 594, 598
Nelson, M., s. Kiloh, L.G. 30, 40
Nemiah 157
Nerlich, G.C. 607, 625
Nesselroade, J.R., s. Baltes, P.B. 633, 680
Netter-Munkelt, P., s. Othmer, E. 108, 149, 199
Neufeld, R.S., s. Davidson, P.O. 134, 182
Neumann-Schönwetter, M., s. Gottschalch, W. 746, 768
Neville, Y., s. Isaacs, B. 694, 707
Newcomb, T.M. 565, 574
Newcomb, T.M., s. Abelson, R.P. 555, 559, 572
Newcombe, F. 227, 254
Newman, P.L. 763, 769
Newton, A.V., s. Mumford, J.M. 150, 197
Nichols, C.R., s. Nowlin, J.B. 142, 198
Nicol, G.C., s. Herzberg, B. 314, 335
Nicotero, J., s. Shapiro, A.P. 152, 204
Niederer, W. 277, 338
Nielsen, T.C., Petersen, K.E. 150, 198
Nikula-Baumann, L. 313, 338
Nilsson, L., Sölvell, L. 314, 338
Nisbett, R., Schachter, S. 130, 198
Nisbett, R.E., Valin, S. 571, 574

Nisbett, R.E., s. Jones, E.E. 570, *574*
Nisbett, R.E., s. London, H. 130, *194*
Nishibuko, M., s. Hatotani, N. 319, *335*
Niswander, K., Gordon, M. 631, *682*
Nitsch, J.R., Udris, I. 142, *198*
Nitschke, A. *867*
Noack, H. *867*
Noble, R., Lader, M.H. 172, *198*
Nockton, R., s. Kastin, A.J. 323, *336*
Nöcker, J., s. Roskamm, H. *201*
Noffke, H.U. 123, *198*
Noguera, R., s. Coppen, A. 319, *333*
Nonneman, A.J., s. Isaacson, R.L. 242, *251*
Noreau, J.J. 727, *736*
Noreik, K., s. Anchersen, P. 435, *442*
Noreik, K., s. Svendsen, B.B. 435, *449*
North, W.R.S., s. Patel, C. 165, *199*
Norton, A. 704, *708*
Norwood, H.V.H. de B., s. East, W. 413, *444*
Nott, P.N., Franklin, M., Armitage, C., Gelder, M.G. 311, *338*
Nottebohm, F. 240, *254*
Novalis 777
Nowakowska, M. 602, *625*
Nowlin, J.B., Eisdorfer, C., Bogdonoff, M.D., Nichols, C.R. 142, *198*
Nussbickel, D., s. Mayer, H. 123, *196*
Nusselt, L., s. Legewie, H. 132, 141, *193*, 503, 521, 537, *542*
Nuttin, J. *867*
Nuttin, J.R. 496, 538, *542*

Oaks, M. 314, 317, *338*
O'Brien, C.P., s. Persky, H. 306, *338*
Obrist, P.A. 136, *198*
Obrist, P.A., Black, A.H., Brener, J., DiCara, L.V. 153, *198*

Obrist, P.A., s. Lawler, K.A. 136, 142, *193*
Obtist, P., s. Marcotte, D.B. 314, *337*
Ochi, Y., s. Takahashi, S. 320, *341*
O'Connor, D.J. *867*
O'Connor, J.F., s. Karusch, A. 72, *85*
O'Connor, T. *867*
Odegaard, O. 713, 734, *736*
Oden, M.H. 678, *682*
Oden, M.H., s. Terman, L.M. 660, 663, 678, *684*
O'Donnell, J.A., Voss, H.L., Clayton, R.R., Slatin, G.T., Room, R.G. 639, *682*
Öhman, A. 137, *198*
Östberg, O., s. Horne, J.A. 150, 153, *189*
Offer, D., Sabshin, M. 832, *867*
O'Gorman, J.G. 133, 137, 138, 150, *198*
O'Gorman, J.G., s. Mangan, G.L. 150, 151, *195*
Ohly, J.I., s. Shader, R.J. *340*
Ohtsuka, H., s. Ishikawa, H. 161, *190*
Ojeda, S.R., Harma, P.G., McCann, S.M. 279, *338*
Ojemann, G.A., Blick, K., Ward, A. jr. 236, *254*
Ojemann, R.H., s. Morgan, M.I. 351, *384*
Oken, D. 124, *198*
Olbrich, E., s. Averill, J.R. 124, *177*
Olds 117
Olds, J., Miluer, P. 34, *41*
Oleinick, M., Bahn, A., Eisenberg, L., Lilienfeld, A. 360, *384*
Oltman, P., s. Cohen, H.D. 163, *181*
O'Malley, J. 831, *868*
Oman, M., s. Favazza, A.R. 716, 734, *735*
O'Neal, E., s. Behrendt, W. 130, *178*
O'Neal, P., s. Robins, L.N. 676, *683*
Opler, M.K., s. Srole, L. 699, *709*
Opmeer, C.H.J.M., Krol, J.P. 142, *198*

Oppel, W.C., s. Wiener, G. *386*
Oppenheim, A.N. 552, *575*
Oppitz, M. 757, *769*
Opra, J.P. jr., s. Liebert, R.M. 64, *86*
Opton, E., s. Lazarus, R. 124, 130, 168, *193*
Opton, E., s. Lazarus, R.S. 102, *193*
Opton, E.M., Averill, J.R. 103, *199*
Opton, E.M., Lazarus, R.S. 122, 124, *199*
Opton, E.M., s. Averill, J.R. 102, 122, 130, *177*
Opton, E.M., s. Lazarus, R.S. 121, 122, *193*
Opton, E.M., s. Weinstein, J. 124, 132, *208*
Orban, P. 598
Organisation Mondiale de la Sante 371, 372, *384*
Orgass, B., s. Poeck, K. 224, *254*
Orlansky, J. 142, *199*
Orley, J.H. 718, *736*
Orme, J.E. 699, *708*
Orne, M.T. 550, 553, 568, *575*
Orne, M.T., Thackray, R.I., Paskewitz, D.A. 142, *199*
Orr, W.C., Ies, N.K. *199*
Orr, W.C., Stern, J.A. 133, 137, *199*
Orr, W.C., s. Anch, M. 161, *177*
Orth, E.W. 831, 842, 843, *868*
Orth, O.S., s. Akert, K. 244, 246, *248*
Osborne, R.H., DeGeorge, F.V., Mathers, J.A.L. 152, *199*
Osborne, R.H., s. Mathers, J.A. 152, *196*
Osgood, C.E. 457, *491*
Osgood, C.E., Suci, G.J., Tannenbaum, P.H. 551, 552, *575*
Osler, S.F., s. Lazarus, R.S. 510, *542*
Osselton, J.W., s. Cooper, R. 107, *181*
Oster, P.J., Stern, J.A., Figar, S. 115, 137, *199*
Ostfeld, A.M. 157, *199*

Ostfeld, A.M., D'Atri, D.A. 142, 166, *199*
Othmer, E., Netter-Munkelt, P., Golle, R., Meyer, A.E. 108, 149, *199*
Ottenjahn, R., s. Demling, L. 163, *182*
Otto, E., Weber, H. 142, *199*
Ottomeyer, K. 482, *491*
Outram, D.H., s. Coppen, A. 314, *333*
Overall, J.E., Hollister, L.E., Johnson, M., Pennington, V. 30, *41*
Overton, D.A., s. Shagass, C. 142, *203*
Owen, F.W. 163, *199*
Owens, T.J. 868

Paccagnella, B., s. Johnson, E. 120, *190*
Pacaud, S. 376, *384*
Paci, E. *868*
Paige, K.E. 309, *338*
Paillard, J. 94, 107, *199*
Pallie, W., s. Witelson, S.F. 234, *256*
Palmai, G., Blackwell, B. 171, *199*
Panse, F. 376, *384*
Papçun, G., Krashen, S., Terbeek, D., Remington, R., Harshman, R. 235, *254*
Papez 129
Parad, H.J. 356, *384*
Parent, M. 314, *338*
Parin, P. *87*
Parin, P., Morgenthaler, F., Parin-Matthèy, G. 49, *87*, 741, 748, 757, 769
Parin-Matthèy, G., s. Parin, P. 49, *87*, 741, 748, 757, 769
Parker, L.L., s. McGarry, A.L. 417, *446*
Parkes, C.M. 166, *199*, 702, 703, *708*
Parkinson, P., s. Taggart, P. *206*
Parks, A., s. Cutrow, R.J. 142, *181*
Parson, O.A., s. Lovallo, W. 175, *194*
Parsons, I. 756, *769*
Parsons, O.A., s. Holloway, F.A. 142, 175, *189*
Parsons, T. 498, *543*, 837, *868*

Parsons, T., Merton, R. 787, 793
Pasamanick, B., Knobloch, H. 358, *384*
Pasamanick, B., Rogers, M.E., Lilienfeld, A.M. 690, *708*
Pascal, B. *868*
Paskewitz, D.A., s. Orne, M.T. 142, *199*
Pasquarelli, Bull 128
Passow, A. *384*
Patel, C., North, W.R.S. 165, *199*
Patkai, P., Frankenhäuser, M. 282, *338*
Patrick, J.R. 521, 522, *543*
Patridge, R. 416, *446*
Patterson, C.D., s. Itil, T.M. 320, *335*
Patterson, M.M., s. Thompson, R.F. 107, *207*
Patterson, T. 173, *199*
Patuxent Institution *446*
Patzig, G. *868*
Paul, G.L. 538, *543*
Pauleikhoff, B. *868*
Pawlik, K. 112, *199*, 473, *491*
Pawlik, K., Cattell, R.B. 114, *199*
Pawlow 111, 115, 150, 151, 157
Pawlow, I.P. 501, 502, *543*
Payk, T.R. 9, *41*
Paykel, E.S. 30, *41*, 702, *708*
Paykel, E.S., Myers, J.K., Dienelt, M.N. 353, *384*
Paykel, E.S., Myers, J.K., Dienelt, M.N., Klerman, G.L., Lindenthal, J.J., Pepper, M.P. 702, *708*
Paykel, E.S., Prusoff, B.A., Myers, J.K. 702, *708*
Paykel, E.S., s. Jacobs, S.C. *382*
Pažanin, A. 832, *868*
Peck, H.B., Kaplan, S.R., Roman, M. 370, *384*
Peeke, H.V.S., Herz, M.J. 115, 137, *199*
Peet, M., s. Coppen, A. 320, *333*
Peirce, C.S. *868*
Peller, L.E. 583, *598*
Penfield, W., Roberts, L. 212, 241, *254*
Penick, S., s. Luborsky, L.L. 166, *194*

Pennington, V., s. Overall, J.E. 30, *41*
Penrose, L.S. 400, *446*
Pepper, M.P., s. Paykel, E.S. 702, *708*
Percy, M.F., s. McFie, J. 223, *253*
Perdue, O., Spielberger, C.D. 64, *87*
Perlman, S.M. 294, *338*
Perloff, D.B., s. Sokolow, M. 160, *204*
Pernov, L.G., s. Kryshova, N.A. 152, *192*
Perret, E. 94, *199*
Perrez, M. 834, *868*
Perrot, L.A. *868*
Perse, J., s. Pichot, P. 69, *87*
Persky, H., Maroc, J., Conrad, E., Breeijen, A. den 283, *338*
Persky, H., O'Brien, C.P., Fine, E., Howard, W.J., Khan, M.A., Beck, R.W. 306, *338*
Persky, H., Smith, K.D., Basu, G.K. 151, *199*
Persky, H., Zuckerman, M., Curtis, G.C. 151, *199*
Persky, H., s. Basowitz, H. 120, 123, *177*
Persky, H., s. Zuckerman, M. 171, *210*
Pescetto, G. 314, 318, *338*
Peskin, H., s. Livson, N. 58, *86*, 670, *682*
Pestalozzi 777
Petermann, F. 153, *199*, 484, *491*, 538, *543*
Petermann, F., s. Kirchner, F. 478, 479, *490*
Peters, U.H. 13, *41*
Petersen, K.E., s. Nielsen, T. 150, *198*
Petersen, P. 314, 315, *338*
Petersen, R., s. Kayser, H. *541*
Peterson, D.R., s. Becker, W.C. 59, *82*
Peterson, M.R., s. Torrey, F. 713, *737*
Pethö, B. *868*
Peto, A. 585, *598*
Peto, J., s. Brown, G.W. 702, 703, *707*
Petri, H. 747, *769*

Petric, J. 404, *446*
Petrilli, A.J., s. Tourney, G. 306, *341*
Petrinovitch, L., Carew, T.J. 243, *254*
Peursen, C.A. van *868*
Pfäfflin, M., s. Semmer, N. 537, *543*
Pfänder, A. 94, *199, 868*
Pfaff, D.W. 322, *338*
Pfeiffer, C.A. 289, *338*
Pfeiffer, R.A. *384*, 886, *913*
Pfeiffer, W.M. 742, 763, *769*
Pfister-Ammende, M., s. Zwingman, C. 715, *737*
Pflanz, M. 78, *87*, 157, 159, *199*, 695, 704, *708*
Pflanz, M., s. Groen, J.J. 102, *187*
Pflug, B., Erikson, R., Johnsson, A. 32, 34, *41*
Pfund, T., s. Hauswirth, R. 314, *335*
Philipps, C.G. 230, *254*
Phillipps, J.H. 583, *598*
Phillips, J.S., s. Kanfer, F.H. 473, *490*
Phillipson, H., s. Laing, R.D. 619, *625, 825*
Phoenix, C.H., s. Eaton, G.G. 289, *333*
Phoenix, C.H.H., Goy, R.W., Young, W.C. 289, 291, *338*
Piaget, J. 831, 842, *868*
Piattelli 815
Pichot, P., Perse, J. 69, *87*
Pichot, P., s. Kendell, R.E. 22, *40*
Pick, A. 221, 223, *254*
Pickenhain, L. 458, 459, *491*
Piekarski, C., s. Eiff, A.W. von 159, *183*
Pieper, A. *868*
Pieper, R., s. Eberlein, G.L. 863, 837, *856*
Pierce, J., s. Havighurst, R.J. 663, 666, 673, *681*
Piercy, M. 237, *254*
Piercy, M., s. Moffet, A. 231, *253*
Piers, E.V., Kirchner, E.P. 150, *199*
Pilot, H., s. Adorno, W.T. 782, 793, *807*
Pilowsky, I., Levine, S., Boulton, D.M. 30, *41*

Pinatel, J. 392, 393, 403, 405, *446*
Pinderhughes, C.A., s. Gundry, R.K. 163, *187*
Pinel 457
Pinel, P. 524, *543*, 778, 787, *809*
Pinkerton, P. 167, *199*
Pinkerton, P., Weaver, C.M. 163, *199*
Pintler, M.H., s. Sears, R.R. 57, *88*
Pirella, A. 804, 805, *809*
Pirke, K.M., s. Doerr, P. 306, *333*
Pitts, F.N., McClure, J.N. 108, *200*
Place, U.T. *868*
Platzer, H., s. Strasser, H. 142, *206*
Plaum, E. 24, *41*
Plessner, H. 794, *809, 868*
Plog, S.C., Edgerton, R.B. *868*
Plog, U., s. Dörner, K. 800, 807, *808*
Plokker, J.H. 890, 901, *913*
Ploog, D. 506, *543*
Plomin, R. *200*
Plotnikoff, N.P., Prange, A.J. jr., Breese, G.R., Anderson, M.S., Wilson, I.C. 321, *338*
Plotnikoff, N.P., Prange, A.J. jr., Breese, G.R., Wilson, I.C. 321, *338*
Plotnikoff, N.P., s. Breese, G.R. *332*
Plotnikoff, N.P., s. Prange, A.J. jr. 321, *338*
Plügge 125, 157
Plügge, H. 841, 846, *869*
Plum, F., Posner, J.B. 229, *254*
Plutchik, R. 111, 127, 130, *200*
Plutchik, R., Ax, A.F. 130, *200*
Poeck, K., Orgass, B. 224, *254*
Pöggeler, O. *869*
Pöldinger, W. 371, 372, *384*
Pöldinger, W., s. Angst, J. 38
Pörksen, N. 782, *809*
Pohlen, M. *869*
Pohlmeier, H., Biefang, S. *869*

Polak, P., s. Williams, W.V. 344, 363, *386*
Polani, P.E., s. Griffiths, P.D. 306, *335*
Polanyi, M. *869*
Polio, H.R. *869*
Pollak, E.I., Sachs, B.D. 289, *338*
Pollak, P., s. Korger, E.M. *864*
Polvan, N., s. Itil, T.M. 320, *335*
Pongratz, J. *869*
Pongratz, L.J. 96, 101, *200*, *869*
Poplawsky, A., s. Johnson, D.A. 245, *252*
Poppelreuter, W. 223, *254*
Popper, K. 454, *491*
Popper, K., s. Adorno, W.T. 782, 793, *807*
Popper, K.R. 830, 834, *869*
Popper, K.R., Eccles, J.C. 96, *200*, 830, *869*
Poranen, A., s. Hyvarinen, J. 215, 230, *251*
Porges, S.W. 136, *200*
Porter, R., s. Reuck, A.V.S. de 399, *447*, 733, *735*
Portmann, A. *869*
Posner, J.B., s. Plum, F. 229, *254*
Post, R.M., s. Carman, S.J. 326, *333*
Powell, T.P.S. 214, *254*
Power, R.P., Thompson, W.T. 150, *200*
Powers, E., Witmer, H. 367, *384*, 671, *682*
Praag, H.M. van 32, *41*
Prange, A.J. jr. 319, 320, 322, *338*
Prange, A.J. jr., Breese, G.R., Cott, J.M., Martin, B R , Cooper, B.R., Wilson, I.C., Plotnikoff, N.P. 321, *338*
Prange, A.J. jr., Breese, G.R., Jahnke, G.D., Martin, B.R., Cooper, B.R., Cott, J.M., Wilson, I.C., Alltop, L.B., Lipton, M.A. *338*
Prange, A.J. jr., Wilson, I.C. 320, *339*
Prange, A.J. jr., Wilson, I.C., Breese, G.R., Lipton, M.A. 322, *339*

Prange, A.J. jr., Wilson, I.C., Knox, A., McClane, T.K., Breese, G.R., Martin, B.R., Alltop, L.B., Lipton, M.A. 320, *339*
Prange, A.J. jr., Wilson, I.C., Knox, A., McClane, T.K., Lipton, M.A. 320, *339*
Prange, A.J. jr., Wilson, I.C., Lara, P.P., Alltop, L.B., Breese, G.R. 320, *339*
Prange, A.J., Wilson, I.C., Lara, P.P., Wilber, J.F., Breese, G.R., Alltop, L.B., Lipton, M.A., Hill, C. *339*
Prange, A.J. jr., Wilson, I.C., Rabon, A.M., Lipton, M.A. 319, *339*
Prange, A.J., s. Wilson, I.C. 320, *342*
Prange, A.J. jr., s. Breese, G.R. 321, *332*
Prange, A.J. jr., s. Coppen, A. 319, *333*
Prange, A.J. jr., s. Lipton, M.A. *337*
Prange, A.J. jr., s. Plotnikoff, N.P. 321, *338*
Prange, A.J. jr., s. Wilson, I.C. 319, 320, *342*
Preble, E., s. Kardiner, A. 740, *768*
Premack, D. 217, *254*
Presidents commission on law enforcement and administration of justice. Task Force Report *446*
Pribram, H.H., s. Miller, G.A. 458, *491*
Pribram, K.H., McGuinness, D. 117, 118, 136, 137, 139, *200*
Pribram, K.H., s. Miller, G.A. 458, *491*, 499, *542*
Price, D., s. Moore, C.R. 275, *337, 339*
Price, J.S., s. Mountjoy, C.Q. 320, *338*
Price, K.P. 140, 165, *200*
Price-Williams, D.R. 734, *736*
Prince, R., Mombour, W. 723, *736*
Prinzhorn, H. 877, 878, 880, 881, 883, 884, 885, 886, 887, 888, 889, 890, 891, 892, 894, 895, 896, 901, 902, *913*

Prjeszz, B., s. Begleiter, H. *178*
Proctor, L.R., s. Holzman, P.S. 173, *189*
Proshansky, H., s. Harding, J. 550, *573*
Prokasy, W.F., Kumpfer, K.L. 139, *200*
Protti, M. 846, *869*
Provan, G., s. Lorimer, A.R. 159, *194*
Provence, S., Lipton, R.C. 360, *384*
Prütter, K. *869*
Prusoff, B.A., s. Jacobs, S.C. *382*
Prusoff, B.A., s. Paykel, E.S. 702, *708*
Pryse-Davies, J., s. Grant, E.C.G. 314, *335*
Pugh, T.F., s. MacMahon, B. 691, 702, *708*
Pugh, T.F., s. McMahon, B. 348, *383*
Purcell, K., Weiss, J.H. 164, *200*

Quekelberghe, R. von 529, 530, *543*
Quint, H. 73, *87*, 156, 158, 159, *200*
Quint, H., Ecker, M. 161, *200*
Quinton, D., s. Rutter, M.L. 677, *683*

Raab, W., Krzywanek, H.J. *200*
Rabon, A.M., s. Prange, A.J. jr. 319, *339*
Rabon, A.M., s. Wilson, I.C. 319, *342*
Racamier, P.C. 80, *87*, 814, 818, 821, *825*
Rachman, S. 502, *543, 869*
Rachman, S., Bergold, J. 503, 504, *543*
Rad, M. von *869*
Radcliffe-Brown, A. 794
Radnitzky, G. 833, *869*
Rafaelsen, O.J., s. Bolwig, T.G. 171, *179*
Ragozzino, D. 410, *446*
Rahe, R.H., Rubin, R.T., Arthur, R.J. 153, *200*
Rahe, R.H., s. Gunderson, E.K. 166, *187, 690, 707*

Rahe, R.H., s. Holmes, T.H. 123, 166, *189*
Rahe, R.H., s. Liljefors, I. 152, *193*
Rainer, A. 895, *913*
Raisman, G., Field, P.M. 241, *254*
Ramier, A.-M., Hecaen, H. 227, *254*
Ramier, A.-M., s. Hecaen, H. 225, *251*
Ramsay, R.W. 150, *200*
Rank, O., Sachs, H. 583, *598*
Ransom, C., s. Sluzki, C.E. 613, *625*
Rapaport, D. 65, 66, 67, 68, *87*
Rapaport, L. *384*
Rapaport, V. *384*
Rappaport, M., Hopkins, H.K., Hall, K., Belleza, T., Hall, R.A. 172, *200*
Rappeport, J. 409, *446, 447*
Rasch, W. 415, *447*
Rascovic, J. *825*
Raskin, A. 31, *41*
Raskin, D.C. 170, 171
Raskin, D.C., Kotes, H., Bever, J. 137, *200*
Raskin, D.C., s. Barland, G.H. 142, *177*
Raskin, M. 142, *200*
Raskin, M., Rondevstedt, J.A., Johnson, G. 171, *200*
Raspé, G. 427, *447*
Rassek, M., s. Herrmann, H.J.M. 160, *188*
Raszinowicz, L., Wolfgang, M.E. 392, *446*
Rath, F. *869*
Rather, I. *869*
Rau, J.H., s. Green, R.S. 330, *335*
Rau, K., Green, R.S. 330, *339*
Rau, L., s. Hatfield, J.S. 55, *85*
Rau, L., s. Sears, R.R. 56, 57, *88*
Rau, L., s. Winder, C.L. 55, *89*
Rauche, G.A. *869*
Rauchfleisch, R., s. Benedetti, G. *83*
Rauchfleisch, U., s. Battegay, R. 11, 12, *38*

Rauchfleisch, U., s. Benedetti, G. 83
Rausch, H.L. 28, *41*
Ravden, M., s. Banister, H. 53, *82*
Ray, W.J., s. Stern, R.M. 205
Rayner, R., s. Watson, J.B. 502, *544*
Read, D., s. Tuddenham, R.D. 670, *684*
Read, K.E. 754, *769*
Rebar, R., s. Gold, P.W. 322, *334*
Reccord, R.G., McKeown, T., Edwards, J.H. 663, *682*
Rechnitzer, P.A., s. Howard, J.H. 161, *189*
Redl, F., Wineman, D. 59, *87*
Redler 815
Redlich, F., s. Hollingshead, A.B. 463, *490*
Redlich, F.C. 693, *708*
Redlich, F.C., s. Hollingshead, A.B. 350, 370, *382*, 694, *707*
Redlin, W. 510, *543*
Redlin, W., s. Gottwald, P. 510, *540*
Redmond, D.P., Gaylor, M.S., McDonald, R.H., Shapiro, A.P. 165, *200*
Reenpää, Y. 96, *200*, *869*
Reese, W.G., Sundermann, R.H., Galbrecht, C.R., Dykman, R. 142, *200*
Reeve, G.H., s. Lowrey, L.G. 53, 59, *86*
Regan, D.T., Totten, J. 571, *575*
Reich, A. 67, *87*
Reich, W. 66, 69, *87*
Reichenmiller, H.E., s. Reinhard, U. 161, *201*
Reicher, J.W. 413, *447*
Reichlin, S., s. Jackson, I.M.D. 321, *335*
Reid, D.D. 700, 705, *709*, *869*
Reid, J.E., Inbau, F.E. 142, *200*
Reid, J.E., s. Inbau, F.E. 102
Reik, T. 584, *598*
Reil, J.C. 94, *200*
Reilly, J.R., s. Diethelm, O. 279, *333*
Reimann, H., s. Häfner, H. 370, *382*
Reindell, H., s. Roskamm, H. *201*
Reinert, G., s. Brandstaetter, J. *854*
Reinery, G., s. Reinhard, U. 161, *201*
Reinhard, U., Reichenmiller, H.E., Reinery, G. 161, *201*
Reinhart, G., s. Wershow, H.J. 168, *209*
Reininger, R. 96, *201*
Reinisch, J.M. 289, *339*
Reiser, M.F. 72, *87*
Reiser, M.F., s. Weiner, H. 160, *208*
Reitz, C., s. Robitscher, J. 396, *447*
Rèja, M. 880, 881, 886, *914*
Remington, R., s. Papçun, G. 235, *254*
Renfordt, E., s. Busch, H. 9, *38*
Rennert, H. 886, 895, *914*
Rennie, T.A.C., s. Srole, L. 699, *709*
Renzi, E. de 226, 227, 234, *249*
Renzi, E. de, Faglioni, P., Scotti, G. 225, *249*
Renzi, E. de, Scotti, G., Spinnler, H. 225, *249*
Renzi, E. de, s. Basso, A. 220, *248*
Rescher, N. 623, *625*
Resnik, H.L.P., Wolfgang, M.E.V. 426, *447*
Resvold, H.E., s. Divac, I. 237, *249*
Reuck, A.V.S. de, Porter, R. 399, *447*, 733, *735*
Revers, W.J. *869*
Rèvèsz, G. 890, *914*
Rheinberg, F., s. Sorgatz, H. 135, *204*
Rheingold, N.L. 55, *87*
Rhue, T., s. Brodie, H.K.G. 306, *332*
Rhymer, R.M., s. Cattell, R.B. 153, *180*
Ribble, M.A. 51, *88*
Rice, D.G., s. Lang, P.J. 117, 129, *192*
Rich, E.S., s. Vachon, L. 165, *207*
Richards, D.H., s. Beumont, P.J.V. 309, *332*
Richardson, W.J. *869*
Richman, R.J. 498, *543*
Richmond, J.B., s. Lipton, E.L. 152, *194*
Richou, H., Hug, R. 314, *339*
Richter, H.E. 17, *41*, 77, 78, 88, 608, *625*
Richter-Heinrich, E., Knust, U., Lori, M., Sprung, H. 142, 160, 165, *201*
Richter-Heinrich, E., Knust, U., Sprung, H., Schmidt, K.H. *201*
Ricoeur, P. 577, *598*, 834, *869*, 870
Rider, R.V., s. Wiener, G. 386
Rieger, W., s. Robitscher, J. 396, *447*
Riese, W. *870*
Riesman, D. 793
Riesman, D., Glaser, N., Denney, R. 57, *88*
Righetti, D. 895, *914*
Rihl, J. 136, *201*
Riklan, N., Levita, E. 236, *254*
Rilke, R.M. 895, *914*
Ringel, E. 373, *384*
Ripley, H.S., s. Duncan, C.H. 161, *183*
Ripley, H.S., s. Stevenson, I. 163, *205*
Rissler, A., s. Frankenhaeuser, M. 185, 282, *334*
Risso, M., Boker, W. 715, *736*
Risten, W.A., s. Akelaitis, A.J. 213, *248*
Ritter, H.M. 534, *543*
Ritter, J. *870*
Ritter, M., s. Ehlers, T. 149, *183*
Rizzo, N.D., Devlin, J.M. 422, *447*
Roberts, L., s. Penfield, W. 212, 241, *254*
Robertson, W.C., s. Hall, D.J. 687, *707*
Robins, E., s. Feighner, J.P. 693, *707*
Robins, L.N. 350, 363, 366, 367, *384*, 429, *447*, 627, 644, 648, 661, 663, 664, 665, 666, 667, 676, 677, *682*
Robins, L.N., Hill, S.Y. 677, *682*

Robins, L.N., Lewis, R.G. 384, 676, *683*
Robins, L.N., Murphy, G.E. 677, *683*
Robins, L.N., O'Neal, P. 676, *683*
Robins, L.N., Wish, E. 655, 677, *683*
Robins, L.N., Bates, W.M., O'Neal, P. 676, *683*
Robins, L.N., Gyman, H., O'Neal, P. 676, *683*
Robin, L.N., Murphy, G.E., Breckenridge, M.B. 677, *683*
Robins, L.N., Murphy, G.E., Woodruff, R.A. jr., King, L.J. 677, *683*
Robins, L.N., West, P.A., Herjanic, B. 677, *683*
Robinson, J.D. 157, *201*
Robinson, J.P., Shaver, P.R. 719, *736*
Robinson, J.S., s. Voneida, T.J. 231, *255*
Robitscher, J. 396, 421, 422, 435, 441, *447*
Robitscher, J., Guy, E.B., Heller, M., Reitz, C., Rieger, W. 396, *447*
Robles, B., s. Cravioto, J. 358, *381*
Rocha Miranda, C.E., s. Gross, C.G. 230, *251*
Roche 402
Rockett, D., s. Gath, D. 705, *707*
Rockstroh, B., Lutzenberger, W., Elbert, T., Birbaumer, N., Tunner, W. 138, *140, 201*
Roeder, F.D. 296, *339*
Roeder, F. 296, *339*
Roen, S.R., Gottesfeld, H. 356, *384*
Rösler, F. 139, 150, *201*
Roessler, R. 170, *201*
Roessler, R., Alexander, A.A., Greenfield, N.S. 124, 169, *201*
Roessler, R., Bruch, H., Thum, L., Collins, F. 142, *201*
Roessler, R., Collins, F. 124, *201*
Roessler, R., Engel, B.T. 144, 168, *201*

Roessler, R., Lester, J.W. 107, *201*
Rössner, P., s. Dörner, G. 289, 295, 296, *333*
Roff, M. 660, 663, 666, 667, 677, *683*
Roffwarg, H., s. Katz, J.L. 329, 331, *336*
Rogers, C.R. 526, *543*
Rogers, M.E., s. Pasamanick, B. 690, *708*
Rohde, M., s. Kayser, H. *541*
Rohmert, W. 142, *201*
Rohmert, W., s. Brenner, W. 142, *179*
Rohracher, H. 96, 126, *201, 870*
Rohr-Dietrich, U. *870*
Rokeach, M. 556, 560, 563, 566, 567, *575*
Rollin, H.R. 420, *447*
Roman, L., s. Bellet, S. 161, *178*
Roman, M., s. Peck, H.B. 370, *384*
Roman, P., Trice, H.M. 370, *384*
Roman, P.M. 798, *809*
Romano, J. 258, *339*
Romanyshyn, R.D. *870*
Rombach, H. *870*
Rondevstedt, J.A., s. Raskin, M. 171, *200*
Rondot, P., Tzavaras, A. 226, *254*
Room, R.G., s. O'Donnell, J.A. 639, *682*
Roosenburg, A.M. 419, 426, *447*
Rose, J., Boggs, T. jr., Adlerstein, A.M. 360, *384*
Rose, J.A., Adlerstein, A.M. 359, *385*
Rose, K.H. 535, *543*
Rose, K.-H., s. Kayser, H. *541*
Rose, L.I., s. Birk, L. 306, *332*
Rose, R.M. 306, *339*
Rose, R.M., s. Hurst, M.W. 166, 168, *190*
Rose, R.M., s. Kreuz, L.E. 301, *336*
Rosen, I., s. Asanuma, H. 230, *248*
Rosen, J.J., s. Butters, N. 245, *249*

Rosen, J.J., s. Stein, D.G. *255*
Rosen, J.N. 73, 80, *88*
Rosen, V.H. 583, *598*
Rosenbach, O. 95, *201*
Rosenberg, M. 655, *683*, 692, *709*
Rosenberg, M.J., s. Abelson, R.P. 555, 559, *572*
Rosenblueth, A. 96, *201*
Rosenbluth, D., s. Bowlby, J. *83*
Rosenfeld, H.A. 68, 80, *88*
Rosenfeld, R.S., s. Sachar, E.J. 302, *339*
Rosenhan, D.L. 815, *825*
Rosenman, R.H., Brand, R.J., Jenkins, C.D., Friedman, M., Straus, R., Wurm, M. 161, *201*
Rosenman, R.H., s. Brand, R.J. 161, *179*
Rosenman, R.H., s. Friedman, M. 161, *185*
Rosenthal, D., Kety, S.S. 346, 376, *385*
Rosenthal, D., s. Kety, S.S. *382, 383*, 672, *681*, 690, *708*
Rosenthal, M.J. *88*
Rosenthal, M.J., Finkelstein, M., Berkwits, G.K. 54, 60, *88*
Rosenthal, M.K. 54, 76, *88*
Rosenthal, R. *870*
Roskamm, H., Weidemann, H., Semmelroth, W.D., Samek, L., Reindell, H., Nöcker, J. *201*
Rosner, B.S. 241, *254*
Ross, D., s. Bandura, A. 64, *82*
Ross, J.M., s. Douglas, J.W.B. 676, *680*
Ross, M., s. Miller, D.T. 571, *574*
Ross, S.A., s. Bandura, A. 64, *82*
Rosser, R., s. Kinston, W. 123, 166, *191*
Rosvold, H.E., s. Butters, N. 237, *249*
Rosvold, H.E., s. Goldman, P.S. 240, 244, 245, *250, 251*
Rosvold, H.E., s. Mishkin, M. 232, *253*
Rotenstreich, N. *870*
Roth 153

Roth, L.H. 405, *447*
Roth, L.H., Ervin, F.R. 404, *447*
Roth, M., s. Kay, D.W.K. 375, *382*
Roth, W.T., Tinklenberg, J.R., Doyle, C.M., Horvath, T.B., Kopell, B.S. 153, *201*
Rothacker, E. *870*
Rothe, W. 895, 896, *914*
Rothschuh, K.E. 96, 97, *201*, 835, *870*
Rothweiler, R., s. Angst, J. 11, 15, 16, 31, *38*
Rotter, J.B. 497, *543*, 556, 558, 559, *575*
Routtenberg, A. 116, 117, 139, *201*
Rowlands, O., s. Rutter, M.L. 677, *683*
Roy, V.M., s. Evans, L.E.J. 320, *334*
Royce, J.R. 148, *202*
Rubin, B. 417, *447*
Rubin, J.G., s. Allen, R.C. 397, *442*
Rubin, L.S. 170, *202*
Rubin, L.S., Barry, T.J. 173, *202*
Rubin, R.T., s. Rahe, R.H. 153, *200*
Rubinfine, D.L. 583, *598*
Rubinstein, B.B. 49, *88*
Rubinstein, B.B., s. Benedek, T. 309, *316*
Rubinstein, L. 94, *202*
Rudel, R., s. Teuber, H.L. 247, *255*
Rudolph, W. 764, *769*
Rüggeberg, A. 459, *491*
Rümke, H. *870*
Rümke, H.C. 22, *41*, 404, *447*
Ruesch 157
Ruesch, J. *870*
Ruesch, J., Bateson, G 616, *625*
Ruitenbeek, H.M. *870*
Ruiz, Z.R., s. Elder, S.T. 165, *183*
Rumbaugh, D.M., Glaserfeld, E.C. 217, *254*
Ruml, V. *870*
Russell, B. 600, 608, *625*
Russell, B., s. Whitehead, A.N. 608, *626*
Russell, D.H. 422, *447*
Russell, G.F.M. 309, *339*

Russell, G.F.M., Bearwood, C.J. 329, *339*
Russell, G.F.M., Loraine, J.A., Bell, E.T., Harkness, R.A. 328, 329, *339*
Russell, C.F.M., s. Bell, E.T. 328, 329, *331*
Russell, G.F.M., s. Beumont, P.J.V. 328, *332*
Russell, S.H., s. Jeffcoate, T.N.A. 295, *336*
Rutenfranz, J. 142, *202*
Rutenfranz, J., s. Brenner, W. 142, *179*
Rutherford, E., s. Mussen, P.H. 56, *87*
Rutter, M. 633, 642, 657, 658, 659, 660, 662, 663, 664, 667, 678, *683*
Rutter, M., Graham, P., Chadwick, O., Yule, W. 677, *683*
Rutter, M., Tizard, J., Whitmore, K. 677, *683*
Rutter, M., s. Lockyer, L. 678, *682*
Rutter, M.L., Graham, P., Whitmore, K. 699, *709*
Rutter, M.L., Greenfeld, D., Lockyer, L. 641, 661, 667, 678, *683*
Rutter, M.L., Tizard, L., Yule, W., Graham, B., Whitmore, K. 677, *683*
Rutter, M.L., Yule, B., Quinton, D., Rowlands, O., Yule, W., Berger, M. 677, *683*
Ryback, D. *870*
Ryckoff, I.M., s. Wynne, L.C. 609, *626*
Rycroft, C.L. 583, *598*
Ryle, G. 97, *202*, *870*

Sabshin, M., s. Offer, D. 832, *867*
Sachar, E.J. 286, *339*
Sachar, E.J., Coppen, A. 286, *339*
Sachar, E.J., Gruen, P.H., Altman, N., Halpern, F.S., Frantz, A.G. 311, *339*
Sachar, E.J., Halpern, F., Rosenfeld, R.S., Gallagher, T.F., Hellmann, L. 302, *339*
Sachar, E.J., s. Ackerman, S.H. 108, *176*

Sachs, B.D., s. Pollak, E.I. 289, *338*
Sachs, H., s. Rank, O. 583, *598*
Sachverständigenkommission für die Enquête *491*
Sack, F. 744, 745, *769*
Sack, F., s. Weingarten, E. *491*, 801, 802, *809*, 840, *874*
Sakata, H., s. Mountcastle, V.B. 215, 230, *254*
Sakusai, Y., s. Sartorius, N. 731, *736*
Saletu, B., Saletu, M., Itil, T.M. 172, *202*
Saletu, M., s. Saletu, B. 172, *202*
Salt, P., s. Schwartz, G.E. 135, *203*
Salter, D., s. Ainsworth, M. 54, 55, *82*
Saltzstein, H.D., s. Hoffman, M.L. 62, 63, 64, *85*
Salzinger, K., Salzinger, S. 4, *41*
Salzinger, S., s. Salzinger, K. 4, *41*
Samek, L., s. Roskamm, H. *201*
Samimy, J., s. Jones, J.R. 306, *336*
Sampson, A.G., Jenner, F.A. 309, *340*
Samuels, I., s. Vandenberg, S.G. 152, *207*
Sanchez, J., s. Deleon-Jones, F. 32, *39*
Sandberg, B., Bliding, Å. 157, 159, 163, *202*
Sandler, J., Hazari, A. 69, *88*
Sandler, J., s. Dixon, J.J. 70, *83*
Sandman, C., s. Kastin, A.J. 323, *336*
Sandmann, C.A., Alexander, W.D., Kastin, A.J. 323, *340*
Sandman, C.A., s. Miller, L.H. 324, *337*
Sandman, C.A., s. Walker, B.B. 162, *208*
Sanford, R.N. 64, *88*
Sanford, R.N., s. Adorno, T.W. 558, 562, 566, 567, *572*
Santos, Moreira, M. 314, *340*
Sapir, E. 740, *769*

Sapira, J., s. Shapiro, A.P. 152, *204*
Saraf, K.R., s. Struve, F.A. 318, *341*
Sarason, I.G., Spielberger, C.D. 123, *202*
Sarason, I.G., Monchaux, C. de, Hunt, T. 168, *202*
Sarason, I.G., s. Spielberger, C.D. 123, 153, *205*
Sardello, R.J. *870*
Sargent, F., Weinman, K.P. 152, *202*
Sarnoff, I. 555, 558, *575*
Sarnoff, I., Katz, D. 555, 558, *575*
Sarnoff, I., Zimbardo, P. 54, *88*
Sarris, V., Tews, B., Schönpflug, W. 142, *202*
Sartorius, N. 711, 713, *736*
Sartorius, N., Davidian, H., Ernberg, G., Fenton, F.R., Gastpar, M., Gulbinat, W., Jablensky, A., Kielholz, P., Lehmann, H.E., Nasaghi, M., Sakurai, Y., Shimizu, M., Shinfuku, N., Takahashi, R. 731, *736*
Sartorius, N., Jablensky, A., Shapiro, R. 713, 728, *737*
Sartorius, N., Shapiro, R., Jablensky, A. 728, *736*
Sartorius, N., s. Cooper, J. 713, *735*
Sartorius, N., s. Cooper, J.W. 731, *735*
Sartorius, N., s. Jablensky, A. 712, 713, *735*
Sartorius, N., s. Sheldrick, C. 728, *737*
Sartorius, N., s. Wing, J.K. 7, *42*, 696, *709*, 724, *737*
Sartre, J.P. 126, *202*, 846, *870*
Sasanuma, S., Fujimura, O. 213, *254*
Sass, H.-M., s. Baumgartner, H.M. *851*
Sassenrath, E.N., Hein, L.J., Kaita, A.A. 285, *340*
Satten, J. 405, *447*
Sauer, R.H., s. Goldmeier, J. 423, *444*
Sauguet, J., s. Hecaen, H. 239, *251*
Savage, D., s. Dubos, R. 358, *381*

Saville, L. *385*
Savitz, L., s. Johnston, N. 406, *445*
Savitz, L., s. Wolfgang, M.E. 392, *450*
Savramis, D. 746, 761, *769*
Sawrey, W.L., s. Lynn, D.B. 57, *86*
Schachter, S. 54, *88*, 128, 130, 159, 160, *202*
Schachter, S., Singer, J.E. 129, 131, *202*
Schachter, S., s. Nisbett, R. 130, *198*
Schäcke, G. 142, *202*
Schäcke, G., s. Woitowitz, H.J. 142, *209*
Schaedler, R., s. Dubos, R. 358, *381*
Schaefer, A., Blohmke, M. 161, *202*
Schaefer, E.S., s. Bayley, N. 60, *82*
Schaefer, E.S., s. Droppleman, L.F. 56, *83*
Schaefer, H. 157, 167
Schaefer, H., Heinemann, H. 166, 167, *202*
Schäfer, K. 836, *870*
Schäfer, L. *870*
Schäfer, L.M. 834, 842, 844, *870*
Schäfer, N., s. Adler, R. 107, 142, 156, *176*
Schäfer, N., s. Groen, J.J. 159, 160, *186*
Schäfer, N., s. Herrmann, H.J.M. 160, *188*
Schäfer, N., s. Schmidt, T.H. 159, 160, *203*
Schaffer, H.R., Emerson, P.E. 54, *88*
Schaie, K.W. 629, *683*
Schaie, K.W., s. Baker, J.W. 142, *177*
Schaie, K.W., s. Baltes, P.B. 633, 653, *680*
Schalch, D.S., s. Ehrensing, R.H. 320, 322, *333*
Schalch, D.S., s. Kastin, A.J. 320, *336*
Schalling, D. 150, *202*
Schalling, D., Cronholm, B., Åsberg, M. 106, *202*
Schalling, D., Cronholm, B., Åsberg, M., Espmark, S. 171, 175, *202*

Schalling, D., Lidberg, L., Levander, S.E., Dahlin, Y. *202*
Schalling, D., s. Theorell, T. 161, *206*
Schally, A.V., s. Ehrensing, R.H. 320, 322, *333*
Schally, A.V., s. Kastin, A.J. 323, 324, *336*
Schandry, R., Lutzenberger, W., Birbaumer, N. 138, *202*
Schandry, R., s. Hölzl, R.H. 138, *189*
Schapp, W. *870*
Scharfetter, C. 15, *41*, 696, 709, *870*
Scharrer, B., s. Scharrer, E. 275, *340*
Scharrer, E., Scharrer, B. 275, *340*
Scheel, C., s. Goldzieher, J.W. 314, *334*
Scheele, B., s. Groeben, U. *860*
Scheele, J.B., Groeben, N. 536, *543*
Scheff, T. 799, 800, *809*
Scheff, T.J. 5, 14, *41*, 557, *575*, 822, *825*
Scheib, E., s. Shapiro, A.P. 152, *204*
Scheibler, D., s. Mayer, H. 123, *196*
Scheidemandel, P.L., Kanno, C.K. 409, *447*
Scheinfeld, A., s. Garai, J.E. 297, *334*
Scheler, M. 29, 33, *41, 830, 870*
Schenkein, J., s. Sack, F. 801, 802, *809*
Schenkein, J., s. Weingarten, E. *491*, 840, *874*
Scher, J. *870*
Scherer, G. *870*
Scherer, K.R. 107, *202, 203*
Schettua, A. 408, *447*
Scheuch, E.K. 552, *575*
Schiavi, R., s. Stein, M. 164, *205*
Schiavi, R., s. Vlachakis, N.D. 160, *208*
Schiavi, R.C. 303, *340*
Schiffer, F., Hartley, L.H., Schulman, C.L., Abelman, W.H. 161, *203*

Schilder 156
Schilder, P. 224, *254*
Schildkraut, J.J. 32, *41*
Schiltz, K.A., s. Akert, K. 244, 246, *248*
Schimmelpfenning, G.W. *871*
Schiøler 412
Schipkowensky, N. 815, *825*
Schipperges, H. *871*
Schlesier, E. 745, 751, 752, *769*
Schlesinger, B. 385
Schleyer-Saunders, E. 313, *340*
Schlosberg, H. 115, *203*
Schmacke, N., s. Güse, H.-G. 784, 785, *808*, 822, *825*
Schmale, A.H. 166, *203*
Schmale, A.H., s. Engel, G.L. 156, 166, *183*
Schmaltz, L.W., s. Isaacson, R.L. 242, *251*
Schmerz, A.J. *871*
Schmideberg, M. 397, *447*, *448*
Schmidhäuser, U., s. Gölz, W. *859*
Schmidlin, P., s. Angst, J. *38*
Schmid-Maushart, C., s. Zintl-Wiegand, A. 697, *710*
Schmidt, G. *871*, 892, *914*
Schmidt, H.J. 828, *871*
Schmidt, K.H. 160, *203*
Schmidt, K.H., s. Richter-Heinrich, E. *201*
Schmidt, L.R., Becker, P. 95, 99, 156, 157, 158, *203*
Schmidt, T., s. Adler, R. 107, 142, 156, *176*
Schmidt, T., s. Herrmann, H.J.M. 160, *188*
Schmidt, T.H., Schonecke, O.W., Herrmann, J.M., Krull, F., Schäfer, N., Werner, I. 159, 160, *203*
Schmidt, T.H., s. Groen, J.J. 159, 160, *186*
Schmidt von Braun, G., s. Ullner, R. 142, *207*
Schmitt, G. 415, *448*
Schmitt, W., s. Angst, J. *38*
Schmitz, C.A. 757, 758, *769*
Schmitz, H. 846, *871*
Schmitz, H.W. 747, 750, 755, *769*
Schmocker, A.M., s. Heimann, H. 16, 35, *40*

Schneemann, K. *871*
Schneider, B., s. Dieckmann, G. *333*
Schneider, C. 891, *914*
Schneider, G.E. 244, 246, *254*
Schneider, G.E., Jhaveri, S.R. 245, *254*
Schneider, H. 830, *871*
Schneider, H., s. Dieckmann, G. *333*
Schneider, K. 22, 29, 33, *42*, 79, *88*, 830, 836, 837, *871*
Schneider, R.A., Costiloe, J.P., Wolf, S. 161, *203*
Schneider, W. 623, *625*
Schöfthaler, R., s. Frese, M. 506, *540*
Schönberg, F., s. Staewen, C. 748, *769*
Schoene, W. 836, *871*
Schönpflug, W. 101, 107, 112, 117, *203*
Schönpflug, W., s. Sarris, V. 142, *202*
Schönrich, G., s. Baumgartner, H.M. 97, *178*
Scholz, J.F., s. Jochheim, K.A. 165, *190*
Schonecke, O.W., s. Adler, R. 107, 142, 156, *176*
Schonecke, O.W., s. Schmidt, T.H. 159, 160, *203*
Schoonover, R.A., s. McGuigan, F.J. 142, *196*
Schopenhauer, A. *871*
Schott, B., s. Chazot, G. 320, *333*
Schott, E. *871*
Schotte, J. *871*
Schou, M., s. Sorensen, R. 320, *340*
Schoysman, R. 313, *340*
Schraml, W.J., Baumann, U. 101, *203*
Schrenk, M. *871*
Schröder, J. 133, 138, *203*
Schröder, J., Lysko, C. 149, 150, *203*
Schrøder, G.E. 421, *448*
Schubell, K., s. Christiansen, K.O. 412, *443*
Schütz, A. 795, *809*, 832, 848, *871*
Schütz, A., Luckmann, T. 832

Schulkin, F.R., s. Levene, H.I. 152, *193*
Schulman, C.A. 175, *203*
Schulman, C.L., s. Schiffer, F. 161, *203*
Schulsinger, E., s. Kety, S.S. 672, *681*
Schulsinger, F., s. Kety, S.S. 690, *708*
Schulsinger, F., s. Mednick, S.A. 138, 142, 174, *197*, 642, *682*, 706, *708*
Schulsinger, H. 664, 675, *683*
Schulsinger, H., s. Mednick, S.A. 706, *708*
Schulte, D. 528, 529, 533, *543*
Schulte, W. 33, *42*, 473, 474, 477, *491*
Schultz 156
Schultze, M.J., Stein, D.G. 242, *255*
Schultz-Hencke, H. 73, 74, *88*
Schultze-Naumburg, P. 891, *914*
Schulz, B. 700, *709*
Schulz, W. 828, 829, *871*
Schuman, H. 723, *737*
Schumann, E. 508, 509, *543*
Schur 156
Schur, E.M. 557, *575*
Schwab 848
Schwärzel, W., s. Haag, F. 485, *490*
Schwankl, P. *871*
Schwartz, B.J. 70, *88*
Schwartz, G.E. 142, *203*
Schwartz, G.E., Fair, P.L., Salt, P., Mandel, M.R., Klerman, G.L. 135, *203*
Schwartz, G.E., Shapiro, D. 142, 165, *203*
Schwartz, G.E., Beatty, J. 141, *203*
Schwartz, G.E., s. Bell, I.R. 141, *178*
Schwartz, G.E., s. Fair, P.L. 135, *184*
Schwartz, G.E., s. Feuerstein, M. 94, *184*
Schwartz, G.E., s. Goleman, D.J. 141, 165, *186*
Schwartz, R.D., s. Webb, E.J. 469, *491*
Schwarz, B., Weise, K., Thom, A. 347, *385*
Schwarz, R., Michael, J. 838, *871*

Schwibbe, M., s. Becker, D. 142, *178*
Schwidder, W. 74, *88*
Schwidder, W., s. Dührssen, A. 119, 125, *182*
Scofield, R.W., Sun, C.W. 69, *88*
Scott, P.D. 389, 405, 406, 441, *448*
Scott, W.A. 551, 553, *575*, 693, *709*
Scotti, G., s. Basso, A. 220, *248*
Scotti, G., s. Renzi, E. de 225, *249*
Seabra-Dinis, T. *825*
Searles, H.F. 58, 66, 69, 80, *88*, 610, 612, *625*, 897, *914*
Sears, D.O., Freedman, J.L. 562, *575*
Sears, D.O., s. Freedman, J.L. 562, *573*
Sears, P.S. 69, *88*
Sears, P.S., s. Sears, R.R. 57, *88*
Sears, R.R. 57, 60, 61, 62, 64, *88*
Sears, R.R., Maccoby, E.E., Levin, H. 55, 56, 59, 60, 61, 69, *88*
Sears, R.R., Pintler, M.H., Sears, P.S. 57, *88*
Sears, R.R., Rau, L., Alpert, R. 56, 57, *88*
Seashore, M., s. Leiderman, P.H. 360, *383*
Sechehaye, M.A. 80, *88*
Sechrest, L., s. Webb, E.J. 469, *491*
Sechzer, J.A. 230, 247, *255*
Segal, D.S., Mandell, A.J. 322, *340*
Segel, N.P. 583, *598*
Seglow, J., Kellmer-Pringle, M.L., Wedge, P. 636, 676, *683*
Segraves, R.T. 151, *203*
Seiden, A.M. 297, *340*
Seifert, F. *871*
Seiler, E. 272, *340*
Selbach, H. 114, *203*, 888, *914*
Selbman, K.H., s. Groen, J.J. 159, 160, *186*
Selesnick, S.D., s. Alexander, F.G. 830, *850*

Selfridge, J.A., s. Miller, G.A. 26, *41*
Selg, H., s. Bergold, J. 528, *539*
Selg, H., s. Fahrenberg, J. 149, *184*
Seligman, M.E.P. 34, *42*, 166, *203*, 505, 506, 511, 513, *543*
Seligman, M.E.P., Maier, S.F. 505, *543*
Selinger, S., s. Gardner, J.M. 510, *540*
Sell, H., s. Choen, R. 482, *489*
Sell, H., s. Fuchs, U. 123, *185*
Sellin, T., s. Wolfgang, M.E. 664, 679, *684*
Selzer, M.L., s. Vinokur, A. 168, *208*
Selye, H. 113, 114, 117, 120, 122, 124, 125, 145, 157, 166, *203*, 280, 283, *340*
Semmer, N., Pfäfflin, M. 537, *543*
Semmes, J. 237, *255*
Semmelroth, W.D., s. Roskamm, H. *201*
Senay, E.C., s. Badgley, L.E. 162, *177*
Senholt, L., s. Christiansen, K.O. 412, *443*
Serebriakova, Z.N., Nadjarov, R.A. 347, *385*
Servais, J., s. Legros, J.J. 301, *337*
Servais, J.F., Mormont, C., Bostem, F., Legros, J.J. 299, *340*
Servit, Z. 510, *543*
Seward, J.P. 64, *88*
Sewell, W.H. 69, *88*
Sewell, W.H., Mussen, P.H. 69, *88*
Sexton, V.S., s. Misiak, M. 830, 841, 850, *867*
Shader, R.J., Ohly, J.I. 308, *340*
Shaffer, J.W., s. Kelly, D. 133, 170, 171, *191*
Shaffer, J.W., s. McIlhany, M.L. 152, *196*
Shaffer, J.W., s. Stephens, J.H. 141, *205*
Shagass, C. 171, 172, *203*
Shagass, C., Malmo, R.B. 142, *203*

Shagass, C., Straumanis, J.J., Overton, D.A. 142, *203*
Shagass, C., s. Malmo, R.B. 152, 156, 170, *195*
Shah, S.A. 423, *448*
Shakow, D. 172, *204*
Shankweiler, D. 222, *255*
Shannon, B., s. Kendell, R.E. 311, *336*
Shapiro, A.P., Nicotero, J., Sapira, J., Scheib, E. 152, *204*
Shapiro, A.P., s. Redmond, D.P. 165, *200*
Shapiro, D. 140, 141, *204*
Shapiro, D., Crider, A. 142, *204*
Shapiro, D., Surwit, R.S. 165, *204*
Shapiro, D., s. Barber, T.X. 140, *177*
Shapiro, D., s. Leiderman, P.H. 142, *193*
Shapiro, D., s. Schwartz, G.E. 142, 165, *203*
Shapiro, E., s. Zinner, S. 81, *89*
Shapiro, M.B. 528, *543*
Shapiro, R., s. Sartorius, N. 713, 728, *736*, 737
Shapiro, T. 583, *598*
Sharp, D., s. Cole, M. *735*
Sharpless, S., Jasper, H. 113, *204*
Sharrock, W., s. Katz, B.A. 471, *490*
Shattan, S., s. Chessick, R.D. 128, 134, *180*
Shaver, P.R., s. Robinson, J.P. 719, *736*
Shaw, J.C., s. Cooper, R. 107, *181*
Shaw, M.E., Costanzo, P.R. 555, 558, 559, 570, *575*
Shearn, D.W. 140, *204*
Shedivy, D.I., Kleinman, K.M. 132, 141, *204*
Sheehan, H.L. 327, *340*
Sheehan, H.L., Summers, V.K. *340*
Sheldrick, C., Jablensky, A., Sartorius, N., Shepherd, M. 728, *737*
Shenger-Krestovnikova, N.R. 501, *544*
Shepherd, M. 157, *204*, 685, 692, *709*, 713, 717, *737*

Shepherd, M., Cooper, B., Brown, A.C., Kalton, G. 694, *709*
Shepherd, M., s. Goldberg, D.P. 694, 696, *707*
Shepherd, M., s. Sheldrick, C. 728, *737*
Shereshefsky, P., s. Brown, W. 311, *332*
Sherif, C.W., s. Sherif, M. 553, *575*
Sherif, C.W., Sherif, M., Nebergall, R.E. 563, *575*
Sherif, M., Hovland, C.I. 553, 559, 560, *575*
Sherif, M., Sherif, C.W. 553, *575*
Sherif, M., s. Hovland, C.I. 555, 556, 560, *573*
Sherif, M., s. Sherif, C.W. 563, *575*
Sherman, B.M., s. Halmi, K.A. 328, *335*
Sherwood, C.C., s. Freeman, H.E. 348, *381*
Shields, J. 152, *204*
Shields, J.L., s. Dembroski, T.M. 161, *182*
Shimizu, M., s. Sartorius, N. 731, *736*
Shinfuku, N., s. Sartorius, N. 731, *736*
Shipman, V.C., s. Hess, R.D. 361, *382*
Shneidman, E.S., Farberow, N.L. 373, *385*
Shoben, E.J. jr. 525, *544*
Shoemaker, D.J., s. Becker, W.C. 59, *82*
Shoemaker, J.E., Tasto, D.L. 165, *204*
Sholtz, R.I., s. Brand, R.J. 161, *179*
Showstack, N. 408, *448*
Siddle, D., Morrish, R.B., White, K.D., Mangan, G.L. 150, *204*
Sidley, N.T. 409, *448*
Siegel, S. 506, *544*
Siegrist, J. 161, 168, *204*
Sifneos 157
Signoret, J.L., s. Lhermitte, F. 228, *252*
Siirala, M. 88, 813, *825*, 893, *914*
Silverman, J. 25, *42*, 172, *204*

Simcha-Fagan, O., s. Gersten, J.C. 674, *680*
Simmel, S. *871*
Simmonds, M. 327, *340*
Simon, H.A. *871*
Simon, P.M. 878, 879, 880, 881, *914*
Simmons, L.W., s. Murdock, G.P. 720, *736*
Simpson, H.R., s. Douglas, J.W.B. 676, *680*
Sinclair, I., s. Clarke, R.V.G. 431, *443*
Singer, I., s. Singer, J. 309, *340*
Singer, J., Singer, I. 309, *340*
Singer, J.E., s. Schachter, S. 129, 131, *202*
Singer, L.R., s. Goldfarb, R.I. 409, *444*
Singer, M.T., s. Weiner, H. 160, *208*
Single, E., Kandel, D., Johnson, B.D. *683*
Single, E., s. Kandel, D. 674, *681*
Sinha, D. *871*
Sinha, K. *871*
Širokogorov (or Shirokogoroff), S.M. 744, 745, 747, 760, 765, *769*
Sivadon 817
Sivadon, P. 419, *448*
Sixtl, F. 552, 562, *575*
Sjöberg, H. 113, *204*
Skeels, H.M. 365, *385*
Skinner, B.F. 457, 462, 473, 482, *491*, 495, 496, 497, 528, *544*
Skinner, J.E., Lindsley, D.B. 143, *204*
Skirbekk, G. *871*
Slater, A., s. Bellet, S. 161, *178*
Slater, P. 64, *88*
Slatin, G.T., s. O'Donnell, J.A. 639, *682*
Slavson, S.R., s. Lowrey, L.G. 53, 59, *86*
Slawson, J., s. Lowrey, L.G. 53, 59, *86*
Slovenko, R. 396, 403, *448*
Slovenko, R., Luby, R.D. 421, *448*
Sluga, W. 402, 413, *448*
Sluga, W., Grünberger, J. 413, *448*

Sluga, W., s. Hoff, H. 413, *445*
Sluzki, C.E., Ransom, C. 613, *625*
Sluzki, C.E., Verón, E. 615, *626*
Small, F.G., Small, J.F. 36, *42*
Small, J.F., s. Small, F.G. 36, *44*
Smirnow, A.A. 96, *204*
Smith, A.A., s. Malmo, R.B. 142, *195*
Smith, D.B., s. Wenger, M.A. 134, *208*
Smith, D.E. 761, *769*
Smith, F.T. 565, *575*
Smith, G.P. 282, 285, *340*
Smith, G.P., Gibbs, J. 278, *340*
Smith, G.P., s. Antin, J. 278, *331*
Smith, H.T. 55, *89*
Smith, K.D., s. Persky, H. 151, *199*
Smith, M.B., Bruner, J.S., White, R.W. 561, *575*
Smith, R.P. 151, *204*
Smith, S.L. 150, *204*, 307, 308, 309, *340*
Smith, W.D., s. Fauls, L.B. 56, *84*
Smith, W.G. 347, *385*
Smith-Meyer, H., s. Bjornaes, H. 175, *179*
Snell, J.D., s. Strupp, H.H. 164, *206*
Snow, M.Y., s. Goldman, H. 165, *186*
Snow, M.Y., s. Kleinman, K.M. 141, 160, 165, *191*
Social defence, Eight International Congress. Congress. Int. Rev. Crime Police 394, *448*
Soddy, K. *385*
Sölvell, L., s. Nilsson, L. 314, *338*
Sörbom, D., s. Jöreskog, K.G. 655, *681*
Sörensen, S., s. Johnsson, E. 120, *190*
Sokolow, M., Werdegar, D., Perloff, D.B., Cowan, R.M. 160, *204*
Sokolow, Y.N. 114, 136, 137, 138, 139, *204*

Solbach, H.G., s. Wiegelmann, W. 329, *342*
Sollberger, A. 153, *204*
Solomon, H., s. Miller, N.E. 497, 503, *542*
Solomon, H.C., s. Coleman, R. 142, *181*
Solomon, P. 425, *448*
Solomon, R.C. *871*
Sommer, B. 309, *340*
Sommer, P., Theisinger, W. 163, *204*
Sommer, R. *204, 871*
Sommerville, W., s. Taggart, P. 161, *206*
Sonnemann, U. *872*
Sonnenschein, R.R., s. Wenger, M.A. 134, *208*
Sorensen, R., Svendson, K., Schou, M. 320, *340*
Sorg, E. 272, *340*
Sorgatz, H., Rheinberg, F. 135, *204*
Soroker, E., s. Michael, C.M. 667, 668, *682*
Sosa, R., Klaus, M., Kennell, J.H., Urrutia, J.J. 360, *385*
Soukup, G., s. Gottschalch, W. 746, *768*
Sozialistisches Patientenkollektiv Heidelbeg *825*
Spaemann, R. *872*
Sparks, R., s. Hood, R. 392, *445*
Spazier, D., Bopp, J. 816, *825*
Specht, F. *385*
Speisman, J.C., Lazarus, R.S., Mordkoff, M., Davison, L. 112, *204*
Speisman, J.C., s. Lazarus, R.S. 122, 153, *193*
Spellacy, F., Blumstein, S. 235, *255*
Spence, J.T., Spence, K.W. 510, *544*
Spence, J.T., s. Spence, K.W. 150, *204*
Spence, K.W. 510, *544*
Spence, K.W., Spence, J.T. 150, *204*
Spence, K.W., s. Spence, J.T. 510, *544*
Spencer, W.A., s. Thompson, R.F. 138, *207*
Sperling, M. 73, *89*
Sperry, M.S., s. Hollenberg, E.H. 61, *85*

Sperry, R.W. 213, *255*
Sperry, R.W., s. Gazzaniga, M.S. 223, *250*
Sperry, R.W., s. Levy, J. 226, 234, *252*
Sperry, R.W., s. Zaidel, D. 231, *256*
Spicker, S.F., Engelhardt, H.T. 831, *872*
Spicker, S.F., s. Engelhardt, H.T. jr. 850, *857*
Spiegel, J.P., s. Grinker, R.R. 120, *186*, 502, *540*
Spiegelberg, H. 830, 841, 850, *872*
Spiel, W. 363, *385*
Spielberger, C.D. 123, 124, *205*
Spielberger, C.D., Lushene, R.E., McAdoo, W.G. *205*
Spielberger, C.D., Sarason, I.G. 123, 153, *205*
Spielberger, C.D., s. Hodges, W.F. 124, *189*
Spielberger, C.D., s. Perdue, O. 64, *87*
Spielberger, C.D., s. Sarason, I.G. 123, *202*
Spielberger, C.D., s. Zuckerman, M. 123, *210*
Spilken, A.Z., Jacobs, M.A. 168, *205*
Spinner, H. *872*
Spinnler, H., s. Basso, A. 220, *248*
Spinnler, H., s. Renzi, E. de 225, *249*
Spiro, H.M., s. Badgley, L.E. 162, *177*
Spiro, M. 712, *737*
Spitz 156
Spitz, C.J., Gold, A.R., Adams, D.B. 309, *340*
Spitz, H., s. Michal-Smith, H. 70, *87*
Spitz, R. 43, 46, 49, 51, 52, 53, 55, 67, 75, *89*, 360, *385*
Spitz, R., Wolf, K. 507, *544*
Spitz, R., s. Anzieu, D. *379*
Spitzer, R.L., Endicott, J., Fleiss, J.L., Cohen, J. 696, *709*
Spoerri, E., Glaesemer 883, *914*
Spoerri, T. 13, *42*, 886, 889, 904, 905, *914*

Spohn, H.E., Thetford, P.E., Cancro, R. 172, *205*
Spohr, U., s. Christian, P. 142, *181*
Spreen, O. 94, *205*
Spreng, M., s. Keidel, W.D. 132, *191*
Sprung, H., s. Richter-Heinrich, E. 142, 160, 165, *201*
Srole, L. et al. *385*
Srole, L., Langner, T.S., Michael, S.T., Opler, M.K., Rennie, T.A.C. 699, *709*
Sroufe, L.A. 141, *205*
Sroufe, L.A., s. Martin, B. 123, 169, *195*
Srubar, K. 834, *872*
Staats, A.W. 497, *544*
Stacher, G., s. Berner, P. 162, *178*
Stadter, E., s. Mandel, A. 534, *542*
Staewen, C., Schönberg, F. 748, *769*
Stagl, J. 740, 753, *769*
Stahl, F., s. Dörner, G. 289, 295, 296, *333*
Stahlheber, R., s. Hüllemann, K.D. 161, *189*
Stainbrook, E. 94, *205*
Stallone, F., Huba, G.J., Lawlor, W.G., Fieve, R.R. 153, *205*
Stallone, F., s. Huba, G.J. 32, 40, 153, *189*
Stamm, H. 313, 314, *340*
Stanbury, J.B., s. Means, J.H. 359, *383*
Stancer, H.C., s. Garfinkel, P.E. 331, *334*
Standard Minimum Rules, s. United Nations *448*
Stanek, B., Mayer, H. 142, *205*
Stanley, J., s. Campbell, D.T. *734*
Stanley, J.C., s. Campbell, D.T. 477, 478, 479, 484, 487, *489*
Steadman, H.J. 417, *448*
Steadman, H.J., Coccozza, J.J. 417, *448*
Steadman, H.J., Keveles, G. 417, *448*
Steadman, H.J., s. Cocozza, J.J. 436, *443*

Stefanovic, V., s. Ebel, A. 216, *249*
Steffa, M., s. Kennell, J. 360, *382*
Steffens, H. *872*
Stegmüller, W. 454, *491*, *872*
Stein, A.H. 64, *89*
Stein, D., s. Butters, N. 245, *249*
Stein, D.G. *255*
Stein, D.G., Rosen, J.J., Gramadel, J., Mishkin, D. *255*
Stein, D.G., s. Finger, S. 242, *250*
Stein, D.G., s. McIntyre, M. 242, *253*
Stein, D.G., s. Schultze, M.J. 242, *255*
Stein, G., Jungmann, H. 161, *205*
Stein, G., Milton, F., Bebbington, P., Wood, K., Coppen, A. 311, *340*
Stein, J., Weizäcker, V. von 225, *255*
Stein, M., Schiavi, R. 164, *205*
Steinberg, H.R., Durell, J. 703, *709*
Steinen, K.v.d. 747, *769*
Steiner, R. 849, *872*
Steinschneider, A., s. Lipton, E.L. 152, *194*
Steinweg, R. 534, *544*
Stelmack, R.M., Campbell, K.B. 150, *205*
Stelmack, R.M., Mandelzys, N. 150, *205*
Stelmack, R.M., Achorn, E., Michaud, A. 150, *205*
Stelzl, J. *872*
Stenevi, U., s. Moore, R.Y. 241, *253*
Stengel, E. 371, *385*
Stephens, J.H., Harris, A.H., Brady, J.V., Shaffer, J.W. 141, *205*
Stephens, P.M., s. Henry, J.P. 158, 159, 166, *188*
Sterling, B., s. Gaertner, S.L. 142, *185*
Stern, G. *872*
Stern, J.A. 94, 137, 139, 152, *205*
Stern, J.A., Janes, C.L. 173, *205*

Stern, J.A., McClure, J.N., Costello, C.G. 143, 171, *205*
Stern, J.A., Walrath, L.C. 139, *205*
Stern, J.A., s. Orr, W.C. 133, 137, *199*
Stern, J.A., s. Oster, P.J. 115, 137, *199*
Stern, L.O., s. Karusch, A. 72, *85*
Stern, L.W. *205*
Stern, R.M., Farr, J.H., Ray, W.J. *205*
Stern, R.M., s. Guthrie, G.M. *187*
Sternbach, R.A. 94, 128, 130, 156, 158, 166, 168, *205*
Sternbach, R.A., s. Greenfield, N.S. 101, 103, 107, *186*
Sternbach, R.A., s. Lang, P.J. 117, 129, *192*
Steufgen, M., s. Becker, D. 142, *178*
Steussloff, H., Gniosko, E. *872*
Stevenson, I., Ripley, H.S. 163, *205*
Stevenson, J.P., s. Duncan, C.H. 161, *183*
Stewart, L., Livson, N. 666, 670, *683*
Stewart, L.H. 670, *683*
Stich, H. *872*
Stierlin, H. 77, 80, *89*, 836, 838, *872*
Stikeleather, R.A., s. Wilson, I.C. 320, *342*
Stöcklin, W.H. 765, *769*
Stömgren, E. 370, *385*
Stoffels, H. *872*
Stoke, S.M. 64, *89*
Stokes, L.P., s. Goldman, P.S. *250*
Stokvis, B. 158, *205*
Stoll, W.A. 287, 324, *340*
Stolorow, R.D., s. Watt, N.F. 666, 679, *684*
Stone, A.A. 396, 418, 421, 436, 437, *448*
Storch, A. *872*
Storr, A. 406, *448*
Storz, D. 462, *491*
Stotland, E., s. Katz, D. 554, *574*
Stoyva, J., Budzynski, T. 165, *206*

Stoyva, J., s. Barber, T.X. 140, *177*
Stransky, E. 23, *42*
Strasser, H. 119, 142, *206*
Strasser, H., Einars, W. 142, *206*
Strasser, H., Einars, W., Müller-Limmroth, W. 142, *206*
Strasser, H., Platzer, H. 142, *206*
Strasser, S. 834, 842, *872*
Stratton, L.O., s. Kastin, A.J. 323, *336*
Straube, E. 4, 25, *42*
Straube, E., Heimann, H. 27, *42*
Straube, E., Klemm, W. 26, *42*
Straube, E., s. Heimann, H. 35, *40*
Straumanis, J.J., s. Shagass, C. 142, *203*
Straus, E. 7, 32, *42*, 827, 830, 832, 842, *872*
Straus, R., s. Rosenman, R.H. 161, *201*
Strauss, A., s. Cranach, M. von 696, *707*
Strauss, A., s. Lindesmith, A.R. 746, *769*
Strauss, M.A. 69, *89*
Strauss, S.A., s. Glaser, B. 844, *859*
Stricker, G., s. Cheson, B.D. 567, *572*
Strickland, B. *873*
Stroebel, C.S., s. Leib, W. 141, *193*
Ströker, E. 835, 848, *873*
Strömgren, E. 701, *709*
Strohbach, H., s. Meyer-Bahlburg, H.F.L. 149, *197*
Strong, P. 107, *206*
Strotzka, H. 371, *385*, 694, *709*, *825*
Strupp, H.H. 524, 525, *544*
Strupp, H.H., Levenson, R.W., Manuck, S.B., Snell, J.D., Hinrichsen, J.J., Boyd S. 164, *206*
Stuart, s. Davison 476
Struve, F.A., Saraf, K.R., Arko, R.S., Klein, D.F., Bekka, D.R. 318, *341*
Stubblebine, J.M., s. Decker, J.B. 363, 371, *381*

Stürup, G.K. 389, 402, 411, 412, 425, 427, 430, *448*
Stunkard, A.J., s. Wermuth, B.M. 330, *341*
Sturm, A., Birkmayer, W. 112, *206*
Stute, J., s. Kerekjarto, M. von 164, *191*
Stutte, H. 359, *385*
Suchenwirth, R. 901, *914*
Suci, G.J., s. Osgood, C.E. 551, 552, *575*
Suckert-Wegert, K., Elsinghorst, H., Henneke, G., Keppler, G., Wieland, N. 533, *544*
Sudmann, S., Bradburn, N.M. 649, *684*
Suedfeld, P. 142, *206*
Süllwold, L. 4, *42*
Sugar, M. 363, *385*
Sullivan, H.S. 53, 66, 77, 80, 89, 838, *873*
Sulzer, H.J. 273, *341*
Summers, G.F. 552, *575*
Summers, V.K., s. Sheehan, H.L. *340*
Sun, C.W., s. Scofield, R.W. 69, *88*
Sundermann, R.H., s. Reese, W.G. 142, *200*
Supprian, U. 31, 32, *42*, 153, *206*
Supreme Court of the United States *448*
Surwit, R.S., s. Shapiro, D. 165, *204*
Susser, M. 692, 704, 705, *709*
Svendsen, B.B. 387, 410, 413, 435, *449*
Svendsen, B.B., Werner, J. 422, *449*
Svendsen, B.B., Anchersen, P., Meyerson, A., Noreik, K., Thorsteinsson, G., Tuovinen, M., Tönqvist, K.-E. 435, *449*
Svendson, K., s. Sorensen, R. 320, *340*
Swanson, G.E., s. Miller, D.R. 61, *87*
Swaroop, S. 704, *709*
Sykes, G.M. 406, *449*
Sylph, J., s. Cooper, B. 702, *707*
Sylph, S., s. Cooper, R. 347, 350, 353, *381*

Szabo, D., s. Canepa, G. 399, *443*
Szasz, T.S. 5, *42*, 421, 435, 440, 441, *449*, 814, 816, 820, *825*, *873*
Szentagothai, J., Flerko, B., Mess, B., Halasz, B. 275, *341*
Szentagothal, J., Arbid, M.A. *873*
Szilasi, W. 831, 835, *873*
Szumowski, W. *873*
Szwarcbart, M.K., s. Divac, I. 237, *249*

Taber, B.C., s. Goldzieher, J.W. 314, *334*
Tänzer, J., Weyhmann, I., Zipp, H., Hildebrandt, G. *206*
Taft, R. 715, *737*
Taggart, P., Carruthers, M., Sommerville, W. 161, *206*
Taggart, P., Parkinson, P., Carruthers, M. *206*
Taine, H. 219, *255*
Tajfel, H. 560, *575*
Tajfel, H., Wilkes, A.L. 560, *575*
Takahashi, R., s. Sartorius, N. 731, *736*
Takahashi, S., Kondo, H., Yoshimura, M., Ochi, Y. 320, *341*
Takeyama, M., s. Ishikawa, H. 161, *190*
Takkunen, J. 152, *206*
Tal, A., Miklich, D.R. 163, *206*
Tannenbaum, P.H., s. Abelson, R.P. 555, 559, *572*
Tannenbaum, P.H., s. Osgood C.E. 551, 552, *574*
Tanner, J.M., s. Griffiths, P.D. 306, *335*
Tardieu, A. 878, 879, *914*
Tarjan, F. 357, *385*
Tasto, D.L., s. Shoemaker, J.E. 165, *204*
Tatossian, A., Guidicelli, S. 841, *873*
Taube, C.A., s. Kramer, M. 687, *708*
Tausch, R. 526, *544*
Tausk, V. 80, *89*
Tawara, I., s. Ishikawa, H. 161, *190*

Taylor, C. 797, *809*
Taylor, S.P., Epstein, S. 134, *206*
Tecce, J.J. 138, *206*
Tecce, J.J., Cole, J.O. 25, *42*, 172, *206*
Teft, L., s. Gang, M.J. 136, *185*
Teichner, W.H. 134, *206*
Teitelbaum, B. 242, *255*
Tellegen, A., s. Lykken, D.T. 152, *195*
Tellenbach, H. 11, 29, 31, 32, *42*, 830, 833, 841, 850, *873*
Tendler, R., s. Friedmann, R.C. 306, *334*
Tennent, G., s. Bancroft, J. 427, *442*
Tent, L. 142, *206*
Teplow, B.M., Nebylicyn, V.D. 111, 150, 151, *206*
Terbeek, D., s. Papçun, G. 235, *254*
Terman, L.M., Oden, M.H. 660, 663, 678, *684*
Terris, M. 690, *709*
Terry, D., s. Lidz, T. 609, *625*
Teszner, D., Tzavaras, A., Gruner, J., Hecaen, H. 234, *255*
Teuber, H.L. 215, 227, 230, *255*
Teuber, H.L., Rudel, R. 247, *255*
Teuber, H.L., Woods, B.T. 247, *255*
Teuber, H.L., s. Woods, B.T. 238, *256*
Tews, B., s. Sarris, V. 142, *202*
Thackray, R.I., s. Orne, M.T. 142, *199*
Thaler Singer, M., Wynne, L.C. 77, *89*
Thass-Thienemann, T. 583, *598*
Thauer, R., s. Wezler, K. 112, *209*
Thayer, R. 132, 134, *206*
Theil, S., s. Ermann, G. 142, *184*
Theisinger, W., s. Sommer, P. 163, *204*
Theorell, T. 161, *206*
Theorell, T., Schalling, D., Åkerstedt, T. 161, *206*

Theorell, T., s. Akerstedt, T. 163, *176*
Theraios, K. *873*
Thetford, P.E., s. Spohn, H.E. 172, *205*
Theunissen, M. 842, 843, 846, *873*
Thiess, E., s. Gölz, W. *859*
Thines, G. *873*
Thom, A. 784, *809, 873*
Thom, A., s. Bach, O. 784, *807*
Thom, A., s. Schwarz, B. 347, *385*
Thoma, H. 331, *341*
Thomae, H. 206, *873*
Thomä, H., Grünzig, H.-J., Böckenförde, H., Kächele, H. 15, *42*
Thomas, s. Chess 665
Thomas, A., Chess, S. 630, 657, 665, *666*, 678, *684*
Thomas, A., Chess, S., Birch, H.G. 678, *684*
Thomas, K., s. Cutrow, R.J. 142, *181*
Thompson, L.W., Botwinick, J. 136, *206*
Thompson, R.F. 94, *206*
Thompson, R.F., Patterson, M.M. 107, *207*
Thompson, R.F., Spencer, W.A. 138, *207*
Thompson, R.F., s. Benjamin, R.M. 244, *248*
Thompson, R.F., s. Groves, P.M. 137, 138, *187*
Thompson, W.R. 152, *207*
Thompson, W.T., s. Power, R.P. 150, *200*
Thorkelson, K., s. Lykken, D.T. 152, *195*
Thorndike 495
Thorndike, R.M., s. Brislin, R. 719, 721, 724, 727, *734*
Thorne, F.C. *873*
Thorsteinsson, G., s. Möller, T. 435, *446*
Thorsteinsson, G., s. Svendsen, B.B. 435, *449*
Thum, L., s. Roessler, R. 142, *201*
Thurnwald, R. 750, 752, 757, *769*
Thurston, J.R., Mussen, P.H. 69, *89*

Thuwe, I., s. Forssman, H. 672, *680*
Thysell, R.V., s. Coyeche, I.R.M. 136, *186*
Tibblin, G., s. Berglund, G. 157, *178*
Tiesler, G., s. Berndt, J. 142, *178*
Tietze, C. 655, *684*
Tietze, J., Lemkau, P.V., Cooper, M. 692, *709*
Tinklenberg, J.R., s. Roth, W.T. 153, *201*
Tissot, C.J. 94, *207*
Tissot, R., Lhermitte, F., Ducarne, B. 220, *255*
Titchener 157
Titelmann, P. *873*
Titze, M. 832, *873*
Tizard, J., s. Mulligan, G. 366, *384*
Tizard, J., s. Rutter, M. 677, *683*
Tizard, L., s. Rutter, M.L. 677, *683*
Toellner, R. *873*
Tönqvist, K.-E., s. Svendsen, B.B. 435, *449*
Töpfer, S. 840, *874*
Törnqvist, K.-E., s. Meyerson, A. 435, *446*
Toigo, R., s. Eron, L.D. 61, *83*
Tolman 495
Tomita, M., s. Lazarus, R.S. 102, *193*
Tong, J.E., Murphy, I.C. 123, 175, *207*
Toon, P.D. *874*
Tooth, G.C., Brooke, E.M. 692, *709*
Torgersen, S., Kringlen, E. 152, *207*
Toro, G., s. Kolodny, R.C. 306, *336*
Torrey, F., Peterson, M.R. 713, *737*
Tosquelles, F. 816, 820, *825*
Totten, J., s. Regan, D.T. 571, *575*
Toulmin, S. *874*
Toulmin, S.E. *874*
Tourney, G., Hatfield, L.M. *341*
Tourney, G., Petrilli, A.J., Hatfield, A.J. 306, *341*

Traitement dans le service pénal 449
Travis, T.A., Kondo, C.Y., Knott, J.R. 150, *207*
Traxl, W. 132, *207*
Treadwell, T., s. Edwards, A.E. 134, *183*
Treher, W. 849, *874*
Treichler, R. 836, *874*
Trevarthen, C., s. Levy, J. 226, 234, *252*
Triandis, H.C. 548, 552, 555, 559, 560, 562, 565, *575*
Triandis, L.M., s. Lambert, W.W. 60, *86*
Trice, H.M., s. Roman, P. 370, *384*
Triebel, A., s. Heigl, F.S. 525, 526, 537, *541*
Trillat, E. 841, 846, *874*
Trimbos, K. 812, *825*
Trojan, A. 800, *809*
Troschke, J. von *874*
Trousseau, A. 219, *255*
Truax, C.B. 526, *544*
Truax, C.B., Carkhuff, R.R. 526, *544*
Trumbull, R., s. Appley, M.H. 120, 124, *177*
Tryon, W.W., s. Leib, W. 141, *193*
Tseng, W.S., McDermott, J.F., Maretski, T.W. 727, *737*
Tseng, W.S., s. Hsu, J. 716, *735*
Tsujimura, R., s. Hatotani, N. 319, *335*
Tucker, D.M. 240, *255*
Tucker, T.J., s. Kling, A. 245, *252*
Tuddenham, R.D., Read, D. 670, *684*
Tugendhat, E. *874*
Tuke 778
Tuke, D.H. 94, *207*
Tullio, B. di 392, 393, 403, *449*
Tunner, W., s. Florin, I. 140, *184*, 510, *540*
Tunner, W., s. Rockstroh, B. 138, 140, *201*
Tuovinen, M. 435, *449*
Tuovinen, M., s. Svendsen, B.B. 435, *449*
Turk, D., s. Meichenbaum, D. 124, *197*

Turkewitz, G., Moreau, T., Birch, H.G., Davis, L. 133, 137, *207*
Turner, M. 427, *449*
Turner, M., s. Whiteley, S. 419, *449*
Turner, M.B. *874*
Tutone, R.M. 166, *207*
Tversky, A., s. Coombs, C.H. 552, *572*
Tyhurst, J.S. *385*
Tyler, L.E. *874*
Tylor, E.B. 745, *770*
Tyrer, D.J., s. Lader, M.H. 134, *192*
Tzavaras, A., Hecaen, H. 227, *255*
Tzavaras, A., Hecaen, H., Le Bras, H. 225, *255*
Tzavaras, A., s. Rondot, P. 226, *254*
Tzavaras, A., s. Teszner, D. 234, *255*
Tzortzis, C., s. Hecaen, H. 227, *251*

Udris, I., s. Nitsch, J.R. 142, *198*
Udry, R.J., Morris, M.M., Waller, L. 317, *341*
Uexküll, J. von *874*
Uexküll, J. von, Kriszat, G. *874*
Uexküll, T. von, Wick, E. 159, *207*
Uexküll, T. von, s. Adler, R. 107, 142, 156, *176*
Uexküll, T. von, s. Groen, J.J. 159, 160, *186*
Uexküll, T. von, s. Herrmann, H.J.M. 160, *188*
Ullmann, L., Krasner, L. 512, 524, *544*
Ullmann, L.P. 513, *544*
Ullmann, L.P., Krasner, L. 794, *809*
Ullner, R., Schmidt von Braun, G., Ziegelmayer, G. 142, *207*
Ungeheuer, G. 755, *770*
United Nations 398, 399, 437, *449*
Urban, H.B., Ford, D.H. 532, *544*
Urban, I., s. Wied, D. de 323, *341*

Urrutia, J.J., s. Sosa, R. 360, *385*
Ursin, H., s. Bjornaes, H. 175, *179*
Ursin, H., s. Gulbrandsen, G.B. 175, *187*
Urspruch, M., s. Dahme, B. 142, 153, *181*
U.S. Departement of Health Education and Welfare 705, *709*
Usdin, E., Kvetnansky, R., Kopin, I.J. 282, *341*
Utiger, R.D., s. Winokur, A. 321, *342*
Uviller, E.T., s. Mandler, G. 132, *195*

Vachon, L., Rich, E.S. 165, *207*
Vagg, P.R., Hammond, S.B. 149, *207*
Vahia, N.S., Vinekard, S.L., Doongaji, D.R. 717, *737*
Vaitl, D. 165, *207*
Valek, J., Kühn, E., Howzak, R., Vavrinkova, H. 161, *207*
Valen, H., s. Bjonraes, H. 175, *179*
Valenstein, A.F., s. Fox, H.M. 152, *185*
Valentine, M., s. Innes, G. 170, *190*
Valin, S., s. Nisbett, R.E. 571, *574*
Valins, S. 130, *207*, 571, *575*
Valle, R.S., Degood, D.E. 141, *207*
Vandenberg, S.G., Clark, P.J., Samuels, I. 152, *207*
Vanderpool, C., s. Garwick, G. 475, *490*
Varga, E. 713, *737*
Vargas, J.R., s. Ehrensing, R.H. 320, 322, *333*
Vavrinkova, H., s. Valek, J. 161, *207*
Vecchio, T.J. 695, *709*
Veen, W.J. van, s. Miller, L.H. 324, *337*
Velasco, M., s. Kastin, A.J. 324, *336*
Velasco, de Parra, M.L., s. Kastin, A.J. 324, *336*
Velden, M. 137, 142, *207*

Velden, M., Juris, M. 136, *207*
Venables, P.H. 28, *42*, 172, 173, 174, 176, *207*
Venables, P.H., Christie, M.J. 102, 153, 169, *207*
Venables, P.H., Martin, I. 107, *207*
Venables, P.H., s. Gruzelier, J.H. 133, 137, 154, 172, 173, 174, *187*
Venables, P.H., s. Lader, M.H. 94, *192*
Venzlaff, U. 394, *449*
Verden, P., s. McCord, W. 55, *87*
Vergnes, M., Mack, G., Kempf, E. 216, *255*
Vermillion, M.E., s. Clements, P.R. 134, *181*
Verón, E., s. Sluzki, C.E. 615, *626*
Verstraete, A., s. Guthrie, G.M. *187*
Vervaeck 411
Vest, B., s. Mishkin, M. 232, *253*
Vester, F. 125, *207*
Vetter, A. 13, *42*
Vetter, H., s. Cranach, M. von 563, 565, *572*
Vetter, K. 763, 764, *770*
Vilki, J., Lautinen, L.V. 236, *255*
Villa, J.L. 377, *385*
Villa, J.L., s. Wertheimer, J. 377, *386*
Villinger, W., s. Ehrhardt, H. 394, *444*
Vinchon, J. 886, *914*
Vinekar, S.L., s. Vahia, N.S. 717, *737*
Vinokur, A., Selzer, M.L. 168, *208*
Virgilio, G. 410, 414, *449*
Vis-Melsen, M.J.E. van der, Wiener, J.D. 320, *341*
Vlachakis, N.D., Schiavi, R., Mendlowitz, M., De Guia, D., Wolf, R.L. 160, *208*
Vogel, F. 152, *208*
Vogel, P.J., s. Bogen, J.E. 213, *248*
Vogler, P. *874*
Vogt, E., s. Adair, J. 748, *767*
Vogt, H.J., s. Doerr, P. 306, *333*

Vogt, M. 275, *341*
Volk, W., s. Dietsch, P. 523, *539*
Vollman, R.R., s. Williams, W.V. 344, 363, *386*
Volmat, R. 878, 886, *914*
Volmat, R., Wiart, C. 886, *914*
Volpert, W. 458, *491*, 498, 499, 514, 515, 518, 519, 535, 537, *544*
Voneida, T.J., Robinson, J.S. 231, *255*
Voss, H.L., s. O'Donnell, J.A. 639, *682*

Wada, J. *255*
Wada, J., Clark, R., Hamm, A. 234, *256*
Wade, A.P., s. Jeffcoate, T.N.A. 295, *336*
Wadsworth, M.E.M. 676, *684*
Waelhens, A. de *874*
Wagenen, W.P. van, s. Akelaitis, A.J. 213, *248*
Wagenfeld, M.O. *385*
Wagman, M. 562, *575*
Wahler, R.G. 55, *89*
Wainwright, S., s. Kendell, R.E. 311, *336*
Walbran, B., s. Finger, S. 242, *250*
Waldenfels, B. 834, 842, *874*
Walder, L., s. Lefkowitz, M. 61, *86*
Walder, L.O., s. Eron, L.D. 61, *83*
Waldmann, H. *42*
Walker, B.B., Sandman, C.A. 162, *208*
Walker, N. 441, *449*
Walker, N., McCabe, S. 395, 416, *449*
Walker, P.A., s. Money, J. 296, *337*
Wall, P.D., Werman, R. 242, *256*
Wallace, A.F.C. 712, 734, *737*, 763, *770*
Wallace, C.A., s. Fabrega, H. jr. 718, *735*
Waller, L., s. Udry, R.J. 317, *341*
Walrath, L.C., s. Stern, J.A. 139, *205*
Walschburger, P. 134, 143, 149, 151, 153, *208*

Walschburger, P., s. Fahrenberg, J. 134, *184*
Walschburger, P., s. Myrtek, M. 123, *198*
Walter, H. *598*
Walter, C.J.S., s. Kelly, D.H.W. 172, *191*
Walter, D.O., s. Berkhout, J. 142, *178*
Walter, W.G. 151, *208*
Walters, J., s. Graeff, J.A. 475, *490*
Walters, R.H., s. Bandura, A. 60, 62, 64, *82*
Walters, R.H., Leat, M., Mezei, L. 64, *89*
Wander-Vögelin, M. 273, *341*
Ward, A. jr., s. Ojemann, G.A. 236, *254*
Wardrop, K. 423, *449*
Warnes, H., s. Witkower, E.D. 716, *737*
Warren, J.C., Wiele, R.L. van de 328, *341*
Warren, M. 400, *449*
Warren, N. 734, *737*
Washburn, S.L., Harding, R.S.O. *874*
Waters, W.F., McDonald, D.G., Koresko, R.L. 139, *208*
Watson 157
Watson, G. 54, 57, 61, *89*
Watson, J.B. 457, *491*, 496, *544*
Watson, J.B., Rayner, R. 502, *544*
Watson, L., s. Mandler, G. 523, *542*
Watt, N.F., Lubensky, A.W. 634, 635, 667, *684*
Wattn, N.F., Stolorow, R.D., Lubensky, A.W., McClelland, D.C. 666, 679, *684*
Watts, C.A.H., Cawte, E.C., Kuenssberg, E.V. 694, *709*
Watzlawick 836, 838
Watzlawick, P. 599, 609, 612, 619, *626*, 792, 802, 805, 806
Watzlawick, P., Beavin, J.H., Jackson, D.D. 519, *544*, 617, 623, *626*
Watzlawick, P., Weakland, J.H., Fisch, R. 606, 624, *626*
Waxler, M., s. Mishkin, M. 232, *253*

Waxman, S.G., s. Mesulam, M.M. 229, *253*
Weakland, J.H., s. Bateson, G. 612, 613, *625*
Weakland, J.H., s. Watzlawick, P. 606, 624, *626*
Wealand, S., s. Bateson, G. 77, *82*
Weaver, C.M., s. Pinkerton, P. 163, *199*
Webb, E.J., Campbell, D.T., Schwartz, R.D., Sechrest, L. 469, *491*
Weber, E. *208*
Weber, H., s. Otto, E. 142, *199*
Weber, J.C.B., s. Coppen, A. 314, *333*
Weber, M. 498, *544*
Weckmann, P., s. Groen, J.J. 159, 160, *186*
Wedge, P., s. Seglow, J. 636, 676, *683*
Wegmann, T., s. Jutz, P. 318, *336*
Wegrocki, H.J. 764, *770*
Wehr, T., s. Gold, P.W. 322, *334*
Weidel, W. 96, *208*
Weidemann, H., s. Roskamm, H. *201*
Weigl, E., Bierwisch, M. 221, *256*
Wein, H. *874*
Weiner, H. 156, 157, 158, 159, 162, 163, 164, 167, *208*
Weiner, H., Singer, M.T., Reiser, M.F. 160, *208*
Weiner, H., s. Ackerman, S.H. 163, *176*
Weiner, H., s. Boyar, R.M. 331, *332*
Weiner, H., s. Katz, J.L. 329, 331, *336*
Weiner, I.B. 429, *449*
Weingart, P. 456, *491*
Weingarten, E., Sack, F., Schenkein, J. *491*, 801, 802, *809*, 840, *874*
Weingartner, P. *874*
Weinman, K.P., s. Sargent, F. 152, *202*
Weinrich, L. 103, *208*
Weinstein, J., Averill, J.R., Opton, E.M., Lazarus, R.S. 124, 132, *208*
Weis, P., s. Angst, J. *38*

Weise, K. 784
Weise, K., s. Bach, O. 784, 807
Weise, K., s. Schwarz, B. 347, 385
Weiskrantz, L. 244, 256
Weiss, C. 486, 487, 491
Weiss, J.H., s. Purcell, K. 164, 200
Weiss, J.M. 157, 162, 167, 208
Weiss, J.M., Glazer, H.I. 162, 208
Weiss, J.M., s. Miller, N.E. 497, 503, 542
Weiss, P.A. 874
Weissberg, R.P., s. Klorman, R. 136, 191
Weissman, M. 692, 709
Weitbrecht, H.J. 29, 33, 42
Weitbrecht, J.J. 890, 891, 895, 914
Weitemeyer, W., Meyer, A.E. 158, 208
Weitzmann, E.D., s. Boyar, R.M. 331, 332
Weizenbaum, J. 874
Weizsäcker, C.F. von 96, 98, 157, 208, 874
Weizäcker, V. von 831, 839, 874
Weizäcker, V. von, s. Stein, J. 225, 255
Welford, A.T. 113, 146, 208
Wellek, A. 874, 875
Weller, M., s. Mountjoy, C.Q. 320, 338
Wells, D.T. 141, 208
Wender, P.H., s. Kety, S.S. 382, 383, 672, 681, 690, 708
Wenger, M.A. 111, 134, 208
Wenger, M.A., Averill, J.R., Smith, D.B. 134, 208
Wenger, M.A., Clemens, T.L., Darsie, M.L., Engel, B.T., Estess, F.M., Sonnenschein, R.R. 134, 208
Wenger, M.A., Cullen, T.D. 108, 111, 149, 209
Wenger, M.A., Jones, F.N., Jones, M.H. 209
Wenger, V., s. Benedetti, G. 83
Wenig, H.G., s. Eiff, A.W. von 120, 142, 170, 183
Wenzl, A. 96, 209

Werdegar, D., s. Sokolow, M. 160, 204
Werman, R., s. Wall, P.D. 242, 256
Wermuth, B.M., Davis, K.M., Hollister, L.E., Stunkard, A.J. 330, 341
Werner, E., Bierman, J.M., French, S.E. 358, 386
Werner, I., s. Schmidt, T.H. 159, 160, 203
Werner, J., s. Svendsen, B.B. 422, 449
Wernicke, C. 219, 224, 232, 256
Wershow, H.J., Reinhart, G. 168, 209
Wertheimer, J., Villa, J.L. 377, 386
West, D.J. 405, 426, 429, 449
West, D.J., Farrington, D.P. 449, 679, 684
West, D.J., s. Farrington, D.P. 662, 663, 664, 679, 680
West, E.D., s. West, J. 318, 341
West, J., West, E.D. 318, 341
West, P., s. Crellin, E. 643, 676, 680
West, P.A., s. Robins, L.N. 677, 683
Westerman-Holstjin, A.J. 888, 914
Westheimer, I., s. Heinicke, C.M. 53, 85
Westie, F.R., s. DeFleur, M.L. 550, 552, 569, 570, 573
Westman, J.C., s. Bolman, W.M. 344, 363, 364, 380
Westmeyer, H. 529, 544
Wetherick, N.E. 875
Wettley, A., s. Leibbrand, W. 866
Wetzel, R.D., s. Kashiwagi, T. 309, 336
Wexler, D.B. 441, 449
Wexler, R., s. Morris, H.H. jr. 384
Weyer, G., s. Hodapp, V. 159, 160, 189
Weyhmann, I., s. Tänzer, J. 206
Wezler, K., Thauer, R., Greven, K. 112, 209
Wheatley, D. 319, 341

Wheeler, S., s. Brim, O.G. jr. 57, 83
Whiskin, F.E. 422, 449
Whitaker, H.A., s. Dennis, M. 238, 249
Whitaker, H.A., s. McAdam, D.W. 234, 253
White, A.R. 875
White, E.V., s. Goldmeier, J. 423, 444
White, K.D. 121, 209
White, K.D., Mangan, G.L. 151, 209
White, K.D., s. Siddle, D. 150, 204
White, R. 171, 209
White, R.W. 63, 89
White, R.W., s. Smith, M.B. 561, 575
Whitehead, A.N., Russell, B. 608, 626
Whitehead, W.E., Lurie, E., Blackwell, B. 165, 209
Whitehouse, R.H., s. Griffiths, P.D. 306, 335
Whiteley, S., Briggs, D., Turner, M. 419, 449
Whithing, J., Child, I. 61, 69, 89
Whiting, J.W.M. 64, 89
Whiting, J.W.M., Kluckholm, H., Anthony, A. 70, 89
Whiting, J.W.M., s. Murdock, G.P. 720, 736
Whitmore, K., s. Rutter, M.L. 677, 683, 699, 709
Whitten, W.K. 288, 341
Whittington, H.G. 386
Whorf, B.L. 740, 770
Whybrow, P.C., Hurwitz, T. 341
Whybrow, P.C., s. Coppen, A. 319, 333
Whybrow, P.C., s. Lipowski, Z.J. 156, 158, 194
Whytt, R. 111, 209
Wiart, C. 887, 914
Wiart, C., s. Volmat, R. 886, 914
Wichmann, B. 111, 209
Wick, E., s. Uexküll, T. von 159, 207
Wicker, A.W. 569, 575
Wieck, H.H. 886, 914
Wied, D., Bohus, B. de 323, 341
Wied, D. de 323, 341

Wied, D. de, Bohus, B., Gispen, W.H., Urban, I., Wimersma Greidanus, T.B. van 323, *341*
Wied, D. de, Bohus, B., Wimersma Greidanus, T.B. van 323, *341*
Wied, D. de, s. Ader, R. 323, *331*
Wied, D. de, s. Bohus, B. 323, 324, *332*
Wied, D. de, s. Garrud, P. 323, *334*
Wiedeking, C., s. Money, J. 296, *337*
Wiegelmann, W., Solbach, H.G. 329, *342*
Wieland, B.A., Mefferd, R.B. 153, *209*
Wieland, B.A., s. Mefferd, R.B. 153, *197*
Wieland, N., s. Suckert-Wegert, K. 533, *544*
Wiele, R.L. van de, s. Warren, J.C. 328, *341*
Wiener, G. et al. *386*
Wiener, G., Rider, R.V., Oppel, W.C., Fischer, L.K., Harper, P.A. *386*
Wiener, J.D., s. Vis-Melsen, M.J.E. van der 320, *341*
Wierzbicki, T., s. Klosinska, B. *336*
Wiesel, T.N., s. Hubel, D.H. 215, *251*
Wiesenfeld, A.R., s. Klorman, R. 136, *191*
Wieser, S. 394, 426, *449*
Wieser, W. 602, 603, *626*
Wig, N. 716, *737*
Wigner, E.P. *875*
Wilber, J.F., s. Prange, A.J. *339*
Wildlöcher, D., s. Anzieu, D. *379*
Wildt, J., s. Haag, F. 485, *490*
Wilhelm, H., s. Hölzl, R.H. 138, *189*
Wilkes, A.L., s. Tajfel, H. 560, *575*
Wilkins, L.T. 294, *342*, 431, *449*
Will, J. 80, *89*
Willers, K.R., s. Hokanson, J.E. *189*

Williams, C.L., s. Henderson, A.S. *382*
Williams, G.H., s. Birk, L. 306, *332*
Williams, J., s. Leifer, A. 360, *383*
Williams, P. *342*
Williams, R., Johnston, M., Willis, A., Bennett, A.E. 694, *709*
Williams, R.B. jr., Kimball, C.P., Williard, H.N. *209*
Williams, R.B., Bittker, T.E., Buchsbaum, M.S., Wynne, L.C. 136, 142, *209*
Williams, R.H., Wirth, C. 374, *386*
Williams, R.J. 152, *209*, 284, *342*
Williams, W.V., Polak, P., Vollman, R.R. 344, 363, *386*
Williard, H.N., s. Williams, R.B. jr. *209*
Willis, A., s. Williams, R. 694, *709*
Willis, F. *778*
Willis, T. *777*
Wilson, G.D. 146, *209*
Wilson, H. 644, *684*
Wilson, I.C., Prange, A.J. jr., Lara, P.P. 320, *342*
Wilson, I.C., Prange, A.J., Lara, P.P., Alltop, L.B., Stikeleather, R.A., Lipton, M.A., Hill, C. 320, *342*
Wilson, I.C., Prange, A.J. jr., McClane, T.K., Rabon, A.M., Lipton, M.A. 319, *342*
Wilson, I.C., s. Breese, G.R. *332*
Wilson, I.C., s. Lipton, M.A. *337*
Wilson, I.C., s. Plotnikoff, N.P. 321, *338*
Wilson, I.C., s. Prange, A.J. jr. 319, 320, 321, 322, *338*, *339*
Wilson, J.R.S. *875*
Wilson, W.C., s. Maccoby, E.E. 56, *86*
Wimersma, G. van, s. Bohus, B. 324, *332*
Wimersma Greidanus, T.B. van, s. Wied, D. de 323, *341*

Winberg, J., s. Hanson, L.A. 360, *382*
Wincze, J., s. Hoon, P. 134, *189*
Windelband, W. 11, *42*
Winder, C.L., Rau, L. 55, *89*
Wineman, D., s. Redl, F. 59, *87*
Wing, J.K. 350, *386*, 697, 698, *709*
Wing, J.K., Brown, G.W. 353, *386*
Wing, J.K., Cooper, J.E., Sartorius, N. 7, *42*, 696, *709*, 724, *737*
Wing, J.K., Bransby, E.R. 687, *709*
Wing, L. 510, 516, *544*
Wing, L., s. Lader, M.H. 35, 40, 169, 170, 172, *192*
Winick, M. 358, *386*
Winkler, s. Birkmayer 156
Winkler, W. 886, 887, 888, 895, *914*
Winkler, W.T. 875, *914*
Winnicott, D.W. 50, *89*
Winokur, A., Utiger, R.D. 321, *342*
Winokur, G. 30, *42*
Winokur, G., Cadoret, R. 312, *342*
Winokur, G., s. Feighner, J.P. 693, *707*
Winston, F. 314, 318, *342*
Wirtanen, I.D., s. Bachman, J.G. 679, *680*
Wirth, C., s. Williams, R.H. 374, *386*
Wisdom, J. *875*
Wish, E., s. Robins, L.N. 655, 677, *683*
Witelson, S.F., Pallie, W. 234, *256*
Withers, R.F.J., s. Leckie, E.V. 70, *86*
Witkin, H.A., s. Cohen, H.D. 163, *181*
Witkower, E.D., Warnes, H. 716, *737*
Witmer, H., s. Powers, E. 367, *384*
Wittenborn, J.R. 696, *709*
Wittenborn, R.J. 31, *42*
Witter, H. 394, *450*
Witter, H., s. Göppinger, H. 394, 414, *444*
Wittgenstein, L. 849, *875*

Wittig, B.A., s. Ainsworth, M. 54, *82*
Wittkower, E.D. 110, 128, 156, *209*
Wittmer, H., s. Powers, E. 671, *682*
Witzenmann, H. *875*
Witzleb, E., s. Delius, L. 128, *182*
Witzleb, E., s. Gross, D. 108, *187*
Wohl, M.D., Goodhart, R.S. *386*
Wohlgenannt, R. *875*
Woitowitz, H.J., Schäcke, G., Woitowitz, R. 142, *209*
Woitowitz, R., s. Woitowitz, H.J. 142, *209*
Wolf, D. 273, *342*
Wolf, H.E. 550, *575*
Wolf, K., s. Spitz, R. 507, *544*
Wolf, M., s. Lambert, W.W. 60, *86*
Wolf, R.L., s. Vlachakis, N.D. 160, *208*
Wolf, S., s. Schneider, R.A. 161, *203*
Wolf, S., s. Wolff, H.G. 162, *209*
Wolfe, H., s. Kennell, J. 360, *382*
Wolff, s. Mittelman 128
Wolff, B., s. Frankenhaeuser, M. *185*
Wolff, H.G. 71, *89*, 120, 156, 157, *209*
Wolff, H.G., s. Wolf, S. 162, *209*
Wolff, O., s. Husemann, F. 836, *862*
Wolff, S. 805, 806, *809*
Wolfgang, M.E., Figlio, R.M., Sellin, T. 664, 679, *684*
Wolfgang, M.E., Savitz, L., Johnston, N. 392, *450*
Wolfgang, M.E., s. Johnston, N. 406, *445*
Wolfgang, M.E., s. Radzinowicz, L. 392, *446*
Wolfgang, M.E.V., s. Resnik, H.L.P. 426, *447*
Wolford, J.A., s. Hitchcock, J. 372, *382*
Wolkind, S.L. 294, *342*
Wolkon, G.H., s. Busk, J. 142, *180*

Wolpe, J. 528, *544*
Wood, C.C., Goff, W.D., Day, R.S. 234, *256*
Wood, C.C., s. Jennings, J.R. 136, *190*
Wood, K., s. Stein, G. 311, *340*
Woodruff, D.S. 152, *209*
Woodruff, R.A., s. Feighner, J.P. 693, *707*
Woodruff, R.A. jr., s. Robins, L.N. 677, *683*
Woods, B.T., Teuber, H.L. 238, *256*
Woods, B.T., s. Teuber, H.L. 247, *255*
Woods, P., s. Coppen, A. 320, *333*
Woodside, M. 423, *450*
Woolfolk, R.L. 141, *209*
Wooton, B. 440, *450*
Worden, F.G. *875*
Workshop on cyproterone acetate (Androcour) 427, *450*
World Health Organization 160, *209*, 391, 399, 413, 429, 435, *450*, 693, 696, *709, 710*, 712, 713, 718, 722, 728, 729, 730, *737*
Worsley, P. 749, *770*
Wrazlawick, P. 77, *89*
Wright, G.O. 61, *89*
Wright, M. 392, *450*
Wulff 829
Wucherer-Huldenfeld, A. *875*
Wulff, E. 741, *770, 782*, 785, 822, 823, *825*
Wunderlich, D. 498, *544*
Wundt 477
Wundt, W. 94, 110, 111, 125, 126, *209*
Wurm, M., s. Rosenman, R.H. 161, *201*
Wurst, E. 142, *209*
Wyatt, G.L. 583, *598*
Wyder, T. *342*
Wygotski, L.S. 498, 534, *544*
Wynne, L.C. *89*
Wynne, L.C., Ryckoff, I.M., Day, J., Hirsch, J.S. 609, *626*
Wynne, L.C., s. Thaler Singer, M. 77, *89*
Wynne, L.C., s. Williams, R.B. 136, 142, *209*
Wyrsch, J. 2, 22, 33, *42, 875*

Wyss, D. 78, *89, 823, 825*, 830, 838, 840, 841, 846, 847, 850, *875*

Yager, J. *875*
Yalom, I.D., s. Hamburg, D.A. 311, *335*
Yamaguchi, T., s. Hatotani, N. 319, *335*
Yap, P.M. 713, 732, *737*
Yarrow, L.J. 69, *89*
Yates, A.J. 524, 528, *544*
Yeni-Komshian, G.H., Benson, D.A. 240, *256*
Yerkes, R.M., Dodson, J.D. 112, *209*
Yin, R.K. 225, *256*
Yinger, M. 745, *770*
Yong, J.N. 409, *450*
Yoos, G. *875*
Yoshimura, M., s. Takahashi, S. 320, *341*
Young, F.W. 761, *770*
Young, L.D., s. Blanchard, E.B. 133, 140, 141, 165, *179*
Young, R.J., s. Ismail, A.H. 151, *190*
Young, W.C., s. Phoenix, C.H.H. 289, 291, *338*
Yule, B., s. Rutter, M.L. 677, *683*
Yule, W., s. Rutter, M. 677, *683*
Yule, W., s. Rutter, M.L. 677, *683*

Zahn, L., s. Gölz, W. *859*
Zahn, T.P. 152, 173, *209*
Zaidel, D., Sperry, R.W. 231, *256*
Zajonc, R.B. 663, *684*
Zander, W. 162, *210*
Zaner, R.M. 846, *875*
Zaner, R.M., s. Ihde, D. 831, *862*
Zangwill, O.L., s. McFie, J. 223, *253*
Zarifian, E., s. Demiker, P. 320, *333*
Zederler, K., s. Christiansen, K.O. 412, *443*
Zellweger, H., s. Bodensteiner, J.B. *380*
Zeltner, H. *875*
Zener, K., Gaffon, M. *875*
Zepf, S. 157, 167, *210, 594, 598*

Zerssen, D. von 11, 35, *42*, 285, 287, *342*, 824, *825*
Zerssen, D.V. von 109, *210*
Zhilinskaie, M.A., s. Kryshova, N.A. 152, *192*
Ziegelmayer, G., s. Ullner, R. 142, *207*
Ziehen, T. 94, *210*
Zielke, M., s. Minsel, W.-R. 527, *542*
Zigas, K., s. Gajdusek, D.C. 765, *768*
Zilboorg, G., s. Lowrey, L.G. 53, 59, *86*
Zimbardo, P., s. Sarnoff, I. 54, *88*
Zimbardo, P.G. 130, *210*, 568, *575*
Zimmer, D., s. Mandel, A. 534, *542*
Zimmermann, F. *875*

Zimmermann, P. 153, *210*
Zimmermann, R.R., s. Harlow, H.F. 507, *541*
Zinner, S., Shapiro, E. 81, *89*
Zintl-Wiegand, A., Schmid-Maushart, C., Leisner, R., Cooper, B. 697, *710*
Zipp, H., s. Tänzer, J. *206*
Zipprian, H., s. Baumann, R. 159, 160, *177*
Zoila, A.F. *875*
Zoneff, P., Meumann, E. 136, *210*
Zozzo, R., s. Anzieu, D. *379*
Zubeck, J.P. 142, *210*
Zubin, J., Kietzman, M.C. 712, 719, *737*
Zucker, J.R., s. Kirschner, M.A. 305, *336*
Zuckerman, M. 128, 134, 153, *210*

Zuckerman, M., Persky, H., Curtis, G.C. *210*
Zuckerman, M., Persky, H., Eckman, K.M., Hopkins, T.R. 171, *210*
Zuckerman, M., Spielberger, C.D. 123, *210*
Zuckerman, M., s. Neary, R.S. 150, *198*
Zuckerman, M., s. Persky, H. 151, *199*
Züblin, W. 273, *342*
Zumpe, V. 488, *491*
Zung, W. 699, *710*
Zurif, E.B., Bryden, M.P. 239, *256*
Zusmann, J. 838, *875*
Zutt, J. 7, *42*, 827, 841, 846, *875*
Zutt, J., Kulenkampff, C. *875*
Zwiener, U. *210*
Zwingman, C., Pfister-Ammende, M. 715, *737*

Sachverzeichnis

Abgrenzung von Lebensstufen 46
Abhängigkeit 53
Ableitung, intrazelluläre 215
—, stereotaktische 215
abnormality 391
Abwehrmechanismen, psychoanalytische 133
„Abwehrpolaritäten" 122
Abwehrreaktion, motorische 140
Abweichung, primäre 799
—, sekundäre 799
Acetyl-cholins 216
ACTH und Cortisol, 24-Std-Rhythmus in der Ausscheidung von 283
Adaptation 166, 168, 169
Addisonsche Krankheit 286
adopted children 664
Adrenalektomie 304
Adrenalin 134, 279
adrenogenitales Syndrom 293
Ängstlichkeit 149, 164
Äquifinalität 601
Ärger 128, 134
Ätiologie, multifaktorielle 166
Ätiopathogenese-Diskussion 166
Affekte 126, 582
Affektformen, somatische 110
„Affektphysiologie" 99
Aggressionsbereitschaft 135
Aggressionshemmung 163
Aggressivität 58 ff.
—, Folgen elterlicher beim Kind 60 ff.
Agnosien 233
— für Gegenstände, für Bilder, für Farben und Physiognomien 225
—, räumliche 225
—, reversibler Charakter der 240
—, visuelle 224
Akalkulie 222
akromegaloide Konstitution 272
Aktionsforschung 485
Aktivation/Arousal 114, 124, 144, 169

Aktivations-Theorie der Emotionen 129
— —, Duffys organismische 112
— —, Lindsleys retikulokortikale 113
Aktivierung 100 ff., 122, 125, 131, 143, 144, 170
—, körperliche und offener Gefühlsausdruck 132
—, Konzept generalisiertes 133
—, Mehrkomponentenmodell der allgemeinen 146, 148
—, physiologische 129, 131
—, psychophysische 93, 104, 125, 144, 146, 147, 167, 169
—, selektive 110, 130, 131, 134, 143
—, subjektive 131
— und Erleben 130
Aktivierungsforschung 176
—, multivariate 99
Aktivierungsindikatoren 134
—, physiologische 146
—, psychophysiologische 172
— und Angst 169
Aktivierungskonzept, eindimensionales 143
Aktivierungsmuster 128, 135, 144 f., 169
—, Ausbildung von chronischen 158, 167
—, Taxonomie 134
—, Transformation in 167
Aktivierungstheorien 110, 119, 125, 131, 148
—, multivariate 142, 148, 168
Aktivierungs- und Streß-Forschung 97, 168
Aktivierungsvorgänge, Haiders hierarchisches Schema 116
—, selektive 146
Aktivität 602
—, elektrodermale 176
—, mentale durch Bildvorstellungen 142
—, physiologisch-biochemische 126
Akzeleration 136
alcoholics anonymous 427
alcoholics, chronic 427
Alkoholismus 373, 427, 437

Alltagshandeln, Grundlagen 840
Alltagsnormen 454
Alltagswissen 454
Altenheime 777
ambulatory alcohol clinics 427
American Academy of Psychiatry and Law 396
American Court Clinics 422, 433
amnestisches Syndrom 228
Amnesty International 397, 406
AMP-System 11, 15, 18, 696
Amusie 221
anaklitische Identifikation 64
Analogiekommunikation 611
Analyse, biographische 93
—, erlebnispsychologische 97
—, physiologisch-verhaltenspsychologische 97
—, sozialwissenschaftliche 93
analytic and nonanalytic psychotherapeutic techniques 426
Androgene 287, 300
—, tierexperimentelle Untersuchungen 289
Androgeneinwirkung im fetalen Alter 290, 291 f., 297
Androgen-Wirkung, Sexualverhalten 293
Angina-pectoris 161
Angst 121, 123, 124, 143, 171, 172, 803
— als emotionaler Zustand 123
— als Persönlichkeitsmerkmal 123
— als Reaktion auf streßvolle Situationen 123
—, phobische 170
—, Symptomatik 170
—, Theorie der 140
— und Depression, Selbst- und Fremdeinstufungen 133
Angstneurotiker 133
Angstzustände 155, 169, 170
Anomie- und Devianztheorie 793
Anorexia nervosa 326 ff.
— —, endokrinologische Befunde 328
—, Psychodynamik 327
Anorexie, Bedeutung des Hypothalamus 329
Anpassungsmechanismen 121
Anstaltspraxis, Realität der 779
Anthropologie 794
antidepressive Behandlung 31
antipsychiatric movements 421
AP = Antipsychiatrie 3, 621, 812 ff.
—, Kingsley Hall Reprise 818
—, Praxis 818 f.
—, Psychothérapie institutionelle 820
—, SPK-Heidelberg 820
—, Station 21, 819
—, Szasz-AP 820
—, Theorie 812, 821 ff.
—, Upper Cottage 819
Antriebsstruktur 118

Anthropometrie 108
Aphasie 213, 218, 233, 236, 237
— des Kindes 238
—, reversibler Charakter der 240
Apraxien 222, 233, 237
—, ideatorische 223
—, ideo-motorische 222, 223
—, konstruktive 223
—, reversibler Charakter der 240
APQ, Autonomie Perception Questionnaire 132
Arbeitsansatz, multivariater 100
Arbeitshandlung, gestörte 515
Arousal 125
Arousal-Reaktion 147
Art brut 890
Arthritis, rheumatische 162
Arthritis-Patienten 162
Arzt-Patienten-Verhältnis 580, 581
Asomatognosien 223, 233
Asozialität 615
Assessmenttheorie 103
Association for Psychiatric Treatment of Offenders (APTO) 397
Assoziationen 26
Assoziieren, freies 582
Asthma bronchiale 73, 74, 155, 163, 164
asthmatische Kinder 163
Asymmetrie, funktionelle 233
—, Geschlecht 239
Attributionstheorien 570, 571
Aufmerksamkeit 99, 281
—, aktive Ausrichtung der 139
—, passive Ausrichtung der 139
—, Pribrams drei Kontrollprozesse 117
—, selektive 25, 137, 138, 142
Aufmerksamkeitsverhalten Schizophrener 25
Auslöse-Schwelle 121
Aussagen, psychopathologische 7, 8
Autismus 4, 52
Autogenes Training 93
Autokorrelationsanalysen, Stimmung depressiver Patienten 32
Autonomie des erwachsenen Jugendlichen 54
autoritäre Persönlichkeiten 566
aversive Haltung 546
Autoritarismus 566
Aversionstherapie 524

Bánaro, Papua-Gruppe, Verwandtschaftsbeziehungen 750 f.
Bedingungsanalyse 168
Bedrohtheits-Zustand 121, 122
Befindensäußerungen 97, 99, 164
Behandlungsmethoden, psychotherapeutische 6
—, somatische 6

—, soziotherapeutische 6
Behaviorismus 97, 457, 496
—, kognitiver 97
—, methodischer 468
Belastung (Streß) 142, 166
—, Wahrnehmung und Bewertung 125
Belastungs-Beanspruchungs-Verhalten 121
— — -Prozesse, psychologische 122
— — -(Streß-Strain-)Sequenz 157, 166
Belastungs-EKG 161
Belastungsparameter 120
Belastungsreaktion, multihormonale 125
Berkeley Growth Study (Study A) 630
Betrachtungsweise, generalisierende 10, 11, 18
—, individualisierende 10, 18
—, psychopathologische 14
Bewährungskontrolle 165
Bewältigungsreaktionen, fehlende 168
Bewältigungsversuche (coping) 121
—, Ich-bezogene 121
Bewertungsprozesse 121
—, individuelle 123
Bewertungs-„Systeme" 122
Bewertungs- und Abwehr-Prozesse 168
Bewußtsein 578, 590, 594, 595
Bewußtseinsakte, interpretierende 97
Bewußtseinszustände 135
Beziehung, Definition 609
—, symmetrische 618
— zur Umwelt 25
—, gesunde, tragfähige 609
—, „kranke", konfliktgeladene 609
—, Regeln 616, 618, 619
Beziehungsebene 610, 613
Beziehungskonflikt 610, 612
Beziehungsstörung als Gegenstand der Psychopathologie 838
Bezugssystem, physiologisches 165
—, psychologisches 165
Bilder 611
Bildnerei der Schizophrenen 891
— geistesgestörter Menschen 882
B-Inselzell-Adenom 271
Biofeedback 137, 139, 140, 141, 142, 154, 165, 537
Biofeedback-Forschung 132, 133
Biosignale, psychophysiologisch 107
Biosignal-Registrierungen 100
Blutdrucksteigerungen, situative 159
Blutdruckverhalten von Normotonikern 159
Bradykinin 279
British National Child Development Study (Study P) 631
British penal system 412
broken home 363, 663

California Medical Faculty (Vacaville) 408
case-control studies 689
case definition 692, 695
case loss 652
castration 427, 437
catch-up prospective study 635f
children, longitudinal studies of 656ff.
Chiliasmus 749
Cholecystokinin 278
Chronifizierungsprozesse 167, 168
Clan 750, 751
Clockwork Orange 434
cohort studies 690
colitis ulcerosa 72
committee approach 723
Committees of the American and Canadian Psychiatric Associations 714
Community Mental Health Centers 355
control group, follow-up of autistic children 641
— —, purpose 645
— —, same-sex siblings 644
— —, treatment studies 642
— —, unscreened 646
Copingstrategien, intrapsychische 121, 122
corpus mamillare 228
correctional institutions 433
correctional system 404, 407, 434, 439, 441
corticotropin releasing factor 283
Cortisol-Sekretion bei Depressiven 285f.
—, 24-Std-Rhythmus der 286
crime 390, 391, 393, 438
— and delinquency changes in the concept of 391
—, prevention and treatment 391, 398, 432
—, problems analysis of 392
criminal anthropology 393
criminal asylums 393, 410
— — connected with mental hospitals 407
— — in Italy 410
criminal law 393, 401
criminals 390
—, prophylaxis against 393
—, psychotic and epileptic 393
—, rights of 392
Criminological Institute at Copenhagen University 412
criminology 439
—, clinical 394, 399
—, contributions of psychiatry to 388
crosscultural psychiatry 711ff.
— —, methods 718
crosscultural research, ethical considerations 731
cultur clash 744
cultur contact 744

culture, definitions of 711
culture-bound syndromes 732
Cushing-Syndrom 271, 286

dangerousness 435, 436
—, evaluation of 436
danish adoption studies, criminality 671
— — —, schizophrenia 671
Danish Herstedvester Institution 411
Danish Security Detention Institution in Nykøbing 418
Dasein und Person 846
Daseinsanalyse 782
data collection, cardinal rules 647
Daten, physikalische 470
—, physiologische 470
Datenanalyse 100, 168
Datenerhebung 462 f.
—, qualitative 472
—, Theorie 463
Defizit der Individualisation 234
— —, Kategorisierung 234
demography 685, 686
Denkmethoden, reduktive 18, 20
Depressionen 155, 169, 171, 615, 617, 797
—, Grundsymptomatik 32 ff.
—, endogene 11
—, Mundtrockenheit bei 171
Depressionsbeschwerden, somatische 15
Depressivität und Ängstlichkeit 30
Deprivation, sensorische 142
—, des Kindes, affektive 53
Desensibilisierungsstrategien, verhaltenstherapeutische 170
Determiniertheit, genetische 5
Devianten 557
Devianz 793
Diabetes 4
Diagnosekategorien 154, 693
Dialektik der Vernunft 775
Diaschisis 241
Digitalkommunikation 611
diskursives Prüfen 13
Dispositionen, psychophysische 164
Dissonanz 559
Dissonanztheorie 130
Dissoziation 131
Dogmatismus, Konzeption 566
Doppelbindung (double bind) 519, 613–615
—, gespaltene 614
Doppelbindungen und Psychoneurosen 615
Doppelbindungstheorie 613, 623
drug dependence 428, 437
drug therapy 437
Dualismus der Beschreibungsweisen, empirisch-phänomenaler 97

—, methodologischer 11
Dual-Ordnung 750
Dynamismus 150
Dystonie, vegetative 164

EDA (Thermogramm) 107
— -Aktivität 172
—, Eigenart 176
— -Habituation 171
— -Kennwerte 171
— -Konditionierungsstudien 139
— -Leitwert 172, 174, 175
—, phasische 173
— -Reaktivität 150, 173
— -Untersuchungen 170
— von Schizophrenen 173
educational level IQ scores 629
EEG 107, 170
— -Daten 135
Ehetherapie 619
Einstellung 567
—, affektive Dimension 550
—, Ich-Beteiligung 568
—, kognitive Dimension 550
—, konative Dimension der 550
—, negative Gruppenzugehörigkeit 558
Einstellungen, Anpassungsfunktion 554
—, Charakterstrukturen 547
—, Definition von 548
— des Psychiaters 547
—, Gruppeneinflüsse 565
—, Ich-Beteiligung 560
—, ich-defensive Funktion 555
—, Konsistenz 562
—, Modifikation 563
—, Neurosenlehre 546
—, objekt – wie situationsbezogene 556
—, psychologische Bedeutung 553
—, soziologische Aspekte 556
—, Wahrscheinlichkeitstheorie sozialer 570
—, Yale-Projekt 555
—, Zentralität 563, 568
—, Zwitterstellung 572
Einstellungsänderung 547, 550, 561
—, Angst 564
—, unmittelbare Belohnung 564
— unter informationalen Einflüssen 562
Einstellungsäußerungen, Erlebnisebene 551
Ekel-Abscheu 128
EKG 107, 173
Elementarsyndrom, psychovegetatives 164
Elementenpsychologie 6
elterliche Unterdrückung 60
EMG 107, 170
— -Biofeedback-Training 141
— -Kennwerte 170

Emotion 98, 99, 109, 124–126, 128, 129, 130, 280
—, antriebsbezogene 146
—, Bewertungsweisen 130
—, induzierte 128
—, negative 125, 129, 163
—, physiologische Differenzierungsversuche von 146
—, psychophysiologische Theorien 129
—, schädlich-erregende 125
—, Taxonomie der 131
— und periphere somatische Erregungsmuster 129
—, Unterscheidungsmerkmale 130
—, verbale Auskünfte 132
—, Zusammenhang 284
emotionale Labilität 115, 150
— Qualitäten, kognitive Bedingtheit und Konditionierbarkeit 130
— Systeme 128
Emotions-Profil-Index 127
Emotionspsychologie 97, 125
Emotionstheorie 98, 125, 126, 130
—, kategoriale 131
—, kognitive 129, 131
Endogenie 603
endokrine Reifung 298
endokrines Psychosyndrom 262, 273
—, Gesamtbild der Persönlichkeit 264
—, klinische Bedeutung 264
—, Veränderung der elementaren Triebe 263
Endokrinologie in der psychiatrischen Praxis 262, 270ff.
endokrinologische Behandlungs-Indikationen in der Kinder- und Jugend-Psychiatrie 271
— Psychiatrie 258ff
— Störungen in der psychiatrischen Praxis 271
Entfremdung 617
Entspannungsverfahren 165
EOG 107
epidemiological research strategy, main types of 686
epidemiology, the characteristic feature of 703
Epistemologie der Humanwissenschaften 835
Eppendorfer Stimmungsantriebsskala ESTA II 31
Eppstein-Test 27
Erblichkeitsdogmatik 5
Erinnerung 126
—, Verblassen oder Affektloswerden einer 582
Erlebens, innere Realität des 97
Erleben und Verhalten 165, 839
Erlebnis-/Bewußtseins-Psychologie 97, 98, 99
Erlebnismitteilung (bzw. Introspektion) 126
Erlebnisphänomenologie 2
Erotisierungs-Zentren 288
Erregung, sexuelle 134

Erschöpfung 149, 164
Erziehungsnorm und Selbstidentität des Erziehers, Gegensätze 63
Ethnie 744
ethnische Beziehungsgefüge 755
ethnische Gruppen 743, 744
— — im Hochwald von Neu-Guinea, Gliederung 753
— —, Individualität 762
— —, Unterwerfungsrituale 761
Ethnomethodologie 797, 801
Ethnozentrismus 745
—, endemischer 745
Evaluationsstudien 165
Evaluierungsforschung 486ff.
Evolution 789
exhibitionism 426
Exploration, normierte 7
Extraversion 148, 149, 150
Extremsituationen 9, 148

Facial Affect Scoring Technique (FAST) 106
Faktizitätsurteile, Konstitution 844
Familie 616, 776
Familien- bzw. Interaktionsmodell 835
Familienforschung 76, 364, 843
— und -therapie 838
Familieninteraktion, gestörte 614
Familienpsychotherapie 599, 600, 607, 621
Familien von Jugendkriminellen 614
Feldexperiment 484
Fels Research 47
— — institute study 672
fetale Hirnentwicklung 277
fetales Alter 287ff.
Fight/Flight 128
flight- und fight-Reaktion bei Tieren 279
follow-back design, example of Watts' study 634
follow-up studies, correlations between problems 658
— —, family factors 662
— — nosological use 631
— — of children, Fels Institute Project (Study E) 630
— — —, negative findings 668
— study, treatment evaluation 661
forensic psychiatrists 391, 392, 403, 410, 438
— —, efficiency of 436
— — in the USSR 397
— —, roles of 434, 435
forensic psychiatry 387, 388, 390, 391, 393, 394, 396, 398, 399, 401, 424, 427, 430, 431, 432, 433, 435
— —, contributions of 439
— —, ethical problems within 437

forensic psychiatry, functions of 399, 434
— — in stable and advanced societies 400
— —, in the USSR 397
— —, justification of the existence of 440
— — legal basis 394
— —, organizational aspects of 400
— —, penal and civil 397
— — position of 392
— —, problems of encountered in the United States 395
— —, social-legal uses of 396
— —, tasks for 399
— —, therapeutic contribution of 432
— — therapy 388, 389, 432–434, 437, 439
forensic psychopathology 414
Forschung, psychophysiologische 142
Frustration 121, 124
Funktionen beim Mann, visuo-spatiale 240
—, Wiederherstellung der, eines gegebenen Areals der 245
—, Kompensierung der frontalen 244
—, physiologische 99
—, Wiederherstellung oder Neuorganisierung 241
Funktionsanomalien, zentralnervöse 169
Funktionsprüfungen, vegetativ-endokrine 108
Funktionsstörung 232
Furcht 124, 128, 143

Ganzheitspsychologie 7
Ganz-Körper-Plethysmographen 164
Geburt, gewaltlose 360
Gedächtnisleistungen des Menschen, Hormonwirkungen 324
Gedächtnisstörungen 228
Gefühlstheorie 126
—, Wundts dreidimensionale 111
Gegenübertragung 802, 803
Gehemmtheit 149, 164
Gehirn, Asymmetrie des menschlichen 612
Geisteskrankheiten sind Gehirnkrankheiten 780
geistige Gesundheit oder Störung eines Individuums 620
Gemeindepsychiatrie 779
Generalität, Begriff der 143
general mental hospitals 417
general psychiatrists working for the judiciary system 391
German sociotherapeutic institutions 414
Gesamtscore 15, 16
Geschlecht, Rolle 242, 297, 298
Geschlechter-Antagonismus 753
Geschlechterdichotomie 754
Geschlechtsunterschiede 63

gesellschaftliches Kontext-Verständnis 785
Gesellschaftstheorien 772
—, kritische 773
—, marxistische 784
—, normativ-kritische 792
Gesellung 742
Gestagene, psychische Nebenerscheinungen 316
Gestaltcharakter 601
Gestalttheorie 6
Gestörtheit, psychosomatische 149
Gesundheitsverhalten 149
Gewebehormone 278
Gleichgewicht, vegetatives 169
Glueck, delinquent boys 672
— research 643
Glukokortikoide 283ff.
Größenkonstanz 27, 28
— bei Schizophrenen 27
Grundbegriffe, diagnostisch-nosologische 781
Grundregelverletzungen 799
Gruppenprozesse 142

Habituation 99, 137, 138, 139, 142, 150, 154, 169
— der Orientierungsreaktion 133, 137
Habituations-Paradigma 154, 170, 175
Habituationsprozesse 140
Habituationsschwäche 154
Habituationstypen 138
Habituierbarkeit 151
Habituierung bei Depressiven 35
Händigkeit 239
Halluzinationen 2, 4, 580, 620
halluzinatorische Formveränderungen 900
halluzinatorische Konstanten 899
Hamilton-Depressionsskala 15
Handeln 8, 615
Handlungsbereitschaft 548
Handlungseffekte 469
Handlungsmodell, psychologische Methodologie 458
Handlungsprozesse 469
Handlungssysteme 518
—, Zerfall 521
handlungstheoretisches Lernkonzept, Grundcharakteristika 500
Hauttemperatur 163
„Hawaii" Declaration 437
Health aspects of avoidable maltreatment of prisoners and detainees 399
Heber, children of mothers with low IQs 673
Hemisphären, Strategie beider 235
hemisphärische Equi-Potentialität 238
Hermeneutik „kognitiver" Prozesse 168
Herstedvester Institution 412, 414, 433

Sachverzeichnis

Herzfrequenz 135, 136, 163
Herzfrequenz-Reaktionen 135–137, 170
Herzinfarkt 155, 157, 161
—, psychophysische Belastbarkeit 162
Herz-Kreislauf 149
Herzrhythmusstörungen 161
Hess's Synergismenlehre 112
Hexerei 748
Hippocampus 228
Hirnschädigung 155, 175
—, neuropsychologische Diagnostik der 175
Hoffnungslosigkeit 166
Hohenasperg, prison hospital of Baden-Württemberg 414
Homöostase 120, 122, 169, 557
Homöostaseregelung 168, 605
Homosexualität 292, 426
—, experimentell bewirken 291
Hospitalisierungsschäden 535
Hospitalismus-Forschung 796
hospitalization, involuntary 418
Humanwissenschaften 19
hyperphrener Zustand 906
Hypersekretion 163
Hypertonie 73, 142, 155, 158, 159, 160
Hyper- und Hypo-Reaktivitäts-Konzepte 176
Hyperventilation 163
Hypnose 128
Hypochondrie 132, 156
Hypoglykämie, funktionelle 271
Hypogonadismus 272
hypophysiotrope Region 288
hypothalamische Funktionen 169
Hypothyreose 271
Hypoventilation 163
Hysterie 156, 615

ICD-Schlüssel 155
Ich-Bedrohung 124
Ich-Psychologie, psychoanalytische 589
Ichstärke 170
— und Angst 170
Ich-Umwelt-Balance 25
Ich- und Überich-Entwicklung 52
Identifikation 563
— mit dem Aggressor 64
Identität 610
Identitätslehre 96
Ideologiekritik psychiatrischer Lehrgebäude 785
Immunoendokrinologie 277
incidence 669, 699
indices of morbidity 699
Individualität 581
—, adaptive 152
—, physiologische 152

—, psychophysische 168
— und Sozialität 593
Individual-Parameter 146
Individuation, Prozesse der kindlichen Entwicklung 51
Individuum 608, 802
Infantilismus, familiärer 272
Information 609
Informationsaufnahme 24
Informationsreduktion 25
Informations-Systeme 605
Informationsverarbeitung 24, 122, 142
Inhaltsebene 610, 613
Inhalts- und Beziehungsaspekt 609, 620
Innenprozesse des Coping 168
Innenreize, antriebsbezogene 144
Input-Dysfunktion 169
Institute for the Prevention of Crime and Treatment of Offenders 398, 423
integration of psychiatric services in the ordinary prison system 405
Intelligenz, soziale 12
Interaktion 608, 618
—, frühkindliche mit der Mutter 47
—, interaktionsengramm, Interaktion 591
—, menschliche 603
—, soziale 165
—, tierische 608
interaktionale Psychopathologie 843
Interaktionscode 616
Interaktionsformen 592, 595
—, Bildung von symbolischen 595
—, individuelle 589
—, vorsprachliche 593
Interdependenz der psychopathologischen Variablen 20
Interkorrelationen 134
Internalisierung 563
International Classification of Diseases 693
Internal Society of Social Defence (1974) 393/394
Intersubjektivitätsproblem 843
Intervallskalen 466
Intervention 165, 604
—, therapeutische 8
interviewers, selection and training of 723
Interview-Situation 8
Introspektion 149
Introversion 148, 149, 150
Intuition 12, 13
Inzest 757
IPS von Lorr 15
Irrenanstalten 777
Ischämiereaktionen 161
isolation, effects of 439
ISR- und MSR-Prinzip 168

ISR-Verhalten 165
Italian Positivists 392, 393, 395
Italian psychiatric prison hospitals 433

Journal of Psychiatry and Law 396
Jungs Entelechie 603

Kajak-Angst bei westgrönländischen Eskimo 763
Kardiophobiker 160
Kastration 301
Kasuistik, psychosomatische 99
Katecholamine 279 ff.
Kategorialstruktur 97
Kategorienlehre 97
Kausalität 601, 602, 606
Kennlinienkonzept, biometrisches 147, 148
Kinder, hirngeschädigte 175
− schizophrener Mütter 174
Kinderpsychiatrie 599
Kindesalter, Störungen im 600
Kindheit 296 ff.
Kindheitserlebnisse, Bedeutung 48
kindlicher Autismus 49
kindliche Sexualität 296
Klassen möglicher Konstrukte 104
Klassifikationen depressiver Syndrome 30
Klassifizierung, ethnozentrische 561
Klimakterium, Bedeutung 312
Klima positiver Affekte 63
−, soziales 166
Klinefelter-Syndrom 273
Körperbau 148
Körperfunktionen, Selbstkontrolle 132
−, subjektive Wahrnehmung und objektive Registrierung 133
−, wahrgenommene und registrierte 132
−, willkürliche Beeinflussung und Selbstkontrolle 141
körperliche Beschwerden, subjektiv erlebte 149
Körpersprache 611
Körperwahrnehmung 132
„Kognition" 130
−, subjektive 125
kognitive Aufgaben der subkortikalen Strukturen 237
kognitive Haltungen 122
kollaterale Aussprossungen 242
Kommunikation 22, 217, 605, 606, 608, 609, 613, 623
−, Absichtlichkeit 606
−, Abweisung 607
−, Annahme 607
−, digitale, linkshemisphärische 612

−, digitale (verbale) 611
−, Entwertung 607
−, intrahemisphärische 612
−, menschliche 611
−, nichtverbale 8, 14
−, Reaktionen auf den Erhalt einer 607
−, Ubiquität 606
− über die Kommunikation 608
− und Wirklichkeitsauffassung 620
−, zweistufige 563
−, zwischenmenschliche 24
− zwischen Patient und Untersucher 18
Kommunikationsablauf 619
Kommunikationsaustausch in Systemen 605
Kommunikationsforschung 608, 844
Kommunikationsmodalitäten, digitale und analogische 611
Kommunikationsmuster 616
− in Familien Schizophrener 609
Kommunikationspathologie 612, 619
Kommunikationsprobleme 166
Kommunikationsstörungen 838
Kommunikationssystem 605
kommunikationstheoretische Definition von Pathologie 618
kommunikationstheoretischer Ansatz 599, 624
Kommunikationstheorie 621, 843
Kommunikationstherapie 621, 622
−, Praxis 610
−, schematische Darstellung 624
Kompetenzmodell 221
Komplementärbeziehungen 618
Komplementärmodell 97, 98
Komplexität 601, 602, 604
−, bestimmte 790
− menschlicher Systeme 603
−, unbestimmte 789
Komplexitätsreduktion 788
Komponentenstudie des Gesichtsausdrucks 106
Konditionierbarkeit 151
−, differentielle 150
Konditionierung 99, 139, 142, 165, 558
−, operante 137
− − klassische 502, 518
Konditionierungsexperimente 150
Konditionierungs-Lernen 139
Konditionierungstherapie 524
Konflikt 121, 124, 612
Konfliktmodell 559
Kongruitäts- und Konsistenztheorien 559
konnektionistisches Modell 230
Konsistenztheorie, affektiv-kognitive 559
Konstitution, individuelle 125
−, intersubjektive 843
−, subjektive 842
−, − und intersubjektive 843, 844

– von Selbst und Welt 844, 845
konstitutionelle Faktoren 120
konstitutionelle Prädispositionen 156
Konstitutionsanalyse, phänomenologische 845
Konstitutionseigenschaften 148
Konstitutionslehre 93
Kontrolle der psychologischen und physiologischen Randbedingungen 101
Kontrollhandlung 521
Konversionsneurose 156
Konzeption eines begrenzten Fassungsvermögens 25
koro 715
Koronarangiographie 161
Korrelationen, interindividuelle 133
Korrelationsstudien 101, 134, 152, 164
korrigierende emotionale Erfahrung 525
Korsakoffsyndrom 228
Kortex, Abtragungen des gestreiften 244
–, assoziativer 214
Kovariation 101, 131, 133, 143, 147
– verschiedener Aktivierungsindikatoren 101
Krankheitsgruppen, schizophrene 21
Krankheitslehre 98
Krankwerden als ethnische Erscheinung 758
Kreativität 903
Kreislaufanalyse 159
Kreuzkorrelationen 133, 134
Kriminalirrenanstalten 410
Krisenintervention 371, 805
–, ethnomethodologisch formulierte Grundlagentheorie 806
Krisen- und life-events-Forschung 353
Kritik an behavioristischen und strukturell-funktionalen Ansätzen 801
Kritik der Quantifizierung 15ff.
kritischer Rationalismus 454
Kultur 745, 746
Kulturkreisen, Ventil-Institutionen 748
Kulturmuster 746
Kulturwandel 745
Kunst, Psychiatrie und historische Entwicklung 877ff.
– psychisch Kranker, Bewertung 892
– und Schizophrenie 889
kuru 765
Kurzpsychotherapie, Fokaltechnik 354
Kybernetik 599, 601

Labeling-Theorie 14, 798
Labilität 150
–, emotionale (vegetative) 148, 164
–, vegetative 149
Längsschnittstudien, psychologische 47
Läsionen, Klassen von Phänomenen in der Folge frühzeitiger 247

–, rechtshemisphärische 233
–, subkortikaler und kortikaler Effekt 246
Läsionsprozesse 167, 168
lâtah 715, 732
Latenzphase 297
learned helplessness 505
Lebenssituationen, belastende 123
Leib, Verhältnisse des Menschen zu seinem 846
Leib-Seele-Problem 846
Leistungsfähigkeit 151
– eines Individuums 837
–, körperliche 164
Leistungsgesellschaft 837
Lernen, Gesprächstherapie 526
–, operantes 140, 154
–, Psychoanalyse 525
–, Sozialpsychiatrie 527
–, vegetatives 140
–, Verhaltenstherapie 528
Lernparadigma des Flucht- und Vermeidungslernens 503
Lernprozeß, Motivation 516f.
Lernprozesse, Einfluß frühkindlicher Erfahrungen 506
–, Einfluß von Angst 510
–, geistige Behinderung 507
–, soziale 559
–, Theorie 497
–, Voraussetzungen 516
Lerntheorie 157, 494ff.
–, traditionelle 496
– vegetativer Funktionsstörungen 167
Lernverhalten 323
Libidotheorie, Freud 603
Lidschlag-Konditionierungsstudien 139
Life-change-Forschung 168
Linguistik 217
Lösungsversuche 621
longitudinal studies, prevalence of psychiatric disorders 629, 631
loyalty to the system 438

Magen-Darm-Beschwerden 149, 163
Magendystoniker 73
Masseneffekt 231
matching 647
"medical model" within the correctional services 441
medizin-anthropologische Interpretation 157
Medizinmann 747
Melatonin 325
Menschen, aktionsorientierte 163
Menstruations-Zyklus, physiologische Bedeutung 308
Mental Hospitals in England 419, 420

mentally abnormal offenders 390, 395, 399, 403, 419, 424
− − − therapy of 388, 389, 404, 430, 433
mental retardation 428, 429
mesodienzephale Strukturen 229
Messung klinisch-chemischer und endokriner Funktionen 107
− physiologischer Funktionen 107
Meßwerte von psychopathologischen Skalen 16
Metakommunikation 607, 608, 613
−, analogische 612
Metapsychologie 68
method, Greenwood-Yule 704
−, Weinberg's 700
Methode der Datenreduktion 15
− der Faktorenanalyse 15
− der Fall- und Verlaufsbeobachtung 781
− der Identifizierung mit der Unvernunft des Wahnsinns 787
− des freien Assoziierens 582
−, strukturalistische 786
Methoden der kognitiven, der affektiven und der handlungsmäßigen Dimension von Einstellungen 552
Methodenkombinationen 165
Methoden- und Theorienpluralismus in der Psychiatrie 840
Methodenvergleich 834
Methodenwahl 94
Methodik bei Schizophrenen, experimentelle 24
−, diskursive 12
−, psychophysiologische 99, 100, 101, 148
−, reduktive 21
−, testpsychologische 24
methods, demographic and epidemiological 685
Minderwertigkeiten, Prinzip funktioneller 168
Minderwertigkeitsgefühle 622
Mitteilungen des Patienten 14
MMPI 132
MMPI-Ego Strength 170
Mobilität 150
Modell antriebsbezogenen Verhaltens, Ehrhardts neuropsychologisches 118
−, Aufmerksamkeits- 236
− der Einstellungsänderung 564
− der krankheitsspezifischen psychodynamischen Konflikte 75
− der Psychiatrie 778
−, Eysencks zweifaktorielles 115
− von Wernicke 232
Modellbildung, Schema 464
Modellvorstellungen, theoretische 9
Modifikation somatischer Reaktionen 137
Modulation der Aktivierung 28

Modus des Auftretens der Läsion 242
Monade 606
moralische Entwicklung 63
moralische Identifikationen und Sozialisierungsprozesse 62
Morbus Addison 271
Basedow 277
Motivationstheorien 119
mütterliche Ambivalenz 51
− Karenz 51
− Verhaltensweisen, experimentelle Untersuchungen 47, 54
Multidimensionalität 548
Muskeltonus 147
Mutter-Kind-Beziehung 591, 593, 599, 600
Mutter, schizophrenogene 599
Muttersymbiose 53

Nahrungsantrieb 135
Narzißmus 52
narzißtische Problematik 49
National Health Service 423
National Child Development Study 675
National Survey of Health and Development 676
Nativismus 749
Natur- und Sozialdetermination 846
Naven-Rituals des Iatmul-Stammes auf Neu-Guinea 616
Nebennierenrindenfunktion 283
−, biologische Bedeutung unter emotioneller Erregung 285
Neo-Behaviorismus 97, 457
Nervensystem, Reifegrad des 242
Neugeborene, Reaktivität von 152
Neugierverhalten, Verlust nach Alcishal 33
Neurasthenie 156, 164
Neuroanatomie 214
Neurochemie 216
Neurodermitis, atopische 73
Neurolinguistik 221
Neurophysiologie, klinische 214
Neuropsychologie 211, 212, 218
Neurosen 838
−, Abwehr-(Psycho-) 156
−, Aktual-(Angst-) 156
−, Entstehung von 148
Neurosenlehre, psychiatrische 92
neuroses and personality disorders 425
Neurotizismus 164
Nonkonformist 761
Non-Responder-Phänomene 154, 173
Noradrenalin 279
Norm, Abweichung 622
Normen, soziale 120

normophrener Zustand 906
Nosologie, psychiatrische 169
—, psychosomatische 156
nursing homes 419

ödipale Dreierbeziehung 49
Ödipuskomplex 55
offenders 390, 393
—, abnormal 387, 399
—, alcoholic 427
— in Switzerland 413
—, mentally disordered 388
—, normal 403
—, psychopathic 399
—, psychotic 414
—, treatment of 393, 401, 402, 432
—, untreatable 426
— with drug problems 428
oligophrenic offenders 428, 429
Ontologisierung 4
Opfer des Leguan bei den Ayoré-Indianern 764
Ordinal- oder Rangskalen 465
Organisationsstufen menschlichen Handelns 459
Organismusmodell, psychologische Methodologie 457
Organsyndrome, psychovegetative 165
Orientierungshandlung 520
Orientierungsreaktion 99, 137, 139, 150
— bei Depressiven 35
over-all severity score 697
Overinclusion 27
Ovulationshemmer 313, 314, 316

Panhypopituitarismus 327
Paradigma 456
—, der Begriff 835, 836
— und Bild vom Menschen 836
Paradigma-Krise 834
paradigmatische Ansätze in der Psychiatrie 835
Paradigmen, psychophysiologische 99, 109, 137, 142
—, sozio-psychophysiologische 142
Paradoxie 613, 623
Paranoia 617
Pathogenesemodelle 96, 143, 158
Pathologie, intrapsychische 607
—, kortiko-viszerale 157
Patienten 608
—, depressive 16, 155, 171, 172
— mit Angstzuständen 163, 170, 171, 172, 174
—, neurotische 171

—, schizophrene 16, 25, 172, 174
Patientenkarriere-Forschung 796
Patuxent, a special prison institution 408
pedophilia 406, 426
penal forensic psychiatry 391, 435
penal procedure 432
penal treatment for mentally abnormal offenders 411
penology 434, 439
Pepsinogenspiegel 163
Perseverationen 227
Persönlichkeit, biologische Basis der 148
—, infantile 157
—, Spezifität der 156
—, Spezifität der mütterlichen 156
Persönlichkeitsforschung 93, 151, 546
—, empirische 150
—, psychophysiologische 148, 149, 152, 164
Persönlichkeitsfragebogen 158
Persönlichkeitsmerkmale 120, 121, 151, 153
— des Individuums 129
—, habituelle 124
Persönlichkeitspsychologie, empirische 148
Persönlichkeitsvariablen, Einfluß von 566
Pflegeheime 777
Phänomene, abnorme psychische 3
—, beobachtbare 10, 11
—, psychopathologische 4, 5, 7, 9, 10, 21
Phänomenologie 782, 795, 841–845
— der Lebenswelt 772
—, konstitutive 844
phänomenologisch-anthropologische Forschung 829, 830, 846
Phänomenalismus, methodischer 468
Pharmaka, antipsychotische 172
Phasenhaftigkeit im psychischen Leben 263
Philadelphia-Association 814
Philosophie als eines möglichen Gegenstandes psycho(patho)logischer Analysen 827, 850
— — und Einzelwissenschaften 831
— — Gegenstand der Psychiatrie 847
Phobie 615, 617, 622
—, Theorie 504
Physiologie der Affekte 128
Physiologie/Verhaltenspsychologie 98, 99
Placebo-Effekte 165, 646
planum temporale 234, 236
—, Foetus 238
plausibility 705
Politichiatrie 818
population mobility 692
pornography in Denmark 439
Positivismus 831
positivistische Wissenschaftsauffassung 455
Potentiale, evozierte 215
Praecox-Gefühl 895
Prädiktoren 31

Prädiktor sozialen Handelns 549
prämenstruelle Spannung 306
Präventionsgedanke, historische Entwicklung 345
Present State Examination 696
prevalence 669, 699
– of schizophrenia 701
Primärbewertung 121
Primärprävention, Definitionen 345
– psychischer Störungen während Schwangerschaft, Geburt und frühester Kindheit 357f.
– – –, Jugend 362f.
– – –, Kindheit 362
– – –, Erwachsenenalter 369f.
– – –, höheres Alter 374f.
prisons, transformation of 405
–, Dutch system 413
Problem, Ausgangswert 101
–, Kovariation 101
–, Spezifität 101
Probleme der Parameterabstraktion 101
Prolactin 311
Prosopagnosie 225, 226
Prostaglandine 279
Prozesse, psychophysische 99
Prüfungsangst 142
Pseudolösungen 617
psychiatric assistance to the penal institutions 405
psychiatric criminology 395
psychiatric hospitals for offenders 408
psychiatric interview 695
psychiatric participation in the fight against crime 392
psychiatric prisons 407, 410, 412
psychiatric screening methods 698
Psychiatric State Hospitals in North America 421
psychiatric teaching about crime 440
– –, the law system determines the conditions for 401
Psychiatrie 153, 155, 164, 176, 772, 827
– – Institution und Wissenschaft 776
– – medizinische Wissenschaft 779
–, Gesamtansatz der italienischen 804
– in der Geschichte, Funktion 784
–, marxistische Theorie 784
–, Methoden- und Theorienpluralismus 840
–, monadisch-intrapsychisch orientierte 604
–, phänomenologisch-anthropologisch orientierte 845
– und Phänomenologie 841
– – Philosophie 827, 828, 832, 833
–, zum unverkürzten Vernunftbegriff der Aufklärung 782
–, zum Verständnis des Sinnes der 777

psychiatrische Erfahrung, Erweiterung der, durch den phänomenologisch-anthropologischen Ansatz 832
psychiatrische Grundlagenforschung 17, 44
psychiatrist, role of the 706
psychiatry, functions of within the judicial, including the correctional field 440
–, ethical rules for 437
– in clinical criminology 403
– in the criminal justice system 396
psychische Entwicklung vor sexuellem Rivalitätskonflikt 56
psychische Instanzenlehre 65
– –, Es 65
– –, Ich 65
– –, Überich 66
Psychoanalyse 7, 395, 577–579, 583, 584, 589, 782, 834, 845
psychoanalytic engagement in the problem of combating crime 395
psychoanalytische Erkundung, Ziel der 590
– Konzepte 166
– Neurosenlehre 594
– Persönlichkeitstheorie 583, 584
– Problemstellung mit Verhaltensbeobachtung von Kleinkindern 51
– Sprachoperation, Prozeß der 595
psychodynamie psychiatry 392
Psychodynamik 45, 44, 844
– als Grundlagenforschung 44ff.
– der einzelnen wichtigen Neuroseformen 46
–, Denksysteme 66
– im Kindesalter 50ff.
– in der Psychoanalyse, Hauptakzente 49
–, transkulturelle 48
–, –, Arapesch 48
–, –, Kindererziehung der Comache-Indianer 48
–, –, Struktur der Gesellschaft bei den Aloresen 48
psychodynamische Bedeutung der Massenmedien in unserer Sozietät 64
– Erschließung der Psychosen 79
– Mechanismen in der psychosomatischen Medizin 71
– –, Anorexia nervosa 75
– Schizophrenieforschung, Grundanliegen 81
– Struktur der Abwehrformen 50
– Wechselwirkungen zwischen Kleinkind und Umwelt 50
Psychoendokrinologie der Schwangerschaft 310
psychoendokrinologische Forschung, Schwierigkeiten 276
„Psychogenese" 95, 156, 169
– – Lehre 96, 99

Psycholinguistik 217
Psychologe, klinischer 3
Psychologen-Sprache 96
psychological treatment of crime 413
Psychologie, physiologische 95
—, Verfahren der 93
psychologische Datenerhebung, Therapieplanung 473
psychologische Forschung 123, 452ff.
Psychopathen 155, 174, 175
—, jugendliche 175
—, Hyporeaktivität von 175
psychopathic offenders 416
Psychopathologie 2, 4, 5, 6, 7, 11, 16, 17, 18, 19, 27, 169, 782, 793, 837, 838, 839
— als Erfahrungswissenschaft 17
—, empirische 9
—, interaktionale 3, 838, 839
—, klassische 3, 836
— Schizophrener 22, 23
— und Sprache 13ff.
psychopathologische Phänomene, Revelanz von Lernprozessen 501
psychopathologische Symptomverkoppelungen 25
Psychophysik 131, 217
— der enterozeptiven Wahrnehmung 133
Psychophysiologie 92, 93, 94, 95, 134, 144, 146, 168, 176
—, allgemeine 92
—, differentielle 92
— in Klinik und Theorie 166
—, klinische 93, 138, 153, 154, 158, 168, 176
—, ökologische 93
—, Pawlows 111
psychophysiologisch-psychosomatische Grundlagenforschung 98
psychophysisches Problem 98
psychophysisches Problem (Leib-Seele-Problem) 96
Psychosen 373
— im Wochenbett 310
—, schizophrene 21
— vom akuten exogenen Reaktionstypus bei endokrin Kranken 267
—, Voraussetzung 52
psychoses and psychogenic reactions 424
Psychosexualität 298
Psychosomatik 94, 95, 153, 155, 159, 164, 167–169, 176
psychosomatische (psychophysiologische) Krankheiten 125, 140, 155, 157, 167
— — Phänomene im allgemeinsten Sinn 155
— Forschung 157
— Pathogenese-Modelle 140, 143, 158
psychosoziale Bedingungen 156
psychosoziale Belastungssituation 120

„Psycho-Streß" 119
psychosurgery 437
Psychotherapie 582, 621, 624
—, handlungstheoretische Lernkonzeption 531ff.
—, als Lernprozeß 524
— der Psychosen, methodische Ansätze 80
Psychotherapie-Forschung 106, 142
Psychotherapieschulen 603
psychotische Produktion, künstlerische Bewertung 889
psychotisches Erleben und Abwehr 848
psychotraumatisierende Bedeutung der frühen Trennung von der Mutter 53
psychovegetative Phänomene 149
Pubertät, Einfluß von Sexualhormonen 298
Pubertas praecox 299

Qualitative- oder Nominalskalen 465
Quasi-Experiment 484

Radio-Allergo-Sorbent-Tests (RAST) 164
Radio-Immuno-Sorbent-Tests (RIST) 164
Rationalisierung 848
Reaktion, Masons Profile multipler hormonaler 117
—, physiologische und behaviorale 139
Reaktionsmuster, individualspezifische 165
—, konditionierte emotionale 157
—, psychophysische 157, 168
—, Sokolows Trichotomie 114
Reaktionsstereotypien 152, 158
Reaktionssysteme, maladaptive 171
Reaktionstheorie 800
Reaktionstypen, psychophysische 156, 158
Reaktivität 100, 169
—, Hyper- und Hypo 169
—, psychophysische 151, 154
—, vegetative (Hyper-) 151, 164
Realitätsprüfung 170
real-time prospective study 632
Redeverhalten 583
Reduktionismus, physiologischer 94
Referenzskalen, Einstellungsobjekte 560
Regenerierung auf der Ebene des Zentralnervensystems 246
—, axonale 247
Registrierung, psychophysiologische 161
Regression, physiologische 156
—, therapeutische 49
Regulation, Defekte der physiologischen 169
Regulationsprozesse 119
Regulationstheorie, Gellhorns vegetativ-somatische 116

Rehabilitation 165
—, and punishment, dual function 405
Reizintensitäts-Reaktionsintensitäts-Beziehungen 147
Reizwahrnehmung, selektive 142
Reizworte, „gefühlsmäßige Wirkung" 132
Reliabilität 467
Reorganisation 241
— der Assoziationsareale 241
Repression-Sensitization-(RS)-Skala 132
resocialization 393
responsibility (Schuldfähigkeit) 394
Resymbolisierung 595, 596
Retardierung, biologische 172
Revolving Doors 420
rights of the patients 435
right to treatment development in North America 417
Risikodisposition 170
risk, attributable 702
—, relative 702
Rollen-Differenzierung 297
Rollenerwartung des psychisch Kranken 795
Rollentheorie 794
Rückkopplung (feedback) 617
Rückmeldetechniken 538
Rückmeldungen 537
Rückzugstendenz 36

Sättigungs-Verhalten 278
sample, choosing the type 638
—, heterogeneity 638
—, homogeneity 638
sampling, simple random 688
—, stratified 688
—, systematic 688
—, two-phase (or multi-phase) 688
Schädigung, morphologische 167
—, traumatische oder vaskuläre 243
Schamane 747
Scham-Versagensangst-Situationen 123
Schichtzugehörigkeit des Patienten 14
Schilddrüsen-Funktion, Entstehung von Depressionen 320
Schizophrene 22, 26, 133, 847, 848
— Basisstörungen 28
—, chronische 25, 173
— Gestaltung 884, 902ff.
— mit paranoiden Zügen 173
—, nicht-paranoide 173
—, gestörte Leistungsfähigkeit 174
—, weltanschauliche Orientierung 847
Schizophrener Störbarkeit akute durch irrelevante Stimuli 26
schizophrener Manierismus 897
schizophrener Stil 895, 899

—, Hauptmerkmale 895
schizophrenic patients 425
Schizophrenie 3, 4, 155, 169, 172, 173, 614, 838
—, akute 170
—, Grundstörungen der 23
Schizophrenie-Therapie 80
Schlafantrieb 135
Schlafstadien 135
Schlaf und Traum 142
Schmerz-Furcht-Situationen 123
Schmerzschwellen 150
Schmerztoleranz 150
Schmutz und Abgrenzung gegen andere 587, 588
school of social defense, Italy 393
Schule und spätere psychische Störungen, Zusammenhänge 365
„Schulstreß" 142
Schutzreaktionen 121
Schwangerschaft, psychoaffektive Einflüsse 357
Schweiß-Sekretion 172
Score (oder Kennwert) 15
screening procedure, efficiency 698
security detention institution in Nykøbing Sj. Denmark 418
Sedationsschwelle 171
Seelenblindheit 224
seelische Verunsicherung 847
Sein 166
Sektor 817
sekundäre Prävention 345
Selbst und Welt, Konstitution von 842
Selbstbeurteilungen 164
Selbstkontrolle 139, 142, 165
Selbstkonzept, Aussagen 164
Selbstinterpretation (Attribution) von Erleben und Verhalten 130
Selbstmord 792
Selbstmordverhütung 371
Selbstthematisierung des Patienten 582
Selbstwahrnehmung 165
selection criteria 652
Selektionsstrategien der Gesellschaft 789
Selektivität der Informationsaufnahme 563
Semiotik 605
Sensibilität 151
Serotonin, raphé medullae oblongatae 216
Services, ambulatory in the Netherlands 423
sex offender 414, 426, 427, 439
sexual abnormalities 426
— — somatic therapies of 427
Sexualhormone 287ff., 296, 300
—, im fetalen Stadium 290
Sexualhormon-Konzentrationen in Blut und Harn der Schwangeren 295
Sexualisierung der narzißtischen Störung 52

Sexualität, psychoanalytische Modelle 55
—, Persönlichkeitsentwicklung 57
sexual phenomena 439
sexuelle Identität 56
sexueller Rivalitätskonflikt 56
Sich-Konstituieren 843, 844
Sichverhaltenkönnen 839
Sinn 795
— psychiatrischen Handelns 800, 805, 806
— psychischen Krankseins 792
— seines Handelns 796
Sinn-Begriff 773
Sinnbestimmung 793
Sinnlichkeit 596
— und Bewußtsein 596
Sinn- und Wertbezüge 97, 621
Situation, explorative 7
—, psychotherapeutische 7
Situationsbewältigung 133
Situationshypertonie 159
Skalen 16
Skalierung des Befindens, der Körperwahrnehmung und allgemeiner Belastungen 105, 106
— psychophysischer Prozesse 105
— von Verhaltensweisen und Ausdrucksvariablen 105
Social Defense movement 395
social psychiatric treatment 412, 414, 415
social science, clinical 717
somatic treatments 430
Somatotopie 230
Sonderanstalt Mittersteig in Austria 413
source language 722
sources of bias, relationship between the interviewer and respondent 726
soziale Psychodynamik 76
soziale Verantwortung 781
sozialer Negativismus 767
Sozialisation 578
Sozialisationsgeschichte 589
Sozialpsychiatrie 828, 829, 838
— und -psychologie 843
sozialpsychiatrische Dienste 355
Sozialpsychologie 545
Sozialverhalten 556, 568
Soziogenese 156
Soziologe 3
—, Angriff auf die Theorie und Empirie 797
Sozioneurosen 78
soziopathologische Interpretation 157
Soziosomatik 156
— — wards (Irrenstationen) in prisons 414
Speichelsekretion auf Zitronensaft 150
Spezialisation, hemisphärische 234
Spezialisierung, funktionelle hemisphärische 233

Spezifitäts-Begriff 143
Spezifitäts-Lehren 169
Spezifitätsprinzipien, psychophysiologische 147, 148, 168
Spiegelübertragung 52
Spiel ohne Ende 617, 618, 621
splitbrain-Personen 226, 234
split-brain-Tier 231
Sprache 26, 241, 582, 592, 593, 594, 595
—, Bedeutung für Psychoanalyse 577
—, Einführung 593
— (das Begriffssystem der betreffenden Therapieschule) 624
— der rechten Hemisphäre 612
— des Patienten 595, 596
— in ihrer Bedeutung für die Ichbildung 583
—, melodische Aspekte 222
—, Normen 594
—, Persönlichkeitsstruktur und psychoanalytisches Verfahren 577
— und Psychoanalyse 578
—, Theorie 578
Spracheigentümlichkeiten 583
Spracheinführung 592
Sprachfigur 595, 596
Sprachstrukturen der Alltagssprache 13
Sprachsymbole 593
Sprachverhalten 172
— des Patienten 13
Stabilisierung einer Innen/Außen-Differenz 788
standardized scale 657
Stein-Leventhal-Syndrom 294
Stereotyp 550
Stigma 557
Stimmungen 126
Stimmungslabilität 149, 164
Stimuli, soziale 560
Stimulusbewertung 129
Stimulussituationen 145, 549
Stimulus- und Situations-Parameter 146
Störung der Aufmerksamkeit 25
— — selektiven Aufmerksamkeit 26
Störungen der räumlichen Wahrnehmung 226
— des Antriebs zum Handeln 227
— des Bewußtseins und der Motivationen 228
—, emotionale 93
— in der Handhabung der räumlichen Daten 226
—, primäre 24
—, psychische 9
—, psycho-physiologische 165, 167
—, seelische 6
—, sekundäre 24
—, vegetative 148
—, visuo-konstruktive 237
Störungsausgleich 604

Stoffwechselwirkung der Glukokortikoide 285
Stop or Behavioural Inhibition 128
Straßenverkehr 142
Strategien, diagnostische 96
—, therapeutische 96
Strebungen nach Altruismus 63
strength 705
Streß 109, 121, 122, 124, 125, 143, 144, 161, 279, 283, 513
—, akuter 123
—, Aspekte des 122
—, chronischer 123
—, individualspezifischer 123
—, Modewort 124
—, psychischer 121, 124
—, psychologischer, und Verarbeitung 166
— /Strain-Paradigma 137
— und Angst 123
— und Coping-Schema 166
—, urbaner 166
Streß-Begriff 119, 123
Streß-Distreß 166
Streß-Forschung 125, 131, 144, 147
Streß-Konzept, Kritik und Auflösung 124
Streß-Krankheiten 157
Streß-Lehre 169
Streß-Modell, kognitives 121
—, psychologisches 120
Stressoren 123
— Klassifikation von 123
Stressoren-Klassen 120
Streß-Paradigma 154
Streß-Phänomene 123
Streß-Reaktion, SELYES 113
Streß-Reaktionen 93, 123, 124, 125, 144
— — aufgrund körperlicher Stressoren 120
— —, chronische 123
— —, endokrin-physiologische 122
Streß-Reaktivität 122, 154
Streß-Schwelle 121
Streß-Schwellenmodell 120
Streßsituationen 612
Streß-Theorien 119, 122, 123
— —, psychologische 124
Strukturalismus 786
Struktur des Diskurses Vernunft — Wahnsinn 786
Strukturen, Reifung jeder 247
—, subkortikale 245
Strukturierung des Überichs 66
studies 670ff.
Subjektivität, transzendentale 843
Sublimierung 848
Sündenbock-Theorie 557
survey, analysis of 703
Swedish forensic psychiatrist 395

Symbiose, Prozesse der kindlichen Entwicklung 51
symbiotisches Syndrom 52
symbolischer Interaktionismus 458
Symbolisierung 595, 596
Symmetrie und Komplementarität 618
Sympathie-Gefühl 895
Sympathikotonie 111, 164
Sympathikotonie — Vagotonie 151
Symptomatologie 268
— des Linkshänders, neuropsychologische 239
— psychiatrischer Krankheiten 93
Symptomverschreibung 623, 624
Symptome depressiver Syndrome 24, 33
Symptomebene 16, 22
Symptomerfassung, quantitative 11
Symptomkataloge 14
Symptomspezifität 168
Syndrom, phobisch-anankastisches 8
— rechtshemisphärisches 239
— von Kluver und Bucy 229
Syndrome, depressive 29ff.
—, linkshemisphärische 233
—, neuropsychologische 218
—, psychovegetative 164
—, Vergleich zwischen rechtshemisphärischen und linkshemisphärischen 239
Syndrombegriff 24
Syndromebene 16
System 604, 606, 608, 610, 624
—, motivationales und kognitives 118
Systeme, deskriptive 18
—, Eigenschaften 605
systemischer Wandel 604
systemisch-interaktioneller Ansatz 602
Systemschwäche, dispositionsbedingte 24
Systemstörungen 617
Systemtheorie 788
—, Kritik 791
—, kybernetische 788
System-Unabhängigkeit, Langs These teilweiser 117
szenische Reaktualisierung 596
Szientismus 6

Tachykardien 163
—, paroxysmale 161
Tagesschwankungen 32
target language 722
Tausch-Heirat 755
Taxonomien 146
— emotionaler Zustände 126
— hierarchische 119
— hypothetische 144

techniques for changing the attitudes of convicted persons 402
Teilscore 15
Temperament 148
Temporallappen 233
Terman Study of the Gifted 678
tertiäre Prävention 345
testikuläre Feminisierung 294
Testpsychologie als Versuch der Verifizierung 69
testpsychologische Grundlagenforschung 69
Test 7
Testtheorie 470
TFT-Ergebnisse bei Schizophrenen 173
Thalamus 228, 236
„Thalamus-Theorie" der Emotionen 111
Theorie der Angst, Epsteins Zwei-Prozeß 115
— der kognitiven Dissonanz 559
— des sozialen Urteils 560
— —, implizite 453
—, kritische 805
—, strukturell-funktionale 793
— von „Bürger und Irre", kritische 785
Therapeutic Community 419
therapeutic methods 431
therapeutic work within forensic psychiatry 398
therapeutische Haltung 780
Therapie, traditionelle 624
—, ethical aspects 437
Therapieverfahren, psychophysiologisches 166
—, psychophysiologisch orientiertes 165
Tiefenpsychologie, monadisch-kausale 622
Toll-, Versorgungs- oder Verwahrungshaus 775
Tonus, sympathisch-adrenerger 147
—, vagaler 163
Tonusregulation, Eppinger's und Hess's Antagonistische 111
transcultural psychiatry 716 ff.
Transformation 604
transitional object 50
Traum 9
treatment 389, 441
—, effectiveness of punishment and other measures of 431
—, efficient 431
— of alcoholism 427
— of delinquency 395
— of offenders 440
— of Prisoners, Standard Minimum Rules for the 398
— of socially dangerous subjects 393
— programs for the mentally disordered offender 396
— results 432
— studies 642

Trieb, Persönlichkeitsstruktur und Sprache 590
Triebbedürfnisse 590
Triebverhalten, menschlicher Pseudohermaphroditismus 293
Tryptophan-Stoffwechsel unter der „Pille" 318
Typen, psychophysische 148
Typenkonstruktionen 793
Typologie 10

Über-Aktivierung 170
Überfüllung 142
Übersensibilität — Untersensibilität 169
Ulkus 155
Ulkus duodeni 162, 163
Ulkusgenese 162
Ulkuspatienten 157
Ulkus ventriculi 162
— — und duodeni 163
Umweltbedingungen 25
Umwelterleben 97
Unbewußtes 578, 590, 594, 595, 596
—, Theorie 578
Uniformitätsmythos 169
Unmöglichkeit des Nichtkommunizierens 607
Unsicherheit 149, 164
Unterscheidung und Beziehung 30
Untersuchung über Emotionen und Atmung 163
— zwischen Individuum und Sozietät, Hypothesen 77
Untersuchungsmethoden, psychologische 105
Untersuchungsmethodik 99
Untersuchungsvorhaben, integrierte 158
Unvernunft, psychische 793
Ursache der Homosexualität, hormonal bedingte Veränderung zerebraler Systeme 292
Ursachen der prämenstruellen Spannung 307
Urtikaria 73

Vagotonie 111
Validität 467
—, externe 478
— in psychologischen Experimenten, Störfaktore 478
—, interne 478
validity of interviews 649
Variabilität in der Anpassung an Unweltbedingungen, Beeinträchtigung der 28

Verhältnisskalen 466
Verhalten 99, 567, 607, 839
—, das zu ändernde 623, 837
—, depressives 172
Verhalten, Determinanten des sozialen 569
—, einstellungsspezifisches 557
— komplexer Systeme 602
—, nervöses 148
—, objektivierbares 97
—, Vorausberechenbarkeit 776
Verhaltensänderungen, therapeutische 547
Verhaltensäußerung (Ausdrucksverhalten) 126
Verhaltensanalyse, therapiebezogene 473
—, funktionale 457
Verhaltensaufforderungen 623, 624
Verhaltensdimension 565
Verhaltensenergetik 169
Verhaltenserwartungen 557
Verhaltensintention 568
Verhaltenspsychologie 46, 97
Verhaltensrepertoire 617
Verhaltensstörungen 212, 232
— aus der Kindheit, prognostische Bedeutung 366
—, psychische 5
Verhaltenstherapie 165, 512
—, kausale Zuschreibung 571
—, Wild Man Behavior 763
Verhaltenswissenschaften, Angst und Methode in den 802
Verhalten und Erleben, Deskription psychopathologisches 16
— — —, quantitative Verfahren 16
Verifizierbarkeit, intersubjektive 15
Vermeidung 622
Vermeidungslernen 140
Vermittlungsprozesse, intrapsychische 168
Vernunft 775, 777
—, Diskurs zwischen Unvernunft 783
Verschreibung von Verhaltensformen 623
Verständigung, intersubjektive 18
—, sprachliche 14
Verständnis normaler menschlicher Triebentwicklung 290
Verstärker, soziale 558
Verstärkung 525, 619
Verstärkungs-Funktion, Berlynes Erregungspotential 117
Verstärkungstheorie 558
Verstehen, szenisches 596
„Verstehen" und „Erklären" (Dilthey) 12
Verwandtschaft 755
Verwandtschaftsbeziehungen 750

Vigilanz 229
Vigilanzbegriff, Heads 111
Vorgänge des Ich und des Selbst auf dem Gebiet der Aggressivität 59
Vorgehen, kybernetisches 603
vorsprachliche Lebensperiode 594
Vorurteil 550
Vulnerabilität, psychophysische 168

Wahn 2, 4
Wahnidee 80
Wahrheitsbeweis 804
Wahrnehmung 2, 126
— der Wirklichkeit 620
— der Umwelt 614
— und Interpretation physiologischer Aktivierungskomponenten 133
Wahrnehmungsasymmetrie 236
Wahrnehmungsausweitung der Psychiatrie, soziale 782
Wahrscheinlichkeit als Erkenntnisform 19
Wahrscheinlichkeitsaussagen 19, 26
Wahrscheinlichkeitsbeschreibung 19
Wahrscheinlichkeitsregeln 19
Waisenhäuser 777
Wechselwirkung von familiären und sozialen Faktoren 58
— zwischen elterlichem Verhalten und kindlicher Entwicklung 60
Welsh institution 419
WHO-ICD 174
WHO multinational studies (e.g., WHO, 1973) 722
Widerstände 562
Widerstandsphase 283
Wiederherstellung, funktionelle 240
Wirklichkeit, Aufbau 844
Wirklichkeitswahrnehmung 612, 613, 620
Wohlbefinden, körperliches, psychisches und soziales 125
work houses 419
World Health Organization 155, 389, 391, 399
Wünsche, Abhängigkeits-, Anlehnungs- und Kontakt 163

young offenders 429
youth in transition 679
youth psychiatry 429

Zeitreihenstudien, psychophysiologische 153, 154
Zentralnervensystem, Reifegrad des im Augenblick der organischen Schädigung 243

zerebrale Dominanz 219, 233, 238
— Lokalisationen 229
Zusammenhänge zwischen endokrinen und psychischen Funktionen 272
Zusammenwirken von Emotionen und Nebennierenrindenfunktion, physiologische Vorgänge 283
„zustandsgebundene Kunst" (Navratil) 905f.

Zustimmung, erzwungene 564
Zwangsneurosen 615
Zwei-Arousal-Hypothese, Routtenbergs 116
Zweierbeziehung, menschliche 603
—, frühkindliche 49
— Mutter-Kind 600
Zwerg- und Riesenwuchs 273
Zwillingsuntersuchungen 152

Psychiatrie der Gegenwart
Forschung und Praxis
Herausgeber: K. P. Kisker, J.-E. Meyer,
M. Müller, E. Strömgren

Band 2, Teil 1
Klinische Psychiatrie 1
2. Auflage. 1972. 11 Abbildungen.
XII, 1073 Seiten (72 Seiten in Englisch,
40 Seiten in Französisch)
Gebunden DM 285,–; US $ 142.50
Subskriptionspreis
Gebunden DM 228,–; US $ 114.00
Subskriptionspreis gültig bei Abnahme des
gesamten 2. Bandes bis zum Erscheinen des
letzten Teilbandes
ISBN 3-540-05608-4
Bearbeitet von P. Berner, M. Bleuler, G. Bosch,
W. Bräutigam, M.G. Gelder, H. Kind, R. Lempp,
K. Leonard, H. Mester, A.-E. Meyer,
H.-H. Meyer, J.-E. Meyer, C. Müller, M. Müller-
Küppers, Ø. Ødegård, B. Pauleikhoff, N. Petrilo-
witsch, H. Quint, W. Schmitt, P.-B. Schneider,
W. Schwidder, W. Spiel, H. Strotzka,
E. Strömgren, H. Stutte, H.J. Weitbrecht

Band 2, Teil 2
Klinische Psychiatrie 2
2. Auflage. 1972. 88 Abbildungen.
VIII, 1275 Seiten (114 Seiten in Englisch,
16 Seiten in Französisch)
Gebunden DM 295,–; US $ 147.50
Subskriptionspreis
Gebunden DM 236,–;US $ 118.00
Subskriptionspreis gültig bei Abnahme des
gesamten 2. Bandes bis zum Erscheinen des
letzten Teilbandes
ISBN 3-540-05609-2
Bearbeitet von R. Battegay, L. Ciompi, R. Dreyer,
A. Dupont, C. Faust, K. Conrad, B. Harvald,
R. Havighurst, H. Helmchen, H. Hippius,
G. Huber, D. Janz, P. Kielholz, V.A. Kral,
D. Ladewig, H. Landolt, H. Lauter,
G. Lundquist, C. Müller, H. Penin, F. Post,
T. Rabinowicz, K. Riegel, W. Scheid, H. Solms,
F. Specht, J.L. Villa, S. Wieser, E. Zerbin-Rüdin
Völlig neubearbeitete Darstellung der gegenwär-
tigen klinischen Psychiatrie mit besonderem
Schwerpunkt auf Neurosen und endogenen Psy-
chosen. Weitgehende Aufgliederung in von
verschiedenen Autoren bearbeitete Kapitel ent-
spricht zunehmender Differenzierung des klini-
schen Erfahrungsfeldes.

Band 3
Soziale und angewandte Psychiatrie
Bearbeitet von H. Argelander, R. Battegay,
N. Bejerot, D. Bennett, W. Böker, E. Bönisch,
G. Bosch, M. von Cranach, H. Feldmann,
C. von Ferber, A. Finzen, R. K. Freudenberg,
F. Heigl, A. Heigl-Evers, L. Kaufmann,
H. Krüger, E.L. Margetts, P. Matussek,
J.-E. Meyer, W. Mombour, H.B.M. Murphy,
Ø. Ødegård, G.F.M. Russell, P. Sainsbury,
H. Schipperges, M. Shepherd, E. Sperling,
U. Venzlaff, J.K. Wing, W.T. Winkler
2. Auflage. 1975. 26 Abbildungen, 54 Tabellen.
IX, 1020 Seiten (davon 312 in Englisch)
Gebunden DM 295,–; US $ 147.50
Subskriptionspreis
Gebunden DM 236,–; US $ 118.00
ISBN 3-540-07089-3
Aus den Besprechungen:
Seit der 1. Auflage dieses Bandes im Jahr 1961
wurden die Wechselwirkungen zwischen dem
gesellschaftlichen Feld und der Psychiatrie intensiver und weiter. Diese 2. Auflage wurde daher in
der Wahl der Themen und Autoren weitgehend
neu konzipiert. Über die klinischen Beiträge
hinaus bringt sie Neues und Notwendiges zu
einer Psychiatrie, die in ihrer Theorie und Praxis
die Beziehungen zwischen dem Einzelnen und
seiner Mitwelt aufzunehmen hat.
Praxisorientierte, kompakte Beiträge kompe-
tenter Autoren behandeln daher ein breites
Spektrum, das von soziologisch-epidemiolo-
gischen Forschungsergebnissen bis zur Darstellung praktisch-institutioneller, insbesondere
gemeindenaher Therapieformen reicht.
Aus den Besprechungen der 1.Auflage: „In dem
vorliegenden 3. Band wird so recht deutlich, daß
die Psychiatrie sich aus einer gewissen Erstarrung zu lösen beginnt und die verschiedensten Bereiche des öffentlichen und gesellschaftlichen Lebens umfaßt und durchdringt. Die Psychiatrie ist kein reiner Anstalts- bzw. Klinikbe-
trieb mehr, sondern verlagert einen großen Teil
ihrer Aufgaben und Probleme in die Außenbe-
zirke und Grenzgebiete."
„Das Deutsche Gesundheitswesen"

Springer-Verlag
Berlin Heidelberg NewYork

Monographien aus dem Gesamtgebiete der Psychiatrie

Herausgeber: H. Hippius, Berlin; W. Janzarik, Heidelberg; C. Müller, Prilly, Schweiz

Band 1: K. Hartmann
Theoretische und empirische Beiträge zur Verwahrlosungsforschung
2., neubearbeitete und erweiterte Auflage.
1977. 16 Abbildungen, 34 Tabellen.
XII, 180 Seiten
ISBN 3-540-07925-4

Band 2: P. Matussek
Die Konzentrationslagerhaft und ihre Folgen
Mit R. Grigat, H. Haiböck, G. Halbach, R. Kemmler, D. Mantell, A. Triebel, M. Vardy, G. Wedel
1971. 19 Abbildungen, 73 Tabellen.
X, 272 Seiten
ISBN 3-540-05214-3

Band 3: A. E. Adams
Informationstheorie und Psychopathologie des Gedächtnisses
1971. 12 Abbildungen. IX, 124 Seiten
ISBN 3-540-05215-1

Band 4: G. Nissen
Depressive Syndrome im Kindes- und Jugendalter
Beitrag zur Symptomatologie, Genese und Prognose
1971. 11 Abbildungen, 51 Tabellen.
IX, 174 Seiten
ISBN 3-540-05493-6

Band 5: A. Moser
Die langfristige Entwicklung Oligophrener
Mit einem Vorwort von Chr. Müller
1971. 4 Abbildungen, 30 Tabellen. X, 102 Seiten
ISBN 3-540-05599-1

Band 6: H. Feldmann
Hypochondrie
Leibbezogenheit – Risikoverhalten – Entwicklungsdynamik
1972. 36 Abbildungen, 5 Tabellen. VI, 118 Seiten
ISBN 3-540-05753-6

Band 7: S. Meyer-Osterkamp, R. Cohen
Zur Größenkonstanz bei Schizophrenen
Eine experimentalpsychologische Untersuchung
Mit einem einführenden Geleitwort von H. Heimann
1973. 5 Abbildungen. VII, 91 Seiten
ISBN 3-540-06147-9

Band 8: K. Diebold
Die erblichen myoklonisch-epileptisch-dementiellen Kernsyndrome
Progressive Myoklonusepilepsien – Dyssynergia cerebellaris myoclonica – myoklonische Varianten der drei nachinfantilen Formen der amaurotischen Idiotie.
1973. 31 Abbildungen. IX, 254 Seiten
ISBN 3-540-06117-7

Band 9: C. Eggers
Verlaufsweisen kindlicher und präpuberaler Schizophrenien
1973. 3 Abbildungen. IX, 250 Seiten
ISBN 3-540-06163-0

Band 10: M. Schrenk
Über den Umgang mit Geisteskranken
Die Entwicklung der psychiatrischen Therapie vom ‚moralischen Regime' in England und Frankreich zu den ‚psychischen Kurmethoden' in Deutschland
1973. 20 Abbildungen. X, 194 Seiten
ISBN 3-540-06267-X

Band 11: H. Schepank
Erb- und Umweltfaktoren bei Neurosen
Tiefenpsychologische Untersuchungen an 50 Zwillingspaaren
Unter Mitarbeit von P. E. Becker, A. Heigl-Evers, C. O. Köhler, H. Schepank, G. Wagner
1974. 1 Abbildung, 82 Tabellen. VIII, 227 Seiten
ISBN 3-540-06647-0

Band 12: L. Ciompi, C. Müller
Lebensweg und Alter der Schizophrenen
Eine katamnestische Langzeitstudie bis ins Senium
1976. 27 Fallbeispiele, 23 Abbildungen, 48 Tabellen. IX, 242 Seiten
ISBN 3-540-07567-4

Band 13: L. Süllwold
Symptome schizophrener Erkrankungen
Uncharakteristische Basisstörungen
1977. 15 Tabellen. VIII, 112 Seiten
ISBN 3-540-08203-4

Band 14:
The Apallic Syndrome
Editors: G. Dalle Ore, F. Gerstenbrand, C. H. Lücking, G. Peters, U. H. Peters
With the editorial assistance of E. Rothemund
1977. 67 figures, 17 tables. XV, 259 pages
ISBN 3-540-08301-4

Band 15: O. Benkert
Sexuelle Impotenz
Neuroendokrinologische und pharmakotherapeutische Untersuchungen
1977. 33 Abbildungen, 20 Tabellen.
VIII, 139 Seiten
ISBN 3-540-08427-4

Band 16: R. Avenarius
Der Größenwahn
Erscheinungsbilder und Entstehungsweise
1978. VI, 98 Seiten
ISBN 3-540-08547-5

Springer-Verlag
Berlin Heidelberg New York